临床
基本药物手册

[第二版]

Linchuang Jib...

U0320047

主　编：李焕德　刘绍贵　彭文兴

副主编：欧阳荣　尹　桃　张毕奎　廖建萍

编　者：（按姓氏笔画为序）

王　芳	方平飞	尹　桃	左笑丛	朱运贵
任卫琼	刘艺平	刘玉兰	刘红宇	刘丽华
刘芳群	刘绍贵	刘瑞连	汤　艳	李　册
李焕德	肖轶雯	吴翠芳	何鸽飞	张毕奎
张裕民	陈文明	陈迎春	陈艳平	陈　敬
欧阳林旗	欧阳荣	易爱纯	胡盛松	贾素洁
原海燕	徐　萍	徐　智	唐　翎	黄开颜
曹　臣	阎　敏	彭文兴	鲁　琼	谢悦良
蔡　晓	廖建萍			

湖南科学技术出版社

编写说明

从国家实行基本药物制度，颁行基本药物目录和基本医疗保险用药目录以来，我们遵照临床必需、安全有效、质量稳定、价格合理、使用方便、市场能保证供应的原则，组织中西药学专家许树梧、刘绍贵等于2003年编辑出版了《基本药物手册》一书，深受基层医药工作者和广大读者欢迎，先后由出版部门组织过6次重印。但时过境迁，国家基本药物政策已经过多次调整，两类目录品种已有较大变化，临床治疗用药需求呈现出更多新的特点，故在反复征求新老作者意见，经众多中西药专家充分论证后，确定编辑出版《临床基本药物手册（第二版）》，以满足医药工作者和医药爱好者作为选药用药的凭借或者查阅参考之用。

全书分上下两篇，上篇介绍基本西药，收西药930余种，分为抗微生物药，抗寄生虫病药，麻醉药，镇痛、解热、抗风湿、抗痛风药，神经系统用药，治疗精神障碍药，心血管系统用药，呼吸系统用药，消化系统用药，泌尿系统用药，血液系统用药，激素及影响内分泌药，抗肿瘤药，抗变态反应药，免疫系统用药，维生素、矿物质类药，调节水、电解质及酸碱平衡药，解毒药，生物制品，诊断用药，皮肤科用药，眼科用药，共22章。章下按药物作用类别或系统分节，节下列药，每药下标以通用名、英文名，分设【常用名】【常用剂型与规格】【作用与用途】【药动学】【用法用量】【不良反应】【禁忌证】【用药须知】【药物相互作用】【用药过量】10 个栏目。

下篇介绍基本中成药，收中成药 920 余种，包括不同剂型品种，分为内儿科用药、外科用药、肿瘤用药、妇科用药、眼科用药、耳鼻咽喉科用药、骨伤科用药、皮肤科用药及民族药，共 9 章，每章均按药物功效类别分节，节下列药，每药标以通用名，设【组成】【剂型规格与用法用量】【功用】【不良反应】【病证禁忌与特殊人群用药】【使用注意】等栏目，逐一准确记叙。

本书的特点是，所选药物均为新版基本药物和基本医疗保险用药目录范围内的品种；符合目前临床用药需求和用药实践；内容文字记述简洁准确；不良反应、用药禁忌与特殊人群用药、用药过量等警示明确，极其方便临床医药护技人员、医药院校学生及患者查阅使用。

需要说明的是，书中的用法、用量如非特别指出均为成人常规用量。此外，不同厂家生产的药物，其工艺及其采用技术可能有异，故在药物使用时尚应以说明书为准；有的西药下未列【用药过量】，有的中成药下未列【不良反应】，说明该药尚未见相关报道。

编　者

2017 年 5 月

第二版前言

　　任何一部专业图书，均以科学性、实用性、指导性为要，既能应当下之需，又能启迪思维，拓展视野。由湖南科学技术出版社组织药学专家编写的《临床基本药物手册》，自2014年出版以来，不过一稔，即已售罄，故在玉羊辞岁，金猴腾空送瑞之际，重邀各位专家，依照2015年版的《中华人民共和国药典》以及调整后的国家基本药物目录和基本医疗保险用药目录，对第一版的内容逐一进行了认真审校，增加和调整了个别药物，纠正了文字错漏或语言表述不够准确之处。

　　第二版的体例结构，基本保持原貌。全书仍分上、下两篇，上篇介绍基本西药，收西药930余种，共分为22章，章下分节，节下列药，每药下标以通用名、英文名，分设【常用名】【常用剂型与规格】【作用与用途】【药动学】【用法用量】【不良反应】【禁忌证】【用药须知】【药物相互作用】【用药过量】10个栏目。下篇介绍基本中成药，收中成药920余种（包括不同剂型品种），分为9章，章下按功效类别分节，节下列药，每药标以通用名，设【组成】【剂型规格与用法用量】【功用】【不良反应】【病证禁忌与特殊人群用药】【使用注意】6个栏目。

　　希望《临床基本药物手册（第二版）》能继续得到广大

读者的喜爱，书中的不足之处也敬请读者及同行们批评指正。

编　者
2017 年 5 月

总目录

下篇　基本中成药

目　录

上篇　基本西药

第一章　抗微生物药

第六章　治疗精神障碍药

第七章　心血管系统用药

第八章　呼吸系统用药

第九章　消化系统用药

第十二章　激素及影响内分泌药

第十三章　抗肿瘤药

第十四章　抗变态反应药

第十五章　免疫系统用药

第十六章　维生素、矿物质类药

第一节　维生素类

下篇　基本中成药

第一章　内儿科用药

第二章　外科用药

第三章　肿瘤用药

第四章　妇科用药

第一节　理血剂

第五章　眼科用药

第六章　耳鼻咽喉科用药

第七章　骨伤科用药

第八章　皮肤科用药

第九章　民族药

上篇 基本西药

第一章 抗微生物药

第一节 青霉素类

青霉素 Benzylpenicillin【常用名】青霉素 G、苄青霉素。**【常用剂型与规格】**粉针剂（钠盐）：40 万 U/瓶，80 万 U/瓶，200 万 U/瓶，400 万 U/瓶；粉针剂（钾盐）：40 万 U/瓶，80 万 U/瓶。**【作用与用途】**通过干扰细菌细胞壁的合成而产生抗菌作用，主要用于敏感菌所致的各种急性感染，如咽炎、丹毒、蜂窝织炎、脑膜炎等，可作为治疗 A 组和 B 组溶血性链球菌、敏感葡萄球菌、气性坏疽感染及炭疽病、梅毒螺旋体、雅司螺旋体、鼠咬热等的首选药物，也可用于淋病、放线菌病，对钩端螺旋体应早期使用。**【药动学】**肌内注射（简称肌注）或皮下注射后吸收较快，15～30min 达血药峰值浓度（简称峰值），吸收后广泛分布于组织、体液中，$t_{1/2}$（半衰期）0.5～0.7h，主要以原形从尿中排出。**【用法用量】**一般感染：肌注，成人 80 万～320 万 U/d；儿童 3 万～5 万 U/(kg·d)，分 2～4 次给予。严重感染：如感染性心内膜炎、化脓性脑膜炎患者，静脉滴注（简称静滴），成人为 240 万～2000 万 U/d，儿童为 20 万～40 万 U/(kg·d)，分 2～3 次加入少量输液中配成 2% 浓度（320 万 U/100mL），作间歇滴注。亦可采用白天间歇滴注，2 次/d，晚上可肌注 1～2 次，或口服青霉素 V 钾片 1 次，以保证夜间有效血药浓度。**【不良反应】**主要有过敏反应、胃肠道反应、局部刺激症状等。梅毒患者使用时，会出现赫氏反应。大剂量青霉素可出现中枢神经系统毒性反应。**【禁忌证】**

青霉素过敏者禁用。【用药须知】❶使用前须进行皮肤过敏试验。❷青霉素在水溶液中不稳定，须现配现用。❸大剂量应用时要注意电解质平衡。❹应避免局部外用。【药物相互作用】❶不宜与其他药物配伍。❷切忌将青霉素钾盐直接静脉推注（简称静注）或加入复方氯化钠液内静滴。❸氯霉素、红霉素、四环素类、磺胺类等抑菌药可干扰青霉素的杀菌活性，不宜与青霉素类合用。❹丙磺舒、阿司匹林、吲哚美辛、保泰松、磺胺类药可减少青霉素在肾小管的排泄，使青霉素的血药浓度增高。【用药过量】表现为中枢神经系统不良反应，应及时停药并予对症、支持治疗。血液透析可清除。

青霉素 V 钾 Phenoxymethylpenicillin Potassium【常用名】美格西、苯氧甲基青霉素。【常用剂型与规格】片剂（钾盐）：250mg（40 万 U）/片，500mg（80 万 U）/片；口含片剂：50mg/片；分散片剂：250mg（40 万 U）/片。【作用与用途】通过干扰细菌细胞壁的合成而产生抗菌作用，适用于治疗和预防对本品敏感菌株所致的耳、鼻和咽部感染（如扁桃体炎、咽炎、成人中耳炎），呼吸道感染，如传染性肺炎；皮肤感染，如丹毒、类丹毒、移行性红斑、猩红热。也用于预防急性风湿热复发。【药动学】口服后约 1h 达峰值，食物可减少其吸收。$t_{1/2}$ 0.5～1h，55% 经肝脏代谢，20%～40% 经肾脏清除。【用法用量】口服：成人，60 万～100 万 U/次，3～4 次/d；儿童，15～50mg/kg，4 次/d。【不良反应】主要不良反应为胃肠道不适、过敏反应。【禁忌证】❶对青霉素类过敏者禁用。❷严重肾功能障碍的患者及对头孢菌素类过敏者慎用。【用药须知】❶给药前需询问药物过敏史并做青霉素皮试。❷可在空腹时或饭后服用。【药物相互作用】参见"青霉素"。【用药过量】青霉素 V 钾过量的处理以对症治疗和支持疗法为主，血液透析可加速青霉素 V 钾的排泄。

苄星青霉素 Benzathine Benzylpenicillin【常用名】长效西林、长效青霉素、比西林。【常用剂型与规格】粉针剂：30 万 U/瓶，60 万 U/瓶，120 万 U/瓶，1mg 相当于 1309U 青霉素。【作用与用途】主要用于预防风湿热、治疗各期梅毒，也可用于控制链球菌感染的流行。【药动学】肌注 240 万 U 后，t_{max} 为 13～24h，14d 血药浓度为 0.12mg/L。【用法用量】肌注：临用前加 2mL 注射用水，振摇使其呈混悬状。成人：60 万～120 万 U/次。儿童：30 万～60 万 U/次。一般 2～4 周 1 次。治疗梅毒，成人 2400 万 U/次，每周 1 次。【不良反应】【禁忌证】【药物相互作用】参见"青霉素"。【用药须知】❶长期应用可影响肠内 B 族维生素合成，应补充这类药物。❷不能静注。

其余参见"青霉素"相关内容。

普鲁卡因青霉素 Procaine Benzylpenicillin【常用名】普鲁卡因青霉素 G、普青、苄青霉素普鲁卡因。**【常用剂型与规格】**粉针剂：40万 U/瓶，80万 U/瓶，100万 U/瓶，200万 U/瓶，240万 U/瓶，400万 U/瓶，480万 U/瓶，每40万 U 含普鲁卡因青霉素30万 U，青霉素钠盐或钾盐10万 U。**【作用与用途】**用于对青霉素敏感菌所致的轻度感染。**【药动学】**肌注30万 U 后，t_{max} 为2h，C_{max} 为1.6mg/L。60%～90%经肾排出。**【用法用量】**深部肌注：成人，常用量60万～120万 U/次，1～2次/d。治疗梅毒80万 U/次，1次/d，早期梅毒连用10～15d，晚期梅毒连用20d。**【不良反应】**在肌注期间或刚注射完毕，偶可引起头晕、心悸、意识模糊、幻觉，甚至引起休克。**【禁忌证】【药物相互作用】【用药过量】**参见"青霉素"。**【用药须知】**用前除做青霉素皮试外，还必须加做普鲁卡因皮试。其余参见青霉素相关内容。

苯唑西林 Oxacillin【常用名】苯唑青霉素、新青霉素Ⅱ号、苯甲异噁唑青霉素。**【常用剂型与规格】**片剂：0.25g/片；胶囊：0.25g/粒；粉针剂（钠盐）：0.5g/瓶，1g/瓶。**【作用与用途】**主要用于由耐青霉素葡萄球菌引起的感染，如血流感染、呼吸道感染、脑膜炎、软组织感染等，也可用于化脓性链球菌属或肺炎链球菌属与耐青霉素葡萄球菌所致的混合感染。**【药动学】**口服，30%～33%在肠道吸收。在肝、肾、肠、脾、胸腔积液和关节腔液中可达有效浓度，难以透过正常血脑屏障。蛋白结合率90%～94%。约49%由肝脏代谢，原形及代谢产物通过肾脏排出。**【用法用量】**口服：成人，0.5～1g/次，4次/d；儿童，50～100mg/(kg·d)，分4次空腹服。肌注：1g/次，2～4次/d，用注射用水或生理盐水2mL 溶解0.5g。静滴：成人1～2g/次，重症者可酌情增加，溶于100mL 输液内，滴注0.5～1h，3～4次/d。儿童50～200mg/(kg·d)，分次给予。**【不良反应】**常见有皮疹，胃肠道反应；大剂量可引起转氨酶升高，但少见；连续大剂量静滴可出现痉挛、神志不清、头痛，甚至惊厥等神经系统反应；特异质患者可致出血倾向。**【禁忌证】**对青霉素过敏者禁用。肝病患者及新生儿慎用。**【用药须知】❶**给药前需做青霉素皮肤试验。**❷**溶解后冷藏不宜超过24h。**【药物相互作用】**参见"青霉素"。**【用药过量】**药物过量主要表现：中枢神经系统不良反应，应及时停药并予对症、支持治疗。血液透析不能清除苯唑西林。

氨苄西林 Ampicillin【常用名】氨苄青霉素、安比西林、安必仙。【常用剂型与规格】粉针剂（钠盐）：0.25g/瓶，0.5g/瓶，1g/瓶；片剂：0.25g/片；胶囊：0.25g/粒。【作用与用途】用于对本品敏感细菌所致的上、下呼吸道感染，胃肠道感染，尿路感染，皮肤软组织感染，脑膜炎，血流感染，心内膜炎等。【药动学】口服吸收约40%，但受食物影响。体内分布良好，胆汁中药物浓度高。75%～90%经肾脏清除。【用法用量】❶口服：成人，1～2g/d，分4次空腹服用；儿童，25mg/kg，2～4次/d。❷静滴：成人，4～12g/d，分2～4次，最高剂量14g/d。儿童，100～200mg/(kg·d)，分2～4次给予。❸肌注：2～4g/d，分4次；儿童，50～100mg/(kg·d)，分4次给予。【不良反应】与青霉素相仿，以过敏反应多见。传染性单核细胞增多症患者用后易发生斑丘疹，淋巴细胞白血病和HIV感染者也较易发生。中性粒细胞和血小板减少，血清转氨酶升高偶见。罕见氨苄西林相关性肠炎。【禁忌证】对青霉素过敏者禁用。传染性单核细胞增多症、巨细胞病毒感染、淋巴细胞白血病、淋巴瘤等患者应用时易发生皮疹，应避免使用。【用药须知】❶用前须做皮试。❷肌注时部位宜深，速度宜慢。❸在葡萄糖注射液中分解较快，须2h滴完，宜用中性注射液作溶媒，且不宜与其他药物配伍。【药物相互作用】参见"青霉素"。别嘌醇可使本品皮疹反应发生率增加，尤其多见于高尿酸血症。本品可影响雌激素吸收代谢，不宜与口服避孕药同服。

氨苄西林钠-舒巴坦钠 Ampicillin Sodium and Sulbactam Sodium【常用名】舒他西林、舒氨西林、优力新。【常用剂型与规格】粉针剂：0.75g（氨苄西林钠0.5g，舒巴坦钠0.25g）/瓶，1.5g（氨苄西林钠1g，舒巴坦钠0.5g）/瓶，2.25g（氨苄西林钠1.5g，舒巴坦钠0.75g）/瓶，3g（氨苄西林钠2g，舒巴坦钠1g）/瓶。【作用与用途】舒巴坦与氨苄西林联合可保护氨苄西林免受 β-内酰胺酶水解，扩大抗菌谱，用于甲氧西林敏感葡萄球菌、大肠埃希菌、克雷伯菌属、奇异变形杆菌、不动杆菌属和脆弱拟杆菌等产 β-内酰胺酶株所致皮肤软组织感染、呼吸道感染、腹腔感染、盆腔感染染。【药动学】氨苄西林与舒巴坦在组织、体液中分布良好，脑膜有炎症时均可在脑脊液中达治疗浓度。两者的 $t_{1/2}$ 均为1h，给药8h后两者75%～85%以原形经尿排出。肾功能不全时两者 $t_{1/2}$ 延长。两者均可被血液透析清除。【用法用量】肌注或静脉给药：成人，1.5～3g/次，每6～8h 1次，肌注不超过6g，静脉用药不超过12g（舒巴坦给药剂量最高不超过4g/d）。肾功能不全患者：内生肌酐清除率≥30mL/min 者，1.5～3g/次，每6～8h 1次；内生肌酐清除率15～

29mL/min 者，1.5～3g/次，每 12h 1 次；内生肌酐清除率 5～14mL/min 者，1.5～3g/次，每 24h 1 次。儿童：25mg/(kg·次)，每 6h 1 次；病情较重者可增加至 75mg/(kg·次)，每 6h 1 次；体重超过 40kg 者，剂量同成人。【不良反应】发生率低于 10%，有注射部位疼痛、血栓性静脉炎、皮疹等过敏反应，恶心、呕吐、腹泻等胃肠道反应，偶见血清丙氨酸氨基转移酶（ALT）、天冬氨酸氨基转移酶（AST）一过性升高。【禁忌证】对本品任一成分或青霉素过敏者禁用。单核细胞增多症应用时易发生皮疹，应避免使用。【用药须知】❶给药前需询问药物过敏史，并做青霉素皮试。❷有头孢菌素类和其他变态反应原过敏史患者发生严重和致死性过敏反应风险增加。❸肾功能严重减退的患者需调整用药剂量和给药间期。❹不推荐用于早产儿与新生儿。不推荐儿科患者肌注。【药物相互作用】❶与氨基糖苷类药物联合应用具有协同作用。❷与别嘌醇合用可使痛风患者皮疹发生率上升。❸丙磺舒可延长 $t_{1/2}$。【用药过量】过量的处理以对症治疗和支持治疗为主，血液透析可加速药物排泄。

哌拉西林 Piperacillin【常用名】氧哌嗪青霉素、哌氨苄青霉素。【常用剂型与规格】粉针剂（钠盐）：1g/瓶，2g/瓶。【作用与用途】用于铜绿假单胞菌和各种敏感革兰阴性杆菌所致的严重感染，如血液感染、下呼吸道感染、骨与关节感染、尿路感染、胆道感染、腹腔感染、盆腔感染、皮肤及软组织感染等。【药动学】口服不吸收。体内分布较广，周围器官均可达有效浓度，在胆汁和前列腺液中有较高浓度。主要由肾排泄，肝功能正常者 10%～20% 的经胆汁排泄。$t_{1/2}$ 0.6～1.2h。血液透析 4h 可清除给药量的 30%～50%。【用法用量】成人轻中度感染，4～8g/d，分 2～4 次肌注或静滴。血流感染、医院获得性肺炎、腹腔感染、盆腔感染剂量为 3～4g/4～6h，最大剂量不可超过 24g/d。肾功能减退者肌酐清除率 >40mL/min 者不需调整剂量；肌酐清除率 20～40mL/min 者，每 8h 静滴 3g；严重全身感染者每 8h 静滴 4g；肌酐清除率 <20mL/min，严重全身感染者每 12h 静滴 4g。婴幼儿和 12 岁以下儿童：80～100mg/(kg·d)，分 2～4 次肌注或静滴，严重感染 100～200mg/(kg·d)，最多可增至 300mg/(kg·d)，分 3～4 次静滴。【不良反应】主要有皮疹，皮肤瘙痒，少数患者可有药物热。偶有头晕、麻木、血尿及一过性肝功能异常和血细胞改变，一般不影响继续用药。【禁忌证】对青霉素类药物过敏者禁用。血小板减少症、胃肠道溃疡患者使用可能增加凝血机制障碍和出血的危险，应慎用。【用药须知】❶用药前须做皮试。❷与

氨基糖苷类不宜在同一容器混合注射。❸静注速度不宜过快，否则可致恶心、咳嗽、发热、口腔异味、眼结膜充血、胸部不适等。❹肾功能减退患者应用前或应用中要监测凝血时间，可能出现异常。一旦发生出血应立即停用。【药物相互作用】❶与氨基糖苷类或头孢菌素类合用有协同作用。❷与肝素、香豆素等抗凝药合用时可发生严重出血，不宜同时使用。❸与非甾体抗炎药，尤其是阿司匹林、二氟尼柳以及其他水杨酸制剂，其他血小板聚集抑制剂或磺吡酮合用也将增加出血的危险性。【用药过量】应及时停药并予对症、支持治疗。血液透析可清除哌拉西林。

哌拉西林-舒巴坦钠 Piperacillin and Sulbactam Sodium【常用名】特灭菌。【常用剂型与规格】粉针剂：1.5g（含哌拉西林1g，舒巴坦0.5g)/瓶。【作用与用途】用于敏感菌所致的败血症和呼吸道、泌尿道、胆道、腹腔感染，也可用于妇产科感染、皮肤及软组织感染等。【药动学】口服吸收差，体内分布较广，主要由肾排泄。哌拉西林 $t_{1/2}$ 0.6～1.2h，舒巴坦 $t_{1/2}$ 1h。两种成分均可血液透析清除。【用法用量】一般感染：3～6g/d，1次/12h。严重感染：1.5～6g/次，1次/6h。肌注、静注或静滴。单纯性淋病：3g，单次肌注。儿童，150～300mg/(kg·d)，分2～3次。剂量以哌拉西林与舒巴坦之总和计。【不良反应】较少，过敏反应包括皮疹、皮肤瘙痒、药物热等，偶见腹泻等胃肠道反应，且大多为可逆性，停药后症状即消失；静注速度过快可致恶心、咳嗽、发热、口腔异味、眼结膜充血、胸部不适等。【禁忌证】对青霉素类药物过敏者禁用。血小板减少症、胃肠道溃疡患者使用，可能增加凝血机制障碍和出血的危险，应慎用。【用药须知】❶用前询问药物过敏史并进行青霉素试验。❷肌注以灭菌注射用水配成哌拉西林1g/2.5mL的浓度。❸静注每克哌拉西林至少溶于5mL灭菌注射用水或生理盐水中，然后缓缓注入。静滴时再用5%～10%葡萄糖注射液或生理盐水稀释到2%左右，于20～30min内滴入。【药物相互作用】与氨基糖苷类或头孢菌素类抗生素合用有协同作用，但与氨基糖苷类抗生素不宜混合注射。

哌拉西林-他唑巴坦 Piperacillin and Tazobactam【常用名】他唑西林、特治星。【常用剂型与规格】粉针剂：1.125g/瓶，2.25g/瓶，3.375g/瓶，4.5g/瓶（均为8∶1）。【作用与用途】用于治疗对哌拉西林耐药，但对哌拉西林-他唑巴坦敏感菌引起的中至重度下呼吸道感染、骨与关节感染、多种细菌混合感染，以及感染部位（腹腔内、皮肤、呼吸道、女性生殖系统）可能存在需氧菌及厌氧菌的感染。【药动学】广泛分布，组织中浓度为血浓度的 50%～100%，BPR 为 30%～40%，主要经肾脏排泄。【用法用量】❶静滴：用生理盐水或注射用水溶解，立刻加入 250mL 葡萄糖注射液、生理盐水或乳酸盐林格液（但应在 2h 内使用）滴注，滴注时间不少于 30min。❷肌注：2.25g 加 0.5%盐酸利多卡因溶液 4mL 溶解后注射，每个注射部位不得超过 2.25g。每日用药总量根据感染严重程度和部位增减。成人或 12 岁以上儿童：4.5g/次，1 次/8h。剂量范围亦可每 6h，或 12h 1 次，给药量可 2.25～4.5g/次，1 个疗程 7～15d。❸肾功能障碍患者：内生肌酐清除率（mL/min）＞40，使用时无须调整；内生肌酐清除率（mL/min）在 20～40 之间，哌拉西林-他唑巴坦的使用剂量为 2.25g/次，1 次/6h；内生肌酐清除率（mL/min）＜20 时，哌拉西林-他唑巴坦的使用剂量为 2.25g/次，1 次/8h。❹血液透析患者：哌拉西林-他唑巴坦的最大剂量为 8g/d。血液透析在 4h 内排出 30%～50%的哌拉西林，因此每次透析后应追加使用 1 次（2.25g）。【不良反应】主要为皮疹、瘙痒、腹泻、便秘、恶心、呕吐及注射局部刺激反应、疼痛、静脉炎、血栓性静脉炎和水肿等。血小板减少、胰腺炎、发热、发热伴嗜酸粒细胞增多、腹泻、转氨酶升高等在与氨基糖苷类联用时也可见。【禁忌证】对青霉素类、头孢菌素类、β-内酰胺酶抑制剂过敏者禁用。【用药须知】❶注射前需以青霉素钠做皮试。❷用药期间若出现严重持久的腹泻，需考虑是否由于抗生素诱导而产生的假膜性结肠炎，必须及时停药，并及时治疗。❸对限制钠吸收的患者，服用时应定期检测血清电解质水平。❹如患者有出血的表现（包括凝血时间、血小板凝聚功能和凝血酶原时间出现异常）应停药，并进行对症治疗。❺不可与氨基糖苷类混于同一容器中输注。❻孕妇、哺乳期妇女慎用。12 岁以下儿童安全性尚不明确。【药物相互作用】❶不可与含碳酸氢钠的溶液混合，不得加入血液制品、水解蛋白液中。❷丙磺舒可降低其肾清除率和延长 $t_{1/2}$。❸与非极化肌松剂（如维库溴铵）同时应用时，可延长维库溴铵的神经肌肉阻滞作用。❹与大剂量肝素、口服抗凝剂及可能影响血凝系统和（或）血小板功能或其他药物同时应用期间，应经常检测和定期监察多项凝血指标。【用药过量】可出现恶心、呕吐和腹泻等症状。如果静脉给药超过推荐的常用量（特别是肾衰竭患者），患者可能出现神经肌肉兴奋性升高或惊厥。处理：根据患者的临床表现给予支持治疗和对症治疗。哌拉西林或他唑巴坦血清浓度过高可通过血液透析降低血药浓度。

阿莫西林 Amoxicillin【常用名】羟氨苄青霉素、阿莫仙、益萨林。**【常用剂型与规格】**片剂：0.125g/片，0.25g/片；胶囊：0.125g/粒，0.25g/粒；粉针剂（钠盐）：0.5g/瓶，1g/瓶；干糖浆剂：125mg/包；干混悬剂：125mg/袋；口服混悬剂：125mg/mL。**【作用与用途】**用于敏感菌所致的呼吸道、泌尿生殖道、胆道、皮肤软组织感染，与其他药物联合治疗幽门螺杆菌感染。**【药动学】**口服吸收迅速，不受食物影响。组织分布良好，可通过胎盘，$t_{1/2}$ 为 1～1.3h。部分经胆汁排泄，60%～75%经肾脏排泄。血液透析能消除，腹膜透析无清除作用。**【用法用量】**口服：成人 0.5～1g/次，每 6～8h 1 次，剂量不超过 4g/d；根除幽门螺杆菌 1g/次，2 次/d，疗程为 7d 或 10d。儿童，25～50mg/(kg·d)，每 8h 1 次。肌注和静滴：成人 0.5～1g/次，3～4 次/d；儿童 50～100mg/(kg·d)，分 3～4 次给予。**【不良反应】**与"氨苄西林"相似，腹泻、恶心、呕吐。皮疹易发生于传染性单核细胞增多症者。少数血清氨基转移酶升高，偶有嗜酸性粒细胞增多和白细胞降低。偶有药物热、哮喘及二重感染。**【禁忌证】**对青霉素过敏者禁用。传染性单核细胞增多症应避免使用。**【用药须知】**❶口服仅用于轻、中度感染。❷少数女性患者用药期间可因假丝酵母菌感染引起外阴瘙痒症。**【药物相互作用】**氨基糖苷类在亚抑菌浓度时可增强本品对粪肠球菌的体外杀菌作用。**【用药过量】**过量引起肾功能不全、少尿，但停药后可逆。

阿莫西林-克拉维酸 Amoxicillin and Clavulanate【常用名】安灭菌、力百汀、强力阿莫仙。**【常用剂型与规格】**片剂：375mg/片（2：1），625mg/片（4：1），1000mg/片（7：1）；分散片：156.25mg/袋（4：1），187.5mg/袋（2：1），228.5mg/袋（7：1）；咀嚼片：156.25mg/片（4：1），312.5mg/片（4：1），228.5mg/片（7：1），457mg/片（7：1）；颗粒：156.25mg/袋（4：1），228.5mg/袋（7：1）；干混悬剂：156.25mg（4：1）/5mL，312.5mg（4：1）/5mL，457mg（7：1）/5mL；粉针剂：0.3g/瓶（5：1），0.6g/瓶（5：1），1.2g/瓶（5：1）。**【作用与用途】**用于治疗敏感菌引起的各种感染，包括呼吸道感染、泌尿系统感染、皮肤和软组织感染及其他感染（如骨髓炎、败血症、腹膜炎和手术后感染）。**【药动学】**配伍后对各自的药代动力学参数无显著影响。两者口服吸收良好，在多数组织和体液分布良好，但血脑屏障通透性差。两者均可被血液透析清除。**【用法用量】**口服：成人或体重 40kg 以上儿童，0.625g/次（4：1），每 12h 1 次，或 0.375g/次（2：1 片剂），每 8h 1 次；较重感染，1g/次（7∶1），每 12h 1 次，或 0.625g/次（4∶1片剂），每 8h 1 次。3 个月以上婴儿及体重<40kg 儿童，以阿莫西林计，12.5mg/(kg·次)，每 12h 1 次，或 13mg/(kg·次)，每 8h 1 次；较重感染 22.5mg/(kg·次)，每 12h 1 次，或 7mg/(kg·次)，每 8h 1 次；新生儿及 3 个月以下婴儿，以阿莫西林计，15mg/(kg·次)，每 12h 1 次。静滴：成人及 12 岁以上儿童（以阿莫西林与克拉维酸钾总量计），1.2g/次，每 8h 1 次，严重感染可加至每 6h 1 次。3 个月以上婴儿及体重<40kg 儿童，30mg/(kg·次)，每 8h 1 次，严重感染可加至每 6h 1 次。新生儿及 3 个月以下婴儿，30mg/(kg·次)，早产儿每 12h 1 次，足月儿每 8h 1 次。【不良反应】常见有腹泻、消化不良、恶心、皮疹、静脉炎和阴道炎，ALT、AST 增高，少数可发生肝炎和胆汁淤积性黄疸。罕见多形红斑、S-J 综合征、剥脱性皮炎、中毒性表皮坏死松解症、过敏性休克、间质性肾炎、白细胞减少、血小板减少、溶血性贫血、中枢神经系统症状。【禁忌证】对本品中任一成分或青霉素类过敏以及有 β-内酰胺类过敏性休克者禁用。【用药须知】❶ 使用前应做青霉素钠皮试，阳性反应者禁用。❷ 肾功能不全患者应减量。❸ 哺乳期妇女应用时宜停止授乳。❹ 混悬液中含有阿斯巴甜，苯丙酮尿症患者应慎用。❺ 不宜肌注。【药物相互作用】❶ 与氨基糖苷类有协同作用。❷ 与口服避孕药合用可能降低后者的作用。❸ 不可与葡萄糖、葡聚糖、酸性碳酸盐的溶液混合使用。❹ 不可和血液制品、含蛋白质的液体，如水解蛋白等混合，也不可和静脉脂质乳化液混合。

阿莫西林-舒巴坦 Amoxicillin and Sulbactam【常用名】舒萨林。【常用剂型与规格】粉针剂：1.5g/瓶（2∶1）。【作用与用途】适用于产酶葡萄球菌、肺炎克雷伯菌、其他链球菌、流感嗜血杆菌、淋病奈瑟菌、大肠埃希菌、变形杆菌、莫根杆菌、枸橼酸杆菌、肠杆菌、沙门菌等所致的上呼吸道感染、泌尿生殖道感染、皮肤软组织感染及其他系统感染，如感染性腹泻、腹腔感染、败血症、细菌性心内膜炎等。【药动学】在多数组织和体液中分布良好。血浆消除 $t_{1/2}$ 为 1.08h，60% 以上以原形自尿中排出，约 24% 药物在肝内代谢，尚有少量经胆道排泄。严重肾功能不全患者血清 $t_{1/2}$ 可延长至 7h。血液透析可清除，腹膜透析无清除作用。舒巴坦血清 $t_{1/2}$ 为 1h，70%～80% 经肾排泄。【用法用量】肌注或静滴。1.5～3g/次，2～3 次/d。中、重度感染用量为 4.5～6.0g/d，严重感染用量为 9.0g/d 或 150mg/(kg·d)，分 2～3 次静滴。疗程为 7～14d，重症感染者可适当延长疗程。肾功能不全患者用量酌减。【不良反应】注射部位疼痛、血栓性静脉炎、腹泻和面部潮红，少见的不良反应有皮疹（红斑性斑丘疹损伤、荨麻疹）、瘙痒、恶心、呕吐、假丝酵母菌感染、疲劳、不适、头痛、胸痛、腹胀、舌炎、尿潴留、排尿困难、浮肿、面部肿胀、红斑、寒战、咽部发紧、胸骨痛、鼻衄和黏膜出血。偶有血清转氨酶升高等。【禁忌证】青霉素或其他 β-内酰胺类过敏者禁用。对舒巴坦过敏者禁用。有哮喘、湿疹、花粉症、荨麻疹等过敏性疾病史者慎用。【用药须知】❶单核细胞增多症患者使用时易发生皮肤潮红，慎用。❷出现多重感染应及时停药，予以相应处理。❸使用前需做皮试，阳性者禁用。❹配成溶液后必须及时使用，不宜久置。❺别嘌醇或双硫仑治疗的患者不宜使用。❻老年人肾功能严重损害时须调整剂量；严重肝功能不全者慎用。【药物相互作用】❶丙磺舒、阿司匹林、吲哚美辛、磺胺类药等可降低肾小管分泌阿莫西林，减少其排泄，升高血药浓度。❷氯霉素、红霉素、四环素、磺胺类药可影响青霉素类的杀菌效果，不宜合用。❸与重金属，特别是铜、锌和汞呈配伍禁忌。【用药过量】如发生用药过量，应采取对症治疗，血液透析可清除。

氟氯西林-阿莫西林 Flucloxacillin and Amoxicillin【常用名】氟羟青霉素、氟羟西林、新灭菌。**【常用剂型与规格】**注射剂：0.5g/支、1g/支、2g/支；胶囊：250mg/粒、500mg/粒。**【作用与用途】**由氟氯西林和阿莫西林按 1∶1 比例组成的复合抗生素。两者的结合增强了杀菌力，扩大了抗菌谱。可用于呼吸道、消化道、泌尿道、皮肤、软组织及骨、关节、口腔、耳、鼻、咽喉、敏感菌所致的感染。**【药动学】**口服吸收好，生物利用度 90%。分布广，组织浓度高。氟氯西林 95% 以上与血浆蛋白结合，绝大部分通过肾小管分泌和肾小球滤过，以原形被清除，$t_{1/2}$ 为 1.31～1.39h。阿莫西林的蛋白结合率为 17%～20%，$t_{1/2}$ 1～1.3h，服药后 24%～33% 的给药量在肝内代谢，6h 内 45%～68% 给药量以原形自尿中排出，部分经胆道排泄。严重肾功能不全患者血清 $t_{1/2}$ 可延长至 7h。血液透析可清除，腹膜透析则无清除作用。**【用法用量】**口服：成人 3 次/d，500mg/次；2～12 岁儿童：3 次/d，250mg/次。静滴：成人 4～6g/d，分次静滴。病情严重时可增加剂量，最大剂量为 12g/d。儿童 50～200mg/(kg·d)，分次静滴。**【不良反应】**有过敏反应、消化系统症状，少数患者用药后可出现血清转氨酶升高、嗜酸性粒细胞增多和白细胞减少。肌注或静脉给药时可致注射部位疼痛、硬结，严重者可致血栓性静脉炎。【禁忌证】青霉素过敏者禁用。传染性单核细胞增多症、淋巴细胞性白血病、巨细胞病毒感染、淋巴瘤等患者禁用。孕妇及哺乳期妇女、新生儿、哮喘、湿疹、花粉症、荨麻疹等过敏性疾病史者、肝肾功能严重损害者和老年患者慎用。【用药须知】❶皮试阳性者禁用。❷用含硫酸铜的片状试剂（R）、费林溶液测定尿糖时可能会导致假阳性。❸用药前后及用药过程中应监测肝肾功能。【药物相互作用】❶丙磺舒可延缓本药肾排泄、升高血药浓度。❷可降低伤寒活疫苗的免疫效应。❸甲氨蝶呤与青霉素类药物合用会降低甲氨蝶呤的清除率，引起中毒。❹能增加雌激素代谢或减少其肠肝循环，降低口服避孕药的药效。❺别嘌呤类尿酸合成抑制剂可增加本药发生皮肤不良反应的危险性。❻与庆大霉素或阿米卡星合用时，增强其对肠球菌的抗菌作用。

磺苄西林 Sulbenicillin【常用名】可达西林、磺苄青霉素、α-磺酸苄青霉素。【常用剂型与规格】粉针剂（钠盐）：0.5g/瓶，1g/瓶。【作用与用途】用于铜绿假单胞菌、肠杆菌属、金黄色葡萄球菌所致感染，如肺炎、尿路感染、复杂性皮肤软组织感染和血流感染等。【药动学】口服不吸收，在体内分布广泛，胆汁中浓度较高。消除 $t_{1/2}$ 2.5～3.2h。主要经肾脏排泄，部分药物经胆汁排泄。【用法用量】肌注、静注、静滴：成人 1～2g/次，2～4 次/d，对铜绿假单胞菌所致败血症等重症感染可用到 16～20g/d。儿童 40～80mg/（kg·d），分 2～4 次给予。【不良反应】常见胃肠道反应、皮疹、药物热等。偶见血清氨基转移酶升高。大剂量可致血小板功能异常或干扰其他凝血机制而发生出血倾向，亦可发生神经毒性反应如口周、面部、四肢皮肤发麻或肌颤、抽搐等。可出现过敏性休克、白细胞或中性粒细胞减少、二重感染等。【禁忌证】对青霉素类过敏者禁用。肝、肾功能不全或造血功能障碍者慎用。【用药须知】❶使用前需详细询问药物过敏史并进行皮试。❷溶解后应在 6h 内用完。【药物相互作用】❶与氨基糖苷类药物联合应用对肠球菌有协同作用，但不可置于同一容器中。❷丙磺舒可延缓其肾脏排泄，升高血药浓度。

氯唑西林 Cloxacillin【常用名】邻氯青霉素、氯唑青霉素、邻氯西林。【常用剂型与规格】胶囊：0.125g/粒，0.25g/粒，0.5g/粒；颗粒：50mg/袋，125mg/袋；粉针剂：0.5g/瓶，1g/瓶，2g/瓶。【作用与用途】参见"苯唑西林"。【药动学】口服吸收较苯唑西林好，能进入急性骨髓炎患者的骨组织、脓液和关节腔中，胸腔积液中有较高浓度，可透过胎盘屏障，但难以透过血脑屏障。血浆蛋白结合率可达

95%。主要通过肾脏排泄。血液透析和腹膜透析均不能清除。【用法用量】肌注或口服：成人 2g/d，分 4 次；儿童 25～50mg/(kg·d)，分 4 次。静滴：成人 4～6g/d，分 2～4 次；儿童 50～100mg/(kg·d)，分 2～4 次；出生 14d 以内的新生儿，体重低于 2kg 者，每 12h 12.5～25mg/kg，体重超过 2kg 者给药间隔为 8h，出生 3～4 周者给药间隔为 6h。【不良反应】参见"苯唑西林"，个别有中性粒细胞缺乏、淤胆型黄疸。【禁忌证】参见"苯唑西林"。有黄疸的新生儿慎用。【用药须知】参见"苯唑西林"。宜空腹服用。【药物相互作用】参见"青霉素"。阿司匹林、磺胺类药可抑制其与血浆蛋白结合。

氟氯西林 Flucloxacillin 【常用名】氟氯青霉素、奥佛林。【常用剂型与规格】胶囊：250mg/粒；粉针剂（钠盐）：0.5g/瓶，1g/瓶。【作用与用途】适用于耐青霉素的葡萄球菌和对本品敏感的致病菌引起的感染。【药动学】口服吸收迅速，1h 内达峰值，食物延迟吸收。约 95% 的药物与血浆蛋白结合，$t_{1/2}$ 约 1.5h，50% 药物经尿液排出。【用法用量】口服、肌注：250mg/次，4 次/d。重症感染剂量加倍。静注：0.5～1g/次，4 次/d。儿童：2 岁以下按成人 1/4 量，2～10 岁按成人 1/2 量给予，或 25～50mg/(kg·d)，分次给予。【不良反应】【禁忌证】【用药须知】参见"苯唑西林"。【药物相互作用】不可与氨基糖苷类混合滴注，不能与血液、血浆、氨基酸、脂肪乳配伍。【用药过量】尚无报道；一旦发生，可对症处理，支持治疗。

美洛西林 Mezlocillin 【常用名】磺唑氨苄青霉素、唑酮氨苄青霉素、硫苯咪唑青霉素。【常用剂型与规格】粉针剂：1g/瓶，2g/瓶。【作用与用途】用于治疗铜绿假单胞菌及其他敏感革兰阴性杆菌，如大肠埃希菌、肠杆菌属、变形杆菌等中敏感菌株所致的呼吸系统、泌尿系统、消化系统、生殖系统等感染。也用于败血症、化脓性脑膜炎、腹膜炎、骨髓炎、皮肤及软组织感染、眼科及耳鼻咽喉科感染。【药动学】口服不吸收，肌注吸收良好，生物利用度为 70%。易分布到胆汁、胸腔液、胰腺、骨及创面分泌物中；脑膜炎症时可透过血脑屏障；可透过胎盘屏障；$t_{1/2}$ 为 0.7～1.1h。在肝内代谢为无活性物质，主要以原形从尿中排泄。较少被血液透析和腹膜透析清除。【用法用量】肌注、静注、静滴：成人 2～6g/d，严重感染者可增至 8～12g/d，最大可增至 15g/d。儿童 100～200mg/(kg·d)，严重感染可增至 300mg/(kg·d)，肌注 2～4 次/d，静滴按需要每 6～8h 1 次，严重患者可 4～8h 静注 1 次。【不良反应】主要为皮疹、腹泻、恶心、呕吐、注射局部疼痛。少数患者可出现碱性磷酸酶（ALP）升高及嗜伊红细胞一过性增多，中性粒细胞减少。【禁忌证】对青霉素类过敏者禁用。【用药须知】❶用药前需做青霉素钠皮试，阳性反应者禁用。❷尽量单独使用为宜，避免与酸、碱性较强的药物配伍，pH 4.5 以下会有沉淀发生，pH 4.0 以下、pH 8.0 以上时效价很快下降。【药物相互作用】与庆大霉素、卡那霉素等氨基糖苷类有显著协同作用，但应分开使用。

美洛西林-舒巴坦 Mezlocillin and Sulbactam【常用名】萨洛、凯韦可、开林。【常用剂型与规格】注射剂：3.75g（美洛西林 3.0g，舒巴坦 0.75g）/瓶。【作用与用途】适用于产酶耐药菌引起的中重度感染性疾病。呼吸系统感染，如中耳炎、鼻窦炎、扁桃体炎、急性支气管炎和慢性支气管炎急性发作、支气管扩张等；泌尿生殖系统感染，如肾盂肾炎、膀胱炎、尿道炎；腹腔感染，如胆道感染等；皮肤及软组织感染，如蜂窝织炎、伤口感染和脓疱病；妇科感染，如盆腔感染、产后感染等；严重感染，如脑膜炎、细菌性心内膜炎、败血症、脓毒症等。【药动学】给药后迅速分布到各组织中，在血液、心、肺、肾、脾、肝中浓度均很高，正常人脑组织中浓度很低。大部分药物（87%）由肾排泄。【用法用量】静滴。成人剂量：2.5～3.75g/次，每 8h 或 12h 1 次，疗程为 7～14d。【不良反应】❶过敏反应：皮疹、瘙痒。罕见嗜酸性粒细胞增多、药物热、急性间质性肾炎及脉管炎等。❷胃肠道反应如腹泻、恶心、呕吐等。❸偶见肝功能异常。❹可出现白细胞减少或粒细胞缺乏症、贫血或血小板减少症。高剂量用药时罕见血小板功能紊乱、紫癜或黏膜出血，但通常仅见于严重肾功能损害患者中。❺高剂量可能出现焦虑、肌肉痉挛及惊厥等。❻少数患者用药后可出现肌酐升高、非蛋白氮升高等。❼罕见低钾血症。❽注射部位罕见血栓性静脉炎或疼痛。【禁忌证】对青霉素类及舒巴坦过敏者禁用。【用药须知】❶应进行青霉素皮试。❷发生过敏反应，应立即停药，并给予适当处理。❸临用前用注射用水或 5% 葡萄糖氯化钠注射液或 5%～10% 葡萄糖注射液溶解。剩余溶液（4℃）最多保存 24h。❹延长疗程时，应不定期检查肝肾功能和血常规。❺淋病患者初诊及治疗 3 个月后应进行梅毒检查。❻应用后发生腹泻的患者应谨慎处理。【药物相互作用】❶与丙磺舒、阿司匹林、吲哚美辛、保泰松、磺胺类药合用，可使其经肾脏排泄时间延长，血药浓度增高。❷与氨基糖苷类药合用对铜绿假单胞菌、沙雷杆菌、肺炎克雷伯杆菌等有协同抗菌作用。❸与头孢他啶合用，对铜绿假单胞菌和大肠埃希菌可产生协同或累加抗菌作用。❹与维库溴铵类肌松药合用，可延长其神经肌肉阻滞作用。❺与头孢噻肟合用，可使后者的总清除率降低。❻与甲氨蝶呤合用，可干扰甲氨蝶呤的肾小管排泄，降低甲氨蝶呤肾脏清除率，出现甲氨蝶呤的毒性反应。❼与华法林、肝素、香草醛、茚满二酮等抗凝血药合用，可能增加凝血障碍和出血的危险。❽与伤寒活疫苗合用，可降低伤寒活疫苗的免疫效应。【用药过量】目前尚缺乏详细的研究资料。使用最高剂量不宜超过15g（美洛西林12g，舒巴坦3g）。

羧苄西林 Carbenicillin【常用名】羧苄青霉素、卡比西林、羧比西林。**【常用剂型与规格】**粉针剂（钠盐）：0.5g/瓶，1g/瓶。**【作用与用途】**适用于系统性铜绿假单胞菌感染，如败血症、尿路感染、呼吸道感染、腹腔感染、盆腔感染以及皮肤、软组织感染等，也可用于其他敏感肠杆菌科细菌引起的系统性感染。**【药动学】**分布容积（V_d）为0.18L/kg，血清蛋白结合率约为50%。难以透过正常血脑屏障，脑膜炎时可部分透过血脑屏障。约2%在肝内代谢，$t_{1/2}$为1～1.5h。主要以原形经肾清除。血液透析可清除，腹膜透析则仅可部分清除。**【用法用量】**中度感染：成人8g/d，分2～3次肌注或静注，儿童每6h按体重12.5～50mg/kg注射；重度感染：成人10～30g/d，分2～4次静滴或静注，儿童按体重100～300mg/（kg·d），分4～6次注射。新生儿体重低于2kg者，首剂按体重100mg/kg，出生第1周75mg/kg，每12h 1次静滴；出生第2周起100mg/kg，每6h 1次。新生儿体重2kg以上者出生后第1周每8h 75mg/kg，静滴，以后每6h 75mg/kg。严重肾功能不全者，每8～12h静脉给药2g；如同时伴肝功能损害，2g/d即可。**【不良反应】**皮疹发生率约10%，偶有发热、丙氨酸氨基转移酶升高等，肌注后局部疼痛较明显。肾功能不全患者易引起神经毒性和肾毒性。大剂量使用可延长凝血时间，出现黏膜充血、紫癜等，出血倾向可能出现在治疗开始后的12～24h内。大剂量使用时可致电解质紊乱。**【禁忌证】**参见"青霉素"。**【用药须知】**用前应做皮试。**【药物相互作用】**与阿米卡星、庆大霉素、妥布霉素合用有协同作用，但不能置同一容器中注射，以免降低疗效。

替卡西林 Ticarcillin【常用名】羧噻吩青霉素、的卡青霉素、铁卡霉素。**【常用剂型与规格】**注射剂：1g/瓶，3g/瓶，6g/瓶。**【作用与作用】**主要用于革兰阴性菌感染，包括变形杆菌、大肠埃希菌、肠杆菌属、淋病奈瑟菌、流感嗜血杆菌等所致全身感染，对尿路感染的效果甚好。对铜绿假单胞菌感染，需与氨基糖苷类联合使用。本品不耐酶，对 MRSA 无效。【药动学】体内分布较广，可渗透入脑脊液和胎盘，胆汁中浓度高。由尿呈原形排泄。$t_{1/2}$ 约 70min。【用法用量】成人 200～300mg/(kg·d)，分次给予或 3g/次，根据病情每 3h、4h 或 6h 1 次。泌尿系感染可肌注给药，1g/次，4 次/d，用 0.25%～0.5%利多卡因注射液 2～3mL 溶解后深部肌注。儿童用量为 200～300mg/(kg·d)，婴儿用量为 225mg/(kg·d)，7 日龄以下婴儿为 150mg/(kg·d)，均分次给予。【不良反应】可见皮疹、药物热、过敏反应等。【禁忌证】对青霉素过敏者禁用。【用药须知】按每克药物 4mL 溶剂溶解后缓慢静注或加入适量溶剂中静滴 0.5～1h。

替卡西林-克拉维酸 Ticarcillin and Clavulanate【常用名】特美汀、联邦阿乐仙。【常用剂型与规格】粉针剂：3.2g（替卡西林 3g，克拉维酸 0.2g）/瓶。【作用与用途】适用于治疗敏感的产 β-内酰胺酶细菌所致的感染，包括血液感染、呼吸道感染、尿路感染、盆腔感染。【药动学】可广泛分布于各组织，替卡西林在脑膜有炎症时可透过血脑屏障，但克拉维酸不易透过血脑屏障。两种成分的 $t_{1/2}$ 均为 1.1h，替卡西林和克拉维酸的血浆蛋白结合率分别为 45% 和 9%。主要从尿中排泄，可经血液透析清除。【用法用量】静滴：成人体重大于 60kg 者，3.2g/次，每 4～6h 1 次；体重小于 60kg 者，按替卡西林计，200～300mg/(kg·d)，每 4～6h 1 次。肾功能不全患者的推荐剂量：轻度受损（肌酐清除率＞30mL/min）每 8h 3.2g，中度受损（肌酐清除率 10～30mL/min）每 8h 1.6g，严重受损（肌酐清除率＜10mL/min）每 16h 1.6g。3 个月以上的婴儿及儿童：常用剂量：每次 80mg/kg，每 6～8h 给药 1 次。新生儿期的用量：每次 80mg/kg，每 12h 给药 1 次，继而可增至每 8h 给药 1 次。【不良反应】可出现皮疹、药物热、胃肠道反应、血细胞改变，偶可见黄疸、抽搐或过敏性休克等，此外，还可出现局部反应如静脉炎等。【禁忌证】对青霉素过敏者禁用。【用药须知】以静滴给药方法为宜，不宜肌注或快速静注；注射用替卡西林-克拉维酸溶解时会产生热量，配制好的溶液通常为浅灰黄色。配制好的注射用替卡西林-克拉维酸静注液须立即使用。【药物相互作用】与氨基糖苷类合用可增强抗菌作用，但不能同瓶滴注；不宜用碳酸氢钠等碱性溶液配制，也不可以与血制品、蛋白类液体和脂肪乳剂混合。【用药过量】血液透析可清除。

第二节 头孢菌素类

头孢唑林 Cefazolin【常用名】头孢菌素 V、先锋霉素 V。【常用剂型与规格】粉针剂（钠盐）：0.5g/瓶，1g/瓶。【作用与用途】用于敏感菌所致的呼吸道、泌尿生殖系统、皮肤软组织、骨和关节、胆道等感染；也可用于心内膜炎、败血症、咽和耳部感染。【药动学】分布容积为 0.12L/kg，小于其他头孢菌素，难以透过血脑屏障，可透过胎盘屏障。蛋白结合率 74%～86%。$t_{1/2}$ 1.4～1.8h，肾衰竭患者可延长至 18～36h。体内不代谢，原药通过肾脏排泄。血液透析清除缓慢，腹膜透析不能清除。【用法用量】肌注、静注、静滴：成人 0.5～1g/次，2～4 次/d，严重感染可增至 6g/d；1 个月以上婴儿和儿童 20～40mg/(kg·d)，重症 100mg/(kg·d)，分 3～4 次使用。【不良反应】主要是胃肠道反应，偶见过敏反应、二重感染及转氨酶升高、白细胞或血小板减少等，少数患者静滴可引起静脉炎。供肌注用粉针内含利多卡因，切勿用于静注，局部刺激性较大，可能产生静脉炎，可不断轮换注射部位，进行局部按摩或热敷等来克服。【禁忌证】对本品过敏者禁用。对青霉素过敏者或有过敏体质者慎用。【用药须知】不可与卡那霉素、阿米卡星、巴比妥类、钙制剂、金霉素、红霉素、土霉素、四环素、多黏菌素 B、镁盐等以任何方式混合使用；肾功能不全者应酌情减量，并延长给药间隔时间。【药物相互作用】与氨基糖苷类、黏菌素、依他尼酸、呋塞米、多黏菌素 B、万古霉素、丙磺舒等同用时对肾脏的毒性增强。【用药过量】无特效拮抗药，过量时可给予对症治疗和大量饮水及补液等。

头孢氨苄 Cefalexin【常用名】头孢力新、头孢菌素 IV、先锋霉素 IV 号。【常用剂型与规格】片剂：0.125g/片，0.25g/片；胶囊：0.125g/粒，0.25g/粒；颗粒：50mg/袋，125mg/袋；缓释胶囊：0.25g/粒。【作用与用途】用于敏感菌所致的呼吸道、泌尿道、皮肤和软组织、生殖器官（包括前列腺）等部位的轻度至中度感染。为治疗中耳炎的有效药物。【药动学】吸收良好，口服后 1h 达峰值。在幼儿乳糜泻和小肠憩室患者可增加，在克罗恩病和肺囊性纤维化患者可延缓和减少。$t_{1/2}$ 为 0.6～1.0h，肾衰竭时 $t_{1/2}$ 延长。【用法用量】口服：成人，0.25～0.5g/次，1 次/6h。一般最高剂量 4g/d；儿童，20～25mg/(kg·d)，分 4 次服。中耳炎的治疗剂量应调整到 60～

100mg/(kg·d)，10d 为 1 个疗程。缓释制剂：成人 1～2g/d，儿童 40～60mg/(d·kg)，均分为早、晚餐后口服。【不良反应】胃肠道反应，可出现头痛、头晕、意识蒙眬等中枢反应，偶见过敏反应、血清氨基转移酶和尿素氮升高。【禁忌证】对青霉素过敏或过敏体质者慎用。【用药须知】❶宜在餐前 1h 或餐后 3h 服用。❷肾功能严重损害者酌减量或延长给药间隔时间。❸长期服用，应防止二重感染。❹当每日口服剂量超过 4g 时，应考虑改用注射用头孢菌素类。【药物相互作用】❶能延长凝血时间，可增强抗凝血药的作用。❷丙磺舒可使 $t_{1/2}$ 延长约 1 倍。❸考来烯胺可使其血药峰浓度降低。

头孢呋辛 Cefuroxime【常用名】头孢呋肟、头孢呋新、西力欣。**【常用剂型与规格】**片剂：0.125g/片，0.25g/片；粉针剂（钠盐）：0.75g/瓶，1.5g/瓶。**【作用与用途】**头孢呋辛供注射，其酯类化合物供口服。主要用于敏感菌所致的呼吸道、泌尿道、骨和关节、女性生殖部位的感染，对败血症、脑膜炎也有效。**【药动学】**口服后 2～3h 达峰值。在组织液中分布良好，能进入炎性脑脊液，亦能分布至腮腺液、房水和乳汁。血清 $t_{1/2}$ 约 1.2h，新生儿和肾功能减退者 $t_{1/2}$ 延长，同时合用丙磺舒亦可延长。本品主要经肾脏以原形排泄，尿药浓度甚高。与丙磺舒合用，会使平均血药浓度-时间曲线下面积增加 50%。血液透析可降低该药血药浓度。**【用法用量】**❶口服：0.25～0.5g/次，2 次/d。儿童，125～250mg/次，2 次/d。❷肌注、静注、静滴：成人，0.75～1.5g/次，3～4 次/d；儿童，30～60mg/(kg·d)。严重感染可增至 100mg/(kg·d)。**【不良反应】**主要有恶心、呕吐、上腹部不适和腹泻等，过敏反应罕见。也曾有嗜酸性粒细胞增多及短暂性肝酶升高的报道。**【禁忌证】**过敏者禁用。对青霉素过敏者慎用，高度过敏体质者、孕妇及哺乳期妇女、早产儿、新生儿慎用，肾功能严重不全者减量慎用。**【用药须知】**❶口服宜餐后服用，以利吸收。❷片剂不宜压碎，故不适合 5 岁以下儿童。**【药物相互作用】**❶与呋塞米、依他尼酸合用可致肾损害。❷不能与碳酸氢钠注射液混合滴注。**【用药过量】**因刺激大脑而发生惊厥。处理：血液透析或腹膜透析可降低血清浓度。

头孢拉定 Cefradine【常用名】头孢菌素 Ⅵ、头孢雷定、先锋 6 号。**【常用剂型与规格】**胶囊：0.25g/粒，0.5g/粒；颗粒：0.125g/袋，0.25g/袋；粉针剂：（含碳酸钠）0.5g/瓶，1g/瓶；（含精氨酸）0.5g/瓶，1g/瓶。**【作用与用途】**对革兰阳性菌与革兰阴性菌的作用与头孢氨苄相似。主要用于敏感细菌所致的泌尿系统、呼吸系统、软组织感染。【药动学】口服吸收迅速，在组织中可达有效浓度，可透过胎盘。$t_{1/2}$为 1h。在体内很少代谢，主要经肾排泄，少量自胆汁排泄，能被血液和腹膜透析清除。【用法用量】❶口服：成人，1～2g/d；小儿，25～50mg/(kg·d)。均分 3～4 次服。❷肌注、静注或静滴：成人，2～4g/d；小儿，50～100mg/(kg·d)。均分 2～4 次给药。【不良反应】恶心、呕吐、腹泻、上腹部不适等胃肠道反应较为常见。药疹发生率为 1‰～3‰，假膜性肠炎、嗜酸性粒细胞增多、周围血象白细胞及中性粒细胞减少等见于个别患者。少数患者可出现暂时性血尿素氮升高，血清氨基转移酶、血清碱性磷酸酶一过性升高。【禁忌证】过敏者禁用。对青霉素过敏者或过敏体质者慎用。【用药须知】❶用前询问过敏史。❷肾功能减退者须减量或延长给药间隔。❸硫酸铜法测定尿糖时可出现假阳性反应。【药物相互作用】❶可延缓苯妥英钠在肾小管的排泄。❷与保泰松、强利尿药合用可增加肾毒性。❸丙磺舒可延迟排泄。

头孢哌酮 Cefoperazone【常用名】头孢氧哌唑、先锋必、先锋哌唑酮。【常用剂型与规格】粉针剂（钠盐）：0.5g/瓶，1g/瓶。【作用与用途】对革兰阳性菌的作用较弱，对革兰阴性菌抗菌性能与头孢噻肟相似，用于对敏感菌所致的败血症、术后感染及上呼吸道和下呼吸道、泌尿道、胆道、皮肤及软组织、骨和关节等多种感染，儿童百日咳亦有效。【药动学】口服不吸收，在尿液和胆汁中有很高的浓度，还可以分布到胸腔积液、腹水、羊水、痰液中，在脑膜发炎时，可进入脑脊液。$t_{1/2}$约为 2h，由尿和胆汁排泄。【用法用量】肌注、静注或静滴：成人，1～2g/次，2 次/d。严重感染者，2～3g/8h。儿童，50～100mg/(kg·d)，分 2～4 次使用。【不良反应】主要为胃肠道反应、皮疹等，罕见出血倾向和二重感染。【禁忌证】过敏者禁用。胆道完全阻塞者不宜选用。孕妇、哺乳期妇女、新生儿、早产儿慎用。【用药须知】❶肾功能不良但肝功能正常者可首选，严重胆道梗阻、严重肝病患者或肝功能减退者应减量，不宜超过 2g/d。❷可引起双硫仑样反应，用药期间不能饮酒。❸静滴（30～60min）或缓慢静注（10min），不宜作快速静注。❹长期大量使用可致维生素 K 及 B 族维生素缺乏症，甚至引起二重感染。【药物相互作用】❶与氨基糖苷类有协同作用，但不可同瓶滴。❷与下列药物同时应用时，可能引起出血：抗凝药肝素，香豆素或茚满二酮衍生物、溶栓药、非甾体抗炎镇痛药（尤其阿司匹林、二氟尼柳或其他水杨酸制剂）及磺吡酮等。❸与下列药物有配伍禁忌：阿米卡星、庆大霉素、卡那霉素、多西环素、甲氯芬酯、阿马林（缓脉灵）、苯海拉明、门冬酸钾镁、盐酸羟嗪、普鲁卡因胺、氨茶碱、丙氯拉嗪、细胞色素 C、喷他佐辛、抑肽酶等。【用药过量】无特效拮抗药，过量时主要给予对症治疗和大量饮水及补液等。

头孢哌酮-舒巴坦 Cefoperazone and Sulbactam【常用名】舒普深、优普同、海舒必。【常用剂型与规格】粉针剂：（1∶1）1g/瓶，2g/瓶；（2∶1）1.5g/瓶，3g/瓶。【作用与用途】联合抗菌作用是头孢哌酮的 4 倍。流感嗜血杆菌、产气杆菌、摩根杆菌、类杆菌、大肠埃希菌、氟劳地枸橼酸杆菌、阴沟肠杆菌、不动杆菌、肺炎克雷伯菌等均对本品有较好的敏感性。主要用于由敏感菌引起的呼吸系统和泌尿生殖系统感染、腹膜炎、胆囊炎、胆道感染、腹腔内感染、败血症等的治疗。【药动学】头孢哌酮和舒巴坦均能较好地分布到各组织，舒巴坦的 $t_{1/2}$ 约为 1h，头孢哌酮为 1.7h。约 84% 的舒巴坦和 25% 的头孢哌酮经肾脏排泄，其余的头孢哌酮大部分经胆汁排泄。【用法用量】1∶1 头孢哌酮/舒巴坦：成人，2～4g/d，分 2 次。严重或难治性感染可增至 8g/d，病情需要时可另外单独增加头孢哌酮的用量。儿童，40～80mg/(kg·d)，严重者可增至 160mg/(kg·d)，分 2～4 次使用。舒巴坦在患儿中的最高剂量不应超过 80mg/(kg·d)。2∶1 头孢哌酮/舒巴坦：成人，1.5～3g/d，分 2 次用。在严重感染或难治性感染时可增加到 12g/d。儿童：30～60mg/(kg·d)，严重者可增至 240mg/(kg·d)，分 2～4 次用。在患儿中头孢哌酮的剂量超过 80mg/(kg·d) 则必须采用 2∶1 的制剂。【不良反应】参见"头孢哌酮"。【禁忌证】对青霉素类、舒巴坦、头孢哌酮及其他头孢菌素类抗生素过敏者禁用。【用药须知】【药物相互作用】参见"头孢哌酮"。【用药过量】神经系统反应，如抽搐等。血液透析治疗可增加从体内的排出。

头孢噻肟 Cefotaxime【常用名】头孢氨噻肟、氨噻肟头孢菌素、凯福隆。【常用剂型与规格】粉针剂（钠盐）：0.5g/瓶，1g/瓶。【作用与用途】适用于敏感细菌所致的肺炎及其他下呼吸道感染、尿路感染、脑膜炎、败血症、腹腔感染、盆腔感染、皮肤软组织感染、生殖道感染、骨和关节感染等。【药动学】分布广泛，大部分组织可达有效浓度，脑膜炎时脑脊液中也可达有效浓度。可透过血-胎盘屏障进入胎儿血循环，少量亦可进入乳汁。蛋白结合率为 30%～50%。$t_{1/2}$ 为 1.5h。约 80% 的给药量经肾排泄。【用法用量】肌注或静脉给药：成人，中度感染，2g/d，分 2 次。严重感染，其剂量可增至 6g/d，最大可达 12g/d，分 2 次。儿童，50～100mg/(kg·d)，分 2～4 次用（6 岁以下幼儿不宜肌注）。【不良反应】有皮疹和药物热、静脉炎、腹泻、恶心、呕吐、食欲不振等。碱性磷酸酶或血清氨基转移酶轻度升高、暂时性血尿素氮和肌酐升高等。局部反应如肌注部位疼痛，静注过快可致静脉炎等。白细胞减少、酸性粒细胞增多或血小板减少。偶见头痛、麻木、呼吸困难和面部潮红。假膜性肠炎较为罕见。【禁忌证】对头孢菌素过敏者及有青霉素过敏性休克或即刻反应史者禁用。【用药须知】❶须进行皮试，阴性者才能用。❷对利多卡因过敏者，严禁用利多卡因作溶媒行肌注。❸长期使用可能导致维生素 K、B 族维生素缺乏，应适当补充。❹直接 Coomb's 试验可呈阳性。❺宜现用现配。【药物相互作用】❶与庆大霉素或妥布霉素合用对铜绿假单胞菌有协同作用。❷与阿米卡星合用对大肠埃希菌、肺炎克雷伯菌和铜绿假单胞菌有协同作用。❸与强利尿药、氨基糖苷类联合应用时，应注意肾功能变化。【用药过量】药物过量可进行腹透或血透，能降低血药浓度 25%～50%，利尿药也可降低本品的血清浓度。

头孢他啶 Ceftazidime【常用名】头孢塔齐定、头孢噻羧肟。【常用剂型与规格】粉针剂（钠盐）：0.25g/瓶，0.5g/瓶，1g/瓶，2.0g/瓶。【作用与用途】用于敏感革兰阴性杆菌所致的败血症、下呼吸道感染、腹腔和胆道感染、复杂性尿路感染和严重皮肤软组织感染等。对于由多种耐药革兰阴性杆菌引起的免疫缺陷者感染、医院内感染，以及革兰阴性杆菌或铜绿假单胞菌所致中枢神经系统感染尤为适用。【药动学】迅速广泛分布，可透过受损脑膜。主要以原形随尿液排泄。血清蛋白结合率为 10%～17%，$t_{1/2}$ 为 2h。【用法用量】成人：1～6g/d，分 2～3 次。儿童：30～100mg/(kg·d)，分 2～3 次。新生儿及 2 个月以内儿童，25～60mg/(kg·d)，分 2 次给予。【不良反应】少数患者可发生皮疹、皮肤瘙痒、药物热；恶心、腹泻、腹痛；注射部位轻度静脉炎；偶可发生一过性血清氨基转移酶、血尿素氮、血肌酐值轻度升高；白细胞、血小板减少及嗜酸性粒细胞增多等。【禁忌证】对头孢菌素类过敏者禁用。【用药须知】❶存在交叉过敏反应。❷溃疡性结肠炎、局限性肠炎或抗生素相关性结肠炎者慎用。❸肾功能明显减退者需减量。❹ Coomb's 试验可出现阳性。❺以生理盐水、5% 葡萄糖注射液或乳酸钠稀释成的注射液（20mg/mL）在室温存放不宜超过 24h。【药物相互作用】❶与下列药物有配伍禁忌：硫酸阿米卡星、庆大霉素、卡那霉素、妥布霉素、新霉素、盐酸金霉素、盐酸四环素、盐酸土霉素、黏菌素甲磺酸钠、硫酸多黏菌素 B、葡萄糖酸红霉素、乳糖酸红霉素、林可霉素、磺胺异噁唑、氨茶碱、巴比妥类、氯化钙、葡萄糖酸钙、盐酸苯海拉明和其他抗组胺药、利多卡因、去甲肾上腺素、间羟胺、哌甲酯、琥珀胆碱等。亦可与下列药物发生配伍禁忌：青霉素、甲氧西林、琥珀酸氢化可的松、苯妥英钠、丙氯拉嗪、B 族维生素和维生素 C、水解蛋白。❷在碳酸氢钠溶液中的稳定性较在其他溶液中为差。❸与氨基糖苷类或呋塞米等强利尿药合用时需严密观察肾功能，以避免肾损害。

头孢曲松 Ceftriaxone【常用名】头孢三嗪、菌必治、罗氏芬。**【常用剂型与规格】**粉针剂（钠盐）：0.25g/瓶，0.5g/瓶，1g/瓶。**【作用与用途】**对肠杆菌科细菌有强大活性。用于敏感致病菌所致的下呼吸道感染、尿路感染、胆道感染，以及腹腔感染、盆腔感染、皮肤软组织感染、骨和关节感染、败血症、脑膜炎等及手术期感染预防。单剂可治疗单纯性淋病。**【药动学】**肌注约于 2h 达峰值，$t_{1/2}$ 为 7～8h。组织分布较好，胆汁浓度高，能透过血脑屏障。蛋白结合率为 95%。体内不被代谢，约 40% 的药物以原形自胆道和肠道排出，60% 自尿中排出。丙磺舒不能增高血药浓度或延长其 $t_{1/2}$。**【用法用量】**肌内或静脉给药，每 24h 1～2g 或每 12h 0.5～1g。最高剂量为 4g/d。1 个疗程为 7～14d。小儿常用量静脉给药，按体重 20～80mg/(kg·d)。12 岁以上小儿用成人剂量。治疗淋病的推荐剂量为单剂肌注 0.25g。**【不良反应】**嗜酸性粒细胞增多、血小板增多，偶见胃肠道不适或短暂腹泻。因胆汁浓度高，可引起胆道菌群失调，或发生肠球菌或假丝酵母菌所致的二重感染。血尿素氮和血清肌酐可有暂时性升高；血清胆红素、ALP、ALT 和 AST 可升高。**【禁忌证】**对本品过敏者禁用。凡对青霉素过敏者慎用。**【用药须知】**❶严重肝肾损害或肝硬化者应调整剂量。❷肾功能不全患者肌酐清除率＞5mL/min，每日用量少于 2g 时，不需作剂量调整。血液透析清除的量不多，透析后无须增补剂量。❸以硫酸铜法测尿糖时可获得假阳性反应，以葡萄糖酶法则不受影响。❹为避免二重感染，剂量不宜过大，用药时间不宜过久。**【药物相互作用】**❶与红霉素、四环素、两性霉素 B、血管活性药、苯妥英钠、氯丙嗪、异丙醇、B 族维生素、维生素 C 等配伍时将出现混浊。❷饮酒或服含酒精药物时可出现双硫仑样反应，应避免饮酒和服含酒精的药物。**【用药过量】**血液透析或腹膜透析不能降低血药浓度。亦无特殊解毒剂。应给予对症治疗。

头孢羟氨苄 Cefadroxil【常用名】羟氨苄头孢菌素、欧意。**【常用剂型与规格】**胶囊：0.25g/粒；颗粒：0.125g/袋。**【作用与用途】**对产青霉素酶和不产青霉素酶的金黄色葡萄球菌，凝固酶阴性葡萄球菌、肺炎链球菌、甲型溶血性链球菌等大部分菌株具有良好抗菌作用。适用于敏感细菌所致的尿路感染、皮肤软组织感染以及急性扁桃体炎、急性咽炎、中耳炎和肺部感染等。**【药动学】**吸收良好，空腹口服后 1.5h 达值峰，体内分布广泛，可进入胎盘、乳汁，由肾脏排泄，$t_{1/2}$ 为 1.27～1.5h，能被血液透析清除。**【用法用量】**口服：成人，1～2g/d，分 2～3 次服；儿童，20～40mg/(kg·d)，分 2 次服。**【不良反应】**常见胃肠道反应，饭后服可减少胃肠道反应。也有发生二重感染的报道，另可见排尿困难和过敏等。**【禁忌证】**对头孢菌素过敏者禁用。对青霉素过敏者慎用。**【用药须知】**❶主要经肾排出，肾功能减退者应减量。❷口服剂量超过 4g/d 时，应考虑改注射用头孢菌素。❸以硫酸铜法测定尿糖可出现假阳性。**【药物相互作用】**丙磺舒可提高其血药浓度，延缓肾排泄。

头孢硫脒 Cefathiamidine【常用名】硫脒头孢菌素、头孢菌素18 号、仙力素。**【常用剂型与规格】**粉针剂：0.5g/瓶。**【作用与用途】**抗菌谱与头孢噻吩相似，对金黄色葡萄球菌、甲型溶血性链球菌、肺炎链球菌的作用较强，对肠球菌有独特的抗菌活性。用于敏感菌所引起的呼吸系统、肝胆系统、五官、尿路感染及心内膜炎、败血症。**【药动学】**体内组织分布广泛，以胆汁、肝、肺等处含量为高，不透过血-脑脊液屏障。在机体内几乎不代谢，主要从尿中排出，$t_{1/2}$ 约为 1h，血液透析可排出给药量的 20％～30％。**【用法用量】**肌注：0.5～1.0g/次，4 次/d。儿童，50～150mg/(kg·d)，分 2～4 次给药。静滴：1～2g/次，2～4 次/d。儿童，50～150mg/(kg·d)，分 2～4 次给药。**【不良反应】**包括皮疹、发热等。偶见非蛋白氮和 ALT 升高、粒细胞减少，个别患者可能产生二重感染。肌注有时产生局部疼痛。**【禁忌证】**对本品过敏者禁用。对青霉素过敏者或过敏体质者慎用。**【用药须知】**❶肾功能减退患者应适当减量。❷Coomb's 试验可出现阳性。**【药物相互作用】**丙磺舒可减少其尿排泄量。

头孢丙烯 Cefprozil【常用名】施复捷、亿代。**【常用剂型与规格】**片剂：250mg/片。干混悬剂：750mg/瓶。**【作用与用途】**具有广谱抗菌作用。用于治疗对本品敏感菌株所致的上呼吸道（化脓性链球菌性咽炎/扁桃体炎、中耳炎、急性鼻窦炎）、下呼吸道（急性支气管炎继发细菌感染、慢性支气管炎急性发作）、皮肤和软组织的轻中度感染。【药动学】空腹时口服吸收量约 95%，服药后 1.5h 可达峰值，血浆蛋白结合率约为 36%，血浆 $t_{1/2}$ 为 1.3h，主要经肾脏清除，尿排出量约为服药量的 60%。【用法用量】口服：❶成人，上呼吸道感染，500mg/次，1～2 次/d。下呼吸道感染，500mg/次，2 次/d。皮肤和软组织感染，500mg/d，分 1～2 次。重症，500mg/d，2 次/d。❷2～12 岁以上儿童，上呼吸道感染，7.5mg/(kg·次)，2 次/d。皮肤和软组织感染，20mg/kg，1 次/d。❸6 个月～12 岁儿童，中耳炎，15mg/(kg·次)，2 次/d。急性鼻窦炎，7.5mg/(kg·次)，2 次/d。重症，15mg/(kg·次)，2 次/d。1 个疗程 7～14d。【不良反应】主要为胃肠道反应，如腹泻、恶心、呕吐、腹痛。过敏反应，常见为皮疹、荨麻疹。【禁忌证】对青霉素类、头孢菌素类过敏者禁用。同时服用强利尿药治疗的患者慎用。【用药须知】❶肝功能不全患者的血浆 $t_{1/2}$ 可增至 2h 左右，但不需要调整剂量。❷患有胃肠道疾病，尤其是肠炎患者应慎用。【药物相互作用】❶与氨基糖苷类合用可能引起肾毒性。❷与丙磺舒合用可使排泄减慢。【用药过量】主要经肾脏清除，对严重过量，尤其是肾功能不全患者，血液透析有助于药物清除。

头孢克洛 Cefaclor【常用名】头孢氯氨苄、头孢克罗、希刻劳。【常用剂型与规格】胶囊：0.25g/粒；干糖浆剂：1.5g/60mL；分散片剂：0.125g/片；缓释片剂：0.125g/片，0.375g/片。【作用与用途】对多种革兰阳性菌和革兰阴性菌均有杀灭作用。用于敏感菌所致的中耳炎及泌尿道、呼吸道、皮肤、软组织等感染。【药动学】口服后迅速吸收，分布于全身组织中。在中耳脓液、唾液和泪液、尿中浓度高。血清蛋白结合率约为 25%，给药量的 15% 在体内代谢，主要自肾排泄，血液透析能部分清除。【用法用量】口服：成人，0.25～0.5g/次，3 次/d，最大剂量应<4g/d；缓释制剂 0.375g/次，2 次/d，严重感染患者剂量可加倍，每日总量不超过 4g。儿童，20mg/(kg·d)，分 3 次，重症感染可达 40mg/(kg·d)，最大剂量应小于 1g/d。【不良反应】主要为胃肠道不适，可有皮疹等过敏反应。长期应用可致菌群失调，并可引起继发性感染。【禁忌证】对本品过敏者禁用。可透过胎盘，孕妇不宜应用。【用药须知】❶对轻度肾功能不全可不减量，但严重者应调整剂量，可进行血药浓度监测调整用量。❷食物影响其吸收，宜空腹口服。【药物相互作用】❶呋塞米、依他尼酸、布美他尼等强利尿药，卡莫司汀、链佐星等抗肿瘤药及氨基糖苷类等肾毒性药物与该品合用有增加肾毒性的可能。❷克拉维酸

可增强该品对某些因产生 β-内酰胺酶而对该品耐药的革兰阴性杆菌的抗菌活性。❸口服丙磺舒可使该品的血药浓度水平升高并延迟其排泄。

头孢美唑 Cefmetazole【常用名】先锋美他醇、头孢氢四唑、头孢氢唑甲氧。**【常用剂型与规格】**粉针剂（钠盐）：0.5g/瓶，1g/瓶。**【作用与用途】**耐酶性能强，对葡萄球菌、大肠埃希菌、克雷伯菌、吲哚阴性和阳性变形杆菌、脆弱拟杆菌等有较强的抗菌作用。主要应用于敏感菌所致的肺炎、支气管炎、胆道感染、腹膜炎、泌尿系感染、子宫及附件感染等。**【药学】**口服不吸收，广泛分布于体内组织及体液、内脏组织器官中。其中以肾、肺含量最高，胆汁中也有较高浓度，痰液及腹水中次之。不易透过正常脑膜，但在脑膜发炎时，能增加对脑膜的透入量，并达有效抑菌浓度；可透过胎盘屏障进入胎儿血循环，但极少向乳汁移行。与血浆蛋白结合率约为 41%，血浆 $t_{1/2}$ 为 0.9～1.1h。在体内几乎不代谢，给药后 24h 内 80%～90% 以呈高度活性的原形药物自尿中排泄，少量从胆汁排泄。**【用法用量】**肌注、静注或静滴：轻至中度感染，1～2g/d，严重感染可增至 4g/d，分 2～4 次。**【不良反应】**主要有胃肠道反应，过敏反应多见皮疹，偶可见血细胞改变或氨基转移酶增高。长期、大剂量使用，可引起菌群失调导致维生素 K、B 族维生素缺乏外，还可引起消化道中真菌繁殖，导致二重感染。**【禁忌证】**对本品过敏者禁用。高度过敏体质者、孕妇及哺乳期妇女、早产儿、新生儿慎用，肾功能严重不全者减量慎用。**【用药须知】**❶粉针剂遇光会逐渐变色，故启封后要注意保存，溶解后室温保存不应超过 24h。❷对青霉素或头孢菌素类有过敏史的患者使用时须进行皮试。**【药物相互作用】**有双硫仑样反应，用药期间及用药后 1 周内不宜饮酒。与肾毒性药物合用可加重肾损害。**【用药过量】**采用对症治疗和支持治疗。血液透析有助于清除部分药物。

头孢替安 Cefotiam【常用名】头孢噻乙胺唑、头孢噻四唑、泛司博林。**【常用剂型与规格】**粉针剂（二盐酸盐）：0.25g/瓶，0.5g/瓶，1g/瓶，均加有无水碳酸钠。**【作用与用途】**对革兰阳性菌的作用与头孢唑啉接近，而对革兰阴性菌，如嗜血杆菌、大肠埃希菌、克雷伯杆菌、奇异变形杆菌等作用比较优良，用于治疗敏感菌所致的感染，如肺炎、支气管炎、胆道感染、腹膜炎、尿路感染以及手术和外伤所致的感染和败血症等。**【药动学】**肌注后 30min 达血药峰值浓度。可广泛分布于体内各组织、血液，肾组织及胆汁中浓度较高，不易进入脑脊液中。以原形自肾排泄，$t_{1/2}$ 约为 0.5h。**【用法用量】**肌注、静滴：0.5～2g/d，分2～4次。严重感染者4g/d。【不良反应】偶见过敏反应、胃肠道反应、血细胞改变及一过性 ALT、AST 升高。可致肠道菌群改变，造成 B 族维生素和维生素 K 缺乏。偶可致继发感染。大量静注，可致血管疼痛和血栓性静脉炎。【禁忌证】对头孢菌素类抗生素过敏者禁用。严重肾功能障碍者慎用。【用药须知】❶溶解后的药液应立即使用，否则颜色变深。❷肾功能不全者应减量并慎用。【药物相互作用】❶与氨基糖苷类合用有协同作用，但可能加重肾损害，不宜置于一个容器中给药。❷与呋塞米等强利尿药合用可造成肾损害。【用药过量】如发生药物过量，应立即停用，必要时可进行血液透析或腹膜透析。

头孢西丁 Cefoxitin【常用名】头孢甲氧噻吩、甲氧头孢噻吩、美福仙。【常用剂型与规格】粉针剂：0.5g/瓶，1g/瓶。【作用与用途】为头孢类抗生素，类似于第二代头孢菌素，对革兰阴性菌有较强的抗菌作用，具有高度抗β-内酰胺酶活性。主要用于敏感的革兰阴性菌和厌氧菌所致的下呼吸道、泌尿生殖系、腹腔、骨和关节、皮肤和软组织等部位感染。【药动学】肌注后，20～30min 血药浓度达峰值。在体内分布广泛，给药后可迅速进入各种体液，包括胸腔积液、腹水、胆汁。但脑脊液穿透率较低，蛋白结合率为80.7%，主要以原形从肾脏排泄，肾清除率包括肾小球滤过和肾小管排泄，$t_{1/2}$ 约为1h。【用法用量】肌注、静注、静滴：成人，1～2g/次，3～4次/d，重症可增加到12g/d。儿童（2岁以上），80～100mg/(kg·d)，分3～4次使用。【不良反应】主要不良反应为胃肠刺激症状，注射局部疼痛，静注过速可导致血栓性静脉炎，有引起头痛的报道。偶见过敏反应，如皮疹、瘙痒等。【禁忌证】对本品及其他头孢菌素、头霉素类过敏者禁用。青霉素过敏者、高度过敏体质者、孕妇及哺乳期妇女、早产儿、新生儿慎用。【用药须知】❶静滴时宜用间歇滴注方法给药，不宜用大量输液溶解后作长时间静滴。❷直接 Coomb's 试验可呈阳性反应。❸肾功能严重不全者要减量。【药物相互作用】有双硫仑样反应，用药期间及用药后1周内不宜饮酒或口服或注射含乙醇的药物。

头孢地尼 Cefdinil【常用名】头孢地尼、头孢狄尼、全泽复。【常用剂型与规格】胶囊：50mg/粒，100mg/粒。片剂：50mg/片，100mg/片。【作用与用途】葡萄球菌属、链球菌属、肺炎链球菌、消化链球菌、短棒菌苗、淋病奈瑟菌、卡他莫拉菌、大肠埃希菌、克雷伯菌属、奇异变形杆菌、普鲁威登斯菌属、流感嗜血杆菌等菌株所引起的感染。【药动学】口服 4h 后可达血药峰值浓度，分布广，血浆 $t_{1/2}$ 为 1.6～1.8h，主要经肾脏排泄。 【用法用量】口服：成人，100mg/次，3 次/d。儿童，9～18mg/(kg·d)，分 3 次口服。【不良反应】主要为消化道症状如腹泻或腹痛；皮肤症状如皮疹或瘙痒。ALT 和 AST 升高；嗜酸性粒细胞增多。罕见休克、粒细胞减少、血尿素氮升高、结肠炎、维生素 K 缺乏症。【禁忌证】对本品过敏者禁用。对青霉素或头孢菌素有过敏史者慎用。【用药须知】❶应详细询问过敏史。❷严重肾功能障碍者应根据肾功能酌减剂量以及延长给药间隔时间。对血液透析患者建议剂量 1 次/d，100mg/次。❸患有严重基础疾病、不能很好进食或非经口摄取营养者、高龄者、恶病质等患者（因可出现维生素 K 缺乏，要进行严密临床观察）。❹对临床检验值的影响除试纸法尿糖实验之外，再用 Benedict 试剂、Fehling 试剂和 Clinitest 试验法进行尿糖检查时，可出现假阳性，要注意。【药物相互作用】铁剂可导致头孢地尼的吸收降低约 10%，应避免与此类药物合用。如果合用不能避免，两者的给药间隔应大于 3h；抗酸药（含铝或镁）可导致头孢地尼的吸收降低而使其作用减弱，因此应在服用 2h 后使用。【用药过量】超剂量使用头孢地尼没有进行研究。对超剂量用药引起毒性反应的患者，血液透析是有用的，尤其是肾功能不全患者。

头孢孟多酯 Cefamandolum【常用名】锋多欣、猛多力、甲酰苄四唑头孢菌素钠。【常用剂型与规格】针剂：0.5g/支，1g/支。【作用与用途】用于治疗敏感菌所致的呼吸道感染、胆道感染、腹腔感染、盆腔感染、尿路感染、皮肤软组织感染、骨和关节感染及败血症等。【药动学】肌内或静脉给药在体内迅速水解为头孢孟多。迅速分布于全身各组织器官，分布容积为 0.16L/kg。在心、肺、肝、脾、胃、肠、生殖器官等脏器中的浓度为血药浓度的 8%～24%；在肾、胆汁和尿液中的药物浓度分别为血药浓度的 2、4.6 和 145 倍。当脑膜有炎症时，可透过血-脑脊液屏障，脑脊液中浓度与蛋白量有关。蛋白结合率为 78%。主要经肾小球滤过和肾小管分泌，随尿液以原形排出。正常成人肌注和静脉给药的半衰期分别为 0.9h 和 0.57～0.69h，肾功能中度和重度减退者半衰期分别延长至 3h 和 10h 以上。【用法用量】注射给药：❶一般用量：2.0～8.0g/d，分 3～4 次注射，每日最高剂量不超过 12g。❷皮肤感染、无并发症的肺炎和尿路感染：0.5～1g/6h。肾功能不全时剂量：肾功能减退者先予以首剂负荷量（1～2g），然后可按肌酐清除率调整剂量。肌酐清除率大于

50mL/min 者，1g/6h；清除率为 25～50mL/min 和 10～25mL/min 者，剂量分别为 0.5g/6h 和 0.5g/12h；肌酐清除率低于 10mL/min 者，0.5g/24h。儿童常规剂量：肌内注射：1 个月以上的患儿，50～100mg/(kg·d)，分 3～4 次给药。静脉给药：1 个月以上的患儿，50～100mg/(kg·d)，分 3～4 次静滴或缓慢静注（3～5min）。**【不良反应】**常见药疹、嗜酸性粒细胞增多等。偶见可逆性肾损害（血清肌酐和血尿素氮升高）、药物热。**【禁忌证】❶**对本药或其他头孢菌素类药过敏者。**❷**有青霉素过敏性休克或即刻反应史者。**【用药须知】❶交叉过敏：**对一种头孢菌素类药过敏者对其他头孢菌素类药也可能过敏。对青霉素类、青霉素衍生物或青霉胺过敏者也可能对头孢菌素类药过敏。**❷慎用：**有胃肠道疾病史者，特别是溃疡性结肠炎、克罗恩病或假膜性肠炎者，肾功能减退患者。**❸**长期用药者应定期检查肝、肾功能和血常规；肾功能减退者大剂量用药时，在治疗前和治疗过程中应监测出、凝血时间。**❹**本药注射剂含有碳酸钠，因而与含有钙或镁的溶液（包括复方氯化钠注射液或复方乳酸钠注射液）有配伍禁忌。**【药物相互作用】❶**可干扰凝血功能和增加出血危险。**❷**与氨基糖苷类、多黏菌素类、呋塞米、依他尼酸合用，可能增加肾毒性。**❸**口服丙磺舒可增加本药的血药浓度并延长半衰期。**【用药过量】**过量时可发生凝血功能障碍所致出血倾向。注射维生素 K，凝血功能可恢复正常。必要时也可进行血液透析清除过量的药物。

头孢地嗪 Cefodizime 【常用名】高德、莫敌威、头孢地秦钠。**【常用剂型与规格】**针剂：0.25g/支，1g/支，2g/支。**【作用与用途】**用于敏感菌所致的下呼吸道、泌尿系统（包括淋病）等感染。**【药动学】**口服不吸收，肌注后 1～2h 达峰值。肌注的生物利用度为 88%～100%，腹膜内给药为 80%。体内分布广泛，可进入腹水、胆汁、脑脊液、肺、肾、子宫内膜及其他盆腔组织等各种体液和组织中，尚不清楚是否分泌入乳汁。蛋白结合率为 81%～88%，随浓度增高而降低。静脉给药的分布容积为 9～16.7L。主要以原形排出体外，其中约 80%经肾脏排泄。母体化合物的半衰期为 2.5～4h，肾功能不全者半衰期可延长至 7.7h。透析可清除本药。**【用法用量】**成人常规剂量：**❶泌尿系统感染：**①女性单纯下尿路感染，单次给药，1～2g/次。②其他泌尿系统感染，起始剂量为 1～2g/次，1 次/d，必要时可 2g/次，1 次/12h，疗程视病情而定。③淋病，0.25～0.5g/次，单次给药。**❷下呼吸道感染：**起始剂量为 1g/次，1 次/12h，必要时 2g/次，1 次/12h，疗程多为 10～14d，必要时可延长。**❸肾功**

能不全时剂量：肾功能不全者，首次剂量同上，此后根据肾功能调整剂量。肌酐清除率 $10\sim30mL/min$，总量 $1\sim2g/d$，肌酐清除率小于 $10mL/min$，总量 $0.5\sim1g/d$。【不良反应】可见荨麻疹、药物热等过敏表现、血小板减少、白细胞减少、粒细胞缺乏、嗜酸性粒细胞增多、丙氨酸氨基转移酶、天门冬氨酸氨基转移酶、γ-谷氨酰转移酶、胆红素升高。偶见血肌酸酐、尿素氮水平暂时性升高。【禁忌证】对本药或其他头孢菌素类药物过敏者禁用。【用药须知】❶交叉过敏：与青霉素、其他 β-内酰胺类、其他头孢菌素类药物可能存在交叉过敏。❷慎用：肾功能不全者。❸用药期间应定期监测白细胞计数，疗程超过 10d 应监测血常规、肝、肾功能。❹粉针剂不易溶于乳酸钠溶液，在葡萄糖注射液中不能长期保持稳定，溶解后应尽快使用。❺肌注时，以 $0.5\%\sim1\%$ 利多卡因注射液溶解粉针剂，可减轻注射部位疼痛。❻在治疗过程中及治疗后最初几周内，如出现严重的持续性腹泻，应警惕假膜性肠炎。【药物相互作用】❶与氨基糖苷类、两性霉素 B、环孢素、顺铂、万古霉素、多黏菌素 B 或黏菌素等具潜在肾毒性药物同时或先后使用，可能使肾毒性增加，合用时应密切监测肾功能。❷本药可使机体对伤寒活疫苗的免疫应答减弱，可能与本药对伤寒沙门菌有抗菌活性有关，两者使用应间隔 24h 以上。

头孢唑肟 Ceftizoxime【常用名】安保速灵、施福泽、头孢去甲噻肟钠。【常用剂型与规格】针剂：$0.5g/$ 支，$1g/$ 支。【作用与用途】用于治疗由敏感菌引起的以下感染：❶下呼吸道感染。❷胆道感染、腹腔感染、盆腔感染。❸尿路感染。❹颅内感染（如肺炎链球菌、流感嗜血杆菌所致脑膜炎）。❺皮肤软组织感染。❻骨和关节感染。❼围手术期的感染预防。❽其他感染，如败血症、感染性心内膜炎及创伤、烧伤、烫伤后的严重感染。【药动学】口服不吸收。广泛分布于全身各种组织和体液中，胸腔积液、腹水、胆汁、胆囊壁、脑脊液（脑膜有炎症时）、前列腺液和骨组织中均可达治疗浓度。蛋白结合率为 30%。体内不代谢，24h 内给药量的 80% 以上以原形经肾排泄，清除半衰期为 1.7h。【用法用量】成人常规剂量：静注及静滴。❶轻至中度感染：$1\sim2g/$ 次，1 次$/8\sim12h$。❷严重感染：剂量可增至 $3\sim4g/$ 次，1 次$/8h$。❸治疗非复杂性尿路感染：$0.5g/$ 次，1 次$/12h$。❹肾功能不全时剂量：肾功能损害的患者在给予 $0.5\sim1g$ 的首次负荷剂量后，需根据其损害程度调整剂量：①肾功能轻度损害的患者［内生肌酐清除率（Ccr）为 $50\sim79mL/min$］常用剂量为 $0.5g/$ 次，1 次$/8h$；严重感染时 $0.75\sim1.5g/$ 次，1 次$/8h$。②肾功能中度损害的患者（Ccr 为 5～49mL/min）常用剂量为 0.25～0.5g/次，1次/12h；严重感染时 0.5～1g/次，1次/12h。③肾功能重度损害需透析的患者（Ccr 为 0～4mL/min）常用剂量为 0.5g/次，1次/48h 或 0.25g/次，1次/24h，严重感染时 0.5～1g/次，1次/48h 或 0.5g/次，1次/24h。❺儿童常规剂量：静注及静滴 6 个月及 6 个月以上的婴儿和儿童常用量：按体重 50mg/(kg·次)，1次/6～8h。【不良反应】可见皮疹、荨麻疹、红斑、瘙痒、药物热、贫血（包括溶血性贫血）、白细胞减少、嗜酸性粒细胞增多。少见血小板减少。偶见过敏性休克、假膜性肠炎。【禁忌证】❶对本药或其他头孢菌素类药过敏者。❷有青霉素过敏性休克史者。【用药须知】❶慎用：易发生支气管哮喘、皮疹、荨麻疹等过敏性体质者；严重肝、肾功能不全者；有胃肠道疾病史者，特别是溃疡性结肠炎、克罗恩病或假膜性肠炎患者；进食困难或非经口摄取营养者、高龄者及恶病质患者。❷用药时应监测肾功能，尤其是大剂量治疗的重症患者。❸用药过程中如发生抗生素相关性肠炎，必须立即停药，并采取相应措施。对假膜性结肠炎中至重度病例需要补充液体、电解质和蛋白，必要时口服甲硝唑、杆菌肽、考来烯胺或万古霉素，对于严重的水样腹泻，应慎用可抑制肠蠕动的止泻药。【药物相互作用】❶本药与氨基糖苷类药、异丙嗪、非格司亭等药物呈配伍禁忌，联用时不能混合置于同一容器中，以免产生沉淀。❷与丙磺舒合用可使其肾清除减少，血药浓度升高。❸与呋塞米等强利尿剂及氨基糖苷药类合用可致肾损害。【用药过量】药物过量时一般采用对症治疗和支持治疗。❶如有临床指征，可应用抗惊厥药。❷对严重过量患者可采用血液透析清除部分药物。

头孢甲肟 Cefmenoxime【常用名】立肖均、倍司特克。**【常用剂型与规格】**注射剂：0.25g/支，0.5g/支，1.0g/支。**【作用与用途】**用于头孢甲肟敏感的链球菌属、肺炎链球菌、消化球菌属、消化链球菌属、大肠埃希菌、柠檬酸杆菌属、克雷伯菌属、肠杆菌属、沙雷菌属、变形菌属、流感嗜血杆菌、拟杆菌属等引起的下述感染症：❶肺炎、支气管炎、支气管扩张合并感染、慢性呼吸系统疾病的继发感染；肺脓肿、脓胸。❷肾盂肾炎、膀胱炎；前庭大腺炎、子宫内膜炎、子宫附件炎、盆腔炎、子宫旁组织炎。❸胆管炎、胆囊炎、肝脓肿、腹膜炎。❹烧伤、手术创伤的继发感染。❺败血症、脑脊髓膜炎。**【药动学】**血清消除半衰期约为 1h。在多种组织和体液中分布，可透过血脑屏障。主要经肾脏排泄。**【用法用量】**溶于 0.9%氯化钠注射液或葡萄糖注射液中，静滴。成人轻度感染：1～2g/d，分 2 次静脉滴注。中、重度感染：可增至 4g/d，分 2～4 次静脉滴注。小儿轻度感染：40～80mg/(kg·d)，分 3～4 次静滴。中、重度感染：可增至 160mg/(kg·d)，分 3～4 次静滴。脑脊髓膜炎：可增量至 200mg/(kg·d)，分 3～4 次静滴。【不良反应】偶见过敏反应：皮疹、荨麻疹、红斑、瘙痒、发热、淋巴腺肿大、关节痛。偶见粒细胞减少或无粒细胞症休克。【禁忌证】对本品及头孢菌素类有过敏反应史者禁用。【用药须知】❶慎用：本人或父母兄弟中有易引起支气管哮喘、皮疹、荨麻疹等变态性症状体质的患者；有严重肾功能障碍的患者；经口摄食不良者或静脉内营养者、全身状态不良者。❷为防止大剂量静脉给药时偶可引起的血管痛，血栓性静脉炎，请充分注意注射配制法、注射部位、注射方法等，并请尽量减慢注射速度。【药物相互作用】❶与呋塞米合用可使肾功能障碍加重。❷乙醇（饮酒）：有时出现潮红恶心、心动过速、多汗、头痛等，用药期间及用药后至少一周内应避免饮酒。

头孢吡肟 Cefepime【常用名】头孢泊姆、头孢匹美。【常用剂型与规格】注射剂：0.5g/支，1g/支，2g/支。【作用与用途】用于治疗敏感菌所致的中、重度感染。❶下呼吸道感染，如肺炎、支气管炎等。❷泌尿系统感染，如单纯性下尿路感染、复杂性尿路感染。❸非复杂性皮肤或皮肤软组织感染。❹复杂性腹腔内感染。❺妇产科感染。❻其他，如败血症、儿童脑脊膜炎及中性粒细胞减少性发热患者的经验治疗。【药动学】静脉或肌内给药吸收迅速，绝对生物利用度100%。吸收后分布广泛，可通过炎性血-脑脊液屏障。平均稳态分布容积为（18±2）L/kg，且与剂量无相关性。血浆蛋白结合率约20%，平均血浆消除半衰期为（2±0.3）h。肾功能不全者半衰期延长，肝功能不全者药代动力学无改变。总体清除率（120±8）mL/min，85%的药物以原形经肾随尿液排出。【用法用量】❶成人：①肌注，轻、中度泌尿道感染，0.5～1g/次，1 次/12g；其他轻、中度感染，1g/次，1 次/12h。②静滴，轻、中度泌尿道感染同肌注。其他轻、中度感染，同肌注。重度泌尿道感染，2g/次，1 次/12h，疗程10d。严重感染并危及生命时：2g/次，1 次/8h。中性粒细胞减少性发热的经验治疗：2g/次，1 次/8h，疗程 7～10d。如发热缓解但中性粒细胞仍处于异常低水平，应重新评价有无继续使用抗生素治疗的必要。肾功能不全时剂量：根据肌酐清除率调整。❷儿童静滴：①对大于 16 岁或体重为 40kg 及以上的患儿：同成人剂量。②对 2 月龄至 12 岁儿童或体重低于 40kg 的患儿：最大剂量不可超过成人剂量。一般剂量：40mg/(kg·次)，1次/12h，疗程7～14d。细菌性脑脊膜炎：50mg/(kg·次)，1次/8h。中性粒细胞减少性发热的经验治疗：50mg/(kg·次)，1次/12h（中性粒细胞减少性发热的治疗为1次/8h)，疗程与成人相同。❸对小于2月龄的患儿：2月龄以下儿童经验有限。【不良反应】常见腹泻、皮疹和静脉炎、注射部位疼痛和炎症。偶见恶心、呕吐、瘙痒、发热、感觉异常和头痛等。偶见肠炎、口腔念珠菌感染。【禁忌证】❶对本药或其他头孢菌素类药过敏者。❷对L-精氨酸、青霉素类药或其他β-内酰胺类抗生素有即刻过敏反应史者。【用药须知】❶交叉过敏：对一种头孢菌素类药过敏者，对其他头孢菌素类药也可能过敏。❷慎用：肾功能不全者；有胃肠道疾病史者，特别是溃疡性结肠炎、克罗恩病或假膜性肠炎患者。❸用药监测：①有引起凝血因子Ⅱ活性下降危险因素的患者，应监测凝血酶原时间。②与氨基糖苷类药物或强利尿药合用时，应监测肾功能。③用药期间如出现腹痛、腹胀、腹泻，应考虑假膜性肠炎的可能性；对轻度假膜性肠炎应暂停用药，对中、重度假膜性肠炎需进行特殊治疗，包括口服甲硝唑、万古霉素等。【药物相互作用】❶与氨基糖苷类有协同抗菌作用，但两者合用时可加重肾毒性。❷与强效利尿药同用，可加重肾毒性。❸与伤寒活疫苗同用，可降低伤寒活疫苗的免疫效应。【用药过量】用药过量患者，应使用支持疗法，并采用血液透析促进药物的排除，而不宜采用腹膜透析。血液透析开始后，3h内可排出体内68%的药物。

头孢匹罗 Cefpirome【常用名】硫酸头孢匹罗、头孢吡隆。**【常用剂型与规格】**注射剂：1g/支。**【作用与用途】**本药适用于治疗敏感菌引起的下列严重感染：❶严重的下呼吸道感染。❷严重的泌尿道感染。❸严重的皮肤及软组织感染。❹中性粒细胞减少患者所患严重感染。❺败血症、化脓性脑膜炎、腹腔内感染、肝胆系统感染、盆腔内感染。**【药动学】**口服几乎不吸收，肌内注射生物利用度大于90%。在体内分布广泛，分布容积为14～19L。可分泌至乳汁中。血浆蛋白结合率为5%～10%，呈剂量依赖性。少量在体内代谢，大部分（80%～90%）以原形经肾随尿液排泄。多次给药无蓄积。清除半衰期为1.8～2.2h。肾功能不全时，半衰期明显延长。血液透析可清除约30%的药物，腹膜透析可清除约12%的药物。**【用法用量】**成人静脉给药：❶上、下泌尿道合并感染：1g/次，1次/12h。❷严重皮肤及软组织感染：1g/次，1次/12h。❸严重下呼吸道感染：1～2g/次，1次/12h。❹败血症：2g/次，1次/12h。肾功能不全时剂量：先给予 1～2g 负荷剂量，再根据肌酐清除率进行剂量调整。肌酐清除率为 5～20mL/min 的患者，0.5～1g/次，1 次/d；肌酐清除率为 20～50mL/min 的患者，0.5～1g/次，2 次/d；肌酐清除率大于 50mL/min 的患者，不需调整剂量。透析时剂量：对于血液透析患者（肌酐清除率小于 5mL/min），0.5～1g/次，1 次/d，透析后再给予 0.25～0.5g 的补充剂量。中性粒细胞减少患者所患严重感染：2g/次，1 次/12h。【不良反应】常见皮疹、荨麻疹、瘙痒、药物热等症及恶心、呕吐、腹泻等胃肠道症状。偶见血管神经性水肿、支气管痉挛。偶见碱性磷酸酶、丙氨酸氨基转移酶、天门冬氨酸氨基转移酶、乳酸脱氢酶、胆红素升高。罕见假膜性结肠炎。【禁忌证】对本药或其他头孢菌素类药过敏者。【用药须知】❶交叉过敏：对一种头孢菌素类药过敏者对其他头孢菌素类药也有可能过敏。❷慎用：肾功能不全者；有慢性胃肠道疾病（尤其是溃疡性结肠炎、克罗恩病和假膜性肠炎）史者。❸用药监测：疗程超过 10d 应监测血常规。❹溶液配制：静脉注射液，将 1g 药物溶于 10mL 灭菌注射用水中，于 3～5min 内直接注入静脉。静脉滴注液，将 1g 药物溶于 100mL 林格氏液、0.9％氯化钠溶液、5％（或 10％）葡萄糖溶液或 5％果糖溶液中，于 20～30min 内滴入。【药物相互作用】❶与氨基糖苷类药合用对多种细菌感染均有协同抗菌作用，但也可能增强肾毒性。❷与丙磺舒合用可延缓本药排泄，增加血药浓度。❸与强利尿药合用可能增强肾毒性。❹与伤寒活疫苗合用可降低伤寒活疫苗的免疫效应，机制可能为本药对伤寒沙门菌具有抗菌活性。【用药过量】用药过量可能发生可逆性脑病，应进行对症、支持治疗，必要时可通过腹膜透析及血液透析降低血药浓度。

头孢噻利 Cefoselis【常用名】丰迪。【常用剂型与规格】注射剂：0.5g/支。【作用与用途】由葡萄球菌属、链球菌、肺炎链球菌、消化链球菌属、大肠埃希菌、克雷伯菌属、肠杆菌属、沙雷菌属、变形菌属、摩根菌属、普罗威登斯菌属、假单胞菌属、流感菌、类杆菌属等对头孢噻利敏感菌引起的中度以上症状的下列感染症：败血症、丹毒、蜂窝织炎、淋巴炎、肛门周围脓肿、外伤、烫伤、手术创伤等外在性二次感染、骨髓炎、关节炎、扁桃体周围脓肿、慢性支气管炎、支气管扩张感染、慢性呼吸道疾病的二次感染、肺炎、肺化脓症、肾盂肾炎、复杂性膀胱炎、前列腺炎。【药动学】可分布于痰液、胸腔积液、前列腺液、胆汁、腹腔液、创伤浸出液、水疱液、骨盆无效腔液、关节液、前房水、泪液等体液中，同时可良好地分布于前列腺、胆囊、女性生殖器、骨骼、耳鼻喉及口腔等组织器官。【用法用量】成人 1～2g/d，分两次使用，30min～1h 内静脉注射。根据年龄、症状适量增减，对重症、难治愈的感染可增量至 4g/d。1h 以上静脉注射。本品用生理盐水、葡萄糖注射液溶解使用。不得使用注射用水溶解。【不良反应】可见呼吸困难、全身潮红、血管浮肿、荨麻疹等过敏症状。偶见休克、痉挛、意识障碍。【禁忌证】❶有过敏史的患者。❷含透析患者在内的肾功能不全患者禁止使用。❸高龄患者出现严重的痉挛，意识障碍等中枢神经症状，原则上禁用。【用药须知】慎用：❶对青霉素有既往过敏史的患者。❷本人或直系亲属中有支气管哮喘、荨麻疹等易过敏体质的患者。❸肾功能障碍的患者。❹有中枢神经障碍的既往史或痉挛的患者。❺经口摄食不良或不经口维持营养的患者，全身症状严重的患者。【药物相互作用】❶可增强华法林的抗凝作用，与利尿药合用，可能加剧肾功能障碍。❷与氨茶碱、坎利酸钾、甲磺酸加贝酯、琥珀酸氢化可的松、阿昔洛韦有配伍禁忌，可生成沉淀。

头孢克肟 Cefixime【常用名】达力芬，彼优素，世福素。【常用剂型与规格】片剂：50mg/片，100mg/片，200mg/片，400mg/片；分散片：100mg/片，200mg/片；胶囊：50mg/粒，100mg/粒。【作用与用途】适用于治疗敏感菌所致的下列感染：❶呼吸系统感染，如慢性支气管炎急性发作、急性支气管炎并细菌感染、支气管扩张合并感染、肺炎等。❷泌尿系统感染，如肾盂肾炎、膀胱炎、淋病奈瑟菌性尿道炎。❸胆道感染，如胆囊炎、胆管炎。❹其他，如中耳炎、鼻窦炎、猩红热等。【药动学】口服生物利用度为 40%～50%，不受食物影响。组织穿透力强，体内分布广泛，可在各组织、体液中达到有效抗菌浓度，且在痰液、扁桃体、上颌窦、中耳分泌物及胆汁中浓度较高。可透过胎盘进入胎儿血循环；血清蛋白结合率为 65%，半衰期 3～4h。主要经肾排泄，肾功能不全者半衰期延长。【用法用量】成人常规剂量：❶一般用量：50～100mg/次，2次/d。严重感染可增加至 200mg，2次/d。❷单纯性淋病：宜用 400mg 单剂疗法。❸化脓性链球菌感染：400mg/d，可单次或分 2 次服用。疗程至少 10d。儿童常规剂量：体重 30kg 以下的儿童：1.5～3mg/(kg·次)，2次/d；严重感染时，6mg/(kg·次)，2次/d。体重 30kg 以上的儿童，用量同成人。【不良反应】常见皮疹、荨麻疹、红斑、腹泻、胃部不适、嗜酸性粒细胞增多，少见发热、水肿、呼吸困难、头痛、头晕、Stevens-Johnson 综合征和维生素 K、B 族维生素缺乏。【禁忌证】对本药或其他头孢菌素类药过敏者。【用药须知】❶交叉过敏：对一种头孢菌素类药过敏者对其他头孢菌素类也可能过敏，对青霉素类、青霉素衍生物或青霉胺过敏者可能对头孢菌素类药过敏。❷慎用：本人或直系亲属属过敏性体质者；肾功能不全者；经口给药困难或非经口摄取营养者及恶病质患者；假膜性肠炎患者。【药物相互作用】❶与丙磺舒合用可减慢本药排泄，使其血药浓度升高。❷与阿司匹林合用可能升高血药浓度。❸与卡马西平合用可使后者血药浓度升高，必须合用时应监测卡马西平的血药浓度。❹与氨基糖苷类药合用对某些敏感菌株有协同抗菌作用，但合用可增加肾毒性。❺与华法林等抗凝药合用，可延长凝血酶原时间。【用药过量】过量时可采取洗胃等治疗措施。❶对急性过敏症状，按常规给予抗组胺药、糖皮质激素、肾上腺素或其他加压胺、吸氧及保持气道畅通。❷对假膜性肠炎患者，应补充液体、电解质和蛋白质，必要时可给予口服甲硝唑、杆菌肽、考来烯胺或万古霉素。❸有临床指征时可使用抗惊厥药。

第三节　其他 β-内酰胺类

拉氧头孢 Latamoxef【常用名】噻吗灵，头孢羟羧氧。【常用剂型与规格】针剂：0.25g/支，0.5g/支，1.0g/支。【作用与用途】本药适用于治疗敏感菌所致的下列感染：❶呼吸系统感染，如肺炎、支气管炎、支气管扩张症、肺脓肿、脓胸等。❷消化系统感染，如胆囊炎、胆管炎等。❸腹腔内感染，如肝脓肿、腹膜炎等。❹泌尿生殖系统感染，如肾盂肾炎、膀胱炎、尿道炎、淋病、副睾炎、子宫内膜炎等。❺骨、关节、皮肤和软组织感染。❻耳、鼻、喉感染。❼其他严重感染，如败血症、脑膜炎等。【药动学】本药口服不吸收，静脉或肌内注射给药吸收良好，生物利用度约为 92%。可广泛分布到内脏组织、皮肤、肌肉、骨、关节、痰液、腹水、胸腔积液、羊水、脐带血、胆汁、子宫附件、心肌及脑脊液中，但几乎不向胎盘、乳汁渗透。血浆蛋白结合率为 52%。在体内不发生生物代谢，主要以活性的原形药物随尿液及胆汁排泄。血浆半衰期与静脉给药量、滴注速度有关。给药后 1~3h 内，尿液及胆汁中药物浓度是同一时间内血药浓度的 50~100 倍。正常人反复给药未见蓄积现象，但肾功能不全者、新生儿、早产儿排泄时间延长。【用法用量】成人常规剂量：❶肌注：轻至中度感染，0.5~1g/次，2 次/d。以 0.5% 利多卡因注射液

2～3mL 溶解，深部肌内注射。❷静脉给药：轻至中度感染，1g/次，2 次/d。溶解于 10～20mL 液体中缓慢静注，或溶于 100mL 液体中静滴。重度感染，剂量可增加至 4g/d。儿童常规剂量：静脉给药，40～80mg/(kg·d)，分 2～4 次给药。危重病例剂量可递增至 150mg/(kg·d)。【不良反应】皮疹、荨麻疹、瘙痒、药物热等过敏反应较多见，少数患者用药后可出现血清丙氨酸氨基转移酶、天门冬氨酸氨基转移酶、乳酸脱氢酶一过性升高以及血红蛋白降低、中性粒细胞减少等，偶见呕吐、恶心、食欲减退、腹泻、腹痛等胃肠道症状。【禁忌证】对本药过敏者。【用药须知】❶交叉过敏：对一种头孢菌素或头霉素类药过敏者对其他头孢菌素或头霉素类药也可能过敏。❷慎用：严重肾功能不全者；胆道阻塞患者；高度过敏性体质者。❸用药监测：长期大剂量用药须定期检查肝、肾功能及血液学参数。❹用药期间及用药后 1 周内应避免饮酒；用药期间可适当补充 B 族维生素、维生素 K。【药物相互作用】❶与氨基糖苷类药合用有协同抗菌作用，但可能增加肾毒性。❷与呋塞米等强利尿药合用可增加肾毒性。❸与肝素、华法林等合用，由于血小板功能被抑制，凝血因子生成减少，可能增加出血的危险。❹与伤寒活疫苗同用可减弱伤寒活疫苗的免疫活性。❺与乙醇合用产生双硫仑样反应。

头孢米诺钠 Cefminoxum 【常用名】氨羧甲氧头孢菌素、立键诺、美士灵。【常用剂型与规格】针剂：0.5g/支、1g/支。【作用与用途】适用于治疗敏感菌所致的下列感染：❶呼吸系统感染：扁桃体炎、扁桃体周围脓肿、支气管炎、细支气管炎、支气管扩张伴感染、慢性呼吸道疾患继发感染、肺炎、肺化脓症。❷腹腔感染：胆囊炎、胆管炎、腹膜炎。❸泌尿生殖系统感染：肾盂肾炎、膀胱炎、盆腔腹膜炎、子宫附件炎、子宫内感染、盆腔炎、子宫旁组织炎。❹其他严重感染：败血症等。【药动学】药物在体内分布广泛，尤以胆汁、腹水、子宫内膜中浓度较高，但在痰液中浓度较低。主要经肾以原形随尿液排出，半衰期约为 2.5h，肾功能不全者半衰期延长。【用法用量】成人静脉给药：❶一般感染：1g/d，2 次/d。❷败血症和重症感染：6g/d，分 3～4 次静脉注射或静脉滴注。儿童静脉给药，20mg/(kg·次)，3～4 次/d。【不良反应】常见皮疹、发热、瘙痒及食欲减退、恶心、呕吐、腹泻等。偶见过敏性休克、假膜性肠炎。【禁忌证】❶对本药过敏者。❷有青霉素过敏性休克史者。【用药须知】❶交叉过敏：对一种头孢菌素或头霉素过敏者对其他头孢菌素或头霉素类药也可能过敏。❷慎用：严重肾功能不全者；高度过敏性体质者；年老、体弱患者；胃肠道吸收不良或需依靠肠外营养者。❸溶液配制：静脉注射液，每 1g 药物用 20mL 注射用水、5%～10%葡萄糖液或 0.9%氯化钠液溶解；静脉滴注液，每 1g 药物溶于 5%～10%葡萄糖或 0.9%氯化钠溶液 100～200mL 中滴注 1～2h。❹用药期间及用药后 1 周内应避免饮酒。【药物相互作用】❶与呋塞米等强利尿药同用可增加肾毒性。❷可影响乙醇代谢，使血中乙醛浓度上升，显示双硫仑样反应。

氨曲南 Aztreonam 【常用名】氨曲安、氨噻酸单胺菌素。【常用剂型与规格】注射液：0.5g/支，1g/支，2g/支。【作用与用途】适用于治疗敏感需氧革兰阴性菌所致的多种感染：如败血症、下呼吸道感染、尿路感染、腹腔内感染、子宫内膜炎、盆腔炎、术后伤口及烧伤、溃疡等皮肤软组织感染等。【药动学】口服几乎不吸收。肌注吸收完全，肌注生物利用度为 100%。体内分布广泛，在胆汁、乳汁、水疱液、支气管分泌物、羊水、心包液、胸腔液、腹腔液中均可达较高浓度。脑膜有炎症时，也有一定量药物可到达脑脊液中。可广泛分布至子宫内膜、输卵管、卵巢、前列腺、脂肪、胆囊、肾脏、大肠、肝、肺、心肌、骨骼肌、皮肤等组织中，并可透过胎盘进入胎儿血循环。血浆蛋白结合率 56%～60%。半衰期 1.4～2.2h，肾功能损害时可延长至 4.7～6.0h，肝功能不全者则略有延长。给药后 8h 内，60%～75%以原形从尿中排出。血液透析 4h 可使血药浓度下降 27%～58%，腹膜透析后血药浓度约下降 10%。【用法用量】成人肌内注射、静脉注射、静脉滴注：❶无并发症的泌尿道感染：0.5～1g/次，每 8～12h1 次。❷中度感染：1～2g/次，每 8～12h1 次。❸危重病人或由铜绿假单胞菌所致的严重感染：2g/次，每 6～8h1 次，每日最大剂量不宜超过 8g。肾功能不全时剂量：应根据肌酐清除率调整剂量。透析时剂量：每次血液透析后，除维持量外，应另给予起始量的 1/8。【不良反应】常见皮疹、荨麻疹、药物热等过敏反应。偶见过敏性休克及腹痛、腹泻、恶心、呕吐、味觉改变等胃肠道症状、暂时性嗜酸性粒细胞增多、血小板减少、PTT 及 PT 延长。【禁忌证】对本药过敏者。【用药须知】❶交叉过敏：本药与青霉素类、头孢菌素类等其他 β-内酰胺类药交叉过敏反应的发生率较低。❷慎用：对其他 β-内酰胺类抗生素有过敏反应者；肾功能不全者；肝功能不全者。【药物相互作用】❶与氨基糖苷类联用对多数肠杆菌属和铜绿假单胞菌有协同抗菌作用。❷与头孢西丁在体内外均有拮抗作用。❸与利尿药同用可增加肾毒性。

第四节　碳青霉烯类

美罗培南 Meropenem【常用名】倍能，美平。**【常用剂型与规格】**注射剂：0.25g/瓶，0.5g/瓶，1g/瓶。**【作用与用途】**为人工合成的广谱碳青霉烯类抗生素。❶适用于治疗敏感菌所致的下列感染：呼吸系统感染，腹内感染，泌尿、生殖系统感染，骨、关节及皮肤、软组织感染，眼及耳鼻咽喉感染，其他严重感染，如脑膜炎、败血症等。❷多重耐药革兰阴性杆菌感染、严重需氧菌与厌氧菌混合感染，以及病原未查明严重感染患者的经验治疗。❸治疗严重铜绿假单胞菌感染时宜与其他抗铜绿假单胞菌药物联合应用。**【药动学】**吸收后易渗入各种组织及体液（包括脑脊液）达有效浓度。血浆蛋白结合率约为2%，主要经肾脏排泄，$t_{1/2}$约为1h。约70%药物以原形从尿液排泄。可通过血液透析清除。**【用法用量】**成人：❶常规剂量：每8h 1次，0.5～1g/次。❷脑膜炎：每8h 1次，2g/次。❸中性粒细胞减少伴发热的癌症患者：每8h 1次，1g/次。❹合并腹内感染或敏感菌引起的腹膜炎：每8h 1次，1g/次。❺皮肤和软组织感染：每8h 1次，0.5g/次。❻尿路感染：0.5g/次，2次/d。❼肌酐清除率为26～50mL/min者，每12h给药1g；肌酐清除率为10～25mL/min者，每12h给药0.5g；肌酐清除率<10mL/min者，每24h给药0.5g。❽轻度肝功能不全患者不需调整剂量。❾透析患者在血液透析时建议增加剂量。儿童剂量：❶一般感染：3个月至12岁的患儿，10～20mg/(kg·次)，每8h 1次；体重超过50kg的患儿，按成人剂量给药。❷脑膜炎：40mg/(kg·次)，每8h 1次。**【不良反应】**较常见注射部位疼痛和静脉炎等局部反应；恶心、呕吐等胃肠道反应、皮疹等过敏反应、头痛等神经系统症状。偶见Stevens-Johnson综合征、多形性红斑、中毒性表皮坏死、血管性水肿、嗜睡、意识障碍、癫痫、出血等严重不良反应。**【禁忌证】**对本药或其他碳青霉烯类抗生素过敏者、对β-内酰胺类药物有过敏性休克史者、使用丙戊酸钠的患者禁用。**【用药须知】**❶对青霉素类或其他碳青霉烯类抗生素过敏者禁用。❷严重肝、肾功能不全者，支气管哮喘、皮疹、荨麻疹等过敏体质者，癫痫、潜在神经疾病患者慎用。❸连续给药1周以上，应进行肝肾功能、血常规检查；对有肝脏疾病的患者，应注意监测氨基转移酶和胆红素水平。❹FDA妊娠风险B级。❺哺乳期妇女应用本品时

应停止授乳。❻3个月以下婴儿使用安全性和有效性尚未确定。❼细菌性脑膜炎患者、其他中枢神经系统疾病患者或肾功能损害患者使用，癫痫发作以及其他中枢神经系统不良反应的风险增加。【药物相互作用】❶丙戊酸钠可促进后者代谢增加，导致其浓度低于有效浓度，甚至引发癫痫。❷丙磺舒，可抑制亚胺培南从肾排泄，可延长其 $t_{1/2}$、提高其血药浓度。

帕尼培南-倍他米隆 Panipenem and Betamipron【常用名】帕尼配能-倍他扑隆。【常用剂型与规格】注射剂：250mg/瓶，500mg/瓶（均以帕尼培南计，其中含等量的倍他米隆）。【作用与用途】通过与青霉素结合蛋白结合而抑制细菌细胞壁的合成，从而起抑菌作用。适用于治疗敏感菌所致的下列感染：呼吸系统感染，腹腔感染，泌尿、生殖系统感染，眼科感染，皮肤、软组织感染，耳、鼻、咽喉感染，骨、关节感染，其他严重感染，如败血症、感染性心内膜炎等。【药动学】可广泛分布于痰液、胆汁、前列腺、子宫、房水、中耳、鼻窦。主要经肾脏排泄，血浆 $t_{1/2}$ 分别为70min和40min。24h尿液中排泄出帕尼培南28.5%，倍他米隆9.7%。肾功能不全者 $t_{1/2}$ 延长。【用法用量】静滴：❶一般感染：1g/d，分2次给药，至少用100mL生理盐水或5%葡萄糖注射液溶解，滴注时间应不少于30min。❷重症或顽固性感染疾病：剂量可增至2g/d，分2次静滴，但一次滴注时间应不少于1h。儿童常规剂量：❶一般感染：30～60mg/(kg·d)，分3次静滴，一次滴注时间应不少于30min。❷重症或顽固性感染疾病：剂量可增至100mg/(kg·d)，分3～4次静滴，总量不超过2g/d。【不良反应】常见腹泻、恶心、呕吐等胃肠道症状。偶见肝功能损害、食欲缺乏、皮疹、瘙痒、荨麻疹、口腔假丝酵母菌感染、浮肿、头痛、抽搐等。罕见但严重的休克、皮肤黏膜综合征、中毒性表皮坏死松解、Stevens-Johnson综合征、急性肾功能不全、意识障碍、假膜性肠炎、嗜酸性粒细胞增多、粒细胞缺乏症、全血细胞减少症、溶血性贫血、间质性肺炎等。【禁忌证】对本品过敏者、早产儿、新生儿不宜使用。【用药须知】❶对碳青霉烯类、青霉素类以及头孢菌素类药物有过敏史者、过敏体质者、严重肾功能损害者、肝功能不全者、全身状态不良者、老年患者、孕妇慎用。❷本品可能引起休克，用药前宜进行皮肤过敏试验，皮试结果为阳性者不能使用。用药时应准备好发生休克的急救措施，用药后嘱患者安静休息，仔细观察。❸用药后可能使尿呈茶色，此为正常现象。❹溶解后应尽快使用（不宜储存超过6h）。溶解时，溶液可呈无色至澄明微黄色，颜色深浅对药效无影响。❺不宜使用注射用蒸馏水作为溶剂。
【药物相互作用】与丙戊酸钠合用，可使血液中丙戊酸的血药浓度下降，可引起癫痫发作。

亚胺培南-西司他丁 Imipenem and Cilastatin【常用名】亚胺硫霉素-西拉司丁钠、亚胺培西-司他丁钠、伊米配能-西司他丁钠。
【常用剂型与规格】注射剂（以亚胺培南计）：0.25g/瓶；0.5g/瓶；1g/瓶。【作用与用途】通过与多种青霉素结合蛋白结合，抑制细菌细胞壁的合成，导致细胞溶解和死亡，从而起抗菌作用。适用于治疗敏感革兰阳性菌及革兰阴性杆菌所致的严重感染（如败血症、感染性心内膜炎、下呼吸道感染、腹腔感染、盆腔感染、皮肤软组织感染、骨和关节感染、尿路感染）以及多种细菌引起的混合感染。【药动学】肌注吸收良好。药物能透过胎盘，但难以透过血脑屏障，两者的 $t_{1/2}$ 均为 1h。肾功能损害者，亚胺培南的 $t_{1/2}$ 可延长至 2.9～4.0h，西司他汀 $t_{1/2}$ 可延长至 13.3～17.1h。使用 10h 内，70%～76% 的药物经肾小球滤过及肾小管分泌排出，20%～25% 的药物经非肾途径排泄，有 1%～2% 经胆汁排泄。【用法用量】静滴：用量以亚胺培南计。
❶轻度感染：每 6h 0.25g；中度感染：每 6～8h 0.5g；严重感染，每8h 1g。一日最高剂量不超过 4g。❷肌酐清除率＞70mL/min 者，可用正常剂量；肌酐清除率为 30～70mL/min 者，每 6～8h 用 0.5g；肌酐清除率 20～30mL/min 者，每 8～12h 用 0.25～0.5g；肌酐清除率＜20mL/min 者，每 12h 用 0.25g。❸建议在血液透析后补充 1 次用量，如果下一次剂量预定在 4h 内给予，则可不补充用量。儿童常规剂量，体重超过 40kg，同成人剂量；体重＜40kg，15mg/（kg·次），每 6h 1 次。总剂量不超过 2g/d。【不良反应】常见皮疹、皮肤瘙痒、发热等过敏反应症状；恶心、呕吐、腹泻等胃肠道症状。长期用药可致二重感染，如出现假膜性肠炎、真菌感染等。有抽搐病史或有肾功能减退的患者，亚胺培南每日用量超过 2g 可出现中枢神经系统不良反应（如头昏、抽搐、肌阵挛及精神症状等）。【禁忌证】对本药任何成分过敏者和对青霉素类或头孢菌素类药有过敏性休克史者禁用。【用药须知】❶对青霉素类或头孢菌素类药过敏者可能与亚胺培南有交叉过敏。❷肝、肾功能严重不全者；中枢神经系统疾病患者；过敏体质者；年老、体弱者；婴儿及肾功能不全的儿童；孕妇及哺乳期妇女慎用。❸本药治疗细菌性脑膜炎及中枢神经系统感染的安全性及有效性尚未明确，不宜选用。❹静脉给药时速度不宜太快，250～500mg 亚胺培南滴注时间不宜低于 20～30min，1000mg 亚胺培

南滴注时间不宜低于 40～60min。滴注时不宜与其他抗生素混合。❺与含乳酸钠的药液或其他碱性药液有配伍禁忌。❻儿童用药时常出现非血尿性红色尿，这是药物着色所致，不应与血尿混淆。❼注射溶液应在使用前配制，溶液配制后不宜久置。用生理盐水溶解的药液在室温下只能存放 10h，含葡萄糖的药液只能存放 4h。【药物相互作用】❶与氨基糖苷类药合用对铜绿假单胞菌有协同抗菌作用。❷与丙磺舒合用，可增加亚胺培南的曲线下面积（AUC），并使亚胺培南 $t_{1/2}$ 延长。❸与环孢素同用可增加神经毒性。❹与茶碱同用可发生茶碱中毒。❺亚胺培南与更昔洛韦合用可引起癫痫发作。❻与伤寒活疫苗同用，可减弱伤寒活疫苗的免疫效应。

比阿培南 Biapenem【常用名】天册、安信。【常用剂型与规格】注射剂：0.3g/支。【作用与用途】适用于治疗由敏感细菌所引起的败血症、肺炎、肺部脓肿、慢性呼吸道疾病引起的二次感染、难治性膀胱炎、肾盂肾炎、腹膜炎、妇科附件炎等。对本品敏感的菌株有：葡萄球菌属、链球菌属、肺炎链球菌、肠球菌属（屎肠球菌除外）、莫拉菌属、大肠菌、柠檬酸菌属、克雷伯菌属、肠杆菌属、沙雷菌属、变形杆菌属、流感嗜血杆菌、铜绿假单胞菌、放线菌属、消化链球菌属、拟杆菌属、普氏菌属、梭形杆菌属等。【药动学】血药浓度与给药剂量呈线性关系，代谢物均无抑菌活性。【用法用量】静滴：每 0.3g 比阿培南溶解于 100mL 氯化钠注射液或葡萄糖注射液中。0.6g/d，分 2 次滴注，每次 30～60min。可根据患者年龄、症状适当增减给药剂量。但最大给药量不能超过 1.2g/d。【不良反应】常见皮疹、皮肤瘙痒、恶心、呕吐、腹泻、ALT 升高、AST 升高、嗜酸性粒细胞增多。偶见休克、间质性肺炎、伪膜性大肠炎等。【禁忌证】对本品过敏者；正在服用丙戊酸钠类药物的患者。【用药须知】❶对碳青霉烯类、青霉素类及头孢类抗生素药物过敏者；本人或直系亲属有易诱发支气管哮喘、皮疹、荨麻疹等症状的过敏性体质者；严重的肾功能不全者；老年患者；有癫痫史者及中枢神经系统疾病患者慎用。❷进食困难及全身状况恶化者，可能会出现维生素 K 缺乏症状，应注意观察。【药物相互作用】与丙戊酸合用时，可导致丙戊酸血药浓度降低，有可能使癫痫复发，因此不宜与丙戊酸类制剂合用。【用药过量】未见有关人体过量使用的报道。如发现患者过量使用，可采用常规的监护及对症治疗。

第五节　喹诺酮类

诺氟沙星 Norfloxacin【常用名】氟哌酸。**【常用剂型与规格】**片剂：100mg/片，200mg/片，400mg/片；胶囊：100mg/粒，400mg/粒。**【作用与用途】**作用于细菌 DNA 旋转酶的 A 亚单位，抑制细菌 DNA 的合成和复制。用于敏感菌所引起的呼吸道、泌尿道、胃肠道感染，如急性支气管炎、慢性支气管炎急性发作、肺炎、急性和慢性肾盂肾炎、膀胱炎、伤寒等。**【药动学】**吸收后广泛分布，脑组织和骨组织中浓度低。肾脏和胆道为主要排泄途径，$t_{1/2}$ 为 3～4h，肾功能减退时可延长至 6～9h。**【用法用量】❶**大肠埃希菌、肺炎克雷伯杆菌及奇异变形菌所致的急性单纯性下尿路感染，400mg/次，2 次/d，疗程 3d。**❷**其他病原菌所致的单纯性尿路感染，剂量同上，疗程 7～10d。**❸**复杂性尿路感染，剂量同上，疗程 10～21d。单纯性淋病奈瑟菌性尿道炎，单次 800～1200mg。**❹**急性及慢性前列腺炎，400mg/次，2 次/d，疗程 28d。**❺**肠道感染，300～400mg/次，2 次/d，疗程 5～7d。**❻**伤寒沙门菌感染，800～1200mg/d，分 2～3 次服用，疗程 14～21d。**【不良反应】**常见腹部不适或疼痛、腹泻、恶心或呕吐，头晕、头痛、嗜睡或失眠。偶可发生渗出性多形性红斑及血管神经性水肿、癫痫发作、精神异常、烦躁不安、意识混乱、幻觉、震颤、血尿、发热、皮疹、静脉炎、结晶尿、关节疼痛。**【禁忌证】**对本品过敏的患者、妊娠及哺乳期妇女、18 岁以下儿童禁用。**【用药须知】❶**宜空腹服用，并同时饮水 250mL。**❷**为避免结晶尿的发生，宜多饮水以保持 24h 排尿量在 1200mL 以上。**❸**应避免过度暴露于阳光，如发生光敏反应需停药。**❹**极个别缺乏葡萄糖-6-磷酸脱氢酶（G6PD）的患者可能发生溶血反应。**❺**原有中枢神经系统疾病者，如癫痫及癫痫病史者均应避免使用，有指征时需仔细权衡利弊。**❻**可致重症肌无力症状加重，呼吸肌无力而危及生命，慎用。**【药物相互作用】❶**与青霉素、氨基糖苷类合用对金黄色葡萄球菌有协同抗菌作用。**❷**与茶碱类合用可能由于与细胞色素 P450 结合部位的竞争性抑制，导致茶碱类的肝清除明显减少，血液 $t_{1/2}$ 延长，血药浓度升高，出现茶碱中毒症状。**❸**与华法林合用，可使后者 $t_{1/2}$ 延长，血药浓度升高。**❹**与环孢素合用，可使其血药浓度升高。**❺**尿碱化可减低本药在尿中溶解度，导致结晶尿和肾毒性。

环丙沙星 Ciprofloxacin【常用名】悉复欢、西普乐。**【常用剂型与规格】**片剂：100mg/片，200mg/片，250mg/片，750mg/片；胶囊剂：200mg/粒，250mg/粒；注射剂：100mg/瓶，200mg/瓶，400mg/瓶。**【作用与用途】**用于敏感菌感染所引起的泌尿生殖系统、呼吸道、胃肠道、骨和关节、皮肤软组织感染，包括败血症、伤寒等。**【药动学】**口服吸收迅速，生物利用度约70%，广泛分布于组织液、体液（包括脑脊液），在组织中浓度超过血药浓度，在胆汁中浓度可达血药浓度的10倍以上。主要以原形从肾脏排泄。**【用法用量】**❶口服：0.5～1.5g/d，分2～3次，一般疗程5～14d。❷静滴：0.1～0.2g/d，每12h 1次。严重感染或铜绿假单胞菌感染可加大剂量至0.8g/d，分2次静滴。口服或静滴的疗程一般为5～14d，用于骨和关节感染，疗程4～6周或更长。**【不良反应】【禁忌证】**参见"诺氟沙星"相关内容。**【用药须知】**缓慢滴注，每200mg静滴时间不得少于30min，其余参见"诺氟沙星"。**【药物相互作用】**参见"诺氟沙星"相关内容。

氧氟沙星 Ofloxacin【常用名】泰利必妥、来立信。**【常用剂型与规格】**片剂：100mg/片，200mg/片；胶囊：100mg/粒，200mg/粒；注射剂：100mg/瓶，200mg/瓶，400mg/瓶。**【作用与用途】**用于敏感菌感染所引起的泌尿生殖系统、呼吸道、胃肠道、骨和关节、皮肤软组织感染以及败血症、伤寒等。**【药动学】**吸收迅速且完全，体内广泛分布，骨、前列腺、皮肤软组织或体液中可超过血药浓度。主要以原形药物排泄。可通过胎盘屏障，可经乳汁分泌，$t_{1/2}$ 4.7～7h。**【用法用量】**成人常用剂量：❶单纯性淋病，0.4g/次，单剂量。❷铜绿假单胞菌感染或较重感染：剂量可增至0.4g/次，2次/d。❸其他感染：0.2～0.3g/次，2次/d，疗程5～14d。前列腺炎疗程6周。**【不良反应】【禁忌证】【用药须知】**参见"诺氟沙星"相关内容。**【药物相互作用】**与降压药、巴比妥类麻醉药合用，可引起血压突然下降，其余参见"诺氟沙星"相关内容。

左氧氟沙星 Levofloxacin【常用名】可乐必妥。**【常用剂型与规格】**片剂：100mg/片，200mg/片，500mg/片；胶囊：100mg/粒；注射剂：200mg/瓶，300mg/瓶，500mg/瓶。**【作用与用途】**❶敏感细菌引起的呼吸系统、泌尿系统、皮肤软组织、肠道感染。❷败血症、粒细胞减少及免疫功能低下患者的各种感染以及乳腺炎、外伤、烧伤及手术后伤口感染、腹腔感染、胆囊炎、胆管炎、骨与关节感染以及五官科感染等。**【药动学】**体内组织中分布广泛，$t_{1/2}$ 为6.28h。

主要以原形由尿中排泄。【用法用量】❶口服：0.3～0.4g/d，分2～3次服，疗程为5～14d。细菌性前列腺炎：0.2g/次，2次/d，疗程为6周。感染较重或感染病原体敏感性较差者，如铜绿假单胞菌等假单胞菌属细菌感染的治疗剂量也可增至0.6g/d，分3次服。❷静滴：0.4g/d，分2次滴注。重度感染患者及病原菌对本品敏感性较差者（如铜绿假单胞菌），最大剂量可增至0.6g/d，分2次滴注。【不良反应】【禁忌证】参见"诺氟沙星"相关内容。【用药须知】❶静滴时间为每100mL至少60min。不宜与其他药物同瓶或同一根输液管静滴。❷肾功能不全者酌减。❸偶见用药后跟腱炎或跟腱断裂的报道，如有上述症状发生时须立即停药并休息，严禁运动，直到症状消失。其余参见"诺氟沙星"相关内容。【药物相互作用】参见"诺氟沙星"相关内容。

氟罗沙星 Fleroxacin【常用名】多氟沙星。【常用剂型与规格】片剂：100mg/片，200mg/片；注射剂：100mg/瓶，200mg/瓶，400mg/瓶。【作用与用途】❶用于敏感细菌引起的急性支气管炎、慢性支气管炎急性发作及肺炎等呼吸系统感染。❷膀胱炎、肾盂肾炎、前列腺炎、附睾炎、淋病奈瑟菌性尿道炎等泌尿生殖系统感染。❸伤寒沙门菌感染、细菌性痢疾等消化系统感染。❹皮肤软组织感染、骨感染、腹腔感染及盆腔感染等。【药动学】口服完全吸收，体内分布广泛，$t_{1/2}$约13h，主要以原形自尿中排出。【用法用量】成人常用剂量：❶口服，1～2次/d，200mg/次，疗程7～14d。重症患者300～400mg/次，3～5d后剂量减至常用量。❷静滴：200～400mg/次，加入5%葡萄糖注射液250mL中避光静脉缓慢滴注，1次/d。【不良反应】【禁忌证】【用药须知】【药物相互作用】参见"诺氟沙星"相关内容。

洛美沙星 Lomefloxacin【常用名】盐酸洛美沙星、天门冬氨酸洛美沙星。【常用剂型与规格】片剂：100mg/片，200mg/片，300mg/片，400mg/片；胶囊：100mg/粒，200mg/粒；注射剂：100mg/瓶，200mg/瓶。【作用与用途】用于敏感细菌引起的呼吸道、泌尿生殖道、腹腔、胆道、肠道、皮肤软组织、伤寒等感染。【药动学】口服完全吸收，体内分布广泛。体内代谢少，$t_{1/2}$为7～8h，主要经肾脏排泄。【用法用量】❶口服：600mg/d，分2次服用，病情较重者增至800mg/d，分2次服用。单纯性尿路感染，400mg/次，1次/d。单纯性淋病，600mg/d，分2次口服。❷静滴：200mg/次，2次/d。尿路感染100mg/次，每12h1次，疗程7～14d。【不良反应】【禁忌证】参见"诺氟沙星"相关内容。【用药须知】对肺炎链球菌无效，不宜用于治疗由肺炎链球菌引起的慢性支气管炎急性发作，其余见"诺氟沙星"相关内容。【药物相互作用】参见"诺氟沙星"相关内容。

莫西沙星 Moxifloxacin【常用名】拜复乐。**【常用剂型与规格】**片剂：400mg/片；注射剂：400mg/瓶。**【作用与用途】**用于敏感细菌引起的上呼吸道和下呼吸道感染，如急性鼻窦炎、慢性支气管炎急性发作、社区获得性肺炎及皮肤和软组织感染。**【药动学】**吸收迅速，在体液及组织液中、血浆、支气管黏膜、肺泡巨噬体有足够浓度。在肝脏中代谢，22%原药及约 50%葡萄糖醛酸结合物随胆汁排泄，约25%随粪便排泄。$t_{1/2}$ 为 11～15h。**【用法用量】**❶口服：400mg/次，1 次/d。疗程：慢性支气管炎急性发作为 5d。社区获得性肺炎为10d，急性鼻窦炎为 7d，皮肤和软组织感染为 7d。❷静滴：0.4g/次，1 次/d，滴注 90min。**【不良反应】**常见腹痛、头痛、恶心、腹泻、呕吐、消化不良、肝功能化验异常、眩晕等。少见乏力、假丝酵母菌病、心动过速、QT 间期延长、口干、便秘、胃肠失调、白细胞减少、凝血酶原减少、嗜酸性粒细胞增多、肌肉痛、失眠、感觉异常、皮疹等。偶见过敏反应、外周水肿、胃炎、腹泻、血小板减少、肝功能异常、肌腱异常、紧张、情绪不稳定、耳鸣、弱视、肾功能异常等。**【禁忌证】**参见"诺氟沙星"相关内容。**【用药须知】**❶某些患者心电图的 QT 间期延长。❷慎用于已知或怀疑可能导致癫痫发作或降低癫痫发作阈值的中枢神经系统疾病的患者。❸严重肝功能损伤者慎用。❹可能出现假膜性肠炎。❺患者避免在紫外线及日光下过度暴露。❻首次服用后可能发生过敏和变态反应。**【药物相互作用】**❶与能延长 QT 间期的药物（奋乃静、阿米替林等）合用可增加发生心血管不良反应的危险。❷同时使用糖皮质激素和氟喹诺酮类可增加肌腱断裂的风险，特别是老年患者。其余参见"诺氟沙星"相关内容。

依诺沙星 Enoxacin【常用名】氟啶酸。**【常用剂型与规格】**片剂：100mg/片，200mg/片，400mg/片；注射剂：100mg/瓶，200mg/瓶，400mg/瓶。**【作用与用途】**用于敏感细菌引起的泌尿生殖系统、呼吸系统、胃肠道、骨和关节、皮肤软组织等感染及伤寒和败血症。**【药动学】**口服吸收好，在体内分布广泛，在组织和体液中药物浓度超过血药浓度。主要以原形从尿中排出。**【用法用量】**成人常用剂量：❶口服，200～400mg/次，2 次/d，疗程 5～14d。❷静滴：200mg/次，2 次/d，重症患者总量不宜超过 600mg/d，疗程

7~10d。【不良反应】参见"诺氟沙星"相关内容。【禁忌证】跟腱炎及跟腱断裂者、G6PD缺乏者禁用，余参见"诺氟沙星"相关内容。【用药须知】注射液的配制：将200mg药物加入到5%葡萄糖注射液100mL中溶解。【药物相互作用】参见"诺氟沙星"相关内容。

第六节　硝基呋喃类

呋喃唑酮 Furazolidone【常用名】痢特灵。【常用剂型与规格】片剂：10mg/片，30mg/片，100mg/片。【作用与用途】❶用于敏感菌所致的细菌性痢疾、肠炎、伤寒、副伤寒、霍乱、贾第鞭毛虫病、滴虫病。❷与抗酸药合用治疗幽门螺杆菌所致的消化性溃疡、胃窦炎。【药动学】口服吸收仅为给药量的5%，可在肠内保持较高浓度，主要随尿液排出体外。【用法用量】口服：100mg/次，3~4次/d，症状消失后再服2d。肠道感染疗程为5~7d，梨形鞭毛虫疗程为7~10d。最大剂量不超过400mg/d，总量不超过3000mg。【不良反应】❶常见恶心、呕吐、食欲减退和腹泻。❷少见皮疹、药物热、粒细胞减少、肝炎等变态反应，有G6PD缺乏者可发生溶血性贫血。❸偶见头痛、头昏、嗜睡、肌痛、眼球震颤等神经系统不良反应，偶见发热、咳嗽、胸痛、肺部浸润和嗜酸性粒细胞增多等急性肺炎表现，偶可引起间质性肺炎或肺纤维化，应及早停药并采取相应治疗措施。【禁忌证】新生儿、孕妇、哺乳期妇女、肾功能减退及对硝基呋喃类过敏者禁用。【用药须知】❶宜与食物同服，以减少对胃肠道的刺激。❷疗程至少7d，或继续用药至尿液中细菌清除3d以上。❸长期应用6个月以上者，可能发生弥漫性间质性肺炎或肺纤维化。因此长期预防应用需权衡利弊。❹G6PD缺乏症、周围神经病变、肺部疾病患者慎用。❺老年患者应慎用，并应根据肾功能调整给药剂量。【药物相互作用】❶与胰岛素、地西泮联用，可增加两药的临床作用。❷与麻黄碱合用，可使血压升高。❸与阿米替林等三环类药物合用可增加神经毒性。

第七节　硝基咪唑类

替硝唑 Tinidazole【常用名】砜硝唑。【常用剂型与规格】片剂：

150mg/片，250mg/片，500mg/片；胶囊：200mg/粒，250mg/粒，500mg/粒；注射剂：200mg/瓶，400mg/瓶，800mg/瓶。【作用与用途】❶用于治疗厌氧菌感染，结肠直肠手术、妇产科手术及口腔手术等的术前预防用药。❷肠道及肠道外阿米巴病、阴道滴虫病、贾第鞭毛虫病、加得纳菌阴道炎等的治疗。❸也可作为甲硝唑的替代药用于幽门螺杆菌所致的胃窦炎及消化性溃疡的治疗。【药动学】吸收完全、分布广泛，穿透血脑屏障能力较甲硝唑强，可透过胎盘屏障，在肝脏代谢，从肾脏排泄。【用法用量】成人常用剂量。❶口服。①厌氧菌感染：1g/次，1次/d，首剂加倍，一般疗程5～6d。②预防手术后厌氧菌感染：手术前12h一次顿服2g。③原虫感染：阴道滴虫病、贾第鞭毛虫病，单剂量2g顿服，间隔3～5d可重复1次。肠阿米巴病，0.5g/次，2次/d，疗程5～10d；或2g/次，1次/d，疗程2～3d。肠外阿米巴病：2g/次，1次/d，疗程3～5d。❷静滴。①厌氧菌感染：0.8g/次，1次/d，缓慢静滴，一般疗程5～6d，或根据病情决定。②预防手术后厌氧菌感染：总量1.6g，1次或分2次滴注，第一次于手术前2～4h，第二次于手术期间或术后12～24h内滴注。【不良反应】❶主要为恶心、呕吐、上腹痛、食欲下降及口腔金属味，可有头痛、眩晕、皮肤瘙痒、皮疹、便秘及全身不适。还可有中性粒细胞减少、双硫仑样反应及黑色尿。❷高剂量时也可引起癫痫发作和周围神经病变。❸偶见滴注部位轻度静脉炎。【禁忌证】❶对替硝唑或吡咯类药物过敏患者禁用。❷有活动性中枢神经疾病和血液病者，以及12岁以下儿童禁用。【用药须知】❶滴注速度应缓慢，浓度为2mg/mL时，一次滴注时间应不少于1h，浓度＞2mg/mL时，滴注速度宜再降低1～2倍。不应与含铝的针头和套管接触，并避免与其他药物一起滴注。❷如发生中枢神经系统不良反应，应及时停药。❸用药期间不应饮用含酒精的饮料。【药物相互作用】❶与西咪替丁等抑制肝微粒体酶的药物合用可减缓本药的代谢及排泄。❷可抑制华法林及其他抗凝药的代谢，使其作用加强。❸与苯巴比妥、苯妥英钠等酶诱导剂同用可加速本药的代谢。

甲硝唑 Metronidazole【常用名】灭滴灵。【常用剂型与规格】片剂：200mg/片，250mg/片，500mg/片；注射剂：100mg/瓶，500mg/瓶。【作用与用途】❶用于治疗肠道和肠外阿米巴病（如阿米巴肝脓肿、胸膜阿米巴病等）。❷阴道滴虫病、小袋虫病和皮肤利什曼病、麦地那龙线虫感染等。❸厌氧菌感染。【药动学】口服吸收完全，可广泛分布于各组织和体液中，能通过血脑屏障。在肝脏代谢，代谢产物也有抗菌作用，经尿液排出。【用法用量】❶口服：用于肠道阿米巴病，0.4～0.6g/次，3次/d，疗程7d；肠道外阿米巴病，0.6～0.8g/次，3次/d，疗程20d。贾第鞭毛虫病，0.4g/次，3次/d，疗程5～10d。麦地那龙线虫病，0.2g/次，3次/d，疗程7d。小袋虫病，0.2g/次，2次/d，疗程5d。皮肤利什曼病，0.2g/次，4次/d，疗程10d。间隔10d后重复1个疗程。滴虫病，0.2g/次，4次/d，疗程7d；可同时用阴道栓剂，每晚0.5g，连用7～10d。厌氧菌感染，0.6～1.2g/d，分3次服，疗程7～10d。❷静滴：厌氧菌感染，首次按体重15mg/kg，维持量按体重7.5mg/kg，一次最大剂量不超过1g，每6～8h静滴1次，疗程不低于7d。【不良反应】常见恶心、呕吐、食欲不振、腹部绞痛、头痛、眩晕，一般不影响治疗；偶见感觉异常、肢体麻木、共济失调、多发性神经炎等，大剂量可致抽搐；少数病例发生荨麻疹、潮红、瘙痒、膀胱炎、排尿困难、口中金属味及白细胞减少等，均属可逆性，停药后自行恢复。【禁忌证】有活动性中枢神经系统疾患者、血液病者、孕妇及哺乳期妇女禁用。【用药须知】❶代谢产物可使尿液呈深红色。❷出现运动失调或其他中枢神经系统症状时应停药。❸用药期间应戒酒，饮酒后可能出现腹痛、呕吐、头痛等症状。❹有肝脏疾患者应减量，厌氧菌感染合并肾衰竭患者给药间隔时间应由8h延长至12h。【药物相互作用】与糖皮质激素同用可加速甲硝唑排泄，使血药浓度下降，其余参见"替硝唑"相关内容。

奥硝唑 Ormidazole【常用名】氯比硝唑。**【常用剂型与规格】**片剂：250mg/片；胶囊：100mg/粒，250mg/粒；注射剂：250mg/瓶，500mg/瓶。**【作用与用途】**用于厌氧菌感染引起的多种疾病，包括男女泌尿生殖道滴虫、贾第鞭毛虫感染引起的疾病，肠、肝阿米巴病，手术前预防感染和手术后厌氧菌感染。**【药动学】**口服吸收迅速，分布广泛，脑脊液中可检测到相关成分。主要在肝脏代谢，绝大部分以代谢物的形式随尿排泄。可通过透析有效清除。**【用法用量】❶口服：**①治疗厌氧菌感染，500mg/次，每12h1次。②治疗滴虫病和贾第鞭毛虫病：1～1.5g/次，1次/d。❷静滴：预防厌氧菌引起的感染，术前一次静滴1g奥硝唑。治疗厌氧菌引起的感染：首剂静滴为0.5～1g，然后每12h静滴0.5g，连用3～6d。治疗严重阿米巴痢疾或阿米巴脓肿，起始剂量为0.5～1g，然后每12h静滴0.5g，用3～6d。**【不良反应】**具有良好的耐受性，服药期间会出现轻度胃部不适、口中异味、胃痛、头痛及困倦，偶尔会出现眩晕、颤抖、四肢麻木，痉挛，皮疹和精神错乱。【禁忌证】禁用于对本品及硝基咪唑类过敏的患者，禁用于脑和脊髓发生病变的患者，禁用于癫痫及各种器官硬化症患者。【用药须知】❶为减少胃肠道反应，可在餐后服用或与食物同服。❷肝损伤患者服药每次剂量与正常用量相同，但服药间隔时间要加倍。【药物相互作用】参见"替硝唑"相关内容。

<hr>

第八节　四环素类

多西环素 Doxycycline【常用名】脱氧土霉素、强力霉素。【常用剂型与规格】片剂：0.05g/片，0.1g/片；分散片：0.1g/片；胶囊：0.1g/粒；肠溶胶囊：0.1g/粒；胶丸：0.1g/粒；干混悬剂：0.05g/包（1g），0.1g/包（2g）。【作用与用途】具有广谱抗病原微生物作用，为抑菌药，高浓度时具有杀菌作用。可用于下列疾病：立克次体病、支原体属感染、衣原体属感染、回归热、布鲁菌病、霍乱、兔热病、鼠疫、软下疳，治疗布鲁菌病和鼠疫时需与氨基糖苷类联合应用；用于对青霉素类过敏患者的破伤风、气性坏疽、梅毒、淋病和钩端螺旋体病以及放线菌属、李斯特菌感染；用于中、重度痤疮患者作为辅助治疗。【药动学】口服吸收完全，蛋白结合率为80%～93%，消除半衰期（$t_{1/2}\beta$）为12～22h，主要自肾小球滤过排泄，血液或腹膜透析不能清除。【用法用量】❶抗菌及抗寄生虫感染：第1日100mg（1粒），每12h 1次，继以100～200mg（1～2粒），1次/d，或50～100mg，每12h 1次。❷淋病奈瑟菌性尿道炎和宫颈炎：100mg（1粒）/次，每12h 1次，共7d。❸非淋病奈瑟菌性尿道炎，由沙眼衣原体或解脲脲原体引起者，以及沙眼衣原体所致的单纯性尿道炎、宫颈炎或直肠感染：均为100mg（1粒）/次，2次/d，疗程至少7d。❹梅毒：150mg/次，每12h 1次，疗程至少10d。儿童剂量：8岁以上小儿第1日按体重2.2mg/kg，每12h 1次，继以按体重2.2～4.4mg/kg，1次/d，或按体重2.2mg/kg，每12h 1次。体重超过45kg的小儿用量同成人。【不良反应】常见牙齿黄染、恶心、呕吐、腹痛、腹泻。【禁忌证】对本药或其他四环素类过敏者、8岁以下儿童、孕妇和哺乳期妇女禁用。【用药须知】❶交叉过敏：对一种四环素类药过敏者，可能对其他四环素类药过敏。❷慎用：原有肝病患者。❸长期用药者应监测血药浓度，并定期检查血常规及肝功能。❹与含金属离子的食物同服，可与金属离子螯合，影响其吸收。❺治疗性病时，如怀疑同时合并梅毒螺旋体感染，用药前须行暗视野显微镜检查及血清学检查，后者每月1次，至少4次。❻饭后服用可减轻胃肠道不良反应。❼用药期间不要直接暴露于阳光或紫外线下，一旦皮肤有红斑应立即停药。❽一旦发生二重感染，应立即停药并予以相应治疗。【药物相互作用】❶可增加地高辛的吸收，导致地高辛中毒。❷与全麻药、强利尿药同用可加重肾毒性。❸与其他肝毒性药物同用可加重肝毒性。❹与抗凝血药合用能降低凝血因子Ⅱ的活性。故接受抗凝治疗的患者需调整抗凝药的剂量。❺与碳酸氢钠、铁剂、氢氧化铝和镁制剂等含金属离子的药物合用时本药可与金属离子螯合，吸收降低。❻与抗酸药合用胃内 pH 值升高影响本药吸收。❼与巴比妥类、苯妥英或卡马西平同用可缩短本药 $t_{1/2}$，降低其血药浓度。故同用时须调整本药剂量。【用药过量】无特异性拮抗药，药物过量时应给予催吐、洗胃、补液等对症及支持治疗。

米诺环素 Minocycline【常用名】二甲氨基四环素、二甲胺四环素、美满霉素。**【常用剂型与规格】**片剂：0.125g/片，0.25g/片；胶囊：0.25g/粒。**【作用与用途】**干扰敏感菌的蛋白质合成，为广谱抗菌药物。**【药动学】**吸收迅速，2～3h血药浓度峰值，有效治疗浓度可维持12h以上。脂溶性明显高于其他四环素类药，容易渗透进入多数组织和体液中，尤其对前列腺组织和唾液的穿透性好，并能进入乳汁、羊水和脊髓。在体内很少代谢，34%的给药量经肠肝循环由粪便排出。尿液中排出量仅为5%～10%，为四环素类中最低。肾衰竭时药物随胆汁的排出量增加，$t_{1/2}$略有延长。肾功能正常者 $t_{1/2}$ 为14～18h。**【用法用量】**❶一般情况：每12h 100mg，或每6h 50mg。❷播散性痤疮：100mg/d，单次或分2次服用，疗程根据药物反应而定。❸非淋菌性尿道炎：100mg/d，单次或分2次服用，疗程10～14d。❹淋病：男性患者：初始剂量200mg，随后每12h 100mg，至少治疗4d，于治疗后2～3d内进行治疗后培养；女性患者：用药剂量与男性相同，疗程需10～14d。❺全身感染：一般每12h 100mg。❻梅毒：每12h 100mg，持续10～15d。❼海鱼分支杆菌感染：最佳剂量尚未确定。某些病例使用100mg/次，2次/d，治疗6～8周有效。**【不良反应】**口服吸收完全，胃肠道反应发生率低于四环素；光敏反应少见；可引起前庭功能紊乱、皮肤色素沉着。婴幼儿及年轻人使用后偶有良性颅内压增高。**【禁忌证】**对本药或其他四环素类过敏者、8岁以下儿童、孕妇和哺乳期妇女禁用。**【用药须知】【药物相互作用】**参见"多西环素"相关内容。**【用药过量】**采用对症支持疗法。

土霉素 Oxytetracycline 【常用名】盐酸土霉素、盐酸氧四环素。**【常用剂型与规格】**片剂：0.125g/片，0.25g/片。**【作用与用途】**❶可作为治疗下列疾病的选用药物：立克次体病，包括流行性斑疹伤寒、地方性斑疹伤寒、洛矶山热、恙虫病和Q热；支原体属感染；衣原体属感染，包括鹦鹉热、性病淋巴肉芽肿、非特异性尿道炎、输卵管炎、宫颈炎及沙眼；回归热；布鲁菌病（与氨基糖苷类药联用）；霍乱；鼠疫（与氨基糖苷类药联用）；兔热病；软下疳。❷可用于治疗对青霉素类抗生素过敏的破伤风、气性坏疽、淋病、梅毒、雅司和钩端螺旋体病。❸也可用于治疗敏感菌所致的呼吸道、胆道、尿路和皮肤软组织感染。❹本药还可用于急性肠道阿米巴病和中、重度痤疮的辅助治疗。**【药动学】**口服吸收不完全。分布广泛，可渗入胸腔积液、腹水中，也可分布于肝脏、脾脏、骨髓、骨骼、牙本质和牙釉质中，并能在乳汁中达到较高的浓度。能透过胎盘屏障，但不易透过血-脑脊液屏障。分布容积为 $0.9\sim1.9L/kg$，蛋白结合率为 $20\%\sim35\%$，肾功能正常者半衰期为 $6\sim10h$，肾功能不全时半衰期延长，无尿者可达 $47\sim66h$。主要通过肾小球滤过排泄，未吸收的药物以原形随粪便排泄。血液透析可清除 $10\%\sim15\%$ 的药物。**【用法用量】**成人口服给药：$250\sim500mg$/次，每 6h1 次。儿童口服给药：8 岁以上患儿，$6.25\sim12.5mg/(kg\cdot次)$，每 6h1 次。**【不良反应】**常见牙齿黄染、牙釉质发育不良及龋齿、骨发育不良。常见恶心、呕吐、上腹不适、腹胀、腹泻等胃肠道反应。偶见血清胆红素、碱性磷酸酶、氨基转移酶测定值升高。**【禁忌证】**❶对本药或其他四环素类药过敏者。❷8 岁以下儿童。**【用药须知】**❶交叉过敏：对一种四环素类药过敏者，可能对其他四环素类药过敏。❷慎用：原有肝病患者或肝功能不全者；已有肾功能损害者。❸用药监测：用药期间应定期随访检查肝、肾功能，长期用药还应定期检查血常规；用药时间较长者应监测血药浓度。治疗性病时，如怀疑合并梅毒螺旋体感染，用药前须行暗视野显微镜检查及血清学检查，后者一月 1 次，至少 4 次。❹本药宜空腹服药，即餐前 1h 或餐后 2h 服用，避免食物对吸收的影响；且一次用量不宜大于 0.5g，以减轻或避免胃肠道不良反应。❺本药对消化道的刺激性较大，服药时应饮用足量水（约 240mL），并避免卧位服药，以免药物滞留食管导致食管溃疡及减少胃肠道刺激症状。**【药物相互作用】**❶与全麻药甲氧氟烷或呋塞米等强利尿药同用，可加重肾毒性。❷与其他肝毒性药物同用可加重肝毒性。❸与碳酸氢钠等制酸药同用，由于胃内 pH 值增高，可使本药吸收减少、活性降低。故服药后1~3h内不应服用制酸药。❹与葡萄糖酸钙、乳酸钙及含镁缓泻药等各种含钙、镁、铁离子的药物同用，可与其中的金属离子形成不溶性络合物，使本药吸收减少。❺与考来烯胺或考来替泊等降血脂药同用，可影响本药的吸收。【用药过量】过量的处理：本药无特异性拮抗药，药物过量时主要采用对症疗法和支持疗法，如催吐、洗胃、补液等。

第九节　氨基糖苷类

庆大霉素 Gentamycin【常用名】硫酸庆大霉素、正泰霉素。**【常用剂型与规格】**片剂：20mg/片，40mg/片；注射液：20mg/支，40mg/支，80mg/支；滴眼液：40mg/支。**【作用与用途】**❶用于治疗敏感菌所致的呼吸道感染、胆道感染、肠道感染、腹腔感染、泌尿生殖系统感染、皮肤及软组织感染、烧伤感染及新生儿脓毒血症、败血症。❷李斯特菌病。❸肌注并联用克林霉素或甲硝唑可用于减少结肠手术后感染发生率。❹鞘内注射可作为铜绿假单胞菌或葡萄球菌所致严重中枢神经系统感染辅助治疗。❺口服给药可用于治疗细菌性痢疾或其他细菌性肠道感染，亦可用于结肠手术前准备。❻滴眼液适用于凝固酶阴性和阳性葡萄球菌、铜绿假单胞菌及大肠埃希菌、肺炎克雷伯菌、流感嗜血杆菌及其他革兰阴性杆菌及淋病奈瑟菌等所致结膜炎、角膜炎、泪囊炎、眼睑炎、睑板腺炎等。**【药动学】**肌注吸收迅速而完全。局部冲洗或局部外用后也可经体表吸收一定药量。经眼给药极少吸收进入眼内组织或进入全身血液循环。口服后吸收很少，在肠道中能达高浓度；但在痢疾急性期或肠道广泛炎性病变或溃疡性病变时，吸收量可增加。蛋白结合率很低，主要分布于细胞外液，其中5%~15%再分布到组织中，在肾皮质细胞中积蓄。尿液中药物浓度较高，药物可透过胎盘屏障，脐带血中药物浓度与母体中血浆浓度相近。成人半衰期为2~3h；小儿为5~11.5h；肾功能减退者为40~50h；发热、贫血、严重烧伤患者或合用羧苄西林患者半衰期可缩短。在体内不代谢，主要经肾小球滤过随尿液排出。**【用法用量】**❶成人口服给药：用于肠道感染或术前准备，60~160mg/次，4次/d。❷肌注：①一般剂量：80mg/次，或1~1.7mg/(kg·次)，每8h1次；或5mg/(kg·次)，每24h1次。共7~14d。②单纯性尿路感染：体重低于60kg者，3mg/(kg·次)，1次/d；体重超过60kg者，

160mg/次，1次/d；或1.5mg/(kg·次)，每12h1次。❸静滴：剂量同肌注；将一次剂量加入生理盐水或5%葡萄糖注射液50～200mL中，使药物浓度不超过1mg/mL，在30～60min内缓慢滴入。❹鞘内或脑室内注射：4～8mg/次，每2～3d1次。将一次剂量（浓度稀释至不超过2mg/mL）抽入5mL或10mL的无菌针筒内，进行腰椎穿刺术后，先留取脑脊液标本送实验室检查，再将装有本药的针筒连接腰椎穿刺针，使相当量的脑脊液流入针筒内，边抽边推，然后将针筒内的全部药液于3～5min内缓缓注入，注入时使腰椎穿刺针略微向上倾斜。如脑脊液呈脓性而不易流出时，也可用生理盐水注射液稀释。❺经眼给药：滴眼液滴入眼睑内，1～2滴/次，3～5次/d。❻肾功能不全时剂量：根据患者肌酐清除率调整用量。❼儿童口服给药：用于肠道感染或术前准备，10～15mg/(kg·d)，3～4次/d给药。【不良反应】常见听力减退、耳鸣或耳部饱满感等耳毒性反应及血尿、管型尿、蛋白尿，甚至血尿素氮增高等。偶见呼吸困难、嗜睡、软弱无力、恶心、呕吐、肝功能减退等。【禁忌证】对本药或其他氨基糖苷类药过敏者。【用药须知】❶交叉过敏：对一种氨基糖苷类药过敏者可能对其他氨基糖苷类药也过敏。❷慎用：脱水患者；第8对脑神经损害患者；重症肌无力或帕金森病患者；肾功能损害患者；接受肌肉松弛药治疗的患者。❸用药监测：①听力检查或听电图尤其高频听力测定以及温度刺激试验，以检测前庭毒性。②尿常规和肾功能测定，以防止出现严重肾毒性反应。③血药浓度监测。不能测定血药浓度时，应根据测得的肌酐清除率调整剂量。④接受鞘内注射者应同时监测脑脊液内药物浓度。❹用药时应给予充足的液体，以减少肾小管损害。【药物相互作用】❶与青霉素联用对粪球菌及其变种如尿球菌、坚忍球菌具有协同抗菌作用。❷与足量羧苄西林联用对铜绿假单胞菌的某些敏感菌株具有协同抗菌作用。❸与其他氨基糖苷类合用或先后连续局部或全身应用，可能增加其产生耳毒性、肾毒性及神经肌肉阻滞作用的可能性。❹与碳酸氢钠、氨茶碱等碱性药联用，可增强抗菌作用，但同时也可能加重毒性反应。【用药过量】无特效拮抗药，过量或引起毒性反应时，主要是对症治疗和支持治疗。腹膜透析或血液透析有助于清除血液中药物。新生儿也可考虑换血疗法。

阿米卡星 Amikacin【常用名】阿米卡霉素、硫酸阿米卡星。**【常用剂型与规格】**注射液：100mg/支，200mg/支，600mg/支。**【作用与用途】**本药适用于敏感菌所致的下列感染：下呼吸道感染；中枢神经系统感染；腹腔感染；胆道感染；骨、关节、皮肤及软组织感染；烧伤、手术后感染；泌尿系统感染；其他严重感染，如细菌性心内膜炎、菌血症或败血症（包括新生儿脓毒血症）等。【药动学】口服不吸收，肌内注射吸收迅速。表观分布容积为 0.21L/kg。主要分布于细胞外液，有 5%～15% 的给药量重新分布到各种组织中。可在肾脏皮质细胞和内耳液中积蓄。正常婴儿脑脊液中浓度可达同时期血药浓度的 10%～20%，当脑膜有炎症时，可达同期血药浓度的 50%，可透过胎盘。体内不代谢，主要经肾小球滤过随尿液排出。可经血液透析与腹膜透析清除。【用法用量】成人肌内注射、静脉滴注：❶ 单纯性尿路感染：每 12h200mg。❷ 其他全身感染：每 8h5mg/kg，或每 12h7.5mg/kg。一日不超过 1.5g，疗程一般不超过 10d。❸ 烧伤合并感染的治疗：一次 5～7.5mg/kg，每 6h1 次。肾功能不全时剂量：肾功能不全者，给予首次饱和量（7.5mg/kg）后，根据肌酐清除率调整剂量。儿童：肌内注射、静脉滴注：首剂 10mg/kg，然后每 12h7.5mg/kg，疗程一般不超过 10d。【不良反应】常见耳鸣、耳部饱胀感、耳聋等耳毒性及蛋白尿、管型尿、血尿、氮质血症、血肌酸酐值升高、肾功能减退、排钾增多等肾毒性，常见神经肌肉阻滞。偶见皮疹、荨麻疹、药物热、嗜酸粒细胞增多等过敏症状。【禁忌证】对本药或其他氨基糖苷类药过敏或有严重毒性反应者。【用药须知】❶ 交叉过敏：对一种氨基糖苷类药过敏者可能对其他氨基糖苷类药也过敏。❷ 慎用：脱水患者；第 8 对脑神经损害患者；重症肌无力或帕金森病患者；肾功能损害患者；接受肌肉松弛药治疗患者。❸ 用药监测：①听电图测定（尤其对老年患者），用以检测高频听力损害。②温度刺激试验，用以检测前庭毒性。③尿常规和肾功能测定。④血药浓度监测。❹ 配制静脉用药时，每 500mg 加入生理盐水注射液或 5% 葡萄糖注射液或其他灭菌稀释液 100～200mL。成人应在 30～60min 内将上述溶液缓慢滴入，婴儿患者稀释的液体量相应减少。❺ 用药时应补充足够的液体，以减少肾小管损害。【药物相互作用】❶ 与羧苄西林联用对铜绿假单胞菌等某些敏感菌株有协同抗菌作用。❷ 与碳酸氢钠、氨茶碱等联用可增强抗菌作用。❸ 与头孢噻吩或头孢唑林局部或全身合用可能增加肾毒性。❹ 与右旋糖酐同用可增加耳毒性或肾毒性。❺ 与肌肉松弛药或具有此种作用的药物同用可能使神经肌肉阻滞作用增强，导致肌肉软弱、呼吸抑制等症状。【用药过量】本药缺少特效拮抗药，过量或引起毒性反应时，主要采用对症疗法和支持疗法，同时补充大量水分。必要时进行腹膜透析或血液透析有助于从血中清除药物，新生儿也可考虑换血疗法。

奈替米星 Netilmicin【常用名】乙基西索米星、奈替霉素。**【常用剂型与规格】**注射液：50mg/支，100mg/支，150mg/支。**【作用与用途】❶**适用于敏感革兰阴性杆菌所致的下呼吸道感染、复杂性尿路感染、腹腔感染、胃肠感染、骨及关节感染、皮肤软组织感染、烧伤或创伤感染、手术感染、败血症等。**❷**亦可与其他抗菌药物联合用于治疗葡萄球菌感染。**【药动学】**口服吸收差，肌注吸收迅速。广泛分布于各主要脏器和各体液中，但在脑脊液和胆汁中浓度较低。在化脓性支气管炎患者的支气管分泌物中，药物浓度可达血药浓度的19%。蛋白结合率很低，在体内不代谢。80%的药物24h内随尿液排出。半衰期为2～2.5h，且不随用药途径变化，但剂量加大时半衰期可延长。**【用法用量】**成人肌注、静滴：**❶**一般用量：每8h1.3～2.2mg/kg；或每12h2～3.25mg/kg，疗程7～14d。一日最高剂量不超过7.5mg/kg。**❷**复杂性尿路感染：1.5～2mg/(kg·次)，每12h1次，疗程7～14d。一日最高剂量不超过7.5mg/kg。肾功能不全时剂量：肾功能不全者剂量应按照血药浓度调整，如果不能测定血药浓度，可根据肌酐清除率调整。儿童肌注、静滴：①6周龄以内婴儿，2～3.25mg/(kg·次)，1次/12h，疗程7～14d。②对6周龄以上婴儿和12岁以下儿童，1.8～2.7mg/(kg·次)，1次/8h；或2.7～4mg/(kg·次)，1次/12h。疗程7～14d。**【不良反应】**常见ALT、AST、血清胆红素、乳酸脱氢酶测定值增高。偶见耳鸣等耳毒性、皮疹或瘙痒、荨麻疹、药物热、粒细胞增多等。**【禁忌证】❶**对本药或其他氨基糖苷类药过敏者。**【用药须知】❶**交叉过敏：对一种氨基糖苷类药过敏者，可能对其他氨基糖苷类药也过敏。**❷**慎用：脱水患者；第8对脑神经损害者；重症肌无力或帕金森病者；肝、肾功能损害者；患有神经肌肉疾病者、接受肌肉松弛药治疗者。**❸**用药监测：①密切观察前庭功能及听力改变。②长期用药时应常规检查肝、肾功能（血尿素氮、血肌酸酐）和血、尿常规。③因本药的毒性反应与其血药浓度密切相关，对于肾功能不全者或长期用药者应进行血药浓度监测。④用药期间应多饮水，以减轻肾损害。**【药物相互作用】❶**与青霉素联用对大多数粪链球菌有协同抗菌作用。**❷**与碱性药联用可增强抗菌活性，但同时也可能增加药物毒性。**❸**与其他氨基糖苷类药物合用可导致耳毒性、肾毒性及神经阻滞作用增强。**❹**与肌肉松弛药或具有此种作用的药物联用可致神经肌肉阻滞作用增强。**❺**与肾毒性药物如右旋糖酐、万古霉素、多黏菌素及强利尿药联用可增加肾毒性。

妥布霉素 Tobramycin【常用名】艾若、佳诺泰雷、布霉素。

【常用剂型与规格】注射液：10mg/支，40mg/支，80mg/支；滴眼液：5mL/支，24mg/支，40mg/支；眼膏剂：50mg/支。**【作用与用途】**❶用于治疗革兰阴性杆菌所致的新生儿脓毒血症、败血症、中枢神经系统感染、泌尿生殖系统感染、肺部感染、胆道感染、腹腔感染及腹膜炎、骨骼感染、烧伤感染、皮肤软组织感染、急性及慢性中耳炎、鼻窦炎等。❷与其他抗菌药物联合用于治疗葡萄球菌所致感染（耐甲氧西林菌株感染除外）。❸滴眼液可用于治疗革兰阴性杆菌特别是铜绿假单胞菌所致的眼部感染。**【药动学】**口服吸收不好，肌注吸收迅速而完全，局部冲洗或局部给药可经皮肤表面吸收一定剂量。表观分布容积为 0.26L/kg。主要分布于细胞外液，其中5%～15%再分布到组织中，在肾皮质细胞中积蓄。关节滑膜液内可达有效治疗浓度，支气管分泌液、脑脊液、胆汁、粪便、乳汁、房水中浓度较低。可透过胎盘屏障，在脐带血中浓度约与母体血中浓度相近。蛋白结合率很低。半衰期为 1.9～2.2h。体内不代谢，主要经肾小球滤过随尿液排出，24h 内可排出给药量的 85%～93%。可经血液透析或腹膜透析清除。**【用法用量】**成人常规剂量：❶肌注及静滴：1～1.7mg/(kg·次)，1 次/8h，疗程 7～14d。❷经眼给药：滴于眼睑内。轻、中度感染，1～2 滴/次，1 次/4h；重度感染，2 滴/次，1次/h。肾功能不全时的剂量：肌酐清除率在 70mL/min 以下者其维持剂量须根据测得的肌酐清除率进行调整。儿童常规剂量：❶肌注及静滴：早产儿或 0～7 日龄小儿，2mg/(kg·次)，1 次/12～24h；大于7 日龄小儿，2mg/(kg·次)，1 次/8h。**【不良反应】**常出现眩晕、共济失调、耳鸣、耳部饱满感、听力减退（甚至丧失）等不可逆的耳毒性反应，肾功能损害、同时合用其他耳毒性药物、长期用药（长于10d）以及剂量在 3mg/(kg·d) 以上者易发生耳毒性。可见管型尿、蛋白尿，血尿素氮升高，肾毒性与剂量、病人的耐受性相关；非少尿型肾毒性较常见，表现为多尿、蛋白尿等，大多可逆；严重的肾毒性会出现少尿、排钾增多和急性肾衰竭。**【禁忌证】**❶对本药或其他氨基糖苷类药过敏者。❷肾衰竭者。❸孕妇。**【用药须知】**❶交叉过敏：对一种氨基糖苷类药过敏者可能对其他氨基糖苷类药也过敏。❷慎用：脱水患者；前庭功能或听力减退者；重症肌无力或帕金森病患者；肾功能损害患者；肝功能异常患者；接受肌肉松弛药治疗患者。❸用药监测：听电图测定，用以检测高频听力损害；温度刺激试验，用以检测前庭毒性；尿常规及肾功能测定；血药浓度监测（一般于静滴后 30～60min 测血清峰浓度，于下次用药前测血清谷浓度，当峰浓

度超过 $12\mu g/mL$，谷浓度超过 $2\mu g/mL$ 时易出现毒性反应）。❹不能静注，静滴速度必须缓慢，以免导致呼吸抑制；不能用于体腔注射，也不宜皮下注射。❺用药时应补充充足的水分，以减少肾小管损害。【药物相互作用】❶与头孢噻吩或头孢唑林合用可能增加肾毒性。❷与代血浆类药如右旋糖酐、海藻酸钠，利尿药如依他尼酸、呋塞米及卷曲霉素、顺铂、万古霉素、去甲万古霉素等合用，可增加耳毒性与肾毒性，且停药后也可能发展至耳聋，听力损害可能恢复或呈永久性。❸与肌肉松弛药或具有此种作用的药物同用可能使神经肌肉阻滞作用增强，导致肌肉软弱、呼吸抑制等。用抗胆碱酯酶药或钙盐有助于阻滞作用恢复。【用药过量】❶过量的严重程度与剂量大小、患者的肾功能、脱水状态、年龄以及是否同时使用有类似毒性作用的药物等有关。成人一日用量超过 $5mg/kg$，儿童一日用量超过 $7.5mg/kg$，或用药疗程过长以及对肾功能不全患者的用药剂量未作调整，均可引起毒性反应。毒性发作可发生在用药后 $10d$。毒性作用主要表现为肾功能损害以及前庭神经和听神经的损害，也可发生神经肌肉阻滞和呼吸麻痹。❷过量的处理：无特异性拮抗药，过量或引起毒性反应时，主要是对症治疗和支持治疗。必要时采用腹膜透析或血液透析，有助于清除药物；新生儿也可考虑换血疗法。

依替米星 Etimicin【常用名】爱大、悉能、硫酸依替米星。【常用剂型与规格】注射液：$50mg/$支，$100mg/$支，$200mg/$支。【作用与用途】❶呼吸系统感染：如急性支气管炎、慢性支气管炎急性发作、社区肺部感染、支气管扩张并肺部感染等。❷泌尿生殖系统感染：如急性肾盂肾炎、膀胱炎、前列腺炎、慢性肾盂肾炎或慢性膀胱炎急性发作等。❸皮肤软组织感染：如疖、痈、急性蜂窝织炎等。❹创伤和手术后感染。【药动学】本药与血浆蛋白结合率约 25%，血清消除半衰期约 $1.5h$。单次给药 $24h$ 内从尿中排出原形药物的 80% 左右。$7d$ 给药周期内，血药浓度基本稳定，无明显蓄积性。【用法用量】静滴：$100\sim150mg/$次，1 次$/12h$，稀释于 0.9%氯化钠或 5%葡萄糖注射液 $100mL$ 中，滴注 $1h$。疗程为 $5\sim10d$。肾功能不全者应调整剂量，并应监测血药浓度。【不良反应】常见耳鸣、眩晕、电测听力下降及血尿素氮、血清肌酸酐等暂时性升高。罕见心悸、胸闷、静脉炎、恶心、皮肤瘙痒、皮疹等。【禁忌证】对本药或其他氨基糖苷类药过敏者。【用药须知】❶用药前后及用药时应当检查或监测：治疗过程中应密切观察肾功能和听神经功能的变化，尤其是已明确或怀疑有肾功能减退、大面积烧伤、脱水或老年患者。❷慎用：肾功能不全者；大面积烧伤患者；脱水患者。❸应用本药期间一旦出现神经肌肉阻滞现象应停药，并静注钙盐进行治疗。【药物相互作用】❶与中枢麻醉药、肌松药及其他具有肌松作用的药物合用或输入含枸橼酸钠的血液可能发生神经肌肉阻滞现象。❷与其他具有潜在耳、肾毒性的药物合用可增加肾毒性和耳毒性。

异帕米星 Isepamicin【常用名】依克沙霉素、异帕霉素、异帕沙星。【常用剂型与规格】注射液：200mg/支。【作用与用途】用于治疗敏感菌所致肺炎、支气管炎、肾盂肾炎、膀胱炎、腹膜炎、败血症、外伤或烧伤创口感染。【药动学】在体内分布较广泛，稳态分布容积约 0.25L/kg。可渗入痰液、腹水、创口渗出液、脐带血和羊水中，乳汁中药物浓度低于 0.156μg/mL。血浆蛋白结合率很低，约 5%，清除半衰期为 2～2.5h。在体内不代谢，主要以原形经肾随尿液排泄，肾功能不全者排泄减慢。【用法用量】肌注：400mg/d，分 1～2 次注射。静滴：400mg/d，分 1～2 次滴注，在 0.5～1h 内滴入。【不良反应】常见听力减退、耳鸣或耳部饱满感、步履不稳、眩晕、恶心或呕吐，常见血尿、排尿次数显著减少或尿量减少。偶见皮疹、荨麻疹、药物热、粒细胞减少、心肌抑制、呼吸衰竭等症状。罕见过敏性休克。【禁忌证】对本药或其他氨基糖苷类药过敏者。【用药须知】❶交叉过敏：对一种氨基糖苷类药过敏者可能对其他氨基糖苷类药也过敏。❷慎用：儿童（尤其是早产儿、新生儿）；严重肝、肾功能不全者；高度过敏性体质者；重症肌无力和震颤麻痹者；前庭功能或听力减退者；年老、体弱者。❸用药监测：本药毒性反应与其血药浓度密切相关，在用药过程中应监测血药浓度。❹本药不宜静脉注射，以避免出现神经肌肉阻滞和呼吸抑制。❺静脉给药时，常用 5% 葡萄糖水溶液（50～100mL）作稀释液体，静滴时间不宜少于 30min。【药物相互作用】❶与第三代头孢菌素、哌拉西林、美洛西林、环丙沙星和亚胺培南合用，具有协同抗菌作用。但与头孢菌素合用时可能增加肾毒性。❷与右旋糖酐、藻酸钠等血浆代用品合用可增加肾毒性。❸与髓襻利尿药合用可增加肾毒性和耳毒性。❹与肌松药合用可加重神经肌肉阻滞，有致呼吸肌麻痹的危险。

大观霉素 Spectinomycin【常用名】奈霉素、奇放线菌素。【常用剂型与规格】注射液：2g/支，4g/支。【作用与用途】用于奈瑟淋球菌所致尿道炎、前列腺炎、宫颈炎和直肠感染，主要用于对青霉素、四环素等耐药菌株引起的感染。【药动学】口服不吸收，肌内注射吸收较好。肌内注射 2g，约 1h 后可达峰值浓度。分布容积为

16～19L/kg。与血浆蛋白不结合。清除半衰期为1～3h，肾功能不全者（肌酐清除率低于20mL/min）半衰期可延长至10～30h。主要以原形经肾随尿液排出，一次给药后，48h内70%～80%的给药量以原形经尿液排出。血液透析可使其血药浓度降低50%。【用法用量】成人肌内注射：❶宫颈、直肠或尿道淋病奈瑟菌感染：单次2g。❷播散性淋病：2g/次，每12h1次，共3d。一次最大剂量为4g。儿童肌内注射：①体重45kg以下儿童：单次40mg/kg。②体重45kg以上儿童：单次2g。【不良反应】常见短暂眩晕、恶心、呕吐等。偶见肝、肾功能改变、尿量减少。偶见发热、皮疹等过敏反应，极少见过敏性休克。【禁忌证】对本药或其他氨基糖苷类药过敏者。【用药须知】❶交叉过敏：对一种氨基糖苷类药过敏者可能对其他氨基糖苷类药也过敏；本药与青霉素类药无交叉过敏性。❷慎用：肾功能不全者；年老、体弱者。❸用药监测：血药浓度监测、肾功能监测。❹不宜静脉给药，只能深部肌内注射。宜选择臀部外上方肌肉，每侧每次注射量不能超过2g（5mL）。❺用药后出现严重过敏反应时，可给予肾上腺素、皮质激素和（或）抗组胺药，并保持气道通畅及给予吸氧等。【药物相互作用】❶与碱性药（如碳酸氢钠、氨茶碱等）联用可增强其抗菌活性。❷与强利尿药（如呋塞米、依他尼酸等）、头孢菌素类药、右旋糖酐合用可增加肾毒性。❸与碳酸锂合用，有发生碳酸锂毒性作用的报道。

第十节　大环内酯类

红霉素 Erythromycin【常用名】红霉素碱、新红康。**【常用剂型与规格】**片剂：100mg/片，125mg/片，250mg/片；软膏：1%/支。**【作用与用途】**❶呼吸系统感染：溶血性链球菌、肺炎链球菌所致的急性扁桃体炎、猩红热、急性咽炎、鼻窦炎、肺炎、肺炎支原体肺炎、肺炎衣原体肺炎、沙眼衣原体引起的婴幼儿肺炎，李斯特菌病、军团菌病，可预防和治疗百日咳、白喉（辅助治疗）及白喉带菌者。❷皮肤及软组织感染：溶血性链球菌所致蜂窝织炎、气性坏疽、炭疽、破伤风、红癣病。❸泌尿生殖系统感染：衣原体属、支原体属所致泌尿生殖系感染、淋病奈瑟菌感染、初期梅毒。❹其他如沙眼衣原体结膜炎、直肠感染、厌氧菌所致口腔感染等。**【药动学】**除脑脊液和脑组织外，广泛分布于各组织和体液中，尤以肝、胆汁和脾中的浓度较高。药物在肾、肺等组织中的浓度可高出血药浓度数倍；在皮下组织、痰液及支气管分泌物中也有较高的浓度；在胸腔积液、腹水、脓液中的浓度可达有效抑菌浓度。不易透过血-脑脊液屏障，脑膜有炎症时，脑脊液内浓度仅为血药浓度的 10% 左右。可进入胎儿血循环和母乳中。口服的生物利用度为 30%～65%。表观分布容积为 0.9L/kg。蛋白结合率为 70%～90%。半衰期为 1.4～2h，无尿患者的半衰期可延长至 4.8～6h。游离红霉素在肝脏内代谢，在肝脏中浓缩，随胆汁排出。口服给药量的 2%～5% 以原形自肾小球滤过随尿液排出。腹膜透析和血液透析不能有效清除本药。【用法用量】口服给药：❶常用剂量：推荐剂量 250mg/次，每 6h1 次；或 500mg/次，每 12h1 次。最大剂量 4g/d。当一日剂量超过 1g 时，不建议 2 次/d 的服用方法。❷军团菌病：1～4g/d，分 3 次服用。❸风湿热复发的预防：250mg/次，2 次/d。❹感染性心内膜炎的预防：术前 1h 口服 1g，术后 6h 再服用 500mg。⑤早期梅毒：500mg/次，每 6h1 次，疗程至少 10～15d。❻肠道内阿米巴感染：250mg/次，每 6h1 次，连用 10～14d。❼由沙眼衣原体引起：①妊娠期泌尿系统感染：推荐剂量为 500mg/次，4 次/d，空腹服用，连服 7d。对于不能耐受此剂量的患者，可降低剂量，推荐剂量为 250mg/次，4 次/d，连服 14d。②非复杂性泌尿道、子宫颈和直肠感染：当四环素禁忌或不能耐受时，推荐剂量为 500mg/次，4 次/d，至少连服 7d。外用：寻常性痤疮：涂于患处，2 次/d。【不良反应】可见腹泻、恶心、呕吐、中上腹痛、食欲减退等胃肠道症状，其发生率与剂量大小有关。偶见乏力、黄疸及肝功能异常等肝毒性、药物热、皮疹、嗜酸粒细胞增多等。罕见心律失常、心动过速。本药眼膏可出现眼部刺激症状（如发红）和其他过敏反应。【禁忌证】对本药及其他大环内酯类药过敏者。【用药须知】❶交叉过敏：患者对一种大环内酯类药过敏时，对其他大环内酯类药也可过敏。❷慎用：肝、肾功能不全者。❸用药监测：长期用药时应常规监测肝功能。❹为获得较高血药浓度，口服时应整片吞服，以免使药物受胃酸破坏而发生降效。【药物相互作用】❶与卡马西平、丙戊酸等抗癫痫药同用，可抑制后者的代谢，导致后者的血药浓度升高而发生毒性反应，同时卡马西平又能通过肝脏微粒体氧化酶降低本药药效。❷与环孢素合用，可促进环孢素的吸收并干扰其代谢，临床表现为腹痛、高血压、肝功能障碍及肾毒性。合用需监测肾功能及测定本药血浆浓度。❸与黄嘌呤类药物同用，可使氨茶碱的肝清除率降低，导致氨茶碱血药浓度升高和毒性增加。氨茶碱清除率的降低幅度与本药血药浓度峰值成正比。❹与地高辛合用，可清除肠道中使地高辛灭活的菌群，因而导致地高辛肠肝循环，使地高辛血药浓度升高而发生毒性反应，因此需进行临床与心电图监测。❺与洛伐他汀合用时可抑制洛伐他汀代谢而增加其血药浓度，可能引起横纹肌溶解。【用药过量】❶过量的表现：过量可能引起腹部痛性痉挛、恶心、呕吐、腹泻、可逆性听力受损等。❷过量的处理：排空胃以清除未吸收的药物，必要时采用支持疗法。

琥乙红霉素 Erythromycin Ethylsuccinate【常用名】乙琥红霉素、乙琥威霉素、三九新先泰。**【常用剂型与规格】**片剂：100mg/片，125mg/片，250mg/片；胶囊：100mg/粒，125mg/粒，250mg/粒。**【作用与用途】**❶呼吸系统感染：轻、中度呼吸道感染，肺炎支原体及肺炎衣原体所致的肺炎、白喉、军团菌病、李斯特菌病、百日咳。❷泌尿生殖系统感染：淋病奈瑟菌引起的急性盆腔炎、梅毒，沙眼衣原体、衣原体引起的孕期泌尿生殖器感染及成人无并发症的尿道、宫颈或直肠感染，由解脲脲原体引起的非淋病奈瑟菌性尿道炎等。❸轻、中度皮肤和软组织感染、红癣等。❹其他：肠阿米巴病、空肠弯曲菌肠炎、厌氧菌所致口腔感染、沙眼衣原体结膜炎、放线菌病、猩红热、气性坏疽、破伤风。❺用于预防风湿热初发或复发、细菌性心内膜炎。**【药动学】**口服易吸收，在胃酸中稳定，在肠道中以酯化物的形式被吸收。吸收后除脑脊液和脑组织外，广泛分布于各组织和体液中，尤以肝、胆汁和脾中的浓度较高。不易透过血-脑脊液屏障，脑膜有炎症时脑脊液内浓度仅为血药浓度的 10% 左右。可进入胎儿血循环和母乳中。经肝脏代谢成无活性的代谢物。在肝脏中浓缩并从胆汁排出，可进行肠肝循环，肝功能损害者可能出现药物蓄积现象。约 10% 以原形自肾小球滤过排出体外，另有部分经粪便排出。半衰期约为 1.2～2.6h，肾功能损害者半衰期相对延长。**【用法用量】**成人口服给药：❶一般用量：每 6h 400mg；视感染程度，剂量可增至一日 4g；如须日服两次，则每 12h 服全日剂量的一半；也可日服 3次，一次间隔 8h，一次服日剂量的 1/3。❷预防链球菌感染：400mg/次，2 次/d。溶血性链球菌感染用本药治疗时至少需持续10d，以防止急性风湿热发生。❸外科手术时细菌性心内膜炎的预防：先天性或风湿性或其他后天性瓣膜心脏病患者在进行牙科或上呼吸道外科手术时，术前 2h 口服 800mg，在首服剂量 6h 后再口服 400mg。❹军团菌：400～1000mg/次，4 次/d。❺沙眼衣原体和解脲脲原体引起的尿道炎：800mg/次，3 次/d，连服 7d。❻初期梅毒：总剂量

48～64g，分次在 10～15d 内服用。❼肠阿米巴：400mg/次，4 次/次，连服 10～14d。儿童口服给药：①一般感染：30～50mg/（kg·d），分 4 次服用，每 6h 服一次；可每 12h 服药一次，一次服日剂量的一半；也可每 8h 服药一次，一次服日剂量的 1/3；对于更严重的感染，剂量可加倍。②百日咳：10～12.5mg/（kg·d），4 次/d，疗程 14d。③肠阿米巴：40～50mg/（kg·d），分 4 次服，连服 5～14d。④外科手术时细菌性心内膜炎的预防：先天性或风湿性或其他后天性瓣膜心脏病患者在进行牙科或上呼吸道外科手术时，术前 2h 口服 10mg/kg，在首服剂量 6h 后再口服 5mg/kg。【不良反应】常见腹泻、恶心、呕吐、胃痛、食欲减退等。偶见药物热、皮疹、荨麻疹、多形红斑、史-约综合征、毒性表皮坏死、嗜酸粒细胞增多等过敏反应症状。偶见血清碱性磷酸酶、胆红素、丙氨酸氨基转移酶和天门冬氨酸氨基转移酶的测定值升高。罕见室性心律失常。【禁忌证】❶对本药或其他大环内酯类药过敏者。❷严重肝功能不全者。【用药须知】❶交叉过敏：对一种大环内酯类药过敏者，对其他大环内酯类药也可能过敏。❷慎用：轻度肝功能不全者。❸长期用药时应常规监测肝功能。❹因菌株对本药的敏感性存在一定差异，必要时在用药前应作药敏测定。【药物相互作用】❶本药可降低三唑仑和咪达唑仑的消除率，因此可能增加苯二氮䓬类的药理活性。❷与被细胞色素 P450 系统代谢的药物如卡马西平、环孢素、地高辛、他克莫司、环巴比妥、苯妥英钠、阿芬他尼、西沙必利、丙吡胺、洛伐他汀、溴隐亭、丙戊酸、特非那丁和阿司咪唑等同时使用，可能提高这些药物的血药浓度而发生毒性反应。❸与黄嘌呤类（二羟丙茶碱除外）同用可使氨茶碱的肝清除减少，导致血清氨茶碱浓度升高，毒性反应增强。【用药过量】❶过量的表现：可能引起腹部痛性痉挛、恶心、呕吐、腹泻、可逆性听力受损。❷过量的处理：排空胃以清除未吸收的物质；必要时可采用支持疗法。

阿奇霉素 Azithromycin【常用名】乳糖酸阿奇霉素、丽珠奇乐、希舒美。【常用剂型与规格】片剂：100mg/片，125mg/片，250mg/片，500mg/片；注射剂：100mg/支，125mg/支，250mg/支，500mg/支。【作用与用途】❶化脓性链球菌引起的急性咽炎、急性扁桃体炎以及敏感细菌引起的鼻窦炎、急性中耳炎、急性支气管炎、慢性支气管炎急性发作。❷肺炎链球菌、流感嗜血杆菌以及肺炎支原体所致的肺炎。❸衣原体及非多种耐药淋病奈瑟菌所致的尿道炎、宫颈炎及盆腔炎。❹敏感菌所致的皮肤软组织感染。【药动学】口服吸收迅速。广泛分布于人体各组织,在组织内浓度可达同期血药浓度的 10～100 倍。在巨噬细胞及纤维母细胞内浓度很高,在肺、扁桃体及前列腺等靶组织内浓度高于大多数常见病原体的最低抑菌浓度(MIC)。口服生物利用度为 37%,血浆消除半衰期接近于组织消除半衰期,为 35～48h。50% 以上的给药量以原形经胆道排出,另有约 4.5% 的给药量在给药后 72 小时内以原形经尿排出。【用法用量】❶成人:①口服给药:社区获得性肺炎,静滴至少 2d 后转为口服给药,500mg/次,1 次/d,7～10d 为一个疗程。对沙眼衣原体、杜克嗜血杆菌或敏感淋球菌所致的性传播疾病,仅需单次口服 1g。盆腔炎,静滴 1～2d 后转为口服给药,250mg/次,1 次/d,7d 为一个疗程。其他感染,总剂量 1.5g,500mg/次,1 次/d,连服 3d。也可首日服用 500mg,然后第 2～5d 250mg/次,1 次/d。② 静滴:社区获得性肺炎,500mg/次,1 次/d,至少连续用药 2d;继之转为口服给药,用法用量参见口服给药项。盆腔炎,成人 500mg/次,1 次/d,用药 1～2d 后,改用本药口服给药,用法用量参见"口服给药"项。肾功能不全时剂量,轻度肾功能不全患者(肌酐清除率大于 40mL/min)不需调整剂量。肝功能不全时剂量,轻中度肝功能不全患者不需调整剂量。❷老年人剂量:用法用量同成人。❸儿童:口服给药。①一般感染:儿童的总剂量为 30mg/kg,10mg/(kg·次),1 次/d,连续 3d 给药;或第 1d 10mg/kg,第 2～5d,5mg/(kg·次),1 次/d,连续 5d 给药。②中耳炎、肺炎:第 1d 10mg/kg 顿服,最大量不超过 500mg/d;第 2～5d,5mg/(kg·d) 顿服,最大量不超过 250mg/d。③咽炎、扁桃体炎:12mg/(kg·d) 顿服,连用 5d。最大量不超过 500mg/d。【不良反应】腹痛、腹泻、恶心、呕吐、腹胀、胃炎、黏膜炎、假膜性肠炎及 ALT、AST、肌酐升高。偶见白细胞减少、血小板减少、血清碱性磷酸酶升高。罕见味觉异常。【禁忌证】对本药或其他大环内酯类药过敏者。【用药须知】❶交叉过敏:对一种大环内酯类药过敏者,对其他大环内酯类药也可能过敏。❷慎用:严重肝功能不全者;严重肾功能不全者;肺囊性纤维化患者;年老、体弱患者。❸用药监测:用药期间应定期随访肝功能。❹宜在饭前 1 小时或饭后 2 小时口服。❺注射剂不宜肌内注射给药。单次静脉滴注时间不宜少于 60min,滴注液浓度不得高于 2mg/mL。❻治疗期间如发生过敏反应应立即停药。同其他抗生素一样,应注意观察包括真菌在内的非敏感菌所致的二重感染症状。如出现腹泻症状,应考虑是否有假膜性肠炎发生,如诊断确立应立即停药,并采取相应治疗措施,包括维持水、电解质平衡，补充蛋白质等。【药物相互作用】与阿司咪唑等 H1 受体阻断药合用可引起心律失常。【用药过量】药物过量可进行洗胃或采用一般支持疗法。

克拉霉素 Clarithromycin【常用名】6-氧甲基红霉素、阿瑞、安吉尔宁。【常用剂型与规格】片剂：125mg/片，250mg/片，500mg/片；胶囊：50mg/粒，125mg/粒，250mg/粒。【作用与用途】适用于敏感菌或敏感病原体所致的下列感染：❶耳鼻咽喉部感染：急性中耳炎、扁桃体炎、咽炎、鼻窦炎。❷下呼吸道感染：急性支气管炎、慢性支气管炎急性发作、肺炎。❸皮肤软组织感染：脓疱病、丹毒、蜂窝织炎、毛囊炎、疖及伤口感染。❹沙眼衣原体感染的尿道炎及宫颈炎。❺牙源性感染。❻军团菌感染。❼分枝杆菌属引起的局部或弥漫性感染。❽与其他药物联用，可根除幽门螺杆菌，从而降低十二指肠溃疡复发率。【药动学】本药对胃酸较稳定，口服生物利用度为 55%；蛋白结合率为 65%～75%。在体内分布广泛。鼻黏膜、扁桃体及肺组织中的药物浓度比血药浓度高，不能通过血-脑脊液屏障。药物主要由肝脏代谢，以原形及代谢物形式经粪、尿两个途径排出。【用法用量】❶成人常规剂量：口服给药：①一般感染：轻症，250mg/次，2 次/d；重症，500mg/次，2 次/d。疗程 5～14d，获得性肺炎和鼻窦炎疗程为 6～14d。②化脓性链球菌咽炎：250mg/次，每 12h1 次，疗程最少 10d。③分枝杆菌属感染：治疗非结核分枝杆菌感染的也应连续用药。建议起始剂量为 500mg/次，2 次/d；预防鸟分枝杆菌复合物（MAC）感染，500mg/次，2 次/d。对 AIDS 病人弥散性 MAC 感染，本药应合用其他抗分枝杆菌的药物，治疗应持续至临床显效。④根除幽门螺杆菌：三联用药，本药 500mg/次，兰索拉唑 30mg/次，阿莫西林 1000mg/次，均 2 次/d，治疗 10d；或用奥美拉唑（20mg/次）代替兰索拉唑，治疗 7～10d。二联用药：本药 500mg/次，3 次/d，奥美拉唑 40mg/d，治疗 14d，然后奥美拉唑 20mg/d 或 40mg/d 治疗 14d；或用本药 500mg/次，3 次/d，兰索拉唑 60mg/d，治疗 14d。为使溃疡完全治愈，需再服胃酸抑制药。⑤治疗牙源性感染：250mg/次，2 次/d，疗程 5d。❷肾功能不全时剂量：肾功能严重减退患者可根据肌酐清除率调整用量：肌酐清除率大于 30mL/min，250～500mg/次，2 次/d；肌酐清除率低于 30mL/min 者，250mg/次，1 次/d；严重感染者 250mg/次，2 次/d。连续治疗不得超过 14d。❸肝功能不全时剂量：肝功能不全者无需调整剂量。❹老年人剂量：同成人用法用量。❺儿童口服给药：建议使用本药干混悬剂或颗粒剂等。①一般感染：6 月龄以上的小儿，可 7.5mg/(kg·次)，2 次/d。也可按体重给药：体重为 8～11kg 的患儿，62.5mg/次，2 次/d；体重为 12～19kg 的患儿，125mg/次，2 次/d；体重为 20～29kg 的患儿，187.5mg/次，2 次/d；体重为 30～40kg 的患儿，250mg/次，2 次/d。②受扩散或局部分枝杆菌感染的小儿，建议用量是 15～30mg/(kg·d)，分两次服用。【不良反应】常见胃肠不适，如恶心、消化不良、腹痛、呕吐和腹泻，味觉改变，口腔异味等。常见头痛、血尿素氮升高。偶见假膜性肠炎。罕见胰腺炎。【禁忌证】❶对本药及其他大环内酯类药过敏者。❷心脏病（如心律失常、心动过缓、QT 间期延长、缺血性心脏病、充血性心力衰竭等）患者。❸水电解质紊乱者。❹孕妇。【用药须知】❶交叉过敏：患者对一种大环内酯类药过敏时，对其他大环内酯类药也可能过敏。❷慎用：肝功能不全者；中度至重度肾功能不全者。❸本药和其他大环内酯类药物、林可霉素和克林霉素存在交叉耐药性。❹本药可空腹口服，也可与食物或牛奶同服。【药物相互作用】❶本药和利托那韦合用，代谢会明显被抑制，药物浓度-时间曲线下面积及血药峰值浓度均增加。❷与特非那丁、阿司咪唑合用会导致 QT 间期延长；与西沙必利、匹莫齐特合用导致 QT 间期延长，心律失常和充血性心力衰竭，所以禁止与上述四种药物合用。❸与地高辛合用，可清除肠道能灭活地高辛的菌群，因而导致地高辛肠肝循环，使地高辛血药浓度升高而发生毒性反应。❹与 HMG-CoA 还原酶抑制药合用时可使其血药浓度升高，但极少有横纹肌溶解的报道。【用药过量】过量反应及处理：过量时可出现胃肠道症状（如食欲减退、恶心、呕吐等）、精神症状、低血钾、低血氧等。如出现上述症状，应立即停药，并采取相应对症治疗措施，同时给予支持治疗，血液透析或腹膜透析不能有效清除本药。

罗红霉素 Roxithromycin【常用名】朗素、欣美罗、严迪。【常用剂型与规格】片剂：50mg/片，75mg/片，150mg/片，250mg/片；胶囊：50mg/粒，75mg/粒，150mg/粒。【作用与用途】❶呼吸道感染：化脓性链球菌引起的咽炎及扁桃体炎；敏感菌所致的鼻窦炎、中耳炎、急性支气管炎、慢性支气管炎急性发作；肺炎支原体或肺炎衣原体所致的肺炎。❷泌尿生殖系统感染：沙眼衣原体引起的尿道炎和宫颈炎。❸皮肤软组织感染。❹儿科感染。❺军团菌引起的感染。【药动学】本药不受胃酸破坏，经胃肠道吸收好。在组织和体液中分布比红霉素广泛。在扁桃体、鼻窦、中耳、肺、痰、前列腺及其他泌尿生殖道组织中的药物浓度均可达有效治疗水平，但在母乳中含量很低。药物浓度-时间曲线下面积及血药峰值浓度与剂量成正比。主要以原形随粪便排泄，也有部分以脱糖代谢物形式排泄。约 7.4% 经尿液排出，清除半衰期为 8.4～15.5h，远比红霉素长。严重肝硬化患者，半衰期可延长 2 倍。**【用法用量】**成人口服给药：一般感染：150mg/次，2 次/d；或 300mg/次，1 次/d。疗程一般为 5～12d。肾功能不全时剂量：肾功能不全者可发生累计效应，肾功能轻度减退者不需调整剂量，严重肾功能不全者给药时间延长 1 倍（150mg/次，1次/d）。肝功能不全时剂量：严重肝硬化者的半衰期延长至正常水平2 倍以上，如确实需要使用，则 150mg/次，1 次/d 给药。儿童口服给药：2.5～5mg/(kg・d)，2 次/d；或参照以下用药方案：24～40kg者 100mg/次，2 次/d；12～23kg 者 50mg/次，2 次/d；婴幼儿2.5～5mg/kg，2 次/d。**【不良反应】**常见腹痛、腹泻、恶心、呕吐等胃肠道症状。偶见头痛、头晕、无力、味觉和嗅觉异常、肝功能异常等。**【禁忌证】**对本药或其他大环内酯类药过敏者。**【用药须知】❶**交叉过敏：对一种大环内酯类药过敏者，对其他大环内酯类药也可能过敏。**❷**慎用：肝、肾功能不全者。**❸**长期用药时应注意监测肝功能。**❹**宜在饭前空腹服用，以利吸收。**【药物相互作用】❶**与磺胺甲噁唑联用（1：19），对流感嗜血杆菌的抑制作用可提高 2～4 倍，耐药性的发生率可从 47.2% 下降至 10%。**❷**与质子泵抑制药（如兰索拉唑、奥美拉唑）联用时，不会改变两者的生物利用度，但可使本药在胃中的局部浓度升高，这种效应可能有助于本药和质子泵抑制药联用于根除幽门螺杆菌。**❸**与华法林同用时可能会抑制华法林的代谢，使后者血药浓度升高，增加出血的危险性。**❹**与苯二氮䓬类药合用可抑制其代谢，通过降低清除率，延长半衰期和增加分布容积，导致苯二氮䓬类药血药浓度升高。**【用药过量】**未见药物过量报道，一旦发生，应对症及支持治疗。

地红霉素 Dirithromycin【常用名】百舒、毕正、迪迈欣。**【常用剂型与规格】**片剂：250mg/片；胶囊：250mg/粒。**【作用与用途】**用于治疗敏感菌所致的下列轻、中度感染：慢性支气管炎急性发作、急性支气管炎、社区获得性肺炎、咽炎和扁桃体炎、单纯性皮肤和软组织感染。**【药动学】**本药口服后吸收迅速，3～5h 达血药峰浓度。绝对生物利用度为 6%～14%。蛋白结合率为 15%～30%。在细胞内、肺组织、巨噬细胞、鼻黏膜、扁桃体、前列腺分布广泛，其分布容积为 504～1041L。口服剂量的 60%～90% 在 35min 内即经无酶水解，约 1.5h 后药物全部转换为红霉胺。红霉胺几乎不经肝脏代谢，81%～97%的药物从胆汁中消除，约 2%的药物由肾脏消除。肾功能正常的患者，其平均血浆半衰期约 8h（2～36h），平均消除半衰期约 44h（16～65h），平均表观清除率约 23L/h（20～32L/h）。【用法用量】成人口服给药：❶慢性支气管炎急性发作：500mg/次，1 次/d，疗程 5～7d。❷急性支气管炎：500mg/次，1 次/d，疗程 7d。❸社区获得性肺炎：500mg/次，1 次/d，疗程 14d。④咽炎和扁桃体炎：500mg/次，1 次/d，疗程 10d。⑤单纯性皮肤和软组织感染：500mg/次，1 次/d，疗程 5～7d。【不良反应】可见头痛、眩晕、腹痛、腹泻、恶心、消化不良、呕吐、血小板计数增加、钾离子升高等。偶见天门冬氨酸氨基转移酶、丙氨酸氨基转移酶、胆红素升高等。【禁忌证】❶对本药和其他大环内酯类抗生素过敏者。❷12 岁以下儿童。❸可疑或潜在菌血症患者。【用药须知】❶慎用：肝脏疾病。❷用药后可能引起假膜性结肠炎。对于轻度假膜性结肠炎患者，通常停药后可好转，但对于中度至严重患者，应采取适当的治疗措施。【药物相互作用】❶服用抗酸药或 H_2 受体拮抗药后立即口服本药可增加本药的吸收。❷一般情况下，正使用茶碱的患者接受本药治疗时不必调整茶碱剂量或监测血药浓度，但需维持较高的茶碱血药浓度时，应检测其血药浓度，并对剂量进行适当调整。【用药过量】❶过量的毒性：恶心、呕吐、腹痛、腹泻。❷过量的处理：强制性利尿、腹膜透析、血液透析没有被证实对清除过量药物有益，对慢性肾功能患者进行血液透析不能有效加速红霉胺的清除。

第十一节　林可霉素类

林可霉素 Lincomycin【常用名】林肯霉素、洛霉素。【常用剂型与规格】片剂：0.25g/片，0.5g/片；胶囊：0.25g/粒，0.5g/粒；注射液：0.3g/支，0.6g/支，3g/支。【作用与用途】❶口服制剂适用于治疗敏感葡萄球菌属、链球菌属、肺炎链球菌及厌氧菌所致的呼吸道感染、腹腔感染、女性生殖道感染、盆腔感染、皮肤软组织感染等。❷注射制剂除适用于上述感染外，尚可用于治疗链球菌、肺炎链球菌和葡萄球菌所致的严重感染，如败血症、骨和关节感染、慢性骨和关节感染的外科辅助治疗、葡萄球菌所致的急性血源性骨髓炎等。❸也可用于对青霉素过敏的或不适于用青霉素类药物的感染性疾病的治疗。【药动学】口服可经胃肠道吸收，不被胃酸灭活。空腹服用后约20%～30%被吸收。口服500mg，2～4h后达血药浓度峰值。口服给药对多数革兰阳性菌的有效治疗浓度可维持6～8h。单次肌注600mg，对多数革兰阳性菌的有效治疗浓度可维持17～20h。2h持续静滴600mg，对多数革兰阳性菌的有效治疗浓度可维持14h。蛋白结合率为77%～82%，广泛而迅速地分布于各体液和组织中。可迅速经胎盘进入胎儿血循环。主要在肝脏代谢，某些代谢物具有抗菌活性，儿童的代谢率较成人高。可经肾、胆道和肠道排泄。血液透析或腹膜透析不能有效清除药物。【用法用量】成人口服给药：1.5～2g/d（按林可霉素计，以下同），分3～4次给药。肌注：0.6～1.2g/d，分次注射。静滴：严重感染时0.6～1g/次，每8～12小时1次。危及生命时剂量可增加至8g/d。一日极量不超过8g。肾功能不全时剂量：严重肾功能损害者的适宜剂量为常规剂量的25%～30%。儿童口服给药：30～60mg/(kg·d)，分3～4次给药。肌注：10～20mg/(kg·d)，分次注射。静滴：剂量同肌注，分2～3次给药。【不良反应】可见恶心、呕吐、腹痛等，严重者有腹绞痛、腹部压痛、严重腹泻，长期用药可致假膜性肠炎。可见皮疹、瘙痒等，偶见荨麻疹、血管神经性水肿和血清病反应、白细胞或中性粒细胞减少以及血小板减少等，罕见氮质血症、少尿、蛋白尿、再生障碍性贫血和全血细胞减少。【禁忌证】❶对本药或其他林可胺类药过敏者。❷新生儿。❸深部真菌感染者。【用药须知】❶交叉过敏：对一种林可胺类药过敏者，可能对其他林可胺类药也过敏。❷慎用：胃肠疾病患者，特别是溃疡性结肠炎、克罗恩病或假膜性肠炎患者；哮喘或其他严重过敏者；肝功能不全者；严重肾功能不全者；未完全控制的糖尿病患者；免疫功能低下和恶性肿瘤患者；白念珠菌阴道炎和鹅口疮患者。❸用药监测：长期用药时应常规监测肝、肾功能和血常规；大剂量用药时应做血药浓度监测，尤其肝、肾功能减退患者。❹脑脊液中不能达有效浓度，不适用于脑膜炎的治疗。❺不可直接静脉注射。静脉滴注时，每0.6～1g药物需用100mL以上溶液稀释，滴注时间不少于1h。❻口服给药时宜空腹服用，以利吸收。❼用药后如出现过敏反应，须停药。严重者可能需给予肾上腺素、抗组胺药、皮质激素、多巴胺等药物，并采取给氧、保持气道通畅、静脉补液等急救措施。【药物相互作用】❶本药有神经肌肉阻滞作用，可能增强其他有神经肌肉阻滞效应的药物作用。如与吸入性麻醉药同用时，可导致骨骼肌无力和呼吸抑制或麻痹。❷与抗蠕动止泻药、含白陶土止泻药同用，可延迟结肠内毒素排出，从而导致腹泻病程延长和病情加剧。❸与阿片类镇痛药同用，本药的呼吸抑制作用与阿片类镇痛药的中枢性呼吸抑制作用可发生累加，导致呼吸抑制延长或引起呼吸麻痹（呼吸暂停）。❹与氯霉素、红霉素、克林霉素同用，有相互拮抗作用。【用药过量】过量的处理：主要是对症及支持治疗，如洗胃、催吐及补液等。

克林霉素 Clindamycin【常用名】氯吉霉素、氯林可霉素、氯林霉素磷酸酯。**【常用剂型与规格】**胶囊：75mg/粒，150mg/粒；注射液：0.15g/支，0.3g/支，0.6g/支；片剂：75mg/片。**【作用与用途】**用于革兰阳性菌和厌氧菌引起的下列感染：❶呼吸系统感染，如急性支气管炎、慢性支气管炎急性发作、肺炎、肺脓肿、脓胸、厌氧菌性肺病、支气管扩张合并感染、化脓性中耳炎、鼻窦炎等。❷泌尿系统感染，如急性尿道炎、急性肾盂肾炎、前列腺炎。❸女性盆腔及生殖器感染，如子宫内膜炎、非淋病奈瑟菌性输卵管及卵巢脓肿、盆腔蜂窝组织炎及妇科手术后感染等，常需与氨基糖苷类药联用。❹皮肤软组织感染，如寻常性痤疮、疖、痈、脓肿、蜂窝组织炎、创伤和手术后感染等。❺骨、关节感染，如骨髓炎、化脓性关节炎。❻腹腔内感染，如腹膜炎、腹腔内脓肿、胆道感染等。❼其他如心内膜炎、败血症、扁桃体炎和口腔感染等。**【药动学】**口服吸收迅速，不被胃酸破坏，生物利用度为90%，食物不影响本药吸收。蛋白结合率高，约为92%～94%。分布广泛，可进入唾液、痰、胸腔积液、胆汁、精液、前列腺、肺、肝脏、膀胱、阑尾、软组织、骨和关节中，其中骨组织、胆汁及尿液中浓度较高。可透过胎盘屏障，在胎儿肝中浓缩，也可排入乳汁中，不能透过正常的脑膜，但当脑膜发炎时，可渗入脑脊液，浓度可达血药浓度的40%，并能进入脑脓肿的脓液中。在肝脏代谢，部分代谢物具抗菌活性。约10%给药量以活性成分由尿排出，3.6%以活性成分由粪便排出，其余以不具抗菌活性的代谢产物排出。成人清除半衰期为2.4～3h，儿童为2.5～3.4h。肾衰竭及严重肝脏损害者半衰期延长至3～5h。血液透析和腹膜透析不能有效清除本药。**【用法用量】**❶成人口服给药：150～300mg/次，4次/d。重症感染可增至450mg/次，4次/d。肌注：一次量不宜超过600mg。①中度感染或革兰阳性需氧菌感染：0.6～1.2g/d，分2～4次给药，每12h、8h、6h1次。②严重感染或厌氧菌感染：1.2～2.4g/d，分2～4次给药，每12h、8h、6h1次。静滴：同肌注。对危及生命的感染，剂量可增至4.8g/d，分2～4次给药。外用：用于寻常性痤疮。凝胶：清洗并抹干患处，将适量本药涂于患处，早晚各1次。外用溶液：同凝胶。4周为一疗程。❷儿童常规剂量：用于4周龄及4周龄以上患儿。口服：①盐酸克林霉素胶囊，8～16mg/（kg·d），重度感染可增至17～20mg/（kg·d），分3～4次给予。②盐酸克林霉素棕榈酸酯颗粒或分散片，体重10kg以上患儿，一般感染时8～16mg/（kg·d），重症感染时17～25mg/（kg·d），分3～4次给药；体重10kg以下患儿，一次服药应不少于37.5mg，3次/d。肌注：中度感染，15～25mg/（kg·d），分3～4次给药，每8h或6h1次。重度感染，25～40mg/（kg·d），分3～4次给药，每8h或6h1次。静滴同肌注。【不良反应】常见恶心、呕吐、腹痛、腹泻等，严重者可出现假膜性肠炎。偶见白细胞或中性粒细胞减少、嗜酸粒细胞增多、血小板减少等。少见一过性碱性磷酸酯、血清氨基转移酶轻度升高及黄疸。【禁忌证】❶对本药或其他林可霉素类药物过敏者。❷新生儿。【用药须知】❶交叉过敏：对一种林可霉素类药物过敏者，可能对其他林可霉素类药也过敏。❷慎用：有胃肠疾病或病史者，特别是溃疡性结肠炎、克罗恩病或假膜性肠炎患者；肝功能不全者；严重肾功能障碍者；有哮喘或其他过敏史者。❸用药监测：疗程长者，需定期检测肝、肾功能和血常规；严重肾功能减退和（或）严重肝功能减退伴严重代谢异常者，大剂量用药时需进行血药浓度监测。❹口服给药时宜与食物或牛奶同服，以减少对食管或胃的刺激。盐酸克林霉素棕榈酸酯分散片宜用温开水送服，或用温开水溶解后服用。❺溶液配制：肌注，将本药用生理盐水配成50～150mg/mL的澄明液体并即时使用。静滴，本药600mg用100～200mL生理盐水或5％葡萄糖注射液稀释成浓度不超过6mg/mL的药液，滴注时间不少于30min。即1h内用药量不超过1200mg。【药物相互作用】❶与庆大霉素合用，对链球菌有协同抗菌作用。❷本药具神经肌肉阻滞作用，可增强神经肌肉阻滞药的作用，应避免合用。❸本药可增强吸入性麻醉药的神经肌肉阻滞现象，导致骨骼肌软弱、呼吸抑制或麻痹，在手术中或术后合用时应注意。以抗胆碱酯酶药物或钙盐治疗可能有效。【用药过量】用药过量时可引起全身症状，应采用对症治疗和支持治疗。❶严重腹泻需补充液体、电解质和蛋白质，必要时应口服万古霉素、甲硝唑、杆菌肽或考来烯胺。❷对于过敏反应症状，可给予肾上腺素类药并吸氧和保持气道通畅。

第十二节 其他抗菌药物类

磷霉素 Fosfomycin【常用名】磷霉素氨丁三醇、磷霉素钙、复美欣。**【常用剂型与规格】**片剂：0.1g/片，0.2g/片，0.5g/片；胶囊：0.1g/粒，0.25g/粒，0.5g/粒；注射剂：1.0g/支，2.0g/支，4.0g/支。**【作用与用途】❶**用于治疗敏感菌所致的单纯性下尿路感染、肠道感染、呼吸道感染、皮肤软组织感染、眼科感染及妇科感染等。**❷**磷霉素钠注射制剂适用于治疗敏感菌所致的呼吸道感染、尿路感染、皮肤软组织感染等。也可与其他抗菌药联合用于治疗敏感菌所致的严重感染。**【药动学】**本药吸收后广泛分布于各组织和体液中，表观分布容积约为24L/kg。组织中浓度以肾脏最高，其次为心、肺、肝等；在胸腹腔、支气管分泌物和眼房水中也有一定浓度。可透过血-脑脊液屏障进入脑脊液中，有炎症时脑脊液中浓度可达血药浓度的50%以上。也可透过胎盘屏障进入胎儿血循环。磷霉素分子量小，与血浆蛋白结合率低于5%，半衰期为3～5h，肾功能减退时半衰期略有延长，但对血药浓度无明显影响。口服后约1/3给药量于24h随尿液排出，1/3给药量在72h内随粪便排出。静脉注射或肌内注射24h内约90%给药量自尿液中排出。血液透析可清除70%～80%的药物。**【用法用量】**成人口服给药：治疗尿路感染等轻症感染，2～4g/d磷霉素钙，分3～4次服用。静脉给药：治疗中度或重度系统感染，4～12g/d磷霉素钠，严重感染可增至16g，分2～3次静滴或缓慢静注。肌注：2～8g/d磷霉素钠，分3～4次肌注。儿童口服给药：0.05～0.1g/(kg·d)磷霉素钙，分3～4次服用。静滴：0.1～0.3g/(kg·d)磷霉素钠，分2～3次。肌注：0.05～0.2g/(kg·d)磷霉素钠，分3～4次。**【不良反应】**常见恶心、呕吐、食欲减退、中上腹不适、稀便或轻度腹泻等。偶见皮疹、皮肤瘙痒、呼吸困难、哮鸣、眩晕、嗜酸粒细胞增多等过敏反应及ALT、AST升高。极个别患者可能出现过敏性休克。肌内注射时局部疼痛显著；静脉滴注过快可致血栓性静脉炎。**【禁忌证】**对本药过敏者。**【用药须知】❶**慎用：肝、肾功能不全者。**❷**使用较大剂量时应监测肝、肾功能。**❸**磷霉素钠注射制剂禁用于5岁以下小儿。**❹**肌注磷霉素钠由于疼痛较剧，常需加用局麻药，已较少采用肌注给药。**❺**静滴速度宜缓慢，每次静滴时间应在1～2h以上。**❻**静滴液的配制：先用灭菌注射用水适量溶解本药，再加至 250～500mL 的 5％葡萄糖注射液或生理盐水中稀释后静滴。【药物相互作用】❶与氨基糖苷类药合用呈协同抗菌作用，并可减少或延迟细菌耐药性的产生。❷与 β-内酰胺类药联用对金葡菌（包括甲氧西林耐药金葡菌）、铜绿假单胞菌具协同抗菌作用，并可减少或延迟细菌耐药性的产生。③与钙盐或抗酸剂同用可降低磷霉素的吸收。

利福昔明 Rifaximin【常用名】威利宁。【常规剂型与规格】混悬剂：0.1g/袋。【作用与用途】本品对多数革兰阳性和革兰阴性细菌，包括需氧菌和厌氧菌的感染具有杀菌作用。用于对利福昔明敏感的病原菌引起的肠道感染，包括急性和慢性肠道感染、腹泻综合征、夏季腹泻、旅行性腹泻和小肠结肠炎等。【药动学】口服不吸收。【用法用量】口服：成人，0.2g/次，4 次/d。2～6 岁儿童，0.1g/次，4次/d。6～12 岁儿童，0.1～0.2g/次，4 次/d。12 岁以上儿童，剂量同成人。可根据医嘱调节剂量和服用次数。除非在医嘱的情况下，每1 个疗程不超过 7d。【不良反应】部分患者用药后可出现恶心，但症状可迅速消退。有头痛、体重下降、血清钾和血清钠浓度轻微升高、有腹胀、腹痛、恶心和呕吐、水肿，大剂量长期用药，极少数患者可能出现荨麻疹样皮肤反应。【禁忌证】对本药或利福霉素类药过敏者、肠梗阻者、严重的肠道溃疡性病变者禁用。【用药须知】❶儿童服用本药不能超过 7d。❷6 岁以下儿童建议不要服用本药片剂或胶囊。❸长期大剂量用药或肠黏膜受损时，会有极少量被吸收，导致尿液呈粉红色。❹请置于儿童触及不到的地方。❺如果产生了对本品不敏感的微生物，应中断治疗并采取其他适当治疗措施。【药物相互作用】口服利福昔明只有少于 1％剂量经肠吸收，所以不会引起药物的相互作用。【用药过量】服用 1.6g/d，目前尚没有局部也没有全身性不良事件发生。但过量服用时应洗胃，并配合其他适当治疗。

夫西地酸 Fusidic Acid【常用名】梭链孢酸钠、褐霉素。【常用剂型与规格】片剂：250mg/片；注射剂：500mg/支，580mg/支；混悬液：250mg/瓶；乳膏：0.1g/支，0.3g/支。【作用与用途】❶用于敏感菌（尤其是对其他抗生素耐药的菌株）所致的骨髓炎或皮肤、软组织感染。❷用于其他抗生素治疗失败的深部感染，如败血症、肺炎、心内膜炎等。【药动学】胃肠道吸收良好，与食物同服时达峰值时间明显延迟，血药峰浓度明显下降，但生物利用度不受影响。在体内各组织中分布广泛。血浆蛋白结合率 97％～99.8％。主要经肝脏代谢为非活性代谢物后经胆汁排泄。清除半衰期为 5～6h。【用法用量】❶成人口服给药：500mg/次，3 次/d；重症加倍。局部给药：2～3 次/d，涂于患处，疗程为 7d。治疗疥疮时可根据病情需要延长疗程。❷儿童口服给药：①对 1 岁以下患儿，50mg/（kg·d），3 次/d。②对 1～5 岁患儿，250mg/次，3 次/d。③对 5～12 岁患儿，用法与用量同成人。【不良反应】偶见皮疹、黄疸、肝功能异常，停药后肝功能可恢复正常。偶见接触性皮炎、皮疹、红斑、瘙痒等。【禁忌证】对本药过敏者。【用药须知】❶慎用：黄疸及肝功能不全者。❷监测：血清胆红素浓度；肝功能。❸本药外用制剂不能长时间、大面积使用。❹口服给药时可与食物同服，以减轻胃肠道症状。❺由于肌注后局部组织损伤发生率较高，不宜肌注给药。❻溶液配制：静脉给药时，必须先用 10mL 缓冲液溶解后，再用 0.9％的氯化钠注射液或 5％的葡萄糖溶液稀释至 250～500mL，缓慢滴注（2～4h）至大静脉中。【药物相互作用】❶与阿托伐他汀同用可使两者血药浓度明显升高，引起肌酸激酶上升，出现肌无力、疼痛。❷与利托那韦同用，两者血药浓度明显升高，导致肝毒性增加；与沙奎那韦同用，两者血药浓度明显升高，导致肝酶浓度升高和黄疸。

第十三节　糖肽类

去甲万古霉素 Norvancomycin【常用名】万迅、盐酸去甲万古霉素。【常用剂型与规格】注射液：400mg/支，800mg/支。【作用与用途】❶用于对青霉素过敏的肠球菌心内膜炎、棒状杆菌属心内膜炎患者的治疗。❷用于对青霉素类或头孢菌素类药过敏，或经上述抗生素治疗无效的严重葡萄球菌（包括甲氧西林耐药菌株和多重耐药菌株）所致心内膜炎、骨髓炎、肺炎、败血症或软组织感染患者的治疗。❸用于治疗血液透析患者发生葡萄球菌属所致动、静脉分流感染。【药动学】口服不吸收，静脉给药可广泛分布于全身大多数组织和体液中。药物在血清、胸膜、心包、腹膜、腹水和滑膜液中可达有效抗菌浓度。尿中药物浓度较高，但胆汁中浓度低。可透过胎盘屏障，不能透过正常血-脑脊液屏障，但在脑膜发炎时可渗入脑脊液并达有效治疗浓度。血浆蛋白结合率为 55％，经肝脏代谢。肾功能正常成人半衰期为 6～8h，无尿者半衰期可延长至 8～10d。24h 内 80％以上药物经肾小球滤过以原形随尿液排出，少量经胆汁排出。【用法用量】成人静滴：800～1600mg/d，分 2～3 次给药。肾功能不全时剂量：肾功能减退者需减少维持剂量。可延长给药间期，每次剂量不变，或减少每次剂量，给药间期不变。儿童静滴：16～24mg/（kg·d），一次或分次给药。【不良反应】常见听神经损害、听力减退甚至缺失、耳鸣或耳部饱胀感。蛋白尿、管型尿、血尿、尿量或排尿次数显著增多或减少等，严重者可致肾衰竭。偶见皮肤瘙痒、药物热、过敏性休克、剥脱性皮炎等。【禁忌证】对本药或万古霉素类抗生素过敏者。【用药须知】❶慎用：肾功能不全者；听力减退或有耳聋病史者。❷用药监测：长期用药时应定期检查听力；长期用药时应定期监测肾功能及尿液中蛋白、管型、细胞数和尿比重；用药中应注意监测血药浓度，尤其是对需延长疗程或有肾功能减退、听力减退、耳聋病史的患者。血药峰浓度不应超过25～40mg/L，谷浓度不应超过5～10mg/L。❸为减少不良反应发生率，静滴时速度不宜过快，应至少用5％葡萄糖注射液或氯化钠注射液200mL溶解后缓慢静滴，每次滴注时间不少于1h。【药物相互作用】❶与氨基糖苷类联用对肠球菌有协同抗菌作用；但与氨基糖苷类药合用或先后应用，可增加耳毒性和（或）肾毒性的可能，呈可逆性或永久性。❷与两性霉素B、杆菌肽（注射）、卷曲霉素、环孢素、巴龙霉素、多黏菌素类、阿司匹林或其他水杨酸盐、依他尼酸、呋塞米等利尿药合用或先后应用，可增加耳毒性和（或）肾毒性的潜在可能。❸与抗组胺药、布克力嗪、赛克力嗪、吩噻嗪类、噻吨类、曲美苄胺等合用时，可能掩盖耳鸣、头昏、眩晕等耳毒性症状。❹与考来烯胺同用可使药效灭活。可能的机制为阴离子交换树脂可与其结合。【用药过量】过量的处理：用药过量可引起少尿和肾衰竭。处理：❶对症和支持治疗。❷常规的血液透析和腹膜透析对清除药物无效；但血液灌流或血液过滤可有效清除血中药物。

替考拉宁 Teicoplanin【常用名】壁霉素、肽可霉素。**【常用剂型与规格】**注射剂：200mg/支，400mg/支。**【作用与用途】**用于治疗严重的革兰阳性菌感染，尤其是不能用青霉素类及头孢菌素类抗生素治疗或用上述抗生素治疗失败的严重葡萄球菌感染，或对其他抗生素耐药的葡萄球菌感染。**【药动学】**口服不吸收，肌注吸收迅速，生物利用度为94％。静注后血药浓度显示出两相分布，半衰期分别为0.3h和3h。静注和肌注给药后，可广泛渗透入各组织中。其中在皮肤、骨组织、肾、支气管、肺和肾上腺中浓度较高，但不能透入红细胞、脑脊液和脂肪。蛋白结合率高达90％～95％。肾功能正常者清除半衰期为70～100h，肾功能不全者，半衰期延长。血液透析不能有效清除。【用法用量】❶成人静滴：①中度感染：负荷量为第 1 日单次给药 400mg；维持量为 200mg/次，1 次/d。②严重感染：负荷量为 400mg/次，每 12 小时 1 次，共给药 3 次；维持量为 400mg/次，1 次/d。心内膜炎和骨髓炎的疗程推荐为 3 周或 3 周以上。③矫形手术预防感染：麻醉诱导期单次静脉给药 400mg。④严重烧伤感染或金黄色葡萄球菌心内膜炎：维持量为 12mg/(kg·d)。静注剂量同静滴。肌注：用于治疗中度感染、严重感染，剂量同静滴。口服给药：用于治疗难辨梭状芽孢杆菌性假膜性肠炎，剂量为 100～500mg/次，2～4次/d，10d 为一个疗程。❷肾功能不全时剂量：肾功能受损患者，前 3d 按常规剂量给药，第 4d 开始根据血药浓度的测定结果调整用量。①轻度肾功能不全者（肌酐清除率为 40～60mL/min），按常规剂量，隔日 1 次，或剂量减半，1 次/d。②严重肾功能不全（肌酐清除率小于 40mL/min），按起始剂量给药，每 3d1 次；或按常规剂量的 1/3给药，1 次/d。❸儿童静滴：①中度感染，推荐剂量为 10mg/kg，前 3 次剂量每 12 小时给药 1 次，随后剂量为 6mg/kg，1 次/d。②严重感染和中性粒细胞减少的患儿（2 个月以上）：推荐剂量为 10mg/kg，前 3 次剂量，按每 12 小时给药 1 次，随后维持量为 10mg/kg，1 次/d。③严重感染和中性粒细胞减少的新生儿：第 1d 的推荐剂量为 16mg/kg。负荷剂量为只用 1 剂；维持剂量为 8mg/kg，1 次/d。静脉、肌内注射：剂量同静滴。【不良反应】偶见皮疹、瘙痒、药物热、支气管痉挛、恶心、呕吐、腹泻等。偶见嗜酸粒细胞增多、白细胞减少、中性粒细胞减少、血小板减少或增多。【禁忌证】对本药过敏者。【用药须知】❶交叉过敏：本药与万古霉素可能存在交叉过敏。❷慎用：肾功能受损者。❸监测：长期或大剂量用药时应进行血常规检查，并进行肝、肾功能检测；肾功能不全者长期用药，或用药期间合用可能有听神经毒性和（或）肾毒性药物者应监测听力；用药期间应进行血药浓度监测。❹治疗严重感染时，血药浓度不应低于 10mg/L。❺可以肌内注射、静脉注射或缓慢静脉滴注。静脉注射时间不少于 1min，静脉滴注时间不少于 30min。【药物相互作用】❶与环丙沙星同用可增加发生惊厥的危险。❷与下列药物合用或先后应用可能增加耳毒性和（或）肾毒性：氨基糖苷类药；两性霉素 B、杆菌肽（注射）、卷曲霉素、巴龙霉素及多黏菌素；依他尼酸、呋塞米等利尿药；环孢素、抗组胺药、赛克力嗪、吩噻嗪类、噻吨类、曲美苄胺；阿司匹林及其他水杨酸盐。【用药过量】过量时主要采取对症治疗。

万古霉素 Vancomycin【常用名】凡可霉素、万君雅、稳可信。

【常用剂型与规格】注射剂：500mg/支，1000mg/支；胶囊：120mg/粒，250mg/粒。【作用与用途】❶用于革兰阳性菌严重感染，尤其是对其他抗菌药耐药或疗效差的耐甲氧西林金黄色葡萄球菌、表皮葡萄球菌、肠球菌所致严重感染；亦用于对β-内酰胺类抗生素过敏者的上述严重感染。❷用于血液透析患者发生葡萄球菌属所致的动静脉分流感染。❸口服适用于对甲硝唑无效的假膜性结肠炎或多重耐药葡萄球菌小肠结肠炎。【药动学】口服吸收不良，静脉给药可广泛分布于全身大多数组织和体液中。分布容积为0.43～1.25L/kg。除胆汁外，在血清、心包、胸膜、腹膜、腹水和滑膜液中均可达有效抗菌浓度。可透过胎盘，但不能迅速透过正常血-脑脊液屏障，在脑膜发炎时则可渗入脑脊液并达有效抗菌浓度。消除半衰期：成人平均6h（4～11h），严重肾功能不全者可延长至7.5d；小儿为2～3h。80%～90%在24h内经肾以原形排泄，少量随胆汁和乳汁排泄。血液透析或腹膜透析不能有效清除。【用法用量】❶成人口服给药：假膜性结肠炎，经甲硝唑治疗无效者：125～500mg/次，每6h1次，治疗5～10d，每日剂量不宜超过4g。静滴：①心瓣膜修补或瓣膜心脏病手术前预防：术前1h给药1000mg，8h后重复给药1次。②全身感染：每6h7.5mg/kg，或每12h15mg/kg。对严重感染患者，可3～4g/d短期应用。③中枢神经系统葡萄球菌感染：最高剂量为60mg/(kg·d)，分次给药。❷肾功能不全时剂量：肾功能不全者应根据肌酐清除率调整用药。❸儿童口服给药：肠道感染：10mg/(kg·次)，每6h1次，治疗5～10d。①全身感染：婴儿（0～7日龄），先用15mg/kg，然后用10mg/kg，每12h给药1次；婴儿（7日龄～1月龄），先用15mg/kg，然后用10mg/kg，每8h给药1次。②儿童，一次10mg/kg，每6h1次；或20mg/(kg·次)，每12h1次。【不良反应】常见耳鸣或耳部饱胀感、听力减退甚至缺失、听神经损害等，常见肾小管损害：蛋白尿、管型尿、血尿、少尿等，严重者可致肾衰竭，在大剂量、长时间、老年人或肾功能不全者应用时尤易发生。偶见类过敏反应：寒战或发热、瘙痒、恶心、呕吐等。罕见可逆性嗜中性白细胞减少、可逆性粒细胞缺乏症、嗜酸粒细胞增多、血小板减少。【禁忌证】对本药或其他万古霉素类抗生素过敏者。【用药须知】❶慎用：严重肾功能不全者；听力减退或有耳聋病史者。❷用药监测：①长期用药时应定期检查听力。②定期监测肾功能、尿比重及尿液中蛋白、管型、细胞数。③用药中应监测血药浓度，尤其是长疗程或有肾功能减退、听力减退、耳聋病史的患者。血药浓度峰值不应超过25～40mg/L，谷值不应超过 5～10mg/L。❸对组织有强烈刺激性，不宜肌注或静注；静滴时避免药液外漏。❹静滴速度不宜过快，每次滴注时间至少在 1h 以上。❺治疗葡萄球菌心内膜炎时，疗程应不少于 4 周。❻长期使用本药治疗可能会导致不敏感菌株的过量增长，若治疗中发生二重感染，应采取相应治疗。【药物相互作用】❶与氨基糖苷类药联用对肠球菌有协同抗菌作用；同时，合用或先后应用也可增加耳毒性和（或）肾毒性。❷与第三代头孢菌素联用对金黄色葡萄球菌和肠球菌有协同抗菌作用。❸与两性霉素 B、杆菌肽（注射）、卷曲霉素、巴龙霉素及多黏菌素类等药物合用或先后应用，可增加耳毒性和（或）肾毒性。❹与阿司匹林或其他水杨酸盐、环孢素合用或先后应用，可增加耳毒性和（或）肾毒性。【用药过量】过量的处理：用药过量可引起少尿和肾衰竭。处理包括：❶对症和支持治疗。❷常规的血液透析和腹膜透析对清除药物无效；但血液灌流或血液过滤可提高药物清除率。

第十四节　多黏菌素类

多黏菌素 B Polymyxin B【常用名】阿罗多黏、多黏霉素 B。【常用剂型与规格】注射液：50g/支。【作用与用途】❶用于铜绿假单胞菌及其他革兰阴性菌引起的严重感染。❷鞘内注射用于革兰阴性菌脑膜炎（尤其是铜绿假单胞菌脑膜炎）。❸局部用于铜绿假单胞菌引起的角、结膜炎等眼部感染。❹用于膀胱灌洗。【药动学】口服不易吸收，在体内可分布于肝、肾等部位，可通过胎盘，不易进入胸、腹腔、关节腔，在脑脊液中的浓度也较低。蛋白结合率较低，约 60% 的药物经肾脏缓慢排泄，尚不明确是否经乳汁排泄。清除半衰期约 6 小时，肾功能不全者半衰期可延长至 2～3d。腹膜透析及血液透析可少量清除本药。【用法用量】成人静滴：一日总量 1.5～2.5mg/kg，不超过 2.5mg/kg，每 12h 滴注 1 次。肌注：一日总量 2.5～3mg/kg，分次给予，每 4～6h1 次。鞘内注射：用于铜绿假单胞菌脑膜炎，5mg/次，1 次/d，使用 3～4d 后，改为隔日 1 次，在脑脊液培养阴性、糖含量恢复正常 2 周后才可停药。眼部给药：最初 5～10min 给药 1 次，以后给药间隔延长。儿童：静滴，一般一日总量 1.5～2.5mg/kg，每 12h 滴注 1 次。肾功能正常婴儿一日总量可达到 4mg/kg。肌注：一般一日总量 2.5～3mg/kg，分次给予，每 4～6h1 次。

婴儿一日总量可达到 4mg/kg,新生儿一日总量可达到 4.5mg/kg。鞘内注射:2 岁以上儿童用量同成人。2 岁以下儿童,2mg/次,1 次/d,使用 3~4d 后改为 2.5mg/次,隔日 1 次。也可一直使用 2.5mg,隔日 1 次,直至脑脊液检查正常 2 周后才可停药。【不良反应】常见血尿、蛋白尿、管型尿,继续发展可出现少尿、血尿素氮及肌酸酐升高等,严重者可发生肾小管坏死及肾衰竭。偶见眩晕、嗜睡、肢体麻木、口齿迟钝、味觉异常、眼球震颤、步态不稳、共济失调等。【禁忌证】对多黏菌素类药物过敏者。【用药须知】❶交叉过敏:本药与其他多黏菌素可能存在交叉过敏。❷慎用:肾功能不全者;同时或相继使用其他肾毒性或神经毒性药物者。❸监测:使用本药治疗应检查白细胞计数,必要时做细菌培养及药敏试验,监测肾功能及血清电解质浓度。❹静脉给药速度不宜过快。❺肌注时疼痛明显,加入局部麻醉药(如 1%盐酸普鲁卡因溶液)可减轻疼痛。❻发生神经肌肉阻滞及呼吸抑制时,应立即停药并使用钙剂、新斯的明及依酚氯铵等药物改善呼吸功能,必要时人工辅助通气。❼鞘内注射剂量一次超过 10mg 时,可引起明显的脑膜刺激征,严重者发生下肢瘫痪、大小便失禁、抽搐等。【药物相互作用】❶与肌松药、吩噻嗪类药物、氨基糖苷类抗生素、肌肉松弛作用明显的麻醉药等合用会增强神经肌肉阻滞作用。❷与地高辛合用可增强地高辛作用。

黏菌素 Colistin【常用名】多黏菌素 E、可利迈仙。【常用剂型与规格】片剂:12.5 万 U/片,25 万 U/片,50 万 U/片,100 万 U/片,300 万 U/片;注射剂:100 万 U/支。【作用与用途】❶用于治疗对其他抗生素耐药的铜绿假单胞菌和其他革兰阴性杆菌引起的严重感染。如铜绿假单胞菌败血症、铜绿假单胞菌脑膜炎、大肠埃希菌性肠炎、泌尿道感染等。❷口服用于白血病伴中性粒细胞缺乏者细菌感染的预防。❸口服还可用于肠道手术前准备,以抑制肠道菌群。❹外用于烧伤和外伤引起的铜绿假单胞菌局部感染和耳、眼等部位敏感菌所致感染。【药动学】口服很少吸收,皮肤创面也不易吸收。肌内注射后血药浓度也较低。在肝、脑、心、肌肉和肺组织中有一定的分布,不易渗入胸腔、关节腔和感染灶内,也难以透入脑脊液中。蛋白结合率较低。成人消除半衰期约为 6h,儿童消除半衰期为 1.6~2.7h;肾功能不全时,半衰期可延长。在体内代谢缓慢,主要经肾脏排泄,肾排泄率可达 60%,连续给药会导致药物在体内蓄积。不经胆汁排泄,未排泄药物在体内缓慢灭活。因黏菌素分子量较大,腹膜透析、血液透析难以消除。【用法用量】成人口服给药:100 万~150 万 U/d,分

2～3次服用；重症时剂量可加倍。肌注：黏菌素硫酸盐，100万～150万 U/d。静滴：黏菌素硫酸盐，100万～150万 U/d。局部给药：使用注射制剂，用氯化钠注射液稀释为1万～5万 U/mL外用。儿童口服给药：2万～3万 U/(kg·d)，分2～3次服用。肌注：黏菌素硫酸盐，2万～3万 U/(kg·d)。静滴：黏菌素硫酸盐，2万～3万 U/(kg·d)。【不良反应】肾毒性常见：蛋白尿、血尿和管型尿、血清肌酸酐及尿素氮升高、急性肾小管坏死。常见头晕、面部麻木和周围神经炎、意识混乱、昏迷、共济失调等。偶见瘙痒、皮疹和药物热等过敏症状。【禁忌证】对本药过敏者。【用药须知】❶慎用：肾功能不全者。❷长期用药时应监测尿常规及肾功能。❸黏菌素对深部组织感染及粒细胞缺乏患者的感染无效，临床不作首选。❹治疗脑膜炎时须鞘内给药。❺口服制剂宜空腹给药。肌注时，为减轻疼痛，可用1%盐酸普鲁卡因氯化钠注射液为溶剂。现已少用注射给药。❻不可一次性迅速静注，以避免发生广泛性神经肌肉阻滞。本药引起的神经肌肉阻滞与氨基糖苷类不同，后者可以用新斯的明解救，而本药引起的神经肌肉阻滞为非竞争性阻滞，故新斯的明治疗无效，只能以人工呼吸处理。【药物相互作用】❶与利福平合用呈协同抗菌作用。❷与磺胺类药和（或）TMP联合应用，可增强黏菌素对肠杆菌属、肺炎克雷伯菌和铜绿假单胞菌等敏感菌的抗菌作用。且联用时对耐黏菌素的沙雷菌属、变形杆菌属也呈协同抗菌作用。❸与能酸化尿液的药物合用可增强黏菌素的抗菌活性。❹低浓度时能促进四环素透过真菌细胞膜而抑制其蛋白合成。❺与氨基糖苷类、万古霉素、甲氧西林等同用可增加肾毒性。【用药过量】过量的处理：用药过量时，应催吐及给予对症治疗，并大量饮水和补液。腹膜透析、血液透析不能有效清除药物。

第十五节　磺胺类及磺胺类增效药

复方磺胺甲噁唑 Compound Sulfamethoxazole 【常用名】复方新诺明、磺胺甲噁唑/甲氧苄啶（SMZ/TMP）。**【常用剂型与规格】**片剂：0.5g（每片含 SMZ 400mg，TMP 80mg）/片；分散片：0.5g（每片含 SMZ 400mg，TMP 80mg）/片；注射液：5mL（每1mL 含 SMZ 400mg，TMP 80mg）/支，2mL（含 SMZ 400mg，TMP 80mg）/支。**【作用与用途】**❶用于治疗敏感的流感嗜血杆菌、

肺炎链球菌所致的成人慢性支气管炎急性发作、儿童急性中耳炎。❷用于治疗大肠埃希菌、克雷伯菌属、肠杆菌属、奇异变形杆菌、普通变形杆菌和摩根菌敏感菌株所致细菌性尿路感染。❸用于产肠毒素大肠埃希菌和志贺菌属所致旅游者腹泻，以及福氏或宋氏志贺菌敏感菌株所致感染。❹可作为卡氏肺孢子虫肺炎的治疗首选药以及预防用药。❺可用于预防脑膜炎球菌所致的脑膜炎。【药动学】吸收后两种成分在全身均分布良好，其中 TMP 具有更大的分布容积，且 TMP 主要集中在前列腺液和阴道液等相对酸性环境中。TMP 和 SMZ 按 1：5 的比例制成的复方药物，可以产生 1：20 的血浆浓度比，系最佳抗菌效应比。两种成分清除半衰期相近，均以原形和代谢产物从尿中排泄。24h 内 SMZ 及 TMP 各有约 50% 的给药量随尿液排泄。【用法用量】❶成人口服给药：①治疗细菌感染：1g/次（SMZ 800mg，TMP 160mg），每 12h1 次。②治疗寄生虫感染：一次用药含甲氧苄啶 3.75～5mg/kg、磺胺甲噁唑 18.75～25mg/kg，每 6h1 次。③预防用药：初次给予 1g（SMZ 800mg，TMP 160mg），2 次/d；继以相同剂量 1 次/d，或 3 次/周。❷静滴：①治疗细菌性感染：给予复方磺胺甲噁唑注射液，一次用药含 TMP 2～2.5mg/kg、SMZ 10～12.5mg/kg，每 6h 给药 1 次，或一次用药含 TMP 2.7～3.3mg/kg、SMZ 13.3～16.7mg/kg，每 8h 给药 1 次，也可以一次用药含 TMP 4～5mg/kg、SMZ 20～25mg/kg，每 12h 给药 1 次。②治疗卡氏肺孢子虫病：给予复方磺胺甲噁唑注射液，一次用药含 TMP 3.75～5mg/kg、SMZ 18.75～25mg/kg，每 6h 给药 1 次，或一次用药含 TMP 5～6.7mg/kg、SMZ 25～33.3mg/kg，每 8h 给药 1 次。❸肌注：2mL/次（SMZ 400mg、TMP 80mg），2 次/d。❹儿童口服给药：①治疗细菌感染：2 月龄以上小儿，体重 40kg 以下时，给予复方磺胺甲噁唑片（或分散片），一次用药含 SMZ 20mg/kg、TMP 4mg/kg，每 12h 给药 1 次；体重大于 40kg 的小儿剂量同成人常用量。②治疗寄生虫感染如卡肺孢子虫肺炎：2 月龄以上小儿，体重小于 32kg 时，给予复方磺胺甲噁唑片（或分散片），一次用药含 SMZ 18.75～25mg/kg、TMP 3.75～5mg/kg，每 6h1 次；体重大于 32kg 的小儿剂量同成人常用量。静滴：对 2 月龄以上小儿治疗剂量参照成人常用量，按体重计算。对 2 月龄以下婴儿及新生儿不宜应用本药。【不良反应】常见药疹，较为严重者可发生渗出性多形性红斑、剥脱性皮炎、大疱表皮松解萎缩性皮炎等；也可表现为光敏反应、药物热、关节及肌肉疼痛、发热等血清病样反应；偶见过敏性休克。常见结晶尿、血尿和管型尿，严重者可引起少尿、尿痛甚至肾衰竭，偶见间质性肾炎或肾小管坏死等严重不良反应。常见恶心、呕吐、食欲减退、腹泻等胃肠道症状，偶见假膜性肠炎。【禁忌证】❶对磺胺甲噁唑、甲氧苄啶任一成分及其他磺胺类药过敏者。❷2月龄以下婴儿、早产儿。❸孕妇、哺乳妇女。❹严重肝、肾功能损害患者。❺巨幼细胞性贫血患者。【用药须知】❶交叉过敏：对一种磺胺类药过敏者对其他磺胺类药也可能过敏；对呋塞米、砜类、噻嗪类利尿药、磺脲类、碳酸酐酶抑制药过敏者，对磺胺类药也可能过敏。❷慎用：葡萄糖-6-磷酸脱氢酶缺乏者；轻、中度肝肾功能损害者；血卟啉病患者；叶酸缺乏性血液系统疾病；失水患者；艾滋病患者；休克患者。❸用药监测：对接受较长疗程的患者应作血常规检查；长疗程或高剂量治疗时应作定期尿液检查；用药中应进行常规肝、肾功能检查；严重感染者应测定血药浓度，总磺胺血药浓度不应超过 $200\mu g/mL$，以避免不良反应发生。❹长疗程、大剂量使用本药时，宜同服碳酸氢钠并多饮水。❺由于本药能抑制大肠埃希菌的生长，妨碍 B 族维生素在肠内的合成，故用药超过一周以上者，应同时给予 B 族维生素以预防其缺乏；接受本药治疗者对维生素 K 的需要量也增加。【药物相互作用】❶与口服抗凝药、口服降血糖药、甲氨蝶呤、苯妥英钠和硫喷妥钠、保泰松同用时，使后者作用时间延长或毒性增加。❷与骨髓抑制药同用可能增强骨髓抑制药对造血系统的不良反应。❸与磺吡酮同用可减少本药经肾小管分泌，使血药浓度升高。❹与光感药物同用可能发生光敏感的相加作用。❺与溶栓药同用可能增高其毒性作用。❻与肝毒性药物同用可能增高肝毒性的发生率。【用药过量】过量的症状及处理：❶短期过量服用本药会出现食欲缺乏、腹痛、恶心、呕吐、头晕、嗜睡、神志不清、精神萎靡、发热、血尿、结晶尿、血液疾病、黄疸、骨髓抑制等。一般治疗为停药后洗胃、催吐或大量饮水；尿量低且肾功能正常时可给予输液治疗。在治疗过程中应监测血常规、电解质等。如出现较明显的血液系统不良反应或黄疸，应予以血液透析。❷如因服用本药引起叶酸缺乏时，可同时服用叶酸制剂；如出现骨髓抑制，先停药，给予叶酸 3～6mg 肌注，1 次/d，连用 3d 或至造血功能恢复正常为止；长期过量服用本药引起骨髓抑制，造成血小板、白细胞的减少和巨幼细胞贫血时，应给予高剂量叶酸（每日肌注甲酰四氢叶酸 5～15mg）治疗，直到造血功能恢复正常为止。

磺胺嘧啶 Sulfadiazine 【常用名】磺胺哒嗪、磺胺嘧啶钠。**【常**

用剂型与规格】 片剂：0.5g/片；注射液：0.4g/支，1g/支；软膏：5%/支，10%/支。**【作用与用途】** ❶预防、治疗敏感脑膜炎球菌所致的流行性脑膜炎。❷治疗敏感菌所致的急性支气管炎、轻症肺炎、中耳炎及皮肤软组织等感染。❸治疗星形奴卡菌病。❹治疗沙眼衣原体所致宫颈炎和尿道炎的次选药物。❺治疗由沙眼衣原体所致的新生儿包含体结膜炎的次选药物。❻对氯喹耐药的恶性疟疾治疗的辅助用药。❼与乙胺嘧啶联合用药治疗鼠弓形虫引起的弓形虫病。**【药动学】** 口服易吸收，但吸收较缓慢。易透过血-脑脊液屏障，也能进入乳汁和通过胎盘屏障。血浆蛋白结合率低，为38%～48%。肾功能正常者清除半衰期约为10h，肾衰竭者可达34h。在肝脏经过乙酰化代谢而失效，其次是与肝脏中的葡萄糖醛酸结合而失效。经肾小球滤过排泄，少量药物经粪便、乳汁、胆汁中排出。**【用法用量】** ❶成人口服给药：①一般感染：首次剂量为2g，以后1g/次，2次/d。②预防流行性脑膜炎：1g/次，2次/d，疗程2d。③流行性脑膜炎：首次量为2g，维持量1g/次，4次/d。静脉给药：一般感染，1～1.5g/次，3次/d。流行性脑膜炎，首次剂量为50mg/kg，维持量为100mg/(kg·d)，分3～4次静滴或缓慢静注。❷儿童口服给药：①2月龄以上婴儿及儿童的一般感染：首次剂量为50～60mg/kg（总量不超过2g），以后25～30mg/(kg·次)，2次/d。②预防流行性脑膜炎：500mg/d，分次服用，疗程2～3d。静脉给药：一般感染，50～75mg/(kg·d)，分2次静滴或缓慢静注。治疗流行性脑膜炎，100～150mg/(kg·d)，分3～4次静滴或缓慢静注。**【不良反应】** 常见药疹，严重者可发生渗出性多形性红斑、剥脱性皮炎、大疱表皮松解症等；也可表现为光敏反应、药物热、关节及肌肉疼痛、发热等血清病样反应。常见结晶尿、血尿，严重者可引起少尿、尿闭甚至尿毒症。常见恶心、呕吐、食欲减退、腹泻等胃肠道症状。偶见黄疸、肝功能减退、急性重型肝炎、假膜性肠炎。**【禁忌证】** ❶对本药或其他磺胺类药过敏者。❷2月龄以下的婴儿。❸孕妇、哺乳妇女。❹严重肝、肾功能不全者。**【用药须知】** ❶交叉过敏：对其他磺胺类药过敏者对本药也可能过敏；对呋塞米、砜类、噻嗪类利尿药、磺脲类、碳酸酐酶抑制药过敏者，对本药也可能过敏。❷慎用：葡萄糖－6－磷酸脱氢酶缺乏者；轻、中度肝肾功能损害者；血卟啉病患者；失水患者；艾滋病患者；休克患者；老年患者。**【药物相互作用】** ❶与甲氧苄啶合用可产生协同作用。❷与口服抗凝药、口服降血糖药、保泰松、甲氨蝶呤、苯妥英钠和硫喷妥钠同用时，使这些药物作用增强、时间延长或毒性增加。❸与卟吩姆钠等光敏感药物同用可加重光敏反应。❹与骨髓抑制药合用可能增强此类药物对造血系统的不良反应。❺与溶栓药合用时可能增大其潜在的毒性作用。

复方磺胺嘧啶锌 Compound Sulfadiazine Zinc【常用名】创必宁。**【常用剂型与规格】**涂膜剂：250g/瓶。**【作用与用途】**局部用于烧、烫伤所致的Ⅰ度、Ⅱ度、深Ⅱ度清洁创面及外伤性创面。有效预防、治疗创面继发感染及损伤性皮肤感染，包括枸橼酸杆菌、阴沟肠杆菌、大肠埃希菌、克雷伯菌属、变形杆菌属、铜绿假单胞菌等假单胞菌属、葡萄球菌属、肠球菌属、白色假丝酵母菌等真菌所致感染。**【药动学】**为外用局部制剂，可从局部部分吸收入血。当创面广泛，用药量较大时，吸收量增加，血药浓度升高。**【用法用量】**❶直接均匀涂布于清洁皮肤创面，1次/d。厚度0.15~0.3mm，表皮完整的区域约10min后成膜，无表皮创面30~120min后成膜。因运动致膜破损处可补充涂膜完整。❷包扎疗法：将膏体均匀涂布于纱布敷料上敷于创面，1~2d换药1次。❸换药时可用蒸馏水或无菌生理盐水冲洗创面涂膜层。**【不良反应】**用药后常见轻微疼痛，偶见白细胞降低，停药后自行恢复。创面愈合后偶见色素沉着，可自行消退。**【禁忌证】**对本药或其他磺胺类过敏者、小于2个月的婴儿、孕妇、哺乳期妇女和严重肝肾功能不全者禁用。**【用药须知】**交叉过敏：对其他磺胺类药过敏者对本药也可能过敏。

联磺甲氧苄啶 Sulfamethoxazole，Sulfadiazine and Trimethoprim【常用名】联磺甲氧苄啶。**【常用剂型与规格】**片剂：0.5g/片（磺胺甲噁唑0.2g，磺胺嘧啶0.2g，甲氧苄啶80mg）。**【作用与用途】**用于对本品敏感的细菌所致的尿路感染、肠道感染、成人慢性支气管炎急性发作、急性中耳炎等。**【药动学】**口服自胃肠道吸收，广泛分布于全身组织和体液。易透过血脑屏障和胎盘屏障。经肾代谢。**【用法用量】**成人常用量为：2片/次，2次/d，首次剂量加倍。慢性支气管炎急性发作疗程至少10~14d；尿路感染疗程7~10d；细菌性痢疾5~7d；急性中耳炎10d。**【不良反应】**常见药疹，严重者可发生渗出性多形性红斑、剥脱性皮炎、大疱表皮松解症等；也可表现为光敏反应、药物热、关节及肌肉疼痛、发热等血清病样反应。常见结晶尿、血尿，严重者可引起少尿、尿痛甚至尿毒症。常见恶心、呕吐、食欲减退、腹泻等胃肠道症状。偶见黄疸、肝功能减退、急性重型肝炎、假膜性肠炎。**【禁忌证】**❶对磺胺类药物过敏者禁用。❷由于本品阻止叶酸的代谢，加重巨幼红细胞性贫血患者叶酸盐的缺乏，所以该病患者禁用本品。❸孕妇及哺乳期妇女。❹小于2月龄的婴儿。❺肝肾功能损害者。【用药须知】❶交叉过敏反应：对一种磺胺药呈现过敏的患者对其他磺胺药也可能过敏。❷慎用：缺乏葡萄糖-6-磷酸脱氢酶、血卟啉症、叶酸缺乏性血液系统疾病、失水、艾滋病、休克和老年患者。❸用药监测：①周围血象检查，对疗程长、服用剂量大、老年、营养不良及服用抗癫痫药的患者尤为重要。②治疗中定期尿液检查以发现长疗程或高剂量治疗时可能发生的结晶尿。③肝、肾功能检查。❹每次服用本品时应饮用足量水分。服用期间也应保持充足进水量，使成人尿量每日至少维持在1200mL以上。如应用本品疗程长，剂量大时除多饮水外宜同服碳酸氢钠。【药物相互作用】❶对氨基苯甲酸可代替本品被细菌摄取，两者相互拮抗。❷下列药物与本品同用时，包括口服抗凝药、口服降血糖药、甲氨蝶呤、苯妥英钠和硫喷妥钠。❸与骨髓抑制药合用可能增强此类药物对造血系统的不良反应。如白细胞、血小板减少等，如确有指征需两药同用时，应严密观察可能发生的毒性反应。❹与避孕药长时间合用可导致避孕的可靠性减少，并增加经期外出血的机会。❺与溶栓药物合用时，可能增大其潜在的毒性作用。【用药过量】过量服用本品会出现食欲不振、腹痛、恶心、呕吐、头晕、头痛、嗜睡、神志不清、精神低沉、发热、血尿、结晶尿、血液疾病、黄疸、骨髓抑制等。长期过量服用本品会引起骨髓抑制，造成血小板、白细胞的减少和巨幼红细胞性贫血。

柳氮磺吡啶 Sulfasalazine 【常用名】硫氮磺胺吡啶、柳氮吡啶。
【常用剂型与规格】片剂：0.125g/片，0.25g/片，0.5g/片；肠溶片：0.25g/片；栓剂：0.5g/个。【作用与用途】❶溃疡性结肠炎。用于轻至中度的溃疡性结肠炎，在重度溃疡性结肠炎中可作为辅助疗法；亦可用于溃疡性结肠炎缓解期的维持治疗。❷用于活动期的克罗恩病，特别是那些累及结肠的患者。❸类风湿关节炎。❹强直性脊柱炎。❺肠道手术前预防感染。【药动学】口服部分在胃肠道吸收，通过胆汁可重新进入肠道（肠肝循环）。【用法用量】❶成人口服给药：①炎性肠病（主要为溃疡性结肠炎），3～4g/d，分次口服，用药间隔应不宜超过8h为宜，为防止胃肠道不耐受，初始以1～2g/d的小剂量开始，如果超过4g/d，应警惕毒性增加。缓解期：建议给予维持剂量以防症状重现，一般2～3次/d，1g/次；轻度及中度发作：1g/次，3～4次/d；严重发作：1～2g/次，3～4次/d，可与类固醇药物合用，组成强化治疗方案；防止复发：按0.02～0.03g/(kg·d)的剂量，分3～6次服用。②类风湿关节炎：1g/次，2次/d，并逐渐增加日剂量。直肠给药：重症患者，0.5g/次，每日早、中、晚各1次。中或轻症者，早、晚排便后各用0.5g。症状明显改善后，改用维持量，即每晚或隔日睡前用0.5g。栓剂塞入肛门后侧卧半小时。灌肠：2g/d，混悬于生理盐水20～50mL中，做保留灌肠，也可添加白及粉以增大药液的黏滞度。❷儿童口服给药：①炎症肠病（主要为溃疡性结肠炎）：按0.04～0.06g/（kg·d）的剂量，分3～6次服用。防止复发时，按0.02～0.03g/（kg·d）的剂量，分3～6次服用。②类风湿关节炎：目前不主张对青少年慢性关节炎使用柳氮磺吡啶肠溶片。必须使用时参照如下用法用量：6岁以上儿童0.03～0.05g/（kg·d），分2次服用，最大剂量为2g/d。肾功能不全时剂量：肾功能损害者应减小剂量。【不良反应】常见恶心、畏食、体温上升、红斑及瘙痒、头痛、心悸等。偶见头晕、耳鸣、蛋白尿、血尿、胃痛及腹痛、红细胞异常、发绀、皮肤黄染。【禁忌证】❶本药及代谢产物、磺胺类药物或水杨酸盐过敏者。❷肠梗阻患者。❸泌尿系统梗阻者。❹急性间歇性卟啉病患者。❺孕妇、哺乳期妇女。❻2岁以下小儿。【用药须知】❶交叉过敏：对磺胺药过敏者对本药也过敏；对呋塞米、磺酰基类、噻嗪类利尿药、碳酸酐酶抑制药或水杨酸类药物过敏者，对本药也会过敏。❷慎用：对呋塞米、砜类、噻嗪类利尿药、磺脲类、碳酸酐酶抑制药及其他磺胺类药物过敏者；血小板、粒细胞减少者；肠道或尿路阻塞者；葡萄糖-6-磷酸脱氢酶缺乏者；血卟啉病患者；肝功能损害者、肾功能不全者；哮喘患者；失水、休克患者。❸用药监测：治疗前作全血检查，以后每月复查一次；直肠镜与乙状结肠镜检查，观察用药效果及调整剂量；尿液检查，以发现长疗程或高剂量治疗时可能发生的结晶尿；肝、肾功能检查。❹应在一日固定的时间服用，进餐时服用为佳。先前未曾用过的患者，建议其在最初几周内逐渐增加剂量。使用肠溶片能降低胃肠道副作用。肠溶片不可压碎及掰开服用。❺服用本药时，尿液可呈橘红色，此为正常现象，不应与血尿混淆。❻服用本药期间应多饮水，保持高尿流量，以防结晶尿的发生，必要时服碱化尿液的药物。【药物相互作用】❶丙磺舒和磺吡酮可减少本药自肾小管的分泌，使血药浓度升高且持久，从而产生毒性。❷可取代保泰松的血浆蛋白结合部位，当两者合用时可增强保泰松的作用。❸与口服抗凝药、降血糖药、甲氨蝶呤、苯妥英钠和硫喷妥钠等合用时，或在应用磺胺药之后使用这些药物，药物作用时间延长或毒性发生，因此需调整剂量。❹骨髓抑制药与本药合用时可增强此类药物对造血系统的不良反应。❺溶栓药物与本药合用时可增大其潜在的毒性作用。❻与光敏药物合用可发生光敏的相加作用。【用药过量】过量的表现：尿痛或排尿困难、血尿、下背部疼痛、嗜睡、腹泻、恶心、呕吐及癫痫发作。过量的处理：首先应洗胃，继而静脉补液利尿，静脉给予碳酸氢钠碱化处理，警惕出现少尿和无尿症状，若发生无尿，应及时进行透析治疗。若出现高铁血红蛋白症时，应静脉缓慢给予亚甲蓝 1～2mg/kg 或其他合适治疗。若有严重的硫血红蛋白血症时，则可进行输血替换治疗。

第十六节　抗结核病药

异烟肼 Isoniazid【常用名】雷米封。【常用剂型与规格】片剂：50mg/片，100mg/片，300mg/片；注射剂：50mg/支。【作用与用途】用于各种类型结核病及部分非结核分枝杆菌病。【药动学】口服吸收迅速，1～2h 血药浓度达峰值。分布广泛，可透过血脑屏障、胎盘屏障。主要在肝脏乙酰化代谢，经肾脏排泄。【用法用量】❶口服：预防，0.3g/d，顿服。治疗，与其他抗结核药合用，按体重给予 5mg/(kg·d)，最高 0.3g/d；或 15mg/(kg·d)，最高 0.9g/d，1 周服用 2～3 次。❷静脉给药：极少肌注。一般在强化期或对于重症或不能口服用药的患者可用静滴的方法，0.3～0.4g/d，或 5～10mg/(kg·d)。急性粟粒型肺结核或结核性脑膜炎患者，10～15mg/(kg·d)，最高 0.9g/d。间歇疗法时，0.6～0.8g/次，1 周应用 2～3 次。【不良反应】常见恶心、呕吐、腹泻、肝功能损害、周围神经炎等，少见心动过速，偶见高血糖症、代谢性酸中毒、内分泌功能障碍等。【禁忌证】对本品过敏者禁用。【用药须知】❶精神病、癫痫、肝功能不全及严重肾功能不全者应慎用或剂量酌减。❷大剂量应用时，如出现轻度手脚发麻、头晕，可服用维生素 B_1 或维生素 B_6，若重度者或有呕血现象，应立即停药。❸肾功能、肝功能减退者剂量应酌减。❹用药前、疗程中应定期检查肝功能。❺如出现视神经炎症状，需立即进行眼部检查，并定期复查。❻慢性乙酰化患者较易产生不良反应，故宜用较低剂量。❼异烟肼可透过胎盘屏障，导致胎儿血药浓度高于母体血药浓度。孕妇应避免应用，确有指征应用时，必须充分权衡利弊。❽异烟肼在乳汁中浓度与血药浓度相近；如哺乳期间充分权衡利弊后决定用药者，则宜停止哺乳。【药物相互作用】❶与利福平合用，对结核分枝杆菌有协同抗菌作用，但肝毒性增加。❷与苯妥英钠合用，抑制后者的代谢，导致苯妥英钠血药浓度增高。❸与对乙酰氨基酚合用，发生肝毒性危险增加。❹与肾上腺皮质激素合用，本药在肝内的代谢及排泄增加。❺可引起糖代谢障碍，使胰岛素的降糖作用减弱。❻可改变茶碱的代谢，使其血药浓度增加，毒性增加。【用药过量】表现为抽搐、意识模糊、昏迷等，处理不及时还可发生急性重型肝炎。处理：❶保持呼吸道通畅。❷立即洗胃，抽血测血气分析、电解质、尿素氮、血糖等。❸采用短效巴比妥制剂和维生素 B_6 静脉内给药，维生素 B_6 剂量为每 1mg 异烟肼用 1mg 维生素 B_6。❹立即静脉给予碳酸氢钠，纠正代谢性酸中毒。❺采用渗透性利尿药，促进排泄。❻严重中毒患者可采用血透或腹膜透析，同时合用利尿药。❼采取有效措施，防止出现缺氧、低血压及吸入性肺炎。

利福平 Rifampicin【常用名】利米定、甲哌利福霉素。**【常用剂型与规格】**片剂：100mg/片，150mg/片，300mg/片；胶囊：100mg/粒，150mg/粒，300mg/粒；注射剂：300mg/瓶。**【作用与用途】**❶与其他抗结核药联合用于各种结核病的初治与复治。❷与其他药物联合用于麻风、非结核分枝杆菌感染。与万古霉素（静脉）可联合用于甲氧西林耐药葡萄球菌所致的严重感染。❸利福平与红霉素联合方案用于军团菌属严重感染。❹无症状脑膜炎奈瑟菌带菌者，可以消除鼻咽部脑膜炎奈瑟菌。**【药动学】**吸收迅速，在体内广泛分布，蛋白结合率为 $80\% \sim 91\%$，主要在肝脏代谢，经胆道和肠道排泄。**【用法用量】**抗结核治疗，$0.45 \sim 0.6g/d$，早餐前顿服，不超过 $1.2g/d$；脑膜炎奈瑟菌带菌者，$0.6g/d$，顿服，连续 4d。**【不良反应】**常见厌食、恶心、呕吐、上腹部不适、腹泻等胃肠道反应以及肝毒性。偶见急性溶血或肾衰竭、白细胞减少、凝血酶原时间缩短、头痛、眩晕、视力障碍等。**【禁忌证】**对利福平或利福霉素类过敏者、肝功能严重不全、胆道阻塞者和 3 个月以内孕妇禁用。**【用药须知】**❶单用利福平治疗结核病或其他细菌性感染时病原菌可迅速产生耐药性，故必须与其他药物合用。❷可能引起白细胞和血小板减少，并导致牙龈出血和感染、伤口愈合延迟等。❸肝功能、肾功能减退的患者需减量。❹服药后尿、唾液、汗液、痰液、泪液等排泄物均可显橘红色。**【药物相互作用】**❶与异烟肼合用，对结核分枝杆菌有协同作用。❷可提高卡马西平血药浓度，增加其毒性。❸与乙胺丁醇合用有增加视力损害的可能。❹增加地西泮、茶碱、特比萘芬等药物的清除。❺可降低含抗组胺成分药物的消除。**【用药过量】**表现为精神迟钝、眼周或面部水肿、全身瘙痒、红人综合征。处理：❶洗胃，洗胃后给予药用炭糊，以吸收胃肠道内残余的利福平。❷利尿药促排泄。❸采用支持治疗。❹出现严重肝功能损害达 24～48h 以上者可考虑进行胆汁引流。

吡嗪酰胺 Pyrazinamide【常用名】异烟酰胺。【常用剂型与规格】片剂：250mg/片，500mg/片。【作用与用途】联合用于治疗结核病。【药动学】胃肠道吸收迅速而完全，2h 达峰值。主要在肝脏代谢，水解成有活性的吡嗪酸，经过肾小球滤过排泄。【用法用量】成人常用剂量：与其他抗结核药联合。15～30mg/(kg·d) 顿服，最高2g/d；或每次 50～70mg/kg，1 周 2～3 次；每周服 3 次者的最大剂量为 3g/次，1 周服 2 次者最高剂量为 4g/次。亦可采用间歇给药法，1 周用药 2 次，每次 50mg/kg。【不良反应】常见肝损害、关节痛，偶见过敏反应。【禁忌证】有过敏史者及儿童禁用。【用药须知】❶对乙硫异烟胺、异烟肼、烟酸或其他化学结构相似的药物过敏患者可能对吡嗪酰胺也过敏。❷可与硝基氰化钠作用产生红棕色，影响尿酮测定结果；可使 AST 及 ALT、血尿酸浓度测定值增高。❸糖尿病、痛风或严重肝功能减退者慎用。❹使血尿酸增高，可引起急性痛风发作，须定时测定。【药物相互作用】❶与利福平、异烟肼合用有协同作用。❷可诱导环孢素的代谢，使后者血药浓度降低。❸与别嘌醇、秋水仙碱、丙磺舒合用，可影响上述药物治疗痛风的疗效。

乙胺丁醇 Ethambutol【常用名】乙二胺丁醇。【常用剂型与规格】片剂：0.25g/片；胶囊：0.25g/粒。【作用与用途】用于联合治疗结核分枝杆菌所致的肺结核、结核性脑膜炎及非典型分枝杆菌感染的治疗。【药动学】口服 2～4h 达血药浓度峰值，除脑脊液外，可广泛分布于全身组织和体液中，但结核性脑膜炎患者脑脊液中可有微量。主要经肝脏代谢，肾脏排泄。乳汁中药物浓度相当于母体血药浓度。【用法用量】成人常用剂量：❶结核初治，按体重 15mg/kg，1 次/d顿服；或每次 25～30mg/kg，最高 2.5g，1 周 3 次；或 50mg/kg，最高 2.5g，1 周 2 次。❷结核复治，按体重 25mg/kg，1 次/d，顿服，连续 60d，继以按体重 15mg/kg，1 次/d，顿服。❸非典型分枝杆菌感染，15～25mg/(kg·d)，1 次顿服。【不良反应】❶常见视物模糊、眼痛、红绿色盲或视力减退、视野缩小（视神经炎一日按体重剂量 25mg/kg 以上时易发生）。视力变化可为单侧或双侧。❷少见畏寒、关节肿痛（趾、踝、膝关节）、病变关节表面皮肤发热发紧感（急性痛风、高尿酸血症）。❸偶见粒细胞减少、低血钙及高尿酸血症。❹罕见皮疹、发热、关节痛等过敏反应。【禁忌证】对本品过敏者、已知视神经炎患者、乙醇中毒者及年龄＜13 岁者。【用药须知】❶为二线抗结核药，可用于其他抗结核药治疗无效的病例。❷单用易产生耐药性。❸分次服用达不到有效血药浓度，一日剂量宜一次服用。❹治疗中出现视觉障碍应视情况减量或停药，并大剂量用 B 族维生素治疗。【药物相互作用】❶与视神经毒性药物合用可增加本药神经毒性。❷与氢氧化铝合用可减少本药吸收。❸与维拉帕米合用可减少后者的吸收。【用药过量】❶停药。❷对症处理：球后视神经炎者可用维生素 B_6、复合维生素及锌铜制剂等。恢复视力，可选用地塞米松 5mg，每日静滴或球后注射；妥拉唑林 12.5mg，每日球后注射；氢化可的松 200mg，每日静滴。也可口服泼尼松 20mg，2～3 次/d，同时给予维生素等。❸必要时进行血液和腹膜透析。

链霉素 Streptomycin【常用剂型与规格】注射剂：75 万 U/支，100 万 U/支，200 万 U/支，500 万 U/支。**【作用与用途】**❶与其他抗结核药联合用于结核分枝杆菌所致各种结核病的初治病例，或其他敏感分枝杆菌感染。❷单用于治疗土拉菌病，或与其他抗菌药物联合用于鼠疫、腹股沟肉芽肿、布鲁菌病、鼠咬热等的治疗。❸与青霉素或氨苄西林联合治疗甲型溶血性链球菌或肠球菌所致的心内膜炎。**【药动学】**口服不易吸收，主要分布于细胞外液，可深入胆汁、胸腔积液、腹水、结核性脓肿和干酪样组织，在脑脊液和支气管中浓度低。体内代谢经肾脏排泄。**【用法用量】**肌注：0.5g/次，每 12h 1 次，与其他抗菌药物合用。❶细菌性（甲型溶血性链球菌）心内膜炎，每 12h 1g，与青霉素合用，连续 1 周，继以每 12h 0.5g，连续 1 周；60 岁以上的患者应减为每 12h 0.5g，连续 2 周。❷肠球菌性心内膜炎，与青霉素合用，每 12h 1g，连续 2 周，继以每 12h 0.5g，连续 4 周。❸鼠疫，0.5～1g/次，每 12h 1 次，与四环素合用，疗程 10d。❹土拉菌病，每 12h 0.5～1g，连续 7～14d。❺结核病，每 12h 0.5g，或 0.75g/次，1 次/d，与其他抗结核药合用；如采用间歇疗法，即一周给药 2～3 次，1g/次；老年患者，0.5～0.75g/次，1 次/d。❻布鲁菌病，1～2g/d，分 2 次注射，与四环素合用，疗程 3 周或 3 周以上。**【不良反应】**❶ 血尿、排尿次数减少或尿量减少、食欲减退、口渴等肾毒性症状，少数可产生血液中尿素氮及肌酐值增高。❷影响前庭功能时可有步履不稳、眩晕等症状；影响听神经出现听力减退、耳鸣、耳部饱满感。❸ 部分患者可出现面部或四肢麻木、针刺感等周围神经炎症状。❹偶可发生视力减退、嗜睡、软弱无力、呼吸困难等神经肌肉阻滞症状。**【禁忌证】**对链霉素或其他氨基糖苷类过敏的患者禁用。**【用药须知】**❶肾功能损害、第 8 对脑神经损害、重症肌无力或帕金森病、失水患者慎用。❷治疗过程中应注意定期进行尿常规、肾功能、听力检查。❸在儿科中应慎用，尤其早产儿及新生儿 $t_{1/2}$ 延长，易在体内蓄积产生毒性反应。【药物相互作用】❶与青霉素联用对甲型溶血性链球菌、肠球菌有协同作用。❷与顺铂、呋塞米、万古霉素等同用能增加耳毒性与肾毒性。【用药过量】无特效拮抗剂。用药过量时，主要用对症疗法和支持疗法，同时补充大量水分，必要时采用血液或腹膜透析，新生儿可以考虑换血疗法。

对氨基水杨酸钠 Aminosalicylate【常用名】对氨基柳酸钠、对氨柳酸钠。【常用剂型与规格】片剂：500mg/片；注射剂：2g/支，4g/支，6g/支。【作用与用途】联合治疗结核分枝杆菌所致的肺及肺外结核病。【药动学】口服吸收好，在胸腔积液及干酪样组织中浓度高；在脑脊液中浓度低。在肝中代谢，肾脏排泄。可经乳汁分泌，血液透析可清除。【用法用量】❶口服：2～3g/次，4 次/d。❷静滴：4～12g/d，临用前加注射用水适量使溶解后再用 5% 葡萄糖注射液500mL 稀释，2～3h 滴完。【不良反应】常见食欲不振、恶心、呕吐、腹痛、腹泻、过敏反应（有瘙痒、皮疹、药物热、哮喘、嗜酸性粒细胞增多）；少见胃溃疡及出血、血尿、蛋白尿、肝功能损害及粒细胞减少。【禁忌证】对本品过敏者。【用药须知】❶交叉过敏：对其他水杨酸类包括水杨酸甲酯（冬青油）或其他含有氨基苯基团（如某些磺胺药和染料）过敏的患者本品亦可呈过敏。❷对诊断的干扰：使硫酸铜法测定尿糖出现假阳性；使尿液中尿胆原测定呈假阳性反应（氨基水杨酸类与 Ehrlich 试剂发生反应，产生橘红色混浊或黄色，某些根据上述原理做成的市售试验纸条的结果也可受影响）；使 ALT 和AST 的正常值增高。❸充血性心力衰竭、胃溃疡、G6PD 缺乏症、严重肝或肾功能损害患者慎用。❹孕妇和哺乳期妇女须权衡利弊后使用。【药物相互作用】❶不宜与水杨酸类药物同服，以免加重胃肠道反应，甚至引起溃疡加重。❷可降低强心苷、利福平的血药浓度。❸可增加异烟肼血药浓度。❹与维生素 B_{12} 同服时可影响后者从胃肠道吸收。

利福喷汀 Rifapentine【常用名】利福喷丁。【常用剂型与规格】片剂：150mg/片，300mg/片；胶囊：100mg/粒，150mg/粒，200mg/粒。【作用与用途】❶与其他抗结核药联合用于各种结核病的初治与复治，但不能用于结核性脑膜炎。❷用于治疗非结核性分枝杆菌感染，与其他抗麻风药联合治疗麻风病。【药动学】口服后吸收迅速，分布广泛，尤其在肝组织中分布最多，其次为肾，但不能通过血脑屏障。蛋白结合率大于 98%，主要在肝脏代谢成 25-去乙酰基利福平，再进一步代谢后经胆汁排入肠道随粪便排出。【用法用量】口服：抗结核，0.6g/次（体重<55kg 者应酌减），1 次/周，空腹时（餐前 1h）用水送服；必要时也可 450mg/次，2 次/周。需与其他抗结核药联合应用，肺结核初始患者其疗程一般为 6~9 个月。【不良反应】常见白细胞、血小板减少，AST 及 ALT 升高，皮疹、头昏、失眠等。少见胃肠道反应。【禁忌证】对本品或利福霉素类过敏者、肝功能严重不全、胆道阻塞者和孕妇禁用。【用药须知】❶与其他利福霉素有交叉过敏性。❷酒精中毒、肝功能损害者慎用。❸服用后引起白细胞和血小板减少时，应避免进行拔牙等手术，并注意口腔卫生，剔牙需谨慎。❹应在空腹时（餐前 1h）用水送服；服利福平出现胃肠道刺激症状的患者可改服利福喷汀。❺单独用于治疗结核病可能迅速产生细菌耐药性，必须与其他抗结核药合用。❻服药后，大小便、唾液、痰液、泪液等可呈橙红色。【药物相互作用】❶与多西环素联用，对淋病奈瑟菌有协同作用。❷与异烟肼联用，对结核分枝杆菌作用超过利福平与异烟肼联用，但本药可增加异烟肼代谢，增加肝毒性。❸可诱导肝微粒体酶活性，可使肾上腺皮质激素、氨茶碱、环孢素、口服降糖药、洋地黄苷类药效减弱。【用药过量】处理：❶洗胃，洗胃后给予药用炭以吸收肠道内残余药物，严重恶心、呕吐者，给予止吐剂。❷输液，给予利尿药，以促进药物排泄。❸出现严重肝功能损害达 24~48h 者，可考虑进行胆汁引流，以切断肝肠循环。

利福布汀 Rifabutin【常用名】利福布丁、袢霉素。【常用剂型与规格】胶囊：150mg/粒。【作用与用途】用于艾滋病患者鸟分枝杆菌感染综合征、肺炎、慢性抗药性肺结核。【药动学】口服生物利用度约为 53%，具有高亲脂性，蛋白结合率为 85%，在肝脏代谢。53% 的药物经肾脏排泄，30% 的药物经胆汁随粪便排泄。【用法用量】口服：鸟分枝杆菌感染，0.3g/次，1 次/d，如有恶心、呕吐等胃肠道不适者，可改为 0.15g/次，2 次/d，进食同时服药可减轻胃肠道反应。结核：0.15~0.3g/次，1 次/d。严重肾功能不全者（肌酐清除率<30mL/min），剂量减半。【不良反应】常见皮疹、胃肠道反应、中性粒细胞减少症，偶见转氨酶升高。【禁忌证】对利福布汀或其他利福霉素类药过敏者、用药后出现过血小板减少性紫癜的患者。【用药须知】❶妊娠初始 3 个月内者应避免使用；妊娠 3 个月以上的患者有明确指征使用时，应充分权衡利弊后决定是否采用。❷肝功能不全、胆管梗阻、慢性酒精中毒患者应适当减量。❸用药期间，应定期

复查肝功能、血常规、血液学检查，定期观察是否出现肌炎或眼葡萄膜炎的相关症状或征兆。❹结核病患者应避免用大剂量间歇用药方案。❺中性粒细胞减少或血小板减少患者、肌炎或眼葡萄膜炎患者应慎用。【药物相互作用】❶氟康唑可降低本药血药浓度。❷本药对CYP450酶有诱导作用，可使华法林、激素类避孕药、格列齐特、格列吡嗪、吗啡、泼尼松等药物代谢加快。【用药过量】可采用洗胃清除，然后用药用炭吸收部分胃肠道残留药物。因本药蛋白结合率高、组织分布广，尿液不是原药的主要排泄途径，故血液透析或利尿不能提高原药的系统清除。

第十七节　抗麻风病药

氨苯砜 Dapsone【常用名】 二氨二苯砜。**【常用剂型与规格】** 片剂：50mg/片，100mg/片。**【作用与用途】** ❶联合治疗由麻风分枝杆菌引起的各种类型麻风和疱疹样皮炎。❷脓疱性皮肤病、类天疱疮、坏死性脓皮病、复发性多软骨炎、环形肉芽肿、系统性红斑狼疮的某些皮肤病变、放线菌性足分枝菌病、聚会性痤疮、银屑病、带状疱疹。❸与甲氧苄啶联合治疗卡氏肺孢子虫感染。❹与乙胺嘧啶联合预防氯喹耐药性疟疾；与乙胺嘧啶和氯喹三者联合预防间日疟。**【药动学】** 口服吸收迅速，分布广泛，以肝肾浓度最高。在肝脏代谢，患者分快代谢型和慢代谢型。药物主要以原形和代谢物经尿液排泄，有肝肠循环。**【用法用量】** 口服。❶麻风，50～100mg/次，1次/d，最高可达200mg/d。❷疱疹样皮炎，起始50mg/d，如症状未完全抑制，剂量可增加至300mg/d，最高剂量500mg/d，待病情控制后减至最低有效维持量。❸预防疟疾，氨苯砜100mg与乙胺嘧啶12.5mg联合，1次顿服，每7d服药1次。**【不良反应】** 常见背痛、腿痛，胃痛，食欲减退；皮肤苍白、发热、溶血性贫血、皮疹、异常乏力、软弱、变性血红蛋白血症。少见皮肤瘙痒、剥脱性皮炎、精神紊乱、周围神经炎、咽痛、粒细胞低或缺乏、砜类综合征或肝脏损害等。**【禁忌证】** 对氨苯砜及磺胺类药过敏者、严重肝功能损害和精神障碍者禁用。**【用药须知】** ❶慎用：严重贫血、G6PD缺乏、变性血红蛋白还原酶缺乏症、肝肾功能减退、胃与十二指肠溃疡及有精神病史者。❷交叉过敏：对磺胺类、呋塞米、噻嗪类利尿药、磺酰脲类以及碳酸酐酶抑制药过敏的患者亦可能对氨苯砜发生过敏。❸定期复查血常规、肝功能。❹耐药性日渐增多，不宜单独应用。❺皮损查菌阴性者疗程6个月；阳性者至少2年或用药至细菌转阴。对未定型和结核样麻风的治疗需持续3年，二型麻风需2～10年，瘤型麻风需终身服药。❻快乙酰化型患者血药浓度可能很低，需调整剂量。慢乙酰化型患者血药浓度可能较高，亦需调整剂量。❼用药过程中如出现新的或中毒性皮肤反应，应迅速停用。但出现麻风反应状态时不需停药。❽氨苯砜可在乳汁中达有效浓度，对新生儿具预防作用。但砜类药物在G6PD缺乏的新生儿中可能引起溶血性贫血。孕妇及哺乳期妇女用药前应充分权衡利弊后决定是否采用，如确有应用指征者应在严密观察下应用。❾由于氨苯砜有蓄积作用，故每服药6d停药1d，每服药10周停药2周。【药物相互作用】❶与骨髓抑制药或有骨髓抑制作用的药物（如齐多夫定）合用，可加重白细胞和血小板减少。❷氨苯甲酸可拮抗本药的抗菌作用，但不拮抗其对疱疹样皮炎的作用。❸利福布汀、利福平可降低本药的作用。【用药过量】❶洗胃，给予药用炭30g，同时给予泻药，每6h1次，至少持续24～48h。❷紧急情况，对正常及变性血红蛋白还原酶缺乏的患者用亚甲蓝1～2mg/kg缓慢静注，如变性血红蛋白重新聚集，可反复注射。❸非紧急情况，用亚甲蓝3～5mg/kg，每4～6h口服1次，但G6PD缺乏患者不能采用。在服用本药数小时后也可以用药用炭。

第十八节 抗病毒药

阿昔洛韦 Aciclovir【常用名】无环鸟苷、羟乙氧甲鸟嘌呤。【常用剂型与规格】片剂：100mg/片，200mg/片；胶囊：200mg/粒；注射剂：250mg/支，500mg/支。【作用与用途】干扰病毒DNA聚合酶，抑制病毒的复制。❶用于单纯疱疹病毒（HSV）感染。❷带状疱疹病毒（HZV）感染。❸免疫缺陷者水痘的治疗。❹眼部疾病：结膜下注射或全身用药（口服或静滴），用于急性视网膜坏死综合征（ARN）、视网膜脉络膜炎、HSV性葡萄膜炎。【药动学】口服吸收差，仅吸收15%～30%。血浆蛋白结合率低（9%～33%）。在肝内代谢，主要由肾小球滤过和肾小管分泌排泄，$t_{1/2}$约为2.5 h。【用法用量】❶口服：①急性带状疱疹，200～800mg/次，每4h1次，5次/d，连用7～10d。缓释片：1600mg/次，每8h1次，连用10d。②生殖器疱疹，初发，200mg/次，每4h1次，5次/d，连用10d。缓释片、缓释胶囊：400mg/次，每 8h 1 次，连用 10d。慢性复发：阿昔洛韦片、分散片、咀嚼片：200～400mg/次，2 次/d，持续治疗 4～6 个月或 12 个月后根据效果，选择 200mg/次，3 次/d，或 0.2g/次，5 次/d 的治疗方案。在症状初期，可及时给予间歇性治疗：200mg/次，每 4h 1 次，5 次/d，连用 5d 以上。缓释片、缓释胶囊：200～400mg/次，3 次/d，持续治疗 6～12 个月，根据再评价结果，选择适宜的治疗方案。③水痘：阿昔洛韦片、分散片、咀嚼片：800mg/次，4 次/d，连用 5d。缓释片：1600mg/次，2 次/d，连用 5d。❷静滴：最大剂量为 30mg/(kg·d)。①重症生殖器疱疹初治：5mg/(kg·次)，每 8h 1 次，共 5d。②免疫缺陷者皮肤黏膜单纯疱疹或严重带状疱疹：5～10mg/(kg·次)，每 8h 1 次，滴注 1h 以上，共 7～10d。③单纯疱疹性脑炎：10mg/(kg·次)，每 8h 1 次，共 10d。④急性视网膜坏死综合征：5～10mg/(kg·次)，每 8h 1 次，滴注 1h 以上，连用 7～10d，然后改为口服给药，800mg/次，5 次/d，连续用药 6～14 周。❸经眼给药，结膜下注射：0.5～1mg/0.5mL，每 1～2d 1 次。【不良反应】常见贫血、血小板减少性紫癜、弥散性血管内凝血，以及红细胞、白细胞、血小板减少等。常见头昏、头痛、眩晕、局部麻痹、下肢抽搐、共济失调、过度兴奋、意识减退、恶心、呕吐、腹泻、畏食、胃肠道痉挛等。偶见低血压、心悸、胸闷。【禁忌证】对本药过敏或有过敏史者禁用。【用药须知】❶交叉过敏：对其他鸟嘌呤类抗病毒药过敏者，也可能对本药过敏。❷慎用：对本药不能耐受者；精神异常或对细胞毒性药出现精神反应史者；脱水者；坏疽型、大疱型、严重出血型带状疱疹及皮肤有严重继发感染者禁用本药凝胶；肝、肾功能不全者慎用。❸用药前及用药期间应检查肾功能。❹静脉制剂专供静滴，不宜肌内或皮下注射。滴注宜缓慢，以免引起肾小管内药物结晶沉积，引起肾功能损害。滴注时勿将药液漏至血管外，以免引起局部皮肤疼痛及静脉炎。❺静滴后 2h 尿中药物浓度最高，应让患者补充足量的水，防止药物在肾小管内沉积。【药物相互作用】❶与三氟胸苷、阿糖腺苷、安西他滨、干扰素合用具有协同作用。❷与免疫增强药（如聚肌苷酸-聚肌胞、左旋咪唑）合用治疗病毒性角膜炎时，两者具有协同作用。❸与糖皮质激素合用治疗急性视网膜坏死综合征及带状疱疹时，两者具有协同作用。❹与更昔洛韦、膦甲酸、酞丁安合用，具有相加作用。❺与膦甲酸钠联用能增强对 HSV 感染的抑制作用。❻与齐多夫定合用，可引起肾毒性，表现为深度昏睡和疲劳。❼与肾毒性药合用可加重肾毒性，特别对肾功能不全者更易发生。【用药过量】无特殊解毒药，主要采用对症治疗和支持疗法。❶补充足量的水以防止药物沉积于肾小管。❷血液透析有助于药物排泄，对急性肾衰竭和血尿者尤为重要。

更昔洛韦 Ganciclovir【常用名】丙氧鸟苷、甘昔洛韦、羟甲基无环鸟苷。【常用剂型与规格】注射剂：125mg/支，250mg/支，500mg/支。【作用与用途】抑制疱疹病毒的复制。❶主要用于免疫缺陷患者并发巨细胞病毒视网膜炎的诱导期和维持期治疗。❷用于接受器官移植的患者预防巨细胞病毒感染。【药动学】口服吸收差，生物利用度为 5%，在体内广泛分布于各种组织中，并可透过胎盘，在脑脊液内的浓度为同期血药浓度的 24%～70%。$t_{1/2}$ 为 2.5～5h。在体内不代谢，主要以原形经肾排泄，可经血液透析或腹膜透析清除。【用法用量】静滴。❶治疗 CMV 视网膜炎：初始剂量，5mg/kg，每12h 1 次，连用 14～21d。维持剂量，5mg/kg，1 次/d，1 周用 5d；或者6mg/kg，1 次/d，1周用 5d。❷预防器官移植受者的巨细胞病毒感染：初始剂量，5mg/kg，每 12h 1 次，连用 7～14d。维持剂量，5mg/kg，1 次/d，1 周用 7d；或者6mg/kg，1 次/d，1 周用 5d，以上每次滴注时间均需 1h 以上。❸肾功能不全时剂量：静滴依据肌酐清除率调整。❹老年人剂量：应根据其肾功能适当调整剂量。【不良反应】参见"阿昔洛韦"相关内容。【禁忌证】对本药或阿昔洛韦过敏者；严重中性粒细胞减少（少于 $0.5×10^9/L$），或严重血小板减少（少于 $25×10^9/L$）的患者禁用。【用药须知】【药物相互作用】参见"阿昔洛韦"相关内容。

伐昔洛韦 Valaciclovir【常用名】丽珠威、明竹欣、万乃洛韦。【常用剂型与规格】片剂：100mg/片，200mg/片，300mg/片，500mg/片。【作用与用途】抑制疱疹病毒的复制。❶主要用于带状疱疹。❷治疗单纯疱疹病毒感染及预防复发，包括生殖器疱疹的初发和复发。【药动学】水溶性好，生物利用度明显高于阿昔洛韦，进餐后服用不影响其生物利用度。口服吸收后在肝内迅速被水解酶水解成阿昔洛韦，血浆中测不出伐昔洛韦，但阿昔洛韦的血药浓度很高，比口服阿昔洛韦的血药浓度要高 3～5 倍。血浆蛋白结合率为 13.5%～17.9%，可由乳汁分泌。在肝及肠壁内快速分解为阿昔洛韦，肾功能正常者阿昔洛韦的 $t_{1/2}$ 约 3 h。【用法用量】口服。❶单纯疱疹的治疗：500mg/次，2 次/d。对于单纯疱疹的复发，理想的服药时间为前驱期或症状及体征首次出现时。❷单纯疱疹的预防：免疫功能正常的患者，给药总量为 500mg/d，可分为 1～2 次给药。免疫缺陷的患者，服用剂量为 500mg/次，2 次/d。❸带状疱疹的治疗：1000mg/次，3次/d，共 7d，在发病的 24h 内服用本药最有效。【不良反应】常见胃部不适、食欲减退、恶心、呕吐、腹痛、腹泻、便秘等胃肠道症状。常见头痛、乏力、眩晕、贫血、白细胞减少、粒细胞减少。偶见心动过速、血管扩张、皮肤瘙痒、关节痛、肌痛等。【禁忌证】对本药或阿昔洛韦过敏者；孕妇和 2 岁以下儿童禁用。【用药须知】❶交叉过敏：对其他鸟嘌呤类抗病毒药过敏者也可对本药过敏。❷慎用：肾功能不全者、脱水者、对免疫缺陷者不主张用。【药物相互作用】❶与西咪替丁、丙磺舒合用，可增加本药中毒的危险，肾功能不全时尤易发生。❷与齐多夫定合用可引起肾毒性，表现为疲劳和深度昏睡。

利巴韦林 Ribavirin【常用名】三氮唑核苷、病毒唑。**【常用剂型与规格】**片剂：20mg/片，50mg/片，100mg/片；注射剂：100mg/支，250mg/支。**【作用与用途】**❶用于腺病毒性肺炎的早期治疗及呼吸道合胞病毒引起的病毒性肺炎与支气管炎。❷流行性出血热和拉沙热的预防和治疗。❸流感病毒感染。❹皮肤疱疹病毒感染。❺局部用于单纯疱疹病毒性角膜炎。**【药动学】**口服 1.5h 达峰值，与血浆蛋白几乎不结合。可透过胎盘及乳汁，肝内代谢。口服和静脉给药消除 $t_{1/2}$ 为 0.5～2h，吸入给药消除 $t_{1/2}$ 约为 9.5h。主要经肾排泄。**【用法用量】**❶口服：①病毒性呼吸道感染，150mg/次，3 次/d，疗程为 7d。②皮肤疱疹病毒感染，300mg/次，3～4 次/d，疗程为 7d。❷静滴一般用法：500～1000mg/d，分 2 次给药。每次静滴 20min 以上。疗程 3～7d。治疗拉沙热、流行性出血热等严重病例：首剂 2000mg，继以每 8h 500～1000mg，共 10d。儿童，按 10～15mg/(kg·d)，分 2 次给药。每次静滴 20min 以上。疗程 3～7d。**【不良反应】**常见溶血，偶见疲倦、虚弱、乏力、胸痛、发热、寒战、流感症状、口渴等，长期大量使用，可致可逆性免疫抑制。**【禁忌证】**对本药过敏者、有心脏病史或心脏病患者、肌酐清除率低于 50mL/min 的患者、孕妇、自身免疫性肝炎患者、活动性结核患者、地中海贫血和镰状细胞贫血患者和胰腺炎患者禁用。**【用药须知】**❶慎用：严重贫血患者；肝功能异常者。❷用药期间定期复查血常规、血液生化检查、促甲状腺素检查，对可能怀孕妇女进行妊娠试验。❸呼吸道合胞病毒性肺炎病初 3 日内给药一般有效，应尽早用药。❹滴眼液不宜用于除单纯疱疹病毒性角膜炎外的病毒性眼病。❺气雾剂颗粒为 1.2～1.6μm，应采用指定的气雾发生器。❻静滴液制备：用 5％葡萄糖注射液或生理盐水稀释成每 1mL 含 1mg 的溶液。❼用药过程如出现任何心脏病恶化症状，应立即停药并给予相应治疗。【药物相互作用】❶与基因工程干扰素 α‑2b 联用比两药单用能更好地降低丙型肝炎病毒 RNA 的浓度；而两药联用的安全性与两种药物单用的安全性相近。❷与齐多夫定合用时可抑制后者转变成活性磷酸齐多夫定，从而降低后者药效。

拉米夫定 Lamivudine【常用名】贺普丁、雷米夫定、益平维。【常用剂型与规格】片剂：100mg/片，150mg/片，300mg/片。【作用与用途】❶乙型肝炎病毒（HBV）感染，治疗伴有 HBV 复制的慢性乙型病毒性肝炎；慢性肝硬化活动期。❷与其他抗反转录病毒药联用治疗人类免疫缺陷病毒（HIV）感染。【药动学】口服吸收迅速，达峰值为 0.5~1h，在体内分布广泛，可透过血‑脑脊液屏障，约 90% 的药物以原形随尿液排泄。消除 $t_{1/2}$ 为 5~7h。肾功能损害者 $t_{1/2}$ 延长。【用法用量】口服。❶慢性乙型病毒性肝炎：100mg/次，1 次/d。其用药疗程具体如下：HBeAg 阳性者，建议至少 1 年。治疗后如出现 HBeAg 血清转换（即 HBeAg 转阴、HBeAb 阳性）、HBV-DNA 转阴、ALT 正常，经连续 2 次（至少间隔 3 个月）检测，确认疗效巩固后，可考虑终止治疗。HBeAg 阴性者，尚未确定合适的疗程，如治疗后出现 HBsAg 血清转换或治疗无效（HBV-DNA 或 ALT 仍持续升高），可考虑终止治疗。出现 YMDD 变异者，如 HBV-DNA 和 ALT 仍低于治疗前水平，可在密切观察下继续用药，必要时可加强支持治疗；如 HBV-DNA 和 ALT 持续在治疗前水平以上，应加强随访，在密切监察下，根据具体病情，采取适宜的疗法。经连续 2 次（至少间隔 3 个月）检测，确认 HBeAg 血清转换，HBV-DNA 转阴，可考虑终止治疗。❷HIV 感染（与其他抗反转录病毒药联用）：推荐剂量 150mg/次，2 次/d，或 300mg/次，1 次/d。❸肾功能不全时剂量，治疗慢性乙型病毒性肝炎：肌酐清除率<50mL/min 者应调整剂量。肌酐清除率<30mL/min 者不建议使用。治疗 HIV 感染：肌酐清除率>50mL/min 者，首次剂量 150mg/次，维持剂量 150mg/次，2 次/d。肌酐清除率为 30~50mL/min 者，首次剂量 150mg/次，维持剂量，150mg/次，1 次/d。肌酐清除率<30mL/min 者，应减少拉米夫定剂量。❹老年人剂量：老年人机体正常老化伴有肾脏功能减退者在临床上对拉米夫定的药代动力学特性无显著影响，其用药可参见成人用法用量。儿童剂量：口服，HIV 感染（与其他抗反转录病毒药联用）：12 岁以上，参见成人用量；3 个月至 12 岁，推荐剂量 4mg/kg，2 次/d，最大剂量为 300mg。3 个月以下，目前用药资料不

足。【不良反应】常见贫血、纯红细胞再生障碍、血小板减少、头痛、恶心、呕吐、腹痛、腹泻、口干、胃炎。偶见肌痛、关节痛、横纹肌溶解、肌酸磷酸激酶降低及瘙痒、皮疹、风疹等过敏反应。【禁忌证】对本药过敏者禁用。【用药须知】❶慎用：乳酸性酸中毒者；严重肝大和肝脏脂肪变性者；未确诊或未经治疗的 HIV 感染者。❷用药期间应定期做肝、肾功能检查及全血细胞计数。对 HIV 感染者，应定期检测血常规、CD4$^+$ 细胞计数、β-2 微球蛋白等。对慢性乙型病毒性肝炎患者，应定期检测血清 ALT、HBV-DNA、5 项血清 HBV 标志物。治疗中应观察患者病情，进行全面的体格检查及胸部 X 线片。对儿童应特别注意与胰腺炎有关的中毒症状或体征。治疗 HBV 感染停药后易发生反跳，故应每月复查血清 ALT。如 ALT 正常，则每 3 个月检测 1 次 HBeAg 或 HBV-DNA，如果由阴性转为阳性，则必须重新开始新一轮治疗。❸治疗中，一旦有提示乳酸性酸中毒的临床表现和实验室检查结果应中止治疗。【药物相互作用】❶与具有相同排泄机制的药物合用，本药血药浓度可增加 40%，但对后者药动学无影响。❷与齐多夫定合用，可使后者的血药浓度增加 13%，血药峰浓度升高约 28%，但生物利用度无显著变化，对药动学无影响。❸与扎西他滨合用，可抑制后者在细胞内的磷酸化，两者不宜联用。

阿德福韦酯 Adefovir【常用名】阿地福韦酯、阿德福韦。**【常用剂型与规格】**片剂：10mg/片。**【作用与用途】**用于治疗乙型肝炎病毒感染。**【药动学】**口服生物利用度约为 12%。分布容积约为 0.4L/kg，总蛋白结合率小于或等于 4%。在体内很少经肝脏代谢，主要以原形经肾through尿液排泄。口服阿德福韦酯消除 $t_{1/2}$ 约为 7.48h。血液透析可清除。**【用法与用量】**口服。❶慢性乙型病毒性肝炎：10mg/次，1次/d。❷肾功能不全时剂量：根据肌酐清除率调整。❸肝功能不全者无须调整用量。❹透析时剂量：透析后，10mg/次，每 7d 给药 1 次。**【不良反应】**常见疲乏、头晕、失眠、鼻咽炎、腹痛、腹泻、恶心、皮疹。偶见中性粒细胞和白细胞减少。罕见导致自然流产、肝炎加重。**【禁忌证】**对本药过敏者禁用。**【用药须知】**❶慎用：肾功能不全者、先天性肉毒碱缺乏者。❷对于 HBV 感染患者，应测定血清中相应的抗原和抗体。应常规监测全血细胞计数、肝肾功能、血清淀粉酶等。停药后应继续监测肝功能。❸本药治疗的最佳疗程尚未确定，HBeAg 阳性的患者在使用本药治疗发生 HBeAg 血清学改变后，继续治疗 6 个月，确认疗效巩固后可考虑中止治疗。HBeAg 阴性的患者，建议治疗至少应达 HBsAg 发生血清学改变或失去疗效方可停药。

❹治疗中出现失代偿肝病者，不推荐停药。❺如停药后肝功能发生恶化，应再次进行治疗。【药物相互作用】❶与布洛芬合用，可使本药血药浓度峰值、曲线下面积及尿液回收药量增加。❷与其他可能影响肾功能的药物，如环孢素、他克莫司、氨基糖苷类、万古霉素、非甾体类消炎药等合用可能引起肾功能损害。❸与拉米夫定、齐多夫定、甲氧苄啶/磺胺甲噁唑、对乙酰氨基酚合用时，两者的药动学参数均无改变。【用药过量】表现为轻、中度胃肠道反应，必要时予支持治疗，也可通过血液透析清除药物。

恩替卡韦 Entecavir【常用名】博路定。**【常用剂型与规格】**片剂：0.5mg/片。**【作用与用途】**用于病毒复制活跃，ALT 持续升高或肝脏组织学显示有活动性病变的慢性成人乙型病毒性肝炎的治疗。**【药动学】**口服 0.5～1.5h 达到峰值浓度。食物可减少本药的吸收；广泛分布于各组织。血浆蛋白结合率为 13%。对细胞色素 P450（CYP450）酶系统无影响。主要以原形通过肾脏清除，清除率为给药量的 62%～73%，肾清除率为 360～471mL/min，终末清除 $t_{1/2}$ 需 128～149h。**【用法用量】**口服：1 次/d，0.5mg/次，且应空腹服用（餐前或餐后至少 2h）。拉米夫定治疗病毒血症或出现拉米夫定耐药突变的患者为 1 次/d，1mg/次。肾功能不全时剂量：肾功能不全患者应根据肌酐清除率调整剂量。**【不良反应】**常见头痛、肌痛、风疹，白蛋白、血小板降低，血尿。偶见头晕、嗜睡、失眠、恶心、呕吐、消化不良。**【禁忌证】**对本药过敏者禁用。**【用药须知】**❶核苷类药物在单独或与其他抗反转录病毒药物联合使用时，可导致乳酸性酸中毒和重度的脂肪性肝大，甚至死亡。❷当慢性乙型病毒性肝炎患者停止抗乙型肝炎病毒治疗后，包括恩替卡韦在内，可出现乙型病毒性肝炎严重急性加剧。对停止抗乙型肝炎病毒治疗患者的肝功能情况应从临床和实验室检查等方面严密监测，并且至少随访数月。如必要，可重新恢复抗乙型肝炎病毒的治疗。**【药物相互作用】**由于主要通过肾脏清除，服用降低肾功能或竞争性通过主动肾小球分泌的药物的同时，可能增加血药浓度。

奥司他韦 Oseltamivir【常用名】奥他米韦、磷酸奥司他韦、奥塞他米韦。**【常用剂型与规格】**胶囊：75mg/粒；混悬液：300mg/瓶。**【作用与用途】**用于预防和治疗流行性感冒（主要为甲型及乙型流感）。**【药动学】**口服迅速吸收，2～3h 达峰值浓度，生物利用度较高。大部分经肝脏及肠壁酯酶转化为活性产物羧基奥司他韦，可进入气管、肺泡、鼻黏膜及中耳等部位。羧基奥司他韦主要随尿液排泄，少于 20％的药物从粪便排出，清除 $t_{1/2}$ 为 6～10h。【用法用量】口服。❶预防：75mg/次，1 次/d，不少于 7d。治疗，75mg/次，2 次/d，连用 5d。13 岁及 13 岁以上青少年，预防的用法用量同成人。本药已被批准用于出现流感症状不超过 2d 的 1 岁及 1 岁以上儿童，具体如下：13 岁及 13 岁以上青少年，用法用量同成人。13 岁以下儿童，用量根据体重调整。❷肾功能不全时，肌酐清除率＞30mL/min 者，无须减量；肌酐清除率为 10～30mL/min 者用量如下述：预防，75mg/次，隔日 1 次，也可 30mg/次，1 次/d。治疗，75mg/次，1 次/d，连用 5d。不推荐本药用于肌酐清除率＜10mL/min 者。【不良反应】常见失眠、头晕、头痛、咽痛、鼻塞、咳嗽、支气管炎、喉部水肿、支气管痉挛、恶心、呕吐、腹痛、腹泻。偶见血管性水肿、血尿、皮疹、皮炎、大疱疹。罕见胰腺炎、肝炎及肝酶升高。【禁忌证】对本药过敏者禁用。【用药须知】❶慎用：对神经氨酸酶抑制药过敏者。❷早期服用疗效更好。❸不能够取代流感疫苗。❹不推荐用于需定期血液透析或持续腹膜透析者。【药物相互作用】与丙磺舒合用，可使羧基奥司他韦的血药浓度提高 2 倍，但因其安全浓度范围很大，故两者联用时无须调整其剂量。

膦甲酸钠 Foscarnet Sodium【常用名】扶适灵、可耐、膦甲酸。【常用剂型与规格】注射剂：2.4g/支，3g/支，6g/支，12g/支。【作用与用途】❶用于免疫缺陷者的巨细胞病毒性视网膜炎、鼻炎。❷用于治疗免疫缺陷者中严重危及生命的巨细胞病毒感染，包括肺部、胃肠道及全身播散性巨细胞病毒感染。❸可用于对阿昔洛韦耐药的免疫缺陷者的皮肤黏膜单纯疱疹病毒感染或带状疱疹病毒感染、单纯疱疹病毒性角膜炎。【药动学】口服吸收差。给药后脑脊液内的药物浓度约为血浓度的 43％，蛋白结合率 14％～17％。主要以原形经肾小球过滤和肾小管分泌排泄，排泄率为 80％～87％。$t_{1/2}$ 为 3.3～6.8h。血液透析可清除本药。【用法用量】静滴。❶艾滋病患者巨细胞病毒性视网膜炎：诱导期，60mg/(kg·次)，每 8h 1 次，滴注时间不得少于 1h，连用 2～3 周，也可每 12h 90mg/kg。维持期，维持剂量 90～120mg/kg，滴注时间不得少于 2h。❷艾滋病患者巨细胞病毒性鼻炎：初始剂量 60mg/kg，每 8h 1 次，滴注时间至少 1h，连用 2～3 周。根据患者肾功能和耐受程度调整剂量和给药时间。维持量 90～120mg/(kg·次)，滴注 2h。❸耐阿昔洛韦的皮肤黏膜单纯疱疹病毒感染和带状疱疹病毒感染：推荐剂量 40mg/(kg·次)，每 8h（或 12h）1 次，滴注时间不得少于 1h，连用 2～3 周或直至治愈。

【不良反应】常见肾源性尿崩症、急性肾小管坏死、急性肾衰竭、尿毒症、泌尿道刺激症状或溃疡、多尿、尿结晶、血清肌酐升高等肾功能损害。常见贫血、骨髓抑制、粒细胞减少、血小板减少、血红蛋白降低等。常见畏食、焦虑、抑郁、幻觉、精神错乱、神经质、头痛、眩晕、共济失调。偶见一过性眼部刺激症状及局部红肿等刺激反应。【禁忌证】对本药过敏者；肌酐清除率<0.4mL/min者。【用药须知】❶慎用：肝肾功能不全者。❷用药期间须密切监测肾功能。❸静脉制剂仅限于用5%葡萄糖注射液或生理盐水稀释，不能与其他药物混合静滴。❹为降低肾毒性，用药前及用药期间可采用水化治疗。静脉输液量为2.5L/d，并可适当使用噻嗪类利尿药。❺静脉制剂应避免与皮肤、眼睛接触，如不慎接触，应立即用清水洗净。【药物相互作用】❶与氨基糖苷类、两性霉素B或万古霉素等合用可加重肾功能损害。❷与利托那韦和沙奎那韦合用，可加重肾功能损害。❸与齐多夫定合用可加重贫血。❹与喷他脒（静脉用）合用，可能增加发生贫血的危险，还可引起低血钙、低血镁、肾毒性。【用药过量】可出现癫痫发作、肾功能损害、感觉异常、电解质紊乱等，但无特殊的拮抗药，采用血液透析和水化治疗可能有一定疗效。

第十九节　抗真菌药

氟康唑 Fluconazole【常用名】大氟康。【常用剂型与规格】胶囊：50mg/粒，100mg/粒，150mg/粒，200mg/粒；注射剂：100mg/瓶，200mg/瓶。【作用与用途】❶假丝酵母菌病：口咽部和食管假丝酵母菌感染；播散性假丝酵母菌病，包括腹膜炎、肺炎、尿路感染等；假丝酵母菌外阴阴道炎。骨髓移植患者接受细胞毒类药物或放射治疗时，预防假丝酵母菌感染的发生。❷隐球菌病：治疗脑膜炎以外的新型隐球菌病或治疗隐球菌脑膜炎时，作为两性霉素B联合氟胞嘧啶初治后的维持治疗药物。❸球孢子菌病。❹用于芽生菌病和组织胞质菌病。【药动学】口服吸收完全，在体内广泛分布于皮肤、水疱液、腹腔液、痰液等组织体液中。脑膜炎症时，脑脊液中浓度高。蛋白结合率低，少量在肝脏代谢，80%以上经尿液以原形排泄。【用法用量】口服或静滴。❶播散性假丝酵母菌病，首次剂量0.4g，以后0.2g/次，1次/d，持续4周，症状缓解后至少持续服用2周，最高量可达0.4g/d。❷食管假丝酵母菌病，首次剂量0.2g，以后0.1g/

次，1次/d，持续至少3周，症状缓解后至少持续2周。根据治疗反应，也可加大剂量至0.4g/次，1次/d。❸口咽部假丝酵母菌病，胶囊首次剂量0.2g，以后0.1g/次，1次/d，疗程至少2周。❹假丝酵母菌外阴阴道炎，单剂量0.15g。❺隐球菌脑膜炎，0.4g/次，1次/d，直至病情明显好转，然后0.2～0.4g/次，1次/d，用至脑脊液病毒培养转阴后至少10～12周。或0.4g/次，2次/d，连续2d，然后0.4g/次，1次/d，疗程同前述。【不良反应】❶常见恶心、呕吐、腹痛或腹泻等。❷偶可见肝毒性、一过性中性粒细胞减少和血小板减少等血液学检查指标改变。【禁忌证】对氟康唑或其他吡咯类药有过敏史者和孕妇禁用。【用药须知】❶静滴时，最大速率为200mg/h，且容量不超过10mL/min。❷需定期监测肝、肾功能，用于肝肾功能减退者需减量应用。❸疗程应视感染部位及个体治疗反应而定。接受骨髓移植者，如严重粒细胞减少已先期发生，则应预防性使用，直至中性粒细胞计数上升至1.0×10^9/L以上后7d。【药物相互作用】❶与氢氯噻嗪、异烟肼、利福平合用，可使本药的血药浓度升高。❷与环孢素、他克莫司、茶碱、苯妥英钠、利福喷汀等合用，可使这些药物血药浓度升高。❸与华法林合用，可增强后者的抗凝作用。【用药过量】可采用对症和支持疗法，利尿可能增加其清除率。经血液透析可降低本药的血药浓度。

联苯苄唑 Bifonazole【常用名】白呋唑、苯苄咪唑、比呋拉唑。【常用剂型与规格】溶液：10mL，0.1g/瓶；乳膏：10g，0.1g/支，15g，0.15g/支；凝胶：5g，0.05g/支，10g，0.1g/支。【作用与用途】❶用于浅表皮肤真菌感染及短小棒杆菌引起的感染：如体癣、股癣、手足癣、花斑癣、红癣及皮肤假丝酵母菌病等。❷用于假丝酵母菌性外阴阴道炎。❸革兰阳性菌引发的感染。【用法用量】外用：1次/d，2～4周为1个疗程。本药乳膏用于脚癣、脚趾间癣时疗程为3周，用于手癣、体癣、股癣时疗程为2～3周，用于花斑癣、红癣时疗程为2周，用于表皮假丝酵母菌病时疗程为2～4周。本药喷雾剂用于体股癣、花斑癣时疗程为2～3周，用于手、足癣时疗程为3～4周。【不良反应】常见皮肤局部过敏、红斑、瘙痒感、烧灼感或刺痛感、龟裂等。偶见疼痛及过敏反应、接触性皮炎。罕见脱皮反应。【禁忌证】对咪唑类药物或对硬脂酸十六烷酯过敏者禁用。【用药须知】❶斑贴试验中本药和噻康唑有交叉过敏。❷慎用：患处有糜烂、渗液和皲裂时，最好在晚间睡前使用。❸切忌口服，并避免接触眼睛。❹使用本药治疗应在临床症状消失，并且真菌检查转阴后才可结束。❺用药部位如有灼烧感、瘙痒、红肿等应停药，并洗净用药局部。

曲安奈德益康唑 Triamcinolone Acetonide and Econazole 【常用名】益康唑曲安奈德、吉佰芙。【常用剂型与规格】乳膏：每克含硝酸益康唑 10mg、曲安奈德 1.0mg；15g：硝酸益康唑 0.15g，醋酸曲安奈德 16.5mg。【作用与用途】❶伴有真菌感染或有真菌感染倾向的皮炎、湿疹。❷由皮肤癣菌、酵母菌和真菌所致的炎症性皮肤真菌病，如手足癣、体癣、股癣、花斑癣。❸尿布性皮炎。❹假丝酵母菌性口角炎。❺甲沟炎。❻由真菌、细菌所致的皮肤混合感染。【用法用量】局部外用：取适量涂于患处，每日早、晚各 1 次。治疗皮炎、湿疹时，疗程 2~4 周。治疗炎症性真菌性疾病应持续至炎症反应消退，疗程不超过 4 周。【不良反应】偶见过敏反应，如出现皮肤烧灼感、瘙痒、针刺感等。罕见用药部位疼痛、用药部位肿胀、接触性皮炎、脱皮、皮肤纹理异常和红斑。长期使用时可出现皮肤萎缩、毛细血管扩张、色素沉着以及继发感染。【禁忌证】皮肤结核、梅毒或病毒感染者（如疱疹、牛痘、水痘）；已知对本品任何成分过敏者。【用药须知】❶避免接触眼睛和其他黏膜（如口腔内、鼻等）。❷用药部位如有烧灼感、红肿等情况应停药，并将局部药物洗净。❸不得长期大面积使用。❹连续使用不能超过 4 周，面部、腋下、腹股沟及外阴等皮肤细薄处连续使用不能超过 2 周。❺外用皮质类固醇药物可引起皮肤变薄和萎缩，纹理异常、毛细血管扩张和紫癜，可增加皮肤二重感染或机会性感染的风险。

特比萘芬 Terbinafine 【常用名】丁克、兰美舒。【常用剂型与规格】片剂：125mg/片，250mg/片；乳膏：1%/支；溶液：1%/瓶。【作用与用途】❶口服给药：由毛癣菌、小孢子菌和絮状表皮癣菌等所致皮肤、头发和指（趾）甲的感染；由假丝酵母菌所致皮肤酵母菌感染。多种癣病，如体癣、股癣、手癣、足癣和头癣等。由丝状真菌引起的甲癣（甲真菌感染）。❷局部给药：由皮肤真菌、酵母菌及其他真菌所致体癣、股癣、手癣、足癣、头癣、花斑癣。【药动学】口服吸收迅速，口服 0.25g，2h 后血药峰值浓度为 $0.97\mu g/mL$。血浆蛋白结合率高达 99%。在肝内代谢，代谢产物无抗真菌活性。70% 随尿液排泄，部分从粪便排出。消除 $t_{1/2}$ 为 17h，肝肾功能不全者，其清除率可下降。局部使用本药霜剂、搽剂、散剂、乳膏剂、喷雾剂，其吸收率不超过给药量的 5%。【用法用量】❶口服给药：0.25g/次，1 次/d。疗程视感染程度及不同的临床应用而定：体癣、股癣 2~4 周，手癣、足癣 2~6 周，皮肤假丝酵母菌病 2~4 周，头癣 4 周，甲癣 6~12 周（指甲 6 周、趾甲 12 周）。❷局部给药：涂于患处及其周围，1~2 次/d。一般疗程：体癣、股癣 1~2 周；花斑癣 2 周；足癣 1 周。❸肾功能不全时剂量：当肌酐清除率<50mL/min，或血肌酐>300μmol/L 时，本药剂量应减少 50%。儿童剂量：口服，不推荐用于 2 岁以下儿童。体重>20kg（2 岁以上）者，62.5mg/次，1 次/d；体重 20~40kg 者，125mg/次，1 次/d；体重>40kg 者，250mg/次，1 次/d。用药疗程均同成人。【不良反应】常见如恶心、食欲缺乏、消化不良、腹胀、轻微腹痛、腹泻等消化道反应及肌痛、关节痛等骨骼肌反应。局部给药部位常见发红、轻度烧灼感、瘙痒感、蜇刺感等刺激症状或皮肤干燥。偶见氨基转移酶升高或粒细胞减少。【禁忌证】对本药或其他同类药过敏者；严重肝、肾功能不全者禁用。【用药须知】❶慎用：肝、肾功能不全者；口服避孕药的妇女。❷口服对花斑癣无效，但局部使用本药乳膏疗效较好。❸喷雾剂、散剂、搽剂、乳膏仅供外用，应避免误入眼内。【药物相互作用】❶与唑类抗真菌药和两性霉素 B 合用，有一定协同作用。❷与肝药酶抑制药合用可抑制本药的清除。❸与肝药酶诱导药（如苯巴比妥、利福平等）合用，可加快本药的血浆清除。❹与咖啡因合用，可延长后者的 $t_{1/2}$。❺与主要由 CYP2D6 介导代谢的药物（如三环类抗抑郁药、β-肾上腺素受体阻断药、选择性 5-羟色胺再摄取抑制药、单胺氧化酶抑制药 B 型）合用，因本药可抑制 CYP2D6 酶代谢系统，应对患者进行监测。【用药过量】可致头晕、头痛、恶心、上腹痛。用药炭以清除药物，并对症支持治疗。

益康唑 Econazole【常用名】氯苯甲氧咪唑、氯苯咪唑、硝酸氯苯咪唑。【常用剂型与规格】软膏：1%/支；栓剂：50mg/个，150mg/个；溶液：1%/瓶。【作用与用途】❶皮肤假丝酵母菌病、阴道假丝酵母菌病。❷治疗体癣、股癣、足癣、花斑癣等。【药动学】外用后大部分进入表皮，亦可达到真皮，仅 1% 吸收入血液。局部用药后，经肾脏及粪便排出率均低于 1%。【用法用量】外用：皮肤假丝酵母菌病及多种癣病，一日早、晚各 1 次，疗程至少 2 周，足癣至少 4 周；花斑癣，1 次/d。【不良反应】不良反应少，偶见皮肤灼热感、瘙痒、针刺感、充血等过敏反应。【禁忌证】对本药过敏者禁用。【用药须知】治疗假丝酵母菌病时避免局部紧密覆盖敷料，如出现过敏反应或刺激性皮炎，应停药。

克霉唑 Clotrimazole【常用名】氯苯甲咪唑、氯三苯咪唑。【常

用剂型与规格】 片剂：0.25g/片；泡腾片：0.15g/片；软膏：1%/支，3%/支；锭剂：0.15g/个。**【作用与用途】** ❶口咽部假丝酵母菌感染的治疗。❷化疗、免疫功能低下或缺陷患者口咽部假丝酵母菌感染的预防。**【药动学】** 口服吸收差，体内分布广泛，肝、脂肪组织中浓度高，不能透过血-脑脊液屏障。血浆蛋白结合率为50%。在肝内代谢，$t_{1/2}$为4.5～6h。**【用法用量】** 口服。❶片剂：0.25～1g/次，3次/d。❷锭剂：治疗口咽部假丝酵母菌感染：0.01g/次，5次/d，含服，14d（或更长时间）为1个疗程。免疫缺陷者预防性用药：0.01g/次，3次/d，含服。儿童剂量：口服片剂，0.02～0.06g/（kg·d），分3次服用。**【不良反应】** ❶口服给药常见食欲减退、恶心、呕吐、腹痛、腹泻等胃肠道反应。血清胆红素、碱性磷酸酶和氨基转移酶升高。偶见白细胞减少。❷局部用药偶见局部刺激、瘙痒或烧灼感，皮肤可出现红斑、丘疹、水疱、脱屑等。❸经阴道给药者常见阴道烧灼感、皮肤瘙痒及红斑、下腹痉挛性疼痛、腹胀、尿频等。偶见呼吸短促、低血压或短暂的感觉降低、恶心、腹泻等过敏反应。**【禁忌证】** 对本药过敏者、肝功能不全者、粒细胞减少者、肾上腺皮质功能减退者禁用口服制剂。**【用药须知】** 不可用于全身性真菌感染，现多采用局部外用或经阴道给药。

咪康唑 Miconazole【常用名】 二氯苯咪唑、氯益康唑、霉康唑。**【常用剂型与规格】** 胶囊：250mg/粒。注射剂：10mg/mL。**【作用与用途】** ❶假丝酵母菌属所引起的严重感染，包括腹膜炎、肺炎和尿路感染。❷革兰阳性菌引起的继发性感染。**【药动学】** 局部用药后主要停留在病变部位，吸收入体内甚少。全身给药分布广泛。**【用法用量】** 静脉给药：治疗深部真菌病日常用量600～800mg，分3次给予。口服：250～500mg/次，2次/d。疗程视病情而定。1岁以上儿童，初始剂量30～60mg/（kg·d），以后减为10～20mg/（kg·d）。疗程视病情而定。**【不良反应】** 口服及静脉给药常见恶心、呕吐、腹泻和食欲减退等，偶见白细胞和血小板减少、高脂血症、一过性血清氨基转移酶轻度升高、血栓性静脉炎。局部用药常见水疱、烧灼感、充血、瘙痒或其他皮肤刺激症状，偶见过敏反应、过敏性休克。**【禁忌证】** 对本药过敏者、孕妇、1岁以下儿童禁用。**【用药须知】** ❶慎用：有心律失常史者。❷用药监测：用药期间应定期检查血常规、血胆固醇、三酰甘油、血清氨基转移酶。❸静滴开始可先给予小剂量200mg，根据患者耐受情况逐渐加大剂量。使用前须先用等渗氯化钠注射液或5%葡萄糖注射液稀释。滴速不宜过快，每次给药200mg，滴注时间至少应在 2h 以上。如快速注射未经稀释的药液，可导致一过性心动过速或心律失常。❹服药后如出现恶心、呕吐等不良反应，可给予抗组胺药或止吐药，宜进食时同时服药，亦可适当减少用量。

【药物相互作用】❶与环孢素合用，可使后者的血药浓度升高，并增加发生肾毒性的危险。❷与口服抗凝药合用可使这些药物作用增强，导致凝血酶原时间延长，故联用时应调整这些药物的剂量。❸与西沙必利合用，因本药可抑制由细胞色素 P450 介导的后者的代谢，从而导致心律失常，故两者禁止联用。❹与两性霉素 B 合用，呈相互拮抗作用。❺与异烟肼、利福平合用，可促进本药的代谢，血药浓度降低，从而导致治疗失败或疾病复发。

伏立康唑 Voriconazole【常用名】威凡。**【常用剂型与规格】**片剂：50mg/片，200mg/片；注射剂：200mg/支，100mg/支。**【作用与用途】**主要用于治疗可能威胁免疫缺陷功能减退患者生命的进行性感染，包括：❶侵袭性真菌病。❷对氟康唑耐药的假丝酵母菌（包括克柔假丝酵母菌）引起的严重侵袭性感染，如假丝酵母菌性败血症、食管假丝酵母菌病、皮肤播散性假丝酵母菌病，胃、肾脏、膀胱壁和伤口的播散性假丝酵母菌感染等。❸由足放线病菌属和镰刀菌属引起的严重感染。❹梨形单孢真菌感染。**【药动学】**口服吸收迅速而完全，给药后 1～2h 达血药峰值浓度。静脉给药如使用负荷剂量，24h 内达血药峰浓度；如未使用负荷剂量，用药后第 6d 达血药峰浓度。静脉给药 4 周内对侵袭性曲真病起初始反应，口服给药 7d 后对口咽部假丝酵母菌病起初始反应。口服后绝对生物利用度约为 96%。在组织中分布广泛，血浆蛋白结合率约为 58%。当多剂量给药或与高脂肪餐同时服用时，血药峰浓度和给药间期的浓度-时间曲线下面积分别减少 34% 和 24%。胃液 pH 值改变不影响本药吸收。主要通过肝脏代谢，仅有少于 2% 的药物以原形经尿排出。清除 $t_{1/2}$ 与剂量有关，口服 200mg 后清除 $t_{1/2}$ 约为 6h。药代动力学呈非线性，其清除 $t_{1/2}$ 不能用于预测本药的蓄积或清除，可经血液透析清除。**【用法用量】**❶口服，患者体重≥40kg，用药第 1d 给予负荷剂量：每 12h 1 次，400mg/次。开始用药 24h 后给予维持剂量：2 次/d，200mg/次。如果患者治疗反应欠佳，维持剂量可以增加到 2 次/d，300mg/次。如果患者不能耐受上述较高的剂量，可以减 50mg/次，逐渐减到 2 次/d，200mg/次。患者体重<40kg，用药第 1d 给予负荷剂量：每 12h 1 次，200mg/次。开始用药 24h 后给予维持剂量：2 次/d，100mg/次。如果患者治疗反应欠佳，维持剂量可以增加到 2 次/d，

150mg/次。❷静滴：用药第 1d 给予负荷剂量：每 12h 1 次，6mg/(kg·次)。开始用药 24h 后给予维持剂量：2 次/d，4mg/(kg·次)。如果患者不能耐受维持剂量，可减为 2 次/d，3mg/(kg·次)。❸肾功能不全时剂量：肾功能减退的患者应用本药均无须调整剂量。中度到严重肾功能减退（肌酐清除率<50mL/min）的患者应用本药时，可发生赋形剂磺丁倍他环糊精钠蓄积。故此种患者宜选用口服给药。❹肝功能不全时剂量：建议轻度到中度肝硬化者（Child-Pugh A 和 B）应用本药的负荷剂量不变，但维持剂量减半。❺2～12 岁的儿童，口服或静滴第 1d 给予负荷剂量：每 12h 1 次，6mg/(kg·次)。或开始用药 24h 后给予维持剂量：2 次/d，4mg/(kg·次)。12～16 岁的青少年：同成人。【不良反应】常见外周性水肿、头痛、呼吸功能紊乱、氨基转移酶异常及恶心、呕吐、腹泻、腹痛等胃肠道反应。常见皮疹、视觉改变、视觉增强、视物模糊、色觉改变和畏光。偶见急性肾衰竭、致死性肝炎或者肝功能衰竭。罕见 Stevens-Johnson 综合征、中毒性表皮融解坏死松解症和多形红斑等。【禁忌证】对本药过敏者、2 岁以下儿童禁用。【用药须知】❶慎用：严重肝功能减退患者、有潜在心律失常危险的患者。❷用药监测：肾功能（特别是血肌酐）；用药初期及中期均应检查肝功能，如在治疗中发现肝功能异常，则需严密监测，以防发生更重的肝损害；如果连续用药超过 28d，需监测视觉功能，包括视敏度、视力范围以及色觉。❸不宜与血液制品或任何电解质补充剂同时滴注。❹本药应至少在餐前 1h 或餐后 1h 服用。❺用药前应纠正电解质紊乱，包括低钾血症、低镁血症和低钙血症等。❻建议静滴本药的速度最快不超过 3mg/(kg·h)，稀释后每瓶滴注时间须在 1h 以上。❼粉针剂不宜用于静注。【药物相互作用】❶4.2％的碳酸氢钠静脉注射液与本药存在配伍禁忌，该稀释剂的弱碱性可使本药在室温储存 24h 后轻微降解。❷与肠道外营养剂物理不相容，两者在 4℃储存 24h 后可产生不溶性微粒。故禁止在同一静脉通路中滴注。❸与替加环素存在配伍禁忌。❹P450 同工酶诱导剂，如利福平、卡马西平、苯巴比妥、利福布汀等与本药合用时，本药的血药浓度显著降低，应尽量避免合用。❺P450 同工酶抑制剂，如 HIV 蛋白酶抑制剂、奥美拉唑等可使本药的血药浓度升高，故合用时须监测药物的疗效和毒性反应。❻P450 同工酶底物，如麦角生物碱类药物（麦角胺，双氢麦角碱）、香豆素类药物、他汀类药物、磺脲类药物、苯二氮䓬类药物、长春花生物碱类药物、特非那定、阿司咪唑、西沙必利、匹莫齐特、西罗莫

司、环孢素、华法林、他克莫司、奎尼丁等与本药合用时，上述药物的血药浓度可能显著升高，故禁用。【用药过量】药物过量时血液透析有助于将本药从体内清除。

伊曲康唑 Itraconazole【常用名】西特那唑、亚特那唑、伊康唑。**【常用剂型与规格】**胶囊：100mg/粒；口服液：10mg/mL；注射剂：250mg/支。**【作用与用途】❶**全身性真菌感染，如曲霉病、假丝酵母菌病、隐球菌病、组织胞质菌病、孢子丝菌病、巴西副球孢子菌病、芽生菌病和其他多种少见的全身性或热带真菌病。**❷**口腔、咽部、食管、阴道假丝酵母菌感染，以及真菌性结膜炎、真菌性角膜炎。**❸**浅部真菌感染，如手足癣、体癣、股癣、花斑癣等。**❹**皮肤癣菌和酵母菌所致甲真菌病。**【药动学】**口服后3～4h达血药浓度峰值，1～2周达稳态血药浓度。迅速弥散到组织，由于其高亲脂性，在皮肤、脂肪组织和指甲中浓度可为血药浓度10倍以上，脑脊液中药物浓度很低。血浆蛋白结合率为99.8%，主要在肝内代谢，代谢物之一为羟基化伊曲康唑（抗菌活性与本药相似），其血药浓度是本药的3倍。给药量的3%～18%以原形从粪便排出，约35%的无活性代谢物和少于1%的药物以原形随尿液排泄。血浆中清除呈双相性，$t_{1/2}$为1～1.5d，多次给药后$t_{1/2}$可延长。肾功能不全者对药物代谢无明显影响。**【用法用量】**口服：**❶**胶囊，治疗芽生菌病、组织胞质菌病和曲霉菌，200～400mg/d，剂量超过200mg时宜分2次给药。治疗足趾甲癣，予以200mg/次，1次/d，连用12周；手指甲癣，200mg/次，2次/d，连用7d为1个疗程，停药21d后再予以第2个疗程。**❷**口服液，治疗口咽部假丝酵母菌病，予以口服液200mg/d（20mL/d），连用1～2周。治疗食管假丝酵母菌病，予以100mg/d（10mL/d），连用2周。中性粒细胞缺乏伴发热患者的经验治疗，先用静脉制剂200mg/次，2次/d，用4d；继以200mg/次，1次/d，用14d，后改为口服液200mg/次，2次/d，至中性粒细胞计数恢复。儿童剂量：全身性真菌感染，3～5mg/(kg·d)。**❸**静滴：第1～2d，200mg/次，2次/d，一次滴注1h。从第3d起，200mg/次，1次/d，一次滴注1h。疗程为14d，以后继以口服液200mg/次，2次/d。治疗芽生菌病、组织胞质菌病和曲霉菌，伊曲康唑静滴继以口服液序贯疗法的总疗程为3个月或用药至真菌感染的临床症状、体征消失及实验室检查恢复正常。**【不良反应】**常见畏食、恶心、呕吐、消化不良、腹痛、腹泻、便秘等胃肠道反应。偶见头晕、头痛、疲乏、发热、嗜睡、抑郁、失眠、耳鸣、高血压、水肿、充血性心力衰竭、低钾血症、低钙血症、月经不调、肾上腺功能不全、性欲下降、阳痿、男子乳腺发育、男性乳房痛、周围神经病变、Stevens-Johnson 综合征、肝炎、肝功能异常、蛋白尿、过敏反应。极罕见急性肝衰竭、严重肝毒性。

【禁忌证】 对本药过敏者；室性心功能不全（充血性心力衰竭及有充血性心力衰竭病史）患者禁用。**【用药须知】** ❶交叉过敏：尚无本药和其他唑类抗真菌药存在交叉过敏的资料，故对其他唑类抗真菌药过敏者使用本药应谨慎。❷慎用：心脏局部缺血或者瓣膜疾病患者，明显的肺部疾病患者，水肿性疾病患者，肝、肾功能不全者和肝酶升高、有活动性肝病或其他药物所致肝毒性损伤史者不宜使用本药；老年患者亦要慎用。❸对肝功能不全、艾滋病患者，用药期间应定期检查肝功能。❹对 AIDS 合并组织胞质菌病者，需使用维持量以防止复发。❺全身性真菌感染宜先静脉给药治疗 2 周，其后再根据病情采用口服给药。❻采用静滴给药时，如使用本药粉针剂，应先用 0.9%氯化钠注射液稀释。严禁使用 5%葡萄糖注射液或乳酸林格液稀释。滴注时间应超过 60min，不宜使用静注。如连续 14d 以上给药，其安全性和有效性尚不清楚，故应尽快将静脉给药调整为口服给药。**【药物相互作用】** ❶与细胞色素 P450 CYP3A4 酶抑制药（如磺胺异噁唑、利托那韦、茚地那韦、红霉素、克拉霉素）合用，可使本药的血药浓度升高，生物利用度提高。❷本药可抑制由细胞色素 P450 CYP 3A4 介导的药物代谢。故与环孢素、克拉霉素、安普那韦、贝那普利、阿芬太尼、阿普唑仑合用，可使这些药物血药浓度升高。与阿托伐他汀合用，可增加肌病或者横纹肌溶解的风险。与白消安合用，可使后者血药浓度升高，毒性增强，并可增加肌病或横纹肌溶解的风险。与洛伐他汀合用，可增加肌病或者横纹肌溶解的风险，并可发生危及生命的心律失常（如尖端扭转型室性心动过速），故两者不能联用。❸与氨氯地平、贝那普利、非洛地平、伊拉地平、尼卡地平、硝苯地平合用，可抑制这些药物的代谢，使其血药浓度升高，毒性增强。❹与钙拮抗药合用，可抑制后者的代谢，同时后者具有负性肌力作用，从而也可加强本药这一作用，故两者联用时需谨慎。❺与地塞米松、地西泮、伊马替尼、苯巴比妥合用，可抑制这些药物的代谢。

【用药过量】 本药无特效的解毒药，也不能经血液透析清除。如用药过量，应采取支持疗法。服药后 1h 内可洗胃，若有必要，可给予药用炭对抗。

制霉素 Nystatin **【常用名】** 制菌霉素、制霉菌素。**【常用剂型与规格】** 片剂：10 万 U/片，25 万 U/片，50 万 U/片。**【作用与用途】**

用于假丝酵母菌属引起的消化道、口腔、阴道、皮肤等假丝酵母菌感染。【药动学】口服后胃肠道不吸收，局部外用也不被皮肤和黏膜吸收。几乎全部服药量以原形从粪便排出。局部给药治疗假丝酵母菌病，用药后24～72h达最大效应。【用法用量】口服。❶消化道假丝酵母菌病：50万～100万 U/次，3～4次/d，连用7～10d。儿童，5万～10万 U/（kg·d），分3～4次服用，连用7～10d。❷口腔假丝酵母菌病：20万～40万 U/次，4～5次/d，含服至缓慢完全溶解。【不良反应】口服较大剂量常见胃肠道反应，如腹泻、恶心、呕吐、上腹疼痛等。外用常见接触性皮炎。阴道给药偶见白带增多。【禁忌证】对本药过敏或对本药有过敏史者。【用药须知】❶慎用：5岁以下儿童。❷对疑有由肠道真菌引起的阴道继发性感染者，尤其是慢性或复发患者，局部使用阴道泡腾片的同时，可口服片剂。❸口服混悬液时，宜将药液长时间含服或含漱，然后吞服。❹患者应用药至症状消失、细菌培养转阴后48h，以防止复发。❺阴道给药时，如出现刺激症状应立即停药。

两性霉素 B Amphotericin B【常用名】庐山霉素。【常用剂型与规格】注射剂：5mg/支，25mg/支，50mg/支。【作用与用途】❶治疗隐球菌病、北美芽生菌病、播散性假丝酵母菌病、球孢子菌病、组织胞质菌病。❷治疗由毛霉、根霉属、犁头霉菌属、内胞霉属和蛙粪霉属等所致的毛霉病。❸治疗由申克孢子丝菌引起的孢子丝菌病。❹治疗由烟曲菌所致的曲霉病。❺外用制剂适用于着色真菌病、烧伤后皮肤真菌感染、呼吸道假丝酵母菌、曲霉或隐球菌感染、真菌性角膜溃疡。【药动学】口服后自胃肠道吸收少而不稳定。蛋白结合率为91%～95%，$t_{1/2}$约为24h。不易被透析清除。【用法用量】❶静滴：起始剂量为1～5mg或按体重 0.02～0.1mg/（kg·次），以后根据患者耐受情况每日或隔日增加5mg，当增加至 0.6～0.7mg/（kg·次）时即可暂停增加剂量。最高单次剂量不超过 1mg/kg，每日或隔1～2d给药1次，总累积量1.5～3g，疗程1～3个月，视患者病情也可延长至6个月。儿童，静滴，0.5～1mg/次。治疗鼻脑毛霉病时，累积治疗量至少3～4g；治疗白色假丝酵母菌感染，疗程总量约为1g；治疗隐球菌脑膜炎，疗程总量约为3g。对敏感真菌所致的感染宜采用较小剂量，即20～30mg/次，疗程也宜较长。❷鞘内注射：对隐球菌脑膜炎，除静滴外尚需鞘内给药。首次剂量为 0.05～0.1mg，以后逐渐增至 0.5mg/次，最大量不超过 1mg/次，每周给药2～3次，总量15mg左右。❸雾化吸入：用于肺及支气管等呼吸道真菌感染患者，以 5～10mg 配成 0.2～0.3mg/mL 溶液，一日分 2 次喷雾，疗程 1 个月。儿童，0.5～1mg/次。鞘内注射时可取 5mg/mL 浓度的药液 1mL，加 5% 葡萄糖注射液 19mL 稀释，使最终浓度为 250μg/mL。注射时取所需药液量以脑脊液 5～30mL 反复稀释，并缓慢注入。鞘内注射液药物浓度不可高于 250μg/mL，pH 值应在 4.2 以上。❹局部病灶注射，着色真菌病：以 1～3mg/mL 溶液加适量普鲁卡因，病灶内局部注射，每周 1～2 次；多病灶者可交替注射。真菌性脓胞和关节炎：可局部抽脓后注入药 5～10mg，每周 1～3 次。【不良反应】常见肾功能损害：血尿素氮及肌酐酐升高、肌酐清除率降低、肾小管性酸中毒。常见视物模糊或复视、癫痫样发作、头痛、发热、呕吐、颈项强直、下肢疼痛、尿潴留等，严重者出现下肢截瘫。偶见血小板减少、多发性神经病变、过敏性休克、皮疹。罕见肝细胞坏死、急性肝衰竭。【禁忌证】对本药过敏者、严重肝病患者禁用。【用药须知】❶慎用：肝、肾功能不全者慎用本药。❷定期检查尿常规、血尿素氮及血肌酸酐，疗程开始剂量递增时隔日测定上述各项；治疗过程中每周测定 1 次血常规；肝功能检查，如发现肝功能损害（血胆红素、碱性磷酸酶、血清氨基转移酶升高等）时应停药；血钾测定，治疗过程中每周至少测定 2 次。❸静滴时可在输液内加入肝素或间隔 1～2 日给药 1 次，以减少局部血栓性静脉炎的发生；同时应避免药液外漏，以避免局部刺激。❹宜缓慢避光滴注，每剂滴注时间至少 6h。❺鞘内给药时宜与小剂量地塞米松或琥珀酸氢化可的松同时给予，并需用脑脊液反复稀释药液，边稀释边注入，以减少反应。【药物相互作用】❶氟胞嘧啶可增强药效与毒性。❷肾上腺皮质激素可能加重两性霉素 B 诱发的低钾血症。❸同用洋地黄毒苷，可加强洋地黄毒性。❹与其他肾毒性药物，如氨基糖苷类、抗肿瘤药、卷曲霉素、多黏菌素类、万古霉素与两性霉素 B 同用时可加重肾毒性。❺与以下药物存在配伍禁忌：氯化钠、氯化钾、氯化钙、葡萄糖酸钙、依地酸钙钠、青霉素、羧苄西林、硫酸阿米卡星、硫酸庆大霉素、硫酸卡那霉素、硫酸链霉素、盐酸金霉素、盐酸土霉素、盐酸四环素、硫酸多黏霉素、盐酸氯丙嗪、盐酸苯海拉明、盐酸多巴胺、盐酸利多卡因、盐酸普鲁卡因、重酒石酸间羟胺、盐酸甲基多巴、呋喃妥因和维生素类等。【用药过量】引起呼吸、循环衰竭，应立即中止给药，及时予以支持、对症处理。

卡泊芬净 Caspofungin【常用名】醋酸卡泊芬净、科赛斯。**【常用剂型与规格】**注射剂：50mg/支，70mg/支。**【作用与用途】**❶假丝酵母菌所致的食管炎、菌血症、腹腔内脓肿、腹膜炎及胸膜腔感染。❷对其他药物治疗无效或不能耐受的侵袭性曲霉病。❸经验性治疗中性粒细胞减少、伴发热患者的可疑真菌感染。【药动学】口服吸收差。白蛋白的结合率约为 97%，大部分药物分布于组织中，主要在肝脏和血浆中清除。消除 $t_{1/2}$ 为 9～11h。不能经血液透析清除。【用法用量】静滴：首日给予单次 70mg 的负荷剂量，之后给予 50mg/d 的维持剂量。对于疗效欠佳且对本药耐受性较好的患者可将维持剂量加至 70mg/d。中度肝功能不全者，维持剂量减至 35mg/d。【不良反应】偶见血栓性静脉炎、头痛、血清总蛋白降低、低白蛋白、低钾、低钠、低钙、尿蛋白增多、尿中红细胞增多、尿中白细胞增多、恶心、腹泻、呕吐、贫血、白细胞减少，罕见肌酸酐升高。【禁忌证】对本药过敏者禁用。【用药须知】❶慎用：肝脏功能不全或肝脏疾病患者、骨髓抑制患者、肾功能不全患者。❷本药配制后应立即使用。❸本药须在约 1h 内经静脉缓慢地输注。❹疗程取决于患者疾病的严重程度、被抑制的免疫功能恢复情况以及对治疗的临床反应。【药物相互作用】❶与葡萄糖溶液存在配伍禁忌。除无菌注射用生理盐水和乳酸林格溶液外，不得与任何其他药物混合或同时输注。❷环孢素与本药合用后可使本药的曲线下面积增加约 35%，ALT、AST 升高。❸他克莫司与本药合用 12h 后血药浓度下降 26%。故两者合用时建议监测他克莫司的血药浓度并适当地调整其剂量。

米卡芬净 Micafungin【常用名】米开民。【常用剂型与规格】注射剂：50mg/支，100mg/支。【作用与用途】❶预防造血干细胞移植患者出现假丝酵母菌感染。❷治疗食管假丝酵母菌病。【药动学】血药浓度和剂量成正比。总蛋白结合率不低于 99%。在肝脏代谢，主要代谢物为 M-1（儿茶酚型）和 M-2（甲氧基型），消除 $t_{1/2}$ 为 14～15h。不能经血液透析清除。【用法用量】静脉给药：❶预防造血干细胞移植患者出现假丝酵母菌感染，50mg/d，静脉输注 1h 以上，平均疗程为 19d。❷食管假丝酵母菌病：150mg/d，静脉输注 1h 以上，平均疗程为 15d（10～30d）。【不良反应】常见低钙血症、低钾血症、低镁血症、高胆红素血症、静脉炎、头痛、腹痛、腹泻、皮疹。偶见低血压、血肌酐升高、血尿素氮升高、嗜睡、头晕。【禁忌证】对本药过敏者禁用。【用药须知】孕妇及哺乳期妇女慎用。【药物相互作用】与硝苯地平或西罗莫司合用，可使后两者的血药浓度升高。应谨慎，需监测硝苯地平或西罗莫司的毒性，同时相应地减少两者剂量。

氟胞嘧啶 Flucytosine【常用名】5-氟胞嘧啶、安确治。**【常用剂型与规格】**片剂：250mg/片，500mg/片；胶囊：250mg/粒，500mg/粒；注射剂：2.5g/支；软膏：10%/支。**【作用与用途】**用于治疗假丝酵母菌、隐球菌及其他敏感菌所致全身性真菌感染。对假丝酵母菌所致肺部、尿路及消化道真菌感染、真菌败血症疗效较好。亦可用于假丝酵母菌所致心内膜炎、皮肤黏膜感染，隐球菌所致脑膜炎等。**【药动学】**口服后由胃肠道吸收迅速而完全，生物利用度78%～90%。广泛分布，口服及静注 $t_{1/2}$ 分别为 2.5～6h、3～6h。约90%给药量以原形从尿液排出。血液透析可清除。**【用法用量】❶**口服：1000～1500mg/次，4 次/d，用药疗程为数周至数月。如胃肠道反应大，亦可 50～150mg/(kg·d)，分 3～4 次服，以后再逐渐加量。**❷**静滴：100～150mg/(kg·d)，分 2～3 次给药，静滴速度为 4～10mL/min。**❹**对肾功能不全者，根据肌酐清除率及血药浓度测定结果调整剂量。儿童剂量：口服，体重超过 50kg 的儿童，同成人用量；体重不足 50kg 的儿童，1.5～4.5g/(m²·d)，分 4 次服。透析时剂量，定期进行血液透析治疗者：每次透析后应一次性补给 37.5mg/kg。腹膜透析者：补给 0.5～1g/d。**【不良反应】**常见白细胞或血小板减少、肾损害、血清氨基转移酶一过性升高、皮疹、嗜酸粒细胞升高等。常见恶心、呕吐、畏食、腹痛、腹泻等胃肠道反应。偶见一过性神经、精神异常，表现为头晕、头痛、运动及定向力障碍、精神错乱、幻觉、视力减退、听力下降等。偶见全血细胞减少、骨髓抑制和再生障碍性贫血、血清胆红素升高、肝坏死。罕见肝大。**【禁忌证】**对本药过敏者、严重肾功能不全者、严重肝脏疾病患者禁用。**【用药须知】❶**骨髓抑制、血液系统疾病或同时应用骨髓抑制药治疗的患者；肝功能损害者；肾功能损害者，尤其是同时应用两性霉素 B 或其他肾毒性药物治疗时慎用。单用本药易产生耐药性，故宜与两性霉素 B 联用以增加疗效。**【药物相互作用】❶**与两性霉素 B 联用有协同作用，后者也可增强本药的毒性。**❷**与其他骨髓抑制药联用，可增加毒性反应，尤其是造血系统的不良反应。**❸**与阿糖胞苷联用，后者可通过竞争抑制而灭活本药的抗真菌活性。**【用药过量】**洗胃、催吐，并补充液体以加速药物的排泄。必要时应采用血液透析治疗。

第二章 抗寄生虫病药

第一节 抗疟药

氯喹 Chloroquine【常用名】氯喹啉。**【常用剂型与规格】**片剂：75mg（相当于氯喹 50mg）/片，250mg（相当于氯喹 150mg）/片；注射剂：129mg（碱基 80mg）/2mL，250mg（碱基 155mg）/2mL，250mg（相当于氯喹 155mg）/支，322mg（相当于氯喹 200mg）/支。**【作用与用途】**不能直接杀死疟原虫，但能干扰其繁殖。❶用于对本药敏感的恶性疟、间日疟等疟疾。❷肠外阿米巴虫病。❸抗风湿作用。**【药动学】**口服吸收迅速，1～2h 达血药峰值浓度。与组织蛋白结合度更高，在肝、脾、肾、肺中的浓度高于血浆浓度达 200～700 倍，在脑组织及脊髓组织中的浓度为血浆浓度的 10～30 倍。也较多分布于黑色素的细胞中，有浓集于红细胞的特点。还可通过胎盘屏障和血-脑脊液屏障。在肝脏代谢，主要代谢产物去乙基氯喹（仍有抗疟作用）。10%～15% 以原形经肾排泄，约 8% 从粪便排出，$t_{1/2}$ 为 2.5～10d。**【用法用量】**❶控制疟疾发作：口服，首剂 1g，第 2d、第 3d 各 500mg。静滴，第 1d 1.5g，第 2d、第 3d 均为 0.5g。一般每 0.5～0.75g 氯喹加入 5% 葡萄糖注射液 500mL 中，第 1d 药量于入院 12h 内全部输完。儿童，首剂 16mg/kg（高热期酌情减量，分次服），6～8h 后及第 2～3d 各服 8mg/kg。预防性抑制疟疾症状发作：1 周 8mg/kg。❷抑制性预防疟疾：口服，1 周 1 次，0.5g/次。❸治疗肠外阿米巴病：口服，1g/d，连服 2d 后改 0.5g/d，疗程为 3 周。儿童，10mg/（kg·d）（极量为 600mg/d），分 2～3 次服用，连服 2 周，休息 1 周后，可重复 1 个疗程（超过 60kg 的小儿以 60kg 计算）。**【不良反应】**口服可出现头昏、目眩、食欲减退、恶心、呕吐、腹痛、腹泻、皮疹、皮肤瘙痒、耳鸣、烦躁等，反应较轻，停药后可自行消失；在治疗肺吸虫病、华支睾吸虫病及结缔组织病时，用药量大，疗程长，可能会有较重的反应，常见为对眼的毒性；可引起听力损害，药物性精神病、神经肌肉痛、轻度短暂头痛、白细胞减少、紫癜、皮炎（光敏性皮炎，甚至剥脱性皮炎）、银屑病、毛发变白、脱毛等。偶可引起窦房结的抑制，导致心律失常、休克，严重时可发生阿-斯综合征而导致死亡。罕见溶血、再生障碍性贫血、可逆性粒细胞缺乏及血小板减少。【禁忌证】对本药过敏者、心脏病患者、肝肾功能不全者、孕妇和哺乳期妇女禁用。【用药须知】❶重型多型性红斑患者、血卟啉病患者、银屑病患者、精神病患者慎用。❷长期用药前，应先做眼部详细检查，排除原有病变，尤其是 60 岁以上患者宜常做检查。❸禁止静注，且老人、儿童慎用静滴。❹不宜肌注，尤其是儿童，易致心肌抑制。❺长期使用，可产生耐药性。如用量不足，恶性疟常在 2～4 周内复燃，同时也易产生耐药性。❻白细胞减至 $4×10^9$/L 以下应停药。❼长期维持剂量以 250mg/d 或以下为宜，疗程不宜超过 1 年。❽注射液配制：一般每 500～750mg 加入 5%葡萄糖注射液或 0.9%氯化钠注射液 500mL 中。【药物相互作用】❶与保泰松或金属制剂合用易引起药物性皮炎。❷与氯丙嗪合用，可加重肝损害。❸与伯氨喹合用可根治间日疟。❹对神经肌肉接头有直接抑制作用，链霉素可加重此不良反应。❺与肝素或青霉胺合用可增加出血的危险。❻洋地黄化后应用本药易引起心脏传导阻滞。【用药过量】急性氯喹中毒常是致死性的，其致死量可低至 50mg/kg，迅速出现恶心、呕吐、困倦，继之言语不清、激动、视力障碍，由于肺水肿而呼吸困难，甚至停止，还有心律失常、抽搐及昏迷。处理：应立即停药，并作对症处理，特别是维持心肺功能。

伯氨喹 Primaquine【常用名】伯氨喹啉。**【常用剂型与规格】**片剂：13.2mg（相当于伯氨喹 7.5mg）/片，26.4mg（相当于伯氨喹 15mg）/片。**【作用与用途】**对疟原虫的红外期与配子体有较强的杀灭作用，主要用于根治间日疟。**【药动学】**口服吸收迅速而完全，1h 内达峰值，但持续时间短，8h 后血中残余量很少。主要分布于肝组织内，其次为肺、脑和心等组织内。$t_{1/2}$ 为 5.8h，大部分在体内代谢，仅 1%由尿中排出，一般于 24h 内排泄完全。**【用法用量】**口服。❶根治间日疟：13.2mg/次，3 次/d，连服 7d。儿童，0.39mg/（kg·d），连服 14d。❷消灭恶性疟原虫配子体（以阻断传播），26.4mg/d，连服 3d。儿童，剂量同根治间日疟，连服 3d。**【不良反应】**毒性反应较其他抗疟药为高。剂量超过 30mg/d 时，易发生疲乏、头昏、恶心、呕吐、腹痛等不良反应；少数患者可出现药物热、粒细胞缺乏等，停药后即可恢复。G6PD缺乏者服用本药时可发生急性溶血性贫血，这种溶血反应仅限于衰老的红细胞，并能自行停止发展，一般并不严重；还引起高铁血红蛋白过多症，出现发绀、胸闷等症状。系统性红斑狼疮及类风湿关节炎患者服用本药易发生粒细胞缺乏。【禁忌证】孕妇；G6PD缺乏者、系统性红斑狼疮患者、类风湿关节炎患者禁用。【用药须知】❶糖尿病患者；肝、肾、血液系统疾病患者；急性细菌和病毒感染者；哺乳期妇女慎用。❷监测红细胞及血红蛋白。❸需反复多次服药才能见效。❹对间日疟红内期作用较弱，对恶性疟红内期则完全无效，不能作为控制症状的药物应用；与氯喹合用，可根治间日疟。❺一旦发生急性溶血性贫血应停药并作适当的对症治疗，溶血严重者可输血；如发生高铁血红蛋白血症，可静注亚甲蓝1～2mg/kg，以迅速改善症状。【药物相互作用】米帕林及氯胍与本药合用，本药的血药浓度可明显提高，维持时间也延长，毒性增加，但疗效未见增加。

左旋咪唑 Levamisole【常用名】左咪唑、左旋驱虫净、左旋四咪唑。**【常用剂型与规格】**片剂：15mg/片、25mg/片、30mg/片、50mg/片；肠溶片：25mg/片、50mg/片；颗粒：50mg/袋；糖浆：800mg/100mL、4000mg/500mL、16000mg/2000mL。**【作用与用途】**为广谱驱肠虫药。❶驱蛔虫、钩虫、蛲虫和粪类圆线虫。❷丝虫和囊虫。❸试用于肺癌、乳腺癌手术后或急性白血病、恶化淋巴瘤化疗后的辅助治疗。❹自体免疫性疾病，并可作为各种感染的辅助治疗，提高机体的抵抗力。❺对顽固性支气管哮喘近期疗效明显。**【药动学】**口服吸收迅速，女性的吸收速率为男性的2倍。服用150mg，2h内血药浓度可达峰值（500mg/L）。在肝内代谢，其原形及代谢产物可经尿、粪便及呼吸道迅速排泄，其中肾脏排泄率为3%，消化道则为5%，乳汁中亦可测得。$t_{1/2}$为4h。**【用法用量】**口服。❶驱蛔虫：1.5～2.5mg/kg，空腹或睡前顿服。或100～200mg/d，饭后1h顿服。儿童，2～3mg/(kg·d)。❷驱钩虫：1.5～2.5mg/kg，每晚1次，连服3d。或100～200mg/d，饭后1h服，连服2～3d。❸治丝虫病：4～6mg/kg，分2～3次服，连服3d。或200～300mg/d，分2～3次饭后服，连服2～3d。❹驱蛲虫：1mg/(kg·d)，连服3d。❺肿瘤的辅助治疗：150～250mg/d，连服3d，休息11d，再进行下一疗程。❻类风湿关节炎等：50mg/次，2～3次/d，可连续服用。❼支气管哮喘：50mg/次，3次/d，连服3d，停药7d，6个月为1个疗程。【不良反应】不良反应较轻微。可有恶心、呕吐、腹痛等。少数可出现乏力、头晕、头痛、关节酸痛、精神错乱、失眠、发热、流感样综合征、血压降低、脉管炎、皮疹、光敏性皮炎等，停药后可自行缓解。【禁忌证】对本药过敏者；有咪唑类驱虫药过敏史或家族过敏史者；过敏体质者；有血吸虫病史者；肾功能不全者；肝功能不全者、肝炎活动期患者；妊娠早期者禁用。【用药须知】❶对其他药物有过敏史者、干燥综合征患者、类风湿关节炎患者、癫痫患者慎用。❷用药前应询问患者的过敏史、家族过敏史。❸用于驱蛔虫及钩虫时，由于本药单剂量有效率较高，故适用于集体治疗。【药物相互作用】❶与噻嘧啶合用对治疗严重的钩虫感染有协同作用，并可提高驱除美洲钩虫的效果。❷与噻苯达唑或恩波吡维铵合用可治疗肠道线虫混合感染。❸与乙胺嗪先后序贯应用可治疗丝虫感染。❹与氟尿嘧啶合用可增加肝脏的毒性。❺与华法林合用增加出血的危险性。❻与四氯化碳、四氯乙烯等脂溶性药物联用可增加毒性。【用药过量】如在数小时内发现服用过量，可催吐或洗胃，并进行对症支持治疗。

青蒿素 Artemisinin【常用名】黄蒿素、黄花蒿素。【常用剂型与规格】片剂：50mg/片，100mg/片，250mg/片；栓剂：100mg/颗，200mg/颗，300mg/颗，400mg/颗，500mg/颗，600mg/颗。【作用与用途】本品是高效、速效、低毒抗疟药。用于间日疟、恶性疟等各型疟疾，对耐氯喹虫株疟疾治疗。【药动学】口服后吸收迅速，口服片剂 15mg/kg 后，血药浓度达峰值时间为 1.5h，血峰浓度为 $0.09\mu g/mL$；经直肠给药后，药物吸收良好。吸收后分布于组织内，以肠、肝、肾的含量较多，并可透过血-脑脊液屏障。在体内代谢很快，平均驻留时间为 3.27h；$t_{1/2}$ 为 2.27h。主要经肾及肠道排泄，24h 可排出 84%，72h 体内仅残留少量。【用法用量】❶口服：首剂 1g，6h 后再服 0.5g，第 2d、第 3d 各 0.5g，疗程 3d。❷直肠给药：首剂 0.6g，4h 后 0.6g，第 2d、第 3d 各 0.4g。【不良反应】毒性低，使用安全，一般无明显不良反应。少数病例出现食欲减退、恶心、呕吐、一过性里急后重、腹痛、腹泻等胃肠道反应，但不严重。个别患者用药后可出现一过性氨基转移酶升高及轻度皮疹。【禁忌证】对本药过敏者禁用。【用药须知】❶孕妇慎用（尤其是妊娠早期）。❷本药为疟疾治疗药，不作预防性使用。❸采用栓剂时，如塞肛后 2h 内排便，应补用 1 次。【药物相互作用】❶与伯氨喹合用可根治间日疟。❷与甲氧苄啶合用有增效作用，可减少近期复燃或复发。

双氢青蒿素 Dihydroartemisinin【常用剂型与规格】片剂：

20mg/片。【作用与用途】对各类疟原虫红内期无性体有较强且快速的杀灭作用。用于恶性疟、间日疟等各型疟疾。对抗氯喹、抗哌喹等抗药性疟疾有较好的疗效。【药动学】口服吸收良好，起效迅速。口服 2mg/kg 的剂量，达峰值时间为 1.33h，峰值为 $0.71\mu g/mL$；本药广泛地分布在全身各组织，主要在体内代谢转化，口服给药血浆 $t_{1/2}$ 为 1.57h，仅 0.1%～0.15% 经尿排泄。【用法用量】口服：60mg/次，1 次/d，首剂加倍。连服 5～7d 为 1 个疗程。【不良反应】少数患者可出现皮疹、欲排便感、头晕、头痛、腹痛、腹泻及网织红细胞短暂下降；偶发房性早搏、一度房室阻滞。【禁忌证】对本药过敏者禁用。【用药须知】❶孕妇及哺乳期妇女慎用。❷本药为疟疾治疗药，不作预防药使用。

蒿甲醚 Artemether【常用名】青蒿素甲醚。【常用剂型与规格】片剂：25mg/片，40mg/片，50mg/片；胶囊：40mg/粒，100mg/粒；胶丸：40mg/粒；注射剂：80mg/mL，100mg/mL，200mg/mL。【作用与用途】为青蒿素的脂溶性衍生物，抗疟作用为青蒿素的 10～20 倍。用于恶性疟、间日疟等各类疟疾的治疗，对耐氯喹的抗药性疟疾有较好的疗效。【药动学】口服易吸收，0.5h 达血药浓度峰值。肌注吸收快且完全，体内分布广，以脑组织中最多，肝、肾次之。总蛋白结合率为 95.4%，分布容积为 5.4～8.6L/kg，$t_{1/2}$ 约为 13h。药物主要经肠道排泄，其次经肾排泄。【用法用量】❶口服：首日 3.2mg/kg，第 2～5d 1.6mg/kg。1 次/d。❷肌注：首日 160mg，第 2～5d 80mg/次，1 次/d。儿童，首日 3.2mg/kg；第 2～5d 1.6mg/(kg·次)，1 次/d。【不良反应】不良反应轻微，个别患者可见 AST、ALT 轻度升高或网织红细胞一过性减少。极个别患者可见心律失常（如室性早搏等）。【禁忌证】对本药过敏者禁用。【用药须知】❶严重呕吐者；孕妇（特别是妊娠早期）慎用。❷本药遇冷如有凝固现象，可微温溶解后使用。❸与伯氨喹合用可降低复燃率。

第二节　抗阿米巴病及抗滴虫病药

甲硝唑 Metronidazole 略。请参阅"第一章　抗微生物药　第七节　硝基咪唑类"。

双碘喹啉 Diiodohydroxyquinoline【常用名】双碘喹、双碘羟喹。【常用剂型与规格】片剂：200mg/片。【作用与用途】只对阿米巴滋养体有作用，对包囊无杀灭作用。❶治疗轻型阿米巴痢疾。❷对慢性阿米巴痢疾及较顽固病例宜与甲硝唑联合应用。【药动学】口服仅小部分经肠黏膜吸收，绝大部分直接由粪便排出，在肠腔内可达到较高浓度，而且对感染部位产生较强的抗阿米巴作用。但在组织器官中分布较少，进入血液中的药物大部分以原形经尿排泄，小部分分解释放出碘。【用法用量】口服：400～600mg/次，3次/d，连服14～21d。儿童，10mg/kg，3次/d，连服14～21d。【不良反应】在治疗剂量是较安全的。主要的不良反应为腹泻，但不常见。还可出现恶心、呕吐。大剂量可致肝功能减退。可见瘙痒、皮疹、甲状腺肿大，发热、寒战、头痛和眩晕。【禁忌证】对碘过敏者，甲状腺肿大患者，严重肝、肾疾病患者和神经紊乱的患者禁用。【用药须知】❶肝、肾功能不全者慎用。❷用药监测：治疗期间可使蛋白结合碘的水平增高，故能干扰某些甲状腺功能试验。❸对肠外阿米巴病无效。❹重复治疗需间隔15～20d。

第三节　抗血吸虫病药

吡喹酮 Praziquantel【常用名】环吡异喹酮。**【常用剂型与规格】**片剂：200mg/片；缓释片：200mg/片。**【作用与用途】**本品为广谱抗吸虫和绦虫药。适用于各种血吸虫病、华支睾吸虫病、肺吸虫病、姜片虫病和绦虫病以及猪囊尾蚴病。**【药动学】**口服后约80%迅速吸收。1h左右达血药浓度峰值，药物进入肝脏后很快代谢，主要形成羟基代谢物，$t_{1/2}$ 为 0.8～1.5h，其代谢物的 $t_{1/2}$ 为 4～5h，主要经肾脏以代谢物形式排出。**【用法用量】**口服。❶治疗吸虫病：各种慢性血吸虫病总量为 60mg/kg，一日量分 2～3 次餐间服，用药1～2d。急性血吸虫病总量为 120mg/kg，一日量分 2～3 次服，连服4d。体重超过 60kg 者按 60kg 计算。华支睾吸虫病：总量为 210mg/kg，可 3 次/d，连服 3d。也可 14mg/(kg·次)，3 次/d，5d 为 1 个疗程。肺吸虫病：25mg/(kg·次)，3 次/d，连服 3d。姜片虫病：10～15mg/kg，顿服。❷治疗绦虫病：牛肉和猪肉绦虫病，10mg/(kg·次)，清晨空腹顿服，1h 后服用硫酸镁。短小膜壳绦虫和阔节裂头绦虫病：25mg/kg，顿服。❸治疗囊虫病：总剂量120～180mg/kg，分 3～5d 服用，3 次/d。**【不良反应】**常见恶心、呕吐、腹痛、腹胀、腹泻、头晕、头痛、乏力、四肢酸痛、失眠、多汗、肌束震颤、期前收缩等。偶见室上性心动过速、心房颤动，血清氨基转移酶升高，诱发精神异常或消化道出血。【禁忌证】对本药过敏者；眼囊虫病患者。【用药须知】❶严重心、肝、肾病患者，有精神病史者和哺乳期妇女慎用。❷本药应吞服，不宜嚼碎。❸合并眼囊虫病时，须先行手术摘除虫体，而后进行药物治疗。❹治疗期间与停药后 24h 内勿驾车或操作机器。

乙胺嗪 Diethylcarbamazine【常用名】枸橼酸乙胺嗪。【常用剂型与规格】片剂：50mg/片，100mg/片。【作用与用途】对微丝蚴的作用显著。❶根治马来丝虫病、班氏丝虫病和罗阿丝虫病。❷治疗盘尾丝虫病，但不能根治。【药动学】口服后易吸收，1～2h 血药浓度达峰值。除脂肪组织外，药物在体内分布均匀，代谢快，反复给药无蓄积性。$t_{1/2}$ 8h，48h 内以原药或代谢产物形式由肾脏排泄。【用法用量】口服。❶治疗班氏和马来丝虫病：总量 4.2g，7d 疗法。即 0.6g/d，分 3 次服，7d 为 1 个疗程。间隔 1～2 个月，可应用 2～3 个疗程。大剂量短程疗法（主要用于马来丝虫病）：1～1.5g/次，夜间顿服法，也可间歇服用 2～3 个疗程。❷治疗罗阿丝虫病：宜用小剂量，2mg/(kg·次)，3 次/d，连服 2～3 周，必要时间隔 3～4 周可重复。❸治疗盘尾丝虫病：初始剂量宜小，不超过 0.5mg/(kg·次)。第 1d 1 次/d，第 2d 2 次/d，第 3d 1mg/kg，3 次/d，如无严重反应，增至 2mg/kg，3 次/d，总疗程 14d。如初始全身反应严重，可暂停用药或减少剂量。必要时可用肾上腺皮质激素。❹预防：在流行区将本药掺拌于食盐中成浓度为 0.1%～0.4% 的药盐，间断食用数月后，人体微丝蚴感染率可明显下降。【不良反应】偶可引起食欲减退、恶心、呕吐、头晕、头痛、乏力、失眠、关节痛等。【禁忌证】对本药过敏者禁用。【用药须知】❶肾功能不全者、碱性尿者、孕妇及哺乳期妇女慎用。❷用药前，应先驱蛔，以免引起胆道蛔虫症。❸日间宜于餐后服药。❹用以治疗盘尾丝虫和罗阿丝虫感染时，宜从小剂量开始，以减少因虫体破坏而引起的不良反应。❺重度罗阿丝虫感染者预先给予肾上腺皮质激素可减少不良反应。❻有活动性肺结核、严重心脏病、肝病、肾脏病及急性传染病患者均应暂缓用本药治疗。【药物相互作用】与卡巴肿合用，可增强对成虫的杀灭作用。

第四节　驱肠虫药

阿苯达唑 Albendazole【常用名】阿丙条、丙硫苯咪唑、丙硫达唑、丙硫咪唑、丙疏咪唑、肠虫清。【常用剂型与规格】片剂：100mg/片，200mg/片；胶囊：200mg/粒。【作用与用途】本品为高效广谱驱虫药。用于治疗：蓝氏贾第鞭毛虫病，钩虫、蛔虫、鞭虫、蛲虫、粪类圆线虫、旋毛虫等线虫病，华支睾吸虫、猪囊尾蚴病和棘球蚴病。【药动学】口服后 2.5～3h 血药浓度达峰值，分布于肝、肾、肌肉，且可透过血-脑脊液屏障。在肝脏内转化为丙硫苯咪唑-亚砜与丙硫苯咪唑-砜，前者为杀虫成分。原药及其代谢产物在 24h 内有 87%随尿排泄，肾脏清除率为 0.16～0.81L/h，给药量的 13%经消化道排泄。$t_{1/2}$ 为 8.5～10.5h。【用法用量】口服。❶蛔虫病、蛲虫病：400mg 顿服。❷蓝氏贾第鞭毛虫病、钩虫病、鞭虫病、粪类圆线虫病：400mg/次，2 次/d，连服 3d。❸旋毛虫病：400mg/次，2 次/d，连服 7d。❹华支睾吸虫病：10mg/（kg·次）顿服，连服 7d；或 20mg/（kg·d），分 3 次服，连服 3～4d。❺猪囊尾蚴病：20mg/（kg·d），分 3 次口服，10d 为 1 个疗程，一般需 1～3 个疗程。疗程间隔视病情而定。❻棘球蚴病：按体重 20mg/kg，分 3 次口服，疗程 1 个月，一般需 6～12 个疗程，疗程间隔为 7～10d。2～12 岁儿童用量减半。【不良反应】极少数人引起脑炎综合征，多为迟发性反应，逐渐出现精神神经方面的症状和体征。少数有乏力、嗜睡、头晕、头痛以及恶心、上腹不适等消化道症状。【禁忌证】蛋白尿者，化脓性皮炎以及各种急性疾病患者，严重肝、肾、心脏功能不全者，活动性溃疡病患者，眼囊虫病手术摘除虫体前，以及孕妇、哺乳期妇女和 2 岁以下儿童禁用。【用药须知】❶有药物过敏史者、有癫痫史者慎用。❷应早期治疗。❸临床上对不同虫种所采用的剂量、疗程等相差悬殊。❹蛲虫病易自身重复感染，故在集体治疗后 2～4 周，应重复治疗 1 次。❺囊虫病重度感染患者必须住院治疗。❻合并眼囊虫病时，须先行手术摘除虫体后再进行药物治疗。【药物相互作用】❶与西咪替丁、地塞米松或吡喹酮合用，可增加本药不良反应的发生率。❷本药抑制茶碱的代谢，可致茶碱毒性反应。❸富含脂肪的食物可增加本药的生物利用度。【用药过量】本药无特效解毒药，用药过量时，应立即催吐或洗胃及对症支持治疗。

甲苯达唑 Mebendazole【常用名】甲苯咪唑、甲基咪唑。**【常用剂型与规格】**片剂：50mg/片，100mg/片；胶囊：50mg/粒，100mg/粒；混悬液：100mg/5mL，600mg/30mL，2g/100mL。**【作用与用途】**本品为广谱驱虫药。用于治疗蛲虫病、蛔虫病、鞭虫病、钩虫病、粪类圆线虫病、绦虫病、包虫病和旋毛虫病。**【药动学】**口服吸收少，服后 $2\sim5h$ 血药浓度达峰值。在体内分布于血浆、肝、肺等部位，主要在肝内代谢。$t_{1/2}$ 为 $2.5\sim5.5h$，肝功能不良时则可达 $35h$。口服后 24h 内以原形或 2-氨基代谢物经消化道排泄，$5\%\sim10\%$随尿排泄。**【用法用量】**口服。❶驱除钩虫、鞭虫：100mg/次，2 次/d，连服 3d；第 1 次治疗未见效者，可于 2 周后再给予第 2 疗程。❷驱除蛔虫、蛲虫：顿服 200mg。❸驱除粪类圆线虫：300mg/次，2 次/d，连服 3d。❹治疗旋毛虫病：300mg/次，分 3 次服，连服 7d。4 岁以上患儿，同成人；4 岁以下患儿，100mg/次。**【不良反应】**极少数人引起脑炎综合征，多为迟发性反应，逐渐出现精神神经方面的症状和体征。少数有胃肠道刺激症状，可出现乏力、皮疹，偶见剥脱性皮炎、全身性脱毛症。可使血清 ALT、AST、血尿素氮一过性升高。**【禁忌证】**对本药过敏者，以及孕妇和未满 2 岁的幼儿禁用。**【用药须知】**❶肝、肾功能不全者慎用。❷除习惯性便秘者外，不需加服泻药；而腹泻者因虫体与药物接触少，故治愈率低，应在腹泻停止后服药。❸少数病例特别是蛔虫感染较重的患者服药后可引起蛔虫游走，造成腹痛或吐蛔虫，甚至引起窒息。此时应加用左旋咪唑等驱虫药以避免发生上述情况。❹克罗恩病及溃疡性结肠炎患者对本药的吸收增加，特别是大剂量时更易致毒性反应。**【药物相互作用】**❶西咪替丁可减慢本药的代谢，增加其血药浓度。❷卡马西平可加速本药的代谢，减低其效力。❸磷苯妥英或苯妥英钠可加速本药的代谢，减低其效力。❹食物（特别是脂肪性食物）可促进本药的吸收。**【用药过量】**无特效解救药，口服过量者应立即催吐及洗胃。

氯硝柳胺 Niclosamide【常用名】硝硫苯酯。**【常用剂型与规格】**片剂：0.5g/片；胶囊：0.5g/粒。**【作用与用途】**为驱绦虫首选药物。用于治疗牛带绦虫、猪带绦虫、短膜壳绦虫、阔节裂头绦虫等。**【药动学】**口服后不易吸收，在肠中保持高浓度。主要从粪便排泄。**【用法用量】**口服。❶驱牛带绦虫、猪带绦虫和阔节裂头绦虫：晨空腹口服，1g/次，隔 1h 再服 1g，2h 后服硫酸镁导泻。儿童，体重为 $10\sim35kg$ 者，用法同成人；$<10kg$ 者，服药剂量减半。❷驱短膜壳绦虫：首剂 2g，继以 1g/d，连服 7d，必要时隔 1 个月后复治。>6

岁儿童，2g/d。2～6岁者，1g/d。<2岁者，0.5g/d。服法同成人。

【不良反应】偶可引起乏力、头晕、胸闷、胃肠道功能紊乱、腹部不适或腹痛、发热及皮肤瘙痒等。【禁忌证】对本药过敏者，以及孕妇和哺乳期妇女禁用。【用药须知】❶由于绦虫感染一般不危及生命，故孕妇宜分娩后使用。❷有慢性便秘者治疗前最好先用一剂泻药。❸驱猪肉绦虫时，在服药前加服镇吐药，如甲氧氯普胺等。第2次服药后2h，必须服硫酸镁导泻，以排出死去的成虫，防止节片破裂后虫卵散出，返流入胃及十二指肠内诱发囊虫病。❹早晨空腹服药，应充分嚼碎，并尽量少喝水。

哌嗪 Piperazine【常用名】哌哔嗪。【常用剂型与规格】枸橼酸哌嗪片：250mg/片，500mg/片；磷酸哌嗪片：200mg/片，250mg/片，500mg/片；枸橼酸哌嗪糖浆：16g/100mL。【作用与用途】为常用驱虫药，具有麻痹蛔虫肌肉的作用。❶用于肠蛔虫症、蛔虫所致的不全性肠梗阻及胆道蛔虫症绞痛缓解期的治疗。❷对蛲虫病有一定疗效。【药动学】口服吸收迅速，达峰值时间为1～2h。主要在肝脏代谢，余经肾脏于24h内几乎完全排泄。两种盐（枸橼酸盐和磷酸盐）的体内过程相似，但排泄率个体差异较大。【用法用量】口服。❶驱蛔虫：枸橼酸哌嗪片，3～3.5g/d，睡前顿服，连服2d。磷酸哌嗪片：2.5～3g/d，睡前顿服，连服2d。儿童，枸橼酸哌嗪片，100～160mg/(kg·d)，睡前顿服，一日量不超过3g，连服2d。磷酸哌嗪片：80～130mg/kg，睡前顿服，量不超过2.5g/d，连服2d。❷驱蛲虫：枸橼酸哌嗪片，2～2.5g/d，分2次服，连服7～10d。磷酸哌嗪片，1.5～2g/d，分2次服，连服7～10d。儿童，枸橼酸哌嗪片，60mg/(kg·d)，分2次服，一日总量不超过2g，连服7～10d。磷酸哌嗪片：50mg/(kg·d)，分2次服，一日量不超过2g/d，连服7～10d。【不良反应】毒性低，不良反应较轻。可有流泪、流涕、咳嗽、哮喘、眩晕、嗜睡以及荨麻疹等过敏反应。偶有恶心、呕吐、腹痛、腹泻、头痛及感觉异常等，停药后很快消失。偶见瞳孔缩小、瞳孔调节障碍、麻痹性斜视及肌炎样表现等。罕见白内障形成、溶血性贫血。【禁忌证】对本药有过敏史者、肝肾功能不全者、有神经系统疾病者、有癫痫病史患者禁用。【用药须知】❶妊娠早期者慎用。❷本药具潜在神经肌肉毒性，应避免长期或过量使用。❸便秘者可加服泻药。❹用药前应纠正营养不良或贫血。【药物相互作用】❶与硫氯酚或左旋咪唑合用有协同作用。❷与恩波维胺合用有助于治疗蛔、蛲虫病混合感染。❸与吩噻嗪类药物合用时毒性较各自单用时高。

❹与噻嘧啶合用有拮抗作用。❺与氯丙嗪同用，有可能引起抽搐，应避免合用。【用药过量】眼球震颤、共济失调、乏力、健忘、肌阵挛性收缩、舞蹈样运动或锥体外系综合征、抽搐、呼吸抑制、暂时性肢体麻痹、反射消失等。处理：若在服药后数小时内发现，可予催吐或洗胃，否则只能对症治疗。

第五节 其 他

奎宁 Quinine【常用剂型与规格】注射剂：250mg/mL，500mg/mL，250mg/10mL。【作用与用途】对各种疟原虫的红细胞内期裂殖体均有较强的杀灭作用。用于治疗恶性疟、间日疟等各种疟疾。【药动学】口服吸收迅速而完全，1～3h 血药浓度达峰值。吸收后分布于全身组织，以肝脏浓度最高，肺、肾、脾次之，骨骼肌和神经组织中最少。在肝中被氧化分解，其代谢物及少量原形药经肾排泄，服药后15min 即出现于尿中，24h 后几乎全部排出，故无蓄积性。$t_{1/2}$ 为8.5h。【用法用量】静滴：5～10mg/kg（最高量 500mg）加入 500mL氯化钠注射液中，4h 滴完，12h 后重复用药，病情好转后改口服。【不良反应】金鸡纳反应，严重者产生暂时性耳聋，停药后常可恢复。肌注有刺激性，急性溶血致死。大剂量可见视野缩小、复视、弱视等。还可致皮疹、瘙痒、哮喘等。【禁忌证】对本药过敏者、心肌病患者、G6PD 缺乏者、重症肌无力患者，以及孕妇禁用。【用药须知】❶交叉过敏：与奎尼丁之间存在交叉过敏。❷哮喘患者、心房颤动及其他严重心脏疾病患者、G6PD 缺乏者、重症肌无力患者、视神经炎患者，月经期妇女及哺乳期妇女慎用。❸用药监测：肝病患者使用时应密切监测心电图，检查有无 QT 间期延长等。静滴时应密切观察血压。治疗儿童严重疟疾时，建议监测血药浓度。❹FDA 提醒不应使用本药治疗腿抽筋，否则有致死危险。❺严禁静注。【药物相互作用】❶尿液碱化药如碳酸氢钠等，可增加肾小管对本药的重吸收，导致本药血药浓度与毒性的增加。❷维生素 K 可增加本药的吸收。❸与硝苯地平合用，可使游离的本药血药浓度增加。❹与奎尼丁合用，金鸡纳反应可增加。❺制酸药及含铝制剂能延缓或减少本药的吸收。❻与布克力嗪、赛克力嗪、美克利嗪、吩噻嗪类、噻吨类、曲美苄胺合用可导致耳鸣、眩晕。❼肌肉松弛药与本药合用，可致呼吸抑制。❽抗凝药与本药合用，抗凝作用可增强。【用药过量】大剂量中毒时，除金鸡纳反应和对眼的损害加重外，由于药物抑制心肌、扩张周围血管而致血压骤降、呼吸变慢变浅、发热、烦躁、谵妄等。患者多死于呼吸麻痹。

乙胺嘧啶 Pyrimethamine【常用名】息疟定。**【常用剂型与规格】**片剂：6.25mg/片，25mg/片。**【作用与用途】**主要用于疟疾的预防，也用于治疗弓形虫病。**【药动学】**口服吸收较慢但完全，6h内血药浓度达峰值。主要分布于红细胞、白细胞及肺、肝、肾、脾等器官。服药后5～7d内有10%～20%的药物以原形经肾脏缓慢排泄，可持续30d以上。仅少量从粪便排出，还可随乳汁分泌。$t_{1/2}$为80～100h。**【用法用量】**口服。❶预防疟疾：应于进入疫区前1周开始服用，1周服25mg/次。儿童，0.9mg/(kg·次)，1周1次，最高剂量以成人量为限。❷治疗弓形虫病：50mg/d顿服，共1～3d（视耐受力而定），此后25mg/d，疗程4～6周。儿童，1mg/(kg·d)，分2次服用，服1～3d后改为0.5mg/(kg·d)，分2次服用，疗程4～6周。**【不良反应】**口服一般抗疟治疗量时，不良反应很少，较为安全；大剂量应用时（如25mg/d，连服1个月以上），会出现叶酸缺乏现象，主要影响生长繁殖特别迅速的组织（如骨髓、消化道黏膜），过敏所致的皮肤红斑较少见。**【禁忌证】**孕妇和哺乳期妇女禁用。**【用药须知】**❶意识障碍者、G6PD缺乏者、巨细胞性贫血患者、肾功能不良者慎用。❷大剂量治疗时每周应检测2次白细胞及血小板计数。❸由于排泄缓慢，作用较持久，一次服药，其预防作用可维持1周以上。❹长期大剂量服用可致造血机制障碍，及时停药或服甲酰四氢叶酸治疗可恢复。**【药物相互作用】**❶二氢叶酸合成酶抑制药和二氢叶酸还原酶抑制药与本药合用，在叶酸代谢的两个环节上起双重抑制作用，可增强预防效果并延缓耐药性的发生，但也可导致巨幼细胞贫血或全血细胞减少。❷叶酸与本药有拮抗作用，合用时可降低本药的疗效。❸与劳拉西泮合用致肝功能损害。**【用药过量】**1～2h内可出现恶心呕吐、胃部烧灼感、烦渴心悸、烦躁不安等，重者出现眩晕、视物模糊、阵发性抽搐、惊厥昏迷，严重者可引起死亡。处理：中毒时应洗胃催吐、大量饮用10%糖水或萝卜汁，给予葡萄糖输液及利尿药，痉挛、抽搐者可注射硫喷妥钠。

羟氯喹 Hydroxychloroquine【常用名】羟氯喹啉。**【常用剂型与规格】**片剂：100mg/片，200mg/片。**【作用与用途】**本品具有抗疟、抗炎、免疫调节、光滤及抗凝作用。❶用于疟疾的预防和治疗。❷红斑狼疮和类风湿关节炎的治疗。**【药动学】**口服生物利用度约为

74％。给药后 2～4.5h 达血药浓度峰值，广泛分布，可透过胎盘屏障，少量药物可进入乳汁中。蛋白结合率约为 50％。部分在肝脏代谢为具有活性的脱乙基代谢物。主要经肾缓慢排泄，$t_{1/2}$ 为 32～40d。

【用法用量】 口服。❶预防疟疾：在进入疟疾流行区前 1 周服 400mg，以后每周 1 次，400mg/次。❷治疗急性疟疾：首次 800mg，6～8h 后服 400mg；第 2～3d，1 次/d，400mg/次。**【不良反应】** 兴奋、精神障碍、头痛、眩晕、耳鸣、眼球震颤、惊厥、共济失调等精神神经系统疾病或骨骼肌无力、腱反射消失或减退等肌肉骨骼系统疾病；引起的视觉及角膜改变发生率远低于氯喹；可出现白发、脱发、瘙痒、皮肤及黏膜色素沉着、皮疹等皮肤问题；可出现再生障碍性贫血、粒细胞缺乏、白细胞减少、血小板减少、溶血等血液系统疾病；可出现食欲减退、恶心、呕吐、腹泻及腹部痉挛等症状；可出现体重减轻、倦怠、血卟啉病恶化以及非光敏性银屑病等。**【禁忌证】** 对 4-氨基喹啉化合物过敏者；用 4-氨基喹啉化合物治疗后出现视网膜或视野改变者、肝病患者，以及孕妇、哺乳期妇女、新生儿禁用。**【用药须知】** ❶肾功能不全者、血卟啉病患者、血液病患者、代谢性酸中毒患者、G6PD 缺陷者、慢性酒精中毒者、银屑病患者、儿童、牛皮癣患者慎用。❷进行每 3～6 个月 1 次眼科检查；定期进行膝和踝关节的反射及肌力检查；长期用药时，应定期监测血细胞计数。❸进食食物或牛奶时服用本药，可增加胃肠道的耐受性。❹如膝和踝反射检查中发现肌无力现象，或眼科检查中发现视敏度、视野或视网膜黄斑区出现任何异常现象或出现任何视觉症状，且不能用调节困难或角膜混浊完全解释时，应立即停药。❺如出现不能归因于所治疾病的任何严重血液障碍，应当考虑停药。**【药物相互作用】** ❶与地高辛合用，可增加地高辛的血药浓度。❷西咪替丁抑制它的代谢，从而增加抗疟疾药物血药浓度。❸与美托洛尔合用，可增加美托洛尔的生物利用度。❹与抗酸药合用可减少本药吸收。**【用药过量】** 用药过量时可出现头痛、视力障碍、心力衰竭、惊厥，甚至心跳和呼吸停止。处理：给予氯化铵口服。成人 8g/d，分次服用，每周 3～4d，在停止本药治疗后继续使用数月。

第三章 麻醉药

第一节 局部麻醉药

利多卡因 Lidocaine【常用名】利度卡因、赛罗卡因、昔罗卡因。【常用剂型与规格】盐酸利多卡因注射剂：50mg/5mL，100mg/5mL，200mg/10mL，400mg/20mL；碳酸利多卡因注射剂：86.5mg/5mL，173mg/10mL。【作用与用途】为中效酰胺类局麻药和 I_b 类抗心律失常药。❶盐酸盐用于口咽和气管内表面麻醉，硬膜外阻滞或臂丛、颈丛神经阻滞，室性心律失常。❷碳酸盐用于浸润麻醉、表面麻醉、神经阻滞麻醉及硬膜外麻醉。【药动学】肌注后 5～15min 起效，治疗血药浓度为 1.5～5μg/mL，中毒血药浓度为 5μg/mL 以上。达稳态血药浓度的时间，一般人须持续静滴 3～4h，急性心肌梗死者则需 8～10h。肌注后则吸收完全，迅速分布，90% 经肝代谢，静注后 $t_{1/2}$ 1～2h。经肾脏排泄，不能被血液透析清除。【用法用量】❶骶管阻滞：盐酸利多卡因注射液，用于分娩镇痛：用量以 200mg（1%）为限。用于外科止痛：可酌增至 200～250mg（1%～1.5%）。❷硬膜外阻滞：胸腰段 250～300mg（1.5%～2.0%）。❸浸润局麻或静注区域阻滞：盐酸利多卡因注射液 50～300mg（0.25%～0.5%）。❹外周神经阻滞：盐酸利多卡因注射液，臂丛（单侧）：250～300mg（1.5%）；口腔：20～100mg（2%）；肋间神经（每支）：30mg（1%），300mg 为限；宫颈旁浸润：左右侧各 100mg（0.5%～1%）；椎旁脊神经阻滞（每支）：30～50mg（1%），300mg 为限；阴部神经：左右侧各 100mg（0.5%～1%）。❺交感神经节阻滞：颈星状神经节，用盐酸利多卡因注射液 50mg（1.0%）；腰星状神经节，用盐酸利多卡因注射液 50～100mg（1.0%）。❻盐酸利多卡因注射液：2%～4% 溶液不超过

100mg/次。注射给药时一次量不超过 4.5mg/kg（不用肾上腺素）或 7mg/kg（用 1∶200000 浓度的肾上腺素）。碳酸利多卡因注射液：不超过 100mg/次。【不良反应】可出现嗜睡、头晕等中枢神经系统抑制症状。用药逾量或误入静脉可引起毒性反应，出现惊厥或抽搐、血压下降或心搏骤停的严重意外，因此必须按常规的用量、浓度用药。【禁忌证】对本药或其他酰胺类局麻药过敏者、严重心脏传导阻滞患者、预激综合征患者、阿-斯综合征患者、未经控制的癫痫患者、肝功能严重不全者、有恶性高热者、卟啉病患者禁用，应用部位炎症、黏膜破损禁用本药气雾剂。【用药须知】❶对其他酰胺类局麻药存在交叉过敏。❷充血性心力衰竭者、严重心肌受损者、严重窦性心动过缓者、不完全性房室阻滞或室内阻滞者、低血容量及休克者、肝肾功能不全者、肝血流量减低者，以及产妇、新生儿和早产儿及儿童慎用。❸用药监测：血压、血清电解质、血药浓度、心电图。❹静注时可有麻醉样感觉，头晕、眼发黑，静滴可使此症状减轻。❺心、肝功能不全者，应适当减量。❻由于个体间耐受差异大，应先以小量开始。❼药液中若加入羟基苯甲酸酯作为防腐剂者，不得用于神经阻滞或椎管内注射。❽吸收快，易发生毒性反应，故应用时勿误入血管。【药物相互作用】❶与下列药物呈配伍禁忌：苯巴比妥、美索比妥、硫喷妥钠、硝普钠、甘露醇、两性霉素 B、氨苄西林、磺胺嘧啶。❷可竞争性增强氯琥珀胆碱的神经肌肉阻滞活性。❸普萘洛尔和西咪替丁可降低利多卡因的消除。❹与局麻药布比卡因合用可增强麻醉效力，也增加高铁血红蛋白血症发生的危险。❺氨基糖苷类可增加神经阻滞作用。❻利多卡因的心脏抑制作用与 β 受体阻滞药和其他抗心律失常药物有相加作用。❼长期应用苯妥英钠和其他酶诱导药可增加利多卡因的需要量。❽乙酰唑胺、襻利尿药和噻嗪类产生的低钾血症可拮抗利多卡因的作用。❾常与长效局麻药合用，达到起效快、时效长的目的。与普鲁卡因胺合用可产生一过性谵妄及幻觉，但不影响血药浓度。【用药过量】能引起严重低血压、心动过缓、呼吸暂停、癫痫、昏迷、心搏骤停、呼吸骤停和死亡。处理：除及时减药或停药外，还须注意：❶保持呼吸道通畅，必要时面罩加压给氧，或气管插管进行人工通气。❷纠正患者的姿势体位，宜头低脚高而不可相反；吸氧；纠正酸中毒；按需给予恰当的升压药，麻黄碱为首选，间羟胺或多巴酚丁胺次之，使用时考虑各升压药的禁忌证和药物相互作用；必要时用阿托品、异丙肾上腺素或起搏器治疗。❸可静注苯二氮䓬类药（如地西泮 2.5～5mg），如仍无好转，可间断静注硫喷妥钠，每次

50～100mg，以不影响心血管功能为度；顽固的惊厥应考虑使用肌松药，以苯磺酸阿曲库铵或维库溴铵为首选，琥珀胆碱次之，而长效肌松药应慎用，同时进行气管内插管人工通气。❹正铁血红蛋白血症，给氧后无显著好转者，可采用1％亚甲蓝1～2mg/kg静注。

布比卡因 Bupivacaine【常用名】勃比伏卡因、丁吡卡因、丁哌卡因、丁普卡因、麻卡因、雅布比卡因。**【常用剂型与规格】**注射剂：12.5mg/5mL，25mg/5mL，37.5mg/5mL。**【作用与用途】**为长效酰胺类局麻药，起效较慢，持续时间长。适用于局部浸润麻醉、外周神经阻滞、椎管内阻滞。**【药动学】**一般在给药5～10min作用开始，15～20min达高峰，维持3～6h或更长时间。血浆蛋白结合率约95％。大部分经肝脏代谢后经肾脏排泄，仅约5％以原形随尿排出。**【用法用量】**❶浸润麻醉：用0.1％～0.25％的溶液，总量以175～200mg为限。❷神经阻滞：用0.25％～0.75％的溶液，极量200mg/次，400mg/d。**【不良反应】**作用强，过量或误入血管内可发生严重的毒性反应。**【禁忌证】**对本药或其他酰胺类麻醉药过敏者，肝、肾功能严重不全者，低蛋白血症患者，休克或重症肌无力患者，区域性静脉内麻醉，产科宫颈旁阻滞者禁用。0.75％的本药禁用于产科麻醉。**【用药须知】**❶心脏病患者、外周血管病患者、严重肝脏疾病患者、甲状腺功能亢进症患者（易发生药物中毒）、老年体弱者、孕妇和哺乳期妇女、12岁以下儿童慎用，12岁以上儿童进行脊髓麻醉时也应慎用。❷采用硬脊膜外阻滞进行剖宫产时，药液浓度不得高于0.5％。❸使用0.25％～0.375％的溶液，对运动神经阻滞常不够完全，可用于镇痛或肌松要求不高的手术；0.5％的溶液可阻滞知觉和运动神经的冲动传递；0.75％的溶液用于硬脊膜外阻滞时，运动神经的阻滞完全，肌松满意。**【药物相互作用】**❶与抗心律失常药合用发生心肌抑制的危险增加。❷合用β受体阻滞药增加其毒性。❸钙通道阻滞药增强其对心脏的不良反应的危险。❹利多卡因可被本药从蛋白结合处置换出来，而引起高铁血红蛋白血症的危险增加。❺当与肾上腺素合用时，禁用于毒性甲状腺肿、严重心脏病或服用三环类抗抑郁药的患者。❻与碱性药物配伍会产生沉淀，失去作用。**【用药过量】**可致高血压、抽搐、心搏骤停、呼吸抑制及惊厥。

普鲁卡因 Procaine【常用名】奴佛卡因。**【常用剂型与规格】**盐酸普鲁卡因注射剂：40mg/2mL，100mg/10mL，50mg/20mL，100mg/20mL，150mg/支，1000mg/支。**【作用与用途】**短效酯类局麻药。❶短效局部麻醉药：浸润麻醉、神经阻滞、蛛网膜下腔阻滞和封闭疗法等。❷静脉复合麻醉。【药动学】在注药部位首先被神经组织按浓度梯度以弥散方式进行摄取。【用法用量】❶浸润麻醉：用0.25%～0.5%溶液，0.5～1.0g/次。❷外周神经（丛）阻滞：用1.0%～2.0%溶液，总用量以1.0g为限。❸蛛网膜下腔阻滞：限于会阴区，常用量为50～75mg（5%～7.5%溶液）。下肢，100mg（5%～7.5%溶液）。脊神经阻滞达肋缘，150～200mg（3%～5%溶液）。❹成人处方限量：一次量不得超过1g。【不良反应】偶有过敏反应、高敏反应、特异反应、正铁血红蛋白血症并引起缺氧、反应性精神异常、口唇麻木震颤或浮肿。【禁忌证】对本药或其他酯类局麻药过敏者，心、肾功能不全者，重症肌无力患者，有脑脊髓疾病（如脑膜炎、梅毒）者，败血症患者，恶性高热患者禁用。【用药须知】❶房室阻滞者、休克患者、已用足量洋地黄者，以及早产、子痫和虚弱的产妇，年老、体弱者，儿童慎用。❷除有特殊原因外，一般不必加肾上腺素，如确要加入，应在临用时加2.5～5μg/mL，且高血压患者应慎用。❸注射器械不可用碱性物质洗涤消毒。【药物相互作用】❶可增强其药的肌松作用。❷与其他局麻药合用时应减量。❸可削弱磺胺类药物的药效，不宜同时应用磺胺类药物。❹增强洋地黄的作用，联用时易发生洋地黄中毒。❺忌与下列药品配伍：碳酸氢钠、巴比妥类、氨茶碱、硫酸镁、肝素钠、硝普钠、甘露醇、甲硫酸新斯的明、氢化可的松、地塞米松等。【用药过量】头昏、目眩，继而出现寒战、肌肉震颤、多言，最后可致惊厥和昏迷。处理：除及时减药或停药外，还须注意：❶保持呼吸道通畅，必要时面罩加压给氧，或气管插管进行人工通气。❷纠正患者的姿势体位，宜头低脚高位；吸氧；纠正酸中毒；按需给予恰当的升压药，麻黄碱为首选，间羟胺或多巴酚丁胺次之，使用时考虑各升压药的禁忌证和药物相互作用；必要时用阿托品、异丙肾上腺素或起搏器治疗。❸惊厥：可静注苯二氮䓬类药（如地西泮2.5～5mg），如仍无好转，可间断静注硫喷妥钠，50～100mg/次，以不影响心血管功能为度；顽固的惊厥应考虑使用肌松药，以苯磺酸阿曲库铵或维库溴铵为首选，琥珀胆碱次之，而长效肌松药应慎用，同时进行气管内插管人工通气。❹正铁血红蛋白血症，给氧后无显著好转者，可采用1%亚甲蓝1～2mg/kg静注。

丁卡因 Tetracaine【常用名】阿美索卡因、邦多卡因、邦妥卡因、大众卡因、地卡因、纽拍卡因、潘托卡因、四卡因、特他卡因。【常用剂型与规格】注射剂：30mg/3mL，50mg/5mL，30mg/10mL；

注射用盐酸丁卡因：10mg/支，15mg/支，20mg/支，25mg/支，50mg/支。【作用与用途】本品为长效的酯类局麻药，对外周神经的作用同其他局麻药相似。主要用于黏膜麻醉、黏膜表面麻醉、神经阻滞麻醉、硬膜外麻醉和蛛网膜下腔阻滞。【药动学】脂溶性高，能穿透黏膜，表面麻醉时1~3min起效，持续60~90min。蛛网膜下腔阻滞时3~5min起效，持续2~3h；加用肾上腺素时，持续时间延长为4~6h，主要以代谢产物形式由肾脏排泄。【用法用量】❶蛛网膜下腔阻滞：会阴部阻滞，用5~7.5mg（稀释成0.5%~0.75%溶液）；下肢麻醉，用10mg（0.3%~0.5%溶液）；脊神经阻滞达肋缘时，用15~20mg（1.5%~2%溶液1mL或0.3%~0.5%溶液3~5mL）。❷硬膜外阻滞：常用0.15%~0.3%溶液，与盐酸利多卡因合用时浓度最高为0.3%。常用量为40~50mg/次，极量为80mg/次。❸神经阻滞：常用0.1%~0.3%溶液，常用量为40~50mg/次，极量为100mg/次。❹表面麻醉：常用浓度1%，限量40mg/次。【不良反应】毒性大，对中枢神经可产生先兴奋后抑制的作用。表面麻醉有致意识淡漠、神志不清等中毒反应。滴眼麻醉可致过敏性休克。大剂量可致心脏传导系统抑制。喷喉可致口腔黏膜疱疹。【禁忌证】对本药或其他酯类局麻药过敏者；对氨基苯甲酸及其衍生物过敏者；严重过敏性体质者；心、肾功能不全患者；重症肌无力患者；全身败血症、注射部位感染、脑脊髓病患者以及未控制的低血压患者禁用本药做蛛网膜下腔阻滞；皮肤有剥脱或有炎症部位禁止外用本药；早产儿或不足1月龄的儿童禁用凝胶。【用药须知】慎用：血浆假性胆碱酯酶浓度下降者，以及严重心脏疾病、休克或心脏有传导阻滞的患者行蛛网膜下腔阻滞时应谨慎；5岁以下儿童、哺乳期妇女亦慎用。【药物相互作用】❶可增强顺阿曲库铵的神经阻滞作用。❷临床上硬膜外阻滞时常与利多卡因混合应用，以延长后者作用时间。❸与其他局麻药合用时应减量。❹碘制剂可引起本药沉淀，故本药的注射部位不能用碘。且为酸性，不得与碱性药物混合。【用药过量】头昏、目眩、继之寒战、震颤、恐慌，最后可致惊厥和昏迷，并出现呼吸衰竭和血压下降。处理：需停药给氧、补液、药物对症治疗等处理。

罗哌卡因 Ropivacaine【常用剂型与规格】罗哌卡因注射剂：2mg/mL，7.5mg/mL，10mg/mL；盐酸罗哌卡因注射剂：20mg/10mL，75mg/10mL，100mg/10mL，40mg/20mL，150mg/20mL，200mg/20mL。【作用与用途】单一对映异构体（S形）长效酰胺类局麻药，化学结构与布比卡因相似。❶神经阻滞和硬膜外麻醉。❷分娩镇痛和术后镇痛。【药动学】注入体内后，在注射部位按浓度梯度以弥散方式被神经组织摄取，穿透神经细胞膜，阻断神经兴奋与传导。硬膜外注射后，其吸收呈双相性，快相和慢相的 $t_{1/2}$ 分别为 14min 和 4h。血浆蛋白结合率为 94％。非结合型罗哌卡因可通过胎盘并迅速达到平衡。主要在肝脏代谢，代谢产物有 $3'$-羟基罗哌卡因、哌可二甲代苯胺（PPX）和 $4'$-羟基罗哌卡因，其中多数通过尿液排出体外。$3'$-羟基罗哌卡因和 $4'$-羟基罗哌卡因具有局麻作用，但麻醉作用比罗哌卡因弱。【用法用量】腰椎硬膜外给药，包括骨科、妇科、泌尿外科等下腹部及下肢手术，常用浓度为 0.5％～1.0％。用于手术后镇痛及分娩镇痛，常用浓度为 0.125％～0.2％。外用神经阻滞：剂量越大，起效时间越快，常用浓度为 0.5％～0.75％。【不良反应】常见低血压、恶心。【禁忌证】对本药或同类药物过敏者、完全性心脏阻滞、败血症、严重低血压、穿刺部位感染者禁用。【用药须知】❶严重肝病患者、低血压患者、心动过缓者、慢性肾功能不全伴酸中毒及低血浆蛋白者和孕妇慎用。❷心脏毒性较左旋布比卡因和布比卡因低，引起心律失常的阈值高，一旦出现心脏毒性，心脏复苏成功率较布比卡因及左旋布比卡因高。❸对子宫胎盘血流无影响。❹对运动神经阻滞程度与持续时间均不及布比卡因，但产生运动神经阻滞和感觉神经阻滞分离的程度大于布比卡因。❺有血管收缩作用，因此药液中无需加肾上腺素。【药物相互作用】❶硬膜外给予本药可延长鞘内给予布比卡因的作用。❷与抑制细胞色素 P450 $1A_2$ 代谢酶的药物或竞争该酶代谢的药物合用增加本药的血药浓度。❸玻璃酸酶可有效促进本药的扩散，并减轻由局部浸润所致的肿胀，防止血肿产生。但同时又可增加本药的吸收，增加发生全身毒性的危险。【用药过量】中枢神经系统、心血管系统的毒性反应：视觉和听觉障碍、口周麻木、头昏、轻微头痛、麻刺感和感觉异常。语言障碍、肌肉僵直和肌肉震颤是非常严重的症状（为惊厥的先兆），意识丧失。处理：立即停止注射。如发生惊厥，治疗措施为供氧、抗惊厥和维持循环，必要时可用面罩供氧以辅助通气。如惊厥在 15～20s 内未自动停止，必须静脉给予抗惊厥药以便快速中止惊厥发作（可静注硫喷妥钠 100～150mg，也可选择起效缓慢的地西泮 5～10mg 静注。琥珀酰胆碱能很快中止肌肉抽搐，但患者需气管插管和控制通气）。如果出现心血管系统抑制症状（如低血压、心动过缓），可静注麻黄碱 5～10mg（必要时 2～3min 后重复推注）。如出现循环衰竭，必须立即进行心肺复苏。

左布比卡因 Levobupivacaine【常用名】左旋布比卡因。【常用

【剂型与规格】注射剂：37.5mg/5mL，50mg/10mL。**【作用与用途】**酰胺类局部麻醉药。❶外科硬膜外阻滞麻醉。❷成人神经阻滞或浸润麻醉。**【药动学】**30min血药浓度达峰值，血浆蛋白结合率约为97%，在肝脏代谢，$t_{1/2}$为1.3h，血浆清除率为39L/h，尿及粪便几乎无原形药物。**【用法用量】**❶硬膜外阻滞：外科硬膜外阻滞麻醉，0.5%～0.75%溶液，10～20mL（即50～150mg）可致中度至全部运动阻滞。❷神经阻滞：最大剂量150mg/次。❸浸润麻醉：最大剂量150mg/次。**【不良反应】**可见低血压、发热、头痛、眩晕、胎儿窘迫、疼痛（如术后疼痛）、恶心、呕吐、便秘、贫血、瘙痒；偶见心律失常、早搏、房颤、心脏停搏、少动症、意识模糊、晕厥、水肿、多汗、哮喘、肺水肿、支气管痉挛、呼吸困难、窒息、呼吸功能不全、不随意肌收缩、痉挛、震颤、胆红素升高、肠梗阻、皮肤变色。**【禁忌证】**对本药过敏或对酰胺类局麻药过敏者，肝、肾功能严重不全者，低蛋白血症患者和12岁以下儿童禁用。**【用药须知】**❶有肝脏疾病患者、孕妇及哺乳期妇女慎用。❷用药监测：给予局部麻醉注射液后须密切观察心血管、呼吸的变化和患者的意识状态。❸本药不用于蛛网膜下腔阻滞，不可静注。❹孕妇宫旁组织的阻滞麻醉不可使用本药，因有使胎儿心动过缓或致死的危险。❺使用本药时如出现心动过缓或严重低血压，可静注麻黄碱或阿托品；如出现肌肉震颤、痉挛，可给予巴比妥类药物。**【药物相互作用】**❶与CYP3A4诱导剂（如苯妥英钠、苯巴比妥、利福平等）、CYP3A4抑制药、CYP1A2诱导剂（奥美拉唑等）和CYP1A2抑制药合用，可能会影响本药的代谢。❷与盐酸肾上腺素合用时，禁用于毒性甲状腺肿、严重心脏病或服用三环类抗抑郁药的患者。**【用药过量】**可致低血压、焦虑、躁动不安、抑郁、嗜睡、头晕、耳鸣、视物模糊、肌肉震颤、抽搐、惊厥、语无伦次、口唇麻痹和麻刺感、金属异味感、呼吸抑制及心搏骤停等。处理：发生肺通气不足或鞘内误注射药导致的呼吸停止，应使呼吸道保持通畅，或立即建立人工气道，以100%氧气控制通气或辅助通气；发生惊厥，须静注盐酸巴比妥、抗惊厥药或肌松药止惊。在保证有效肺通气的同时，估计循环功能，静脉补液，如有必要可使用升压药。足月孕中毒时，应使其左侧卧位，或将子宫向左侧推移，以解除对下腔静脉的压迫。产妇心脏按压的复苏效果往往不佳，应尽快分娩或取出胎儿，以利于复苏。

第二节　全身麻醉药

氯胺酮 Ketamine【常用剂型与规格】注射剂：100mg/2mL，100mg/10mL，200mg/20mL。**【作用与用途】**本品为非巴比妥类静脉全麻药，是唯一具有镇痛作用的静脉全麻药，临床常用其盐酸盐。❶无须肌松的短小诊断检查或手术。❷吸入全麻的诱导，或作为氧化亚氮或局麻的辅助用药。**【药动学】**静注后首先进入脑组织，在肝、肺和脂肪内的浓度也高，"重新分布"明显。能通过胎盘，胎儿和母体的血药浓度接近。静注本药1～2mg/kg，15s后患者出现知觉分离，30s后进入全麻状态，作用持续5～10min；肌注5～10mg/kg，3～4min患者呈全麻状态，作用持续12～25min。主要经肝脏代谢，90%以降解产物经肾随尿排泄，5%随粪便排出。**【用法用量】**❶全麻诱导：1～2mg/kg缓慢注射（60s以上）。极量：4mg/(kg·min)。全麻维持：10～30μg/kg连续静滴，每分钟不超过1～2mg。遇有肌肉强直或阵挛时，用量不必加大，轻微者可自行消失；重症者应考虑加用苯二氮䓬类药，同时需减少本药用量。❷镇痛：先以0.2～0.75mg/kg静注，2～3min注完；而后5～20μg/kg连续静滴。也可先按体重2～4mg/kg肌注，而后5～20μg/(kg·min)连续静滴。肌注极量：单次13mg/kg。儿童剂量：肌注，基础麻醉，4～5mg/kg，必要时追加1/3～1/2的首剂量。**【不良反应】**主要不良反应是血压升高及心率加快；偶见低血压、心动过缓、呼吸减慢或困难。这些反应一般均能自行消失，但所需时间个体差异较大。麻醉恢复期个别患者可出现噩梦、幻觉、错视、嗜睡等，偶见躁动与谵妄。青壮年较年幼和年长者多见。行为心理的恢复需要一定的时间，用药后24h不能胜任精细工作，包括驾车。**【禁忌证】**对本药过敏，严重心功能代偿不全及缺血性心脏病，任何病因所致的顽固性、难治性高血压，眼内压升高或青光眼，新近心肌梗死，脑出血、脑外伤或颅内压升高，精神分裂症，动脉瘤，心绞痛，甲状腺功能亢进症患者禁用。**【用药须知】**❶急性酒精中毒或慢性成瘾者，眼外伤眼球破裂者，接受甲状腺替代治疗的患者，产妇，轻、中度高血压和快速性心律失常患者；3月龄以下的婴儿；急性间歇性血卟啉病、癫痫发作、肺部或上呼吸道感染、颅内占位性病变或脑积水患者慎用。❷用药监测：用药期间应严密观察呼吸及循环功能的改变，尤其是伴有高血压或心力衰竭史的患者应监测心功能。麻醉苏醒期间可有幻觉及噩梦，青壮年（15～45岁）易出现，应合理地监护。❸给药前后 24h 禁止饮酒。❹空腹给药。❺肌注一般限用于小儿，起效比静注慢，常难调节全麻的深度。❻静注切忌过快，短于 60s 者易致呼吸暂停。❼反复多次给药，必然出现快速耐受性，需要量逐渐加大，梦幻增多。轻微的梦幻可自然消失；出现噩梦和错觉时可用苯二氮䓬类药如地西泮（兼有预防作用）；惊呼吵闹不能自制时立即静注小量巴比妥类静脉全麻药。【药物相互作用】❶与氟烷等含卤全麻药合用时，本药的 $t_{1/2}$ 延长，患者苏醒延迟。❷与抗高血压药或中枢神经抑制药合用，尤其当本药的用量偏大，静注又快时，可导致血压剧降和（或）呼吸抑制。❸与甲状腺素合用，可能引起血压过高和心动过速。【用药过量】可致镇静时间延长及短暂呼吸抑制，停药后均可恢复且不留后遗症。出现呼吸抑制时应施行辅助（或人工）呼吸，不宜使用呼吸兴奋药。

丙泊酚 Propofol【常用名】异丙酚。【常用剂型与规格】注射剂：100mg/10mL，200mg/20mL，500mg/50mL，1000mg/100mL。【作用与用途】本品为烷基酚类的短效静脉全麻药。❶静脉全麻诱导和维持及静吸复合麻醉的组成部分或麻醉辅助药。❷门诊手术和短小手术的麻醉，术毕可回家。❸ICU 进行机械通气患者的镇静。【药动学】2min 后血药浓度达峰值，血浆蛋白结合率为 98%，起效时间为 30～60s，维持时间为 10min 左右。$t_{1/2}\alpha$ 为 2.5min。主要在肝脏迅速代谢。【用法用量】全麻诱导剂量为 2～2.5mg/kg，30～45s 内注完，维持量为 4～12mg/(kg·h)，静脉输注或根据需要间断静注 25～50mg。辅助椎管内麻醉或重症监护病房患者镇静、催眠用量为 0.5～2mg/(kg·h)，连续输注。老年人用量酌减。【不良反应】麻醉诱导时可出现轻度兴奋。少数患者可产生程度不同的低血压和暂时性呼吸抑制，持续时间超过 30s。若与阿片类药合用，呼吸暂停发生率更高，持续时间更长。麻醉复苏期间，有少部分患者出现恶心、呕吐和头痛。偶见肌阵挛，惊厥和角弓反张等癫痫样运动。延长本药给药时间后，偶见尿色改变。罕见血栓形成或静脉炎、过敏反应。【禁忌证】对本药过敏者、低血压或休克患者、脑循环障碍患者、产科麻醉时，以及孕妇、哺乳期妇女禁用，禁用于 1 月龄以下儿童的全麻及 16 岁以下儿童的镇静。【用药须知】❶脂肪代谢紊乱者，心脏病患者，呼吸系统疾病患者，肝、肾疾病患者，身体衰弱者，癫痫或惊厥发作者和 1 月龄至 3 岁以下的儿童慎用。❷先用 1% 利多卡因 2mL 注射后再注入本药，可消除注射部位疼痛。❸不能肌注给药。❹静注应选择较粗的静脉，按每 10s 40mg 慢速注射，随时注意患者的呼吸和血压的变化。年老、体弱、心功能不全患者应减量，并减速为每 10s 20mg。>55 岁的患者用量宜减少 20%。【药物相互作用】❶丙泊酚和吸入麻醉药、肌松药合用，相互之间无相关作用。❷和地西泮、咪达唑仑合用时延长睡眠时间。❸阿片类药物增加其呼吸抑制作用。【用药过量】可能引起心脏和呼吸抑制。处理：一旦出现过量应立即进行人工通气来治疗呼吸抑制；出现心血管抑制时，可嘱患者将头部放低，若抑制严重，应使用血浆扩容药和升压药。

恩氟烷 Enflurane【常用名】安氟醚、恩氟醚。【常用剂型与规格】恩氟烷溶液：25mL/支，250mL/支。【作用与用途】本品是目前广泛使用的吸入麻醉药，为异氟烷的同分异构体。❶用于全身麻醉的诱导与维持。❷静脉/吸入复合全麻。【药动学】自肺泡吸收迅速。麻醉起效时间（诱导）快，苏醒快。其最低肺泡有效浓度（MAC）为：吸氧时为 1.68%；吸 70% 氧化亚氮时为 0.57%。在肝脏的代谢率很低，仅有 2.4% 被肝脏转化。其代谢物主要为无机氟化物和有机氟化物。80% 以上以原形经呼吸道排出，极少量转化成非挥发性氟化物经肾排泄。【用法用量】须备有准确精密的蒸发器才能使用。吸入全麻的诱导中吸气内浓度，一般成人要逐渐增至 3.0%，以 4.5% 为极限；静脉吸入复合全麻的维持中，0.8% 常已足够，3.0% 为极限。【不良反应】常见轻度的恶心、呕吐，少数患者可有兴奋，轻度不良反应有肌肉震颤或共济失调、步态不稳等，可出现呼吸减慢、抑制或呼吸困难。【禁忌证】对本药及其他含氟吸入麻醉药过敏者；恶性高热或有恶性高热史者；癫痫患者；颅内压增高患者禁用。【用药须知】❶严重的心、肺、肝、肾功能不全者，休克者，颅内占位性病变、颅脑损伤者，重症肌无力患者，有惊厥史的患者慎用。❷用药监测：吸入全麻期间应常规、定时监测呼吸、血压、脉搏、心电图和血氧饱和度，并根据需要进行连续动脉压监测或中心静脉压监测，以及呼气末二氧化碳浓度监测。❸患者应在全麻前及早戒烟，即使吸入全麻很浅，时间不长，也应在麻醉前停止吸烟 24h 以上。❹吸入全麻期间忌作过度通气，以免在苏醒过程中出现中枢性兴奋或惊厥。❺麻醉前用药、治疗用药会影响其用法和用量。❻全麻的苏醒需要一定时间。【药物相互作用】❶可增强非去极化肌松药的肌松作用。❷与氧化亚氮合用，其 MAC 可降低。

地氟烷 Desflurane【常用名】地氟醚、去氟烷。【常用剂型与规格】吸入溶剂：240mL/瓶，250mL/瓶。【作用与用途】本品为挥发性吸入麻醉药。❶静脉麻醉诱导后，单独吸入地氟烷或加用 60％氧化亚氮进行麻醉。❷心脏手术及严重肝肾功能障碍患者。❸适用于门诊及一些特殊类型的手术，如要求术后快速苏醒。❹婴儿和儿童的维持麻醉。【药动学】经肺泡摄取迅速，血/气分配系数很低（为 0.42），最低肺泡有效浓度（MAC）为 5.6％～6％，且随年龄的增高而降低。停用后药物几乎完全从肺迅速排出，为目前在体内生物转化最少的吸入麻醉药。约 0.02％经肝脏代谢为氟化物随尿排泄。【用法用量】须用专用蒸发罐，单用 12％～15％地氟烷引起下颌松弛、完成气管插管，维持 6％～9％，平衡麻醉时，地氟烷吸入浓度可维持 3％左右。【不良反应】可致剂量依赖性血压下降和呼吸抑制，麻醉诱导时可出现咳嗽、屏气、分泌物增多、呼吸暂停、喉痉挛和肝功能可有暂时性、可逆性异常。可诱发骨骼肌代谢亢进、氧耗增加而导致恶性高热症状。术后可有恶心和呕吐。【禁忌证】对含氟吸入麻醉药过敏者；有恶性高热病史或怀疑有恶性高热病者；有服用氟类麻醉药后发生肝功能损害、不明原因的发热和白细胞增多者禁用。不推荐用于产科手术及神经外科手术和哺乳期妇女。【用药须知】❶颅内占位性病变、颅脑损伤者；重症肌无力患者；孕妇慎用。❷用药监测：吸入全麻期间应常规、定时监测呼吸、血压、脉搏、心电图和血氧饱和度，并根据需要进行连续动脉压监测或中心静脉压监测，以及呼气末二氧化碳浓度监测。❸12 岁以下儿童使用，常发生咳嗽、屏气、呼吸暂停、喉痉挛和分泌物增多，故不推荐用于小儿的麻醉诱导。❹不推荐为神经外科和产科手术，因为它可以升高颅内占位性病变患者的颅内压。低血容量、低血压和衰弱的患者使用浓度应减低。❺MAC随年龄的增高而降低。❻使用时须用专门为本药设计和标定的蒸发器，以准确指示并调节吸入浓度，保证吸入浓度的准确性和恒定性。❼吸入浓度 12％以上仍是安全的。【药物相互作用】❶与常用的麻醉前药物或麻醉中的药物，如肌肉松弛药、静脉和局部麻醉药没有临床明显的不良相互作用。❷苯二氮䓬类和阿片类镇痛药可减少 MAC。【用药过量】麻醉过深产生心脏和（或）呼吸抑制，人工通气的患者产生低血压，只有晚期可出现高碳酸血症和低氧血症。处理：应立即停止给药，保持呼吸道畅通，纯氧辅助或控制呼吸，支持循环和维持血流动力学稳定。

七氟烷 Sevoflurane【常用名】七氟醚、七氟异丙甲醚。**【常用剂型与规格】**吸入溶剂：120mL/瓶，250mL/瓶。**【作用与用途】**本品为含氟的吸入麻醉药，可缓和及消除对多种伤害性刺激的应激反应。

用于各种手术，尤在小儿、口腔、门诊手术麻醉领域有独特价值。【药动学】以 2%～4% 的浓度进行诱导麻醉或以 3% 的浓度维持时，持续吸入 10～15min，血药浓度达稳态约 360μmol/L；停药后血药浓度值迅速下降。【用法用量】须备有精密的蒸发器才能使用，吸入全麻诱导浓度为 2%～4%，诱导时间 8～10min，麻醉维持浓度为 0.5%～3%。【不良反应】常见术后恶心及呕吐。可见剂量依赖性血压降低、心律失常、肝功能暂时异常。可诱发骨骼肌代谢亢进、氧需求增加而诱发恶性高热临床症状（表现为肌肉僵硬、呼吸急促、发绀、心动过速、心律失常、血压波动等）。罕见癫痫发作。【禁忌证】对本药及其他含氟药物过敏者、对卤化物麻醉药过敏者、已知或怀疑有恶性高热病史者禁用。【用药须知】❶肾功能不全者、冠心病患者、重症肌无力患者；肝、胆疾病患者；颅内占位性病变、颅脑损伤等颅内压升高者；一个月内接受过全身麻醉，且有肝脏损害者慎用。用于产科麻醉时和哺乳期妇女应慎重。❷气流量 1L/min，以不低于 0.5L/min 为限。【药物相互作用】可增强肌松药的作用，合用时宜减少后者的用量。【用药过量】应立即停药，并保持呼吸道畅通，吸入纯氧以帮助或控制呼吸，并维持心血管功能。

硫喷妥钠 Thiopental Sodium【常用名】硫戊巴比妥钠、戊硫巴比妥钠。【常用剂型与规格】注射剂：0.5g/支，1g/支。【作用与用途】为超短效的巴比妥类药，起效快，作用时间短。❶主要用于全麻诱导，很少用于全麻的维持。镇痛效能不显著，故极少单独应用；可反复小量静注用于复合全麻。❷用于控制惊厥，静注起效快，但不持久。对症治疗还需用苯二氮䓬类药或苯妥英钠。❸可用于纠正全麻药导致的颅内压升高，但对病理性颅内压增高患者（如颅内占位性病变、脑水肿、急性脑损伤）效果不明确。❹肌注可用于小儿基础麻醉，但现已少用。❺也可用于精神麻醉分析。【药动学】脂溶性高，静注后通过血-脑脊液屏障进入脑内出现全麻。随后再分布到全身脂肪中。能很快通过胎盘屏障，胎儿血药浓度与母亲的血药浓度有关，但明显较低。静注本药（6.7±0.7）mg/kg，成人分布容积为 2.3L/kg，足月妊娠者为 4.1L/kg，肥胖者为 7.9L/kg。蛋白结合率为 85%（72%～86%）。主要经肝脏代谢，几乎全部转化成氧化物而排出，极微量以原形随尿排出。$t_{1/2}\alpha$ 为（8.5±6.1）min（1 次量，快），或（62.7±30.4）min（蓄积后，慢）；$t_{1/2}\beta$ 为（11.4±6）h，可随年龄而增加，足月妊娠者为 26.1h，肥胖者为 27.85h。【用法用量】❶静注：一般用于全麻诱导，其次用于促使颅内压下降或控制惊厥。全麻诱导常用量按体重3～5mg/(kg·次)，最多不超过6～8mg/kg。静注时应先用小量（0.5～1mg/kg），证实患者无耐药性时，才注入足量，耐药性大则用量可酌增。❷静滴：一般用5%葡萄糖注射液稀释至0.2%～0.4%溶液，滴速以1～2mL/min为度。❸静注给药总量，每一全麻过程中按体重不得超过20mg/kg，即成人不超过1g。作为全麻维持，每小时量至多按体重10mg/kg，即成人0.5g。麻醉深度不足可加用其他全麻药，吸入气内氧化亚氮的浓度为67%时，硫喷妥钠用量可减少2/3。❹肌注：小儿基础麻醉，5～10mg/(kg·次)（配成2.5%～5%溶液）注入臀部深肌层。极量，20mg/(kg·次)。但无特殊理由时不宜肌注。【不良反应】静注常规剂量后，血浆组胺浓度明显上升，达正常的350%，但很快在10min内恢复正常。少数病例可出现异常反应，如神志持久不清醒、兴奋乱动、幻觉、颜面或口唇或眼睑肿胀、皮肤红晕、瘙痒或皮疹、腹痛、全身或局部肌肉震颤、呼吸不规则或困难，甚至出现心律失常。全麻诱导过程中，麻醉偏浅而外来刺激过强（包括使用喉镜、气管内插管等）会引起顽固的喉痉挛。即使已进入中等深度的全麻，遇有痛刺激，仍可能出现不自主活动、呛咳或呃逆。静注过快或反复多次给药，因总用量偏大，可导致严重低血压和呼吸抑制。动脉注射时立即出现剧烈疼痛，并向末梢放射，引起皮肤苍白及脉搏消失哮喘患者使用本药可致支气管痉挛。血容量不足或脑外伤时，易出现低血压和呼吸抑制，甚至心搏骤停。肌注可能导致深部肌肉无菌性坏死。【禁忌证】对巴比妥类药过敏，急性、间歇性或非典型血卟啉病，呼吸道梗阻，休克未纠正前，心力衰竭和缩窄性心包炎患者禁用。【用药须知】❶交叉过敏：对其他巴比妥类药及超短作用静脉全麻药存在交叉过敏。❷肾上腺皮质功能不全、甲状腺功能不全及肝、肾功能不全；心血管疾病、低血压、血容量不足；重症肌无力；呼吸困难、支气管哮喘；严重贫血；体弱者；新生儿；黏液性水肿患者及分娩或剖宫产时慎用。❸常规监测呼吸和循环功能，包括呼吸深度和频率、血氧饱和度、血压、脉搏、心电图等。❹给药前后24h内勿饮酒，勿服用大量的中枢性抑制药，否则苏醒期行为心理紊乱的持续时间会延长。❺静注前务必准备好急救用品，如氧气、气管插管用具和抢救用药等。❻耐受性个体差异大需个体化。对静注的耐受量，青壮年远比老年人好；学龄儿童也有一定的耐受量；而幼儿稍逾量，就会出现呼吸抑制。❼用量大时，肌肉和脂肪内的蓄积量增多，须经12～24h或更长时间才能完全排清，故一日内再次给药时更要慎重。静注时在体内的

"重新分布"应重视，即脑组织内浓度已下降，倘若其他组织内蓄积量大，可再次经血液循环进入脑组织，导致延迟性呼吸和循环抑制。❽静注时药液切忌外漏，若出现注射部位红肿、疼痛，甚至局部组织坏死，应立即用生理盐水作外漏部位浸润。【药物相互作用】❶与降压药并用时，应减至最小维持量，但不要停药，以免出现血压剧降、心血管虚脱或休克。❷麻醉前、全麻诱导或全麻辅助用药时，已用过其他中枢抑制药，静注须减量。❸与大剂量氯胺酮合用，可出现低血压、呼吸浅而慢，两者均应减量。❹与静注硫酸镁合用，中枢性抑制加强。❺与吩噻嗪类药（尤其是异丙嗪）合用时，血压下降过程中，中枢神经系统可先出现兴奋，而后转为抑制。❻溶液为碱性，与硫酸阿托品、氯化筒箭毒碱、氯化琥珀胆碱等混合即发生沉淀。【用药过量】先兆为血压开始微降，呼吸减慢或微弱。处理：对症支持治疗。

咪达唑仑 Midazolam

【常用名】咪达安定、咪唑安定、咪唑二氮草。【常用剂型与规格】马来酸咪达唑仑片：7.5mg/片、15mg/片。【作用与用途】本品为短效的苯二氮草类镇静催眠药。镇静、催眠、全身或局部麻醉时辅助用药。【药动学】因脂溶性高，口服后吸收迅速，$0.5\sim1h$ 血药浓度达峰值，吸收后分布于全身各部位，可透过血-脑脊液屏障及胎盘屏障。首过效应大，生物利用度为 50%。蛋白结合率 96%，分布 $t_{1/2}$ 为 $5\sim10min$，主要在肝脏代谢，活性代谢产物有 1-羟甲基咪达唑仑、4-羟咪达唑仑等。消除 $t_{1/2}$ 为 $2\sim3h$。【用法用量】❶肌注：术前准备，术前 $20\sim30min$ 给药，一般为 $10\sim15mg$（$0.1\sim0.15mg/kg$）。❷静脉给药：术前准备，术前 $5\sim10min$ 注射 $2.5\sim5mg$；诱导麻醉时 $10\sim15mg$；维持麻醉时小剂量静注，剂量及注射间隔视患者个体差异而定。儿童剂量：肌注时 $0.15\sim0.2mg/kg$，诱导麻醉时 $0.2mg/kg$。【不良反应】常见的不良反应为低血压、急性谵妄、定向力缺失、幻觉、焦虑、神经质等；肌注后可导致局部硬结、疼痛；静注后有静脉触痛等。较少见的不良反应为视物模糊、轻度头痛、头昏、咳嗽等；手脚无力、麻、痛或针刺感等；此外还有心率加快、血栓性静脉炎、皮肤红肿、皮疹、过度换气、呼吸抑制等。长期大剂量用药在易感患者中可致成瘾性。【禁忌证】对本药及其他苯二氮草类药过敏者、闭角型青光眼、睡眠呼吸暂停综合征患者、重症肌无力患者、严重肺功能不全者、严重肝功能不全者，以及妊娠早期及哺乳期妇女、儿童禁用。【用药须知】❶对其他苯二氮草类药存在交叉过敏。❷器质性脑损伤患者；心肺功能及肝、肾功能异常者；充血性心力衰竭患者；未经处理的开角型青光眼患者；生命体征减弱的急性酒精中毒者；昏迷或休克者；衰弱患者慎用。❸应注意监测血压及心肺功能。❹剂量必须个体化，老年人应从小剂量开始。❺静注仅在医院或急救站由有经验的医师操作，在具有呼吸机等辅助设备处进行。静注速度必须缓慢，忌用快速静注。❻骤然停药可引起反跳性失眠，建议失眠改善后逐渐减少用量。❼用作全麻诱导时，术后常有较长时间再睡眠现象，应注意保持患者呼吸道通畅。❽用药后12h内不得驾车或操作机器。【药物相互作用】❶与乙醇或其他中枢神经系统抑制药合用可增强中枢抑制作用。❷与阿片类或其他镇痛药合用时呼吸抑制、呼吸道阻塞或肺换气不足的风险增加。❸与西咪替丁或雷尼替丁合用使其 $t_{1/2}$ 延长。❹与降压药合用可增强降压作用。【用药过量】出现疲劳、共济失调、健忘和呼吸抑制等，停药可消失。严重过量可导致昏迷、反射消失、严重呼吸抑制等。处理：采取相应的支持疗法，保持呼吸道通畅、监视维持生命的各器官功能，必要时催吐和（或）洗胃。严重过量可采用苯二氮䓬类受体拮抗药（如氟马西尼）对抗。

依托咪酯 Etomidate【常用名】苄咪酯、甲苄咪酯、甲苄咪唑、嘧羟脂、乙咪酯。**【常用剂型与规格】**注射剂：20mg/10mL。**【作用与用途】**为快速催眠性静脉全麻药，其催眠效应较硫喷妥钠强12倍，无镇痛作用。静脉全麻诱导药或麻醉辅助药。适用于对其他静脉麻醉药过敏或心功能受损的患者。**【药动学】**静注后作用迅速，通常在1min内即产生麻醉效应。保持催眠的最低血药浓度一般＞0.23μg/mL。静注后很快进入脑和其他血流丰富的器官，76%与血浆蛋白结合。在体内降解很快，经血浆及肝内酯酶分解。2%的药物以原形、85%以失活的酸性代谢物形式随尿排出，13%以代谢产物形式随胆汁排出，消除 $t_{1/2}$ 为 3～5.3h。**【用法用量】**仅作静脉内注射给药，剂量必须个体化。静脉全麻诱导：0.3mg/kg（范围 0.2～0.6mg/kg）于30～60s 内注射完。术前给予镇静药，或在全麻诱导前1～2min 静注芬太尼 0.1mg 时，本药剂量可酌减。儿童剂量：静脉全麻诱导，10岁以上儿童用量可参照成人。**【不良反应】**常见静注部位疼痛、恶心、呕吐。麻醉诱导过程中常见肌阵挛，严重者类似抽搐，肌张力显著增强。偶有过敏。**【禁忌证】**对本药过敏者、重症糖尿病患者、高钾血症患者、癫痫患者、严重肝肾功能不全者，以及 ICU 患者的镇静和10岁以下儿童禁用。**【用药须知】**❶有低血压症状者、严重哮喘患者、严重心血管疾病患者、脓毒血症患者、免疫抑制者、进行器官移植和孕妇、哺乳期妇女慎用。❷仅作静脉内给药，剂量必须个体化。注射前先注射利多卡因可减轻疼痛。❸易出现恶心、呕吐的患者尽量不用本药。❹在麻醉诱导前先给予小剂量的本药可以减轻肌阵挛。【药物相互作用】❶如将本药作为氟烷的诱导麻醉药，宜将氟烷的用量减少。❷与芬太尼合用可增加恶心、呕吐的发生率。

第三节　吸入麻醉用药

异氟烷 Isoflurane【常用名】异氟醚。【常用剂型与规格】液体剂：100mL/瓶。【作用与用途】恩氟烷的同分异构体。❶用于全麻维持，如颅脑手术麻醉、胸腔和心血管手术等。❷术中控制性降压。❸肝肾功能减退患者麻醉，尤其对癫痫、颅内压增高、重症肌无力、嗜铬细胞瘤、糖尿病、支气管哮喘等患者较安全。【药动学】从肺泡吸收，起效快，5～10min 后浓度可增至 5% 而达到手术要求的麻醉水平，10min 内就能引起气管插管所需的肌肉松弛，苏醒快。95% 以原形随呼气排出。【用法用量】须备有准确的蒸发器，能控制吸气内的蒸汽浓度。全麻诱导时吸气内浓度应逐渐增加，一般为 1.5%～3.0% 维持时浓度为 1.0%～1.5%。【不良反应】有乙醚样气味，单纯吸入异氟烷有中度刺激性，可使患者咳嗽和屏气。深麻醉下引起低血压、呼吸抑制。术后可出现寒战、恶心、呕吐、分泌物增加等。可出现房性心律失常、室性心律失常。偶见惊厥、恶性高热，肝损害极少见。高浓度时能促使子宫肌松弛，并使缩宫药减效，分娩时应慎用。【禁忌证】对本药及其他含氟吸入麻醉药过敏者、恶性高热患者或有恶性高热史者、使用本药后发生恶性高碳酸血症者、使用含氟吸入麻醉药后出现肝损害者和孕妇禁用。【用药须知】颅内占位性病变、颅脑损伤等颅内压增高者，重症肌无力患者，冠心病患者，儿童及孕妇慎用。【药物相互作用】❶可增强非去极化肌松药的作用，也能增加琥珀胆碱快速耐药性和 Ⅱ 相阻滞的发生。❷与 70% 氧化亚氮合用，MAC 可降低至 0.5。

第四节　麻醉辅助用药

维库溴铵 Vecuronium Bromide【常用名】溴维库隆。【常用剂型与规格】注射剂：4mg/2mL，2mg/瓶，4mg/瓶，10mg/瓶。【作

用与用途】本品为中效单季铵甾体类非去极化型肌松药。为全麻辅助用药，用于全麻时的气管插管及手术中松弛肌肉。**【药动学】**静注后2～3min起效，3～5min达高峰，作用持续时间20～35min。可透过胎盘屏障。在肝脏代谢，主要代谢产物3-羟维库溴铵具有药理活性，其效能为维库溴铵的1/2。约85%由胆汁排泄，15%由尿排泄。肝肾功能不全者清除率减小，作用时间或作用强度增加。$t_{1/2}$为1.2h。**【用法用量】**❶气管插管时用量0.08～0.12mg/kg，3min内达插管状态。❷维持肌松：镇痛麻醉时0.05mg/kg，吸入麻醉为0.03mg/kg。儿童剂量：静注，1岁以下婴儿开始剂量宜小，尤其是对4月龄以内婴儿，首次剂量0.01～0.02mg/kg即可。如颤搐反应未抑制到90%～95%，可再追加剂量；5月龄至1岁的婴儿所需剂量与成人相似，但由于作用和恢复时间较成人和儿童长，维持剂量应酌减。1～10岁儿童，剂量比成人略大些。当颤搐高度恢复至对照值的25%时，追加初始剂量的1/4作为维持用药，不会有蓄积作用发生。**【不良反应】**偶有过敏反应。重复大剂量使用时，可出现药物蓄积。**【禁忌证】**对本药或溴离子有过敏史者、重症肌无力患者和孕妇禁用。

【用药须知】❶严重肝肾功能不全者、脊髓灰质炎患者、脓毒症患者，以及孕妇及哺乳期妇女慎用。❷肥胖患者用量酌减；剖宫产和新生儿手术不应超过0.1mg/kg。❸注射用粉针剂仅供静注或静滴，不可肌注。**【药物相互作用】**❶下列药物可增强本品效应：吸入性麻醉药、大剂量硫喷妥钠、甲乙炔巴比妥、氯胺酮、芬太尼、γ-羟基丁酸钠、依托咪酯、丙泊酚、其他非去极化肌松药以及琥珀酰胆碱、部分抗生素（如氨基糖苷类、万古霉素、四环素类、杆菌肽、多黏菌素、黏菌素）及大剂量甲硝唑、利尿药、α或β肾上腺素受体拮抗药、硫胺、单胺氧化酶抑制药、奎尼丁、鱼精蛋白、镁盐等。❷下列药物可使本品作用减弱：新斯的明、依酚氯铵、溴吡斯的明、氨基吡啶衍生物、长期使用皮质甾类药物或酰胺侧唑嗪后、去甲肾上腺素、硫唑嘌呤、茶碱、氯化钙。❸使用维库溴铵后再给予去极化肌肉松弛药，可能加强或减弱其神经肌肉阻断作用。❹应用兴奋迷走神经的药物、受体拮抗药或钙通道阻滞药时容易产生心动过缓，严重者可发生心脏停搏。

【用药过量】首先保证呼吸道通畅，一般需做气管插管，进行机械通气，调整通气量。识别肌松性质，处于非去极化状态时才用依酚氯铵、新斯的明或溴吡斯的明进行拮抗。去极化时勿用，因后者可促使肌松加剧。上述拮抗药均属胆碱酯酶抑制药，为避免心率太慢发生危险，应先注入适量的阿托品预防。拮抗以自主呼吸恢复为准，避免过量，即使自主呼吸已出现，还应继续观察一至数小时。患者出现低血压时，应先纠正休克，再用上述拮抗药。

阿曲库铵 Atracurium【常用名】阿曲可林、阿曲可宁。**【常用剂型与规格】**苯磺酸阿曲库铵注射液：10mg/mL，25mg/2.5mL，50mg/5mL，25mg/瓶。**【作用与用途】**本品为短或中等时效的非去极化肌松药。用于气管插管和手术中松弛骨骼肌，适用于肝肾功能不全、黄疸患者、嗜铬细胞瘤手术和门诊手术患者。**【药动学】**起效时间与给药剂量有关，静注后 3~5min 可出现最大作用，维持时间约 0.5h。约 82% 与血浆白蛋白结合，5%~20% 能通过胎盘。代谢不依赖肝脏和肾脏，主要有两种分解途径，霍夫曼（Hofmann）降解和非特异性酯酶水解。血浆消除 $t_{1/2}$ 为 20min。代谢产物无肌肉松弛作用，主要由尿及胆汁排出。无蓄积作用。**【用法用量】❶**气管插管剂量：0.4~0.5mg/kg，术中肌肉松弛维持 0.07~0.1mg/kg。**❷**吸入麻醉药对其增强作用较小，肌肉松弛维持剂量基本不变。儿童剂量：1 岁以上儿童用量同成人，不应持续用药而要降低药量或延长注药间隔时间。**【不良反应】**偶可发生皮疹、局部红斑、低血压等，且能引起组胺的释放，导致皮肤发红及短暂的低血压，也可出现支气管痉挛及类过敏反应。主要代谢产物劳丹诺辛达一定浓度时，对中枢神经系统有明确的兴奋作用，丙烯酸盐有明显肝细胞毒性。**【禁忌证】**对本药过敏者、支气管哮喘患者、重症肌无力患者禁用。**【用药须知】❶**电解质紊乱者、神经肌肉接头疾病患者、严重心血管疾病患者，以及 1 月龄以下婴儿及孕妇慎用。**❷**只能静脉给药，因肌注可引起肌肉组织坏死。**❸**对严重心血管病者应分次缓慢静注。**❹**使用本药粉针剂前用 5mL 注射用水溶解，立即使用。**❺**给药剂量宜个体化，应根据临床效应选择合适的剂量。**❻**长时间、大剂量使用本药，手术结束拔除气管导管前应给予抗胆碱酯酶药，以拮抗本药残留的肌肉松弛作用。**❼**本药 0.5mg/kg 的剂量有轻度组胺释放作用，0.5mg/kg 以上释放组胺的作用增强。**【药物相互作用】❶**不宜与硫喷妥钠等碱性药物混合应用。**❷**阿曲库铵的肌松效应可被胆碱酯酶抑制药新斯的明拮抗。**❸**与吸入麻醉药、氨基糖苷类及多肽类抗生素合用，可增强其肌松作用。**【用药过量】**应给予新斯的明对抗，并进行人工呼吸。

罗库溴铵 Pancuronium Bromide【常用剂型与规格】注射剂：25mg/2.5mL，50mg/5mL，100mg/10mL，250mg/25mL。**【作用与用途】**本品为氨基甾类非去极化神经肌肉阻滞药。适用于各种手术的全麻，目前主要用作全麻诱导气管内插管。**【药动学】**在体内几乎不代谢，主要由肝脏摄取，以原形随尿和胆汁排泄，12～24h 内随尿排泄约 40%。平均消除 $t_{1/2}$ 延长 30min。反复给药后未见明显蓄积现象。

【用法用量】❶气管内插管：单次 0.6mg/kg，60～90s 后可达良好插管状态，作用可持续 30～45min。剂量增至 0.9mg/kg，45s 后即可达良好插管状态，作用可持续约 75min。❷肌松作用的维持：间断追加 0.15mg/kg；长时间应用吸入麻醉药的患者用量应降至 0.075～0.1mg/kg。持续静滴维持肌松，静脉全麻时剂量为 5～10μg/(kg·min)，吸入全麻时剂量为 5～6μg/(kg·min)。❸老年及肝、肾功能不全患者气管内插管剂量为 0.6mg/kg。肌松作用的维持间断追加 0.1mg/kg，或持续静滴 5～6μg/(kg·min)。儿童剂量：剂量不变，但起效比成人快，作用时间比成人短，新生儿（1～4 周）不主张用罗库溴铵。【不良反应】有轻微的组胺释放作用，但临床剂量不会引起心率及血压的改变；大剂量时解迷走神经作用，可引起心率增快。【禁忌证】对本药或溴化物过敏者禁用。【用药须知】❶交叉过敏：与其他肌松药之间可能存在交叉过敏反应。❷对其他肌松药过敏者、神经肌肉疾病或脊髓灰质炎患者、严重肝胆道疾病患者、肾功能不全患者、心脏瓣膜病患者，以及孕妇及哺乳期妇女慎用。❸婴儿和儿童用药后起效较成人快，作用持续时间较成人短。新生儿不宜使用本药。❹低钾血症、高镁血症、低钙血症（大量输血后）、低蛋白血症、脱水、酸中毒、高碳酸血症及恶病质可增强本药的作用，故用药前应尽可能纠正严重电解质紊乱、血 pH 值改变或脱水等。❺可引起呼吸肌麻痹，患者需人工呼吸支持直至自主呼吸恢复。❻低温可使本药的肌松作用增强，作用时间延长。❼肥胖患者用药时药效持续时间延长，自主呼吸恢复延迟。❽用药后 24h 内不应驾驶或进行机械操作。【药物相互作用】❶与两性霉素 B、硫唑嘌呤、头孢唑啉、氯唑西林、地塞米松、地西泮、依诺昔酮、红霉素、法莫替丁、呋塞米、琥珀酸钠氢化可的松、胰岛素、甲乙炔巴比妥、甲泼尼龙、琥珀酸钠泼尼松、硫喷妥钠、三甲氧苄氨嘧啶、万古霉素及英脱利匹特有配伍禁忌。❷可增强本药作用的药物：吸入性麻醉药、琥珀胆碱、甲乙炔巴比妥、氯胺酮、芬太尼、γ-羟基丁酸钠、依托醚酯、异丙酚及大剂量硫喷妥钠、部分抗生素（如氨基糖苷类、万古霉素、四环素类、杆菌肽、多黏菌素、黏菌素）及大剂量甲硝唑、利尿药、硫胺、单胺氧化酶抑制药、奎尼丁、鱼精蛋白、β受体阻断药、镁盐、钙离子阻断药、锂盐。❸可减弱本药作用的药物：新斯的明、依酚氯铵、嗅吡斯的明、氨基吡啶衍生物、去甲肾上腺素、硫唑嘌呤、茶碱、氯化钙、长期应用类固醇激素、苯妥英钠、酰胺咪嗪。❹在其他肌松药的恢复期注射奎尼丁可再次导致肌肉麻痹。使用本药时上述情况也可能发生。【用药过量】用药过量时应给予患者持续呼吸支持和镇静。一旦出现自主呼吸恢复应给予足量的乙酰胆碱酯酶抑制药（如新斯的明、依酚氯铵、溴吡斯的明）。若上述药物未能逆转本药的残余肌松作用，则须继续给予呼吸支持直至自主呼吸恢复。不宜重复给予乙酰胆碱酯酶抑制药。

泮库溴铵 Pancuronium Bromide【常用名】潘库溴铵。**【常用剂型与规格】**注射剂：4mg/2mL，10mg/5mL，10mg/10mL。**【作用与用途】**本品为中长效非去极化肌松药。适用于手术中的肌肉松弛和气管插管及在机械通气治疗时控制呼吸，亦可用于破伤风等惊厥性疾病。**【药动学】**静注后2～3min起效，4.5min达血药峰值浓度，作用持续时间约60min。在体内分布不均，肝、肾含量最高，很少通过胎盘。蛋白结合率29%，经肝脏代谢，活性代谢产物3-羟泮库溴铵的作用强度为泮库溴铵的一半。主要经肾由尿排出，其余从胆汁排泄。$t_{1/2}$2h，老年患者及肝肾功能严重不全者，$t_{1/2}$可延长为正常者的2倍。有蓄积作用。第2次用药为原剂量的1/3时，即可产生与首次剂量相同的肌松作用。**【用法用量】**❶气管插管时肌松：0.08～0.10mg/kg，3～5min内达插管状态。❷肌松的维持：0.01～0.02mg/kg。❸琥珀酰胆碱插管后及手术之初剂量0.04～0.06mg/kg。儿童剂量：静注，临床研究显示，儿童与成人所需剂量相当。但新生儿应减少用量，建议试用初始剂量0.01～0.02mg/kg，而后依情况而定。**【不良反应】**常见心率加快、血压升高和心排血量增加。当用氟烷麻醉时可发生快速性心律失常。嗜铬细胞瘤患者用药后可产生严重的高血压和心动过速。另外，过敏患者可出现皮肤潮红和烧灼感。**【禁忌证】**对本药及溴化物过敏者、重症肌无力患者、严重肝肾功能不全者、高血压、心动过速及心肌缺血患者禁用。**【用药须知】**❶交叉过敏：对溴离子过敏者，也可对本药过敏。❷肾功能不全者、梗阻性黄疸患者、电解质紊乱者，以及儿童、孕妇及哺乳妇女慎用。❸肌松药既不能镇痛，又不能产生遗忘与倦睡，只能作为全麻的辅助用药。❹肌松药使用前，必须备有呼吸器和给氧装置，并掌握气管插管技术。❺手术结束后拔除气管导管前应给予抗胆碱酯酶药，以拮抗本药残留的肌肉松弛作用。❻注射液仅供静注用。**【药物相互作用】**❶与氨基糖苷类、克林霉素、林可霉素、卷曲霉素、多黏菌素等，以及全麻药、局麻药、大量枸橼酸钠保存的库血、曲咪酚等合用本药肌松效应增强。❷与本药合用须预防低血钾：肾上腺皮质激素、促皮质素（长期使用）、两性霉素 B 以及利尿药。❸静注用硫酸镁、普鲁卡因胺或奎尼丁等与本药合用，神经肌肉接头处的冲动传导阻断时间延长。❹洋地黄类（如地高辛）对心脏的效应，可因本药的使用而更加显著，甚至可突发心律失常。❺与本药合用延长时效的药物：阿片类镇痛药、美维库铵。❻使用环丙烷、乙醚、氟烷、恩氟烷、异氟烷、地氟烷、七氟烷、氧化亚氮等药物全麻期间，本药的用量应酌减。
【用药过量】延长神经肌肉阻断作用。处理：首先保证呼吸道通畅，一般需做气管插管，进行机械通气，调整通气量。识别肌松性质，处于非去极化状态时才用依酚氯铵、新斯的明或吡斯的明进行拮抗。去极化时勿用，因后者可促使肌松加剧。上述拮抗药均属胆碱酯酶抑制药，为避免心率太慢发生危险，应先注入适量的阿托品予以防止。拮抗以自主呼吸恢复为准则，避免过量，即使自主呼吸已出现，还得继续观察 1h 至数小时。患者出现低血压时，应先纠正休克，再用上述拮抗药。

氯化琥珀胆碱 Suxamethonium Chloride【常用名】琥珀胆碱。**【常用剂型与规格】**注射剂：50mg/mL，100mg/2mL。**【作用与用途】**本品为去极化骨骼肌松弛药。可用于全身麻醉时气管插管和术中维持肌松。**【药动学】**静注后，即为丁酰胆碱酯酶水解，分解为琥珀酸和胆碱，只有 10%～15% 的药量到达作用部位，约 2% 以原形，其余以代谢物的形式从尿液中排泄。血浓度 $t_{1/2}$ 为 2～4min。**【用法用量】**气管插管时，1～1.5mg/kg，最高 2mg/kg；电休克时肌强直，静注 10～30mg 即能防治，但应有人工通气设备。儿童剂量：气管插管时，1～2mg/kg；静脉或深部肌注，肌注一次不可超过 150mg。**【不良反应】**可引起高钾血症，心动过缓、结性心律失常和心搏骤停，眼内压升高，胃内压升高，恶性高热，术后肌痛，肌张力增强。**【禁忌证】**脑出血、脑动脉瘤、颅内压升高者；高钾血症患者；严重的烧伤患者；退化性或营养不良性神经损伤疾病、截瘫、脊髓外伤和严重外伤者；开放性眼外伤、青光眼、视网膜剥离以及眼球内手术者；嗜铬细胞瘤患者；腹胀、肠梗阻患者；哮喘患者；骨折（特别是脊椎骨折）患者；高钾血症患者；有恶性高热综合征家族史者禁用。**【用药须知】**❶严重肝功能不全者，营养不良、重度贫血及晚期癌症者，年老体弱者，孕妇，电解质紊乱者，正在接受地高辛或其他强心苷治疗的患者，正在服用碳酸锂者，近期曾经接触或正在接触有机磷杀虫药者，使用胆碱酯酶抑制药者禁用。❷本药属去极化肌松药，血浆胆碱酯酶能使之迅速水解失效。没有特殊的拮抗药。❸给药前可先用小剂量的非去极化肌松药，能消除本药的肌肉成束收缩，且使小儿的肌球蛋白血症和（或）肌球蛋白尿的发生率降低。❹麻醉前用药，适量的阿托品或东莨菪碱可避免发生本药导致的唾液分泌过多。事先用阿托品可防止小儿反复给药后引起暂时的窦性停搏。❺本药诱发恶性高热的危险，小儿远比成人高。❻接受本药的患者，最好避免使用普马嗪丙嗪。如必须应用，事先应备好人工呼吸设施。【药物相互作用】❶忌与硫喷妥钠配伍。❷下列药物可降低假性胆碱酯酶活性，而增强本品的作用：抗胆碱酯酶药，环磷酰胺、氮芥、塞替哌等抗肿瘤药，普鲁卡因等局麻药，以及单胺氧化酶抑制药和雌激素等。❸与下列药物合用须谨慎，如吩噻嗪类、普鲁卡因胺、奎尼丁、卡那霉素、多黏菌素B、新霉素等有去极化肌松作用，能增强本品的作用。

第四章 镇痛、解热、抗风湿、抗痛风药

第一节 镇痛药

芬太尼 Fentanyl【常用剂型与规格】注射剂（枸橼酸盐）：0.1mg/2mL，0.5mg/10mL。贴片（多瑞吉）：2.1mg（12μ/h）/片，4.2mg（25μg/h）/片，8.4mg（50μg/h）/片，12.6mg（75μg/h）/片。**【作用与用途】**本品为阿片受体激动剂，属强效麻醉性镇痛药，药理作用与吗啡相似，其镇痛效力为吗啡的60～80倍。❶用于各种疼痛和术后镇痛。❷麻醉辅助用药。❸患者自控镇痛（PCA）中广泛应用。**【药动学】**静注1min即起效，4min达高峰，维持30～60min。肌注7～8min发生镇痛作用，可维持1～2h，生物利用度67%，蛋白结合率80%，$t_{1/2}$约3.7h。主要在肝脏代谢，代谢产物与约10%的原形药由肾脏排出。**【用法用量】**❶成人静注。①全麻时初量：小手术按体重0.001～0.002mg/kg（以芬太尼计，下同）；大手术按体重0.002～0.004mg/kg；体外循环心脏手术时按体重0.02～0.03mg/kg计算全量，维持量可每隔30～60min给予初量的一半或连续静滴，一般按体重0.001～0.002mg/(kg·h)。②全麻：按体重0.001～0.002mg/kg，同时吸入氧化亚氮。③局麻：镇痛不全，作为辅助用药，按体重0.0015～0.002mg/kg。❷成人麻醉前用药或术后镇痛：按体重肌注或静注0.0007～0.0015mg/kg。❸小儿镇痛：2岁以下无规定，2～12岁按体重0.002～0.003mg/kg。❹成人术后镇痛：硬膜外给药，初量0.1mg，加氯化钠注射液稀释到8mL，每2～4h可重复，维持量每次为初量的一半。❺贴片：应每72h更换一次贴片，从小剂量开始，可根据个体情况调整剂量直至达到足够的镇痛效果。

【不良反应】 可引起奥迪括约肌痉挛，恶心，呕吐等，静注太快可引起胸壁肌僵直。**【禁忌证】** 支气管哮喘、呼吸抑制、对本品过敏者，以及重症肌无力患者禁用。2岁以下儿童不应使用。**【用药须知】**❶为国家特殊管理的麻醉药品。❷心律失常患者，运动员，孕妇及哺乳期妇女慎用。❸静注可引起胸壁肌肉僵硬，一旦出现，需用肌肉松弛药对抗。静注太快时还可能出现呼吸抑制，烯丙吗啡能对抗其呼吸抑制作用，且镇痛作用随之消失。**【药物相互作用】**❶不宜与单胺氧化酶抑制药合用，如苯乙肼、帕吉林等。❷中枢抑制药如巴比妥类镇定药和其他麻醉药，有加强作用，如联用，剂量减少1/4～1/3。**【用药过量】** 大量快速静注可引起颈、胸、腹壁肌强直，胸顺应性降低影响通气功能。偶可出现心率减慢、血压下降、瞳孔极度缩小等，最后可致呼吸停止，循环抑制或心脏停搏。处理：肌肉强直可用肌松药或吗啡拮抗药对抗，如纳洛酮、烯丙吗啡等，静注纳洛酮0.005～0.01mg/kg，成人0.4mg。呼吸抑制立即采用吸氧，人工呼吸等，心动过缓者可用阿托品治疗。与氟哌利多合用产生的低血压，可用输液、扩容等措施处理，无效时可采用升压药，但禁用肾上腺素。

哌替啶 Pethidine【常用名】 地美露、杜冷丁、唛啶。**【常用剂型与规格】** 注射剂：50mg/mL，100mg/2mL。**【作用与用途】** 本品为最常用的人工合成强效镇痛药。其作用类似吗啡。效力约为吗啡的1/10～1/8，与吗啡在等效剂量下可产生同样的镇痛、镇静及呼吸抑制作用，但后者维持时间较短，无吗啡的镇咳作用。❶用于各种剧痛，如创伤性疼痛、术后疼痛、麻醉前用药，或局麻与静吸复合麻醉辅助用药等。❷对内脏绞痛应与阿托品配伍应用。❸分娩止痛，须监护对新生儿的抑制呼吸作用。❹麻醉前给药，人工冬眠时常与氯丙嗪、异丙嗪组成人工冬眠合剂应用。❺心源性哮喘，有利肺水肿的消除。**【药动学】** 口服或注射给药均可吸收，口服约50%经肝脏代谢，血药浓度较低。肌注作用较快，10min出现镇痛作用，持续2～4h，血药浓度达峰值时间1～2h，蛋白结合率40%～60%，主要经肝脏代谢，肾脏排出，$t_{1/2}$ 3～4h，肝功能不全时增至7h以上。**【用法用量】**❶成人镇痛：肌注25～100mg/次，100～400mg/d；极量，150mg/次，600mg/d。静注，按体重以0.3mg/(kg·次)为限。❷分娩镇痛：阵痛开始时肌注25～50mg，每4～6h按需重复；极量，一次量以50～100mg为限。❸麻醉前用药：30～60min前按体重肌注1.0～2.0mg/kg；麻醉维持中，按体重1.2mg/kg计算60～90min总用量，配成稀释液，成人以每分钟静滴1mg，小儿滴速相应减慢。

❹术后镇痛：硬膜外间隙注药，24h总用量按体重2.1~2.5mg/kg为限。❺晚期癌症患者解除中重度疼痛：应个体化给药，剂量可较常规用量为大，应逐渐增加，直至疼痛满意缓解，但不提倡用。【不良反应】❶眩晕，出汗，口干，恶心，呕吐，心动过速及直立性低血压等。❷皮下注射局部有刺激性，静注可见外周血管扩张，血压下降。【禁忌证】❶室上性心动过速、颅脑损伤、颅内占位性病变、慢性阻塞性肺疾病、支气管哮喘、严重肺功能不全、肺源性心脏病、排尿困难等患者禁用。❷严禁与单胺氧化酶抑制药同用。【用药须知】❶为特殊管理的麻醉药品。❷未明确诊断的疼痛，尽可能不用，以免掩盖病情贻误诊治。❸肝功能损伤、甲状腺功能不全、运动员和老年患者慎用。❹产妇分娩镇痛及哺乳期间使用剂量酌减。❺小儿基础麻醉，在硫喷妥钠按体重3~5mg/kg，10~15min后，追加哌替啶1mg/kg加异丙嗪0.5mg/kg稀释至10mL缓慢静注。❻耐受性和成瘾性程度介于吗啡与可待因之间，一般不应连续使用。❼静注后可出现外周血管扩张，血压下降，尤与吩噻嗪类药（如氯丙嗪等）及中枢抑制药并用。❽与单胺氧化酶抑制药如呋喃唑酮、丙卡巴肼等合用，导致严重不良反应，如多汗、肌肉僵直、血压先升高后剧降、呼吸抑制、发绀、昏迷、高热、惊厥，循环虚脱而死亡。❾慢性重度疼痛的晚期癌症患者，不宜长期使用。❿勿将药液注射到外周神经干附近，否则产生局麻或神经阻滞。⓫不宜用于PDA，特别不能做皮下PDA。【药物相互作用】❶禁与氨茶碱、巴比妥类、肝素钠、碘化物、碳酸氢钠、苯妥英钠、磺胺嘧啶、磺胺甲噁唑、甲氧西林配伍，否则发生混浊。❷与芬太尼有交叉过敏。❸能促进双香豆素、茚满二酮等抗凝药增效，并用时，后者应按凝血酶原时间而酌减用量。❹与单胺氧化酶抑制药合用引起兴奋、高热、出汗、神志不清，严重的呼吸抑制、惊厥、昏迷，终至虚脱而死亡。❺有轻微阿托品样作用，可引起心搏增快。【用药过量】中毒时可出现呼吸减慢，浅表而不规则，发绀，嗜睡，进而昏迷，皮肤潮湿冰冷，肌无力，脉缓及血压下降；偶可先出现阿托品样中毒症状，瞳孔扩大，心动过速，兴奋，谵妄，甚至惊厥，然后转入抑制。处理：口服者应尽早洗胃以排出胃中毒物。人工呼吸，吸氧，给予升压药，β肾上腺素受体阻滞药减慢心率、补充液体维持循环功能，静注纳洛酮0.005~0.01mg/kg，成人0.4mg，亦可用烯丙吗啡作为拮抗药。但中毒出现的兴奋惊厥等症状，拮抗药可使其症状加重，此时只能用地西泮或巴比妥类药物解除。血内本品及其代谢物浓度过高时血液透析能促进排泄。

氨酚待因 Paracetamol and Codeines phosphate【常用名】博那痛。**【常用剂型与规格】**片剂：1号片每片含对乙酰氨基酚 500mg，可待因 8.4mg。2号片每片含对乙酰氨基酚 300mg，可待因 15mg。**【作用与用途】**复方制剂，含对乙酰氨基酚、磷酸可待因。两药通过不同的作用机制发挥镇痛效果。对乙酰氨基酚主要通过抑制前列腺素的合成及阻断痛觉神经末梢的冲动产生镇痛作用，后者可能与抑制前列腺素或其他能使痛觉受体敏感的物质，如 5-羟色胺、缓激肽等的合成有关。可待因为吗啡的甲基衍生物，对延脑的咳嗽中枢有直接抑制作用，镇咳作用强而迅速，强度约为吗啡的 1/4。另有镇痛和镇静作用。为中等强度镇痛药。用于各种手术后疼痛、骨折、中度癌症疼痛、骨关节疼痛、牙痛、头痛、神经痛、全身痛、软组织损伤及痛经等。**【药动学】**对乙酰氨基酚口服经胃肠道吸收迅速、完全，血药浓度 0.5~1h 达高峰，$t_{1/2}$ 2~3h，90%~95%经肝脏代谢，主要以葡萄糖醛酸结合的形式从肾脏排出。可待因口服后被胃肠道吸收，用药后 30~45min 起效，1h 左右血药浓度达峰值，生物利用度为 40%~70%，肝脏代谢，代谢物经尿排泄。**【用法用量】**口服。1号片：成人，1~2 片/次，3 次/d。用于中度癌性疼痛，2 片/次，3 次/d。儿童，7~12 岁，0.5~1 片/次，3 次/d，不超过 2~4 片/d。2号片：成人，1 片/次，3 次/d。7~12 岁儿童按体重相应减量。连用通常不超过 5d。用于中度癌性疼痛可适当增量。**【不良反应】❶**偶有头晕、出汗、恶心、嗜睡等，停药后可自行消失。**❷**超剂量或长期使用可产生药物依赖性。**【禁忌证】❶**呼吸抑制及有呼吸道梗阻性疾病，尤其是哮喘发作及多痰患者禁用。**❷**7 岁以下儿童不宜使用。**【用药须知】❶**本品为国家特殊管理的第二类精神药品。**❷**长期使用后身体可产生一定程度的耐受性。**❸**不明原因的急腹症、酒精中毒、肝病或病毒性肝炎、肾功能不全、支气管哮喘、胆结石、颅脑外伤或颅内病变、前列腺肥大，以及老年、孕妇及哺乳期妇女慎用。**❹**长期大量使用者应定期查肝功能及血常规。**❺**其他参阅"对乙酰氨基酚"与"可待因"的注意事项。**【药物相互作用】❶**与抗胆碱药合用，可加重便秘或尿潴留。**❷**与美沙酮或其他吗啡类药物、肌肉松弛药物合用，呼吸抑制可加重。**【用药过量】**可出现腹泻、多汗、肝损害、肝性脑病、抽搐、凝血障碍、胃肠道出血、低血糖、酸中毒、心律失常、肾小管坏死、嗜睡、精神错乱、瞳孔缩小如针尖、癫痫、低血压、神志不清、呼吸抑制、循环衰竭，并可致死。处理：洗胃或催吐以排除胃中药物。给予拮抗药 N-乙酰半胱氨酸，不宜给药用炭，以防影响拮抗药的吸收，保持呼吸道通畅，必要时人工呼吸，静注纳洛酮拮抗可待因中毒。

曲马多 Tramadol【常用名】舒敏、反氨苯环醇。**【常用剂型与规格】**胶囊：50mg/粒。缓释片：100mg/片。注射剂：50mg/mL，100mg/mL。**【作用与用途】**本品为中枢作用的阿片类镇痛药，非选择性 μ、δ 和 κ 阿片受体完全激动剂，与 μ 受体的亲和力最高。具有镇咳作用。与吗啡相比，在推荐止痛剂量范围内无呼吸抑制。用于中度至重度疼痛。**【药动学】**口服 90% 被吸收，生物利用度 70%，2h 达血浆药物峰浓度，血浆蛋白结合率为 20%，$t_{1/2}$ 6h，完全经肾排出。**【用法用量】❶**口服：单次剂量，50～100mg，如镇痛不满意，30～60min 后可再给予 50mg；如疼痛剧烈，镇痛要求较高，应予较高的初始剂量 100mg。缓释片：成人及 12 岁以上的青少年，单剂量 50～100mg，每日早晚各 1 次，如镇痛不满意，可增加 150mg 或 200mg，2 次/d。**❷**静脉、肌内及皮下注射：成人及 12 岁以上患者，50～100mg/次，总量不超过 400mg/d。1～12 岁儿童为 1～2mg/(kg·次)，1 岁以下儿童不适用本品。**【不良反应】❶**常见恶心、眩晕。少数出现心悸，心动过速，直立性低血压或心血管虚脱，尤其在静注给药或患者精神紧张时更易发生。**❷**偶见呕吐，便秘，口干，出汗，头痛，精神不振。**❸**罕见心动过缓，血压升高，胃肠道反应，感觉异常，震颤，皮肤瘙痒，荨麻疹，视物模糊，幻觉，错乱，睡眠紊乱，运动无力，排尿异常，精神方面反应，如情绪及活动的改变、认知和感觉能力改变，肝酶升高等。**❹**极个别可有变态反应，如呼吸困难、支气管痉挛、哮鸣音、血管神经性水肿和过敏反应。与阿片类药物有相似的戒断症状，易激动、焦虑、神经质、失眠、运动功能亢进、震颤及胃肠道症状。**❺**还有其他一些非常少见的戒断症状，如恐慌、重度焦虑、幻觉、感觉异常、耳鸣等。**【禁忌证】❶**对本品过敏、酒精、镇静药、镇痛药或其他中枢神经系统作用药物急性中毒的患者，正在接受单胺氧化酶抑制药治疗或在过去 14d 内已服用过上述药物的患者，经治疗未能充分控制的癫痫、戒毒治疗的患者禁用。**❷**不宜用于孕妇，不推荐 12 岁以下儿童使用。**❸**注射液 1 岁以下儿童不宜使用。**【用药须知】❶**对阿片类药物敏感患者慎用。**❷**对阿片类药物依赖、有头部损伤、休克、不明原因的神志模糊、呼吸中枢及呼吸功能异常、颅内压增高的患者应用应特别小心。**❸**年龄超过 75 岁的患者药物清除时间可能延长，因此应根据个体需要延长给药间隔时间。**❹**超过推荐日剂量上限 400mg，有产生惊厥的危险性。另外，在服用其他药物使癫痫发作阈值下降时使用发生癫痫的危险增加。❺长期使用可引起耐药及心身依赖。因此，对有药物滥用和依赖倾向的患者应短期使用。❻虽然是阿片受体激动剂，但并不能抑制吗啡戒断症状。❼在用药期间可能影响患者的驾驶和机械操作能力。❽肝、肾功能不全者，作用持续时间可能延长，应延长给药间隔时间。【药物相互作用】❶不能与单胺氧化酶抑制药联用，包括酒精在内的中枢抑制药同时使用可引发 CNS 效应，因此在使用期间禁酒。❷同用或用药前使用卡马西平会导致镇痛效果及药物有效作用时间降低。❸与丁丙诺啡、纳布啡、喷他佐辛联用可使止痛作用减弱。❹与三环类抗抑郁药及精神抑制药等合用可能诱导惊厥的发生。❺注射剂不宜与双氯芬酸、吲哚美辛、地西泮、氟硝西泮和硝酸甘油等配伍使用。❻与香豆素衍生物，如华法林合用须谨慎。❼有报道 5-羟色胺综合征的散发病例与本品和其他 5-羟色胺药物，比如选择性 5-羟色胺再摄取抑制药联用有关。【用药过量】与其他中枢镇痛药（阿片类）引起的中毒症状相似，尤其是缩瞳，呕吐，心血管虚脱，神志模糊至昏迷，惊厥，呼吸抑制直至呼吸停止。处理：保持呼吸道通畅，维持呼吸和循环，呼吸抑制的解救剂为纳洛酮。不宜用血透或血液过滤排除的解毒方法。

吗啡 Morphine【常用名】美施康定、美菲康、路泰。**【常用剂型与规格】**片剂：5mg/片，10mg/片，20mg/片，30mg/片。缓释、控释片：10mg/片，30mg/片，60mg/片。注射剂：5mg/0.5mL，10mg/mL。**【作用与用途】**本品为纯粹的阿片受体激动剂，有强大的镇痛作用，同时也有明显的镇静作用，并有镇咳作用。对呼吸中枢有抑制作用，使其对二氧化碳张力的反应性降低，过量可致呼吸衰竭而死亡。兴奋平滑肌，增加肠道平滑肌张力引起便秘，并使胆道、输尿管、支气管平滑肌张力增加。可使外周血管扩张，尚有缩瞳、镇吐等作用。❶用于其他镇痛药无效的急性锐痛。❷心肌梗死而血压尚正常者，可使患者镇静，并减轻心脏负担。❸心源性哮喘可使肺水肿症状暂时缓解。❹麻醉和术前给药可保持患者宁静进入嗜睡。❺对平滑肌的兴奋作用较强，故不能单独用于内脏绞痛，如胆绞痛等，而应与阿托品等有效的解痉药合用。**【药动学】**口服经胃肠道吸收，控释片、缓释片的血药浓度达峰值时间较长，一般 2～3h，峰浓度也稍低，消除 $t_{1/2}$ 为 3.5～5h。皮下和肌注吸收迅速，皮下注射 30min 后可吸收 60%，吸收后迅速分布至肺、肝、脾、肾等各组织，消除 $t_{1/2}$ 为 1.7～3h，蛋白结合率 26%～36%，肝脏代谢，60%～70%在肝内与葡萄糖醛酸结合，10％脱甲基成去甲基吗啡，20％为游离型。主要经肾脏排出，少量经胆汁和乳汁排出。【用法用量】❶口服：片剂，5～15mg/次，15～60mg/d；极量，30mg/次，100mg/d。重度癌痛患者，应按时口服，个体化给药，逐渐增量缓解癌痛，首次量范围可较大，3～6次/d，临睡前一次量可加倍。缓释片、控释片，成人，12h服用1次，用量根据疼痛严重程度、年龄及服用镇痛药史决定用药剂量，个体间差异较大。初用宜从每12h服用10mg或20mg开始，根据镇痛效果调整剂量。❷皮下注射：成人，5～15mg/次，15～40mg/d，极量，20mg/次，60mg/d。❸静注：成人镇痛5～10mg，用作静脉全麻按体重不超过1mg/kg，不佳时可加用作用时效短的镇痛药，以免苏醒延迟，术后发生血压下降和长时间呼吸抑制。❹术后镇痛注入硬膜外间隙，成人自腰脊部位注入，一次极限5mg，胸脊部位应减为2～3mg，按一定的间隔可重复给药多次。❺注入蛛网膜下腔，0.1～0.3mg/次，原则上不再重复给药。❻重度癌痛患者，首次剂量范围较大，3～6次/d，以预防癌痛发生及充分缓解癌痛。【不良反应】❶常见恶心、呕吐、呼吸抑制、嗜睡、头痛、眩晕、直立性低血压、视物模糊或复视、便秘、排尿困难、胆绞痛等。❷偶见幻觉、耳鸣、肝酶升高、肠梗阻、惊厥、抑郁及瘙痒、荨麻疹、支气管哮喘等。❸罕见绝经、性欲降低、阳痿、尿潴留、癫痫、喉头水肿、皮肤水肿等。❹连用3～5d即产生耐药性，1周以上可成瘾，需慎用。但对于晚期中重度癌痛患者，如治疗适当，少见依赖及成瘾现象。【禁忌证】呼吸抑制已显示发绀、颅内压增高和颅脑损伤、慢性阻塞性肺疾病、支气管哮喘、肺源性心脏病代偿失调、甲状腺功能减退症、皮质功能不全、前列腺肥大、排尿困难及严重肝功能不全、休克尚未纠正控制前、肠梗阻，以及孕妇、哺乳期妇女、新生儿和婴幼儿禁用。【用药须知】❶对癌症患者镇痛使用吗啡应根据病情需要和耐受情况决定剂量。❷未明确诊断尽可能不用，以免掩盖病情，贻误诊断。❸运动员、老年人、儿童以及胆囊疾病、胰腺炎、严重肾衰竭、呼吸抑制、低血容量性低血压及有药物滥用史患者慎用。❹注入硬膜外间隙或蛛网膜下腔后，应监测呼吸和循环功能，前者24h，后者12h。❺能促使胆道括约肌收缩，引起胆管系的内压上升；可使血浆淀粉酶和脂肪酶升高；可干扰对脑脊液压升高的病因诊断，是因使二氧化碳滞留，导致脑血管扩张。❻对血清碱性磷酸酶、ALT、AST、胆红素、乳酸脱氢酶等测定有影响，故停药24h以上方可测定以上项目，以防出现假阳性。❼对平滑肌的兴奋作用较强，故不单独用于内脏绞痛如胆绞痛、肾绞痛，而应与阿托品等有效的解痉药合用，单独用反使绞痛加剧。❽大量静脉全麻时常与地西泮合用，诱导中可发生低血压，手术开始遇到外科刺激时血压又会骤升，应及早对症处理。【药物相互作用】❶与吩噻嗪类，镇静、催眠药，一般麻醉药，单胺氧化酶抑制药，三环抗抑郁药，抗组胺药等合用，可加剧及延长抑制作用。❷可增强香豆素类药物的抗凝血作用。❸与西咪替丁合用可引起呼吸暂停、精神错乱、肌肉抽搐等。❹与二甲双胍、氮芥、环磷酰胺合用，增加中毒的危险。❺与M胆碱受体阻滞药合用可增加便秘、麻痹性肠梗阻及尿潴留的危险。❻与美卡拉明、金刚烷胺、溴隐亭、左旋多巴、利多卡因、普鲁卡因胺、奎尼丁、亚硝酸盐、利尿药合用可发生直立性低血压。❼与生长抑素、利福平、利福布汀合用降低吗啡的功效。❽与美西律合用，抑制并延缓后者的吸收；与艾司洛尔合用可使后者血药浓度升高。❾与纳洛酮、烯丙吗啡有拮抗作用；与纳曲酮、卡马西平合用出现阿片戒断症状。❿注射剂不得与氨茶碱、巴比妥类药等碱性液、溴或碘化合物、碳酸氢盐、氧化剂、氢氯噻嗪、肝素钠、苯妥英钠、呋喃妥英、甲氧西林、氯丙嗪、异丙嗪、哌替啶、磺胺嘧啶、磺胺甲异噁唑及铁、铝、镁、银、锌化合物等接触或混合，以免发生混浊甚至出现沉淀。【用药过量】急性中毒，如嗜睡或昏迷，呼吸深度抑制，瞳孔极度缩小，两侧对称，或呈针尖样大，心动过缓，血压下降，发绀，尿少，体温下降，皮肤湿冷，肌无力，由于严重缺氧致休克，循环衰竭，瞳孔散大，死亡。成人中毒量为60mg，致死量为250mg。处理：口服4～6h内应立即洗胃，人工呼吸，给氧，给予升压药提高血压，β肾上腺素受体阻滞药减慢心率，补充液体维持循环功能，促进排泄。静注拮抗剂纳洛酮0.005～0.01mg/kg，成人0.4mg。亦可用烯丙吗啡作为拮抗药。

罗通定 Rotundin【常用名】颅通定、左旋四氢巴马汀。**【常用剂型与规格】**片剂：30mg/片，60mg/片。注射剂（硫酸盐）：60mg/2mL。**【作用与用途】**本品为非麻醉性镇痛药。具有镇痛、镇静、催眠及安定作用。其镇痛作用弱于哌替啶，强于一般解热镇痛药。用于消化系统疾病引起的内脏痛，一般性头痛，月经痛，分娩后宫缩痛及紧张性疼痛所致的失眠。**【药动学】**口服吸收良好，10～30min起效，持续2～5h，在体内以脂肪组织中分布最多，肺、肝、肾次之，主要经肾排泄。**【用法用量】**❶口服：成人，镇痛，60～120mg/次，3次/d；催眠，30～90mg/次，睡前服用。❷肌注：成人，60～90mg/次。**【不良反应】**❶镇痛时可出现嗜睡。❷偶见眩晕，乏力，恶心及锥体外系症状。【禁忌证】对本品过敏者禁用。【用药须知】❶长期服用可导致耐受性。❷孕妇及哺乳期妇女，过敏体质者，驾驶车、船者，从事高空作业、机械作业及操作精密仪器者慎用。❸据报道曾发生过敏性休克与急性中毒的反应，故应引起重视。【药物相互作用】与其他中枢抑制药，如镇静安眠药同服，可诱发嗜睡及呼吸抑制。【用药过量】大剂量应用，对呼吸中枢有抑制作用，并可引起锥体外系反应。处理：立即催吐或洗胃排除胃中药物，吸氧，人工呼吸解除呼吸抑制，输液，扩容改善微循环等对症处理。

美沙酮 Methadone【常用名】美散痛。【常用剂型与规格】口服液：1mg/10mL，2mg/10mL，5mg/10mL，10mg/10mL。片剂：2.5mg/片，7.5mg/片，10mg/片。注射剂：5mg/mL，7.5mg/2mL。【作用与用途】本品为人工合成阿片受体激动剂，作用于μ受体，药理作用与吗啡相似，镇痛效能和持续时间与吗啡相当。也能产生呼吸抑制、镇咳、降温、缩瞳的作用，镇静作用较弱，但重复给药仍可引起明显的镇静作用。❶采用替代递减法，用于各种阿片类药物的戒毒治疗，尤其是海洛因依赖。也用于吗啡、阿片、哌替啶、二氢埃托啡等的依赖。❷起效慢，作用时效长，用于慢性疼痛。【药动学】口服吸收迅速，约4h内达高峰，血浆蛋白结合率87%～90%，主要分布在肝、肺、肾和脾脏，只有小部分进入脑组织。生物利用度为90%，$t_{1/2}$约为7.6h，治疗血浓度为0.48～0.85mg/L，致死血浓度为74mg/L。主要在肝脏代谢，由尿排泄，少量原形从胆汁排泄。【用法用量】❶口服：成人剂量，5～10mg/次，10～15mg/d；极量，10mg/次，20mg/d，或遵医嘱。脱瘾治疗期，剂量应根据戒断症状严重程度和患者躯体状况及反应而定。开始剂量15～20mg，可酌情加量。剂量换算为1mg美沙酮替代4mg吗啡，2mg海洛因，20mg哌替啶。❷肌注或皮下注射：2.5～5mg/次，10～15mg/d。三角肌注血浆峰值高，作用出现快，因此可采用三角肌注射。极量，10mg/次，20mg/d。【不良反应】❶主要为性功能减退，男性服用后精液少，且可有乳腺增生。女性与避孕药同用，可终日疲倦乏力，逾量可逐渐进入昏迷，并出现右束支阻滞，心动过速，低血压。❷恶心、呕吐、出汗、眩晕、嗜睡、失眠、下肢瘫痪、脑脊液压升高、便秘及药物依赖。❸能促使胆道括约肌收缩，使胆管系的内压上升。❹久用成瘾，快速和突然停药可出现戒断症状，表现为失眠、流涕、喷嚏、流泪、食欲缺乏、腹泻等。❺其他：全身性水肿，QT间期延长，尖端扭转型室性心动过速，惊厥，幻觉，耳鸣，震颤，不自主运动，意识模糊，抑郁，迟钝，小儿可出现阵发性兴奋激动，体重增加伴耻骨隆突增大，呼吸抑制，肺水肿。长期肌注引起肌纤维化和钙化、阳痿、早泄或射精障碍、月经不调、肝毒性、皮肤红斑、硬结、荨麻疹等。【禁忌证】对本品过敏者，孕妇和分娩期妇女，婴幼儿，中毒性腹泻、呼吸功能不全者禁用。【用药须知】❶为国家特殊管理的麻醉药品。❷为阿片或吗啡成瘾者可取的戒断用药，戒断症状轻微，但依赖性显著，所以弊多利少，多采用"美沙酮维持法"。❸运动员慎用。❹老年患者及哺乳期妇女用药尚不明确。❺注射剂仅供皮下或肌注，不得静注，能释放组胺，忌作麻醉前和麻醉中用药。❻与碱性液、氧化剂，碘化物，糖精钠以及苋菜红等接触，药液显混浊。❼可引起呼吸抑制、严重的心律失常甚至死亡。【药物相互作用】❶氟伏沙明和氟康唑可增加其血药浓度。❷异烟肼、吩噻嗪类、尿液碱化剂减少排泄，合用减量。❸可增强齐多夫定的毒性。❹与镇痛药、镇静催眠药、抗抑郁药等合用，可加强后者的作用。❺与抗高血压药合用，导致血压下降过快，严重者发生昏厥。❻苯妥英钠和利福平加快代谢，合用用量相应增加。❼尿液酸化剂加快排泄，合用调整用量。❽赛庚啶、甲基麦角酰胺、利福布汀、卡马西平和氯化铵可降低其作用。❾降低去羟肌苷的生物利用度。❿与纳曲酮合用因竞争性结合阿片受体，可引起急性阿片戒断症状；与美替拉酮合用，可出现麻醉药戒断样综合征。⓫与利培酮合用，发生阿片戒断症状的危险性增加。⓬与女性避孕药合用导致困倦无力；与颠茄合用，可发生严重便秘。【用药过量】失明、下肢瘫痪、昏迷、右束支阻滞及心动过速和低血压。国外资料认为，初次单独给药 50~100mg 可引起生命危险。过量症状包括皮肤湿冷、意识混乱、惊厥、严重头晕、嗜睡、坐立不安、虚弱、瞳孔缩小、心跳减慢、呼吸减慢和呼吸困难等，甚至可导致昏迷和死亡。处理：洗胃或催吐，以便清除胃内药物；开放呼吸道，保持呼吸道通畅；静脉给予阿片拮抗药纳洛酮，必要时，可间隔 2~3min 重复给药；静脉输液和给予血管加压药以纠正低血压等对症治疗。

羟考酮 Oxycodone【常用名】奥施康定、美施康定。**【常用剂型与规格】**缓释或控释片：5mg/片，10mg/片，20mg/片，40mg/片。**【作用与用途】**本品为阿片受体纯激动剂，作用类似吗啡，主要用于镇痛。缓解持续的中至重度疼痛。**【药动学】**口服后会出现两个释放相，即早期快释放相和随后的持续释放相，持续作用 12h，生物利用度为 60%~87%，24~36h 内达稳态血药浓度，$t_{1/2}$ 为 4.5h，代谢物为去甲羟考酮和羟氢吗啡酮，主要经肾脏排泄。**【用法用量】**每 12h

服用 1 次，用药量取决于患者的疼痛严重程度和既往用药史调量时，只调整每次用药的量，而不改变用药次数，即每 12h 服用 1 次。每次调量幅度是在上次用药量基础上增减 25%～50%。首次为 5mg，每 12h 1 次。继后，根据病情需要，多数患者最高用量 12h 为 200mg，少数患者需要更高的量，迄今，临床报道的个体用药最高量 12h 520mg。已接受口服吗啡治疗的患者，改用本品的每日用量换算比例：口服 10mg 相当于口服吗啡 20mg。【不良反应】❶常见便秘、恶心、呕吐、头晕、头痛、口干、多汗、瘙痒、思睡和乏力等。❷偶见紧张、失眠、发热、精神错乱、腹泻、腹痛、厌食、消化不良、血管舒张、感觉异常、皮疹、焦虑、欣快、抑郁、呼吸困难、直立性低血压、寒战、噩梦、思维异常、呃逆等。❸罕见眩晕、抽搐、定向障碍、面红、情绪改变、心悸、幻觉、支气管痉挛、吞咽困难、嗳气、胃炎、肠梗阻、味觉反常、激动、遗忘、感觉过敏、张力异常、肌肉不自主收缩、言语障碍、震颤、视觉异常、戒断综合征、闭经、性欲减退、阳痿、低血压、室上性心动过速、晕厥、脱水、水肿、外周性水肿、皮肤干燥、荨麻疹、过敏反应、瞳孔缩小、排尿困难、胆道及输尿管痉挛等。【禁忌证】❶缺氧性呼吸抑制、颅脑损伤、麻痹性肠梗阻、急腹症、胃排空延迟、慢性阻塞性呼吸道疾病、肺源性心脏病、急性或严重的支气管哮喘、高碳酸血症、已知对本品过敏、慢性便秘者，孕妇及哺乳期妇女，同时服用单胺氧化酶抑制药，且停用单胺氧化酶抑制药＜2 周者、中、重度肝功能障碍、重度肾功能障碍患者禁用。❷不推荐 18 岁以下患者使用。❸术前或术后 24h 内不宜使用。【用药须知】❶为麻醉药品，须按相关条例管理。❷胆道疾病，急性酒精中毒，肾上腺皮质功能不全，中枢神经系统抑制或昏迷，震颤性谵妄，体弱的患者，伴呼吸抑制的脊柱后侧凸，黏液水肿，甲状腺功能低下者，前列腺肥大或尿道狭窄，重度肺、肝、肾功能不全，中毒性精神病患者慎用。❸可能掩盖急腹症的临床表现而影响诊断及加剧惊厥性疾患可能诱发或加重癫痫发作。❹有报道通过碾碎、咀嚼、吸食或注射溶解本品等方法而被滥用，会发生无法控制的释放，并造成较大危险，可导致过量和死亡。❺缓释片必须整片吞服，不得咀嚼或研磨，如嚼碎或研磨，会导致快速释放及吸收，造成过量中毒类似其他阿片类药物。❻长期使用可产生耐受性并需逐步提高剂量以维持对疼痛的控制，可产生生理依赖性，突然停药会出现戒断综合征，如烦躁不安、流泪、流涕、打哈欠、出汗、寒战、骨骼肌痛、瞳孔放大、易怒、焦虑、背痛、关节痛、乏力、腹部绞痛、失眠、胃肠道反应、血压升高、呼吸加快、心率增加等，故应逐渐减量。❼用药期间不得从事开车或操作机器等工作。【药物相互作用】❶与下列药有叠加作用：镇静药、麻醉药、催眠药、酒精、抗精神病药、肌松药、抗抑郁药、吩噻嗪类、降压药及同时接受其他中枢神经系统抑制药的患者慎用并减量。❷细胞色素 P450 2D6 酶抑制药如西咪替丁、酮康唑、红霉素等可抑制本药代谢。❸应避免同时使用单胺氧化酶抑制药，如需用至少停药 14d 后使用。❹与喷他佐辛、纳布啡和布托啡诺合用可降低本品作用或诱发戒断症状。【用药过量】可出现针尖样瞳孔、呼吸抑制、低血压，严重者可发生嗜睡、昏迷、循环衰竭、深度昏迷、骨骼肌松弛、心动过缓，甚至死亡。处理：先保持呼吸道通畅，然后给予支持疗法，如改善通气、给氧、升压药。纠正休克及肺水肿，心搏骤停或心律失常需心脏按压或除颤。必要时洗胃。解救用药：纳洛酮 0.4～0.8mg，静注，必要时，间隔 2～3min 重复给药，或将纳洛酮 2mg 溶于 500mL 生理盐水或 5% 葡萄糖（0.004mg/mL），静滴，根据情况决定输注速度。由于纳洛酮的作用持续时间相对较短，而本品释放羟考酮持续 12h，因此须严密观察病情，直至患者重新恢复稳定的自主呼吸。对于少数严重过量的患者，静注纳洛酮 0.2mg，继之每 2min 增加 0.1mg，如未出现明显呼吸抑制或循环障碍，不必用。对本品产生依赖性或可疑产生依赖性的患者，慎用纳洛酮，因在此情况下用，可能突然完全阻断阿片类药物的作用，导致急性疼痛发作及急性戒断综合征。

瑞芬太尼 Remifentanil【常用名】瑞捷。【常用剂型与规格】注射剂（盐酸盐）：1mg/支，2mg/支，5mg/支。【作用与用途】本品为芬太尼类 μ 型阿片受体激动剂，其效价与芬太尼相似，为阿芬太尼的 15～30 倍。对 μ 阿片受体有强亲和力，而对 α 受体和 κ 受体的亲和力较低。在体内 1min 左右迅速达到血-脑脊液平衡，在组织和血液中被迅速水解，故起效快，维持时间短，为短效阿片类药。❶用于全麻诱导。❷气管插管患者的麻醉维持。【药动学】给药后快速起效，1min 可达有效浓度，作用时间仅 5～10min，$t_{1/2}$ 3～10min，血浆蛋白结合率约 70%，主要通过血浆和组织中非特异性酯酶水解代谢，大约 95% 代谢物经尿排泄。【用法用量】静脉给药，特别是静脉持续滴注。可用 5% 葡萄糖、0.9% 氯化钠、5% 葡萄糖氯化钠及 0.45% 氯化钠注射液或灭菌注射用水中的一种，稀释成 25μg/mL、50μg/mL 或 250μg/mL 浓度的溶液作静脉给药。成年人给药剂量见以下推荐表：

用　法	单剂量注射 ($\mu g/kg$)	持续输注	
		起始速率 $\mu g/(kg \cdot min)$	范围 $\mu g/(kg \cdot min)$
麻醉诱导	1（给药时间大于 60s）	0.5～1	
麻醉维持			
笑气（66%）	0.5～1	0.4	0.1～2
异氟烷（0.4～1.5 MAC）	0.5～1	0.25	0.05～2
丙泊酚［100～200$\mu g/(kg \cdot min)$］	0.5～1	0.25	0.05～2

注：MAC 为最小肺泡浓度。＊诱导中单剂量注射时，给药时间应大于 60s。

　　在上述推荐剂量下显著减少维持麻醉所需的催眠药剂量，因此，异氟烷和丙泊酚应如上推荐剂量给药以避免麻醉过深。❶麻醉诱导：与催眠药，如丙泊酚、硫喷妥钠、咪达唑仑、笑气、七氟烷或氟烷，一并给药用于麻醉诱导。成人按每千克体重 0.5～1μg 的输注速率持续静滴。也可在静滴前给予每千克体重 0.5～1μg 的初始剂量静推，静推时间应大于 60s。❷气管插管患者麻醉维持：在气管插管后，应根据其他麻醉用药，依照上表指示减小输注速率。由于起效快，作用时间短，麻醉中的给药速率每 2～5min 增加 25%～100% 或减少 25%～50%，以获得满意的 μ 阿片受体的作用。麻醉过浅时每隔 2～5min 给予 0.5～1$\mu g/kg$ 剂量静注给药，以加深麻醉深度。【不良反应】❶可出现恶心、呕吐、呼吸抑制、心动过缓、低血压、肌肉强直，停药或降低输注速度后几分钟内即可消失。❷临床研究中还发现有寒战，发热，晕厥，癫痫，头痛，呼吸暂停，心动过速，高血压，视觉障碍，过敏反应，消化系统反应，心肌缺血，胸痛，咳嗽，呼吸困难，支气管痉挛，支气管炎，肺水肿，焦虑，不自主运动，震颤，幻觉，烦躁不安，噩梦，尿潴留及淋巴细胞、白细胞、血小板减少等。【禁忌证】对本品或其他芬太尼类药过敏、支气管哮喘、重症肌无力及易致呼吸抑制患者禁用。禁与单胺氧化酶抑制药及血液制品等合用。【用药须知】❶为国家特殊管理麻醉药品。❷不单独用于全麻诱导，即使大剂量也不保证使意识消失。❸运动员和心律失常、慢阻性肺部疾患、呼吸储备力降低及脑外伤昏迷、颅内压增高、脑肿瘤等易陷入呼吸抑制的患者慎用，孕妇及哺乳期妇女、2岁以下儿童不推荐使用。❹因含有甘氨酸，不用于硬膜外和鞘内给药。❺肝、肾功能严重受损的呼吸抑制敏感性增强，使用应监测。❻65岁以上老年患者初始量为成人剂量的一半，持续静滴给药量酌减。❼能引起呼吸抑制和窒息，需在呼吸和心血管功能监测及辅助设施完备等情况下使用。❽能引起剂量依赖性低血压和心动过缓，可预先给予适量的抗胆碱能药如阿托品，抑制这些反应。❾能引起肌肉强直，与给药剂量和给药速率有关，应缓慢给药，时间不少于60s，提前使用肌肉松弛药可防止。❿务必在单胺氧化酶抑制药，如呋喃唑酮、丙卡巴肼停用14d以上方可给药，先试用小剂量，否则会发生难以预料的严重并发症。⓫不能单独用于全麻诱导，即使大剂量使用也不能保证使意识消失。【药物相互作用】❶与其他麻醉药有协同作用，如与硫喷妥钠、异氟烷、丙泊酚及咪达唑仑同用，应减量至75%。❷与中枢神经系统抑制药有协同作用，合用时慎重，并酌情减量。【用药过量】窒息、胸壁肌强直、癫痫、缺氧、低血压和心动过缓等。处理：立即中断给药，维持开放气道，吸氧并维持正常的心血管功能。如呼吸抑制与肌肉强直，需给予神经肌肉阻断药或μ阿片拮抗药，并辅助呼吸。阿托品用于心动过缓或低血压。阿片拮抗药如纳洛酮作为特异性解毒药，用于严重呼吸抑制或肌肉强直。

舒芬太尼 Sufentanil【常用名】苏芬太尼、噻哌苯胺、舒芬尼。**【常用剂型与规格】**注射剂（枸橼酸盐）：$50\mu g/mL$，$100\mu g/2mL$，$250\mu g/5mL$。**【作用与用途】**本品为强效阿片类镇痛药，特异性μ-受体激动剂，对μ-受体的亲和力比芬太尼强7～10倍，镇痛效果强好几倍，且有良好的血流动力学稳定性，可同时保证足够的心肌氧供应。用于气管内插管，使用人工呼吸的全身麻醉，如复合麻醉的镇痛用药及全身麻醉大手术的麻醉诱导和维持用药。**【药动学】**生物转化主要在肝和小肠内，24h内所给药物的80%被排泄，仅有2%以原形被排泄，92.5%的药物与血浆蛋白结合。**【用法用量】**❶作复合麻醉镇痛用药，$0.1～5.0\mu g/kg$做静脉内推注或加入输液管中，2～10min内滴完，当临床表现显示镇痛效应减弱时可按$0.15～0.7\mu g/kg$追加维持剂量。❷作全身麻醉用药，总量为$8～30\mu g/kg$，当临床表现显示麻醉效应减低时可按$0.35～1.4\mu g/kg$追加维持剂量（相当于$0.5～2.0mL/70kg$）。**【不良反应】**❶呼吸抑制及暂停，骨骼肌强直，肌阵挛，低血压，心动过缓，恶心，呕吐，眩晕，缩瞳和尿潴留。❷少见咽部痉挛、过敏反应和心脏停搏。❸偶见术后恢复期的呼吸再抑制及注射部位瘙痒和疼痛。【禁忌证】对本药或其他阿片类药过敏，急性肝卟啉病，因用其他药物而存在呼吸抑制者，呼吸抑制疾患，低血容量，低血压，重症肌无力，新生儿，孕妇及哺乳期妇女，使用前14d内用过单胺氧化酶抑制药患者禁用。分娩期间或实施剖宫产手术期间婴儿剪断脐带之前，静脉内禁用。【用药须知】❶为麻醉药品，须按相关条例管理。❷运动员慎用。❸颅脑创伤和颅内压增高的患者，应用快速静注给予时，其平均动脉压降低，会偶尔伴有短期的脑灌流减少。❹深度麻醉时的呼吸抑制，可持续至术后或复发，往往与剂量相关，可用特异性拮抗药，如纳洛酮使其完全逆转，根据病情需要，可重复使用。❺可导致肌肉僵直，包括胸壁肌肉的僵直，可通过缓慢静注以预防，或同用苯二氮䓬类药物及肌松药。❻如术前用抗胆碱药物量不足，或与非迷走神经抑制的肌肉松弛药合用时，可导致心动过缓甚至发生心搏停止。心动过缓可用阿托品治疗。❼对甲状腺功能减低、肺部疾患、肝肾功能不全、老年、肥胖、酒精中毒和使用过其他已知对中枢神经系统有抑制作用药物的患者，使用本品需较长时间的术后观察。❽用药期间不饮酒或含酒精饮料，不驾车和操作机械等。❾2～12岁儿童全身麻醉的诱导和维持量建议为 $10～20\mu g/kg$。如临床镇痛效应降低，可给予额外量 $1～2\mu g/kg$。【药物相互作用】❶与巴比妥类及阿片类制剂、镇静药、安定药、酒精、其他麻醉药或对中枢神经系统有抑制的药物同用可导致呼吸和中枢神经系统抑制增强。❷同用大剂量和高浓度的笑气时可导致血压、心率降低及心输出量减少。❸建议麻醉或外科术前两周，不应使用单胺氧化酶抑制药。❹主要由细胞色素同工酶 CYP3A4 代谢。红霉素、酮康唑、伊曲康唑等会抑制代谢从而延长呼吸抑制作用，如须同用时应特殊监测并降低剂量。【用药过量】呼吸抑制为其主要特征，个别敏感者可表现呼吸过缓，甚至暂停。处理：供氧和辅助呼吸或控制呼吸可用于治疗换气不足和呼吸暂停。特异性拮抗药，如纳洛酮，可用于逆转呼吸抑制。肌肉僵直，可给予肌肉松弛药或控制呼吸。保持体温恒定和维持体液平衡。严重或长期的低血容量可致低血压，可用扩容治疗。

双氢可待因 Dihydrocodeine【常用名】双克因、西盖克。**【常用剂型与规格】**片剂（酒石酸盐）：30mg/片。控释片：60mg/片。**【作用与用途】**本品为可待因的氢化物。作用机制与可待因相似，具有较强的镇咳及镇痛作用。镇痛强度介于吗啡和可待因之间，镇咳作用较可待因强 1 倍，毒性相对较低。❶用于缓解中度以上疼痛。❷中枢性镇咳。**【药动学】**口服吸收迅速，0.45～1.7h 达血药峰浓度，30min

可起镇痛作用，1.25～3h镇痛作用最强，持续3～6h，生物利用度21%，肝脏代谢，经去甲基作用代谢成双氢吗啡，$t_{1/2}$为0.3h，约35%以原形随尿液排出。【用法用量】饭后口服。30～60mg/次，3次/d，或遵医嘱。需依据临床症状调节用量，如一日用量超过240mg镇痛不佳时，可改用更强效的镇痛药。控释片：60～120mg/次，1～2次/d，整片吞服，不得嚼碎或研磨。【不良反应】❶主要为便秘、恶心、呕吐、胃部不适、皮肤瘙痒。❷严重不良反应有：①长期使用产生药物依赖性，突然停药会产生戒断反应，如打喷嚏、流泪、出汗、恶心、呕吐、腹泻、腹痛、瞳孔散大、头痛、失眠、不安、妄想、震颤、全身肌肉和关节痛、呼吸急促等，因此应逐渐减少日用量并观察患者症状的同时进行减量。②呼吸抑制，如气短、呼吸缓慢、不规则呼吸等呼吸异常现象时应终止给药，同时可给予拮抗剂，如纳洛酮等。③精神错乱。④支气管痉挛、喉头水肿。⑤炎性肠道患者使用后，会出现麻痹性肠梗阻，中毒性巨结肠。其他反应有心律失常、血压变动、颜面潮红、困倦、眩晕、视力调节障碍、出汗、皮疹、排尿障碍等。【禁忌证】呼吸抑制、呼吸道阻塞性疾病、慢性肺功能障碍、支气管哮喘发作、诊断不明确的急腹症、休克、昏迷或心力衰竭、对本品及对阿片类生物碱过敏、抽搐、急性酒精中毒、失血性大肠炎及细菌性痢疾患者禁用。【用药须知】❶心、肺、肝、肾功能不全，脑器质性病变者，代谢性酸中毒，甲状腺及肾上腺皮质功能低下，既往有药物依赖史，老年，身体衰弱，前列腺肥大所致的排尿障碍，尿道狭窄及尿路术后者，器质性幽门狭窄，麻痹性肠梗阻及近期进行了胃肠道手术者，有抽搐既往史，胆囊病变及胆结石，严重的炎性肠道疾病患者慎用。❷长期使用会产生药物依赖性。❸驾驶车辆和机械操作者应慎用。❹孕妇及哺乳期妇女不宜使用。12岁以下儿童不推荐使用，或遵医嘱。【药物相互作用】❶与中枢神经抑制药，如吩噻嗪类、巴比妥酸类等，三环类抗抑郁药，吸入性麻醉药，MAO抑制药，β受体阻滞药，乙醇等有协同作用，合用增强中枢抑制作用。❷与香豆素类抗凝药合用，增强抗凝血作用。❸与抗胆碱能药物合用，增强抗胆碱作用。❹与利福平、利福布汀合用，使其血药浓度下降。❺阿片受体激动药或拮抗药，如纳曲酮合用，可竞争性结合阿片受体，从而诱发戒断症状。❻与西地那非合用有导致阴茎异常勃起的报道。【用药过量】头晕、嗜睡、不平静、精神错乱、瞳孔缩小如针尖样大小、癫痫、低血压、心动过缓、呼吸微弱、神志不清。处理：立即停药，洗胃，保持呼吸道通畅，给氧，纳洛酮拮抗药静注，升压药等及其他对症治疗。

氨酚曲马多 Paracetamol and Tramadol Hydrochloride【常用名】及通安。**【常用剂型与规格】**复方片剂：每片含盐酸曲马多 37.5mg，对乙酰氨基酚 325mg。**【作用与用途】**曲马多为中枢性阿片镇痛药，至少有两种作用机制，即曲马多原形药物及其代谢产物 M1 与 μ 阿片受体结合，并对去甲肾上腺素和 5-羟色胺的再摄取有弱的抑制作用。对乙酰氨基酚是非甾体类解热镇痛药。用于中度至重度急性疼痛的短期治疗。**【药动学】**口服迅速并完全吸收，曲马多和对乙酰氨基酚血药浓度分别于 1.8h 和 0.9h 后达到峰值，$t_{1/2}$ 前者为 5h，后者 2～3h。曲马多及其代谢产物主要经肾脏消除。对乙酰氨基酚主要以葡萄糖醛酸苷和硫酸盐结合物形式消除，与剂量有关，少于 9% 的对乙酰氨基酚以原形经尿排泄。**【用法用量】**口服：成人和超过 16 岁的儿童，1～2 片/次，4～6h 1 次，每日不超过 6 片。肌酐清除率低于 30mL/min 的患者，建议延长服药间隔，12h 不超过 2 片。**【不良反应】**❶常见恶心、便秘等消化道反应，头晕、嗜睡、乏力、潮热、多汗、震颤、腰痛、焦虑、思维混乱、欣快、失眠、皮疹等。❷偶见胸痛、强直、晕厥、戒断综合征、血压异常、共济失调、惊厥、偏头痛、感觉异常、木僵、眩晕、吞咽困难、黑便、舌水肿、耳鸣、心律失常、心动过速、肝功能检查异常、体重下降、健忘抑郁、情绪不稳定、幻觉、阳痿、思维异常、贫血、呼吸困难、蛋白尿、排尿异常、少尿、尿潴留、视觉异常等。**【禁忌证】**对曲马多、对乙酰氨基酚和本品中其他成分或阿片类药物过敏及酒精、安眠药、麻醉药、中枢镇痛药、阿片类或精神病药物急性中毒的患者禁用。**【用药须知】**❶运动员，老年人，有肝肾功能损害、有呼吸抑制危险的、颅内压升高或脑部创伤、与单胺氧化酶抑制药和 5-羟色胺再摄取抑制药同用的患者慎用。❷服用推荐剂量的曲马多，有癫痫发作的报道。❸曲马多与下述药同用会增加癫痫发作的危险：如选择性 5-羟色胺再摄取抑制药、三环类抗抑郁药以及其他三环类药物、单胺氧化酶抑制药、安定类及其他降低癫痫发作阈值的药。❹有癫痫病史或有癫痫病发作危险的，如脑部创伤、代谢异常、酒精和药物的戒断、中枢神经系统感染，发生惊厥的危险升高。❺与中枢神经系统镇静药，如酒精、阿片类、麻醉药、吩噻嗪、镇定药或镇静催眠药慎用或减量。❻如突然停药，可出现戒断症状。❼肌酐清除率低于 30mL/min 的患者，建议延长服药间隔，12h 不超过 2 片。❽肝损害、16 岁以下患者及孕期、哺乳期妇女不宜使用。❾不与含曲马多或对乙酰氨基酚的其他药物同用。❿与华法林类药同用，应定期进行凝血时间的检查。⓫可影响从事如驾车或操作机器等具有潜在危险工作的能力。【药物相互作用】❶与卡马西平同用可使曲马多的代谢显著增加，镇痛作用明显减弱。❷奎尼丁可导致曲马多血药浓度升高，但临床意义尚不清楚。❸与 CYP2D6 酶抑制药同用，如氟西汀、帕罗西汀和阿米替林，可抑制代谢。【用药过量】曲马多及对乙酰氨基酚中毒或两者合并中毒的症状和体征，曲马多过量，严重者表现为呼吸抑制、嗜睡、昏迷、癫痫、心搏骤停和死亡。对乙酰氨基酚过量可引起肝毒性，早期症状，如胃肠道刺激、食欲减退、恶心、呕吐、不适、面色苍白和出汗。肝中毒的临床症状和实验室结果可在用药后 48～72h 后才表现出来。纳洛酮可缓解曲马多过量引起的部分症状，但同时可增加癫痫发作的危险。血透对药物过量帮助不大，因为 4h 透析清除不足 7%。处理：常规支持治疗，保证呼吸畅通，采取措施减少药物的吸收。对意识清醒（吞咽反射存在），使用物理方法或吐根糖浆进行催吐，胃排空后，口服药用炭（1g/kg），首次应与适当泻药同服。如需重复给药，可与泻药同服，并调整剂量。血容量不足可引起低血压，应补液，并根据需要使用血管加压药和其他支持治疗。在给意识丧失的患者洗胃前应进行气管插管，必要时提供辅助呼吸。成人和儿童在服用了未知剂量的对乙酰氨基酚或服用时间不确切时，应测定对乙酰氨基酚的血浆浓度，并用乙酰半胱氨酸治疗。如不能进行血药浓度检测，并且估计的对乙酰氨基酚服用量超过 7.5～10g（成人和青少年）或150mg/kg（儿童），应使用 N-乙酰半胱氨酸，并用于整个治疗过程。

氨酚双氢可待因 Paracetamol and Dihydrocodeine Tatrate

【常用名】路盖克。【常用剂型与规格】复方片剂：每片含对乙酰氨基酚 500mg，酒石酸双氢可待因 10mg。【作用与用途】由对乙酰氨基酚和酒石酸双氢可待因组成的复方制剂。对乙酰氨基酚抑制前列腺素合成，具有解热、镇痛作用。双氢可待因作用于中枢神经系统，产生镇痛作用，其镇痛强度介于吗啡和可待因之间。❶用于各种疼痛，如创伤性、外科术后及计划生育手术疼痛，中度癌痛，肌肉疼痛如腰痛、背痛、肌风湿病、头痛、牙痛、痛经、神经痛以及因劳损、扭伤、鼻窦炎等引起的持续疼痛。❷多种剧烈咳嗽和非炎性干咳。❸感冒引起的头痛、发热、咳嗽。【药动学】对乙酰氨基酚口服吸收快，在 0.5～1h 内达血药浓度高峰，肝脏代谢，$t_{1/2}$ 为 2～3h。双氢可待因胃肠吸收良好，0.5～1h 达血药浓度高峰，肝脏代谢，$t_{1/2}$ 为 3～4h，主要以葡萄糖醛酸结合物的形式从尿中排出。【用法用量】口服：成人及 12 岁以上儿童，每 4~6h 1~2 片，不超过 2 片/次，最大剂量为 8 片/d。【不良反应】少数患者有恶心、头痛、眩晕及头昏，也可见皮疹、瘙痒、便秘。【禁忌证】对本品过敏、有颅脑损伤、有呼吸抑制及呼吸道梗阻性疾病，尤其哮喘发作患者及分娩期妇女禁用。【用药须知】❶有明显肝、肾功能损害，甲状腺功能减退症的患者慎用。❷12 岁以下儿童不宜服用。❸老年患者需减量，孕妇及哺乳期妇女应在医生或药师指导下使用。❹服本药期间应忌酒。【药物相互作用】如服用降压一号、多潘立酮或甲氧氯普胺、抗凝血药物的患者应在医生或药师指导下使用。【用药过量】肝损害，严重时可出现脑部症状，昏迷，肝、肾衰竭。过量服药后的 4d 内，肝损害可无明显临床表现，初期症状可见面色苍白，恶心，呕吐。双氢可待因过量可见呼吸抑制。处理：洗胃，纳洛酮治疗，辅助呼吸并给氧治疗呼吸抑制。急性对乙酰氨基酚过量，应立即用蛋氨酸或乙酰半胱氨酸治疗。

布桂嗪 Bucinnazine【常用名】强痛定、丁酰肉桂哌嗪、布新拉嗪。【常用剂型与规格】片剂：30mg/片，60mg/片；注射剂：50mg/2mL，100mg/2mL。【作用与用途】本品为速效、中等强度镇痛药，镇痛作用为吗啡的 1/3，但比解热镇痛药强，为氨基比林的 4~20 倍。对皮肤、黏膜、运动器官的疼痛有明显的抑制作用，对内脏器官疼痛的镇痛效果较差。用于偏头痛、三叉神经痛、牙痛、炎症性疼痛、神经痛、月经痛、关节痛、外伤性疼痛、术后疼痛及癌症痛等。【药动学】胃肠道吸收，10~30min（皮下注射 10min）起效，20min 血药浓度达峰值，镇痛效果维持 3~6h，主要从尿与粪便中排出。【用法用量】口服：成人 30~60mg/次，90~180mg/d；小儿 1mg/(kg·次)。皮下或肌注：成人 50~100mg/次，1~2 次/d。【不良反应】恶心、眩晕或困倦，黄视，全身发麻感等，停药后可消失。【禁忌证】无参考文献。【用药须知】❶为特殊管理的麻醉药品，须按相关条例管理。❷引起依赖性倾向与吗啡类药相比为低，连续使用可耐受和成瘾，不可滥用。❸慢性中、重度癌痛患者疼痛剧烈时用量可酌增。❹孕妇及哺乳期妇女、儿童及老年患者用药情况尚不明确。【用药过量】无参考文献。

洛芬待因 Ibuprofen and Codeine Phosphate【常用名】可普芬。【常用剂型与规格】片剂：每片含布洛芬 200mg，磷酸可待因 12.5mg。【作用与用途】为复方制剂。其布洛芬为非甾体类消炎药，具有抗炎和解热镇痛作用。可待因作用于中枢神经系统的阿片受体而发挥镇痛作用，其镇痛效果弱于吗啡，并有镇咳作用。两者合用镇痛作用加强。用于术后疼痛和中度癌痛止痛。【药动学】可待因口服后较易被胃肠吸收，分布于肺、肝、肾和胰，血浆蛋白结合率约25%，$t_{1/2}$为2.5~4h，起效时间30~45min，60~120min作用最强，持续时间为4h，经肾排泄，主要为葡萄糖醛酸结合物。布洛芬口服易吸收，蛋白结合率为99%，$t_{1/2}$为1.82h，肝内代谢，60%~90%经肾由尿排出，其中约1%为原形物，一部分随粪便排出。【用法用量】口服：成人，首次2片。如需再服，每4~6h 1~2片，最大量6片/d。【不良反应】偶见头晕、恶心、呕吐、便秘、皮肤瘙痒和皮疹。【禁忌证】对本品过敏患者禁用。12岁以下儿童不宜服用。【用药须知】❶有胃炎，胃肠道溃疡者不宜经常服用。❷孕妇及哺乳期妇女，心功能不全，高血压及老年患者慎用。【药物相互作用】❶与饮酒或其他非甾体类消炎药同用时增加胃肠道反应，并致溃疡的危险；长期与对乙酰氨基酚同用可增加肾毒性。❷与阿司匹林或其他水杨酸类药物同用，药效不增强，而胃肠道反应及出血倾向发生率增高。❸与肝素、双香豆素等抗凝药及血小板聚集抑制药同用有增加出血的危险。❹与呋塞米同用，后者的排钠和降压作用减弱；与维拉帕米、硝苯地平同用血药浓度增高。❺增加地高辛的血药浓度，同用须调整后者的剂量；与抗高血压药合用，降低降压效果。❻丙磺舒可降低其排泄，增加血药浓度，毒性增加，同用宜减量。❼降低甲氨蝶呤的排泄，增高其血药浓度，甚至可达中毒水平。❽与抗胆碱药合用，可加重便秘或尿潴留。❾与肌肉松弛药合用呼吸抑制更为显著；与美沙酮或其他吗啡类药合用，可加重中枢性呼吸抑制作用。❿可增强抗糖尿病药如口服降糖药的作用。【用药过量】胃肠疼痛性痉挛、胀气、胃肠出血。处理：停药并对症治疗。

地佐辛 Dezocine【常用名】加罗宁。【常用剂型与规格】注射剂：5mg/mL，10mg/mL。【作用与用途】本品为一种强效阿片类镇痛药，镇痛效果强于喷他佐辛，是κ受体激动药，也是μ受体拮抗药，成瘾性小，缓解需要使用阿片类镇痛药治疗的术后疼痛，其镇痛强度、起效时间和作用持续时间与吗啡相当。用于需要使用阿片类镇痛药治疗的各种疼痛。【药动学】完全快速吸收，肌注10mg达峰值时间为10~90min，平均血药浓度为19ng/mL，$t_{1/2}$为2.4h，肝脏代谢，80%以上由尿排泄。【用法用量】肌注：成人单剂量为5~20mg，必要时每隔3~6h给药1次，最高剂量20mg/次，最多不超过120mg/d。静注：初始剂量为5mg，以后每隔2~4h，2.5~10mg/次。【不良反应】❶常见胃肠道反应，嗜睡，头晕。❷罕见出汗，寒战，血压异常，心律失常，胸痛，血栓性静脉炎，紧张，焦虑，神志不清，抑郁，视物模糊，呼吸抑制，呼吸系统症状，水肿，尿潴留，瘙痒，碱性磷酸酶及血清丙氨酸氨基转移酶升高等。【禁忌证】对阿片类镇痛药过敏的患者禁用。【用药须知】❶本品为二类精神药品，按精神药品相关条例管理。❷含焦亚硫酸钠，硫酸盐对于某些易感者可引起致命性过敏反应和严重哮喘。❸有阿片拮抗药的性质，对麻醉药有身体依赖性的患者，哺乳期妇女不推荐使用。❹孕妇、胆囊手术者慎用。❺患呼吸抑制，支气管哮喘，呼吸梗阻及肝、肾功能不全和老年患者使用须减量。❻阿片类镇痛药、普通麻醉药、镇静药、催眠药或其他中枢神经系统抑制药会产生相加作用。❼脑损伤，颅内损伤或颅内压高的患者，使用本品产生呼吸抑制，可升高脑脊液压力。❽使用时不应开车或操作危险的机器。❾18 岁以下患者用药的安全性和有效性尚未确定。【用药过量】可出现呼吸抑制，心血管损伤及谵妄等。处理：过量可静注纳洛酮对抗，并观察患者的呼吸及心功能，采取辅助治疗措施，如给氧，输液，血管加压药及帮助或控制呼吸。

喷他佐辛 Pentazocine【常用名】戊唑星、镇痛新。【常用剂型与规格】注射剂：15mg/mL，30mg/mL。【作用与用途】阿片受体部分激动药，镇痛效力较强，皮下注射 30mg 相当于吗啡 10mg 的镇痛效应。呼吸抑制作用约为吗啡的 1/2。增加剂量其镇痛和呼吸抑制作用并不成比例增加。❶用于各种慢性剧痛，如癌性、创伤性及术后疼痛。❷术前或麻醉前给药及外科手术麻醉的辅助用药。【药动学】肌注 15min 血浆浓度达高峰，$t_{1/2}$ 约 2h，肝脏代谢，经肾脏排出，24h 约排出总量的 60%。【用法用量】皮下、肌注或静脉给药，30mg/次，必要时 3～4h 1 次或遵医嘱。静脉给药时用注射用水稀释且滴速不超过 5mg/min，最大剂量不超过 240mg/d。【不良反应】❶瞳孔缩到针尖大小，视物模糊或复视；便秘；少尿、尿频、尿急及排尿困难；体位改变血压下降有晕眩感、步态不稳及疲乏感；嗜睡、梦幻、头痛、眩晕；胃肠道反应；面颊潮红、汗多；胆道痉挛；紧张不安或难以入眠等。❷少见呼吸频率减慢但又很不规则、潮气量小、呼吸抑制严重；骨骼肌僵直，主要是胸壁呼吸肌，尤其是量大、快速静注时容易出现；惊厥、幻觉、耳鸣、震颤、动作不能自制；神志模糊、抑郁、消沉、迟钝；小儿可出现阵发性兴奋激动，大剂量可引起呼吸抑制、血压上升及心率加速；荨麻疹、皮肤瘙痒、颜面红润微肿、支气管及喉痉挛、喉水肿等。【禁忌证】中毒性腹泻、急性呼吸抑制、通气不足患者禁用。【用药须知】❶二类精神药品须按相关条例管理。❷对诊断的干扰：脑脊液压，血浆淀粉酶，脂肪酶均升高；停药24h后才能做血清碱性磷酸酶、ALT、AST、胆红素、乳酸脱氢酶等测定，以免假阳性。❸哮喘急性发作，心律失常，心动过缓，惊厥或有惊厥史，精神失常有自杀意图，脑外伤颅内压增高或颅内病变，肝、肾功能不全，恶病质，对吗啡有耐受性的患者，孕妇及哺乳期妇女、运动员慎用。❹小儿及老年由于清除率缓慢，$t_{1/2}$长，尤容易引起呼吸抑制，用量应低于常用量或慎用。❺使用中监测呼吸和循环等指标，以呼吸最为重要，硬膜外或蛛网膜下腔给药后，呼吸随访监测至少12h左右，以便及早发现呼吸抑制。❻大剂量可引起血压上升，心率加快，可能与升高血浆中儿茶酚胺含量有关。❼连续长期应用可出现依赖性。❽偶有血液病或血管损伤出现凝血异常时，以及须做穿刺的局部存在炎症时，不得作为硬膜外或蛛网膜下腔给药。【药物相互作用】❶吩噻嗪类、三环类抗抑郁药等与本药同用，呼吸抑制及低血压更明显，便秘增加，更易产生依赖性，用量应彼此配合互减。❷胍乙啶、美卡拉明、氢氯噻嗪、金刚烷胺、溴隐亭、左旋多巴、利多卡因、亚硝酸盐、普鲁卡因胺、奎尼丁等与本药同用有发生直立性低血压的危险。❸与M胆碱药尤其是与阿托品并用，不仅便秘严重，而且可有麻痹性肠梗阻和尿潴留的危险。❹静注硫酸镁后的中枢性抑制，尤其是呼吸抑制和低血压，会因同时使用阿片类而加剧。❺阿片类镇痛药，通过引起胃肠道蠕动徐缓，括约肌痉挛，可使甲氧氯普胺应有的效应不明。❻应先停用单胺氧化酶抑制药，如呋喃唑酮、丙卡巴肼等14～21d后，才可用本药。【用药过量】呼吸频率慢，每分通气量不足，提示已发生呼吸抑制；困倦入睡，晕眩疲乏，瞳孔缩小，提示药效尚未完全消失；神志恍惚迷睡，激动不安，思路紊乱说胡话，提示中枢神经供氧不足；皮肤湿冷，血压低，心动过缓，提示循环虚脱。处理：用大量的纳洛酮拮抗，由于作用时间短，须按时多次给药。烯丙吗啡作为拮抗药，早于纳洛酮，实际前者仍具有一定的激动性能，可使抑制作用加剧。

第二节　解热镇痛及抗风湿药

对乙酰氨基酚 Paracetamol【常用名】扑热息痛、必理通、泰诺林。【常用剂型与规格】混悬液：32mg/mL。片剂：300mg/片，500mg/片。缓释片：650mg/片。颗粒：500mg/袋。【作用与用途】

抑制前列腺素合成，具有解热、镇痛作用。用于：❶普通感冒或流行性感冒引起的发热。❷缓解轻至中度疼痛，如关节痛、神经痛、肌肉痛、头痛、偏头痛、牙痛、痛经。【药动学】口服迅速吸收，血药浓度达峰值时间为 0.5～2h，血浆蛋白结合率为 25%～50%，血浆 $t_{1/2}$ 为 1～4h，90%～95%在肝脏代谢，主要以与葡糖醛酸结合的形式从肾脏排泄，24h 内约有 3%以原形随尿排出。【用法用量】❶口服。混悬液：1～3 岁，体重 12～15kg，3mL/次；4～6 岁，16～21kg，5mL/次；7～9 岁，22～27kg，8mL/次；10～12 岁，22～32kg，10mL/次。若持续发热或疼痛，可间隔 4～6h 重复用药 1 次，24h 不超过 4 次。❷片剂（0.5g）：6～12 岁，0.5 片/次；12 岁以上儿童及成人，1 片/次，若持续发热或疼痛，可间隔 4～6h 重复用药 1 次，24h 内不超过 4 次。❸缓释片（0.65g）：成人，1～2 片/次；12～18 岁，1 片/次，若持续发热或疼痛，每 8h 1 次，24h 不超过 3 次。【不良反应】❶偶见皮疹、荨麻疹、药热、白细胞及粒细胞减少，血小板减少或不明原因的青肿、出血。❷罕见血管性水肿、史蒂文斯-约翰斯综合征，口唇、舌、咽喉或面部水肿，脱皮和口腔溃疡。❸有时伴有支气管痉挛。长期大量用药会导致肝、肾功能异常。【禁忌证】严重肝、肾功能不全及对本品过敏者禁用。【用药须知】❶过敏体质，对阿司匹林过敏，肝、肾功能不全者，孕妇及哺乳期妇女，酒精中毒，肝病或病毒性肝炎患者慎用。❷服用期间不得饮酒或含有酒精的饮料。❸片剂 0.5g 不推荐 6 岁以下儿童使用。❹缓释片 0.65g 不推荐 12 岁以下儿童使用。❺缓释剂型应整片服用，不得碾碎或溶解后服用。❻干扰血糖、血清尿酸、肝功能及凝血酶原时间等的测定。❼剂量过大或长期服用可引起造血系统及肝脏损害，严重者可导致昏迷甚至死亡。【药物相互作用】❶不能同时服用其他含有解热镇痛药的药，如某些复方抗感冒药。❷应用巴比妥类或解痉药的患者，长期应用可导致肝损害。❸与氯霉素合用，可延长后者的 $t_{1/2}$，增强其毒性。❹长期服用可增加华法林和其他香豆素类的抗凝作用，增加出血风险。❺与抗病毒药齐多夫定合用，可增加其毒性。【用药过量】恶心、呕吐、腹痛、腹泻、厌食、多汗等，且可持续 24h。2～4d 内肝功能损害，表现为肝区疼痛、肝大或黄疸。第 4～6d 可出现明显的肝功能衰竭及凝血障碍、消化道出血、DIC、低血糖、酸中毒、心律失常、心力衰竭或肾小管坏死。曾有报道一次服用 8～15g 致严重肝坏死，并于数日内死亡。处理：及时洗胃、催吐，并静脉给予拮抗药 N-乙酰半胱氨酸，不得给予药用炭，因后者影响拮抗药的吸收。开始时按体重给予 140mg/kg 口服，然后 70mg/kg，每 4h 1 次，共 17 次。病情严重时可静脉给药，将药物溶于 5％葡萄糖注射液 200mL 中静滴。拮抗药宜尽早用，12h 内给药疗效满意，超过 24h 则疗效较差。同时还应给予其他疗法，如血液透析等。

阿司匹林 Aspirin【常用名】乙酰水杨酸、醋柳酸、巴米尔。**【常用剂型与规格】**片剂：100mg/片，200mg/片，300mg/片，500mg/片。肠溶胶囊（片）剂：150mg/粒（片），300mg/粒（片），500mg/粒（片）。泡腾片：300mg/片，500mg/片。**【作用与用途】**为非甾体镇痛抗炎药。主要作用有镇痛、抗炎、解热和抗风湿。用于：❶普通感冒或流行性感冒引起的发热。❷缓解轻至中度疼痛，如头、关节、牙、肌肉、神经痛及偏头痛、痛经。❸风湿性及类风湿关节炎。**【药动学】**口服吸收迅速、完全，大部分在肝内水解为水杨酸，1～2h 达血药峰值浓度，血浆蛋白结合率为 65％～90％，原形药的 $t_{1/2}$ 为 15～20min，水杨酸盐 $t_{1/2}$ 为 2～3h，游离水杨酸及结合的代谢物从肾脏排泄。**【用法用量】**口服。❶泡腾片：①解热镇痛，成人 500mg/次，1～4 次/d。儿童 1～2 岁，50～100mg/次；3～5 岁，200～300mg/次；6～12 岁，300～500mg/次。3 次/d。②抗风湿，成人 500～1000mg/次，3000～4000mg/d。儿童按体重 80～100mg/(kg·d)，分 3～4 次服。❷片剂（300mg）：儿童 4～8 岁，0.5 片/次，8～14 岁，1 片/次。14 岁以上儿童及成人，1～2 片/次。若持续发热或疼痛，可间隔 4～6h 重复用药 1 次，24h 不超过 4 次。❸肠溶胶囊（300mg）：成人，2～4 粒/次，3 次/d。用于预防心肌梗死、动脉血栓、胆道蛔虫病、川崎病，参阅相关章节。**【不良反应】**❶常见胃肠道反应，停药后多可消失，长期或大量用可有胃肠道出血或溃疡。❷中枢神经系统见可逆性耳鸣、听力下降，多在服用一定疗程，血药浓度达 200～300μg/mL 后出现。❸过敏反应如哮喘、荨麻疹、血管神经性水肿或休克，严重者可致死，称为阿司匹林哮喘。❹肝、肾功能损害与剂量有关，损害均是可逆性的，停药后可恢复。但有引起肾乳头坏死的报道。**【禁忌证】**活动性溃疡病或其他原因引起的消化道出血，血友病或血小板减少症，有阿司匹林或其他非甾体抗炎药过敏史者，哮喘、鼻息肉综合征、神经血管性水肿或休克者，出血体质者，3 个月以下婴儿禁用。孕妇及哺乳期妇女尽量避免使用。**【用药须知】**❶对本品过敏也可对另一种水杨酸类药或另一种非水杨酸类的非甾体抗炎药过敏。❷对诊断干扰：如尿糖、尿酮体及血尿酸试验，荧光法测定尿 5-羟吲哚醋酸，尿香草基杏仁酸测定法，放射免疫法测定血清甲状腺素及三碘甲状腺素，肝功能试验。❸大剂量，尤其血药浓度＞300μg/mL 时凝血酶原时间可延长，抑制血小板聚集，可使出血时间延长，剂量小到 40mg/d 也会影响血小板功能，但临床上尚未见小剂量（＜150mg/d）引起出血的报道。❹作用于肾小管，使钾排泄增多，可致血钾降低。与酚磺酞在肾小管竞争性排泄，而使后者排泄减少。❺慎用：哮喘及其他过敏性疾病，G6PD 缺陷者，痛风，心、肝、肾功能不全及高血压，血小板减少，慢性或复发性及十二指肠病变患者。❻长期大量应用定期查红细胞压积，肝功能及血清水杨酸含量。❼老年宜减量。❽饮酒前后不可服用，可损伤胃黏膜屏障而致出血。❾儿童或青少年，患流感或水痘后用，可诱发 Reye 综合征，严重者可致死。【药物相互作用】❶与其他非甾体抗炎镇痛药同用疗效并不加强，因可降低其他非甾体抗炎药的生物利用度，同时还可增加其他部位出血的危险。与对乙酰氨基酚长期大量同用引起肾脏病变，如肾乳头坏死、肾癌或膀胱癌的可能。❷与任何可引起低凝血酶原血症、血小板减少、血小板聚集功能降低或胃肠道溃疡出血的药物同用，可加重凝血障碍及引起出血的危险。❸与抗凝药如双香豆素或肝素、链激酶、尿激酶同用，可增加出血的危险。❹尿碱化药如碳酸氢钠等或长期大量用抗酸药，可增加自尿中排泄，使血药浓度下降。❺尿酸化药可减低排泄，使其血药浓度升高。❻与糖皮质激素合用，可增加胃肠溃疡和出血的危险性。❼胰岛素或口服降糖药的降糖效果可因同用而加强和加速。❽与甲氨蝶呤同用，可减少后者与蛋白的结合，减少其从肾脏排泄，使血药浓度升高而增加毒性。❾与丙磺舒或磺吡酮合用，可降低排尿酸作用。【用药过量】轻度，即水杨酸反应，多见于风湿病患者，表现为头痛、头晕、耳鸣、耳聋、恶心、呕吐、腹泻、嗜睡、精神紊乱、多汗、呼吸深快、烦渴、手足不自主运动（多见于老年人）及视力障碍等。重度，血尿、抽搐、幻觉、重症精神紊乱、呼吸困难及无名热等。儿童精神及呼吸障碍更明显，实验室检查脑电图异常，酸碱平衡改变，血糖异常，酮尿，低钠血症及低钾血症，蛋白尿等。处理：洗胃，导泻，口服大量碳酸氢钠及静滴 5％葡萄糖或 0.9％氯化钠注射液（1：1 或 2：1，总量 1000～1500mL）。如无明显的过度换气，可输入小量碳酸氢钠（200mg/kg），但应注意防止过量引起碱中毒。严重过量可考虑血液或腹腔透析，如出血给予输血或补充维生素 K 等。

布洛芬 Ibuprofen【常用名】芬必得、拔怒风、异丁苯丙酸。**【常用剂型与规格】**缓释胶囊：300mg/粒。缓释片：200mg/片。片剂：100mg/片，200mg/片，300mg/片。颗粒：200mg/袋。糖浆剂：200mg（10mL）/支。口服液：100mg（10mL）/支。混悬液（美林）：2000mg/100mL。【作用与用途】为非甾体抗炎药，具有镇痛、抗炎、解热作用。❶用于缓解轻至中度疼痛，如头痛、关节痛、偏头痛、牙痛、肌肉痛、神经痛、痛经。❷普通感冒或流行性感冒引起的发热。❸口服混悬液：临床报道或本药用于风湿及类风湿关节炎时，其抗炎、镇痛、解热作用与阿司匹林、保泰松相似，比对乙酰氨基酚强。用于风湿及类风湿关节炎。【药动学】口服吸收迅速，达峰值时间0.5～1.5h，蛋白结合率为90%，主要经肝脏代谢，60%～90%经肾脏排出，1%为原形药，部分随粪便排出。【用法用量】口服。❶颗粒：成人，1包/次。12岁以下儿童用量，1～3岁，体重10～14kg，1/3包/次；4～6岁，16～20kg，1/2包/次；7～9岁，22～26kg，3/4包/次；10～12岁，28～32kg，1包/次。如症状不缓解，4～6h重复用药1次，24h不超过4次。❷缓释胶囊：成人，2次/d（早晚各1次），0.3g/次。❸混悬液：12岁以下儿童用量，1～3岁，体重10～15kg，4mL/次；4～6岁，16～21kg，5mL/次；7～9岁，22～27kg，8mL/次；10～12岁，28～32kg，10mL/次。❹片剂：用于抗风湿，成人，400～800mg/次，3～4次/d；用于止痛，成人，200～400mg/次，4～6次/d。【不良反应】❶少数患者有恶心、呕吐、胃烧灼感或轻度消化不良、胃肠道溃疡及出血、转氨酶升高、头痛、头晕、耳鸣、视力障碍、精神紧张、嗜睡、下肢水肿或体重骤增等。❷罕见皮疹、荨麻疹、过敏性肾炎、膀胱炎、肾病综合征、肾乳头坏死或肾衰竭、支气管痉挛等。❸极罕见造血功能障碍、肝病、剥脱性皮炎、大疱性皮肤病及严重的过敏反应，如面部、舌和咽喉水肿、过敏性休克等。【禁忌证】以下情况均禁用：❶有活动性消化道溃疡、出血或有既往史的。❷对本品及其他解热镇痛药和抗炎药过敏。❸服用阿司匹林和其他非甾体抗炎药诱发哮喘、鼻炎或荨麻疹。❹冠状动脉搭桥术围术期疼痛的治疗。❺严重肾功能不全或心力衰竭。❻应用非甾体抗炎药后发生胃肠道出血或穿孔。❼孕妇及哺乳期妇女。【用药须知】❶避免与其他非甾体抗炎药，包括选择性 COX-2 抑制药合并用药。❷根据控制症状的需要，最短时间内用最低有效量，可使不良反应降低。❸可致胃肠道出血、溃疡和穿孔不良反应，如既往有胃肠道疾患的患者应慎用，以免病情恶化。❹可引起严重心血管血栓性不良事件、心肌梗死和中风的风险增加。❺可导致新发高血压或使已有的高血压症状加重，并使心血管事件发生率增加；噻嗪类或髓襻利尿药与非甾体抗炎药同用时，可影响上述药物的疗效。因此，高血压患者应慎用。❻可引起致命的、严重的皮肤反应，如剥脱性皮炎、Stevens Johnson 综合征和中毒性表皮坏死溶解症。❼60 岁以上的老人、1 月龄以下小儿，以及支气管哮喘，肝、肾功能不全，过敏体质，高血压，心力衰竭，凝血机制或血小板功能障碍患者慎用。❽不同时服用其他含有解热镇痛药的药，如某些复方抗感冒药。❾服药期间不得饮酒或含有酒精的饮料。❿缓释制剂必须整粒或整片吞服，不得打开或溶解后服用。⓫有自身免疫性疾病患者慎用。【药物相互作用】❶与其他解热、镇痛、抗炎药物同用可增加胃肠道反应，并导致溃疡。❷与肝素、双香豆素等抗凝药同用，导致凝血酶原时间延长，增加出血倾向。❸与地高辛、甲氨蝶呤、口服降血糖药等同用，使后者血药浓度增高，不宜同服。❹与呋塞米同用，后者的排钠和降压作用减弱；与抗高血压药同用，降低后者的降压效果。❺与氨基糖苷类、糖皮质激素、抗血小板药、环孢菌素、利尿药、锂、喹诺酮类、齐多夫定、选择性 5-羟色胺再摄取抑制药有相互作用，应慎用。【用药过量】可出现头痛、呕吐、嗜睡、低血压等，停药后即可自行消失。处理：催吐、洗胃、口服药用炭、抗酸药或利尿药，并给予监护及其他支持疗法。

双氯芬酸 Diclofenac【常用名】双氯灭痛、扶他林、戴芬、英太青。**【常用剂型与规格】**缓释片：50mg/片，100mg/片。缓释胶囊：50mg/粒。双释放肠溶胶囊：75mg/粒。肠溶片：25mg/片。**【作用与用途】**本品是一种衍生于苯乙酸类的非甾体抗炎镇痛药，作用强于阿司匹林和吲哚美辛。❶用于缓解类风湿关节炎、骨关节炎、脊椎关节病、痛风性关节炎、风湿性关节炎等各种慢性关节炎的急性发作期或持续性关节肿痛症状。❷各种软组织风湿性疼痛，如肩痛、腱鞘炎、滑囊炎、肌痛及运动后损伤性疼痛。❸急性轻、中度疼痛，如手术、创伤、劳损后的疼痛。❹原发性痛经，牙痛，头痛等。❺耳鼻喉严重的感染性疼痛和炎症，如扁桃体炎、耳炎、鼻窦炎等，但应同用抗感染药物。**【药动学】**口服吸收快而完全，缓释片 4h 血药浓度达峰值，血浆蛋白结合率为 99.5%，大约 50% 在肝脏代谢，40%～65% 从肾脏排出，35% 从胆汁及粪便排出。**【用法用量】**口服。❶缓释片：50mg/次，2 次/d 或 100mg/次，1 次/d，或遵医嘱。餐后用温开水送服，需整片吞服，不要弄碎或咀嚼。❷肠溶片：成人，①常规，最初每日量 100～150mg；轻度或长期治疗，75～100mg/d，分 2～3 次。②原发性痛经，50～150mg/d，分 2～3 次服。最初量应 50～100mg/

d，必要时，可在若干个月经周期之内提高剂量达到最大量 200mg/d。儿童及青少年剂量：①1 岁或 1 岁以上儿童，为 0.5～2mg/(kg·d)，分 2～3 次。②青少年类风湿关节炎，最高可达 3mg/(kg·d)，分 2～3 次服。最大剂量 150mg/d。❸ 双释放肠溶胶囊：75mg/次，1 次/d，必要时可增至 2 次/d。❹缓释胶囊：50mg/次，2 次/d，或遵医嘱。【不良反应】❶常见腹痛，便秘，腹泻，胃烧灼感、恶心，消化不良等。❷偶见头痛，头晕，眩晕、血清谷氨酸草酰乙酸转氨酶及丙酮酸转氨酶升高；肾功能下降，导致水钠潴留，如尿量少，面部水肿，体重骤增等。❸罕见心律失常，耳鸣，困睡，皮疹，过敏反应，胃肠道溃疡，出血，穿孔，呕血，黑便，出血性腹泻，肝炎及水肿等。【禁忌证】对本品过敏，服用阿司匹林或其他非甾体抗炎药可引起哮喘、荨麻疹或过敏反应，冠状动脉搭桥术围术期疼痛的治疗，用非甾体抗炎药后发生胃肠道出血或穿孔病史，有活动性消化道溃疡/出血，或既往曾复发溃疡/出血，重度心力衰竭者禁用。【用药须知】❶～❻参阅"布洛芬"相关内容。❼严重肝、肾功能不全，高血压，心力衰竭，刚做过大手术的患者，老年、孕妇及哺乳期妇女，16 岁以下的儿童慎用。有遗传疾病患者不宜使用。❽有导致骨髓抑制或使之加重的可能。❾当患者服用该药发生胃肠道出血或溃疡时，应停药。❿对诊断有干扰，血清转氨酶一过性升高，血清尿酸含量下降，尿酸含量升高。⓫肠溶片不得用于 12 月龄以下的婴儿。缓释片和缓释胶囊 14 岁以下儿童不推荐使用。【药物相互作用】❶可增加地高辛与含锂制剂的血浆浓度应谨慎。❷与利尿药和抗高血压药物合用效果可能降低或增加肾毒性。❸与其他非甾体抗炎药及皮质激素同用可增加不良反应。❹与选择性 5-羟色胺再摄取抑制药，抗凝药及血小板凝集抑制药合用可增加出血风险。❺使甲氨蝶呤的血药浓度升高，从而增加毒性，也可增加环孢素的肾毒性。❻与喹诺酮类合用可能产生惊厥。❼饮酒或与其他非甾体抗炎药同用时增加胃肠道不良反应，并有致溃疡的危险。❽丙磺舒降低其排泄，增加血药浓度，毒性增加，同用应减量。❾与苯妥英钠合用须监控后者的血药浓度。❿与保钾利尿药合用可引起高钾血症。【用药过量】可出现呕吐、胃肠道出血、腹泻、头晕、耳鸣、抽搐、严重的可导致急性肾衰竭，肝损害，呼吸抑制。处理：尽快采取催吐，洗胃，口服药用炭等支持和对症治疗（如利尿及血液透析等）。

吲哚美辛 Indometacin【常用名】消炎痛。**【常用剂型与规格】**片剂、肠溶片、胶囊、胶丸：25mg/片（粒）。控释片：25mg/片，

50mg/片，75mg/片。控释胶囊：25mg/粒，75mg/粒。【作用与用途】本品为非甾体抗炎药，具有抗炎、解热及镇痛作用。❶用于类风湿及风湿性关节炎、强直性脊柱炎、骨关节炎及痛风急性发作期，缓解症状。❷软组织损伤和炎症。❸解热。❹偏头痛，痛经，术后痛，创伤后痛等。【药动学】口服吸收迅速、完全，4h达给药量的90%，血浆蛋白结合率约为99%，1~4h血药浓度达峰值，$t_{1/2}$ 为4.5h，在肝脏代谢为去甲基化物和去氯苯甲酰化物，又可水解为吲哚美辛重新吸收再循环，60%从肾脏排泄，其10%~20%为原形排出；33%从胆汁排泄，1.5%为原形排出。【用法用量】口服。❶片剂、胶囊：成人，①抗风湿，初始量25~50mg/次，2~3次/d，最大量不超过150mg/d。②镇痛，首次25~50mg，继之25mg/次，3次/d。③退热，6.25~12.5mg/次，不超过3次/d。小儿，按体重1.5~2.5mg/(kg·d)，分3~4次。❷缓释或控释制剂：75mg/次，1~2次/d。类风湿开始服用50~75mg/次，1次/d，1周后逐渐增加25~50mg，最大量不超过200mg/d。急性病情，如痛风性关节炎，开始服用100mg，1次/d，以后75mg，2次/d。上述用法不用于儿童。【不良反应】❶胃肠道：消化不良，腹泻，胃痛，胃烧灼感，恶心，反酸及胃溃疡、出血、穿孔等。❷神经系统：头痛，头晕，眩晕，焦虑及失眠，严重可有精神行为障碍或抽搐等。❸肾：血尿，水肿，肾功能不全，老年多见。❹各型皮疹，最严重为大疱性多形红斑（Stevens-Johnson综合征）。❺造血系统受抑制可见再生障碍性贫血，白细胞及血小板减少等。❻过敏反应，哮喘，血管性水肿及休克等。【禁忌证】❶对本品过敏，服用阿司匹林或其他非甾体抗炎药后诱发哮喘、荨麻疹或过敏反应患者。❷冠状动脉搭桥术围术期疼痛的治疗。❸有应用非甾体抗炎药后发生胃肠道出血、穿孔病史及有活动性消化道溃疡、出血的患者。❹重度心力衰竭，癫痫，帕金森病，精神病，肝、肾功能不全，血管神经性水肿，支气管哮喘者及孕妇、哺乳期妇女禁用。【用药须知】❶~❻参阅"布洛芬"相关内容。❼老年人，高血压，心力衰竭，体液潴留和水肿，血友病及其他出血性疾病，再生障碍性贫血，粒细胞减少患者慎用。❽14岁以下小儿不宜使用。❾用药期间定期查血常规和肝、肾功能。❿减少对胃肠道的刺激，宜于饭后服或与食物或制酸药同服。⓫个案报道有导致角膜沉着及视网膜的改变，长期用药定期眼科检查。【药物相互作用】❶与对乙酰氨基酚长期合用可增加肾毒性，与其他非甾体抗炎药同用，消化道溃疡的发病率增高。❷与阿司匹林或其他水杨酸盐同用并不加强疗效，而胃肠道反应则明显增多，由于抑制血小板聚集的作用加强，可增加出血倾向。❸饮酒或与皮质激素、促肾上腺皮质激素、秋水仙碱合用，可增加胃肠道溃疡或出血的危险。❹与洋地黄类药同用，使后者血浓度升高而毒性增加，需调整用量。❺与肝素、口服抗凝药及溶栓药合用，因与之竞争性结合蛋白，使抗凝作用加强；同时有抑制血小板聚集作用，因此有增加出血的潜在危险。❻与胰岛素或口服降糖药合用，可加强降糖效应，须调整降糖药剂量。❼与呋塞米同用可减弱后者排钠及抗高血压作用。❽与氨苯蝶啶合用可致肾功能减退。❾与硝苯地平或维拉帕米同用，可致后两者血药浓度增高，毒性增加。❿丙磺舒可减少其自肾的清除，增高血药浓度，毒性增加，合用须减量。⓫与锂盐同用减少锂自尿排泄，使血药浓度增高，毒性加大。⓬可使甲氨蝶呤血药浓度增高，并延长高血浓度时间。使用吲哚美辛期间，如需进行中（大）剂量的甲氨蝶呤治疗，应于 24～48h 前停用，以免增加毒性。⓭与抗病毒药齐多夫定同用可使后者清除率降低，毒性增加。【用药过量】用量过大，超过 150mg/d 时，易引起毒性反应，如恶心，呕吐，紧张性头痛，嗜睡，精神行为障碍等。处理：催吐，洗胃，对症及支持治疗。

去痛片 Compound Aminopyrine Phenacetin 【常用名】索米痛、索密痛。【常用剂型与规格】片剂：复方制剂，每片含氨基比林 150mg，非那西丁 150mg，咖啡因 50mg，苯巴比妥 15mg。【作用与用途】本品为复方制剂，解热镇痛药。用于发热及轻、中度疼痛。【用法用量】需要时服用 1～2 片/次，1～3 次/d。【不良反应】❶氨基比林可引起呕吐、皮疹、发热、大量出汗及发生口腔炎等，少数可致中性粒细胞缺乏，再生障碍性贫血，渗出性红斑，剥脱性皮炎，龟头糜烂等。❷长期服用非那西丁可引起肾乳头坏死，间质性肾炎并发急性肾衰竭，甚至可诱发肾盂癌和膀胱癌，还可造成对药物的依赖性，使血红蛋白形成高铁血红蛋白，使血液的携氧能力下降，导致发绀以及溶血，肝损害，并对视网膜有一定毒性。【禁忌证】❶对氨基比林、非那西丁、咖啡因或苯巴比妥类药物过敏者禁用。❷孕妇及哺乳期妇女不推荐使用。【用药须知】❶长期服用，可致肾损害，严重者可致肾乳头坏死或尿毒症，甚至可诱发肾盂癌和膀胱癌。❷氨基比林在胃酸下与食物发生作用，可形成致癌性亚硝基化合物，特别是亚硝胺，因有潜在的致癌性。❸长期服用可造成依赖性，并产生耐受。❹对各种创伤性剧痛和内脏平滑肌绞痛无效。❺老年患者更易导致肾功能损害，慎用。❻不宜久用，以免发生中性粒细胞缺乏，用药超过

1 周定期检查血常规。

小儿氨酚黄那敏 Pediatric Paracetamol Atificial Cow-be-zoar and Chlorphenamine Maleate【常用名】即克、护彤。**【常用剂型与规格】**颗粒：每袋含对乙酰氨基酚 125mg，人工牛黄 5mg，马来酸氯苯那敏 0.5mg。**【作用与用途】**本品为复方制剂，其中对乙酰氨基酚能抑制前列腺素合成，有解热镇痛作用；马来酸氯苯那敏为抗组胺药，能减轻流涕、鼻塞、打喷嚏症状；人工牛黄具有解热、镇惊作用。用于缓解儿童普通感冒及流行性感冒引起的发热、头痛、四肢酸痛、打喷嚏、流鼻涕、鼻塞、咽痛等症状。**【药动学】**尚不明确。**【用法用量】**口服或温水冲服。儿童剂量：3 次/d。年龄 1～3 岁，体重 10～15kg，0.5～1 袋；4～6 岁，16～21kg，1～1.5 袋；7～9 岁，22～27kg，1.5～2 袋；10～12 岁，28～32kg，2～2.5 袋。**【不良反应】**有时可出现轻度头晕、乏力、恶心、上腹不适、口干、食欲缺乏和皮疹等，可自行恢复。**【禁忌证】**严重肝、肾功能不全和对本品过敏者禁用。**【用药须知】❶**服用该药期间不得饮酒或含有酒精的饮料。**❷**不能同时服用与该药成分相似的其他抗感冒药。**❸**肝、肾功能不全者及过敏体质者慎用。**❹**1 岁以下儿童应在医师指导下使用。

复方阿司匹林 Compound Aspirin【常用名】复方乙酰水杨酸。**【常用剂型与规格】**片剂：300mg/片，每片含阿司匹林 226.8mg，非那西丁 162mg，咖啡因 25mg；500mg/片，每片含阿司匹林 220mg，非那西丁 150mg，咖啡因 35mg。**【作用与用途】**本品为复方解热镇痛药，用于发热、头痛、神经痛、牙痛、痛经、肌肉痛、关节痛。**【用法用量】**口服。成人：1～2 片/次，3 次/d。**【不良反应】❶**非那西丁可引起肾乳头坏死，间质性肾炎，急性肾衰竭，甚至诱发肾盂癌和膀胱癌；易使血红蛋白形成高铁血红蛋白，使血液的携氧能力下降，引起发绀；可引起溶血和溶血性贫血，并对视网膜有一定毒性；长期服用可造成对药物的依赖性。**❷**其他参见"阿司匹林"相关内容。**【禁忌证】**对阿司匹林或其他非甾体抗炎药以及咖啡因类药物过敏，出现哮喘，血管神经性水肿或休克者，血友病，活动性消化性溃疡及其他原因所致消化道出血者，以及 3 月龄以下婴儿，孕妇禁用。**【用药须知】❶**哺乳期妇女，6 岁以下儿童，老年患者，有哮喘及其他过敏反应者，G6PD 缺陷者，痛风，心、肝、肾功能不全，血小板减少及其他出血倾向者慎用。**❷**长期大量使用，应定期检查血细胞积压，肝、肾功能，尿液及血清水杨酸含量。**❸**对本品过敏时也可能对另一种水杨酸类药或另一种非水杨酸类的非甾体抗炎药过敏。**❹**儿童易出现毒性反应，急性发热性疾病（尤其是流行性感冒及水痘）患儿使用可发生瑞氏综合征。❺长期使用可产生依赖性及肾乳头坏死。❻对多项诊断有干扰。【药物相互作用】可参阅"阿司匹林"的相关内容。【用药过量】可引起中枢神经系统、血液系统及肝、肾等的不良反应，应避免过量服用。处理：对症治疗。

吡罗昔康 Piroxicam 【常用名】炎痛喜康、喜来通。【常用剂型与规格】片剂、肠溶片、胶囊：10mg/片（粒），20mg/片（粒）。【作用与用途】本品为非甾体抗炎药，具有镇痛、抗炎及解热作用。用于缓解骨关节炎、类风湿关节炎和强直性脊柱炎的症状，但不作为首选药物。【药动学】口服吸收好，血浆蛋白结合率高达90％以上，肝脏代谢，$t_{1/2}$平均为50h，3～5h血药浓度达峰值，66％经肾脏排泄，33％经粪便排泄，<5％为原形物。【用法用量】口服。成人剂量：20mg/次，1次/d，或10mg/次，2次/d。饭后服用。【不良反应】❶常见恶心、胃痛、食欲减退及消化不良等，长期或超剂量服用可引起胃溃疡及大出血。❷少见中性粒细胞减少、再生障碍性贫血、嗜酸粒细胞增多、血尿素氮增高、头晕、眩晕、耳鸣、头痛、全身无力、水肿、皮疹或瘙痒等。❸肝功能异常、血小板减少、多汗、皮肤瘀斑、脱皮、多形性红斑、中毒性表皮坏死、Stevens-Johnson综合征、皮肤对光敏感、视物模糊、眼部红肿、高血压、血尿、低血糖、精神抑郁、失眠及精神紧张等。【禁忌证】❶对本品过敏，服用阿司匹林或其他非甾体抗炎药后诱发哮喘、荨麻疹或过敏反应患者。❷冠状动脉搭桥术围术期疼痛的治疗。❸有应用非甾体抗炎药后发生胃肠道出血、穿孔病史及有活动性消化道溃疡、出血的患者。❹重度心力衰竭患者，孕妇及哺乳期妇女，儿童。【用药须知】❶～❻参阅"布洛芬"相关内容。❼老年人，高血压，液体潴留及水肿，心、肾功能不全，哮喘，有凝血机制或血小板功能障碍患者慎用。❽本品能抑制血小板聚集，作用比阿司匹林弱，但可持续到停药后2周，术前和术后应停用。❾长期用药应定期复查肝、肾功能及血常规。【药物相互作用】❶饮酒或与其他抗炎药同用，胃肠道不良反应增加。❷与双香豆素等抗凝剂同用，后者效应增强，出血倾向显著，用量宜调整。❸与阿司匹林同用时，血药浓度可下降到一般浓度的80％。❹与左氧氟沙星、氧氟沙星合用，可抑制γ-氨基丁酸对中枢的抑制作用，使中枢的兴奋性增高，癫痫发作的危险性增加。【用药过量】过量中毒时应即行催吐或洗胃，并支持和对症治疗。

醋氯芬酸 Aceclofenac 【常用名】美诺芬、爱芬。【常用剂型与

规格】肠溶片或片剂：50mg/片，100mg/片。肠溶胶囊：50mg/粒，100mg/粒。**【作用与用途】**本品为非甾体抗炎药，具有抗炎、镇痛作用。用于骨性关节炎、类风湿关节炎和强直性脊柱炎等引起的疼痛和炎症的治疗。**【药动学】**口服吸收迅速而完全，1.25～3h 达血药浓度峰值，生物利用度 100%，血浆蛋白结合率大于 99.7%，在肝脏代谢为双氯芬酸及活性极微的 4-羟基醋氯芬酸，约 2/3 的药物主要以结合形式的羟基化代谢物随尿排泄，尿中原形药物仅占给药量的 1%，消除 $t_{1/2}$ 为 4～4.3h。**【用法用量】**口服。肠溶片、肠溶胶囊：成年，推荐最大剂量为 200mg/d，100mg/次，分早、晚各 1 次。**【不良反应】❶**常见消化道不良反应，肝酶升高。**❷**偶见头晕、胀气、便秘、溃疡性口腔黏膜炎、瘙痒、皮疹、皮炎、血尿素氮及血肌酸酐升高。**❸**罕见心悸、脉管炎、抑郁、多梦、嗜睡、失眠、头痛、疲乏、过敏症状、感觉障碍、震颤、味觉倒错、颜面水肿、体重增加、高钾血症、腓肠肌痉挛、碱性磷酸酶升高、肝炎、胃肠道出血及溃疡、出血性腹泻、胰腺炎、柏油状大便、贫血、血小板及中性粒细胞减少、潮红、紫癜、湿疹、重度皮肤黏膜过敏、异常视觉等。**【禁忌证】**对本药过敏，已服用其他非甾体类药如阿司匹林、双氯芬酸等药引起哮喘、支气管痉挛，急性鼻炎者，患有或怀疑有胃、十二指肠溃疡及复发史的患者，胃肠道出血、其他出血及凝血障碍患者，冠状动脉搭桥术围术期疼痛的治疗，严重心力衰竭，严重肝、肾功能不全患者，老年人、孕妇及哺乳期妇女禁用。儿童不推荐使用。**【用药须知】❶～❻**参阅"布洛芬"相关内容。**❼**胃肠道疾病或溃疡，脑血管出血，溃疡性结肠炎，克罗恩病，系统性红斑狼疮，卟啉病及造血和凝血障碍病史者，老年患者，轻中度心、肝、肾功能不全，有体液潴留倾向的患者，用利尿药治疗或其他同样有低血容量危险的患者慎用。**❽**长期用药者应定期复查肝、肾功能及血常规。**❾**服药期间不得驾驶飞机、车、船，不能从事高空作业、机械作业及操作精密仪器。**【药物相互作用】❶**避免与香豆素类口服抗凝血药、噻氯匹定、血栓溶解药及肝素合用。**❷**与甲氨蝶呤合用，可抑制后者在肾小管分泌，导致清除率降低。**❸**抑制锂盐的消除，导致血清锂浓度升高，避免合用。**❹**与环孢霉素或他克莫司合用，可增加肾毒性。**❺**与保钾利尿药合用，可升高血钾浓度，应监测血钾。**❻**与阿司匹林和其他 NSAIDs 合用可增高不良反应的发生率。**❼**与血管紧张素转换酶抑制药合用，可增加急性肾衰竭的危险。**❽**可引起低血糖，与降糖药合用应调整后者剂量。**❾**与呋塞米、布美他尼及噻嗪类合用可降低利尿及降压作用。

❿与血浆蛋白结合后可与其他血浆蛋白结合率高的药物发生置换，故与这些药物合用时须慎重。⓫与苯妥英钠、地高辛、西咪替丁、甲苯磺丁脲、保泰松、胺碘酮、咪康唑和磺胺苯吡唑合用，有发生药物相互作用的风险。【用药过量】可出现恶心、呕吐、胃痛、头晕、嗜睡、头痛。处理：洗胃，重复给予药用炭，必要时可使用抗酸药及其他对症治疗。

氟比洛芬酯 Flurbiprofen Axetil【常用名】凯纷。**【常用剂型与规格】**注射剂：50mg/5mL。**【作用与用途】**以脂微球为药物载体的非甾体镇痛药。药物进入体内后靶向分布到创伤及肿瘤部位后，从脂微球中释放出来，在羧基酯酶作用下迅速水解生成氟比洛芬，通过抑制前列腺素的合成而发挥镇痛作用。用于术后及癌痛。**【药动学】**静脉给药后，5min内全部水解为氟比洛芬，6～7min后血中浓度达到最高，$t_{1/2}$为5.8h，24h约有50%从尿中排出，主要代谢产物为2-(4'-羟基-2-氟-4-联苯基)丙酸及其聚合物。**【用法用量】**静脉给予。成人剂量，50mg，尽可能缓慢给药，根据需要使用镇痛泵，必要时可重复使用，并根据年龄、症状增减用量。一般情况下，不能口服或口服药物效果不理想时应用。**【不良反应】❶**严重反应，罕见休克、急性肾衰竭、肾病综合征、胃肠道出血、伴意识障碍的抽搐、再生障碍性贫血、中毒性表皮坏死症、剥脱性皮炎。**❷**一般反应，偶见注射部位疼痛及皮下出血、消化系统反应、头痛、倦怠、嗜睡、畏寒、血压上升、心悸、转氨酶升高、瘙痒及皮疹等。**❸**罕见胃肠出血、血小板减少及血小板功能低下。**【禁忌证】❶**已知对本品过敏，服用阿司匹林或其他非甾体类抗炎药后诱发哮喘、荨麻疹或过敏反应的患者。**❷**冠状动脉搭桥手术围术期疼痛治疗的患者。**❸**应用非甾体类抗炎药后发生胃肠道出血或穿孔病史的患者。**❹**有活动性消化道溃疡或出血，或既往曾复发溃疡或出血的患者。**❺**重度心力衰竭，高血压，严重的肝、肾及血液系统功能障碍患者。**❻**正在使用依洛沙星、洛美沙星、诺氟沙星的患者。**【用药须知】❶～❻**参阅"布洛芬"相关内容。**❼**有消化道溃疡既往史及出血倾向，血液系统异常或既往史，高血压，心力衰竭，液体潴留和水肿，肝、肾功能不全，有过敏史，支气管哮喘患者，以及孕妇及哺乳期妇女慎用。**❽**儿童不宜用，老年人从小剂量开始慎用。**❾**不能用于发热的解热和腰痛症患者的镇痛。**❿**避免长期使用，定期监测血、尿常规和肝功能。**【药物相互作用】❶**与洛美沙星、诺氟沙星、依诺沙星合用，可致抽搐发生。**❷**慎与双香豆素类抗凝药如华法林、甲氨蝶呤、锂剂、噻嗪类利尿药、髓襻利尿药、新喹诺酮类、肾上腺皮质激素类药物合用。

复方对乙酰氨基酚 Compound Paracetamol 【常用名】散列通。**【常用剂型与规格】**片剂：每片含对乙酰氨基酚126mg，阿司匹林230mg，咖啡因30mg。**【作用与用途】**本品具有解热镇痛和中枢兴奋作用。❶用于普通感冒或流行性感冒引起的发热。❷缓解轻至中度疼痛如头痛、关节痛、偏头痛、牙痛、肌肉痛、神经痛、痛经。**【用法用量】**口服。片剂：成人1片/次，若持续发热或疼痛，可间隔4～6h重复用药1次，24h内不超过4次。**【不良反应】**❶常见恶心、呕吐、上腹部不适等胃肠道反应。❷罕见胃肠道出血或溃疡，过敏性支气管哮喘、皮疹、荨麻疹、皮肤瘙痒、血尿、眩晕和肝脏损害。**【禁忌证】**对本品过敏，孕妇及哺乳期妇女，喘息、鼻息肉综合征患者，对阿司匹林及其他解热镇痛药过敏者，血友病或血小板减少症者，活动性出血性疾病和严重肝、肾功能不全者禁用。**【用药须知】**❶过敏体质者，痛风，心、肝、肾功能不全，鼻出血，月经过多以及有溶血性贫血史者慎用。❷不能同时服用其他含有解热镇痛药的药品，如某些复方抗感冒药。❸服药期间不得饮酒或含有酒精的饮料。**【药物相互作用】**❶不宜与抗凝药，如双香豆素、肝素同用。❷与皮质激素类同用，可增加胃肠道不良反应。❸不宜与氯霉素、巴比妥类、颠茄类药物同服。

氯诺昔康 Lornoxicam 【常用名】达路、可塞风。**【常用剂型与规格】**片剂：4mg/片，8mg/片。粉针剂：8mg/支。**【作用与用途】**本品属非甾体类消炎镇痛药，通过抑制环氧化酶（COX）的活性来抑制前列腺素合成，具有较强的镇痛和抗炎作用。❶用于手术后急性疼痛，外伤引起的中、重度疼痛，急性坐骨神经痛和腰痛、癌症疼痛。❷慢性腰痛、骨关节炎、类风湿关节炎和强直性脊柱炎的治疗。**【药动学】**吸收迅速而完全，进入外周血管间隙，在类风湿关节炎患者膝关节的滑液中有分布，$t_{1/2}$ 3～5h，血浆蛋白结合率为99.7%，肝脏代谢，42%代谢物经尿液排出，51%代谢物经粪便排除。**【用法用量】**❶口服：①治疗关节炎或慢性疼痛，8mg/次，2次/d。②急性疼痛，可根据疼痛程度单次或多次用药，总剂量不超过32mg/d。③术后疼痛，4～8mg/次。❷肌注：起始剂量8mg，如需要可再次给药，当日最大量为24mg。其后剂量8mg/次，1～2次/d。剂量不超过16mg/d。**【不良反应】**❶常见胃肠道反应，如恶心，呕吐，胃烧灼感，胃痛及消化不良等。❷罕见消化道出血，胃溃疡及穿孔。❸其他：眩晕、嗜睡、头痛、皮肤潮红或注射部位疼痛、发热、躁动、血压增高、心悸、寒战、多汗、味觉障碍、口干、白细胞及血小板减少、排尿障碍等。【禁忌证】对本品过敏者，服用阿司匹林或其他非甾体抗炎药诱发哮喘、荨麻疹或过敏反应的患者，冠状动脉搭桥术围术期疼痛的治疗，使用非甾体抗炎药后发生胃肠道出血或穿孔，心、肝、肾功能严重受损者，出血性疾病，有出血倾向及脑出血患者禁用。【用药须知】❶～❻参阅"布洛芬"相关内容。❼高血压，心力衰竭，肾功能不全，哮喘患者，以及 18 岁以下儿童慎用。❽孕妇及哺乳期妇女禁用或慎用。【药物相互作用】❶西咪替丁可减慢其代谢，使其血药浓度升高。❷与格列本脲、华法林、锂盐、呋塞米或噻嗪类利尿药及地高辛合用，须调整用量。❸明显削弱呋塞米的利尿和排钠作用，增加血清锂的浓度和甲氨蝶呤的 AUC，不影响氨茶碱的药代动力学。❹与 β 肾上腺素受体阻断药合用，因扩张血管的前列腺素生成减少，后者降压作用减弱。❺与血管紧张素转化酶抑制药合用，后者的降压和促尿钠排泄作用降低。❻与酮洛酸或钙通道阻断药合用，增强胃肠道的不良反应，可出现消化性溃疡、出血、穿孔。❼与茴茚二酮，双香豆素合用，出血的危险性增加。❽与环孢素合用，中毒的危险性增加。❾与左氧氟沙星联用时，发生惊厥的危险性增加。

洛索洛芬 Loxoprofen【常用名】环氧洛芬、氯索洛芬、乐松。【常用剂型与规格】片剂或胶囊：60mg/片（粒）。【作用与用途】为芳基丙酸类非甾体抗炎药物，具有镇痛、抗炎及解热作用，尤其是镇痛作用强。❶用于类风湿关节炎、骨性关节炎、腰痛、肩周炎、颈肩腕综合征、牙痛。❷术后、外伤后和拔牙后的镇痛消炎。❸急性上呼吸道炎症的解热镇痛。【药动学】口服后很快被吸收，达到最高血中浓度的时间，原形为 30min，活性代谢物为 50min，$t_{1/2}$ 为 1.25h，从尿中排泄。【用法用量】口服。成人剂量：用于类风湿关节炎等疼痛和术后镇痛时，60mg/次，3 次/d，出现症状时可 60～120mg/次。用于急性上呼吸道炎症的解热镇痛，60mg/次，根据年龄、症状适当增减，但原则上 3 次/d，最大剂量不超过 180mg/d。【不良反应】❶常见消化系统不适，如胃部不适、恶心呕吐、食欲不振、腹痛、便秘、有时困倦、头痛、心悸等。❷严重的不良反应，如血压降低、皮疹、咽喉水肿、溶血性贫血、白细胞及血小板减少、皮肤黏膜综合征、中毒性表皮坏死征、急性肾功能不全、肾病综合征、间质性肾炎、充血性心力衰竭、胸部 X 线异常、嗜酸性粒细胞增多、间质性肺炎、哮喘、呼吸困难、再生障碍性贫血、消化道出血及穿孔、肝功能异常、颈项强直、意识模糊等。【禁忌证】有活动性消化道溃疡、出血及既往溃疡史或出血，严重血液学异常，严重心、肝、肾功能不全，对本品过敏者及以往有服用非甾体抗炎镇痛药引发哮喘、荨麻疹或过敏反应，冠状动脉搭桥术围术期疼痛的治疗，使用非甾体抗炎药后可发生胃肠道出血或穿孔，故禁用。孕妇禁用。不推荐儿童使用。【用药须知】❶～❻参阅"布洛芬"相关内容。❼长期用药，要定期检测尿液、血液学及肝、肾功能等。❽哺乳期妇女、老年人，以及有消化性溃疡史及长期使用非甾体抗炎药引起消化道溃疡、哮喘、血液系统异常、肝肾功能不全、高血压、心力衰竭、过敏体质、溃疡性结肠炎、克罗恩病等患者慎用。【药物相互作用】❶可增加磺酰脲类降糖药的血药浓度，增强其降血糖作用。❷增强香豆素类抗凝药的抗凝血作用。❸新一代喹诺酮类抗菌药可抑制中枢神经系统内 γ-氨基丁酸与受体的结合，诱发痉挛。❹与锂制剂合用，使血中锂浓度升高而引起锂中毒。❺可减弱噻嗪类利尿药，如氢氟噻嗪、氢氯噻嗪等利尿和降压作用。❻可使甲氨蝶呤浓度上升而引起作用增强。【用药过量】超量应做紧急处理，包括催吐或洗胃，口服药用炭、抗酸药或利尿药，并给予其他对症支持治疗。

美洛昔康 Meloxicam【常用名】莫比可、赛克斯。**【常用剂型与规格】**片剂：7.5mg/片，15mg/片。注射液：15mg/1.5mL。**【作用与用途】**本品是一种烯醇酸类非甾体抗炎药，具有抗炎、止痛和解热的作用。❶用于骨关节炎症状加重时的短期症状治疗。❷类风湿关节炎和强直性脊柱炎的长期症状治疗。**【药动学】**胃肠道吸收好，生物利用度达89%，起效时间30min，其渗入炎性滑膜的浓度约为血浆浓度的50%，血浆中99%以上的药物与血浆蛋白结合，分布容积小，平均为11L，个体差异可达30%～40%，$t_{1/2}$ 约20h，肝内代谢，代谢产物无活性，约50%从尿中排出，其余从粪便排出。**【用法用量】**口服。❶骨关节炎：7.5mg/次，1次/d。❷类风湿关节炎、强直性脊柱炎：15mg/次，1次/d。根据治疗情况，剂量可增或减7.5mg，日量不超过15mg（老年、肾功能不全者7.5mg）。**【不良反应】**❶常见恶心、呕吐、腹痛、便秘、胀气、腹泻、轻微头晕、头痛、贫血、瘙痒、皮疹、水肿。❷少见胃肠道出血、消化性溃疡、食管炎、口炎、眩晕、耳鸣、嗜睡、心悸、血压升高、荨麻疹、肝肾功能指标异常、白细胞及血小板减少、粒细胞缺乏症。❸罕见胃肠道穿孔、胃炎、结肠炎、消化性溃疡、肝炎、肾衰竭、过敏反应、情绪障碍、失眠、噩梦、视力障碍、Stevens-Johnson 综合征和毒性表皮坏死松解症、血管性水肿、大疱反应如多形红斑、感光过敏。**【禁忌证】**对本品过敏，对阿司匹林和其他非甾体抗炎药过敏及对使用阿司匹林或其他非甾体抗炎药后出现哮喘、鼻腔息肉、血管水肿或荨麻疹等，活动性消化性溃疡或再发生的，严重肝功能不全，非透析性严重肾功能不全，胃肠道、脑或其他部位出血的和严重的未控制的心力衰竭患者，以及孕妇或哺乳期妇女，15岁以下的患者禁用。【用药须知】❶有胃肠道疾病及有既往史，过敏性体质，老年，充血性心力衰竭，肝硬化，肾病综合征等患者慎用。❷罕见引起间质性肾炎、肾小球肾炎、肾髓质坏死或肾病综合征，因导致钠、钾和水潴留以及影响利尿药的促尿钠作用，使心力衰竭或高血压症状加重。❸和其他非类固醇抗炎药一样，可掩盖基础感染性疾病的症状。❹使用期间避免驾驶和操作机器等工作。【药物相互作用】❶与其他非甾体抗炎药、口服抗凝药、溶栓药和抗血小板药物联用，可通过协同作用或抑制血小板功能，破坏胃十二指肠黏膜，增加出血的危险性。❷与ACE抑制药、血管紧张素Ⅱ受体拮抗药、β受体阻断药、襻利尿药（呋塞米除外）、噻嗪类药物合用，降低降压和利尿作用。❸与环孢素、甲氨蝶呤、锂制剂合用，肾毒性增加。❹与左氧氟沙星、氧氟沙星合用，癫痫发作的危险性增加。❺消胆胺可加速本品的排除。【用药过量】可出现昏睡、嗜睡、恶心、呕吐、上腹痛及胃肠道出血，严重时可引起高血压、急性肾衰竭，肝功能障碍，呼吸抑制、昏迷、惊厥、甚至心跳停止。处理：消胆胺，3次/d，口服4000mg/次，可加速排除，其他对症和支持治疗。

萘丁美酮 Nabumetone【常用剂型与规格】片剂：250mg/片，500mg/片，750mg/片。胶囊：200mg/粒，250mg/粒。分散片：500mg/片。干混悬剂：500mg/袋。【作用与用途】本品是一种非酸性、非离子性前体药物，在肝脏内被迅速代谢转化为主要活性产物6-甲氧基-2-萘乙酸，该活性代谢产物通过抑制前列腺素合成而具有解热、镇痛、抗炎作用。用于各种急、慢性关节炎以及运动性软组织损伤、扭伤及挫伤、术后疼痛、牙痛及痛经等。【药动学】口服后以非酸性前体药在十二指肠被吸收，其后经肝脏迅速转化为主要活性产物6-甲氧基-2-萘乙酸，血浆蛋白结合率可达99%，分布于肝脏、肺、心和肠道，$t_{1/2}$为24～30h，经肝脏转化为非活性产物，80%随尿排泄，10%随粪便排泄。【用法用量】口服。成人剂量：1000mg/次，1次/d。最大剂量为2000mg/d，分2次服。体重不足50kg者可500mg/d为起始剂量，逐渐增加至有效剂量。【不良反应】❶常见胃肠道反应为1%～3%，上消化道出血约0.7%。❷少见头痛、头晕、耳鸣、多汗、失眠、嗜睡、紧张和多梦、皮疹、瘙痒、水肿等。❸偶见黄疸、肝功能异常、焦虑、抑郁、感觉异常、震颤、大疱性皮疹、荨麻疹、呼吸困难、哮喘、过敏性肺炎、蛋白尿、血尿及血管神经性水肿等。【禁忌证】对本品及其他 NSAIDs 过敏者、妊娠晚期妇女，以及活动性溃疡、消化道出血、严重肝功能不全患者禁用。【用药须知】❶急、慢性胃炎，胃及十二指肠溃疡，肝、肾功能不全者，哮喘，心力衰竭或水肿，高血压，血友病，正在服用抗凝药和过量服用酒精的患者，以及有药物过敏史患者慎用。❷有消化性溃疡史的患者服用时，应对其症状的复发情况进行定期检查。❸用餐中服用吸收率可增加，应在餐后或晚间服药。❹每日服用量超过 2g 腹泻发生率增加。【药物相互作用】❶与氢氧化铝凝胶、阿司匹林或对乙酰氨基酚并用不影响吸收率，但通常不主张同时用两种或多种非甾体抗炎药。❷与乙酰类抗惊厥药及磺脲类降血糖药并用应减量。【用药过量】当过量出现中毒症状时，及时洗胃或催吐，给予 60g 以上药用炭口服，以吸附消化道内残存药物，并给予适当的对症和支持疗法。

萘普生 Naproxen【常用名】甲氧萘丙酸、消痛灵。【常用剂型与规格】片剂或胶囊：100mg/粒（片），125mg/粒（片），250mg/粒（片）。缓释制剂：250mg/片（粒）。注射剂：100mg/2mL，200mg/2mL。【作用与用途】为非甾体抗炎镇痛药，通过抑制前列腺素合成而起抗炎、镇痛作用。❶用于缓解轻、中度疼痛，如关节痛、神经痛、肌肉痛、偏头痛、头痛、痛经、牙痛。❷风湿性关节炎和类风湿关节炎、骨性关节炎、强直性脊柱炎、痛风、运动系统的慢性变性疾病。【药动学】口服吸收迅速而完全，2～4h 达血药峰值浓度，99％以上与血浆蛋白结合，$t_{1/2}$ 13～14h，不干扰代谢酶的活性，约95％以原形及结合物随尿排出。【用法用量】❶口服。成人，首次500mg，以后 250mg/次，必要时 6～8h/次。轻、中度疼痛及痛经，开始用 500mg，必要时经 6～8h 再服 250mg，剂量不超过 1250mg/d。缓释制剂：500mg/次，1 次/d。❷肌注：100～200mg/次，1 次/d。【不良反应】❶可见恶心、呕吐、便秘、胀气、腹泻等消化道反应，皮肤瘙痒，哮喘，耳鸣，呼吸急促及困难，下肢水肿，视物模糊或视觉障碍，听力减退，口腔刺激或痛感，心慌，失眠或嗜睡，头痛，头晕，血管神经性水肿，出血时间延长等。❷罕见胃肠出血，过敏性皮疹，精神抑郁，肌肉无力，血常规异常，肝、肾功能损害等。【禁忌证】孕妇和哺乳期妇女、2 岁以下儿童，以及哮喘、鼻息肉综合征、神经血管性水肿、对本品及非甾体抗炎药过敏者、胃及十二指肠活动性溃疡患者禁用。【用药须知】❶交叉过敏，对阿司匹林或其他非甾体抗炎药过敏者，对本品也过敏。❷有凝血机制或血小板功能障碍时，60岁以上患者，肝、肾功能不全者，过敏体质者，支气管哮喘患者慎用。❸胃肠道出血、有消化性溃疡史、心功能不全和高血压患者应在医师的指导下使用。❹不能同时服用其他解热镇痛药，如复方抗感冒药。❺服药期间不得饮酒或含有酒精的饮料。【药物相互作用】❶与其他抗炎镇痛药同用可使胃肠道反应增多，并有溃疡发作的危险。❷与肝素、双香豆素等抗凝药同用，出血时间延长，可见出血倾向，并可导致胃肠道溃疡。❸可降低呋塞米的排钠和降压作用。❹可抑制锂的排泄，使血锂浓度升高。❺与丙磺舒同用，血药浓度升高，$t_{1/2}$延长，疗效增加，但毒性反应也相应增加。【用药过量】催吐或洗胃，口服药用炭及抗酸药，给予对症及支持治疗并合理使用利尿药。

舒林酸 Sulindac【常用名】奇诺力、硫茚酸、天隆达。【常用剂型与规格】片剂：100mg/片，200mg/片。【作用与用途】本品为一种活性极小的前体药，进入体内后代谢为硫化物后才具有明显抗炎、镇痛作用，硫化物为选择性的环氧化酶抑制药，可减少前列腺素的合成，其作用较舒林酸本身强500倍。用于类风湿关节炎、退行性关节病。【药动学】口服后90%被吸收，血药浓度达峰值时间为1～2h，分布于血浆中浓度最高，其次肝、胃、肾、肠及其他部位，95%与血浆蛋白结合，$t_{1/2}$为7h，最终以原形药或无活性代谢物或葡萄糖醛酸结合物形式通过粪便及尿液排出。【用法用量】口服：成人，200mg/次，早、晚各1次。镇痛8h后可重复。2岁以上儿童，按体重2.25mg/kg，2次/d，不超过6mg/(kg·d)。【不良反应】❶常见胃肠道反应。❷偶见皮疹，瘙痒，急躁，忧郁及头晕，头痛，嗜睡，失眠。❸罕见：骨髓抑制，急性肾衰竭、心力衰竭、无菌性脑膜炎，肝损害和Stevens-Johnson综合征。【禁忌证】对本品及阿司匹林等其他非甾体抗炎药过敏者，冠状动脉搭桥术围术期的疼痛治疗，有活动性消化性溃疡、出血或既往史曾反复溃疡、出血史者，应用非甾体抗炎药后引起的胃肠道出血或穿孔者，严重的心力衰竭患者禁用。孕妇及哺乳妇女、2岁以下儿童不宜使用。【用药须知】❶～❻参阅"布洛芬"相关内容。❼高血压，心力衰竭患者慎用。❽老年人因肾功能减退，用药应减量。【药物相互作用】❶与华法林同用可致凝血酶原时间延长。❷与降糖药如甲苯磺丁脲等同服可使空腹血糖下降明显。❸与阿司匹林同服可降低活性，使疗效降低，且可出现周围神经病变。【用药过量】药物超量中毒时应给予紧急处理，包括洗胃，催吐，服用药用炭，同时予以对症支持治疗。

氨基葡萄糖 Glucosamine【常用名】奥泰灵、九力。【常用剂型与规格】胶囊或片剂：750mg／粒（片）。【作用与用途】本品为天然的氨基单糖，可刺激软骨细胞产生有正常多聚体结构的蛋白多糖，提高软骨细胞的修复能力，抑制损伤软骨的酶如胶原酶和磷脂酶 A_2，并可防止损伤细胞的超氧化自由基的产生，促进软骨基质的修复和重建，从而可延缓骨关节疼痛的病理过程和疾病的进程，改善关节活动，缓解疼痛。用于治疗和预防全身部位的骨关节炎，包括膝关节、肩关节、髋关节、手腕关节、颈及脊椎关节和踝关节等，可缓解和消除骨关节炎的疼痛、肿胀等症状并改善关节活动功能。【用法用量】口服，1粒（片）/次，2次/d，6周为1个疗程。每年重复治疗2～3次。【不良反应】❶偶见过敏反应，如皮疹、瘙痒和皮肤红斑。❷罕见轻度胃肠道反应。【禁忌证】对本品过敏者禁用。【用药须知】❶宜在饭时或饭后服用，减少胃肠道不适，特别是有胃溃疡的患者。❷过敏体质，孕妇和哺乳期妇女，严重肝、肾功能不全者慎用。【药物相互作用】❶可增加四环素类药物在胃肠道的吸收，减少口服青霉素或氯霉素的吸收。❷与非甾体抗炎药合用，两药均可减少用量。❸与利尿药可能存在相互作用。

复方氯唑沙宗 Composite Chlorzozazone【常用名】鲁南贝特。【常用剂型与规格】片剂：每片含氯唑沙宗 125mg 或 250mg，对乙酰氨基酚 150mg 或 300mg。胶囊：每粒含氯唑沙宗 125mg，对乙酰氨基酚 150mg。【作用与用途】本品为中枢性骨骼肌松弛剂，主要通过作用于脊髓和大脑皮质下中枢，抑制致肌肉痉挛有关的多突触反射而产生肌松作用，缓解痉挛所致疼痛并增加受累肌肉的灵活性。对乙酰氨基酚为非甾体类解热镇痛药，通过抑制前列腺素的合成而产生镇痛、解热作用。用于各种急性骨骼肌损伤。【用法用量】口服。❶2粒（片）/次，3～4次/d，饭后服，1个疗程10d。❷每片含氯唑沙宗 250mg，对乙酰氨基酚 300mg 的制剂，1片/次，3次/d，饭后服，1个疗程7d。【不良反应】偶见轻度嗜睡、头晕、恶心、心悸、无力、上腹痛及过敏反应等，一般较轻，可自行消失或停药后缓解。【禁忌证】对本品过敏者及对氯唑沙宗或对乙酰氨基酚过敏者禁用。【用药须知】❶肝、肾功能不全者，孕妇及哺乳期妇女，过敏体质者慎用。❷不与含有其他解热镇痛药合用。❸服药期间不得饮酒或含有酒精的饮料。❹老年人及儿童未进行该项实验且无可靠参考文献。【药物相互作用】与酚噻嗪类、巴比妥酸类衍生物等中枢抑制药及单胺氧化酶抑制药合用时，应减量。

氨酚美伪 Paracetamol And Pseudoephedrine Hydrochloride

【常用剂型与规格】滴剂：15mL/瓶，每 0.8mL 含对乙酰氨基酚 80mg，盐酸伪麻黄碱 7.5mg。【作用与用途】本品为复方制剂，其中对乙酰氨基酚能抑制前列腺素的合成，从而产生解热和镇痛作用；盐酸伪麻黄碱为拟肾上腺素药，具有收缩上呼吸道毛细血管的作用，可消除其黏膜肿胀，减轻鼻塞及流涕。两者并用，发挥解热镇痛及缓解感冒时鼻塞流涕等症状。用于婴幼儿普通感冒，流行性感冒及上呼吸道过敏性疾病引起的发热、头痛或四肢酸痛，鼻塞，流鼻涕，打喷嚏，咽痛等症状。【用法用量】口服。每 4～6h 可重复用药，24h 内不超过 4 次。儿童用药剂量参照下表。用刻度滴管量取。

年龄（月）	体重（kg）	每次用量（mL）
12～23	8.0～10.9	1.2（1.5 滴管）
24～36	11.0～15.9	1.6（2 滴管）

【不良反应】有时有轻度头晕、乏力、恶心、上腹不适、口干、食欲缺乏和皮疹等，可自行恢复。【禁忌证】严重肝、肾功能不全者及对本品过敏者禁用。【用药须知】❶用药 3～7d，症状未缓解，请咨询医师或药师。❷不能同服与本品成分相似的其他抗感冒药。❸肝、肾功能不全，运动员，过敏体质者慎用。❹1 岁以下儿童，心脏病，高血压，糖尿病及甲亢患者应在医师指导下使用。【药物相互作用】❶与其他解热镇痛药并用，有增加肾毒性的危险。❷不宜与氯霉素、巴比妥类、解痉药、酚妥拉明、洋地黄苷类并用。

氨酚美伪麻 Pseudoephedrine Hydrochloride Compound

【常用剂型与规格】片剂：每片含对乙酰氨基酚 325mg，盐酸伪麻黄碱 30mg，氢溴酸右美沙芬 15mg。【作用与用途】本品为复方制剂，用于治疗和减轻由感冒及流行性感冒引起的发热、头痛、四肢酸痛、打喷嚏、流鼻涕、鼻塞、咳嗽等。【用法用量】口服。成人，每 6h 服用 1 片，24h 不超过 4 片。【不良反应】偶有轻度头痛，乏力，恶心，上腹不适，口干和食欲不振等症状，可自行恢复。【禁忌证】对本品中任一种药物组分过敏者禁用。【用药须知】❶一日剂量不超过 4 片，疗程不超过 3～7d。❷服药期间禁止饮酒。❸不能同服含有与本品成分相似的其他抗感冒药。❹孕妇及哺乳期妇女，运动员，肝、肾功能不全者慎用。❺老年人，12岁以下儿童，以及心脏病、高血压、甲状腺疾病、糖尿病、前列腺肥大等患者使用前请咨询医师、药师或遵医嘱。【药物相互作用】❶与其他解热药同用，可增加肾毒性的危险。❷不宜与氯霉素，巴比妥类，解痉药，酚妥拉明，洋地黄苷类并用。

酚咖 Paracetamol and Caffeine【常用名】利通、加合百服宁。【常用剂型与规格】片剂：每片含对乙酰氨基酚250mg或500mg，咖啡因32.5mg或65mg。【作用与用途】本品为复方制剂，其中对乙酰氨基酚可通过提高痛阈而产生镇痛作用，通过对下丘脑体温调节中枢而产生解热作用。咖啡因为中枢兴奋药，由于它能够收缩脑血管，减轻其搏动的幅度，故与解热镇痛药配伍能增强镇痛效果。❶用于：普通感冒或流行性感冒引起的发热。❷缓解轻、中度疼痛，如头痛、偏头痛、牙痛、神经痛、肌肉痛、痛经及关节痛等。【药动学】口服迅速吸收，30～60min达血药浓度峰值，吸收后分布于全身。对乙酰氨基酚肝脏代谢后，经尿液排出，$t_{1/2}$ 为75～180min，血浆蛋白结合率25%～50%。咖啡因降解代谢后经尿液排出，$t_{1/2}$ 为3.5～6h。【用法用量】口服。成人，1～2片/次，若症状不缓解，间隔4～6h重复用药1次，24h内不超过4次。【不良反应】❶偶见皮疹、荨麻疹、药热及白细胞减少等，长期大量用药，导致肝、肾功能异常。❷治疗量不良反应较小，个别患者可引起高铁血红蛋白血症、轻度上腹不适、恶心、呕吐、厌食、多汗、咽干、头晕、失眠、皮疹、荨麻疹等。【禁忌证】❶严重肝、肾功能不全及对本品过敏者禁用。❷12岁以下儿童不宜使用。【用药须知】❶为对症治疗药，用于解热时连用不超过3日，止痛不超过5d，症状未缓解请咨询医师或药师。❷不同时服用含有对乙酰氨基酚及其他解热镇痛药，如复方抗感冒药。❸过敏体质，对阿司匹林过敏，肝、肾功能不全者，孕妇及哺乳期妇女，老年患者慎用。❹服药期间禁止饮酒或含有酒精的饮料。同时也避免饮用含过多咖啡因的饮料。【药物相互作用】❶应用巴比妥类，解痉药的患者，长期应用可致肝损害。❷与氯霉素同服可增强后者的毒性。❸长期大量与阿司匹林或其他非甾体抗炎药合用，有增加肾毒性的危险。❹与抗病毒药齐多夫定合用，可增加其毒性。【用药过量】可见恶心、呕吐、胃痛、腹泻、厌食、多汗等症状，且可持续24h，处理：洗胃或催吐，并给予拮抗药N-乙酰半胱氨酸及对症支持治疗。

酚麻美敏 Paracetamol, Pseudoephedrine Hydrochloride, Dextromethorphan Hydrobromide and Chlorphenamine Mal-

eate【常用名】泰诺、美扑伪麻、雷蒙欣、氨酚伪麻美那敏。【常用剂型与规格】胶囊、片剂：每粒或片含对乙酰氨基酚325mg，盐酸伪麻黄碱30mg，氢溴酸右美沙芬15mg，马来酸氯苯那敏2mg。小儿口服液剂：100mL/瓶，每5mL内含对乙酰氨基酚160mg，氢溴酸右美沙芬5mg，盐酸伪麻黄碱15mg，马来酸氯苯那敏1mg。【作用与用途】本品为复方制剂。其中对乙酰氨基酚能抑制前列腺素合成，具有解热镇痛作用；盐酸伪麻黄碱可收缩鼻黏膜血管，减轻鼻塞症状；氢溴酸右美沙芬为中枢镇咳药，通过抑制咳嗽中枢而产生镇咳作用；马来酸氯苯那敏为受体阻断药，可对抗组胺引起的微血管扩张和毛细血管通透性增加，减轻流泪、打喷嚏、流涕等过敏症状。用于普通感冒或流行性感冒引起的发热、头痛、四肢酸痛、打喷嚏、流鼻涕、鼻塞、咳嗽、咽痛等症状。【药动学】对乙酰氨基酚口服后自胃肠道吸收，0.5～2h达血药浓度峰值，作用时间3～4h。伪麻黄碱服药后2～3h，血药浓度达高峰，部分代谢为无活性代谢产物，55%～75%以原形从尿中排泄。氢溴酸右美沙芬口服后30min起效，作用时间6h。马来酸氯苯那敏口服后15～60min起效，作用时间4～6h。【用法用量】口服。❶片剂或胶囊：成人和12岁以上儿童，1～2片（粒）/次，每6h1次，24h不超过4次。❷小儿口服溶液：2～5岁，每次5mL；6～11岁，每次10mL。2岁以下，应遵医嘱。4～6h1次，24h不超过4次。【不良反应】常见轻度头晕、乏力、恶心、上腹不适、口干、食欲不振和皮疹等，可自行恢复。【禁忌证】对本品过敏，严重肝、肾功能不全者禁用。2岁以下小儿不宜使用。【用药须知】❶服药期间不得饮酒或含有酒精的饮料。❷不能同服与本品成分相似的其他抗感冒药。❸过敏体质者，运动员，孕妇及哺乳期妇女，肝、肾功能不全者慎用。❹服药期间不得驾驶飞机、汽车、船，不得从事高空作业、机械作业及操作精密仪器。❺心脏病、高血压、甲状腺疾病、糖尿病、前列腺肥大、青光眼、抑郁症、哮喘等患者以及老年患者应在医师指导下使用或慎用。【药物相互作用】❶与其他解热镇痛药同用，有增加肾毒性的危险。❷不宜与氯霉素，巴比妥类，降压药，抗抑郁药，解痉药，酚妥拉明，洋地黄苷类并用。❸服用降压药或2周内服用过单胺氧化酶抑制药者不宜服用。【用药过量】洗胃和催吐，勿使用药用炭，可给予N-乙酰半胱氨酸，开始按体重140mg/kg口服，然后以70mg/kg每4h1次，共用17次；严重时应及时静脉给药。12h内使用效果满意，超过24h疗效不理想。如用量超过10g/d，则需要考虑是否产生中毒。

复方氨酚烷胺 Compound Paracetamol and Amantadine Hydrochloride Granules【常用名】感康、感邦、优卡丹（小儿）。
【常用剂型与规格】胶囊、片剂：每片含对乙酰氨基酚 250mg，盐酸金刚烷胺 100mg，马来酸氯苯那敏 2mg，人工牛黄 10mg，咖啡因 15mg。小儿氨酚烷胺颗粒：4g/袋，含对乙酰氨基酚 100mg，盐酸金刚烷胺 40mg，人工牛黄 4mg，咖啡因 6mg，马来酸氯苯那敏 0.8mg。
【作用与用途】对乙酰氨基酚能抑制前列腺素合成，有解热镇痛的作用；金刚烷胺可抗"亚-甲型"流感病毒，抑制病毒繁殖；咖啡因为中枢兴奋药，能增强对乙酰氨基酚的解热镇痛效果，并能减轻其他药物所致的嗜睡、头晕等中枢抑制作用；马来酸氯苯那敏为抗过敏药，能减轻流涕、鼻塞、打喷嚏等症状；人工牛黄具有解热、镇惊作用。❶用于缓解普通感冒及流行性感冒引起的发热、头痛、四肢酸痛、打喷嚏、流鼻涕、鼻塞、咽痛等症状。❷流行性感冒的预防和治疗。
【用法用量】口服。❶胶囊、片剂：1 片（粒）/次，2 次/d。❷小儿颗粒：1～2 岁，0.5 袋/次；2～5 岁，1 袋/次；5～12 岁，1～2 袋/次；2 次/d。温开水冲服。**【不良反应】**有时有轻度头晕、乏力、恶心、上腹不适、口干、食欲缺乏和皮疹等，可自行恢复。**【禁忌证】**对本品成分过敏者，严重肝、肾功能不全者禁用。**【用药须知】**❶过敏体质者，孕妇及哺乳期妇女，肝、肾功能不全者，脑血管病史者，精神病史或癫痫病史患者慎用。❷服用期间不得饮酒或含有酒精的饮料。❸不能同时服用与本品成分相似的其他抗感冒药。❹1 岁以下儿童应在医师指导下使用（小儿颗粒）。❺服药期间不得驾驶飞机、汽车、船和从事高空作业、机械作业及操作精密仪器。❻前列腺肥大、青光眼等患者以及老年患者应在医师指导下使用。**【药物相互作用】**❶与其他解热镇痛药合用，有增加肾毒性的危险。❷不宜与氯霉素、巴比妥类等药物合用。

复方锌布 Compound Zinc Gluconate lbuprofer【常用名】臣功再欣。**【常用剂型与规格】**颗粒：每包含葡萄糖酸锌 100mg，布洛芬 150mg，马来酸氯苯那敏 2mg。**【作用与用途】**本品为复方制剂，其布洛芬抑制前列腺素合成，具有解热镇痛作用；葡萄糖酸锌中锌离子能参与多种酶的合成与激活，有增强吞噬细胞的吞噬能力作用；马来酸氯苯那敏为抗组胺药，能减轻由感冒或流感引起的鼻塞、流涕、打喷嚏等症状。用于缓解普通感冒或流行性感冒引起的发热、头痛、四肢酸痛、鼻塞、流涕、打喷嚏等症状。**【用法用量】**口服：成人，2 包/次；儿童，3～5 岁，0.5 包/次，6～14 岁，1 包/次，3 次/d。

【不良反应】❶常见恶心、胃烧灼感或轻度消化道反应、胃肠道出血、转氨酶升高、头痛、头晕、耳鸣、视物模糊、精神紧张、嗜睡、下肢水肿或体重骤增。❷罕见皮疹、支气管痉挛、过敏性肾炎、膀胱炎、肾病综合征、肾乳头坏死或肾衰竭。【禁忌证】对本品过敏者及对其他非甾体抗炎药过敏者，孕妇及哺乳期妇女，对阿司匹林过敏的哮喘患者禁用。【用药须知】❶服药期间不得驾驶飞机、汽车、船，不得从事高空作业、机械作业及操作精密仪器。❷服药期间不得饮酒或含有酒精的饮料。❸60岁以上，过敏体质，支气管哮喘，肝、肾功能不全，凝血机制或血小板功能障碍，甲亢，前列腺肥大，幽门十二指肠梗阻，青光眼患者慎用。❹有消化性溃疡史、胃肠道出血、心功能不全、高血压患者，以及3岁以下儿童用量应在医师或药师指导下使用。【药物相互作用】❶与其他解热、镇痛、抗炎药物同用时可增加胃肠道不良反应。❷与肝素、双香豆素等抗凝药同用，可致凝血酶原时间延长，增加出血，不宜同用。❸与地高辛、甲氨蝶呤、口服降血糖药物同用，使上述药物血药浓度增高，不宜同用。❹与呋塞米同用，后者的排钠和降压作用减弱；与抗高血压药同用也降低后者的降压效果。

双酚伪麻 Paracetamol Pseudoephedrine Hydrochloride and Dextromethorphan Hydrobromide【常用剂型与规格】胶囊、片剂：每粒（片）含对乙酰氨基酚325mg，盐酸伪麻黄碱30mg，氢溴酸右美沙芬15mg。【作用与用途】本品为复方制剂，其中对乙酰氨基酚通过抑制前列腺素的合成，而产生解热镇痛作用；盐酸伪麻黄碱具有选择性的收缩上呼吸道毛细血管，消除鼻咽部黏膜充血、肿胀，减轻鼻塞症状；氢溴酸右美沙芬能抑制咳嗽中枢，有止咳作用。用于缓解普通感冒及流行性感冒引起的发热、头痛、四肢酸痛、打喷嚏、流鼻涕、鼻塞、咳嗽、咽痛等症状。【用法用量】口服。胶囊或片剂：成人，1～2粒（片）/次，3～4次/d，24h不超过4次。【不良反应】偶见轻度头晕、乏力、恶心、上腹不适、嗜睡、口干等，可自行恢复。【禁忌证】对本品过敏及严重肝、肾功能不全者禁用。【用药须知】❶过敏体质者，儿童，孕妇及哺乳期妇女，肝、肾功能不全者，运动员慎用。❷服药期间不得饮酒或含有酒精的饮料。❸不能同服与本品成分相似的其他抗感冒药。❹心脏病、高血压、甲状腺疾病、糖尿病、前列腺肥大、青光眼、抑郁症、哮喘等患者及老年患者应在医师指导下使用。❺服药期间不得驾驶飞机、汽车、船，亦不能从事高空作业、机械作业及操作精密仪器。【药物相互作用】❶与其他解热镇痛药同用，可增加肾毒性危险。❷不宜与氯霉素、巴比妥类、解痉药、酚妥拉明、洋地黄苷类同用。

来氟米特 Leflunomide【常用名】爱若华。【常用剂型与规格】片剂：10mg/片，20mg/片，100mg/片。【作用与用途】本品为抗增殖活性的异噁唑类免疫抑制药，作用机制主要是抑制二氢乳清酸脱氢酶的活性，从而影响活化淋巴细胞的嘧啶合成。用于成人类风湿关节炎，有缓解病情的作用。【药动学】口服吸收迅速，在胃肠黏膜与肝中迅速转变为活性代谢产物，6～12h内血药浓度达峰值，生物利用度约80%，主要分布于肝、肾和皮肤组织，而脑组织分布较少，血浆蛋白结合率大于99%，代谢后从肾脏与胆汁排泄，其 $t_{1/2}$ 约10d。【用法用量】口服。成人：本品由于 $t_{1/2}$ 较长，建议间隔24h给药。开始治疗的最初3d给予负荷量50mg/d，之后根据病情给予维持量10mg/d或20mg/d。在使用期间可继续使用非甾体抗炎药或低剂量皮质类固醇激素。【不良反应】❶常见腹泻，瘙痒，可逆性肝酶（ALT和AST）升高，脱发，皮疹等。❷国外报道不良反应还有乏力、腹痛、背痛、高血压，关节功能障碍、腱鞘炎、头晕、头痛、支气管炎、泌尿系统感染等。【禁忌证】对本品及其代谢产物过敏者，严重肝功能不全者，孕妇及哺乳期妇女禁用。18岁以下不宜使用。【用药须知】❶可引起一过性的ALT升高和白细胞下降，服药初始阶段应定期检查ALT和白细胞。❷肝脏损害和乙肝或丙肝血清学指标阳性，免疫缺陷，未控制的感染，活动性胃肠道疾病，肾功能不全，骨髓发育不良患者须慎用。❸准备生育的男性应考虑中断服药，同时服用考来烯胺（消胆胺）。❹服药期间不使用免疫活疫苗。❺国外报道有罕见间质性肺炎的发生。❻服药期间白细胞下降，注意调整用量或停药。【药物相互作用】❶与考来烯胺、药用炭合用，能使活性代谢产物A771726浓度很快减少。❷与甲苯磺丁脲、非甾体抗炎药物合用，活性代谢产物A771726可使后者血药浓度升高13%～50%，但临床意义还不清楚。❸与单剂量和多剂量利福平联用，活性代谢产物A771726峰浓度较单独使用升高约40%，当两药合用，应慎重。❹与肝毒性药物联用可增加不良反应的发生。【用药过量】剂量过大或出现毒性时，可给予考来烯胺或药用炭加以消除。方法：❶口服考来烯胺8g，3次/d，24h本药血浆浓度降低约40%，48h降低49%～65%。连服11d，血浆浓度可降至0.02μg/mL以下。❷通过胃管或口服给予药用炭，每6h 50g，24h内本药血浆浓度降低37%，48h降低48%。如需要，可重复用。

第三节　抗痛风药

别嘌醇 Allopurinol【常用名】别嘌呤醇、华风痛、痛风宁。**【常用剂型与规格】**片剂：100mg/片。**【作用与用途】**为抑制尿酸合成的药物。本品及其代谢产物氧嘌呤醇均能抑制黄嘌呤氧化酶，阻止次黄嘌呤和黄嘌呤代谢为尿酸，从而减少尿酸的生成。使血和尿中的尿酸含量降低到溶解度以下水平，防止尿酸形成结晶沉积在关节及其他组织内，也有助于痛风患者组织内的尿酸结晶重新溶解。❶用于原发性和继发性高尿酸血症。❷反复发作或慢性痛风者。❸痛风石。❹尿酸性肾结石或尿酸性肾病。❺肾功能不全的高尿酸血症。**【药动学】**胃肠道吸收完全，$2 \sim 6h$ 血药浓度可达峰值，在肝脏内代谢为有活性的氧嘌呤醇，两者都不能和血浆蛋白结合，$t_{1/2}$ 为 $14 \sim 28h$，由肾脏排出。**【用法用量】**口服。❶成人用量：初始量 50mg/次，$1 \sim 2$ 次/d，每周可递增 $50 \sim 100mg$，至 $200 \sim 300mg/d$，分 $2 \sim 3$ 次。每 2 周测血和尿尿酸水平，已达正常水平，则不再增量，如仍高可再递增，但一日量不得大于 600mg。❷儿童继发性高尿酸血症用量：6 岁以内 50mg/次，$6 \sim 10$ 岁，100mg/次，$1 \sim 3$ 次/d。剂量可酌情调整。**【不良反应】**可出现胃肠道反应、皮疹、白细胞及血小板减少、贫血、骨髓抑制、脱发、发热、淋巴结肿大、暂时性氨基转移酶升高、间质性肾炎及过敏性血管炎等。**【禁忌证】**对本品过敏者，严重肝、肾功能不全者，明显血细胞低下患者，孕妇及哺乳期妇女禁用。**【用药须知】**❶不能控制痛风性关节炎的急性炎症症状，不作抗炎药使用。因促使尿酸结晶重新溶解时可再次诱发并加重关节炎急性期症状。❷须在痛风性关节炎的急性炎症症状消失后方可应用。❸服药期间应多饮水，并使尿液呈中性或碱性以利尿酸排泄。❹用于血尿酸和 24h 尿酸过多、痛风石、泌尿系结石及不宜用促尿酸排出药者。❺须小剂量开始，逐渐递增至有效量维持正常血尿酸和尿尿酸水平，后逐渐减量，用最小有效量维持较长时间。❻用药前及用药期间定期查血尿酸及24h 尿尿酸水平。❼肝、肾功能不全者及老年患者慎用，并应减少一日用量；儿童用量应酌情调整。❽用药期间应定期查血常规及肝、肾功能。❾国外曾报道数例患者服用期发生原因未明的突然死亡。**【药物相互作用】**❶饮酒，以及氯噻酮、依他尼酸、呋塞米、美托拉宗、吡嗪酰胺或噻嗪类利尿药均可增加血清中尿酸含量。控制痛风和高尿酸血症时应注意调整用量；对高血压或肾功能不全的患者，与噻嗪类利尿药合用，有肾衰竭及出现过敏的报道。❷与氨苄西林合用时皮疹的发生率增多。❸与抗凝药如双香豆素、茚满二酮衍生物等合用，应调整用量。❹与硫唑嘌呤或巯嘌呤同用，后者用量减少 $1/4\sim1/3$。❺与环磷酰胺同用，可增加骨髓的抑制作用。❻与尿酸化药合用可增加肾结石形成的可能。❼与排尿酸药合用可加强疗效；不宜与铁剂同服。❽与维生素 C、氯化钙、磷酸钾或钠合用，可增加肾脏中黄嘌呤结晶的形成。

秋水仙碱 Colchicine【常用名】秋水仙素、阿马因。**【常用剂型与规格】**片剂：0.5mg/片，1mg/片。**【作用与用途】**本品通过和中性粒细胞微管蛋白的亚单位结合而改变细胞膜功能，包括抑制中性白细胞的趋化、黏附和吞噬作用；抑制磷脂酶 A_2，减少单核细胞和中性白细胞释放前列腺素和白三烯；抑制局部细胞产生白介素-6 等，从而达到控制关节局部的疼痛、肿胀及炎症反应。❶用于治疗痛风性关节炎的急性发作。❷预防复发性痛风性关节炎的急性发作。**【药动学】**胃肠道迅速吸收，血浆蛋白结合 $10\%\sim34\%$，$0.5\sim2h$ 血药浓度达峰值，在肝内代谢，从胆汁及肾脏排出。**【用法用量】**口服：急性期，成人，1mg/次，3 次/d，症状缓解后酌情减量或每 $1\sim2h$ 服 $0.5\sim1mg$，直至关节症状缓解，出现腹泻或呕吐。24h 内不宜超过 6mg，以后为 $0.5\sim1.5mg/d$，分次服用，共 $7\sim14d$。**【不良反应】**与剂量大小有明显相关性：❶常见胃肠道反应，发生率达 80%，严重者可造成脱水及电解质紊乱等。长期服用可见严重的出血性胃肠炎或吸收不良综合征。❷肌肉、周围神经病变，有近端肌无力，麻木，刺痛无力，血清肌酸磷酸激酶增高。❸骨髓抑制，如血小板、中性粒细胞减少，甚至再生障碍性贫血，有时可危及生命。❹休克，表现为少尿、血尿、抽搐及意识障碍，死亡率高，多见静脉用药及老年患者。❺静脉炎、蜂窝织炎、脱发、皮疹、发热及肝损害等。**【禁忌证】**骨髓增生低下及肝、肾功能不全患者，孕妇及哺乳期妇女和 2 岁以下儿童禁用。**【用药须知】**❶如出现呕吐、腹泻等反应，应减量，严重者立即停药。❷骨髓造血功能不全，严重心脏病，肾功能不全及胃肠道疾病患者慎用。❸用药期间定期查血常规及肝、肾功能。❹女性患者在服药期间及停药以后数周内不得妊娠。❺老年患者应减量。❻有致畸的可能。**【药物相互作用】**❶可导致可逆性的维生素 B_{12} 吸收不良。❷可使中枢神经系统抑制药增效，使拟交感神经药的作用增强。**【用药过量】**本品可使细胞有丝分裂毒素，毒性大，一旦过量缺乏解救措施，须格外注意勿使药物过量。

苯溴马隆 Benzbromarone【常用名】苯溴香豆素、尤诺、立加利仙。【常用剂型与规格】片剂：50mg/片，100mg/片。【作用与用途】本品属苯骈呋喃衍生物，为促尿酸排泄药。作用机制主要是通过抑制肾小管对尿酸的重吸收，从而降低血中尿酸浓度。用于原发性高尿酸血症以及非发作期痛风性关节炎。【药动学】口服 50mg，2～3h后达血药浓度峰值，4～5h 尿酸廓清率达最大值，$t_{1/2}$ 为 12～13h，主要以原形药从尿液及粪便排泄。【用法用量】口服。成人，50mg/次，1 次/d，早餐后服用，1 周后检查血尿酸浓度。或治疗初期 100mg/d，早餐后服用，血尿酸降至正常时改为 50mg/d，或遵医嘱。【不良反应】❶常见腹泻，胃部不适，恶心等消化道反应。❷风砣、斑疹、潮红、瘙痒的皮肤过敏反应，个别情况下可见头痛、结膜炎、短时间阳痿。❸转氨酶及碱性磷酸酶升高。❹罕见引起肾结石和肾绞痛，粒细胞减少。❺诱发关节炎急性发作。【禁忌证】对本品过敏者，孕妇及哺乳期妇女，中、重度肾功能不全者，已患肾结石的患者禁用。【用药须知】❶服用过程中应多饮水（每日不少于 1.5～2L），碱化尿液，对肾功能下降，血肌酐＞130μmol/L 者仍然有效，但须保持每日尿量在 2000mL 以上。❷定期检测肾功能及尿酸变化，为促使尿液碱化可酌情给予碳酸氢钠或枸橼酸药物，并注意酸碱平衡。❸急性痛风性关节炎的症状控制后方能应用，以免加重病情。❹避免治疗初期痛风急性发作，建议在给药最初几日合用秋水仙碱或非甾体抗炎药。❺长期用药定期检查肝功能。❻儿童不推荐使用，老年患者减量。【药物相互作用】与水杨酸制剂、吡嗪酰胺、磺吡酮合用，降低其作用。【用药过量】如临床出现中毒症状，对症治疗。

非布司他 Febuxostat【常用名】优立通、瑞风定宁。【常用剂型与规格】片剂：40mg/片，80mg/片。【作用与用途】适用于高尿酸血症的长期治疗。【药动学】❶在 10～120mg 剂量范围内，单次和多次给药后，最大血浆浓度和 AUC 剂量相关性。终末 $t_{1/2}$ 为 5～8h。口服给药后 1～1.5h 达到最大血浓度值，服药同时进食高脂肪餐，C_{max} 和 AUC 降低，但对血尿酸浓度的降低无影响。在体内广泛代谢，由肾脏排泄。导致组织中沉积的尿酸盐动员。因此为了预防治疗初期的痛风发作，可同时服用非甾体类抗炎药。❷用药期间注意监测心肌梗死和脑卒中的症状和体征。❸注意监测肝功能指标。【用法用量】口腔推荐剂量为 40mg 或 80mg，1 次/d。推荐起始剂量为 40mg，1次/d，如果 2 周后血尿酸水平仍不低于 6mg/dL（约 360μmol/L）建议增加至 80mg，每日一次。服药时无需考虑食物和抗酸药的影响。【不良反应】常见肝功能异常、恶心、关节痛、皮疹。【禁忌证】禁用于正在接受硫唑嘌呤、硫嘌呤治疗的患者。【用药须知】❶在服药初期，经常出现痛风发作频率增加，这是因为血中尿酸浓度降低。【药物相互作用】❶与茶碱可能存在相互影响。❷与硫唑嘌呤、疏嘌呤合用可使后者血浓度升高，从而导致中毒。❸可以与秋水仙碱、萘普生、吲哚美辛、氢氯噻嗪、华法林等合用。【药物过量】尚无临床药过量的病例报告。

第五章 神经系统用药

第一节 抗帕金森病药

金刚烷胺 Amantadine【常用名】金刚胺、金刚烷、三环癸胺。【常用剂型与规格】片剂（胶囊）：100mg/片；颗粒：60mg/袋，140mg/袋；糖浆剂：50mg/10mL，500mg/100mL。【作用与用途】本品具有增强多巴胺的效应，中枢抗胆碱，神经保护及抗流感病毒作用。❶用于帕金森病、帕金森综合征、药物诱发的锥体外系反应，一氧化碳中毒后帕金森综合征及老年人合并有脑动脉硬化的帕金森综合征。❷防治 A 型流感病毒所引起的呼吸道感染。❸脑梗死所致的自发性意识低下。【药动学】口服易吸收，达峰值时间（t_{max}）2～4 h，2～3d 达稳态血药浓度（C_{ss}），有效浓度范围为 0.2～0.9μg/mL。吸收后分布于唾液、鼻腔分泌液中，在动物组织中肺内浓度高，能通过血脑屏障及胎盘，可分泌入乳汁。90％以上以原形药物经肾排泄，酸性尿中排泄率可迅速增加，$t_{1/2}$ 为 11～15h，肾衰竭者为 24h，长期透析者可延长至 7～10d。【用法用量】口服。❶帕金森病、帕金森综合征：50～100mg/次，2～3 次/d，最大剂量为 400mg/d。肾功能障碍者减量。❷A 型流感病毒感染：成人，200mg/d，分 1～2 次服。最大剂量不超过 150mg/d；儿童：1～9 岁，4.4～8.8mg/(kg·d)，1～2 次/d，9～12 岁，100～200mg/d。12 岁及以上，用量同成人。【不良反应】常见兴奋、焦虑、抑郁、紧张、幻觉、精神错乱、嗜睡、共济失调及腹泻。少见排尿困难、晕厥。极少见构音不清、不能控制的眼球滚动、咽喉炎及发热。罕见但严重的有心律失常、低血压、心动过速、心脏停搏、粒细胞减少、急性呼吸衰竭、肺水肿、恶性黑色素瘤等。【禁忌证】对本品过敏者，妊娠和哺乳期妇女禁用。【用药须知】❶肾功能障碍、充血性心力衰竭、末梢性水肿、直立性低血压或

65 岁以上有肾功能减退的老年患者，应酌情减少或停用。❷可使闭角型青光眼未经治疗者瞳孔散大的风险增加。❸可增加惊厥及其他癫痫发作史患者癫痫发作的风险；可加重有精神病疾患或有成瘾史的精神症状。❹有湿疹样皮疹史者使用可致症状复发。❺情感冲动控制缺陷者可减量使用，一旦出现症状宜撤药。❻帕金森病者应用需警惕黑色素瘤的风险。❼忌突然停药，以免临床症状加重。【药物相互作用】❶忌与固体剂型的氯化钾合用，以避免胃肠道溃疡的风险。❷不宜合用乙醇。❸抗胆碱药或其他抗帕金森药、抗组胺药、吩噻嗪类抗精神病药或三环类抗抑郁药合用，抗胆碱作用增加，需调整上述药物和本品剂量。❹中枢兴奋药合用可加强中枢兴奋作用，甚至可致惊厥或心律失常，应谨慎；合用地西泮或抗抑郁药，中枢抑制作用增强。❺碱化尿液的药物可降低本品的排泄率。【用药过量】排尿困难、心律失常、低血压、张力障碍以及精神病症状（包括躁动、精神错乱、谵妄、幻觉、定向力障碍、攻击性行为等），严重者可出现昏迷与惊厥，甚至死亡。处理：对症与支持疗法。包括洗胃、催吐，大量补液利尿，酸化尿液加速排泄，同时监测血压、脉搏、呼吸、体温、电解质、尿 pH 值与排出量，必要时可导尿；并观察有无动作过多、惊厥、心律失常及低血压等，按需分别给镇静药、抗惊厥药、抗心律失常药，必要时可再加用其他药物。控制中枢神经系统中毒的症状，可缓慢静注毒扁豆碱，成人每间隔 1～2h 予以 1～2mg；儿童每间隔 5～10min 给予 0.5mg，最大量可达2mg/h。

苯海索 Trihexyphenidyl【常用名】安坦、三己芬迪。**【常用剂型与规格】**片剂：2mg/片；胶囊：5mg/粒。**【作用与用途】**本品可部分阻断中枢纹状体胆碱受体，平衡黑质纹状体胆碱能神经与多巴胺能神经功能，缓解锥体外系症状，改善流涎。❶用于帕金森病和帕金森综合征。❷药物引起的锥体外系疾患，迟发性运动障碍除外。**【药动学】**胃肠道吸收快而完全，能通过血-脑屏障进入中枢，1h 起效，作用持续 6～12h。56％随尿排出，可分泌入乳汁。消除 $t_{1/2}$ 为 3.7 h。**【用法用量】**口服。❶成人，第 1d1～2mg，2 次/d，逐渐增至有效治疗剂量 2mg/次，3 次/d，最大剂量 10mg/d，分 3～4 次。❷老年患者酌情减量。**【不良反应】**常见头晕、视物模糊、便秘、出汗减少、排尿困难、嗜睡、口鼻或咽喉干燥、畏光、恶心、呕吐等。长期用药可致紧张、失眠、精神错乱、幻觉、认知障碍等。严重者有眼内压升高、闭角型青光眼和定向障碍。**【禁忌证】**对本品过敏者、迟发性运动障碍者、闭角型青光眼患者和 4 岁以下儿童禁用。**【用药须知】**

❶老年患者对本品较敏感，可产生不可逆的脑功能衰竭，高龄者慎用。❷心血管功能不全者、迟发性运动障碍可能加剧者、有锥体外系反应者、精神病患者、倾向于闭角型青光眼者、肝功能障碍者、肠梗阻或有此病史者、重症肌无力患者、中度或重度前列腺肥大或尿潴留者、肾功能障碍者、低血压患者慎用。❸可抑制乳汁分泌，妊娠及哺乳期妇女慎用。【药物相互作用】❶忌与固体剂型的氯化钾合用，以避免胃肠道溃疡的风险。❷与乙醇、中枢抑制药合用使中枢抑制作用增强。❸与金刚烷胺、抗胆碱药或其他有抗胆碱作用的药物、单胺氧化酶抑制药（MAOIs）合用，可加强抗帕金森病药的抗胆碱作用，导致麻痹性肠梗阻。❹合用抗酸药或吸附性止泻药，可减弱本品的抗帕金森病疗效，必须应用时两者至少间隔 1～2h。❺可加强左旋多巴或其复方制剂的疗效，有精神病史者不宜合用。❻与氯丙嗪合用时，可使后者的吸收减少，血药浓度降低。【用药过量】体温过高、高血压、呼吸加速、恶心甚至呕吐、皮疹以及中枢神经系统症状（包括心神不定、意识错乱、激动、运动失调、偏执、幻觉、精神错乱甚至癫痫，之后有可能受到抑制、昏迷），循环系统以及呼吸停止，最后致死。处理：洗胃：应在 1h 之内进行洗胃，如果出现激动或者惊厥可以使用地西泮控制。组织缺氧或者酸中毒时应及时处理，即使没有出现酸中毒，一般也要使用碳酸氢盐。

左旋多巴 Levodopa【常用名】 左多巴。**【常用剂型与规格】** 片剂：50mg/片，125mg/片，250mg/片。**【作用与用途】** 本品系多巴胺（DA）的前体药物，通过血-脑屏障进入中枢，经多巴脱羧酶作用转化成 DA 而发挥药理作用。❶用于帕金森病和帕金森综合征。❷肝性脑病。❸神经痛。❹高泌乳素血症。❺脱毛症。❻促进小儿生长发育。**【药动学】** 口服迅速吸收，约 80％经小肠吸收，空腹服用后，t_{max} 为 1～3h。广泛分布于体内各种组织，可通过血-脑屏障，单用时绝大部分均在外周脱羧成为 DA，进入中枢神经系统的量不足 1％，可通过胎盘屏障，也可从乳汁分泌。$t_{1/2}$ 为 1～3h。口服量的 80％于 24h 内以代谢产物经肾脏排泄。**【用法用量】** 口服。❶治疗震颤麻痹：开始 0.25～0.5g/d，分 2～3 次服。每服 2～4d 后增加 0.125～0.5g/d。维持量 3～6g/d，分 4～6 次服，连续用药 2～3 周后见效。❷静滴：治疗肝性脑病，0.3～0.4g/d，加入 5％葡萄糖注射液 500mL 中滴注，待完全清醒后减量至 0.2g/d，继续 1～2d 后停药。或用本品 5g 加入 100mL 生理盐水中鼻饲或灌肠。**【不良反应】** 常见恶心、呕吐、厌食等胃肠道反应；治疗初期常见轻度直立性低血压，但随剂量逐渐缓慢递增和药物耐受性的增加，该不良反应可逐渐减轻或消失；随着病情进展和长期服药，5年后常见症状波动和运动障碍。少见失眠、焦虑、噩梦、躁狂、幻觉、妄想、抑郁等精神障碍。极少见心悸、心律失常。【禁忌证】对本品过敏者、闭角型青光眼患者、黑色素瘤病史或未明确诊断的皮肤溃疡史患者、与非选择性 MAOIs 合用或间隔不足2周者禁用。【用药须知】❶老年患者耐受力低。❷支气管哮喘、肺气肿、严重心血管疾病、肝肾功能障碍、慢性开角型青光眼者，有潜在精神异常者，有惊厥病史或黑色素瘤病史者，内分泌疾病且影响下丘脑和垂体功能者，胃肠道溃疡者慎用。❸用药时监测血常规及血红蛋白；开始调整用量时检测有无心律失常或直立性低血压；肝肾功能；开角型青光眼者应做眼底检查，并监测眼内压。❹进食（高蛋白饮食）时服药达峰时间延迟，峰浓度降低，胃肠道反应常见，故最佳给药时间为餐后1.5h。❺长期应用可引起嗅、味觉改变或消失，唾液、尿液及阴道分泌物变棕色。❻可增强性功能。青春期应用可使第二性征发育过度。❼宜缓慢增量，逐渐减量。【药物相互作用】❶外周多巴脱羧酶抑制药在外周抑制左旋多巴转变为 DA，使更多的左旋多巴进入脑内脱羧成 DA，故合用时用量可减少75%。❷与吩噻嗪类、丁酰苯类、硫杂蒽类等抗精神病药，苯妥英钠、利血平、甲氧氯普胺、罂粟碱、异烟肼及维生素 B_6 合用，疗效降低。❸抗酸药、DA 受体激动药、金刚烷胺、MAO-BIs 和儿茶酚氧位甲基转移酶（COMT）抑制药可增强本品作用，合用时需适当减少本品用量。❹合用吸入全麻药尤其是氟烷时，可致心律失常，应先停用本药6～8h 后再吸入全麻药。❺禁与 MAOIs 合用，以免引起高血压危象。【用药过量】意识错乱、激动、失眠、坐立不安、严重厌食，以及心血管症状，如最初会出现高血压，随后又出现低血压、窦性心动过速和症状性直立性低血压。处理：采用支持治疗，对于摄入剂量超过4g 的成人或200mg 的儿童，在摄入1h 之内可给予口服药用炭减少吸收。或立即洗胃，必要时用 β 受体拮抗药抗心律失常。维生素 B_6 不能逆转过量。

多巴丝肼 Levodopa and Benserazide【常用名】美多巴、复方左旋多巴、左旋多巴/苄丝肼。【常用剂型与规格】片剂（胶囊）（4:1）：125mg/片，250mg/片；分散片：125mg/片。【作用与用途】本品系左旋多巴与苄丝肼的复方制剂，作用同左旋多巴，但因苄丝肼系脱羧酶抑制药，能抑制左旋多巴的外周脱羧，增加脑内左旋多巴的量，故可减少左旋多巴用量，从而减少其不良反应，增加患者耐受性。❶用于帕金森病。❷脑炎后或合并有脑动脉硬化的症状性帕金森综合征。【药动学】口服在消化道迅速吸收（约58%），食物可延迟吸收并降低吸收量。t_{max} 为 1～2h。吸收后广泛分布于体内各组织，且进入脑内的量增多。口服后约80%于24h内降解为多巴胺代谢物，由肾排泄。原形排出体外约5%，可通过乳汁分泌。分散片是一种水溶剂型，吸收快、起效快。【用法用量】口服。成人，第1周125mg/次，2～3次/d。以后每隔1周增加125mg/d。最大剂量1.0g/d，分3～4次服。【不良反应】较常见恶心，呕吐，直立性低血压，头、面部、舌、上肢和身体上部的异常不随意运动，精神抑郁，排尿困难。较少见高血压，心律失常，溶血性贫血，胃痛，易疲乏或无力。剂量过大可致舞蹈样或其他不随意运动。长期使用，易致运动不能或"开关"现象。【禁忌证】严重心血管疾病和内分泌疾病、肝肾功能障碍、心力衰竭、青光眼、有惊厥史、精神病患者；妊娠和哺乳期妇女及25岁以下的患者；有尚未诊断明确的皮损、黑色素瘤或有黑色素瘤史者禁用。【用药须知】❶胃与十二指肠溃疡、糖尿病、支气管哮喘、肺气肿及其他严重影响肺部疾病、尿潴留、严重骨髓疾病、严重甲状腺功能亢进、心动过速或嗜铬细胞瘤、骨质软化症和抑郁症等精神疾病患者慎用。❷不可骤然停药。❸用药期间避免驾驶和操作机械。【药物相互作用】❶与甲基多巴合用，可改变左旋多巴的抗帕金森作用，并产生中枢神经系统毒性，使精神病发作；同时甲基多巴的抗高血压作用增强。❷利血平可抑制本品作用，正在接受利血平治疗者禁用。❸其余参见"左旋多巴"的相关内容。【用药过量】严重的心律失常、精神错乱或失眠、恶心、呕吐、异常的不自主运动。处理：监测患者的生命体征，并酌情采取相应的支持措施。对特殊患者抗心律失常予呼吸兴奋药、神经安定药的系统治疗。

卡比多巴 Carbidopa【常用名】α-甲基多巴肼。【常用剂型与规格】片剂：25mg/片。【作用与用途】本品为外周多巴脱羧酶抑制药，不易进入中枢，仅抑制外周的左旋多巴转变为 DA，使循环中左旋多巴量增高 5～10 倍，从而使其进入中枢的量增多。❶用于与左旋多巴合用，治疗各种原因引起的帕金森症。❷与左旋多巴联合应用，治疗单眼弱视疗效好，尤其是屈光参差性单眼弱视、弱视性质为中心注视的弱视。【药动学】口服吸收 40%～70%。血浆蛋白结合率约 36%。可通过胎盘，可从乳汁分泌。50%～60%以原形或代谢产物由尿内排泄。【用法用量】首次剂量，卡比多巴 10mg，左旋多巴 100mg，4 次/d；以后每隔 3～7d 增加卡比多巴 40mg/d，左旋多巴 400mg/d，直至卡比多巴 200mg/d，左旋多巴 2g/d 为限。多采用其复方制剂。【不良反应】与左旋多巴合用时，可有恶心、呕吐等；且左旋多巴所致的异常不随意运动精神障碍等趋于较早发生。常见精神抑郁，面部、舌、上肢及手部的不自主运动。【禁忌证】儿童、孕妇及哺乳期妇女，以及青光眼患者、精神病患者、严重心律失常者、心力衰竭者、消化性溃疡者和有惊厥史者禁用。【用药须知】❶骨质疏松者应缓慢恢复正常活动，以减少引起骨折危险。❷用药期间监测血常规、肝肾功能及心电图。【药物相互作用】合用左旋多巴时参见"左旋多巴"的相关内容。

左旋多巴-卡比多巴 Levodopa/Carbidopa【常用名】复方卡比多巴、信尼麦、息宁。【常用剂型与规格】片剂：1 号片，卡比多巴 10mg：左旋多巴 100mg/片；2 号片，卡比多巴 25mg：左旋多巴 250mg/片。【作用与用途】本品为卡比多巴和左旋多巴的复方制剂。与左旋多巴合用时既可降低其外周心血管系统的不良反应，又可减少其用量。用于各种原因引起的帕金森症，有良好临床疗效，但晚期重型患者的疗效较差。【药动学】参见"卡比多巴"和"左旋多巴"的相关内容。【用法用量】口服：治疗震颤麻痹，开始时 0.25～0.5g/d，分 2～3 次服。每服 2～4d 后增加 0.125～0.5g/d，维持量 3～6g/d，分 4～6 次服，连续用药 2～3 周后见效。在剂量递增过程中，如出现恶心等，应停止增量，待症状消失后再增量。【不良反应】常见恶心、呕吐、食欲不振等胃肠道反应。用药 3 个月后可出现不安、失眠、幻觉精神症状，此外尚可有直立性低血压、心律失常及不自主运动等，应注意调节剂量，必要时停药。"开关"现象见于年龄较小的患者，约在用药后 1 年以上的部分患者出现。【禁忌证】高血压患者、精神病患者、糖尿病患者、心律失常患者、闭角型青光眼患者，以及妊娠和哺乳期妇女禁用。【用药须知】❶支气管哮喘者、肺气肿者、严重心血管疾病者、肝肾功能障碍者慎用。❷长期应用对肝脏有损害，可发生黄疸、氨基转移酶升高。❸长期应用可引起嗅觉、味觉改变或消失，唾液、尿液及阴道分泌物变棕色。❹可增强患者性功能。青春期应用可使第二性征发育过度，增强性功能。【药物相互作用】❶与维生素 B6 或氯丙嗪合用，左旋多巴疗效降低。❷与单胺氧化酶抑制药、麻黄碱、利血平及拟肾上腺素药合用，影响合用药物对血压的反应，因此禁与上述药合用。❸抗精神药吩噻嗪类和丁酰苯类可拮抗黑质纹状体 DA 受体，引起锥体外系运动失调，拮抗左旋多巴的作用，不宜与左旋多巴合用。❹抗抑郁药会加强左旋多巴的不良反应，可致直立性低血压，宜在睡前服用。【用药过量】超剂量时上述不良反应明显加重，并可导致严重心律失常。处理：立即催吐、洗胃，采取增加排泄措施，并依病情进行相应对症和支持治疗。

美金刚 Memantine【常用名】美金刚胺、Akatinol。【常用剂型与规格】片剂：10mg/片；滴剂：10mg/瓶；注射液：10mg/2mL。【作用与用途】本品通过释放DA，直接和间接地兴奋DA受体发挥疗效，具有抗震颤麻痹综合征及神经保护作用。用于：❶震颤麻痹综合征。❷中、重度阿尔茨海默病。【药动学】口服吸收生物利用度100%，食物不影响吸收。t_{max}为3～8h。血浆蛋白结合率约45%。部分经肝代谢，大部分以原形经肾排泄。终末$t_{1/2}$为60～100h。碱性条件下，清除速率降低。【用法用量】口服或胃肠道外给药。❶成人及14岁以上青年：第1周，10mg/d，分2～3次；以后每周增加10mg/d。维持剂量：10mg/次，2～3次/d。需要时还可增加，剂量宜个体化。❷14岁以下儿童：维持量为0.5～1.0mg/(kg·d)。【不良反应】常见幻觉、意识混沌、头晕、头痛、疲倦。少见焦虑、肌张力增高、呕吐、膀胱炎和性欲增加。罕见癫痫发作。【禁忌证】严重肝功能不全者、严重意识紊乱状态者、妊娠和哺乳期妇女禁用。【用药须知】❶肾功能不全者必须减量。❷癫痫患者、惊厥病史者、癫痫易感体质者慎用。❸尿液pH值升高的患者使用须密切监测。【药物相互作用】❶能增强抗胆碱药的作用，合用应谨慎。❷合用其他N-甲基-D-天冬氨酸受体拮抗药，会增加不良反应的发生率和严重程度。❸合用西咪替丁、雷尼替丁、普鲁卡因胺、奎尼丁、奎宁及尼古丁等药物，因竞争相同的肾脏阳离子转运系统，可能产生相互作用，导致血浆水平升高。【用药过量】过量的症状及体征与治疗剂量下的不良反应相同，只是程度更严重。处理：对症治疗。

吡贝地尔 Piribedil【常用名】泰舒达、哌利必地、双哌嘧啶。【常用剂型与规格】片剂：20mg/片；缓释片：50mg/片。【作用与用途】本品系非麦角类DA受体激动药，可激动黑质纹状体D_1和D_2受体、中脑-皮质和边缘叶通路的D_3受体，尚可降低谷氨酰胺和自由基含量。用于帕金森病和帕金森综合征。对震颤作用强，对强直和少动作用较弱。【药动学】口服吸收迅速，t_{max}为1h，血药浓度下降呈双相，$t_{1/2}$为1.6h，蛋白结合率较低，约68%以代谢产物经肾排出。能逐渐释放活性成分，治疗作用可维持24h以上。【用法用量】口服：50mg/次，第1周1次/d，第2周2次/d，第3周3次/d，餐后服。维持剂量为150mg/d，最大剂量不超过250mg/d。【不良反应】可见消化不良、恶心、呕吐、便秘、厌食、胃不适、眩晕、精神紊乱、嗜睡、激动、焦虑、头痛、低血压、运动障碍、体温过低、抑郁或躁狂症。偶见胆汁淤积，肝功能损害。尚有过敏反应。【禁忌证】对本药过敏者，心肌梗死及其他严重心血管病患者禁用。【用药须知】❶肝功能损害者需减量使用。❷大剂量使用可致躁狂。❸对甲状腺功能有影响。❹应整粒吞服，不可嚼碎。【药物相互作用】❶可加重使用左旋多巴或其他抗帕金森病药的患者的异动症。❷避免与中枢 DA 受体拮抗药合用。

司来吉兰 Selegiline【常用名】丙炔苯丙胺、咪多比、克金平。【常用剂型与规格】片剂：5mg/片。【作用与用途】本品系不可逆 MAO-BI，小剂量选择性抑制 MAO-B，大剂量时对 A 型和 B 型 MAO 均有抑制作用。可阻断 DA 的代谢，减少其降解，增强其作用。❶用于原发性帕金森病和（或）帕金森综合征。❷痴呆。❸抑郁症。【药动学】口服易吸收，t_{max} 为 1h，有首关代谢，生物利用度约 10%。血浆蛋白结合率为 94%，能透过血-脑屏障。经首关效应后产生多种活性代谢产物，代谢产物主要经尿排出，15% 从粪便排泄。$t_{1/2}$ 平均为 40h。【用法用量】口服：2.5～5mg/次，2 次/d，于早餐和午餐时分 2 次服。【不良反应】少见头晕、腹痛或胃痛、直立性低血压、心律失常、肝酶升高、记忆障碍、肌肉痉挛或指（趾）麻木、口周或喉部烧灼感、光敏、疲乏、出汗过多。罕见精神兴奋、失眠。严重者心房颤动。【禁忌证】对本品或制剂中任一成分过敏者合用哌替啶、曲马多、美沙酮、右丙氧芬或右美沙芬，合用其他 MAOIs 者，与使用其他司来吉兰药品或哌替啶间隔不足 2 周者禁用。【用药须知】❶12 岁以下儿童不应使用；65 岁以上老年人出现头晕和直立性低血压风险增加。❷严重痴呆、严重精神病、迟发性运动障碍、过多的震颤、消化性溃疡病史者慎用。【药物相互作用】❶合用左旋多巴，左旋多巴的作用被增强，应减少 10%～30% 的左旋多巴的用量。❷与哌替啶合用，可造成危及生命的严重反应，应避免两者合用。❸与三环类抗抑郁药或 5-羟色胺再摄取抑制剂（SSRIs）合用，会出现严重反应，甚至致命，故避免合用。停用后至少 14d 才开始用三环类抗抑郁药或 SSRIs。停用氟西汀后至少 5 周才开始。❹其他禁合用的药物：MAOIs；拟交感神经药；肾上腺素 β 受体激动药；安非他酮、卡马西平、奥卡西平、赛庚啶、马普替林、酪氨酸、甲基多巴、哌甲酯。❺剂量在 20mg/d 以上者，如同时服用含酪胺的食物或饮料如干酪、酵母、蛋白提取物、熏肉或盐腌肉、家禽或鱼、发酵的香肠或其他发酵的肉类、酸泡菜、香蕉、鳄梨、苦橙、太熟的水果、酒等，酪胺的代谢被抑制，可致突然及严重的高血压反应。【用药过量】中枢神经系统抑制症状和困倦，但中枢神经系统的兴奋症状更常见，表现为易激惹、活动过多、易怒、幻觉，或癫痫发作，最终出现呼吸抑制和昏迷。也常见低血压，或高血压，并可伴剧烈头痛、心律失常和末梢循环衰竭，大量出汗、体温过高、神经肌肉痉挛、牙关紧闭、角弓反张、瞳孔散大。处理：早期予催吐、洗胃并保持呼吸道畅通，必要时可用机械呼吸及吸氧；缓慢静滴地西泮，治疗中枢神经系统刺激症状和体征，避免应用吩噻嗪类药物；低血压及血管性虚脱可用静脉补液，必要时予低剂量升压药；并密切监测体温，用退热药及降温毯治疗高热，维持水和电解质平衡。

第二节　抗重症肌无力药

新斯的明 Neostigmine【常用名】普洛斯的明、普洛色林。【常用剂型与规格】注射剂：0.25mg/mL，0.5mg/mL，1.0mg/2mL。【作用与用途】本品通过抑制胆碱酯酶而发挥拟胆碱作用，并直接激动骨骼肌运动终板上烟碱样受体。❶用于拮抗非去极化肌肉松弛药的肌松作用。❷重症肌无力。❸术后腹气胀或尿潴留。❹阵发性室上性心动过速。❺阿托品过量中毒。❻青光眼。【药动学】血浆蛋白结合率为 15%～25%，极少进入中枢。可被血浆胆碱酯酶水解，亦可经肝代谢。用量的 80% 在 24h 内经尿排出，其中原形药占给药量的 50%。肌注平均 $t_{1/2}$ 为 0.89～1.2h。婴儿和儿童的消除 $t_{1/2}$ 明显较成人短，但治疗作用维持时间并无明显同步缩短。肾衰竭者 $t_{1/2}$ 明显延长。【用法用量】❶静注：拮抗非去极化型肌松药，0.5～2mg/次，极限为 5mg，以后维持量 0.5mg/次，并与适量阿托品（0.5～1mg）同用。❷肌内或皮下注射：术后尿潴留，0.25mg/次，1 次/4～6h，持续 2～3d。术后腹气胀：0.5mg/次，并定时重复给药，随时予阿托品 0.5～1mg 静或肌注，阿托品可先用或同用，预防心动过缓。儿童常规剂量，初量为 0.04mg/kg，静注或肌注，同时予阿托品 0.02mg/kg。【不良反应】可致药疹，大剂量可致恶心、呕吐、腹泻、流泪、流涎等。严重者可见共济失调、惊厥、昏迷、语言不清、焦虑不安、恐惧甚至心脏停搏。【禁忌证】对本品过敏者；癫痫、心绞痛、室性心动过速、机械性肠梗阻、腹膜炎或尿路梗阻及哮喘患者；心律失常、窦性心动过缓、血压下降、迷走神经张力升高者禁用。【用药须知】❶孕妇和哺乳期用药尚不明确。❷甲状腺功能亢进症、帕金森病患者慎用。【药物相互作用】❶不宜合用去极化肌松药。❷能干扰肌肉传递的药物如奎尼丁，可使本品作用减弱，不宜合用。❸并用阿托品对抗 M 样副作用时，阿托品可掩盖过量的中毒症状。【用药过量】胆碱能危象，甚至心脏停搏。处理：常规给予阿托品对抗。

溴吡斯的明 Pyridostigmine Bromide【常用名】吡啶斯的明。【常用剂型与规格】糖浆剂：1.2%，12mg/mL；片剂：60mg/片；注射剂：5mg/mL，10mg/2mL。【作用与用途】本品作用类似新斯的明。❶用于拮抗非去极化肌肉松弛药的肌松作用。❷用于重症肌无力。❸用于术后腹气胀或尿潴留。【药学】口服不易从胃肠道吸收，30～45min 起效。不易通过血-脑屏障，可通过胎盘。可被血浆胆碱酯酶水解，亦可经肝代谢。原形药物或代谢产物经肾排出。静注后 $t_{1/2}$ 为 1.9h。【用法用量】❶重症肌无力。①糖浆剂口服：成人初量 60～120mg，1 次/3～4h，用量按需调整，维持量 60mg/d。②片剂口服：60mg/次，3 次/d。③皮下或肌注：1～5mg/d，或酌情而定。❷术后腹气胀或尿潴留：肌注，1～2mg/次。❸对抗非去极化肌松药的肌松作用：静注，2～5mg/次。【不良反应】常见出汗、恶心、呕吐、胃痉挛、肠蠕动增加、腹泻、流涎、肌肉自发性收缩或痉挛、虚弱、瞳孔缩小、支气管分泌过多。严重者有缓慢心律失常、胆碱能危象。【禁忌证】对本品或制剂中任一成分过敏或对溴化物过敏者、机械性肠梗阻和尿路梗阻者禁用。【用药须知】❶注射给药限用于拮抗非去极化肌松药；口服用的糖浆或缓释片通常仅用于重症肌无力。❷支气管哮喘者、心律失常或胆碱能危象患者慎用。【药物相互作用】参见"新斯的明"相关内容。【用药过量】参见"新斯的明"相关内容。

加兰他敏 Galanthamine【常用名】强肌片。【常用剂型与规格】片剂：4mg/片，5mg/片，8mg/片；注射液：1mg/mL，2.5mg/mL，5mg/mL。【作用与用途】可逆性抗胆碱酯酶药，作用较弱。亦能直接兴奋运动终板上的 N_2 受体，改善神经肌肉传导。易通过血-脑屏障，有较强的中枢拟胆碱作用。❶用于重症肌无力。❷进行性肌营养不良。❸脊髓灰质炎后遗症及儿童脑型瘫痪。❹外伤性感觉运动障碍。❺多发性周围神经病。❻阿尔茨海默病和血管性痴呆。【药动学】口服易吸收，t_{max} 为 1h，生物利用度为 90%，食物可延缓吸收，但不影响吸收量。血浆蛋白结合率 18%。在肝中经 CYP2D6 和 CYP3A4

代谢，生成活性代谢产物。大部分用药量以原形和代谢产物从尿中排泄，6%从粪便排泄，$t_{1/2}$ 为 7～8h。【用法用量】❶重症肌无力、肌营养不良症、多发性周围神经病等：①口服，10mg/次，3 次/d。②肌内或皮下注射，2.5～10mg/次，1 次/d。❷阿尔茨海默病和（或）血管性痴呆：口服，第 1 周：4mg/次，2 次/d；第 2 周：8mg/次，2 次/d；第 3 周：12mg/次，2 次/d，并维持该剂量。❸儿童剂量重症肌无力、肌营养不良症、多发性周围神经病等：①口服，0.5～1mg/(kg·d)，分 3 次服。②肌内或皮下注射，0.05～0.1mg/(kg·d)，1 次/d。❹脊髓灰质炎后遗症：连续服药 40～50d，一般 20～40d 为 1 个疗程，隔 30～45d 后开始第 2 个疗程。经 1～2 个疗程后病情无改善者，应停药。有效者可连用 3 个疗程。【不良反应】常见恶心、呕吐、食欲不振、腹泻、体重减轻、头晕、头痛、眩晕、流涎。严重者有心动过缓、心力衰竭、食管穿孔（罕见）、胃肠道出血、血小板减少。【禁忌证】对本品或制剂中任一成分过敏者禁用。【用药须知】❶应用时宜小量开始，逐渐加量，以避免不良反应。❷癫痫、运动功能亢进、机械性肠梗阻、心绞痛、心脏传导障碍、心动过缓、支气管哮喘、梗阻性肺病等患者慎用。❸拟胆碱作用可致膀胱梗阻。❹溃疡病史或有易患因素者，会增加活动性溃疡或隐匿性胃肠道出血的风险。❺中度肝肾功能损害者宜减量慎用，严重肝肾功能损害者不推荐使用。❻可增加认知损害患者的死亡率。【药物相互作用】❶合用抑制 CYP2D6 的药物（如奎尼丁、氟西汀、帕罗西汀等）和抑制 CYP3A4 的药物（如酮康唑等），血药浓度可增加，应减量。❷合用 β 受体阻断药等显著降低心率的药物，应警惕心动过缓和房室阻滞。❸合用非甾体抗炎药，应警惕活动性溃疡或隐匿性胃肠道出血。【用药过量】参见"新斯的明"相关内容。

第三节　抗癫痫药

卡马西平 Carbamazepine【常用名】酰胺咪嗪、卡马咪嗪、得理多。【常用剂型与规格】片剂：100mg/片，200mg/片，400mg/片；缓释片：200mg/片，400mg/片。【作用与用途】本品具有抗惊厥、抗癫痫、抗神经性疼痛等。❶用于癫痫单纯或复杂部分性发作，对全身性强直、阵挛、强直阵挛发作亦有良好疗效。❷缓解三叉神经痛和舌咽神经痛，亦用作三叉神经痛缓解后的长期预防性用药。也可用于脊髓结核、多发性硬化、糖尿病性周围神经痛、外伤及疱疹后神经痛。❸预防或治疗双相障碍（躁狂抑郁）。❹中枢性部分性尿崩症，可单用或与氯磺丙脲、氯贝丁酯等合用。❺酒精戒断综合征。❻对室性、室上性早搏等心律失常有效。【药动学】口服吸收慢而不规则，t_{max}为4~8h，峰值浓度（C_{max}）个体差异很大，有效浓度范围为4~12μg/mL。能通过胎盘，可分泌入乳汁，经肝脏代谢，主要经肾排出，$t_{1/2}$为25~65h，长期服药诱导自身代谢，$t_{1/2}$降为10~20h。【用法用量】❶抗癫痫及抗惊厥：初始剂量100~200mg/次，1~2次/d，以后逐渐增加剂量，直至最佳疗效。维持时应酌情调整至最低有效剂量，分次服。注意剂量个体化，最大剂量1200mg/d，少数可用至1600~2000mg/d。❷镇痛：初始100mg/次，2次/d；第2日起，隔日增加100~200mg，直至疼痛缓解，维持量为400~800mg/d，分次服，最高剂量1200mg。❸尿崩症：单用时300~600mg/d，如与其他抗利尿药合用，200~400mg/d，分3次服。❹抗躁狂或抗精神病：初始200~400mg/d，以后每周逐渐增加剂量，通常成人总量不超过1200mg/d，分3~4次服。少数用至1600mg/d。❺酒精戒断综合征：平均剂量200mg/次，3~4次/d。对严重病例，最初几日剂量可增至400mg/次，3次/d。❻心律失常：300~600mg/d，分2~3次服。❼儿童剂量：抗惊厥：1岁以下，100~200mg/d；1~5岁，200~400mg/d；6~10岁，400~600mg/d；11~15岁，600~1000mg/d，分次服。4岁或4岁以下儿童，起始剂量20~60mg/d，然后每隔1日增加20~60mg。4岁以上的儿童，起始剂量100mg/d，然后每周增加100mg。也有以下用法：6岁以下，起始剂量为5mg/(kg·d)，每隔5~7d增加1次用量，至10mg/(kg·d)，必要时可增至20mg/(kg·d)，维持量应调整到维持血药浓度8~12μg/mL，常用量为10~20mg/kg（250~350mg），总量不宜超过400mg/d。6~12岁，第1日100mg，分2次服，每隔1周增加1次剂量，一次可增加100mg，直至起效，维持量应调整到最小有效量，常用量为400~800mg/d，不超过1000mg/d，分3~4次服。【不良反应】最常见中枢神经系统反应，如视物模糊、复视、眼球震颤。常见恶心、呕吐、血压异常、头晕、嗜睡、笨拙、精神错乱。罕见但严重的Stevens-Johnson综合征、中毒性表皮坏死溶解症、剥脱性皮炎、红斑狼疮样综合征。【禁忌证】对本品或三环类化合物过敏者、心脏房室阻滞者、血常规严重异常者、血清铁严重异常或有卟啉病史者、有骨髓抑制史者、严重肝功能不全者、妊娠和哺乳期妇女禁用。【用

【用药须知】❶交叉过敏：与三环类抗抑郁药、奥卡西平、苯妥英钠等可能存在交叉过敏反应。❷酒精中毒者、冠状动脉硬化等心脏病患者、肝脏疾病者、肾脏疾病或尿潴留者、糖尿病患者、青光眼患者、使用其他药物有血液系统不良反应史者、ADH分泌异常或有其他内分泌紊乱者慎用。❸全血细胞计数以及血清铁检查。在给药前检查1次，治疗开始后应经常复查达2～3年；尿常规；血尿素氮；肝功能检查；血药浓度监测；眼科检查。❹饭后立即服药，可减少胃肠道反应。❺开始时应用小剂量，然后逐渐增加，直到获得良好疗效或出现不良反应。已用其他抗癫痫药治疗的患者加用本药时，用量也应逐渐增加。在开始治疗的4周左右可能需要增加剂量，以避免自身诱导所致血药浓度降低。❻癫痫患者突然撤药可引起惊厥或癫痫持续状态。❼漏服时应尽快补服，不可一次服双倍量，可一日内分次补足。❽遇有下列情况应停药：有肝脏中毒症状或发生活动性肝病；有发生骨髓抑制的明显证据。但癫痫症状只有应用本药才能控制时可考虑减量，密切随访白细胞计数，如白细胞计数逐渐回升，可再加量至控制癫痫发作的剂量；有心血管方面不良反应或出现皮疹时；用作特异性疼痛综合征的止痛药时，如果疼痛完全缓解，应逐渐减量或停药。❾如发生嗜睡、眩晕、头昏、肌无力或共济失调，需注意是否为中毒先兆。

【药物相互作用】❶洛沙平、马普替林、噻吨类、红霉素、竹桃霉素、右丙氧芬、西咪替丁、异烟肼、维拉帕米、地尔硫草、维洛沙嗪、氟西汀、乙酰唑胺、达那唑、地昔帕明等药可提高本药的血药浓度，引起毒性反应。❷与氯磺丙脲、氯贝丁酯、去氨加压素、赖氨加压素、垂体后叶素等合用时，可加强抗利尿作用，合用均需减量。❸与对乙酰氨基酚合用可增加肝脏中毒的危险，并使对乙酰氨基酚的疗效降低。❹与腺苷合用，发生心脏阻滞危险增加。❺与碳酸酐酶抑制药合用时，可增加骨质疏松的危险性，故出现早期症状时应立即停用碳酸酐酶抑制药，必要时给予相应的治疗。❻与锂盐、甲氧氯普胺或精神安定药合用，能增加中枢神经系统不良反应。此外，锂剂还可以降低本药的抗利尿作用。❼与环孢素、洋地黄类（地高辛除外）、乙琥胺、茶碱、扑米酮、苯二氮草类、丙戊酸、多西环素、皮质类固醇、左甲状腺素或奎尼丁等合用时，可使后者药效降低，需注意调整剂量。❽与MAOIs合用时，可引起高热和（或）高血压危象、严重惊厥甚至死亡，两药应用时应至少间隔14d。当用于抗惊厥时，MAOIs可能改变癫痫发作的类型。❾与雌激素、含雌激素的避孕药合用时，由于肝酶诱导作用，可使药效降低，可改用只含孕激素的口服避孕药。

❿与香豆素类抗凝药合用，由于肝酶诱导作用，使抗凝药的血药浓度降低，而苯巴比妥、苯妥英钠可加速本药代谢，使本药 $t_{1/2}$ 缩短。【用药过量】无尿、少尿、尿潴留、心血管方面的不良反应（包括传导阻滞、心律失常、高血压、低血压、休克）、恶心、呕吐、共济失调、手足徐动及抽搐等，以儿童多见；还可出现反射亢进、运动减少、角弓反张、瞳孔散大、震颤、惊厥、眼球震颤、轮替运动不能、精神运动性紊乱、辨距不良、呼吸抑制等。上述过量症状可在过量服药后 $1\sim3h$ 内出现。处理：催吐或洗胃，给予药用炭或轻泻药减少吸收，并采取加速排泄的措施，如利尿。仅在严重中毒并有肾衰竭时才进行透析。小儿严重中毒时可能需要换血，并需持续观察呼吸、心功能、血压、体温、瞳孔反射、肾及膀胱功能。如有呼吸抑制，应给氧，或机械辅助呼吸，必要时行气管插管。血压下降和休克时，可抬高双下肢、使用血容量扩张药及升压药。出现惊厥时需用地西泮或巴比妥类药，但这两类药可能加重呼吸抑制、低血压和昏迷。患者如在过去1周内用过 MAOIs，则不宜用苯巴比妥。

丙戊酸钠 Sodium Valproate【常用名】德巴金、二丙乙酸钠、α-丙基戊酸钠。【常用剂型与规格】片剂：100mg/片，200mg/片；缓释片：200mg/片，500mg/片；糖浆：5g/100mL；口服溶液：12g/300mL；粉针剂：400mg/瓶。【作用与用途】本品为不含氮的广谱抗癫痫药。可升高脑内抑制性神经递质 γ-氨基丁酸（GABA）的浓度，亦可作用于突触后加强 GABA 的抑制作用。❶用于全面性发作的首选治疗。❷部分性发作，Lennox-Gastaut 综合征及热性惊厥。❸偏头痛及双相情感障碍。【药动学】口服吸收快而完全，胶囊和普通片的 t_{max} 为 $1\sim4h$，肠溶片则为 $3\sim4h$，饭后服用延缓吸收。各种剂型的生物利用度近 100%。血药浓度与血浆蛋白结合的程度呈负相关，有效浓度范围为 $50\sim100\mu g/mL$，随着血药浓度的增高，游离型药物逐渐增多，从而进入脑组织量增多。可通过血脑、胎盘屏障，也可从乳汁分泌，表观分布容积（V_d）$0.1\sim0.4L/kg$。肝代谢，主要从尿排泄，少量随粪便排出。$t_{1/2}$ 在成人为 $12\sim15h$，老年人为 $14\sim17h$，新生儿为 $30\sim40h$。【用法用量】❶癫痫：口服，成人，15mg/(kg·d)；或 $600\sim1200mg/d$，分次服。开始时 $5\sim10mg/(kg·d)$，1周后递增，至发作得以控制为止。最大量为 30mg/(kg·d)，或 1.8g/d。❷癫痫持续状态：静注，400mg/次，2次/d。❸双相情感障碍：起始 $200\sim400mg/d$，缓增至 $800\sim1200mg/d$，分 $2\sim3$ 次饭后服。症状缓解后 $400\sim600mg/d$ 维持。【不良反应】常见胃肠道反应，如厌食、恶心、呕吐。少见肝脏毒性，血清碱性磷酸酶升高、氨基转移酶升高。极少见淋巴细胞增多、血小板减少、脱发、嗜睡、无力、共济失调。老年人会出现失眠。【禁忌证】对丙戊酸或丙戊酸盐过敏者、肝病或明显肝损者、尿素循环障碍、高氨性脑病患者、卟啉病者禁用。【用药须知】❶血液病、器质性脑病患者、妊娠和哺乳期妇女慎用。❷用药期间避免饮酒。❸胰腺炎患者，一般应停用。❹全血细胞包括血小板计数和肝、肾功能，用药前和用药期间均应做检测。肝功能在最初半年内最好每1～2个月重复1次，半年后复查间隔酌情延长。【药物相互作用】❶乙醇、麻醉药或其他中枢抑制药，可增强中枢抑制作用。❷合用碳青霉烯类药物，血药浓度降低，癫痫失控的风险增加。❸可使拉莫三嗪的代谢下降，消除 $t_{1/2}$ 延长，出现毒性及增加严重皮肤反应的风险。❹合用抗凝药及溶栓药，可致出血或出血时间延长。❺合用苯巴比妥、扑米酮时，后者的代谢减慢，中枢神经系统严重抑制的风险增加。❻合用苯妥英钠，竞争血浆蛋白结合，可使两者的血药浓度发生改变，需定期监测血药浓度，并视临床情况调整剂量。❼合用卡马西平，由于后者对肝药酶的诱导，可降低两者的血药浓度，须监测血浓度调整剂量。❽合用肝毒性药物，可增强肝毒性，应避免合用。肝病者应加强监测肝功能。❾合用氟哌啶醇、洛沙平、马普替林、MAOIs、吩噻嗪类、噻吨类和三环类抗抑郁药，中枢抑制作用增强。同时，这些药物可降低惊厥阈，减弱作用，须及时调整剂量。【用药过量】深或浅昏迷，伴有肌张力减退，全身水肿，缩瞳症和呼吸自主性减退等。曾有报道一些病例发生伴有脑水肿的颅内高压。处理：洗胃。过量中毒后1h之内的可以洗胃或者给予药用炭减少吸收，其余给予对症支持治疗，严重中毒可以考虑血液透析。

苯妥英钠 Phenytoin Sodium【常用名】大仑丁、二苯乙内酰脲。**【常用剂型与规格】**片剂：50mg/片，100mg/片；粉针剂：0.1g/支，0.25g/支。**【作用与用途】**本品具有抗癫痫、抗神经痛及抗心律失常作用。❶用于癫痫全面强直阵挛性发作、单纯及复杂部分性发作、继发性全面性发作和癫痫持续状态。❷三叉神经痛和坐骨神经痛。❸发作性舞蹈手足徐动症。❹发作性控制障碍。❺肌强直症。❻洋地黄中毒时所致的室性及室上性心律失常。**【药动学】**口服吸收缓慢且不规则。t_{max} 为4～12h，85%～90%由小肠吸收；肌注吸收不完全且不规则，肌注的 C_{max} 仅为口服的1/3。口服片剂的生物利用度为95%，广泛分布于全身，易通过血-脑屏障，可通过胎盘，少量分泌入乳汁，V_d 为0.5～0.8L/kg。血浆蛋白结合率为85%～95%，主要与白蛋白结合。经肝脏代谢，经肾排出，碱性尿排泄较快。$t_{1/2}$为22h，但变异范围很大（7~42h），长期用药者可延长至15~95h，甚至更长。有效血药浓度范围为10~20μg/mL。为零级消除动力学的典型药物，当一定剂量使肝脏代谢呈饱和时，即使增加很小剂量，也会导致血药浓度不成比例地升高，而出现毒性反应。所以在有效血药浓度低值时，每次增加剂量以50mg/d为宜，当血药浓度达到15μg/mL时，增加剂量以25mg/d为妥。增加剂量后应观察2~3周，以达到新的稳态浓度（C_{ss}）。【用法用量】❶抗癫痫：口服，开始时100mg/次，2次/d，1~3周内加至常用量250~300mg/d，分3次服用，但由于个体差异及饱和动力学的特点，用量需个体化。儿童，体重30kg以下按5mg/（kg·d）给药，分2~3次服用，最大剂量250mg/d。❷癫痫持续状态：静注，150~250mg，不超过50mg/min，需要时30min后再注射100~150mg，总量不超过500mg/d。老年人、重病和肝功能受损者，静注量要减少，注射速度宜减慢，50mg/2~3min。❸治疗三叉神经痛：口服，100~200mg/次，2~3次/d。【不良反应】较常见齿龈增生、恶心、呕吐甚至胃炎、眩晕、头痛、眼球震颤、共济失调、语言不清和意识模糊、巨幼红细胞性贫血、过敏反应（皮疹伴高热）。较少见头晕、失眠、一过性神经质、舞蹈症、肌张力不全、震颤。罕见且严重的再障、大疱性皮肤病、紫癜、湿疹、Stevens-Johnson综合征、中毒性表皮坏死、各类血细胞减少甚至出现粒细胞缺乏症、中毒性肝炎、红斑狼疮、肾毒性。【禁忌证】对本品或其他乙内酰脲类过敏者、二度至三度房室传导阻滞者、窦房结阻滞者、窦性心动过缓等心功能损害者。【用药须知】❶交叉过敏：对乙内酰脲类或同类药有交叉过敏现象。❷嗜酒者、贫血者、心血管病史者、糖尿病患者、肝肾功能损害者、甲状腺功能异常者慎用。❸用药期间应监测全血细胞及血小板计数、肝功能、血钙、淋巴结、皮肤、口腔、脑电图、血药浓度和甲状腺功能等。❹较常见的并发症为齿龈增生，一般在治疗开始后6个月内出现。15岁以下儿童的发生率高于成人。前部齿龈的增生较后部严重。治疗开始10d内加强口腔清洁卫生和加用夹板，可减低齿龈增生的速度和程度。❺服用本品的孕妇所分娩的新生儿发生危及生命的出血的危险性增高，还可使母体维生素K减少，增加分娩出血的风险，可预防性地在分娩前1个月及分娩时给母体予水溶性维生素K，产后立即予新生儿注射维生素K，减少出血风险。❻对某些诊断产生干扰，如地塞米松试验、甲状腺功能试验可能不准确，可使血清碱性磷酸酶、丙氨酸氨基转移酶、血糖浓度升高。❼久服不可骤停，以免发生癫痫持续状态。❽可加速维生素 D 代谢，长期应用的小儿可引起软骨病，另外也有骨折、骨质异常或生长缓慢的报道。【药物相互作用】❶长期应用对乙酰氨基酚患者应用本药时可增加肝脏毒性，且前者的代谢加速，疗效降低。❷为肝酶诱导剂，与口服避孕药、促肾上腺皮质激素、洋地黄类、环孢素、雌激素、左旋多巴、奎尼丁、卡马西平合用可加速上述药物的代谢，降低其效应。❸合用 CYP3A4 的底物厄洛替尼、伊马替尼、达沙替尼、舒尼替尼、洛匹那韦、马拉韦罗、伊立替康、伊沙匹隆等时，上述药物的血药浓度会降低。如必须合用，应增加这些药物的剂量并严密监测毒性反应。合用他克莫司、伏立康唑或泊沙康唑，本品的代谢受到抑制，血药浓度上升，出现毒性的风险增加。与利多卡因合用，因诱导肝药酶，后者的血药浓度降低，且两药对心脏的抑制作用叠加。❹甲氨蝶呤可使吸收减少，消除加快，有效性下降。而甲氨蝶呤与血浆蛋白的结合被取代，使甲氨蝶呤中毒的风险增加。❺长期饮酒可降低血浓度和疗效，但服药同时大量饮酒可增加血药浓度。❻与香豆素类抗凝药、氯霉素、异烟肼、保泰松、磺胺等合用，可降低代谢，使血浓度增高，增强疗效或引起不良反应；与香豆素类抗凝药合用，开始增加抗凝效应，持续应用则降低。❼含镁、铝或碳酸钙的抗酸药合用可降低本品的生物利用度，两者应间隔2～3h服用。❽与磺酰脲类等口服降糖药或胰岛素合用，需调整后者的剂量。❾与多巴胺同时静滴可致低血压和心脏停搏，故两药不宜同时静滴。❿苯巴比妥或扑米酮对苯妥英钠的影响很大，应定期监测血药浓度；合用丙戊酸钠时，因竞争血浆蛋白结合部位，也需加强血药浓度监测，并根据临床情况调整苯妥英钠的剂量。【用药过量】视物模糊或复视，笨拙或步态不稳和步态蹒跚、精神错乱，严重的眩晕或嗜睡，幻觉、恶心、语言不清。血药浓度超过 $20\mu g/mL$ 时出现眼球震颤；超过 $30\mu g/mL$ 时出现共济失调；超过 $40\mu g/mL$ 时出现嗜睡、昏迷等严重不良反应。处理：无解毒药，仅对症治疗和支持疗法，催吐，洗胃，给氧，升压，辅助呼吸，血液透析。口服药用炭减少吸收并加快排泄。呕吐严重时可通过胃管给予药用炭，服用大量药物在1～2h 之内者可以洗胃。

苯巴比妥 Phenobarbital 【常用名】鲁米那。**【常用剂型与规格】**片剂：15mg/片，30mg/片，100mg/片；粉针剂：50mg/支，100mg/支，200mg/支；注射剂：100mg/mL，200mg/2mL。**【作用与用途】**本品为镇静催眠、抗惊厥药。对中枢的抑制作用随着剂量加大，依次表现为镇静、催眠、抗惊厥及抗癫痫。❶用于部分性发作及全面性发作、热性惊厥及新生儿癫痫。❷伦-加（Lennox-Gastaut）综合征。❸镇静、催眠。❹抗高胆红素血症。【药动学】口服易吸收。t_{max}为2～18h。广泛分布于各组织，脑组织内浓度最高，骨骼肌内药量最大，能透过胎盘，也从乳汁分泌。血浆蛋白结合率为20%～45%。肝代谢，肾排泄。$t_{1/2}$成人为72～144h，小儿为40～70h，肝肾功能不全者$t_{1/2}$延长。有效血药浓度为10～40μg/mL。【用法用量】❶抗癫痫：①口服，30mg/次，3次/d；或90mg睡前顿服。极量0.25g/次，0.5g/d。②肌注，0.1g，1次/6h，24h内不超过0.5g。③缓慢静注，重症患者，3～5mg/kg，或125mg/m²。❷镇静，15～30mg/次，2～3次/d。儿童，口服，2～3mg/(kg·次)，2～3次/d。❸催眠，30～100mg，晚上一次顿服；或100mg/次，肌注。❹抗惊厥，90～180mg/d，晚上一次顿服；或30～60mg，3次/d。极量为250mg/次，500mg/d。儿童剂量，肌注，6～10mg/(kg·次)，必要时4h后重复，极量不超过0.2g/次。❺抗高胆红素血症：30～60mg/次，3次/d。【不良反应】常见恶心、呕吐、便秘等胃肠道反应，笨拙或步态不稳、眩晕或头晕、头痛、失眠、嗜睡或醉态等神经系统反应、焦虑、紧张不安、易怒等精神症状。较少见过敏所致意识障碍，抑制或逆向反应（兴奋）：皮疹、环形红斑、湿疹，眼睑、口唇和面部水肿等；幻觉、低血压；血栓性静脉炎、中性粒细胞减少、血小板减少、巨幼红细胞性贫血；肝损，黄疸；骨骼疼痛、软骨病、肌无力等。对本品过敏者可出现皮疹，严重者发生剥脱性皮炎和Stevens-Johnson综合征。长期大量应用可发生药物依赖。【禁忌证】对本品过敏者、肝功能严重损害者，及呼吸困难或阻塞、支气管哮喘、呼吸抑制等呼吸系统疾患者、卟啉病患者禁用。【用药须知】❶治疗癫痫需10～30d才达最大疗效。儿童需较大剂量才能达到有效血药浓度。❷肾功能损害者、抑郁患者、药物滥用史者、肺功能不足者、老年患者慎用。❸长期服用可产生耐药性，且易形成依赖性，突然停药可出现撤药综合征。长期用于治疗癫痫时不可突然停药，以免导致癫痫发作，甚至出现癫痫持续状态。❹过敏体质者，服用可出现荨麻疹、血管神经性水肿、皮疹及哮喘等，甚至可发生剥脱性皮炎。❺静注速度不应超过60mg/min，过快可致呼吸抑制。❻妊娠期服用，新生儿可发生低凝血酶原血症和出血。【药物相互作用】❶由于对CYP3A4肝酶的诱导，需谨慎合用的情况：①与伏立康唑合用为禁忌。②与他克莫司、伊马替尼、厄洛替尼、舒尼替尼、拉帕替尼、尼洛替尼、索拉菲尼、喹硫平、伊沙匹隆、依曲韦林、洛匹那韦、奈非那韦、马拉韦罗、依立替康、屈奈达隆等主要由 CYP3A4 代谢的药物合用时，由于对该酶的诱导，上述药物的清除增加，血药浓度降低，应适当调整剂量。③与肾上腺皮质激素、环孢素、洋地黄毒苷类、奎宁等合用，上述药物的药效将降低。④长期应用苯巴比妥类药物的患者，应用乙酰氨基酚类如对乙酰氨基酚时，由于对酶的诱导，使乙酰氨基酚类代谢增加，疗效降低，不良反应增加。⑤氟烷、恩氟烷、甲氧氟烷等制剂麻醉前有长期服用者，会导致肝毒性增加。⑥合用抗凝药时，会使抗凝药代谢加快、作用减弱，而在停用后又可致出血倾向。故在调整抗凝药剂量时需定期监测凝血酶原时间。⑦与口服避孕药、雌激素等同用，可降低避孕药的可靠性。⑧合用环磷酰胺，可增加环磷酰胺烷基化代谢产物，但实际作用尚不明确。⑨合用奎尼丁，可降低其疗效，需调整剂量。⑩与吩噻嗪和四环类抗抑郁药合用，可降低抽搐阈值。❷乙醇或其他中枢抑制药可增强对中枢神经系统的抑制效应，合用时，呼吸抑制作用叠加，应加强监测，两者的剂量均应减少。❸抗癫痫药物：①与苯妥英钠等乙内酰脲类合用，对其血药浓度的影响不定，必须密切控制血药浓度。②合用乙琥胺和卡马西平，可致这两种药的血药浓度降低，$t_{1/2}$ 缩短，应密切监测血药浓度，然后调节药物剂量，加药或撤药时更应注意。③合用丙戊酸钠，本品的代谢减慢，血药浓度增高，中枢抑制作用增强；而丙戊酸钠的代谢加快，血药浓度降低，$t_{1/2}$ 缩短，故丙戊酸钠的剂量必须调整。此外，可增加丙戊酸钠的肝脏毒性。❹与钙通道阻滞药合用，可致血压下降。❺与灰黄霉素合用，可致后者吸收不良，降低疗效，应调整灰黄霉素使用剂量。❻合用氟哌啶醇治疗癫痫，可致癫痫发作形式改变，抗惊厥药的血药浓度需调整。❼合用布洛芬，可缩短消除 $t_{1/2}$，降低作用强度。❽碳酸酐酶抑制药可增加其药效。【用药过量】急性过量时，出现中枢神经和呼吸系统抑制，甚至潮式呼吸，反射消失、瞳孔缩小、流涎、心律失常、体温降低、昏迷等。亦可发生典型的休克征。极度过量时，大脑的一切电活动消失，脑电图变为一条平线，若不并发缺氧性损害，这种情况完全是可逆的。过量尚可并发肺炎、肺水肿、心律失常、充血性心力衰竭及肾衰竭等。处理：最重要的是维持呼吸和循环功能，施行有效的人工呼吸，必要时行气管切开，并辅之以有助于维持和改善呼吸和循环的相应药物。经口服中毒者，在 3～5h 内可用高锰酸钾（1∶2000）溶液洗胃。用 10～15g 硫酸钠溶液导泄（禁用硫酸镁）。为加速排泄可予甘露醇等渗透压利尿药，如肾功能正常可用呋塞米。可用碳酸氢钠、乳酸钠碱化尿液加速排泄，严重者可透析。

丙戊酸镁 Magnesium Valproate【常用剂型与规格】缓释片：250mg/片。**【作用与用途】**本品具有抗惊厥、抗躁狂作用。❶用于全身性或部分性癫痫，失神发作、肌阵挛发作、强直阵挛发作、失张力发作、混合型发作、简单或复杂性发作、继发性全面性发作、特殊类型的综合征（West，Lennox-Gastaut）。❷双相情感障碍的躁狂发作。**【药动学】**单剂量口服 500mg 后，t_{max} 为 (14.0±6.5) h，相对 F 为 101%±6%，消除 $t_{1/2}$ 为(17.3±4.0)h。多剂量口服 500mg（250mg/次，2 次/d）后，C_{ss} 约为（52.87±11.03）μg/mL。1.7h 达血浆浓度峰值，蛋白结合率 90%～95%。有效血药浓度为 40～100μg/mL。主要分布在细胞外液、肝、肾、肠和脑组织等。大部分由肝代谢，主要由肾排泄，少量随粪便排出。能通过胎盘，也能由乳汁分泌。**【用法用量】**口服：250mg/次，2 次/d，或依病情、血药浓度，遵医嘱逐渐增量。**【不良反应】**常见消化道紊乱（恶心、胃痛）。尚有肝功能异常，极个别有报道严重肝损害甚至死亡。少见神经功能紊乱，如嗜睡或木僵，一过性昏迷等。短暂的和（或）与剂量相关的脱发、轻度姿势性震颤和嗜睡。也可见血细胞减少，胰腺炎，血管炎，闭经及月经紊乱，皮疹。偶见可逆或不可逆的听力丧失。**【禁忌证】**白细胞减少者、严重肝脏疾病者、对丙戊酸类药物过敏者、卟啉症患者，以及有血液病、肝病史、肾功能损害、器质性脑病患者禁用。**【用药须知】**❶血药浓度高于 120μg/mL 易出现不良反应，最好行血药浓度监测；一旦出现意识障碍、肝功能异常、胰腺炎等严重不良反应，应及时停药。❷孕妇、肝病患者、血小板减少者、肾功能不全者慎用。❸用药监测：肝功能、全血细胞计数。❹用药期间避免饮酒，饮酒可加重镇静作用。❺停药应逐渐减量，以防再次发作，取代其他抗惊厥药物时，应逐渐增加剂量，而被取代药应逐渐减少剂量。**【用药过量】**恶心、呕吐、腹泻、畏食等消化道症状，继而出现肌无力、四肢震颤、共济失调、嗜睡、意识模糊或昏迷。处理：一旦发现中毒征象，应立即停药，并酌情予对症支持治疗。

奥卡西平 Oxcarbazepine【常用名】确乐多、卡西平、曲莱。**【常用剂型与规格】**片剂：150mg/片，300mg/片，600mg/片；口服混悬剂（60mg/mL）：100mL/瓶，250mL/瓶。**【作用与用途】**本品及其代谢产物单羟基衍生物（MHO）阻滞钠通道，减少钠依赖性动作电位的发放，阻止癫痫灶异常放电活动的扩散；亦可作用于钾、钙离子通道发挥作用。❶用于单纯及复杂部分性发作。❷继发性强直阵挛发作的单药治疗及难治性癫痫的治疗。【药动学】口服易吸收，t_{max} 为 4~6h，食物可增加生物利用度。单次口服 400mg 和 800mg，C_{max} 分别为 17.7mmol/L 和 18.8mmol/L。分布广泛，V_d 为 0.3~0.8L/kg，代谢产物 MHO 的血浆蛋白结合率为 40%。本品及 MHO 均可通过胎盘屏障，也可由乳汁分泌。主要以代谢产物（超过 99%）从尿中排出，仅少量由粪便排泄。$t_{1/2}$ 为 1~2h，MHO 的 $t_{1/2}$ 为 8~10h。血药浓度推荐值为 10~35μg/mL（50~130μmol/L）。【用法用量】口服：300mg 相当于卡马西平 200mg。开始剂量为 300mg/d，以后可增加 300mg/d。单药治疗维持剂量为 600~1200mg/d。【不良反应】常见头晕、疲劳、眩晕、头痛、复视、眼球震颤、步态异常、震颤。少见视物模糊、恶心、嗜睡、鼻炎、感冒样综合征、消化不良、皮疹和协调障碍、低钠血症等。严重的有 Stevens-Johnson 综合征、中毒性表皮坏死、血管性水肿、严重多器官的过敏反应。【禁忌证】对本品或本制剂中任一成分过敏者禁用。【用药须知】❶交叉过敏：对卡马西平过敏的患者中有 25%~35% 对本品也过敏。❷低钠血症在开始治疗的头 3 个月更易出现，治疗 1 年以上者仍有发生。❸肾功能损害者，活性代谢物 MHO 清除慢，血药浓度升高。❹Stevens-Johnson 综合征、中毒性表皮坏死的平均潜伏期约为 19d；多器官过敏反应的平均潜伏期约为 13d。❺可降低 T_4，但不降低 T_3 或 TSH。❻撤药不宜过快，以免癫痫更频繁发作。❼使用本品，可令自杀的风险增加。【药物相互作用】❶合用司来吉兰，可使司来吉兰的血药浓度显著升高，属禁忌。司来吉兰停药与奥卡西平启用应有 2 周以上的间隔。❷合用乙醇，可致额外的镇静作用。❸合用降低血钠水平的药物，会增加低血钠的风险。❹可诱导 CYP3A4 的活性，合用托伐普坦时，托伐普坦的代谢加快，血药浓度下降，应避免合用。❺与其他抗癫痫药物合用时，由于肝药酶诱导，导致苯妥英钠的 $t_{1/2}$ 缩短至 14h 以下；而合用丙戊酸钠，可抑制丙戊酸钠的代谢，使其 $t_{1/2}$ 延长至 59~60h。故合用丙戊酸钠时，剂量应减半。对肝酶的诱导作用比卡马西平弱，故对上述药物血药浓度的影响也较后者小。❻由于酶诱导作用，可增加甾体类避孕药的代谢，降低甾体类避孕药的血药浓度，降低其有效性。【用药过量】参见"卡马西平"相关内容。

拉莫三嗪 Lamotrigine【常用名】利必通、那蒙特金。【常用剂型与规格】片剂：25mg/片，50mg/片，100mg/片。【作用与用途】本品为电压敏感性钠通道阻断药，通过减少钠通道的钠内流而增加神经元的稳定性。❶用于单纯/复杂部分性发作及继发性全面强直阵挛性癫痫发作的单药治疗，以及难治性癫痫的加用治疗。❷预防双相情感障碍的复发。【药动学】口服吸收良好，生物利用度可达 98%。t_{max} 为 0.5～5.0h，平均为 1～3h，儿童为 1～6h。分布广泛，可从乳汁分泌，V_d 为 0.9～1.3L/kg。血浆蛋白结合率为 55%。肝代谢。94%经肾脏排泄，2%通过粪便排泄。$t_{1/2}$ 为 6.4～30.4h，平均为 12.6h。有效血浓度范围 1～1.5μg/mL。【用法用量】口服。❶抗癫痫：①合用丙戊酸钠者，第 1、第 2 周 25mg/次，隔日 1 次；第 3、第 4 周开始 25mg/次，1 次/d；此后每 1～2 周增加 25～50mg，直至维持量 100～150mg/d，分次服。②单药治疗者，从 50mg/d 开始；2 周后改为 100mg/d，分次服，逐步加至维持量 300～500mg/d，分次服。国内经验维持量宜为 100～200mg。❷预防双相情感障碍：从小剂量开始，逐渐加量。单药治疗的目标剂量为 200mg/d，合用丙戊酸钠时的目标剂量为 100mg/d，与酶诱导剂（丙戊酸钠除外）合用时的目标剂量为 400mg/d。【不良反应】常见头痛、头晕、嗜睡、失眠、眩晕、视物模糊、复视、震颤、共济失调、恶心、呕吐、腹痛、腹泻、消化不良、虚弱、焦虑、抑郁、痛经、鼻炎和皮疹。少见变态反应、面部皮肤水肿、肢体坏死、腹胀、光敏性皮炎、胃纳差、体重减轻等。罕见但严重的多形红斑、Stevens-Johnson 综合征、中毒性表皮坏死、贫血、弥散性血管内凝血、血细胞计数异常、再生障碍性贫血、单纯红细胞再生障碍、肝衰竭、血管性水肿、多器官衰竭、癫痫持续状态。【禁忌证】对本品或本制剂中任一成分过敏者禁用。【用药须知】❶交叉过敏：对其他抗惊厥药过敏的患者，使用会增加非严重皮疹的风险。❷可致严重、致命的皮肤反应。与丙戊酸类合用，皮肤反应的风险增加。相关的致命的皮肤反应在用药开始后 2～8 周内发生。2～16 岁的儿科患者使用，皮疹的发生率较高。❸使用本品，可令自杀的风险增加。❹不宜突然停药，因可致癫痫反弹发作。❺肝、肾功能损害者，可致 $t_{1/2}$ 明显延长，血透者 $t_{1/2}$ 可延长至 58h，给药剂量应当调整。❻年老、体弱者剂量减半开始。❼能与眼睛及全身其他色素组织结合，使眼睛和皮肤组织中毒。【药物相互作用】❶合用丙戊酸钠，可使代谢减慢，$t_{1/2}$ 明显延长，不良反应增加，而丙戊酸钠的血药浓度会降低。❷合用苯妥英钠、卡马西平、苯巴比妥和扑米酮，代谢加快，血浓度降低。【用药过量】眼球震颤、肌张力过高、共济失调、QRS 间期增宽以及过敏综合征的症状，包括低热、红疹、眼眶周围水肿等。处理：洗胃、给予药用炭减少吸收，另外采用对症治疗，给予咪达唑仑以及补液等处理。

扑米酮 Primidone【常用名】 去氧苯比妥、密苏林、扑痫酮。**【常用剂型与规格】** 片剂：50mg/片，100mg/片，250mg/片。**【作用与用途】** 广谱抗癫痫药。本品及两个活性代谢产物均有抗癫痫作用。❶用于部分性发作及继发性全面发作的加药治疗（已用其他抗癫痫药疗效不佳时加用）。❷Lennox-Gastaut 综合征。**【药动学】** 口服易吸收，t_{max} 为 2.7～5.2h（成人），4～6h（儿童）。生物利用度高达 92%。分布广泛，可通过胎盘，乳汁中有分泌，V_d 为 0.64～0.72L/kg，血浆蛋白结合率较低。$t_{1/2}$ 约 10h。肝代谢，肾排泄。**【用法用量】** 口服。❶从 50mg/次开始，睡前服，3d 后改为 2 次/d，1 周后改为 3 次/d，第 10d 开始改为 250mg/次，3 次/d，总量不超过 1.5g/d；维持量一般为 250mg/次，3 次/d。❷儿童剂量：8 岁以下者 50mg/次开始，睡前服，3d 后改为 2 次/d，1 周后改为 100mg/次，2 次/d。10d 后酌情增加至 125～250mg/次，3 次/d，或 10～25mg/(kg·d)，分次服；8 岁以上同成人。**【不良反应】** 不能耐受或过量的症状有视力改变、精神错乱、呼吸急促或呼吸障碍。较少见（尤儿童和老年人易发生）异常兴奋或不安。偶见呼吸困难、荨麻疹、眼睑肿胀、喘鸣或胸部紧迫感、异常疲乏感或软弱。罕见血小板减少、巨幼细胞贫血。**【禁忌证】** 对本品或苯巴比妥过敏者、卟啉症者禁用。**【用药须知】** ❶交叉过敏：对巴比妥类过敏者，对本品也可能过敏。❷肝、肾功能损害者可致多动症病情加重者；哮喘、肺气肿及其他可能加重呼吸困难或呼吸道不畅等呼吸道疾病患者慎用。❸用药监测：监测全血细胞计数和本品及其代谢产物苯巴比妥的血浓度。❹可能致畸，但因常是合并用药而难以确定，有胎儿发生畸形的报道。故癫痫患者怀孕后应尽量减少合并用药，否则胎儿致畸可能性增大。对胎儿肝药酶的诱导可导致维生素 K 缺乏，妊娠最后一个月应补充维生素 K，防止新生儿出血。**【药物相互作用】** ❶与乙醇、麻醉药、主要作用于中枢部位的抗高血压药、其他中枢抑制药、注射用硫酸镁合用时，会增强中枢抑制，并导致呼吸抑制，需调整剂量。❷合用抗凝药、肾上腺皮质激素、地高辛、多西环素或三环类抗抑郁药，由于对肝药酶的诱导，上述药物代谢增快，疗效降低。❸合用 MAOIs 时，血药浓度升高，可致不良反应。❹合用灰黄霉素，可导致灰黄霉素的吸收障碍，疗效降低。❺可增加维生素 C 的排泄，减少维生素 B_{12} 的吸收，并加快维生素 D 的代谢。❻合用卡马西平，由于酶诱导作用，两者的代谢均加快，疗效降低，合用时应监测两药的血药浓度，合用其他抗癫痫药,由于代谢的改变导致癫痫发作形式改变,需及时调整剂量;合用丙戊酸钠,代谢产物清除减慢,可致严重的中枢抑制。❼可致喹硫平的血浓度下降,需调整剂量以维持疗效。【用药过量】过量可能会有结晶尿的产生,其可能与血清中扑米酮的浓度超过 $80\mu g/mL$ 以及肾损害有关。处理:对症支持治疗。

托吡酯 Topiramate【常用名】妥泰。**【常用剂型与规格】**片剂: 25mg/片,50mg/片,100mg/片;胶囊:15mg/粒,25mg/粒。**【作用与用途】**本品具有电压依赖性钠通道阻滞作用,增强 GABA 抑制及弱的碳酸酐酶抑制作用。❶用于单纯部分性、复杂部分性发作和全面强直-阵挛性发作及婴儿痉挛症的患者,对 Lennox-Gastaut 综合征的疗效较好。❷预防偏头痛。**【药动学】**口服易吸收,不受食物影响,生物利用度近 100%。t_{max} 为 2h。血药浓度与剂量呈线性相关。血浆蛋白结合率为 9%~17%。半数药物肝代谢,以原形(约 80%)和代谢产物经肾排泄。肾功能正常者 V_d 为 0.6~1.0L/kg, $t_{1/2}$ 为 19~25h,儿童的 $t_{1/2}$ 较成人短。恒量多次给药,4~8d 达 C_{ss}。有效血药浓度为 9~12mg/L。**【用法用量】**口服。❶抗癫痫:①成人,从 25mg/d 开始,每周增加 1 次,每次增加 25mg,直到症状控制。维持量为 100~200mg/d。②2 岁以上儿童:初始剂量为 12.5~25mg/d,然后逐渐增加至 5~9mg/(kg·d),维持剂量为 100mg,分 2 次服。体重>43kg 的儿童,有效剂量范围与成人相当。❷偏头痛的预防性治疗:小剂量开始,15~25mg/d,睡前服,随后酌情增量,可达 100~200mg/d,分次服用。**【不良反应】**常见头晕、疲乏、体重下降、复视、眼球震颤、嗜睡、精神或感觉异常、思维紊乱、找词困难、共济失调、厌食、注意力不集中、味觉改变、恶心、腹泻、头痛、紧张、认知与操作能力削弱、记忆损害、视力异常,儿童常见少汗或无汗。罕见但严重的多形红斑、Stevens-Johnson 综合征、中毒性表皮坏死、体温升高、高氨血症、代谢性酸中毒、肝衰竭、肾结石、近视、青光眼、抑郁、心境不稳、自杀意念。**【禁忌证】**对本品或制剂中任一成分过敏者禁用。**【用药须知】**❶慎用:肝功能损害、酸中毒易患因素者、中度或重度肾功能损害患者,需调整剂量。❷可致急性近视和继发性青光眼。❸可致高热少汗,儿科患者应警惕。❹可增加自杀风险。❺不宜突然停药,以免癫痫发作。**【药物相互作用】**❶避免合用乙酰唑胺等其他碳酸酐酶抑制药。❷合用丙戊酸钠,出现高氨血症的风险增加。❸卡马西平、苯妥英钠可降低血浓度(约 50%)。可降低雌激素的血浓度,从而影响含雌激素的口服避孕药的避孕效果。【用药过量】主要为中枢神经系统相关症状。处理：急性过量时，摄入初期，应立即予洗胃或诱发呕吐等胃排空法。在体外，药用炭不吸附托吡酯，故过量时不宜此法。适当应用支持疗法。非急性过量，血液透析可有效清除体内的托吡酯。而急性过量时，即使在体内剂量超过 20 g 时，亦不需要进行血液透析。

乙琥胺 Ethosuximide【常用名】Zariontin、Ethymal。【常用剂型与规格】胶囊：0.25g/粒；糖浆：5g/100mL。【作用与用途】仅对失神发作有效，对其他类型的发作无效。用于典型失神发作。【药动学】口服易吸收，t_{max} 为 2～4h，儿童为 3～7h，生物利用度近100%。血浆蛋白结合率低，分布广，遍及脂肪以外的全身各组织，可通过血脑屏障。成人 V_d 为 0.65L/kg，有效血浓度 40～100μg/mL（350～700μmol/L）。肝代谢失活，主要以代谢物经尿排泄。$t_{1/2}$ 为 50～60h，儿童 30～36h。【用法用量】口服。6 岁以上儿童及成人，250mg/次，2 次/d。最大剂量为 1.5g/d。3～6 岁儿童，250mg/次，1 次/d。最大剂量为 1g/d。通常每 4～7d 增加 250mg，达最大效应而最小不良反应为止。【不良反应】常见食欲减退、呃逆、恶心、呕吐、上腹部不适。少见行为或精神状态改变、皮疹、咽喉疼痛、发热、粒细胞减少、淋巴结肿大、血小板减少和瘀斑、头晕、头痛、眩晕、嗜睡、共济失调、激惹或疲乏。罕见但严重的 Stevens-Johnson综合征、再生障碍性贫血、嗜酸性粒细胞增多、白细胞减少、系统性红斑狼疮、癫痫发作。【禁忌证】对琥珀酰亚胺类过敏者禁用。【用药须知】❶贫血、肝功能损害者、肾功能不全者、妊娠和哺乳期妇女慎用。❷监测全血细胞、肝肾功能。❸混合型癫痫的治疗，应合用苯巴比妥或苯妥英钠。【药物相互作用】❶可使氟哌啶醇的血药浓度降低，并改变癫痫发作形式和频率。❷三环类抗抑郁药及吩噻嗪类抗精神病药，可使本品抗癫痫作用减弱。❸与其他抗癫痫药相互作用不明显。偶使苯妥英钠血药浓度增高。合用卡马西平，两者代谢可加快，血药浓度降低。【用药过量】参见"苯妥英钠"相关内容。

加巴喷丁 Gabapentin【常用名】诺立汀、Neurontin。【常用剂型与规格】片剂：300mg/片；胶囊：100mg/粒，300mg/粒，400mg/粒。【作用与用途】本品为 GABA 类似物。用于 12 岁以上伴或不伴继发性全面发作的部分性发作癫痫患者，常用作加药治疗。【药动学】口服吸收快，t_{max} 为 2～3h。吸收具有饱和性，口服300mg，生物利用度约 65%；口服 600mg，生物利用度约 42%；口服 1600mg，生物利用度约 35%。一般有效浓度 > 2μg/mL

（11.7μmol/L）。分布广，可通过血脑屏障，脑脊液中浓度约为血浓度的 20%，脑组织中浓度可达血浓度的 80%；也可经乳汁分泌。血浆蛋白结合率极低（<5%），V_d 为 0.9L/kg。体内不代谢，以原形药经尿排泄，排泄率与肌酐清除率呈正比。$t_{1/2}$ 为 5～7h，肾功能异常者 $t_{1/2}$ 可延长到 13h，透析患者清除可加快。【用法用量】口服。❶12 岁以上及成人：第 1 日 300mg，第 2 日 600mg，分 2 次服；第 3 日 900mg，分 3 次服。以后酌情增加至维持量 900～1800mg/d。2400～3600mg/d 亦能耐受。❷老年人使用剂量由肾功能肌酐清除率决定。具体方案为：①肌酐清除率＞60mL/min 者，最大剂量＜1200mg/d（400mg/次，3 次/d）。②30～60mL/min 者，最大剂量＜600mg/d（300mg/次，2 次/d）。③15～30mL/min 者，最大剂量＜300mg/d（300mg/次，1 次/d）。④＜15mL/min 者，最大剂量＜150mg/d（300mg/次，隔日 1 次）。【不良反应】常见共济失调、站立不稳、头晕、嗜睡、眼球震颤，外周性水肿。少见遗忘、疲劳、忧郁、易激动、心境不稳、敌对行为及其他情绪和精神方面改变。偶见发热、咳嗽、下背痛及排尿困难。罕见粒细胞减少症。严重的 Stevens-Johnson 综合征、癫痫发作、昏迷。【禁忌证】对本品过敏者禁用。【用药须知】❶肾功能减退和老年患者应注意减量，减量标准与肌酐清除率成比例。❷用药剂量依临床疗效而定。❸忌突然停药，若换其他药物，至少要有 1 周的减量期。❹首次给药应于睡前服用，以减少不良反应。❺合用抗酸药时，需在抗酸药服用 2h 后再服用。❻服用后可出现假性蛋白尿和白细胞减少，并增加自杀风险。【药物相互作用】❶饮酒或合用中枢抑制药，可增强中枢抑制作用。❷合用含铝、镁的抗酸药，可减少吸收 20% 以上。【用药过量】复视、口齿不清、嗜睡、头晕、淡漠和腹泻。处理：可予血液透析清除及对症支持治疗。

第四节　脑血管病用药及降颅压药

尼莫地平 Nimodipine【常用名】尼莫同、硝苯砒酯、宝依恬。**【常用剂型与规格】**片剂（胶囊）：20mg/片，30mg/片；缓释片（胶囊）：60mg/片；注射剂：2mg/10mL，4mg/20mL，8mg/40mL，10mg/50mL，20mg/100mL；粉针剂：2mg/瓶，4mg/瓶，8mg/瓶，10mg/瓶。**【作用与用途】**本品为钙通道阻滞药，能有效阻止钙离子进入血管平滑肌细胞，松弛血管平滑肌，从而解除血管痉挛。❶用于缺血性脑血管病、偏头痛、蛛网膜下腔出血所致脑血管痉挛。❷突发性耳聋。❸轻、中度高血压。【药动学】口服吸收迅速，t_{max}约 1h。首关消除明显，生物利用度仅 13%。血浆蛋白结合率超过 95%。口服后大部分以代谢产物经尿排出，原形药物不到 1%。$t_{1/2}$ 为 1～2h。

【用法用量】❶缺血性脑血管病：口服，80～120mg/d，分 3 次服用，连服 1 个月。❷偏头痛：口服，40mg/次，3 次/d，12 周为 1 个疗程，有效率达 88%，约有一半病例可基本痊愈或显效，对血管性、紧张性和丛集性以及混合型头痛等均能减轻疼痛程度，减少发作频率和持续时间，并能防止先兆症状的出现。❸蛛网膜下腔出血：预防性给药在发病后 96h 内开始，血管痉挛最大危险期连续给药（持续到出血后 10～14d）。①静滴：体重低于 70kg 或血压不稳定者，开始 2h 按 7.5µg/(kg·h)；若耐受好，2h 后增至 15µg/(kg·h)。体重＞70kg 者，剂量较前相应加倍。②口服：60mg/次，1 次/4h，6 次/d。❹突发性耳聋：口服，40～60mg/d，分 3 次服用，5d 为 1 个疗程，一般用药 3～4 个疗程。❺轻、中度高血压：高血压合并有上述脑血管病者，可优先选用。口服，40mg/次，3 次/d，最大剂量 240mg/d。

【不良反应】最常见血压下降、肝炎、皮肤刺痛、腹泻、胃绞痛、胃肠道出血、血小板减少、恶心、呕吐。严重但罕见心力衰竭、心律失常。个别患者有碱性磷酸酶、乳酸脱氢酶、血糖及血小板计数升高。

【禁忌证】严重肝功能损害者、心源性休克、心肌梗死急性期、妊娠及哺乳期妇女禁用。【用药须知】❶静注或口服均可致血压降低。蛛网膜下腔出血者使用时，可增加低血压的风险，1% 的患者会因此停药。高血压合并蛛网膜下腔出血或脑梗死患者，应注意减少或暂时停用降压药物，或减少剂量。❷静注或口服均可产生假性肠梗阻，出现腹胀或肠鸣音减弱，此时应减量和密切观察。❸静滴时，滴速须慢，滴入太快会出现头痛，且脸色潮红。❹静滴时应避光。【药物相互作用】❶可增加其他药物（如抗高血压药、抗精神病药等）的降压作用。❷合用钙通道阻滞药，可增加钙离子阻滞作用。❸主要经 CYP3A4 代谢，与 CYP3A4 的抑制药（如西咪替丁）或经 CYP3A4 代谢的药物（如胺碘酮）合用，因代谢酶活性被抑制或竞争性代谢，可增加血药浓度，导致药效增加，合用时应注意。❹合用芬太尼可出现严重低血压。【用药过量】急性药物过量的症状表现为血压明显下降、心动过速或心动过缓，口服后表现为胃肠道不适和恶心。处理：立即停药。成年人或儿童服用过量药物在 1h 内，可以口服药用炭，成年人也可选择灌胃。应采用维持疗法。可以静脉给予葡萄糖酸钙或氯化钙，也可使用胰高血糖素纠正低血压。如果低血压持续，应静脉给予拟交感神经药物，如异丙肾上腺素、多巴胺或去甲肾上腺素。无特效解毒剂，仅予以对症治疗。

麦角胺咖啡因 Ergotamine and Caffeine【常用剂型与规格】片剂：1mg：100mg（酒石酸麦角胺：咖啡因）/片。【作用与用途】本品系酒石酸麦角胺和咖啡因组成的复方制剂。麦角胺能直接收缩平滑肌，或激活血管壁的5-羟色胺受体，恢复脑动脉血管的过度扩张及搏动，从而缓解头痛；与咖啡因合用有协同作用，既提高疗效，又减少不良反应。用于偏头痛。【药动学】麦角胺口服吸收少（约60%）而不规则，与咖啡因合用可提高麦角胺的吸收并增强对血管的收缩作用。口服一般 1～2h 起效，t_{max} 为 0.5～3h。肝代谢，90%呈代谢物经胆汁排出，少量以原形物随尿及粪便排出。消除 $t_{1/2}$ 约为 2h。【用法用量】偏头痛开始发作时，立即服 2 片，30min 后仍无缓解，再服 1～2 片，但 24h 内不得超过 6 片，1 周内不得超过 10 片。【不良反应】常见手、趾、脸部麻木和刺痛感，脚和下肢肿胀（局部水肿），肌痛。少见或罕见焦虑或精神错乱、幻视、胸痛、胃痛、气胀等。【禁忌证】对本品过敏者、冠心病、严重高血压、周围血管疾患者、甲状腺功能亢进者、肝肾功能不全者、妊娠及哺乳期妇女、活动性胃溃疡患者禁用。【用药须知】❶对偏头痛的发作无预防作用。❷偏头痛刚发作时立即服用效果佳，在有先兆时服用效果更佳。偏头痛发作后或发作高峰时服用效果不佳。❸为国家二类精神药品，严格遵照《精神药品管理办法》的规定供应和管理，防止滥用。【药物相互作用】❶与β受体阻滞药、大环内酯类抗生素、血管收缩药和5-羟色胺激动药等有相互作用。❷口服避孕药可使咖啡因的清除率减慢，异烟肼、甲丙氨酯可使其组织浓度提高 55%，增加疗效。

阿米三嗪萝巴新 Almitrine Raubasine【常用名】都可喜、福里衡、Duxil。【常用剂型与规格】片剂：30mg：10mg（阿米三嗪：萝巴新）/片。【作用与用途】本品系阿米三嗪和萝巴新的复方片剂。两者合用，可对抗缺氧及改善脑代谢和微循环，改善大脑皮质电位活动及精神运动行为。在供氧不足情况下，可增加脑组织的氧含量，恢复有氧代谢，从而改善和增强脑功能。❶用于大脑功能不全所致的智能损害，如记忆力衰退或注意力减退等。❷局部性缺血症状，如视觉、听觉及前庭功能紊乱。❸脑卒中后功能康复及脑缺血性头晕、阿尔茨海默病。【药动学】口服吸收好，但吸收速率不等，阿米三嗪的

t_{max} 为 2～5h，萝巴新为 1h。肝代谢，从粪便排出。消除 $t_{1/2}$ 萝巴新约为 10h，阿米三嗪则较慢，长达 50h，但无蓄积作用。【用法用量】口服。1 片/次，2 次/d。体重低于 50kg 者，1 片/d。【不良反应】极少见恶心、呕吐、胃痛、腹泻、消化不良等消化道紊乱，失眠、困倦、疲劳、焦虑、心悸、头晕、头痛等。严重的有乳酸酸中毒、多发性神经病、呼吸困难等。长期应用者偶见下肢蚁行感、针刺感及麻木，应予停药。【禁忌证】严重肝功能不全者、周围神经病变者、妊娠和哺乳期妇女禁用。【用药须知】❶宜餐后服用。❷轻中度肝功能不全者慎用。❸用药初期和调整剂量期，应进行适当的血气监测。❹发生周围神经病变、过敏反应、体重下降超过 5% 时应立即停药。【药物相互作用】❶避免合用 MAOIs。❷与茶碱类药物合用可增加茶碱毒性。❸与硝苯地平合用可降低本品疗效。【用药过量】心动过速伴低血压、呼吸急促和呼吸性碱中毒。处理：洗胃，监测心肺功能和血气，对症治疗。

巴曲酶 Batroxobin【常用名】东菱迪芙、东菱克栓酶、去纤维蛋白酶。【常用剂型与规格】注射剂：10BU/mL，5BU/0.5mL。【作用与用途】本品为新型强力单成分溶血栓、改善微循环药。❶用于急、慢性缺血性脑血管病，突发性耳聋，伴缺血症状的慢性动脉闭塞症。❷振动病等末梢循环障碍。【药动学】健康成人静滴 10BU，隔日 1 次，共 3 次，第 1、第 2、第 3 次的消除 $t_{1/2}$ 分别为 5.9h、3.0h及 2.8h。大部分代谢产物随尿排出。【用法用量】静滴：首次剂量 10BU，以后 5BU/次，隔日 1 次。用前以 100mL 以上的生理盐水稀释，静滴 1h 以上。通常疗程为 1 周，必要时可延长至 3～6 周，但在延长期内调整为 5BU/次，隔日静滴。【不良反应】常见注射部位出血、创面出血、头痛、头晕、头重感、氨基转移酶增高。偶见恶心、呕吐、荨麻疹等。【禁忌证】有出血史或出血倾向者，正使用抗凝、抗血小板及抗纤溶制剂的患者；严重肝肾功能不全者；乳头肌断裂者；心源性休克者；多器官功能衰竭者；对本品过敏者禁用。【用药须知】❶消化道溃疡史者、脑血管病后遗症者、70 岁以上老年人、妊娠和哺乳期妇女慎用。❷用药前及用药中宜监测凝血因子 I，并密切观察临床有无出血征象。❸用药期间应避免动脉或深静脉穿刺、手术及拔牙，否则可能致血肿形成或出血不止。【药物相互作用】❶合用抗栓剂，如阿司匹林、奥扎格雷等药物时，应监测凝血功能。❷能生成 Des-A 纤维蛋白聚合物，可能致血栓栓塞，故需谨慎合用溶栓药。【用药过量】可导致出血等。处理：尚无有效的解毒剂。如果药物过量，无论是否有出血，应立即停止或减少输入剂量。进行 APTT 及其他凝血试验检测，并给予对症治疗。

降纤酶 Defibrase【常用名】赛而、克赛灵、龙津注射用降纤酶。**【常用剂型与规格】**注射剂：5U/mL；粉针剂：0.25U/瓶，5U/瓶，10U/瓶，100U/瓶。**【作用与用途】**为蛋白水解酶，主要降低血浆纤维蛋白原、血液黏度和血小板聚集。用于血栓栓塞性疾病，如脑血栓形成、脑梗死、四肢动静脉血栓形成、视网膜静脉阻塞等。**【用法用量】**静滴：5～10U/次，加于 100～250mL 的生理盐水中，每日或隔日 1 次。3～4 次为 1 个疗程。**【不良反应】**常见出血，但一般轻微，如皮肤出血点、牙龈渗血；极少数出现注射部位出血、创面出血；偶有尿血、咯血、消化道出血。偶见头痛、头晕、乏力和血清转氨酶轻度升高及严重过敏性休克。**【禁忌证】**有出血史、新近手术者、有出血倾向者、正使用抗凝纤溶或抗血小板药物者、重度肝肾功能障碍者、多器官功能衰竭者、对蛇毒过敏者，以及妊娠、哺乳期妇女和儿童禁用。**【用药须知】❶**有药物过敏史者、消化道溃疡史者、脑血管病后遗症者、70 岁以上老年人慎用。**❷**用药时监测纤维蛋白原含量，当其低于 0.5g/L 时，应间隔 1～2d 再用下一剂量。每次用药前监测凝血酶原时间，正常者方可给药。**❸**用药期间应避免动脉或深静脉穿刺、手术及拔牙，否则可能致血肿形成或出血不止。**❹**用前须做皮试，以 0.1mL 用生理盐水稀释至 1mL，皮内注射 0.1mL，皮试阴性方可使用。**❺**用药期间若有过敏，应立即停药，并行相应处理。**❻**用药后 5～10d 内应减少活动，以防意外创伤而致出血。**【药物相互作用】❶**水杨酸类及抗凝血类药物均可加强作用，可致意外出血，忌合用。**❷**抗纤溶药可抵消作用，不宜合用。**【用药过量】**参见"巴曲酶"相关内容。

长春西汀 Vinpocetine【常用名】卡兰、长春乙酯、康维脑。**【常用剂型与规格】**注射剂：10mg/2mL；粉针剂：10mg/瓶，30mg/瓶。**【作用与用途】**本品具有抑制磷酸二酯酶活性及增加血管平滑肌产生磷酸鸟苷的作用，能选择性增加脑血流，改善脑供氧，促进脑组织摄取葡萄糖，改善脑代谢。亦有增强红细胞变形力，降低血黏度，抑制血小板聚集，改善微循环等作用。**❶**用于脑梗死及脑出血后遗症、脑动脉硬化症等，加速恢复神经功能。**❷**突发性耳聋、视盘炎、视网膜挫伤等，降低血黏度、改善耳部和眼底血液循环。**❸**改善骨折或外伤后组织水肿等。**❹**各种颅脑手术后脑功能的康复治疗。**【药动学】**静滴后 2min 左右即快速通过血脑屏障，分布于丘脑、脑干、纹状体和皮质。蛋白结合率为66%，口服绝对生物利用度为7%，分布容积为（246.7±88.5）L。主要代谢产物是阿扑长春胺酸（AVA），占25%～30%。消除$t_{1/2}$为（4.83±1.29）h，40%～60%经尿和粪便排出。AVA经肾排出，其消除$t_{1/2}$取决于长春西汀的给药剂量和方式。血浆清除率为（66.7±17.9）L/h。老年人长期服用研究显示，动力学和青年人无差异，且在体内无蓄积，肝肾功能异常也无蓄积。【用法用量】静滴：20～30mg加入生理盐水或5%葡萄糖注射液250～500mL中，缓慢滴注（滴速不得超过80滴/min），最大剂量1mg/(kg·d)。【不良反应】常见消化不良、恶心、头晕、焦虑、面色潮红、失眠、头痛、头晕、口干等。少见一过性血压降低。偶见粒细胞减少、皮疹、荨麻疹等过敏症状，血清转氨酶、尿素氮升高等。【禁忌证】对本品过敏者、颅内出血急性期、严重缺血性心脏病、严重心律失常者，以及妊娠、哺乳期妇女和儿童禁用。【用药须知】❶不可肌注，未经稀释不可静脉使用。❷不可用含氨基酸的输液稀释。❸合用抗血小板聚集药物、抗凝药物时，宜监测凝血功能。❹注射剂含山梨醇（80mg/mL），糖尿病患者治疗期间应控制血糖，对果糖不耐受或1,6-二磷酸果糖酶缺乏者应避免使用。❺输注浓度不得超过0.06mg/mL，否则有溶血的可能。【药物相互作用】❶注射剂与肝素不相容，两者不能用同一注射器混合，但可同时行抗凝治疗。❷联用抗心律失常药，可有颅内压升高，心律失常和QT间期延长综合征，应全面权衡利弊。QT间期延长综合征或伴药物治疗致QT间期延长的患者，建议行心电图监控。❸合用甲基多巴，偶见其降压作用轻微增强，故合用时应监测血压。【用药过量】药物过量表现及处理：据文献报道，按1mg/(kg·d)给药是安全的，尚无高于此剂量的用药经验，故应避免。

丁苯酞 Butylphthalide【常用剂型与规格】胶囊：0.1g/粒。【作用与用途】本品为人工合成的消旋体，具有较强的抗脑缺血、抗脑血栓形成和抗血小板聚集作用；亦可提高脑血管内皮NO和PGI_2的水平，抑制谷氨酸释放，降低细胞内钙浓度，清除氧自由基，提高抗氧化酶活性等，可阻断缺血性脑卒中所致脑损伤的多个病理环节。用于轻、中度急性缺血性脑卒中。【药动学】口服吸收快，t_{max}为0.88～1.25h。吸收受食物影响，餐后给药t_{max}延迟、C_{max}降低、AUC减少。$t_{1/2}$为7～12h。【用法用量】口服：0.2g/次，3～4次/d，10～12d为1个疗程。【不良反应】少见氨基转移酶轻度升高。偶见恶心、腹部不适、精神症状（轻度幻觉），停药后可恢复正常。【禁忌证】对本品过敏者、有严重出血倾向者、肝肾功能不全及有幻觉的精神症状者禁用。【用药须知】❶交叉过敏：对芹菜过敏者，对本品也可过敏。❷心动过缓者、病态窦房结综合征者慎用。❸用药过程中注意氨基转移酶的变化。❹餐后服用影响药物吸收，故应餐前空腹服用。❺不推荐出血性脑卒中患者使用。

丁咯地尔 Buflomedil【常用名】活脑灵、甲氧吡丁苯、乐福调。【常用剂型与规格】片剂：150mg/片，300mg/片；缓释片：600mg/片；注射剂：50mg/5mL，100mg/10mL；粉针剂：50mg/瓶，100mg/瓶，200mg/瓶。【作用与用途】本品为 α 肾上腺素能受体拮抗药，并有较弱的非特异性钙离子拮抗作用。❶用于慢性脑血管供血不足引起的症状：眩晕、耳鸣、智力减退、记忆力或注意力减退、定向障碍等。❷外周血管疾病：间歇性跛行、雷诺综合征、血栓闭塞性脉管炎等。【药动学】口服吸收迅速，t_{max} 为 1.5～4h，生物利用度为50%～80%，血浆蛋白结合率为 60%～80%。肝代谢，有首关消除。以原形或代谢产物经尿排出。$t_{1/2}$ 为 2～3h。慢性肾衰竭者 $t_{1/2}$ 为5.4h，慢性肝功能不全者 $t_{1/2}$ 为 7.2h。【用法用量】❶口服：150～300mg/次，2～3 次/d。最大剂量为 600mg；缓释片，600mg/次，1次/d。轻中度肾功能不全者，用量减半，150mg/次，2 次/d，最大剂量为 300mg/d；不推荐使用缓释片。肝功能不全者考虑减量使用。❷肌注或静注：200～400mg/d。❸静滴：200～400mg/d，分 2 次，加于静滴液 250～500mL 中缓慢滴注。【不良反应】可见头痛、头晕、胃肠不适、胃灼热感、胃痛、恶心、嗜睡、失眠、四肢灼热刺痛感、皮肤潮红或瘙痒等。【禁忌证】对本品过敏者、急性心肌梗死者、心绞痛者、甲状腺功能亢进症者、阵发性心动过速者、脑出血者、严重动脉出血或出血倾向者、严重肾功能不全者、妊娠和哺乳期妇女、儿童禁用。【用药须知】❶低血压、心功能不全、血液透析、正在服用降压药物者和老年人慎用。❷肾肝功能减退者应适当调整剂量。❸可致头晕或嗜睡，故驾驶车辆及操作机器者不宜服用。【药物相互作用】与降压药合用会增加降压效果，可能致低血压，合用者需监测血压、心率。【用药过量】惊厥、癫痫发作/癫痫持续状态，严重低血压、窦性心动过速、严重室性心律失常，传导阻滞，尤其是室性阻滞，可能迅速发展成昏迷甚至血液循环停止。处理：对症治疗，立刻给予辅助呼吸，并进行神经和心电图监护。

二氢麦角碱 Dihydroergotoxine【常用名】双氢麦角毒碱、海特琴、斯托芬。【常用剂型与规格】片剂：1mg/片，1.5mg/片；注射液：0.3mg/mL。【作用与用途】本品为 α 肾上腺素能受体拮抗药，能舒张外周及脑血管，降低血管阻力，从而发挥改善脑组织血液循环的作用。❶用于脑供血不足、脑动脉硬化症、脑梗死后遗症、血管性痴呆、与老龄化相关的轻度认知功能障碍、老年性痴呆所致的认知障碍、脑外伤后遗症等。❷外周血管病，如雷诺综合征、血栓闭塞性脉管炎、糖尿病性外周血管病。【药动学】口服吸收迅速，t_{max} 约为 1.5h。经肝脏首关效应后，仅 25%～50% 进入血液循环，总蛋白结合率约 81%。肝代谢，主要代谢酶是 CYP3A4，主要随胆汁经粪便排出。【用法用量】❶口服：1～2mg/次，3 次/d，12 周为 1 个疗程。❷肌注或皮下注射：0.15～0.3mg/次，1～2 次/d。❸静滴：0.3mg/次，溶于 250～500mL 注射液中，1～2 次/d。【不良反应】常见恶心、消化道不适。少见直立性低血压、心动过缓、皮疹、潮红、视物模糊、鼻充血、流涕增多、呼吸困难、呕吐、食欲减退、口干、腹胀、腹痛、便秘、肝功能异常、失眠、头痛、眩晕等。长期大量用可致结缔组织纤维化，并伴背部疼痛及下尿路梗阻。【禁忌证】对本品过敏者；急、慢性精神病；有直立性低血压或低血压病史者；严重心动过缓者；严重肝功能不全者禁用。【用药须知】❶为减轻首关消除，建议舌下含服。❷心率稍缓者、轻中度肝功能不全者慎用。❸用药前后及用药期间应监测动脉血压。❹不推荐妊娠和哺乳期妇女应用。❺静脉给药时宜缓慢，防止血压骤然降低。【药物相互作用】❶合用 CYP3A4 的抑制药，可致血药浓度过高，避免合用。❷合用多巴胺类药物及激动药、5-羟色胺类药物及激动药，可致多巴胺和 5-羟色胺浓度增高，使血管收缩作用叠加，从而出现周围血管痉挛、四肢及其他组织缺血。❸与硝酸酯类药物合用，可使后者血药浓度升高，血管舒张作用叠加，从而导致血压偏低或过低。❹抗凝药可降低活性。❺合用吩噻嗪类，可加重低血压反应。❻合用降压药加重低血压反应。【用药过量】脑血管和冠状血管供血不足所致的低血压，呕吐、腹泻等，严重时有血管痉挛、惊厥和意识障碍等。处理：予对症支持治疗。

氟桂利嗪 Flunarizine【常用名】氟苯桂嗪、西比灵、奥力保克。【常用剂型与规格】胶囊：5mg/粒；片剂：6mg/片；口服液：10mg/10mL。【作用与用途】本品为哌嗪类钙离子拮抗药，阻滞 T 钙通道，阻止过量钙离子进入血管平滑肌细胞，扩张血管，对脑血管的扩张作用较好，而对冠状血管扩张作用较差，亦有抗组胺和镇静作用。❶用于偏头痛和（或）丛集性头痛。❷慢性头痛。❸脑供血不足、脑卒中恢复期、脑动脉硬化症、蛛网膜下腔出血后血管痉挛、前庭性眩晕、耳鸣及间歇性跛行等周围血管病。❹癫痫辅助治疗。【药动学】口服易吸收，t_{max}为 2～4h，连续服药 5～6 周血药浓度达稳态。血浆蛋白结合率达 90%，分布广，组织中药物浓度高于血药浓度，组织中药物可缓慢释放入血，易储存于脂肪组织，可通过血-脑屏障。主要在肝代谢，以原形及代谢产物从胆汁经粪便排出。$t_{1/2}$ 为 2.4～5.5h。【用法用量】口服。❶脑动脉硬化，脑梗死恢复期：5～10mg/d。❷中枢性和外周性眩晕，椎动脉供血不足者：10～20mg/d，分 2 次服，2～8 周为 1 个疗程。❸特发性耳鸣者：10mg/次，每晚服 1 次，10d 为 1 个疗程。❹间歇性跛行：10～20mg/d，分 2 次服。❺预防偏头痛：5～10mg，1 次/d，睡前服。【不良反应】常见嗜睡、疲惫感、抑郁症、锥体外系反应、口干、恶心、胃部烧灼感或胃纳亢进、进食增加、体重增加、肌痛、月经紊乱等。少见头痛、失眠、焦虑、虚弱、皮疹、多形性红斑、卟啉病、溢乳、复视、视物模糊等。【禁忌证】对氟桂利嗪、桂利嗪或其制剂中任一成分过敏者，有抑郁症病史者，有锥体外系症状者禁用。【用药须知】❶服药后疲惫症状逐步加重者应减量或停药。❷严格控制药物剂量，当维持剂量达不到治疗效果或长期应用出现锥体外系反应时，应减量或停药。❸妊娠和哺乳期妇女、驾驶员和机器操作者、肝功能不全者慎用。【药物相互作用】❶合用乙醇、镇静催眠药，镇静作用加强。❷合用苯妥英钠、卡马西平、丙戊酸钠等药酶诱导剂，代谢加快，血药浓度降低，需增加用量。❸肿瘤患者行放射治疗时应用，对肿瘤细胞的杀伤力可提高 10～20 倍。❹在应用抗癫痫药物治疗的基础上加用，可以提高抗癫痫疗效。【用药过量】可能会出现镇静作用和乏力，有个例报道超剂量服用（一次服用达 600mg）出现瞌睡、激动和心动过速等症状。处理：过量服用后 1h 内，可行洗胃。急性过量时，可予药用炭减少吸收及对症支持治疗。尚无已知特效解毒药。

葛根素 Puerarin【常用名】普乐林、麦普宁、天保康。【常用剂型与规格】注射剂：100mg/2mL，400mg/8mL；粉针剂：200mg/瓶；滴眼液：50mg/5mL；葛根素氯化钠注射液：200mg/100mL。【作用与用途】本品为豆科植物野葛或甘葛藤根中提取的一种黄酮苷。有舒张平滑肌，增加局部微血管血流和运动幅度，降低体温，降压，扩冠，抑制凝血酶诱导的 5-HT 释放及广泛的 β 肾上腺素受体拮抗作用。用于辅助治疗：❶冠心病、心绞痛、心肌梗死。❷缺血性脑血管病。❸视网膜动、静脉阻塞。❹青光眼。❺突发性耳聋。❻小儿病毒性心肌炎。❼糖尿病。【药动学】随着给药剂量的增加，药物的消除 $t_{1/2}$ 依次降低为 11.80h、10.37h、4.6h，分布 $t_{1/2}$ 依次增加为 0.53h、0.64h、0.67h，可通过血-脑屏障，血浆蛋白结合率 24.60%。在体内分布广，消除快，不易积蓄。分别从尿、大便、胆汁中排泄。【用法用量】❶静滴：0.4～0.6g/次，1 次/d，10～20d 为 1 个疗程，可连续用 2～3 个疗程。最大用药剂量为 1.0g。❷滴眼：1～2 滴/次。首日 3 次，以后为 2 次/d。【不良反应】少数患者在用药开始时有暂时性腹胀、恶心等反应，继续用药可自行消失。偶见急性血管内溶血、寒战、发热、黄疸、腰痛、尿色加深。罕见但严重的过敏反应。【禁忌证】对本品过敏者、严重肝肾损害者、心力衰竭及其他严重器质性疾病者禁用。【用药须知】❶出血或有出血倾向者、血容量不足或脱水者、心率过缓和轻中度肝肾功能障碍者慎用。❷定期监测胆红素、网织红细胞、血常规及尿常规。❸妊娠和哺乳期妇女及儿童，不推荐使用。65 岁以上的老年人，不推荐在短期内总用量超过 5g。❹血容量不足者应在短期内补足血容量后使用。【药物相互作用】使用降压药物、抗血小板聚集药物等的患者，应用应密切监测血压、血常规及凝血常规。

桂利嗪 Cinnarizine【常用名】脑益嗪、博瑞特、肉桂苯哌嗪。【常用剂型与规格】片剂：15mg/片，25mg/片；胶囊：25mg/粒，75mg/粒；注射剂：20mg/20mL。【作用与用途】本品为哌嗪类钙通道拮抗药，可抑制 Ca^{2+} 流入血管平滑肌细胞，扩张血管而改善脑循环及冠脉循环，并对缩血管物质具有拮抗作用。❶用于脑血栓形成、脑梗死、短暂性脑缺血发作、脑动脉硬化、脑出血恢复期、蛛网膜下腔出血恢复期、脑外伤后遗症、前庭性眩晕与平衡障碍、冠状动脉硬化及供血障碍。❷末梢循环不良所致的疾病。❸慢性荨麻疹、老年性皮肤瘙痒等过敏性皮肤病。❹顽固性呃逆。【药动学】口服 t_{max} 为 3～7h，主要经肝代谢。口服 72h 后从尿中排泄 23%，从粪便排出 66%。【用法用量】❶口服：①通常 25～50mg/次，3 次/d，饭后服。②晕动病患者，于乘车船前 1～2h 服用 30mg；乘车船期间每 6～8h 服 1 次。❷静注：20～40mg/次，缓慢注入。【不良反应】常见嗜睡、疲惫、体重增加。静注可使血压下降。长期服用偶见抑郁和锥体外系反应，如运动徐缓、强直、静坐不能、口干、肌肉疼痛。罕见皮疹、疱疹、瘙痒以及狼疮样病变等不良反应。【禁忌证】对本品过敏者、颅内活动性出血者、有出血性疾病或出血倾向者、妊娠期妇女禁用。【用药须知】❶颅内有出血者，应在完全止血 10～14d 后方可使用。

❷帕金森病等锥体外系疾病患者、血卟啉患者、驾驶员和机械操作者慎用。❸静滴时，注意避光。【药物相互作用】❶具有镇静作用，与中枢神经系统抑制药合用，可能会加重后者的镇静作用。❷与具有抗毒蕈碱样作用的药物合用，可能会加重这类药物的抗胆碱样作用。❸合用卡马西平、巴比妥类或苯妥英类等肝药酶诱导剂，可降低血药浓度，从而降低药效。

桂哌齐特 Cinepazide【常用剂型与规格】注射液：320mg/10mL。【作用与用途】本品为钙通道阻滞药，阻止 Ca^{2+} 跨膜进入血管平滑肌细胞内，松弛血管平滑肌，扩张脑血管、冠状血管和外周血管，从而缓解血管痉挛，降低血管阻力，增加血流量。尚能增强腺苷和环磷酸腺苷（cAMP）的作用，提高红细胞的柔韧性和变形性，提高其通过细小血管的能力，降低血液的黏性，改善微循环。❶用于脑动脉硬化、一过性脑缺血发作、脑血栓形成、脑栓塞，脑出血后遗症和脑外伤后遗症等脑血管疾病。❷冠心病、心绞痛、心肌梗死等心血管疾病。❸下肢动脉粥样硬化病、血栓闭塞性脉管炎、动脉炎、雷诺病等外周血管疾病。【药动学】口服 200mg 后 30～45min 可达最大血药浓度 3.6～8.3mg/mL。分布广泛，肝、肾、甲状腺、肾上腺等含量较高，乳汁中有明显的分泌，且浓度较血中为高，亦有少量可透过胎盘。在体内可转化为不同程度的去甲基代谢物。主要以原形经尿排出。静滴、肌注和口服后的血浆 $t_{1/2}$ 分别为 30min、60min 和 75min。【用法用量】静滴：1 支/次，1 次/d，溶于 500mL 生理盐水或 10％葡萄糖注射液中，滴速为 100mL/h。【不良反应】常见腹泻、腹痛、便秘、胃痛、胃胀等肠胃道功能紊乱，白细胞减少，头痛、头晕、失眠、神经衰弱等症状，皮疹、发痒等症状，肝酶值升高。偶见粒细胞减少、血小板减少及瞌睡症状。【禁忌证】脑内出血后止血不完全者、白细胞减少者、对本品过敏者禁用。【用药须知】❶使用期间密切观察是否有炎症、发热、溃疡和其他可能由于治疗引发的症状，一旦出现此类症状，应停药。❷妊娠和哺乳期妇女慎用。❸服药期间定期进行血液学检查。

尼麦角林 Nicergoline【常用名】麦角溴烟酯、脑通、爱得生。【常用剂型与规格】片剂：5mg/片，10mg/片，30mg/片；胶囊：15mg/粒，30mg/粒；注射剂：2mg/mL，4mg/mL；4mg/2mL；8mg/2mL；粉针剂：2mg/瓶，4mg/瓶，8mg/瓶。【作用与用途】本品为二氢麦角碱的半合成衍生物，具有较强的 α 受体拮抗作用和扩血管作用，可增加脑血流量，改善脑细胞的能量代谢。❶用于急、慢性脑血管障碍或脑代谢功能不良。❷慢性脑部功能不全所致的行动不便、语言障碍、耳鸣、头晕目眩、视力障碍、感觉迟钝、头痛、失眠、记忆力减退、注意力不集中、精神抑郁、不安、激动及老年期痴呆。【药动学】口服吸收迅速，t_{max} 为 $1.5\sim2h$，生物利用度为 $90\%\sim100\%$。血浆蛋白结合率为 $82\%\sim87\%$。主要由肝代谢，约 80% 经肾排出，10% 从粪便排出。消除 $t_{1/2}$ 约 $2.5h$。【用法用量】❶口服：$10\sim20mg/$次，3 次/d。❷肌注或静滴：$2\sim4mg/$次，$1\sim2$次/d。【不良反应】可见胃肠道不适、恶心、腹泻、食欲增加、出汗、潮红、嗜睡、失眠、兴奋、烦躁、头晕、低血压、晕厥、心动过缓、红斑、荨麻疹、苔藓样药疹、急性间质性肾炎、射精不能、注射部位疼痛、过敏反应等。【禁忌证】对本品过敏者、急性出血者、近期心肌梗死患者、严重心动过缓患者、低血压患者、妊娠和哺乳期妇女、合用 α 或 β 受体激动药者禁用。【用药须知】❶卟啉病患者慎用。❷饮酒可增加中枢神经系统不良反应的风险。【药物相互作用】❶可加强抗高血压药物的作用。❷合用 β 受体拮抗药，心脏抑制作用增强。【用药过量】可能引起血压的暂时下降。罕见的病例有大脑与心脏供血不足。处理：血压下降者，一般不需治疗，平卧休息几分钟即可。大脑与心脏供血不足者，建议在持续的血压监测下，给予拟交感神经药。

双氢麦角胺 Dihydroergotamine【常用名】二氢麦角胺。**【常用剂型与规格】**片剂：$1mg/$片；胶囊：$2.5mg/$粒；注射剂：$0.9mg/$支。**【作用与用途】**本品为 α 受体拮抗药，作用类似二氢麦角碱，对血管运动中枢的抑制作用较麦角胺强，能缓解脑血管痉挛。❶用于中、重度偏头痛的急性发作。❷难治性偏头痛和丛集性头痛。**【药动学】**口服吸收差，有首过效应。肌注后 $15\sim30min$ 起效，作用维持 $3\sim4h$。V_d 为 $14.5L/kg$。在肝脏被广泛代谢。主要通过胆汁经粪便排泄，也可经乳汁排泄，仅很少量的本品及其代谢产物经尿液排泄。**【用法用量】**❶口服：$2\sim3mg/$次，必要时 $30\sim60min$ 后重复用药，最大剂量 $10mg/d$。❷肌注、皮下注射或静注：$1\sim2mg/$次。**【不良反应】**常见恶心、呕吐、味觉改变、流涕、腹泻、水肿、头晕、感觉异常等。罕见但严重的周围血管缺血、麦角中毒。**【禁忌证】**对麦角碱类药品过敏者；偏瘫型、基底动脉型偏头痛者；缺血性心脏病、心绞痛或心肌梗死者；未控制的高血压、低血压或休克者；血管病手术后患者；周围血管疾病患者；合用其他升压或血管收缩药者；24h 内使用过麦角或 5 - HT 衍生物患者；妊娠和哺乳期妇女；严重肝、肾损害者；脓毒病者禁用。【用药须知】❶有心脑血管病风险者慎用。❷口服吸收不佳，治疗偏头痛多采用注射给药，但冠心病患者限于口服给药。【药物相互作用】❶与阿莫曲坦、佐米曲坦、舒马曲坦等曲普坦类药物在 24h 内合用，血管收缩作用相加，可延长血管痉挛反应。❷与大环内酯类抗生素、蛋白酶抑制药（如奈非那韦、沙奎那韦、阿扎那韦等）、咪唑类抗真菌药、氟西汀、氟伏沙明、甲硝唑及奈法唑酮等药物合用，血浓度升高，麦角中毒风险增加。❸合用肾上腺素、去甲肾上腺素、麻黄碱、伪麻黄碱、苯丙醇胺、利多卡因、可卡因、米多君等药物可使血压急剧升高。❹合用西布曲明，作用相加，出现 5 - HT 综合征的风险增加。❺服药期间，禁服葡萄柚汁，因可抑制经 CYP3A4 的代谢，增加麦角中毒的风险。【用药过量】与麦角胺相似，急性过量体征可能出现恶心、呕吐、腹泻、极度口渴、发冷、针刺感、皮肤瘙痒、精神错乱、抽搐、意识不清、高血压或低血压等，慢性中毒可出现外周血管收缩的其他症状或心血管疾病，也可能延迟出现。处理：口服不久，可洗胃以促使胃内毒物排空。服用过量药物在 1h 内，可予以药用炭来减少吸收。另外，可采取对症治疗，必须维持机体受损部位足够的循环通畅，避免坏疽的产生。当发生严重血管痉挛时，可以静脉输注血管扩张药如硝普钠。如果出现血栓症危险，也可给予最小量的肝素以及右旋糖酐 40 等。

依达拉奉 Edaravone【常用名】必存、易达生、爱达拉酮。【常用剂型与规格】注射剂：10mg/5mL，30mg/20mL。【作用与用途】本品作为自由基清除剂，能抑制黄嘌呤氧化酶和次黄嘌呤氧化酶的活性，并能刺激前列环素的生成，减少炎性介质白三烯的生成，降低脑动脉栓塞和羟自由基的浓度。用于改善急性脑梗死所致的神经症状、日常生活活动能力和功能障碍。【药动学】健康成年男性和健康老年受试者，以 0.5mg/kg 剂量，2 次/d，静滴 2d，消除 $t_{1/2}$ 分别为 (2.27 ± 0.8)h 和 (1.84 ± 0.17)h。无蓄积。在体内代谢为硫酸络合物、葡萄糖醛酸络合物，主要以代谢产物经尿排出。【用法用量】静滴：30mg/次，加入适量生理盐水中稀释后静滴，30min 内滴完，2 次/d，14d 为 1 个疗程。尽可能在发病 24h 内开始给药。【不良反应】常见肝功能异常、皮疹、恶心、呕吐、腹泻、头痛、失眠。严重不良反应有急性肾功能障碍、血小板异常、弥散性血管内凝血。【禁忌证】对本品有过敏史者、重度肾衰竭患者、妊娠及哺乳期妇女禁用。【用药须知】❶轻中度肾功能损害者、肝功能不全者、心脏病患者、80岁以上高龄患者慎用。❷使用前及使用期间，需要监测肾功能。❸最好在脑梗死 48h 之内开始使用。❹静滴时避免漏于血管外。❺不推荐儿童使用。【药物相互作用】❶原则上必须用生理盐水稀释，禁与含糖的注射液、高能量输液、氨基酸制剂、抗癫痫药等配伍使用。❷与头孢唑林钠、哌拉西林、头孢替安、氨基糖苷类等抗生素合用时，有可能导致肾功能不全加重，合用时应多次行肾功能检测。

多奈哌齐 Donepezil【常用名】多那喜、安理申、盖菲。**【常用剂型与规格】**片剂：2.5mg/片，5mg/片，10mg/片；胶囊：5mg/粒。**【作用与用途】**本品通过可逆性地抑制乙酰胆碱酯酶对乙酰胆碱的水解，提高乙酰胆碱的浓度，增加胆碱能神经的功能发挥作用。用于轻、中度阿尔茨海默病。**【药动学】**口服吸收良好，饮食和服药时间对吸收无影响。生物利用度为 100%，t_{max} 为 3～4h，治疗开始 3 周内达 C_{ss}，血浆蛋白结合率为 95%。肝代谢，主要以代谢产物经肾排泄，少量以原形排出。$t_{1/2}$ 约为 70h。**【用法用量】**口服。❶成人/老年人：初始治疗 5mg/次，1 次/d。于晚上睡前口服。上述剂量至少维持 1 个月，以评价早期的临床反应，及达到稳态血药浓度。治疗 1 个月，并做出临床评估后，可以增加到 10mg/次，1 次/d。推荐最大剂量为 10mg。停止治疗后，疗效逐渐减退。中止治疗无反跳现象。❷肝、肾功能不全者，服用方法与正常人相似。轻中度肝功能不全患者，根据个体耐受度适当调整剂量。**【不良反应】**多数为轻度、一过性反应。常见腹泻、恶心、呕吐、厌食、疲乏和头晕。少见腹痛、消化不良、头痛、嗜睡、失眠、出汗、震颤、晕厥、肌肉痉挛。罕见心绞痛、窦房及房室阻滞、心动过缓、血肌酸激酶轻度增高、消化道溃疡、胃肠出血、锥体外系反应等。**【禁忌证】**对本品、哌啶衍生物或制剂中赋形剂有过敏史的患者，孕妇，对半乳糖不耐症患者，Lapp 乳糖酶缺乏者，葡萄糖-半乳糖吸收不良患者禁用。**【用药须知】**❶病态窦房结综合征者、室上性心脏传导疾病者、胃肠道疾病活动期或溃疡病者、哮喘病史或阻塞性肺疾病史者、癫痫病史者慎用。❷轻、中度肝肾功能不全者无需调整药量。用药后出现无法解释的肝功能损害、精神系统症状，应考虑减量或停药。**【药物相互作用】**❶与拟胆碱药、β肾上腺素受体拮抗药、神经肌肉阻滞药有协同作用。❷与抗胆碱药之间相互降低药效，不应合用。❸合用 CYP3A4、CYP2D6 抑制药，会增加血药浓度，需注意可能出现的不良反应。**【用药过量】**胆碱能危象：严重的恶心、呕吐、流涎、出汗、心动过缓、低血压、呼吸抑制、虚脱和惊厥。也可能有进行性肌无力，如累及呼吸肌可致死。处理：静脉予阿托品解毒，首剂静脉给 1～2mg 滴定至起效，然后根据临床情况给药，并予对症支持治疗。

石杉碱甲 Huperzine A【常用名】哈伯因、忆诺、双益平。【常用剂型与规格】片剂（胶囊）：$50\mu g$/片；注射剂：$0.2mg/mL$。【作用与用途】本品为一种可逆性 AChE 抑制药，对真性 AChE 具有选择性抑制作用。❶用于中、老年良性记忆障碍及各类痴呆、记忆认知功能及情绪行为障碍。❷重症肌无力。【药动学】口服吸收迅速完全，生物利用度为 96%，t_{max} 为 $10\sim30min$，易通过血-脑屏障。主要以原形及代谢产物经尿排出，24h 排出给药量的 73.6%。消除 $t_{1/2}$ 为 4h。【用法用量】❶口服：$100\sim200\mu g$/次，2 次/d。最高日剂量 $450\mu g$。❷肌注：①治疗良性记忆障碍：$0.2mg$/次，1 次/d。②重症肌无力：$0.2\sim0.4mg$/次，1 次/d。【不良反应】偶见恶心、头晕、出汗、腹痛、视物模糊等。个别患者瞳孔缩小、呕吐、心率改变、流涎、嗜睡等。余参见"多奈哌齐"相关内容。【禁忌证】对本品过敏者、严重心动过缓者、低血压者、心绞痛者、癫痫患者、哮喘患者、肾功能不全者、肠梗阻或尿路梗阻者禁用。【用药须知】❶用药剂量存在个体差异，一般应从小剂量开始给药。❷如出现不良反应，减少剂量后症状可缓解或消失；严重者需先停药，再予对症治疗。【药物相互作用】慎与碱性药物配伍。余参见"多奈哌齐"相关内容。【用药过量】参见"多奈哌齐"相关内容。

胞磷胆碱 Citicoline【常用名】胞二磷胆碱、尼可林、思考林。【常用剂型与规格】注射剂：$0.2g/2mL$，$0.25g/2mL$；片剂：$0.2g$/片；胶囊：$0.1g$/粒。【作用与用途】本品为胞嘧啶核苷酸衍生物，接近于脑组织中固有的成分，主要作为辅酶参与卵磷脂的生物合成，增加脑部血流和氧耗，改善脑组织代谢，促进大脑功能恢复，促进苏醒。❶用于大面积脑梗死所致昏迷和意识障碍，有助于脑卒中后遗偏瘫者肢体功能的恢复。❷急性颅脑外伤和脑手术后的意识障碍。【药动学】静注可迅速进入血流，并有部分通过血-脑屏障进入脑组织。口服吸收缓慢却完全，与静脉相比两者作用无显著差异，亦可进入脑代谢，产生磷脂化作用而生效。胆碱为体内良好的甲基供给体，约 1% 经尿排出。【用法用量】静滴。❶脑梗死急性期：$1000mg/d$，连用 2 周。❷脑外伤及脑手术后的意识障碍：$250\sim500mg/d$，用 5% 或 10% 葡萄糖注射液稀释后缓慢滴注，$5\sim10d$ 为 1 个疗程。【不良反应】偶见失眠、恶心、干呕、胃痛、畏食、腹泻等。罕见头痛、眩晕、兴奋、烦躁不安、痉挛、乏力及震颤、一过性复视。严重的有低血压、心动过缓、心动过速。【禁忌证】对本品过敏者禁用。【用药须知】❶癫痫病史者、肝肾功能不全者、妊娠和哺乳期妇女和儿童慎用。❷脑出血急性期和严重脑干损伤时，不宜用大剂量，并应与止血药、降颅内压药合用。❸脑梗死急性期有意识障碍者，最好在卒中发作后 2 周内开始给药。【药物相互作用】❶不可与含甲氯芬酯的药物合用。❷合用脑活素可能会相互提高疗效。【用药过量】常见恶心、呕吐、食欲不振、头疼、失眠、兴奋、痉挛等症状。处理：可减量，采取对症治疗。

洛贝林 Lobeline【常用名】山梗菜碱、祛痰菜碱、半边莲碱。【常用剂型与规格】注射剂：3mg/mL，10mg/mL。【作用与用途】通过颈动脉窦和主动脉体化学感受器而反射性兴奋呼吸中枢，同时反射性兴奋迷走神经中枢和血管运动中枢。❶用于新生儿窒息、一氧化碳引起的窒息。❷吸入麻醉药及其他中枢抑制药的中毒及肺炎、白喉等疾病所致的呼吸衰竭。【药动学】静注作用维持时间短，一般为 20min。【用法用量】❶皮下或肌注：常用量，成人 3～10mg/次（极量：20mg/次，50mg/d）；儿童 1～3mg/次。❷静注：成人 3mg/次（极量：6mg/次，20mg/d）；儿童 0.3～3mg/次。必要时每隔 30min 重复使用。新生儿窒息可注入脐静脉 3mg。【不良反应】可有恶心、呕吐、呛咳、头痛、心悸等。大剂量可致心动过速、传导阻滞、呼吸抑制、甚至惊厥。【禁忌证】尚不明确。【用药须知】静注须缓慢。【药物相互作用】❶合用碱性药物，产生山梗素沉淀。❷合用尼古丁，可导致恶心、出汗、心悸等。【用药过量】可有心动过速、传导阻滞、呼吸抑制甚至惊厥。处理：对症支持治疗。

尼可刹米 Nikethamide【常用名】可拉明、二乙烟酰胺、烟酸乙胺。【常用剂型与规格】注射剂：0.25g/mL，0.375g/1.5mL，0.5g/2mL。【作用与用途】本品选择性兴奋延髓呼吸中枢，使呼吸加深加快，也可作用于颈动脉体和主动脉体化学感受器反射性地兴奋呼吸中枢，提高呼吸中枢对二氧化碳的敏感性。对血管运动中枢有微弱兴奋作用。❶用于中枢性呼吸及循环衰竭。❷麻醉药及其他中枢抑制药的中毒。【药动学】在体内迅速分布，作用时间短暂，一次静注仅维持 5～10min。在体内先代谢为烟酰胺，再被甲基化，经尿排出。【用法用量】❶皮下、肌内或静注，0.25～0.5g/次。必要时 1～2h 重复用药。极量 1.25g/次。❷6 个月以下小儿，75mg/次；1 岁小儿，125mg/次；4～7 岁，175mg/次。【不良反应】常见面部刺激征、烦躁不安、抽搐、恶心呕吐等。【禁忌证】抽搐及惊厥患者禁用。【用药须知】❶大剂量可引起血压升高、心悸、出汗、呕吐、震颤及肌僵直，应及时停药以防惊厥。如出现惊厥，应及时静注苯二氮䓬类药或小剂量硫喷妥钠。❷作用时间短暂，应酌情间隔给药。❸运动员慎用。【药物相互作用】与其他中枢兴奋药合用，有协同作用，可致惊厥。【用药过量】出现兴奋不安、精神错乱、恶心、呕吐、头痛、出汗、抽搐、呼吸急促，同时可有血压升高、心悸、心律失常、呼吸麻痹而死亡。处理：静滴 10% 葡萄糖注射液，促进排泄。出现惊厥时，注射苯二氮䓬类或小剂量硫喷妥钠或苯巴比妥钠等控制。同时予对症支持治疗。

吡拉西坦 Piracetam【常用名】脑复康、吡乙酰胺、酰胺吡酮。【常用剂型与规格】片剂：0.4g/片；注射剂：1g/5mL，4g/20mL，8g/20mL；粉针剂：1g/支，2g/支，4g/支，6g/支，8g/支。【作用与用途】本品属吡咯烷酮类药物，为脑代谢改善药，具有激活、保护和修复大脑神经细胞的作用。❶用于急性脑血管病及脑外伤后记忆和轻中度脑功能障碍。❷儿童发育迟缓。❸乙醇中毒性脑病，肌阵挛性癫痫，镰状红细胞贫血神经并发症的辅助治疗。【药动学】口服吸收快，t_{max} 为 30～45min。V_d 为 0.6L/kg，血浆蛋白结合率 30%。可透过血脑屏障，大脑皮质和嗅球的浓度比脑干中浓度高。易通过胎盘屏障。体内不代谢，主要以原形经尿排出，少量随粪便排泄。肾脏消除速度为 86mL/min，$t_{1/2}$ 5～6h。【用法用量】❶口服：0.8～1.2g/次，3 次/d，4～8 周为 1 个疗程。❷静注：4～6g/次，2 次/d，1～2 周为 1 个疗程。【不良反应】常见恶心、胃部不适、胃纳差、腹胀、腹痛、兴奋、易激动、头晕、头痛、失眠。罕见轻度肝功能损害。【禁忌证】对本品过敏者、亨廷顿病患者禁用。【用药须知】❶肾功能不全者需调整剂量。❷接受抗凝治疗的患者，同时应用尤需注意出凝血时间，防止出血危险。并调整抗凝药剂量和用法。【药物相互作用】应用华法林者，产生稳定的抗凝作用后，如加用本品，可使凝血酶原时间延长。

吡硫醇 Pyritinol【常用名】脑复新、爱瑙幸、二盐酸吡硫醇。【常用剂型与规格】片剂：0.1g/片，0.2g/片；胶囊：0.1g/粒；注射剂：0.1g/mL，0.2g/2mL；盐酸吡硫醇葡萄糖注射液：0.2g∶5g（盐酸吡硫醇∶葡萄糖）/250mL。【作用与用途】本品系吡多醇的类似物，为脑代谢改善药，在多个环节参与脑代谢。❶用于脑震荡综合征、脑外伤后遗症、脑炎及脑膜炎后遗症等。❷改善头胀、头晕、失眠、记忆力减退、注意力不集中、情绪变化等症状。❸脑动脉硬化、阿尔茨海默病等精神症状的改善。【药动学】静注，t_{max} 为 8～

40min，在脑、肝、肾及乳汁中浓度高，在中枢神经系统内维持1～6h。主要经肝代谢，肾排泄，$t_{1/2}$为3～4h。【用法用量】❶口服：成人0.3～0.6g/d。小儿0.15～0.3g/d，分3次服。❷静注：0.2～0.4g/次，1次/d，用250mL注射液稀释后使用。【不良反应】偶见皮疹、恶心、头晕或眩晕、头痛等，通常反应较轻，停药后即可恢复。注射部位可能出现静脉炎、疼痛，停药后亦可消失。【禁忌证】孕妇禁用。【用药须知】❶肝功能不全者、糖尿病患者、妊娠和哺乳期妇女慎用。❷宜缓慢静滴。不能静脉快速推注。【药物相互作用】❶宜单独使用，尽量不与其他药物配伍使用。❷与维生素C、阿昔洛韦、葛根素等存在配伍禁忌。

多沙普仑 Doxapram【常用名】Dopram。【常用剂型与规格】注射剂：20mg/mL，100mg/5mL。【作用与用途】大剂量直接兴奋呼吸中枢，小剂量通过颈动脉化学感受器兴奋呼吸中枢，并可增加心排血量。用于麻醉药、中枢抑制药所致的中枢抑制。【药动学】静注后立即生效，维持5～12min。迅速代谢，经肾排泄。【用法用量】静注或稀释（用5%葡萄糖稀释至1mg/mL）后静滴，1mg/kg，用量不宜超过300mg/h。总量不超过3000mg/d。【不良反应】常见头痛、无力、呼吸困难、心律失常、恶心、呕吐、腹泻及尿潴留、胸痛、胸闷、血压升高、用药局部发生血栓性静脉炎等。少见精神错乱、呛咳、眩晕、畏光、感觉奇热、多汗等。【禁忌证】癫痫患者、惊厥者、严重肺部疾患者禁用。【用药须知】❶颅内高压者、重度高血压者、冠心病患者、妊娠期妇女和12岁以下儿童慎用。❷使用氟烷、异氟烷等全麻药后10～20min，方可使用本品。❸静滴过快有致溶血的危险。【药物相互作用】❶碳酸氢钠可增加血药浓度，增强其毒性。❷合用MAOIs、升压药，可使升压作用显著。❸肌松药可掩盖升压作用。❹与咖啡因、哌甲酯、匹莫林、肾上腺素受体激动药具有协同作用。【用药过量】心动过速、心律失常、高血压、焦虑不安、震颤、谵妄、惊厥、反射亢进。处理：对症支持治疗。

二甲弗林 Dimefline【常用名】回苏灵。【常用剂型与规格】片剂：8mg/片；注射剂：8mg/2mL。【作用与用途】本品对呼吸中枢有较强兴奋作用，作用比尼可刹米强100倍，苏醒率可达90%～95%。❶用于各种原因所致的中枢性呼吸衰竭。❷麻醉药、催眠药所致的呼吸抑制。❸外伤、手术等引起的虚脱和休克。【药动学】口服吸收迅速、完全，起效快，作用维持时间为2～3h。【用法用量】❶口服：8～16mg/次，2～3次/d。❷肌内或静注：8mg/次。❸静滴：8～16mg/次，重症患者 16～32mg/次，临用前以注射用氯化钠溶液或葡萄糖溶液稀释。【不良反应】可有恶心、呕吐、皮肤烧灼感等。【禁忌证】有惊厥病史者、吗啡中毒者、肝肾功能不全者和妊娠期妇女禁用。【用药须知】静注速度须缓慢，并应随时观察病情。【用药过量】可有肌肉震颤、惊厥等。处理：洗胃、催吐；静滴 10% 葡萄糖注射液，促进排泄；出现惊厥时可用短效巴比妥类药（如异戊巴比妥）治疗；同时予相应的对症治疗。

茴拉西坦 Aniracetam【常用名】阿尼西坦、三乐喜、益灵舒。【常用剂型与规格】片剂：0.05g/片；胶囊：0.1g/粒。【作用与用途】本品属吡咯烷酮类药物，是新一代 γ-内酰胺类脑功能改善药，为脑代谢增强剂。❶用于脑血管疾病后的记忆功能减退和血管性痴呆。❷中、老年人记忆减退（健忘症）。❸改善帕金森病症状。❹脑梗死后遗症的情绪不稳定和抑郁状态。【药动学】口服吸收迅速，t_{max} 为 20～40min。体内分布广泛，可达肝、肾，并能透过血-脑屏障。主要在肝代谢，血中原药消除 $t_{1/2}$ 为 20～30min，主要的代谢产物仍有促智活性，24h 后代谢产物大部分经尿排出。【用法用量】口服：0.2g/次，3 次/d。70 岁以上老人，0.1g/次，3 次/d。1～2 个月为 1 个疗程。可酌情调整用量和疗程。【不良反应】偶见口干、食欲减退、便秘、头昏、中枢神经系统兴奋或嗜睡，通常反应较轻，停药后可消失。【禁忌证】对本品或其他吡咯烷酮类药物过敏者禁用。【用药须知】❶严重肝、肾功能障碍者，妊娠和哺乳期妇女慎用。❷可加重亨廷顿舞蹈病患者的症状。

甲氯芬酯 Meclofenoxate【常用名】氯酯醒、遗尿丁、Centro-fenoxate。【常用剂型与规格】胶囊：0.1g/粒；粉针剂：0.1g/支、0.25g/支。【作用与用途】本品能促进脑细胞的氧化还原代谢，增加对糖类的利用，并能调节细胞代谢，对中枢抑制患者有兴奋作用。用于外伤性昏迷、新生儿缺氧症、儿童遗尿症、意识障碍、老年性精神病、酒精中毒及某些中枢和周围神经症状。【药动学】尚无人体药动学资料。【用法用量】❶口服：成人 0.1～0.3g/次，0.3～0.9g/d；最大剂量 1.5g/d。儿童 0.1g/次，3 次/d。❷静注或静滴：成人 0.1～0.25g/次，3 次/d，临用前以注射用水或 5% 葡萄糖注射液稀释成 5%～10% 溶液使用。儿童 60～100mg/次，2 次/d，新生儿可注入脐静脉。❸肌注：成人昏迷状态，0.25g/次，新生儿缺氧症，60mg/次，均每 2h 1 次。【不良反应】偶有兴奋、激动、失眠、疲乏无力、胃部不适、头痛，停药后可恢复。【禁忌证】精神过度兴奋者、锥体外系症状患者、对本品过敏者禁用。【用药须知】❶高血压患者慎用。❷易水解，须现配现用。【用药过量】可有焦虑不安、活动增多、共济失调、惊厥，可致心悸、心率加快、血压升高。处理：洗胃、5%葡萄糖氯化钠注射液静滴，并予相应对症支持治疗。

哌甲酯 Methylphenidete【常用名】哌醋甲酯、利他林、利太灵。【常用剂型与规格】片剂：5mg/片，10mg/片，20mg/片；缓释片：20mg/片；控释片：18mg/片，36mg/片；注射剂：20mg/mL。【作用与用途】本品属精神兴奋药，具有拮抗中枢神经系统内 DA 转运体，抑制 DA 再摄取的作用。❶用于消除催眠药引起的嗜睡、倦怠及呼吸抑制。❷儿童多动综合征、脑功能失调。❸抑郁症、痴呆、外伤性脑损伤等。【药动学】口服易吸收，存在首关效应，1 次给药作用可持续 4h 左右，控释剂 t_{max} 延迟至 6～8h。迅速代谢，70%经尿排泄，重复给药无蓄积。$t_{1/2}$ 为 30min。【用法用量】口服。成人，10mg/次，20～30mg/d。餐前 30～45min 服用。老年人，应小剂量起，并酌情增减药物剂量。6 岁以上儿童，从 5mg/次开始，2 次/d，于早、午餐前服。以后酌情调整剂量，每隔 1 周递增 5～10mg，最大剂量 60mg/d。【不良反应】常见食欲减退。其他有口干、头晕、头痛、失眠、嗜睡、运动障碍、恶心、神经质、皮疹、心律失常、心悸等。可致依赖性。【禁忌证】严重焦虑、激动、过度兴奋、青光眼患者，有抽动-秽语综合征病史者，以及 6 岁以下儿童、妊娠和哺乳期妇女禁用。【用药须知】❶癫痫患者、高血压者、有药物或酒精滥用史和成瘾史的患者、精神病患者慎用。❷出现神经精神兴奋性症状增多，或其他严重不良反应，可逐渐减量，直到不良反应消失。❸为了延缓耐药性的产生或减少不良反应，在患儿不上学的期间可以停药。但如果病情严重，不但影响学习，也影响其日常活动者，则应每日服药。❹餐前给药能减少厌食的发生。避免傍晚后服药，以减少失眠。❺用药前及用药时应检查或监测血压、心电图、血常规，记录患儿的生长发育状况，包括身高体重等。【药物相互作用】❶禁与 MAOIs 合用。❷合用中枢神经系统兴奋药、肾上腺素受体激动药，两者作用叠加，可诱发紧张、焦虑、失眠、惊厥发作、心律失常等。❸合用降压药，能减弱其降压效应。❹合用抗 M-胆碱能受体药物，增强该类药物的药效。❺合用卤代麻醉药，会致血压突然升高。❻可抑制香豆素类抗凝药、抗癫痫药、保泰松等的代谢，增加上述药物的血药浓度，甚至导致与上述药物有关的中毒反应。【用药过量】可有焦虑、紧张、精神错乱、谵妄、幻觉等精神病样症状，严重者昏迷、惊厥甚至死亡。处理：洗胃，促进排泄，并酌情予相应对症支持治疗。

托莫西汀 Atomoxine Hydrochloride【常用名】斯德瑞、择思达、盐酸托莫西汀。**【常用剂型与规格】**胶囊：5mg/粒，10mg/粒，18mg/粒，25mg/粒，40mg/粒，60mg/粒。**【作用与用途】**甲苯氧苯丙胺衍生物，为选择性 NA 重摄取抑制药。用于：成人、青少年、儿童的注意力缺陷-多动症（ADHD）。**【药动学】**口服吸收快，t_{max} 1～2h，进食对其几无影响，但高脂饮食可降低药物吸收速度，C_{max} 下降 37%，t_{max} 延迟约 3h。蛋白结合率为 98%。肝代谢，大于 80% 的原药及代谢产物经肾排泄。消除 $t_{1/2}$ 正常者为 4～5h，而弱代谢者需 22h 以上。**【用法用量】**口服。❶急性期治疗：①成人、儿童和青少年（体重超过 70kg），40mg/d 起始，3d 后逐渐增至靶剂量 80mg/d。晨起顿服或分 2 次服。连续服用靶剂量 2～4 周后，如未达最佳治疗效果，可进一步逐渐增量至 100mg/d。②儿童与青少年，剂量以 0.5mg/(kg·d) 起始，3d 后酌情逐渐增至靶剂量 1.2mg/(kg·d)。最大剂量不超过 100mg/d 或 1.4mg/kg。❷ADHD 患者维持期及长期治疗：1.2～1.8mg/(kg·d)。维持剂量一般无须调整，但是医生应定期体检患者，并依据病情变化对药物治疗情况进行评估，必要时调整剂量。❸中度肝功能不全者，起始剂量和靶剂量为正常推荐剂量的 50%。重度肝功能不全者，起始剂量和靶剂量应为正常推荐剂量的 25%。**【不良反应】**成人：心悸、口干、恶心、呕吐、便秘、腹痛、消化不良、疲倦、紧张感、食欲减退、眩晕、镇静、嗜睡、震颤、失眠、睡眠失调，排尿困难、尿潴留、尿急、月经失调、射精障碍，多汗、皮疹、血管神经性水肿、潮热、荨麻疹。儿童及青少年：易激惹、易怒、感觉异常或减退、头痛、镇静、疲倦、嗜睡、头晕，恶心、呕吐、腹痛、便秘，食欲减退、体重减轻，皮疹。**【禁忌证】**对本品过敏者、闭角型青光眼患者、先天性心脏病者、严重心脏病患者禁用。**【用药须知】**❶使 ADHD 儿童及青少年出现自杀观念及自杀倾向的风险增高。调整剂量时均需严格监视其行为改变、自杀观念及倾向形成、临床症状加剧等情况。❷肝、肾功能不全者、妊娠和哺乳期妇女慎用。❸由于 CYP2D6 酶代谢活性的差异，使用本药前需区别患者是否是 CYP2D6 的弱代谢者。❹用药初期，谨慎驾驶机动车或操作高风险器械。**【药物相互作用】**❶合用 MAOIs，能够增加出现致死性 5－HT 综合征的风险，或可能合并严重的神经恶性综合征，因此两者不能同时使用。❷有升高血压作用，需慎合用升压药物。❸合用 CYP2D6 抑制药，会增加血药浓度。**【用药过量】**可有嗜睡、激惹、活动过度、行为异常和胃肠道系统症状，或与交感神经系统相关的症状和体征，如散瞳、心动过速、口干等。处理：保证周围通风，加强监测心脏和生命体征；短时间内建议洗胃；可予药用炭减少药物吸收。本品蛋白结合率高，故透析法对处理药物过量意义不大。

甘露醇 Mannitol【常用名】 Manita、Osmitrol。**【常用剂型与规格】** 注射剂：10g/50mL，20g/100mL，50g/250mL，100g/500mL，100g/2000mL，150g/3000mL。**【作用与用途】** 本品为单糖，在体内不被代谢，其高渗溶液静滴后，具有组织脱水和利尿作用。用于：❶各种原因所致的脑水肿，降低颅内压，防止脑疝。❷降低眼内压，用于其他降眼内压药无效时或眼内手术前准备。❸鉴别肾前性因素或肾性因素所致的少尿。亦可用于各种原因所致的急性肾小管坏死。❹肾病综合征、肝硬化腹水，尤其是伴低蛋白血症时的辅助性利尿。❺某些药物逾量或毒物中毒。❻经尿道内前列腺切除术的冲洗剂。❼术前肠道准备。**【药动学】** 口服吸收极少。静注后迅速进入细胞外液而不进入细胞内。当浓度很高或存在酸中毒时，可通过血-脑屏障，并致颅内压反跳。静注后，极少代谢，迅速经肾排泄。$t_{1/2}$ 约为100min，急性肾衰竭者可延迟至6h。**【用法用量】** 静滴。❶利尿：1~2g/kg，一般选用 20%溶液 250~500mL 静滴，并调整剂量使尿量维持在 30~50mL/h。儿童：0.25~2g/(kg·次)，以 15%~20%溶液于2~6h 内静滴。❷脑水肿、颅内高压和青光眼：按 1.5~2g/kg 配制成15%~25%溶液，滴注时间控制在 30~60min。衰弱患者，剂量减少至 0.5g/kg。儿童：1~2g/kg，以 15%~20% 溶液于0.5~1h 内静滴。❸鉴别肾前性和肾性少尿：0.2g/kg，以 20%溶液于 3~5min 内静滴，如用药后 2~3h 内每小时尿量仍低于 30~50mL，最多再试 1 次，若仍无反应则应停药。❹预防急性肾小管坏死：先给予 12.5~25g，10min 内静滴，若无特殊情况，再以 50g 于1h 内静滴，若尿量维持在 50mL/h 以上，则可继续用 5%溶液静滴；若无效则立即停药。❺治疗药物、毒物中毒：50g 以 20%溶液静滴，调整剂量使尿量维持在 100~500mL/h。❻肠道准备：术前 48h，10%溶液 1000mL 于 30min 内口服完毕。**【不良反应】** 常见水和电解质紊乱。少见寒战、发热、排尿困难、尿潴留、皮疹、荨麻疹、呼吸困难、过敏性休克、头痛、头晕、癫痫发作、视物模糊、鼻炎、口渴、恶心呕吐等胃肠道反应、渗透性肾病、低血压、心悸等。罕见血栓性静脉炎、急性肾衰竭、肺水肿。**【禁忌证】** 已确诊的急性肾小管坏死的无尿者、严重失水者、肾脏损害或肾功能障碍者、颅内活动性出血者、心力衰竭患者、急性肺水肿患者、严重肺淤血者和对本品过敏者禁用。【用药须知】❶明显心肺功能不全、低血容量者、高钾血症或低钠血症者、明显肾功能损害者、对本品不能耐受者慎用。❷老年人应用较易出现肾损害，且随年龄增长，发生肾损害的机会增多，应适当控制用量。❸监测血压、肾功能、血电解质浓度，尤其是 Na^+ 和 K^+、尿量和血渗透浓度。❹使用时间不宜过长，剂量不宜过大，防止过度脱水引起脑出血或出血加重、电解质紊乱、渗透性肾病、反跳等并发症。❺过敏体质者尽量不用，如必须使用，可先给予地塞米松 10mg 静注，并严密观察。【药物相互作用】❶可增加洋地黄类强心苷的不良反应，与低血钾症相关。❷增加利尿药和碳酸酐酶抑制药的利尿和降眼压作用，合用时应调整上述药物的剂量。❸可致低血钾或低血镁，合用三氧化二砷、氟哌利多、左醋美沙多或索他洛尔，诱发 Q-T 间期延长的风险增加。❹与顺铂同时缓慢静滴，可减轻顺铂的肾和胃肠道反应。❺可降低亚硝基脲类和丝裂霉素的毒性，但不影响其疗效。❻可降低两性霉素 B 的肾毒性。❼可降低秋水仙碱的不良反应。【用药过量】出现严重的甘露醇毒性，严重低钠血症，渗透压差增大，体液过多。处理：对症支持处理，并密切随访血压、电解质以及肾功能。

第五节 镇静催眠药

地西泮 Diazepam【常用名】安定、苯甲二氮䓬、Valium。【常用剂型与规格】片剂：2.5mg/片，5mg/片；注射剂：10mg/2mL。【作用与用途】本品为 BDZ 类抗焦虑药，随剂量递增而具有抗焦虑、镇静、催眠、抗惊厥、抗癫痫及中枢性肌肉松弛作用。❶用于焦虑症及各种功能性神经症。❷失眠，尤对焦虑性失眠疗效极佳。❸癫痫：合用其他抗癫痫药，治疗癫痫大发作或小发作；静注控制癫痫持续状态。❹各种原因引起的惊厥，如子痫、破伤风、小儿高热惊厥等。❺脑血管意外或脊髓损伤性中枢性肌强直或腰肌劳损、内镜检查等所致肌肉痉挛。❻其他：偏头痛、肌紧张性头痛、老年性和特发性震颤，可用于麻醉前给药。【药动学】口服吸收快而完全，t_{max} 为 1～2h，肌注吸收慢且不规则，C_{max} 低于同剂量口服。蛋白结合率为98%；脂溶性高，易通过血-脑屏障，静注起效快，且快速再分布入其他组织，疗效快速消失；可通过胎盘，并进入乳汁。经 CYP2C19

代谢，生成活性代谢产物。本品及其代谢产物主要经尿排出。终末消除 $t_{1/2}$ 为 1～2d，代谢产物的 $t_{1/2}$ 长达 2～5d。【用法用量】❶口服：①抗焦虑：2.5～10mg/次，2～4 次/d。②催眠：5～10mg/次，睡前服。③麻醉前给药：10mg/次。④抗惊厥：成人，2.5～10mg/次，2～4 次/d。6 个月以上儿童，0.1mg/(kg·次)，3 次/d。⑤缓解肌肉痉挛：2.5～5mg/次，3～4 次/d。❷静注：①成人基础麻醉：10～30mg/次。②癫痫持续状态：开始 5～10mg，每 5～10min 按需重复，达 30mg 后酌情每 2～4h 重复。【不良反应】常见剂量可有嗜睡、轻微头痛、乏力、运动失调。偶见低血压、呼吸抑制、视物模糊、皮疹、尿潴留、忧郁、精神紊乱。罕见但严重的 Stevens-Johnson 综合征、粒细胞减少、巨幼红细胞性贫血、肝细胞损害、呼吸暂停、肺换气不足等。【禁忌证】对本品过敏者、严重肝功能和呼吸功能不全者、睡眠呼吸暂停综合征、重症肌无力、急性闭角型青光眼、新生儿、妊娠（尤其是妊娠前 3 个月和末 3 个月）和哺乳期妇女禁用。【用药须知】❶青光眼、重症肌无力、粒细胞减少、肝肾功能不全者慎用。❷考试机动车和高空作业人员、老年人、婴儿体弱患者慎用。❸老年人剂量减半。❹应用可致耐受与依赖性，突然停药有戒断症状出现。宜从小剂量用起。【药物相互作用】❶合用中枢神经系统抑制药、吩噻嗪类、MAO-AIs、三环类抗抑郁药、筒箭毒、戈拉碘铵作用相互增加。❷合用抗高血压和利尿降压药，降压药作用增强。❸可使地高辛血药浓度增加。❹合用左旋多巴，可使后者疗效降低。❺可使卡马西平、苯巴比妥、苯妥英钠、利福平消除加快，降低血药浓度；合用肝药酶的抑制药异烟肼可降低消除，延长 $t_{1/2}$。【用药过量】可有意识损害、精神错乱、抖动、言语不清、蹒跚、睡眠样状态、心跳异常减慢、呼吸短促或困难、乏力等症状。较少见深度昏迷、呼吸及脑干生命功能严重抑制。处理：对症支持治疗：只要患者不过于嗜睡，可在成人摄入 100mg 以上地西泮，儿童摄入 1mg/kg 以上地西泮之后 1h 之内给予药用炭减少吸收。氟马西尼可以用于该类药物中毒的解救以及诊断，但是很少使用并可能引发危险，尤其是涉及三环类抑郁药混合过量或者是对苯二氮草类药物依赖的患者。

司可巴比妥 Secobarbital【常用名】速可眠、Seonal。【常用剂型与规格】胶囊：0.1g/粒；粉针剂：0.1g/瓶。【作用与用途】本品为短效巴比妥类催眠药，催眠作用同异戊巴比妥。❶用于不易入睡的失眠患者。❷抗惊厥。【药动学】口服易吸收，脂溶性高，易透过血-脑脊液屏障。血浆蛋白结合率 40%～70%。经肝代谢，从肾排泄，仅少量未结合的原形药物。$t_{1/2}$ 为 20～28h。【用法用量】❶口服。①催眠：50～200mg，临睡前一次顿服。②镇静：30～50mg/次，3～4 次/d。儿童：镇静，2mg/(kg·次) 或 60mg/(m²·次)，3 次/d。③麻醉前用药：200～300mg，术前 1～2h 服。极量 0.3g/次。儿童，50～100mg，术前 1～2h 给药。❷肌内或静注：①催眠：肌注 100～200mg/次，或静注 50～250mg/次。儿童：3～5mg/(kg·次) 或 125mg/(m²·次)。②镇静：1.1～2.2mg/(kg·次)。③抗惊厥，5.5mg/(kg·次)，需要时可每隔 3～4h 重复给药。静注速度不能超过 50mg/15s。【不良反应】常见剂量相关性恶心、呕吐、便秘等胃肠道反应；笨拙或步态不稳、眩晕或头晕、头痛、失眠、嗜睡或醉态等神经系统反应；焦虑、紧张不安、易怒等精神症状。少见过敏而出现意识障碍，抑郁或逆向反应；皮疹、环形红斑、湿疹；眼睑、口唇和面部水肿等；幻觉、低血压；血栓性静脉炎，中性粒细胞减少，血小板减少，巨幼红细胞性贫血；肝功能损害，黄疸；骨骼疼痛、骨量减少、软骨病、肌肉无力等。罕见剥脱性皮炎和 Stevens-Johnson 综合征，一旦出现皮疹等皮肤反应，应当停用。【禁忌证】、【用药须知】、【药物相互作用】、【用药过量】参见"苯巴比妥"相关内容。

右佐匹克隆 Dexzopiclone【常用名】艾司佐匹克隆、厄唑匹隆、Eszopiclone。【常用剂型与规格】片剂：1mg/片，2mg/片，4mg/片；缓释片：2mg/片，4mg/片。【作用与用途】本品系佐匹克隆的右旋异构体。用于失眠的短期治疗。【药动学】口服吸收迅速，食物不影响其吸收，t_{max} 约 1h。蛋白结合率 52%～59%。经 CYP3A4 和 CYP2E1 酶代谢，主要代谢产物为 (S)-佐匹克隆-N-氧化物和 (S)-N-去甲基佐匹克隆，后者与 GABA 受体的结合力比原药弱，前者与 GABA 受体无结合力。约 10% 以原形从尿中排泄。$t_{1/2}$ 约 6h。【用法用量】口服：2mg，睡前服，可逐渐增量至 3mg。入睡困难的老年患者，起为 1mg，逐渐增量至 2mg。易醒的老年患者，起始剂量 2mg。【不良反应】常见味觉异常、头晕、胸痛、偏头痛。不产生依赖性，很少引起记忆损害。【禁忌证】参见"佐匹克隆"相关内容。【用药须知】肝功能严重受损者起始剂量应减为 1mg，轻中度受损者无须调整剂量。【药物相互作用】❶与帕罗西汀、地高辛和华法林之间无相互作用。❷与奥氮平合用时不改变相互之间的药动学。❸合用劳拉西泮时，两者的 C_{max} 均减少 22%。❹与 CYP3A4 抑制药酮康唑合用可增加 C_{max} 2.2 倍。【用药过量】参见"佐匹克隆"相关内容。

扎来普隆 Zaleplon【常用名】安维得。**【常用剂型与规格】**片剂（胶囊）：5mg/片，10mg/片。**【作用与用途】**本品属非苯二氮䓬类催眠药，具有镇静、催眠、肌肉松弛、抗焦虑和抗惊厥作用。用于：入睡困难的失眠症短期治疗。**【药动学】**属脂溶性化合物，口服后吸收迅速且完全，t_{max}为 0.9～1.5h，高脂肪和饱餐可延缓其吸收，C_{max}降低。有明显的首关消除，生物利用度约 30%。在组织分布较多，V_d 为 1.4L/kg。血浆蛋白结合率为 60%。在肝脏代谢失活，经尿液排出。$t_{1/2}$ 为 0.9～1.1h，血浆清除率为 0.94L/(kg·h)。肝功能受损者，药物清除率为正常人的 70%～80%。**【用法用量】**口服：10mg，睡前或夜间觉醒后难眠时口服，老年或虚弱的患者、正使用西咪替丁治疗或轻中度肝损害患者，剂量宜减半。持续用药时间限制在 7～10d。**【不良反应】**常见但较轻的头痛、嗜睡、眩晕、口干、乏力、记忆困难、多梦、情绪低落、震颤、站立不稳、复视和精神错乱等。罕见但严重的撤药后癫痫发作、严重过敏样反应、行为异常、怪癖、梦游、抑郁、自杀意念或行为、血管性水肿。**【禁忌证】**对本品过敏者禁用。**【用药须知】❶**超出常规剂量使用，可增加与睡眠相关的复杂行为风险。**❷**起效快，服用后应立即就寝，或在上床后难以入睡时服用。服用后不应从事需要精神集中或协调运动的工作。**❸**肾功能损害者、严重肝损者不推荐使用。**❹**抑郁症患者使用可加重抑郁，增加自杀意念和风险。**【药物相互作用】❶**合用乙醇和其他中枢抑制药镇静作用增强，应慎用或避免合用。**❷**合用磷丙泊酚，叠加两药对心、肺作用，宜加强监测，并酌情调整剂量。**❸**避免在用完高脂饮食后立即服用。**【用药过量】**有中枢神经系统抑制作用的表现，轻者瞌睡、昏睡及意识模糊等；严重者共济失调、肌张力减退、低血压、昏迷直至死亡。处理：采用支持治疗，对于摄入剂量超过 50mg 的成人或1mg/kg 的儿童在摄入 1h 之内，予口服药用炭减少吸收；严重中枢神经系统抑制的患者，可予氟马西尼。

佐匹克隆 Zopiclone【常用名】忆梦返、唑吡酮、吡嗪哌酯。**【常用剂型与规格】**片剂（胶囊）：3.75mg/片，7.5mg/片。**【作用与用途】**本品为环吡咯酮类的第三代催眠药。用于各种原因引起的失眠症。**【药动学】**口服吸收迅速，t_{max} 为 1.5～2h。生物利用度约 80%。体内分布广，健康人 V_d 为 100L。血浆蛋白结合率为 45%～80%。肝代谢，2 个主要代谢产物大部分经尿排出。$t_{1/2}$ 约 5h。重复给药无蓄积作用。**【用法用量】**临睡前服 7.5mg。老年、体弱者或肝功能不全者剂量减半。**【不良反应】**常见皮疹、味苦口干、宿醉、恶心、呕吐、消化不良、噩梦、嗜睡、焦虑、抑郁、紧张、幻觉、头晕、头痛、偏头痛、精神错乱、男性乳房发育、痛经、性欲减退等。严重的有胸痛、外周水肿、严重过敏反应。【禁忌证】对本品过敏者、呼吸代偿功能不全者、严重肝功能不全者禁用。【用药须知】❶有药物或乙醇滥用史者或精神疾病史者使用，滥用和出现依赖性的风险增加。❷严重抑郁症或有严重抑郁史患者使用可导致抑郁加重，出现自杀意念和行为。❸突然停药或快速减小剂量可出现撤药症状。❹肝硬化患者因去甲基作用减慢，血浆清除能力明显降低，应调整剂量。【药物相互作用】❶合用乙醇、肌松药或其他中枢抑制药，镇静作用增加，应慎用或避免合用。❷与磷丙泊酚合用，两药对心、肺作用叠加，宜加强监测，并酌情调整剂量。❸合用苯二氮䓬类催眠药，可增加戒断症状。【用药过量】深睡甚至昏迷，余参见"地西泮"相关内容。处理：采用支持治疗，对于摄入剂量超过 150mg 的成人或 1.5mg/kg 的儿童在摄入 1h 之内可给予口服药用炭减少吸收，如果成人摄入了可能致命的超剂量后 1h 之内可予以洗胃，对于有严重中枢神经系统抑制的患者可考虑使用氟马西尼。

唑吡坦 Zolpidem【常用名】思诺思、Stilonx。【常用剂型与规格】片剂（胶囊）：5mg/片，10mg/片；分散片：10mg/片。【作用与用途】本品为咪唑吡啶类催眠药。用于镇静、催眠，短期失眠患者。【药动学】口服吸收快，食物可延缓吸收，t_{max} 为 0.5～2h。有首关消除，生物利用度为 70%，血浆蛋白结合率 92%。肝代谢，约 50% 经肾排泄，30% 左右经粪便排出。$t_{1/2}$ 为 1.4～4.5h。【用法用量】口服：10mg，睡前服。肝、肾功能损害者及老年人剂量减半。成人限量 20mg/d。老年人限量 10mg/d。【不良反应】常见共济失调、手足笨拙、精神紊乱、精神抑郁。较少见过敏、皮疹、心跳加快、面部水肿、呼吸困难、晕倒、低血压、易激动、幻觉或失眠等。【禁忌证】对本品过敏者禁用。【用药须知】❶服药期间忌酒。❷呼吸功能不全者、重症肌无力者、抑郁症者慎用。❸突然撤药或快速减量可致严重的撤药症状。【药物相互作用】❶合用乙醇、肌松药或其他中枢抑制药可增强镇静作用，应慎用或避免合用。❷延长氯丙嗪的半衰期。❸合用丙咪嗪可增加嗜睡反应和逆行遗忘并降低丙咪嗪的浓度。【用药过量】可致严重的共济失调、心动过缓、复视、严重头晕、嗜睡、恶心、呕吐、呼吸困难、昏迷等。处理：采用支持治疗，对于摄入剂量 100mg 或以上的成人或者是 5mg 的儿童在摄入 1h 之内，予口服药用炭减少吸收；成人摄入了可能威胁生命的超剂量后 1h 之内，可予洗胃；严重中枢神经系统抑制患者，可予以氟马西尼。

第六节 其 他

舒马普坦 Sumatriptan【常用名】英明格、舒马坦。【常用剂型与规格】片剂：100mg/片。【作用与用途】本品为选择性 5 - HT$_1$ 受体激动药，可致颈动脉收缩。用于治疗急性偏头痛和丛集性头痛，但不用于预防。【药动学】口服吸收快，t_{max} 为 0.5～4.5h。有首关效应，生物利用度为 14%，平均 V_d 为 170L，血浆蛋白结合率为 14%～21%。主要经肝代谢，由尿液排出，少部分经粪便排泄。$t_{1/2}$ 约 2h。【用法用量】口服：初始剂量 100mg，2～3 次/d。口服后约 30min 即可缓解症状，有些患者服用半量有效，伴肝损的患者可选用半量。首剂治疗无效，不再予第 2 次；若有效，可在 2h 后再次服药以控制偏头痛的复发。24h 内最大量可达 300mg。【不良反应】常见头晕、眩晕、疲倦、抑郁、嗜睡、刺痛感、沉重感、肌肉发紧及一过性高血压等。偶见轻度肝功能异常。罕见过敏、癫痫发作、低血压、心动过速及胸痛等。【禁忌证】未控制的高血压患者、缺血性心脏病者、有心肌梗死病史或冠状动脉病变者、对本品任何成分过敏者禁用。【用药须知】❶交叉过敏：对磺胺药过敏者，可能对本品过敏。❷有潜在心脏病者、缺血性心脏病易感者、肝肾功能异常者、以往用本品出现过胸痛或胸部发紧的患者慎用。❸存在滥用的危险性，但原因尚未明确，需谨慎。❹首次剂量在医师的监控下应用。❺不适用于儿童和老年人。❻用药后不宜驾驶机动车或操作机器。【药物相互作用】❶合用血管收缩药、升压药、MAOIs，升血压作用加强。❷合用 5 - HT 再摄取抑制药，5 - HT 综合征的危险性增加。❸合用麦角胺类，可发生血管痉挛，致血压升高，故服用此药的 24h 内禁用含麦角胺的药物。【用药过量】可出现过量性头痛，余尚未见明显相关报道。处理：至少持续观察 12h 以上，或直至症状消失。尚不明确血液透析或腹膜透析对血浆浓度的影响。

佐米曲普坦 Zolmitriptan【常用名】枢复来、佐米格、佐米普坦。【常用剂型与规格】片剂：2.5mg/片。【作用与用途】本品为选择性 5 - HT$_{1A}$ 和 5 - HT$_{1D}$ 受体激动药，通过收缩血管和抑制神经肽的释放缓解偏头痛发作。用于有或无先兆偏头痛的急性治疗。【药动学】口服吸收迅速而完全，生物利用度约 40%，吸收不受食物影响。1h 内可

达 C_{max} 的 75%，血药浓度可维持 4～6h。重复给药无蓄积。60%以上以代谢物形式经尿排泄，约 30%以原形从粪便排出。$t_{1/2}$ 为 2.5～3h。【用法用量】口服：2.5mg/次。如需再次服药，时间应与首次服药时间最少相隔 2h。24h 内服用总量不宜超过 15mg。【不良反应】常见恶心、头晕、嗜睡、温热感、无力、口干、咽喉部、颈部、四肢及胸部可能出现沉重感、紧缩感和压迫感，尚有肌痛、肌肉无力、感觉异常或感觉迟钝等。【禁忌证】缺血性心脏病患者、冠状动脉血管痉挛者、症状性帕金森病者禁用。【用药须知】❶可致嗜睡，服药后不宜驾车或操作机器。❷服用 24h 内，避免使用其他 5-HT 受体激动药。❸妊娠和哺乳期妇女慎用。【药物相互作用】❶合用吗氯贝胺，可发生 5-HT 综合征。❷西咪替丁和普萘洛尔抑制本品的代谢。❸合用氟哌利多、硫利达嗪、红霉素、复方磺胺异噁唑，增加心脏毒性。❹合用 5-HT 再摄取抑制药，不良反应增加。【用药过量】嗜睡。处理：对服用过量的患者，如症状和体征存在，至少持续监测 15h 或直至症状/体征消失。无特殊的解毒药。严重中毒病例，建议采取监护措施，包括建立和保持患者呼吸道的通畅，保证足够的氧气摄入及通气，对心血管系统进行监测和支持。在本药治疗 12h 内，应避免使用其他 5-HT$_{1D}$ 受体激动药。

川芎嗪 Ligustrazine【常用名】四甲基吡嗪、川芎嗪一号碱、天舒通。【常用剂型与规格】片剂：50mg/片；粉针剂：40mg/瓶（盐酸盐），50mg/瓶（磷酸盐）。【作用与用途】本品系伞形科植物川芎的有效成分之一，是一种新型的钙离子拮抗药和自由基清除剂。用于脑供血不足、脑栓塞、脉管炎、冠心病、心绞痛、突发性耳聋等。【药动学】吸收迅速、完全，分布广泛，易通过血-脑屏障。主要以代谢物经肾排泄，消除迅速。【用法用量】❶口服：100mg/次，3 次/d，30d 为 1 个疗程。❷肌注：40～50mg/次，1～2 次/d，缓推，15d 为 1 个疗程。❸静滴：50～100mg/d，稀释于 250～500mL 注射液中缓慢滴注，15d 为 1 个疗程。【不良反应】偶见胃部不适、口干、嗜睡、转氨酶升高、药疹、药热等。【禁忌证】对本品过敏者、有出血或出血倾向者禁用。【用药须知】❶酸性强，不宜大量肌注。❷在脑出血急性期度过 2 周以上，可谨慎考虑通过本品改善微循环、保护神经元，小剂量使用，以促进病灶区坏死物质清除及神经元修复。【药物相互作用】酸性较强，不宜与碱性药物配伍。

七叶皂苷钠 Sodium Aescinate【常用名】麦通纳、欧开、艾辛可。【常用剂型与规格】片剂：30mg/片；粉针剂：5mg/瓶，10mg/

瓶，15mg/瓶。【作用与用途】本品具有消肿、抗炎、抗渗出、稳定血管内皮细胞、清除自由基、减轻缺血-再灌注损伤引起的细胞凋亡的多重作用。❶用于各种病因引起的脑水肿、创伤或手术所致的肿胀。❷静脉回流障碍、下肢静脉曲张、血栓性静脉炎、慢性静脉功能不全，下肢动脉阻塞性疾病，运动系统创伤造成的软组织血肿、水肿。❸周围神经炎性疾病，如吉兰-巴雷综合征、多发性神经炎等。【药动学】血浆蛋白结合率 90% 以上。静注 16h 后仍有最大效应。静脉给药几乎无生物转化，注射 1h 后，1/3 经肾脏排泄，2/3 经胆汁排出。$t_{1/2}$ 为 1.5h。【用法用量】❶静注或静滴：①成人按体重 0.1～0.4mg/(kg·d) 或 5～10mg 溶于 250mL 滴注液中静滴；或 5～10mg 溶于 10～20mL 生理盐水或 10% 葡萄糖溶液中静注。重症患者可多次给药，但最大剂量为 20mg/d。疗程 7～10d。②3 岁以下儿童，0.05～0.1mg/(kg·d)；3～10 岁，0.1～0.2mg/(kg·d)。❷口服：30～60mg/次，2 次/d，餐时或餐后口服，20d 为 1 个疗程。【不良反应】最常见胃肠道症状、头晕、头痛、瘙痒等。常见且严重的过敏反应、急性肾衰竭、肝功能不全、静脉损伤、疼痛、血栓性静脉炎等。【禁忌证】对本品过敏者；肾损伤、肾衰竭、肾功能不全者；Rh 血型不合的妊娠患者禁用。【用药须知】❶肝功能不全者、休克患者、血容量减少及严重脱水者和儿童及妊娠初期 3 个月慎用。❷禁用于动脉、肌内和皮下注射。❸用药监测：用药前后要检查肾功能。有血容量减少的患者需监测肾功能。一旦发生肾功能受损、过敏反应等，应立即停药。❹注射时宜选用较粗静脉，切勿漏出血管外，如出现红、肿，用 0.25% 普鲁卡因封闭或热敷。【药物相互作用】❶与其他有肾毒性的药物合用，可能会加重肾功能的改变，或导致急性肾衰竭，需谨慎合用。❷合用皮质激素类药物、血浆蛋白结合率高的药物时应谨慎。❸与含有碱性基团的药物配伍，可能出现沉淀。❹慎合用血清蛋白结合率高的药物。

曲克芦丁 Troxerutin【常用名】维脑路通、福尔通、维生素 P_4。【常用剂型与规格】片剂：100mg/片；注射剂：100mg/2mL，200mg/2mL。【作用与用途】本品具有弱毛细血管收缩作用，可防止因血管通透性升高引起的水肿，并对抗 5-HT 和缓激肽引起的血管损伤，保护血管内皮细胞。❶用于闭塞性脑血管病引起的偏瘫、失语、冠心病心肌梗死前综合征。❷中心视网膜炎、血栓性静脉炎、静脉曲张、雷诺综合征。❸血管通透性升高引起的水肿、淋巴水肿、烧伤及创伤水肿、动脉硬化等。【药动学】口服吸收好，t_{max} 为 2～8h。体内分布广泛，可通过血-脑屏障，血浆蛋白结合率约30%。肝代谢，有首关消除。代谢产物大部分经粪便排出。$t_{1/2}$为10～25h。【用法用量】❶口服：200～300mg/次，3次/d。❷肌注：100～200mg/次，2次/d。❸静滴：400mg/次，1次/d，20d为1个疗程，可用1～3个疗程，每疗程间隔3～7d。【不良反应】偶见过敏反应、恶心、头晕等。【禁忌证】对本品过敏者禁用。【用药须知】❶有药物过敏史者、有出血或出血倾向者、胃肠道溃疡病患者慎用。❷儿童、妊娠及哺乳期妇女的用药安全性尚不明确，不推荐使用。❸静脉点滴时注意避光。【药物相互作用】合用抗血小板聚集及抗凝药物前应检查患者凝血常规。

三磷酸胞苷二钠 Cytidine Disodium Triphosphate【常用剂型与规格】注射剂：20mg/2mL。【作用与用途】本品系核苷酸衍生物，在体内参与磷脂类及核酸的合成和代谢。用于颅脑外伤后综合征及其后遗症的辅助治疗。【药动学】尚不明确。【用法用量】❶肌注：20mg/次，1～2次/d。❷静滴：20mg加入5%葡萄糖液或生理盐水250mL中，缓慢滴注。【不良反应】偶有发热、皮疹。极少见一过性轻度丙氨酸氨基转移酶升高。对窦房结有明显抑制作用。【禁忌证】病态窦房结综合征和窦房结功能不全者、缓慢型心律失常者、对本品过敏者禁用。【用药须知】❶静滴时，滴速不可过快，以免引起兴奋、呼吸加快、头晕、头胀、胸闷及低血压等。严禁静注。❷严重肝肾功能不全者、癫痫患者、心肌梗死和脑出血急性期患者慎用。

甘油果糖 Glycerin Fructose【常用名】固利压、布瑞得、甘瑞宁。【常用剂型与规格】注射剂（甘油100mg：果糖50mg：氯化钠9mg/mL）：250mL/瓶，500mL/瓶。【作用与用途】本品为含有甘油、果糖和氯化钠的注射液，是安全而有效的渗透性脱水剂。用于：❶脑血管疾病、脑外伤、脑肿瘤、颅内炎症及其他原因引起的急、慢性颅内压增高，脑水肿症。❷改善下列疾病的意识障碍、神经障碍和自觉症状，如脑梗死、脑出血、蛛网膜下腔出血、头部外伤、脑脊髓膜炎等。❸脑外科手术前缩小脑容积。❹脑外科手术后降颅内压。❺青光眼患者降低眼压或眼科手术缩小眼容积。【药动学】静脉给药后，(0.59±0.39)h颅内压开始下降，t_{max}为(2.23±0.46)h，作用可持续(6.03±1.52)h。体内广泛分布于全身组织，可很好地透过血-脑屏障，其分布2～3h达到平衡，进入脑脊液和脑组织较慢，清除也较慢，大部分代谢为二氧化碳和水排出。小部分在肝内转化为葡萄糖供能。经肾脏排泄少。【用法用量】静滴。❶治疗颅内压增高、脑水肿：成人，50～500mL/次，1～2次/d；儿童，5～10mL/kg。每500mL需滴注2～3h，连续给药1～2周。❷脑外科手术时缩小脑容积：500mL/次，静滴时间为30min。❸降低眼压或眼科手术时缩小眼容积：250～500mL/次，静滴时间为45～90min。【不良反应】偶见瘙痒、皮疹、溶血、血红蛋白尿、血尿、高钠血症、低钾血症、头痛、恶心、口渴等。较少见倦怠感。大量、快速输入时可产生乳酸中毒。【禁忌证】遗传性果糖不耐受者、低渗性脱水症患者、对本品中任一成分过敏者、高钠血症及心功能不全者禁用。【用药须知】❶循环系统功能障碍者、肾功能障碍者、尿崩症者、糖尿病患者、高龄患者慎用。妊娠及哺乳期妇女用药的安全性尚不明确，不推荐使用。❷疑有急性硬膜下、硬膜外血肿者应先处理出血，确认无再出血时方可使用。❸眼科手术中，因会引起尿意，故应在术前先行排尿。❹因含氯化钠，对需限制食盐摄取的患者，使用时应特别注意。

甲钴胺 Mecobalamin【常用名】弥可保、Methycobal。【常用剂型与规格】片剂：500μg/片；注射剂：500μg/mL。【作用与用途】本品系一种内源性的辅酶维生素 B_{12}，在由同型半胱氨酸合成蛋氨酸的转甲基反应过程中发挥重要作用。❶用于维生素 B_{12} 缺乏所致的巨幼红细胞性贫血。❷周围神经病。【药动学】口服一次性给药，t_{max} 为3h，吸收呈剂量依赖性。服用后8h，尿中总维生素 B_{12} 的排泄量为用药后24h排泄量的40%～80%。肌内一次性给药，t_{max} 约0.9h。【用法用量】❶肌内或静注。①巨幼红细胞性贫血：500μg/次，1次/d，或隔日1次。2个月后予维持治疗，500μg/次，每1～3个月1次。②周围神经病：500μg/次，1次/d，1周3次，或按年龄、症状酌情增减。❷口服：通常成人500μg/次，3次/d，或按年龄、症状酌情增减。【不良反应】偶见皮疹、头痛、发热感、出汗、肌注部位疼痛和硬结。可致血压下降、呼吸困难等严重过敏反应。【禁忌证】对本品过敏者禁用。【用药须知】❶避免同一部位反复肌注；避开神经分布密集的部位；针扎入时，如有剧痛、血液逆流的情况，应立即拔出针头，换部位注射。❷妊娠及哺乳期妇女用药尚不明确。❸老年患者因身体功能减退，应酌情减少剂量。【用药过量】尚无药物过量的资料。若发生药物过量，应予对症、支持治疗。

替扎尼定 Tizanidine【常用名】凯莱通。【常用剂型与规格】片剂：2mg/片，4mg/片。【作用与用途】本品为中枢性 α_2 肾上腺素受体激动药，可能通过增强运动神经元的突触前抑制作用而降低强直性痉挛状态，系中枢性骨骼肌松弛药。❶用于下列疾病造成的疼痛性肌痉挛的改善，如颈、肩及腰部疼痛等局部疼痛综合征。❷下列疾病引起中枢性肌强直，如脑血管意外、手术后遗症（脊髓损伤、大脑损伤）、脊髓小脑变性、多发性硬化症、肌萎缩性侧索硬化症等。【药动学】口服吸收良好，绝对生物利用度约40%。口服 t_{max} 为1.5h；食物可使口服该药后的 C_{max} 增加近1/3，使 t_{max} 缩短近40min，但不影响胃肠道对该药的总吸收。体内分布广泛，与血浆蛋白结合率约30%，且在治疗剂量范围内无明显浓度依赖性。肝脏首过消除作用较大，给药后约95%的药物经肝代谢并失活。约20%经肠道排出，60%以上经肾排泄，其中原形排泄仅3%。血浆 $t_{1/2}$ 约2.5h，其代谢产物的 $t_{1/2}$ 为20～40h。肾功能不良明显影响该药排泄；当肌酐清除率小于1.5L/h时，肾脏排泄速度降低50%以上，血浆消除 $t_{1/2}$ 平均延长达13.6h。【用法用量】口服。❶疼痛性肌痉挛：2mg/次，3次/d。并根据年龄、症状酌情增减。❷中枢性肌强直：应酌情调整剂量。初始不超过6mg/d，分3次服，并可每隔半周或1周逐渐增加2～4mg。通常12～24mg/d，分3～4次服，总量不超过36mg/d。【不良反应】常见发热、腹痛、腹泻、消化不良、肌无力、背痛、抑郁、焦虑、感觉异常、皮疹、出汗、皮肤溃疡。少见变态反应、假丝酵母菌病、全身不适、脓肿、颈痛、败血症、直立性低血压、晕厥、偏头痛、心律失常、吞咽难下、胆结石、便秘、胃肠胀气、黑便、胃肠出血、肝炎、贫血、高脂血症、白细胞减少/增多症、病理性骨折、关节痛、震颤、情绪不稳定、惊厥、鼻窦炎、肺炎、瘙痒、耳痛、耳鸣。罕见心绞痛、冠状动脉疾患、心力衰竭、心肌梗死、静脉炎、肺栓塞、呕血、胃肠炎、肝癌、哮喘等。【禁忌证】对本品及制剂中任一成分过敏者禁用。【用药须知】❶服药初期可能会伴有血压急剧下降，当合用抗高血压药物时更要警惕，不应与其他的 α_2 受体激动药合用。❷肝功能不全者慎用。❸在肾功能不全（肌酐清除率<25mL/min）或肝功能严重损害的患者，推荐初始剂量为2mg，1次/d。若需加大剂量，则应根据患者的耐受性和疗效缓慢进行。【药物相互作用】❶与降压药合用（包括利尿药），偶可致低血压和心动过缓。❷酒精或镇静药可提高镇静作用。【用药过量】可出现恶心、呕吐、低血压、心动过缓、头晕、瞳孔缩小、呼吸困难、蹒跚、欲睡、嗜睡等。处理：用药用炭吸附，洗胃，或强利尿，以加速药物排出；确保呼吸道通畅，进行呼吸和循环系统监测，必要时对症治疗。

乙哌立松 Eperisone【常用名】妙纳、宜宇。【常用剂型与规格】片剂：50mg/片。【作用与用途】本品为中枢性肌肉松弛药。❶用于改善颈、肩、腕综合征，以及肩周炎、腰痛症的肌紧张状态。❷改善脑血管障碍、痉挛性脊髓麻痹、颈椎病、手术后遗症、外伤后遗症、肌萎缩性侧索硬化症、婴儿大脑性轻瘫、脊髓小脑变性症、脊髓血管障碍、亚急性脊髓神经症，及其他脑脊髓疾病所致的痉挛性麻痹。【药动学】口服吸收完全，t_{max}为 1.6～1.9h。大部分由肝代谢，少量经肝肠循环。大部分经肾排出，少量由粪便排泄。$t_{1/2}$为 1.6～1.8h。【用法用量】餐后口服，50mg/次，3 次/d。【不良反应】可能有皮疹、瘙痒、失眠、头痛、困倦、身体僵硬、四肢麻木、知觉减退、四肢无力、站立不稳、恶心、呕吐、食欲不振、胃部不适、口干、便秘、腹泻、腹痛、腹胀、尿闭、尿失禁、全身倦怠、面色潮红、出汗等。偶见口腔炎、头晕、肌张力减退等。罕见严重的休克、肝肾功能异常、血常规异常。【禁忌证】严重肝肾功能障碍者、伴有休克者和哺乳期妇女禁用。【用药须知】❶出现四肢无力、站立不稳、嗜睡等症状时，应减少或停止用药。❷妊娠期妇女慎用。❸用药期间不宜从事驾驶车辆等危险性机械操作。❹用药期间应注意观察血压、肝功能、肾功能及血常规。【用药过量】目前尚未见相关报道。处理：无特效解毒方法，一旦发生过量，应按药物过量的一般原则进行处理，如予以洗胃及常规支持治疗。

奥拉西坦 Oxiracetam【常用名】脑复智、倍清星、欧兰同。【常用剂型与规格】片剂：0.4g/片；注射剂：1.0g/5mL。【作用与用途】本品属新型吡咯烷酮类，为新一代脑代谢改善药。用于：脑损伤及其所致的神经功能缺失、记忆与智能障碍。【药动学】经静脉给药，药代动力学符合二室模型。体内分布广泛，肝、肾和肺内浓度最高。蛋白结合率低，很少通过胎盘屏障，主要以原形经肾排出。$t_{1/2}$为 3～5h。【用法用量】❶口服：0.8g/次，2 次/d。❷静滴：4.0g/次，1 次/d，用前加入到 100～250mL 注射液中，摇匀。功能缺失的治疗通常疗程为 2 周，记忆与智能障碍的治疗疗程为 3 周。【不良反应】偶见皮肤瘙痒、恶心、精神兴奋、头晕、头痛、睡眠紊乱等。【禁忌证】对本品过敏者、严重肾功能不全者禁用。【用药须知】❶轻、中度肾功能不全者慎用。必须使用时，须减量。❷患者出现精神兴奋和睡眠紊乱时，应减量。❸妊娠和哺乳期妇女不应使用，老年人用药期间如遇不适须减量。【用药过量】尚无相关报道。

乙酰谷酰胺 Acetylglutamide【常用名】醋谷胺、酰胺戊二酸胺、Aceglutamide。【常用剂型与规格】注射液：0.1g/2mL；粉针剂：0.1g/瓶。【作用与用途】本品为谷氨酰胺的乙酰化合物，有改善神经细胞代谢，维持神经应激能力及降低血氨的作用。用于脑外伤性昏迷、肝性脑病、偏瘫、高位截瘫、小儿麻痹后遗症、神经性头痛和腰痛等。【药动学】体内分布广泛，在脑、肝和肾中浓度较高，能透过血-脑屏障。在肾小管细胞内分解出氨而变成乙酰谷氨酸。氨经肾小管分泌排出，乙酰谷氨酸被吸收，参与体内代谢。【用法用量】肌注或静滴：100～600mg/d，静滴时用 5％ 或 10％ 葡萄糖溶液 250mL 稀释后缓慢滴注。儿童剂量酌减或遵医嘱。【不良反应】尚不明确。【禁忌证】对本品过敏者禁用。【用药须知】静注时可能致血压下降，应注意。【用药过量】尚无本品药物过量的相关报道。一旦发生过量，应予对症支持治疗。

第六章 治疗精神障碍药

第一节 抗精神分裂症药

奋乃静 Perphenazine【常用名】氯吩嗪。**【常用剂型与规格】**片剂：2mg/片，4mg/片；注射剂：5mg/mL，5mg/2mL。**【作用与用途】**❶本品对幻觉妄想、思维障碍、淡漠木僵及焦虑激动等症状有较好的疗效，用于精神分裂症或其他精神病性障碍，因镇静作用较弱，对血压的影响较小，适用于器质性精神病、老年性精神障碍及儿童攻击性行为障碍。❷止呕，用于各种原因所致的呕吐或顽固性呃逆。**【药动学】**口服易吸收，有首关效应，生物利用度为 $60\%\sim80\%$，达峰时间为 $1\sim3h$。体内分布广，易通过胎盘屏障，可从母乳中排出，经肝脏代谢，代谢产物主要经肾排泄，$t_{1/2}$ 为 9h。小儿与老年人对本品的代谢与排泄均明显降低。**【用法用量】**①口服：治疗精神分裂症，从小剂量开始，$2\sim4mg/$次，$2\sim3$ 次/d。以后每隔 $1\sim2d$ 增加 6mg，逐渐增至常用治疗剂量 $20\sim60mg/d$。维持剂量 $10\sim20mg/d$。②止呕：成人，$2\sim4mg/$次，$2\sim3$ 次/d。肌注：治疗精神分裂症，$5\sim10mg/$次，2 次/d。③ 静注：$5mg/$次，用氯化钠注射剂稀释成 $0.5mg/mL$，注射速度每分钟不超过 1mg。12 岁以下儿童用量尚未确定，老年人按情况酌减用量，开始使用剂量要小，缓慢加量。**【不良反应】**❶常见锥体外系反应，如震颤、僵直、流涎、运动迟缓、静坐不能、急性肌张力障碍等。❷长期大量服药可引起迟发性运动障碍。❸可引起血浆中泌乳素浓度增加，症状为溢乳、男子女性化乳房、月经失调、闭经。❹可出现口干、视物模糊、乏力、头晕、心动过速、便秘、出汗等。❺偶见过敏性皮疹及恶性综合征。❻罕见的不良反应有直立性低血压，粒细胞减少症与中毒性肝损害。**【禁忌证】**基底神经节病变、帕金森病、帕金森综合征、骨髓抑制，青光眼、昏迷、对吩噻嗪类药过敏者禁用。【用药须知】❶患有心力衰竭、心肌梗死、传导异常等心血管疾病者；癫痫患者和孕妇慎用，哺乳期妇女使用期间应停止哺乳。❷应定期检查肝功能与白细胞计数。❸出现过敏性皮疹及恶性综合征、迟发性运动障碍应停用。❹用药期间不宜驾驶车辆、操作机械或高空作业。❺肝、肾功能不全者应减量。【药物相互作用】❶与乙醇或中枢神经抑制药，尤其是与吸入全麻药或巴比妥类等静脉全麻药合用时，可彼此增效。❷与苯丙胺类药合用时，由于吩噻嗪类具有 α 肾上腺素受体阻断作用，后者的效应可减弱。❸与制酸药或止泻药合用，可降低口服吸收。❹与抗胆碱药合用，效应彼此加强。❺与单胺氧化酶抑制药或三环类抗抑郁药合用时，两者的抗胆碱作用可相互增强并延长。❻与肾上腺素合用，肾上腺素的 α 受体效应受阻，仅显示出 β 受体效应，可导致明显的低血压和心动过速。❼与左旋多巴合用时，后者可抑制前者的抗震颤麻痹效应。【用药过量】中枢神经系统：有烦躁不安、失眠等兴奋症状。对有惊厥史者，尤其是儿童应特别注意，易产生四肢震颤、下颌抽动、言语不清等。心血管系统：有心悸，四肢发冷，血压下降，直立性低血压，持续性低血压等症状。处理：依病情给予对症治疗及支持疗法，如服用大量本品，立即刺激咽部，催吐。在 6h 内用 1：5000 高锰酸钾液或温开水洗胃，本品易溶于水，而且能抑制胃肠蠕动，故必须反复洗胃，直至胃内回流液澄清为止。因镇吐作用强，故用催吐法效果不好。静注高渗葡萄糖注射剂，促进利尿，排泄毒物，但输液不宜过多，以防心力衰竭和肺水肿。

氯丙嗪 Chlorpromazine【常用名】阿米拉嗪、可平静、氯普马嗪。【常用剂型与规格】片剂：12.5mg/片，25mg/片，50mg/片。注射剂：10mg/mL，25mg/mL，50mg/mL。【作用与用途】❶精神分裂症、分裂样精神病、躁狂症等，尤其对精神运动性兴奋、幻觉、妄想、思维障碍症状疗效较好。❷呕吐及治疗顽固性呃逆。❸配合物理降温，使体温降低，用于低温麻醉和人工冬眠。❹可与镇痛药合用，缓解癌症晚期患者的剧痛。【药动学】口服或肌注后均易吸收，与碱性药物或食物同服会减少其吸收。肌注可避免首关效应，生物利用度比口服高 4～10 倍。单次口服达峰时间（t_{max}）为 2～4h，血浆蛋白结合率大于 90%，易通过血-脑脊液及胎盘屏障，可进入乳汁。经肝脏代谢，代谢产物主要经肾排泄。单次口服 $t_{1/2}$ 约为 17h，连续服药 5～10d 内血药浓度可达稳态，此时 $t_{1/2}$ 约 30h。【用法用量】❶口服给药：①精神分裂症，从小剂量开始，25～50mg/次，2～3 次/d，每隔

2～3d 缓慢逐渐递增至 25～50mg/次，治疗剂量 400～600mg/d；②用于其他精神病，剂量应偏小。③体弱者剂量应偏小，应缓慢加量。④止呕，12.5～25mg/次，2～3 次/d。如不能控制，可肌注，25mg/次。❷肌注：成人 25～50mg/次，治疗兴奋躁动时，可根据需要和耐受情况隔数小时重复用药 1 次。❸静注：25～50mg/次，用氯化钠注射剂稀释至 1mg/mL，然后以每分钟不超过 1mg 的速度缓慢注入。6 岁以下儿童慎用，6 岁以上儿童酌情减量。老年人应从小剂量开始，缓慢加量，应视病情酌减用量。【不良反应】❶常见口干、上腹不适、食欲缺乏、乏力及嗜睡。❷可引起直立性低血压、心悸或心电图改变。❸可出现锥体外系反应，如震颤、僵直、流涎、运动迟缓、静坐不能、急性肌张力障碍。❹长期大量服药可引起迟发性运动障碍。可引起血浆中泌乳素浓度增加，症状为溢乳、男子女性化乳房、月经失调、闭经。❺可引起中毒性肝损害或阻塞性黄疸。❻偶可引起癫痫、过敏性皮疹和剥脱性皮炎及恶性综合征。❼罕见骨髓抑制。【禁忌证】❶对本品或吩噻嗪类药物有过敏反应者禁用。❷严重心、肝、肾疾病及昏迷患者禁用。❸基底神经节病变、帕金森病、帕金森综合征、骨髓抑制、青光眼、昏迷患者禁用。【用药须知】❶FDA 妊娠期药物安全性分级：口服给药 C 级，不推荐用于孕妇。❷老年人易产生低血压、过度镇静以及不易消除的迟发性运动障碍等并发症，加量应慢。❸引起直立性低血压者应卧床，血压过低时可静滴去甲肾上腺素，禁用肾上腺素。❹心血管疾病患者慎用。❺癫痫患者慎用。❻定期检查肝功能与白细胞计数。❼对晕动症引起的呕吐效果差。❽用药期间不宜驾驶车辆、操作机械或高空作业。❾不适用于有意识障碍的精神异常者。❿遇有迟发性运动障碍；过敏性皮疹及恶性综合征宜停药。【药物相互作用】❶与乙醇或其他中枢神经系统性抑制药合用时中枢抑制作用加强。❷与抗高血压药合用易致直立性低血压。❸与舒托必利合用，有发生室性心律失常的危险，严重者可致尖端扭转心律失常。❹与阿托品类药物合用不良反应加强。❺与碳酸锂合用可引起血锂浓度增高。❻抗酸剂可以降低吸收，苯巴比妥可加快其排泄，因而减弱其抗精神病作用。❼与单胺氧化酶抑制药及三环类抗抑郁药合用时，两者的抗胆碱作用加强，不良反应加重。【用药过量】表情淡漠、烦躁不安、吵闹不停、昏睡，严重时可出现昏迷。严重锥体外系反应。心血管系统：有心悸，四肢发冷，血压下降，直立性低血压，持续性低血压休克，并可导致房室传导阻滞及室性早搏，甚至心搏骤停。处理：超剂量时，立即刺激咽部，催吐。在 6h

内须用 1：5000 高锰酸钾液或温开水洗胃，本品易溶于水，而且能抑制胃肠蠕动，故必须反复用温水洗胃，直至胃内回流液澄清为止。因本品镇吐作用强，故用催吐效果不好。注射高渗葡萄糖注射剂，促进利尿，排泄毒物，但输液不宜过多，以防心力衰竭和肺水肿。

氟哌啶醇 Haloperidol【常用名】氟哌丁苯。**【常用剂型与规格】**片剂：2mg/片，4mg/片。注射剂：5mg/mL。**【作用与用途】❶**用于急性和慢性精神分裂症、躁狂症及其他兴奋、躁动、幻觉、妄想等症状的精神病。**❷**治疗儿童抽动秽语综合征（Tourette 综合征）。**【药动学】**口服吸收快，生物利用度为 40%～70%，由于肝脏首关代谢，口服时血药浓度比肌注时低。口服 t_{max} 为 3～6h，肌注为 10～20min，血浆蛋白结合率为 92%。体内分布广泛，易通过血-脑屏障，可进入乳汁。经肝脏代谢，单剂口服约 40% 药物在 5d 内经肾排出，其中 1% 为原形药物，$t_{1/2}$ 为 21h。**【用法用量】❶**口服：从小剂量开始，起始剂量 2～4mg/次，2～3 次/d。逐渐增加至常量 10～40mg/d，维持剂量 4～20mg/d。治疗抽动秽语综合征 1～2mg/次，2～3 次/d。**❷**老年、体弱患者，开始时 1～2mg/次，1～2 次/d，然后根据耐受情况再调整用量。**❸**肌注：成人，对急性精神病开始时 5mg/次，根据需要和耐受情况，每隔 8～12h 重复 1 次，控制症状。**【不良反应】❶**锥体外系反应较重且常见，急性肌张力障碍在儿童和青少年更易发生，出现明显的扭转痉挛，吞咽困难，静坐不能及类帕金森病。**❷**长期大量使用可出现迟发性运动障碍。**❸**口干、视物模糊、乏力、便秘、出汗等。**❹**血浆中催乳素浓度增加，可能有关的症状为溢乳、男子女性化乳房、月经失调、闭经。**❺**偶见过敏性皮疹、粒细胞减少及恶性综合征。**❻**少数患者可能引起情绪低落，为药源性抑郁。**【禁忌证】**基底神经节病变、帕金森病、帕金森综合征、严重中枢神经抑制状态者、骨髓抑制、青光眼、重症肌无力及对本品过敏者禁用。**【用药须知】❶**心脏病尤其是心绞痛、药物引起的急性中枢神经抑制、癫痫、肝功能损害、青光眼、甲亢或毒性甲状腺肿、肺功能不全、肾功能不全、尿潴留患者慎用。**❷**用药期间不宜驾驶车辆、操作机械或高空作业。**❸**注射剂颜色变深或沉淀时禁止使用。**❹**儿童、孕妇慎用。哺乳期妇女使用期间应停止哺乳。**❺**老年人酌情减少用量。**❻**应定期检查肝功能与白细胞计数。**【药物相互作用】❶**与乙醇或其他中枢神经抑制药合用，中枢抑制作用增强。**❷**与苯丙胺合用，可降低后者的作用。**❸**与巴比妥或其他抗惊厥药合用可改变癫痫的发作形式；不能使抗惊厥药增效。**❹**与抗高血压药物合用可产生严重低血压。**❺**与抗胆碱药物合用有可能使眼压增高。❻与肾上腺素合用由于阻断了α受体，使β受体的活动占优势，可导致血压下降。❼与锂盐合用时需注意观察神经毒性与脑损伤。❽与甲基多巴合用，可产生意识障碍、思维迟缓、定向障碍。❾与卡马西平合用可使血药浓度降低，效应减弱。【用药过量】中毒症状可见高热、心电图异常、白细胞减少及粒细胞缺乏。处理：无特效拮抗药，发现超剂量症状时应采取对症及支持疗法。

氯氮平 Clozapine【常用名】氯扎平、二氮杂草。**【常用剂型与规格】**片剂：25mg/片，50mg/片。**【作用与用途】**❶适用于急性与慢性精神分裂症的各个亚型，对幻觉妄想型、青春型效果好。❷可减轻与精神分裂症有关的情感症状（如抑郁、负罪感、焦虑）。❸对一些传统抗精神病药治疗无效或疗效不好的患者，改用本品可能有效。❹也用于治疗躁狂症或其他精神病性障碍的兴奋躁动和幻觉妄想。**【药动学】**口服吸收迅速、完全，有首关代谢，达峰值时间约为2.5h，生物利用度为50%。血浆蛋白结合率高达95%，几乎完全经肝脏代谢，消除 $t_{1/2}$ 约为12h。血药浓度个体差异大，血药浓度达稳态时，有效血药浓度为300~600ng/mL。**【用法用量】**口服：从小剂量开始，首次剂量为25mg/次，2~3次/d，逐渐缓慢增加至常用治疗量 200~400mg/d，最高剂量可达 600mg/d。维持期剂量为100~200mg/d。**【不良反应】**❶常见有头晕、无力、嗜睡、多汗、流涎、恶心、呕吐、口干、便秘、直立性低血压、心动过速。❷体重增加、血糖升高和血脂升高。❸偶见不安与易激惹，精神错乱，视物模糊，血压升高与严重连续的头痛。❹罕见粒细胞缺乏症及继发性感染。**【禁忌证】**❶严重心、肝、肾疾患，以及昏迷、谵妄、低血压、癫痫、青光眼、骨髓抑制或白细胞减少者禁用。❷对本品过敏者禁用。❸哺乳期妇女禁用。**【用药须知】**❶中枢神经抑制者、尿潴留患者慎用。❷治疗的前3个月内应坚持每1~2周检查白细胞计数及分类，以后定期检查；定期检查肝功能与心电图；定期检查血糖，避免发生糖尿病或酮症酸中毒。❸用药期间不宜驾驶车辆、操作机械或高空作业。❹出现过敏性皮疹及恶性综合征，用药期间出现不明原因发热应停用。❺使用本品期间应停止哺乳。❻12岁以下儿童不宜使用。❼老年人慎用或使用低剂量。**【药物相互作用】**❶与乙醇或与其他中枢神经系统抑制药合用可增加中枢抑制作用。❷与抗高血压药合用有增加直立性低血压的危险。❸与抗胆碱药合用可增加抗胆碱作用。❹与地高辛、肝素、苯妥英钠、华法林合用，可加重骨髓抑制作用。

❺与碳酸锂合用，有增加惊厥、恶性综合征、精神错乱与肌张力障碍的危险。❻与氟伏沙明、氟西汀、帕罗西汀、舍曲林等抗抑郁药合用可升高血浆氯氮平与去甲氯氮平水平。❼与大环内酯类抗生素合用可使血浆氯氮平浓度显著升高，并有报道可诱发癫痫发作。【用药过量】最常见的症状包括谵妄、昏迷、心动过速、低血压、呼吸抑制或衰竭、唾液分泌过多等，也有发生癫痫的报道。过量的处理：建立和维持呼吸道通畅，及时催吐和洗胃，并依病情给予对症治疗及支持疗法。

舒必利 Sulpiride【常用名】止吐灵、舒定、硫苯酰胺。【常用剂型与规格】片剂：10mg/片，100mg/片。注射剂：50mg/2mL；100mg/2mL。【作用与用途】❶对淡漠、退缩、木僵、抑郁、幻觉和妄想症状的效果较好，适用于精神分裂症的单纯型、偏执型、紧张型，以及慢性精神分裂症的孤僻、退缩、淡漠症状。❷对抑郁症状有一定疗效。❸顽固性恶心、呕吐的对症治疗。【药动学】口服吸收慢，达峰时间在1～3h，生物利用度较低，分布容积为1.7～2.1L/kg，血浆蛋白结合率约为40%，可从乳汁分泌，主要以原形药物经肾排泄。血浆$t_{1/2}$为8～9h。【用法用量】❶治疗精神分裂症：①口服，开始剂量为100mg/次，2～3次/d，逐渐增至治疗量400～800mg/d，分次服用。②肌注：100mg/次，2次/d。③静注：可将100mg稀释于250～500mL葡萄糖或氯化钠注射剂中，缓慢滴注，1次/d，滴注时间不少于4h。❷止呕：口服，50～100mg/次，2～3次/d。【不良反应】❶常见有失眠、早醒、头痛、烦躁、乏力、食欲不振等。❷镇静与锥体外系反应较氯丙嗪轻，但催乳素水平升高及相关不良反应较多见。❸少数患者可发生兴奋、激动、睡眠障碍或血压升高。❹长期大量服药可引起迟发性运动障碍。【禁忌证】嗜铬细胞瘤、高血压患者、严重心血管疾病和严重肝病患者、对本品过敏者禁用。【用药须知】❶患有心血管疾病、基底神经节病变、帕金森综合征、严重中枢神经抑制状态者、癫痫患者和孕妇慎用。❷肝、肾功能不全者应减量。❸出现迟发性运动障碍，应停用所有的抗精神病药；出现过敏性皮疹及恶性症状群应立即停药并进行相应的处理。❹6岁以上儿童按成人剂量换算，应从小剂量开始，缓慢增加剂量。❺老年患者应从小剂量开始，缓慢增加剂量。【药物相互作用】除与氯氮平外，几乎所有抗精神病药和中枢抑制药均与其存在相互作用，应充分注意。【用药过量】中枢神经系统症状：严重意识障碍，从嗜睡、注意力不集中到昏睡，最后进入昏迷。检查时可发现瞳孔缩小，对光反应迟钝。同时伴有中枢性体温过低。心血管系统症状可见直立性低血压、心率加快、脉细数，偶见心律失常，严重时导致低血容量性休克。血液系统症状可见中性粒细胞减少、过敏性紫癜。处理：洗胃、导泻、输液。并依病情给予对症治疗及支持疗法。

五氟利多 Penfluridol【常用名】Cyperon、Flupidol。**【常用剂型与规格】**片剂：10mg/片，20mg/片。**【作用与用途】**本品用于治疗各型精神分裂症，更适用于病情缓解者的维持治疗。**【药动学】**口服吸收缓慢，脂溶性高，可储存于脂肪组织中并从中缓慢释放，逐渐透入脑组织，故起效慢、作用久。t_{max} 为 24～72h，大部分以原形经胆汁排泄，少量经肾排泄。**【用法用量】**口服：20～120mg/次，1 次/周。宜从 10～20mg/次开始，逐渐增量，每 1 周或 2 周增加 10～20mg，以减少锥体外系反应。通常治疗量为 30～60mg/周，待症状消失用原剂量继续巩固 3 个月，维持剂量 10～20mg/周。**【不良反应】**❶主要为锥体外系反应，如静坐不能、急性肌张力障碍和类帕金森病。❷长期大量使用可发生迟发性运动障碍，亦可发生嗜睡、乏力、口干、月经失调、溢乳、焦虑或抑郁反应等。❸偶见过敏性皮疹、心电图异常、粒细胞减少及恶性综合征。**【禁忌证】**基底神经节病变、帕金森病、帕金森综合征、骨髓抑制患者以及对本品过敏者禁用。**【用药须知】**❶肝、肾功能不全者和孕妇慎用。哺乳期妇女使用本品期间应停止哺乳。❷应定期检查肝功能与白细胞计数。❸用药期间不宜驾驶车辆、操作机械或高空作业。❹儿童及老年患者容易发生锥体外系反应，视情况酌减用量。**【药物相互作用】**❶与乙醇或其他中枢神经系统抑制药合用，中枢抑制作用增强。❷与抗高血压药合用有增加直立性低血压的危险。❸与其他抗精神病药合用有发生锥体外系反应的危险性。**【用药过量】**主要毒性反应为心肌受损及干扰心内传导，出现严重心律失常、胸闷、憋气等。处理：作用时间长，超量中毒时应特别注意对症治疗及支持疗法，无特殊解毒药。

三氟拉嗪 Trifluperidol【常用名】三氟哌丙嗪、甲哌氟丙嗪、三氟比拉嗪。**【常用剂型与规格】**片剂，1mg/片，5mg/片。**【作用与用途】**❶主要用于治疗精神分裂症，尤其适用于精神分裂症的妄想型和紧张型。❷用于镇吐。❸单纯型与慢性精神分裂症的情感淡漠及行为退缩症状。**【药动学】**口服易吸收，达峰值时间为 2～4h，单次给药作用可持续 24h，脂溶性高易通过胎盘屏障，血浆蛋白结合率为 90%～99%，经肝脏代谢，主要活性代谢产物为硫氧化物、N-去甲基和 7-羟基代谢物，后者经肾排泄，$t_{1/2}$ 约为 24h。**【用法用量】**口服。❶治疗精神分裂症从小剂量开始，5mg/次，2～3次/d。每隔3～4d逐渐增至5～10mg/次，2～3次/d。剂量为15～30mg/d，最高剂量为45mg/d。❷镇吐：1～2mg/次，1～2次/d。【不良反应】❶常见锥体外系反应，如静坐不能、急性肌张力障碍和类帕金森病。❷可发生心悸、失眠、乏力、口干、视物模糊、排尿困难、便秘、溢乳、男子女性化乳房、月经失调、闭经等。❸偶见过敏性皮疹、白细胞减少及恶性综合征。❹偶可引起直立性低血压、心悸或心电图改变、肝酶水平升高或阻塞性黄疸、癫痫。少见思睡、躁动、眩晕、尿潴留。❺长期大量使用可发生迟发性运动障碍。【禁忌证】基底神经节病变、帕金森病、帕金森综合征、骨髓抑制、青光眼、昏迷及对吩噻嗪类药过敏者禁用。【用药须知】❶患有心血管疾病者、癫痫与脑器质性疾病患者和孕妇慎用。❷6岁以下儿童禁用，6岁以上儿童易发生锥体外系症状，酌情减量。哺乳期间患者应停止哺乳。老年患者应小剂量开始，视病情酌减用量，以减少锥体外系反应及迟发性运动障碍的发生。❸应定期检查肝功能与白细胞计数。❹用药期间不宜驾驶车辆、操作机械或高空作业。❺遇有下列情况应停药：出现迟发性运动障碍，应停用所有的抗精神病药；出现过敏性皮疹及恶性综合征应立即停药并进行相应的处理。【药物相互作用】❶与乙醇或其他中枢神经系统抑制药合用，可增强中枢抑制作用。❷与抗高血压药合用，易致直立性低血压。❸与舒托必利合用有增加室性心律失常危险，严重者可致尖端扭转心律失常。❹与甲基多巴合用可使血压升高。❺与伊布利特合用，心律失常的发生率增加。【用药过量】中枢神经系统：可出现严重的锥体外系症状，并有意识障碍，从嗜睡、注意力不集中到昏睡，最后进入昏迷。检查时可发现瞳孔缩小，对光反射迟钝，同时伴有中枢性体温过低。心血管系统可见直立性低血压、心率加快、脉细数，偶见心律失常，严重时导致低血容量性休克。血液系统可见中性粒细胞减少、过敏性紫癜。处理：洗胃，导泻，输液，并依病情给予对症治疗及支持疗法。

氟奋乃静 Fluphenazine【常用名】氟吩嗪、羟哌氟丙嗪、氟丙嗪。【常用剂型与规格】片剂：2mg/片，5mg/片；注射剂：2mg/mL，5mg/mL，10mg/2mL。【作用与用途】本品用于治疗精神分裂症，有振奋和激活作用。适用于单纯型、紧张型精神分裂症，也用于缓解慢性精神分裂症的情感淡漠、行为退缩等症状。【药动学】口服吸收，达峰值时间为2～4h。口服生物利用度为27%。肌注后达峰值时间为1.5～2h，可通过胎盘屏障进入胎儿血循环，亦可经乳汁分泌，活性代谢产物为亚砜基、N-羟基衍生物，$t_{1/2}$ 为 13~24h。小儿、老龄者代谢与排泄均降低。【用法用量】❶口服：成人常用剂量 2mg/次，2~3 次/d。逐渐递增至 10~20mg/d。老年或体弱者从最小剂量开始，然后剂量递增在 1~2mg/d 之间。❷肌注：2~5mg/次，1~2 次/d。【不良反应】❶常见锥体外系反应，如震颤、僵直、流涎、运动迟缓、静坐不能、急性肌张力障碍等。长期大量服药可引起迟发性运动障碍。❷可引起血浆中泌乳素浓度增加，可能有关的症状为溢乳、男子女性化乳房、月经失调、闭经。❸可出现口干、视物模糊、乏力、头晕、心动过速、便秘、出汗等。❹偶见过敏性皮疹及恶性综合征。❺少见的不良反应有直立性低血压，粒细胞减少症与中毒性肝损害。【禁忌证】对吩噻嗪类药过敏者、重度抑郁症、昏迷、肝功能损害者、基底神经节病变、帕金森病及帕金森综合征、青光眼、6 岁以下儿童的患者禁用。【用药须知】❶患有心血管疾病者、癫痫患者和孕妇慎用。❷出现迟发性运动障碍应停用。❸应定期检查肝功能与白细胞计数。❹出现过敏性皮疹及恶性综合征应立即停药并进行相应的处理。❺肝、肾功能不全者应减量。❻用药期间不宜驾驶车辆、操作机械或高空作业。【药物相互作用】❶与乙醇或中枢神经抑制药，尤其是与吸入全麻药或巴比妥类等静脉全麻药合用时可彼此增效。❷与苯丙胺类药合用时，由于吩噻嗪类药具有 α 肾上腺素受体阻断作用，后者的效应可减弱。❸与制酸药或止泻药合用可降低吸收。❹与抗惊厥药合用不能增效。❺与单胺氧化酶抑制药或三环类抗抑郁药合用时，两者的抗胆碱作用可相互增强并延长。❻与肾上腺素合用，肾上腺素的 α 受体效应受阻，仅显示出 β 受体效应，可导致明显的低血压和心动过速。❼与胍乙啶类药物合用时，后者的降压效应可被抵消。❽与左旋多巴合用时，后者可抑制前者的抗震颤麻痹效应。❾与抗胆碱药合用彼此效应加强。【用药过量】超剂量可致严重的锥体外系反应，主要表现为角弓反张，扭转痉挛、粗大震颤，运动不能，吞咽困难等。处理：立即停药，吞服大量药物者应及时洗胃，并依病情给予对症治疗及支持疗法。

癸氟奋乃静 Fluphenazine Decanoate【常用名】氟奋乃静癸酸酯。【常用剂型与规格】注射剂：50mg/2mL。【作用与用途】氟奋乃静是长效抗精神病药物。药理作用同氟奋乃静，❶用于慢性精神分裂症。❷对单纯型和慢性精神分裂症的情感淡漠和行为退缩症状有振奋作用。❸也适用于拒绝服药者及需长期用药维持治疗的患者。【药动学】肌注后缓慢吸收，经酯解缓慢放出氟奋乃静，然后分布至全身而产生药理作用，肌注后 42～72h 开始发挥治疗作用，48～96h 作用最明显，一次给药可维持 2～4 周，$t_{1/2}$ 为 3～7d。【用法用量】肌注：深部肌内注射，12.5～25mg/次。以后根据病情需要与耐受情况每 2～4 周注射 1 次。巩固治疗时，可根据病情需要与耐受情况，每 3～4 周肌注 50mg。【不良反应】❶常见锥体外系反应，如静坐不能、急性肌张力障碍和类帕金森病。❷长期大量使用可发生迟发性运动障碍。❸亦可发生嗜睡、乏力、口干、月经失调、溢乳等。❹偶见过敏性皮疹及恶性综合征。【禁忌证】基底神经节病变、帕金森病、骨髓抑制、青光眼、昏迷患者和对吩噻嗪类药过敏者禁用。【用药须知】❶患有心血管疾病者、癫痫患者慎用。❷应定期检查肝功能与白细胞计数。❸出现迟发性运动障碍应停用。❹出现过敏性皮疹及恶性综合征应立即停药，并进行相应的处理。❺肝、肾功能不全者应减量。❻用药期间不宜驾驶车辆、操作机械或高空作业。【药物相互作用】❶与乙醇或其他中枢神经系统抑制药合用，中枢抑制作用加强。❷与抗高血压药合用易致直立性低血压。❸与舒必利合用，有发生室性心律失常的危险，严重者可致尖端扭转心律失常。❹与阿托品类药物合用，不良反应加强。❺与锂盐合用会引起意识丧失。【用药过量】超剂量可致严重锥体外系反应，主要表现为角弓反张，扭转痉挛、粗大震颤，运动不能，吞咽困难等。处理：立即停药，并依病情给予对症治疗及支持疗法。

硫利达嗪 Thioridazine【常用名】甲硫达嗪、甲硫哌啶、利达新。【常用剂型与规格】片剂：25mg/片，50mg/片。【作用与用途】❶用于治疗急、慢性精神分裂症。❷躁狂症、更年期精神病、中毒性精神病。❸神经官能症。　【药动学】口服易吸收，生物利用度为 40%，血药浓度达峰时间为 1～4h。血浆蛋白结合率为 99%，主要经肝脏代谢，代谢产物主要为亚砜衍生物，其中美索达嗪的药理活性是本药的 2 倍，达利嗪也有活性，代谢产物以葡萄糖醛酸结合物的形式随尿液和粪便排泄，母体药物的消除 $t_{1/2}$ 为 21h。【用法用量】口服。成人：治疗精神病时常用的初始剂量为 50～100mg/次，3 次/d；严重病例剂量可达 800mg/d，治疗焦虑和紧张，剂量为 30～200mg/d。老年人使用时应减少剂量。儿童，1mg/(kg·d)，分 2～3 次服用。【不良反应】❶常见不良反应有嗜睡、头晕、口干、直立性低血压、心动过速、视物模糊等。❷少见震颤、运动迟缓、静坐不能等锥体外系反应。❸偶有腹泻、腹胀、心电图异常、中毒性肝损害。❹长期用药可出现闭经、血小板降低、白细胞减少等。【禁忌证】对本药或其他吩噻嗪类药过敏者、严重心血管疾病和严重中枢神经系统功能障碍患者、昏迷患者、白细胞减少者禁用。【用药须知】❶妊娠或哺乳期妇女应慎用。❷癫痫患者、脑炎和脑部外伤后遗症患者应慎用。❸用药后需定期进行肝、肾功能、血常规、眼底检查。❹为了避免过度的嗜睡，在用药期间不要饮用含有酒精的饮料。❺用药期间不宜驾驶车辆、操作机械或高空作业。❻老年患者，肝、肾功能疾病患者应从低剂量开始，以后逐步增加。【药物相互作用】❶与神经阻滞剂和纳曲酮产生相互作用，增加其药理学作用。❷抗帕金森药物会拮抗本药的抗精神病作用。❸报道普萘洛尔可升高硫利达嗪的血浆浓度，合并使用拟交感神经药物可能增加室颤的危险。❹与左旋多巴合用，可因药理拮抗作用而使左旋多巴失效。【用药过量】过量的症状包括嗜睡、痉挛、低血压、心动过速、心律失常、呼吸抑制，甚至昏迷。处理：治疗措施包括洗胃并使用药用炭。在严密监测心血管、呼吸和中枢神经系统的同时，给予支持性对症处理。

奥氮平 Olanzapine【常用名】再普乐、欧兰宁。【常用剂型与规格】片剂：5mg/片，7.5mg/片，10mg/片。【作用与用途】❶精神分裂症和其他有严重阳性症状（如妄想、幻觉、思维障碍、敌意和猜疑）和阴性症状（如情感淡漠、情感和社会活动退缩、言语贫乏）的精神病的急性期和维持治疗。❷双相情感障碍的躁狂发作或混合发作。【药动学】口服吸收良好，达峰值时间为 $5\sim8h$，吸收不受进食影响。血浆蛋白结合率为 93%。平均 $t_{1/2}$ 为 $30\sim38h$，血浆平均清除率为 26L/h。【用法用量】口服：起始推荐剂量为 10mg/d，服药剂量范围在 $5\sim20mg/d$。每日剂量须根据临床状况而定。在临床状况许可的情况下，老年患者起始剂量为 5mg/d，严重肾功能损害或中度肝功能损害患者，起始剂量亦为 5mg/d。【不良反应】常见嗜睡和体重增加。偶见转氨酶一过性升高。罕见头晕、食欲增强、外周水肿、直立性低血压、急性或迟发性锥体外系运动障碍、光敏反应等。【禁忌证】对该产品的任何成分过敏患者。【用药须知】❶糖尿病患者，有低血压倾向的心血管和脑血管病患者，肝功能损害、前列腺肥大者，癫痫患者和孕妇、儿童慎用。❷哺乳期妇女在用药期间应避免哺乳。❸本药可影响驾驶及操作机器的能力，用药后不可驾驶汽车。【药物相互作用】❶药用炭可降低奥氮平的口服生物利用度 50%～60%。❷吸烟或合并卡马西平可增加奥氮平的清除率。❸慎与其他作用于中枢神经系统的药物及乙醇合用。【用药过量】心动过速、激越/攻击行为、构音障碍、各种锥体外系症状以及觉醒水平的降低（由镇静直至昏迷），还包括谵妄、痉挛、昏迷、可疑的 NMS、呼吸抑制、呼吸急促、高血压或低血压、心律失常（过量时发生率小于 2%）和心肺功能抑制等。处理：目前无特异的解毒药。不应采用催吐方法，可采用常规的药物过量处理方法（例如洗胃，服用药用炭）。同时，应根据临床表现对重要器官功能进行监测和治疗，包括处理低血压，循环衰竭和维持呼吸功能。不要使用肾上腺素、多巴胺或其他具有 β-受体激动活性的拟交感制剂，因为 β-受体激动药会加重低血压症状。需要监测心血管功能以观察可能出现的心律失常。

奎硫平 Quetiapine【常用名】思瑞康。**【常用剂型与规格】**片剂：25mg/片，50mg/片，100mg/片，200mg/片，300mg/片。**【作用与用途】**适用于治疗精神分裂症，也适用于双相情感障碍的躁狂发作。**【药动学】**口服吸收良好，进食对其生物利用度无影响，达峰值时间为 1.5h，血浆蛋白结合率为 83%，分布广，主要由细胞色素 P450 CYP3A4 酶代谢，生成失活代谢产物。代谢产物 73% 随尿排出，$t_{1/2}$ 约为 7h。**【用法用量】**口服：成人，第 1 日 50mg，第 2 日 100mg，第 3 日 200mg，第 4 日 300mg，以后逐渐增加到有效剂量范围，可根据患者的临床反应和耐受性将剂量调整为 300～750mg/d，分 2 次给药。慎用于老年患者，尤其在开始用药时。老年患者的起始剂量应为 25mg/d。随后以 25～50mg/d 的幅度增至有效剂量，但有效剂量可能较一般年轻患者低。**【不良反应】**❶常见不良反应有头晕、嗜睡、焦虑、口干、消化不良、体重增加等。❷偶见不良反应：直立性低血压，心动过速等。❸锥体外系反应较少发生，长期应用可发生迟发性运动障碍。❹QT 间期延长，癫痫等。**【禁忌证】**对本品过敏者禁用。**【用药须知】**❶心、脑血管疾病或有直立性低血压倾向的患者慎用；老年人较易发生直立性低血压，剂量宜小。❷有肝肾功能损害、甲状腺疾病或有抽搐史者使用时应慎重。❸用药期间应定期检查肝功能、白细胞计数；定期检查晶状体、监测白内障的发生。❹用药期间不宜驾驶车辆、操作机械或高空作业。❺慎用于妊娠患者。❻用于儿童和青少年的安全性和有效性尚未进行评价。**【药物相互作用】**❶与酮康唑、红霉素、伊曲康唑等 CYP3A4 抑制药合用可减慢代谢，应降低剂量，与卡马西平和苯妥英钠等 CYP3A4 诱导药合用会增加代谢，合用时需增加剂量。❷与可延长 QT 间期的药物合用，QT 间期延长作用增加。❸应避免与含酒精的饮料合用。❹与其他中枢神经系统药物合用时应谨慎。❺与抗高血压药合用有诱发直立性低血压的危险。❻与左旋多巴、多巴胺受体激动药合用，可使这类激动药作用减弱。

【用药过量】药物过量可出现嗜睡、心动过速、低血压、QT间期延长、昏迷、呼吸困难等中毒症状。处理：可采取洗胃、维持呼吸，根据病情给予对症治疗和支持治疗。

利培酮 Risperidone【常用名】维思通、思利舒。**【常用剂型与规格】**片剂：1mg/片，2mg/片，3mg/片；口腔崩解片：0.5mg/片，1mg/片，2mg/片；口服液：30mg/30mL；胶囊：1mg/粒。**【作用与用途】❶**用于精神分裂症等精神病性障碍，对精神分裂症阳性和阴性症状及情感性症状均有疗效。对急性期、恢复期及情感性症状均可应用。**❷**双相情感障碍的躁狂发作。**【药动学】**经口服可完全吸收，1～2h内达到血药浓度峰值，吸收不受食物影响。体内可迅速分布，9-羟基利培酮是其主要活性代谢产物，后者与利培酮有相似的药理作用。血浆蛋白结合率为88%，9-羟基利培酮的血浆蛋白结合率为77%，原形药物及代谢产物主要经肾排泄。该药的消除 $t_{1/2}$ 为3h左右，抗精神病总有效成分的消除 $t_{1/2}$ 为24h。**【用法用量】**口服。成人，起始剂量1mg/次，1～2次/d。在1周左右的时间内逐渐将剂量加大到2～4mg/d，第2周内可逐渐加量到4～6mg/d。此后根据个人情况进一步调整。一般情况下，最适剂量为2～6mg/d。剂量一般不超过10mg/d。老年人，开始常用量0.5mg/次，建议起始剂量为1～2次/d，根据个体需要，剂量逐渐加大到2次/d，1～2mg/次。剂量调整间隔应不少于1周，剂量增减的幅度为2次/d，0.5mg/次。**【不良反应】❶**常见失眠、焦虑、激越、头痛、口干。**❷**偶见嗜睡、疲劳、注意力下降、便秘、消化不良、恶心、呕吐、腹痛、视物模糊、阴茎异常勃起、勃起困难、射精无力、性淡漠、尿失禁、鼻炎、皮疹以及其他过敏反应。**❸**锥体外系状，如肌紧张、震颤、僵直、流涎、运动迟缓、静坐不能和急性张力障碍。通过降低剂量或给予抗帕金森综合征的药物可消除。**❹**偶尔会出现直立性低血压、心动过速或高血压的症状。**❺**体重增加、水肿和肝酶水平升高的现象。**❻**偶可引起肝功能异常。**❼**偶尔会由于患者烦渴或抗利尿激素分泌失调（SIADH）引发水中毒。**❽**偶见迟发性运动障碍、恶性综合征、体温失调以及癫痫发作。**【禁忌证】**过敏者禁用。**【用药须知】❶**患有心血管疾病者慎用，从小剂量开始并应逐渐加大剂量。**❷**由于具有 α受体肾上腺素受体拮抗作用，因此在用药初期和加药速度过快时会发生直立性低血压。**❸**同其他具有多巴胺受体拮抗药性质的药物相似，可引起迟发性运动障碍，其特征为有节律的不随意运动，主要见于舌及面部。如果出现迟发性运动障碍，应停止服用所有的抗精神病药。

❹可引起神经阻滞恶性综合征，其特征为高热、颤抖、意识改变和肌酸磷酸酶水平升高。❺帕金森综合征患者应慎用。❻会降低癫痫发作阈值，癫痫患者应慎用。❼服药期间应避免进食过多，以免肥胖。❽服药者不应驾驶汽车或操作机器。❾具有痴呆相关精神症状的老年患者在使用时可能出现脑血管不良事件发生的风险。【药物相互作用】❶长期与氯氮平合用可减少利培酮在体内的清除。❷与抗高血压药合用可增强其降压作用。❸可拮抗左旋多巴与多巴胺能药物的激动作用。【用药过量】可出现嗜睡、镇静、心动过速和低血压以及锥体外系症状。处理：无特异的拮抗药。急性过量时，应使用多种措施进行解救。建立并维持一个畅通的呼吸道、确保足够的氧气和良好的换气，洗胃（若患者意识丧失应插管进行）后应再服用药用炭和轻泻剂，并应立即进行心血管系统监测，其中包括连续的心电图监测，以发现可能出现的心律失常。同时采用正确的支持疗法：对低血压及循环衰竭可采用静脉输液，或给予拟交感神经药等适当措施加以纠正。出现严重的锥体外系症状时，则应给予抗胆碱药，在患者恢复前应持续进行密切的医疗监测及监护。

氟哌噻吨 Flupentixol【常用名】富康素、三氟噻吨。【常用剂型与规格】片剂：0.5mg/片，3mg/片，5mg/片。注射剂：20mg/mL。【作用与用途】❶用于各种急、慢性精神分裂症。❷用于各种原因引起的抑郁或焦虑症状。❸用于癫痫、老年性痴呆、药物依赖等伴发的精神症状。【药动学】口服后达峰值时间为4h，生物利用度为40%～60%；癸酸酯长效肌内注射剂达峰值时间为3～10d，血药浓度可持续维持7d左右。原形药物可广泛分布于脑、肺、肾及心脏等器官，少量可透过胎盘屏障，主要经胆汁排泄，少量经肾排泄，口服消除 $t_{1/2}$ 为35h，癸酸酯长效针剂的 $t_{1/2}$ 为17d。【用法用量】❶口服：①精神病：初始剂量为5mg/次，1次/d，可视情况逐渐增加。维持剂量为5～20mg/次，1次/d，剂量超过20mg时，应分次服用。②抑郁症：1mg/次，2次/d。极量为3mg/d。❷肌注：常用癸酸酯的长效制剂，每次肌注20mg，疗效维持2～3周，病情稳定后每4周1次。【不良反应】❶血液系统：可见白细胞增多。❷精神和神经系统：可见锥体外系反应，长期用药可导致迟发性运动障碍。❸代谢/内分泌系统可见神经阻滞药恶性综合征和体重增加。【禁忌证】过敏者，急性中毒、昏迷、循环衰竭者和有严重心、肝、肾等器官或系统性疾病患者，各种原因引起的中枢神经系统抑制者和孕妇及哺乳期妇女禁用。【用药须知】❶慎用于易出现运动功能失调、器质性综合征和心脑血管疾病患者。❷兴奋、激越患者不宜使用。❸不推荐儿童和妊娠期妇女使用。【药物相互作用】❶可加强巴比妥类及其他中枢抑制药的镇静作用。❷与锂盐合用，可导致运动障碍、锥体外系反应增加和脑损害。❸与曲马朵、佐替平合用，可增加癫痫发作的风险。❹可降低胍乙啶、左旋多巴和肾上腺素类药物的作用。❺本药可影响胰岛素、葡萄糖的作用，对糖尿病患者，应调整糖尿病药的治疗方案。

氟哌噻吨-美利曲辛 Flupentixol and Melitracen【常用名】黛力新、黛安神、复方氟哌噻吨。【常用剂型与规格】片剂：每片含氟哌噻吨 0.5mg，美利曲辛 10mg。【作用与用途】❶用于治疗神经症，如神经衰弱、神经抑郁症、焦虑症等。❷用于治疗多种焦虑抑郁状态，包括更年期、嗜酒及药瘾者的焦虑抑郁状态。【药动学】氟哌噻吨-美利曲辛是两种非常有效的化合物组成的合剂，氟哌噻吨和美利曲辛合用并不影响其单独的药动学特性。氟哌噻吨吸收后大约 4h 达到血浆高峰浓度，2～3d 起效，生物利用度为 40%～50%，具广泛的首关代谢，主要从胆汁排泄，氟哌噻吨的 $t_{1/2}$ 约为 35h。美利曲辛达峰时间约为 3.5h，蛋白结合率为 89%，可经乳汁排泄，31d 内经肾脏排泄 60%，$t_{1/2}$ 为 19h。【用法用量】口服。成人：通常 2 片/d，早晨及中午各 1 片；严重病例早晨的剂量可加至 2 片。老年患者，早晨 1 片即可。维持量：通常 1 片/d，早晨口服。【不良反应】❶神经系统常见头晕、震颤；不常见的有疲劳。❷神经、精神系统：睡眠障碍、不安、躁动。❸视觉功能系统：调节障碍。❹胃肠道不适常见：口干、便秘。【禁忌证】❶禁用于对美利曲辛、氟哌噻吨或本品中任一非活性成分过敏者。❷禁用于循环衰竭、任何原因引起的中枢神经系统抑制、昏迷状态、肾上腺嗜铬细胞瘤、恶病质、未经治疗的闭角性青光眼患者。❸不推荐用于心肌梗死的恢复早期、各种程度的心脏传导阻滞或心律失常及冠状动脉缺血患者。【用药须知】❶器质性脑损伤、惊厥抽搐、尿潴留、甲状腺功能亢进、帕金森综合征、重症肌无力、肝脏疾病晚期、心血管及其他循环系统疾病患者应慎用。❷由于其兴奋特性，不推荐激动和过度活跃的患者服用。如果患者之前已经使用镇静药治疗，须逐渐停用。❸可能会改变胰岛素和葡萄糖耐量，糖尿病患者使用时要调整降糖药剂量。❹患有闭角性青光眼、前房变浅的患者应禁用。❺局部麻醉时同时使用该药会增加发生心律失常、低血压的风险。❻长期服用者需要定期检查心理和神经状态、血细胞计数和肝功能。❼服药期间不得开车或操作危险的机器。❽孕妇慎用。❾不推荐儿童使用。【药物相互作用】❶与单胺氧化酶抑制药合用有导致 5-羟色胺综合征的风险。❷与拟交感神经药合用可能会加强后者对心血管的影响。❸与肾上腺素能神经阻断药合用会降低其抗高血压作用。❹与抗胆碱药物、三环抗抑郁药合用会增强此类药物在眼、中枢神经系统、肠道、膀胱的作用，可能会增加发生麻痹性肠梗阻、高热等的风险。❺会增强酒精、巴比妥类和其他中枢神经抑制药的抑制作用。❻与锂盐合用会增加发生神经毒性的风险。❼会降低左旋多巴的作用，而增加心脏不良反应的风险。【用药过量】中毒症状：美利曲辛的抗胆碱能症状较突出，氟哌噻吨所致的锥体外系症状则极少发生。处理：对症治疗及支持疗法，尽早洗胃，可服用药用炭。采取必要措施维护呼吸系统及心血管系统功能。可用地西泮抗惊厥治疗，锥体外系症状可用二环己丙醇治疗。此时禁用肾上腺素。

氯普噻吨 Chlorprothixene【常用名】氨噻吨、氯噻吨癸酸酯。【常用剂型与规格】片剂：25mg/片；注射剂：20mg/mL。【作用与用途】用于急性和慢性精神分裂症，适用于伴有精神运动性激越、焦虑、抑郁症状的精神障碍。【药动学】❶口服达峰值时间 4h，通常服用 2~7d 起效。肌内速效针剂 4h 后起效，24~28h 达血药峰值浓度。肌注长效针剂 1 周内起效，血药峰值浓度维持在 7d 左右，生物利用度为 44%。经肝脏代谢，主要经胆汁排泄。【用法用量】❶口服：从小剂量开始，首次剂量 25~50mg，2~3 次/d，以后逐渐增加至 400~600mg/d。维持量为 100~200mg/d。6 岁以上儿童开始剂量为 25mg/次，3 次/d，渐增至 150~300mg/d，维持量为 50~150mg/d。❷肌注：50~150mg/次，每 72h 1 次。长效针剂，通常 200mg/次，每 2~4 周 1 次，剂量及用药间隔应根据疗效调整。【不良反应】❶头晕、嗜睡、无力、直立性低血压和心悸、口干、便秘、视物模糊、排尿困难等抗胆碱能症状。❷会出现锥体外系反应，如震颤、僵直、流涎、运动迟缓、静坐不能、急性肌张力障碍。长期大量使用可引起迟发性运动障碍。❸引起肝功能损害、粒细胞减少；偶见过敏性皮疹及恶性综合征。【禁忌证】基底神经节病变、帕金森病、帕金森综合征、骨髓抑制、青光眼、尿潴留、昏迷及过敏者禁用。【用药须知】❶心血管疾病患者慎用。❷出现迟发性运动障碍时应停用。❸出现过敏性皮疹及恶性症状群应立即停药并进行相应的处理。❹肝、肾功能不全者应减量。❺癫痫患者慎用。❻定期检查肝功能与白细胞计数。❼用药期间不宜驾驶车辆、操作机械或高空作业。❽孕妇慎用。哺乳期使用应停止哺乳。❾6 岁以下儿童禁用。❿老年人起始剂量应减半，加量要缓慢，随后的剂量增加也应减半。【药物相互作用】❶能促使中枢神经抑制药如吸入全麻药或巴比妥类等静脉全麻药增效，合用时应将中枢神经抑制药的用量减少到常用量的 1/4～1/2。❷与苯丙胺合用，可降低后者的效应。❸合用制胃酸药或泻药可减少吸收。❹可降低惊厥阈值，使抗惊厥药作用减弱，不宜用于癫痫患者。❺与抗胆碱药物合用时药效可互相加强。❻与肾上腺素合用，由于 α 受体活动受阻，β 受体活动占优势，可出现血压下降。❼与左旋多巴合用可抑制后者的抗震颤麻痹作用。❽三环类或单胺氧化酶抑制药合用镇静及抗胆碱效能增强。❾可掩盖氨基糖苷类药物的耳部毒性。【用药过量】中毒症状：过量时的症状为昏迷、昏睡、呼吸抑制、低血压（在服药几小时后出现），并能维持 2～3d，心跳加速、发热和瞳孔缩小、躁狂，在恢复期可出现血尿。处理：尽快洗胃，维持呼吸道通畅，并依病情相应处理。

氨磺必利 Amisulpride【常用名】索里昂。**【常用剂型与规格】**片剂：50mg/片，200mg/片。**【作用与用途】**用于治疗精神分裂症的阳性症状和（或）阴性症状的急性或慢性精神分裂症。**【药动学】**在体内，氨磺必利有两个吸收峰：第一个吸收峰服药后 1h 到达，第二个吸收峰于服药后 3～4h 到达。服药 50mg 后，相对两个吸收峰的血药浓度分别为（39±3）mg/mL 和（54±4）mg/mL。高糖饮食可降低 AUC，高脂饮食对 AUC 无影响。口服绝对生物利用度为 48%，血浆蛋白结合率约 16%，口服消除 $t_{1/2}$ 约为 12h，氨磺必利多以原形从尿中排泄。静注给药后 50% 药物以原形从尿中排泄。由于氨磺必利的代谢量很少，肝功能不全的患者不需调整剂量。**【用法用量】**口服：通常情况下，若剂量≤400mg/d，应一次服完，若剂量超过 400mg/d，应分为 2 次服用。急性精神病发作推荐剂量为 400～800mg/d。可根据患者的反应情况维持或调整剂量，最大剂量不应超过 1200mg/d。肾功能不全患者用药剂量应减半。**【不良反应】**❶常见不良反应有嗜睡、恶心、呕吐、消化不良、口干、便秘、急性肌张力障碍和锥体外系反应等。❷偶见不良反应有癫痫发作、低血压、迟发性运动障碍、眼调节障碍等。❸罕见不良反应有 QT 间期延长、心动过缓、心悸等。**【禁忌证】**已知对药品中某成分过敏者、嗜铬细胞瘤患者、患有催乳素依赖性肿瘤，如垂体催乳素腺瘤和乳腺癌、严重肾功能不全患者禁用。与可能引起尖端扭转性室性心动过速的药物禁止联用。**【用药须知】**❶可能发生恶性综合征，表现为高热、肌强直、自主神经功能紊乱、意识障碍、磷酸肌酸激酶水平升高。❷帕金森病患者、有中风风险因素的患者、有血栓栓塞风险因素的患者慎用。

❸氨磺必利延长 QT 间期，与剂量相关。这种作用可增加发生严重室性心律失常的风险。如果临床情况允许，给药前应先确定患者没有以下可引起心律失常的因素存在：心动过缓，心率＜55 次/min；电解质失衡，尤其是低钾血症；先天性 QT 间期延长。❹明确诊断糖尿病或者有糖尿病风险因素的患者如果开始使用氨磺必利，应该监测血糖。精神镇静类药物可降低癫痫发作的阈值，有惊厥史的患者服用氨磺必利时应仔细监控。❺肾功能不全的患者应减少服药剂量。❻老年人应慎用。❼氨磺必利也可能引起嗜睡，从而影响驾驶机动车或操作机械的能力。【药物相互作用】❶禁止与可能引起尖端扭转型室性心动过速的药物联用。❷与左旋多巴有相互拮抗作用。❸除用于治疗帕金森病外，禁止与多巴胺能激动药联合应用。多巴胺能激动药与精神镇静药物具有相互拮抗作用。❹可增强酒精对中枢神经系统的作用。❺可增强抗高血压作用，并可增加直立性低血压的危险。❻与其他中枢神经系统抑制药同用可增强中枢神经系统抑制作用。【用药过量】曾有报告药物已知的药理学作用加剧，这些包括困倦、镇静、低血压和锥体外系症状和昏迷。药物过量致死的报告主要见于本品与其他精神药物联合使用时。处理：如果发生急性用药过量，应该考虑使用多种药物的可能性。应该给予适当的支持性处理；密切监测生命功能和连续的心脏监测（由于有 QT 间期延长的风险）直到患者恢复为止。如果发生锥体外系症状，应该给予抗胆碱能药物。

帕利哌酮 Paliperidone【常用名】帕潘利酮。**【常用剂型与规格】**缓释片：3mg/片，6mg/片，9mg/片。**【作用与用途】**用于精神分裂症急性和维持期的治疗。**【药动学】**其缓释片口服经胃肠道吸收，绝对生物利用度为 28%，血药浓度达峰值时间约为 24h，在 4~5d 后血药浓度达到稳态。血浆蛋白结合率为 74%，少量经肝脏代谢，血药浓度几乎不受 CYP2D6 代谢酶活性的影响，主要经肾脏排泄，其中 59% 为原形药物，$t_{1/2}$ 为 23h。轻、中度肝功能损伤的患者不需要调整剂量。**【用法用量】**推荐剂量为 6mg/次，1 次/d，早上服用。由于个体差异较大，某些患者可能需要 12mg/d，因此当需要增加剂量时，推荐采用 3mg/d 的增量增加，推荐的最大剂量是 12mg/d。**【不良反应】**❶常见不良反应有失眠、焦虑、头疼、头晕和口干。❷少见不良反应有困倦、疲劳、注意力下降、便秘、性功能障碍、消化不良、恶心、呕吐等。偶见直立性低血压和晕厥、心动过速或高血压等症状。❸可能引起锥体外系反应和迟发性运动障碍、体重增加和血浆中催乳素浓度增加等。**【禁忌证】**属于利培酮的代谢产物，因此禁用于已知对帕利哌酮、利培酮或本品中的任何成分过敏的患者。【用药须知】❶中度和重度肾损害患者应当减量。❷老年人有必要调整剂量。❸会增高痴呆相关性精神病老年患者的死亡率和心脑血管病风险。❹有引起高血压或糖尿病的可能，应定期监测血糖。❺服用该药的哺乳期妇女应停止哺乳，儿童使用帕利哌酮的安全性和疗效尚未得到评估。❻FDA妊娠期药物安全分级为C级。【药物相互作用】❶与其他中枢作用药物和酒精合用抑制作用增强。❷会拮抗左旋多巴和其他多巴胺激动药的作用。❸可能会诱导产生直立性低血压，增强某些抗高血压药物的疗效。❹避免与其他能延长QT间期的药物合用。

齐拉西酮 Ziprasidone【常用名】齐哌西酮、噻帕西酮、卓乐定。

【常用剂型与规格】片剂：20mg/片；胶囊：20mg/粒，40mg/粒，60mg/粒，80mg/粒。【作用与用途】主要用于治疗精神分裂症。【药动学】口服经胃肠道吸收良好，食物可使本药的吸收增加约2倍，达峰值时间为6~8h，肌注1h达峰值。血浆蛋白结合率为99%，分布广泛，平均表观分布容积为1.5L/kg。主要经CYP3A4代谢，仅少量原形经尿液（<1%）和粪便（<4%）排泄。平均$t_{1/2}$为2~6h，单纯肾损伤对药代动力学无影响。【用法用量】口服：初始治疗20mg/次，2次/d，餐时口服。视病情可逐渐增加到80mg/次，2次/d。剂量调整间隔一般应不少于2d，有效剂量范围为80~160mg/d，分2次给药。老年人应从小剂量起始，缓慢调整剂量，并密切监视。维持治疗：应定期评估并确定患者是否需维持治疗。在维持治疗期间，应采用最低有效剂量，多数情况下，使用20mg/次，2次/d。【不良反应】❶常见不良反应有失眠、困倦、无力、头痛、恶心、呕吐、便秘或腹泻、口干或流涎、心动过速、血压升高或直立性低血压、头晕、皮疹等。❷罕见不良反应有性功能障碍、胆汁淤积性黄疸、肝炎、抽搐、白细胞或血小板减少或增多、低血钾、低血糖等。❸长期用药可出现锥体外系反应和迟发性运动障碍，催乳素水平升高，体重增加较少发生。【禁忌证】❶过敏者禁用。❷有QT间期延长病史的患者、近期出现急性心肌梗死的患者和非代偿性心力衰竭的患者禁用。【用药须知】❶有心脏病、低血压倾向、脑血管疾病、严重肝功能损伤、癫痫病史或癫痫阈值降低者慎用。❷低血钾或低血镁能增加QT延长和心律失常的风险，低血钾、低血镁的患者在治疗前应补充电解质。❸可延长QT间期的作用较强，应定期监测心电图。❹对伴有糖尿病或有糖尿病危险因素的患者应检测血糖。❺FDA对妊娠期药物安全性分级为C级。❻儿童使用的安全性与疗效尚未评

估，可能还会增加与阿尔茨海默病有关的老年精神病患者死亡率。【药物相互作用】❶与延长 QT 间期的药物合用可引起剂量依赖性 QT 间期延长、尖端扭转型室性心动过速。❷与其他作用于中枢的药物合用时应谨慎。❸可能诱发低血压，因此会增强某些抗高血压药物的疗效。❹齐拉西酮可能拮抗左旋多巴和多巴胺激动药的作用。❺CYP3A4 诱导剂可使其血药浓度降低；CYP3A4 抑制剂可使其血药浓度增高。【用药过量】锥体外系反应、嗜睡、震颤、焦虑、QT 间期延长、一过性高血压。处理：一旦过量给予支持疗法，给氧、洗胃、静脉输液及对症处理，密切观察及监测心电图。

阿立哌唑 Aripiprazole【常用名】安律凡、奥派、博思清。【常用剂型与规格】片剂：5mg/片，10mg/片，15mg/片；口腔崩解片：5mg/片，10mg/片，15mg/片；胶囊：5mg/粒。【作用与用途】具有抗精神疾病的作用，主要用于治疗精神分裂症，对精神分裂症阳性和阴性症状均有显著疗效。【药动学】经口服吸收良好，达峰值时间 3～5h，口服生物利用度为 87%，其吸收不受食物影响。主要经肝脏代谢，脱氢阿立哌唑是其活性代谢产物，阿立哌唑和脱氢阿立哌唑的消除 $t_{1/2}$ 分别为 75h 和 94h。一般在连续给药 14d 后达到两种活性成分的稳态浓度。药代动力学不随患者的年龄、性别、种族、吸烟状况、肝功能、肾功能等改变而变化。故一般不需要因患者年龄、性别、种族、吸烟状况、肝功能、肾功能而调整剂量。【用法用量】口服。成人，起始剂量为 10mg/d，1 次/d。用药 2 周后，可根据个体的疗效和耐受性情况逐渐增加剂量，最大可增至 30mg，此后可维持该剂量。【不良反应】❶常见不良反应有胃肠道功能紊乱，如便秘、消化不良、恶心、呕吐。还有头痛、乏力、焦虑、失眠、困倦和直立性低血压。❷少见不良反应有锥体外系反应，呈剂量依赖性，如静坐不能、震颤、四肢强直等；催乳素水平升高和体重增加；心动过速和癫痫。❸罕见不良反应有流涎、胰腺炎、激越、语言障碍、迟发性运动障碍、神经阻滞药恶性综合征、QT 间期延长等。【禁忌证】过敏者禁用。【用药须知】❶心血管疾病、脑血管疾病或诱发低血压的患者应慎用。❷有癫痫病史或癫痫阈值降低者慎用。❸阿尔茨海默病患者需慎用。❹儿童用药的安全性和有效性尚未确立。❺妊娠期和孕妇用药的安全性尚不明确，FDA 对本药的妊娠安全性分级为 C 级。❻推荐剂量时老年人对本药耐受性良好。对有痴呆相关精神病的老年患者可增加其死亡的风险。【药物相互作用】❶与其他作用于中枢神经系统的药物和酒精合用时应慎用。❷可拮抗 α_1 肾上腺素受体，因此可能诱发低血压，会增强某些抗高血压药物的疗效。❸与 CYP3A4 或 CYP2D6 的抑制药合用时应减至常量的一半；当与其诱导剂合用时，剂量应加倍。【用药过量】呕吐、嗜睡、震颤。处理：无特异性解救方法，一旦服药过量，应严密监护，可给予支持及对症治疗，早期可用药用炭。

第二节 抗焦虑药

艾司唑仑 Estazolam【常用名】舒乐安定。**【常用剂型与规格】**片剂：1mg/片。**【作用与用途】**用于抗焦虑、失眠及抗惊厥治疗。**【药动学】**口服吸收良好，1～2h 血药浓度达峰值，可迅速分布于全身各组织，以肝、脑中的药物浓度最高，可透过胎盘屏障。在肝脏代谢，代谢物经肾排泄，也可分泌入乳汁。**【用法用量】**口服。❶镇静：1～2mg（1～2 片）/次，3 次/d。❷催眠：1～2mg（1～2 片）/次，睡前服。❸抗癫痫、抗惊厥：2～4mg（2～4 片）/次，3 次/d。**【不良反应】**❶常见的不良反应：口干、嗜睡、头昏、乏力等，大剂量可有共济失调、震颤。❷罕见的有皮疹、白细胞减少，肝损害。❸个别患者发生兴奋，多语，睡眠障碍，甚至幻觉。停药后，上述症状很快消失。❹有依赖性，但较轻，长期应用后，停药可能发生撤药症状，表现为激动或忧郁。**【禁忌证】**以下情况者慎用：中枢神经系统处于抑制状态的急性酒精中毒、肝肾功能损害、重症肌无力、急性或易于发生的闭角型青光眼和严重慢性阻塞性肺部病变者禁用。**【用药须知】**❶对本品耐受量小的患者初始剂量宜小。❷应避免长期大量使用而成瘾；长期用药者，停药前应逐渐减量。❸用药期间不宜饮酒。❹癫痫患者突然停药可导致发作。❺严重的精神抑郁可使病情加重，甚至产生自杀倾向，应采取预防措施。**【药物相互作用】**❶与中枢抑制药合用可增加呼吸抑制作用。❷与易成瘾和其他可能成瘾药合用时，成瘾的危险性增加。❸与酒及全麻药、可乐定、镇痛药、吩噻嗪类、单胺氧化酶抑制药和三环类抗抑郁药合用时，可彼此增效，应调整用量。❹与抗高血压药和利尿降压药合用，可使降压作用增强。❺与西咪替丁、普萘洛尔合用本药清除减慢，血浆 $t_{1/2}$ 延长。❻与扑米酮合用由于减慢后者代谢，需调整扑米酮的用量。❼与利福平合用，增加本药的消除，使其血药浓度降低。❽异烟肼抑制其消除，致血药浓度增高。❾与地高辛合用，可增加地高辛血药浓度而致中毒。**【用药过量】**

❶处理：①超量或中毒时，宜及早进行对症处理，包括催吐或洗胃，以及维持呼吸和循环等。②如出现异常兴奋，不能用巴比妥类药，以免中枢性兴奋加剧或中枢神经系统的抑制延长。❷苯二氮草受体拮抗药氟马西尼可用于本药过量中毒的解救。

阿普唑仑 Alprazolam【常用名】佳乐安定。**【常用剂型与规格】**片剂：0.4mg/片。**【作用与用途】**主要用于焦虑、紧张、激动，可用于催眠或焦虑的辅助治疗，也可作为抗惊恐药，并能缓解急性酒精戒断症状。对有精神抑郁的患者应慎用。**【药动学】**口服吸收迅速而完全，血药浓度达峰值时间为 1～2h，血药浓度达稳态时间为 2～3d。吸收后分布全身，可透过胎盘屏障，并可分泌入乳汁。血浆蛋白结合率为 80%。经肝脏代谢，代谢产物为 α-羟基阿普唑仑，也有一定药理活性。经肾脏排泄，$t_{1/2}$ 通常为 12～15h。停药后迅速清除，在体内蓄积量极少。**【用法用量】**口服。❶抗焦虑：开始 0.4mg/次。3 次/d，用量按需递增。最大限量可达 4mg/d。❷镇静催眠：0.4～0.8mg/次，睡前服。❸抗惊恐：0.4mg/次，3 次/d，用量按需递增，最大量可达 10mg/d。18 岁以下儿童，用量尚未确定。**【不良反应】**❶常见的不良反应，嗜睡，头昏、乏力等，大剂量偶见共济失调、震颤、尿潴留、黄疸。❷罕见的有皮疹、光敏、白细胞减少。❸个别患者发生兴奋，多语，睡眠障碍，甚至幻觉。停药后，上述症状很快消失。❹有成瘾性，长期应用后，停药可能发生撤药症状，表现为激动或忧郁。❺少数患者有口干、精神不集中、多汗、心悸、便秘或腹泻、视物模糊、低血压。**【禁忌证】**以下情况者慎用：中枢神经系统处于抑制状态的急性酒精中毒、肝肾功能损害、重症肌无力、急性或易于发生的闭角型青光眼发作、严重慢性阻塞性肺部病变，以及驾驶员、高空作业者、危险精细作业者禁用。**【用药须知】**❶对本药耐受量小的患者初始剂量宜小。❷与苯妥英钠合用时应严密监测血药浓度的变化。❸如在治疗恐惧的过程中出现晨起焦虑症状，可考虑增加服药次数。❹服药后不应驾驶车辆或操作机器。❺应避免长期大剂量使用。❻停药时应逐渐减量。骤然停药后可发生撤药症状，多见睡眠困难、异常的激惹状态和神经质；较少见或罕见腹部或胃疼挛、精神紊乱、惊厥、肌疼挛、恶心或呕吐、颤抖、异常多汗。严重的撤药症状较多见于长期过量服用的患者。**【药物相互作用】**❶与中枢抑制药合用可增加呼吸抑制作用。❷与易成瘾和其他可能成瘾药合用时，成瘾的危险性增加。❸与酒及全麻药、可乐定、镇痛药、吩噻嗪类、单胺氧化酶抑制药和三环类抗抑郁药合用时，可彼此增效，应调整用量。❹与抗高血压药和利尿降压药合用，可使降压作用增强。❺与西咪替丁、普萘洛尔合用本药清除减慢，血浆 $t_{1/2}$ 延长。❻与左旋多巴合用时，可降低后者的疗效。❽与利福平合用，增加消除，血药浓度降低。❾异烟肼可抑制其消除，致血药浓度增高。❿与地高辛合用，可增加地高辛血药浓度而致中毒。【用药过量】出现持续的精神错乱、严重嗜睡、抖动、语言不清、蹒跚、心跳异常减慢、呼吸短促或困难、严重乏力。超量或中毒宜早对症处理，包括催吐或洗胃以及呼吸循环方面的支持疗法，中毒出现兴奋异常时，不能用巴比妥类药。可用苯二氮杂䓬受体拮抗药氟马西尼解救和诊断该类药物过量中毒。

地西泮 Diazepam 略。请参阅"第五章 第五节 镇静催眠药"。

氯硝西泮 Clonazepam【常用名】氯硝安定。**【常用剂型与规格】**片剂：2mg/片；注射剂：2mg/2mL。**【作用与用途】**用于控制各型癫痫，适用于失神发作、婴儿痉挛症、肌阵挛性、运动不能性发作及 Lennox-Gastaut（儿童期弥漫性慢棘-慢波癫痫性脑病）综合征。**【药动学】**口服吸收快而完全，1～2h 血药浓度达峰值。脂溶性高，易通过血-脑屏障，$t_{1/2}$ 为 26～49h。**【用法用量】**❶开始 0.5mg/次，3 次/d，每 3d 增加 0.5～1mg，直到发作被控制或出现不良反应为止，最大量不要超过 20mg/d。❷10 岁或体重 30kg 以下的儿童开始按体重 0.01～0.03mg/(kg·d)，分 2～3 次服用，以后每 3d 增加 0.25～0.5mg，至达到按体重 0.1～0.2mg/(kg·d) 或出现不良反应为止。❸氯硝西泮的疗程应不超过 3～6 个月。**【不良反应】**❶常见的不良反应有嗜睡、头昏、共济失调、行为紊乱、异常兴奋、神经过敏易激惹、肌力减退。❷较少发生行为障碍、思维不能集中、易暴怒（儿童多见）、精神错乱、幻觉、精神抑郁；皮疹或过敏、咽痛、发热或出血异常、瘀斑或极度疲乏、乏力。**【禁忌证】**孕妇、妊娠期妇女、新生儿禁用。**【用药须知】**❶可通过胎盘及分泌入乳汁。❷幼儿、老年人对本药较敏感。❸肝、肾功能损害者能延长本药清除。❹癫痫患者突然停药可引起癫痫持续状态。严重的精神抑郁可使病情加重，甚至产生自杀倾向，应采取预防措施。避免长期大量使用而成瘾，如长期使用应逐渐减量，不宜骤停。初用量宜小。**【药物相互作用】**❶可增强中枢抑制药的镇静作用。❷可增强酒精、麻醉药、可乐定、镇痛药、吩噻嗪类、单胺氧化酶抑制剂和三环类抗抑郁药的作用。❸可增强抗高血压药、利尿药的降压作用。❹可降低左旋多巴的疗效。❺可增加地高辛血药浓度而致中毒。**【用药过量】**❶过量可出现持续的精神错乱、严重嗜睡、抖动、语言不清、蹒跚、心跳异常减慢、呼吸短促或困难、严重乏力。❷过量及早对症处理，包括催吐或洗胃以及呼吸循环方面的支持疗法。❸氟马西尼可用于该类药物过量中毒的解救和诊断。❹中毒出现兴奋异常时，不能用巴比妥类药。

咪达唑仑 Midazolam【常用名】力月西。**【常用剂型与规格】**片剂：7.5mg/片，15mg/片。注射剂：5mg/mL，15mg/3mL。**【作用与用途】**用于治疗各种失眠症、睡眠节律障碍以及术前的镇静，麻醉诱导维持，以及 ICU 机械通气患者的中、长程镇静。**【药动学】**口服吸收迅速，首过效应明显，达峰值时间 0.5～1.5h，肌注 15～60min 内达作用高峰。易透过血-脑屏障，可透过胎盘屏障进入胎儿血液循环，乳汁中可少量排出。血浆蛋白结合率 96％～98％。表观分布容积 0.7～1.2L/kg。**【用法用量】**❶镇静催眠：口服，15mg/次，于睡前或术前 30～60min 服用。❷术前用药：肌注，成人，50～75μg/kg。❸麻醉诱导：成人，静注，100～150μg/kg。**【不良反应】**❶较常见的不良反应为嗜睡、镇静过度、头痛、幻觉、共济失调、呃逆和喉痉挛。❷静注还可以发生呼吸抑制及血压下降，极少数可发生呼吸暂停、停止或心搏骤停。**【禁忌证】**重症肌无力患者、精神分裂症患者、严重抑郁状态患者禁用。**【用药须知】**❶用作全麻诱导术后常有较长时间再睡眠现象，应注意保持呼吸道通畅。❷不能用 5％葡萄糖注射液或碱性注射液稀释或混合。❸肌内或静注咪达唑仑后至少 3 个小时不能离开医院或诊室，12 个小时内不得开车或操作机器等。❹体质衰弱者或慢性病、肺阻塞性疾病、慢性肾衰竭、肝功能损害或充血性心力衰竭患者，若使用咪达唑仑应减小剂量并进行生命体征的监测。**【药物相互作用】**❶可增强酒精、中枢抑制药的镇静作用。❷可增强降压效果。**【用药过量】**过量可致昏迷，采用苯二氮䓬类受体拮抗药氟马西尼可逆转。

硝西泮 Nitrazepam【常用名】硝西泮。**【常用剂型与规格】**片剂：5mg/片。**【作用与用途】**可用于治疗失眠、惊厥，也可用于癫痫的辅助治疗。**【药动学】**口服吸收迅速，2h 血药浓度达峰值，2～3d 血药浓度达稳态。可透过胎盘屏障，在肝脏代谢，大部分经肾随尿排出，清除 $t_{1/2}$ 为 8～36h。**【用法用量】**口服。❶治疗失眠：5～10mg，睡前服用。❷抗癫痫：5～10mg/次，3 次/d。**【不良反应】**常见嗜睡、乏力、头痛、晕眩、恶心、便秘等，偶见皮疹、肝损害、骨髓抑制。**【禁忌证】**白细胞减少者、重症肌无力者禁用。**【用药须知】**用药期间不宜驾驶车辆、操作机械或高空作业。**【药物相互作用】**❶与易成瘾的和其他可能成瘾药合用时，成瘾的危险性增加。❷可增强酒精、麻醉药、可乐定、镇痛药、单胺氧化酶抑制药和三环类抗抑郁药合用时的作用。❸可增强降压药物的作用。❹可降低左旋多巴的疗效。❺可增加抗真菌药酮康唑、伊曲康唑的毒性。【用药过量】❶可立即催吐、洗胃、导泻以清除药物，并给予对症治疗及支持治疗。❷苯二氮䓬受体拮抗药氟马西尼可用于本药过量中毒的解救。

丁螺环酮 Buspirone【常用名】枸橼酸坦度螺酮。**【常用剂型与规格】**片剂：10mg/片。**【作用与用途】**各种焦虑症。**【药动学】**经胃肠道吸收迅速而完全。达峰值时间 40～90min。蛋白结合率 95%，经肝脏代谢，$t_{1/2}$ 为 2～3h。**【用法用量】**通常成人应用丁螺环酮片的剂量为 10mg/次，口服，3 次/d。**【不良反应】**有头晕、头痛、恶心、呕吐及胃肠功能紊乱。**【禁忌证】**青光眼、重症肌无力、白细胞减少及对本品过敏者禁用。**【用药须知】**❶下列情况应慎用：器质性脑功能障碍的患者、中度或严重呼吸功能衰竭患者、心功能障碍的患者、肝肾功能障碍的患者、老年人和病程长、病情严重或使用苯二氮䓬类药物无效的难治型焦虑患者。**【药物相互作用】**与单胺氧化酶抑制药合用可致血压增高。

第三节　抗抑郁药

阿米替林 Amitriptyline【常用名】阿密替林、氨三环庚素、依拉维。**【常用剂型与规格】**片剂：25mg/片。**【作用与用途】**镇静作用较强，主要用于治疗焦虑性或激动性抑郁症。**【药动学】**口服吸收完全，8～12h 血药浓度达高峰。90% 与血浆蛋白结合。部分经肝脏代谢为去甲替林，仍有抗抑郁作用。由肾脏及肠道排出，排泄慢，24h约排出 40%，72h 排出 60%。$t_{1/2}$ 32～40h。**【用法用量】**❶口服：成人，初始剂量为 25mg/次，2～3 次/d。可酌情增至 150～250mg/d，分 3 次服用。最大剂量不超过 300mg/d，维持剂量为 50～150mg/d。❷肌注：严重抑郁症、抑郁状态，20～30mg/次，2 次/d，可酌情增量。**【不良反应】**常见口干，嗜睡，便秘，视物模糊，排尿困难，心悸及心动过速。偶见心律失常，眩晕，运动失调，癫痫发作，直立性低血压，肝损害和迟发性运动障碍等。**【禁忌证】**6 岁以下儿童，严重心脏病、高血压患者，青光眼患者，排尿困难、前列腺肥大、尿潴留患者，甲状腺功能亢进者，重症肌无力患者，急性心肌梗死恢复期患者，癫痫患者，肝功能不全者禁用。【用药须知】❶用量必须个体化。❷宜在饭后服药，以减少胃部刺激。❸开始服药时常先出现镇静，抗抑郁的疗效需在1～4周才明显。❹维持治疗时，可每晚1次顿服。但老年人、少年与心脏病患者仍宜分服。❺对易发生头昏、委靡等不良反应者，可在晚间一次顿服，以免影响白天工作。❻突然停药时可产生头痛、恶心与不适，宜采取在1～2个月期间逐渐减量。❼治疗期应定期随访检查以下项目：①血细胞计数；②血压；③心脏功能监测；④肝功能测定。【药物相互作用】❶与舒托必利合用，有增加室性心律失常的危险，严重可至尖端扭转心律失常。❷与乙醇或其他中枢神经系统抑制药合用，中枢神经抑制作用增强。❸与肾上腺素、去甲肾上腺素合用，易致高血压及心律失常。❹与可乐定合用，后者抗高血压作用减弱。❺与抗惊厥药合用，可降低抗惊厥作用。❻与氟西汀或氟伏沙明合用可增加两者的血浆浓度，出现惊厥，不良反应增加。❼与阿托品类合用，不良反应增加。❽与单胺氧化酶合用可发生高血压。【用药过量】烦躁不安、谵妄、昏迷，可出现严重的抗胆碱能反应或癫痫发作。心脏毒性可致传导障碍、心律失常、心力衰竭。处理：洗胃、催吐，以排除毒物，采取增加排泄措施，并依病情进行相应对症治疗和支持疗法。

多塞平 Doxepin【常用名】多虑平。【常用剂型与规格】片剂：25mg/片。【作用与用途】❶用于治疗抑郁症及焦虑性神经症。❷镇静，催眠。【药动学】口服吸收好，生物利用度为 $13\%～45\%$，$t_{1/2}$ 为 $8～12h$，表观分布容积（V_d）$9～33$ L/kg。主要在肝脏代谢，活性代谢产物为去甲基化物。代谢物自肾脏排泄，老年患者对本品的代谢和排泄能力下降。【用法用量】口服：开始 25mg/次，2～3 次/d，以后逐渐增加至总量 100～250mg/d。最高量不超过 300mg/d。【不良反应】治疗初期可出现嗜睡与抗胆碱能反应，如多汗、口干、震颤、眩晕、视物模糊、排尿困难、便秘等。其他有皮疹、直立性低血压，偶见癫痫发作、骨髓抑制或中毒性肝损害。【禁忌证】严重心脏病、近期有心肌梗死发作史、癫痫、青光眼、尿潴留、甲状腺功能亢进、肝功能损害、谵妄、粒细胞减少、对三环类药物过敏者禁用。【用药须知】肝肾功能严重不全、前列腺肥大、老年或心血管疾患者慎用，使用期间应监测心电图。不得与单胺氧化酶抑制药合用，应在停用单胺氧化酶抑制药后 14d 才能使用。患者有转向躁狂倾向时应立即停药。用药期间不宜驾驶车辆、操作机械或高空作业。用药期间应定期检查血常规和心、肝、肾功能。【药物相互作用】❶与舒托必利合用，有增加室性心律失常的危险，严重者可致尖端扭转性心律失常。❷与乙醇或其他中枢神经系统抑制药合用，抑制作用增强。❸与肾上腺素、去甲肾上腺素合用，易致高血压及心律失常。❹与可乐定合用，后者抗高血压作用减弱。❺与抗惊厥药合用可降低抗惊厥药的作用。❻与氟西汀或氟伏沙明合用可增加两者的血浆浓度，出现惊厥，不良反应增加。❼与阿托品类合用不良反应增加。❽与单胺氧化酶合用可发生高血压。【用药过量】中毒症状：可致心脏传导阻滞、心律失常，也可产生显著的呼吸抑制。处理：催吐、洗胃和采用支持疗法及对症治疗。

丙米嗪 Imipramine【常用名】米帕明、依米帕明。【常用剂型与规格】片剂：25mg/片。【作用与用途】本品为三环类抗抑郁药，能够干扰或阻止 5-羟色胺的再摄取，从而改善或消除抑郁状态并具有镇静作用。用于治疗迟缓性抑郁症及儿童遗尿症。【药动学】口服 2～8h 血药浓度达峰值，可透过血-脑脊液屏障和胎盘屏障，在肝内代谢，经肾脏排出，血浆 $t_{1/2}$ 为 6～20h。【用法用量】口服。❶抗抑郁：开始 25～50mg/次，2～4 次/d，以后渐增至总量 100～300mg/d。老年患者总量 30～40mg/d，分次服用。须根据耐受情况而调整用量。❷6 岁以上儿童遗尿症：1 次/d，睡前 1h 服 25mg。如在 1 周内未获满意效果，12 岁以下可增至 50mg/d，12 岁以上可增至 75mg/d。超过 75mg/d 并不能提高治疗遗尿症的效果，治愈后逐渐减量，遗尿的复发率较骤然停药低。【不良反应】常见口干，腹泻，恶心，呕吐，眩晕，虚弱及激动不安。偶见视力减退、眼痛、低血压昏倒，出现幻觉或谵妄状态。罕见粒细胞缺乏。【禁忌证】对本药及其他结构相似药物过敏者、急性心肌梗死恢复期患者、支气管哮喘患者、心血管疾病患者、癫痫患者、青光眼患者、严重肝功能不全者、甲亢患者、前列腺肥大者、精神分裂症者、尿潴留者和孕妇、哺乳期妇女禁用。【用药须知】❶交叉过敏：对三环类某一药过敏者，对另一药也有可能过敏。❷有癫痫发作倾向者、精神分裂症患者、严重抑郁症患者、前列腺炎患者、膀胱炎患者慎用。❸饭后立即服药，可减少胃肠道反应。❹开始用药时常先出现镇静作用，抗抑郁的疗效需在 2～3 周之后出现。【药物相互作用】❶与乙醇合用可增强中枢抑制作用。❷与抗惊厥药合用，可降低癫痫阈值，从而降低抗惊厥药的作用，须调整抗癫痫药的用量。❸与抗组胺药或抗胆碱药合用，药效相互加强，需调整用量。❹与胍乙啶合用，前者抗高血压作用减弱。❺与雌激素或含雌激素的避孕药并用，可增加三环类药的不良反应，同时减少抗抑郁效能。❻与单胺氧化酶抑制药合用可产生高血压危象，且已有死亡的报道。一般应在前者停用2周后再使用。❼与肾上腺素受体激动药并用，可引起严重高血压与高热。❽与甲状腺制剂合用可互相增效，导致心律失常，两者均须减量。【用药过量】惊厥，严重嗜睡，呼吸困难，过度疲乏或虚弱，呕吐，瞳孔散大及发热。处理：洗胃，给予药用炭及泻药以排出药物；监测心血管功能至少5d；治疗充血性心力衰竭时，可用洋地黄类药，但应谨慎；用常规治疗手段处理休克和代谢性酸中毒。静脉给予碳酸氢钠，调整血液pH值至7.4～7.5。给予利多卡因以控制心律失常。

氯米帕明 Clomipramine【常用名】氯丙咪嗪。**【常用剂型与规格】**25mg/片。注射剂：25mg/2mL。**【作用与用途】**用于各种病因和症状表现的抑郁状态，如内源性、反应性、神经症性、器质性、隐匿性及更年期性抑郁；精神分裂症和人格障碍伴随的抑郁；由于早老、衰老、慢性疼痛状态、慢性躯体疾病引起的抑郁综合征；反应性、神经症性及精神病性的抑郁性心境障碍，包括其相应的躯体表现，也见于儿童患者。其他适应证有恐惧症和惊恐发作，伴有发作性睡病的猝倒症，慢性疼痛状态、夜间遗尿。**【药动学】**口服吸收迅速而完全，生物利用度为30%～40%，进食对吸收无影响。药物可广泛分布于全身，也可分布于脑脊液中，能透过胎盘屏障。蛋白结合率高达96%～97%。在肝脏有首过代谢，活性代谢产物为去甲氧氯米帕明。约70%自尿排出，30%自粪便排出，也经乳汁分泌。$t_{1/2}$为21～31h。**【用法用量】**❶口服：成人，初始剂量25mg/次，3次/d，1周内可渐增至最适宜的治疗量。最大剂量为250mg/d，症状好转后改为维持量，50～100mg/d。老年患者开始10mg/d，逐渐增加至30～50mg/d，然后改维持量，以不超过75mg/d为宜。❷静滴：开始剂量25～50mg/d，用250mL葡萄糖注射液稀释，输入时间不低于2h。通常剂量约为100mg/d。治疗慢性痛性疾病：10～150mg/d，最好同时服用止痛药。**【不良反应】**常见过度嗜睡。其他主要不良反应有精神紊乱，口干，出汗，眩晕，震颤，视物模糊，排尿困难，直立性低血压，性功能障碍，恶心及呕吐等。偶见皮肤过敏，粒细胞减少。罕见肝损伤，发热，癫痫发作。**【禁忌证】**对于氯米帕明或该药中任何一种赋形剂过敏者、有与二苯扎西平组的三环类抗抑郁药交叉过敏者均禁用。严禁与MAO（单胺氧化酶）抑制药合用，包括使用前后14d，禁止与选择性可逆的MAO-A抑制药，如吗氯贝胺；新近发生心肌梗死者禁用；先天性QT间期延长综合征者禁用。**【用药须知】**

❶严重肝功能不全者、心血管疾病、严重抑郁障碍且有自杀倾向者、癫痫患者慎用。❷孕妇慎用，哺乳期妇女使用应停止哺乳。❸用药期间不宜从事驾驶，高空作业等活动。【药物相互作用】与乙醇、MAOIs 合用时，其作用被增强。【用药过量】大剂量的药物可能致命，三环抗抑郁药中毒的严重性取决于多种因素，如药物的吸收量，过量服用到开始救治的时间及患者的年龄处理：如果患者清醒，则应尽快行胃灌洗或催吐。若患者不清醒，则需在灌洗前使用带套囊的气管内插管以保证呼吸道通畅，此时不应催吐。服用药用炭可能会有助于减少药物的吸收。持续监测心功能、血气和电解质，如果病情需要还应采取急救措施，如抗惊厥治疗、人工呼吸和复苏术。

马普替林 Maprotiline【常用名】麦普替林、路滴美、路地美尔。【常用剂型与规格】片剂：10mg/片，25mg/片，50mg/片，75mg/片；注射剂：25mg/2mL，50mg/2mL。【作用与用途】❶主要用于治疗内因性、反应性及更年期抑郁症。亦可用于疾病或精神因素引起的抑郁状态（如产后抑郁，脑动脉硬化伴发抑郁，精神分裂症伴有抑郁）。❷可用于伴有抑郁、激越行为障碍的儿童及夜尿者。【药动学】口服血药浓度达峰时间 12h，主要经肝脏代谢，57% 自尿排出，30% 自粪排出。$t_{1/2}$ 为 21～52h，一般用药后 2～7d 生效，少数 2～3 周才起效。【用法用量】❶口服：一般抑郁症，25mg/次，3 次/d，或者 75mg/次，1 次/d。❷静滴：对急性严重抑郁症或口服抑郁药物疗效不佳者，可静脉给药，25～50mg 稀释于 250mL 生理盐水或 5% 葡萄糖注射液中于 2～3h 滴注，见效后改为口服；静注时，25～50mg 稀释于 10～20mL 生理盐水缓慢注射，剂量不得超过 150mg/d。【不良反应】常见口干，便秘，视力模糊，偶可诱发躁狂症，癫痫大发作。【禁忌证】癫痫，伴有排尿困难的前列腺肥大、闭角型青光眼者禁用。【用药须知】❶心、肝、肾功能严重不全者慎用。❶18 岁以下青少年以及儿童，孕妇，哺乳期妇女慎用。【药物相互作用】与MAOIs 合用，增加不良反应。单胺氧化酶（MAO）抑制药，如吗氯贝胺，在体内是 CYP2D6 的有效抑制药，因此禁与本品同时给药。在停止使用单胺氧化酶抑制药治疗至少 14d 之后才可以给予本品治疗，以避免发生如高热、震颤、全身阵挛性惊厥、谵妄等严重相互作用及致死可能的风险。【用药过量】可能出现呼吸抑制、发绀、呕吐、发热、瞳孔散大、出汗以及少尿或无尿，心血管方面的不良反应（包括低血压、心动过速、心律失常、传导障碍、休克、心力衰竭），嗜睡、木僵、昏迷、共济失调、烦躁不安、惊厥。处理：尽快清空胃，可以通过洗胃或在患者清醒的条件下用催吐的方法。如果患者意识不清，在洗胃前必须进行气管内插管以保证呼吸道畅通，且不可进行催吐治疗。给予药用炭治疗可能有助于减少药物吸收。持续监测心功能、血气分析和电解质情况，并且可能需要采取急救措施，如抗惊厥治疗、人工呼吸和心肺复苏。

米安色林 Mianserin【常用名】米塞林、咪色林、美安适宁。**【常用剂型与规格】**片剂：10mg/片，30mg/片，60mg/片。**【作用与用途】❶**用于各型抑郁症的治疗，特别适合伴有心脏病（包括最近患有缺血性心脏病）的抑郁症患者或正在应用有关药物治疗的抑郁症患者。**❷**亦可用于治疗原发性焦虑症或伴有抑郁症的焦虑症。**【药动学】**胃肠道逐渐吸收，有首过代谢，生物利用度为70%。2~3h达血药峰值浓度，血浆 $t_{1/2}$ 为14~33h。6d后可达稳态血药浓度。血浆蛋白结合率为90%。可分布全身，易透过血-脑屏障。经肝脏代谢，主要在尿中排出，少量以原形排出体外。**【用法与用量】**口服。成人，开始时30mg/d，根据临床效果逐步调整剂量。有效剂量为30~90mg/d（一般为60mg/d）。老年人：开始不超过30mg/d，应在密切观察下逐步增加剂量。**【不良反应】**不良反应少而轻。大剂量时有困倦，疲劳，失眠，口干，便秘，焦虑等症状。偶有造血功能障碍、癫痫发作、轻度躁狂、低血压、肝功能损害、关节痛、浮肿及男子女性型乳房。在治疗的开始几日会出现嗜睡，但为了保证最有效的抗抑郁作用，不应减量。**【禁忌证】**对本药过敏者、躁狂患者禁用。**【用药须知】❶**以少量水吞服，不可嚼碎，宜睡前顿服。**❷**对伴有糖尿病，心脏病，肝肾功能不全者，应严密监测同时使用的其他药物的剂量。**❸**如患者出现发热，咽痛，口角炎或其他感染症状，应立即停药，并作常规检查。**【用药过量】**急性过量症状仅限于过度镇静，引起心律失常，癫痫发作，严重低血压及呼吸抑制的可能性小。处理：尚无特效解救药。可洗胃及采用适当的对症、支持治疗，以维持生命功能。

西酞普兰 Citaloapram【常用名】氢溴酸西酞普兰片、喜太乐、迈克伟。**【常用剂型与规格】**片剂：20mg/片（按西酞普兰计）。**【作用与用途】**用于多种类型的抑郁症。**【药动学】**口服吸收好，2~4h达血药峰浓度，食物不影响其吸收。1次/d给药，约1周内血浆浓度达稳态。生物利用度约80%，分布容积为12L/kg。在肝脏代谢，经肾脏排泄，其中12%~13%以原形排出，另有20%以代谢产物形式排出。正常人 $t_{1/2}$ 约35h。**【用法与用量】**口服：成人，20~60mg/d，1次/d。从20mg/d开始，根据病情严重程度及患者反应可酌情增加至

60mg，即每日最大剂量。增量需间隔 2～3 周。通常需要经过 2～3 周的治疗方可判定疗效。为防止复发，治疗至少持续 6 个月。【不良反应】常见恶心、口干、头晕、头痛、嗜睡、睡眠时间缩短、多汗、流涎减少、震颤、腹泻等；罕见血管性水肿、舞蹈手足徐动症、表皮坏死、多形性红斑、抗抑郁药恶性综合征等。【禁忌证】对本品过敏者禁用。【药物相互作用】❶西酞普兰主要作用于中枢神经系统，与其他中枢神经系统药物合用时应谨慎。❷应谨慎联合使用锂。【用药过量】眩晕、出汗、恶心、呕吐、震颤、嗜睡、窦性心动过速，还可罕见健忘症、疑惑、昏迷、抽搐、过度换气、发绀、横纹肌溶解和心电图改变（QT 间期延长、结性心律、室性心律失常、尖端扭转性室性心动过速）。过量的处理：目前没有特殊解毒药，常采取对症治疗和支持疗法。口服过量药物后尽快洗胃。保持呼吸道通畅和氧气供给。由于西酞普兰在体内分布广泛，强力利尿、透析、换血均对改善症状没有显著作用。

艾司西酞普兰 Escitalopram【常用名】草酸艾司西酞普兰、百适可、喜太乐。【常用剂型与规格】片剂：20mg/片（以西酞普兰计）。【作用与用途】本品为西酞普兰 S 异构体，用于治疗多种类型的抑郁症。【药动学】口服吸收完全，生物利用度约为 80%。表观分布容积（$V_{d,\beta}/F$）为 12～26L/kg。艾司西酞普兰及其代谢产物的血浆蛋白结合率约为 80%。在肝脏内主要经去甲基化和去二甲基化代谢。两种代谢产物都有药理活性。多次给药后消除 $t_{1/2}$ 约为 30h，其主要代谢产物 $t_{1/2}$ 更长。【用法用量】口服。1 次/d。常用剂量为 10mg/d，根据患者的个体反应，最大剂量可以增加至 20mg/d。通常 2～4 周即可获得抗抑郁疗效。症状缓解后，应持续治疗至少 6 个月以巩固疗效。【不良反应】常见恶心，呕吐，口干，腹泻，多汗，头痛头晕，失眠。偶见心动过速及直立性低血压，罕见癫痫发作。【禁忌证】对艾司西酞普兰或任一辅料过敏者禁用。孕妇、哺乳期妇女禁用。【用药须知】❶用药期间患者从事需精神高度集中的工作应谨慎。❷患者出现明显抑郁缓解之前可能持续存在自杀倾向。❸通常经过 2～3 周的治疗才可判定疗效，为防止复发，治疗至少维持 6 个月。为避免出现戒断症状，应经过 1 周才能逐步减量后方可停药。【药物相互作用】❶艾司西酞普兰禁忌与非选择性 MAOIs 合用。可以在停止不可逆性 MAOI 治疗至少 14d 后和可逆性 MAOI（如：吗氯贝胺）至少 1d 后，开始治疗。停止治疗后至少间隔 7d，可以开始非选择性 MAOI 治疗。❷与司来吉兰（一种不可逆的 MAO-B 抑制药）合并使用需谨慎，因为可能出现 5-羟色胺综合征的危险。司来吉兰剂量在 10mg/d。❸与口服抗凝剂合用时，可能会改变此类药物的抗凝效应。接受口服抗凝剂治疗的患者应特别注意在开始或停止治疗时监测抗凝效应。【用药过量】头晕、震颤、激越、嗜睡、意识不清、癫痫发作、心动过速、心电图变化 ST-T 段改变、QRS 波群增宽、QT 间期延长、心律失常、呼吸抑制、呕吐、横纹肌溶解、代谢性酸中毒、低钾血症。处理：没有特异性的解救药。保持呼吸道通畅、确保足够的氧摄取和呼吸功能非常关键。口服药物后尽早洗胃，建议监测心脏和生命体征，并给予系统性支持性治疗。

氟伏沙明 Fluvoxamine【常用名】马来酸氟伏沙明片、兰释、氟甲沙明。**【常用剂型与规格】**片剂：50mg/片，100mg/片。**【作用与用途】**用于抑郁发作和强迫症。**【药动学】**口服后完全吸收，由于首过代谢，平均绝对生物利用度 53%。血浆蛋白结合率为 80%，大部分在肝脏代谢。单剂量服用后血浆平均 $t_{1/2}$ 为 13～15h，多次服用后则稍长（17～22h），通常在 10～14d 后可达稳态血浆水平。**【用法用量】**口服。❶抑郁症：推荐起始剂量为 1～2 片/d，晚上一次服用。建议逐渐增量直至有效。常用有效剂量为 2 片/d（以氟伏沙明计100mg），且应根据个人反应调节。有使用过达 6 片（300mg）的剂量。可隔 4～7d 渐增 50mg 方式逐步达到最大治疗剂量，剂量不得超过 300mg/d。建议总量＞100mg/d 时，应分 2 次给药。如果 2 次给药剂量不等，应在睡前服用较大一次剂量。患者康复后应继续服用抗抑郁制剂至少 6 个月。❷强迫症：推荐起始剂量为 1 片（50mg）/d，服用 3～4d。通常有效剂量在 2～6 片（100～300mg）/d。逐渐增量直至达到有效剂量。成人最大剂量为 6 片（300mg）/d。剂量不超过 2 片（100mg）者，最好在睡前一次服完。若剂量超过 3 片（150mg）/d，可分 2～3 次服。对肝肾功能不全者，起始剂量应较低并密切监控。宜用水吞服，不应咀嚼。**【不良反应】**常见口干、恶心、呕吐、消化不良、腹泻、便秘、头痛、过敏、多汗、无力等。偶见凝血功能障碍，锥体外系反应，血管升压素分泌异常，体重增加或减少。罕见5-羟色胺综合征。**【禁忌证】**对本药过敏者、哺乳期妇女禁用。**【用药须知】**抗抑郁药可增加患严重抑郁症或其他精神疾病的儿童、青少年和年轻成人自杀意念和自杀行为发生的风险，故此类患者用药时应权衡利弊。**【药物相互作用】**❶苯二氮䓬类药物可使本药的血药浓度升高，故治疗抑郁症伴焦虑烦躁疗效不佳时，可合用苯二氮䓬类药。❷可使美沙酮血药浓度升高，容易出现戒断症状。❸可使奎尼丁心脏毒性增加，出现室性心律失常、低血压、心力衰竭恶化。❹可降低经肝脏代谢的维生素K类的肝脏代谢率。❺与色氨酸合用可引起严重的呕吐。【用药过量】可出现胃肠道症状（恶心、呕吐以及腹泻）、昏迷、低钾血症、低血压、呼吸困难、嗜睡以及心动过速。其他见于氟伏沙明过量（单次或多次用药）的明显体征及症状，还包括心动过缓、心电图异常（如心搏停止、QT间期延长、一度房室传导阻滞、束支传导阻滞以及结性心率）、惊厥、头晕、肝功能紊乱、震颤以及反射增强。处理：要保证呼吸道通畅、足量给氧、通气并且监测心率及生命体征。建议使用常规支持及对症措施，不建议催吐。对于服药后不久或出现症状的患者，如果需要的话，可以考虑在适当的气道保护下使用大口径口胃管进行洗胃。

氟西汀 Fluoxetine【常用名】 开克、艾旭、乐优、百忧解。**【常用剂型与规格】** 片剂：10mg/片；分散片：20mg/片；肠溶片：90mg/片。**【作用与用途】** 用于各种抑郁性精神障碍，包括轻性或重性抑郁症，双相情感性精神障碍的抑郁相，心因性抑郁及抑郁性神经症。**【药动学】** 口服吸收快，血浆氟西汀浓度在6～8h达峰值，大约95％与血浆蛋白结合。主要在肝脏中代谢成活性代谢产物去甲氟西汀及其他代谢物，从肾脏由尿排出。**【用法用量】** 一般只需早上一次口服20mg，必要时可加至40mg/d。**【不良反应】** 常见口干、食欲减退、恶心、失眠、乏力；偶见焦虑、头痛。罕见5-羟色胺综合征，癫痫发作。**【禁忌证】** 对本药过敏者禁用。**【用药须知】** 因本药 $t_{1/2}$ 较长，故肝、肾功能较差或老年患者，应适当减少剂量。儿童应用时应遵医嘱，如出现皮疹或发热，应立即停药，并对症处理。不宜与单胺氧化酶抑制药并用；必要时，应停用本药5周后，才可换用单胺氧化酶抑制药。**【药物相互作用】** ❶与细胞色素抑制药合用可升高本药的血药浓度。❷与口服抗凝药（如华法林）合用，可导致出血增加。使用口服抗凝药期间起始或停用本药时应严密监测凝血状况。❸与降糖药合用，有发生低血糖的可能。❹可加重洋地黄苷类的毒性。❺与锂剂合用可出现5-羟色胺综合征及锂中毒。❻与CYP诱导药合用可降低本药血药浓度。**【用药过量】** 可出现易激惹，嗜睡，兴奋，心动过速，震颤，恶心，呕吐，躁狂发作，癫痫发作。有报道本药与其他药物或酒精同时超量服用可致死。处理：❶如不久前进过食，需洗胃和进行呼吸道保护处理，不能催吐。❷服用药用炭，以减少吸收。❸维持呼吸和心脏功能，并保持体温。❹监测心血管功能。❺必要时可服用抗癫痫药物以控制癫痫发作。

帕罗西汀 Paroxetine【常用名】赛乐特、安力思、乐友。**【常用剂型与规格】**片剂：20mg/片，30mg/片。**【作用与用途】❶**用于治疗各种类型的抑郁症，包括伴有焦虑的抑郁症及反应性抑郁症。**❷**治疗强迫性神经症。**❸**治疗社交恐怖症/社交焦虑症。**【药动学】**口服吸收良好，有首过效应。口服本药 30mg，10d 内可达稳态血药浓度，达峰值时间为 5.2h，代谢产物无活性。**【用法用量】❶**抑郁症：一般剂量为 20mg/d。服用 2～3 周后根据患者的反应，某些患者需要加量，每周以 10mg 量递增，最大量可达 50mg/d，应遵医嘱。**❷**强迫性神经症：一般剂量为 40mg/d。初始剂量为 20mg/d，每周以 10mg量递增，最大剂量可达 60mg/d。**❸**惊恐障碍：一般剂量为 40mg/d，初始剂量为 10mg/d，根据患者的反应，每周以 10mg 量递增，最大剂量可达 50mg/d。一般认为惊恐障碍治疗早期其症状有可能加重，故初始剂量为 10mg。**❹**社交恐怖症/社交焦虑症：一般剂量为 20mg/d，若对 20mg 无反应的患者，可根据患者临床反应，每周以 10mg 量递增，最大剂量可达 50mg，剂量改变应至少有 1 周的间歇期。**【不良反应】**常见口干，恶心，便秘，头痛头晕，尿频等；偶见焦虑，感觉障碍，味觉改变，低钠血症，皮疹等；罕见锥体外系反应，瞳孔扩大，躁狂。**【禁忌证】**对本药过敏者禁用。**【用药须知】❶**抗抑郁药用于严重抑郁症或其他精神障碍的儿童、青少年和青年，可增加自杀倾向及自杀行为的风险，故此类患者用药必须权衡利弊。**❷**用药前后及用药时应当检查和监测肝肾功能、血压、脉搏、血常规、心电图，对癫痫患者或有癫痫史者应进行临床及脑电图监测。**【药物相互作用】❶**与 CYP 抑制药合用，可增加其血药浓度，合用时应使用低剂量。**❷**与其他中枢神经系统抑制药合用，可增强中枢抑制作用。**❸**能增强口服抗凝药和强心药的药效，合用时应慎重。**❹**与右美沙芬合用时，两药竞争性相互抑制代谢，可能出现右美沙芬毒性反应。**【用药过量】**出现发热、头痛、眩晕、嗜睡、烦躁、激动、焦虑、瞳孔散大、口干、恶心、呕吐、血压变化、心动过速等。偶有昏迷或心电图变化，尚未见致死的报道。处理：没有特异性的解救药。保持呼吸道通畅、确保足够的氧摄取和呼吸功能非常关键。口服药物后尽早洗胃，建议监测心脏和生命体征，并给予系统性支持性治疗。

舍曲林 Sertraline【常用名】金益康、贝玉、盐酸舍曲林。**【常用剂型与规格】**片剂：50mg/片，100mg/片。**【作用与用途】❶**主要用于治疗抑郁症，或预防其发作。**❷**治疗强迫症。**【药动学】**口服易吸收，6～8h 血药浓度达峰值。在体内分布广泛，血浆蛋白结合率为

98％。通过肝脏代谢，代谢产物随粪便和尿液等量排泄，少量原形药随尿液排出。平均 $t_{1/2}$ 为 $22\sim36h$，N-去甲基舍曲林的 $t_{1/2}$ 为 $62\sim104h$。【用法用量】口服。成人，50mg/次，1次/d，早晚服用均可。如疗效不佳而患者对药物耐受较好，可逐渐增加剂量。剂量调整时间间隔不应该短于1周。最大剂量为200mg/d。长期用药的情调整剂量，使用最低有效剂量维持。【不良反应】常见口干、恶心、胃或腹部痉挛性疼痛、腹泻等；偶见支气管痉挛、呼吸困难；罕见凝血障碍。【禁忌证】对本品过敏者禁用。【用药须知】❶使用利尿药的患者慎用。❷用药期间不宜驾驶、操作机械或高空作业。❸如出现癫痫发作应停药。【药物相互作用】❶与西咪替丁、红霉素等合用，可抑制其代谢，使血药浓度升高，加重不良反应。❷与甲气氧氯普胺合用，导致锥体外系症状。❸利托那韦可降低本药的代谢，增加其血药浓度和潜在的毒性。❹与华法林合用可在一定程度上延长凝血酶原时间。❺与茶碱合用，茶碱的血药浓度升高，茶碱毒性增加。❻与曲马朵合用可引起癫痫发作和5-羟色胺综合征。❼利福平可诱导本药代谢，使其失效。【用药过量】可见嗜睡，恶心，呕吐，心动过速，心电图改变，焦虑，瞳孔放大，震颤激动和头晕，罕见昏迷。处理：❶保持呼吸道的通畅，确保充分的供氧及换气。❷可使用泻药、药用炭催吐或洗胃。❸进行其他的对症治疗，建议监测心脏及生命体征。❹由于本药分布容积较大，强迫利尿，透析，血液灌注及换血疗法均无明显疗效。

文拉法辛 Venlafaxin【常用名】万法拉辛、新乐欣。【常用剂型与规格】片剂：25mg/片。【作用与用途】用于治疗各种类型的抑郁症，包括伴有焦虑的抑郁症及广泛焦虑症。【药动学】口服吸收迅速而良好，有首过效应，食物对其代谢物的吸收无影响。主要在肝代谢，$t_{1/2}$平均为4h，表观分布容积为6L/kg。【用法用量】口服：开始剂量为25mg/次，2～3次/d，逐渐增至75～225mg/d，分2～3次口服。【不良反应】常见胃肠道不适如恶心、厌食、腹泻等。亦可出现头痛、不安、无力、嗜睡、失眠、头晕或震颤等。偶见紫癜、皮疹等。罕见出血时间延长、血小板减少症、肝炎、异常血管升压素分泌、惊厥、躁狂发作等。【禁忌证】对本品过敏者、正在服用单胺氧化酶抑制药的患者禁用。【用药须知】❶闭角型青光眼、癫痫患者慎用。❷严重心脏疾患、高血压、甲状腺疾病、血液病患者慎用。❸肝肾功能不全者慎用或减少用量。❹用药过程中应监测血压，血压升高应减量或停药。❺停用时应逐渐减少剂量，已应用6周或更长时间者，应在 2 周内逐渐减量。❻患者出现有转向躁狂发作倾向时应立即停药。❼用药期间不宜驾驶车辆、操作机械或高空作业。【药物相互作用】❶与选择性 5-羟色胺再摄取抑制药或单胺氧化酶抑制药合用可引起高血压、僵硬、肌阵挛、不自主运动、焦虑不安、意识障碍乃至昏迷和死亡。因此，在由一种药物转换为另一种药物治疗时，需 7~14d 的洗净期。❷与奎尼丁合用可使血药浓度升高。❸与 β 受体阻滞药普萘洛尔、美托洛尔、噻吗洛尔或三环类抗抑郁药阿米替林、氯米帕明、丙咪嗪或与抗心律失常药普鲁帕酮、可待因和右美沙芬等合用，可竞争性地抑制代谢。❹与西咪替丁合用可使清除率降低。【用药过量】药物过量中毒指征为呆滞不动和昏睡。处理：可使用药用炭催吐，洗胃。由于本药有较大的分布容积，强迫利尿，透析，输血和交换输血等方法作用不明显。

米氮平 Mirtazapine【常用名】瑞美隆。**【常用剂型与规格】**片剂：15mg/片，30mg/片。**【作用与用途】**适用于治疗抑郁症。**【药动学】**口服吸收快而完全，生物利用度约为 50%，口服后 2h 达血药浓度峰值，血浆蛋白结合率约为 85%。在肝脏代谢，75%经尿液排泄，仅 15%经粪便排出。消除 $t_{1/2}$ 为 20~40h。**【用法用量】**口服：15mg/次，1 次/d，睡前服用，根据病情可逐渐增加，有效剂量通常为 15~45mg/d。**【不良反应】**常见嗜睡、食欲增加、体重增加、头晕、便秘及口干；偶见意识错乱、焦虑、情绪不稳、兴奋、皮疹、水肿、呼吸困难、低血压、感觉迟钝、疲乏、眩晕、恶心、呕吐、腹泻等；罕见躁狂发作、惊厥发作、震颤、肌痉挛、浮肿、急性骨髓抑制（红细胞增多、粒细胞缺乏、再生障碍性贫血及血小板减少）及血清氨基转移酶升高。**【禁忌证】**❶对米氮平和本品任何成分过敏者禁用。❷禁止合并使用单胺氧化酶抑制药。**【用药须知】**❶应避免与地西泮及其他中枢抑制药联用，用药期间禁止饮酒。❷如剂量适当，一般服用后 2~4 周有显著疗效；如疗效欠佳，可增至最大剂量；如加量 2~4 周后仍无疗效，则应停药。患者应连续服药，最好至症状完全消失 4~6 个月后再逐渐停药。本药虽无成瘾性，但长期服用后突然停药可能出现恶心、头疼等不适。❸用药过程中，如出现黄疸，应停药。**【药物相互作用】**❶与西咪替丁合用可显著升高其曲线下面积和血药浓度峰值。❷与可乐定合用导致后者的抗高血压作用减弱。❸可加强地西泮等苯二氮䓬类药物的镇静作用。❹与 MAOI 合用可导致严重的神经毒性及癫痫发作，不能合用，且停用 MAOI 2 周内也不能服用本药。❺可加重乙醇的中枢抑制作用。**【用药过量】**症状轻微。

报告有中枢神经系统抑郁，并伴有方向迷失和镇静延长，还有高、低血压发生。处理：催吐或洗胃；给予药用炭或轻泻药减少吸收。

吗氯贝胺 Moclobemide【常用名】奥嘉新、奥罗力士、贝苏。**【常用剂型与规格】**片剂：100mg/片。**【作用与用途】**用于内因性抑郁症、轻度心境恶劣、心因性或反应性抑郁症的治疗。**【药动学】**口服吸收迅速完全。口服1～2h后达血药浓度峰值。生物利用度与用药剂量和重复用药成正相关。血浆蛋白结合率约为50%，体内分布较广。主要经肝脏代谢，$t_{1/2}$为1～3h。**【用法用量】**口服：常用剂量为300～450mg/d，分2～3次饭后服；如有必要，可于第2周加至最大剂量600mg/d。**【不良反应】**常见恶心、口干、头痛、头晕、出汗、心悸、睡眠障碍、直立性低血压等；偶见意识障碍、肝功能损害、血压升高；罕见无症状性氨基转移酶升高。**【禁忌证】**对本药过敏者、嗜铬细胞瘤患者禁用。**【用药须知】**❶禁止与下列药物合用：中枢性镇痛药（可待因、右美沙芬等）、5-羟色胺再摄取抑制药（包括三环类抗抑郁药）、麻黄碱、伪麻黄碱、苯丙醇胺、麻醉药。❷由其他抗抑郁药换用本药时，建议停药2周后再使用本药；应用氟西汀者应停药5周后再使用本药。❸用药期间应避免进食富含酪胺的食物，如奶酪、酵母提取物和大豆发酵制品。❹用药期间不宜驾驶车辆、操作机械或进行高空作业。❺抑郁症患者病情有转向躁狂倾向时应立即停药。**【药物相互作用】**❶西咪替丁可延缓本药的代谢。合用时本药用量应减少为常规剂量的1/3～1/2。❷与赛庚啶合用可延长和加强抗胆碱能效应。❸与苯丙胺、苄非他明合用可能引起去甲肾上腺素效应增强，导致高血压危象。❹与西酞普兰合用可引起5-羟色胺综合征。❺与卡马西平合用，可引起急性高血压、高热、癫痫发作。❻与β_2肾上腺素受体激动药合用，可引起心悸、激动或轻度躁狂。与氟哌利多合用可增加心脏不良反应（QT间期延长、尖端扭转型室性心动过速、心脏停搏）。❼与吗啡合用可加重高血压、中枢神经系统和呼吸抑制作用。❽与抗糖尿病药合用，因刺激胰岛素的分泌，可能引起严重的低血糖、抑郁及癫痫发作等。**【用药过量】**用药过量经过约12h的潜伏期，迅速出现中枢神经系统兴奋症状，表现为激动不安、出汗、心动过速、肌强直、反射亢进、谵妄以及高血压和高热等。处理：❶及时洗胃，清除胃内药物。❷输液，并用渗透性利尿药强迫利尿。还可输入大量维生素C酸化尿液，有利于加速药物的排泄。❸视病情给予对症和支持治疗。

曲唑酮 Trazodone【常用名】苯哌丙吡唑酮、查诺顿、盐酸曲唑酮。【常用剂型与规格】片剂：50mg/片，100mg/片。【作用与用途】主要用于治疗各种抑郁症和伴有抑郁症状的焦虑症。【药动学】口服吸收良好。空腹服用 1h 达血药浓度峰值。血浆蛋白结合率为 85%～95%。吸收后较多分布于肝、肾，由肝脏代谢，其代谢产物仍有明显的活性，$t_{1/2}$ 平均为 4.1h。【用法用量】口服：初始剂量为 50～100mg/d，分次服。3～4 日内，门诊患者剂量以 200mg/d 为宜，分次服用；住院患者较严重者剂量可增加。最高剂量不超过 400mg/d，分次服。【不良反应】常见嗜睡、疲乏、头昏、头痛、失眠、震颤、视物模糊、口干、便秘等；偶见高血压、腹痛、共济失调、白细胞计数降低；罕见肌肉骨骼疼痛、多梦。【禁忌证】对本品过敏者、肝功能严重受损、严重的心脏疾病或心律失常者、意识障碍者禁用。【用药须知】❶与降压药合用，需要减少降压药的剂量。❷应从低剂量开始，逐渐增加剂量并观察治疗反应。❸宜在餐后立即服用。禁食或空腹服药可能会加重头晕。❹用药期间不宜进行有潜在危险性的工作。【药物相互作用】❶氟西汀可降低本药的清除，引起中毒和 5-羟色胺综合征。❷与氯丙嗪、三氟拉嗪、氟奋乃静、奋乃静、美索达嗪、哌泊噻嗪合用有协同降压作用，可引起低血压。❸可使地高辛或苯妥英钠的血药浓度升高。❹可加强巴比妥类药或其他中枢神经抑制药的作用。❺与华法林合用可能引起凝血酶原时间（PT）延长或缩短。【用药过量】常见嗜睡和呕吐；严重的可见阴茎异常勃起、呼吸停止、癫痫发作和心电图异常。处理：目前尚无特效解毒药。用药过量应洗胃。发生低血压和过度镇静时应按常规处理。可服用利尿药以促进药物排泄。

度洛西汀 Duloxetine【常用名】欣百达、盐酸度洛西汀。【常用剂型与规格】片剂：20mg/片，30mg/片，60mg/片。【作用与用途】用于治疗重型抑郁症。【药动学】口服血药浓度达峰值时间为 6～10h。生物利用度高于 70%，总蛋白结合率高于 95%。在肝脏代谢，代谢产物为去甲基度洛西汀及羟化代谢产物。肾脏排泄率为 77%，主要以代谢产物的形式排出；15% 随粪便排泄。原形药消除 $t_{1/2}$ 为 11～16h。【用法用量】口服：20～30mg/次，2 次/d，或 60mg/d，顿服。【不良反应】常见恶心、腹泻、便秘、口干、纳差、味觉改变及血压轻度上升；偶见贫血、白细胞减少、白细胞计数升高、淋巴结病及血小板减少。【禁忌证】对本品过敏者、未控制的闭角型青光眼患者禁用。【用药须知】❶禁与 5-羟色胺能药物合用。❷如出现血压持续上升，应予密切监测。❸停药应逐渐减量，突然撤药可出现撤药综合征。【药物相互作用】❶与氟西汀、帕罗西汀合用互相抑制代谢，发生严重不良反应的危险性增加，如需合用应调整两药剂量。❷可抑制三环类抗抑郁药的代谢，如需合用应密切监测三环类抗抑郁药的血药浓度、中毒症状及体征。❸可抑制吩噻嗪类药的代谢，增加后者的血药浓度及毒性。❹可抑制 Ic 类抗心律失常药的代谢，增加后者的血药浓度及心脏毒性。两者合用应密切监测 Ic 类抗心律失常药的血药浓度及心电图。❺与中枢神经系统抑制药合用，可引起精神运动性障碍恶化，禁止两者合用。【用药过量】表现为激动不安、出汗、心动过速、肌强直、反射亢进、谵妄以及高血压和高热等。处理：❶及时洗胃，清除胃内药物。❷输液，并用渗透性利尿药强迫利尿。还可输入大量维生素 C 酸化尿液，有利于加速药物的排泄。❸视病情给予对症和支持治疗。

瑞波西汀 Reboxetine【常用名】甲磺酸瑞波西汀、叶洛抒。**【常用剂型与规格】**片剂：4mg/片。**【作用与用途】**用于治疗抑郁症。**【药动学】**口服后 1.5～2.4h 达血药浓度峰值，生物利用度为 92%～94%。在肝脏代谢，给药量的 76% 经尿排泄，7%～16% 经粪便排泄，$t_{1/2}$ 为 12～14h。**【用法用量】**口服：1 片（4mg）/次，2 次/d。2～3 周逐渐起效。用药 3～4 周后视需要可增至 3 片（12mg）/d，分 3 次服用。最大剂量不得超过 3 片（12mg）/d。**【不良反应】**常见口干、便秘、多汗、失眠、排尿困难、尿潴留、心率增加、静坐不能、眩晕及直立性低血压。**【禁忌证】**妊娠、分娩、哺乳期妇女；对本品过敏或对其成分过敏者；肝、肾功能不全患者；有惊厥史者；眼压升高者；前列腺增生引起的排尿困难者；血压过低或正在服用降压药的患者；心脏病患者；曾有过躁狂发作的患者禁用。**【用药须知】**❶停用 7d 以内不宜使用单胺氧化酶抑制药。❷停用 MAOI 不超过 2 周者，亦不宜使用。❸服用后不会立即减轻症状，通常症状的改善会在服药后几周内出现，因此，即使服药后没有立即出现病情好转也不应停药，直到服药几个月后医生建议停药为止。❹服用时不应开车或操作机械。**【药物的相互作用】**❶主要经 CYP3A4 同工酶代谢，能减少 CYP3A4 活性的药物（如抗真菌药酮康唑、氟康唑）与本药合用可增加其血药浓度。❷与单胺氧化酶抑制药合用可能导致中枢神经系统毒性或 5-羟色胺综合征。两者不应合用，在停用 MAOI 至少 2 周后才可使用本药，停用本药 7d 后才可使用 MAOI。❸与下列药物合用有协同作用：选择性 5-羟色胺重吸收抑制药、三环类抗抑郁药、抗心律失常药、红霉素、环孢素、降压药、美沙酮、利多卡因。【用

药过量】 低血压、焦虑、高血压等症状。处理：本药过量尚无特殊解救药物，一旦出现过量服药，应按照药物过量的一般处理原则进行治疗。

噻奈普汀 Tianeptine【常用名】 达体朗。**【常用剂型与规格】** 片剂：12.5mg/片。**【作用与用途】** 用于治疗各种抑郁症，如神经源性的反应性抑郁症、躯体不适的焦虑抑郁症及酒精依赖患者在戒断过程中出现的焦虑抑郁状态等。**【药动学】** 口服后经胃肠道吸收迅速且完全。口服 0.79～1.8h 可达血药浓度峰值。体内分布迅速，主要以代谢物形式从尿中排出，极少量（8%）以原形自肾脏排出。$t_{1/2}$ 为 2.5h。**【用法用量】** 口服：推荐剂量为 12.5mg/次，3 次/d，于早、中、晚餐前服用。肾功能不全时最大剂量不超过 25mg/d。**【不良反应】** 少见，有轻度上腹不适、腹痛、口干、畏食、恶心、呕吐、便秘、腹胀；心前区疼痛；失眠、嗜睡、噩梦、无力、眩晕、头痛等。**【禁忌证】** 15 岁以下儿童禁用。**【用药须知】❶** 抑郁症患者有自杀倾向，故必须密切监护，尤其在治疗开始阶段。**❷** 如欲进行全身麻醉，应在手术前 24h 或 48h 停药。如欲进行急诊手术，虽未事先停药，仍可进行手术，但术中应密切监护。**❸** 若要停药，应在停药前 7～14d 逐渐减少剂量。**❹** 用药后不宜驾驶或操作机器。**【药物的相互作用】❶** 避免与非选择性单胺氧化酶抑制药合用，因为两者合用有导致 5-羟色胺综合征的危险，严重者出现意识障碍、精神运动性不安、休克，甚至死亡。使用 MAOI 的患者必须停药 2 周后方能服用本药；而停用本药 24h 后，即可使用 MAOI。**❷** 圣约翰草与本药合用，可能会导致 5-羟色胺综合征。**❸** 水杨酸可以降低本药的蛋白结合率，故同时服用高剂量水杨酸时，应减少本药的用量。**【用药过量】** 处理：停止治疗并密切监护，立即洗胃，进行心肺、代谢和肾功能监测，针对可能出现的异常状况对症治疗，特别注意通气、纠正代谢和肾功能异常。

第七章　心血管系统用药

第一节　抗心绞痛药

硝酸甘油 Nitroglycerin【常用名】三硝酸甘油、硝化甘油。【常用剂型与规格】片剂：0.5mg/片；注射剂：5mg/mL，20mg/100mL。【作用与用途】❶用于治疗急性心绞痛。❷稳定性心绞痛的长期治疗。❸控制性降压或治疗心力衰竭。【药动学】易自口腔黏膜及胃肠道吸收，也可从皮肤吸收。舌下给药吸收迅速完全，生物利用度80%，口服首过效应明显，生物利用仅为8%。血浆蛋白结合率60%，舌下给药1~3min起效，血药浓度峰值2~3ng/mL，作用持续30~60min；静滴即刻起效，作用持续3~5h。主要在肝脏内迅速代谢，经肾排出。活性代谢产物较母体作用弱，$t_{1/2}$长。母体 $t_{1/2}$ 1~4min。【用法用量】❶舌下含服：0.25~0.5mg/次，每5min可重复1片，如15min内总量达3片后疼痛持续存在，应立即就医。❷静滴：初始剂量5μg/min。降低血压或治疗心力衰竭时，可每3~5min增加5μg/min，以达到满意效果。如在20μg/min无效时可10μg/min递增，以后可20μg/min。有效时剂量逐渐减小和给药间期延长。【不良反应】常见直立性低血压引起的眩晕、晕厥、面部潮红、心动过速、胃肠道不良反应可见恶心、呕吐。【禁忌证】对硝酸酯类过敏者、早期心肌梗死伴严重低血压及心动过速者、梗阻性心肌病患者、青光眼和严重贫血者、严重肝肾功能不全者禁用。【用药须知】❶交叉过敏：与其他硝酸酯类可能存在交叉过敏反应。❷血容量不足或低收缩压患者、颅内压升高者、主动脉和（或）左房室瓣狭窄患者、直立性低血压患者、心肌梗死伴高血压、心动过速或心力衰竭者、甲状腺功能亢进者和孕妇、哺乳期妇女慎用。❸用药过程中监测血压和心功能。【药物相互作用】❶与普萘洛尔联用有协同作用，并可抵消各自缺点，但后者可致冠脉流量减少，须加以注意。❷降压药或血管扩张药可增强硝酸盐引起的直立性低血压作用。❸中度或过量饮酒时，使用本药可致低血压。❹与西地那非合用可致严重低血压，严禁西地那非与任何一种硝基盐制剂合用。❺与乙酰胆碱、组胺及拟交感胺类药合用时，疗效可能减弱。❻可增强三环类抗抑郁药的低血压和抗胆碱效应。【用药过量】严重低血压、心动过速、心动过缓、传导阻滞、心悸、循环衰竭导致死亡、晕厥、持续搏动性头痛、眩晕、视力障碍、颅内压增高、瘫痪、昏迷并抽搐、脸红及出汗、恶心呕吐、腹痛腹泻、呼吸困难及高铁血红蛋白症。处理：严重低血压患者抬高两腿，必要时可用肾上腺受体激动药或多巴胺升高血压。严重中毒时吸氧辅助呼吸、使用扩血管药物或电解质维持循环。高铁血红蛋白症时静脉给以亚甲蓝；片剂中毒时可催吐或洗胃；当救治在给药 1h 内时可用药用炭减少吸收。

硝酸异山梨酯 Isosorbide Dinitrate【常用名】二硝酸异山梨醇酯、硝异醇酯、消心痛。**【常用剂型与规格】**片剂：5mg/片，10mg/片；注射剂：5mg/5mL，10mg/10mL。**【作用与用途】**❶用于心绞痛的防治。❷与洋地黄和（或）利尿药联合用于慢性心力衰竭。**【药动学】**舌下含服 2～3min 起效，作用持续 1h。口服后 20min 起效，作用持续 4h。静脉输注后 30min 达稳定血浆浓度。在肝脏代谢成活性代谢产物单硝酸异山梨醇酯，生物利用度个体差异较大。**【用法用量】**❶口服：预防心绞痛 5～10mg/次，2～3 次/d，总量 10～30mg/d。❷舌下含服：缓解症状，5mg/次。治疗心力衰竭：5～20mg/次，6～8h 1 次。❸静注：1～2mg/h 开始滴注，最大剂量不超过 8～10mg/h。根据个体需要进行调整。**【不良反应】**常见血管扩张性头痛、面部潮红、恶心、眩晕、直立性低血压、心动过速。偶见血压明显降低、心动过缓、心绞痛和剥脱性皮炎。**【禁忌证】**对硝基化合物过敏者，以及急性循环衰竭、严重低血压、急性心肌梗死伴低充盈压、梗阻性肥厚型心肌病、严重贫血、青光眼、颅内压增高、原发性肺动脉高压患者禁用。**【用药须知】**❶主动脉或左房室瓣狭窄、直立性低血压、近期发生过心肌梗死、甲状腺功能异常和孕妇、哺乳期妇女慎用。❷监测血压和心功能。❸不应突然停药，以免反跳。**【药物相互作用】**参见"硝酸甘油"相关内容。**【用药过量】**参见"硝酸甘油"相关内容。

硝苯地平 Nifedipine【常用名】硝苯吡啶、心痛定、拜心同。**【常用剂型与规格】**片剂：5mg/片，10mg/片；控释片：30mg/片。

【作用与用途】用于各型心绞痛和高血压。【药动学】口服 15min 起效，1h 血药浓度达高峰，作用时间可持续 4～8h；舌下给药 2min 起效，20min 达高峰。硝苯地平大部分与蛋白结合，转变为无活性的极性形式，80％经肾排泄。$t_{1/2}$ 为 4h。【用法用量】口服。❶片剂：起始量 10mg/次，维持量 10～20mg/次，3 次/d。❷控释片：30mg/次，1 次/d。【不良反应】常见头痛、面色潮红、下肢肿胀、心悸、窦性心动过速、肝损害。【禁忌证】对硝苯地平过敏者、心源性休克者和儿童、孕妇、哺乳期妇女禁用。【用药须知】❶低血压者、肝功能损害者慎用。❷终止服药应缓慢减量。【药物相互作用】❶合用 β 受体阻滞药时可致血压过低、心力衰竭。❷使蛋白结合率高的药物如双香豆素、洋地黄、奎尼丁、华法林等游离药物浓度改变。❸与硝酸酯类合用，治疗作用增强但不良反应加重，不提倡合用。❹西咪替丁可使其血药浓度增加。【用药过量】可出现低血压、心动过速或过缓。处理：催吐或洗胃、口服药用炭、给予支持和对症治疗，主要为静脉输液维持血容量。效果不明显可给予多巴胺和多巴酚丁胺。葡萄糖酸钙作为解毒剂，也可经静脉给药。

单硝酸异山梨酯 Isosorbide Mononitrate【常用名】5‐单硝酸异山梨醇酯、异乐定、安心脉。【常用剂型与规格】片剂、胶囊：10mg/片，20mg/片；缓释片：40mg/片，50mg/片；注射剂：10mg/mL，20mg/2mL，20mg/5mL，20mg/10mL。【作用与用途】❶用于冠心病的长期治疗。❷预防心绞痛。❸心肌梗死后持续心绞痛的治疗。❹慢性心力衰竭，与洋地黄、利尿药合用。【药动学】口服吸收迅速、完全，生物利用率100％。口服与静脉给药血药浓度相似。$t_{1/2}$ 约 5h，作用持续 8h，肝肾功能不全者无须减量。【用法用量】❶口服：片剂，常用量为 20～40mg/次，2～3 次/d。❷缓释剂，晨服，初始剂量 50～60mg/次，1 次/d，需个体化给药。❸静注：1～2mg/h 开始滴注，最大剂量不超过 8～10mg/h，需个体化调整剂量。【不良反应】参见"硝酸异山梨酯"相关内容。【禁忌证】参见"硝酸异山梨酯"相关内容。【用药须知】❶起效慢，不宜用于心绞痛急性发作。❷慎用：参见"硝酸异山梨酯"相关内容。❸不应突然停药，以免反跳。长期用可发生耐药，与其他硝酸酯类药有交叉耐药性。【药物相互作用】参见"硝酸异山梨酯"相关内容。【用药过量】参见"硝酸异山梨酯"相关内容。

地尔硫䓬 Diltiazem【常用名】硫氮䓬酮、合贝爽。【常用剂型与规格】片剂（缓释片）：30mg/片，60mg/片，90mg/片；注射剂：

10mg/支，50mg/支。【作用与用途】❶用于冠状动脉痉挛引起的心绞痛、劳力型心绞痛。❷高血压。❸肥厚型心肌病。❹注射制剂用于室上性心动过速，不稳定型心绞痛。【药动学】口服后吸收迅速完全，t_{max} 为 30min，$t_{1/2}$ 约 4h。【用法用量】❶口服。①心律失常：30～60mg/次，4 次/d。②心绞痛：每 6～8h 服用 30～60mg。③高血压：120～240mg/d，分 3～4 次服。❹静脉给药：室上性心动过速，10mg/次，3min 内静注或 5～15µg/kg 静滴。【不良反应】常见头痛、恶心、头晕、皮疹、皮肤潮红。偶见心绞痛、心律失常、房室传导阻滞、低血压。罕见急性肝损害。【禁忌证】对本品过敏、病态窦房结综合征、二度或三度房室传导阻滞、收缩压低于 90mmHg、急性心肌梗死或肺充血和妊娠期妇女禁用。【用药须知】❶心动过缓或一度传导阻滞、肝肾功能不全者、老年人和全身麻醉者慎用。【药物相互作用】❶合用 β 受体阻滞药时需检测心功能。❷可抑制二氢吡啶类钙通道阻滞药、免疫抑制药、卡马西平、咪达唑仑、茶碱代谢，使其血药浓度升高。❸可增加洋地黄的血药浓度，引发心动过缓和房室传导阻滞及洋地黄中毒。❹HIV 蛋白酶抑制药可抑制本药代谢，增加血药浓度。❺利福平可诱导本药代谢酶，使血药浓度下降。❻可增加硝酸酯类的降压作用，联用应监测血压。【用药过量】低血压、心动过缓、传导阻滞、心力衰竭。处理：❶心动过缓，给予阿托品 0.6～1mg。高度房室传导阻滞：安置起搏器。❷心力衰竭，给予正性肌力药物（如异丙肾上腺素、多巴胺）和利尿药。

曲美他嗪 Trimetazidine【常用名】万爽力、冠脉舒、心康宁。【常用剂型与规格】片剂：2mg/片，3mg/片。【作用与用途】❶用于心绞痛发作的预防性治疗。❷眩晕和耳鸣的辅助性对症治疗。【药动学】口服后吸收迅速完全，t_{max} 为 2h，$t_{1/2}$ 约 6h，蛋白结合率低。【用法用量】口服：2～6mg/次，3 次/d，饭后服用。剂量不超过 18mg/d，维持量为 1mg/次，3 次/d。【不良反应】常见恶心、头晕、皮疹。【禁忌证】近期心肌梗死患者禁用。【用药须知】肝肾功能不全、不稳定型心绞痛、高血压、孕妇和哺乳期妇女慎用。【药物相互作用】❶与硝酸酯、β 受体阻滞药、钙离子拮抗药合用，治疗心绞痛的疗效增强。❷与洋地黄合用，可使洋地黄的不良反应减轻、疗效增强。【用药过量】无药物过量的表现和处理方法。

第二节 抗心律失常药

美西律 Mexiletine【常用名】 慢心律、脉律定、脉舒律。**【常用剂型与规格】** 片剂：50mg/片，100mg/片；胶囊：100mg/粒。**【作用与用途】** 急、慢性室性心律失常，如室性早搏、窦性心动过速、心房颤动及洋地黄苷中毒引起的心律失常。**【药动学】** 口服吸收完全，生物利用度80%，t_{max}为2~4h，有效治疗浓度0.5~2mg/mL，蛋白结合率70%。肝内广泛代谢，约10%的药物以原形从肾脏排出，酸性尿中排泄快。$t_{1/2}$ 8~12h。**【用法用量】** 口服：50~200mg/次，每6~8h 1次，以后可酌情减量维持。**【不良反应】** 恶心、呕吐等胃肠道反应最常见；头晕、震颤、共济失调、眼球震颤、嗜睡、昏迷及惊厥等神经系统不良反应亦常见。**【禁忌证】** 心源性休克、二度或三度房室传导阻滞、病窦综合征患者禁用。**【用药须知】** 室内传导阻滞、严重窦性心动过缓者、严重肝肾功能障碍、严重心力衰竭或低血压、癫痫患者慎用。**【药物相互作用】** ❶与其他抗心律失常药可能有协同作用，可用于顽固心律失常，但不宜与1b类药合用。❷吗啡可使其吸收延迟并减少。❸肝药酶诱导剂可加速本药代谢，降低血药浓度。❹阿托品可延迟其吸收，但不影响吸收量。**【用药过量】** 表现心动过缓与低血压、间歇性左束支传导阻滞和心脏停搏。处理：酸化尿液，促进药物排泄。低血压或心动过缓可静注阿托品。必要时可给升压药、抗惊厥药或经静脉心脏起搏。

普罗帕酮 Propafenone【常用名】 丙胺苯丙酮、心律平。**【常用剂型与规格】** 片剂：50mg/片；注射剂：70mg/支。**【作用与用途】** 用于阵发性室性心动过速及室上性心动过速、预激综合征伴室上性心动过速、心房扑动或心房颤动的预防和各类早搏。**【药动学】** 药动学存在明显的个体差异。口服吸收迅速，t_{max}为2h，有明显的肝脏首过效应，生物利用度约50%，蛋白结合率95%。**【用法用量】** ❶口服：100~200mg/次，3~4次/d。维持量：300~600mg/d，分2~4次服用。❷静脉给药：70mg/次，于10min内缓慢注射，必要时10~20min重复1次，总量不超过210mg。静注后改为静滴，滴速0.5~1.0mg/min或口服维持。**【不良反应】** 口干、唇舌麻木可能由于局部麻醉作用所致。此外，早期的不良反应有头痛、头晕、胃肠道反应、房室传导阻滞等。**【禁忌证】** 窦房结功能障碍、严重的房室传导阻滞、双束支传导阻滞、严重充血性心力衰竭、心源性休克、严重低血压及对该药过敏者禁用。【用药须知】❶应避免用于非致命性心律失常。❷严重心肌损害者、严重的心动过缓者、肝肾功能不全者、明显低血压患者、老年患者、孕妇及哺乳期妇女慎用。❸用药期间监测血药浓度。【药物相互作用】❶与其他抗心律失常药合用，可能增加疗效及不良反应，应减量。❷本药可使地高辛、华法林、茶碱、环孢素、地昔帕明、美托洛尔药物浓度增加。【用药过量】药物摄入 3h 症状最明显，表现为嗜睡、低血压、心动过缓、房内和室内传导阻滞，偶见抽搐或严重室性心律失常。处理：除颤和输注多巴胺、异丙肾上腺素以控制心律及血压，静脉给地西泮抗惊厥，机械辅助呼吸和胸外按压。

普鲁卡因胺 Procainamide【常用名】普鲁卡因酰胺。【常用剂型与规格】注射剂：0.1g/mL；0.2g/2mL。【作用与用途】因其促心律失常作用，仅推荐用于危及生命的室性心律失常。【药动学】口服生物利用度 75%，静注 t_{max} 为 15～60min。经肾排泄，$t_{1/2}$ 为 3.5h，经 5～7 个 $t_{1/2}$ 达到稳态。有效浓度范围为 4～12μg/mL，肾衰竭时需监测浓度，调整用量。肝脏损害时不需调整用量。【用法用量】❶静注：0.1g/次，时间 5min，必要时每隔 5～10min 重复 1 次，总量不得超过 10～15mg/kg。❷静滴：10～15mg/(kg·h)，后以 1.5～2mg/(kg·h) 维持。【不良反应】常见恶心、呕吐、腹泻、肝大、AST 及 ALT 升高、荨麻疹、瘙痒、血管神经性水肿及斑丘疹。偶见发热、寒战、关节痛、皮肤损害、腹痛等。罕见幻觉的精神失常。【禁忌证】病态窦房结综合征、二度或三度房室传导阻滞、红斑狼疮、低钾血症、重症肌无力、地高辛中毒者禁用。【用药须知】❶交叉过敏：对普鲁卡因及其他有关药物过敏者，可能对本品也过敏。❷支气管哮喘、肝肾功能障碍、低血压、心脏收缩功能明显降低者、妊娠和哺乳期妇女、老年人慎用。【药物相互作用】❶与其他抗心律失常药合用，效应增加。❷与降压药合用，降压作用增加。❸与拟胆碱药合用时，可抑制后者对横纹肌的效应。❹可增强神经肌肉阻滞药时效。【用药过量】可出现 QRS 波增宽、QT 和 PR 间期延长、室性心动过速、心室颤动。可有震颤、呼吸抑制、高铁血红蛋白、溶血性贫血、肝肾功能损害。处理：立即停药，监测生命体征，必要时静脉用升压药物。

普萘洛尔 Propranolol【常用名】心得安、萘心安。【常用剂型与规格】片剂：10mg/片。【作用与用途】❶用于高血压。❷心律失常，包括室上性快速心律失常、室性心律失常洋地黄中毒及麻醉时引起的心律失常。❸心绞痛及心肌梗死。❹其他可用于肥厚型心肌病、嗜铬细胞瘤、偏头痛、非丛集性头痛等。【药动学】口服吸收快而完全，首次通过肝脏时70%被破坏，生物利用率为30%，脂溶性高，主要分布在肺、肝、肾、脑、心脏中。$t_{1/2}$为3～6h。【用法用量】口服：5～10mg/次，3～4次/d。每3d可增加10～20mg，增至200mg/d，分次服用。【不良反应】❶严重的心动过缓伴眩晕和晕厥。❷可引起抑郁症。❸有报道可引起甲亢及甲状旁腺功能障碍；还可增加甘油三酯、低密度脂蛋白及总胆固醇的浓度。【禁忌证】支气管哮喘、慢性阻塞性支气管疾病及有支气管痉挛史的患者、心源性休克，二度或三度房室传导阻滞、重度心力衰竭、窦性心动过缓患者禁用。【用药须知】过敏史、充血性心力衰竭、糖尿病、肺气肿、肝功能不全、甲状腺功能低下、雷诺综合征、肾功能衰退等患者慎用。【药物相互作用】❶不宜与抑制心脏的麻醉药（如乙醚）合用。❷不宜与单胺氧化酶抑制药合用。❸与二氢吡啶类钙阻滞药合用治疗心绞痛或高血压有效，但可致严重低血压或心力储备下降。❹与西咪替丁、环丙沙星、呋塞米、氟西汀等合用时浓度增加，需监测心功能。【药物过量】可致低血压、心动过缓、惊厥、呕吐、缺血性脑梗死、心源性休克，甚至死亡。处理：心动过缓给阿托品，慎用异丙肾上腺素。室性早搏时给予利多卡因或苯妥英钠。心力衰竭时给予吸氧、洋地黄糖苷类或利尿药。抽搐时给予地西泮或苯妥英钠。支气管痉挛时给异丙肾上腺素。

阿替洛尔 Atenolol【常用名】氨酰心安、盐酸阿坦乐尔、苯氧胺。【常用剂型与规格】片剂：25mg/片。【作用与用途】用于高血压、心绞痛、心肌梗死、心律失常、甲状腺功能亢进症、嗜铬细胞瘤。滴眼液用于青光眼。【药动学】口服吸收快，但不完全，生物利用度为50%，t_{max}为1～3h，$t_{1/2}$为6～9h。主要以原形经尿排泄。作用持续时间久，且安全。【用法用量】口服。初始剂量，6.25～12.5mg/次，2次/d，按需要及耐受量渐增至50～200mg。儿童初始剂量，0.25～0.5mg/(kg·次)，2次/d。【不良反应】少见口干、胸闷、乏力，罕见窦性心动过缓。【禁忌证】参见"普萘洛尔"相关内容。【用药须知】❶肾功能不全者需调整剂量。❷慢性阻塞性肺部疾病的高血压患者和妊娠期妇女、哺乳期妇女慎用。❸接受本药治疗的冠心病患者、心绞痛患者不应突然停药。【药物相互作用】❶可加重α_1受体阻滞药的首剂反应。❷与胺碘酮合用可出现心动过缓和窦性停搏。【药物过量】可致心动过缓、室性早搏、心力衰竭、低血压、支气管痉挛。处理：参见"普萘洛尔"相关内容。

美托洛尔 Metoprolol【常用名】甲氧乙心安、美多心安、倍他乐克。**【常用剂型与规格】**片剂：25mg/片；缓释片：47.5mg/片；注射剂：5mg/10mL。**【作用与用途】**用于高血压、心绞痛、心肌梗死、肥厚型心肌病、主动脉夹层、心律失常、心房颤动控制心室率、甲状腺功能亢进症、心脏神经症等。**【药动学】**口服吸收完全，t_{max} 1～2h。肝脏首过效应明显，生物利用度约50%。$t_{1/2}$约4h，1次给药后降压作用可以维持24h。血浆浓度个体差异较大。主要以代谢产物形式经肾排出，原形药仅占10%。**【用法用量】❶**口服：普通片25～50mg/次，2～3次/d，或100mg/次，2次/d。缓释片，47.5～95mg/次，1次/d。**❷**静注：用于室上性快速型心律失常，开始时以1～2mg/min的速度静注，用量可达5mg。**【不良反应】**常见有乏力、头痛、上腹不适、心动过缓等，偶见雷诺现象。**【禁忌证】**参见"阿替洛尔"相关内容。**【用药须知】❶**肝脏功能不全、低血压、心脏功能不全、慢性阻塞性肺部疾病和孕妇慎用。**❷**嗜铬细胞瘤者应先行使用α受体拮抗药。**❸**对于要进行全身麻醉的患者，至少在麻醉前48h停用。**【药物相互作用】❶**利福平、巴比妥类药物可诱导肝药酶，加速代谢，合用加量。**❷**与含麻黄类药物合用，降低抗高血压疗效。**❸**奎尼丁可使本药清除下降。合用需监测心功能。**【用药过量】**严重低血压、窦性心动过缓、房室传导阻滞、心力衰竭、支气管痉挛、昏迷、恶心、呕吐和发绀。处理：给予药用炭，必要时可洗胃（为减少迷走神经刺激，洗胃前给阿托品）。余参见"普萘洛尔"相关内容。

胺碘酮 Amiodarone【常用名】乙胺碘呋酮、安律酮、可达龙。**【常用剂型与规格】**片剂：200mg/片；注射剂：150mg/3mL。**【作用与用途】❶**口服适用于危及生命的阵发室性心动过速及室颤的预防，也可用于其他药物无效的阵发性室上性心动过速、阵发心房扑动、心房颤动。**❷**静脉用于房性、室性、结性心律失常。**【药动学】**口服吸收缓慢且不规则，t_{max}为4～12h。口服后4～5d起效，5～7d达高峰。$t_{1/2}$ 13.7～28d，甚至107d。静注立即起效，维持20min至4h。有效浓度为1～2.5mg/L，中毒血药浓度为1.8～3.7mg/L，血液透析不能清除。**【用法用量】❶**口服：0.4～0.6g/d，分2～3次口服，1～2周后根据需要改为0.2～0.4g/d维持，部分患者可减至0.2g/d，每周5d。**❷**静滴：负荷量为3～5mg/kg，在20min至2h内滴入，24h可重复2～3次。静滴胺碘酮不应超过3～4d。**【不良反应】❶**心血管系统反应较其他抗心律失常药少。❷内分泌系统：甲状腺功能异常为长期服药的严重并发症，发生率为 2%～4%，与本药在体内脱碘和碘的释放有关。❸其他：常见胃肠道反应及角膜色素沉着，偶见皮疹及皮肤色素沉着。【禁忌证】窦房阻滞和病窦综合征、严重房室传导异常、甲状腺功能异常、对碘过敏、弥漫性肺间质纤维化者、孕妇及哺乳期妇女禁用。【用药须知】❶本药只能用 5%葡萄糖注射液，禁用生理盐水稀释。❷窦性心动过缓、QT 延长综合征、低血压、肝功能不全、严重充血性心力衰竭、肺功能不全、低钾血症患者慎用。❸应定期检查血压；心电图（特别注意 QT 间期）；肝功能；甲状腺功能；肺功能；眼科检查。❹多数不良反应与剂量有关，长期服药患者尽可能用最小维持剂量。【药物相互作用】❶可增强其他抗心律失常药对心脏的作用。可增高血浆中奎尼丁、普鲁卡因胺及苯妥英钠的浓度。❷与 β 受体阻滞药或钙通道阻滞药合用可加重对窦房结、房室结的抑制，使窦性心动过缓，病情恶化。❸与其他致心律失常药物合用（如吩噻嗪、三环类抗抑郁药），使 QT 间期进一步延长。❹与长春胺、红霉素合用，致尖端扭转型室性心动过速危险增加，禁止合用。【用药过量】可出现心血管系统不良反应。处理：发生药物过量中毒时，需立即监测心电图和血压，严重心动过缓者可用 β 受体激动药或临时起搏器。纠正电解质紊乱，可给予升压药、异丙肾上腺素、碳酸氢钠或起搏器治疗。发展为心室颤动时可以直流电复律。

维拉帕米 Verapamil【常用名】异搏定、异搏停、戊脉安。【常用剂型与规格】片剂：40mg/片；注射剂：5mg/5mL。【作用与用途】❶口服适用于心绞痛，室上性心律失常，原发性高血压。❷注射剂用于快速阵发性室上性心动过速的转复，心房扑动或心房颤动心室率的暂时控制。【药动学】口服吸收完全，t_{max} 为 30～45min，维持 5～6h。口服 85%经肝灭活，故口服剂量较静脉大 10 倍。静脉给药 1～2min 开始作用，2～5min 达最大效益，作用持续 2h。【用法用量】❶口服：40～120mg/次，3～4 次/d。维持量为 40mg/次，3 次/d。❷稀释后缓慢静注或滴注，0.075～0.15mg/kg，症状控制后改用片剂口服。【不良反应】主要有眩晕、恶心、呕吐、便秘、心悸等不良反应。【禁忌证】对本品过敏、急性心肌梗死并发心动过缓、低血压、左心衰、心源性休克者禁用。【用药须知】❶肝肾功能不全、支气管哮喘、进行性肌营养不良患者和妊娠妇女慎用，哺乳期妇女暂停哺乳。❷用药时需监测血压、心电图、肝功能。【药物相互作用】❶蛋白结合高的药物，使本药游离浓度增加。❷可抑制代谢酶，升高卡马西平、环孢素、氨茶碱等的血药浓度。❸与地高辛合用影响后者的清除，增加浓度。合用需减少后者剂量。【用药过量】严重的患者可出现意识障碍、血压下降、心动过缓或过速、高血糖、低钾血症、代谢性酸中毒、低氧血症、心源性休克伴肺水肿。处理：根据服药的时间和方式以及中毒症状的性质和严重程度选择治疗措施。如出现胃肠道运动消失，可催吐或洗胃，采用标准的重症监护复苏措施。本药不能通过透析清除，但可考虑血浆置换。钙剂是特异性的解毒药，可以静注10%葡萄糖酸钙 100mL。心源性休克和血管扩张可致低血压，可用多巴胺、肾上腺素进行治疗。

第三节 抗心力衰竭药

地高辛 Digoxin【常用名】强心素、异羟基洋地黄毒苷。**【常用剂型与规格】**片剂：0.25mg/片；注射剂：0.5mg/2mL。**【作用与用途】**用于急、慢性心力衰竭，尤其适用于伴有快速心室率的心房颤动者；用于控制心房颤动、心房扑动的心室率及室上性心动过速。**【药动学】**口服吸收不完全，不规则，吸收率50%，个体差异大。口服起效时间为 1~2h，最大作用时间 4~12h。静注 5~30min 起效，1~4h 达高峰。$t_{1/2}$ 为 36h。主要由肾脏，经尿以原形排泄，故肾功能不全者服用该药易中毒。**【用法用量】**❶口服：快速洋地黄化，负荷量 1~1.5mg，维持量 0.125~0.5mg/次，1 次/d。儿童，2 岁以下总量 0.05~0.06mg/次，2 岁以上 0.04~0.06mg/kg 分 3 次服。维持剂量为总量的 1/5~1/3，1 次/12h 或 1 次/d。❷静注：常用 0.25~0.5mg/次，极量 1mg；不能口服者需静注，维持量 0.125~0.5mg，1 次/d。2 岁以下儿童，0.04~0.05mg/kg，2~5 岁 0.025~0.035mg/kg，5~10 岁 0.015~0.03mg/kg，10 岁以上参照成人常用量。**【不良反应】**常见心律失常、食欲缺乏、恶心、呕吐、下腹痛、无力和软弱。少见视物模糊、色视、腹泻、中枢神经系统反应。罕见嗜睡、头痛、皮疹。**【禁忌证】**任何洋地黄类药物中毒者、室性心动过速、心室颤动、梗阻性肥厚型心肌病、预激综合征伴心房颤动或心房扑动者禁用。**【用药须知】**❶低钾血症、不完全性房室传导阻滞、高钙血症、甲状腺功能低下、缺血性心脏病、急性心肌梗死早期、活动性心肌炎、肾功能不全者和哺乳期妇女慎用。❷用药时需监测地高辛血药浓度。**【药物相互作用】**❶奎尼丁可使本药浓度增高，合用后调整剂量。❷青霉素、四环素、红霉素、氯霉素可抑制细菌的转化作用，减少本药转化，使本药浓度增加。❸与含钙注射剂合用，可致心脏传导阻滞。❹与钙阻滞药合用，可致严重心动过缓。❺胺碘酮可增加本药吸收，合用时本药剂量减半。【用药过量】心律失常，如室性早搏、房室传导阻滞。处理：轻中度中毒者停用地高辛及利尿药，有低钾血症肾功能尚好时给以钾盐。严重心律失常可用：氯化钾、苯妥英钠、利多卡因、阿托品、异丙肾上腺素、依地酸二钠等。透析不能从体内迅速清除本药。

去乙酰毛花苷 Deslanoside【常用名】西地兰、去乙酰毛苷花丙。【常用剂型与规格】注射剂：0.4mg/2mL。【作用与用途】用于急性心力衰竭，慢性心力衰竭急性加重，控制心房颤动、心房扑动引起的快心室律。【药动学】作用较洋地黄、地高辛快。口服较少吸收，常静注。静注开始作用时间5～30min，高峰作用时间1～2h，作用维持1～2d，完全消失3～6d。$t_{1/2}$为33～36h。【用法用量】静注：首剂0.4～0.8mg，总量1～1.6mg/d，分次注射。儿童剂量：20～40μg/kg，分1～2次给药。【不良反应】参见"地高辛"相关内容。【禁忌证】参见"地高辛"相关内容。【用药须知】参见"地高辛"相关内容。【药物相互作用】参见"地高辛"相关内容。【用药过量】参见"地高辛"相关内容。

第四节　抗高血压药

硝苯地平 Nifedipine 参见第一节"抗心绞痛药"。

尼群地平 Nitrendipine【常用名】硝苯甲乙吡啶。【常用剂型与规格】片剂：10mg/片，20mg/片；胶囊：10mg/粒。【作用与用途】本品为选择作用于血管平滑肌的钙拮抗药，对血管的亲和力比对心肌大。用于治疗多种类型的高血压。【药动学】口服吸收良好，约1.5h血药浓度达峰值。生物利用度约30%，$t_{1/2}$ 2h。在肝内代谢，70%随尿排泄，8%随粪便排出。口服后30min收缩压开始下降，60min舒张压开始下降，1～2h达到最大作用，持续6～8h。血浆蛋白结合率达90%。【用法用量】口服：起始10mg/次，1次/d，以后可随反应调整为10～20mg/次，2次/d。老年人剂量：推荐老年患者初始剂量为10mg/d。【不良反应】较少见头痛，脸红；少见头晕，恶心，低血压，脚肿，心绞痛发作；多数不良反应轻微，不影响治疗。【禁忌证】

对本药过敏者、对其他钙通道阻滞药过敏者、严重主动脉瓣膜狭窄患者禁用。【用药须知】❶心绞痛者、肝功能不全者、肾功能不全者、低血压者、充血性心力衰竭者慎用，胃肠道梗阻及胃肠运动过强时慎用缓释制剂。❷用药前后及用药时应监测血电解质或血脂；定期监测血压、心率、心电图、肝功能及肾功能。【药物相互作用】参见"硝苯地平"相关内容。【用药过量】低血压、心动过速或过缓。处理：洗胃，口服药用炭，给予支持和对症治疗，主要为静脉输液维持血容量。如效果不明显，可给予多巴胺和多巴酚丁胺。静脉给予葡萄糖酸钙。

氨氯地平 Amlodipine【常用名】阿洛地平、阿洛莫地平。**【常用剂型与规格】**片剂：2.5mg/片，5mg/片，10mg/片；胶囊：5mg/粒。**【作用与用途】**适用于高血压、慢性稳定性心绞痛或血管痉挛性心绞痛的治疗。**【药动学】**口服吸收不受进食的影响。蛋白结合率为97.5%，分布容积为21L/kg。在肝脏代谢，代谢产物为吡啶衍生物，无明显药理活性。10%的原药和60%的代谢物经肾脏排泄，20%～25%经粪便排泄。**【用法用量】**口服：❶高血压，初始剂量为2.5～5mg，1次/d，最大剂量为10mg/d。❷心绞痛：初始剂量为5～10mg，1次/d，最大剂量为10mg/d。老年及肝功能不全的患者建议使用较低剂量治疗。**【不良反应】**常见踝和足的外周水肿，头晕，头痛面红；较少见有心悸，乏力，恶心；少见有心绞痛、心动过缓、低血压、直立性低血压。**【禁忌证】**对二氢吡啶类药物或本品中任何成分过敏的患者、严重低血压、主动脉瓣狭窄者禁用。**【用药须知】**充血性心力衰竭者、肝功能不全者慎用。**【药物相互作用】**参见"硝苯地平"相关内容。**【用药过量】**过量可引起显著而持久的周围血管扩张，导致严重低血压，反射性心动过速，致命性休克，也可出现心动过缓，二度或三度房室传导阻滞，心搏骤停。处理：洗胃；立即进行心脏、呼吸监护，频繁测量血压；如出现低血压反应，应补液；如对上述保守治疗仍无反应，在无禁忌证的情况下，可以给予血管收缩药，并密切检测血容量和尿量；静脉给予葡萄糖酸钙可能有助于逆转钙通道阻断；如出现心动过缓，因给予阿托品，肾上腺素及氯化钙，如有适应证应安置心脏起搏器；由于本药与血浆蛋白高度结合，因此血液透析不能奏效。

非洛地平 Felodipine【常用名】波依定、二氯苯吡啶。**【常用剂型与规格】**片剂：5mg/片，10mg/片。**【作用与用途】**适用于高血压、慢性稳定性心绞痛或血管痉挛性心绞痛的治疗。**【药动学】**口服生物利用度 15%，主要在肠和肝脏中发生代谢并以代谢物的形式排出，70%经肾从尿排泄，其余的从粪便排泄。口服速释制剂的 $t_{1/2}$ 为 11～16h。血浆蛋白结合率约为 99%。【用法用量】口服：高血压，起始剂量为 5～10mg/d，常用维持量为 5mg/d 或 10mg/d。【不良反应】最常见的不良反应是轻微至中度的踝部水肿，该反应由外周血管扩张引起，与剂量相关。在开始治疗或增加剂量时可能会发生面部潮红、头痛、心悸、头晕和疲劳。这些反应常常是短暂的。用药后可能会引起牙龈肿大。少见高血糖不良反应。【禁忌证】失代偿性心力衰竭、急性心肌梗死、严重低血压患者、主动脉狭窄患者和孕妇禁用。不稳定型心绞痛患者、妊娠期妇女、对本品任一成分过敏者均属于用药禁忌。【用药须知】❶低血压患者和肝功能不全者慎用。❷准备怀孕的妇女应停止使用。【药物相互作用】❶静脉与镁剂合用，可引起明显低血压和神经肌肉阻滞，如合用应密切监测血压。❷与米贝地尔合用可引起严重心动过缓和低血压。❸可增强丁咯地尔的降压作用，联用时应注意。❹可减少茶碱的吸收，降低茶碱疗效。停用本药时要注意茶碱的剂量，尤其是茶碱血药浓度较高时。❺葡萄柚汁可抑制本药代谢，使血药浓度升高，毒性增强。❻参见"硝苯地平"相关内容。【用药过量】参见"硝苯地平"相关内容。

卡托普利 Captopril【常用名】开博通、开富特。【常用剂型与规格】片剂：12.5mg/片，25mg/片，50mg/片；控释片：37.5mg/片。【作用与用途】本品为人工合成的非肽类血管紧张素转换酶抑制药，主要作用于肾素-血管紧张素-醛固酮系统，抑制血管紧张素Ⅰ转化为血管紧张素Ⅱ，抑制血管收缩，减少醛固酮的分泌，使血管扩张，血压下降。❶用于高血压。❷充血性心力衰竭。❸急性心肌梗死和肺动脉高压。【药动学】口服吸收迅速，吸收率 75% 以上，进食可影响吸收。口服后约 15min 起效，达峰值时间为 1～1.5h。蛋白结合率 25%～30%，在肝脏代谢，$t_{1/2}$ 小于 3h。其代谢产物经肾排泄。肾衰竭患者有效浓度持续时间和消除 $t_{1/2}$ 增加。血液透析可清除本药。【用法用量】口服：普通片，开始 12.5mg/次，2～3 次/d，按需要在 1～2 周内增至 25mg/次，2～3 次/d。控释片：开始 37.5mg/次，1 次/d，必要时可逐渐增至 75～150mg。【不良反应】常见皮疹（常发生于治疗 4 周内），用抗组胺药可消除，其次有心悸、心动过速、胸痛、咳嗽、味觉迟钝。较少见蛋白尿、晕眩、头痛、昏厥、血管性水肿。罕见白细胞与粒细胞减少。【禁忌证】对本品过敏者、血管神经性水肿患者、急性肾衰竭患者、活动性肝脏疾病患者、高钾血症患者、青光眼患者、自身免疫疾病活动期患者和孕妇禁用。【用药须知】❶自身免疫性疾病患者、骨髓抑制患者、脑或冠状动脉供血不足患者、主动脉瓣狭窄患者、肝肾功能不全患者、低血压患者、对光线敏感者慎用。❷用药后注意是否有头晕、步态不稳等低血压症状。引起血管紧张性水肿时，应立即停药。出现蛋白尿增多、白细胞计数降低、顽固性干咳等，应暂停用药或减少用量。【药物相互作用】❶与氯丙嗪及其他扩血管药合用有相互协同作用，可导致低血压。❷与利尿药及其他降压药合用可增强降压作用，与影响肾素释放或影响交感活性的药物合用呈大于两者相加的作用，而与β肾上腺素受体阻断药合用呈小于两者相加的作用。❸麻黄中的麻黄碱和伪麻黄碱、内源性前列腺素合成抑制药可降低本药的疗效。❹与布比卡因合用可引起严重心动过缓和低血压，甚至意识丧失。❺与骨髓抑制药（如硫唑嘌呤）合用，可引起严重贫血。❻与别嘌醇合用，可引起过敏反应。❼抗酸药可使本药体内吸收减少。❽硫酸亚铁可降低本药的生物利用度，降低游离卡托普利的血药浓度。❾与锂剂合用可引起血锂浓度升高，同时也可引起肾脏毒性，出现蛋白尿和血肌酐升高。❿进食时服药可使本药吸收减少，生物利用度降低。【用药过量】可致低血压。处理：立即停药，并静脉输注生理盐水以纠正，严重者可采用血液透析清除。

依那普利 Enalapril【常用名】依苏、益压利、福天乐。【常用剂型与规格】片剂：5mg/片，10mg/片，20mg/片；胶囊：5mg/粒，10mg/粒。【作用与用途】本品为不含硫基的强效血管紧张素转换酶抑制药，主要通过抑制肾素-血管紧张素-醛固酮系统而降低血压，但对低肾素活性的高血压也有效。❶用于原发性高血压，可单独或与其他降压药合用；❷充血性心力衰竭。【药动学】口服后吸收迅速，不受胃肠道内食物的影响，达峰时间为 0.5～2h。蛋白结合率为50%～60%，$t_{1/2}$约为11h，主要经肾脏排泄。血液透析和腹膜透析可消除。口服后 1h 开始出现降压作用，4～6h 达高峰，按推荐剂量给药，降压作用可维持24h。【用法用量】口服：高血压，5～10mg/次，1～2 次/d，常用维持量为 10～20mg/d，最大剂量为 40mg/d，分2～3 次服用。肾性或恶性高血压：起始剂量 2.5mg，根据需要调整剂量 20mg/d，分 1～2 次服。【不良反应】轻微且短暂的，常见眩晕、头痛、疲乏、咳嗽，少见口干、消化不良、便秘、失眠，较少见昏厥、直立性低血压、心悸、心动过速、恶心、呕吐、腹泻、腹痛、肌肉痉挛，罕见血管紧张性水肿。【禁忌证】对本品过敏者、双侧肾动脉狭窄患者、血管神经性水肿患者和孕妇禁用。【用药须知】参见"卡托普利"相关内容。【药物相互作用】❶2型糖尿病、高血压并伴有肾功能不全患者，同时使用本药和二甲双胍后，出现高钾型乳酸性酸中毒者慎用。❷可增加氯米帕明的毒性。❸与环孢素合用可使肾功能下降。❹与排钾利尿药合用可减少钾丢失，但与保钾利尿药、钾盐制剂、甲氧苄啶合用可引起血钾明显增高。【用药过量】可致低血压。处理：予以扩容纠正治疗，严重者可给予药用炭吸附或采用血液透析清除。

贝那普利 Benazepril【常用名】洛丁新、倍尼。【常用剂型与规格】片剂：5mg/片，10mg/片。【作用与用途】❶用于高血压，可单独应用或与其他降压药合用。❷充血性心力衰竭，作为洋地黄和利尿药疗效不佳的辅助治疗。【药动学】口服后吸收迅速，生物利用度28%，食物可影响吸收。达峰值时间为 0.5～1h。蛋白结合率为96.7%，其代谢物呈双相消除，α相约为 3h，β相为 22h。主要经肾脏清除，11%～12%经胆道排泄。少量可经血液透析清除。口服后1h开始出现降压效果，作用可维持约 24h。【用法用量】口服：成人初始推荐剂量为 10mg/次，1次/d，疗效不佳可增至 20mg/d，最大推荐剂量为 40mg/d，分 1～2 次服用。有水、钠缺失者初始剂量为5mg/次，1次/d。【不良反应】一般是轻微且短暂的，常见眩晕、头痛、疲乏、咳嗽，少见消化不良、便秘、失眠，较少见昏厥、直立性低血压、心悸、心动过速、恶心、呕吐、腹泻、腹痛，罕见血管神经性水肿。【禁忌证】对本品过敏者；血管神经性水肿患者；孤立肾、移植肾、双侧或单侧肾动脉狭窄而肾功能减退者和孕妇禁用。【用药须知】参见"卡托普利"相关内容。【药物相互作用】❶与其他降压药合用可增强降压作用，与影响肾素释放或影响交感活性的药物合用呈大于两者相加的作用，而与β肾上腺素受体阻断药合用呈小于两者相加的作用。❷与其他扩血管药合用可能致低血压。❸与骨髓抑制药合用可加重骨髓抑制。❹与保钾利尿药及钾盐合用可引起血钾明显增高。【用药过量】可致低血压。处理：若服药时间较短，可催吐；如出现血压显著下降，应静滴生理盐水；对严重肾功能受损者，可采用血液透析辅助治疗。

福辛普利 Fosinopril【常用名】蒙诺。【常用剂型与规格】片剂：10mg/片，20mg/片，40mg/片。【作用与用途】❶用于治疗高血压或心力衰竭，可单用或与其他药物合用。❷防治心肌梗死、糖尿病肾病。【药动学】口服后吸收约 36%，食物可影响吸收速度，但不影响吸收总量。达峰时间为 2～4h，蛋白结合率为 97%～98%，$t_{1/2}$ 为 12h，肾衰竭时 $t_{1/2}$ 延长。44%～50%经肾清除，46%～50%从肠道排泄。单剂口服后 1h 内起效，2～4h 达最大效应，作用维持约 24h。【用法用量】口服：10mg/次，1 次/d。维持量 10～40mg/次，1 次/d。单用疗效不佳，可加用利尿药。肝、肾功能不全和老年患者无须调整用药剂量。【不良反应】较常见头痛、晕眩、疲乏、瞌睡、恶心、咳嗽，少见直立性低血压、晕厥、心悸、周围性水肿、皮疹、便秘、胃炎、焦虑、失眠、关节痛、肌痛，偶见白细胞减少、血小板减少、骨髓抑制及肝酶增高，罕见血管神经性水肿。【禁忌证】对本品过敏者；血管神经性水肿患者；孤立肾、移植肾、双侧或单侧肾动脉狭窄而肾功能减退者和孕妇、哺乳期妇女禁用。【用药须知】参见"卡托普利"相关内容。【药物相互作用】❶抗酸药可影响本药的吸收，因此两者的服药时间应间隔 2h 以上。❷其余参见"卡托普利"相关内容。【用药过量】可致低血压。处理：补充血容量予以纠正。

赖诺普利 Lisinopril【常用名】捷赐瑞、帝益洛。【常用剂型与规格】片剂：5mg/片，10mg/片，20mg/片。胶囊：10mg/粒。【作用与用途】❶用于原发性高血压，可单独应用或与其他降压药合用。❷充血性心力衰竭，作为对洋地黄和利尿药疗效不佳的辅助治疗。❸急性心肌梗死。【药动学】口服吸收约 25%，进食不影响吸收。达峰值时间约 7h，急性心肌梗死时达峰值时间略延长。血浆蛋白结合率低，在肝脏无明显代谢。$t_{1/2}$ 约为 12.6h，约 30%经肾脏清除，70%随粪便排出，肾衰竭者 $t_{1/2}$ 延长。可经血液透析清除。口服后 1h 起效，6h 达最大效应，作用持续约 24h。【用法用量】口服：初始剂量为 10mg/次，1 次/d，常用剂量为 10～40mg/次，1 次/d，餐后服用。可根据血压变化调整，最大剂量为 80mg。胶囊：起始剂量为 2.5～5mg，有效维持剂量为 10～20mg/d，可根据血压变化调整，最大剂量为 40mg/d。【不良反应】较常见头痛、晕眩、疲乏、瞌睡、恶心、咳嗽，少见直立性低血压、晕厥、心悸、周围性水肿、皮疹、便秘、胃炎、焦虑、失眠、关节痛、肌痛，偶见血红蛋白和血细胞比容下降、蛋白尿。【禁忌证】对本品过敏者；血管神经性水肿患者；孤立肾、移植肾、双侧或单侧肾动脉狭窄而肾功能减退者；高钾血症患者和孕妇禁用。【用药须知】参见"卡托普利"相关内容。【药物相互作用】参见"卡托普利"相关内容。【用药过量】可致低血压。处理：输注生理盐水纠正，必要时可采用血液透析治疗。

雷米普利 Ramipril【常用名】瑞泰、瑞素坦。【常用剂型与规

【规格】片剂：1.25mg/片，2.5mg/片，5mg/片，10mg/片。【作用与用途】❶用于原发性高血压，可单独或与其他降压药合用。❷充血性心力衰竭，可单用或与强心药、利尿药合用。急性心肌梗死后出现的轻至中度心力衰竭。【药动学】口服50%～60%在胃肠道吸收，食物可使其吸收略延长，但无临床意义。口服后1h血浓度达峰值，血浆蛋白结合率73%，$t_{1/2}$ 为5.1h，肾衰竭时 $t_{1/2}$ 延长。约60%经肾清除，40%由粪便排出。血液透析几乎不能清除本药。口服后1h内起效，4～6.5h达最大效应，作用维持达24h。【用法用量】口服开始剂量为2.5mg/次，1次/d晨服。根据患者反应，如有必要在间隔至少3周后将剂量增至5mg/d。维持量为2.5～5mg/d，最大用量为20mg。【不良反应】较常见刺激性干咳、胃痛、恶心、呕吐、上腹部不适，少见腹泻、便秘、支气管炎、皮疹、头痛、疲劳，偶见血钠降低、直立性低血压，罕见致命性肝坏死、贫血、血小板减少。【禁忌证】参见"卡托普利"相关内容。【用药须知】参见"卡托普利"相关内容。【药物相互作用】❶能增强口服降糖药和胰岛素的降糖效果。❷与普鲁卡因胺、细胞生长抑制药、免疫抑制药、别嘌醇、有全身作用的皮质醇类和其他能引起血象变化的药物合用，增加血液学反应的可能性，尤其白细胞减少。❸服用本药同时使用昆虫毒素脱敏治疗，存在严重过敏样反应的危险。【用药过量】依过量程度的不同，可能出现下列症状：严重低血压、心动过缓、循环休克、电解质紊乱、肾衰竭。处理：若出现血压过度下降，让患者平卧并抬高双腿，给予洗胃等常规排出本药的措施，同时强化护理下监测和纠正生命参数。发生低血压后，给予氯化钠和容量负荷，如无效，静脉给予儿茶酚胺。如果发生顽固的心动过缓，应进行起搏治疗，监测电解质和肌酐水平。

培哚普利 Perindopril【常用名】雅施达。【常用剂型与规格】片剂：2mg/片，4mg/片，8mg/片。【作用与用途】❶用于原发性高血压及肾性高血压，可单独应用或与其他降压药合用。❷充血性心力衰竭。❸稳定性冠状动脉疾病。【药动学】口服吸收迅速，食物可使其转化减少，达峰时间为3～4h。生物利用度为65%～70%，血浆蛋白结合率较低，呈浓度依赖性。$t_{1/2}$ 为9h，约75%随尿液排泄，其余从粪便排出。口服后1h起效，4～8h达最大效应，作用维持约24h。【用法用量】口服。❶原发性高血压：有效剂量为4mg/d，晨服。根据疗效，可于3～4周内逐渐增至最大剂量8mg/d。❷肾性高血压：建议起始剂量2mg/d，可根据患者血压变化调整剂量。【不良反应】较常见头痛、眩晕、疲乏、瞌睡、恶心、咳嗽，少见症状性低血压、直立性低血压、晕厥、心悸、周围性水肿、皮疹、皮炎、胃炎、便秘、焦虑、失眠、感觉异常、关节痛、肌痛、哮喘等，罕见血管神经性水肿、粒细胞缺乏、骨髓抑制，极少出现胆汁淤积性黄疸。【禁忌证】对本品过敏者；血管神经性水肿患者；孤立肾、移植肾、双侧或单侧肾动脉狭窄而肾功能减退者；先天性半乳糖血症患者；妊娠中晚期妇女；哺乳期妇女和儿童禁用。【用药须知】参见"卡托普利"相关内容。【药物相互作用】❶与硫唑嘌呤合用可加重骨髓抑制。❷与吲达帕胺合用可能引起低钾血症。❸与雌二醇氮芥合用有加重血管神经性水肿的危险。❹与锂剂合用可致锂中毒。❺与环孢素合用可使肾功能下降。【用药过量】可致低血压。处理：病情较轻者，置患者于头低卧位，必要时静注等渗生理盐水或采用其他扩容的方法，严重者可采用血液透析治疗。

缬沙坦 Valsartan【常用名】艾司坦、达乐、代文。【常用剂型与规格】胶囊：40mg/粒，80mg/粒，160mg/粒；分散片：80mg/片。【作用与用途】❶用于治疗各类轻至中度高血压。❷充血性心力衰竭、心肌梗死。【药动学】口服吸收迅速，平均绝对生物利用度为23%，与食物同服时曲线下面积减少40%，但并不影响疗效。蛋白结合率为94%～97%主要以原形排泄，83%从粪便排泄。【用法用量】口服给药推荐剂量为80mg/次，1次/d。对血压控制不满意的患者，2～4周后可增至160mg/次，1次/d，也可加用利尿药，维持量为80～160mg/d。【不良反应】常见不良反应：病毒感染、中性粒细胞减少、疲乏、腹泻、腹痛、恶心、背痛、关节痛、血钾升高、总胆红素升高。不常见的不良反应：上呼吸道感染、咽炎、鼻窦炎、失眠、性欲减退、眩晕、咳嗽、腹泻、腹痛、背痛、水肿、无力。非常罕见：鼻炎、血小板减少、血管炎、皮疹、瘙痒、关节痛、肌肉痛。【禁忌证】对本品及其他血管紧张素受体拮抗药过敏者、严重肾衰竭患者和孕妇、哺乳期妇女禁用。【用药须知】肝肾功能不全者、单侧或双侧肾动脉狭窄者、低血钠或血容量不足者、胆汁淤积或胆管阻塞者、冠状动脉疾病患者、肥厚型心肌病患者、需要全身麻醉的外科手术患者慎用。【药物相互作用】与保钾利尿药联合应用时，补钾或使用含钾制剂可导致血钾浓度升高和引起心力衰竭患者血清肌酐升高。【用药过量】可能导致显著的低血压，这可能会引起意识水平降低，循环衰竭和（或）休克。处理：若服药时间不长，应予催吐治疗，否则常规给予生理盐水静脉输注。血液透析不能清除本药。

厄贝沙坦 Irbesartan【常用名】安博维、安来。【常用剂型与规格】片剂：75mg/片，150mg/片，300mg/片；胶囊：75mg/粒，150mg/粒。分散片：75mg/片。【作用与用途】❶用于治疗原发性高血压。❷合并高血压的 2 型糖尿病肾病的治疗。❸用于治疗糖尿病肾病。【药动学】口服给药吸收良好：绝对生物利用度为 60%～80%。血浆蛋白结合率大约为 96%，几乎不和血细胞结合，其分布容积为 53～93L。口服后 1.5～2h 可达血浆峰浓度。机体总清除率和肾清除分别为 157～176mL/min 和 3.0～3.5mL/min。【用法用量】口服：推荐初始剂量为 150mg/次，1 次/d。根据病情可增至 300mg/次，1 次/d，可单独使用，也可与其他降压药合用。重度高血压患者及药物增量后血压下降仍不满意时，可加用小剂量的利尿药或其他降压药。【不良反应】不良反应短暂而轻微。可见心悸、心动过速、低血压、高钾血症、咳嗽、上呼吸道感染、咽炎、肌痛、关节痛、胸痛、肾功能损害、眩晕、头晕、头痛、焦虑、神经质、肝功能异常、肝炎、消化不良、恶心、呕吐、胃灼热感、腹痛、腹泻、血红蛋白和血细胞比容轻度下降、荨麻疹、血管神经性水肿、虚弱、疲乏。【禁忌证】已知对本品成分过敏者、妊娠中晚期妇女和哺乳期妇女禁用。【用药须知】主动脉瓣或左房室瓣狭窄、梗阻性肥厚型心肌病患者、高钾血症患者、血管神经性水肿患者、有 ACE 抑制药和阿司匹林或青霉素过敏者、肝肾功能不全者、双侧肾动脉狭窄或单侧功能肾动脉狭窄者、需进行全身麻醉手术的患者慎用。【药物相互作用】合用保钾利尿药、补充钾、含钾的盐替代物或者其他能增加血清钾水平的药物可以导致血清钾的增高，因此不建议合用。【用药过量】可见低血压、心动过速或心动过缓。处理：尚无治疗用药过量的相关资料，过量时应对患者严密监测，采用支持疗法，包括催吐和洗胃，给予药用炭。

坎地沙坦 Candesartan【常用名】奥必欣、必洛斯、搏力高。【常用剂型与规格】片剂：4mg/片，8mg/片，16mg/片，32mg/片。【作用与用途】❶用于原发性高血压，可单独使用，也可与其他抗高血压合用。❷用于治疗充血性心力衰竭。【药动学】口服生物利用度为 15%，食物可使达峰值时间缩短，C_{max} 增高。总血浆蛋白结合率大于 99%，分布容积为 0.13L/kg。33% 经肾排泄，67% 经粪便排泄。消除 $t_{1/2}$ 为 5.1～10.5h。【用法用量】口服：一般成人，4～8mg/次，1 次/d，必要时可增至 12mg/次。【不良反应】少见头晕、蹒跚、站起时头晕、心悸、发热；头痛、头重、失眠、嗜睡、舌部麻木；较少见心房颤动、肢体麻木、味觉异常、低钠血症。【禁忌证】对本制剂的成分有过敏史的患者、妊娠或可能妊娠的妇女、严重肝功能不全或胆汁淤积者禁用。【用药须知】药物过敏史者、双侧或单侧肾动脉狭窄的患者、高钾血症患者、肝功能障碍患者、严重肾功能障碍患者、血管神经性水肿患者、大动脉或左房室瓣狭窄和梗阻性肥厚型心肌病患者、外科手术需全身麻醉患者、近期有肾脏移植手术史的患者、轻中度肾上腺皮质激素过多症患者慎用。【药物相互作用】❶与保钾利尿药、螺内酯、氨苯蝶啶等补钾药合用可出现血清钾浓度升高。❷接受利尿降压药治疗的患者初次服用本制剂时，有可能增强降压作用，故应从小剂量开始，慎重用药。❸酒精可增强本药的直立性低血压效应。❹食物可轻度降低本药的 AUC，但不会导致减弱效应。【用药过量】可出现症状性低血压和头晕。处理：如出现症状性低血压，必须对症治疗，并观察重要生命体征，需将患者置于头低脚高位仰卧，必要时注射等渗生理盐水增加其血容量，如上述措施无效，可给予拟交感药。

替米沙坦 Telmisartan【常用名】美卡素、安亚、奥康、邦坦。【常用剂型与规格】片剂：20mg/片，40mg/片，80mg/片。胶囊：40mg/粒。【作用与用途】用于原发性高血压。【药动学】口服迅速吸收，几乎完全以原形随粪便排出，随尿排出不足 2%，消除 $t_{1/2}$ 大于 20h，在肝肾功能不全患者体内的消除 $t_{1/2}$ 不变。临床未见蓄积作用，血液透析不能清除本药。【用法用量】口服：常用初始剂量为 40mg/次，1 次/d。在 20～80mg 的剂量范围内，替米沙坦的降压疗效与剂量有关。若用药后未达到理想血压可加大剂量，最大剂量为 80mg/次，1 次/d。轻中度肾功能不全患者、老年患者无须调整剂量。【不良反应】后背痛、胸痛、流感样症状、感染症状、眩晕、腹痛、腹泻、消化不良、胃肠功能紊乱。【禁忌证】对本药及其他血管紧张素受体拮抗药过敏者、胆道阻塞性疾病患者、严重肝肾功能不全患者、妊娠中晚期妇女和哺乳期妇女禁用。【用药须知】轻中度肝功能不全患者、单侧或双侧肾动脉狭窄者、主动脉瓣或左房室瓣狭窄和梗阻性肥厚型心肌病患者、冠状动脉疾病患者、血管神经性水肿患者、需进行全身麻醉手术者、老年患者慎用。【药物相互作用】参见"厄贝沙坦"相关内容。【用药过量】可出现低血压和心动过速，由于副交感刺激还可能出现心动过缓。处理：一旦过量应密切监测，根据用药时间和症状的严重性采取对症和支持治疗，包括催吐和洗胃，给予药用炭，同时密切监测血电解质和肌酐。若发生低血压，患者应平卧，应尽快补充盐分和扩容。

酚妥拉明 Phentolamine【常用名】立其丁、苄胺唑啉。【常用剂

型与规格】注射剂：5mg/mL，10mg/mL。片剂：25mg/片，40mg/片；分散片：40mg/片，60mg/片；胶囊：40mg/粒。**【作用与用途】**❶用于诊断嗜铬细胞瘤及治疗其所致的高血压发作，包括手术切除时出现的高血压。❷嗜铬细胞瘤的诊断性检查。❸治疗左心衰。❹预防和治疗去甲肾上腺素静脉给药外溢，用于防止皮肤坏死。**【药动学】**肌注 20min 血药浓度达峰值，持续 30～45min。静注，作用持续 15～30min，$t_{1/2}$ 为 19min。主要由肝脏代谢，约 13% 的药物以原形随尿液排出。血液透析不能加速本药代谢产物的清除。**【用法用量】**❶酚妥拉明试验：静注 5mg，也可先注入 1mg，若反应阴性，再给 5mg，如此则假阳性的结果可以减少，也减少血压剧降的危险性。❷防止皮肤坏死：在每 1000mL 含去甲肾上腺素溶液中加入 10mg 静滴，作为预防之用。已发生去甲肾上腺素外溢，用 5～10mg 加 10mL 氯化钠注射液作局部浸润，此法在外溢后 12h 内有效。❸嗜铬细胞瘤手术：术时如血压升高，可静注 2～5mg 或滴注 0.5～1mg/min，以防肿瘤手术时出现高血压危象。儿童，术中血压升高时可静注 1mg，亦可按体重 0.1mg/kg 或按体表面积 3mg/m²，必要时可重复或持续静滴。❹心力衰竭时减轻心脏负荷：静滴 0.17～0.4mg/min。儿童，静注 1mg/次，亦可按体重 0.15mg/kg 或按体表面积 3mg/m²，或肌注 3mg。**【不良反应】**较常见的有直立性低血压，心动过速或心律失常，鼻塞、恶心、呕吐等；晕厥和乏力；突然胸痛、神志模糊、头痛、共济失调、言语含糊等极少见。**【禁忌证】**对本品过敏者、严重动脉硬化及肾功能不全者、低血压、冠心病、心肌梗死、胃炎或胃溃疡患者禁用。**【用药须知】**❶冠状动脉供血不足者、精神病患者、糖尿病患者慎用。❷用药监测：①做酚妥拉明试验时，在给药前、静注给药后 3min 内每 30s、以后 7min 内每分钟测 1 次血压；或在肌注后 30～45min 内每 5min 测 1 次血压。②对诊断的干扰，降压药、巴比妥类、阿片类镇痛药、镇静药都可以造成酚妥拉明试验假阳性，故试验前 24h 应停用。❸用降压药必须使血压回升至治疗前水平方可给药。**【药物相互作用】**❶与拟交感胺类药同用，使后者的周围血管收缩作用抵消或减弱。❷与胍乙啶同用，体位性低血压或心动过缓的发生率增高。❸与二氮嗪同用，使二氮嗪抑制胰岛素释放的作用受抑制。❹苯巴比妥类、格鲁米特等加强降压作用。❺忌与铁剂配伍。**【用药过量】**可引起低血压、心律失常、全身静脉血量增加、休克、头痛、视力障碍、呕吐、低血糖等，必要时用升血压药。处理：发生低血压时可静滴去甲肾上腺素，但不宜用肾上腺素，以免血压进一步降低；如果出现严重的低血压或休克，应立即停药，同时给予抗休克治疗（将患者置于头低脚高卧位，并扩张血容量）；出现心脏兴奋过度和高血压危象时，使用β肾上腺素受体阻断药（如美托洛尔）缓慢静注；发生心律失常时，可根据心律失常的类型进行适当的治疗；低血糖时，可静注葡萄糖，直至低血糖纠正为止。

哌唑嗪 Prazosin【常用名】脉宁平、降压新、脉安平。**【常用剂型与规格】**片剂：0.5mg/片，1mg/片，2mg/片，5mg/片。**【作用与用途】**❶用于高血压，作为第二线药物，常在第一线药物治疗不满意时采用或合用。❷充血性心力衰竭，主要是严重的难治性患者。❸治疗麦角胺过量。**【药动学】**口服吸收完全，生物利用度50%～85%，蛋白结合率高达97%，$t_{1/2}$为2～3h，心力衰竭时可长达6～8h。主要在肝内代谢，随胆汁与粪便排泄，尿中仅占6%～10%，5%～11%以原形排出，其余以代谢产物排出。心力衰竭时清除率比正常慢，不能被透析清除。**【用法用量】**口服：0.5～1mg/次，3次/d，逐渐按疗效调整为6～15mg/d，分2～3次服用。剂量超过20mg/d后，疗效不进一步增加。儿童常用量：7岁以下开始0.01mg/kg，逐渐增加至0.02～0.04mg/kg，2～3次/d，均按疗效调整剂量。**【不良反应】**❶在服首剂后0.5～2h容易出现直立性低血压，加大剂量时也可发生，表现为卧位或坐位起立时发生眩晕、头昏，甚至晕厥，运动可使反应加重。❷较少见的反应有心绞痛的发生或加重、气短、下肢浮肿、体重增加。❸少见的反应有排尿失控、手足麻木。**【禁忌证】**对本药过敏者禁用。**【用药须知】**❶剂量必须按个体化原则，服药期间应观察血压变化，以降低血压反应为准。❷应在医师指导下服用。首次用量以0.5mg为宜。如无不良反应可逐渐增加剂量。不宜过快、过多。❸肾功能不全时应减小剂量，起始剂量1mg，2次/d为宜。肝病患者相应减小剂量。❹在治疗心力衰竭时可以出现耐药性，早期是由于降压后反射性交感兴奋，后期是由于水钠潴留。前者可暂停给药或增加剂量，后者则宜暂停给药，改用其他血管扩张药。**【药物相互作用】**❶与β肾上腺素受体阻断药或噻嗪类利尿药合用降压作用加强而水钠潴留可能减轻，合用时应调整剂量，以选用每种药物的最小有效剂量为宜。❷与钙拮抗药合用降压作用加强，易致首剂效应，因此剂量须适当调整，与其他降压药合用时也须注意。❸与拟交感类药物合用降压作用减弱。❹与非甾体类抗炎镇痛药（尤其是吲哚美辛）合用降压作用减弱。❺与磷酸二酯酶Ⅴ抑制药（如西地那非）合用可引起血压过度降低，应避免同时使用。**【用药过量】**可出现低血压，甚至循环衰竭。处理：让患者保持卧位，促使血压和心率恢复正常。若无效则须补充血容量，必要时给予血管收缩药。治疗中应注意肾功能变化。

复方利血平氨苯蝶啶片 Compound Hypotensive Tablets【常用名】北京降压 0 号、复方降压平。**【常用剂型与规格】**片剂：每片含硫酸双肼屈嗪 12.5mg，利血平 0.1mg，氢氯噻嗪 12.5mg，氨苯蝶啶 12.5mg。**【作用与用途】**用于轻、中度高血压，对重度高血压需与其他降压药合用。**【药动学】**无相关数据。**【用法用量】**口服：1 片/次，1 次/d。维持量：1 片/次，2~3d 1 次。**【不良反应】**偶引起恶心、头胀、乏力、鼻塞、嗜睡等，减少用量或停药后即可消失。**【禁忌证】**对本品过敏者，以及活动性溃疡、溃疡性结肠炎、抑郁症、严重肾功能障碍者禁用。**【用药须知】**胃与十二指肠溃疡患者、高尿酸血症或有痛风病史者、心律失常和有心肌梗死病史患者、运动员慎用。**【药物相互作用】**无数据。**【用药过量】**可致低血压。处理：停药，尽早洗胃，给予支持、对症处理，并密切注意血压、电解质和肾功能的变化情况。

利血平 Reserpine【常用名】利舍平、蛇根碱。**【常用剂型与规格】**片剂：0.25mg/片；注射剂 1mg/mL。**【作用与用途】**用于高血压和高血压危象（不推荐为一线用药）。**【药动学】**口服生物利用度为 30%~50%，达峰值时间 2~4h。肌注 4h 后降压作用达高峰，持续 10h；静脉推注后 1h 起降压作用。血浆蛋白结合率高达 96%。代谢缓慢，停药后作用可持续 1~6 周，分布相 $t_{1/2}\alpha$ 和消除相 $t_{1/2}\beta$ 分别为 4.5h 和 45~168h，严重肾衰竭（无尿）者可达 87~323h。肝脏代谢，并缓慢经粪便和尿液排出体外。**【用法用量】❶**口服：初始剂量 0.1~0.25mg/次，1 次/d，经过 7~14d 的剂量调整期，以最小有效剂量确定维持量；极量不超过 0.5mg/次。儿童按体重 0.005~0.02mg/(kg·d) 或按体表面积 0.15~0.6mg/m^2 给药，分 1~2 次口服。**❷**肌注：高血压危象时 0.5~1mg，以后按需要每 4~6h 肌注 0.4~0.6mg。**【不良反应】**常见倦怠、晕厥、头痛、阳痿、性欲减退、乏力、精神抑郁、注意力不集中、神经紧张、焦虑、多梦、梦呓或清晨失眠；较少见的有柏油样黑色大便、呕血、腹痛、心律失常、室性早搏、心动过缓、支气管痉挛、手指强硬颤动等；停药后仍可以出现的中枢或心血管反应有眩晕、倦怠、晕倒、阳痿、性欲减退、心动过缓、乏力、精神抑郁、注意力不集中、神经紧张、焦虑、多梦、梦呓或清晨失眠。精神抑郁的发生较隐袭，可致自杀，且可出现于停药后数月。【禁忌证】抑郁症，尤其是有自杀倾向的抑郁症者禁用。
【用药须知】❶体弱和老年患者以及肾功能不全、帕金森病、癫痫、心律失常和心肌梗死患者慎用。有胃溃疡、溃疡性结肠炎或胃肠功能失调等病史者，胆结石患者慎用。❷用药监测：①正在使用利血平的患者不能同时进行电休克治疗，小的惊厥性电休克剂量即可引起严重的甚至是致命的反应，停用利血平至少7d后方可开始电休克治疗。②需周期性检查血电解质以防电解质失衡。❸麻醉期间用利血平可能加重中枢镇静，导致严重低血压和心动过缓。必须告诉麻醉师，事先给予阿托品防止心动过缓，用肾上腺素纠正低血压。❹利血平可致尿类固醇出现假性低值，使血清催乳素浓度升高。【药物相互作用】❶与乙醇或中枢神经抑制药合用可加重中枢抑制作用。❷与其他降压药或利尿药合用可加强降压作用，需进行剂量调整。❸与β阻滞药合用可使后者作用增强。❹与洋地黄或奎尼丁合用，大剂量时可引起心律失常。❺与左旋多巴合用可使多巴胺耗竭，导致帕金森病。❻与间接性拟肾上腺素药如麻黄碱、苯丙胺等合用，可使儿茶酚胺贮存耗竭，抑制拟肾上腺素药的作用。❼与直接性拟肾上腺素药如肾上腺素、异丙肾上腺素、去甲肾上腺素、间羟胺、去氧肾上腺素等合用，可使之作用延长。❽与三环类抗抑郁药合用，利血平和抗抑郁药作用均减弱。❾巴比妥类可加强利血平的中枢镇静作用。【用药过量】可致呼吸抑制、昏迷、低血压、抽搐和体温过低。处理：必须采取洗胃催吐，即使已服药数小时。严重低血压者置于卧位，双脚上抬，并慎重给予直接性拟肾上腺素药升压；呼吸抑制者予以吸氧和人工呼吸；抗胆碱药治疗胃肠道症状；并纠正脱水、电解质失衡、肝性脑病和低血压。由于利血平作用持续较长，患者需至少观察72h。

硝普钠 Sodium Nitroprusside【常用名】亚硝基铁氰化钠。**【常用剂型与规格】**粉针剂：50mg/支。**【作用与用途】**❶高血压急症，如高血压危象、高血压脑病、恶性高血压、嗜铬细胞瘤手术前后阵发性高血压等的紧急降压，也可用于外科麻醉期间进行控制性降压。❷急性心力衰竭，包括急性肺水肿。❸急性心肌梗死或瓣膜（二尖瓣或主动脉瓣）关闭不全时的急性心力衰竭。**【药动学】**静滴后立即达血药浓度峰值，其水平随剂量而定，静滴停止后维持1～10min。由红细胞代谢为氰化物，在肝脏内氰化物代谢为硫氰酸盐，代谢物无扩张血管活性；氰化物也可参与维生素 B_{12} 的代谢。经肾排泄，肾功能正常者 $t_{1/2}$ 为7d，肾功能不良或血钠过低时延长。**【用法用量】**静滴：成人常用剂量，开始按体重 $0.5\mu g/(kg \cdot min)$。根据治疗反应以

0.5μg/(kg·min) 递增，逐渐调整剂量，常用剂量为按体重 3μg/(kg·min)，极量为按体重 10μg/(kg·min)。总量为 3.5mg/kg。小儿常用量，静滴，按体重 1.4μg/(kg·min)，按效应逐渐调整用量。【不良反应】❶血压降低过快过剧，出现眩晕、大汗、头痛、肌肉颤搐、神经紧张或焦虑，烦躁、胃痛、反射性心动过速或心律失常，症状的发生与静脉给药速度有关，与总量关系不大。减量给药或停止给药可好转。❷硫氰酸盐中毒或超量时，可出现运动失调、视物模糊、谵妄、眩晕、头痛、意识丧失、恶心、呕吐、耳鸣、气短。停止给药可好转。❸氰化物中毒或超量时，可出现反射消失、昏迷、心音遥远、低血压、脉搏消失、皮肤粉红色、呼吸浅、瞳孔散大。应停止给药并对症治疗。❹皮肤：光敏感与疗及剂量有关，皮肤石板蓝样色素沉着，停药后经较长时间（1～2 年）才渐退。其他过敏性皮疹，停药后消退较快。【禁忌证】代偿性高血压、孕妇、先天性视神经萎缩者、烟草中毒性弱视患者禁用。【用药须知】❶脑血管或冠状动脉供血不足者、颅内压增高者、肝肾功能损害者、甲状腺功能降低者、肺功能不全者慎用。维生素 B_{12} 缺乏者慎用。❷对光敏感，溶液稳定性较差，滴注溶液应新鲜配制并迅速将输液瓶用黑纸或铝箔包裹避光。新配溶液为淡棕色，如变为暗棕色、橙色或蓝色，应弃去。溶液的保存与应用不应超过 24h。溶液内不宜加入其他药品。❸应监测血压和心率；肾功能不全者应用本药超过 48～72h，须每日监测血浆氰化物或硫氰酸盐浓度，保持硫氰酸盐不超过 100μg/mL，氰化物不超过 3μmol/mL。❹急性心肌梗死患者应用本药时须测定肺动脉舒张压。【药物相互作用】❶与其他降压药同用可使血压剧降。❷与多巴酚丁胺同用可使心排血量增多而肺毛细血管嵌压降低。❸西地那非可加重本药的降压作用，严禁合用。❹与拟交感胺类同用本品的降压作用减弱。【用药过量】❶降压过度可出现恶心、呕吐、头痛、头晕、嗜睡、肌肉痉挛、惊厥、严重低血压、心悸、心绞痛，甚至心脏停搏。❷氰化物中毒表现：呼吸困难，因组织缺氧出现代谢性酸中毒。处理：血压过低时减慢滴速或暂停即可纠正。如有氰化物中毒征象，吸入亚硝酸异戊酯或静滴亚硝酸钠或硫代硫酸钠均有助于将氰化物转为硫氰酸盐而降低氰化物血药浓度。

硫酸镁 Magnesium Sulfate【常用名】天甲元。【常用剂型与规格】注射剂：2.5g/10mL。【作用与用途】用于治疗妊娠高血压、先兆子痫和子痫，也用于治疗早产。【药动学】肌注后 20min 起效，静注立即起作用，作用持续 30min。治疗先兆子痫和子痫有效血镁浓度为 2～3.5mmol/L。治疗早产的有效血镁浓度为 2.1～2.9mmol/L，个体差异较大。由肾脏排出，排出的速度与血镁浓度和肾小球滤过率相关。【用法用量】❶治疗中重度妊娠高血压征、先兆子痫和子痫：首次剂量为 2.5～4g，用 25%葡萄糖注射液 20mL 稀释后，5min 内缓慢静注，以后每小时 1～2g 静滴维持。24h 总量为 30g，根据膝腱反射、呼吸次数和尿量监测。❷治疗早产与妊娠高血压：用药剂量和方法相似，首次负荷量为 4g；用 25%葡萄糖注射液 20mL 稀释后5min 内缓慢静注，以后用 25%硫酸镁注射液 60mL，加于 5%葡萄糖注射液 1000mL 中静滴，速度为每小时 2g，直到宫缩停止后 2h，以后口服 β 受体激动药如利托君维持。❸治疗小儿惊厥：肌注或静脉用药，0.1～0.15g/(kg·次)，以 5%～10%葡萄糖注射液稀释成 1%溶液，静滴或稀释成 5%溶液缓慢静注。25%溶液可作深层肌注。一般儿科仅用肌注或静脉用药。【不良反应】❶静注常引起潮热、出汗、口干等症状，快速静注时可引起恶心、呕吐、心慌、头晕，个别出现眼球震颤，减慢注射速度症状可消失。❷肾功能不全，用药剂量大，可发生血镁积聚，血镁浓度达 5mmol/L 时，可出现肌肉兴奋性受抑制，感觉反应迟钝，膝腱反射消失，呼吸开始受抑制，血镁浓度达6mmol/L 时可发生呼吸停止和心律失常，心脏传导阻滞，浓度进一步升高，可使心跳停止。❸连续使用硫酸镁可引起便秘，部分患者可出现麻痹性肠梗阻，停药后好转。❹极少数血钙降低。❺镁离子可自由透过胎盘，造成新生儿高镁血症，表现为肌张力低，吸吮力差，不活跃，哭声不响亮等，少数有呼吸抑制现象。❻少数孕妇出现肺水肿。【禁忌证】哺乳期妇女禁用。【用药须知】❶肾功能不全者，用药量应减少；有心肌损害、心脏传导阻滞时应慎用或不用。孕妇慎用其导泻。❷用药过程中突然出现胸闷、胸痛、呼吸急促，应及时听诊，必要时胸部 X 线摄片，以便及早发现肺水肿。【药物相互作用】与硫酸镁配伍禁忌的药物有硫酸多黏菌素 B、硫酸链霉素、葡萄糖酸钙、盐酸多巴酚丁胺、盐酸普鲁卡因、四环素、青霉素和萘夫西林。【用药过量】可致呼吸抑制，可很快到达致死的呼吸麻痹。处理：即刻停药，进行人工呼吸，并缓慢注射 10%葡萄糖酸钙注射液解救。

吲达帕胺 Indapamide【常用名】寿比山、钠催离。【常用剂型与规格】片剂：2.5mg/片。胶囊：2.5mg/粒。缓释片：1.5mg/片。【作用与用途】用于原发性高血压。【药动学】口服吸收快而完全，达峰时间：普通片 1～2h，缓释片为 12h。生物利用度达 93%，不受食物影响。血浆蛋白结合率为 71%～79%。在肝内代谢，$t_{1/2}$ 为 14～

24h。60％～80％经肾排泄，23％经肾胃肠道排出。肾衰竭患者，上述药动学参数无变化。【用法用量】口服：普通片，2.5mg/次，1次/d。缓释片：1.5mg/次，1次/d。【不良反应】轻而短暂，呈剂量相关。较少见的有腹泻、头痛、食欲减低、失眠、反胃、直立性低血压。少见的有皮疹、瘙痒等过敏反应；低血钠、低血钾、低氯性碱中毒。【禁忌证】对磺胺药过敏者、严重肾功能不全、肝性脑病或严重肝功能不全、低钾血症者禁用。【用药须知】糖尿病患者、肝功能不全患者、痛风或高尿酸血症患者、电解质紊乱者、系统性红斑狼疮患者慎用。【药物相互作用】❶与肾上腺皮质激素合用时利尿、利钠作用减弱。❷与胺碘酮合用时由于血钾低而易致心律失常。❸与口服抗凝药合用时抗凝效应减弱。❹与非甾体抗炎镇痛药同用时利钠作用减弱。❺与多巴胺同用时利尿作用增强。❻与其他种类降压药同用时降压作用增强。❼与拟交感药同用时降压作用减弱。❽与锂剂合用时可增加血锂浓度并出现过量的征象。❾与大剂量水杨酸盐合用时，已脱水的患者可能发生急性肾衰竭。❿与二甲双胍合用易出现乳酸酸中毒。【用药过量】主要表现为水和电解质紊乱，临床表现为恶心，呕吐，低血压，痛性痉挛，头晕，嗜睡，目眩，多尿或少尿甚至无尿。处理：首先洗胃和服用药用炭以迅速清除摄入的药物，然后纠正水、电解质紊乱。

第五节　抗休克药

肾上腺素 Adrenaline【常用名】副肾碱、复肾素。【常用剂型与规格】注射剂：0.5mg/0.5mL，1mg/mL。【作用与用途】❶用于抢救过敏性休克、心搏骤停、支气管哮喘急性发作。❷用于麻醉和手术意外、药物中毒等原因引起的心脏停搏。❸延长浸润麻醉用药的作用时间。【药动学】皮下注射6～15min起效，作用持续1～2h。肌内注射吸收快，持续时间约30min。静注或滴注96h后，经肾脏排泄。不易透过血-脑屏障。【用法用量】❶过敏性休克：0.1～0.5mg缓慢静注，如疗效不好，可改用4～8mg静滴。❷心搏骤停：0.25～0.5mg静脉或心内注射。❸支气管哮喘：0.25～0.5mg皮下注射3～5min见效，但仅能维持1h。必要时每4h可重复注射1次。❹与局麻药合用：加少量1：（200000～500000）于局麻药中（如普鲁卡因），配制成本药浓度为2～5μg/mL溶液，注射总量不超过0.3mg。❺止鼻黏膜和齿龈出血：将浸有 1：（20000～100000）溶液的纱布填塞出血处。【不良反应】常见心悸、头痛、血压升高、震颤、无力、眩晕、呕吐、四肢发凉、心律失常，严重者心室颤动而致死。【禁忌证】高血压、器质性心脏病、冠状动脉疾病、糖尿病、甲状腺功能亢进症、洋地黄中毒、外伤性及出血性休克、心源性哮喘患者禁用。【用药须知】❶交叉过敏：与其他拟交感药有交叉过敏反应。❷器质性脑病、心血管病、青光眼、帕金森病、噻嗪类引起的循环虚脱及低血压、精神疾病和孕妇及哺乳期妇女、儿童、老年人慎用。❸抗过敏休克时，须补充血容量。【药物相互作用】❶单胺氧化酶抑制药可增强本药的升压作用。❷三环类抗抑郁药可增强本药对心血管的作用，致心律失常、高血压。❸与其他拟交感胺类药合用，心血管作用加剧，易发生不良反应。❹与洋地黄类药物合用致心律失常。【用药过量】焦虑不安、皮肤潮红、胸痛、寒战、抽搐、血压变化、心律失常、恶心、呕吐、皮肤苍白寒冷等。处理：立即停药，血压过高时注射 α 受体阻滞药或硝酸甘油含服。

异丙肾上腺素 Isoprenaline【常用名】异丙肾、治喘灵。**【常用剂型与规格】**注射剂：1mg/mL。**【作用与用途】**用于心搏骤停、心源性休克和感染性休克、完全房室传导阻滞。**【药动学】**静脉给药 $t_{1/2}$ 数分钟，24h 内几乎完全随尿排出。**【用法用量】**❶静滴：当心率低于 40 次/min，以本药 0.5～1mg 溶于 5％葡萄糖注射液 200～300mL 中缓慢静滴。❷用于心搏骤停：心腔内注射 0.5～1mg。**【不良反应】**常见心悸、头痛、头晕、喉干、恶心、软弱无力及出汗等不良反应。**【禁忌证】**冠心病、心绞痛、心肌梗死、嗜铬细胞瘤及甲亢患者禁用。**【用药须知】**❶交叉过敏：与肾上腺素类药物存在交叉过敏反应。❷糖尿病、高血压、惊厥、明显缺氧哮喘患者慎用。❸用药时监测血钾浓度。**【药物相互作用】**❶与其他拟肾上腺素药有协同作用。❷三环类抗抑郁药可增加本药的升压作用。❸洋地黄类药物可加剧心动过速，禁忌合用。❹与茶碱合用降低茶碱血药浓度。**【用药过量】**心肌耗氧量增加，引起心律失常，甚至可致心动过速。处理：使用 β 受体阻滞药。

间羟胺 Metaraminol【常用名】阿拉明。**【常用剂型与规格】**注射剂：10mg/2mL，50mg/5mL。**【作用与用途】**用于各种休克及手术时低血压。**【药动学】**肌内注射 10min 起效，皮下注射 5～20min 起效，作用持续 1h，静注 1～2min 起效，作用持续 20min。主要在肝内代谢，尿排泄，酸化尿液可增加其排泄。**【用法用量】**❶肌内或皮下注射：2～10mg/次，在重复用药前对初始量效应至少应观察 10min。❷静注：初始剂量 0.5～5mg，继而静滴。❸静滴：15～100mg 加入 500mL 液体中滴注。【不良反应】不良反应较轻。升压反应过快、过猛可致急性肺水肿，心律失常，心跳停顿。【禁忌证】对本品过敏者、嗜铬细胞瘤患者禁用。【用药须知】❶血容量不足者应先纠正后再用。❷高血压、冠心病、充血性心力衰竭、糖尿病患者慎用。❸有蓄积作用，用药后血压上升不明显，须观察 10min 后再决定是否增加剂量，以免血压上升过高。❹静脉用药时药液外溢，可引起局部组织坏死。【药物相互作用】❶单胺氧化酶抑制药可加强本药的升压作用，合用可致高血压。❷与环丙烷等卤化烃类麻醉药合用易致心律失常。❸与洋地黄或拟肾上腺素药合用可致异位心律。❹胍乙啶可减弱本药的升压作用。【用药过量】可致头痛、头晕、神经过敏、严重高血压、心律失常、胸部压迫感、震颤、抽搐，严重高血压。处理：停药，密切观察。血压过高可用酚妥拉明 5～10mg 静注，必要时可重复。

多巴胺 Dopamine【常用名】3-羟酪胺、儿茶酚乙胺。【常用剂型与规格】注射剂：20mg/2mL。【作用与用途】小剂量时（0.5～2μg/min），主要作用于多巴胺受体，扩张肠系膜及肾血管，从而使肾血流量及肾小球滤过率增加；中等剂量时（2～10μg/min），能直接激动 β_1 受体，使心肌收缩力及心搏出量增加。大剂量时（>10μg/min），能激动 α_1 受体，肾血管收缩，外周阻力增加。❶用于心肌梗死、创伤、内毒素败血症、心脏手术、肾衰竭、充血性心力衰竭等引起的休克综合征。❷用于洋地黄和利尿药无效的心功能不全。【药动学】静注 5min 内起效，持续 5～10min，作用时效的长短与用量无关。在体内很快经单胺氧化酶和儿茶酚胺氧位甲基转移酶作用，在肝、肾及血浆中降解成无活性的化合物。【用法用量】❶充血性心力衰竭：20mg/次，静滴，疗程不超过 3～4d。❷各种类型的休克：采用中等剂量（5～10μg/kg）或大剂量（10mg/kg）静滴。【不良反应】常见胸痛，呼吸困难，心悸，心律失常，乏力。少见头痛、恶心、呕吐。【禁忌证】嗜铬细胞瘤、快速型心律失常、对本品及其他拟交感胺类药高度敏感患者禁用。【用药须知】❶交叉过敏：与其他拟交感胺类药存在交叉过敏。❷糖尿病性动脉内膜炎、闭塞性血管病、肢端循环不良、频繁的室性心律失常患者慎用。❸用药监测：血压、心排血量、心电图及尿量。❹应用多巴胺治疗前必须先纠正低血容量，选用粗大的静脉作静注或静滴，以防药液外溢，而产生组织坏死。如确已发生药液外溢，可用 5～10mg 酚妥拉明稀释溶液在注射部位作浸润。❺突然停药可产生严重低血压，故停用时剂量应逐渐递减。【药物相互作用】❶与其他正性肌力药、血管扩张药、利尿药及心脏活性药合用可产生比单用本药更有益的血流动力学效应。❷与单胺氧化酶抑制药合用可增强和延长本药效应。❸与利尿药合用可增强利尿作用。❹与硝普钠、异丙肾上腺素合用可引起心排血量的改变。【用药过量】呼吸急促、心动过速甚至诱发心律失常、头痛和严重高血压。处理：此时应减慢滴速或停药，必要时给予 α 肾上腺素受体阻断药。

多巴酚丁胺 Dobutamine【常用名】杜丁胺、安畅。【常用剂型与规格】注射剂：20mg/2mL，250mg/20mL。【作用与用途】用于器质性心脏病时心肌收缩力下降引起的心力衰竭。【药动学】静注后 10min 作用达高峰，稳态血药浓度与剂量正相关。药物 $t_{1/2}$ 为 2min。在肝脏代谢成无活性化合物，代谢物主要经肾脏排出。【用法用量】静滴：250mg/次，以 2.5～10μg/（kg·min）滴注。【不良反应】可见心悸、恶心、头痛、胸痛、气短、低钾血症等。【禁忌证】梗阻性肥厚型心肌病患者禁用。【用药须知】❶心房颤动、高血压、严重的机械梗阻、室性心律失常、心肌梗死患者慎用。❷监测心电图、血压、心排血量，必要时监测肺毛细血管嵌压。❸用药前应先纠正血容量。【药物相互作用】❶与硝酸甘油合用可改善心脏功能。❷不能与碱性药物配伍。❸治疗顽固性心力衰竭与多巴胺合用具有协同作用，可降低用药量，减少毒副作用。【用药过量】通常是对心脏 β 受体过度刺激而引起的，表现为收缩压升高、心动过速、恶心、呕吐、头痛、心悸、胸痛。处理：停药，气管插管。采用复苏措施，普萘洛尔或利多卡因治疗严重的快速性室性心律失常。尚未证实加强利尿、腹膜透析、血液透析或药用炭血液灌注有利于清除过量的本药。

第六节 调脂及抗动脉粥样硬化药

辛伐他汀 Simvastatin【常用名】舒降之、辛可。【常用剂型与规格】片剂：10mg/片，40mg/片；分散片：20mg/片；胶囊：5mg/粒。【作用与用途】用于高胆固醇血症及冠心病和脑卒中的防治。【药动学】口服对肝脏有高度的选择性，大部分经肝组织吸收，经胆汁随粪便排泄。t_{max} 为 1.3～2.4h。【用法用量】口服：10mg/次，1 次/d，晚餐时服，必要时于 4 周内增量至 40mg/次。【不良反应】常见头痛、倦怠、胃肠道反应、皮疹。偶有白细胞、血小板减少，肝功能异常、横纹肌溶解等。【禁忌证】对本品过敏者、活动性肝脏疾病或持续肝功能异常者、孕妇和哺乳期妇女禁用。【用药须知】❶严重肾功能不全者、大量饮酒者、肝病患者慎用。❷监测血胆固醇、肝功能和肌酸磷酸激酶。❸血清 AST 及 ALT 升高至正常上限 3 倍时，须停止治疗。❹对于有弥散性的肌痛、肌软弱及肌酸激酶（CK）升高至正常值 10 倍以上的情况应考虑为肌病，须立即停止治疗。【药物相互作用】❶与抗凝药合用使凝血酶原时间延长。❷与环孢素、红霉素、烟酸、吉非贝特合用可致横纹肌溶解和急性肾衰竭。❸考来替泊、考来烯胺可使本药生物利用度降低，故应在服用前两者 4h 后服用本药。【用药过量】有少数用药过量报道，患者无特殊中毒症状，所有患者均康复且无后遗症。

阿托伐他汀 Atorvastatin【常用名】阿乐、立普妥。【常用剂型与规格】片剂：10mg/片，20mg/片，40mg/片；胶囊：10mg/粒。【作用与用途】用于高胆固醇血症、冠心病和脑卒中的防治。【药动学】口服迅速吸收，血药浓度在 1~2h 内达峰值，绝对生物利用度近 12%。血浆蛋白结合率在 98% 以上。主要由细胞色素 P450 3A4 代谢，其代谢产物也有抑制 HMG-COA 还原酶活性，代谢产物 $t_{1/2}$ 为 20~30h。【用法用量】口服，初始剂量 10mg/d，根据需要可逐渐加量至 40mg/d。【不良反应】参见"辛伐他汀"相关内容。【禁忌证】参见"辛伐他汀"相关内容。【用药须知】参见"辛伐他汀"相关内容。【药物相互作用】❶与 CYP 3A4 抑制药（环孢素、大环内酯类、康唑类抗真菌药、HIV 蛋白酶抑制药）合用，血液中阿托伐他汀浓度可能增加，增加不良反应，合用时阿托伐他汀需从最小剂量开始，并监测血脂。❷与夫西地酸合用，两药浓度均可升高。❸与地高辛合用，后者浓度升高。【用药过量】无药物过量的报告。

吉非罗齐 Gemfibrozil【常用名】吉非贝齐、二甲苯氧庚酸、诺衡。【常用剂型与规格】片剂：300mg/片；胶囊：300mg/粒。【作用与用途】用于Ⅱa、Ⅱb、Ⅲ、Ⅳ及Ⅴ型高脂血症及动脉粥样硬化的预防。【药动学】口服吸收好。单剂量口服后 t_{max} 1~2h，$t_{1/2}$ 为 1.5h，2~5d 后起到降脂作用，第四周达到高峰，未见蓄积现象。主要氧化代谢，70% 以原形随尿排泄，6% 通过粪便排泄。【用法用量】口服：0.3~0.6g/次，2 次/d，早餐及晚餐前 30min 服用。或 0.9g/次，1 次/d。【不良反应】常见胃肠道反应，乏力，头痛，眩晕，失眠，肌炎，肌痛，肌无力，偶见横纹肌溶解。【禁忌证】对本品过敏、胆囊疾病、胆石症、原发性胆汁性肝硬化、严重肝肾功能不全、妊娠及哺乳期妇女禁用。【用药须知】❶肝肾功能不全、糖尿病、甲状腺功能减退患者慎用。❷用药时监测血常规及血小板计数、肝功能、血脂和血肌酸磷酸激酶。❸治疗 3 个月后如无效即应停药。❹如用药后出现胆石症、肝功能显著异常、可疑的肌病症状或血肌酸磷酸激酶显著升高，也应停药。【药物相互作用】❶与抗凝药合用应减少抗凝药剂量。❷与他汀类药物合用可致横纹肌溶解。【用药过量】如出现药物过量，应针对中毒症状采取相应支持疗法

非诺贝特 Fenofibrate【常用名】可立清、力平之、苯酰降酯丙酯。【常用剂型与规格】片剂：100mg/片，200mg/片，300mg/片；胶囊：200mg/粒。【作用与用途】用于高脂血症（高胆固醇血症、高三酰甘油血症及混合型高脂血症）。【药动学】经胃肠道吸收，t_{max} 为 4～7h，$t_{1/2}$ 为 4.7～26.6h，在肝内迅速水解形成活性代谢产物非诺贝特酸，蛋白结合率为 99%，主要经肾脏排泄。长期用药未发现蓄积。【用法用量】口服：普通片剂 100mg/次，2～3 次/d。胶囊及分散片，200mg/次，1 次/d。用餐时服。【不良反应】参见"吉非罗齐"相关内容。【禁忌证】参见"吉非罗齐"相关内容。【用药须知】❶监测血常规、血小板计数；肝功能；血胆固醇、三酰甘油、VDL 及 VLDL；血肌酸磷酸激酶。❷肝肾功能不全者慎用。❸与胆汁酸结合树脂合用可降低总胆固醇和 LDL，比 HMGCoA 还原酶抑制药强，尤其在降低 VLDL 和三酰甘油方面更加突出。❹与烟酸类合用也可取得较好效果。【药物相互作用】❶与抗凝药合用应减少抗凝药剂量。❷可使其他高蛋白结合率药物的游离型增加，增强药效。❸与其他贝特类药合用可增加不良反应，故禁用。❹与他汀类药物合用可致横纹肌溶解。❺主要经肾排泄，在与免疫抑制药或其他肾毒性药物合用可致肾功能恶化的危险，应减量或停药。【用药过量】与血浆蛋白结合率高，因此当药物过量时，应采取系统性支持疗法而不考虑血液透析。

第八章　呼吸系统用药

第一节　祛痰药

溴己新 Bromhexine【常用名】溴己铵、必嗽平、溴苄环己铵。**【常用剂型与规格】**片剂：4mg/片，8mg/片；注射剂：2mg/mL，4mg/2mL。**【作用与用途】**本品有较强的溶解黏痰作用。主要用于慢性支气管炎、哮喘、支气管扩张、矽肺等有白色黏痰又不易咯出的患者。脓性痰患者需加用抗生素控制感染。**【药动学】**服药后约1h起效，4～5h作用达峰值，疗效维持6～8h。生物利用度为70%～80%，绝大部分的代谢产物随尿排出，粪便仅排出极小部分。**【用法用量】❶**口服：成人，8～16mg/次，儿童4～8mg/次，3次/d；**❷**肌注：4～8mg/次，2次/d。**❸**静滴：4～8mg/d，加入5%葡萄糖氯化钠溶液500mL。**【不良反应】**偶有恶心，胃部不适，减量或停用后可消失。严重的不良反应为皮疹、遗尿。**【禁忌证】**对本药过敏者禁用。**【用药须知】❶**宜餐后服用。**❷**胃炎患者或胃溃疡患者慎用。**❸**偶见血清氨基转移酶升高但能自行恢复。**【药物相互作用】**能增加阿莫西林、四环素类抗生素在肺内或支气管的分布浓度，合用时能增强抗菌疗效。**【用药过量】**对胃黏膜的刺激，引起恶心、呕吐。

氨溴索 Ambroxol【常用名】溴环己胺醇、沐舒坦、美舒咳。**【常用剂型与规格】**片剂：15mg/片；胶囊：30mg/粒；口服溶液：15mg/5mL，180mg/60mL，300mg/100mL，600mg/100mL。**【作用与用途】**本品为溴己新的活性代谢产物，能促进肺表面活性物质的分泌及呼吸道液体分泌，促进黏痰溶解，显著降低痰黏度，增强支气管黏膜纤毛运动，促进痰液排出。改善通气功能和呼吸困难状况。主要用于急性和慢性支气管炎及支气管哮喘、支气管扩张、肺气肿、肺结核、尘肺、手术后的咳痰困难等。高剂量有降低血浆尿酸浓度和促进尿酸排泄的作用，可用于治疗痛风。【药动学】氨溴索口服吸收快而完全，达峰值时间在 $0.5\sim3h$。吸收后迅速从血液分布至组织，血浆蛋白结合率为 90%，肺组织浓度高，血浆 $t_{1/2}$ 约 7h。未观察到累积效应。氨溴索主要通过结合反应在肝脏代谢，约 90% 由肾脏清除。【用法用量】❶口服：成人及 12 岁以上儿童，30mg/次，3 次/d，长期使用（14d 后）剂量可减半，3 次/d。❷静注、肌注及皮下注射：成人 15mg/次，2 次/d。亦可加入生理盐水或葡萄糖溶液中静脉点滴。【不良反应】不良反应较少，仅少数患者出现轻微的胃肠道反应，如胃部不适、胃痛、腹泻等。偶见皮疹等过敏反应，出现过敏症状立即停药。【禁忌证】对本品过敏者禁用。【用药须知】❶妊娠头 3 个月者慎用。❷注射液不应与 pH 大于 6.3 的其他溶液混合。【药物相互作用】❶与阿莫西林、阿莫西林-克拉维酸、氨苄西林、头孢呋辛、红霉素、多西环素等抗生素合用，可增加这些抗生素在肺内的分布浓度，增强其抗菌疗效。❷与 β_2 受体激动药及茶碱等支气管扩张药合用有协同作用。【用药过量】过量会增加对胃黏膜的刺激，引起恶心、呕吐。

羧甲司坦 Carbocisteine【常用名】羧甲半胱氨酸、强利痰灵、美咳片。【常用剂型与规格】片剂：0.25g/片。【作用与用途】本品为黏液稀释剂，使低黏度的黏蛋白分泌增加，高黏度的黏蛋白成分减少，从而使痰液黏滞性降低，易于咳出。用于慢性支气管炎、哮喘等疾病引起的痰黏稠、咳痰困难者，亦可用于术后咳痰困难和肺炎合并症；用于小儿非化脓性中耳炎，有预防耳聋效果。【药动学】口服羧甲司坦经胃肠道吸收迅速、完全，口服后 $90\sim120min$ 达到血浆峰值浓度。它能够渗透肺组织和呼吸道黏膜，羧甲司坦以原形和代谢物的形式经尿排泄。已知主要的代谢途径为包括乙酰化、脱羧和磺化。【用法用量】口服：成人，$0.25\sim0.5g$/次，3 次/d；儿童 30mg/（kg·d）。【不良反应】偶有轻度头晕、恶心、胃部不适、腹泻、胃肠道出血、皮疹等。【禁忌证】对本品过敏者禁用。【用药须知】❶与强效镇咳药合用，会导致稀化的痰液堵塞呼吸道。❷有消化道溃疡病史者慎用。❸有慢性肝脏疾病的老年患者应减量。❹甲状腺功能低下患者可引起暂时性甲状腺功能减退。【药物相互作用】羧甲司坦与福尔可定糖浆配伍会产生羧甲司坦沉淀。【用药过量】会增强对胃黏膜的刺激，引起恶心、呕吐，甚至消化道出血。

乙酰半胱氨酸 Acetylcysteine【常用名】痰易净、易咳静、富露施。【常用剂型与规格】片剂：200mg/片；喷雾剂：0.5g/瓶，1g/

瓶；颗粒：100mg/袋。【作用与用途】本品化学结构中的巯基可以使黏蛋白的双硫键断裂，具有较强的黏痰溶解作用，用于：❶手术后、急性和慢性支气管炎、支气管扩张、肺结核、肺炎、肺气肿等引起的黏稠分泌物过多所致的咳痰困难。❷对乙酰氨基酚中毒的解救以及环磷酰胺引起的出血性膀胱炎的治疗。【药动学】喷雾吸入在1min内起效，最大作用时间为5～10min。吸收后在肝内脱去乙酰基而成半胱氨酸代谢。【用法用量】❶喷雾吸入：仅用于非应急情况下。临用前用氯化钠溶液使其溶解成10%溶液，1～3mL/次，2～3次/d。❷气管滴入：急救时以5%溶液经气管插管或气管套管直接滴入气管内，0.5～2mL/次，2～4次/d。❸气管注入：急救时以5%溶液用1mL注射器自气管的甲状软骨环骨膜处注入气管腔内，0.5～2mL/次（婴儿0.5mL/次，儿童1mL/次，成人2mL/次）。❹口服：成人200mg/次，2～3次/d。【不良反应】可引起咳呛、支气管痉挛、恶心、呕吐、胃炎等，减量即可缓解，如遇恶心、呕吐，可暂停给药。支气管痉挛可用异丙肾上腺素缓解。【禁忌证】支气管哮喘者禁用。【用药须知】❶直接滴入呼吸道可产生大量痰液，需用吸痰器吸引排痰。❷不宜与金属、橡皮、氧化剂、氧气接触，故喷雾器须用玻璃或塑料制作。❸应临用前配制，用剩的溶液应严封贮于冰箱中，48h内用完。【药物相互作用】❶可减弱青霉素、四环素、头孢菌素类的抗菌活性，故不宜同时应用；必要时间隔4h交替使用。❷与硝酸甘油合用可增加低血压和头痛的发生。❸与金制剂合用可以增加金制剂的排泄。❹与异丙肾上腺素合用或交替使用可提高药效，减少不良反应。❺与碘化油、糜蛋白酶、胰蛋白酶有配伍禁忌。【用药过量】过量使用可引起低血压、呼吸抑制、溶血、弥散性血管内凝血和肾衰竭。

第二节　镇咳药

喷托维林 Pentoxyverine【常用名】维静宁、咳必清、托可拉斯。【常用剂型与规格】片剂：25mg/片；滴丸：25mg/丸；冲剂：10g/袋；糖浆：0.145%，0.2%，0.25%。【作用与用途】本品对咳嗽中枢有选择性抑制作用，尚有轻度的阿托品样作用和局麻作用，大剂量对支气管平滑肌有解痉作用，故兼有中枢性和末梢性镇咳作用。其镇咳作用的强度约为可待因的1/3，但无成瘾性。多用于上呼吸道感染引起的无痰干咳和百日咳等，对小儿疗效优于成年人。【药动学】

口服易吸收，在 20～30min 内起效，一次给药作用可持续 4～6h，药物吸收后部分由呼吸道排出。【用法用量】口服：成人，25mg/次，3～4 次/d。【不良反应】偶有轻度头晕、口干、恶心、腹胀、便秘等不良反应，乃其阿托品样作用所致。【禁忌证】对本品过敏者禁用，孕妇、哺乳期妇女禁用。【用药须知】❶青光眼及心功能不全伴有肺淤血的患者慎用。❷痰多者宜与祛痰药合用。【药物相互作用】与奋乃静、溴苯那敏、水合氯醛、丁罗环酮等合用可致本药对中枢神经系统和呼吸系统的抑制作用增强。【用药过量】严重者可以导致呼吸抑制。

复方甘草 Compound Liquorice【常用剂型与规格】片剂：100片/瓶；口服液：100mL/瓶。【作用与用途】本品为复方制剂，含甘草流浸膏、樟脑、愈创甘油醚等。为黏膜保护性镇咳药，可以盖在发炎的咽部黏膜上，减少局部感觉神经末梢所受刺激，从而发挥镇咳作用。用于上呼吸道感染、支气管炎和感冒时所产生的咳嗽及咳痰不爽。【药动学】尚不明确。【用法用量】口服：口服液，5～10mL/次，3 次/d，服时振摇。片剂，2 片/次，3 次/d。【不良反应】有轻微的恶心、呕吐反应。【禁忌证】对本品过敏者禁用，孕妇及哺乳期妇女禁用。【用药须知】❶慢性非阻塞性肺疾病合并呼吸功能不全者慎用。❷胃炎及溃疡患者慎用。【用药过量】甘草有弱皮质激素作用，长期、大剂量应用可能会引起水、钠潴留和低血钾的假性醛固酮增多、高血压和心脏损害的危险性。

可待因 Codeine【常用名】甲基吗啡。【常用剂型与规格】片剂：15mg/片，30mg/片；注射剂：15mg/mL，30mg/2mL；糖浆：10mL（0.5%）/支，100mL（0.5%）/支。【作用与用途】本品为吗啡的甲基衍生物。直接抑制延脑咳嗽中枢，止咳作用强度为吗啡的1/4，也有镇痛作用。适用于各种原因引起的剧烈干咳和刺激性咳嗽，有少量痰液者宜并用祛痰药；还用于中度疼痛；亦用于局部麻醉或全身麻醉的辅助用药，具有镇静作用。【药动学】口服吸收快而完全，生物利用度 40%～70%。一次口服后，约 1h 血药浓度达高峰，$t_{1/2}$ 为3～4h。易于透过血-脑屏障及胎盘，在肝脏与葡萄糖醛酸结合，约15%经脱甲基变为吗啡。其代谢产物主要经尿排泄。【用法用量】口服或皮下注射：成人，15～30mg/次，30～90mg/d，极量，100mg/次，250mg/d。儿童口服：0.5～1.0mg/(kg·次)，3 次/d；或3mg/(kg·d)。【不良反应】一次口服剂量超过 60mg 时，一些患者可出现兴奋、烦躁不安、瞳孔缩小、呼吸抑制、低血压、心动过缓。

小儿过量可致惊厥，可用纳洛酮对抗。亦可见恶心、呕吐、便秘及眩晕。【禁忌证】多痰患者禁用，以防因抑制咳嗽反射，使大量痰液阻塞呼吸道，继发感染而加重病情。【用药须知】❶长期应用可产生耐受性、成瘾性。❷妊娠期应用可透过胎盘使胎儿成瘾，引起新生儿戒断症状，如腹泻、呕吐、打哈欠、过度啼哭等。分娩期应用可致新生儿呼吸抑制。【药物相互作用】❶与抗胆碱药合用可加重便秘或尿潴留的不良反应。❷与美沙酮或其他吗啡类中枢抑制药合用可加重中枢性呼吸抑制作用。❸与肌肉松弛药合用，呼吸抑制更为显著。❹抑制齐夫多定代谢，避免合用。❺与甲喹酮合用可增强镇咳和镇痛作用。❻可增强解热镇痛药的镇痛作用。❼与巴比妥类药物合用可加重中枢抑制作用。❽与西咪替丁合用可诱发精神错乱，定向力障碍及呼吸急促。【用药过量】过量使用可致阿片类毒性反应，包括嗜睡、皮疹、瞳孔缩小、呕吐、瘙痒、共济失调和皮肤肿胀，也有致死性事件发生。

复方磷酸可待因口服液 Compound Codeine Phosphate Oral Solution【常用名】克斯林。【常用剂型与规格】溶液剂：120mL/瓶。【作用与用途】本品为复方制剂，其组分为：每1mL含磷酸可待因1mg，盐酸麻黄碱0.8mg，马来酸氯苯那敏0.2mg，氯化铵22mg。具有明显的镇咳作用，并有一定的祛痰平喘效应。用于伤风、流感、上呼吸道感染、咽喉及支气管刺激所引起的咳嗽、痰多咳嗽、干咳、敏感性咳嗽；因感冒、花粉症、过敏性鼻炎引起的流涕、流泪、打喷嚏、鼻塞和咽喉发痒。【药动学】口服易吸收，与可待因类似。【用法用量】口服：成人及12岁以上儿童，10mL/次，3次/d，睡前服20mL。6~12岁儿童：5mL/次，3次/d，睡前服10mL。2~5岁儿童：2.5mL/次，3次/d，睡前服5mL。2岁以下不宜服食。【不良反应】可致胃肠不适、腹痛、便秘、恶心、呕吐、口干、嗜睡及头晕。【禁忌证】有严重高血压、冠心病或正服用单胺氧化酶抑制药的患者禁用；对抗组胺药、愈创甘油醚、磷酸可待因或拟交感胺类药物过敏者，不宜服用。2岁以下儿童不宜服用。【用药须知】痰多黏稠不易咳出者不宜使用；用药期间不宜驾驶车辆、管理机器及高空作业等；孕妇及哺乳期妇女慎用；【药物相互作用】不宜与单胺氧化酶抑制药合用。【用药过量】服用超量后，如有精神紊乱、头晕、嗜睡等症状时，应立即停止服用。

右美沙芬 Dextromethorphan【常用名】美沙芬、右甲吗喃。【常用剂型与规格】片剂：10mg/片，15mg/片；分散片：15mg/片；

胶囊：15mg/粒；颗粒：7.5mg/袋，15mg/袋；糖浆剂：15mg/瓶（20mL），150mg/瓶（100mL）。【作用与用途】本品为中枢性镇咳药，抑制延髓咳嗽中枢而镇咳。作用强度与可待因相当，无镇痛作用。长期应用无成瘾性及耐药性。适用于各种原因引起的干咳。【药动学】口服吸收好，15～30min起效，作用可维持3～6h。血浆中原形药物浓度很低，其主要活性代谢产物3-甲氧吗啡烷在血浆中浓度高，$t_{1/2}$为5h。【用法用量】口服：成人，10～30mg/次，3次/d，最大剂量120mg/d。【不良反应】偶有头晕、轻度嗜睡、眩晕、便秘、食欲不振、皮肤过敏。【禁忌证】妊娠3个月内妇女及有精神病史者禁用，哮喘急性发作时禁用。【用药须知】妊娠期妇女及痰多患者慎用。【药物相互作用】❶与奎尼丁、胺碘酮合用可增高其血药浓度，出现中毒反应。❷与氟西汀、帕罗西汀合用可加重其不良反应。❸与单胺氧化酶抑制药并用可致高热、昏迷等症状。❹与其他中枢抑制药合用可增强中枢抑制作用。❺酒精可增强中枢抑制作用。【用药过量】严重者可以导致呼吸抑制。

第三节 平喘药

沙丁胺醇 Salbutamol【常用名】舒喘灵、阿布叔醇、羟甲叔丁肾上腺素。【常用剂型与规格】片剂（胶囊）：2mg/片（粒），0.5mg/片（粒）；气雾剂（0.2%）：28mg/瓶，每揿0.14mg；混悬剂（0.2%）：20mg/瓶，每揿0.1mg。粉雾胶囊：0.2mg/粒；0.4mg/粒，用粉雾吸入器吸入。【作用与用途】本品为选择性β_2受体激动药，兴奋支气管β_2受体，有较强的支气管扩张作用。对于哮喘患者，其支气管扩张作用比异丙肾上腺素强约10倍。抑制肥大细胞等致敏细胞释放过敏反应介质，亦与其支气管平滑肌解痉作用有关。对心脏的β_1受体的激动作用较弱。用于防治支气管哮喘、哮喘型支气管炎和肺气肿的支气管痉挛。控制发作多用气雾吸入，预防发作则可口服。【药动学】口服生物利用度为30%，服后15～30min生效，2～4h作用达高峰，持续6h以上。气雾吸入的生物利用度为10%，吸入后1～5min生效，1h作用达高峰，可持续4～6h，维持时间亦为同等剂量异丙肾上腺素的3倍。V_d为1L/kg。大部在肠壁和肝脏代谢，进入循环的原形药物少于20%。主要经肾排泄。【用法用量】❶口服：成人，2～4mg/次，3次/d；儿童0.1～0.15mg/kg，2

次/d 或 3 次/d。❷气雾吸入：0.1～0.2mg/次（1～2 喷），必要时 4h 重复 1 次，但 24h 不宜超过 8 次，粉雾吸入，成人吸入 0.4mg/次，3～4 次/d。【不良反应】偶见恶心、头痛、头晕、心悸、手指震颤等。剂量过大时，可见心动过速和血压波动。一般减量即可恢复，严重时应停药。罕见肌肉痉挛，过敏反应。【禁忌证】对本品及其他肾上腺素受体激动药过敏者禁用。【用药须知】❶心血管功能不全、高血压、糖尿病、甲状腺功能亢进患者及妊娠期妇女慎用。❷对氟利昂过敏者禁用本品气雾剂。❸长期用药亦可形成耐受性，不仅疗效降低，且可能使哮喘加重。❹缓释片不能咀嚼，应整片吞服。【药物相互作用】❶与其他肾上腺素受体激动药或茶碱类药物合用其支气管扩张作用增强，但不良反应也可能加重。❷β受体拮抗药如普萘洛尔能拮抗支气管扩张作用，故不宜合用。❸单胺氧化酶抑制药、三环抗抑郁药、抗组胺药、左甲状腺素等可增加不良反应。❹与甲基多巴合用时可严重急性低血压反应。❺与洋地黄类药物合用可增加洋地黄诱发心动过速的危险性。❻在产科手术中与氟烷合用可加重宫缩无力，引起大出血。【用药过量】过量用药可致心动过速、中枢神经系统兴奋、震颤、低钾血症和高血糖，对这些不良反应需对症治疗。

氨茶碱 Aminophylline【常用名】茶碱乙烯双胺、茶碱乙二胺盐。**【常用剂型与规格】**片剂：0.05g/片，0.1g/片，0.2g/片；缓释片：0.1g/片，0.2g/片；注射剂：（肌注用）0.125g/2mL，0.25g/2mL，0.5g/2mL，（静注用）0.25g/10mL。**【作用与用途】**本品为茶碱与乙二胺的复合物，其药理作用主要来自茶碱，乙二胺使其水溶性增强。主要作用有：❶松弛支气管平滑肌，解痉同时可减轻支气管黏膜的充血和水肿。❷增强呼吸肌收缩力，减少呼吸肌疲劳。❸增强心肌收缩力，增加心输出量，低剂量一般不加快心率。❹舒张冠脉、外周血管和胆管。❺增加肾血流量，提高肾小球滤过率，减少肾小管对水和钠的重吸收，产生利尿作用。用于治疗支气管哮喘、哮喘型慢性支气管炎、急性心功能不全和心性哮喘，以及胆绞痛。**【药动学】**口服吸收完全，生物利用度为 96%。用药后 1～3h 血浆浓度达峰值，有效血药浓度为 10～20μg/mL，血浆蛋白结合率约 60%，V_d 为 (0.5±0.16) L/kg。80%～90% 的药物在肝脏代谢。大部分代谢物及约 10% 原形药均经肾脏排出。正常人 $t_{1/2}$ 为 (9.0±2.1) h，早产儿、新生儿、肝硬化、充血性心功能不全、肺炎、肺心病等 $t_{1/2}$ 延长。**【用法用量】**❶口服：成人，0.1～0.2g/次，3 次/d，极量：0.5g/次，1g/d。小儿，3～5mg/(kg·次)，3 次/d。❷静注或静滴，成人，0.25～0.5g/次，小儿 2～3mg/(kg·次)。以 50%葡萄糖注射液 20～40mL 稀释后缓慢静注（不得少于 10min）或以 5%葡萄糖注射液 500mL 稀释后静滴。❸直肠给药：栓剂或保留灌肠，0.3～0.5g/次，1～2 次/d。【不良反应】常见恶心、呕吐、胃部不适、食欲减退、头痛、烦躁、易激动、失眠等。少数患者可出现皮肤过敏反应。【禁忌证】禁用于以下患者：❶对本品、乙二胺或茶碱过敏者。❷急性心肌梗死伴有血压显著降低者。❸严重心律失常者。❹活动性消化性溃疡者。【用药须知】❶呈较强碱性，局部刺激作用强。餐后服用。肌注可引起局部红肿、疼痛。❷静滴过快或浓度过高可以强烈兴奋心脏，引起头晕、心悸、心律失常、血压骤降、惊厥等，必须稀释后缓慢注射。❸肝肾功能不全、甲状腺功能亢进患者慎用。❹妊娠期妇女及乳母慎用。❺不可露置空气中，以免变黄失效。【药物相互作用】❶稀盐酸可减少其在小肠吸收。❷酸性药可增加其排泄，碱性药减少其排泄。❸环丙沙星、氧氟沙星、红霉素、克拉霉素、林可霉素、四环素等降低氨茶碱清除率，增高其血药浓度，并使其 $t_{1/2}$ 延长。❹苯妥英钠、利福平、西咪替丁、雷尼替丁可使其代谢加速、血浓度降低。❺滴注时避免与维生素 C、促皮质素、去甲肾上腺素、四环素族盐酸盐配伍。❻可以提高心脏对洋地黄类药物的敏感性，合用时后者的心脏毒性增强。与咖啡因或其他黄嘌呤类药并用可增加其作用和毒性。【用药过量】使用剂量过大时可发生谵妄、惊厥，可用镇静药对抗。

茶碱 Theophylline【常用名】迪帕米、舒弗美、葆乐辉。**【常用剂型与规格】**片剂：0.1g/片；缓释片：0.1g/片；胶囊：0.125g/粒、0.25g/粒。**【作用与用途】**参见"氨茶碱"相关内容。**【药动学】**口服后在胃肠内易吸收，血药浓度达峰时间：口服溶液为 1h，未包衣片为 2h，缓释片（胶囊）约 5h。缓释片作用持续 12h，血药浓度平稳持久。主要在肝脏代谢，由尿排出，其中约 10%为原形物。**【用法用量】**口服：0.1～0.2g/次，早晚各 1 次。缓释片，0.2～0.4g/d。**【不良反应】**茶碱的毒性常出现在血清浓度为 15～20μg/mL 以上，特别是在治疗开始，早期多见的有恶心、呕吐、易激动、失眠等；血清浓度超过 20μg/mL，可出现心动过速、心律失常；血清中茶碱超过 40μg/mL，可发生发热、失水、惊厥等症状，严重的甚至可出现呼吸、心跳停止致死。**【禁忌证】**对本品过敏者禁用。**【用药须知】**消化性溃疡、肺功能不全、心力衰竭、伴发慢性肺部疾病、持续高热及有低血压、高血压病史的患者慎用；孕妇及哺乳期妇女慎用；新生儿慎用。【药物相互作用】与咖啡因或其他黄嘌呤类药并用可增加其作用和毒性。【用药过量】❶过量用药其毒性的临床特征包括恶心、呕吐、腹泻、兴奋、震颤、高渗透性、过度换气、室上性和室性心律失常、低血压症。❷可致代谢紊乱包括低钾血症、高血糖症、低磷酸盐血症、高钙血症、代谢性酸中毒和呼吸性碱中毒等。❸其他毒性作用有痴呆、中毒性精神病、急性胰腺炎症状、肾衰竭相关的横纹肌溶解症和急性间隔综合征。❹口服茶碱过量 2h 内可洗胃治疗，不管何种途径茶碱过量可通过反复口服药用炭增加其消除。也可考虑使用渗透性缓泻药。❺代谢异常中尤其是低钾血症应予以纠正。对于无哮喘患者重度心动过速、低钾血症和高血糖症可被非选择性 β 阻滞药纠正。单独惊厥可静注地西泮或巴比妥盐。对于室性心律失常惊厥患者，最好使用丙吡胺治疗而不是利多卡因或美西律。

麻黄碱 Ephedrine【常用名】麻黄素。**【常用剂型与规格】**片剂：15mg/片，25mg/片，30mg/片；注射剂：30mg/mL，50mg/mL。**【作用与用途】**对 α 和 β 受体有直接和间接兴奋作用。具有以下效应：❶使皮肤、黏膜和内脏血管收缩，血流量减少；冠脉和脑血管扩张，血流量增加。用药后血压升高，脉压加大，使心收缩力增强，心排血量增加，心率不变或稍慢。❷松弛支气管平滑肌，减轻充血水肿，有利于改善小呼吸道阻塞。但长期应用反致黏膜血管过度收缩，毛细血管压增高，充血水肿反加重。❸兴奋大脑皮质和皮质下中枢，产生精神兴奋、失眠、不安和震颤等。用于预防和缓解轻度哮喘发作，也用于治疗慢性低血压、蛛网膜下腔麻醉或硬膜外麻醉引起的低血压，还用于鼻黏膜充血、肿胀所致鼻塞。**【药动学】**口服易吸收，可通过血-脑屏障进入脑脊液。V_d 为 3～4L/kg，吸收后仅少量脱胺氧化，79% 以原形经尿排泄。作用较肾上腺素弱而持久，$t_{1/2}$ 为 3～4h。**【用法用量】**❶哮喘，口服：25mg/次，3 次/d，小儿 0.5～1mg/(kg·次)，3 次/d；极量，60mg/次，150mg/d；皮下或肌注，15～30mg/次。极量，50mg/次，120mg/d。❷麻醉前蛛网膜下腔麻醉或硬膜外麻醉时维持血压，肌注或皮下注射 20～50mg/次，慢性低血压，口服，20～50mg/次，2～3 次/d。❸鼻黏膜充血水肿，0.5%～1%溶液滴鼻。**【不良反应】**大量长期应用可有震颤、焦虑、失眠、头痛、发热感、出汗等不良反应。晚间服常需加镇静药如苯巴比妥以防失眠。**【禁忌证】**甲状腺功能亢进症、高血压、动脉硬化、心绞痛等病的患者禁用。**【用药须知】**短期反复使用可致快速耐受现象，作用减弱，停药数小时可恢复。大剂量长期使用有明显成瘾性。**【药物相互作用】**

❶麻黄碱与巴比妥类、苯海拉明、氨茶碱合用可有协同治疗作用，通过后者的中枢抑制、抗过敏、抗胆碱解除支气管痉挛及减少腺体分泌作用。❷忌与帕吉林等单胺氧化酶抑制药合用，以免引起血压过高。【用药过量】可致震颤、焦虑、失眠、头痛、高血压、兴奋躁动等。

多索茶碱 Doxofylline【常用名】枢维新、凯宝川芎、安赛玛。【常用剂型与规格】片剂：0.2g/片，0.3g/片，0.4g/片；胶囊：0.2g/粒，0.3g/粒；散剂：0.2g/包。【作用与用途】本品是茶碱的衍生物，对磷酸二酯酶有显著抑制作用。其松弛支气管平滑肌痉挛的作用较氨茶碱强，并具有镇咳作用，且作用时间长，无依赖性。用于支气管哮喘及其他伴支气管痉挛的肺部疾病。【药动学】吸收迅速，健康成人一次口服本品 0.4g，血药浓度达峰时间为 1.22h。广泛分布于各脏器，其中以肺的含量最高。以原形和代谢物形式从尿中排泄，主要代谢物为 β-羟乙基茶碱。$t_{1/2}$ 为 7.41h。进食可使峰浓度（C_{max}）降低，达峰时间（t_{max}）延迟。【用法用量】口服：200～400mg/次，2 次/d。【不良反应】与茶碱相比，心律失常作用明显降低。少数有心悸、窦性心动过速、纳差、恶心、呕吐、失眠等。大剂量给药后可引起血压下降。【禁忌证】对本品过敏者、急性心肌梗死患者、哺乳期妇女禁用。【用药须知】严重心、肝、肺、肾功能异常者以及活动性消化性溃疡患者慎用。【药物相互作用】与氟喹诺酮类合用时宜减量，不得与其他黄嘌呤类药物同时服用。用药期间避免饮用含咖啡因的饮料和食品。【用药过量】可致严重心律失常、阵发性痉挛等。处理：应暂停用药，并监测血药浓度。

异丙托溴铵 Ipratropium Bromide【常用名】异丙阿托品、爱全乐、爱喘乐。【常用剂型与规格】气雾剂：20μg/喷，每瓶 200 喷（10mL）；吸入溶液剂：500μg/2mL；雾化溶液剂：50μg/2mL，250μg/2mL，500μg/2mL，500μg/20mL。【作用与用途】本品为季胺类抗胆碱药，对支气管平滑肌有较高选择性，松弛支气管平滑肌作用较强，对呼吸道腺体和心血管的作用不明显。用于缓解慢性肺阻塞性肺疾病（COPD）引起的支气管痉挛、喘息症状。【药动学】口服不易吸收，生物利用度为吸入剂量的 7%～28%。气雾吸入后 5min 左右起效，30～60min 作用达峰值，维持 4～6h。【用法用量】❶气雾吸入：成人，40～80μg/次，3～4 次/d。❷雾化吸入：成人，100～500μg/次（14 岁以下儿童 50～250μg/次），用生理盐水稀释到 3～4mL，置雾化器中吸入。【不良反应】常见口干、头痛、鼻黏膜干燥、咳嗽、震颤。偶见心悸、支气管痉挛、眼干、眼调节障碍、尿潴留。

极少见过敏反应。【禁忌证】对本品及阿托品类药物过敏者、幽门梗阻者禁用。【用药须知】❶青光眼、前列腺增生患者慎用。❷雾化吸入时应避免药物进入眼内。❸在窄角青光眼患者，与β受体激动药合用可增加青光眼急性发作的危险性。❹使用与β受体激动药组成的复方制剂时，须同时注意两者的禁忌证。【药物相互作用】❶与β受体激动药、茶碱、色甘酸钠合用可相互增强疗效。❷金刚烷胺、吩噻嗪类抗精神病药、三环抗抑郁药、单胺氧化酶抑制药及抗组胺药可增强本品的作用。【用药过量】可致青光眼、心律失常、尿潴留。

特布他林 Terbutaline【常用名】间羟叔丁肾上腺素、间羟舒喘灵、间羟嗽必妥、喘康速、博利康尼。【常用剂型与规格】片剂：$1.25mg$/片，$2.5mg$/片，$5mg$/片。【作用与用途】本品为选择性β_2受体激动药，其支气管扩张作用与沙丁胺醇相近。对心肌β_1受体作用极小。用于支气管哮喘、哮喘性支气管炎及慢性阻塞性肺疾病时的支气管痉挛。【药动学】口服生物利用度为$15\%\pm6\%$，约$30min$出现平喘作用，有效血药浓度为$3\mu g/mL$，血浆蛋白结合率为25%。$2\sim4h$作用达高峰，可持续$4\sim7h$。V_d为$1.4L/kg\pm0.4L/kg$。【用法用量】口服：成人，$2.5\sim5mg$/次，3次/d，总量不超过$15mg/d$。小儿酌减。【不良反应】少数病例有手指震颤、头痛、心悸及胃肠功能障碍。偶见血糖及血乳酸升高。【禁忌证】对本品及其他肾上腺素受体激动药过敏者、严重心功能损害者禁用。【用药须知】高血压、冠心病、糖尿病、甲状腺功能亢进、癫痫患者及孕妇慎用。【药物相互作用】❶与其他肾上腺素受体激动药合用可使疗效增加，但不良反应也增多。❷β受体拮抗药可拮抗本品的作用，使疗效降低，并可致严重的支气管痉挛。❸与茶碱类药合用时，可增加松弛支气管平滑肌作用，但心悸等不良反应也增加。❹单胺氧化酶抑制药、三环抗抑郁药、抗组胺药、左甲状腺素等可增加不良反应。【用药过量】可致高血压、心动过速、血糖升高、肌肉震颤等。

班布特罗 Bambuterol【常用名】邦尼、贝合健。【常用剂型与规格】片剂（胶囊）：$10mg$/片（粒），$20mg$/片（粒）；口服液：$10mg$/$10mL$。【作用与用途】本品是β_2受体激动药特布他林的前体药物，为长效、选择性β_2受体兴奋剂。还能抑制内源性致痉挛物质释放及内源性介质引起的水肿，增加黏膜纤毛的清除能力。用于支气管哮喘、慢性支气管炎、肺气肿及其他伴有支气管痉挛性疾病。【药动学】口服一次剂量20%被体内吸收，吸收后经血浆胆碱酯酶水解以及氧化，缓慢代谢成活性的特布他林。在$2\sim6h$内特布他林达到最高血药浓度。有效作用至少持续 24h。治疗 4～5d 后达到血浆稳定状态。口服后血浆 $t_{1/2}$ 约 13h，其活性代谢产物特布他林 $t_{1/2}$ 约 17h。班布特罗及代谢产物主要经肾脏排泄。【用法用量】口服：每晚睡前 1 次，成人，10mg/次，12 岁以下儿童，5mg/次。【不良反应】可致震颤、头痛、强直性肌肉痉挛及心悸等。【禁忌证】对本品、特布他林及 β 肾上腺素受体激动药过敏者、特发性肥厚性主动脉瓣下狭窄患者、快速性心律失常患者、肝硬化或肝功能不全患者禁用。【用药须知】❶高血压、缺血性心脏病、快速性心律失常、严重心力衰竭、甲状腺功能亢进等患者慎用。❷肝功能不全患者不宜应用。❸孕妇及哺乳期妇女慎用。【药物相互作用】参见"特布他林"相关内容。【用药过量】可致高血压、强直性肌肉痉挛、心律失常等。

丙卡特罗 Procaterol【常用名】普鲁卡地鲁、川迪、曼普特、美喘清。【常用剂型与规格】片剂（胶囊）：$25\mu g$/片（粒），$50\mu g$/片（粒）；口服液：0.15mg/30mL。【作用与用途】本品为长效、选择性 β_2 受体激动药，对支气管的 β_2 受体具有较高选择性，其支气管扩张作用强而持久，还具有较强的抗过敏作用，尚可促进呼吸道纤毛运动。用于防治支气管哮喘、喘息性支气管炎和慢性阻塞性肺疾病所致的喘息症状。【药动学】口服 5min 内开始起作用，1.5h 左右作用最强，持续 6～8h。$t_{1/2}\beta$ 为 8.4h。10.3％由尿排泄。【用法用量】口服：成人，每晚睡前服 $50\mu g$/次，或 25～$50\mu g$/次，早晚（睡前）各服 1 次；6 岁以上儿童，每晚睡前服 $25\mu g$/次；6 岁以下儿童可按 $1.25\mu g$/(kg·次)，2 次/d 服用。【不良反应】偶见心悸、心律失常、面部潮红、头痛、眩晕、耳鸣、恶心或胃不适、口渴、鼻塞、疲倦和皮疹。【禁忌证】对本品及其他 β 肾上腺素受体激动药过敏者、特发性肥厚性主动脉瓣下狭窄患者、快速性心律失常患者禁用。【用药须知】❶甲状腺功能亢进症、高血压病、心脏病和糖尿病患者慎用。❷妊娠期妇女和婴幼儿的安全性尚未确定，应慎用。❸有抗过敏作用，故评估其他药皮试反应时，应考虑本品对皮试的影响。【药物相互作用】❶与其他肾上腺素受体激动药及茶碱类合用，可引起心律失常，甚至心搏骤停。❷与茶碱类及抗胆碱能支气管扩张药合用，其支气管扩张作用增强，但可能产生降低血钾作用，并因此影响心率。【用药过量】可致高血压、强直性肌肉痉挛、心律失常、高血糖等。

福莫特罗 Formoterol【常用名】安咳通、安通克、奥克斯都保。【常用剂型与规格】气雾剂：每瓶 60 喷（每喷含本品 $9\mu g$）；干粉吸入剂：每瓶 60 喷（每喷含本品 $4.5\mu g$）。【作用与用途】本品为长效

选择性 β_2 受体激动药，对支气管扩张作用强且持久。尚具有明显抗炎作用，能抑制肥大细胞、嗜碱性粒细胞释放组胺和白三烯等炎性介质，降低气道高反应性。可缓解支气管哮喘、慢性喘息性支气管炎、肺气肿等由呼吸道阻塞性疾病引起的呼吸困难。【药动学】口服吸收迅速，$0.5\sim1h$ 血药浓度达峰值，与血浆蛋白结合率为 50%，部分经尿排泄，部分经胆汁排泄，有肝肠循环。气雾吸入后，$2\sim5min$ 起效，2h 内达到支气管扩张作用高峰，维持 12h。【用法用量】气雾吸入：成人，$4.5\sim9\mu g/$次，2 次/d。【不良反应】偶见心动过速、室性早搏、面部潮红、震颤、头痛、头晕、发热、腹痛、皮疹。【禁忌证】严重肝硬化患者应禁用。对本品过敏者禁用。【用药须知】❶高血压、甲状腺功能亢进、心脏病及糖尿病患者慎用。妊娠及哺乳期妇女慎用。❷与肾上腺素与异丙肾上腺素合用时可诱发心律失常，甚至心搏停止，应避免合用。【药物相互作用】❶与肾上腺素、异丙肾上腺素合用时，易致心律失常，甚至引起心搏骤停。❷与茶碱、氨茶碱、肾上腺皮质激素、利尿药合用可能因低血钾引起心律失常。❸与洋地黄类药物合用可增加洋地黄诱发心律失常的危险性。❹与单胺氧化酶抑制药合用可增加室性心律失常发生率，并可加重高血压。❺可增强泮库溴铵、维库溴铵神经肌肉阻滞作用。【用药过量】可致高血压、强直性肌肉痉挛、心律失常、高血糖等。

克仑特罗 Clenbuterol【常用名】氨必妥、双氯醇胺、氨哮素、克喘素。【常用剂型与规格】片剂：$20\mu g/$片，$40\mu g/$片。【作用与用途】本品为强效、长效选择性 β_2 受体激动药，用于防治支气管哮喘以及哮喘型慢性支气管炎、肺气肿等呼吸系统疾病所致的支气管痉挛。【药动学】口服 $10\sim20min$ 起效，$2\sim3h$ 达最高血浆浓度，作用维持 5h 以上。气雾吸入后 $5\sim10min$ 起效，作用维持 $2\sim4h$。【用法用量】口服：$20\sim40\mu g$，3 次/d。【不良反应】少数患者可见轻度心悸、手指震颤、头晕等不良反应，一般于用药过程中可自行消失。【禁忌证】对本品过敏者禁用。【用药须知】心律失常、高血压、嗜铬细胞瘤和甲状腺功能亢进症患者慎用。【药物相互作用】与单胺氧化酶抑制药合用可使心动过速或轻度躁狂症的发生率增加。其他参见"特布他林"相关内容。【用药过量】过量可致高血压、强直性肌肉痉挛、心律失常、高血糖等。

扎鲁司特 Zafirlukast【常用名】扎非鲁卡、安可来。【常用剂型与规格】片剂：$20mg/$片，$40mg/$片。【作用与用途】本品为白三烯受体拮抗药，适用于哮喘的预防和长期治疗，尤其适合于对阿司匹林敏感或有阿司匹林哮喘的患者；也适用于激素抵抗型哮喘或拒绝使用激素的哮喘患者，但不宜用于治疗急性哮喘。【药动学】口服吸收良好，血浆浓度达峰时间约为3h。约99%扎鲁司特与血浆蛋白结合，以原形和代谢产物的形式由粪便排泄。一次剂量的本品约10%以代谢产物的形式由尿排泄，粪便排泄89%。消除$t_{1/2}$约为10h。【用法用量】口服：成人和12岁以上儿童，20mg/次，2次/d。饭前1h或饭后2h服用。【不良反应】可有轻微头痛、咽炎、鼻炎、胃肠道反应。偶见转氨酶、胆红素升高、皮疹、创伤后凝血功能障碍、粒细胞缺乏。罕见过敏反应。【禁忌证】对本品过敏者，12岁以下儿童禁用。妊娠及哺乳期妇女慎用。【用药须知】❶少数服用本品的激素依赖型哮喘患者，在撤除激素治疗时可出现嗜酸性粒细胞增多、心肌病、肺浸润和以全身血管炎为特点的 Churg-Strauss 综合征（变应性脉管炎和肉芽肿病）。❷食物能降低清除率，应避免进食时服用。❸不宜用于治疗急性哮喘。【药物相互作用】❶扎鲁司特在肝脏代谢，并抑制 CYP2C9 活性，可升高其他 CYP 2C9 抑制药如抗真菌药氟康唑、他汀类调脂药氟伐他汀血药浓度。❷亦可抑制 CYP2D6 活性，使经该药酶代谢的β受体拮抗药、抗抑郁药和抗精神病药的血药浓度升高。❸阿司匹林可使扎鲁司特血药浓度升高。❹与华法林合用可增高华法林的血药浓度，使凝血酶原时间延长。❺红霉素、茶碱及特非那定可降低其血药浓度。【用药过量】过量可以增加肝细胞肿瘤、组织细胞肉瘤和膀胱癌的发生率。

孟鲁司特 Montelukast【常用名】蒙泰路特、蒙鲁司特、顺尔宁。【常用剂型与规格】片剂：4mg/片，5mg/片。【作用与用途】本品为高选择性半胱氨酰白三烯受体拮抗药，作用机制同扎鲁司特，通过抑制 LTC4、LTE4 与受体的结合，可缓解白三烯所致的激惹症状，改善肺功能。用于预防哮喘发作，尤其是对阿司匹林敏感的哮喘，能有效减少发作次数。【药动学】口服血浆浓度达峰时间为2～4h，生物利用度为64%。孟鲁司特血浆蛋白结合率大于99%。在肝脏广泛被细胞色素 P450 同工酶 CYP3A4、CYP2A6 和 CYP2C9 代谢，主要通过胆汁经粪便排泄，$t_{1/2}$ 为 2.7～5.5h。【用法用量】口服：成人，10mg/次，1次/d。6岁以上儿童，5mg/次，1次/d。小于6岁儿童，4mg/次，1次/d，每晚睡前服用。【不良反应】可致轻度头痛、头晕、嗜睡、兴奋、激惹、烦躁不安、失眠、感觉异常/触觉障碍及较罕见的癫痫发作、恶心、呕吐、腹痛、转氨酶升高等反应。【用药须知】仅适用于预防哮喘，对哮喘急性发作无效。妊娠、哺乳期妇女及幼儿慎用。【药物相互作用】❶孟鲁司特钠经肝脏 CYP3A 药酶代谢，可使经该肝药酶代谢的药物特非那定、阿司咪唑、西沙比利、咪达唑仑或三唑仑的血药浓度升高或毒性增加。❷依非韦伦、苗地那韦可诱导 CYP3A 活性，合用时可降低其血药浓度。❸克拉霉素、红霉素、酮康唑、齐多夫定、沙奎那韦可抑制 CYP3A 活性，合用时升高其血药浓度或毒性。

倍氯米松 Beclomethasone【常用名】倍氯美松双丙酸酯、丙酸培氯松、必可酮。**【常用剂型与规格】**气雾剂、喷雾剂：50μg/揿（200揿/支），250μg/揿（80揿/支）。**【作用与用途】**本品为局部应用的强效肾上腺皮质激素。气雾吸入后直接作用于呼吸道而发挥抗炎、平喘作用。局部抗炎作用是泼尼松的 75 倍。用于依赖肾上腺皮质激素的慢性哮喘，不宜用于哮喘持续状态患者。**【药动学】**吸入的糖皮质激素仅 10%～20% 进入呼吸道，主要沉积在下呼吸道发挥抗炎作用，其中也有一部分经肺吸收入血；80%～90% 沉积在咽部和吞咽到胃肠道，其中 40%～50% 由消化道并由肝首过效应灭活后进入血液。二丙酸倍氯米松口服生物利用度为 20%～40%，消除 $t_{1/2}$ 为 3h，排泄途径主要为肝，其次为肾。**【用法用量】**喷剂：成人一般喷药 0.05～0.1mg/次（每揿一次约喷出主药 0.05mg），3～4 次/d。重症用全身性皮质激素控制后再用本品治疗，最大量不超过 1mg/d。5～12 岁儿童，剂量在 250～1000μg/d 间选择，5 岁以下儿童，剂量在 100～500μg/d 间选择。**【不良反应】**少数患者用药后有声音嘶哑和口腔喉咽部假丝酵母菌感染。**【禁忌证】**不宜用于结核、疱疹、水痘、皮肤化脓性感染等病症。**【用药须知】**❶只用于慢性哮喘，急性发作时应使用全身性糖皮质激素，或用支气管扩张药和抗组胺类药，待控制症状后再改用本品气雾剂治疗。❷使用后应在哮喘控制良好的情况下逐渐停用口服皮质激素，一般在本气雾剂治疗 4～5d 后才慢慢减量停用。❸气雾剂吸入量不可超过 20 揿/d。❹长期吸入可引起口腔、咽喉部白假丝酵母菌感染，适当局部给予抗霉菌治疗可迅速消除。吸药后立即漱口和咽部可减少刺激感。❺孕妇慎用。**【药物相互作用】**胰岛素与本药有拮抗作用，糖尿病患者使用应调整剂量。本药可以影响甲状腺对碘的摄取、清除和转化。**【用药过量】**过量可致骨质疏松、骨生长抑制、下丘脑-垂体-肾上腺皮质轴的抑制等。

布地奈德 Budesonide【常用名】普米克、普米克令舒、英福美。**【常用剂型与规格】**气雾剂：10mg/瓶（100 喷，200 喷），100μg/喷，50μg/喷；20mg/瓶（100 喷），200μg/喷；60mg/瓶（300 喷），200μg/

喷。粉雾剂：20mg/瓶，40mg/瓶，200μg/喷。【作用与用途】本品为强效吸入型肾上腺皮质激素。局部抗炎作用是倍氯米松的 2 倍左右。用于非激素依赖性或激素依赖性哮喘和哮喘性支气管炎。【药动学】肝脏代谢清除率高，比倍氯米松在肝内灭活代谢快 3～4 倍。口服生物利用度 11%，成人消除 $t_{1/2}$ 约 2h，儿童 1.5h。【用法用量】气雾吸入：成人开始剂量，0.2～0.8mg/次，2 次/d，维持量因人而异，通常 0.2～0.4mg/次，2 次/d。儿童开始剂量 0.1～0.2mg/次，2 次/d，以后酌情减量维持。【不良反应】不良反应参见"倍氯米松"相关内容。【禁忌证】中度及重度支气管扩张症患者禁用。【用药须知】❶活动性肺结核、呼吸道真菌及病毒感染者慎用。❷2 岁以下儿童慎用或不用气雾剂。❸只用于慢性哮喘，急性发作时应使用全身性糖皮质激素，或用支气管扩张药和抗组胺类药，待控制症状后再改用气雾剂治疗。❹刺激症状可通过吸入辅助装置的应用而得到改善。❺如果在妊娠期间母亲不能避免使用糖皮质激素，最好选用吸入性制剂，因为全身作用较少。【药物相互作用】酮康唑能够提高本药的血药浓度。【用药过量】可致骨质疏松、骨生长抑制、下丘脑-垂体-肾上腺皮质轴的抑制等。

氟替卡松 Fluticasone【常用名】辅舒酮、辅舒良。【常用剂型与规格】气雾剂：60 喷/瓶，120 喷/瓶（25μg/喷、50μg/喷、125μg/喷、250μg/喷）。【作用与用途】本品为强效吸入型糖皮质激素，作用同布地奈德。适用于哮喘和哮喘性支气管炎。【药动学】吸入后30min 作用达高峰。口服生物利用度仅为 21%。清除率高，吸收后大部分经肝脏首关效应转化成为无活性代谢物，清除 $t_{1/2}$ 为 3.1h。【用法用量】气雾吸入：成人和 16 岁以上青少年起始剂量：轻度持续，0.1～0.25mg/次，2 次/d。中度持续，0.25～0.5mg/次，2 次/d。重度持续，0.5～1mg/次，2 次/d，16 岁以下儿童起始剂量，50～200μg/次，2 次/d。5 岁以下儿童 50～100μg/次，2 次/d。【不良反应】参见"倍氯米松"相关内容。【禁忌证】过敏者禁用。妊娠期妇女禁用。【用药须知】儿童及哺乳期妇女慎用。吸入气雾剂为预防性质，即使无症状也应定期使用，4～7d 显效。其他参见"倍氯米松"相关内容。【用药过量】参见"倍氯米松"相关内容。

色甘酸钠 Sodium Cromoglicate【常用名】色甘酸二钠、咽泰、咳乐钠。【常用剂型与规格】粉雾胶囊：20mg/粒；气雾剂：700mg/瓶（200 揿）。【作用与用途】本品通过稳定肥大细胞膜、抑制过敏介质释放、抑制炎性细胞作用等机制，可预防速发型和迟发型过敏性哮喘，亦可预防运动和其他刺激诱发的哮喘。适用于支气管哮喘，用于预防各型哮喘发作、过敏性鼻炎、季节性花粉症、春季角膜、结膜炎、过敏性湿疹及某些皮肤瘙痒症。【药动学】口服极少吸收，干粉喷雾吸入时，其生物利用度约为 10%，吸入剂量的 80% 沉着于口腔和咽部。吸入后 10～20min 即达峰浓度，血浆蛋白结合率为 60%～75%。迅速分布到组织中，特别是肝和肾。V_d 为 0.13L/kg。血浆 $t_{1/2}$ 为 1～1.5min。经胆汁和尿排泄。【用法用量】❶支气管哮喘：①干粉吸入，20mg/次，4 次/d；维持量，20mg/d。②气雾吸入，3.5～7mg/次，3～4 次/d，最大剂量 32mg/d。❷过敏性鼻炎，干粉吸入或吹入鼻腔，10mg/次，4 次/d。❸季节性枯草热和春季角膜、结膜炎：滴眼，2% 溶液，2 滴/次，一日数次。【不良反应】少数患者因吸入的干粉刺激，出现口干、咽喉干痒、呛咳、胸部紧迫感，甚至诱发哮喘，同时吸入异丙肾上腺素可避免其发生。【禁忌证】对本品过敏者禁用。【用药须知】❶原来用肾上腺皮质激素或其他平喘药治疗者，用本品后应继续用原药至少 1 周或至症状明显改善后，才能逐渐减量或停用原用药物。❷使用获明显疗效后，可减少给药次数；不能突然停药，以防哮喘复发。❸用本品过程中如遇哮喘急性发作，应立即改用其他常规治疗，如吸入短效 β 受体激动药。❹孕期及哺乳期妇女慎用。【药物相互作用】与异丙肾上腺素合用可提高疗效。与氨茶碱合用可以提高疗效，并减少后者用量。

布地奈德-福莫特罗 Budesonide Formoterol 【常用名】信必可都保。【常用剂型与规格】粉吸入剂：布地奈德（160μg/吸）和富马酸福莫特罗（4.5μg/吸），60 吸/瓶；布地奈德（80μg/吸）和富马酸福莫特罗（4.5μg/吸），60 吸/瓶。【作用与用途】本品为布地奈德和福莫特罗的复方粉吸入剂，通过局部应用强效糖皮质激素和长效 β₂ 受体选择性激动药，共同发挥协同作用，用于哮喘、慢性阻塞性肺疾病。【药动学】相应的单剂产品与布地奈德和福莫特罗分别全身给药是生物等效的。【用法用量】不用于哮喘的初始治疗。应个体化用药，推荐剂量：成年人和青少年（12 岁和 12 岁以上）：1～2 吸/次，2 次/d；青少年（6 岁以上 12 岁以下）：布地奈德-福莫特罗 80μg：4.5μg/吸，1～2 吸/次，2 次/d。在常规治疗中，2 次/d 剂量可有效控制症状时，应逐渐减少剂量至最低有效剂量，甚至 1 次/d。【不良反应】最常见的不良反应是 β₂ 受体激动药治疗时所出现的可预期的药理学不良反应，如震颤和心悸。这些反应通常可在治疗的几日内减弱或消失。罕见皮疹、荨麻疹、瘙痒、支气管痉挛。十分罕见但很严

重的不良反应有：抑郁、行为异常、糖皮质激素全身作用的症状和体征、速发和迟发性过敏反应、青肿、心绞痛、高血糖症、味觉异常、血压异常。【禁忌证】对布地奈德、福莫特罗或吸入乳糖有过敏反应的患者禁用。【用药须知】停用时需要逐渐减少剂量。如果发现治疗无效，或所需剂量超出现行固定的复方剂量，患者应寻求医师帮助。急救用支气管扩张药的用量增加提示疾病加重，需要重新确定用量并尽快咨询医师。【药物相互作用】参见"布地奈德""福莫特罗"相关内容。【用药过量】过量可致震颤、头痛、心悸和心动过速，高血压、代谢性酸中毒、低钾血症和高血糖症也会发生。布地奈德长期过量使用可能出现肾上腺皮质激素的全身作用，如肾上腺皮质功能亢进和肾上腺皮质功能抑制。处理：可给予支持治疗和对症治疗。

沙美特罗-氟替卡松 Salmeterol Fluticasone【常用名】舒利迭。【常用剂型与规格】吸入剂：每吸含 $50\mu g$ 沙美特罗和 $100\mu g$ 丙酸氟替卡松，60 吸/瓶；每吸含 $50\mu g$ 沙美特罗和 $250\mu g$ 丙酸氟替卡松，60 吸/瓶。【作用与用途】本品含有沙美特罗与丙酸氟替卡松，两者有不同的作用机制。通过局部应用强效糖皮质激素和长效 β_2 受体选择性激动剂，发挥协同作用，用于哮喘、慢性阻塞性肺病。【药动学】参见"沙美特罗""氟替卡松"的相关内容。【用法用量】吸入：推荐剂量，成人和 12 岁及以上的青少年，1 吸（$50\mu g$ 沙美特罗和 $100\mu g$ 丙酸氟替卡松）/次，2 次/d，或 1 吸（$50\mu g$ 沙美特罗和 $250\mu g$ 丙酸氟替卡松）/次，2 次/d。4 岁及 11 岁儿童：1 吸（$50\mu g$ 沙美特罗和 $100\mu g$ 丙酸氟替卡松）/次，2 次/d。尚无 4 岁以下儿童使用本药的资料。特殊患者群体：老年人或肾功能受损的患者无需调整剂量。【不良反应】参见"沙美特罗""氟替卡松"的相关内容。【禁忌证】对本品任何成分或赋形剂有过敏史者禁用。【用药须知】❶不适用于急性症状的缓解，急性发作时应使用快速短效的支气管扩张剂（如沙丁胺醇）。❷任何吸入型皮质激素都有可能引起全身反应，特别是长期大剂量使用。❸建议长期接受吸入型皮质激素治疗的儿童定期检查身高。❹由于存在肾上腺反应不足的可能，患者在由口服皮质激素转为吸入皮质激素时，应特别慎重，并定期检测肾上腺皮质激素功能。❺与所有吸入型皮质激素药物一样，活动期或静止期肺结核的患者慎用。【药物相互作用】由于在吸入剂量下达到的血浆浓度非常低，所以临床显著意义的药物相互作用不可能出现。【用药过量】参见"沙美特罗""氟替卡松"的相关内容。

牛肺表面活性剂 Calf Pulmonary Surfactant【常用名】珂立

苏、注射用牛肺表面活性剂。【常用剂型与规格】注射剂：70mg/支。
【作用与用途】本品是从健康新生小牛肺中分离提取的肺表面活性物质，主要组分包括磷脂、胆固醇、三酰甘油、游离脂肪酸和少量肺表面活性物质蛋白（SP-B和SP-C），用于经临床和胸部放射性检查诊断明确的新生儿呼吸窘迫综合征（RDS）的治疗。【药动学】主要在肺内代谢，基本不进入体内其他部分进行代谢，肺内清除按一级动力学进行。【用法用量】仅能用于气管内给药。给药时间：要在出现RDS早期征象后尽早给药，通常在患儿出生后12h以内，不宜超过48h，给药越早效果越好。剂量：70mg/kg出生体重。按剂量抽吸于5mL注射器内，以细塑料导管经气管插管注入肺内，插入深度以刚到气管插管下口为宜。总剂量分4次，按平卧、右侧卧、左侧卧、半卧位顺序注入。给药后4h内尽可能不要吸痰。多数通常只应用1次即可，如患儿呼吸情况无明显好转，需继续应用呼吸机，明确呼吸衰竭是由RDS引起，必要时在第一次用药后12～24h（至少6h）可应用第2次，重复给药最多3次，剂量与首次给药相同。【不良反应】给药过程中由于一过性呼吸道阻塞可有短暂的血氧下降和心率、血压波动，发生不良反应时应暂停给药，给以相应处理，病情稳定后再继续给药。【禁忌证】无特殊禁忌。有气胸患儿应先进行处理然后再给药，以免影响呼吸机的应用。【用药须知】❶仅可用于气管内给药，用药前患儿需进行气管插管。❷应用要在有新生儿呼吸急救经验的医师指导下进行，并严格遵守有关新生儿急救规范的操作规程。❸为使本品的混悬液均匀，加水后有时需振荡较长时间（10min左右）。注意勿将混悬液中的小颗粒注入气管，可用4号细针头吸取药液。❹给药前要拍胸片证实气管插管的位置适中，勿插入过深，以防药液只流入右侧，同时要保持气道插管的通畅，必要时予以吸引。❺准备用本品治疗的RDS患儿，给药前应用呼吸机的参数宜偏低，注意压力勿过高。❻给药后肺顺应性（几分钟到1h）很快好转，应及时检查血气，调整呼吸机参数（压力、氧浓度），以免通气过度或血氧过高。❼开启后应在24h内应用。【用药过量】急性大量肺表面活性物质注入气管内可堵塞呼吸道，造成通气障碍；连续多日肺内注入大量肺表面活性物质，可引起吞噬细胞肉芽肿和炎症。

猪肺磷脂 Poractant Alfa Injection【常用名】固尔苏。【常用剂型与规格】注射剂：120mg/1.5mL；240mg/3mL。【作用与用途】本品为猪肺泡表面活性物质，主要含有磷脂，特别是磷脂酰胆碱（占总磷脂的大约70%）和1%～2%的表面活性物质特异疏水性低分子量蛋白SP-B和SP-C。通过将外源性肺泡表面活性物质送入下部呼吸道，以替代内源性缺乏的肺泡表面活性物质，从而降低肺泡表面张力，维持充分的气体交换。用于治疗新生儿呼吸窘迫综合征。【药动学】代谢主要在肺内，基本不进入体内其他部分进行代谢，肺内清除为一级动力。【用法用量】用无菌注射器直接将药液滴入下部气管，100～200mg/kg，必要时可给予1～2次重复剂量。【不良反应】尚未见不良反应报道。【禁忌证】尚未发现特殊禁忌证。【用药须知】❶使用前须先加温到37℃，并上下转动药瓶以使药液混合均匀。❷只可在医院内由有复苏训练经验丰富的临床医师使用。❸病房内应有对婴儿机械通气及监测的设施。【用药过量】过量可使急性大量肺表面活性物质注入气管内，可堵塞呼吸道，造成通气障碍；连续多日肺内注入大量肺表面活性物质，可引起吞噬细胞肉芽肿和炎症。

第九章 消化系统用药

第一节 抗酸药与抗溃疡药

复方氢氧化铝 Compound Aluminium Hydroxide【常用剂型与规格】复方片剂：每片含氢氧化铝 0.245g，三硅酸镁 0.105g，颠茄流浸膏 0.0026mL。**【作用与用途】**本品为抗酸药氢氧化铝、三硅酸镁与解痉药颠茄流浸膏组成的复方，前两者可中和过多的胃酸，后者既能抑制胃液分泌，解除胃平滑肌痉挛，又可使胃排空延缓。用于缓解胃酸过多引起的胃痛、胃灼热感、反酸和慢性胃炎。**【药动学】**尚不明确。**【用法用量】**口服：成人 2～4 片/次，3 次/d。饭前半小时或胃痛发作时嚼碎服。**【不良反应】**❶长期大剂量服用，可致严重便秘，粪块引起肠梗阻。❷老年人长期服用，可致骨质疏松。❸肾功能不全患者可能引起血铝升高。**【禁忌证】**阑尾炎、急腹症患者禁用。**【用药须知】**❶连续使用不得超过 7d。❷妊娠期头 3 个月、肾功能不全者、长期便秘者慎用。❸因能妨碍磷的吸收，故不宜长期大剂量使用。低磷血症患者慎用。❹前列腺肥大、青光眼、高血压、心脏病、胃肠道阻塞性疾患、甲状腺功能亢进、溃疡性结肠炎等患者慎用。❺如服用过量或出现严重不良反应，应立即就医。**【药物相互作用】**❶服药后 1h 内应避免服用其他药物，因氢氧化铝可与其他药物结合而降低吸收，影响疗效。❷与肠溶片同服，可使肠溶片加快溶解，不应同用。

雷尼替丁 Ranitidine【常用名】呋喃硝胺、甲硝呋胍、胃安太定。**【常用剂型与规格】**片剂：150mg/片；胶囊：150mg/粒；泡腾颗粒：0.15/1.5g。糖浆：1.5g/100mL；注射剂：50mg/2mL，50mg/5mL。**【作用与用途】**本品为 H_2 受体抑制药，具有抑制胃酸分泌作用。❶用于治疗十二指肠溃疡、良性胃溃疡、术后溃疡、反流性食管炎及卓-艾综合征等；❷静注可用于上消化道出血。【药动学】吸收快，不受食物和抗酸药的影响。口服生物利用度约为 50%，$t_{1/2}$ 为 2～2.7h，口服后 12h 内能使五肽胃泌素引起的胃酸分泌减少 30%。【用法用量】口服：2 次/d，150mg/次，早晚饭时服。维持剂量 150mg/d，于餐前顿服。对卓-艾综合征，开始 3 次/d，150mg/次，必要时剂量可加至 900mg/d。对慢性溃疡病有复发史患者，应在睡前给予维持量。对急性十二指肠溃疡愈合后的患者，应进行 1 年以上的维持治疗。长期（应不少于 1 年）在晚上服用 150mg，可避免溃疡复发。吸烟患者早期复发率较高。用药 1 年后的复发率：胃溃疡约 25%，十二指肠溃疡约 32%。治疗上消化道出血，可用 50mg 肌注或缓慢静注，或以 25mg/h 的速率间歇静滴。以上方法一般 2 次/d 或每 6～8h 1 次。【不良反应】静注后部分患者出现面热感、头晕、恶心、出汗及胃刺激，持续 10 余分钟可自行消失。有时在静注部位出现瘙痒、发红，1h 后消失。有时还可产生焦虑、兴奋、健忘等。【禁忌证】妊娠期妇女及哺乳期妇女、8 岁以下儿童禁用。【用药须知】❶疑为癌性溃疡患者，使用前应先明确诊断，以免延误治疗。❷对肝有一定毒性，但停药后即可恢复。肝、肾功能不全患者慎用。❸男性乳房女性化少见，发生率随年龄的增加而升高。【药物相互作用】与普鲁卡因胺、普萘洛尔、利多卡因合用可延缓合用药物的作用；与维生素 B_{12} 合用可降低其吸收，长期使用可致维生素 B_{12} 缺乏。

法莫替丁 Famotidine【常用名】捷可达、CASTER。**【常用剂型与规格】**片剂：10mg/片，20mg/片；分散片：20mg/片；胶囊：20mg/粒；散剂：10%（100mg/g）；注射剂：20mg/2mL，20mg/100mL。【作用与用途】本品是呱基噻唑类的 H_2 受体拮抗药，具有对 H_2 受体亲和力高的特点，对胃酸分泌有明显的抑制作用，对基础分泌及因给予各种刺激而引起的胃酸及胃蛋白酶增加有抑制作用。口服用于胃及十二指肠溃疡、吻合口溃疡，反流性食管炎；口服或静注用于上消化道出血、卓-艾综合征。【药动学】在体内分布广泛，口服生物利用度约为 50%，消化道、肾、肝、颌下腺及胰腺有高浓度分布；但不透过胎盘屏障。主要自肾脏排泄，胆汁排泄量少，也可自乳汁中排出。t_{max} 为 2～3h。口服或静注 $t_{1/2}$ 均为 3h。【用法用量】口服：20mg/次，2 次/d（早餐后，晚餐后或临睡前）；4～6 周为 1 个疗程，溃疡愈合后维持量减半，睡前服。肾功能不全者应调整剂量。缓慢静注或静滴 20mg（溶于生理盐水或葡萄糖注射液 20mL 中），2 次/d（间隔 12h），疗程 5d，一旦病情缓解，应迅速将静脉给药改为口服给药。【不良反应】不良反应较少，最常见的有头痛、头晕、便秘和腹泻。偶见皮疹、荨麻疹、白细胞减少、氨基转移酶升高等；罕见腹部胀满感、食欲不振及心率增加、血压上升、颜面潮红、月经不调等。【禁忌证】对本品过敏者；严重肾功能不全及孕妇、哺乳期妇女、肝肾功能不全及婴幼儿禁用。【用药须知】❶肾衰竭或肝病患者、有药物过敏史患者慎用。❷妊娠期妇女慎用，哺乳期妇女使用时应停止哺乳。❸对小儿的安全性尚未确立。应在排除肿瘤和食管、胃底静脉曲张后再给药。【药物相互作用】不与肝脏细胞色素 P450 酶作用，故不影响茶碱、苯妥英、华法林及地西泮等药物的代谢，也不影响普鲁卡因胺等的体内分布；但丙磺舒会抑制从肾小管的排泄。

奥美拉唑 Omeprazole【常用名】洛赛克、渥米哌唑、奥克。【常用剂型与规格】胶囊：20mg/粒。肠溶片：20mg/片。注射剂：40mg/支。【作用与用途】本品为质子泵抑制药，抑制胃酸分泌。主要用于十二指肠溃疡和卓-艾综合征，也可用于胃溃疡和反流性食管炎；静注可用于消化性溃疡急性出血的治疗。与阿莫西林和克拉霉素或与甲硝唑与克拉霉素合用以杀灭幽门螺杆菌。【药动学】餐后给药吸收延迟，但不影响吸收总量。生物利用度约为 60%；血浆蛋白结合率约为 95%。健康人口服 10mg，平均 t_{max} 为 0.21h，$t_{1/2}$ 为 0.4h，C_{max} 为 0.55μmol/L，AUC 为 0.31（μmol·h)/L。口服后，2h 内排泄约 42%，96h 从尿中排出总量的 83%，尿中无药物原形。【用法用量】可口服或静脉给药。❶治疗十二指肠溃疡：1 次/d，20mg/次，疗程 2～4 周。❷治疗卓-艾综合征，初始剂量为 1 次/d，60mg/次。90%以上患者用 20～120mg/d 即可控制症状。如剂量大于 80mg/d，则应分 2 次给药。❸治疗反流性食管炎，20～60mg/d。❹治疗消化性溃疡出血，静注，40mg/次。每 12h 1 次，连用 3d。【不良反应】耐受性良好，不良反应较少。主要不良反应为恶心、胀气、腹泻、便秘、上腹痛等。皮疹、ALT 和胆红素升高也有发生，一般是轻微和短暂的，大多不影响治疗。神经系统可有感觉异常、头晕、头痛、嗜睡、失眠及外周神经炎等。【禁忌证】严重肾功能不全者及婴幼儿禁用。【用药须知】❶长期使用可能引起高胃泌素血症，也可能导致维生素 B_{12} 缺乏。❷严重肝功能不全者慎用，必要时剂量减半。【药物相互作用】可延缓经肝脏代谢药物在体内的消除，如地西泮、苯妥英钠、华法林、硝苯地平等，当和上述药物一起使用时，应减少后者的用量。

胶体果胶铋 Colloidal Bismuth Pectin【常用名】碱式果胶酸

铋钾、维敏。【常用剂型与规格】胶囊：50mg/粒。【作用与用途】本品为胃肠黏膜保护药。口服后在胃液内形成与溃疡面及炎症表面有很强的亲和力，能形成有效的保护膜，隔离胃酸，保护受损的黏膜，并刺激胃肠黏膜上皮细胞分泌黏液，促进上皮细胞自身修复。对受损黏膜的黏附性甚佳。用于胃及十二指肠溃疡，也可用于慢性浅表性胃炎、慢性萎缩性胃炎和消化道出血的治疗。与抗生素合用可根除幽门螺杆菌。用于幽门螺杆菌相关的胃、十二指肠溃疡及慢性胃炎、胃MALT淋巴瘤、早期胃癌术后、胃食管反流病及功能性消化不良等。也可与抑制胃酸分泌药（质子泵抑制药和 H_2 受体拮抗药）组成四联方案，作为根除幽门螺杆菌失败的补救治疗。【药动学】尚不明确。【用法用量】口服。❶治疗消化性溃疡和慢性胃炎：3～4 粒/次，4 次/d；于三餐前半小时各服 1 次，睡前加服 1 次。疗程一般为 4周。❷治疗消化道出血：将胶囊内药物倒出，用水冲开搅匀服用，日剂量一次服用，儿童用量酌减。【不良反应】服用后，粪便可呈无光泽的黑褐色，但无其他不适，当属正常反应，停药后 1～2d 内粪便色泽转为正常。【禁忌证】严重肾功能不全者及妊娠期妇女禁用。【用药须知】服药期间可使大便呈黑褐色。【药物相互作用】❶不得与牛奶同服。❷不能与强力制酸药同服，否则可降低疗效。❸如与其他药物同时使用可能会发生药物相互作用，详情请咨询医师或药师。

硫糖铝 Sucralfate【常用名】胃溃宁、素得、Ulcerlmin。【常用剂型与规格】片剂：0.25g/片；分散片：0.5g/片；胶囊：0.25g/粒；悬胶剂：5mL/袋。【作用与用途】本品为胃黏膜保护剂。用于胃及十二指肠溃疡，也用于胃炎。【药动学】服用后，仅 2％～5％的硫酸二糖被吸收，并由尿排出。作用持续时间约 5h，慢性肾功能不全患者的血清铝和尿铝浓度明显高于肾功能正常者。【用法用量】口服：1g/次，3～4 次/d，餐前 1h 及睡前服用。【不良反应】不良反应发生率约为 4.7％，其中主要有便秘（2.2％）。个别患者可出现口干、恶心、胃痛等，可与适当抗胆碱能药合用。【禁忌证】习惯性便秘患者禁用。【用药须知】❶不宜和 H_2 受体拮抗药合用。连续服用不宜超过 8 周。❷肝肾功能不全者慎用。❸甲状腺功能亢进、营养不良性佝偻病患者、磷酸盐过少的患者，不宜长期服用。【药物相互作用】❶制酸药可干扰硫糖铝的药理作用；也可减少西咪替丁的吸收。❷可干扰脂溶性维生素 A、维生素 D、维生素 E、维生素 K 的吸收。❸可与多酶片中的胃蛋白酶络合，降低多酶片的疗效，因此两者不宜合用。

维 U 颠茄铝胶囊 Vitamin U Belladonna and Aluminium【常用名】斯达舒。**【常用剂型与规格】**复方胶囊：每粒含氢氧化铝140mg，维生素 U（碘甲基氨氨酸）50mg，颠茄提取物 10mg。**【作用与用途】**氢氧化铝为抗酸药，能中和胃酸并保护溃疡面，维生素 U 能促进肉芽发育和黏膜再生，颠茄流浸膏可抑制腺体分泌，解除平滑肌痉挛引起的疼痛。用于缓解胃酸过多引起的胃痛，胃灼热感（烧心），反酸，也可用于慢性胃炎。**【药动学】**尚不明确。**【用法用量】**口服：成人 1 粒/次，3 次/d。**【不良反应】**❶老年人长期应用会导致骨质疏松。❷少见眼痛，眼压升高，皮疹。❸可引起便秘。❹肾功能不全患者长期应用可能会有铝蓄积中毒，出现精神症状。**【禁忌证】**前列腺肥大及青光眼患者、阑尾炎或有类似症状者、骨折患者禁用。**【用药须知】**❶连续使用不得超过 7d。❷孕妇及哺乳期妇女慎用。❸高血压、心脏病、胃肠道阻塞性疾患、甲状腺功能亢进、溃疡性结肠炎、反流性食管炎、肾功能不全患者慎用。❹低磷血症患者不宜长期大量服用。**【药物相互作用】**❶用本品期间应避免服用其他药物，因氢氧化铝能与其他药物结合而影响疗效。❷可减弱甲氧氯普胺、多潘立酮的作用，不宜同服。❸如需与西咪替丁等 H_2 受体拮抗药合用，至少需间隔 1h。❹与其他肠溶片药物同服，可使肠溶片加快溶解，不应同用。

西咪替丁 Cimetidine【常用名】甲氰咪呱、甲氰咪胺、泰胃美。**【常用剂型与规格】**片剂：0.2g/片，0.8g/片；胶囊：0.2g/粒；注射剂：0.2g/2mL。**【作用与用途】**本品能明显抑制昼夜基础胃酸分泌，也能抑制由食物、组胺、五肽胃泌素、咖啡因与胰岛素等所诱发的胃酸分泌。用于治疗十二指肠溃疡、胃溃疡、上消化道出血等。**【药动学】**口服广泛分布于全身组织，可透过胎盘屏障和血-脑屏障，并可分泌入乳汁，且乳汁浓度可高于血浆浓度。血浆蛋白结合率为15%～20%，$t_{1/2}$ 约为 2h（慢性肾功能不全患者 $t_{1/2}$ 明显延长，约为4.9h，应注意减量或调整给药间隔），V_d 为 2.1L/kg，肾清除率为每分钟（12±3）mL/kg。44%～70%以原形从尿中排出。**【用法用量】**❶口服：200～400mg/次，800～1600mg/d，一般于餐后及睡前各服1 次，疗程 4～6 周。❷注射：用葡萄糖注射液或葡萄糖氯化钠注射液稀释后静滴，200～600mg/次；或用上述溶液 20mL 稀释后缓慢静注，200mg/次，4～6h 1 次。剂量不宜超过 2g/d，也可直接肌注。**【不良反应】**❶常见有腹泻、口干、血清氨基转移酶轻度升高等，偶见严重肝炎、肝坏死、肝脂肪性变等。突然停药，可能引起慢性消化性溃疡穿孔。❷可引起急性间质性肾炎、肾衰竭。❸对骨髓有一定的抑制作用。❹可通过血-脑屏障，具有一定神经毒性。❺可有心动过缓、面部潮红等。❻具有抗雄性激素作用，大剂量使用可引起男性乳房发育、女性溢乳、性欲减退、阳痿、精子计数较少等，停药后即可消失。❼可抑制皮脂分泌，引起剥脱性皮炎、皮肤干燥等。偶有皮疹、巨型荨麻疹、药物热等症状发生。【禁忌证】妊娠期妇女和哺乳期妇女禁用。【用药须知】❶急性胰腺炎患者慎用。❷老人、幼儿或肝肾功能不全的患者易发生中枢神经系统反应，宜慎用。【药物相互作用】❶与氢氧化铝、氧化镁、甲氧氯普胺、乙内酰脲类、茶碱、地西泮、地高辛、奎尼丁、咖啡因等合用均可影响其血药浓度。❷与硫糖铝合用使硫糖铝疗效降低。❸可提高维拉帕米的绝对生物利用度，发生少见但严重不良反应。❹与华法林类抗凝药合用可导致出血倾向。❺与阿司匹林合用可增强其作用。❻可干扰酮康唑吸收，降低其抗真菌活性。❼与卡托普利合用可能引起精神症状。❽与氨基糖苷类抗生素合用可能导致呼吸抑制或呼吸停止。

枸橼酸铋钾 Bismuth Potassium Citrate【常用名】铋诺，德诺。**【常用剂型与规格】**颗粒：1.2g/袋；片剂：120mg/片；胶囊：120mg/粒。**【作用与用途】**本品主要成分是三钾二枸橼酸铋。在胃的酸性环境中形成弥散性的保护层覆盖于溃疡面上，阻止胃酸、酶及食物对溃疡的侵袭。还可降低胃蛋白酶活性，增加黏蛋白分泌，促进黏膜释放前列腺素，从而保护胃黏膜。对幽门螺杆菌（HP）具有杀灭作用，因而可促进胃炎的愈合。用于胃及十二指肠溃疡的治疗，也用于复合溃疡、多发溃疡、吻合口溃疡和糜烂性胃炎等。与抗生素合用可根除幽门螺杆菌。用于幽门螺杆菌相关的胃、十二指肠溃疡及慢性胃炎、胃 MALT 淋巴瘤、早期胃癌术后、胃食管反流病及功能性消化不良等。也可与抑制胃酸分泌药（质子泵抑制药和 H_2 受体拮抗药）组成四联方案，作为根除幽门螺杆菌失败的补救治疗。**【药动学】**在胃中形成不溶性胶沉淀，很难被消化道吸收。痕量的铋吸收后主要分布在肝、肾及其他组织中，以肾脏分布居多，且主要通过肾脏排泄，$t_{1/2}$ 为 5～11d。**【用法用量】**口服：颗粒，1 袋/次，3～4 次/d，餐前半小时和睡前服用。片剂或胶囊；2 片（粒）/次，2 次/d，早餐前半小时与睡前用温水送服，忌用含碳酸饮料；服药前、后半小时不要喝牛奶或服用抗酸剂和其他碱性药物。疗程 4～8 周，然后停用含铋药物 4～8 周，如有必要可再继续服用 4～8 周。**【不良反应】**服药期间口中可能带有氨味，并可使舌、粪染成黑色；也有报道出现恶心等消化道症状，但停药后即消失。【禁忌证】严重肾病患者及妊娠期妇女禁用。【用药须知】❶服用期间不得服用其他铋制剂且不宜大剂量长期服用。血铋浓度超过 $0.1\mu g/mL$ 有发生神经毒物性的危险，但从未发现服用患者血铋浓度超过 $0.05\mu g/mL$。❷肝、肾功能不全者应减量或慎用。【药物相互作用】牛奶和抗酸药可干扰本品的作用，不能同时服用。与四环素同服会影响后者吸收。

碳酸氢钠 Sodium Bicarbonate【常用剂型与规格】注射剂：$12.5g/250mL$；片剂：$0.5g/$片。【作用与用途】本品为抗酸药，口服后可迅速中和胃酸，解除胃酸过多或灼热症状，但作用较弱，持续时间较短。❶治疗代谢性酸中毒。治疗轻至中度代谢性酸中毒，以口服为宜。重度代谢性酸中毒则应静滴。❷碱化尿液。❸作为制酸药，治疗胃酸过多引起的症状。❹静滴对某些药物中毒有非特异性的治疗作用，如巴比妥类、水杨酸类药物及甲醇等中毒。【用法用量】❶静滴：①代谢性酸中毒可根据二氧化碳分压计算其用量。②心肺复苏抢救时，首次 $1mmol/kg$，以后根据血气分析结果调整用量。③碱化尿液，成人，$2\sim5mmol/kg$，$4\sim8h$ 内滴注完毕。❷口服：$0.25\sim2g/$次，3 次$/d$。【不良反应】❶大量静注时可出现心律失常、肌肉痉挛、疼痛、异常疲倦虚弱等，主要由于代谢性碱中毒引起低钾血症所致。❷剂量偏大或存在肾功能不全时，可出现水肿、精神症状、肌肉疼痛或抽搐、呼吸减慢、口内异味、异常疲倦虚弱等，主要由代谢性碱中毒所致。❸长期应用时可引起尿频、尿急、持续性头痛、食欲减退、恶心呕吐、异常疲倦虚弱等。❹口服时中和胃酸所产生的二氧化碳可能引起嗳气及继发性胃酸分泌增加。【禁忌证】禁用于吞食强酸中毒时的洗胃，因与强酸反应产生大量二氧化碳，导致急性胃扩张甚至胃破裂。下列情况不作静脉内用药：❶代谢性或呼吸性碱中毒。❷因呕吐或持续胃肠负压吸引导致大量氯丢失，而极有可能发生代谢性碱中毒。❸低钙血症时，可引起碱中毒，可加重低钙血症表现。【用药须知】❶对诊断的干扰：对胃酸分泌试验或血、尿 pH 测定结果有明显影响。❷下列情况慎用：①少尿或无尿，因能增加钠负荷。②钠潴留并有水肿时，如肝硬化、充血性心力衰竭、肾功能不全、妊娠高血压综合征。③原发性高血压，因钠负荷增加可能加重病情。【药物相互作用】❶合用肾上腺皮质激素、促肾上腺皮质激素、雄激素时，易发生高钠血症和水肿。❷与苯丙胺、奎尼丁合用后两者经肾排泄减少，易出现毒性作用。❸与抗凝药如华法林和 M 胆碱酯酶药等合用，后者吸收减少。❹与含钙药物、乳及乳制品合用可致乳-碱综合征。

❺与西咪替丁、雷尼替丁等 H_2 受体拮抗药合用，后者的吸收减少。❻与排钾利尿药合用，增加发生低氯性碱中毒的危险性。❼可使尿液碱化，影响肾对麻黄碱的排泄，故合用时麻黄碱剂量应减小。❽与锂制剂合用，锂制剂的用量应酌情调整。❾碱化尿液能抑制乌洛托品转化成甲醛，从而抑制后者治疗作用，故不主张两药合用。❿碱化尿液可增加肾脏对水杨酸制剂的排泄。

复方铝酸铋 Compound Bismuth Aluminate【常用名】胃必治、得必泰。**【常用剂型与规格】**复方片剂：每片含铝酸铋 200mg，甘草浸膏粉 300mg，重质碳酸镁 400mg，碳酸氢钠 200mg，弗朗鼠李皮 25mg，茴香粉 10mg；复方颗粒：每袋含铝酸铋 200mg，重质碳酸镁 400mg，碳酸氢钠 200mg，甘草浸膏粉 300mg，弗朗鼠李皮 25mg，茴香粉 10mg。**【作用与用途】**铝酸铋在胃及十二指肠黏膜上形成保护膜，碳酸氢钠、重质碳酸镁均有明显抗酸作用，与甘草浸膏、弗朗鼠李皮、茴香粉配成复方，可调节胃酸过多、胃肠胀气，消除大便秘结，增强胃及十二指肠黏膜屏障，使黏膜再生，促进溃疡面愈合。为抗酸收敛药，适用于胃溃疡、十二指肠溃疡、慢性浅表性胃炎、胃酸过多和十二指肠球炎等。**【用法用量】**口服：成人 1～2 片/次，3 次/d，餐后嚼碎服，疗程为 1～3 个月，以后可减量维持，防止复发。颗粒：1～2 袋/次，3 次/d，饭后服用（将颗粒倒入口中，用水送服），疗程 1～2 个月。**【不良反应】**不良反应较少，偶见便秘、稀便、口干、失眠、恶心、腹泻，停药后可自行消失。**【禁忌证】**对本品过敏者、肾功能不全者禁用。**【用药须知】**❶服药期间大便呈黑色属正常现象，如排稀便可适当减量。❷用药不可间断，服药后 10d 左右，自觉症状可见减轻或消失，但仍应按上述用法与用量继续用药，直到完成 1 个疗程。❸服用时，一般不需禁忌任何食品，但如有严重胃病者，应禁忌饮酒，少食煎炸油腻食品。**【药物相互作用】**服用时应注意避免与四环素类合用以防止干扰后者的吸收。

铝碳酸镁 Hydrotalcite【常用名】达喜、威地美。**【常用剂型与规格】**片剂（咀嚼片）：0.5g/片。**【作用与用途】**本品是一种抗酸抗胆汁的胃黏膜保护剂。主要用于胃及十二指肠溃疡、反流性食管炎、急性和慢性胃炎及十二指肠球炎等。也用于胃酸过多引起的胃部不适，如胃灼痛、胃灼热、反酸及腹胀、恶心、呕吐等的对症治疗。**【药动学】**治疗剂量的铝碳酸镁在胃肠道几乎不吸收。临床研究表明，服用本药后，体内无各种成分的蓄积，以 6g/d 剂量服用 28d 后，血清中的铝、镁、钙和其他矿物质仍处于正常范围中。**【用法用量】**口服：一般 3 次/d，1.0g/次，餐后 1h 服用。十二指肠球部溃疡 6 周为 1 个疗程，胃溃疡 8 周为 1 个疗程。【不良反应】仅个别患者有胃肠道不适、消化不良、呕吐、大便次数增多甚至腹泻等。【禁忌证】低磷酸盐血症、胃酸缺乏、结肠及回肠造口术、原因不明的胃肠道出血、阑尾炎、溃疡性结肠炎和憩室炎、慢性腹泻及胃梗阻患者禁用。【用药须知】急腹症患者应首先到医院就诊，在诊断明确后再决定是否服用本药。严重心、肾功能不全者，高镁血症、高钙血症者慎用。【药物相互作用】❶服用后由于铝在胃肠与其他药物结合，可能影响其他药物的吸收及摄取，故不能同时与四环素、铁制剂、地高辛、脱氧胆酸、法莫替丁、雷尼替丁、西咪替丁和香豆素等服用，如必须合用则应提前或推后 1～2h 服用。❷铝可吸附胆盐而减少脂溶性维生素的吸收，特别是维生素 A。❸与苯二氮䓬类合用时吸收率降低。❹与异烟肼类合用时后者吸收可能延迟与减少，与左旋多巴合用时吸收可能增加。

复方谷氨酰胺 Compound Glutamine【常用剂型与规格】颗粒：每袋含 L-谷氨酰胺 660mg 与奥磺酸钠 2mg。【作用与用途】用于胃炎、胃溃疡、十二指肠溃疡症状和体征的改善。【药动学】复方谷氨酰胺颗粒口服后 6h 血药浓度达峰。很快从血中消除，仅 1% 存在于血液中。【用法用量】口服：成人 3 次/d，1 小袋/次，餐前 30min 直接服用，或倒入 30mL 的温水或凉开水中充分搅拌至完全溶解后口服，服药后请勿大量喝水；可根据症状适当调整剂量。【不良反应】不良反应轻微。偶见恶心、便秘、腹泻等。【禁忌证】对本品以及成分过敏者禁用。【用药须知】孕妇及哺乳期妇女慎用。

尼扎替丁 Nizatidine【常用名】赛法雷。【常用剂型与规格】片剂：75mg/片，150mg/片；胶囊：150mg/粒，300mg/粒。【作用与用途】尼扎替丁为组胺 H_2 受体拮抗药。竞争性与组胺 H_2 受体结合，可逆性抑制受体功能的发挥，特别是作用于分泌胃酸的胃壁细胞上的 H_2 受体，阻断胃酸形成并使基础胃酸降低，亦可抑制食物和化学刺激所致的胃酸分泌。❶用于胃及十二指肠溃疡，疗程 8 周。❷十二指肠溃疡愈合后预防。❸吻合口溃疡、应激性溃疡、反流性食管炎、佐林格-埃利森综合征、卓-艾综合征、上消化道出血。【药动学】口服绝对生物利用度超过 90%，0.5～5h 血药浓度达峰值，$t_{1/2}$ 短，清除迅速，肾功能正常的个体一般不发生蓄积。90% 以上在 12h 内随尿排泄，约 60% 的口服剂量以原形经肾小管主动分泌而排泄，CLr 为 500mL/min，中至重度肾功能障碍 $t_{1/2}$ 延长，清除率降低。血浆蛋白结合率为 35%。极重度肾衰竭患者的 $t_{1/2}$ 为 3.5~11h，血浆清除率为 7~14L/h。【用法用量】口服：❶活动性十二指肠溃疡：成人 1 次/d，2 粒（300mg）/次，睡前口服；或者，2 次/d，1 粒（150mg）/次，疗程可用至 8 周。❷十二指肠溃疡愈合后的维持治疗：成人 1 次/d，1 粒（150mg）/次，睡前口服，连续治疗一年以上的结果尚不明确。❸胃食管反流性疾病（GERD）：2 次/d，1 粒（150mg）/次，以治疗糜烂性食管炎、溃疡性食管炎和因 GERD 出现的胃灼热症状，疗程可用至 12 周。❹良性胃溃疡：1 次/d，2 粒（300mg）/次，睡前口服；或者 2 次/d，1 粒（150mg）/次，疗程可用至 8 周。❺中至重度肾功能不全患者按以下方案减量服用：①活动性十二指肠溃疡、胃食管反流性疾病及良性胃溃疡：肌酐清除率 20~50mL/min，150mg/次，1 次/d，<20mL/min，150mg/次，隔日 1 次。②十二指肠溃疡愈合后的维持治疗：肌酐清除率 20~50mL/min，150mg/次，隔日 1 次；<20mL/min，150mg/次，3d 1 次，部分老年患者肌酐清除率可能低于 50mL/min，应相应减量。【不良反应】主要有皮疹、瘙痒、便秘、腹泻、口渴、恶心、呕吐等；也有神经系统症状，如头晕、失眠、多梦、头痛；偶见鼻炎、咽炎、鼻窦炎、虚弱、胸背痛及多汗等，罕见腹胀和食欲不振。【禁忌证】对本品或其他 H_2 受体拮抗药过敏者、严重肾功能不全者、妊娠及哺乳期妇女禁用。【用药须知】❶肝肾功能不全者慎用。❷不建议儿童使用。❸治疗前先排除恶性胃癌后方可使用。❹对其他 H_2 受体拮抗药过敏者慎用。❺妊娠期妇女和儿童的安全性尚未明确，必须使用时需谨慎。❻肝肾综合征患者服用药代动力学尚不清楚。❼肾功能正常且无合并症的肝功能不全患者无需调整剂量。【药物相互作用】❶与环孢素合用可增加肝毒性。❷与清除幽门螺杆菌药物合用可显著降低溃疡复发率。【用药过量】过量表现：流泪、流涎、呕吐、瞳孔缩小和腹泻。处理：使用药用炭、催吐或灌肠，同时给予临床监护和支持疗法。尚不清楚用血液透析清除体内尼扎替丁是否可行。

埃索美拉唑 Esomeprazole【常用名】耐信。【常用剂型与规格】片剂：20mg/片，40mg/片。【作用与用途】本品为质子泵抑制药。❶用于胃食管反流性疾病（GERD）-糜烂性反流性食管炎的治疗。❷已经治愈的食管炎患者防止复发的长期维持治疗。❸胃食管反流性疾病（GERD）的症状控制。❹与适当的抗菌疗法联合用药可根除幽门螺杆菌，并且能愈合与幽门螺杆菌感染相关的十二指肠溃疡，防止与幽门螺杆菌相关的消化性溃疡复发。【药动学】口服 1~2h 血浆浓度达到高峰，生物利用度为 89%。主要经 CYP2C19 代谢，血浆消除 $t_{1/2}$ 1.3h。【用法用量】口服。❶胃食管反流性疾病（GERD)-糜烂性反流性食管炎的治疗：40mg/次，1 次/d，连服 4 周。❷对于食管炎未治愈或持续有症状的患者建议再服药治疗 4 周。❸已经治愈的食管炎患者防止复发的长期维持治疗：20mg/次，1 次/d。❹胃食管反流性疾病（GERD）的症状控制没有食管炎的患者：20mg/次，1 次/d。❺如果用药 4 周症状未获控制，应对患者做进一步的检查，一旦症状消除，随后的症状控制可采用即时疗法，即需要时口服 20mg，1 次/d。❻与适当的抗菌疗法联合用药根除幽门螺杆菌，并且愈合与幽门螺杆菌相关的十二指肠溃疡和预防与幽门螺杆菌相关的消化性溃疡复发：埃索美拉唑镁肠溶片 20mg＋阿莫西林 1g＋克拉霉素 500mg，2 次/d，共 7d。【不良反应】常见头痛、腹痛、腹泻、腹胀、恶心、呕吐、便秘；少见皮炎、瘙痒、荨麻疹、头昏、口干；罕见反应：过敏性反应，如血管性水肿，过敏反应，肝转氨酶升高。【禁忌证】已知对埃索美拉唑、其他联苯苄唑类化合物或本品的任何其他成分过敏者禁用。【用药须知】对于严重肝功能损害的患者，剂量为 20mg。片剂应整片吞服。【药物相互作用】❶在埃索美拉唑治疗期间，由于胃酸减少，可增加或减少某些药物的吸收。❷埃索美拉唑抑制 CYP2C19 活性，与地西泮、西酞普兰、丙米嗪、氧米帕明、苯妥英钠等合用时，需要降低这些药物的剂量。【用药过量】采用对症处理和全身支持疗法。

兰索拉唑 Lansoprazole【常用名】达克普隆、普托平。【常用剂型与规格】胶囊：15mg/粒，30mg/粒；片剂 15mg/片。【作用与用途】本品为新型质子泵抑制药，具有强力和持久的抑制胃酸分泌作用。❶用于治疗胃溃疡、十二指肠溃疡。❷对吻合部溃疡、反流性食管炎亦有效。【药动学】口服达峰值时间为 3.6h，主要在肝脏代谢，消除相 $t_{1/2}$ 为 2.1h，原形及其代谢物在体内无蓄积。【用法用量】口服。❶胃及十二指肠溃疡：成人，15～30mg/次，1 次/d，于清晨口服，十二指肠溃疡疗程 4 周，胃溃疡为 4～6 周，反流性食管炎 8～9 周。❷用于卓-艾综合征：因人而异，可加大致 120mg/d。❸肝肾功能不全者：15mg/次，1 次/d。【不良反应】❶偶有皮疹、瘙痒等症状，如出现上述症状时请停止用药。❷偶有 GOT、GPT、ALP、LDH、γ-GTP 上升等现象，所以须细心观察，如有异常现象应采取停药等处置。❸偶有贫血、白细胞减少，嗜酸性细胞增多等症状，血小板减少症状极少发生。❹偶有便秘，腹泻，口渴，腹胀等症状。

❺偶有头痛、嗜睡等症状。失眠，头晕等症状极少发生。❻偶有发热，总胆固醇升高，尿酸升高等症状。【禁忌证】对本制剂成分有过敏史者、正在服用硫酸阿扎那韦的患者禁用。【用药须知】❶不推荐用于维持治疗。❷服用时请不要嚼碎，应整片用水吞服。❸下列患者慎重用：①曾发生药物过敏症的患者。②肝肾功能障碍的患者。❹因本药会掩盖胃癌的症状，所以须先排除胃癌，方可给药。❺不宜再服用其他抗酸药或抑酸药。【药物相互作用】兰索拉唑主要通过肝药酶CYP2C19 和 CYP3A4 代谢。会促进或抑制合用药物的吸收，会延迟地西泮及苯妥英钠的代谢与排泄。【用药过量】暂无相关数据。

雷贝拉唑 Rabeprazole【常用名】瑞波特、济诺、信卫安。【常用剂型与规格】胶囊：20mg/粒；片剂：10mg/片。【作用与用途】本品为质子泵抑制药，具有强力和持久的抑制胃酸分泌作用。❶用于治疗活动性十二指肠溃疡。❷治疗良性活动性胃溃疡。❸治疗伴有临床症状的侵蚀性或溃疡性的胃-食管反流征。❹与适当的抗生素合用可根治幽门螺杆菌阳性的十二指肠溃疡。❺用于侵蚀性或溃疡性胃-食管反流征的维持期治疗。【药动学】用药后 3.5h 达峰值，血浆蛋白结合率约为 97%，生物利用度约为 52%。90% 随尿排出，其他代谢物随粪便排出。【用法用量】整片吞服。❶成年人、老年患者的用药：①活动性十二指肠溃疡和活动性良性胃溃疡患者，20mg（2 片）/次，1 次/d，晨服。大多数活动性十二指肠溃疡患者在用药 4 周后痊愈。但有 2% 的患者还需要继续用药 4 周才能痊愈。少数十二指肠溃疡患者晨服 10mg，1 次/d 治疗量即有效。大多数活动性良性胃溃疡需再用药 6 周。但有 9% 的患者还需继续用药 6 周才可达痊愈。②侵蚀性或溃疡性的胃-食管反流征患者，20mg/次，1 次/d，疗程为 4～8 周。③胃-食管反流征的长期治疗方案的维持治疗，疗程为 12 个月，维持治疗量为 10mg 或 20mg，1 次/d。一些患者对 10mg/d 的维持治疗量即有反应。④幽门螺杆菌的根治性治疗，与适当的抗生素合用可根治幽门螺杆菌阳性的十二指肠溃疡。应在早晨、餐前服用，尽管用药时间及摄食对雷贝拉唑钠药效无影响，但此种给药方式更有利于治疗。❷轻度肝肾功能不全患者无需剂量调整。但有严重的肝功能不全患者用药时应注意。❸孕妇及哺乳期妇女用药：①对于孕妇或有可能妊娠的妇女，只有在其治疗有益性大于危险性的前提下方可使用。②可能通过乳汁分泌，故避免用于哺乳期妇女，不得已而必须用药时，则应暂停给婴儿哺乳。【不良反应】常见头痛、腹泻和恶心。严重不良反应有：❶过敏、休克。❷血细胞减少，血小板降低，粒细胞缺乏。

❸视物障碍。其他不良反应有鼻炎、腹痛、虚弱、胃肠胀气、咽炎、呕吐、非特异性的疼痛或背痛、头晕、流感症状、感染性咳嗽、便秘和失眠；偶见有瘙痒、皮疹、心悸、肌痛、胸痛、口干、消化不良、神经过度敏感、嗜睡、支气管炎、鼻窦炎、畏寒、嗳气、腿部抽搐、尿道感染、关节炎和发热、四肢无力、感觉麻木、握力下降、步履不稳、疲倦感；少见厌食、胃炎、体重增加、抑郁、瘙痒症、视觉/嗅觉功能障碍、口炎、发汗和白细胞增多症，2%的患者出现肝酶的升高，如 ALT、AST、Al-P、γ-GTP、LDH 总胆红素上升，有报道出现大疱疹或其他皮肤反应包括红斑。【禁忌证】对雷贝拉唑钠、联苯苄唑替代品或对该制剂中任何赋形剂过敏的患者，以及孕妇和哺乳期妇女禁用。【用药须知】❶定期检查血液生化指标。❷肝功能损伤的患者慎用。【药物相互作用】与依赖 pH 吸收的化合物存在相互作用。正常受试者同时服用雷贝拉唑钠结果导致酮康唑水平下降 33%，地高辛水平升高 22%。【用药过量】雷贝拉唑钠可广泛与蛋白结合，不易透析，无已知的特效解毒剂。处理：服用过量时，应按患者的临床症状和体征，采用适当的支持疗法。

泮托拉唑 Pantoprazole【常用名】泮立苏、U 比乐。**【常用剂型与规格】**胶囊：40mg/粒；片剂：40mg/片。**【作用与用途】**本品通过特异性地作用于胃黏膜壁细胞，降低壁细胞中的 H^+-K^+-ATP 酶的活性，从而抑制胃酸的分泌。与奥美拉唑和兰索拉唑相比，对细胞色素 P450 依赖性酶的抑制作用较弱。适用于活动性消化性溃疡（胃、十二指肠溃疡），反流性食管炎和卓-艾综合征。**【药动学】**单次口服后吸收迅速，平均达峰时间为 2.5h。生物利用度为 77%。平均终末 $t_{1/2}$（$t_{1/2}\beta$）为 0.9~1.9h，但抑制胃酸的作用一旦出现，即使药物已经从循环中被清除，仍可维持较长时间。**【用法用量】**口服：一般患者服用 40mg/d，早餐前或早餐间用少量水送服，不可嚼碎。个别对其他药物无反应的病例可每日服用 2 次；老年患者及肝功能受损者剂量不得超过 40mg/d。十二指肠溃疡疗程 2 周，必要时再服 2 周；胃溃疡及反流性食管炎疗程 4 周，必要时再服 4 周。总疗程不得超过 8 周。**【不良反应】**❶偶可引起头痛和腹泻，极少引起恶心、上腹痛、皮疹、瘙痒及头晕等。一般为轻度或中度，很少需要停止治疗。❷个别病例出现水肿、发热和一过性视力障碍。**【禁忌证】**妊娠的前 3 个月和哺乳期妇女禁用。**【用药须知】**❶神经性消化不良等轻微胃肠疾患不建议使用。❷当怀疑胃溃疡时，应首先排除癌症的可能性，因可减轻其症状，从而延误诊断。❸肾功能受损者不须调整剂量；肝功能受损者需要酌情减量。❹大剂量使用时，可出现心律失常、转氨酶增高、肾功能改变、粒细胞降低等。【药物相互作用】❶与其他药物相互作用少。❷与奥美拉唑相比，对细胞色素 P450 系统作用较小，不影响地西泮的作用时间。❸与口服避孕药、地高辛、华法林、苯妥英钠或茶碱无明显相互作用。

艾普拉唑 Ilaprazole【常用名】壹丽安。【常用剂型与规格】片剂：5mg/片。【作用与用途】本品属不可逆型质子泵抑制药。口服后选择性地进入胃壁细胞，转化为次磺酰胺活性代谢物，与 H^+、K^+-ATP 酶上的巯基作用，形成二硫键的共价结合，不可逆抑制 H^+、K^+-ATP 酶，产生抑制胃酸分泌的作用。用于成人十二指肠溃疡。【药动学】在人体符合线性动力学特征。【用法用量】❶成人十二指肠溃疡：每日晨起空腹吞服，不可咀嚼，10mg/次，1 次/d。疗程 4 周，或遵医嘱。❷目前尚无儿童临床试验资料，婴幼儿禁用。❸孕妇：目前尚无孕妇及哺乳期妇女使用本品的临床试验资料，不建议孕妇及哺乳期妇女服用。若哺乳期必须用药时，应暂停哺乳。【不良反应】常见有腹泻、头晕头痛、血清转氨酶（ALT/AST）升高；少见皮疹、荨麻疹、腰痛、腹胀、口干口苦、胸闷、心悸、月经时间延长、肾功能异常（蛋白尿、BUN 升高）、心电图异常（室性期前收缩、Ⅰ度房室传导阻滞）、白细胞减少等。上述不良反应常为轻、中度，可自行恢复。【禁忌证】对艾普拉唑及其他联苯苄唑类化合物过敏者、肝肾功能不全者禁用。【用药须知】❶不能咀嚼或压碎，应整片吞服。❷抑制胃酸分泌作用强，对于一般消化性溃疡等疾病，不宜长期大剂量服用。❸使用前应先排除胃与食管的恶性病变，以免因症状缓解而延误诊断。【药物相互作用】❶由于艾普拉唑抑制胃酸分泌，可影响依赖于胃内 pH 值吸收的药物（如酮康唑、伊曲康唑等）的生物利用度，合用时应注意调整剂量或避免合用。❷艾普拉唑属于 CYP3A4 酶的弱抑制药，推测其对经 CYP2C19 酶代谢的药物（如地西泮、西酞普兰、丙米嗪、苯妥英钠、氯米帕明等）的代谢影响不大。

第二节　助消化药

乳酶生 Lactasin【常用名】表飞鸣、加康特、延华。【常用剂型与规格】片剂：0.1g/片，0.15g/片，0.3g/片；胶囊：0.25g/粒（按重量计）。【作用与用途】本品具有助消化作用。❶用于消化不良，肠道菌群失调或肠内异常发酵引起的腹胀、腹泻，小儿饮食不当引起的腹泻、绿便等。❷外用于因菌群失调引起的细菌性阴道感染。【用法用量】❶口服：0.3～0.9g/次，3次/d。❷阴道给药：0.5g/次，每晚1次，清洗阴道后，将本药胶囊放入阴道深部，连用7d为1个疗程。儿童常规剂量：口服给药，1～3岁（10～14kg）0.15～0.3g/次，3次/d；4～6岁（16～20kg），0.3～0.45g/次，3次/d；7～9岁（22～26kg），0.3～0.6g/次，3次/d；10～12岁（28～32kg），0.45～0.6g/次，3次/d。【不良反应】未见明显不良反应。【禁忌证】对本品过敏者，过敏体质者慎用。【用药须知】❶胶囊禁用于由滴虫、真菌、淋球菌、衣原体等引起的非细菌性阴道疾病。❷口服制剂宜饭前服用。❸治疗期间不可冲洗阴道，使用其他阴道用药及抗生素类药物时应避免进行性生活。【药物相互作用】❶氨基酸、干酵母与本药联用可增强药效。❷抗菌药物红霉素、氯霉素、土霉素等或吸附剂如药用炭可使本药失活，降低本药的疗效，故不宜合用，如必须合用则应间隔2～3h。❸与含生物碱中药合用可降低本药活性。❹鞣酸蛋白、铋剂、酊剂几乎无药用抑制、吸附或杀灭乳酸杆菌，降低本药疗效。❺乙醇可杀灭乳酸菌，降低本药疗效。

多酶片 Multienzyme【常用剂型与规格】片剂：每片含胰酶300mg，胃蛋白酶13mg。【作用与用途】用于消化不良、食欲缺乏。【用法用量】餐前口服：2～3片/次，3次/d。【不良反应】尚未见有关不良反应的报道。【禁忌证】对本品过敏者，过敏体质者慎用。【用药须知】❶儿童用量请咨询医师或药师。❷孕妇、哺乳期妇女及老年人应在医师指导下使用。❸在酸性条件下易破坏，故服用时切勿嚼碎。❹如服用过量或出现严重不良反应，请立即就医。❺性状发生改变时禁止使用。❻放在儿童不能接触的地方。❼儿童必须在成人监护下使用。❽如正在使用其他药品者，用前请咨询医师或药师。【药物相互作用】铝制剂可能影响疗效，故不宜合用。

食母生 Saccharated Yeast【常用剂型与规格】片剂：0.2g/片（按干酵母计）。【作用与用途】❶用于防治B族维生素缺乏症。❷食欲缺乏、消化不良的辅助治疗。【用法用量】口服：1～4g/次，3次/d。咀嚼服用。【不良反应】尚未见有关不良反应的报道。【禁忌证】对本品过敏者禁用。【用药须知】❶过敏体质者慎用，儿童用量请咨询医师或药师。❷性状发生改变时禁止使用。【药物相互作用】❶不能与碱性药物合用，否则B族维生素可被破坏。❷可拮抗磺胺类药物的作用。❸合用单胺氧化酶抑制药可引起高血压。【用药过量】

干酵母 Dried Yeast【常用剂型与规格】片剂：0.2g/片，0.3g/片，0.5g/片（以干酵母计）。**【作用与用途】❶**用于营养不良、消化不良、食欲不振及胃肠胀气。**❷**B族维生素缺乏症。**【用法用量】**口服：0.5～4g/次，3次/d。儿童剂量：0.5g/次，3次/d。饭后嚼碎服。**【不良反应】**尚未见有关不良反应的报道。**【禁忌证】**对本品过敏者禁用。**【用药须知】❶**过敏体质者慎用。孕妇及哺乳期妇女应在医师指导下使用。**❷**性状发生改变时禁止使用。**❸**请将本品放在儿童不能接触的地方。**【药物相互作用】**不能与碱性药物合用，否则维生素可被破坏。**【用药过量】**可导致腹泻。

米曲菌胰酶 Combizym【常用名】康彼申、康彼德、复合多酶片。**【常用剂型与规格】**片剂：每片含有胰酶220mg和米曲菌霉提取物24mg。**【作用与用途】**用于消化酶减少引起的消化不良。**【药动学】**胃部被迅速释放并局部起效。胰酶中的各种酶只有在药物通过胃部之后才被释出，在肠道部位起作用，45min内达到最大的胰酶活性。由于酶发挥自然消化的作用，因而不被人体吸收。**【用法用量】**饭中或饭后服用1片。需整片吞服，不可咀嚼服用。**【不良反应】**罕见过敏性呼吸道反应和皮肤反应。极罕见胃肠道过敏反应及速发型过敏反应；患有胰纤维性囊肿病患者服用高剂量的胰酶制剂后，可能在回盲区和升结肠处形成狭窄。**【禁忌证】**对本品中某一活性成分或其他成分过敏者、急性胰腺炎以及慢性胰腺炎活动期急性发作的患者、患有罕见遗传性果糖不耐症的患者、葡萄糖-半乳糖吸收障碍的患者或者蔗糖酶-异麦芽糖酶不足的患者禁用。**【用药须知】❶**肠梗阻是胰纤维性囊肿病患者的常见并发症，服用一旦观察到有类似肠梗阻症状，应考虑肠道狭窄的可能性。**❷**禁用于急性胰腺炎以及慢性胰腺炎活动期急性发作的患者。但对于胰酶缺乏的患者，饮食恢复期服用有时会有帮助。**❸**服用如症状加重，需及时就医。**【用药过量】**尚未观察到服用出现药物过量的症状。

第三节　胃肠解痉及胃动力药

颠茄 Belladonna【常用剂型与规格】含总生物碱以莨菪碱计。颠茄酊：0.028%～0.032%（g/mL）；颠茄流浸膏：0.70%～0.80%（g/mL）；颠茄浸膏：0.95%～1.05%（g/mL）；颠茄片：每

片含颠茄浸膏 10mg。【作用与用途】本品为抗 M-胆碱药，作用同阿托品，但药效较弱。与制酸药或 H_2-受体拮抗药配伍。❶用于治疗胃-十二指肠溃疡。❷作为解痉药治疗胃肠功能紊乱和肠道易激综合征、胆绞痛、痛经和夜间遗尿等。【药动学】胃肠道吸收迅速。峰值作用时间为 1~2h，作用持续时间为 4h。可通过血-脑屏障。主要由肝细胞水解酶分解，经肾排泄。【用法用量】口服：颠茄酊，0.3~1mL/次，3 次/d；颠茄流浸膏，0.01~0.03mL/次，3 次/d；颠茄浸膏，10~30mg/次，3 次/d；颠茄片，10~20mg/次，3 次/d。极量，口服，颠茄酊，1.5mL/次，4.5mL/d；颠茄流浸膏，0.06mL/次，0.2mL/d；颠茄浸膏，50mg/次，150mg/d。【不良反应】❶可致口鼻咽喉及皮肤干燥、出汗减少、视物模糊、便秘、排尿困难等。❷少数患者可有眼睛痛、眼压升高、过敏性皮疹或疱疹。【禁忌证】青光眼、前列腺肥大者禁用。【用药须知】❶幼儿及儿童对颠茄的阿托品样毒性反应极为敏感，痉挛性麻痹与脑损害的幼儿和儿童，对颠茄的反应增强。环境温度较高时，可有体温急骤升高的危险。❷脑损害患者，尤其是儿童，颠茄的中枢神经作用可加强。严重心脏疾患、反流性食管炎、胃肠道阻塞性疾患者慎用，肝功能损害可减慢颠茄的代谢。高血压、甲状腺功能亢进、重症肌无力患者慎用。中度肾功能损害，颠茄排泄减少而发生不良反应。肺部疾患患者，特别是婴幼儿及衰弱患者，用后支气管分泌减少，痰液浓缩后有支气管栓子形成。❸老年患者应用一般常用量即可出现烦躁、震颤、昏睡或谵妄等症状。老年人特别容易发生抗毒蕈碱样不良反应，如便秘、口干、尿潴留，也易诱发未经诊断的青光眼。【药物相互作用】❶与尿碱化药配伍时，颠茄排泄延迟，疗效和毒性加强。❷与制酸药、吸附性止泻药等配伍时，颠茄吸收减少，疗效削弱，两者服用的时间间隔 1h 以上。❸与金刚烷胺、吩噻嗪类、其他抗胆碱药、三环类抗抑郁药等配伍时，颠茄的不良反应可加重。【用药过量】可致视物模糊或视野改变、动作笨拙不稳、神志不清、抽搐、眩晕、幻觉、谵妄、呼吸短促及呼吸困难、言语不清、易激动、神经质、坐立不安、心跳异常加快、皮肤特别温热、干燥、发红。处理：催吐，用 4% 的鞣酸溶液洗胃，静脉缓慢注射毒扁豆碱 0.5~2mg，每分钟不宜超过 1mg，必要时可重复，成人达 5mg。对兴奋易激状态可用小量巴比妥类，如硫喷妥钠 100mg 或水合氯醛直肠灌入。出现呼吸抑制时须做人工呼吸，高热时给予冰袋或酒精浴对症处理。

山莨菪碱 Anisodamine【常用剂型与规格】片剂：5mg/片。注射剂：10mg/mL，20mg/mL。【作用与用途】本品为山莨菪中提取的一种生物碱。具有抗 M-胆碱作用，作用与阿托品相似或稍弱，特点是毒性小、对肝、肾无损害，且极少引起中枢兴奋症状。用于胃肠道痉挛所致的绞痛、急性微循环障碍及有机磷中毒等。【药动学】口服吸收较差，静注后 $1\sim2$min 起效，$t_{1/2}$ 约为 40min，很快从尿中排出，无蓄积作用。【用法用量】❶解痉：口服，$5\sim10$mg/次，3 次/d。肌注或静注，$5\sim10$mg/次，$1\sim2$ 次/d。❷中毒性休克：静注，成人，$10\sim40$mg/次，小儿，$0.3\sim2$mg/kg，需要时每间隔 $10\sim30$min 重复给药。❸治疗脑血栓：$30\sim40$mg/d，加入 5% 葡萄糖注射液中静滴。【不良反应】常见口干、面红、视近物模糊；少见心率加速，排尿困难。【禁忌证】颅内压增高、脑出血急性期及青光眼患者禁用。【用药须知】❶若口干明显时，可口含酸梅或维生素 C，症状即可缓解。❷静滴过程，若排尿困难，可肌注新斯的明 $0.5\sim1$mg，或氢溴酸加兰他敏 $2.5\sim5$mg，以解决症状。【药物相互作用】参见"阿托品"相关内容。【用药过量】可出现阿托品样中毒症状。

阿托品 Atropine【常用剂型与规格】片剂：0.3mg/片。注射剂：0.5mg/mL，1mg/2mL，5mg/mL。【作用与用途】本品为阻断 M-胆碱受体的抗胆碱药。能解除平滑肌痉挛，抑制腺体分泌，散大瞳孔，兴奋呼吸中枢。用于胃肠道痉挛引起的疼痛、胃绞痛、胆绞痛、急性微循环障碍、严重心动过缓、麻醉前用药（抑制腺体分泌）、眼科散瞳等。【药动学】口服自胃肠道吸收迅速，很快分布到全身组织。口服 t_{max} 为 $1\sim2$h，肌注 t_{max} 为 $15\sim20$min。作用一般持续 $4\sim6$min，扩瞳时效更长。主要通过肝细胞酶水解代谢，$t_{1/2}$ 为 $11\sim38$min。有 $13\%\sim50\%$ 在 12min 内以原形随尿排出。【用法用量】❶解痉：口服，$0.3\sim0.6$mg/次，3 次/d。极量，1mg/次，3mg/d。小儿常用量，0.01mg/kg，每 $4\sim6$h 1 次。皮下、肌注或静注，$0.3\sim0.5$mg/次，$0.5\sim3$mg/d。极量，2mg/次。❷抗心律失常：成人静注 $0.5\sim1$mg，可 $1\sim2$h 1 次，最大用量为 2mg/次。小儿静注，$0.01\sim0.03$mg/kg。❸解毒：用于锑剂引起的阿-斯综合征，静注 $1\sim2$mg，$15\sim30$min 后再注射 1mg，以后可每 $3\sim4$h 皮下或肌内注射 1mg；用于有机磷中毒，肌注或静注 $1\sim2$mg，每 $10\sim20$min 重复 1 次，至病情稳定后，逐渐减量并改用皮下注射。❹抗休克改善微循环：静注，成人 $1\sim2$mg/次，小儿，$0.03\sim0.05$mg/kg，每 $13\sim15$min 重复 1 次，直至患者四肢温暖，收缩压在 130mmHg 以上时，逐渐减量至停药。❺麻醉前给药：成人术前 $0.5\sim1$h 肌注或皮下注射 0.5mg。小儿皮下注射剂量如下：体重 3 kg 以下者为 0.1mg/次，7～9kg 为 0.2mg/次，12～16kg 为 0.3mg/次，20～27kg 为 0.4mg/次，32kg 以上者为 0.5mg/次。❻用于眼科：使瞳孔放大，调节功能麻痹，用于角膜炎、虹膜睫状体炎。详见眼科用药。【不良反应】常见便秘、出汗减少、口鼻咽喉干燥、视物模糊、皮肤潮红、排尿困难。少见眼压升高、过敏性皮疹或疱疹。【禁忌证】青光眼及前列腺肥大者禁用。【用药须知】❶孕妇静注阿托品可使胎儿心动过速。可分泌入乳汁，并有抑制泌乳的作用。❷脑损害患者，尤其是儿童；心脏疾病，如充血性心力衰竭、冠心病、二尖瓣狭窄等患者；反流性食管炎患者；溃疡性结肠炎患者慎用。❸阿托品 1 次口服给药 0.5～1mg，对中枢神经系统有轻度兴奋作用，量大时可导致精神紊乱。极大量时中枢神经系统则由兴奋转入抑制。❹应用于幼儿、先天愚型患者、脑损害或痉挛状态患者，应按需随时调整剂量。❺中毒量为 5～10mg，致死量为 80～130mg。【药物相互作用】与金刚烷、吩噻嗪类药、普鲁卡因胺、扑米酮、三环类抗抑郁药配伍作用，阿托品的不良反应可加剧。与单胺氧化酶抑制药呋喃唑酮、丙卡巴肼配伍，可加强抗 M-胆碱的不良反应。与甲氧氯普胺并用时，后者的促进胃肠运动作用可被拮抗。与尿碱化药并用时，阿托品的排泄延迟，作用时间和毒性增加。【用药过量】动作笨拙不稳、神志不清、抽搐、幻觉、谵妄（多见于老年患者）、呼吸短促与困难、言语不清、心跳异常加快、易激动、神经质、坐立不安（多见于儿童）等。处理：用 4% 的鞣酸溶液洗胃，静脉缓慢注射水杨酸毒扁豆碱 0.5～2mg，不宜超过 1mg/min，必要时可重复，成人达 5mg。对兴奋易激状态可用小量巴比妥类，如硫喷妥钠 100mg 或水合氯醛直肠灌入。呼吸抑制须做人工呼吸或用尼可刹米解救。

多潘立酮 Domperidone【常用名】吗丁啉、哌双咪酮、岛姆吡唑。【常用剂型与规格】片剂：10mg/片。【作用与用途】本品为外周多巴胺受体阻滞药，直接作用于胃肠壁，可增加食管下部括约肌张力，防止胃-食管反流，增强胃蠕动，促进胃排空，协调胃与十二指肠运动。❶用于因胃排空延缓、胃食管反流、食管炎引起的消化不良。❷功能性、器质性、感染性、饮食性、反射性治疗及化疗引起的恶心和呕吐。【药动学】口服吸收迅速，15～30min 可达血药浓度峰值。分布以胃肠局部药物浓度最高，血浆次之，脑内几乎没有。全部在肝内代谢，$t_{1/2}$ 为 7h，通过尿液排泄总量为 31.23%，原形药占 0.4%；粪便排泄占总量 65.7%，原形药占 10%。【用法用量】口服：

成人，3～4 次/d，10mg/次，必要时剂量可加倍或遵医嘱。1 岁儿童，3～4 次/d，0.3mg/（kg·次），餐前 15～30min 服用。【不良反应】常见头痛、头晕、嗜睡、倦怠、神经过敏；偶见口干、便秘、腹泻、痉挛性腹痛、心律失常、一次性皮疹或瘙痒；罕见张力障碍性反应、癫痫发作；非哺乳期泌乳、围绝经期后妇女及男性乳房胀痛、月经失调。【禁忌证】对本品过敏者、嗜铬细胞瘤、乳腺癌、分泌催乳素的垂体肿瘤（催乳素瘤）、机械性肠梗阻患者以及胃肠道出血、穿孔者禁用。禁与酮康唑（口服制剂）、氟康唑、伏立康唑、红霉素、克拉霉素、胺碘酮合用。【用药须知】❶肝功能损害者、妊娠妇女慎用。❷严重肾功能不全者应调整剂量。❸血清催乳素水平可升高。❹心脏病患者（心律失常）、低钾血症以及接受化疗的肿瘤患者使用时，有可能加重心律失常。【药物相互作用】抗胆碱药可能会对抗本品的抗消化不良作用，故两者不宜合用。【用药过量】可出现心律失常、困倦、嗜睡、方向感丧失、锥体外系反应以及低血压等，以上反应往往是自限性的，通常在 24h 内消失。处理：本药过量时无特殊的解救药或特效药。应予以对症治疗，并密切监测。给患者洗胃或使用药用炭，可加速药物清除。使用抗胆碱药、抗震颤麻痹药以及具有抗副交感神经作用的抗组胺药，有助于控制与本药毒性有关的锥体外系反应。

甲氧氯普胺 Metoclopramide【常用名】胃复安、灭吐灵。【常用剂型与规格】片剂：5mg/片；注射剂：10mg/mL。【作用与用途】本品为多巴胺 D_2 受体拮抗药。❶用于各种病因所致恶心、呕吐、嗳气、消化不良、胃部胀满、胃酸过多等症状的对症治疗。❷反流性食管炎、胆汁反流性胃炎、功能性胃滞留、胃下垂等。❸残胃排空延迟症、迷走神经切除后胃排空缓慢。❹糖尿病性胃轻瘫、尿毒症、硬皮病等胶原疾患所致胃排空障碍。【药动学】胃肠道吸收，口服 30～60min 后开始作用，持续时间为 1～2h。进入血液循环后，13%～22% 迅速与血浆蛋白结合。经肝脏代谢，$t_{1/2}$ 为 4～6h，根据用量大小有别。经肾脏排泄，口服量约有 85% 以原形及葡糖糖醛酸结合物随尿排出。【用法用量】❶口服：成人，5～10mg/次，3 次/d。用于糖尿病性胃排空障碍者，于症状出现前 30min 口服 10mg；或于餐前及睡前服 5～10mg，4 次/d。总剂量不超过 0.5mg/（kg·d）。小儿，5～14 岁，2.5～5mg/次，3 次/d，餐前 30min 服用，以短期服用。小儿总剂量不超过 0.1mg/（kg·d）。❷肌注或静注：成人，10～20mg/次，不超过 0.5mg/（kg·d）；6 岁以下儿童，0.1mg/（kg·

次），6～14 岁，2.5～5mg/次。肾功能不全者剂量减半。【不良反应】常见昏睡、烦躁不安、疲怠无力；少见乳腺肿痛、恶心、便秘、皮疹、腹泻、眩晕、严重口渴、头痛、容易激动；用药期间出现乳汁增多，由于催乳素的刺激所致。【禁忌证】❶对普鲁卡因或普鲁卡因胺过敏者禁用。❷癫痫发作的频率与严重性均可因用药而增加。❸胃肠道出血、机械性肠梗阻或穿孔患者，可因用药使胃肠道的动力增加，病情加重。❹嗜铬细胞瘤患者可因用药出现高血压危象。❺不可用于因化疗或放疗而呕吐的乳腺癌患者。【用药须知】❶肝肾功能衰竭患者慎用。❷妊娠期妇女不宜使用。❸哺乳期妇女在用药期间应停止哺乳。❹小儿不宜长期应用。❺老年人大量长期应用容易出现锥体外系症状。❻可使醛固酮与血清泌乳素浓度升高。❼对胃溃疡胃潴留者或十二指肠球部溃疡合并胃窦部炎症者有益，不宜用于一般十二指肠溃疡。【药物相互作用】❶与对乙酰氨基酚、左旋多巴、四环素类抗生素、氨苄西林、地西泮、锂化物等药物同用时，因胃内排空加快，上述药物的小肠内吸收增加。❷与能导致锥体外系反应的药物如吩噻嗪类药等合用时，锥体外系反应的发生率与严重性均可有所增加，两者应禁止合用。❸可使奎尼丁的血清浓度升高 20％。❹与硫酸镁有协同利胆作用。❺与中枢抑制药合用时，两者的镇静作用均增强。❻与地高辛合用时，后者的胃肠道吸收减少。❼可降低西咪替丁的口服生物利用度，如必须合用时，服药时间应至少间隔 1h。❽与阿扑吗啡合用时，后者的中枢性与周围性效应均可被抑制。❾抗胆碱药阿托品、丙胺太林等能减弱本药增强胃肠运动功能的效应，两药合用时应予注意。❿盐酸苯海索、苯海拉明可治疗本药所致的锥体外系运动亢进。【用药过量】可致深昏睡状态，神志不清；肌肉痉挛，如颈部及背部肌肉痉挛、拖曳步态、头部及面部抽搐样动作，以及双手颤抖摆动等锥体外系症状。处理：使用抗胆碱药物、治疗帕金森病药物或抗组胺药，可有助于减轻锥体外系反应。

东莨菪碱 Scopolamine【常用名】海俄辛。【常用剂型与规格】片剂：0.2mg/片。注射剂：0.3mg/mL，0.5mg/mL。【作用与用途】作用与阿托品相似，抑制腺体的作用较阿托品强，并有解除平滑肌痉挛和改善微循环的作用，对呼吸中枢具有兴奋作用，但对大脑皮质有明显的抑制作用。用于胃肠道痉挛、胆绞痛麻醉前给药、晕动病、抗休克、震颤麻痹、有机磷农药中毒、极重型流行性乙型脑炎呼吸衰竭等。【药动学】口服易吸收，生物利用度为 21％～26％，$t_{1/2}$ 为 2.9±1.7min，原形药经尿排泄 1.7％～5.9％。【用法用量】❶口服：

0.2～0.6mg/次，0.6～1mg/d，极量，0.6mg/次，2mg/d。❷皮下注射：0.2～0.5mg/次，极量，0.5mg/次，1.5mg/d。①麻醉前给药，通常于麻醉前0.5～1h肌注0.3～0.6mg。②晕动病，口服，0.2～0.3mg，6h/次。如将0.3mg与苯海拉明25mg合用，可增强抗晕动病的效果。③抗休克，成人，0.6～1.2mg/次，儿童，0.01～0.02mg/(kg·次)，直接静注或加于葡萄糖注射液10～20mL内静滴，10～20min/次，达到阿托品化后，逐渐延长用药间隔时间，待血压稳定后停药。④抢救乙型脑炎呼吸衰竭，0.3mg直接静注或稀释于10%葡萄糖注射液30mL内静滴，常用量为0.02～0.04mg/kg，每次30min，平均有效剂量在4mg左右。【不良反应】口干、面红、散瞳、视物模糊、心率加快、排尿困难。【禁忌证】青光眼、前列腺肥大者禁用。【用药须知】❶慎用于心脏病和年龄超过40岁以上患者。❷中枢抑制药如氯丙嗪等可增强该药的中枢抑制作用。拟胆碱药如毛果芸香碱、毒扁豆碱、新斯的明可拮抗该药的抗胆碱作用。【药物相互作用】不能与抗抑郁、治疗精神病和帕金森病的药物合用。【用药过量】儿童用药过量可出现抽搐，严重者可致死。过量中毒时可用拟胆碱药和其他对症处理进行抢救。

曲美布汀 Trimebutine

【常用名】三甲氧苯丁胺酯、舒丽启能、Cerekinon。【常用剂型与规格】片剂：100mg/片，200mg/片。【作用与用途】本品为不同于抗胆碱能药物和抗多巴胺类型药物的胃肠道运动功能调节剂，具有对胃肠道平滑肌的双向调节作用。❶用于：慢性胃炎引起的胃肠道症状，如腹部胀满感、腹痛和嗳气等。❷肠道易激综合征。❸国外试用于术后肠道功能的恢复和钡剂灌肠检查，可加速检查进程。【药动学】口服达峰时间为30min，$t_{1/2}$为2h。在各脏器中分布浓度高低顺序为肝脏、消化管壁、肾脏、肺、肾上腺、脾脏和胰腺，在血液、骨骼肌和脑中的分布浓度较低。体内经水解，N位脱甲基形成结合物后，由尿排出，24h尿中原形药物排泄率在0.01%以下。【用法用量】口服：❶慢性胃炎，成人，100mg/次，3次/d。可根据年龄、症状适当增减剂量。❷肠易激综合征，一般100～200mg/次，3次/d。【不良反应】偶有便秘、腹泻、腹鸣、口渴、口内麻木感、心动过速、困倦、眩晕、头痛及血清氨基转移酶上升等。有时出现皮疹等过敏反应，此时应停药。【禁忌证】对本品过敏者、孕妇、哺乳期妇女及儿童禁用。【用药须知】老年人生理功能较弱，用药时须注意。【药物相互作用】❶与普鲁卡因合用可对窦房结传导产生相加性的抗迷走作用，故两药合用时，应监测心率和心电图。❷与西沙必利合用可减弱西沙必利的胃肠蠕动作用。

丙胺太林 Propantheline【常用名】普鲁本辛。【常用剂型与规格】片剂：15mg/片。【作用与用途】本品具有较强的阿托品样外周抗胆碱、抗毒蕈碱作用。对胃肠道平滑肌有选择性，作用较强、持久。❶用于胃及十二指肠的辅助治疗。❷胃炎、胰腺炎、胆汁排泄障碍、遗尿和多汗症。【用法用量】口服❶15mg/次，3～4次/d，餐前服，睡前30mg。❷遗尿：睡前口服15～45mg。【不良反应】口干、视物模糊、尿潴留、便秘、头痛、心悸等。减量或停药后可消失。【禁忌证】手术前、青光眼患者禁用。【用药须知】心脏病患者慎用。【药物相互作用】❶与甲氧氯普胺、多潘立酮不能同用。❷由于可延长胃排空时间，对一些药物的吸收产生影响。红霉素可因在胃内停留过长而受到胃酸分解，降低疗效，对乙酰氨基酚的吸收可被延迟，血浆峰浓度降低；地高辛的血浆浓度可因同用本品而提高。

间苯三酚 Phloroglucinol【常用名】斯帕丰、Spasfon。【常用剂型与规格】注射剂：40mg/4mL。【作用与用途】❶用于消化系统和胆道功能障碍引起的急性痉挛性疼痛。❷用于急性痉挛性尿道、膀胱、肾绞痛。❸用于妇科痉挛性疼痛。【药动学】静注，血药浓度 $t_{1/2}$ 约为15min，给药后4h内血药浓度很快降低，之后缓慢降低。给药15min后，在肝、肾和小肠组织分布浓度最高，脑组织内极低，48h后体内仅有少量的药物残留。在体内主要通过肝脏的葡萄糖耦合作用，经尿和粪便排泄。【用法用量】❶肌注或静注：40～80mg/次，40～120mg/d。❷静滴：剂量可达200mg/d，稀释于5%或10%葡萄糖注射液中静滴。【不良反应】极少有过敏反应，如皮疹、荨麻疹等。【禁忌证】对本品过敏者禁用。【用药须知】长期低温（10℃以下）存放可能析出结晶，使用前可微温（40℃～50℃）溶解，待结晶溶解后，冷至37℃，仍可使用。【药物相互作用】避免与吗啡及其衍生物合用，因其有致痉挛作用。

莫沙必利 Mosapride【常用名】贝络纳。【常用剂型与规格】片剂：5mg/片。【作用与用途】本品为强效选择性5-HT$_4$受体激动药。❶用于慢性胃炎或功能性消化不良引起的消化道症状，如上腹部胀满感、腹胀、上腹部疼痛、嗳气、恶心、呕吐；胃灼烧感等。❷胃食管反流病和糖尿病胃轻瘫。❸胃大部切除术患者的胃功能障碍。【药动学】主要从胃肠道吸收，分布以胃肠、肝肾局部药物浓度最高，血浆次之，脑内几乎没有分布。口服吸收迅速，达峰时间为0.8h，$t_{1/2}$为2h，血浆蛋白结合率为99.0%。由细胞色素P450 3A4酶代谢，主要代谢产物为脱-4-氟苄基莫沙必利，经尿液和粪便排泄，原形药在尿中仅占 0.1％。【用法用量】口服：5mg/次，3 次/d，餐前服用。【不良反应】主要表现为腹泻、腹痛、口干、皮疹、倦怠、头晕、不适、心悸等。偶见嗜酸性粒细胞增多，三酰甘油升高及天冬氨酸氨基转移酶、丙氨酸氨基转移酶、碱性磷酸酶、γ-谷氨酰转肽酶升高。【禁忌证】对本品过敏者；胃肠道出血、梗阻或穿孔，以及其他刺激胃肠道可能引起危险的疾病患者禁用。【用药须知】❶服用 2 周后，如消化道症状无变化，应停止服用。❷妊娠期妇女和哺乳期妇女、儿童及青少年、有肝肾功能障碍的老年患者慎用。【药物相互作用】与抗胆碱药物合用可能减弱本品的作用。

~~~~~~~~~~~~~~~~

第四节　泻药与止泻药

~~~~~~~~~~~~~~~~

开塞露 Glycerol Enema【常用剂型与规格】灌肠剂：为含山梨醇、硫酸镁的开塞露和只含甘油的开塞露，均为 20mL/支。【作用与用途】为治疗便秘的直肠给药。【用法用量】用时将装有开塞露的特制塑料容器顶端刺破，外面涂油脂少许，徐徐插入肛门，然后将药液挤入直肠内，引起排便。成人用量 20mL（1 支）/次，儿童 0.5 支/次。【不良反应】尚不明确。【禁忌证】对本品过敏者；肠道穿孔、恶心、呕吐及剧烈腹痛患者禁用；新生儿、婴儿慎用。【用药须知】天冷时宜用 40℃温水预热后再用。【药物相互作用】无文献报道。

酚酞 Phenolphthalein【常用名】酚酞、非诺夫他林、果导。【常用剂型与规格】片剂：50mg/片，100mg/片。【作用与用途】用于习惯性顽固便秘，也可在各种肠道检查前用作肠道清洁剂。【药动学】口服后在肠道内遇胆汁及碱性液形成可溶性钠盐，小量吸收后（约 15％）进入肝肠循环，其作用可持续 3～4d。【用法用量】口服：睡前 0.05～0.2g，经 8～10h 排便。【不良反应】连续使用偶能引起皮疹，长期应用可使血糖升高、血钾降低；也可出现过敏反应、肠炎、皮炎及出血倾向等。过量或长期滥用可造成电解质紊乱、诱发心律失常，也可发生神志不清、肌痉挛以及倦怠无力等症状。【禁忌证】阑尾炎、肠梗阻、未明确诊断的出血患者及充血性心力衰竭和高血压患者禁用；哺乳期妇女和婴儿禁用。【用药须知】❶幼儿和妊娠妇女慎用。❷可干扰酚磺酞排泄试验，使尿液变成品红或橘红色，同时酚磺酞排泄加快。❸长期应用可使血糖升高、血钾降低。❹避免习惯性服用泻药，过量或长期应用可引起肠功能依赖性，甚至有结肠炎病变。【药物相互作用】如与碳酸氢钠及氧化镁等碱性药并用，能引起尿液及粪便变色。【用药过量】处理：应马上洗胃，给予药用炭；禁用导泻药。

硫酸镁 Magnesium Sulfate【常用名】硫苦、泻盐、Epsom Sulfate。【常用剂型与规格】灌肠剂：由 50%硫酸镁溶液 30mL、甘油 60mL、蒸馏水 90mL 配成，常用于各种便秘的治疗。注射剂：2.5g/10mL，口服液：2.5g/10mL。【作用与用途】❶用于导泻，肠内异常发酵，亦可与驱虫剂并用；与药用炭合用可治疗食物或药物中毒。❷用于阻塞性黄疸及慢性胆囊炎。❸用于惊厥、子痫、尿毒症、破伤风、高血压脑病及急性肾性高血压危象等。❹用于发作频繁而其他治疗效果不佳的心绞痛患者，对伴有高血压的患者效果较好。❺外用热敷消炎去肿。【药动学】口服约有 20%吸收进入血流，而后随尿排出。约 1h 起效，持续作用 1～4h。【用法用量】❶导泻：口服，5～20g/次，清晨空腹服，同时饮 100～400mL 水，也可用水溶解后服用。❷利胆：2～5g/次，3 次/d，餐前或两餐间服。也可服用 33%溶液，10mL/次。❸抗惊厥、降血压等：肌注，1g/次，10%溶液，10mL/次；静滴，1～2.5g/次，将 25%溶液 10mL 用 5%葡萄糖注射液稀释成 1%浓度缓慢静滴。【不良反应】❶导泻时如服用浓度过高的溶液，则从组织内吸收大量水分而导致脱水。❷肾功能不全时或血镁积聚时可出现眩晕和头昏等。【禁忌证】肠道出血患者、急腹症患者、妊娠期妇女、经期妇女禁用。【用药须知】❶本品为高渗性泻药，可促进钠潴留而致水肿，孕妇慎用。❷服用中枢抑制药中毒需导泻时，应避免使用硫酸镁，改用硫酸钠。❸致泻作用一般于服药后 2～8h 内出现，所以宜在早晨空腹服用，并大量饮水加速导泻作用和防止脱水。【药物相互作用】与本品有配伍禁忌的药物有硫酸多黏菌素 B、硫酸链霉素、葡萄糖酸钙、盐酸多巴酚丁胺、盐酸普鲁卡因、四环素、青霉素和萘夫西林。【用药过量】用药过量可导致电解质紊乱，继发心律失常、精神错乱、肌痉挛、倦怠无力等。急性镁中毒时可引起呼吸抑制，可很快达到致死的呼吸麻痹，此时应即刻停药，进行人工呼吸，并缓慢注射钙剂解救。

聚乙二醇 Polyethylene Gly【常用名】聚氧乙烯二醇、聚乙烯二醇。【常用剂型与规格】聚乙二醇粉剂：10g/袋。【作用与用途】用于成人便秘的对症治疗和肠道手术前以及肠镜、钡灌肠和其他检查前的肠道清洁准备。【药动学】配制后溶液中电解质含量不会影响肠液电解质交换。药代资料证实口服聚乙二醇后既不被消化道吸收，也不会进行生物代谢。【用法用量】口服：1～2袋/d，将药物溶解在一杯水中服用。【不良反应】在消化道内不被吸收或极少吸收，故其毒性和不良反应甚少。但过量服用可能导致腹泻，停药后24～48h可恢复正常。如仍需使用，再次服用小剂量即可。【禁忌证】炎症性肠病、肠梗阻及未明确诊断的腹痛患者禁用。【用药须知】❶建议不要长期使用。❷服用时最好与其他药间隔使用。【药物相互作用】服用前1h口服的其他药可能会从消化道冲走，从而影响其吸收。【药物过量】聚乙二醇服用过量可引起腹泻，暂时停药或减少剂量后可消失。

甘油 Glycerol【常用名】丙三醇、Glycerin。【常用剂型与规格】栓剂：由硬脂酸钠（肥皂）为硬化剂，吸收甘油而制成。含甘油约90%，大号每个约重3g，小号每个约重1.5g。口服溶液：50%溶液。【作用与用途】用于便秘、降眼压和颅内压。【用法用量】❶便秘：使用栓剂，1粒/次塞入肛门，对小儿及年老体弱者较为适宜。也可用50%溶液灌肠。❷降眼压和降颅内压：口服50%甘油溶液，200mL/次，1次/d，必要时2次/d，但要间隔6～8h。【不良反应】口服有轻微不良反应，如头痛、咽部不适、口渴、恶心、呕吐、腹泻及血压轻微下降等空腹服用不良反应较明显。【禁忌证】糖尿病、颅内活动出血、完全无尿、严重脱水、严重心力衰竭、急性肺水肿及有头痛、恶心、呕吐的患者禁用。【用药须知】❶慎用：心、肝、肾疾病患者；溶血性贫血。❷严禁同氧化剂配伍。❸可在溶液中加入柠檬汁或速溶咖啡以改善口味；也可加入冰块，用吸管吸食，以减少恶心、呕吐等肠胃道症状。服药时不能喝水。

液状石蜡 Liquid Paraffin【常用名】石蜡油。【常用剂型与规格】溶液剂：100%液状石蜡。【作用与用途】用于治疗慢性便秘及预防术后排便困难。【用法用量】口服：成人，15～45mL，2次/d；6岁以上小儿，10～15mL，睡前服用。【不良反应】长期使用可干扰脂溶性维生素的吸收；还可能有吸入肺部的危险。曾有报道，在全身性吸收液状石蜡后在肝、脾或肠系膜淋巴结内发生异物肉芽肿或液状石蜡瘤。【禁忌证】尚不明确。【用药须知】不可久用，因可妨碍脂溶性维生素和钙、磷的吸收。【药物相互作用】由于同时应用多库酯盐可增加液状石蜡的吸收，因此不推荐两者同时应用。

多库酯钠 Docusate【常用名】辛丁酯磺酸钠、Diocty Sodium Sulfosuceinate。【常用剂型与规格】片剂：50mg/片；胶囊：240mg/片；口服液：20mg/5mL。【作用与用途】本品为表面活性剂，口服后在肠内可使水和脂肪类物质浸入粪便，促其软化。用于排便无力，如肛门、直肠病患者或术后患者。【药动学】口服经胃肠道吸收，经胆汁排泄。【用法用量】口服：成人，100～300mg/d，首次排便之前服用高剂量，维持阶段服用较低剂量，1～3d后起效。儿童剂量：多库酯钠在国外被批准用于儿童，用法为：6～12岁儿童，100mg/d；12岁以上儿童，100～300mg/d。【不良反应】❶在推荐口服剂量下，患者能较好地耐受，可发生腹胀、腹痛、口苦、皮疹。❷体外细胞培养试验发现，多库酯钠对肝细胞具有一定的细胞毒作用，多库酯钠单独使用或者与酚丁类药物（oxyphenisatin）同时使用，均对肝细胞具有细胞毒性。❸不宜与其他具有肝毒性的药物同时使用。❹可引起肠道黏膜的形态学改变，病理生理学意义尚不明确。【禁忌证】禁止与其他具有肝脏毒性的药物同时使用；肠梗阻（尤其是粪便嵌塞所致）者、对本品过敏者禁用。【用药须知】❶如出现腹痛、恶心、呕吐等症状超过2周，使用前需咨询医师。❷如使用后无效或便血，需立即停止使用并咨询医师。❸可增加液状石蜡油等的吸收，不宜与液状石蜡等矿物油同时使用。❹作用温和，起效也较缓慢，口服后1～3d才能见效，不宜用于肠镜手术前清洁肠道的患者或需要立即通便的患者。❺口服后基本不吸收，药物均随肠内容物排出，因此可能影响肛管手术患者伤口的愈合。【药物相互作用】❶与其他药物同时服用时，可使药物的吸收或肝脏摄取增加。❷可增加液状石蜡的吸收。【用药过量】过量服用多库酯钠引起新生儿低镁血症。

磷酸氢钠 Sodium Phosphate【常用名】清可隆。【常用剂型与规格】片剂：其组分为每片含磷酸二氢钠0.551g、磷酸氢二钠0.199g。【作用与用途】本品为容积性导泻药；适用于成年患者外科手术前或肠镜、钡灌肠及其他肠道检查前的肠道清洁准备。【药动学】复方磷酸氢二钠片口服后，磷酸盐吸收的量较少，血磷浓度只会出现一过性轻度升高。3～4h可见到血磷峰值浓度，血浆中离子化的无机磷几乎全部通过肾脏消除。【用法用量】口服；清洁一次肠道的用量为80片，请在医生指导下分两次服用。具体用法如下：先于手术或肠镜检查的前1日服用40片，6片/次，用约220～250mL/次的饮用水或清质饮料送服（最后一次为4片），每隔15min服用1次；再于手术或肠镜检查前3～5h同法服用40片。【不良反应】❶复方磷酸氢二钠片的主要不良反应均与清肠作用有关，常见的有恶心、呕吐、腹胀、腹痛、眩晕、头痛等，大多为一过性，患者能够耐受，不需进行特殊处理。❷与应用其他清肠剂相似，在镜检中可能观察到轻度肠黏膜溃疡、出血等现象。❸能够引起血中钙、磷和钾等电解质浓度的改变，但这些变化在临床研究中并没有观察到相应的临床症状及心电图改变。❹肾功能严重障碍、肠穿孔患者服用复方磷酸氢二钠片可能导致脱水性休克、严重的电解质平衡紊乱、心律失常等不良反应发生。国内临床研究报道：不良反应包括恶心、腹胀、呕吐、腹痛，还可出现心率轻度加快，但在正常范围内。服用后还可出现血清 K^+、Ca^{2+}、Mg^{2+} 轻度下降。但未出现低血钾症状。【禁忌证】患有充血性心力衰竭、腹水、不稳定型心绞痛、胃瘫痪或肠梗阻，严重的慢性便秘、肠穿孔、急性结肠炎、巨结肠或动力不足综合征等的患者。对磷酸钠盐或其他含磷酸盐的制剂有过敏史的患者禁用。孕妇和哺乳期妇女只有在明确必要时才能使用；18 岁以下人群尚无使用经验。【用药须知】❶根据作用机制，建议患者从服用前 12h 开始，只食用澄清的液体。每 40 片应服用不少于 1500mL 水或清淡饮料，否则，和使用其他导泻剂一样，可能导致过度的体液丢失和血容量下降。❷不得与其他导泻剂或灌肠剂，特别是磷酸盐类产品同时使用。❸在使用后的 7d 内不得再次进行肠道清洁处理。❹对肾功能不全、已存在电解质平衡紊乱的患者或正在服用可能导致电解质平衡紊乱的药物的患者慎用；血浆电解质异常的患者尤其患低血钾患者应在恢复电解质平衡后再使用。慢性炎性肠病患者急性发作期间对磷酸盐的吸收可能增加，宜慎用。❺与其他肠道清洁药物类似，可能导致结肠部位出现溃疡点，在镜检时应注意与炎性肠病相区别。❻在服用后的排泄物中或镜检时，可能会观察到尚未完全溶解的本品片剂或服用的其他药物片剂。❼与其他导泻剂和通便剂类药物一样，对患食欲异常亢进症患者有潜在的药物滥用可能性，因此需在医师指导下供成年人在手术或肠镜检查前使用。❽老年患者应用时注意监测肾功能。【药物相互作用】与复方磷酸氢二钠片服药时间相近的药物由于导泻作用很可能不被吸收。在部分服用复方磷酸氢二钠片的患者中，曾观察到由于电解质紊乱所致 QT 间期延长，因此，对正在服用可能导致 QT 间期延长药物的患者应慎用。【用药过量】复方磷酸氢二钠片服用过量可能导致严重的电解质紊乱，如高磷、低钙、高钠、低钾血症，脱水，血容量下降及相关症状，严重的电解质紊乱可导致心律失常甚至死亡。对服用过量的患者应进行细致的监护，并进行对症治疗。

磷酸钠盐 Sodium Phosphates【常用名】今辰清。【常用剂型与规格】口服溶液：90mL/瓶，含磷酸二氢钠 43.2g，磷酸氢二钠 16.2g。【作用与用途】用于解除偶然性便秘，直肠检查前灌肠清洁肠道。【用法用量】口服：成人及 12 岁以下儿童，1 瓶/d，一次性使用；2 岁以下儿童禁用；2～11 岁儿童，用于肠道准备时，服药一般分 2 次，45mL/次。第一次服药时间在操作或检查前一日晚上 7 点，用法采用稀释方案，用 750mL 以上温水稀释后服用。第二次服药时间在操作或检查当天早晨 7 点（或在操作或检查前至少 3h），或遵医嘱，用法同第一次。为获得良好肠道准备效果，建议患者在可承受范围内多饮水。【不良反应】❶急性磷酸盐肾病和肾功能损害：可能引起罕见但严重的急性磷酸盐肾病和肾功能损害，多数发生在服用高血压药物（如血管紧张素转换酶抑制药、血管紧张素受体抑制药）、利尿药、非甾体抗炎药的患者当中。建议已有肾功能损害或正在接受可能引起肾小管滤过率下降的治疗或可能导致脱水的高风险患者应慎用。❷惊厥与电解质紊乱和血浆低渗透压有关。建议慎用于易于发生惊厥的高风险患者，如有惊厥病史、合并使用抗抑郁药物、酒精及苯二氮类药物、低钠血症患者。❸心律失常：患者使用磷酸钠盐后可能发生严重和罕见的心律失常和部分 QT 间期延长。QT 间期延长与电解质紊乱有关。建议慎用于易于发生心律失常的高风险患者，如有心肌病和难以控制的心律失常病史、QT 间期延长、近期发生心梗的患者。【禁忌证】先天性巨结肠、肠梗阻、腹水、充血性心脏病或肾衰竭患者禁用。禁止联合使用其他缓泻药物；对本品磷酸钠盐和其他成分过敏者禁用。【用药须知】❶严格控制用量。在 24h 内使用超过推荐的剂量可能会对身体造成损害。❷若重复给药应检查血浆电解质。在患者第二次摄入药物前充分饮水。❸应放在儿童不易拿到的地方。❹以下情况在使用时应咨询医师：限制钠盐饮食，患有肾脏疾病的患者，已经怀孕或正在哺乳期的妇女。❺下列情况应停用并咨询医师：直肠出血，使用后没有大便。❻急性结肠炎或者肠排空延迟患者、肾病患者、电解质失衡或紊乱患者、使用利尿药以及正在服用其他影响电解质水平药物的患者慎用。【药物相互作用】❶禁止联合使用其他缓泻药。❷服用钙通道阻滞药、非甾体类抗炎药物、利尿药以及正在服用其他可能影响电解质水平药物的患者应慎用。【用药过量】如果发生服用药物过量或误用，应及时就医。过量可导致低钙血症、高磷血症、高钠血症及脱水。❶低钙血症、高磷血症、高钠血症：应仔细监测血中钙、磷酸盐、氯化物及钠离子水平；及时用适当的液体纠正电解质失衡。❷脱水：按脱水的严重程度及临床症状及时肠道外给予含有低浓度的钠、氯化物（40～50mEq/L）以及中浓度钾（20～30mEq/L）溶液。

蒙脱石 Smectite【常用名】思密达、肯特令。**【常用剂型与规格】**口服散剂：每袋含蒙脱石 3g。**【作用与用途】❶**主要用于急、慢性腹泻，尤对儿童急性腹泻疗效为佳。**❷**也用于食管炎及与胃、十二指肠、结肠疾病有关的疼痛的对症治疗。**【药动学】**不进入血液循环，并连同所固定的攻击因子随消化道自身蠕动排出体外。不影响 X 线检查，不改变大便颜色，不改变正常的肠蠕动。**【用法用量】**口服：**❶**成人，1 袋/次，3 次/d；2 岁以上儿童，1 袋/次，2～3 次/d；1～2 岁幼儿，1 袋/次，1～2 次/d；1 岁以下幼儿，0.5 袋/次，2 次/d。**❷**治疗急性腹泻首剂应加倍。**❸**食管炎患者宜餐后服用，其他患者于餐前服用。**【不良反应】**少数患者出现轻微便秘，可减少剂量继续服用。**【禁忌证】**尚不明确。**【用药须知】❶**可能影响其他药物的吸收，必须合用时，应在服用前 1h 服用其他药物。**❷**治疗急性腹泻时，应注意纠正脱水。**❸**如出现便秘，可减少剂量继续服用。**【药物相互作用】❶**与诺氟沙星合用可提高对致病性细菌感染的疗效。**❷**可减轻红霉素的胃肠反应，提高红霉素的疗效。**【用药过量】**过量服用，易致便秘，婴幼儿尤为要注意。

颠茄磺苄啶 Belladonna Sulfamethoxazole and Trimerhoprim【常用名】颠茄磺苄啶、泻立停。**【常用剂型与规格】**片剂：内含磺胺甲噁唑 0.4g，甲氧苄啶 80mg，颠茄流浸膏 8mg。**【作用与用途】**用于痢疾志贺菌引起的慢性菌痢和其他敏感致病菌引起的肠炎等。**【药动学】**该品中的 SMZ 和 TMP 口服后自胃肠道吸收迅速且完全，可达给药量的 90％以上，吸收后两者均可广泛分布至痰液、中耳液、阴道分泌物等全身组织和体液中；并可穿透血-脑脊液屏障，达治疗浓度；也可穿过血液-胎盘屏障，进入胎儿血循环并可分泌至乳汁中。服药后 1～4h 达到血药峰浓度，SMZ 和 TMP 的血消除 $t_{1/2}$（$t_{1/2}\beta$）分别为 10h 和 8～10h，肾功能减退者，$t_{1/2}$ 延长，需调整剂量。给予 TMP 160mg，SMZ 800mg，服用 2 次/d，3d 后达到稳态血药浓度，TMP 为 1.72mg/L，SMZ 的血浆游离浓度及总浓度分别为 57.4mg/L 和 68.0mg/L。由肝水解酶分解，峰值作用时间 1～2h，作用持续时间 4h，经肾排泄。SMZ 及 TMP 均主要自肾小球滤过和肾小管分泌，尿药浓度明显高于血药浓度。单剂口服给药后 0～72h 内自尿中排出 SMZ 总量的 84.5％，其中 30％为包括代谢物在内的游离磺胺；TMP 以游离药物形式排出 66.8％。SMZ 和 TMP 两药的排泄过程互不影响。**【用法用量】**口服：2 片/次，第 1d 服 3 次，以后 2 次/d。1～5d 为 1 个疗程，继续服用需遵医嘱。**【不良反应】❶**过敏反应较为常见，表现为药疹，严重者可发生渗出性多形红斑、剥脱性皮炎和大疱表皮松解萎缩性皮炎等；也有表现为光敏反应、药物热、关节及肌肉疼痛、发热等血清病样反应。偶见过敏性休克。❷中性粒细胞减少或缺乏症、血小板减少症、再生障碍性贫血。患者可表现为咽痛、发热、苍白和出血倾向。❸溶血性贫血及血红蛋白降低。这在缺乏 G6PD 的患者应用磺胺药后易于发生，在新生儿和小儿中较成人为多见。❹高胆红素血症和新生儿黄疸。由于该品与胆红素竞争蛋白结合部位，可致游胆红素增高。新生儿肝功能不完善，对胆红素处理差，故较易发生高胆红素血症和新生儿黄疸，偶可发生核黄疸。❺肝脏损害。可发生黄疸、肝功能减退，严重者可发生急性肝坏死。❻肾脏损害。可发生结晶尿、血尿和管型尿；偶有患者发生间质性肾炎或肾小管坏死的严重不良反应。❼恶心、呕吐、胃纳减退、腹泻、头痛、乏力等，一般症状轻微。偶有患者发生难辨梭状芽胞菌肠炎，此时需停药。❽甲状腺肿大及功能减退偶有发生。❾中枢神经系统毒性反应偶可发生，表现为精神错乱、定向力障碍、幻觉、欣快感或抑郁感。❿口干，视物模糊，心率加快，皮肤潮红，眩晕等。严重者可有瞳孔散大、兴奋、烦躁。【禁忌证】对 SMZ 和 TMP 过敏者、患有巨幼红细胞性贫血患者、孕妇及哺乳期妇女、新生儿及 2 月龄婴儿、重度肝肾功能损害者、青光眼和眼内压高患者、心动过速患者、前列腺肥大患者、幽门梗阻者禁用。【用药须知】❶肝肾功能不全者、高血压患者，糖尿病、胃及十二指肠溃疡病及心力衰竭者慎用。❷如有上腹胀痛、恶心、呕吐者，饭后服用即可避免。❸服用该品宜多喝水。❹磺胺药可通过胎盘屏障，并有少量自乳汁分泌，且有致新生儿核疸的可能，故孕妇及哺乳期妇女不宜应用。【药物相互作用】❶使用尿碱化药可增加该品在碱性尿中的溶解度，使排泄增多。❷不能与对氨基苯甲酸合用，两者相互拮抗。❸下列药物与该品同用时，该品可取代这些药物的蛋白结合部位，或抑制其代谢，以致药物作用时间延长或发生毒性反应，因此合用时，或在应用本品之后使用时需调整其剂量。包括口服抗凝药、降糖药、甲氨蝶呤、苯妥英钠和硫喷妥钠。❹与骨髓抑制药合用可能增加此类药物对造血系统的不良反应。❺与避孕药长时间合用可导致避孕失败，并增加经期外出血的机会。❻与溶栓药物合用可能增大其潜在的毒性。❼与肝毒性药物合用可引起肝毒性发生率的增高。❽与光敏药物合用可能发生光敏作用的相加。❾接受该品治疗者对维生素 K 的需要量增加。❿不宜与乌洛托品合用。⓫该品中的 TMP 可抑制华法林的代谢而增强其抗凝性。⓬TMP 与环孢素合用可增加肾毒性。⑬利福平与该品合用时可明显使该品中的 TMP 清除增加和血清 $t_{1/2}$ 缩短。⑭不宜与抗肿瘤药、2,4 - 二氨基嘧啶类药物合用，也不宜在应用其他叶酸拮抗药治疗的疗程之间应用该品，因为有产生骨髓再生不良或巨幼红细胞性贫血的可能。⑮不宜与氨苯砜合用。⑯避免与青霉素类药物合用。【用药过量】该品的血药浓度不应超过 $200\mu/\text{mL}$，超过此浓度，不良反应发生率增高，毒性增强。过量短期服用该品会出现食欲不振、腹痛、恶心、呕吐、头晕、头痛、嗜睡、神志不清、精神低沉、发热、血尿、结晶尿、血液疾病、黄疸、骨髓抑制等。一般治疗为停药后进行洗胃、催吐或大量饮水；尿量低且肾功能正常时可给予输液治疗。在治疗过程中应监测血常规、电解质等。如出现较明显的血液系统不良反应或黄疸，应予以血液透析治疗。如出现骨髓抑制，先停药，给予叶酸 3～6mg 肌注，1 次/d，连用 3d 或至造血功能恢复正常为止。长期过量服用该品会引起骨髓抑制，造成血小板、白细胞减少和巨幼红细胞性贫血。出现骨髓抑制症状时，患者应每日肌注甲酰四氢叶酸 5～15mg 治疗，直到造血功能恢复正常为止。

复方地芬诺酯 Diphenoxylate【常用名】苯乙哌啶、止泻宁。【常用剂型与规格】片剂：每片含盐酸苯乙哌啶 2.5mg，硫酸阿托品 0.025mg。溶液剂：每 5mL 含苯乙哌啶 2.5mg，硫酸阿托品 0.025mg。【作用与用途】作用类似吗啡，直接作用于肠道平滑肌，用于急、慢性功能性腹泻，亦可用于药物及慢性结肠炎所致的腹泻。【药动学】口服 45～60min 起效，2h 后血药浓度达峰值，作用持续时间为 3～4h，生物利用度为 90%。分布容积为 324.2L。大部分在肝脏快速代谢，消除 $t_{1/2}$ 为 2.5h。【用法用量】口服：2.5～5mg/次，2～4 次/d，腹泻控制时，应即减少剂量。儿童剂量，8～12 岁，4mL/次，5 次/d；5～8 岁，4mL/次，4 次/d；2～5 岁，4mL/次，3 次/d。【不良反应】毒性较小，成年人服用常规剂量，不良反应轻而少见，服药后偶见口干、恶心、呕吐、头痛、嗜睡、抑郁、烦躁、失眠、皮疹、腹胀及肠梗阻等，减量或停药后消失。儿童对本药比较敏感，可能出现呼吸抑制等不良反应。【禁忌证】2 岁以下儿童，青光眼患者，严重肝病、脱水患者，对地芬诺酯或阿托品过敏者，梗阻性黄疸、与假膜性小肠结肠炎或产肠毒素的细菌有关的腹泻患者禁用。【用药须知】❶慢性肝病患者、正在服用成瘾性药物者、腹泻早期或腹胀者慎用。❷儿童服用要特别慎重，因易出现迟发性地芬诺酯中毒，而且儿童对本药的反应也有很大差异。2～13 岁儿童应使用溶液剂，不要使用片剂。❸孕妇服用本药易引起新生儿的戒断及呼吸抑制症状。❹用药前后应当检查和监测：观察粪便黏度及腹泻是否停止，监测水、电解质平衡和呼吸，以免引起中毒。❺地芬诺酯具有阿片样的作用。长期大量服用可产生欣快感，并可能产生药物依赖性，但常用量短期治疗，产生依赖性可能性很小。【药物相互作用】❶可以增强巴比妥类、阿片类和其他中枢抑制药物的作用，不宜合用。❷可以减慢肠蠕动，影响其他药物的吸收。

复方樟脑酊 Compound Camphor Tincture【常用剂型与规格】口服溶液：复方樟脑酊为复方制剂，其组分为每 1mL 含樟脑 0.05mg，阿片酊 0.05mL，苯甲酸 5mg，八角茴香油 0.003mL。【作用与用途】内含少量阿片，能增强肠平滑肌张力，减低胃肠推进性蠕动，使粪便干燥而止泻，尚有镇痛、镇咳作用。用于腹泻、腹痛等。多用于非细菌性的严重腹泻。【药动学】无资料。【用法用量】口服：成人，2～5mL/次，3 次/d。【不良反应】可见便秘、呕吐、眩晕。大剂量可出现类似吗啡样中毒，长期使用有耐受与成瘾的危险。【禁忌证】严重肝功能不全、肺源性心脏病、支气管哮喘患者、婴儿及哺乳期妇女禁用。【用药须知】不适用于腹泻早期或腹胀者，小儿慎用。

洛哌丁胺 Loperamide【常用名】氯苯哌酰胺、苯丁哌胺、易蒙停、腹泻啶。【常用剂型与规格】胶囊：2mg/粒。【作用与用途】本品为长效抗腹泻药物，有抑制肠蠕动，延长肠内容物的通过时间。❶用于各种病因引起的急、慢性腹泻。❷回肠造口术患者，服用后可增加大便稠度，以减少排便次数与排便量。【药动学】易为肠壁吸收，几乎全部被肝脏代谢，原形药物的血药浓度很低，$t_{1/2}$平均为 10.8h，蛋白结合率为 97%，血浆达最高浓度是在口服胶囊后 5h，或口服液剂后 2.5h。作用持续 24h 以上。经胆汁和粪便排泄。【用法用量】口服。❶急性腹泻：成人初剂量 2～4mg，以后 2mg/次，总量不得超过 16mg/d；2～5 岁，1mg/次，3 次/d；5～8 岁，2mg/次，2 次/d；8～12 岁，2mg/次，3 次/d。❷慢性腹泻：成人初剂量 2～4mg，以后根据维持大便正常情况调节剂量，可 2～12mg/d。【不良反应】偶见口干、嗜睡、倦怠、头晕、恶心、呕吐、便秘、胃肠不适和过敏反应。【禁忌证】肠梗阻患者、便秘患者以及胃肠胀气或严重脱水者、溃疡性结肠炎的急性发作期、广谱抗生素引起的假膜性肠炎者及 2 岁以下儿童禁用。不能作为有发热梗阻的细菌性痢疾的基本治疗药物。对急性腹泻，如服用 48h 后临床症状无改善，应停用，并改换其他治疗。【用药须知】❶肝功能障碍者慎用，可导致体内药物相对过量，应注意中枢系统中毒反应。❷孕妇慎用，哺乳期妇女尽量避免使用。❸不能单独用于伴有发热和细菌性痢疾。❹腹泻患者常发生水和电解质丧失，应适当补充水和电解质。❺严重中毒性或感染性腹泻慎用，以免止泻后加重中毒症状。【药物相互作用】与奎尼丁、利托那韦等P-糖蛋白抑制药合用可导致洛哌丁胺血浆浓度增加2～3倍。【用药过量】过量可能出现中枢神经抑制症状，如木僵、调节功能紊乱、嗜睡、缩瞳、肌张力过高、呼吸抑制以及肠梗阻等。可用纳洛酮作为解毒剂，且至少观察48h。

第五节　肝胆疾病用药

熊去氧胆酸 Ursodeoxycholic Acid【常用名】猪脱氧胆酸、异去氧胆酸、二羟基胆基酸。【常用剂型与规格】胶囊：250mg/片；片剂：50mg/片。【作用与用途】本品具有增加胆汁分泌，改变胆汁成分，降低胆汁中胆固醇及胆固醇酯，保护肝细胞膜等作用。❶用于胆固醇型胆结石及胆汁缺乏性脂肪障碍。❷预防药物性结石形成。❸治疗脂肪肝。【药动学】口服吸收后被动扩散而被迅速吸收，主要在中等碱性环境的回肠，在肝脏摄取5%～60%，$t_{1/2}$为3.5～5.8d，具有肠肝循环。【用法用量】口服：早晚进餐时分次给予，50mg/次，150mg/d，疗程最短为6个月，6个月后胆囊造影无改善者可停药；如结石已有部分溶解则继续服药直至结石完全溶解。溶胆石：450～600mg/d，分2次服用。【不良反应】常见腹泻；偶见便秘、过敏、头痛、头晕、胰腺炎和心动过速等。【禁忌证】严重肝功能减退者、胆道完全梗阻者、急性胆囊炎者、胆管炎者、妊娠及哺乳期妇女、胆结石钙化患者出现胆管疼挛或胆绞痛时禁用。【用药须知】❶长期使用可增加外周血小板数量。❷如治疗胆固醇结石中出现反复胆绞痛发作，症状无改善甚至加重，或出现明显结石钙化时，则宜中止治疗，并进行外科手术。❸不能溶解胆色素结石、混合结石及不透X线的结石。❹可能会诱导药物代谢酶P450 3A4与需此酶类代谢的药物同时服用时应注意，必要时调整给药剂量。【药物相互作用】❶口服避孕药可增加胆汁饱和度。❷与考来烯胺、考来替泊或氢氧化铝合用可引起吸收减少。❸与环孢素合用可增加环孢素在肠道的吸收。❹会降低环丙沙星的吸收。【用药过量】服用过量会引起腹泻。处理：如发生腹泻则减少剂量，持续腹泻需停药对症治疗，如补充液体和电解质等。

联苯双酯 Bifendate【常用名】Biphenyldicarboxylate。**【常用剂型与规格】**片剂：25mg/片；滴丸：1.5mg/丸。**【作用与用途】**本品具有保护肝细胞，增加肝脏解毒功能。❶用于迁移性肝炎及长期单项丙氨酸氨基转移酶异常者。对于肝区痛、乏力、腹胀等症状有疗效，但对脾肿大无影响。❷用于化学毒物、药物引起的丙氨酸氨基转移酶升高。**【药动学】**口服吸收约30%，肝脏首过作用下迅速被代谢转化。24h内70%左右自粪便排出。滴丸剂的生物利用度为片剂的1.25～2.37倍。**【用法用量】**❶口服：滴丸，5丸/次，3次/d，必要时6～10丸/次，3次/d，连服3个月，ALT正常后改为5丸/次，3次/d，连服3个月。儿童：0.5mg/kg，3次/d，连用3～6个月。❷片剂，25～50mg（1～2片）/次，3次/d。**【不良反应】**不良反应轻微，个别出现口干、轻度恶心，偶见皮疹。**【禁忌证】**对本品过敏者、肝硬化者、妊娠期和哺乳期妇女禁用。**【用药须知】**❶少数患者用药过程中ALT可回升，加大剂量可降低。停药后部分患者ALT反跳，但继续服药仍有效。❷慢性活动性肝炎者、老年患者禁用。❸服药过程中出现黄疸及病情恶化应停药。**【药物相互作用】**与肌苷合用，可减少降酶反跳现象。**【用药过量】**无文献报道。

甘草酸二铵 Diammonium Glycyrrhetate【常用名】甘利欣。**【常用剂型与规格】**胶囊：50mg/粒；注射剂：50mg/10mL。**【作用与用途】**本品具有较强的抗炎、保护肝细胞、改善肝功能、抗过敏、抑制钙离子内流及免疫调节作用。用于伴有ALT升高的急、慢性病毒性肝炎。**【药动学】**口服后主要分布在肺、肝、肾，生物利用度不受食物影响，$t_{1/2}$为8～12h，具有肝肠循环。本品及其代谢物与蛋白结合力强，血药浓度变化与肝肠循环和蛋白结合有关。静注后约92%以上药物与血浆蛋白结合，平均滞留时间为8h。主要通过胆汁从粪便排出，部分以CO_2从呼吸道排出，2%以原形从尿中排出。**【用法用量】**❶静滴：150mg/次，1次/d，用注射用水溶解后，再以10%葡萄糖注射液250mL稀释后缓慢静滴；❷口服：150mg/次，2～3次/d。**【不良反应】**有纳差、恶心、呕吐、腹胀，以及皮肤瘙痒、荨麻疹、口干和浮肿，心脑血管系统常见头痛、头晕、胸闷、心悸及血压增高，偶尔出现休克。**【禁忌证】**对本品过敏者，以及严重低钾血症、高钠血症、高血压、心力衰竭、肾衰竭者禁用。**【用药须知】**❶治疗期间应定期测血压和血清钾、钠，如出现高血压、钠潴留和低血钾等，应减量和停药。❷未经稀释不得进行注射。**【药物相互作用】**

与依他尼酸、呋塞米、乙噻嗪、三氯甲噻嗪等利尿药并用时，其利尿作用可增强本品的排钾作用。

肌苷 Inosine【常用剂型与规格】注射剂：100mg/5mL；片剂：0.2g/片。【作用与用途】本品为人体的正常成分，能直接透过细胞膜进入体细胞，参与体内核酸代谢、能量代谢和蛋白质合成，此外还有活化酶类，进而活化肝细胞、修复肝细胞的作用。❶用于治疗白细胞减少、血小板减少。❷治疗急性肝炎和慢性肝炎、肝硬化、肝性脑病。❸辅助治疗冠状粥样硬化性心脏病、心肌梗死。风湿性心脏病、肺源性心脏病。❹预防及减轻血吸虫病防治药物所引起的心脏和肝脏的毒性反应。❺用于眼科疾病如中心性视网膜炎和视神经萎缩的辅助用药。【药动学】无文献报道。【用法用量】❶口服：成人，0.2～0.4g/次，3次/d，必要时如肝脏疾病用量可加倍；小儿 0.1～0.2g/次，3次/d。❷静注：0.2～0.6g/次，1～2次/d。❸静滴：成人，0.2～0.6g/次，可用 5%葡萄糖注射液或注射用生理盐水 20mL 稀释滴注，1～2次/d；小儿，0.1～0.2g/次，1次/d。【不良反应】偶见面部潮红、恶心、胸部灼热等。【禁忌证】对本品过敏者禁用。【用药须知】❶静滴可能会引起心搏骤停和过敏性休克。应用时需缓慢滴注并严密观察生命体征变化及有无过敏反应。❷使用前需详细检查，如发现有药液混浊、瓶身或瓶口有细微破裂、瓶口松动或有棉絮状菌丝团时，切勿使用。❸孕妇及哺乳期妇女、儿童用药应慎重，或遵医嘱，老年人不需调整剂量。【药物相互作用】❶禁与下列注射液配伍：乳清酸、氯霉素、双嘧达莫、盐酸山梗菜碱、硫酸阿托品、氢溴酸东莨菪碱、盐酸氯丙嗪、盐酸异丙嗪、马来酸麦角新碱、盐酸普鲁卡因、硫喷妥钠、苯妥英钠、氯氮䓬、盐酸去甲肾上腺素、盐酸丁卡因、利血平、硝普钠、呋塞米、依他尼酸、促皮质素、维生素 B_{12}、盐酸苯海拉明、马来酸氯苯那敏、细胞色素 C、盐酸万古霉素、盐酸四环素、二盐酸奎宁、盐酸阿糖胞苷、硫酸长春新碱以及所有菌苗和疫苗。❷盐酸多巴胺、酚磺乙胺敏和维生素 C 注射液应稀释后再与本品混合。

门冬氨酸钾镁 Magnessium Aspartate【常用名】潘南金、脉安定。【常用剂型与规格】注射剂：10mL/支，20mL/支；片剂：每片含门冬氨酸 252mg，钾 36.1mg 与镁 11.8mg。【作用与用途】本品为门冬氨酸钾盐和镁盐的混合物，为电解质补充药。❶用于急性黄疸型肝炎、肝细胞功能不全，及其他急、慢性肝炎。❷低钾血症、洋地黄中毒引起的心律失常、心肌炎后遗症、慢性心功能不全、冠心病等。【药动学】口服吸收，t_{max}为 0.5～1h，肝脏药物浓度最高，主要经肾脏排泄。【用法用量】❶静滴：成人，10～20mL，加入 5％或 10％葡萄糖注射液 250～500mL 中缓慢静滴，1 次/d，儿童适当减量。对重症黄疸患者，可 2 次/d。对低血钾患者可适当加量。❷口服：1 片/次，3 次/d。【不良反应】❶静滴速度过快时，可出现恶心、呕吐、颜面潮红、胸闷、血压下降，偶见血管刺激性疼痛等。❷大剂量可能引起腹泻。【禁忌证】不能作肌注或静注。肾功能不全、高钾血症患者、房室传导阻滞者禁用。【用药须知】❶洋地黄中毒患者慎用，老年患者肾清除率下降应慎用。❷孕妇、哺乳期妇女用药尚不明确，建议慎用。❸有电解质紊乱的患者应检查血钾、镁离子浓度。用于治疗低钾血症时，需同时随访检查血镁浓度。【药物相互作用】❶与保钾利尿药和（或）血管紧张素转化酶抑制药（ACEI）配伍时，可能会发生高钾血症。❷能抑制四环素、铁盐、氟化钠的吸收。【用药过量】药物过量致高钾血症、高镁血症，应立即停药，可用氯化钙、葡萄糖酸钙拮抗，必要时使用利尿药。

葡醛内酯（葡醛酸钠）Glucurolactone【常用名】肝泰乐、葡萄糖醛酸内酯。【常用剂型与规格】片剂：0.05g/片，0.1g/片；注射剂：0.1g/2mL。【作用与用途】本品有保护肝脏和解毒作用。❶用于食物或药物中毒。❷急性和慢性肝炎、肝硬化。【药动学】可与含有羟基或羧基的毒物结合，形成低毒或无毒的结合物由尿排出。【用法用量】❶口服：3 次/d，0.1～0.2g/次。5 岁以下小儿，0.05g/次，5 岁以上，0.1g/次，3 次/d。❷肌注或静注：1～2 次/d，0.1～0.2g/次。【不良反应】偶见轻度面部充血、胃肠不适，减量或停药后消失。【禁忌证】对本品过敏者。【用药须知】❶如服用过量或出现不良反应，请立即就医。❷当药品性状发生改变时禁止服用。❸儿童必须在成人监护下使用。❹请将药放在儿童不能接触的地方。❺孕妇及哺乳期妇女用药尚不明确。【药物相互作用】如与其他药物同时使用可能会发生药物相互作用，详情请咨询医师或药师。

三磷酸腺苷二钠 Adenosine Disolium triphosphate【常用剂型与规格】片剂：20mg/片；注射剂：20mg/2mL。【作用与用途】本品为一种辅酶，有改善机体代谢的作用，参与体内脂肪、蛋白质、糖、核酸以及核苷酸的代谢。同时又是体内能量的主要来源。用于：辅助治疗进行性肌萎缩、脑出血后遗症、心功能不全、心肌疾患及肝炎等。【用法用量】❶肌注或静注：10～20mg/次，10～40mg/d；❷口服：20～40mg/次，3 次/d。用量可根据年龄及症状酌情增减。

【不良反应】可见咳嗽、胸闷及暂时性呼吸困难，低血压，发热、头晕，大剂量注射后可出现关节疼痛、下肢痛，局部疼痛；偶见过敏性休克；少见荨麻疹，一过性丙氨酸氨基转移酶升高。【禁忌证】窦房综合征、窦房结功能不全者及老年人、脑出血早期患者、严重慢性气管炎患者、哮喘患者、房室传导阻滞者禁用。【用药须知】❶静注宜缓慢，以免引起头晕、头胀、胸闷及低血压等。❷心肌梗死和脑出血患者在发病期慎用。❸冠心病、窦性心动过缓者慎用。❹正在使用普萘洛尔、双嘧达莫和地西泮者慎用。❺如遇变色、结晶、混浊、异物应禁用。

谷氨酸 Glutamic Acid【常用剂型与规格】片剂：0.3g/片，0.5g/片；注射剂：5.75g/20mL。【作用与用途】能通过肝脏细胞与血液中的氨结合，成为谷氨酰胺，从而解除氨的毒性作用。❶用于预防肝性脑病。❷减少癫痫小发作次数。❸治疗胃酸不足和胃酸过少症。❹酸血症。【用法用量】❶预防肝性脑病：2.5～5g/次，4次/d。❷癫痫小发作：2～3g/次，3～4次/d。❸胃酸不足：0.3g/次，3次/d。❹酸血症：用量根据病情决定。【不良反应】静滴过快可出现面部潮红症状；小儿可见震颤，大量口服可见恶心、呕吐、腹泻等；合并焦虑状态可有晕厥、心动过速、流泪及恶心。【禁忌证】胃酸过多或消化性溃疡患者、碱血症者和少尿、尿闭患者禁用。【用药须知】❶用药前后及用药时应当检查或监测二氧化碳结合力及血清钾、钠、氯含量。❷与谷氨酸钠合用时注意产生高钾血症。❸肾功能不全者慎用。【药物相互作用】不宜与碱性药物合用。与抗胆碱药合用可能减弱后者药效。【用药过量】过量可致碱血症。对症处理。

茴三硫 Anetholtrithion【常用名】胆维他。【常用剂型与规格】片剂：12.5mg/片，25mg/片；胶囊：25mg/粒。【作用与用途】本品促进胆汁、胆酸、胆色素分泌，增强肝脏解毒功能。❶用于胆囊炎、胆结石及消化不良。❷辅助治疗急、慢性肝炎。【药动学】口服吸收迅速，生物利用度高，服药后15～30min起效，1h达血药浓度峰值。体内主要代谢为对羟基苯基三硫酮与葡萄糖醛酸的结合物和无毒的硫酸盐，通过肾排泄。【用法用量】口服：3次/d，12.5～25mg/次。【不良反应】长期服用可致甲状腺功能亢进，可发生腹胀、腹泻、腹痛、恶心、肠鸣等胃肠反应，可引起尿液变色，偶有发生荨麻疹样红斑，停药即消失，可致发热、头痛等过敏反应。【禁忌证】胆道阻塞患者、对本品过敏者禁用。【用药须知】甲状腺功能亢进患者慎用。

多烯磷脂酰胆碱 Polyene Phosphatidyl Choline【常用名】易

善复。【常用剂型与规格】胶囊：228mg/粒；注射剂：232.5mg/5mL。【作用与用途】本品可通过直接影响膜结构使受损的肝功能和酶活力恢复正常，调节肝脏的能量平衡，促进肝组织再生，将中性脂肪和胆固醇转化成容易代谢的形式，稳定胆汁。用于脂肪肝、肝硬化、肝中毒、急性和慢性肝炎、胆汁淤积。【药动学】90%以上在小肠被吸收，50%在肠黏膜立即再次酰化为多聚不饱和磷脂酰胆碱。多聚不饱和磷脂酰胆碱通过淋巴循环进入血液，主要通过同高密度脂蛋白结合到达肝脏。口服给药6～24h后磷脂酰胆碱的平均血药浓度达20%。胆碱的 $t_{1/2}$ 是66h，不饱和脂肪酸的 $t_{1/2}$ 是32h。口服给药约5%在粪便中排泄。【用法用量】❶口服：初始剂量，开始时0.6g/次，3次/d；剂量不超过1.8g/d。维持剂量：0.3g/次，3次/d。❷静脉给药：一般缓慢滴注0.25～0.5g/d，严重病例注射0.5～1g/d。单次注射剂量可达0.5g。重症肝炎者可酌情增加剂量。缓解期静滴0.25～0.5g/d。【不良反应】少数患者可对本药注射液中的苯甲醇发生过敏反应。【禁忌证】对本药任一成分过敏者、新生儿和早产儿禁用。【用药须知】❶注射液中含有苯甲醇，新生儿和早产儿禁用。❷对妊娠、哺乳的影响尚不明确。【用药过量】可引起胃肠不适、腹泻等。

复方甘草甜素 Compound Glycyrrhizin【常用名】复方甘草酸苷、美能。【常用剂型与规格】片剂：75mg/片；注射剂：40mg/瓶。【作用与用途】本品具有保护肝细胞膜、抗炎、类固醇样作用、免疫调节作用。❶用于治疗慢性肝病，改善肝功能异常。❷可用于治疗湿疹、皮炎、荨麻疹。【药动学】健康成人口服4片（含甘草酸苷100mg）时，虽然血中甘草酸苷浓度未获得准确的误差范围，但有资料表明甘草酸苷水解产物甘草次酸在给药后血中浓度出现两次高峰，第一次在用药后1～4h出现，第二次在10～24h出现。健康成人口服本制剂后10h内尿中均未检出甘草酸苷及甘草次酸。【用法用量】静脉给药：成人通常1次/d，5～20mL静注。可依年龄、症状适当增减。慢性肝病可1次/d，40～60mL静注或静脉点滴。可依年龄、症状适当增减。成人：2～3片，3次/d；儿童：1片，3次/d。【不良反应】可致过敏性休克、过敏样症状。【禁忌证】对本品过敏者、醛固酮症患者、肌病患者、低钾血症患者禁用。【用药须知】❶对高龄患者应慎重给药。❷为防止休克的出现，问诊要充分。❸给药后，需保持患者安静，并密切观察患者状态。❹与含甘草制剂并用时，容易出现假性醛固酮增多症及横纹肌溶解症，应予注意。❺与利尿药合用时，需充分注意观察血清钾浓度。【药物相互作用】❶与盐酸莫西沙星合用会引起室性心动过速，QT 间期延长。❷与利尿药、苄噻嗪类及其类似降压利尿药、三氯甲噻嗪、氯噻酮等合用，可能出现低钾血症。【用药过量】血清钾下降，血压升高。

还原型谷胱甘肽 Reduced Glutathione【常用名】阿拓莫兰、双益键、绿汀诺。【常用剂型与规格】粉针剂：1.2g/支，0.6g/支；片剂：300mg/片，100mg/片。【作用与用途】还原型谷胱甘肽可通过巯基与体内的自由基结合，促进易代谢的低毒化合物的形成，因此对部分外源性毒性物质具有减毒作用。❶用于放疗、化疗患者：包括用顺氯铵铂、环磷酰胺、多柔比星、柔红霉素、博来霉素化疗，尤其是大剂量化疗时。❷各种低氧血症，如急性贫血、急性呼吸窘迫综合征、败血症等。❸肝脏疾病，包括病毒性、药物毒性、酒精毒性及其他化学物质毒性引起的肝脏损害。❹亦可用于有机磷、胺基或硝基化合物中毒的辅助治疗。❺解药物毒性，如肿瘤化疗药、抗结核药、精神神经科药、抗抑郁药、对乙酰氨基酚等。【药动学】$t_{1/2}$ 约 24h，短时间里较好的分布于各器官内，尤其是肝、肾、皮肤和脾内分布较多，脑中分布较少。体内代谢后以硫醇尿酸排出。【用法用量】❶静脉给药：溶解于注射用水后，加入 100mL 生理盐水中静滴，或加入少于 20mL 的生理盐水中缓慢静注；❷肌注：将之溶解于注射用水之后注射；❸口服：①化疗患者：给化疗药物前 15min 内将 1.5g/m² 溶解于 100mL 生理盐水中，于 15min 内静脉输注，第 2~5d 肌注 600mg/d。使用环磷酰胺（CTX）时，为预防泌尿系统损害，建议在 CTX 注射完后立即静注，于 15min 内输注完毕；用顺氯铵铂化疗时，建议用量不宜超过 35mg/mL 顺氯铵铂，以免影响化疗效果。②肝脏疾病的辅助治疗：肌注 300mg/d 或 600mg/d。③用于放疗辅助用药，照射后给药，剂量 1.5g/m²，或遵医嘱。❹其他疾病：如低氧血症，可将 1.5g/m² 溶解于 100mL 生理盐水中静脉输注，病情好转后肌注 300~600mg/d 维持。【不良反应】即使大剂量、长期使用亦很少出现不良反应，偶见过敏或类过敏症状，偶有食欲不振、恶心、呕吐、胃痛等消化道症状。罕见突发性皮疹。【禁忌证】对谷胱甘肽过敏者禁用。【用药须知】❶如在用药过程中出现出疹，面色苍白，血压下降，脉搏异常等症状，应立即停药。❷应在医生监护下使用。❸溶解后的药液应立即使用，剩余药液不能再用。【药物相互作用】不得与维生素 B₁₂、维生素 K₃、甲萘醌、泛酸钙、乳清酸、抗组胺制剂、磺胺药及四环素等混合使用。

硫普罗宁 Tiopronin【常用名】凯西莱。**【常用剂型与规格】**粉针剂：100mg/支；片剂：100mg/片。**【作用与用途】**本品具有保护肝脏组织及细胞的作用。❶用于脂肪肝、早期肝硬化、急性和慢性肝炎、酒精及药物引起的肝炎。❷重金属中毒。❸降低化疗和放疗的不良反应，升高白细胞。❹预防化疗、放疗所致二次肿瘤的发生。**【药动学】**口服后在肠道易被吸收，生物利用度为85%～90%。单剂量给药500mg后，t_{max} 为5h，C_{max} 为 3.6μg/mL，血浆蛋白结合率为49%。在肝脏中代谢，大部分为无活性代谢产物并由尿中排出，服药后4h约排出48%，72h可排出78%。**【用法用量】**❶肝病治疗：餐后口服，100～200mg/次，3次/d，连服12周，停药3个月后继续下一疗程。❷急性病毒性肝炎初期：200～400mg/次，3次/d，连服1～3周，以后100～200mg/次，3次/d。❸重金属中毒：100～200mg/次，2次/d。❹化疗及放疗引起的白细胞减少症：餐后口服，化疗及放疗前1周开始服用，200～400mg/次，2次/d，连服3周，饭后口服。**【不良反应】**偶有食欲不振、恶心、呕吐、腹痛、腹泻等消化道不良反应，味觉异常罕见，有瘙痒、皮疹、皮肤发红等过敏反应，长期大量服用罕见蛋白尿或肾病综合征，罕见胰岛素性自体免疫综合征，疲劳感和肢体麻木。**【禁忌证】**妊娠、哺乳期妇女及儿童患者；急性重症铅、汞中毒患者；既往使用时发生过粒细胞缺乏症、再生障碍性贫血、血小板减少或其他严重不良反应者禁用。**【用药须知】**❶老年患者、有哮喘病史的患者，以及既往使用过青霉胺或使用青霉胺时发生严重不良反应的患者慎用。对于曾出现过青霉胺毒性反应的患者，使用时应从小剂量开始。❷重症肝炎或伴有高度黄疸、顽固性腹水、消化道出血、合并糖尿病或肾功能不全患者应在医师指导下服用。❸用药前后及用药时应定期检查血常规，治疗中每3个月或6个月应检查一次尿常规。**【药物相互作用】**不可与具有氧化作用的药物合用。**【用药过量】**药物过量时，短时间内可引起血压下降，呼吸加快，此时应立即停药，同时监测生命体征并予以支持对症处理。

门冬氨酸鸟氨酸 L-Ornithine L-Aspartate【常用名】雅博司、瑞甘。**【常用剂型与规格】**粉针剂：2.5g/支；颗粒：3g/袋；注射剂：5g/10mL。**【作用与用途】**本品能直接参与肝细胞的代谢，激活肝脏解毒功能中的两个关键酶，协助清除对人体有害的自由基，增强肝脏的排毒功能，有效改善肝功能。用于因急、慢性肝病（各型肝炎、肝硬化、脂肪肝、肝炎后综合征）引起的血氨升高及肝性脑病，尤其适用于治疗肝性脑病早期或昏迷期的意识模糊状态。**【药动学】**口服给

药的 t_{max} 为 0.5～1h，$t_{1/2}$ 为 3.5h。生物利用度约为 82%，口服在消化道几乎完全分解，主要代谢产物从尿中排泄。【用法用量】❶口服：1 袋/次，2～3 次/d，溶解在水或饮料中，餐前或餐后服用。❷急性肝炎：1～2 支/d 静滴。❸慢性肝炎或肝硬化：2～4 支/d 静滴，病情严重可适当增加剂量，但不得超过 8 支/d。❹肝性脑病早期可视病情轻重，静滴最多使用不超过 8 支。❺肝性脑病治疗：第 1d 的第 1 个 6h 内用 20g，第 2 个 6h 内分 2 次给药，10g/次，静滴。使用时先将本品用适量注射用水充分溶解，再加入到 0.9% 的氯化钠或 5%、10% 的葡萄糖注射液中，最终天冬氨酸鸟氨酸的浓度不超过 2%，缓慢静滴。【不良反应】大剂量静注偶见恶心、呕吐、腹胀等消化道反应，上述症状为一过性的，不需停止治疗。如减少药物剂量或减慢输液速度，上述不良反应可消失。【禁忌证】❶严重肾功能不全（血清肌酐水平超过 3mg/10mL）及对氨基酸类药物过敏者禁用。❷儿童、老年人、妊娠及哺乳期妇女慎用。【用药须知】❶当使用大剂量时，应监测患者血清和尿中的药物浓度。❷肝功能已经完全受损的患者，输液速度必须根据患者的个体情况调整，以免引起恶心和呕吐。【用药过量】大剂量静滴时（＞40g/L）可能出现轻、中度消化道反应，减量时减轻。

乳果糖 Lactulose【常用名】半乳糖果糖苷、半乳糖苷果糖、杜秘克。【常用剂型与规格】粉剂：5g/袋，100g/袋，500g/袋；颗粒：10g/袋；口服液：5g/10mL，50g/100mL；糖浆：60%。【作用与用途】本品有降低血氨及缓泻作用。❶用于辅助治疗肝性脑病，与新霉素合用可提高对肝脑病的治疗。❷治疗内毒素血症和便秘。【药动学】口服几乎不吸收，以原形进入结肠，在肠道内被分解代谢。在 20～50g 剂量时可完全被代谢，超过该剂量，部分以原形被排出。【用法用量】❶辅助治疗肝性脑病和内毒血症：开始 10～20g/次，2 次/d，后改为 3～5g/次，2～3 次/d，以排软便 2～3 次/d 为宜。❷治疗肝性脑病：将 200g 加入 700mL 水或生理盐水中，保留灌肠 30～60min，4～6h 1 次。❸治疗便秘：5～10g/次，1～2 次/d，根据个人反应调节，如 48h 未见效果，可适当增加剂量。【不良反应】不良反应少，多为轻度，偶有腹胀，腹部不适；大剂量使用偶见恶心、呕吐。长期大剂量使用致腹泻时会出现水和电解质紊乱，减量后不良反应可消失。【禁忌证】对本品过敏者和尿毒症、阑尾炎、胃肠道梗阻、不明原因腹痛及糖尿病酸中毒患者禁用。【用药须知】❶治疗期间不得使用其他轻泻药物，以免因大便变稀而造成乳果糖制剂已足够的假象。❷妊娠 3 个月内慎用，哺乳期妇女可使用。【药物相互作用】可导致结肠 pH 值下降，故可能导致结肠 pH 值依赖性药物的失活。【用药过量】可有腹痛或腹泻。处理：停药即可。

双环醇 Bicyclol【常用名】百赛诺。【常用剂型与规格】片剂：25mg/片。【作用与用途】本品具有显著的肝脏保护作用和抗乙肝病毒活性。用于治疗慢性肝炎所致的氨基转氨酶升高。【药动学】口服 t_{max} 为 1.8h，消除 $t_{1/2}$ 为 6.26h，常用剂量多次重复给药，体内药物无蓄积现象，体内主要代谢产物为 4 -羟基和 4' -羟基双环醇。【用法用量】口服：成人常用剂量 25mg/次，必要时可增加至 50mg，3 次/d，至少服用 6 个月或遵医嘱，停药应逐渐减量。【不良反应】耐受性较好，个别患者出现的不良反应均为轻度或中度，一般无须停药，极个别有皮疹发生，明显者可停药观察，必要时可服用抗过敏药。【禁忌证】对本品过敏者禁用。【用药须知】❶用药期间需密切观察患者临床症状、体征和肝功能变化，疗程结束后也应加强随访。❷有肝功能失代偿如胆红素明显升高、低蛋白血症、肝硬化腹水、食管静脉曲张出血，肝性脑病及严重心、脑、肾器质性病变及骨髓抑制的患者，谨遵医嘱。❸妊娠、哺乳期妇女及 70 岁以上老年患者安全性尚无明确的研究资料，12 岁以下儿童使用剂量遵医嘱。

水飞蓟宾 Silibinin【常用名】水飞蓟素、益肝灵、Silybin、Silymarin。【常用剂型与规格】胶囊：35mg/粒；片剂：35mg/片。【作用与用途】本品具有明显的保护及稳定肝细胞膜、清除肝细胞内活性氧自由基的作用，从而提高肝脏的解毒能力。用于慢性迁延性肝炎、慢性活动性肝炎、初期肝硬化、中毒性肝损伤等。【药动学】口服吸收良好，达峰时间约 1.5h，口服后 48h 排出量约为 20%，其中 80% 以代谢物形式由胆汁排出，其余大部分以原形从尿中排出。【用法用量】口服：70～140mg/次，3 次/d，餐后服，病情较轻者可减至 35mg/次，3 次/d。维持剂量为 35mg/次，3 次/d，1 个疗程为 3 个月【不良反应】毒性较小，患者耐受性较好，偶见头晕、恶心、胸闷等。【禁忌证】对本品过敏者禁用。【用药须知】孕妇、哺乳期妇女用药的安全性尚未确定。

腺苷蛋氨酸 Ademetionine【常用名】思美泰，Transmeril。【常用剂型与规格】肠溶片：500mg/片；粉针剂：500mg/瓶；注射剂：500mg/瓶。【作用与用途】用于肝硬化前和肝硬化所致肝内胆汁淤积，也用于妊娠期肝内胆汁淤积。【药动学】口服单剂量 400mg 肠溶片后，C_{max} 为 0.7mg/L，$t_{1/2}$ 为 2～6h，生物利用度仅为 5%，肌注为

95%，可与内源性的腺苷蛋氨酸共同代谢为转甲基代谢物如肌酐和磷脂以及硫酸盐等转巯基的有关化合物。【用法用量】❶肌注或静注：初始治疗，0.5～1g/d，连续2周。❷口服：维持治疗，1～2mg/d。【不良反应】❶在酸性环境中能保持活性，有些患者服用后有胃烧灼感和上腹痛。❷偶可引起昼夜节律紊乱，睡前服用催眠药可减轻此症状。以上症状均表现轻微，不需中断治疗。【禁忌证】对本品过敏者禁用。【用药须知】❶可用于妊娠期和哺乳期妇女。❷儿童慎用。❸老年用药尚无可靠文献。❹静注需非常缓慢。❺注射液不可与碱性液体或含钙液体混合。❻口服片剂为肠溶片，最好整片吞服，不得嚼碎。❼建议在两餐之间服用。❽用药期间宜进行血气监测，注意患者的酸碱平衡。【药物相互作用】注射剂不可与碱性液体或含钙的液体混合，溶解后的注射液只能保存6h。

异甘草酸镁 Magnesium Isoglycyrrhizinate【常用名】天晴甘美。【常用剂型与规格】注射剂：500mg/瓶。【作用与用途】本品为肝细胞保护剂，具有抗炎、保护肝细胞膜及改善肝功能的作用。用于慢性病毒性肝炎，改善肝功能异常。【药动学】单次静滴后，药物的分布较为迅速，主要分布在肝脏。消除 $t_{1/2}\beta$ 为 23.1～24.60h，1次/d，0.1g/次给药后，给药第6d达稳态，具有肝肠循环，主要经胆汁排泄。【用法用量】静滴：0.1g/次，以10%葡萄糖注射液250mL稀释后滴注，1次/d。一般4周为1个疗程，如病情需要，可用至0.2g/d。【不良反应】❶假性醛固酮症。❷少量患者有心悸、眼睑水肿、头晕、皮疹、呕吐，未出现血压升高和电解质改变。【禁忌证】严重低钾血症、高钠血症、高血压、心力衰竭、肾衰竭患者禁用；孕妇、哺乳期妇女及儿童不推荐使用。【用药须知】❶用药监测：定期测血压和血清钾、钠浓度。❷可能引起假性醛固酮症增多如出现发热、皮疹、高血压、水钠潴留、低钾血症等情况，应停药。【药物相互作用】依他尼酸、呋塞米等噻嗪类及三氯甲噻嗪、氯噻酮等可增强排钾作用，易导致血清钾值的下降，应注意观察血清钾值的测定。

复方二氯乙酸二异丙胺 Compound Diisopropylamine Dichloroacetate【常用名】利肝能、Liverall。【常用剂型与规格】片剂：100片/瓶，500片/瓶，1000片/瓶；粉剂：25g/袋，100g/袋，500g/袋；注射剂：1mL/支，40mg/2mL。【作用与用途】本品是以维生素 B_{15} 的活性成分二氯乙酸二异丙胺为主的复方制剂。具有强大的趋脂性，能抑制及降低脂肪在肝内的沉积，更有防止肝细胞损伤的功用，对于受损的肝细胞，有促进其再生的功用。有改善脑组织对氧的利用率，增加脑的血流量，从而加强脑组织代谢，增加脑组织呼吸及促进糖需氧酵解过程。❶用于急性和慢性肝炎、脂肪肝、肝硬化、黄疸以及其他肝疾病。❷脑卒中后遗症、脑出血、动脉硬化、高血压、冠心病、心肌梗死、心肌炎及心脏功能不全所引起的各种障碍。【药动学】无文献报道。【用法用量】❶口服：成年人剂量，粉剂，0.2～3.6g/d，片剂，1～3片/d。❷注射：1～3mL肌内或静注。可根据年龄与症状适当增加。【不良反应】偶尔出现头痛、口渴、腹痛及食欲缺乏等，有时也见皮肤干燥和牙龈肿胀等。【禁忌证】对本品过敏者禁用。【用药须知】❶为避免恶心、眩晕等一时不舒服的不良反应，在静注时慢慢地将药物注入，服药后卧床片刻。❷如出现过敏反应，停药后症状即消失。【药物相互作用】尚无文献报道。

抗乙肝免疫核糖核酸 Anti-viral Hepatitis B【常用剂型与规格】粉针剂：1mg/支，2mg/支，3mg/支。【作用与用途】用于治疗乙肝病毒携带者、慢性活动性肝炎、慢性迁延性肝炎和肝硬化。【用法用量】皮下注射：每周注射2～4次，2～4mg/次，注射于腋窝或腹股沟淋巴结周围，3个月为1个疗程。【不良反应】可引起过敏反应，多数患者可有轻度发热、乏力及头痛，注射局部可引起疼痛、红肿，甚至硬块，严重者应停用。【禁忌证】对本品过敏者禁用。【用药须知】少数患者治疗第6～第8周时可有 SGTP 上升或伴有黄疸，暂停注射1～2周，按活动性肝炎处理1～2周后缓解，并伴有 HBsAg、HBeAg 转阴。【药物相互作用】应避免同时与免疫制剂并用。

水飞蓟素 Silymarin【常用名】乙肝灵、利肝泰。【常用剂型与规格】胶囊：140mg/粒。【作用与用途】本品能够稳定肝细胞膜，保护肝细胞的酶系统，清除肝细胞内的活性氧自由基，从而增强肝脏解毒能力，改善肝功能，促进肝细胞再生。用于急性肝炎、慢性迁延性肝炎、慢性活动性肝炎、脂肪肝、初期肝硬化、肝中毒等。【药动学】水飞蓟素的主要成分是水飞蓟宾。水飞蓟宾口服吸收良好，达峰时间约1.5h。口服后48h排出量约20%，其中80%以代谢物形式由胆汁排出，其余大部分以原形由尿排出。【用法用量】口服：70～140mg/次，3次/d，餐后服用，病情较轻者可减至35mg/次，3次/d。维持剂量为35mg/次，3次/d。3个月为1个疗程。【不良反应】本药毒性较小，不良反应少而轻微，患者耐受性良好，偶可见头晕、胸闷、胃肠道症状等。【禁忌证】对本品过敏者禁用。【用药须知】❶孕妇用药的安全性尚未确定。❷哺乳妇女用药的安全性尚未确定。【用药过量】如果过量使用，原有的不良反应会扩大，此时应请医师对症治疗。

苯丙醇 phenylpropanol【常用名】利胆醇。**【常用剂型与规格】**胶丸：0.1g/丸；0.2g/丸。**【作用与用途】**本品为一种作用较强的胆汁分泌促进剂，能增加肝血流量，松弛胆道口括约肌，促使胆汁排出；也可促进消化，排出结石，降低血胆固醇；可减轻恶心、腹胀、腹痛、厌油等症状。用于胆囊炎、胆石症、胆管炎等。**【药动学】**口服后迅速自肠胃吸收，主要分布于肠、肝、胆囊、肾等器官。健康人体口服本药 0.1～0.2g，1～1.5h 达血药浓度最高峰值。主要在肝脏代谢，血浆 $t_{1/2}$ 为 4～6h。代谢物及部分原形自胆汁及尿中排泄。**【用法用量】**口服：3 次/d，0.1g～0.2g/次，餐后服。**【不良反应】**偶有胃部不适，减量或停药后即可消失。**【禁忌证】**对本品过敏者、胆道阻塞患者、黄疸患者禁用。**【用药须知】**❶如应用超过 3 周，剂量不宜超过 0.1～0.2g/d。❷妊娠期头 3 个月妇女慎用。❸儿童用量请咨询医师或药师。❹当药品性状发生改变时禁止服用。❺儿童必须在成人监护下使用。❻如正在服用其他处方药品，使用本品前请咨询医师或药师。

去氢胆酸 Dehydrocholic Acid【常用名】脱氢胆酸。**【常用剂型与规格】**片剂：0.25g/片；注射剂（钠盐）：0.5g/10mL，1g/5mL，2g/10mL。**【作用与用途】**本品可促进分泌大量黏度较低的胆汁，增加胆汁容量，但不增加胆汁固体成分的分泌，可使胆道畅通，起到利胆作用。也能促进脂肪的消化吸收，但不能增加口服维生素 K 的吸收。用于胆囊及胆道功能失调、胆囊切除后综合征、慢性胆囊炎、胆石症、胆汁淤积及预防胆道感染。**【药动学】**口服吸收良好，由粪便排出。静注后 20～30min 疗效达到最大效应，维持时间不长。**【用法用量】**❶口服：成人，0.25～0.5g/次，3 次/d，餐后服。❷静注：0.5g/次，以后可根据病情逐渐增加至 2g/次。**【不良反应】**❶少数患者可有口苦、皮肤瘙痒等。长期服用者，胆汁分泌量又复减少，同时增加皮肤瘙痒感，应予注意。❷可出现呼吸困难，心搏骤停、心律失常、肌痉挛和疲乏无力等症状。❸长期应用或用量过大，可导致电解质紊乱。**【禁忌证】**对胆道完全阻塞及严重肝肾功能减退患者、阑尾炎或肠梗阻、诱因不明的直肠出血、充血性心力衰竭患者禁用。**【用药须知】**❶如出现嗳气、打嗝、腹泻、恶心、痉挛、直肠区周围皮肤刺激等症状时应对症处理。❷对哮喘或过敏体质者，可用 20% 的本品溶液 0.2mL 皮内注射，皮试有阳性反应时，不能静注。❸治疗胆石症，除用利胆药外，还应配合使用解痉药。

第六节　止吐药

甲氧氯普胺 Metoclopramide 详见本章第三节相关内容。

昂丹司琼 Zudan【常用名】枢复宁、奥丹西龙。【常用剂型与规格】片剂：4mg/片，8mg/片；注射剂：4mg/mL，8mg/2mL。【作用与用途】本品具有止吐作用。❶化疗和放射治疗引起的恶心呕吐。❷预防和治疗手术后的恶心呕吐。【药动学】口服约 2h 达血浆峰浓度，生物利用度为 60%。血浆蛋白结合率为 75%。消除 $t_{1/2}$ 约 3h。老年人可能延长至 5h。在体内被完全代谢，代谢物经肾脏（75%）与肝脏（25%）排泄。【用法与用量】❶对于高度催吐的化疗药引起的呕吐：化疗前 15min、化疗后 4h、8h 各静注昂丹司琼注射液 8mg，停止化疗以后每 8～12h 口服昂丹司琼片 8mg，连用 5d。❷对催吐程度不太强的化疗药引起的呕吐：化疗前 15min 静注昂丹司琼注射液 8mg，以后每 8～12h 口服昂丹司琼片 8mg，连用 5d。❸对于放射治疗引起的呕吐：首剂须于放疗前 1～2h 口服 8mg，以后每 8h 口服 8mg，疗程视放疗的疗程而定。❹对于预防手术后的恶心呕吐：在麻醉前 1h 口服 8mg，随后每隔 8h 服 8mg，共 2 次。【不良反应】常见头痛、腹部不适、便秘、口干、皮疹；偶见支气管哮喘或过敏反应、短暂性无症状转氨酶升高。上述反应轻微，无须特殊处理。个别患者有癫痫发作。罕见胸痛、心律失常、低血压及心动过缓。【禁忌证】对本品过敏者、胃肠梗阻者禁用。【用药须知】❶对肾脏损害患者，无须调整剂量、用药次数和用药途径。❷对肝功能损害患者用药剂量不应超过 8mg/d。❸腹部手术后不宜使用，以免掩盖回肠或胃扩张症状。【药物相互作用】与地塞米松合用可加强止吐效果。【用药过量】可致视觉障碍、严重便秘、低血压及迷走神经节短暂二级 AV 阻滞。处理：适当采取对症疗法和支持疗法。

格拉司琼 Granisetron【常用名】康泉、格雷西龙、达芬可泉。【常用剂型与规格】注射剂：3mg/3mL。【作用与用途】本品具有止吐作用。❶用于细胞毒性药物化疗和放射治疗引起的恶心呕吐。❷预防和治疗手术后的恶心呕吐。【药动学】口服吸收迅速且完全。血药浓度达峰时间为 3h。体内分布广泛，血清蛋白结合率为 65%。主要代谢途径为 N-去烷基化及芳香环氧化后再被共轭化。消除 $t_{1/2}$ 在代谢正常者为 8h，代谢不良者为 42h。8%～9% 以原形、70% 以代谢物的形式从尿中排出；15％从粪便中排出，几乎全部为代谢物。老年人用药后药动学参数与年轻人无异。【用法用量】1mg/次，2次/d。儿童剂量：20μg/(kg·次)，2次/d。一般于化疗前1h服用，第二次为12h后用。【不良反应】常见头痛、倦怠、发热、便秘及胃肠道功能紊乱，偶见短暂性无症状肝转氨酶增高。上述反应轻微，无须特殊处理。【禁忌证】对本品过敏者、胃肠道梗阻者禁用。【用药须知】❶对化疗、放疗所致呕吐起预防作用，首剂应在化疗前1h服用。❷可减缓结肠蠕动，患者若有亚急性肠梗阻时，需严格观察。❸高血压未控制的患者，剂量不宜超过10mg/d，以免引起血压进一步升高。❹与食物同时服用吸收略有延迟。【药物相互作用】与利福平或其他肝酶诱导药物同时使用时，血药浓度减低，应适当增加剂量。【用药过量】可致头痛。处理：现仍无特异性解毒剂，若过量时，应予对症治疗。

托烷司琼 Tropisetron【常用名】呕必停、托普西龙。【常用剂型与规格】胶囊：5mg/粒；注射剂：5mg/mL。【作用与用途】本品具有止吐作用。用于预防癌症化疗引起的恶心和呕吐。【药动学】口服几乎完全吸收（＞95％），用药后3h内达血浆峰浓度，$t_{1/2}$平均约为20min。【用法用量】5mg/d，疗程为6d。第1d静脉给药：在化疗前，静滴盐酸托烷司琼注射液或缓慢静脉内推注。2～6d口服给药：在早晨起床时（至少于早餐前1h）立即用水送服5mg。一般不推荐用于儿童，如病情需要必须使用时，可参照下列剂量：2岁以上的儿童，推荐剂量为0.1mg/kg体重，最高可达5mg/d。第1d静脉给药：在化疗前，给予盐酸托烷司琼注射液静滴或缓慢静脉内推注。2～6d口服给药：盐酸托烷司琼胶囊口服，在早晨（至少于早餐前1h）服用。在急性肝炎或脂肪肝患者中，盐酸托烷司琼的药代动力学无改变。但是，肝硬化或肾功能不全患者的血药浓度则较健康志愿者高50％，但如果采用5mg/d，共6d的给药方案，则不必减量。【不良反应】常见的不良反应有头痛、头昏、便秘、眩晕、疲劳及胃肠功能紊乱如腹痛和腹泻。极少数患者可出现一过性血压改变或过敏反应，前者无须特殊治疗，后者经抗过敏治疗后可好转。【禁忌证】对托烷司琼过敏者及孕妇禁用。【用药须知】❶高血压未控制的患者应慎用，其用量不宜超过10mg/d。❷盐酸托烷司琼常见不良反应是头晕和疲劳，患者服药后在驾车或操纵机械者应慎用。【药物相互作用】❶若与利福平或其他肝酶诱导药物（如苯巴比妥）同时使用可导致盐酸托烷司琼的血浆浓度降低。❷细胞色素P450酶抑制药，如西咪替丁对盐酸托烷司琼的血浆浓度的影响极微，在正常使用的情况下无须调整剂量。

【用药过量】多次大剂量使用时可有幻视。高血压患者的血压可升高。处理：对症治疗，应对患者的重要生命体征做严密观察。

第七节 催吐药

阿扑吗啡 Apomorphine【常用名】去水吗啡、缩水吗啡、优立玛。**【常用剂型与规格】**注射剂：5mg/mL。**【作用与用途】**本品系吗啡衍生物，是半合成的中枢性催吐药。运动可增加本品的催吐作用。❶用于抢救意外中毒及不能洗胃的患者。❷治疗石油蒸馏液（如煤油、汽油、煤焦油、燃料油或清洁液等）吸入者以防止严重的吸入性肺炎。**【药动学】**口服吸收差，口服剂量是肠道外用药剂量的 $10\sim20$ 倍才能获得相同的临床疗效。皮下注射后成人于 $5\sim10min$ 起效，单次给药作用时间可持续 $29\sim90min$，多次给药作用时间可持续 $40\sim150h$，体内总蛋白结合率大于 99.9%，V_d 为 $41\sim45min$。在肝脏代谢，主要以代谢物形式随尿排泄。**【用法用量】**皮下注射：❶$2\sim5mg/$次，最大剂量 5mg/次。不应该重复给药，一般若首次无催吐效果，重复给药也无效。❷儿童常规剂量：$0.06\sim0.1mg/$（kg·次），最大剂量不得超过 5mg/次，鉴于其中神经系统或呼吸抑制作用可能发生累积，故不推荐第 2 次给药。**【不良反应】**❶偶见中枢抑制的呼吸短促、呼吸困难或心动过缓。❷少见昏睡、晕厥和直立性低血压、疲倦无力、颤抖等。**【禁忌证】**心力衰竭或有心力衰竭先兆者、腐蚀性中毒者、胃及十二指肠溃疡患者、醉酒状态明显者、休克前期及士的宁中毒者（因可加重士的宁中毒的程度）禁用。**【用药须知】**❶对麻醉药物中毒的患者，不适用。❷过度疲劳的患者、有恶心和呕吐倾向的患者及老人和儿童慎用。**【药物相互作用】**❶先期服用止吐药，可降低阿扑吗啡的催吐效应。❷对中枢神经系统起抑制作用的吩噻嗪类镇吐药与本品配伍使用可导致严重的呼吸和循环抑制，产生不良反应或延长睡眠。❸在服用口服避孕药期间服用，可使镇静作用减弱。**【用药过量】**可引起持续性呕吐、心动过缓。处理：首选洗胃及导泻，只有在禁忌洗胃情况下才用催吐剂；过量引起的心动过缓可使用阿托品治疗；需要注意纳洛酮能对抗催吐效应及中枢神经系统和呼吸抑制。

第八节　微生态制剂

枯草杆菌、肠球菌二联活菌制剂 Live Combined Bacillus Subtilis and Enterococcus Faecium Enteric-coated【常用名】妈咪爱、美常安。【常用剂型与规格】胶囊：250mg/粒；颗粒：1g/袋（内有活菌1.5亿个：屎肠球菌1.35×108个，枯草杆菌1.5×107个）。【作用与用途】❶屎肠球菌和枯草杆菌是健康人肠道中的正常菌群，直接补充正常生理活菌，调整肠道菌群，对因抗生素等化学药品的使用而导致的菌群失调症有效，治疗肠道菌群失调，抗生素化疗药物引起的腹泻、便秘、肠炎、腹胀、消化不良、食欲不振等。❷促进肠道对营养物质的消化，吸收，增强肠道功能；抑制肠内致病菌，减少肠源性毒素的产生和吸收，治疗肠道感染，有效地保护肠道健康，适用于消化不良，食欲不振，营养不良，肠道内异常发酵，肠炎，抗生素引起的肠黏膜损伤等症。❸含婴幼儿生长发育所必需的多种维生素、微量元素及矿物质钙等可补充因消化不良或腹泻所致的缺乏。【用法用量】口服。胶囊：12岁以上儿童及成人，1~2粒（250~500mg）/次，2~3次/d。或遵医嘱。12岁以下儿童：可服用枯草杆菌二联活菌颗粒（妈咪爱）儿童专用药。颗粒：2岁以下儿童，1袋（1g）/次，1~2次/d；2岁以上儿童：1~2袋（1~2g）/次，1~2次/d，用40℃以下的温开水或牛奶冲服，也可直接服用。【不良反应】推荐剂量未见明显不良反应，极罕见有服用腹泻次数增加的现象，停药后可恢复。【禁忌证】对微生态制剂过敏者禁用。【用药须知】❶治疗1个月，症状仍无改善时，应停止用药并与药师或医师商议。❷3月龄以下婴儿请在药师或医师指导下服用。❸对本品过敏者禁用，过敏体质者慎用。❹性状发生改变时禁止使用。❺请将本品放在儿童不能接触的地方。❻儿童必须在成人监护下使用。❼如正在使用其他药品，使用前请咨询医师或药师。❽为了避免误服和保证质量，请不要将放在其他容器中。【药物相互作用】❶与抗菌药同服可减弱其疗效，应分开服用。❷铋剂、鞣酸、药用炭、酊剂等能抑制、吸附活菌，不能合用。

双歧杆菌活菌制剂 Bifidobiogen【常用名】丽珠肠乐、回春生。【常用剂型与规格】胶囊：0.35g/粒（含0.5亿活菌）。【作用与用途】❶双歧杆菌活菌能在肠道内定植，与肠上皮细胞特异性结合，占据肠黏膜表面，构成生物学屏障，阻止各种致病菌和条件致病菌的定植和入侵。❷产生醋酸，降低肠道内的 pH 值，重新建立和增强肠道内有益菌群的优势，纠正菌群失调，减少肠原性毒素的产生和吸收，改善人体微生态环境。❸用于各种原因引起的肠菌群失调，以及由菌群失调所致的急性和慢性肠炎、腹泻、便秘等肠功能紊乱，也用于血液内毒素升高的多种疾病的辅助治疗。【用法用量】餐后口服，1～2 粒/次，早晚各服 1 次，儿童酌减，重症加倍服用。婴幼儿服用，可取胶囊内药粉加凉开水调服。【不良反应】未见不良反应报道。【禁忌证】对本品过敏者禁用。孕妇及哺乳期妇女用药尚不清楚。【用药须知】❶为活菌制剂，切勿置于高温处。❷避免与抗菌药同服。❸对本品过敏者禁用，过敏体质者慎用。❹性状发生改变时禁止使用。❺请放在儿童不能接触的地方。【药物相互作用】❶抗酸药、抗菌药与本品合用时可减弱其疗效，应分开服用。❷铋剂、鞣酸、药用炭、酊剂等能抑制、吸附或杀灭活菌，故不能合用。

双歧杆菌三联活菌散 Live Combined Bifidobacterium、Lactobacillus and Enterococcus Powder, oral 【常用名】培菲康。【常用剂型与规格】散剂：1g/包，2g/包。【作用与用途】本品可直接补充正常生理性细菌，调节肠道菌群，能抑制肠道中对人体具有潜在危害的菌类甚至病原菌。用于肠道菌群失调引起的腹泻和腹胀，也可用于治疗轻中度急性腹泻及慢性腹泻。【用法用量】口服：用温水冲服，0～1 岁儿童，0.5 包/次；1～5 岁儿童，1 包/次；6 岁以上儿童及成人，2 包/次；3 次/d。【不良反应】尚无文献报道。【禁忌证】尚无文献报道。【用药须知】❶为活菌制剂，切勿置于高温处。溶解时水温不宜超过 40℃。❷避免与抗菌药同服。❸对本品过敏者禁用，过敏体质者慎用。❹性状发生改变时禁止使用。❺请放在儿童不能接触的地方。❻儿童必须在成人监护下使用。❼如正在使用其他药品，使用前请咨询医师或药师。【药物相互作用】❶抗酸药、抗菌药可减弱其疗效，应分开服用。❷铋剂、鞣酸、药用炭、酊剂等能抑制、吸附或杀灭活菌，不应合用。❸如与其他药物同时使用可能会发生药物相互作用，详情请咨询医师或药师。

第九节　其他消化系统用药

地奥司明 Diosmin 【常用名】爱脉朗。【常用剂型与规格】片剂：

500mg/片。【作用与用途】❶用于治疗静脉淋巴功能不全。❷治疗急性痔疮发作。【药动学】在体内代谢为酚酸和马尿酸。$t_{1/2}$为11h。在人体试验中，口服^{14}C标记的含有地奥司明制剂后，80%代谢物通过大便排泄，14%随尿排泄。【用法用量】❶口服：常用剂量为2片/d。❷当用于急性痔疮发作时，前4d，6片/d，以后3d，4片/d。将每日剂量平均分为两次于午餐和晚餐时服用。【不良反应】有少数轻微胃肠反应和自主神经功能紊乱的报告，继续治疗症状消失。【禁忌证】至今未发现明显禁忌证。【用药须知】急性痔疮发作：本治疗方法必须是短期的。如果症状不能迅速消除，应进行肛肠检查，重新制定治疗方案。孕妇应遵医嘱服用。治疗期间不推荐母乳喂养。

复方角菜酸酯 Compound Carraghenates【常用名】太宁。【常用剂型与规格】栓剂：3.4g/枚。【作用与用途】用于痔疮及其他肛门疾患的对症治疗，亦可用于缓解肛门局部手术后的不适。【用法用量】塞肛门内，1枚/次，1～2次/d。【不良反应】尚无发生严重不良反应的报告。用药部位皮肤略感不适，此不适会自动消失或减轻。【禁忌证】对本品过敏者禁用。【用药须知】❶使用7d后，症状未缓解及时复诊。❷使用时，宜先洗净患处。❸使用期间注意保持良好的饮食习惯。

小檗碱 Berberine【常用名】黄连素。【常用剂型与规格】片剂：100mg/片。【作用与用途】本品为广谱抗菌药。❶用于肠胃炎、细菌性痢疾等肠道感染。❷眼结膜炎。❸化脓性中耳炎。【用法用量】口服：肠道感染：100～300mg/次，3次/d。儿童1～3周岁（体重10～15kg），50～100mg/次，3次/d；4～6周岁（体重15～20kg），100～150mg/次，3次/d；7～9周岁（体重20～25kg），150～200mg/次，3次/d。【不良反应】口服不良反应较少，偶有恶心、呕吐、皮疹和药热，停药后即消失。【禁忌证】对本品过敏者、溶血性贫血患者及G6PD缺乏患者禁用。【用药须知】妊娠期头3个月孕妇慎用。【药物相互作用】与含鞣质的中药合用后，会影响本药的吸收，降低疗效。

柳氮磺吡啶 Sulfasalazine【常用名】柳氮磺胺吡啶、水杨酸偶氮磺胺吡啶。【常用剂型与规格】片剂：250mg/片；肠溶片250mg/片；栓剂500mg/个。【作用与用途】本品具有消炎，抗菌和免疫抑制等作用。❶用于治疗轻中度溃疡性结肠炎。❷治疗活动期的克恩病。❸用于治疗类风湿关节炎。【药动学】口服少部分在胃肠道吸收，通过胆汁可重新进入肠道（肠-肝循环）。未被吸收的部分进入远端小肠和结肠，在微生物的作用下分解成5-氨基水杨酸和磺胺吡啶，残留部分经粪便排出。5-氨基水杨酸几乎不被吸收，大部分以原形经粪便排出，也有少量经氮乙酰化后由尿液排出。磺胺吡啶可被吸收，并经乙酰化后由尿液排出。磺胺吡啶及其代谢产物也可分泌入乳汁。

【用法用量】❶口服：①治疗溃疡性结肠炎，0.5～1g/次，2～4g/d。如果需要可逐渐增量至4～6g/d，好转后减量为1.5g/d，直至症状消失。儿童，2岁以上，初量按体重5～10mg/(kg·次)，每4h1次，或按体重10～15mg/(kg·次)，每6h1次。维持量按体重7.5～10mg/(kg·次)，每6h1次。②治疗类风湿关节炎：肠溶片，2g/d，分2次服用。**❷直肠给药**：重症患者，3次/d，0.5g/次。轻中度患者，早晚各0.5g。症状明显改善后，应当改为每晚或隔日睡前0.5g。用药后需侧卧半小时。**【不良反应】**常见皮疹、发热、肌肉关节疼痛。偶见血小板减少、中性粒细胞减少、再生障碍性贫血、溶血性贫血、高胆红素血症、黄疸、结晶尿、恶心、呕吐。罕见胰腺炎、男性不育症。**【禁忌证】**对本品、磺胺类或水杨酸盐类药物过敏者、肠梗阻患者、妊娠期妇女、哺乳期妇女及2岁以下小儿禁用。**【用药须知】**❶交叉过敏：对呋塞米、砜类、噻嗪类利尿药、磺脲类、碳酸酐酶抑制药及其他磺胺类药物呈现过敏的患者，对该品亦会过敏。❷G6PD缺乏、肝功能损害、肾功能损害的患者以及血卟啉症、粒细胞减少、血小板减少、血紫质症、肠道或者尿路阻塞患者慎用。❸使用该药治疗过程中应当注意对患者进行定期全血检查、肝肾功能检查，并通过直肠镜与乙状结肠镜检查来观察用药及调整剂量，通过尿液检查来预防结晶尿。❹使用期间多饮水，保持较高尿流量，以防止发生结晶尿和血尿。如果已经出现了结晶尿或者血尿，应该给予碳酸氢钠及大量饮水，直至结晶尿和血尿消失。❺失水、休克和老年患者使用该药物容易导致肾损害。❻遇有胃肠道刺激症状，除强调餐后服用外，也可分成小量多次服用，使症状减轻。❼腹泻症状无改善时，可加大剂量。❽肾功能损害者应减小剂量。**【药物相互作用】**❶与碱化尿液的药物合用可以增加本药的尿液排泄。与磺吡酮及丙磺舒合用可抑制本药的肾排泄，从而使血药浓度持久升高，产生毒性。❷与对氨基苯甲酸合用，会降低本药的抗菌效果。与新霉素合用可使本药作用降低。❸与溶栓药合用可能增大本药的潜在毒性。❹与口服抗凝药、口服降糖药、甲氨蝶呤、苯妥英钠和硫喷妥钠合用时，可降低本药的血浆蛋白结合率或抑制本药代谢，使得本药的血药浓度升高，以致作用时间延长或者发生毒性反应。长时间与雌激素类避孕药合用可导致避孕失败，并增加经期外出血的机会。❺与保泰松合用，可增强保泰松的作用。与洋地黄类或叶酸合用，可使洋地黄的作用和疗效发生变化。❻与具有骨髓抑制作用的药物合用可能增强该药对造血系统的不良影响。❼与肝毒性药物合用，肝毒性会增加。❽与光敏药物合用可能使得光敏作用增强。❾接受本药治疗患者维生素 K 的需要量增加。❿与乌洛托品合用结晶尿发生的危险性增加。

奥曲肽 Octreotide【常用名】善得宁、善定。**【常用剂型与规格】**注射剂，0.1mg/mL。**【作用与用途】**本品具有抑制生长激素，促甲状腺激素，胃酸以及胃肠道和胰腺内激素分泌，保护胃黏膜，保护胰腺实质细胞等作用。❶用于门脉高压引起的食管静脉曲张出血。❷应激性溃疡及消化道出血。❸重型胰腺炎。❹缓解由胃、肠及胰内分泌系统肿瘤所引起的症状。❺突眼性甲状腺肿和肢端肥大症。❻胃肠道瘘管。**【药动学】**静注 $25\sim200\mu g$，$t_{2/1}\alpha$ 为 $9\sim14min$，$t_{1/2}\beta$ 为 $72\sim98min$。皮下注射后，$0.5\sim1h$ 达到血药浓度高峰，$t_{1/2}$ 为 $90\sim120min$。表观分布溶剂为 6L，血浆清除率为 160mL/min，血浆蛋白结合率为 65%。**【用法用量】**❶预防胰腺手术后并发症：术前 1h，皮下注射 0.1mg。术后连续 7d 内 3 次/d，0.1mg/次皮下注射。❷治疗门脉高压引起的食管静脉曲张出血：初次 0.1mg 静注，随后 0.5mg/次，每次 2h。❸应激性溃疡及消化道出血：0.1mg 皮下注射，3 次/d。❹重症胰腺炎：3～7d 内，4 次/d，皮下注射 0.1mg/次。❺胃肠道瘘管和消化道内分泌系统肿瘤的辅助治疗：10～14d 内，3 次/d，0.1mg/次皮下注射。❻突眼性甲状腺肿和肢端肥大症：皮下注射 0.1mg/次，3 次/d，疗程视疗效而定。**【不良反应】**常见注射部位疼痛或者针刺感。消化道不良反应有厌食、恶心、呕吐、腹泻、腹部痉挛疼痛等，偶见高血糖、胆石、糖耐受异常和肝功能异常等。**【禁忌证】**对本药过敏者、妊娠期妇女、哺乳期妇女和儿童禁用。**【用药须知】**❶肾、胰腺功能异常和胆结石症患者慎用。❷少数长期用本药治疗的患者有形成胆结石的报道，因此在治疗前和治疗后的 6～12 个月需进行胆囊超声波检查。❸对胰岛瘤患者，可能加重低血糖的程度，并延长其时间，应该注意观察。**【药物相互作用】**❶与环孢素合用可减少环孢素的吸收。❷与西咪替丁合用能延缓西咪替丁的吸收。

第十章　泌尿系统用药

第一节　利尿药

呋塞米 Furosemide【常用名】速尿、呋喃苯胺酸。【常用剂型与规格】片剂：20mg/片；注射剂：20mg/2mL。【作用与用途】本品为强效利尿药，利尿作用强大、迅速，维持时间较短。主要抑制肾脏髓襻升支粗段和皮质部对 Na^+、Cl^- 的重吸收，用于水肿性疾病、高血压、预防急性肾衰竭、高钾血症及高钙血症、稀释性低钠血症、抗利尿激素分泌过多症、急性药物毒物中毒等。【药动学】口服吸收迅速但不完全，生物利用度为 $50\% \sim 70\%$。口服后 $30 \sim 60min$ 见效，$1 \sim 2h$ 血浓度达高峰，作用维持 $6 \sim 8h$。可透过胎盘，可经乳汁分泌。88% 以原形经肾脏排泄，12% 经肝脏代谢由胆汁排泄。$t_{1/2}$ 为 $30 \sim 70min$。【用法用量】❶水肿：①口服，成人，开始 $20 \sim 40mg$/次，$1 \sim 2$ 次/d，必要时 $6 \sim 8h$ 后追加 $20 \sim 40mg$，直至出现满意的利尿效果。最大剂量虽可达 $600mg$/d，但一般应控制在 $100mg$ 以下，分 $2 \sim 3$ 次服用。以防过度利尿和发生不良反应。部分患者剂量可减少至 $20 \sim 40mg$，隔日 1 次，或 1 周中连续服药 $2 \sim 4d$，$20 \sim 40mg$/d。②肌注或静注，$20 \sim 40mg$/次，隔日 1 次，根据需要亦可 $1 \sim 2$ 次/d，必要时可每 $2h$ 追加剂量。视需要可增至 $120mg$/d。静注宜用氯化钠注射液稀释后缓慢注射，不宜与其他药物混合。❷急性左心衰：起始 $40mg$ 静注，必要时每 $1h$ 追加 $80mg$，直至出现满意疗效。❸急性肺水肿：成人，$20 \sim 40mg$ 加入氯化钠注射 $20 \sim 40mL$ 中，缓慢静注。一般 $5 \sim 10min$ 注射完毕，可根据病情连续注射多次。❹高血压：口服，起始 $20 \sim 40mg$/次，2 次/d，并酌情调整剂量。治疗高血压危象时，起始 $40 \sim 80mg$ 静注，伴急性左心衰或急性肾衰竭时，可酌情增加剂量。❺肾衰竭：治疗急性肾衰竭，一般可用 $250mg$ 加入 $200mL$

生理盐水中，静滴 1h，若有明显利尿作用，1h 后再给 500mg，并于 2h 内滴完，以后 4h 内再重复并酌情调整剂量，总量不超过 1g/d。经上述处理如果有效，可继续口服 500mg/d；治疗慢性肾衰竭，用药方法同治疗急性肾衰竭，但一般开始 200mg，以后每 4～6h 增加 200mg，总量不超过 1g/d。❻高钙血症：口服，80～120mg/d，分 1～3 次服，必要时可静注，20～80mg/次。长期（7～10d）用药后利尿作用消失，故需长期应用者，宜采取间歇用法：给药 1～3d，停药 2～4d。儿童，治疗水肿性疾病：口服，起始量按体重 2mg/kg，必要时每 4～6h 追加 1～2mg/kg。静注：起始量 1mg/kg，必要时每 2h 追加 1mg/kg。最大剂量可达 6mg/(kg·d)。新生儿应延长用药间隔时间。【不良反应】❶常见口干、口渴、心律失常、肌肉酸痛、疲乏无力、恶心、呕吐等，主要与电解质紊乱有关。还可引起低血钠，低血钾，低血钙，长期用药可发生低氯性碱中毒。❷可引起高尿酸血症、高血糖、直立性低血压、听力障碍、视物模糊，有时可发生起立性眩晕等。❸极少数病例可发生胰腺炎、中性粒细胞减少、血小板减少性紫癜、皮疹、多形性红斑、肝功能障碍和黄疸，长期应用可致胃及十二指肠溃疡。【禁忌证】对本品及噻嗪类利尿药或其他磺酰胺类药物过敏者，低钾血症、肝性脑病和超量服用洋地黄者禁用。【药物相互作用】❶与两性霉素、头孢菌素、氨基苷等抗生素合用肾毒性和耳毒性增加，尤其是原有肾损害时。❷与抗组胺用药合用时耳毒性增加，易出现耳鸣、头晕、眩晕。❸与锂盐合用肾毒性明显增加。❹引起的低钾可增强强心苷的毒性，故两者合用时应补钾。❺加强非去极化肌松药的作用（如氯化筒箭毒碱），与血钾下降有关。手术时如用筒箭毒碱作肌松药，于术前 1 周应停用。❻糖皮质激素、盐皮质激素、促肾上腺皮质激素及雌激素能降低本品的利尿作用，并增加电解质紊乱，尤其是低钾血症的发生机会。❼非甾体类抗炎镇痛药能降低本品的利尿作用，肾损害机会也会增加。❽与拟交感神经药及抗惊厥药物合用利尿作用减弱。❾与苯妥英钠合用可降低本品的利尿效应达 50%。❿能增强降压作用，合用时降压药的剂量应适当减少。⓫与氯贝丁酯合用两药作用均增强，并可出现肌肉酸痛、强直等全身不适症状。⓬与多巴胺合用利尿作用增强。⓭饮酒及含酒精制剂或引起血压下降的药物，能增强本药的利尿和降压作用；与巴比苯妥类药物、麻醉药合用易引起直立性低血压。⓮可使尿酸排泄减少，血尿酸升高，故与治疗痛风的药物合用，后者的剂量应做适当调整。⓯可降低降糖药物的疗效。⓰降低抗凝药物（如肝素、链激酶、尿激酶等）和抗纤溶药物的作用，其原因主要与利尿后血容量下降，致血中凝血因子浓度升高，以及利尿使肝血液供应改善，肝脏合成凝血因子增多有关。**⓱**服用水合氯醛后静注本品可致出汗、面色潮红和血压升高。**⓲**与碳酸氢钠合用发生低氯碱中毒机会增加。**⓳**与美托拉宗合用可引起严重的电解质紊乱。**⓴**与阿司匹林互相竞争肾小管分泌，故两者合用可使后者排泄减少。**㉑**丙磺舒可减弱本品的利尿作用。**㉒**注射液的pH值约为9，故不能用葡萄糖等酸性注射液稀释，否则析出沉淀。**㉓**与华法林、非诺贝特合用可竞争性地与血浆蛋白结合，使后两者的血浆内的游离药物浓度增加，作用加强，从而导致不良反应增加。

氢氯噻嗪 Hydrochlorothiazide【常用名】双氢氯噻嗪、双氢克尿塞。**【常用剂型与规格】**片剂：25mg/片。**【作用与用途】**本品主要作用于髓襻升支的皮质部和远曲小管前段，用于水肿性疾病、高血压、中枢性或肾性尿崩症、肾石症。**【药动学】**口服吸收迅速，但不完全。进入体内后分布于各组织，以肾脏含量最高，肝脏次之。一般口服后1h产生利尿作用，血药浓度最大峰值约2h，维持12～18h。$t_{1/2}$约12h。服用量的95%以原形从近曲小管分泌，由尿排出。可透过胎盘，并能从乳汁分泌。**【用法用量】**口服：**❶**治疗水肿性疾病：成人，25～50mg/次，1～2次/d，或隔日治疗，或每周连服3～5d。为预防电解质紊乱及血容量骤降，宜从小剂量（12.5～25mg/d）用起，以后根据利尿情况逐渐加量。**❷**心源性水肿：开始用小剂量，12.5～25mg/d，以免因盐及水分排泄过快而引起循环障碍或其他症状；同时注意调整洋地黄用量，以免由于钾的丢失而导致洋地黄中毒。**❸**肝性腹水：最好与螺内酯合用，以防血钾过低诱发肝性脑病。**❹**高血压：常与其他药合用，可减少后者剂量，减少不良反应。开始50～100mg/d，分1～2次服用，并按降压效果调整剂量，1周后减为25～50mg/d的维持量。**❺**尿崩症：成人，25mg/次，3次/d；或50mg/次，2次/d。儿童，按体重1～2mg/(kg·d)，或按体表面积30～60mg/(m²·d)，分1～2次服用，并按疗效调整剂量。小于6月龄的婴儿，剂量可达3mg/(kg·d)。**【不良反应】**长期应用可出现乏力、倦怠、眩晕、食欲缺乏、恶心、呕吐、腹泻及血压降低等症状，减量或调解电解质失衡后症状即可消失。**❶**低钠血症、低氯血症和低钾血症性碱中毒，尤其低钾血症是最常见的不良反应，为预防应采取间歇疗法，或与留钾利尿药合用，或及时补充钾盐。**❷**长期服用可导致糖耐量降低，血糖升高，糖尿病患者可导致病情加重，隐性糖尿病患者可因此出现症状。**❸**可干扰尿酸自近曲小管的分泌而发生高尿酸血症。对于有痛风史者，可引发痛风发作。❹可降低肾小球过滤，减少血容量，可加重氮质血症，对严重肾功能损害者，可诱发肾衰竭。❺长期应用时 H^+ 分泌减少，尿液偏碱性。在碱性环境中，肾小管腔内的 NH_3^+ 不能转变为 NH_4^+ 排出体外，血氨随之升高。对于肝功能严重损害者，有诱发肝性脑病的危险。❻长期用药可引起血清总胆固醇及三酰甘油中度升高，低密度脂蛋白和极低密度蛋白升高，高密度脂蛋白降低。❼可有电解质失衡的早期症状如口干、嗜睡、肌痛、腱反射消失等，此时应立即停药或减量。少数病例可发生皮疹、瘙痒症、光敏性皮炎。对于发生急性胰腺炎，高钙血症、低磷血症、中性粒细胞减少、血小板减少及肝内阻塞型黄疸而致死的均有报道。【禁忌证】对本品或其他含磺酰胺基类药物过敏者禁用。【用药须知】❶应从最小有效剂量开始，以减少不良反应；用药 1 次/d，应早晨用药，以免夜间排尿次数增多；停药时应逐渐减量，突然停药可能引起钠、氯及水的潴留。❷与磺胺药有交叉过敏反应。❸可透过胎盘，有可能使胎儿、新生儿产生黄疸、血小板减少症等，故一般妊娠期妇女不应使用。❹可自乳汁分泌，故哺乳期不宜使用。❺糖尿病患者，高尿酸血症或有痛风史者，严重肝、肾功能损害者，高钙血症、低钠血症、红斑狼疮、胰腺炎患者及有黄疸的婴儿，均应慎用。❻少尿或有严重肾功能障碍者，一般在最大剂量用药后 24h 内如无利尿作用应停用。❼老年人应用较易发生低血压、电解质紊乱和肾功能损害。❽可使糖耐量降低，血钙、血尿酸水平上升，可干扰蛋白结合碘的测定。❾随访检查：血电解质、血糖、血尿酸、血肌酐、尿素氮和血压。【药物相互作用】❶可增强洋地黄类药物的毒性。❷糖皮质激素、促肾上腺皮质激素、雌激素、两性霉素 B（静脉用药），能降低利尿作用，增加发生电解质紊乱的机会，尤其是低钾血症。❸可升高尿酸及血糖水平，同用抗痛风药或降血糖药时应注意调整剂量。❹非甾体抗炎药，尤其是吲哚美辛或交感神经阻断药可减弱本品的利尿作用。❺与多巴胺合用，利尿作用加强。❻与降压药合用，利尿、降压作用均加强。❼可使抗凝药作用减弱。❽与锂盐合用可增加锂的肾毒性。❾考来烯胺减少胃肠道对本品的吸收，故应在口服考来烯胺 1h 前或 4h 后服用。❿乌洛托品与本品合用转化为甲醛受抑制，因而疗效下降。⓫与激动 a 受体的拟肾上腺素类药物合用利尿作用减弱。⓬与强心苷、胺碘酮等药物合用，应慎防因低钾血症引起的不良作用。⓭能增强非去极化型肌松药的肌力作用，此与血钾下降有关。⓮与碳酸氢钠合用发生低氯性碱中毒机会增加。

螺内酯 Spironolactone【常用名】安体舒通、螺旋内酯固醇。**【常用剂型与规格】**片剂：20mg/片。**【作用与用途】**本品为醛固酮的竞争性抑制药，保钾利尿药。用于水肿性疾病、高血压、原发性醛固酮增多症、低钾血症的预防。**【药动学】**口服吸收较好，微粒制剂易吸收，生物利用度90%左右，血浆蛋白结合率90%以上，进入体内后80%由肝脏迅速代谢为有活性的坎利酮。后者可透入靶细胞与血浆中的醛固酮受体结合，竞争性地抑制醛固酮的作用。螺内酯和其代谢产物的 $t_{1/2}$ 为10～12h。口服后1d左右起效，2～3d达高峰，停药后作用仍可维持2～3d。无活性的代谢产物主要经肾及部分经胆汁排泄，约有10%以原形从肾脏排泄。**【用法用量】**口服：❶治疗水肿：成人，20～40mg/次，3次/d。用药5d后，如疗效满意，继续用原量。儿童，开始按体重1～3mg/(kg·d)或按体表面积30～90mg/(m²·d)，单次或分2～4次服用，连续5d后酌情调整剂量。最大剂量为3～9mg/(kg·d)或90～270mg/(m²·d)。❷治疗高血压：开始40～80mg/d，分2～4次服用，至少2周，以后酌情调整剂量。❸手术前患者用量100～400mg/d，分2～4次服用。不宜手术的患者，则选用较小的剂量维持。❹诊断原发性醛固酮增多症：长期试验，400mg/d，分2～4次服用，连续3～4周。短期试验，400mg/d，分2～4次服用，连续4d。老年人对本药比较敏感，开始用量宜偏小。**【不良反应】**❶高钾血症最为常见，尤其单用药、进食高钾饮食、与钾制剂或含钾药物合用及肾功能损害、少尿、无尿时。即使与噻嗪类利尿药合用，高钾血症的发生率仍可达8.6%～26%，且以心律失常为首发表现，故用药期间必须密切监测血钾和心电图。❷胃肠道反应，如恶心、呕吐、胃痉挛和腹泻。尚有报道可致消化性溃疡。❸低钠血症。❹抗雄激素样作用或其他内分泌系统的影响，长期服用可致男性乳房发育、勃起障碍、性功能低下，可致女性乳房胀痛、声音变粗、毛发增多、月经失调、性功能下降。❺中枢神经系统表现，可发生头痛、嗜睡、精神紊乱、运动失调等。❻罕见不良反应：①过敏反应，出现皮疹，甚至呼吸困难。②暂时性血浆肌酐、尿素氮升高，主要与过度利尿、有效血容量不足，引起肾小球滤过率下降有关。③轻度高氯性酸中毒。**【禁忌证】**对本品或其他磺酰胺类药物过敏者、高钾血症及肾衰竭者禁用。**【用药须知】**❶给药应个体化，从最小有效剂量开始，以减少电解质紊乱等不良反应。❷如每日给药1次，应于早晨给药，以免夜间排尿次数多。❸用药前应了解患者体内血钾浓度。❹如出现高钾血症，应立即停药。❺应于进食或餐后服药，以减少胃肠道反应，并可能提高生物利用度。❻本品可通过胎盘。但对婴儿影响尚不清楚，妊娠期妇女慎用为宜。❼其代谢物坎利酮可从乳汁分泌，哺乳期妇女慎用。❽老年人较易发生高钾血症及利尿过度，应注意。❾用药期间应注意监测钾。如出现高血钾，应立即停药。❿在用药过程中切不可盲目使用氯化钾，以免引起钾中毒。⓫下列情况慎用：无尿；肾功能不全；肝功能不全，因可引起电解质紊乱，诱发肝性脑病；低钠血症；酸中毒，因可加重酸中毒或促发高钾血症；乳房增大或月经失调者。⓬干扰下列检查项目：①可干扰用荧光法测定血浆皮质醇的浓度，故取血前4～7d应停用或改用其他测定方法。②服用后血浆肾素浓度增高。③失钠脱水时，血尿素氮及肌酐浓度可升高，尤其是对于肾功能不全者。④可使血钾、血镁升高。⑤尿钙排出可增高，干扰有关钙代谢紊乱疾病的诊断。【药物相互作用】❶与氢氯噻嗪合用两者取长补短；虽然作用慢、弱，但维持时间较长，被后者作用较快、较长的特点所弥补，而后者的排钾作用被前者所抵消。故两药合用，疗效增加，不良反应减轻。❷与引起血压下降的药物合用，可增强利尿和降压作用，与此类药物同用时应注意调整剂量。❸多巴胺可加强利尿作用。❹与下列药物合用时，发生高钾血症的机会增加，如含钾药物、库存血（含钾30mmol/L，如库存10d以上时含钾可高达65mmol/L，血管紧张素转换酶抑制剂、血管紧张素Ⅱ受体拮抗药、环孢素A以及其他保钾利尿药等。❺雌激素能引起水钠潴留，从而减弱利尿作用。❻甘珀酸钠、甘草类制剂具有醛固酮样作用，可降低利尿作用，且合用时肾毒性增加。❼拟交感神经药物降低降压作用。❽肾上腺皮质激素及促肾上腺皮质激素，能减弱利尿作用，而拮抗潴钾作用。❾非甾体抗炎镇痛药，尤其是吲哚美辛，能降低利尿作用，且合用时肾毒性增加。❿与锂盐合用，锂排出减少，血锂浓度增高。⓫与肾毒药物合用时，肾毒性增加。⓬与氯化铵合用时，易发生代谢性酸中毒。⓭与华法林、双香豆素等抗凝血药合用，降低抗凝作用。⓮可使血糖升高，不宜与抗糖尿病药合用。⓯能使地高辛 $t_{1/2}$ 延长，可引起中毒。⓰与葡萄糖胰岛素注射液、碱剂、钠型降钾交换树脂合用，发生高钾血症的机会减少。

氨苯蝶啶 Triamterene【常用名】三氨蝶啶。**【常用剂型与规格】**片剂：50mg/片。**【作用与用途】**本品留钾排钠作用与螺内酯相似，但非醛固酮拮抗药。临床用于治疗各种水肿，如心力衰竭、肝硬化及慢性肾炎引起的水肿以及腹水，糖皮质激素治疗过程中发生的水钠潴留。常与排钾利尿药合用。亦用于对氢氯噻嗪或螺内酯无效的病例。

【药动学】口服吸收迅速但不完全，生物利用度为 30%～70%。口服后 2h 起效，血药浓度最大峰值为 6h，作用持续 12～16h。$t_{1/2}$ 为 1.5～2h，但无尿者的 $t_{1/2}$ 显著延长，可达 10h 以上。在肝脏代谢，原形和代谢物主要由肾脏排泄，少部分经胆道排出。可透过胎盘并分泌到乳汁中。【用法用量】口服：成人，开始 25～50mg/次，2 次/d，餐后服，最大剂量不宜超过 300mg/d。维持阶段可改为隔日疗法。与其他利尿药合用时，两者均应减量。儿童，开始按体重 2～4mg/(kg·d) 或按体表面积 120mg/(m²·d)，分 2 次服，每日或隔日疗法。以后酌情调整剂量。最大剂量不超过 6mg/(kg·d) 或 300mg/(m²·d)。【不良反应】❶大剂量长期使用或与螺内酯合用可出现血钾过高现象，停药后症状可逐渐消失。❷长期应用可使血糖升高。❸可见胃肠道反应、低钠血症、头痛、头晕、嗜睡、软弱、口干及皮疹、光敏反应等。❹偶见肝损害。❺罕见：过敏反应，如皮疹、呼吸困难等；血液系统损害，如粒细胞减少症、血小板减少性紫癜、巨红细胞贫血和肾结石等。【禁忌证】对本品过敏者、高钾血症、严重肝肾功能不全者禁用。【用药须知】❶服药后多数患者出现淡蓝色荧光尿。❷下列情况慎用：无尿、肝肾功能不全者、糖尿病、低钠血症、酸中毒、高尿酸血症或有痛风史者、肾结石或有此病史者，以及妊娠期妇女和哺乳期妇女。❸老年人应用较易发生高钾血症和肾损害。❹给药应个体化，从最小有效剂量开始使用，以减少电解质紊乱等不良反应。❺用药前了解血钾浓度。但在某些情况下血钾浓度并不能真正反映体内钾潴留，如酸中毒时钾从细胞内转移至细胞外而易出现高钾血症，酸中毒纠正后血钾浓度即可下降。❻宜于进食或餐后服用，以减少胃肠道反应，并可提高生物利用度。❼对诊断的干扰：①因与奎尼丁有相同的荧光光谱，可干扰奎尼丁的血浓度测定结果。②使下列测定值升高：血糖（尤其是糖尿病患者）、血肌酐和尿素氮（尤其是有肾功能损害时）、血浆肾素、血钾、血镁、血尿酸及尿尿酸排泄量。③使血钠下降。④尿钙排出可增高，干扰有关钙代谢紊乱疾病的诊断。【药物相互作用】基本同"螺内酯"。此外尚有以下情况出现：❶因可使血尿酸升高，与噻嗪类和髓袢利尿药合用时可进一步使血尿酸升高，故应与治疗痛风的药物合用。❷与氯磺丙脲合用，可导致严重低钠血症。❸与吲哚美辛合用，可发生可逆性急性肾衰，应避免同时应用。❹为避免血钾升高，应避免与其他潴钾利尿药合用。

布美他尼 Bumetanide【常用名】丁苯氧酸、丁尿胺。【常用剂

型与规格】片剂：1mg/片。**【作用与用途】**参见"呋塞米"。对某些呋塞米无效的病例仍可能有效。❶水肿性疾病：包括充血性心力衰竭、肝硬化、肾脏疾病。应用其他利尿药效果不佳时，仍然有效。与其他药物合用治疗急性脑血肿和急性肺水肿等。❷高血压：在使用利尿药治疗高血压时，不作为原发性高血压的首选药，但当噻嗪类药物疗效不佳时，尤其是当伴有肾功能不全或出现高血压危象时应用尤为适用。❸预防急性肾衰竭：用于各种原因导致的肾脏血流灌注不足，例如失水、休克、中毒、麻醉意外以及循环功能不全时，在纠正血容量不足的同时及时应用，可减少急性肾小管坏死的机会。❹高钾血症及高钙血症。❺稀释性低钠血症，尤其是当血钠浓度低于120mmol/L时。❻抗利尿激素分泌过多症（SIADH）。❼急性药物或毒物中毒，如巴比妥类药物中毒等。**【药动学】**口服吸收迅速且完全，生物利用度80%～95%，但严重水肿者吸收可减少。一般口服后30～60min显效，血药浓度最大峰值为1～2h，作用持续4～6h；$t_{1/2}$约1.5h。部分在肝脏代谢。77%～85%经尿排泄，其中45%为原形，15%～23%由胆汁和粪便排泄。**【用法用量】**❶水肿：①口服，成人，0.5～2mg/次，1次/d，必要时可2～3次/d，总量有时可高达10mg/d。②肌内或静注，起始0.5～1mg，必要时每隔2～3h重复，最大剂量为10mg/d。❷急性肺水肿及左心衰：将2～5mg加入500mL氯化钠注射液中静滴，30～60min滴完。也可肌注或静注。1～2mg/次，必要时隔20min再给药1次。儿童：口服，0.01～0.02mg/(kg·d)，必要时4～6h 1次；肌内或静注：剂量同口服。**【不良反应】**基本同"呋塞米"，如引起低盐综合征、低氯血症、低钾血症、高尿酸血症和高血糖等。但低钾血症的发生率较噻嗪类利尿药、呋塞米低，长期或大量服用应定期检查电解质，另外肾功能不全患者大剂量使用时，可发生皮肤、黏膜及肌肉疼痛，但多数轻微，1～3h后自行缓解，如持续过久应停药。少数男性患者可出现乳房发育。偶见未婚男性遗精和阴茎勃起困难。其他参见"呋塞米"。**【禁忌证】**禁用于对本品、磺胺药和噻嗪类利尿药过敏者和妊娠期妇女。**【用药须知】**❶可增加近曲小管对钙的再吸收，使血钙升高，如同时补充排出的Na^+，并使每小时尿量达500～1000mL，可使每小时80mg的Ca^{2+}排出，4～8h后血清Ca^{2+}浓度下降3%。❷可经乳汁分泌，故哺乳期妇女慎用。❸严重肝、肾功能不全，糖尿病、高尿酸血症或痛风患者、急性心肌梗死、胰腺炎或有此病史者、有低钾血症倾向者、前列腺肥大者，以及小儿和老年人慎用。❹可增加尿磷的排泄量，干扰尿磷的测定。❺注射液不宜加入酸性溶液中静滴，以免引起沉淀。❻随访检查：参见"呋塞米"。【药物相互作用】参见"呋塞米"相关内容。

托拉塞米 Torasemide【常用名】托拉沙得、伊迈格、特苏尼。【常用剂型与规格】片剂：2.5mg/片。【作用与用途】本品为一种较新的髓襻利尿药，用于需要迅速利尿或不能口服利尿的充血性心力衰竭、肝硬化腹水、肾脏病所致的水肿。【药动学】口服吸收迅速，血药浓度最大峰值为 0.8～1.25h，生物利用度为 80%～90%。在肾功能不全时很少产生蓄积，$t_{1/2}$ 不延长；但肝功能损害时可引起蓄积，并延长 $t_{1/2}$。通过双通道途径代谢，80%经肝脏代谢，主要代谢产物是羧酸的衍生物，不具有生物活性，约 20%以原形经尿排泄。【用法用量】❶心力衰竭：口服或静注（用 5%葡萄糖注射液或氯化钠注射液稀释），初始剂量一般为 5～10mg/次，1 次/d，递增至 10～20mg/次，1 次/d。❷急性或慢性肾衰竭：口服，开始 5mg，可增加至20mg，均为 1 次/d。需要时可静注，10～20mg/次，1 次/d。必要时可由初始剂量逐渐增加为 100～200mg。❸肝硬化腹水：口服，开始 5～10mg，1 次/d；以后可增加至 20mg/次，1 次/d，但最多不超过 40mg。静注同口服，剂量不超过 40mg/d。❹高血压：口服，开始2.5mg/d 或 5mg/d，需要时可增至 10mg/d，单用或与其他降压药合用。【不良反应】类似呋塞米，但产生失钾程度轻，对尿酸、血糖、血脂影响小，耐受性好。可能发生的不良反应：❶神经系统：头痛、头晕、虚弱、疲乏等。❷消化系统：恶心、呕吐、严重口干、消化不良、食欲缺乏、便秘、腹泻、食管出血等。❸内分泌代谢系统：高血糖、低血钾、高尿酸血症等。❹心血管系统：房颤、胸痛、心电图异常等。❺呼吸系统：鼻炎、咳嗽、喉咙痛。❻肌肉骨骼系统：肌肉痉挛、关节及肌肉痛。❼泌尿生殖系统：排尿过多、阳痿、肾前性氮血症。❽血液系统：低血容量、血栓形成。❾过敏反应：个别患者可出现皮肤过敏，偶见瘙痒、皮疹、光敏反应。❿其他：罕见视觉障碍。快速静注或口服，可见耳鸣和听力下降（通常可恢复）。【禁忌证】禁用于肾衰竭无尿、肝性脑病、低血压、低血容量、尿路梗阻所致严重排尿困难，以及对本品或其他磺胺类药物过敏者。【用药须知】❶快速静注可能发生听力短时障碍，故单次注射不宜超过 10mg，注射时间不短于 2min。❷下列情况慎用：儿童和哺乳期妇女；妊娠期用药应权衡利弊；肝硬化脱水患者慎用，以防水、电解质平衡急剧失衡而致肝性脑病。❸应注意过度利尿引起的水、电解质失衡或血肌酐增高，此时必须停用，待纠正后再用。❹长期大量应用，应定期检查电解质、血尿素氮、肌酐、血尿、尿酸、血糖、血脂。【药物相互作用】❶与水杨酸盐在肾小管分泌竞争，合用时可增加后者的毒性。❷与血管紧素转换酶抑制药（ACEI）合用时可引起直立性低血压。❸与考来烯胺合用，使口服吸收率下降，故不推荐合用。❹氯吡格雷可能干扰本品的代谢。

阿米洛利 Amiloride【常用名】氨氯吡咪。**【常用剂型与规格】**片剂：2.5mg/片，5mg/片。**【作用与用途】**本品主要用于治疗水肿性疾病，亦可用于难治性低钾血症的辅助治疗。氨苯蝶啶和螺内酯均大部分经肝脏代谢，当肝功能严重损害时，剂量不易控制，此时则可应用不经肝脏代谢的本品。**【药动学】**吸收仅为15%～20%；空腹可使吸收加快，但吸收率并不增加。单次口服显效时间为2h，血药浓度峰值为3～4h，有效持续时间为6～10h。血浆蛋白结合率很低，在体内不被代谢。$t_{1/2}$为6～9h。约50%经肾脏排泄，40%左右随粪便排出。**【用法与用量】**口服：开始2.5～5mg/次，1次/d；必要时可增加剂量，但不宜超过20mg/d。**【不良反应】**单独使用时高钾血症较常见，偶尔引起低钠血症、高钙血症，轻度代谢性酸中毒，胃肠道反应，头痛，头晕，性功能下降，过敏反应。也有发生直立性低血压的报道。**【禁忌证】**对本品过敏、严重肾功能减退、高钾血症者禁用。**【用药须知】**❶老年人应用较易出现高钾血症和肾损害等，应密切观察。❷可引起胎盘出血和胎儿营养不良，故妊娠期慎用。哺乳期妇女不用为宜。❸下列情况慎用：少尿、肾功能损害、糖尿病、酸中毒和低钠血症。❹对诊断的干扰，可使下列测定值升高：血糖、血肌酐、尿酸和尿素氮（尤其是老年人和已有肾功能损害者）、血钾、血镁及肾浆肾素浓度。血钠浓度下降。❺用药前应监测血钾浓度。长期应用者应定期检查钾、钠、氯浓度。**【药物相互作用】**❶与碘造影剂合用可增加急性肾功能不全的危险，因此在给予造影剂之前应补足水分。❷与他克莫司合用易发生致死性高钾血症，尤其是肾功能不全者，避免合用。❸与吲哚美辛合用，可发生可逆性急性肾衰竭，避免同时应用。❹与含钾药物或其他留钾利尿药合用，可增加高钾血症的发生机会。❺与其他药物相互作用参阅螺内酯。**【用药过量】**尚无文献报道。

第二节　良性前列腺增生用药

特拉唑嗪 Terazosin【常用名】高特灵、降压宁、四喃唑嗪。【常

用剂型与规格】片剂：1mg/片，2mg/片，5mg/片；胶囊：2mg/粒。
【作用与用途】用于高血压，也可用于良性前列腺增生。**【药动学】**口服吸收好，服药后 1h 血浆浓度达到峰值，其血浆蛋白结合率为 $90\%\sim94\%$，$t_{1/2}$ 为 12h。原形自尿中排出约 10%，粪便中排出约 20%，代谢产物自尿中排出约 40%，自粪便中排出约占 60%。**【用法用量】**口服：开始时，不超过 1mg/次，睡前服用，以后可根据情况逐渐增加，一般为 $8\sim10$mg/d，最大剂量 20mg/d；用于前列腺肥大，剂量为 $5\sim10$mg/d。**【不良反应】**与哌唑嗪相同，但"首剂现象"较少。常见的不良反应为头痛、头晕、乏力、鼻塞等。**【禁忌证】**严重肝、肾功能不全者禁用。12 岁以下儿童、妊娠期和哺乳期妇女禁用。
【用药须知】❶在开始治疗及增加剂量时应避免突然改变姿势，以免发生头晕、无力。**❷**因可能产生晕厥或直立性低血压，于治疗初期、欲增加剂量或服药后 12h 内，勿驾车或操作危险机械等须高度警戒性工作。**❸**按时测量血压。**❹**老年人对降压作用较敏感，应用须加注意。**❺**服药时若发生胃肠不适，可与食物同服以减轻症状。**【药物相互作用】❶**与其他降压药合用降压作用增强。**❷**与拟交感胺类同用，使前者的升压作用与后者的降压作用均减弱。与 β 受体拮抗药、利尿药或血管紧张抑制素转换酶抑制药合用降压作用相加或增强，对血脂、血糖和电解质平衡的不良影响减轻。**❸**与非甾体类解热镇痛药合用降压作用减弱。

　　非那雄胺 Finasteride【常用名】保列治、普洛平、蓝乐。**【常用剂型与规格】**片剂：5mg/片。**【作用与用途】**本品为 5α-还原酶特异性抑制药，抑制双氢睾酮的合成而使前列腺缩小。**❶**用于治疗良性前列腺增生，使增大的前列腺缩小，其逆转过程需 3 个月以上；可改善排尿症状，使最大尿流率增加；减少发生急性尿潴留和手术概率。**❷**还可用于治疗男性秃发（雄激素性秃发），能促进头发生长并防止继续脱发。**【药动学】**单剂口服生物利用度为 63%，生物利用度不受食物影响。血药浓度于服药后 $1\sim2$h 达峰值，$t_{1/2}$ 为 6h，血浆蛋白结合率约为 90%。多剂量口服后有少量缓慢蓄积。主要在肝脏代谢。给药剂量的 39% 从尿液中以代谢产物的形式排泄，总量的 57% 从粪便中排出。**【用法用量】**口服。**❶**治疗良性前列腺增生：5mg/次，1次/d，6 个月为 1 个疗程。空腹服用或与食物同服均可。肾功能不全者、老年人不需要调整剂量。**❷**治疗脱发：1mg/次，1 次/d，可与或不与食物同服。最好睡前（23：00 时前）服用。因为 23：00 时以后至次日凌晨时段是体内"双氢睾酮"大量合成的黑色时段。一般在连续用药 3 个月或更长的时间才能达到效果。【不良反应】❶乳房增大和压痛。偶见性功能障碍（阳痿、性欲减退、射精障碍）。偶有瘙痒感、皮疹、口唇肿胀等过敏反应和睾丸疼痛。❷有中重度抑郁临床表现。【禁忌证】❶对本品过敏者禁用。❷可引起男性胎儿外生殖器异常，因此妊娠或可能受孕的妇女禁用。❸不适用于妇女和儿童。【用药须知】❶主要在肝脏代谢，肝功能不全者慎用。❷对于有大量残留尿和（或）严重尿流减少的患者，应密切监测其尿路梗阻的情况。❸治疗前期，须认真鉴别有无患前列腺癌的可能性，且随后要定期检查。❹可使前列腺增生患者（或伴有前列腺癌）血清 PSA 浓度大约降低 50%。在评价 PSA 数据且不排除伴有前列腺癌时，应考虑会使前列腺增生的患者血清 PSA 水平降低。【药物相互作用】尚未确定具有临床重要意义的药物相互作用。对细胞色素 P450 相关的药物代谢酶系统没有明显影响。

阿夫唑嗪 Alfuzosin【常用名】桑塔、桑塔前列泰、瑞通。【常用剂型与规格】缓释片：5mg/片。【作用与用途】本品为一种新的喹那唑啉的衍生物，能竞争性、高选择性地拮抗存在于前列腺、前列腺包膜、近端尿道和膀胱底部平滑肌的肾上腺素 α_1 受体，继而降低生殖泌尿道的张力，使与前列腺增生相关的尿道张力、阻力和压力降低，膀胱出口梗阻和膀胱不稳定性有关的症状得以改善。对血压的影响较小。❶用于治疗良性前列腺增生的某些功能性症状，尤其是用于梗阻症状明显的患者。❷治疗高血压。【药动学】口服吸收快，约 1.5h 血浆浓度达高峰，生物利用度为 64%，食物对吸收无明显影响，在体内 90% 与血浆蛋白结合，$t_{1/2}$ 为 4.8h。经肝脏代谢，随粪便排出。目前常用盐酸阿夫唑嗪缓释片，5mg/片，生物利用度减少 15%，达到血浆浓度高峰时间延迟，大约 3h，$t_{1/2}$ 8h，通常剂量建议 5mg，2 次/d。剂量较普通型 7.5mg/d 略增。在肾功能不足患者，药动学无明显改变，但对肝功能不全者宜调整剂量。【用法用量】口服：2.5mg/次，3 次/d，最大剂量可用 10mg/d。65 岁以上患者或正在接受治疗的高血压患者，起始剂量应为 2.5mg，2 次/d。对肾功能不全的患者，起始剂量 2.5mg/次，2 次/d，随后根据临床反应调整剂量。对轻度及中度肝功能不全的患者，起始量 2.5mg/d，随后根据临床反应增至 2 次/d，2.5mg/次。【不良反应】❶可出现恶心、胃痛、腹泻、头晕、头痛。有时也可见口干、心动过速、胸痛、乏力、嗜睡、皮疹、瘙痒、发热等。❷剂量大或有高血压的患者，服药数小时后可出现直立性低血压。【禁忌证】对 α 受体拮抗药过敏、有直立性低血压史、全麻、严重肝功能不全者禁用。【用药须知】❶正在服用抗高血压药物的患者慎重使用。❷冠心病患者不应单独服用，应继续对冠状动脉供血不全进行特殊治疗。如果心绞痛复发或者加重时，应停用。【药物相互作用】❶与其他 α 受体拮抗药、钙拮抗药合用可能会引起低血压，应避免合用。❷全身麻醉时会引起血压不稳定。

依立雄胺 Epristeride【常用名】爱普立特、爱普列特、川流。【常用剂型与规格】片剂：5mg/片；胶囊：5mg/粒。【作用与用途】本品为甾体-5α-还原酶Ⅱ型的高选择性和非竞争性抑制药，可与5α-还原酶 NADP 形成三元复合物，从而抑制 5α-还原酶活性，抑制睾酮向双氢睾酮转化，使前列腺体内及血清中双氢睾酮水平降低，减小前列腺体积，抑制前列腺增长。❶主要用于治疗良性前列腺增生症。❷也适用于男性脱发、女性多毛和痤疮等。【药动学】口服吸收迅速而完全，生物利用度为 90%～93%，给药后 15min 即可自血清中检出，3～4h 达峰值，$t_{1/2}$ 为 7.5h。在体内分布广泛。血浆蛋白结合率 95%～97%，主要通过肝脏代谢。10%～22% 由尿液中排出，69%～80%由粪便中排出。【用法用量】口服：5mg/次，早晚各 1 次/d，疗程 4～6 个月。【不良反应】常见有性欲降低、阴茎勃起功能障碍、乳房增大和压痛、阳痿、精液量减少等症状。偶见有过敏、皮疹、耳鸣、恶心、呕吐、食欲不振、失眠、髋关节疼痛、口唇肿胀等过敏反应。且伴随着疗程而减少，半数性欲和勃起功能障碍者的反应可逐渐消失。【禁忌证】❶对本品过敏者禁用。❷妊娠期妇女服用后可引起男性胎儿的外生殖器异常，儿童、妊娠或可能妊娠的妇女禁用。【用药须知】❶治疗前需明确诊断，注意排除感染、前列腺癌、低张力膀胱及其他尿路梗阻性疾病等。❷口服可导致血清 PSA 值下降。在使用血清 PSA 监测前列腺癌时，医生应考虑此影响因素。❸见效缓慢，见效时间为 3～6 个月，对前列腺增生症状严重者、尿流率严重减慢者、残余尿量较多者不宜选用，推荐应用度他雄胺。【药物相互作用】❶与特拉唑嗪合用可使血浆峰浓度和药时曲线下面积明显增加。❷与地高辛、华法林和氨茶碱无明显的相互作用。

多沙唑嗪 Doxazosin Mesylate【常用名】甲磺酸喹唑嗪。【常用剂型与规格】控释片：4mg/片。【作用与用途】本品是高选择性 α_1 受体阻滞药，主要用于良性前列腺增生症。【药动学】控释片具有比普通片更为平稳的血浆药物浓度参数，服药后 8～9h 血浆药物浓度达峰值，峰值浓度约为同剂量普通片的 1/3，24h 后两种剂型的谷浓度水平相似。稳态时，与普通片相比，控释片的相对生物利用度为

54%，血浆蛋白结合率约为 98%。代谢完全，以原形药物排出体外的不超过 5%。终末 $t_{1/2}$ 为 22h。【用法用量】口服：1 次/d，4mg/次。【不良反应】最常见的反应为体位性或非特异性的，包括：头晕、头痛、乏力、不适、直立性头晕、外周性水肿、虚弱、嗜睡，胃肠道反应、口干、背痛、胸痛、心悸、心动过速、咳嗽、瘙痒、尿失禁、膀胱炎及鼻炎；偶有药物过敏反应如皮疹、血小板减少症、紫癜、鼻出血、白细胞减少、血尿、胆汁淤积、黄疸、肝功能异常、视物模糊，以及包括多沙唑嗪在内的与 α_1 受体阻滞药相关的阴茎勃起障碍和阳痿报道；罕见激怒和震颤。【禁忌证】已知对喹唑啉类或本品的任何成分过敏者禁用。近期发生心肌梗死者禁用。已接受多沙唑嗪治疗者如发生心肌梗死，应针对个体情况决定其梗死后治疗。有胃肠道梗阻、食管梗阻或任何程度胃肠道腔径缩窄病史者禁用。【用药须知】❶应提醒患者整片吞服，不应咀嚼。❷肝功能受损患者服用应谨慎。❸通常情况下对驾车或操作机器能力没有影响，但应向患者说明可引起的头晕和疲劳，可能导致反应能力下降。❹如果药物过量导致低血压，患者应立即平卧、取头低位。可根据个体情况，必要时采取其他支持治疗。由于多沙唑嗪与血浆蛋白结合率高，药物过量不宜采用透析法。【药物相互作用】尚无文献报道。

萘哌地尔 Naftopidil Capsules【常用剂型与规格】片剂：25mg/片。【作用与用途】用于缓解良性前列腺增生症（BPH）引起的尿路梗阻症状。【用法用量】口服：通常成人初始用量为 25mg（1 粒）/次，1 次/d，于睡前服用，剂量可随临床疗效作适当调整（间隔 1~2 周），最大剂量不得超过 75mg（3 粒）/d，高龄患者应从低剂量（12.5mg/d）开始用药，同时注意监护。【不良反应】主要有头昏、直立性眩晕、头重、头痛、耳鸣、便秘、胃部不适、浮肿、寒战、AST 升高和 ALT 升高。【禁忌证】对本品任何成分过敏或低血压患者禁用。【用药须知】❶肝功能损伤者慎用，重症心脑血管疾病患者初次使用时应慎重。❷服用初期及用量剧增时能引起直立性低血压，导致头昏、直立性眩晕，故高空作业及机动驾驶员应慎用。❸服用期间应注意血压变化，发现血压降低时应酌情减量或停止使用。❹血压偏低者或同时使用降压药的患者慎用。❺有发生直立性低血压的可能性，建议在睡前服用。【药物相互作用】与利尿药和降压药合用具有协同降压作用，必须合用时应减量。

普适泰 Cernilton【常用名】舍尼通。【常用剂型与规格】片剂：70mg/片。【作用与用途】本品能有效地阻滞双氢睾酮与受体结合，从而抑制双氢睾酮诱发的前列腺上皮细胞增殖，增加膀胱逼尿肌收缩力和松弛尿道平滑肌；并且能抑制内源性炎症介质白三烯和前列腺素的合成，具有抗炎、抗水肿作用。用于良性前列腺增生，慢性、非细菌性前列腺炎及前列腺疼痛等。【药动学】尚无文献报道。【用法用量】口服：1片/次，2次/d，早晚各服1片，疗程3～6个月。可在进食时或单独服用。衰老或肾功能不全者无须改变剂量。【不良反应】仅少数患者有轻微的腹胀、胃灼热和恶心，停药后症状即会消失。【禁忌证】对本品过敏者和儿童禁用。【用药须知】前列腺感染、尿道狭窄、前列腺结石、膀胱颈硬化、前列腺癌和其他前列腺疾病都会引起类似的症状，所以在使用治疗之前应对上述疾病做出正确的判断。【药物相互作用】未进行该项试验且无可靠参考文献。

坦洛新（坦索罗辛）Tamsulosin【常用名】哈乐、积大本特、必坦。**【常用剂型与规格】**缓释片：200mg/片；缓释胶囊：200mg/粒。**【作用与用途】**本品为肾上腺素 α_1 受体阻断药，对尿道、膀胱颈及前列腺平滑肌具有选择性阻断作用。用于治疗前列腺增生而致的异常排尿症状如尿频、夜尿增多、排尿困难等。适用于轻、中度患者及未导致严重排尿障碍者，如已发生严重尿潴留时不应单独服用。**【药动学】**服用缓释制剂 0.2mg，达峰值时间为 6～8h，$t_{1/2}$ 为 10h。连续服用，血浓度可在第 4d 达到稳态。通过肝脏代谢，其代谢产物 70%～75% 从尿路排出。给药后 30h 内尿中原形药物排泄率为 12%～24%，连续给药尿排泄率不变。**【用法用量】**餐后口服。缓释片，200mg/次，1次/d。缓释胶囊，200mg/次，1次/d。**【不良反应】**❶可见恶心、呕吐、食欲不振、头晕、蹒跚感、直立性低血压、心动过速等。偶见皮疹。长期用药可见血清氨基转移酶脱氢酶升高。❷可能引起虹膜松弛综合征。**【禁忌证】**对本药过敏者、肾功能不全者禁用。**【用药须知】**❶过量使用可致血压下降，尤其与降压药合用时，应注意血压变化。患有直立性低血压者慎用。❷高龄患者应注意服用后状况，如得不到期待的效果，不应继续增量，应改用其他方法治疗。**【药物相互作用】**❶与西咪替丁合用，可抑制本品代谢，增加血药浓度，从而导致毒性反应。❷首次与 β 肾上腺素受体拮抗药合用，可增加发生低血压的危险。

第三节 其 他

奥昔布宁 Oxybutynin【常用名】尿多灵。【常用剂型与规格】片剂：5mg/片。【作用与用途】本品具有较强的平滑肌解痉作用和抗胆碱能作用，也有镇痛作用。可选择性作用于膀胱逼尿肌，降低膀胱内压，增加容量，减少不自主性的膀胱收缩，而缓解尿急、尿频和尿失禁等。用于无抑制性和反流性神经源性膀胱功能障碍患者与排尿有关的症状缓解，如尿急、尿频、尿失禁、夜尿和遗尿等。【药动学】口服吸收迅速完全，起效时间为 30～60min，作用高峰在 3～6h，解痉作用可持续 6～10h。主要分布于脑、肺、肾和肝脏，在肝脏代谢后，经尿排泄。【用法用量】口服：成人，常用量为 5mg/次，2～3 次/d；最大剂量为 5mg/次，4 次/d。或遵医嘱。5 岁以上儿童，常用量为 5mg/次，2 次/d；最大剂量，5mg/次，3 次/d。或遵医嘱。5 岁以下儿童的临床数据不足，不推荐使用。【不良反应】少数患者可出现口干、少汗、视物模糊、心悸、嗜睡、头晕、恶心、呕吐、便秘、阳痿、抑制泌乳等抗胆碱能药物所产生的类似症状，个别患者可见过敏反应或药物特异反应，如荨麻疹和其他皮肤症状。【禁忌证】青光眼患者禁用，部分或完全胃肠道梗阻、麻痹性肠梗阻、老年或衰弱患者的肠张力缺乏、重症肌无力患者禁用，阻塞性尿道疾病患者及处于出血性心血管状态不稳定的患者禁用。【用药须知】❶以下人员慎用：老年和所有自主神经功能紊乱、肝肾疾病患者、伴有食管裂孔疝的消化性食管炎患者、回肠和结肠造口术患者、妊娠妇女慎用。❷司机、机器操作工、高空作业人员及从事危险工作的人员在使用时，应告知可能产生视物模糊或瞌睡等症状。❸伴有感染的患者，应合并使用相应的抗菌药物。❹溃疡性结肠炎患者，大剂量使用可能抑制肠蠕动而产生麻痹性肠梗阻。❺甲状腺功能亢进、冠心病、充血性心力衰竭、心律失常、高血压及前列腺肥大等患者使用后，可加重症状。【药物相互作用】❶参见"抗毒蕈碱类"药物相关内容。❷伊曲康唑与奥昔布宁合用可能导致后者血药浓度轻度升高。但是奥昔布宁活性代谢产物 N-去乙基奥昔布宁浓度并没有发生改变。因此两者相互作用的临床意义不大。【用药过量】过量可致嗜睡、幻觉、瞳孔扩大和尿潴留。用药处理：患者经过对症治疗后恢复。

托特罗定 Tolterodine L-tartrate【常用名】舍尼停。【常用剂型

与规格】片剂：2mg/片；缓释片：4mg/片。【作用与用途】适用于治疗膀胱过度活动症，其症状可为尿急、尿频、急迫性尿失禁。【药动学】口服可迅速吸收，吸收率大于 77%。年龄和性别的差别不需调整剂量。口服 1～4mg，最大血药浓度（C_{max}）和药时曲线下面积（AUC）与剂量呈线性关系。口服 2mg 后，2.5h 左右达到峰值血药浓度，C_{max} 为 2.5μg/L，AUC 为 11.8μg/(L·h)。5-羟甲基活性代谢物（DDO1）的血药浓度与本品原形极其相似，C_{max} 为 2.2μg/L，AUC 为 12.1μg/(L·h)。与血浆蛋白结合率较高，游离的托特罗定的浓度平均为 3.7%±0.13%。DDO1 与血浆蛋白结合率不高，游离 DDO1 的浓度平均为 36%±4.0%。与其代谢物 DDO1 在血液与血浆的比值分别为 0.6 和 0.8。静注 1.28mg 的分布容积为 113±26.7L。【用法用量】口服：推荐剂量为 4mg，1 次/d，整片吞服。根据患者的疗效和耐受性，该剂量可以减至 2mg/d。对于肝功能或肾功能明显减退的患者，或者正在使用 CYP3A4 酶强效抑制药的患者，推荐剂量为 2mg/d。【不良反应】❶全身：过敏样反应，包括血管性水肿。❷心动过速、心悸、外周水肿。❸腹泻。❹意识混乱、定向障碍、记忆损伤、幻觉。❺使用胆碱酯酶抑制药治疗痴呆的患者中应用托特罗定治疗时曾经出现过痴呆症状加重的报道。【禁忌证】禁用于尿潴留、胃潴留或未得到控制的窄角性青光眼患者，也禁用于已知对本品任何成分过敏者。【用药须知】❶由于有尿潴留的危险，慎用于有明显膀胱流出道梗阻的患者。由于有胃潴留的风险，应慎用于有胃肠道梗阻性疾病，如幽门狭窄的患者。❷与其他抗毒蕈碱类药物相似慎用于胃肠蠕动减弱的患者。❸慎用于正在治疗的窄角性青光眼患者。❹对于肝功能或肾功能明显减退的患者，建议用药剂量为 2mg/d。❺慎用于重症肌无力患者。❻先天性或获得性 QT 间期延长的患者慎用。【药物相互作用】托特罗定的弱代谢者合用酮康唑时，会显著增加托特罗定的血浆浓度。对于正在用酮康唑或其他强效 CYP3A4 酶抑制药，如伊曲康唑、咪康唑、红霉素、克拉霉素、环孢素或长春碱的患者，推荐剂量为 2mg/d。

非那吡啶 Phenazopyridine【常用名】苯偶氮二氨基吡啶、尿通宁。【常用剂型与规格】片剂：200mg/片。【作用与用途】本品为强效尿道止痛药，能改善和缓解由膀胱炎、前列腺炎、尿道炎、淋病性尿道炎及内镜检查引起的尿道及膀胱疼痛、灼热感和尿频、尿急等不适，并能使尿道局部止痛。【药动学】口服自胃肠道吸收，可代谢为氮-乙酰-磷-氨基苯酚、磷-氨基苯酚和苯胺。约 65% 经肾脏排泄，是否分泌入乳汁尚不清楚。【用法用量】口服：成人，饭后服用。100～200mg（1～2片）/次，3次/d。连续服用一般不应超过2d。在治疗尿道感染时，应与抗菌药物联合给药。儿童服用量为12mg/（kg·d）。分数次服用或遵医嘱。【不良反应】❶胃肠不适、头痛、皮疹。❷曾报道出现贫血、中性粒细胞减少症、血小板减少症、肾结石及肾毒性反应。有报道偶尔出现肝功能异常、溶血性贫血、高铁血红蛋白血症和急性肾衰竭。【禁忌证】对本品成分过敏患者、肾功能不全、肾小球肾炎、尿毒症及严重的肝炎者禁用。【用药须知】❶不宜长期使用治疗未经诊断的尿道疼痛。因会掩盖病情，延误诊断。❷给药期间会使尿液变为橙红色，停药后橙红色即可消失。如果服药时在口腔中含服过久，也有可能造成牙齿变色。如出现皮肤和眼结膜黄染，应立即停药，并检查肾功能。❸可能会引起胃肠不适，应饭后服用。❹肝损伤患者、葡萄糖－6－磷酸脱氢酶缺乏症患者慎用。❺对某些实验室检查指标会有影响。【药物相互作用】为偶氮类化合物，可能会干扰以分光法或颜色反应为基础的尿分析。

左卡尼汀 Levocarnitine Oral Solution【常用剂型与规格】注射剂：1g/5mL。【作用与用途】本品适用于慢性肾衰竭长期血透患者因继发性肉碱缺乏产生的一系列并发症状，临床表现如心肌病、骨骼肌病、心律失常、高脂血症，以及低血压和透析中肌痉挛等。【药动学】口服0.5g/次，健康受试者血浆最大浓度为48.5μmol/L。单一口服或静脉给予左卡尼汀0.5～2g，其$t_{1/2}$为2～15h。不与血浆蛋白结合。排泄途径取决于给药的途径，静注12h内从尿中回收大约70%，24h内大约80%。口服给药，尿中回收10%。【用法用量】血透后推荐起始剂量为10～20mg/kg，溶于5～10mL注射用水中，2～3min静脉推注1次，血浆左卡尼汀波谷浓度低于正常（40～50μmol/L）立即开始治疗，在治疗第3或第4周时调整剂量。【不良反应】主要为一过性的恶心和呕吐，身体出现特殊气味、恶心和胃炎。口服或静注左卡尼汀可引起癫痫发作，治疗前有癫痫发作的患者，可诱发癫痫或使癫痫加重。另有：❶胸痛、感冒症状、头痛、注射部位反应、疼痛。❷高血压、低血压、心动过速。❸腹泻、消化不良、恶心、呕吐等。❹甲状腺异常。❺贫血。❻高钙血症、高钾血症、血容量增多症。❼头晕、失眠、压抑。❽咳嗽、咽喉炎、鼻炎。❾瘙痒、皮疹。❿肾功能异常。【禁忌证】对本品过敏者禁用。【用药须知】在肠胃外治疗前，建议先测定血浆卡尼汀水平，并每周和每月监测，监测内容包括血生化，生命体征，血浆卡尼汀浓度（血浆游离卡尼汀水平为 35～60mol/L）和全身状况。使用前务必仔细观察有无异常和变色。药代动力学和临床研究表明，左卡尼汀治疗的血液透析ESRD 患者，可以提高血浆中左卡尼汀的浓度。【药物相互作用】正在接受丙戊酸治疗的患者需增加左卡尼汀的用量。

第十一章 血液系统用药

第一节 抗贫血药

硫酸亚铁 Ferrous Sulfate【常用名】硫酸低铁。**【常用剂型与规格】**片剂：300mg/片；缓释片：250mg/片，450mg/片。**【作用与用途】**用于各种原因如慢性失血、营养不良、妊娠、儿童发育期等引起的缺铁性贫血。**【药动学】**以 Fe^{2+} 形式在十二指肠和空肠上段吸收，进入血循环后，Fe^{2+} 被氧化为 Fe^{3+}，再与转铁蛋白结合成血浆铁，转运到肝、脾、骨髓等储铁组织中，与这些组织中的去铁蛋白结合成铁蛋白而储。缺铁性贫血时，铁的吸收和转运增加，可以从正常的 10％增至 20％～30％。铁的排泄以肠道、皮肤等含铁细胞的脱落为主要途径，少量经尿、胆汁、汗、乳汁排泄。**【用法用量】**口服：❶预防用，成人，300mg/次，1 次/d。❷治疗用，300mg/次，3 次/d。缓释片，450mg/次，900mg/d。餐后服用。**【不良反应】**可致恶心、呕吐、上腹部不适、腹泻，偶引起便秘、排黑便等反应。**【禁忌证】**血红蛋白沉着症、含铁血黄素沉着症及不伴缺铁的其他贫血、肝肾功能严重损害、对铁剂过敏者禁用。**【用药须知】**❶下列情况慎用：酒精中毒、肝炎、急性感染、肠道炎症、胰腺炎及消化道溃疡。❷治疗期间需做下列检查：血红蛋白测定、网织红细胞计数、血清铁蛋白及血清铁测定。❸由于恢复体内正常的铁量需较长时间，故对重度贫血者需连续用药数月。注意去除贫血因素。**【药物相互作用】**❶与稀盐酸、维生素 C 同服，有助于铁的吸收。❷与制酸药、磷酸盐类、含鞣酸的药物或饮料、西咪替丁、去铁胺、二巯丙醇、胰酶、胰脂肪酶同服影响铁的吸收。❸与四环素类、氟喹诺酮类药物、青霉胺、锌制剂等同服，可相互影响吸收。**【用药过量】**大量口服可致急性中毒，出现胃肠道出血、坏死，严重时可引起休克，应立即救治。

重组人促红素（CHO 细胞）Recombinant Human Erythropoietin（CHO cell）【常用名】红细胞生成素、促红细胞生成素、利血宝。**【常用剂型与规格】**注射剂：2000U/mL，4000U/mL，10000U/mL。**【作用与用途】**用于肾功能不全所致贫血，包括慢性肾衰竭进行透析及非透析治疗者。也用于多发性骨髓瘤相关的贫血和骨髓增生异常综合征（MDS）。对结缔组织病所致的贫血也有效。**【药动学】**皮下注射给药吸收缓慢，2h 后可见血清红细胞生成素浓度升高，血药浓度达峰值时间为 18h，骨髓为特异性摄取器官，药物主要为肝脏和肾脏摄取。细胞生成素给药后大部分在体内代谢，除肝脏外，还有少部分药物在肾、骨髓和脾脏内降解。使用红细胞生成素的贫血患者，药物以原形经肾脏排泄的量小于 10%。**【用法用量】**可静注或皮下注射，给药剂量需依据患者的贫血程度、年龄及其他相关因素调整。一般开始剂量为 50~150U/kg，每周 3 次。治疗过程中需视血细胞比容或血红蛋白水平调整剂量或调节维持量。建议以血细胞比容 30%~33% 或血红蛋白 100~120g/L 为指标，调节维持剂量。**【不良反应】**较常见的不良反应为血压升高，偶可诱发脑血管意外、癫痫发作。可见血尿素氮、尿酸、血肌酐、丙氨酸氨基转移酶（ALT）、天冬氨酸氨基转移酶（AST）、碱性磷酸酶（ALP）、乳酸脱氢酶（LDH）升高。少数患者用药初期可出现头疼、低热、乏力等，个别患者可出现肌痛、关节痛等。极少数患者出现瘙痒、皮疹或荨麻疹等过敏反应，包括过敏性休克。**【禁忌证】**对人血白蛋白或哺乳动物细胞来源的产品过敏者禁用。**【用药须知】❶**未控制的重度高血压患者，除特殊情况外一般不应使用此药。**❷**因对孕妇及哺乳妇女的用药安全性尚未确立，故孕妇及哺乳期妇女不宜使用。**❸**用药期间应密切检查血压、血细胞比容、血清铁与转铁蛋白饱和度及肾功能等。**❹**若用药后未达预期的效果，常指示缺铁以致不能支持红细胞造血，另外叶酸和（或）维生素 B_{12} 缺乏亦可延迟或减低其疗效，故在使用期间应注意补充铁剂、叶酸或维生素 B_{12}。**【药物相互作用】**与抗高血压药物、肝素合用时，合用药物的作用被减弱。**【药物过量】**可能会导致血细胞比容过高，使血液黏度明显增高，引发血栓形成。

右旋糖酐铁 Iron Dextran【常用名】葡聚糖铁、生血素。**【常用剂型与规格】**注射剂：50mg（Fe）/2mL，100mg（Fe）/2mL。**【作用与用途】**用于治疗缺铁性贫血，适用于不能耐受口服铁剂的缺铁性贫血患者或需要迅速纠正缺铁者。**【药动学】**由淋巴管吸收再转入血液，24~48h 血药浓度达高峰。铁吸收后与转铁蛋白结合在血中循环，以供造红细胞之用，也可以铁蛋白或含铁血黄素形式累积在肝、脾、骨髓及其他网状内皮组织。铁在人体中每日排泄极微量，见于尿、粪、汗液、脱落的肠黏膜细胞及酶内，每天丧失总量为 0.5～1.0mg。【用法用量】深部肌注：1mL/d。小儿体重超过 6kg 者：25mg（Fe）/次，1 次/d。小儿体重 6kg 以下者：12.5mg（Fe）/次，1 次/d。【不良反应】肌注可有局部疼痛，静注偶可引起过敏性休克。【禁忌证】禁用于严重肝、肾功能减退者。【用药须知】静注时不可溢出静脉。

维生素 B_{12} Vitamin B_{12}【常用名】氰钴胺，Cyanocobalamin。【常用剂型与规格】注射剂：0.05mg/mL，0.1mg/mL，0.25mg/mL，0.5 mg/mL，1 mg/mL。【作用与用途】用于治疗恶性贫血，亦与叶酸合用用于治疗各种巨幼红细胞贫血、抗叶酸药引起的贫血、全胃切除或胃大部切除。尚用于神经系统疾病、肝脏疾病等。【药动学】肌注后吸收迅速而完全，约 1h 血药浓度达峰值；主要储存于肝脏，约占体内总量的 50%～90%，少量经胆汁、胃液、胰液排入肠内，其中小部分可被再吸收入血；主要经肾脏排泄，大部分在最初 8h 内排泄，剂量愈大，排泄愈多。【用法用量】肌注：成人，0.025～0.1mg/d 或隔日 0.05～0.2mg。用于神经系统疾病时，用量可酌增。【不良反应】肌注偶可引起皮疹、瘙痒、腹泻及过敏性哮喘，但发生率低，极个别有过敏性休克。【禁忌证】对本品过敏者禁用。【用药须知】❶不可静脉给药。❷有条件时，用药过程中应监测血中维生素 B_{12} 浓度。❸痛风患者使用可能发生高尿酸血症。❹治疗巨细胞贫血，在起始 48h，宜查血钾，以防止低钾血症。【药物相互作用】与氯霉素、考来烯胺合用，维生素 B_{12} 吸收减少。

叶酸 Folic Acid【常用名】维生素 M、维生素 B_9。【常用剂型与规格】片剂：0.4mg/片，5mg/片。【作用与用途】用于各种巨幼红细胞性贫血，尤适用于由于营养不良或婴儿期、妊娠期叶酸需要量增加所致的巨幼红细胞贫血。用于治疗恶性贫血时，虽可纠正异常血常规，但不能改善神经损害症状，故应以维生素 B_{12} 为主，叶酸为辅。也用于妊娠期和哺乳期妇女的预防用药。【药动学】口服后主要以还原型在近端空肠吸收，服后数分钟即出现于血液中，1h 后达高峰，其 $t_{1/2}$ 约为 0.7h。贫血患者吸收速度较正常人快。叶酸由门静脉进入肝脏，以 N_5-甲基四氢叶酸的形式储存于肝脏中和分布到其他组织器官，在肝脏中储存量约为全身总量的 1/3～1/2。治疗量的叶酸约 90% 自尿中排泄。【用法用量】口服：成人，5～10mg/次，5～30mg/d。妊娠和哺乳期妇女的预防用药：0.4mg/次，1 次/d。【不良

反应】不良反应较少，罕见过敏反应，长期服用可出现厌食、恶心、腹胀等。**【禁忌证】**维生素 B_{12} 缺乏引起的巨幼细胞贫血患者不能单用叶酸治疗。**【用药须知】**❶营养性巨幼红细胞贫血常合并缺铁，应同时补铁，并补充蛋白质及其他 B 族维生素。❷维生素 B_{12} 缺乏所致的贫血，应以维生素 B_{12} 为主，叶酸为辅。❸在叶酸拮抗剂甲氨蝶呤、乙胺嘧啶等所致的巨幼红细胞贫血时，因二氢叶酸还原酶遭受抑制，四氢叶酸生成障碍，故需用甲酰四氢叶酸钙治疗。**【药物相互作用】**❶与维生素 C 合用可抑制叶酸吸收。❷与柳氮磺吡啶、胰酶合用可减少合用药物的吸收。❸与苯妥英钠、苯巴比妥、扑米酮合用减弱合用药物的作用。❹与甲氨蝶呤、乙胺嘧啶合用药物疗效均可降低。**【药物过量】**因大剂量叶酸能拮抗苯巴比妥、苯妥英钠和扑米酮的抗癫痫作用，可使癫痫发作的临界值明显降低，并使敏感患者的发作次数增多。因此，这些患者应用的叶酸剂量不应当超过 1mg，主张不超过 $400\mu g$ 为宜，以免影响病情。

葡萄糖酸亚铁 Ferrous Gluconate【常用剂型与规格】片剂（糖衣片）：0.1g/片，0.3g/片；胶囊：0.25g/粒，0.3g/粒，0.4g/粒；糖浆：0.25g/10mL，0.3g 瓶/10mL。**【作用与用途】**用于各种原因引起的缺铁性贫血，如营养不良、慢性失血、月经过多、妊娠、儿童生长期等所致的缺铁性贫血。**【药动学】**❶吸收：铁剂以 Fe^{2+} 形式主要在十二指肠及空肠近端吸收。非缺铁者口服铁的吸收率为 5%～10%，可自肠黏膜吸收，随着体内储存量的缺乏，铁吸收量可成比例增加。饭后铁的吸收量约较空腹时减少 1/3～1/2。❷分布：吸收进入肠黏膜细胞的铁一部分与去铁铁蛋白结合成铁蛋白，储存于肠黏膜细胞内；吸收的另一部分铁通过与铁蛋白结合，转送入血。进入血液的 Fe^{2+}，在血浆铜兰蛋白（ceruloplasmin，又称亚铁氧化酶）催化下氧化成 Fe^{3+}，并与转铁蛋白结合，成为血浆铁。然后转运到骨髓、肝、脾，铁从小肠黏膜细胞或从肝、脾、储存部位转运到骨髓造血组织，是以转铁蛋白-离子复合物的形式，通过与成熟红细胞膜上的转铁蛋白受体结合，使铁进入红细胞参与合成血红蛋白。多余的铁与这些组织中的去铁铁蛋白结合成铁蛋白和变性成含铁血黄素（hemosiderin）两种形式储存。❸代谢和排泄：铁的每日排泄量，男性为 0.5～1.0mg，女性因月经或哺乳，平均为 1～1.5mg。经代谢的铁主要通过肾排泄，未被吸收的铁及经肠黏膜细胞脱落从粪便排出，少量铁由胆汁、尿、汗液排出。**【用法用量】**口服。❶预防，成人常规用量，0.3g/次，1 次/d。儿童常规用量，0.1g/次，2 次/d。❷治疗，成人常规用量，0.3～0.6g/次，3 次/d。儿童常规用量，0.1～0.2g/次，3 次/d。【不良反应】偶有胃肠刺激症状，餐后服用可减轻胃肠道刺激症状。【禁忌证】禁用于血红蛋白沉着症、含铁血红素沉着症及不伴缺铁的其他贫血、肝肾功能严重损害、对铁剂过敏者。【用药须知】❶服药后 2h 内忌饮茶和进食含鞣酸的食物。❷细菌感染患者不宜应用。❸服药后排黑色粪便易与上消化道出血混淆，应注意观察。【药物相互作用】❶与制酸药如碳酸氢钠、磷酸盐类及含鞣酸的药物或饮料同用易产生沉淀而影响铁的吸收。❷与西咪替丁、去铁胺、二巯丙醇、胰酶、胰脂肪酶等同用可影响铁的吸收。❸与维生素 C 同服，可增加吸收。❹铁可影响四环素类药物、氟喹诺酮类、青霉胺及锌制剂的吸收。【药物过量】过量可产生坏死性胃炎、肠炎，患者可有严重呕吐、腹泻及腹痛，以致血压降低、代谢性酸中毒，甚至昏迷等急性中毒症状。24～48h 后，严重中毒可进一步发展至休克及血容量不足，肝损害及心血管功能衰竭，患者可有全身抽搐。中毒后期症状有皮肤湿冷、发绀、嗜睡、极度疲乏及虚弱、心动过速。有急性中毒征象应立即用去铁胺救治。中毒获救后，有可能遗有幽门或贲门狭窄、肝损害或中枢神经系统病变，要及早妥善处理。过量发生的急性中毒多见于小儿，小儿单次口服 1000mg 以上铁剂，可引起急性中毒；2000mg 以上可致死亡。

富马酸亚铁 Ferrous Fumarate【常用名】富马铁。**【常用剂型与规格】**片剂：0.2g/片，0.05g/片。胶囊：0.2g/粒。儿童用药剂型：片剂：35mg/片；颗粒：200mg/2g；混悬剂：0.14g/10mL。**【作用与用途】**用于缺铁性贫血。**【药动学】**铁剂以 Fe^{2+} 形式主要在十二指肠及空肠近端吸收。对非缺铁者，口服摄入铁的 5%～10% 可自肠黏膜吸收。随着体内储存量的缺乏，铁吸收量可成比例增加。所以对一般缺铁患者，20%～30% 摄入铁可被吸收。有机铁和高铁不易被吸收。与食物同时摄入铁，其吸收量较空腹时减少 1/3～1/2。**【用法用量】**口服：❶成人，预防 0.2g/d，治疗，0.2～0.4g/次，0.6～1.2g/d。❷儿童，1 岁以下，35mg/次，3 次/d；1～5 岁，70mg/次，3 次/d；6～12 岁，140mg/次，3 次/d；0.2～0.4g/次，3 次/d，疗程：轻症用 2～3 周，重症用 3～4 周。**【不良反应】**口服的铁剂均有收敛性，服后常有轻度恶心、胃部或腹部疼痛，多与剂量有关。轻度腹泻或便秘也较常见。**【禁忌证】**禁用于血色素病或含铁血黄素沉着症不伴缺铁的其他贫血（如珠蛋白生成障碍性贫血）；肝肾功能严重损害，尤其伴有未经治疗的尿路感染者。**【用药须知】**❶对诊断的干扰：应用铁剂后，血清结合转铁蛋白或铁蛋白增高，大便隐血试验阳性；前者易导致漏诊，后者则与上消化道出血相混淆。❷下列情况慎用：酒精中毒、肝炎、急性感染、肠道炎症如肠炎、结肠炎、憩室炎及溃疡性结肠炎、胰腺炎、消化性溃疡。❸用药期间需定期做下列检查，以观察治疗反应：血红蛋白测定、网织红细胞计数、血清铁蛋白及血清铁测定。【药物相互作用】、【药物过量】参见"葡萄糖酸亚铁"相关内容。

琥珀酸亚铁 Ferrous Succinate【常用名】速力菲。**【常用剂型与规格】**片剂：0.1g/片；胶囊：0.1g/粒。**【作用与用途】**用于缺铁性贫血的预防与治疗。**【药动学】**参见"葡萄糖酸亚铁"相关内容。**【用法用量】**口服。❶预防：成人，0.1g/d；妊娠期妇女，0.2g/d；儿童，0.03～0.06g/d。❷治疗：成人，0.1～0.2g/次，3次/d；儿童0.05～0.1g/次，1～2次/d；餐后服用。**【不良反应】**可见胃肠道不良反应，如恶心、呕吐、上腹疼痛、便秘。**【禁忌证】**❶肝功能严重损害，尤其是伴有未经治疗的尿路感染者禁用。❷铁负荷高、血色病或含铁血黄素沉着症患者禁用。❸非缺铁性贫血（如地中海贫血）患者禁用。**【用药须知】**❶用于日常补铁时，应采用预防量。❷治疗剂量不得长期使用，应在医师确诊为缺铁性贫血后使用，且治疗期间应定期检查血常规和血清铁水平。❸下列情况慎用：酒精中毒、肝炎、急性感染、肠道炎症、胰腺炎、胃与十二指肠溃疡、溃疡性肠炎。❹不宜与浓茶同服。❺宜在饭后服用，以减轻胃部刺激。**【药物相互作用】**、**【药物过量】**参见"葡萄糖酸亚铁"相关内容。

多糖铁复合物 Polysaccharide Iron Complex【常用名】力蜚能。**【常用剂型与规格】**胶囊：150mg（Fe）/粒。**【作用与用途】**用于慢性失血所致的缺铁性贫血，如月经过多、痔出血、子宫肌瘤出血等。也可用于营养不良、妊娠末期、儿童发育期等引起的缺铁性贫血。**【药动学】**在消化道以分子形式被吸收，吸收率不低于硫酸亚铁，且吸收率不受胃酸减少，食物成分的影响，有较高的生物利用度。**【用法用量】**口服：成人，0.15～0.3g/次，1次/d。**【不良反应】**可有恶心、呕吐、腹泻或胃灼热感，但不影响治疗。**【禁忌证】**血色素沉着症及含铁血黄素沉着症者禁用。**【用药须知】**❶如缺乏维生素E时，铁过量（每天超过8mg/kg）可加重缺乏维生素E的早产儿的红细胞溶血现象。❷婴儿铁过量时，多数的新生儿易发生大肠埃希菌感染。❸胃酸有利于铁的离子化，促进铁的吸收；反之，胃酸缺乏或服用抗酸药时，会阻碍铁的吸收和利用。❹人体内的微量元素大多为过渡元素，其理化性质很多近似，故在代谢中常有相互干扰，如长期较大量补锌可影响铁的代谢。【药物相互作用】制酸剂及四环素抑制其吸收。【药物过量】安全性高，安全系数是普通铁剂的 13 倍以上。其通过肠黏膜吸收阀调节血药浓度，不会导致铁中毒。6 岁以下儿童误服过量可导致致命性中毒。

腺苷钴胺 Cobamamide【常用名】辅酶维 B_{12}、辅酶维生素 B_{12}。【常用剂型与规格】片剂：0.25mg/片。注射剂：0.5mg/mL。冻干粉针：0.5mg/支，1mg/支，1.5mg/支。【作用与用途】主要用于巨幼红细胞贫血、营养不良性贫血、妊娠期贫血，用于神经性疾患者如多发性神经炎、神经根炎、三叉神经痛、坐骨神经痛、神经麻痹、营养性神经疾患以及放射线和药物引起的白细胞减少症。【药动学】肌注后吸收迅速且完全，1h 后血浆浓度达峰值，储存于肝脏，主要从肾排出，大部分在最初 8h 排出。【用法用量】❶口服：成人，0.5～1.5mg/次，1.5～4.5mg/d。❷肌注：0.5～1mg/d。【不良反应】口服偶可引起过敏反应；肌注偶可引起皮疹、瘙痒、腹泻、过敏性哮喘、长期应用可出现缺铁性贫血。【用药须知】❶注射用制剂遇光易分解，启封或稀释后要尽快使用。❷治疗后期可能出现缺铁性贫血，应补充铁剂。❸不宜与氯丙嗪、维生素 C、维生素 K 等混合于同一容器中。❹与葡萄糖液注射液有配伍禁忌。❺与对氨基水杨酸钠不能并用。【药物相互作用】❶氯霉素减少其吸收。❷考来烯胺可结合维生素 B_{12} 减少其吸收。

第二节　抗血小板药

阿司匹林 Aspirin【常用名称】乙酰水杨酸。【常用剂型与规格】肠溶片：25mg/片，40mg/片，100mg/片。【作用与用途】可用于预防心、脑血管疾病的发作及人工心脏瓣膜或其他术后的血栓形成。【药动学】主要在小肠上部吸收，3.5h 左右血药浓度达峰值，吸收后迅速水解为水杨酸。$t_{1/2}$ 为 0.38h。水杨酸的血浆蛋白结合率为 65%～90%。水杨酸盐结合率为 65%～90%。可分布于全身组织，也能渗入关节腔和脑脊液。水杨酸代谢成水杨尿酸及葡萄糖醛酸钠结合物，小部分氧化为龙胆酸。游离水杨酸及结合的代谢物从肾脏排泄。在碱性尿中排泄速度加快；还可通过乳汁排泄。【用法用量】口服：❶抑制血小板聚集时应用小剂量，75～150mg/次，1 次/d。❷用于一级预防：一般 75～100mg/d。❸急性心肌梗死、不稳定型心绞痛未服用过本药者，起始剂量为 150～300mg，以使其尽快发挥抗血小板作用，以后减量至 75～150mg/d（一般 100mg/d）。❹对血管内支架置入术患者，建议服用 150～300mg/d，1 个月后可减少剂量至 100～150mg/d，长期服用。【不良反应】常见为胃肠道反应，如腹痛和肠道稍微出血，偶尔出现恶心、呕吐、腹泻，胃出血和胃溃疡以及哮喘患者出现的过敏反应。有报道个别病例出现肝肾功能障碍、低血糖及严重的皮肤病变。小剂量阿司匹林能减少尿酸的排泄，对易感者可引起痛风的发作。有极少数会由于长期服用导致胃肠道出血而引发贫血，出现黑便，出现眩晕和耳鸣时可能为严重的中毒症状。【禁忌证】❶对本品过敏者禁用。❷下列情况应禁用：活动性溃疡病或其他原因引起的消化道出血、血友病或血小板减少症、有阿司匹林或其他非甾体抗炎药过敏史者，尤其是哮喘、神经血管性水肿或休克者。【用药须知】❶患哮喘、花粉性鼻炎、鼻息肉或慢性呼吸道感染患者和对所有类型的镇痛药、抗炎药和抗风湿药过敏者，在使用阿司匹林时有引起哮喘发作的危险。❷下列情况应咨询医师或慎用：①有哮喘及其他过敏性反应时。②G6PD 缺陷者。③痛风（本品可影响其他排尿酸药的作用，小剂量时可能引起尿酸滞留）。④肝功能减退时可加重肝脏毒性反应，加重出血倾向，肝功能不全和肝硬化患者易出现肾脏不良反应。⑤心功能不全或高血压，大量用药时可能引起心力衰竭或肺水肿。⑥肾功能不全时有加重肾脏毒性的危险。⑦血小板减少者。⑧慢性或复发性胃或十二指肠病变。⑨哺乳期妇女。【药物相互作用】❶可增加以下药物的作用：抗凝血药、某些降血糖药、甲氨蝶呤、地高辛、巴比妥类、锂制剂、某些镇痛药、抗炎药和抗风湿药、某些抗生素、碘塞罗宁等，可增加含可的松或可的松类似物的药物或同时饮酒时胃肠道出血危险。❷可减弱以下药物的作用：某些利尿药、降压药、促尿酸排泄的抗痛风药。【药物过量】过量或中毒表现，即水杨酸反应。❶轻度：表现为头痛、头晕、耳鸣、耳聋、恶心、呕吐、腹泻、嗜睡、精神紊乱、多汗、呼吸急促、烦渴、手足病不自主运动及视力障碍等。❷重度：可出现血尿、抽搐、幻觉、重症精神紊乱、呼吸困难及无名热等；儿童患者精神及呼吸障碍更明显；过量时实验室检查可有脑电图异常、酸碱平衡紊乱、低血糖或高血糖、酮尿、低钠血症、低钾血症及蛋白尿。

双嘧达莫 Dipyridamole【常用名称】双嘧啶哌胺醇、潘生丁。【常用剂型与规格】片剂：25mg/片；注射剂：10mg /2mL。【作用与

【用途】用于血栓栓塞性疾病及缺血性心脏病。注射剂主要用于诊断心肌缺血的药物实验。【药动学】口服吸收迅速，平均达峰值时间约75min，血浆 $t_{1/2}$ 为2~3h。与血浆蛋白结合率高。在肝内代谢，与葡萄糖醛酸结合，从胆汁排泄。【用法用量】❶口服：3次/d，25~50mg/次，或遵医嘱，饭前服。❷静滴。用5%或10%葡萄糖注射液稀释后静滴。给药速度为0.142mg/(kg·min)，静滴共40min。【不良反应】常见的不良反应有头晕、头痛、呕吐、腹泻、脸红、皮疹和瘙痒，罕见心绞痛和肝功能不全。不良反应持续或不能耐受者少见。【禁忌证】对本品过敏者禁用。【用药须知】❶与抗凝剂、抗血小板聚集剂及溶栓剂合用时应注意出血倾向。❷因可引起外周血管扩张，故低血压患者应慎用。❸不宜与葡萄糖以外的其他药物混合注射。【药物相互作用】❶与阿司匹林有协同作用，与其合用时，剂量可减至100~200mg/d。❷与双香豆素类抗凝药同用时出血并不增多或增剧。【药物过量】如果发生低血压，必要时可用升压药。急性中毒症状在啮齿动物有共济失调、运动减少和腹泻，在狗中有呕吐、共济失调和抑郁。双嘧达莫与血浆蛋白高度结合，透析可能无益。

氯吡格雷 Clopidogrel【常用名称】波立维、泰嘉。【常用剂型与规格】片剂：25mg/片，75mg/片。【作用与用途】用于预防和治疗因血小板高聚集引起的心、脑及其他动脉循环障碍疾病，如近期发作的脑卒中、心肌梗死和确诊的外周动脉疾病。【药动学】口服易吸收，广泛地在肝脏被代谢，血浆蛋白结合率为98%，主要代谢产物是羧酸盐衍生物，无抗血小板聚集作用，原药的血浆浓度很低。其清除 $t_{1/2}$ 约8h。【用法用量】口服：1次/d，75mg/次。【不良反应】常见的不良反应为消化道出血、中性粒细胞减少、腹痛、食欲减退、胃炎、便秘、皮疹等。偶见血小板减少性紫癜。【禁忌证】对本品过敏者、溃疡病患者及颅内出血患者禁用。【用药须知】❶老年患者无须调整剂量。❷可经乳汁分泌，故妊娠期妇女及哺乳期妇女用药应权衡利弊。❸肝肾功能损害者慎用。❹在需要进行择期手术的患者，如抗血小板治疗并非必需，则应在术前停用氯吡格雷7d以上。❺氯吡格雷延长出血时间，患有出血性疾病的患者慎用。【药物相互作用】❶华法林、糖蛋白Ⅱb/Ⅲa拮抗药、阿司匹林、肝素、溶栓药物、非甾体抗炎药等可增加出血风险。若合用时应注意观察。❷奥美拉唑可降低其血药浓度，增加心血管事件风险。【药物过量】过量使用可能会引起出血时间的延长以及出血并发症。如果需要迅速纠正延长的出血时间，输注血小板可逆转氯吡格雷的作用。

曲克芦丁 Troxerytin 略。请参阅"第五章　神经系统用药　第六节"。

噻氯匹定 Ticlopidine【常用名称】抵克力得、力抗栓。**【常用剂型与规格】**片剂：0.25g/片。**【作用与用途】**用于预防脑血管、心血管及周围动脉硬化伴发的血栓栓塞性疾病。亦可用于体外循环心外科手术以预防血小板丢失，慢性肾透析以增加透析器的功能。**【药动学】**口服易吸收，1~2h达到血药峰值浓度，血浆 $t_{1/2}$ 为6h左右。血药峰值与其最大效应间有24~48h延迟，停药后抑制血小板聚集作用尚持续数日。在血浆中迅速清除，仅一小部分以原形药随尿液排出。活性成分的60%转化为代谢物随粪便排泄。代谢物可能具有活性作用。**【用法用量】**口服：0.25g/次，1~2次/d。宜就餐时服用。**【不良反应】**❶常见的不良反应为消化道症状及皮疹，餐后服用可减少其发生。❷偶有中性粒细胞、血小板减少等报道。严重的粒细胞减少发生率约为0.8%，如有发生，应立即停药，并按粒性白细胞缺乏症处理。一般1~3周可恢复正常。**【禁忌证】**近期出血者、近期溃疡病者、外科手术患者、出血时间延长者、对本品过敏者、有白细胞减少或血小板减少病史者均禁用。**【用药须知】**❶妊娠期妇女慎用。❷严重肝功能损害患者，不宜使用。❸严重肾功能损害患者，导致血药浓度升高，使用应密切监测肾功能，必要时减量。**【药物相互作用】**❶与其他血小板聚集抑制药、溶栓药及导致低凝血酶原血症或血小板减少的药物合用有加重出血的危险。❷可使茶碱血药浓度升高。❸可使环孢素血药浓度降低。

沙格雷酯 Sarpogrelate【常用名称】安步乐克。**【常用剂型与规格】**片剂：100mg/片。**【作用与用途】**用于改善慢性动脉闭塞症所引起的溃疡、疼痛及冷感等缺血性症状。**【药动学】**健康成人单次口服100mg，t_{max} 为0.8h，C_{max} 为0.54μg/mL，$t_{1/2}$ 为0.7h。对5-HT与胶原诱导的血小板聚集的抑制作用，在服药后1.5h达最高峰，并可持续4~6h。用药后24h内随尿及粪便的排泄率分别为44.5%和4.2%。**【用法用量】**口服：成人，100mg/次，3次/d，餐后服。可根据年龄、症状适当增减剂量。**【不良反应】**主要不良反应为恶心、反酸、腹痛等。严重不良反应有脑出血、消化道出血、血小板减少、肝功能障碍等。**【禁忌证】**禁用于出血患者、妊娠期妇女及可能已妊娠的妇女。**【用药须知】**❶下列情况谨慎用药：月经期间，有出血倾向及有关因素的患者，正在服用抗凝剂或有血小板聚集抑制作用的药物（如阿司匹林、噻氯匹定、西洛他唑等）的患者，肾脏严重受损者，老年患者。❷服药期间应定期进行血液检查。【药物相互作用】与抗凝药或抑制血小板聚集药合用，可加剧出血或延长出血时间。

替罗非班 Tirofiban【常用名称】欣维宁。【常用剂型与规格】注射剂：5mg/100mL。【作用与用途】用于急性冠脉综合征、不稳定型心绞痛和 Q 波心肌梗死、急性心肌梗死和急性缺血性心脏猝死等，包括可用药控制的患者和需做 PTCA、血管成形术或动脉粥样硬化血管切除术的患者。替罗非班可减少急性冠脉综合征和冠脉内介入治疗后冠心病事件发生率，改善患者症状和预后。【药动学】在 0.01～25μg/mL 的浓度范围内，血浆蛋白结合率不高，其结合率与药物浓度无关。人体血浆中不结合部分为 35%。稳态分布容积范围为22～42L。在健康人中替罗非班血浆清除率范围从 213～314mL/min。肾脏清除率占血浆清除率的 39%～69%，$t_{1/2}$ 为 1.4～1.8h。【用法用量】与肝素合用，静脉给药。开始 30min 给药速度为 0.4μg/(kg·min)，然后速度减为维持量 0.1μg/(kg·min)。2～5d 为 1 个疗程。至少给药 48h，此期间不进行手术治疗（除非患者发生顽固性心肌梗死或新的心肌梗死）。【不良反应】常见的不良反应有出血，如颅内出血、腹膜内出血、心包出血、其他尚有恶心、发热、头痛、皮疹、荨麻疹，血红蛋白、血细胞比容、血小板减少，尿粪隐血发生率增加等。一般均较轻微，无须治疗，停药后即可消失。【禁忌证】对本品中任何成分过敏的患者，活跃的内出血或 30d 前有出血体质的历史，颅内出血史、颅内肿瘤、动静脉异常或动脉瘤，用前出现血小板减少症，30d 内有脑卒中史，严重高血压等。【用药须知】❶与其他影响出血的药物合用应小心，若压力不能控制出血时应停用替罗非班和肝素，在出血症状明显时，可减少肝素用量，若出血严重时，应停药。❷使用中须严密观察出血反应并检测出血时间和血小板计数等。应减少血管和其他创伤。❸严重肾功能不全的患者（肌酐消除率＜30mL/min）应以普通速度的一半给药。❹除非明确需要，否则不应用于妊娠妇女，哺乳期妇女在用药期间应停止哺乳。【药物相互作用】与阿加曲班、阿司匹林、维生素 A、软骨素、低分子肝素、抗凝药、溶栓药等合用，有增加出血的危险。【药物过量】过量用药最常见的表现是出血，主要是轻度的黏膜皮肤出血和心导管部位的轻度出血。过量使用替罗非班时，应根据患者的临床情况适当中断治疗或调整滴注剂量。盐酸替罗非班可通过血液透析清除。

第三节 升白细胞及血小板药

肌苷 Inosine 【常用剂型与规格】片剂：200mg/片；注射剂：100mg/2mL，200mg/5mL。【作用与用途】参与体内能量代谢及蛋白质的合成。用于治疗各种原因所致的白细胞减少、血小板减少。中心性视网膜炎、视神经萎缩等疾患。【药动学】无可靠参考文献。【用法用量】❶口服：200～600mg/次，3次/d。❷静注或静滴：200～600mg/次，2次/d。【不良反应】口服有胃肠道反应。【禁忌证】对本品过敏者禁用。【用药须知】静滴有引起心搏骤停和过敏性休克死亡的报道，建议应用时缓慢滴注并严密观察生命指征变化及有无过敏反应。【药物相互作用】不能与氯霉素、双嘧达莫、硫喷妥钠等注射液配伍。【用药过量】尚缺乏药物过量的研究和报道资料。

鲨肝醇 Batilol 【常用名】Batylalcohol。【常用剂型与规格】片剂：25mg/片，50mg/片。【作用与用途】本品有助白细胞增生及抗放射作用，用于防治各种原因引起的白细胞减少。【药动学】无参考文献。【用法用量】口服：成人，50～150mg/d，分3次服用。4～6周为1个疗程。儿童，1～2mg/(kg·次)，3次/d。【不良反应】治疗剂量偶见口干、肠鸣音亢进。【用药须知】❶临床疗效与剂量相关，过大或过小均影响效果，故应寻找最佳剂量。❷对病程较短，病情较轻及骨髓功能尚好者，疗效较好，若用药后疗效不佳（如放、化疗期间或苯中毒严重患者），及时到医院复诊。❸在用药期间应定期检查外周血常规，必要时调整用量。【用药过量】剂量过大可引起腹泻。

重组人血小板生成素 Recombinant Human Thrombopoietin 【常用名】特比澳、rhTPO、rHuTPO。【常用剂型与规格】注射剂：7500U/mL，15000U/mL。【作用与用途】用于治疗实体瘤化疗后所致的血小板减少症，适用对象为血小板低于$50×10^9$/L且医师认为有必要升高血小板治疗的患者。【药动学】在体内的吸收与消除过程基本符合线性动力学特征。消除比较缓慢，体内$t_{1/2}$较长。多次皮下注射rhTPO，血药浓度升高的水平与给药的累积剂量正相关，在给药14次内，药物在体内无蓄积。【用法用量】具体用法、剂量和疗程因病而异，推荐剂量和方法如下：恶性实体肿瘤化疗时，预计药物剂量可能引起血小板减少及诱发出血且需要升高血小板时，可于给药结束后6～24h皮下注射，剂量为300U/(kg·d)，1次/d，连续应用14d；

用药过程中待血小板计数恢复至 100×10^9/L 以上，或血小板计数绝对值升高≥50×10^9/L 时即应停用。当化疗中伴发白细胞严重减少或出现贫血时，可分别与重组人粒细胞集落刺激因子（rhG-CSF）或重组人红细胞生成素（rhEPO）合并使用。【不良反应】偶有发热、肌肉酸痛、头晕等，一般不需处理，多可自行恢复。【禁忌证】禁用于：❶对本品成分过敏者。❷严重心、脑血管疾病者。❸患有其他血液高凝状态疾病者，近期发生血栓病者。❹合并严重感染者，在控制感染后再使用。【用药须知】❶适用对象为血小板低于 50×10^9/L 且医生认为有必要升高血小板治疗的患者。❷应在化疗结束后 6～24h 开始使用。❸使用过程中应定期检查血常规，一般应隔日 1 次，密切注意外周血小板计数的变化，血小板计数达到所需指标时，应及时停药。❹对妊娠期妇女及哺乳期妇女的用药安全性尚未确立，故原则上不宜使用。【用药过量】过量应用或常规应用于特异体质者可造成血小板过度升高，必须在医院并在有经验的临床医师指导下使用。

第四节　止血和促凝血药

凝血酶 Lyophilizing Thrombin Powder【常用剂型与规格】冻干粉剂：200U/支，500U/支，1000U/支，2000U/支，5000U/支，10000U/支。【作用与用途】本品为局部止血药。用于手术中不易结扎的小血管止血、消化道出血及外伤出血等。【药动学】尚无可靠参考文献。【用法用量】❶局部出血：以干燥粉末或溶液（50～100U/mL）喷洒或喷雾于创伤表面。❷消化道出血：用生理盐水或温开水（不超过 37℃）溶解成 10～100U/mL，口服或局部灌注。【不良反应】❶偶可致过敏反应，应及时停药。❷外科止血中应用曾有致低热反应的报道。【禁忌证】对本品有过敏史者禁用。【用药须知】❶严禁注射。如误入血管可导致血栓形成、局部坏死而危及生命。❷必须直接与创面接触，才能起止血作用。如出现过敏症状时应立即停药。❸应新鲜配制使用。【药物相互作用】❶遇酸、碱、重金属发生反应而降效。❷为提高上消化道出血的止血效果，宜先服一定量制酸剂中和胃酸后口服，或同时静脉给予抑酸药。❸还可用磷酸盐缓冲液（pH7.6）或冷牛奶溶解。如用阿拉伯胶、明胶、果糖胶、蜂蜜等配制成乳胶状溶液，可提高凝血酶的止血效果，并可适当减少用量。【用药过量】尚缺乏药物过量的研究和报道资料。

酚磺乙胺 Etamsylate【常用名】止血敏、止血定、羟苯磺乙胺。
【常用剂型与规格】片剂：0.25g/片，0.5g/片；注射剂：0.25g/2mL，0.5g/5mL，1g/5mL。**【作用与用途】**用于预防和治疗外科手术出血过多，血小板减少性紫癜或过敏性紫癜以及其他原因引起的出血，如脑出血、胃肠道出血、泌尿道出血、眼底出血、齿龈出血、鼻出血和皮肤出血等。**【药动学】**静注后1h血药浓度达高峰，作用持续4～6h，易从胃肠道吸收。大部分以原形从肾排泄，小部分从胆汁、粪便排出。**【用法用量】❶**预防手术出血：术前15～30min静注或肌注，0.25～0.5g/次，必要时2h后再注射0.25g，0.5～1.5g/d。**❷**治疗出血：成人，口服：0.5～1g/次，3次/d。肌注或静注：0.25～0.5g/次，2次/d或3次/d。也可与5%葡萄糖注射液或生理盐水混合静滴，0.25～0.75g/次，2次/d或3次/d，必要时可根据病情增加剂量。**【不良反应】**毒性低，可有恶心、头痛、皮疹、暂时性低血压、血栓形成等，偶有静注后发生过敏性休克的报道。**【禁忌证】**对本品过敏者禁用。**【用药须知】**慎用于血栓栓塞性疾病或有此病史者、肾功能不全者。**【药物相互作用】❶**与其他类型止血药（氨甲苯酸、维生素K等）合用可增强止血效果。**❷**与氨基己酸混合注射时，可引起中毒。**❸**与右旋糖酐同用可降低疗效。如必须联用，应间隔时间（尽量先使用）。**【用药过量】**药物大剂量或超剂量可加重肝损害。

亚硫酸氢钠甲萘醌 Menadione Sodium Bisulfite【常用名】维生素 K₃。**【常用剂型与规格】**片剂：2mg/片；注射剂：2mg/mL，4mg/mL。**【作用与用途】❶**止血：用于阻塞性黄疸、胆瘘、慢性腹泻、广泛肠切除所致肠吸收功能不全患者、早产儿、新生儿低凝血酶原血症，香豆素类或水杨酸类过量以及其他原因所致凝血酶原过低等引起的出血。亦可用于预防长期口服广谱抗生素类药物引起的维生素 K 缺乏症。**❷**镇痛：用于胆石症、胆道蛔虫症引起的胆绞痛。**❸**解救灭鼠药"敌鼠钠"中毒：此时宜用大剂量。**【药动学】**口服可吸收，也可肌注。其吸收不依赖于胆汁。吸收后随β脂蛋白转运，在肝内被利用，但需数日才能使凝血酶原达到正常水平。**【用法用量】❶**止血：口服，成人，2～4mg/次，6～20mg/d；肌注，2～4mg/次，4～8mg/d。防止新生儿出血。可在产前1周给妊娠期妇女肌注，2～4mg/d。**❷**胆绞痛：肌注，8～16mg/次。**【不良反应】❶**可导致恶心、呕吐等胃肠道反应。**❷**较大剂量可致新生儿、早产儿溶血性贫血、高胆红素血症及黄疸。在 G6PD 缺乏症患者可诱发急性溶血性贫血。**❸**可致肝损害，肝功能不全患者可改用维生素 K₁。肝硬化或者晚期肝病患者出血，使用无效。【禁忌证】禁用于对本品过敏者及妊娠晚期妇女。【用药须知】❶严格掌握用法、用量，不宜长期大量应用。❷新生儿不宜使用。❸用药期间应测定凝血酶原时间。【药物相互作用】❶口服抗凝药（如双香豆素类）可干扰维生素 K 代谢，合用时作用相互抵消。❷肌注给药时，如遇碱性药物或还原剂可使失效。❸使用较大剂量水杨酸类药、磺胺类药、奎尼丁等也可影响维生素 K 的疗效。

维生素 K_1 Vitamin K_1【常用剂型与规格】注射剂：2mg/mL；片剂：10mg/片。【作用与用途】用于维生素 K 缺乏引起的出血，如梗阻性黄疸、胆瘘、慢性腹泻等所致出血，香豆素类、水杨酸钠等所致的低凝血酶原血症，新生儿出血以及长期应用广谱抗生素所致的体内维生素 K 缺乏。【药动学】肌注 1～2h 起效，3～6h 止血效果明显，12～14h 后凝血酶原时间恢复正常。在肝内代谢，经肾脏和胆汁排出。【用法用量】❶肌注或静注：10mg/次，1～2 次/d，或根据具体病情而定。❷口服：10mg/次，3 次/d。【不良反应】静注可出现面部潮红、出汗、胸闷。新生儿应用后可能出现高胆红素血症、黄疸和溶血性贫血。【禁忌证】肝功能不良者禁用。【用药须知】❶为脂溶性，胆汁缺乏时口服吸收不良。❷注射后作用较维生素 K_3、K_4 迅速。❸对肝素引起的出血倾向无效，外伤出血无必要使用。❹静注应缓慢（<1mg/min）。【药物相互作用】与苯妥英钠混合 2h 后可出现颗粒沉淀，与维生素 C、维生素 B_{12}、右旋糖酐混合易出现混浊。与双香豆素类口服抗凝剂合用作用相互抵消。水杨酸类、磺胺、奎宁、奎尼丁等也影响维生素 K_1 的效果。【用药过量】药物大剂量或超剂量可加重肝损害。

氨甲苯酸 Aminomethylbenzoic Acid【常用名】止血芳酸、对羧基苄胺、抗血纤溶芳酸。【常用剂型与规格】片剂：0.125g/片，0.25g/片；注射剂：0.05g/5mL，0.1g/10mL。【作用与用途】用于纤维蛋白溶解过程中亢进所致的出血，如肺、肝、胰、前列腺、甲状腺、肾上腺等手术异常出血，妇产科和产后出血及肺结核咳血或痰中带血、血尿、前列腺肥大出血、上消化道出血等，对一般渗血效果较显著，但对癌症出血以及创伤出血无止血作用。此外，尚可用于链激酶或尿激酶过量引起的出血。【药动学】口服易吸收，生物利用度为 70%。t_{max} 为 3h，静注后，有效血浓度可维持 3～5h。经肾排泄。$t_{1/2}$ 为 60min。【用法用量】静注：0.1～0.3g/次，用 5% 葡萄糖注射液或 0.9% 氯化钠注射液 10～20mL 稀释后缓慢注射，最大用量 0.6g/d。

【不良反应】偶有头晕、头痛、腹部不适。**【用药须知】**❶用量过大，可出现血栓形成。对血栓形成倾向或有血栓栓塞病史者禁用或者慎用。❷一般不单独用于弥散性血管内凝血所继发的纤溶性出血，必要时，在肝素化的基础上应用以防止血栓的进一步形成。❸可致继发性肾盂输尿管凝血，故血友病患者发生血尿时或肾功能不全者慎用。❹老年人多伴有血液黏滞性增加、血脂偏高、血管硬化等，故应慎用。**【药物相互作用】**与口服避孕药、雌激素或凝血因子Ⅰ复合物浓缩剂合用时，有增加血栓形成的危险。

氨基己酸 Aminocaproic Acid【常用名】6-氨基己酸，ε-氨基己酸**【常用剂型与规格】**片剂：0.5g/片；注射剂：1g/10mL，2g/10mL。**【作用与用途】**本品是抗纤维蛋白溶解药。预防及治疗血纤维蛋白溶解亢进引起的各种出血。**【药动学】**尚缺乏该项实验的研究文献。**【用法用量】**❶静滴：初用量4~6g，以5%~10%葡萄糖注射液或生理盐水100mL稀释，15~30min内滴完，维持量为1g/h，维持时间依病情而定，不超过20g/d，可连用3~4d。❷口服：成人，2g/次，3~4次/d，依病情服用7~10d或更久。**【不良反应】**常见恶心、呕吐、腹泻，其次为头晕、耳鸣、皮疹、瘙痒、全身不适、鼻塞、精神障碍。静脉给药过快可见低血压、心律失常。**【禁忌证】**禁用于对本品过敏者、弥散性血管内凝血的高凝期患者、有血栓形成倾向或有血管栓塞性疾病史者；注射用制剂禁用于早产儿。**【用药须知】**❶排泄较快，须持续给药，否则其血浆有效浓度迅速降低。❷慎用于心、肝、肾功能不全和妊娠期妇女、泌尿道术后出血患者。❸因不能阻止小动脉出血，术中如有活动性动脉出血，仍须结扎止血。❹不可静注给药。**【药物相互作用】**❶与避孕药或雌激素同用，可增加血栓形成的可能。❷同时给予高浓度激活的凝血酶原复合物和抗纤维蛋白溶解药，有增加血栓形成的危险。❸可拮抗链激酶、尿激酶的作用。

氨甲环酸 Tranexamic Acid【常用剂型与规格】片剂：0.125g/片，0.25g/片；注射剂：0.1g/2mL，0.25g/5mL，0.2g/2mL，0.5g/5mL。**【作用与用途】**主要用于急性或慢性、局限性或全身性原发性纤维蛋白溶解亢进所致的各种出血。尚适用于：❶前列腺、尿道、肺、脑、子宫、肾上腺、甲状腺、肝等富有纤溶酶原激活物脏器的外伤或手术出血。❷用作组织型纤溶酶原激活物（t-PA）、链激酶及尿激酶的拮抗物。❸局部纤溶性增高的月经过多，眼前房出血及严重鼻出血；用于防止或减轻因子Ⅷ或因子Ⅸ缺乏的血友病患者拔牙或口腔手术后的出血；中枢动脉瘤破裂所致的轻度出血，如蛛网膜下腔出血和颅内动脉瘤出血，应用本品止血优于其他抗纤溶药，但必须注意并发脑水肿或脑梗死的危险性，至于重症有手术指征患者，仅可作辅助用药。❹用于治疗遗传性血管神经性水肿，可减少其发作次数和严重度。【药动学】口服后吸收较慢且不完全，吸收率为30%～50%。$t_{1/2}$约为2h，达峰值时间一般在3h，口服量39%于24h内经肾排出。能透过血-脑脊液屏障，脑脊液内药物浓度可达有效药物浓度水平（1μg/mL），可使脑脊液中纤维蛋白降解产物降低到给药前的50%左右。如按体重静注10mg/kg，则血清抗纤溶活力可维持7～8h，组织内可维持17h。静注量的90%于24h内经肾排出。可随乳汁分泌，其量约为母体血药浓度的1%。【用法用量】❶口服：1～1.5g/次，2～6g/d。❷静注或静滴：0.25～0.5g/次，0.75～2g/d。用葡萄糖注射液或0.9%氯化钠注射液稀释后使用。【不良反应】偶有头晕、头痛、恶心、呕吐、胸闷等反应，较少见的有经期不适。【用药须知】❶对于有血栓形成倾向者宜慎用。❷一般不单独用于弥散性血管内凝血所致的继发性纤溶性出血，以防进一步血栓形成，影响脏器功能，特别是急性肾衰竭。如有必要，应在肝素化的基础上才应用。❸如与其他凝血因子如因子Ⅸ等合用应警惕血栓形成，一般认为在凝血因子使用后8h再用为妥。❹由于可导致继发肾盂和输尿管凝血，血友病或肾盂实质病变发生大量血尿时要慎用。❺必须持续应用较久者，应作眼科检查监护。【药物相互作用】❶与青霉素或尿激酶等溶栓剂有配伍禁忌。❷口服避孕药、雌激素或凝血酶原复合物浓缩剂，有增加血栓形成的危险。【药物过量】药物过量偶见致颅内血栓形成和出血。

冻干人凝血因子Ⅷ Human Coagulation Factor Ⅷ 【常用名】人凝血因子Ⅷ、海莫莱士。【常用剂型与规格】注射剂：50U/支，100U/支，200U/支，250U/支，300U/支，400U/支，500U/支，1000U/支。【作用与用途】对缺乏人凝血因子Ⅷ所致的凝血功能障碍具有纠正作用，主要用于防治甲型血友病和获得性凝血因子Ⅷ缺乏而致的出血症状及这类患者的手术出血治疗。【药动学】静注后1～2h作用可达高峰。消除$t_{1/2}$为8.4～19.3h。若体内已存在相应抗体或正值活动性出现致凝血因子消耗时，其$t_{1/2}$会明显缩短。【用法用量】本品专供静脉输注，应在临床医师的严格监督下使用。用前应先以25℃～37℃灭菌注射用水或5%葡萄糖注射液按瓶签的标示量注入瓶内（制品刚从冰箱取出或在冬季温度较低时应特别注意使制品温度升高到25℃～37℃，然后进行溶解，否则易析出沉淀），轻轻摇动，使制品完全溶解（注意勿使产生泡沫），然后用带有滤网装置的输血器进行静滴，滴注速度需个体化，一般 2～4mL/min，药液宜在 1h 内输完。❶轻度关节出血：8～10U/(kg·次)。1～2 次/d，连用 1～4d，使因子Ⅷ水平提高到正常水平的 15%～20%。❷中度关节、肌肉出血：15U/(kg·次)，2 次/d，需用 3～7d，使因子Ⅷ水平提高到正常水平的 30%。❸大出血或严重外伤而无出血证据：25U/(kg·次)，2 次/d，至少用 7d，使因子Ⅷ水平提高到正常水平的 50%。❹外科手术或严重外伤伴出血：40～50U/(kg·次)于术前 1h 开始输注，使因子Ⅷ水平达正常水平的 80%～100%；随后使因子Ⅷ水平维持在正常水平的 30%～60%，用 10～14d。❺预防出血：体重大于 50kg，500U/d；小于 50kg 者，250U/d。使因子Ⅷ水平达正常水平的 5%～10%。❻抗因子Ⅷ抗体生成伴出血：首剂 5000～10000U/(kg·次)，维持剂量 300～1000U/(kg·次)，使因子Ⅷ水平维持在 30～50U/mL。【不良反应】可能出现寒战、发热、荨麻疹、恶心、面红、皮疹、眼睑水肿及呼吸困难等过敏反应，严重者可致血压下降及休克。【禁忌证】对本品过敏者禁用。【用药须知】❶溶解后，一般为澄清略带乳光的溶液，允许微量细小蛋白颗粒存在，为此用于输注的输血器必须带有滤网装置，但如发现有大块不溶物时，则不可使用。❷对于因缺乏因子Ⅸ所致的乙型血友病，或因缺乏因子Ⅺ所致的丙型血友病均无疗效，故在用前应确诊患者系属因子Ⅷ缺乏，方可使用。❸不得用于静脉外的注射途径。❹一旦溶解后应立即使用，未用完部分必须弃去。❺仅在必须的情况下才给孕妇使用。【药物相互作用】应单独输注，不可与其他药物合用。【药物过量】大量多次输注时，应注意出现过敏反应，溶血反应（制品中含抗 A、抗 B 红细胞凝集素）或高容量性心力衰竭，一旦输注超过 20U/kg 时可出现肺水肿。

甲萘氢醌 Menadiol【常用名】维生素 K_4。**【常用剂型与规格】**片剂：4mg/片。**【作用与用途】**用于维生素 K 缺乏症及低凝血酶原血症。**【药动学】**口服有良好吸收而直接进入血循环，随 β 脂蛋白转运，在肝脏内被代谢利用，经胆汁及尿排泄。**【用法用量】**口服：2～4mg/次，3 次/d。阻塞性黄疸术前治疗，10～20mg/d，连用 1 周。**【不良反应】**偶见过敏反应。**【禁忌证】**严重肝脏疾患或肝功能不全者禁用。**【用药须知】**❶有肝脏功能损伤的患者疗效不明显，盲目加量可加重肝损伤。❷对肝素引起的出血无效。外伤出血无必要使用。**【药物相互作用】**口服抗凝药（如双香豆素类）可拮抗作用。水杨酸类、磺胺类、奎宁、奎尼丁等也影响维生素 K_4 的效果。【药物过量】服用大剂量可加重肝损伤。

白眉蛇毒血凝酶 Hemocoagulase for Injection【常用名】邦亭。【常用剂型与规格】注射剂：1kU/支。【作用与用途】用于需减少流血或止血的各种医疗情况，如外科、内科、妇产科、眼科、耳鼻喉科、口腔科等临床科室的出血及出血性疾病；也可用来预防出血，如手术前用药，可避免或减少手术部位及手术后出血。【药动学】静脉、肌肉、皮下及腹腔给药均能吸收。给药后 5～30min 即可产生止血作用，作用可持续 48～72h。与血浆蛋白结合，逐渐成为无活性的复合物，其代谢产物由肾脏缓慢排泄，需 3～4d 才能全部消除。【用法用量】静注、肌注或皮下注射，也可局部用药。❶一般出血：成人，1～2kU；儿童 0.3～0.5kU。紧急出血：立即静注 0.25～0.5kU，同时肌注 1kU。❷各类外科手术：术前一日晚肌注 1kU，术前 1h 肌注 1kU，术前 15min 静注 1kU，术后 3d，肌注 1kU/d。❸咯血：每 12h 皮下注射 1kU，必要时，开始时再加静注 1kU，最好是加入 10mL 的 0.9%氯化钠液中，混合注射。❹异常出血：剂量加倍，间隔 6h 肌注 1kU，至出血完全停止。【不良反应】偶见过敏样反应。如出现此类情况，可按一般抗过敏处理方法，给予抗组胺药或（和）糖皮质激素及对症治疗。【禁忌证】❶虽无关于血栓的报道，为安全计，有血栓病史者禁用。❷对同类药品过敏者禁用。【用药须知】❶动脉、大静脉受损的出血，必须及时外科手术处理。❷弥散性血管内凝血（DIC）及血液病导致的出血不是白眉蛇毒血凝酶的适应证。❸溶解后如果发生混浊或沉淀，禁止使用。❹血中缺乏血小板或某些凝血因子（如凝血酶原等）时，白眉蛇毒血凝酶没有代偿作用，宜在补充血小板或缺乏的凝血因子，或输注新鲜血液的基础上应用白眉蛇毒血凝酶。❺在原发性纤溶系统亢进（如内分泌腺、癌症手术等）的情况下，白眉蛇毒血凝酶宜与抗纤溶酶的药物联合应用。❻使用期间应注意观察患者的出、凝血时间。【药物相互作用】为防止药效降低，不宜与其他药物混合静注。【药物过量】在大剂量（50～100kU/次）时则具有较强的去纤维蛋白原作用，能明显降低血液中的纤维蛋白原，而使血液黏度及凝血性下降。

冻干人凝血酶原复合物 Human Prothrombin Complex【常用名】康舒宁。【常用剂型与规格】针剂：1kU/支。【作用与用途】主要用于治疗先天性和获得性凝血因子Ⅱ、Ⅶ、Ⅸ、Ⅹ缺乏症（单独或联合缺乏）包括：❶凝血因子Ⅸ缺乏症（乙型血友病），以及Ⅱ、

Ⅶ、Ⅹ凝血因子缺乏症。❷抗凝剂过量、维生素 K 缺乏症。❸肝病导致的出血患者需要纠正凝血功能障碍时。❹各种原因所致的凝血酶原时间延长而拟作外科手术患者，但对凝血因子 V 缺乏者可能无效。❺治疗已产生因子Ⅷ抑制物的甲型血友病患者的出血症状。❻逆转香豆素类抗凝药诱导的出血。【药动学】尚无可靠参考文献。【用法用量】静滴。❶使用剂量随因子缺乏程度而异，一般按体重输注10～20kU/kg，以后凝血因子Ⅸ缺乏者每隔 24h，凝血因子Ⅱ和凝血因子Ⅹ缺乏者，每隔 24～48h，凝血因子Ⅶ缺乏者每隔 6～8h，可减少或酌情减少剂量，一般历时 2～3d。❷在出血量较大或大手术时可根据病情适当增加剂量。❸凝血酶原时间延长患者如拟作脾切除者要先于手术前用药，术中和术后根据病情决定。【不良反应】❶快速滴注时可引起发热、潮红、头疼等不良反应，减缓或停止滴注，上述症状即可消失。❷偶有报道因大量输注导致弥散性血管内凝血（DIC）、深静脉血栓（DVT），肺栓塞（PE）等。【禁忌证】对本品过敏者禁用。【用药须知】❶除肝病出血患者外，一般在用药前应确诊患者是缺乏凝血因子Ⅱ、Ⅶ、Ⅸ、Ⅹ方能使用。冠心病、心肌梗死、严重肝病、外科手术等患者如有血栓形成或弥散性血管内凝血（DIC）倾向时，应慎用。❷不得用于静脉外的注射途径。❸溶解后出现摇不散沉淀等不可使用。❹静滴时，医师要随时注意使用情况，若发现弥散性血管内凝血（DIC）或血栓的临床症状和体征，要立即终止使用。并用肝素拮抗。含有凝血因子Ⅸ的一半效价的肝素，可降低血栓形成的危险性。但是，一旦发现任何可疑情况，即使患者病情不允许完全停用，也要大幅度减低用量。❺制品一旦开瓶应立即使用，一般不得超过 3h，未用完部分不能保留再用。【药物相互作用】不可与其他药物合用。【药物过量】药物过量有引起血栓的危险性。

尖吻蝮蛇血凝酶 Haemocoagulase Agkistrodon【常用名】苏灵。【常用剂型与规格】粉针剂：1U/瓶。【作用与用途】辅助用于外科手术浅表创面渗血的止血，是否使用需要根据外科医师对伤口出血情况的判断。【药动学】在体内代谢符合二室模型。表观分布容积（V_d）为 8.1～10.4L，分布较为局限。在血液中有较高浓度。体内消除较快，血清清除率为 4.53～5.06L/h。消除 $t_{1/2}$ 为 2.5h 左右，不随给药剂量而变化。【用法用量】为单次静注给药。2U/次（2瓶）/次，每瓶用 1mL 注射用水溶解，静注。用于手术预防性止血，术前 15～20min 给药。【不良反应】偶见过敏样反应。如出现此类情况，可按一般抗过敏处理方法，给予抗组胺药和（或）糖皮质激素及时对症治疗。【禁忌证】❶对本品任何成分过敏者禁用。❷虽无引起血栓的报道，为安全起见，有血栓病史者禁用。【用药须知】❶弥散性血管内凝血（DIC）及血液病所致的出血，不宜使用。❷缺乏血小板或某些凝血因子时，宜在补充血小板和缺乏的凝血因子或输注新鲜血液的基础上应用。❸溶解后应当日用完。❹动脉、大静脉受损的出血，必须及时外科手术处理。❺使用期间应注意观察患者的出、凝血时间。【药物相互作用】尚无与其他药物相互作用的报道。为防止药效降低，不宜与其他药物混合静注。

人纤维蛋白原 Fibrinogen【常用剂型与规格】注射剂（冻干品）：0.5g/瓶。【作用与用途】❶先天性纤维蛋白原减少或缺乏症。❷获得性纤维蛋白原减少症：严重肝脏损伤；肝硬化；弥散性血管内凝血；产后大出血和因大手术、外伤或内出血等引起的纤维蛋白原缺乏而造成的凝血障碍。【药动学】尚缺乏该项实验的研究，且无可靠参考文献。【用法用量】用法：使用前先将药物及灭菌注射用水预温至30℃～37℃，然后按瓶签标示量注入预温的灭菌注射用水，置30℃～37℃水浴中，轻轻摇动使制品全部溶解（切忌剧烈振摇以免蛋白变性）。用带有滤网装置的输液器进行静滴。滴注速度一般以60滴/min左右为宜。用量：根据病情及临床检验结果包括凝血试验指标和纤维蛋白原水平等来决定给药量。一般首次给药1～2g，如需要可遵照医嘱继续给药。【不良反应】少数患者使用后出现过敏反应和发热。【禁忌证】对本品过敏者禁用。【用药须知】溶解后为澄清略带乳光的溶液，允许有少量絮状物或蛋白颗粒存在。为此用于输注的输血器应带有滤网装置。但如发现有大量或大块不溶物时，不可使用。❷溶解时需使制品和溶解液的温度升高到30℃～37℃，然后进行溶解。温度过低往往会造成溶解困难并导致蛋白变性。❸一旦溶解应尽快使用。❹应在有效期内使用。如配制时发现制剂瓶内已失去真空度，请勿使用。❺使用期间，应严密监测患者凝血指标和纤维蛋白原水平，并根据结果调整用量。❻由于体外活性检测方法的局限性，不同厂家生产的纤维蛋白原可能活性不完全相同，在相互替换时需要注意用量的调整。❼用于弥散性血管内凝血时，在肝素化基础上给予更好。【药物相互作用】不可与其他药物同时合用。【药物过量】有引起血栓的危险性。

血凝酶 Hemocoagulase Atrox for Injection【常用名】蛇毒血凝酶、立芷雪、巴曲亭。【常用剂型与规格】针剂：1kU/瓶，2kU/瓶。【作用与用途】由 B. atrox 蛇毒中分离到的巴曲酶，可用于需减少流血或止血的各种医疗情况，如：外科、内科、妇产科、眼科、耳鼻咽喉科、口腔科等出血及出血性疾病；也可用来预防出血，如手术前用药，可避免或减少手术部位及手术后出血。【药动学】据文献报道，血凝酶注射液皮下与肌内使用：在 15～25min 后开始产生作用，药效在 40～45min 内达到顶点。静脉内使用在 5～10min 后就开始产生作用。【用法用量】静注、肌注，也可局部使用。成人，1～2kU/次；儿童：0.3～0.5kU/次。紧急情况下，立即静注 0.25～0.5kU，同时肌注 1kU。各类外科手术：术前一日晚肌注 1kU，术前 1h 肌注 1kU，术前 15min 静注 1kU，术后 3d，肌注 1kU/d；咯血：每 12h 皮下注射 1kU，必要时，开始时再加静注 1kU，最好是加入 10mL 的 0.9% 氯化钠注射液中，混合注射；异常出血：剂量加倍，间隔 6h 肌注 1kU，至出血完全停止。【不良反应】偶见过敏样反应。如出现此类情况，可按一般抗过敏处理方法，给予抗组胺药或（和）糖皮质激素及对症治疗。【禁忌证】❶为安全计，有血栓病史者禁用。❷对本品或同类产品过敏者禁用。【用药须知】❶弥散性血管内凝血（DIC）及血液病所致的出血不宜使用。❷血中缺乏血小板或某些凝血因子（如凝血酶原）时，没有代偿作用，宜在补充血小板或缺乏的凝血因子，或输注新鲜血液的基础上应用。❸在原发性纤溶系统亢进（如内分泌腺、癌症手术等）的情况下，宜与抗纤溶酶的药物联合应用。❹应注意防止用药过量，否则其止血作用会降低。❺使用期间还应注意观察患者的出、凝血时间。❻除非紧急情况，孕期妇女不宜使用。【药物相互作用】不能与无水乙醇、乙氧乙醇直接混合注射，否则会降低止血疗效。结合钙成分的物质（如 EDTA）会减弱疗效。

第五节　抗凝血药及溶栓药

肝素 Heparin【常用名】肝素钠。**【常用剂型与规格】**注射剂：1000U/支，5000U/支，12500U/支。**【作用与用途】**用于防治血栓形成或栓塞性疾病；各种原因引起的弥散性血管内凝血（DIC）；也用于血液透析、体外循环、导管术、微血管手术等操作中及某些血液标本或器械的抗凝处理。**【药动学】**口服不吸收，皮下、肌内或静注吸收良好。但 80% 肝素与血浆白蛋白结合，部分被血细胞吸附，部分可弥散到血管外组织间隙。由于分子量较大，不能通过胸膜、腹膜和胎盘组织。主要在网状内皮系统代谢，肾脏排泄，其中少量以原形排出。静注后其排泄取决于给药剂量。当 1 次给予 100U/kg、400U/kg 或 800U/kg 时，$t_{1/2}$ 分别为 1h、2.5h 和 5h。慢性肝肾功能不全及过度肥胖者，代谢排泄延迟，有蓄积可能；起效时间与给药方式有关，静注即刻发挥最大抗凝效应，但个体差异较大，皮下注射因吸收个体差异较大，故总体持续时间明显延长。血浆内肝素浓度不受透析的影响。【用法用量】❶ 皮下注射：①深部皮下注射，首次 5000～10000U，以后每 8h 8000～10000U 或每 12h 15000～20000U，每 24h 总量 30000～40000U，一般均能达到满意的效果。②预防性治疗，高危血栓形成患者，大多是用于腹部手术之后，以防止深部静脉血栓。在外科手术前 2h 先给 5000U 肝素皮下注射，但麻醉方式应避免硬膜外麻醉，然后每隔 8～12h 5000U，共约 7d。❷静脉给药：①静注，首次 5000～10000U 之后，或按体重每 4h 100U/kg，用氯化钠注射液稀释后应用。②静滴，20000～40000U/d，加至 0.9% 氯化钠注射液 1000mL 中持续滴注。滴注前可先静注 5000U 作为初始剂量。【不良反应】主要不良反应是用药过多可致自发性出血，故每次注射前应测定凝血时间。偶可引起过敏反应及血小板减少，常发生在用药初 5～9d，故开始治疗 1 个月内应定期监测血小板计数。偶见一次性脱发和腹泻。尚可引起骨质疏松和自发性骨折。肝功能不良者长期使用可引起抗凝血酶Ⅲ耗竭而血栓形成倾向。【禁忌证】对肝素过敏、有自发出血倾向者、血液凝固迟缓者（如血友病、紫癜、血小板减少）、溃疡病、创伤、产后出血者及严重肝功能不全者禁用。【用药须知】❶用药期间应定时测定凝血时间。❷60 岁以上老年人，尤其是老年妇女对该药较敏感，用药期间容易出血，应减量并加强用药随访。❸妊娠后期和产后用药，有增加母体出血危险，须慎用。【药物相互作用】❶与下列药物合用可加重出血危险：香豆素及其衍生物、阿司匹林及非甾体抗炎镇痛药、双嘧达莫、右旋糖酐、肾上腺皮质激素、促肾上腺皮质激素、依他尼酸、组织纤溶酶原激活物（t-PA）、尿激酶、链激酶等。❷碳酸氢钠、乳酸钠等纠正酸中毒的药物可促进肝素的抗凝作用。❸肝素与玻璃酸酶混合注射，既能减轻肌注痛，又可促进肝素吸收。但肝素可抑制透明质酸酶活性，故两者应临时配伍使用，药物混合后不宜久置。❹肝素可与胰岛素受体作用，从而改变胰岛素的结合和作用。已有肝素致低血糖的报道。❺与下列药物有配伍禁忌：卡那霉素、阿米卡星、柔红霉素、乳糖酸红霉素、硫酸庆大霉素、氢化可的松琥珀酸钠、多黏菌素 B、多柔比星、妥布霉素、万古霉素、头孢孟多、头孢哌酮、头孢噻吩钠、氯喹、氯丙嗪、异丙嗪、麻醉性镇痛药。❻与甲巯咪唑、丙硫氧嘧啶有协同作用。【药物过量】过量可致自发性出血倾向。肝素过量时可用 1％的硫酸鱼精蛋白溶液缓慢滴注，如此可中和肝素作用。每 1mg 鱼精蛋白可中和 100U 的肝素钠。

尿激酶 Urokinase【常用剂型与规格】针剂：1 万 U/瓶，10 万 U/瓶，25 万 U/瓶，50 万 U/瓶。【作用与用途】主要用于急性心肌梗死、肺栓塞、脑血管栓塞、周围动脉或静脉栓塞、视网膜动脉或静脉栓塞等。也可用于眼部炎症、外伤性组织水肿、血肿等。【药动学】人体内药代动力学特点尚未完全阐明。静脉给药后经肝脏快速清除，血浆 $t_{1/2}\leqslant20min$。少量药物经胆汁和尿液排出。肝硬化等肝功能受损患者其 $t_{1/2}$ 延长。【用法用量】❶肺栓塞：初次剂量 4400U/kg，用 0.9％氯化钠注射液或 5％葡萄糖注射液溶解，以 90mL/h 速度在 10min 内滴完；其后以 4400U/h 的给药速度，连续静滴 2～12h；也可按 15000U/kg 的给药剂量用 0.9％氯化钠注射液配制后经肺动脉内注入。必要时，可根据病情调整剂量，间隔 24h 重复给药 1 次，最多使用 3 次。❷心肌梗死：建议以 0.9％氯化钠注射液配制后，按 6000U/min 的给药速度冠状动脉内连续滴注 2h，滴注前应先行静脉给予肝素 2500～10000U。也可将 200 万～300 万 U 配制后静滴，45～90min 滴完。❸外周动脉血栓：2500U/mL 的浓度用 0.9％氯化钠注射液配制，以 4000U/min 的给药速度经导管注入血凝块，每 2h 夹闭导管 1 次；注入速度可调整为 1000U/min，直至血块溶解。❹防治心脏瓣膜替换术后的血栓形成。可用 4400U/kg，用 0.9％氯化钠注射液配制后 10～15min 滴完。然后以 4400U/（kg·h）静滴维持。当瓣膜功能正常后即停止用药；如用药 24h 仍无效或发生严重出血倾向应停药。❺脓胸或心包积脓：用抗生素和脓液引流术治疗时，常因纤维蛋白形成凝块而阻塞引流管。此时可胸腔或心包腔内注入灭菌注射用水配制成（5000U/mL）1 万～25 万 U 的本品，既可保持引流管通畅，又可防止胸膜或心包粘连或形成心包缩窄。❻眼科应用：用于溶解腔内出血引起的前房血凝块，可使血块分解，有利于手术取出。常用量为 5000U，用 2mL 生理盐水配制冲洗前房。【不良反应】❶可引起出血，以注射或穿刺局部血肿最为常见。轻度出血如皮肤、黏膜、肉眼及显微镜下血尿、血痰或小量咳血、呕血等，严重出血可见大量咯血或消化道大出血。腹膜后出血及颅内、脊髓、纵隔内或心包出血等。❷用于冠状动脉再通溶栓时，常伴随血管再通后出现房性或室性心律失常，发生率高达 70％以上。需严密进行心电监护。❸过敏反应发生率低，偶见皮疹、发热、支气管痉挛或头痛、头重感，食欲不振，恶心，呕吐等胃肠症状。【禁忌证】下列患者禁用：急性内脏出血、急性颅内出血、陈旧性脑梗死、近2个月内进行过颅内或脊髓内外科手术、颅内肿瘤、动静脉畸形或动脉瘤、出血性体质者、严重难控制的高血压患者。相对禁忌证包括延长的心肺复苏术、严重高血压、近4周内的外伤、3周内手术或组织穿刺、妊娠、分娩后10d、活跃性溃疡病及重症肝脏疾患。【用药须知】❶应用前，应测定患者血细胞压积、血小板计数、凝血酶时间（TT）、凝血酶原时间（PT）、激活的部分凝血致活酶时间（APTT）。TT和APTT应小于延长时间的2倍。❷用药期间应密切观察患者反应，如脉率、体温、呼吸频率和血压、出血倾向等，至少每4h记录1次。如发现过敏症状，如皮疹、荨麻疹等立即停用。❸静脉给药时，要求穿刺一次成功，以避免局部出血或血肿。❹动脉穿刺给药时，给药毕，应在穿刺局部加压至少30min，并用无菌绷带和敷料加压包扎，以免出血。❺下述情况使用风险较大，应权衡利弊后慎用：①10d内分娩、作过组织活检、静脉穿刺、大手术的患者及严重胃肠道出血患者。②极有可能出现左心血栓的患者，如二尖瓣狭窄伴心房纤颤。③亚急性细菌性心内膜炎患者。④继发于肝肾疾病而有出血倾向或凝血障碍的患者。⑤妊娠妇女、脑血管病患者和糖尿病性出血性视网膜病患者。❻不得用酸性溶液稀释，以免药效下降。【药物相互作用】影响血小板功能的药物，如阿司匹林、吲哚美辛、保泰松等不宜合用。肝素和口服抗凝血药不宜与大剂量本品同时使用，以免增加出血危险。【药物过量】静脉给药一般达2500U/min方有明显疗效。成人总用药量不宜超过300万U。溶栓药必然伴有一定出血风险，一旦出现出血症应立即停药，按出血情况和血液丧失情况补充新鲜全血，纤维蛋白原血浆水平＜100mg/dL伴出血倾向者应补充新鲜冷冻血浆或冷沉淀物，不宜用右旋糖苷羟乙基淀粉。氨基己酸的解救作用尚无报道，但可在紧急情况下使用。

巴曲酶 Batroxobin【常用名】东菱精纯克栓酶、东菱迪芙。【常用剂型与规格】注射剂：10BU/mL，5BU/0.5mL。【作用与用途】主要用于：❶急性脑梗死。❷改善各种闭塞性血管病引起的缺血性症状。❸改善末梢及微循环障碍。【药动学】❶静脉给药呈现一室模型。与初次给药相比，第2次给药后的 $t_{1/2}$ 随纤维蛋白原浓度的下降而缩短，在纤维蛋白原浓度恢复后给药 $t_{1/2}$ 与初次给药相同。❷在肝、肾中分布较高；血液、脾、肺中亦有分布；脑、脂肪、肌肉中分布较低；胎儿有一过性肝功能障碍的现象。❸健康成年人静脉给药（10BU）后，大部分代谢产物由尿排出。【用法用量】成人首次剂量通常为10BU（巴曲酶单位），维持量可视患者情况酌情给予，一般为5BU，隔日1次，药液使用前用100mL以上的生理盐水稀释，静脉点滴1h以上。下列情况首次使用量应为20BU，以后维持量可减为5BU：❶给药前血纤维蛋白原浓度达400mg/dL以上时。❷突发性耳聋的重症患者，急性脑梗死患者，首次剂量为10BU，另2次各为5BU，隔日1次，共3次。使用前用250mL生理盐水稀释，静脉点滴1h以上。此后应有其他治疗脑梗死药物继续治疗。通常疗程为1周，必要时可增至3周；慢性治疗可增至6周，但在延长期间内每次用量减至5BU，隔日点滴。【不良反应】不良反应多为轻度，主要为注射部位出血、创面出血、头痛、头晕耳鸣、偶有轻度皮下瘀斑、鼻出血、恶心、呕吐、上腹不适、皮疹、发热、血GOT、GPT、BUN、Cr升高及尿潜血阳性。罕见引起休克的情况。【禁忌证】❶有出血患者禁用。❷新近手术患者。❸有出血可能的患者。❹正在使用具有抗凝作用及抑制血小板功能药物者和正在使用抗纤溶性制剂者。❺用药前血纤维蛋白原浓度低于100mg/dL者。❻重度肝或肾功能障碍及其他如乳头肌断裂、心室间隔穿孔、心源性休克、多脏器功能衰竭症者禁用。【用药须知】❶治疗前及治疗期间应对患者进行血纤维蛋白原和血小板凝集情况的检查，并密切注意临床症状。首次用药后第一次血纤维蛋白原＜100mg/dL者，给药治疗期间出现出血或可疑出血时，应终止给药，并采取输血或其他措施。❷如患者有动脉或深部静脉损伤时，该药有可能引起血肿。因此，使用本制剂后，临床上应避免进行星状神经节封闭、动脉或深部静脉等的穿刺检查或治疗。对于浅表静脉穿刺部位有止血延缓现象发生时，应采用压迫止血。❸若使用本制剂期间需要手术或拔牙应将使用本制剂的情况告知医生。❺70岁以上高龄患者、妊娠期妇女、有药物过敏史者、有消化道溃疡史者、患有脑血管病后遗症者应慎用。【药物相互作用】❶与抗凝药及血小板抑制药合用可能会增加出血倾向或使止血时间延长。❷能生成Des-A纤维蛋白聚合物，可能引起血栓塞，故与溶栓剂合用应特别注意。

华法林 Warfarin【常用名】苄丙酮香豆素、华法林钠、华法令。【常用剂型与规格】片剂：2.5mg/片，3mg/片，5mg/片。【作用与用途】适用于需长期持续抗凝的患者：❶能防止血栓的形成及发展，用于治疗血栓栓塞性疾病。❷治疗手术后或创伤后的静脉血栓形成，并可作为心肌梗死的辅助用药。❸对曾有血栓栓塞病患者及有术后血栓并发症危险者，可予预防性用药。【药动学】口服胃肠道吸收迅速而完全，生物利用度高达100％。吸收后与血浆蛋白结合率达98％～99％，服药后12～18h起效，36～48h达抗凝高峰，维持3～6d，$t_{1/2}$ 40～50h。经肝脏代谢成无活性的代谢产物，由尿和粪便中排泄。【用法用量】口服：避免冲击治疗口服第1～3d 3～4mg（年老体弱及糖尿病患者半量即可），3d后可给维持量2.5～5mg/d（可参考凝血时间调整剂量使INR值达2～3）。因起效缓慢，治疗初3d由于血浆抗凝蛋白细胞被抑制可以存在短暂高凝状态，如须立即产生抗凝作用，可在开始同时应用肝素，待充分发挥抗凝效果后再停用肝素。【不良反应】过量易致各种出血。早期表现有瘀斑、紫癜、牙龈出血、鼻出血、伤口出血经久不愈，月经量过多等。出血可发生在任何部位，特别是泌尿和消化道。肠壁血肿可致亚急性肠梗阻，也可见硬膜下颅内血肿和穿刺部位血肿。偶见不良反应有恶心、呕吐、腹泻、瘙痒性皮疹，过敏反应及皮肤坏死。大量口服甚至出现双侧乳房坏死，微血管病或溶血性贫血以及大范围皮肤坏疽；一次量过大的尤其危险。【禁忌证】肝肾功能损害、严重高血压、凝血功能障碍伴有出血倾向、活动性溃疡、外伤、先兆流产、近期手术者禁用。妊娠期禁用。【用药须知】❶老年人或月经期妇女应慎用。❷严格掌握适应证，在无凝血酶原测定的条件时，切不可滥用。❸个体差异较大，治疗期间应严密观察病情，并依据凝血酶原时间INR值调整用量。治疗期间还应严密观察口腔黏膜、鼻腔、皮下出血及大便隐血、血尿等，用药期间应避免不必要的手术操作，择期手术者应停药7d，急诊手术者需纠正PTINR值≤1.6，避免过度劳累和易致损伤的活动。❹若发生轻度出血，或凝血酶原时间已显著延长至正常的2.5倍以上，应减量或停药。严重出血可静注维生素K_1 10～20mg，用以控制出血，必要时可输全血、血浆或凝血酶原复合物。❺$t_{1/2}$较长，给药5～7d后疗效才可稳定，因此，维持量足够与否务必观察5～7d方能定论。【药物相互作用】❶增强抗凝作用的药物有：阿司匹林、水杨酸钠、胰高血糖素、奎尼丁、吲哚美辛、保泰松、奎宁、依他尼酸、甲苯磺丁脲、甲硝唑、别嘌呤醇、红霉素、氯霉素、某些氨基糖苷类抗生素、头孢菌素类、西咪替丁、氯贝丁酯、右旋甲状腺素、对乙酰氨基酚等。❷降低抗凝作用的药物有：苯妥英钠、巴比妥类、口服避孕药、雌激素、考来烯胺、利福平、维生素K类、氯噻酮、螺内酯、扑痫酮、皮质激素等。❸不能合用的药物有：盐酸肾上腺素、阿米卡星、维生

素 B_{12}、间羟胺、缩宫素、盐酸氯丙嗪、盐酸万古霉素等。❹与水合氯醛合用其药效和毒性均增强，应减量慎用。❺维生素 K 的吸收障碍或合成下降也影响抗凝作用。【药物过量】过量易致各种出血。

利伐沙班 Rivaroxaban【常用名】拜瑞妥。**【常用剂型与规格】**片剂：10mg/片。**【作用与用途】**用于择期髋关节或膝关节置换手术成年患者（>18 岁），以预防静脉血栓形成。**【药动学】**利伐沙班的绝对生物利用度较高（80%～100%），吸收迅速，服用 2～4h 达到最大浓度。与血浆蛋白的结合率较高，在人体中为 92%～95%。分布容积中等，稳态下分布容积约为 50L。在利伐沙班用药剂量中，约有 2/3 通过代谢降解，然后其中一半通过肾脏排出，另外一半通过粪便途径排出。其余 1/3 用药剂量以活性药物原形的形式直接通过肾脏在尿液中排泄，主要是通过肾脏主动分泌的方式。**【用法用量】**口服：10mg/次，1 次/d。可在进餐时服用，或单独服用。如伤口已止血，应在手术后 6～10h 后开始用药。治疗疗程长短依据每个患者发生静脉血栓栓塞事件的风险而定，即由患者所接受的骨科手术类型而定。对于接受髋关节大手术、膝关节大手术的患者，推荐治疗疗程为 5 周。**【不良反应】**❶主要不良反应是出血，常见术后伤口出血，少见胃肠道出血、血尿、生殖道出血等，并可能并发贫血。❷常见 γ-谷氨酰转肽酶升高，转氨酶升高。**【禁忌证】**有以下状况者禁用本品：❶对本品过敏的患者。❷有临床明显活动性出血的患者。❸具有凝血异常和临床相关出血风险的肝病患者。❹重度肾功能损害患者。❺孕妇及哺乳期妇女。**【用药须知】**存在一定的出血风险、在重度肾功能损害（肌酐清除率<30mL/min）和中度肝功能损害患者的出血风险较高，同时伴有以下出血风险的患者也需慎用：先天性或后天性凝血障碍、没有控制的严重高血压、活动性胃肠溃疡性疾病、近期胃肠溃疡、血管源性视网膜病、近期颅内出血、脊柱内或脑内血管异常、近期接受脑、脊柱或眼科手术。另外不推荐用于 18 岁以下的青少年或儿童。**【药物相互作用】**酮康唑、伊曲康唑、伏立康唑和泊沙康唑或 HIV 蛋白酶抑制药会升高利伐沙班血药浓度；抗凝药物如非甾体抗炎药、阿司匹林、血小板聚集抑制药或其他抗血栓药会提高出血风险。**【药物过量】**用药过量可能导致出血并发症。

链激酶 Streptokinase【常用名】溶栓酶。**【常用剂型与规格】**注射用冻干剂：10 万 U/瓶，50 万 U/瓶，150U/瓶。**【作用与用途】**用于治疗血栓栓塞性疾病，如深静脉栓塞、周围动脉栓塞、急性肺栓塞、血管外科手术后的血栓形成、导管给药所致血栓形成、新发心肌梗死、中央视网膜动脉静脉栓塞等。【药动学】尚无参考文献。【用法用量】❶给药前半小时，先肌注异丙嗪 25mg，静注地塞米松 2.5～5mg 或氢化可的松 25～50mg，以预防不良反应发生。❷初始剂量：将 50 万 U 溶于 0.9％氯化钠注射液 100mL 或 5％葡萄糖注射液 100mL 中，静滴（30min 左右滴注完毕）。❸维持剂量：将 60 万 U 溶于 5％葡萄糖注射液 250～500mL 中，加入氢化可的松 25～50mg 或地塞米松 1.25～2.5mg，静滴 6h，保持 10 万 U/h 水平。按此疗法，4 次/d，治疗持续 24～72h 或至血栓溶解或病情不再发展为止。疗程根据病情而定，视网膜血管栓塞一般用药 12～24h；急性心肌梗死用药 18～20h；周围动静脉血栓用药 3d 左右；慢性动脉阻塞用药时间较长，但不宜超过 6～7d。【不良反应】❶发热、寒战、恶心呕吐、肩背痛、过敏性皮疹；静滴时可发生低血压，如血压下降应减慢滴注速度；过敏性休克罕见。❷出血、穿刺部位出血、皮肤瘀斑、胃肠道、泌尿道或呼吸道出血。【禁忌证】有以下状况者禁用本品：❶2 周内有出血、手术、外伤史、心肺复苏或不能实施压迫止血的血管穿刺等患者禁用。❷近 2 周内有溃疡出血病史、食管静脉曲张、溃疡性结肠炎或出血性视网膜病变患者。❸未控制的高血压，血压＞180mmHg/110mmHg 或不能排除主动脉夹层动脉瘤患者。❹凝血障碍及出血性疾病患者。❺严重肝肾功能障碍患者。❻二尖瓣狭窄合并心房颤动伴左房血栓者（溶栓后可能发生脑栓塞）、感染性心内膜炎患者。❼妊娠期妇女。❽对链激酶过敏患者。【用药须知】❶体内常有链激酶的抗体存在，使用时必须先给以足够的链激酶初剂量将其抗体中和。新近患有链球菌感染的患者，体内链激酶抗体含量较高，在使用前，应先测定抗链激酶值，如＞100 万 U 者不宜应用。链球菌感染和亚急性心内膜炎患者禁用。❷尽量避免肌注及动脉穿刺，因可能引起血肿。❸新做外科手术为相对禁忌，原则上 3d 内不得使用。急性栓塞必须紧急治疗时可考虑高剂量治疗，但应严密注意手术部位的出血问题。❹妊娠 6 周内、产前 2 周内和产后 3d 内，在使用以前，必须充分估计到出血风险。❺用过抗凝血药如肝素的患者，在用前，可用鱼精蛋白中和。如系双香豆素类抗凝血药，则须测定凝血状况，待正常后，方可使用。❻溶解后，不可剧烈震荡，以免活力降低。溶液在 5℃左右可保持 12h，在室温下要即时应用，放置稍久即可能减失活力。❼注入速度太快时，有可能引起过敏反应，故需给予异丙嗪、地塞米松等预防。【药物相互作用】与华法林、阿司匹林、吲哚美辛、双嘧达莫、保泰松、右旋糖酐、依替非巴肽等合用，有加重出血的危险。

与肝素合用，可部分拮抗肝素的抗凝作用。【药物过量】用药过量，易发生出血，如出血量过大时，可用氨基己酸止血，输新鲜血浆或全血。

重组链激酶 Recombinant Streptokinase【常用剂型与规格】注射用冻干剂：10万 U/瓶，50万 U/瓶，150万 U/瓶。【作用与用途】常用于急性心肌梗死等血栓性疾病。【药动学】静脉给药，进入体内后迅速分布全身，15min后主要分布在肝、肾、胃肠，在血浆中的浓度呈指数衰减。从血浆中的消除有快慢两个时相，$t_{1/2}$ 分别为 5～30min 和83min，主要从肝脏经胆道排出。【用法用量】急性心肌梗死静脉溶栓治疗：一般推荐 150万 U 溶解于 5% 葡萄糖注射液 100mL，静滴 1h。急性心肌梗死溶栓治疗应尽早开始，争取发病 12h 内开始治疗。对于特殊患者（如明显超重或体重过低），医师可根据具体情况适当增减剂量（按 2万 U/kg 体重计）。【不良反应】❶发热、寒战、恶心呕吐、肩背痛、过敏性皮疹；静滴时可发生低血压，如血压下降应减慢滴注速度；过敏性休克罕见。轻度过敏反应不必中断治疗，重度过敏反应需立即停止静滴。过敏反应可用抗组胺药物或激素处理。❷穿刺部位出血，皮肤瘀斑，胃肠道、泌尿道或呼吸道出血；重组链激酶用于急性心肌梗死溶栓治疗时，脑出血的发生率为 0.1%～0.3%。大出血时可用氨基己酸，输新鲜血浆或全血。❸其他反应，用于急性心肌梗死溶栓治疗时可出现再灌注心律失常，偶见缓慢心律失常、加速性室性自搏性心率、室性早搏或室颤等；偶可引起溶血性贫血，黄疸及 GPT 升高；溶栓后可发生继发性栓塞，如肺栓塞、脑栓塞或胆固醇栓塞等。【禁忌证】有以下状况者禁用：❶2周内有出血、手术、外伤史、心肺复苏或不能实施压迫止血的血管穿刺等患者。❷近2周内有溃疡出血病史、食管静脉曲张、溃疡性结肠炎或出血性视网膜病变患者。❸未控制的高血压，血压＞180mmHg/110mmHg 或不能排除主动脉夹层动脉瘤患者。❹凝血障碍及出血性疾病患者。❺严重肝肾功能障碍患者。❻二尖瓣狭窄合并心房颤动伴左房血栓者（溶栓后可能发生脑栓塞）、感染性心内膜炎患者。❼妊娠期妇女。❽对链激酶过敏患者。【用药须知】❶应严格在临床医师的指导下用药。❷急性心肌梗死溶栓治疗应尽早开始，争取发病 12h 内开始治疗。❸使用前用 5% 葡萄糖溶液溶解，溶解液应在 4～6h 内使用。❹用链激酶后 5d 至 12 个月内不能用重组链激酶。❺用于治疗血管再通后，发生再梗死，可用其他溶栓药。【药物相互作用】与阿司匹林同时使用治疗急性心肌梗死具有良好的效果。同时事先使用抗凝药或右旋糖酐，可增加出血危险。【药物过量】药物过量，易发生出血，如出血量过大时，可用氨基己酸止血，输新鲜血浆或全血。

阿替普酶 Alteplase【常用名】组织型纤维蛋白溶解酶原激活剂、爱通立。【常用剂型与规格】注射剂：20mg/瓶，50mg/瓶。【作用与用途】❶用于急性心肌梗死，已被证实可降低急性心肌梗死患者30d死亡率。❷血流不稳定的急性大面积肺栓塞。❸急性缺血性脑卒中，必须预先经过恰当的影像学检查排除颅内出血之后，在急性缺血性脑卒中症状发生后的3h内进行治疗。【药动学】可从血循环中迅速清除，主要经肝脏代谢。$t_{1/2}$ 4～5min。这意味着20min后，血浆中的含量不到最初值的10%。深室残留量的$t_{1/2}\beta$约为40min。【用法用量】❶静注：将50mg溶于灭菌注射用水中，使溶液浓度为1mg/mL，静注。❷静滴：将100mg溶于0.9%氯化钠注射液500mL中，在3h内按以下方式滴完，即前2min先注入10mg，以后60min内滴入50mg，最后剩余时间内滴完所余40mg。【不良反应】不良反应较少。可有凝血障碍和出血、血细胞比容及血红蛋白降低、注射部位出血。偶见心律失常、体温升高。罕见血压下降、颅内出血、腹膜后出血、便血、血尿等。【禁忌证】禁用于出血性疾病、近10d内进行过大手术或发生严重创伤、颅内肿瘤、动静脉畸形或动脉瘤、未能控制的严重原发性高血压、急性缺血性脑卒中可能伴有蛛网膜下腔出血或癫痫发作、脑出血或2个月内曾进行过颅内手术患者。【用药须知】❶不良反应较少，可见注射部位出血，但不影响继续用药，如发现出血迹象，应停药。❷妊娠期、产后2周内妇女以及70岁以上患者应慎用。❸曾服用口服抗凝药者出血的危险性增加。❹用药期间监测心电图。❺不能与其他药配伍静滴，也不能与其他药共用一个静滴器具。【药物相互作用】❶在治疗前、治疗同时或治疗后24h内使用香豆素类衍生物、口服抗凝药，血小板聚集抑制药、普通肝素、低分子肝素和其他抑制凝血的药物可增加出血危险。同时使用血管紧张素转换酶抑制药可能增加过敏样反应的危险。❷硝酸甘油可加快其消除率，使血药浓度下降，冠状动脉的再灌注减少、再灌注时间延长、血管再闭塞的可能性增加。【药物过量】尽管具有相对纤维蛋白特异性，但过量后仍会出现显著的纤维蛋白原及其他凝血因子的减少。大多数情况下，停用后，生理性再生足以补充这些因子。然而，如发生严重的出血，建议输入新鲜血浆或全血，如有必要可使用合成的抗纤维蛋白溶解剂。

纤溶酶 Fibrinogenase【常用剂型与规格】注射剂：100U/mL。

【作用与用途】用于脑梗死、高凝血状态及血栓性脉管炎等外周血管疾病。【药动学】静脉注入人体内，3h后血药浓度达到最高，母药及其降解产物均可通过血-脑脊液屏障，主要经肾脏、肝脏代谢后随尿液排出。【用法用量】静滴。❶预防用：治疗高凝血状态时，100U/次，加到250mL0.9%氯化钠注射液或5%葡萄糖注射液中，以45～50滴/min的速度进行静滴，1次/d。14d为1个疗程。❷治疗用：若患者一般状况较好，除第一次使用100U外，以后可使用1次/d，用200～300U/次，加到500mL0.9%氯化钠注射液或5%葡萄糖注射液中稀释进行静滴，7～10d为1个疗程。若患者一般状况较差，除第1次使用100U外，以后可隔日用200U进行静滴，1个疗程仍为7～10d。【不良反应】❶可发生创面、注射部位、皮肤及黏膜出血。❷可引起头痛、头晕或氨基转移酶升高。极少量患者可致过敏反应。【禁忌证】❶有凝血机制障碍、出血倾向患者禁用。❷严重肝肾功能损伤、活动性肺结核空洞及消化性溃疡患者禁用。❸皮试阳性反应者应禁用。❹孕妇及哺乳期妇女禁用。【用药须知】❶本品是一种蛋白酶制剂，有一定的抗原性，临床使用前应用0.9%氯化钠注射液稀释成1U/mL进行皮试，15min观察结果，红晕直径不超过1cm或伪足不超过3cm为阴性。皮试阳性反应者应禁用。❷用药过程中如出现肢胀麻、酸痛、头胀痛、发热感、出汗、多眠等，一般可自行消失或缓解，不需特殊处理。❸用药过程中如出现血尿或皮下出血点，应立即停止使用，并对症处理。❹血小板<80×10⁹/L应停药观察。严重高血压应控制在180/110mmHg以下才能应用，若舒张压偏高应使用5%葡萄糖溶液作稀释液，而不用0.9%氯化钠注射液。糖尿病患者则应用0.9%氯化钠注射液作稀释液，而不用5%葡萄糖注射液。❺两个疗程之间应间隔5～7d。【药物过量】静脉给予药量一次不宜超过300U。超量使用易引起凝血系统的代谢紊乱，而造成出血风险。

第六节　血容量扩充剂

羟乙基淀粉40　**Hydroxyethyl Starch-40**【常用名】淀粉代血浆、706代血浆。【常用剂型与规格】注射剂（6%）：250mL/瓶，500mL/瓶。【作用与用途】本品为血容量补充药。临床主要用于各种手术、外伤的失血、中毒性休克等的补液。【药动学】静滴后，由于分子量大，主要停留在血循环内，主要分布于肝脏，大部分从肾脏排出，小部分随大便排出，仅微量被机体分解代谢。1次静滴后，24h内尿中排出63%，大便中排出16.5%。【用法用量】静滴：用量视病情而定，一般为500～1000mL。【不良反应】偶可发生输液反应，少数患者可发生过敏反应，如皮肤潮红、红斑及荨麻疹等。【禁忌证】对羟乙基淀粉过敏者，明显高血容量、严重心功能不全、严重肾功能障碍、严重凝血功能异常者禁用。【用药须知】由于补充血容量的效能较强，作用时间较长，应注意给药速度、剂量和患者的反应，并及时监测患者的容量状态，避免引起容量超负荷导致心力衰竭。

右旋糖酐40 Dextran–40【常用名】低分子右旋糖酐。【常用剂型与规格】葡萄糖注射剂（50%）：10g/100mL，25g/250mL，50g/500mL，6g（100mL）/瓶，15g（250mL）/瓶，30g（500mL）/瓶。氯化钠注射剂（0.9%）：10g（100mL）/瓶，25g（250mL）/瓶，50g（500mL）/瓶，6g（100mL）/瓶，15g（250mL）/瓶，30g（500mL）/瓶。【作用与用途】❶用于失血、创伤、烧伤等各种原因引起的休克和中毒性休克。❷预防手术后静脉血栓形成，用于肢体再植和血管外科手术等预防术后血栓形成。❸用于心绞痛、脑血栓形成、脑供血不足、血栓闭塞性脉管炎等血管栓塞性疾病。❹体外循环时，代替部分血液，预充人工心肺机，既节省血液，又可改善循环。【药动学】在体内停留时间较短，静注后立即开始从血液中通过肾脏排出体外，用药1h内经肾脏排出50%，24h排出70%，少部分进入胃肠道，从粪便中排出。体内存留部分经缓慢氧化代谢，$t_{1/2}$约为3h。【用法用量】❶静滴：用量视病情而定，250～500mL/次，24h内不超过1000～1500mL。婴儿用量，5mL/kg；儿童用量，10mL/kg。❷休克病例：用量可较大，速度可快，滴注速度为20～40mL/min，第1d最大剂量可用至20mL/kg，在使用前必须纠正脱水。❸预防术后血栓形成：术中或术后给予500mL，通常术后第1d、第2d 500mL/d，以2～4h的速度静滴，高危患者，疗程可用至10d。❹血管栓塞性疾病：应缓慢静滴，一般250～500mL/次，每日或隔日1次，7～10次为1个疗程。【不良反应】❶过敏反应：少数患者可出现过敏反应，表现为皮肤瘙痒、荨麻疹、恶心、呕吐、哮喘，重者口唇发绀、虚脱、血压剧降、支气管痉挛，因个别患者可发生过敏性休克，故过敏体质者用前应做皮试。❷偶见发热、寒战、淋巴结肿大，关节痛等。❸用量过大可致出血倾向。【禁忌证】❶充血性心力衰竭及其他血容量过多的患者禁用。❷严重血小板减少，凝血障碍等出血患者禁用。❸心、肝、肾功能不良患者慎用，少尿或无尿者禁用。❹活动性肺结核患者慎用。【用药须知】❶首次应用，开始几毫升应缓慢静滴，并在注射开始后严密观察5～10min，出现所有不正常征象都应马上停药。❷对严重的肾功能不全，尿量减少患者，因可从肾脏快速排泄，增加尿黏度，可能导致少尿或肾衰竭，因此禁用于少尿患者。一旦使用中出现少尿或无尿应停用。❸避免用量过大，尤其是老年人、动脉粥样硬化或补液不足者。❹重度休克时，如大量输注右旋糖酐，应同时给予一定数量的全血，以维持血液携氧功能。如未同时输血，由于血液在短时间内过度稀释，则携氧功能降低，组织供氧不足，而且影响血液凝固，出现低蛋白血症。❺某些手术创面渗血较多的患者，不应过多使用，以免增加渗血。❻伴有急性脉管炎者不宜使用，以免炎症扩散。❼对于脱水患者应同时纠正水、电解质平衡紊乱。❽用量不宜超过1500mL/d，否则易引起出血倾向和低蛋白血症。❾不应与维生素C、维生素B_{12}、维生素K、双嘧达莫在同一溶液中混合给药。❿能吸附于细胞表面，与红细胞形成假凝集，干扰血型鉴定。输血患者的血型检查和交叉配血试验应在使用右旋糖酐前进行，以确保输血安全。【药物相互作用】❶与肝素合用时，由于有协同作用而增加出血可能。❷与卡那霉素、庆大霉素、巴龙霉素合用会增加后者的肾毒性。【药物过量】过量（用量超过1500mL/d）易出现低蛋白血症、出血倾向等。

右旋糖酐70 Dextran－70【常用名】中分子右旋糖酐、Medium Molecular Dextran，MACRODEX。**【常用剂型与规格】**葡萄糖注射剂：30g/500mL，含葡萄糖5%。氯化钠注射剂：30g/500mL，含氯化钠0.9%。**【作用与用途】**用于防治低血容量休克如出血性休克、手术中休克、烧伤性休克。也可用于预防手术后血栓形成和血栓性静脉炎。**【药动学】**静脉注入后，血中浓度在最初3～4h内下降较迅速，以后下降缓慢，在血循环中存留时间较长，部分暂时储存于网状内皮系统被逐渐代谢成葡萄糖为机体利用。部分以原形经肾排泄，1h排出30%，24h排出60%，仅少量由肠道排泄。作用基本同右旋糖酐40，但其扩充血容量、维持血压作用和抗血栓作用较前者强，几无改善微循环及渗透性利尿作用。静滴后，在血循环中存留时间较长，排泄较慢。**【用法用量】**静滴：用量视病情而定。常用剂量500mL/次。休克时，通常快速扩容的剂量为500～1000mL，注入20～40mL/min，推荐使用的最大剂量是20mL/(kg•d)，为预防术后发生静脉栓塞，可在术中或术后给予500mL，第2d继续给予500mL，对于高危患者，疗程可达到10d。**【不良反应】**❶过敏反应：少数患者可出现过敏反应，表现为皮肤瘙痒、荨麻疹、恶心、呕吐、哮喘，重者口唇发绀、虚脱、血压剧降、支气管痉挛，个别患者甚至出现过敏性休克，直至死亡。❷偶见发热、寒战、淋巴结肿大、关节炎等。❸出血倾向：可引起凝血障碍，使出血时间延长，该反应常与剂量有关。❹红细胞聚集作用：随着右旋糖酐的分子量加大，红细胞聚集更多更明显。【禁忌证】禁用于：❶出血性疾病患者。❷充血性心力衰竭及其他血容量过多者。【用药须知】❶首次应用，开始几毫升应缓慢静滴，并在注射开始后严密观察 5～10min，出现所有不正常征象都应立即停药。❷对严重的肾功能不全，应降低剂量并严密监测尿量和肾功能。❸避免用量过大，尤其是老年人、动脉粥样硬化或补液不足者。❹重度休克时，如大量输注右旋糖酐，应同时给予一定数量的血液，以维持血液携氧功能。如未同时输血，由于血液在短时间内过度稀释，则携氧功能降低，组织供氧不足，而且影响血液凝固，出现低蛋白血症。❺对于脱水患者，应同时纠正水、电解质紊乱情况。❻用量不宜超过 1500mL/d，否则易引起出血倾向和低蛋白血症。❼不应与维生素 C、维生素 B_{12}、维生素 K、双嘧达莫及促皮质素、氢化可的松、琥珀酸钠在同一溶液中混合给药。❽能吸附于细胞表面，与红细胞形成假凝集，干扰血型鉴定。输血患者的血型检查和交叉配血试验应在使用右旋糖酐前进行，以确保输血安全。【药物相互作用】❶与肝素合用，有协同作用可增加出血倾向。❷血浆制品和抗血小板药可增强作用。❸与卡那霉素、庆大霉素、巴龙霉素合用，增加后者的肾毒性。【药物过量】过量可出现低蛋白血症、出血倾向等。

第十二章　激素及影响内分泌药

第一节　下丘脑垂体激素及其类似物

绒促性素 Chorionic Gonadotrophin【常用名】安胎素、普罗兰、人绒毛膜促性腺激素。**【常用剂型与规格】**粉针剂：500U/支，1000U/支，2000U/支，3000U/支，5000U/支（1000U 相当于 1mg）。**【作用与用途】**本品为一种促性腺激素，具有促进性腺分泌作用，用于不孕症、黄体功能不足、功能性子宫出血、隐睾症、男性性腺功能减退症、先兆流产或习惯性流产等。**【药动学】**口服能被胃肠道破坏，仅供注射用。肌注和皮下注射本药在吸收程度上生物等效。单次肌注或皮下注射本药，达峰时间分别约为 6h 和 20h。给药 36h 内发生排卵，24h 内 10%～12%以原形随尿排出，消除 $t_{1/2}$ 约为 33h。不会发生药物蓄积。　**【用法用量】**肌注。❶男性性腺功能减退症：肌注 1000～4000U/次，每周 2～3 次，持续数周至数月。❷促排卵：为女性无排卵性不孕或体外受精，于绝经后促性素末次给药后 1d，或氯米芬末次给药后 5～7d 肌注 5000～10000U，连续治疗 3～6 个周期，如无效应停药。❸黄体功能不全：于经期 15～17d 排卵之日起隔日注射，1500U/次，连用 5 次。妊娠后，须维持原剂量直至 7～10 孕周。❹功能性子宫出血：1000～3000U/次。习惯性流产、妊娠先兆流产：1000～5000U/次。❺儿童用药：①发育性迟缓者睾丸功能测定，2000U/次，1 次/d，连续 3d。②青春期前隐睾症，1000～5000U/次，每周 2～3 次，出现良好效应后即停用，总注射次数≤10 次。**【不良反应】**用于促排卵时，较多见者为诱发卵巢囊肿或轻到中度的卵巢肿大，伴轻度胃胀、胃痛、盆腔痛，一般可在 2～3 周内消退，少见者为严重的卵巢过度刺激综合征，往往发生在排卵后 7～10d 或治疗结束后，反应严重可危及生命。用于治疗隐睾症时偶可发生男性性早熟，表现为痤疮、阴茎和睾丸增大、阴毛生长增多、身高生长过快。较少见的不良反应有：乳房肿大、头痛、易激动、精神抑郁、易疲劳。偶有注射局部疼痛、过敏性皮疹。用本品促排卵可增加多胎率或新生儿发育不成熟、早产等。【禁忌证】怀疑有垂体增生或肿瘤，前列腺癌或其他与雄激素有关的肿瘤患者禁用（有促进作用）。性早熟者、诊断未明的阴道流血、子宫肌瘤、卵巢囊肿或卵巢肿大、血栓性静脉炎、对促性腺激素有过敏史患者禁用。【用药须知】❶用药前须做皮肤过敏试验。❷偏头痛、癫痫、心脏病、哮喘、高血压及肾功能损害患者慎用。❸用药监测：用于诱导排卵时，用药前应做盆腔检查及B超检查估计卵巢大小及卵泡发育情况；雌激素浓度开始上升后，每日复查B超；每日测量基础体温；在用尿促性素1周后，须每日测尿雌激素量；测定孕酮和宫颈黏液检查以了解卵泡成熟程度或是否已有排卵。用于男性性腺功能低下症，应进行血清睾酮水平测定、精子计数及精子活力检测。用于青春期前男孩，应定期监测骨骼成熟的情况。❹本药溶液极不稳定，且不耐热，应于临用前用所附溶剂配制，并经肌内或皮下缓慢注射。【药物相互作用】与脑下垂体促性腺激素合并用药时，可能使不良反应增加，应慎用。

尿促性素 Menotropins【常用名】促性腺激素、高孕乐。【常用剂型与规格】粉针剂：75U/支，150U/支（以卵泡刺激素效价计）。【作用与用途】本品为一种促性腺激素，主要具有促卵泡生成素的作用。与绒促性素合用，用于促性腺激素分泌不足所致的原发性或继发性闭经、无排卵所致的不孕症等。【药动学】肌注能吸收，血药浓度达峰时间为4～6h，给药后血清雌二醇在18h达峰值（升高88%）。静注150U后15min血药浓度达峰值，约为24U/L。药物消除为双相，主要经肾脏排泄。【用法用量】肌注。❶无排卵所致的不孕或闭经：从月经的第3～5d开始使用本药，75～150U/次，1次/d，连用7d。当卵泡直径达16～17mm，尿雌激素24h水平达100～200µg时，即注射绒促性素5000～10000U以诱导排卵，并在其后32～36h取卵或指导同房。未能妊娠者可重复治疗2个周期。如单纯用本药，则初量为150U，1次/d给药。❷男性促性腺激素低下的少精症：在用绒促性素使睾丸体积增至8mL左右后，可1周用本药1次，75～150U/次。【不良反应】常可增加动脉栓塞的危险性，常见卵巢过度刺激综合征（OHSS），轻者出现恶心、呕吐、胃部与下腹部的不适或胀感及疼痛、卵巢轻度增大（可在7～10d内消除），中度与重度者可致卵巢直径增大至10cm、胸闷、气急、尿量减少、胸腔积液、腹水、卵泡囊肿破裂出血、电解质紊乱、血容量降低、肾衰竭，甚至死亡；男性在尿促性素-绒促性素治疗中，偶见女性化乳房发育。【禁忌证】对本药过敏者、原因不明的阴道出血者、子宫肌瘤患者、卵巢功能低下或缺如者（女性先天性性腺或卵巢发育不全综合征、单纯性腺发育不良、卵巢早衰）、多囊泡性卵巢、卵巢囊肿或肿瘤及其他卵巢增大者、甲状腺或肾上腺皮质功能减退者、颅内病变（包括垂体肿瘤）者、血栓栓塞性疾病患者、男性前列腺癌或其他雄激素依赖性疾病患者、孕妇以及绝经妇女禁用。【用药须知】❶哮喘、心脏病、癫痫、偏头痛以及肾功能不全患者慎用。❷用药监测：全面的盆腔检查，尤其是从雌激素浓度开始上升后，应每日进行盆腔检查，直至加用绒促性素后至少2周；应每日测量基础体温，有助于了解卵巢排卵；通过宫颈黏液、阴道脱落细胞检查，可了解体内雌激素水平；用药1周后，应监测尿或血中的雌激素水平；宫颈黏液检查也有助于了解卵泡成熟程度或有否排卵；用β人绒毛膜促性腺激素（β-HCG）免疫试验检测早孕。❸如出现重度卵巢过度刺激综合征，应立即停药。❹本药为粉针剂，应在临用时溶于1~2mL灭菌注射用水中。注意液体应沿瓶壁缓慢流下，以免产生大量泡沫。【药物相互作用】❶与氯米芬联用，可减少本药用量约50%，同时降低OHSS的发生率。❷与绒促性素联用可促使排卵功能恢复，但对原发的卵巢衰竭无效。❸因本药有刺激卵巢的作用，故不应与醋酸戈那瑞林合用。【用药过量】可致卵巢刺激过度综合征、卵巢增大、卵巢囊肿破裂、多胎妊娠及流产等，个别可有腹水、胸膜渗出、动脉血栓栓塞、发热等。

促皮质素 Corticotrophin【常用名】促皮质激素、促肾上腺皮质素。【常用剂型与规格】粉针剂：25U/支，50U/支；促皮质素16%明胶注射液：40U/mL，80U/mL。【作用与用途】肾上腺皮质激素是维持肾上腺正常形态和功能的重要激素。用于垂体肾上腺轴的储备功能及肾上腺皮质疾病的诊断；用于肾上腺皮质功能正常但需用糖皮质激素治疗的疾病以及继发性肾上腺皮质功能减退症，但一般不作治疗用药。【药动学】静注后作用迅速，数分钟内起效。持续8h静滴20~25U，可使肾上腺皮质功能达到最佳状态。主要分布于肾脏，在血液中灭活的方式可能是通过氧化或酶解，也可能通过与血液中蛋白质结合而灭活。血浆 $t_{1/2}$ 约15min。【用法用量】❶治疗多发性硬皮病的急性重症患者：肌注，80~120U/d，分次给药，连用3周，或静滴，12.5~25U/次。控制多发性硬化症急性加重：肌注，80~120U/d，连用2~3周，几周内逐渐减量，或混合给药，80U/d，稀释后静滴，滴注时间至少 8h，连用 3d，然后在随后的 3～4 周内逐渐减量至停药。❷用于诊断垂体肾上腺轴的储备功能：静滴，20～25U/次，维持 8 h，使肾上腺皮质达最大程度的兴奋。❸需用糖皮质激素治疗的疾病：肌注或皮下给药，10～20U/次，4 次/d。快速检测肾上腺功能：肌注单次给药 25U，给药前及给药后 45min 检测皮质激素浓度。❹治疗急性痛风发作：肌注或静滴，40～80U/d，用药 2～3d 后逐渐减量。❺改善严重重症肌无力患者的临床症状：肌注，100U/d，连用 10d。❻治疗鼻息肉：肌注，80U/d，连用 5d，然后逐渐减量，减少 10U/d。❼儿童剂量：婴儿痉挛症（肌注），5～8U/(kg·d)，分 2 次给药，共 14～21d，然后缓慢减量；80～100U/d，在痉挛停止后，减量至维持剂量使用约 6 个月；20U/d，连用 2 周，在随后的 7d 内逐渐减量；40U/d，连用 2 周，然后 80U/次，每 2 日给药 1 次，至少使用 3 个月。【不良反应】可产生糖皮质激素和盐皮质激素增多的相关反应；长期、大剂量使用，可致高血压、心脏扩大、左心室代偿功能增强；长期使用合成的肾上腺皮质激素可能诱发黑皮病；可有头痛，诱发精神失常、情绪不稳定、欣快、失眠、抑郁及人格改变；可引起白细胞明显增多；少数患者可出现过敏反应，包括发热、皮疹、血管神经性水肿，偶可发生过敏性休克。【禁忌证】对猪蛋白质过敏者、手术后患者、骨质疏松者、全身真菌感染者、眼单纯疱疹患者、消化性溃疡患者、高血压患者以及充血性心力衰竭患者禁用。【用药须知】❶结核病患者、糖尿病患者以及血管硬化者慎用。❷用药监测：儿童用药时应谨慎，用药前后及用药时应当检查或监测，减量或突然停药后，应监测心脏功能，并随时观察心肌的变化。【药物相互作用】❶与吲哚美辛、水杨酸盐类药物合用时，本药可能通过提高肾小球滤过率而增强后者的肾清除率，并增加胃肠道溃疡的危险。❷与依他尼酸、呋塞米、噻嗪类利尿药等合用可增加钾的丢失；与两性霉素 B 合用既增加钾的丢失，又可减弱肾上腺皮质对本药的反应。❸可降低人体对活疫苗（如轮状病毒疫苗）的免疫应答，增加活疫苗感染的风险。❹可降低机体对结核菌素的反应，使结核菌素试验呈现假阴性。❺可增加可的松、醛固酮、去氧皮质酮的清除率。

去氨加压素 Desmopressin【常用名】弥凝、依他停。【常用剂型与规格】片剂：100μg/片，200μg/片；鼻喷雾剂：100μg/2.5mL；注射剂：4μg/mL，15μg/mL，30μg/2mL。【作用与用途】本品具有较强的抗利尿作用及较弱的加压作用，用于治疗中枢性尿崩症、夜间遗尿症、肾尿液浓缩功能试验以及血友病、血管性血友病及其他出血性疾病。【药动学】经鼻黏膜吸收生物利用度为 $10\%\sim20\%$。口服后大多数经胃肠道分解，但是吸收的剂量已足够产生治疗效果。当静脉给药后表现为双相的药动学，$t_{1/2}$ 分别为 8min 和 75min。【用法用量】❶中枢性尿崩症：口服，开始 $100\mu g$/次，$1\sim3$ 次/d，以后根据疗效调整剂量，总量为 $200\sim1200\mu g$/d 之间；静注，$1\sim4\mu g$/次，$1\sim2$ 次/d；皮下注射，$2\sim4\mu g$/d，早晚各 1 次；鼻喷雾剂，开始时 $10\mu g$，睡前喷鼻，以后根据尿量每晚递增 $2.5\mu g$，直至获得良好睡眠，维持用药，$10\sim40\mu g$/d，分 $1\sim3$ 次喷鼻。❷夜间遗尿症：口服给药，首次用量为睡前 $200\mu g$，如疗效不显著可增至 $400\mu g$，连续使用 3 个月后至少停用 1 周，以便评估是否需要继续治疗；鼻喷雾剂，开始时睡前每侧 $10\mu g$/次，总量 $20\mu g$/d。维持用药，根据患者反应调整用量，通常总量 $10\sim40\mu g$/d。❸治疗和预防出血：静脉给药，$0.3\mu g$/（kg·次），溶于生理盐水 $50\sim100$mL 在 $15\sim30$min 内静滴。若效果显著，可间隔 $6\sim12$h 重复 $1\sim2$ 次。甲型血友病：$16\sim32\mu g$/次，溶于生理盐水 30mL 内快速滴入，每 12h 1 次；血管性血友病：按体重 $0.4\mu g$/kg，溶于生理盐水 30mL 内快速滴入，每 $8\sim12$h 1 次。鼻喷雾剂剂量同"静脉给药"。❹儿童剂量：①中枢性尿崩症，口服给药，$100\mu g$/次，3 次/d。静脉给药 1 岁以下：$0.2\sim0.4\mu g$/次，$1\sim2$ 次/d；1 岁以上，$0.4\sim1\mu g$/次，$1\sim2$ 次/d。经鼻给药 3 个月以下婴儿的用药剂量目前尚无完整资料；3 个月至 12 岁，开始时 $5\mu g$，睡前喷鼻，以后根据尿量每晚递增 $2.5\mu g$，直至获得良好睡眠。维持用药，$2\sim4\mu g$/（kg·d）或 $5\sim30\mu g$/d 喷鼻（总量不超过 $30\mu g$/d），1 次/d 或分 2 次给药。②夜间遗尿症：经鼻给药 6 岁以下儿童目前尚无完整资料；6 岁以上儿童：开始时睡前每侧 $10\mu g$/次，总量为 $20\mu g$/d。维持用药则根据患者反应调整用量，总量 $10\sim40\mu g$/d。③肾脏浓缩功能试验：1 岁以上儿童经鼻给药 $10\sim20\mu g$。【不良反应】常见头痛、腹痛、胃痛、恶心。偶见血压升高、发绀、心肌缺血，高剂量时可见血压一过性降低、反射性心动过速、给药时面部潮红。偶见肿胀、烧灼感、皮肤红斑，注射给药时，可致注射部位疼痛、肿胀。罕见皮肤过敏反应。极少数患者可引起脑血管或冠状血管血栓形成、血小板减少。【禁忌证】习惯性及精神性烦渴症者、不稳定性心绞痛患者、代偿失调的心功能不全患者、ⅡB型血管性血友病的患者及需服用利尿药的其他疾病患者禁用。【用药须知】❶急迫性尿失禁患者，器官病变导致的尿频或多尿患者、烦渴和糖尿病患者不适用。孕妇及年幼患者慎用。❷用于治疗夜遗尿时，应在服药前 1h 和服药后 8h 限制饮水。若治疗时未严格控制饮水将出现水潴留和（或）低钠血症及其并发症状，此时应终止治疗直到患者完全康复。❸老年人、血钠水平低和24h尿量多（多于2.8～3.0L）的患者发生低钠血症危险性较高。【药物相互作用】❶吲哚美辛会加强患者对本药的反应，但不会影响持续时间。❷某些可增加抗利尿激素释放的药物，如三环类抗抑郁药、氯丙嗪、卡马西平等，合用时可增加本药的抗利尿作用，并有引起体液潴留的危险。【用药过量】可致头痛、恶心、水潴留、低钠血症、少尿、惊厥及肺水肿。处理：可洗胃或口服药用炭，限制液体，检查电解质状况，如需要可服用呋塞米或补充钠，还可根据症状采取对症治疗。对无症状的低钠血症患者，除停药外，应限制饮水；有症状的患者，除上述治疗外，可滴注等渗或高渗氯化钠溶液；当体液潴留症状严重（抽搐及意识模糊）时需加服呋塞米。

垂体后叶素 Pituitrin【常用名】必妥生、脑垂体后叶素。【常用剂型与规格】注射剂：3U/0.5mL，6U/mL，3U/2mL，6U/2mL。【作用与用途】本品含有缩宫素，小剂量可增强子宫的节律性收缩，大剂量能引起强直性收缩。用于产后出血、产后子宫复原不全、促进宫缩、引产、肺出血、食管及胃底静脉曲张破裂出血和尿崩症等。【药动学】肌注吸收良好，3～5min开始起效，可维持20～30min；静注或静滴起效更快，但维持时间很短。不与血浆蛋白结合，$t_{1/2}$为20min，在肝和肾脏中被分解。　【用法用量】❶一般应用：肌注，5～10U/次。❷尿崩症：肌注，5U/次，2次/d。❸肺出血：静注或静滴，5～10U/次，极量为20U/次。大量肺出血，静注10U。❹产后出血：肌注10U；预防性应用，静注10U。❺临产阵缩弛缓不正常者：5～10U以5%的葡萄糖500mL稀释后缓慢静滴。❻胃肠道出血：静滴，0.1～0.5U/min，对食管静脉曲张出血及结肠憩室出血有效，对胃或小肠黏膜损伤出血效果较差。【不良反应】可引起血压升高、心悸、胸闷、心绞痛、尿量减少、尿急、面色苍白、出汗、恶心、腹痛等反应，还可有血管神经性水肿、荨麻疹、支气管哮喘、过敏性休克，应立即停药并对症处理。【禁忌证】对本药过敏者、妊娠高血压综合征患者、高血压患者、冠状动脉疾病患者、心力衰竭患者、肺源性心脏病，有骨盆过窄、胎位不正、产道阻碍及剖宫产史者禁用。【用药须知】用药前后及用药时应当检查或监测血压。【药物相互作用】❶与麦角合用可延长作用时间。❷与氯磺丙脲、氯贝丁酯或卡马西平合用能加强加压素的效应。

戈那瑞林 Gonadorelin【常用名】促黄体生成素释放素、促黄体释放激素。【常用剂型与规格】注射剂：$100\mu g/mL$，$500\mu g/mL$；冻干粉针：$25\mu g/$瓶，$50\mu g/$瓶，$100\mu g/$瓶，$200\mu g/$瓶，$500\mu g/$瓶。【作用与用途】本品为人工合成的十肽促性腺素释放激素（GnRH），用于鉴别诊断男性或女性由于下丘脑或垂体功能低下所引起的生育障碍：性腺萎缩性的性腺功能不足、乳溢性闭经、原发和继发性闭经、绝经和早熟绝经、垂体肿瘤、垂体的器官损伤和事实上的下丘脑功能障碍等。【药动学】静注 3min 起效，经肾迅速代谢后排泄。口服极少吸收，静注后血浆 $t_{1/2}$ 仅数分钟，在血浆中水解成无活性的代谢产物，由尿中排出。【用法用量】❶垂体兴奋试验：$25\mu g/$次（女性）或 $100\mu g/$次（男性），溶于生理盐水 2mL 内静注。❷下丘脑异常所致无排卵性女性不育或男性生精异常所致不育：使用定时自动注射泵，每隔 $90\sim120$min 静注或皮下给药 $5\sim15\mu g$，昼夜不停，连续使用 14d，治疗期间需检测卵泡发育情况，以便确定排卵时机；排卵后 2d 可改用肌注人绒促性素（HCG）1000U，1 周 2 次，共 $3\sim4$ 次，以支持黄体功能。❸治疗不孕：静滴按 $5\sim20\mu g/(min\cdot次)$ 的速度，共给药 90min，于月经周期的第 $2\sim4$d 给药。排卵后肌注 HCG 1500U，3d 后再注射 1500U，一般 $2\sim4$ 个周期后可受孕。❹评价下丘脑-垂体功能：皮下注射或静脉给药单次 $100\mu g$，弹丸式注射。【不良反应】注射部位瘙痒、疼痛或肿胀，全身性或局部性过敏，腹部或胃部不适、骨质疏松、血栓性静脉炎及性欲减退等。【禁忌证】对本药过敏者、腺垂体瘤患者、因卵巢囊肿或非下丘脑性不排卵者、患有激素依赖性肿瘤者、孕妇以及其他任何可由于性激素增加而导致病情恶化的疾病患者禁用。【用药须知】❶在治疗前列腺癌等肿瘤的第 1 周内，可出现病情加重，表现为骨痛加剧、血尿、尿道阻塞加重、下肢软弱无力或感觉异常，对有脑转移的患者，该反应更为严重，为了防止肿瘤症状加剧，可加用氟他胺或醋酸环丙孕酮。❷避免和其他促性释放素制剂、垂体激素或性激素制剂同时使用。【药物相互作用】氯米芬与本药合用可引起卵巢过度刺激综合征。

戈舍瑞林 Goserelin【常用名】醋酸戈舍瑞林、醋酸性瑞林。【常用剂型与规格】缓释植入剂：3.6mg/支。【作用与用途】本品为合成的十肽促性腺素释放激素（GnRH）强效类似物，适用于可用激素治疗的前列腺癌、绝经前期及绝经期妇女乳腺癌、子宫内膜异位症和子宫平滑肌瘤以及使子宫内膜变薄等。【药动学】口服不吸收，皮下注射吸收迅速。治疗前列腺癌的起效时间为 $2\sim4$ 周、乳腺癌的起效时间为 3 周。每 28d 皮下注射本药长效制剂，血药浓度始终保持于可检测水平之上，睾酮被抑制并维持在去势水平。在肝脏通过 C-末端氨基酸的水解进行代谢，肾排泄率为 90%，母体化合物的消除 $t_{1/2}$ 为 4.2h（男性）、2.3h（女性），总体清除率为 163.9mL/min（女性），110.5mL/min（男性）。【用法用量】皮下注射。❶前列腺癌：3.6mg/次（长效制剂），每 4 周 1 次；或 10.8mg 植入剂，每 12 周 1 次。❷乳腺癌、子宫平滑肌瘤及子宫内膜异位症：3.6mg（长效制剂），每 4 周 1 次。❸促使子宫内膜变薄：使用 3.6mg（长效制剂），4 周后进行手术。或注射 3.6mg（长效制剂）2 次，2 次之间间隔 4 周，在第 2 次注射后 2～4 周内施行手术。【不良反应】常见面部发热、多汗、潮红，男女患者均可有性欲下降；可见乳房肿胀及触痛（男性）或乳房大小变化（女性）、恶心、腹痛或腹部不适、皮疹、皮肤瘙痒以及注射部位瘀血、疼痛；可导致男性患者出现阳痿，女性阴道干燥、月经失调，子宫内膜异位症者用药后可出现不可逆性闭经；可见卵巢囊肿，与促性腺激素合用时还可出现卵巢过度刺激综合征；少见味觉障碍、腹泻、齿龈萎缩，罕见过敏反应，如荨麻疹。【禁忌证】对本药、GnRH 或激动药类似物过敏者、哺乳期妇女、孕妇及在治疗期间可能受孕的妇女禁用。【用药须知】有尿道梗阻的男性患者、脊髓压迫的男性患者以及有骨密度降低可能性的患者慎用。【药物相互作用】无资料报道。【用药过量】人体超剂量用药的经验有限。动物试验表明使用超剂量时除对性激素浓度和生殖道的预想的作用外无其他影响，如发生超量使用的情况，应对症处理。

亮丙瑞林 Leuprorelin【常用名】醋酸亮氨、抑那通。【常用剂型与规格】粉针、微囊注射剂：3.75mg/支；控释注射剂：3.6mg/支。【作用与用途】本品为十肽促性腺素释放激素（GnRH）的高活性衍生物，适用于子宫内膜异位症、伴有月经过多、下腹痛、腰痛及贫血等的子宫肌瘤、绝经前乳腺癌，且雌激素受体阳性患者、前列腺癌以及中枢性性早熟症。【药动学】口服无效，用于前列腺癌时，皮下注射 12 周起效。单次给予 11.25mg，可使睾酮被抑制于去势水平至少达 13 周。肌注和皮下埋植 t_{max} 分别为 3～4 h 和 4 h，单次皮下注射 3.75mg，t_{max} 为 1～2d。总血浆蛋白结合率为 43%～49%，分布容积为 27 L。在体内水解，产生 4 种降解产物，经肾排泄。单次皮下注射 28d 后，原形药物及代谢物的尿排泄率分别为 2.9% 及 1.5%。【用法用量】❶子宫内膜异位症：皮下注射，3.75mg/次，每 4 周 1 次；肌注单月长效制剂，3.75mg/次，1 个月 1 次；肌注 3 月长效制剂，11.25mg/次，每 3 个月 1 次。❷子宫肌瘤：皮下注射，1.88mg/次，每4周1次；肌注单月长效制剂，3.75mg/次，1个月1次，最多使用3次；肌注3月长效制剂，11.25mg/次，每3个月1次。❸前列腺癌及绝经前乳腺癌：皮下注射或肌注，3.75mg/次，每4周1次。❹诱导排卵：皮下注射，对体外受精者，可于月经周期的第21~23d内给药，单次注射单月长效制剂1.88mg，或注射0.5mg/d短效制剂，共给药3d；对多囊卵巢综合征者，为诱导排卵，在给予人绝经期促性腺激素（hMG）之前，皮下注射本药短效制剂1mg/d，连续使用4周。❺儿童中枢性性早熟：皮下注射，0.03mg/(kg·次)；肌注，推荐使用单月长效制剂，0.3mg/(kg·次)，每4周1次。【不良反应】用药初期会使原有症状加重。此外，常见头痛、潮热、发汗等。可见恶心、呕吐、食欲缺乏、抑郁、眩晕、情绪不稳定、脱发或多毛现象、高钙血症、性欲减退、血尿酸升高、血尿素氮升高、泌尿道梗阻、骨痛、肩腰四肢疼痛、骨密度降低、脊髓压迫、血栓形成、心电图异常及心胸比例增大等。偶见肝功能异常。女性患者可出现乳房胀满感或萎缩，男性患者可出现乳房女性化。用药局部可有疼痛、硬结、发红。有发生高热的个案报道。【禁忌证】对本药及 GnRH 衍生物或合成类似物有过敏史者、原因不明的阴道出血者、哺乳妇女、孕妇及计划怀孕的妇女禁用。【用药须知】❶伴有脊髓压迫者、输尿管梗阻患者、老年及生理功能低下者、肾功能不全者、充血性心力衰竭、血栓栓塞或有心血管病史者、骨质疏松者以及限制钠盐摄入者慎用。❷用药监测：长期用药或再次用药时，应做骨密度检查。【药物相互作用】❶乙醇可加重本药的不良反应。❷本药是通过降低性激素的分泌达到临床效果的，故给予性激素会降低临床效果。

曲普瑞林 Triptorelin【常用名】垂普托雷林、醋酸曲普瑞林。【常用剂型与规格】粉针：3.75mg/支；注射液：0.1mg/mL。【作用与用途】本品为人工合成的促性腺激素释放激素（GnRH，LHRH）的类似物，适用于需要将性激素水平降低到去势水平的疾病，如前列腺癌、子宫内膜异位症、子宫肌瘤和乳腺癌；用于9岁以下女孩和10岁以下男孩中枢性性早熟以及女性不孕症。【药动学】皮下注射迅速吸收，经15min 钟达血药峰值浓度，1h 达最大效应。肌注生物利用度为100%，女性肌注3.2mg 微球制剂后，血药浓度达峰值时间为1周，峰浓度约为500pg/mL，前列腺癌患者肌注微球制剂后疗效可维持40d。$t_{1/2}$为12h，单次静脉快速滴注0.5mg 后，健康青年男性的肾脏清除率为83.5mL/min，肾功能不全者为4.7~19.8mL/min，肝功能不全者为 35.6mL/min。本品经肾排泄，肾功能不全者为 5%～17%，肝功能不全者为 62%。能否分泌入乳汁尚不清楚。【用法用量】❶前列腺癌、子宫内膜异位症和子宫肌瘤：肌注，3.75mg/次，每 4 周 1 次。❷女性不孕症：肌注，3.75mg/次，当血浆雌激素水平＜50pg/mL，于用药后 15d 起联合使用促性腺激素治疗；皮下注射，0.5mg/次，1 次/d，连用 7d，以后 0.1mg/次，1 次/d，作为维持剂量。❸卵巢癌：本药微球制剂，肌注，1 月 1 次。❹儿童中枢性性早熟：体重＞30kg 的儿童，3.75mg/次，第 1 个月每 2 周 1 次，以后 1 个月 1 次，若疗效不佳，每 3 周 1 次；体重在 20～30kg 的儿童，2.5mg/次；体重＜20kg 的儿童，1.875mg/次。骨龄超过 12 岁的女孩和 13 岁的男孩应停药。【不良反应】多数患者出现颜面潮红、情绪低落、烦躁、恶心、肌痛、关节痛、疲乏和睡眠紊乱，此外，还有在注射部位有暂时的疼痛和过敏反应。男性通常会出现头痛、发汗、男子女性化乳房、阳痿和性欲降低，而女性则会出现出血或出血斑、盗汗、阴道干和（或）性交困难、性欲降低及情绪改变，偶尔出现一些酶活性升高（LDH、γGT、SGOT、SGPT）和过敏反应。儿童偶尔发生出血、呕吐、恶心和过敏反应，经治疗数月后，可出现小梁骨基质流失，但通常治疗停止后逆转。【禁忌证】对本药或 GnRH 及其类似物过敏者、非激素依赖性前列腺癌或前列腺切除术后的患者、骨质疏松患者、儿童渐进性脑瘤患者以及孕妇禁用。【用药须知】❶前列腺癌患者治疗开始时，极少数病例有单发的一过性的临床症状加重。在治疗的最初数周应密切监护，尤其有尿路梗阻和椎骨转移的患者。治疗初期可观察到酸性磷酸酶一过性增高。有必要定期检查血睾酮水平，不应高于 1ng/mL。❷对于女性不孕症患者应定期进行血浆雌激素快速定量和超声检查。【药物相互作用】在治疗期间，禁止近期或同时使用含雌激素的药物。【用药过量】由于曲普瑞林过量而引起潜在不良反应的经验不足，现有的包装和剂型不会导致过量。若出现罕见的中毒症状，对症治疗即可。

重组人生长激素 Recombinant Human Somatropin【常用名】安苏萌、健高灵、思真。【常用剂型与规格】粉针剂：2.5U/支，4U/支，4.5U/支，8U/支，10U/支，16U/支；注射剂：4U/mL，16U/mL，400U/10mL。【作用与用途】本品系由遗传工程哺乳动物细胞产生的人生长激素，能促进骨骼生长，增加心肌收缩力；促进蛋白质的合成，增加体内氮储量；增加脂肪氧化分解和糖异生；提高营养物质转换率；调节免疫系统，增强免疫防御能力。用于儿童、成人生长激素缺乏症，特纳综合征，儿童慢性肾功能不全导致的生长障碍，手术、创伤后高代谢状态（负氮平衡），烧伤，脓毒败血症。【药动学】皮下注射本药 8U 后，80% 被吸收，5.3h 达血药浓度峰值 $t_{1/2}$ 约为 4h；静注后，$t_{1/2}$ 约为 30min。注射剂量约 90% 在肝脏代谢，仅约 0.1% 以原形经胆道及肾排泄。【用法用量】皮下注射。❶用于成人生长激素缺乏：1 周 0.25U/kg，用药 2～6 个月。❷用于烧伤：0.3～0.6U/(kg·d)，用药 4 周。❸用于脓毒败血症：0.3U/(kg·d)。❹手术、创伤后高代谢状态（负氮平衡）：4～8U/d，用药 7d 左右。❺儿童剂量：①促进生长，0.1～0.15U/(kg·d)，1 次/d。②特纳综合征，1 周 1U/kg 或 28U/m²。③慢性肾功能不全致生长障碍，1 周 1U/kg 或 30U/m²。【不良反应】常见注射部位局部一过性反应及体液潴留的症状，此外，还有发热、头痛、咳嗽、喉炎、鼻炎、中耳炎、支气管炎或其他感染性病变；可引起一过性高血糖现象；偶见皮下脂肪萎缩、氨基转移酶升高、呕吐及腹痛；内分泌疾患者可能易发生股骨头骺板滑脱；少见过敏反应以及甲状腺功能减退；罕见影响日常活动惊厥等。【禁忌证】对本药过敏者、恶性肿瘤患者或有肿瘤进展症状者、糖尿病患者、颅内进行性病损者、孕妇、哺乳妇女以及严重全身性感染等危重患者在急性休克期内禁用。【用药须知】❶脑肿瘤引起的垂体性身材矮小患者、心脏或肾脏疾病患者以及糖耐量减低者慎用。❷对糖尿病患者，应注意监测血糖、糖化血红蛋白。本药可促使隐性甲状腺功能减退者表现症状，故需定期检查甲状腺功能。【药物相互作用】❶与糖皮质激素合用，其促进生长的效能可被抑制。❷蛋白同化激素、雄激素、雌激素与本药同用时，可加速骨骺提前闭合。【用药过量】药物过量可能开始先出现低血糖，继而导致高血糖，长期用药过量可导致肢端肥大症。

第二节　肾上腺皮质激素类药

氢化可的松 Hydrocortisone【常用名】可的索、皮质醇、醋丙氢化可的松。【常用剂型与规格】片剂：4mg/片，10mg/片，20mg/片；注射剂：10mg/2mL，25mg/3mL，25mg/5mL，50mg/10mL，100mg/20mL。【作用与用途】本品为短效糖皮质激素，具有抗炎、抗过敏、抗毒、抗休克和免疫抑制等多种药理作用，主要用于肾上腺皮质功能减退症的替代治疗及先天性肾上腺皮质功能增生症的治疗，也可用于类风湿关节炎、风湿性发热、痛风、支气管哮喘、过敏性疾病，并可用于严重感染和抗休克治疗等。【**药动学**】口服经消化道迅速吸收，约 1h 血药浓度达峰值，其 $t_{1/2}$ 约为 100min，血中 90％以上的氢化可的松与血浆蛋白相结合。大多数代谢产物结合成葡萄糖醛酸酯，极少量以原形经尿排泄。【**用法用量**】❶肾上腺皮质功能减退：口服，20～25mg/d（清晨服用 2/3，午餐后服 1/3）。❷类风湿关节炎、支气管哮喘等：口服，20～40mg/d，清晨顿服。❸肾上腺皮质功能减退及腺垂体功能减退危象、严重过敏反应、哮喘持续状态及休克：静注，100mg/次，最大剂量可达 300mg/d；危重患者抢救时静滴 100～200mg/次，或肌注 20～40mg/d。❹关节炎、腱鞘炎、急性和慢性扭伤及肌腱劳损等：关节腔内注射，12.5～50mg/次，加适量盐酸普鲁卡因注射液，摇匀后注射于关节腔中肌腱处。❺结核性脑膜炎、脑膜炎：鞘内注射 25mg（1mL）/次。❻儿童剂量：①抗炎和抑制免疫，口服，2.5～10mg/(kg·d)，每 6～8h 1 次；肌注，1～5mg/(kg·d)；静脉给药，1～5mg/(kg·d)。②生理替代治疗：0.25～0.35mg/(kg·次)，肌注，1 次/d。③先天性肾上腺皮质增生症：口服，开始剂量为 30～36mg/(m^2·d)，维持量为 25～30mg/(m^2·d)。④急性肾上腺皮质功能不全：静脉给药，婴幼儿和较小儿童，首次负荷剂量为 1～2mg/kg，然后 25～150mg/d，每 6～8h 1 次；较大儿童：首次负荷剂量为 1～2mg/kg，随后 150～250mg/d，每 6～8h 1 次。【**不良反应**】主要不良反应为并发感染，以真菌、结核菌、葡萄球菌、变形杆菌、铜绿假单胞菌和各种疱疹病毒为主；长期使用可引起医源性库欣综合征面容和体态、体重增加、下肢浮肿、紫纹、出血倾向、创口愈合不良、痤疮、月经紊乱、肱骨或股骨头缺血性坏死、骨质疏松及骨折、肌无力、肌萎缩、低血钾综合征、胃肠道刺激、胰腺炎、消化性溃疡或穿孔、儿童生长受到抑制、青光眼、白内障、良性颅内压升高综合征、糖耐量减退和糖尿病加重。患者可出现欣快感、激动、谵妄、不安、定向力障碍，也可表现为抑制；有时患者在停药后出现头晕、昏厥倾向、腹痛或背痛、低热、食欲减退、恶心、呕吐、肌肉或关节疼痛、头疼、乏力、软弱，经仔细检查如能排除肾上腺皮质功能减退和原来疾病的复燃，则可考虑为对糖皮质激素的依赖综合征。【**禁忌证**】对肾上腺皮质激素类药过敏者、动脉粥样硬化者以及心力衰竭或慢性营养不良者禁用；严重的精神病和癫痫、活动性消化性溃疡、新近胃肠吻合手术、骨折、创伤修复期、角膜溃疡、肾上腺皮质功能亢进症、高血压、糖尿病、孕

妇、未能控制的感染、较重的骨质疏松等不宜使用。【用药须知】
❶心脏病患者、憩室炎患者、情绪不稳定和有精神病倾向者、肝功能
不全者、眼单纯疱疹患者、高脂蛋白血症患者、甲状腺功能减退患
者、重症肌无力患者、骨质疏松患者，以及胃溃疡、胃炎或食管炎等
患者、肾功能损害或结石患者、结核病患者、全身性真菌感染患者、
青光眼患者慎用。❷用药监测：血糖、尿糖或糖耐量试验，尤其糖尿
病患者或有患糖尿病倾向者；小儿应定期监测生长和发育情况；眼科
检查，特别是白内障、青光眼或眼部感染的；另要做血电解质和大便
隐血及血压和骨密度检查。【药物相互作用】❶与排钾利尿药合用可
致严重低血钾，并由于水、钠潴留而减弱利尿药的排钠利尿效应。
❷与免疫抑制药合用可增加感染的危险性，并可能诱发淋巴瘤或其他
淋巴细胞增生性疾病。❸与两性霉素 B 或碳酸酐酶抑制药合用可加
重低钾血症，长期与碳酸酐酶抑制药合用易发生低血钙和骨质疏松。
❹与蛋白质同化激素合用可增加水肿的发生率，使痤疮加重。❺可增
强对乙酰氨基酚的肝毒性。❻三环类抗抑郁药可使其引起的精神症状
加重。❼可增加异烟肼在肝脏代谢和排泄。❽与强心苷合用可增加洋
地黄毒性及心律失常的发生。❾非甾体消炎镇痛药可加强其致溃疡作
用。❿与避孕药或雌激素制剂合用可加强其治疗作用和不良反应。
【用药过量】药物过量可引起类肾上腺皮质功能亢进综合征。

泼尼松 Prednisone【常用名】去氢可的松、醋酸泼尼松。【常用
剂型与规格】片剂：5mg/片。【作用与用途】本品为中效糖皮质激
素，具有抗炎、抗过敏，抑制结缔组织增生，降低毛细血管通透性，
减少炎性渗出等作用，适用于各种急性严重细菌感染，系统性红斑狼
疮、严重的支气管哮喘、皮肌炎、血管炎等过敏性疾病、急性白血
病、恶性淋巴瘤及适用于其他肾上腺皮质激素类药物的病症等。【药
动学】须在肝内将 11 位酮基还原为 11 位羟基后显药理活性，$t_{1/2}$ 为
60min。体内分布以肝中含量最高，依次为血浆、脑脊液、胸腔积
液、腹水、肾，在血中大部分与血浆蛋白结合，游离的和结合型的代
谢物自尿中排出，部分以原形排出，小部可经乳汁排出。【用法用
量】口服：一般 5～10mg（1～2 片)/次，10～60mg（2～12 片)/d。
❶对于系统性红斑狼疮、肾病综合征、溃疡性结肠炎、自身免疫性溶
血性贫血等自身免疫性疾病，40～60mg/d。❷对药物性皮炎、荨麻
疹、支气管哮喘等过敏性疾病，20～40mg/d。❸防止器官移植排异
反应，一般在术前 1～2d 开始，100mg/d，术后 1 周改为 60mg/d。
❹治疗急性白血病、恶性肿瘤，60～80mg/d，症状缓解后减量。【不

良反应】主要不良反应为并发感染，此外，较大剂量易引起糖尿病、消化道溃疡和类库欣综合征症状，对下丘脑-垂体-肾上腺轴抑制作用较强。【禁忌证】对本品及肾上腺皮质激素类药物有过敏史患者、真菌和病毒感染者禁用。【用药须知】❶急性心力衰竭或其他心脏病患者、糖尿病患者、憩室炎患者、情绪不稳定和有精神病倾向者、高脂蛋白血症患者、甲状腺功能减退者、重症肌无力患者、骨质疏松患者、胃炎或食管炎患者、肾功能不全或有结石者以及结核病患者慎用；高血压、血栓症、胃与十二指肠溃疡、精神病、电解质代谢异常、心肌梗死、内脏手术、青光眼患者以及肝功能不全者不宜使用。❷用药监测：参见"氢化可的松"相关内容。❸严格掌握适应证，避免长期大剂量用药，停药须逐渐减量，不宜骤停。【药物相互作用】酮康唑可升高本药血药浓度。

地塞米松 Dexamethasone 【常用名】醋酸地塞米松、醋酸氟美松。 【常用剂型与规格】片剂：0.75mg/片；注射剂：1mg/mL，2mg/mL，4mg/mL，5mg/mL，8mg/2mL，10mg/5mL。【作用与用途】本品为肾上腺皮质激素类药，其抗炎及抗过敏作用较泼尼松更显著，对水钠潴留作用轻微，对垂体-肾上腺皮质轴抑制作用较强。应用同泼尼松，此外还可用于预防新生儿呼吸窘迫综合征，降低颅内高压以及诊断库欣综合征等。【药动学】易自消化道吸收，也可经皮吸收。肌注后，分别于1h和8h达血药峰浓度。血浆蛋白结合率低于其他糖皮质激素类药物（约为77%），易透过胎盘，且几乎不被灭活。$t_{1/2}$约190min，组织$t_{1/2}$约为3d，65%以上的药物在24h内随尿液排出，主要为非活性代谢产物。【用法用量】❶常规治疗：口服，开始为0.75~3mg/次，2~4次/d，维持量约0.75mg/d；肌注，1~8mg/次，1次/d。❷缓解恶性肿瘤所致的脑水肿：首剂10mg静脉推注，随后每6h肌注4mg，一般12~24h患者可有好转。于2~4d后逐渐减量，5~7d停药。❸增强治疗或用于过敏性疾病、休克：肌注，2~6mg/次。❹恶性疟所致脑水肿引起的昏迷：肌注，3~10mg/次；关节腔内注射或软组织的损伤部位内注射，0.8~4mg/次；皮内注射，每一注射点0.05~0.25mg，共注射2.5mg，1周1次；腔内注射，0.1~0.2mg/次；鞘内注射，5~10mg/次。❺预防新生儿呼吸窘迫综合征：肌注，6mg/次。❻儿童剂量：①类固醇21-羟化酶缺乏症，开始剂量为0.25~0.28mg/m²，清晨顿服，治疗有效后根据情况调整维持剂量。②治疗脑水肿：肌注负荷剂量为1.5mg/kg，随后以1.5mg/(kg·d)维持（分为每4~6h1次），共5d。在第2个

5d 内减量并停用。③急性哮喘发作：6～12 个月，单次给予 16mg；13～35 个月，单次给予 24mg；大于 36 个月，单次给予 36mg。【不良反应】静注可引起肛门生殖区的感觉异常和激惹。引起水、钠潴留的不良反应较少，较大量服用时易引起糖尿、类库欣综合征及精神症状。其余参见"氢化可的松"相关内容。【禁忌证】对肾上腺皮质激素类药物过敏者及活动性肺结核患者禁用；单纯疱疹性或溃疡性角膜炎患者禁止眼给药；哮喘持续状态、痰培养白假丝酵母菌阳性者禁止吸入给药。【用药须知】❶急性心力衰竭或其他心脏病患者、糖尿病患者、憩室炎患者、癫症患者、情绪不稳定和有精神病倾向者、肝功能不全者、眼单纯疱疹患者、高脂蛋白血症患者、甲状腺功能减退患者、重症肌无力患者、骨质疏松患者、胃炎或食管炎等患者、肾功能损害或结石患者及结核病患者慎用。高血压、血栓性疾病、胃与十二指肠溃疡、精神病、电解质代谢异常、心肌梗死、内脏手术、青光眼、较重的骨质疏松、明显的糖尿病以及未能控制的感染等患者一般不宜使用。❷用药监测：参见"氢化可的松"相关内容。【药物相互作用】❶口服制酸药可降低本药的胃肠道吸收。❷氨鲁米特能抑制肾上腺皮质功能，加速本药的代谢，使其 $t_{1/2}$ 缩短。

甲泼尼龙 Methylprednisolone【常用名】醋酸甲基强的松龙、甲强龙。**【常用剂型与规格】**注射剂：40mg/支，500mg/支；片剂：2mg/片，4mg/片。**【作用与用途】**本品为人工合成的中效糖皮质激素，具有抗炎、抗过敏、抗毒、抗休克和抑制免疫等多种药理作用，主要用于危重疾病的急救、胶原病、过敏反应、白血病、休克、脑水肿、多发性神经炎、脊髓炎、器官移植等。**【药动学】**口服起效较肌注快，水溶性制剂静注可迅速起效，达血药峰值浓度后迅速下降。本药醋酸酯因分解缓慢，作用较持久。在血浆中主要与蛋白质可逆性结合，结合率为 40%～90%。在肝脏代谢，也可经肾等组织代谢，$t_{1/2}$ 为 30min。代谢产物随尿排泄。**【用法用量】**❶危重病症的辅助药物：推荐剂量为 15～30mg/(kg·次)，静注至少 30min。❷类风湿关节炎：1g/d 静注，连用 1～4d。❸预防肿瘤化疗引起的恶心及呕吐：在化疗前 1h，静注 250mg。❹急性脊髓损伤：初始剂量为 30mg/kg（静注 15min），应在损伤后 8h 内开始给药。大剂量注射后暂停 45min，随后 5.4mg/(kg·h) 持续静滴 23h。❺抑制免疫：静滴，800～1000mg/d。❻器官移植：静滴，40～80mg/次，1 次/d。❼风湿性疾病：静滴，1000mg/d，连用 1～4d。❽系统性红斑狼疮：静滴，1000mg/d，连用 3d。❾肾盂肾炎、肾炎性狼疮等：静滴，

30mg/(kg·次)，隔日 1 次，共用 4d。⑩儿童剂量：①抗炎或抑制免疫：口服或静脉给药，0.5～1.7mg/(kg·d)，每 6～12h 给药 1 次。②治疗哮喘持续状态：静脉给药负荷剂量为 2mg/kg，以后每 6h 给予 0.5～1mg/kg。【不良反应】并发感染为肾上腺皮质激素的主要不良反应，以真菌、结核菌、葡萄球菌、变形杆菌、铜绿假单胞菌和各种疱疹病毒为主；长程使用可引起医源性库欣综合征面容和体态、体重增加、下肢浮肿、紫纹、易出血倾向、创口愈合不良、痤疮、月经紊乱、肱或股骨头缺血性坏死、骨质疏松及骨折、肌无力、肌萎缩、低血钾综合征、胃肠道刺激、胰腺炎、消化性溃疡或穿孔、儿童生长受到抑制、青光眼、白内障、良性颅内压升高综合征、糖耐量减退和糖尿病加重。患者可出现欣快感、激动、谵妄、不安、定向力障碍，也可表现为抑制；有时患者在停药后出现头晕、昏厥倾向、腹痛或背痛、低热、食欲减退、恶心、呕吐、肌肉或关节疼痛、头疼、乏力、软弱，经仔细检查如能排除肾上腺皮质功能减退和原来疾病的复燃，则可考虑为对糖皮质激素的依赖综合征。水、钠潴留的不良反应较氢化可的松弱。大剂量给药时可导致心律失常。【禁忌证】对肾上腺皮质激素类药过敏者以及全身性真菌感染患者禁用。严重精神病及严重精神病史者、活动性消化性溃疡、新近胃肠吻合手术、严重高血压、明显的糖尿病、未能控制的感染以及较重的骨质疏松等患者不宜使用。【用药须知】❶急性心力衰竭或其他心脏病患者、糖尿病患者、憩室炎患者、情绪不稳定和有精神病倾向者、肝功能不全者、眼单纯疱疹患者、高脂蛋白血症患者、高血压患者、甲状腺功能减退患者、重症肌无力患者、骨质疏松患者、胃炎、食管炎、胃溃疡及溃疡性结肠炎患者、肾功能损害或结石患者及青光眼患者慎用。❷用药监测：参见"氢化可的松"相关内容。❸若经过长期治疗后需停药时，建议逐量递减，不能突然停药。❹甲泼尼龙琥珀酸钠应避免在三角肌处注射。❺注射液在紫外线和荧光下易分解破坏，故使用和储藏时应避光。【药物相互作用】参见"氢化可的松"相关内容。

曲安奈德 Triamcinolone Acetonide【常用名】艾福达、安西诺隆。【常用剂型与规格】注射剂：5mg/mL，10mg/mL，50mg/5mL。【作用与用途】本品为中效糖皮质激素，具有抗炎、抗过敏等作用，适用于各种皮肤病、过敏性鼻炎、关节痛、支气管哮喘、肩周炎、腱鞘炎、滑膜炎、急性扭伤及类风湿关节炎等。【药动学】口服易吸收，生物利用度约 23%，1h 血药浓度达峰值，$t_{1/2}$ 为 2h；肌注吸收缓慢，数小时内起效，1～2d 达最大效应，作用可维持 2～3 周；皮内、关节腔内局部注射本药时吸收缓慢，作用持久，一般注射一次疗效可维持1～2周以上。与血浆白蛋白结合少，吸收后在肝、肾和组织中代谢为无活性代谢物，经肾排出。【用法用量】肌注。❶一般症状：20～100mg/次，1周1次。❷支气管哮喘：肌注，40mg/次，每3周注射1次。❸过敏性鼻炎：肌注，40mg/次，每3周注射1次；鼻腔先喷1%利多卡因液表面麻醉后，在双下鼻甲前端各注入20mg，1周1次。❹儿童剂量：用于支气管哮喘时，6～12岁儿童为成人剂量的1/2，3～6岁儿童为成人剂量的1/3。【不良反应】常见全身性荨麻疹、支气管痉挛、月经紊乱、视力障碍；在皮损内局部注射可引起皮肤萎缩、出血或溃疡，并易吸收而引起全身性作用；在关节腔内注射可能引起关节损害；长期、大面积使用本药可出现库欣综合征。偶可引起变态反应性接触性皮炎；少数患者出现双颊潮红现象。【禁忌证】对本药成分及其他糖皮质激素过敏以及全身或局部细菌或病毒感染者禁用。严重的精神病或有既往史者、癫痫、活动性消化性溃疡、新近接受胃肠吻合术、骨折、角膜溃疡、肾上腺皮质功能亢进、高血压、糖尿病及较重的骨质疏松等患者不宜使用。【用药须知】❶肾功能不全、青光眼、呼吸道活动性结核病、未治疗的真菌病、鼻中隔溃疡、鼻部手术或创伤者慎用。❷用药监测：血糖、尿糖或糖耐量试验，血电解质及大便隐血，血压和骨质疏松的相关检查；已经全身应用糖皮质激素类药物并造成肾上腺功能损伤者，改用本药鼻喷雾剂局部治疗时，应注意检查垂体-肾上腺系统的功能。❸不宜静注，局部注射时不应太浅，每次用药总量不要过多。❹对并发细菌或真菌感染的皮肤病，应与相应的抗细菌或抗真菌药合用。【药物相互作用】参见"氢化可的松"相关内容。【用药过量】药物过量可引起类肾上腺皮质功能亢进综合征。一旦发生，应该逐渐停药。

泼尼松龙 Prednisolone【常用名】氢化泼尼松、醋酸强的松龙。【常用剂型与规格】片剂：5mg/片；注射剂：25mg/mL，125mg/5mL；滴眼液：50mg/5mL。【作用与用途】本品为人工合成的中效糖皮质激素，其抗炎作用较强、水盐代谢作用较弱。具有抗炎、抗过敏等作用，主要用于过敏性与自身免疫性炎症性疾病，胶源性疾病，如风湿病、类风湿关节炎、红斑狼疮、严重支气管哮喘、肾病综合征、血小板减少性紫癜、颗粒细胞减少症、急性淋巴性白血病、各种肾上腺皮质功能不足症、剥脱性皮炎、天疱疮、神经性皮炎、湿疹等。【药动学】口服极易吸收，肌注时其磷酸盐易吸收，而醋酸酯注射液吸收缓慢。口服后1～2h达血药峰浓度，在血中大部分与血浆蛋白结合。在肝脏代谢快，也可经肾等组织代谢。血浆 $t_{1/2}$ 为 2～3h，组织 $t_{1/2}$ 为 18～36h。游离和结合型代谢物自尿中排出，部分以原形排出，小部分可经乳汁排出。【用法用量】❶治疗过敏性、炎症性疾病：口服，开始量为 15～40mg/d，需要时可用至 60mg/d 或 0.5～1mg/(kg·d)；关节腔或软组织内注射，5～25mg/次。❷危重患者：静注，10～20mg/次。❸经眼给药：醋酸泼尼松龙滴眼液，1～2滴/次，2～4次/d。【不良反应】本药潴钠作用较氢化可的松弱，一般不易引起水、电解质紊乱等不良反应。经眼给药后，可能引起眼压升高，导致视神经损害、视野缺损。也可能导致后囊膜下白内障形成，继发眼部真菌或病毒感染。另外，可能引起伤口愈合延缓，也可能引起急性眼前段葡萄膜炎或眼球穿孔。偶有报道眼部应用皮质类固醇引起瞳孔散大、眼调节能力降低和上睑下垂。【禁忌证】对肾上腺皮质激素类药过敏者禁用。【用药须知】急性心力衰竭或其他心脏病患者、憩室炎患者、情绪不稳定和有精神病倾向患者、肝功能不全者、眼单纯疱疹患者、高脂蛋白血症患者、青光眼患者、甲状腺功能减退患者、重症肌无力患者、骨质疏松患者、胃炎、食管炎及胃溃疡患者等、肾功能损害或结石患者以及结核病患者慎用。【药物相互作用】参见"氢化可的松"相关内容。【用药过量】可引起类肾上腺皮质功能亢进综合征。

倍他米松 Betamethasone【常用名】β米松、舒其松。【常用剂型与规格】注射剂：5.26mg/mL；片剂：0.5mg/片。【作用与用途】本品作用同地塞米松，但抗炎作用较地塞米松、曲安西龙等强。主要用于过敏性与自身免疫性炎症性疾病，现多用于活动性风湿病、类风湿关节炎、红斑狼疮、严重支气管哮喘、严重皮炎、急性白血病等，也用于某些感染的综合治疗。【药动学】倍他米松磷酸钠吸收迅速，血药浓度达峰时间约 1h。二丙酸倍他米松吸收缓慢，能长时间维持疗效。注射给药的第 19d，约 51.9%从尿中排出体外。【用法用量】口服：成人，开始 1～4mg/d，分次服用。维持量为 0.5～1mg/d。肌注、静注或静滴，用于危急患者的抢救，2～20mg/d。【不良反应】参见"氢化可的松"相关内容。【禁忌证】对本药或其他皮质激素类药物过敏者、全身真菌感染者以及特发性血小板减少性紫癜患者。对倍他米松片及其他甾体激素过敏者、严重的精神病和癫痫、活动性消化性溃疡病、新近胃肠吻合手术、骨折、创伤修复期、角膜溃疡、肾上腺皮质功能亢进症、高血压、糖尿病、孕妇，以及抗菌药物不能控制的感染如水痘、麻疹、真菌感染、较重的骨质疏松症等禁用。【用

【药须知】❶心脏病或急性心力衰竭、糖尿病、憩室炎、情绪不稳定和有精神病倾向、全身性真菌感染、青光眼、肝功能损害、眼单纯性疱疹、高脂蛋白血症、高血压、重症肌无力、骨质疏松、胃溃疡、胃炎或食管炎、肾功能损害或结石、结核病等患者慎用。**❷**用药监测：参见"氢化可的松"相关内容。**【药物相互作用】**参见"氢化可的松"相关内容。

　　可的松 Cortisone Acetate【常用名】醋酸皮质酮、醋酸肾上腺皮质素。　**【常用剂型与规格】**注射剂：50mg/2mL，125mg/5mL，250mg/10mL；片剂：5mg/片，25mg/片。**【作用与用途】**天然的短效糖皮质激素，药理作用同氢化可的松，其抗炎作用较氢化可的松弱。用于各种原因引起的肾上腺皮质功能减退症及垂体功能减退症的替代治疗；也可用于过敏性和炎症性等疾病，具体包括：自身免疫性疾病，如系统性红斑狼疮、血管炎、多发性肌炎、皮肌炎、Still病、Graves眼病、自身免疫性溶血、血小板减少性紫癜、重症肌无力；过敏性疾病，如严重支气管哮喘、过敏性休克、血清病、特异反应性皮炎；器官移植物排斥反应；炎症性疾患，如节段性回肠炎、溃疡性结肠炎；血液病，如急性白血病、淋巴瘤；其他，如结节病、甲状腺危象、亚急性非化脓性甲状腺炎、感染性休克、脑水肿、肾病综合征以及高钙血症。**【药动学】**口服可完全迅速吸收，肌注吸收较慢。口服血药浓度达峰时间为2h，作用维持1.25～1.5d。与血浆蛋白呈可逆性结合。在肝中转化为具活性的氢化可的松，也可经肾组织等代谢为非活性产物。血浆$t_{1/2}$约30min，组织$t_{1/2}$为8～12h。**【用法用量】❶**肾上腺皮质功能减退的替代治疗：口服，25～37.5mg/d；肌注，25mg/d。**❷**抗炎：口服，20～300mg/d。**❸**肾上腺皮质功能不全：口服，12～15mg/（m^2·d）。**❹**先天性肾上腺增生：口服，20～30mg/（m^2·d）。**❺**儿童剂量：①肾上腺皮质功能减退的替代治疗：口服，0.7mg/（kg·d），分2次服用。②其他疾病治疗：口服，2.5～10mg/（kg·d）。**【不良反应】**不良反应较大，治疗剂量时多见水钠潴留。参见"氢化可的松"相关内容。**【禁忌证】**对肾上腺皮质激素类药物过敏者禁用；肾上腺皮质功能亢进、癫痫、动脉粥样硬化、心力衰竭、角膜溃疡以及慢性营养不良等患者应避免使用；严重的精神病或有既往史者、癫痫、活动性消化性溃疡、新近接受胃肠吻合术、骨折、角膜溃疡、肾上腺皮质功能亢进、高血压、糖尿病及较重的骨质疏松等患者不宜使用。**【用药须知】❶**交叉过敏：对其他肾上腺皮质激素类药物过敏者，也可能对本药过敏。**❷**糖尿病患者、憩室炎患者、情绪不稳定和有精神病倾向者、眼单纯疱疹患者、高脂蛋白血症患者、高血压患者、甲状腺功能减退者、重症肌无力患者、骨质疏松患者、胃溃疡、胃炎或食管炎患者、肾功能不全或有结石者、结核病患者、肝硬化患者、以及脂肪肝患者或肝功能不全者、树枝状角膜炎者经眼给药时慎用。❸用药监测：参见"氢化可的松"相关内容。❹由于本药有较强的潴钠作用，故一般不作为抗炎、抗过敏的首选药；本药经皮肤局部外用或关节腔内注射无效；经眼给药时，连续用药不得超过 2 周，不能与其他眼用制剂同时使用。【药物相互作用】参见"氢化可的松"相关内容。

曲安西龙 Triamcinolone【常用名】阿赛松、去炎松。**【常用剂型与规格】**片剂：1mg/片，2mg/片，4mg/片，8mg/片。**【作用与用途】**本品为人工合成的中效糖皮质激素，应用其较强的免疫抑制作用，治疗各种变态反应性炎症以及各种自身免疫性疾病。适用于类风湿关节炎、其他结缔组织疾病、支气管哮喘、过敏性皮炎、神经性皮炎、湿疹等，尤其适用于对皮质激素禁忌的伴有高血压或浮肿的关节炎患者。**【药动学】**口服易吸收，与血浆蛋白结合率低，血浆 $t_{1/2}$ 约为 5h。**【用法用量】**口服：开始治疗时 4mg/次，2～4 次/d；维持量为 1～4mg/次，1～2 次/d，通常不超过 8mg/d。**【不良反应】**较常见的有厌食、眩晕、头痛、嗜睡、抑郁、体重减轻、皮肤潮红等，但一般不引起水肿、高血压、满月脸等。长期大量使用可致胃溃疡、血糖升高、骨质疏松、肌肉萎缩、肾上腺皮质功能减退以及诱发感染等。**【禁忌证】**对本药或其他肾上腺皮质激素类药物过敏者、细菌感染及全身性真菌感染患者以及伴有感染的活动期关节炎或皮炎者；严重的精神病或严重精神病史者、活动性消化性溃疡、新近胃肠吻合手术、严重高血压、明显的糖尿病、较重的骨质疏松以及其他未能控制的感染患者不宜使用。**【用药须知】**❶急性心力衰竭或其他心脏病患者、糖尿病患者、憩室炎患者、情绪不稳定和有精神病倾向患者、肝功能不全者、眼单纯疱疹患者、高脂蛋白血症患者、高血压患者、甲状腺功能减退患者、重症肌无力患者、骨质疏松患者、胃炎、食管炎及胃溃疡患者、肾功能损害或结石患者、结核病患者、青光眼患者以及血浆凝血因子Ⅱ过低者慎用。❷用药监测：参见"氢化可的松"相关内容。❸因服用此药会使免疫系统受到抑制，故患者比健康人更易感染，应予以特别注意。**【药物相互作用】**参见"氢化可的松"相关内容。

第三节　胰岛素及口服降糖药

胰岛素 Insulin【常用名】短效胰岛素、速效胰岛素、中性胰岛素。**【常用剂型与规格】**注射剂：400U/10mL；笔芯：300U/3mL。**【作用与用途】**降血糖，同时影响蛋白质和脂肪代谢，用于糖尿病，纠正体内以糖为主的物质代谢紊乱。适用于以下疾病的治疗：1型糖尿病、2型糖尿病有严重感染、外伤、大手术等严重应激情况，以及合并心、脑血管并发症、肾脏或视网膜病变等；糖尿病酮症酸中毒、高血糖非酮症性高渗性昏迷；长病程2型糖尿病血浆胰岛素水平确实较低，经合理饮食、体力活动和口服降糖药治疗控制不满意者，2型糖尿病具有口服降糖药禁忌时，如妊娠、哺乳等；成年或老年糖尿病患者发病急、体重显著减轻伴明显消瘦；妊娠糖尿病；继发于严重胰腺疾病的糖尿病；对严重营养不良、消瘦、顽固性妊娠呕吐、肝硬化初期可同时静滴葡萄糖和小剂量胰岛素，以促进组织利用葡萄糖。**【药动学】**皮下给药吸收迅速，注射0.5～1h开始生效，2～4h作用达高峰，维持时间5～7h；静注10～30min起效，15～30min达高峰，持续时间0.5～1h。静注的胰岛素在血液循环中$t_{1/2}$为5～10min，皮下注射后$t_{1/2}$为2h。皮下注射吸收很不规则，不同注射部位胰岛素的吸收可有差别，腹壁吸收最快，上臂外侧比股前外侧吸收快；不同患者吸收差异很大，即使同一患者，不同时间也可能不同。胰岛素吸收到血液循环后，只有5％与血浆蛋白结合，但可与胰岛素抗体相结合，后者使胰岛素作用时间延长。主要在肾与肝中代谢，少量由尿排出。**【用法用量】**皮下注射。❶1型糖尿病患者每日胰岛素需用总量多为0.5～1U/kg，根据血糖监测结果调整。❷2型糖尿病患者每日需用总量变化较大，在无急性并发症情况下，敏感者仅需5～10U/d，一般约20U，肥胖、对胰岛素敏感性较差者需要量可明显增加。❸在有急性并发症（感染、创伤、手术等）情况下，对1型及2型糖尿病患者，应每4～6h注射1次，剂量根据病情变化及血糖监测结果调整。❹糖尿病酮症酸中毒、高血糖高渗性昏迷的治疗：可静脉持续滴入，成人4～6U/d，小儿按体重0.1U/(kg·h)，根据血糖变化调整剂量；也可首次静注10U加肌注4～6U，根据血糖变化调整。病情较重者，可先静注10U，继之以静滴，当血糖下降到13.9mmol/L（250mg/mL）以下时，胰岛素剂量及注射频率随之减少。**【不良反**

应】过敏反应有注射部位红肿、瘙痒、荨麻疹、血管神经性水肿；低血糖反应有出汗、心悸、乏力，重者出现意识障碍、共济失调、心动过速甚至昏迷；胰岛素抵抗：剂量需超过 200U/d 以上，注射部位可出现脂肪萎缩、脂肪增生以及眼屈光失调等。**【禁忌证】**对胰岛素过敏患者禁用。**【用药须知】**用药期间应定期检查血糖、尿常规、肝肾功能、视力、眼底视网膜血管、血压及心电图等，以了解病情及糖尿病并发症情况。**【药物相互作用】❶**中等量至大量的酒精可增强胰岛素引起的低血糖作用，可引起严重、持续的低血糖，在空腹或肝糖原储备较少的情况下更易发生。**❷**抗凝血药、水杨酸盐、磺胺类药、抗肿瘤药甲氨蝶呤、非甾体抗炎镇痛药、氯喹、奎尼丁、奎宁以及 β 受体阻滞药可增强胰岛素降血糖作用。**❸**血管紧张素酶抑制药、溴隐亭、氯贝丁酯、酮康唑、锂制剂、甲苯达唑、吡多辛、茶碱等可通过不同方式直接或间接致血糖降低。**❹**升血糖药物如某些钙通道阻滞药、可乐定、丹那唑、二氮嗪、生长激素、肝素、H_2 受体拮抗药、大麻、吗啡、尼古丁、磺吡酮等可改变糖代谢，使血糖升高；糖皮质类固醇、促肾上腺皮质激素、胰高血糖素、雌激素、口服避孕药、肾上腺素、苯妥英钠、噻嗪类利尿药、甲状腺素等可不同程度地升高血糖浓度。胰岛素与上述药物合用时应适当调整剂量。**【用药过量】**用量过大或未按规定进食，均可引起血糖过低甚至产生低血糖性昏迷，有先兆症状时应口服葡萄糖、进食糕饼或糖水，如患者失去知觉，应肌注、皮下注射或静注胰高血糖素，神志清醒后，口服糖类物质。对胰高血糖素无反应者，须静注葡萄糖溶液。

那格列奈 Nateglinide【常用名】安唐平、贝加、唐力。**【常用剂型与规格】**片剂：60mg/片，120mg/片。**【作用与用途】**本品是一种 D-苯丙氨酸衍生物，为口服抗糖尿病药。可以单独用于经饮食和运动不能有效控制高血糖的 2 型糖尿病患者，也可用于使用二甲双胍不能有效控制高血糖的 2 型糖尿病患者，采用与二甲双胍联合应用，但不能替代二甲双胍，且不适用于对磺脲类降糖药治疗不理想的 2 型糖尿病患者。**【药动学】**于餐前服用后可迅速吸收，15min 起效，平均血药峰浓度通常出现于服药 1h 内。口服绝对生物利用度为 72%～75%。大部分（97%～99%）与血浆白蛋白和少量的 $α_1$ 酸性糖蛋白结合。经混合功能氧化酶系代谢，细胞色素 P450（CYP）2C9 是其代谢的主要催化剂，其次是 CYP 3A4。本药及其代谢产物的清除迅速而彻底，消除 $t_{1/2}$ 为 1.25～2.9h，约 83% 经肾排泄（其中 13%～14% 为药物原形），仅 10% 经粪便排出。**【用法用量】**口服：60～

120mg/次，3 次/d，餐前 1～15min 服用。【不良反应】可见低血糖症状，如出汗、颤抖、头晕、食欲增加、心悸、恶心、疲劳和无力，极少数患者出现氨基转移酶升高，但程度较轻且为一过性，很少因此而停药，极少出现皮疹、皮肤瘙痒和荨麻疹等过敏反应。【禁忌证】对本药过敏者、1 型糖尿病患者以及糖尿病酮症酸中毒者禁用。【用药须知】❶重度肝功能不全者、重度感染、严重外伤和手术前后等应激状态的患者以及缺血性心脏病患者慎用。❷用药监测：用药期间应定期检查空腹血糖、糖化血红蛋白（HbA1c）、血常规及其他血生化指标。❸儿童用药的安全性和有效性尚不明确，不推荐儿童使用。【药物相互作用】❶与非甾体类抗炎药、水杨酸盐、单胺氧化酶抑制药和非选择性 β 肾上腺素能阻滞药以及葡萄甘露聚糖合用时，可增强降血糖作用。❷与芦荟、苦瓜、硫辛酸、桉树属植物（Eucalyptus）、车前草、胍胶以及圣约翰草合用时，低血糖的发生风险增加。❸与噻嗪类、可的松、甲状腺制剂和类交感神经药合用时，降血糖作用减弱。【用药过量】目前尚无过量给药的临床研究。当药物过量出现低血糖时，可按治疗低血糖的常规方法处理。对不伴意识丧失或神经症状的低血糖症状，可通过口服葡萄糖、调整药物剂量和（或）进食予以纠正；对出现昏迷、抽搐或其他神经症状的低血糖反应，则需静注葡萄糖。本药蛋白结合率较高，不能通过透析有效清除。

瑞格列奈 Repaglinide【常用名】 孚来迪、诺和龙。**【常用剂型与规格】** 片剂：1mg/片、0.5mg/片。**【作用与用途】** 本品为新型的短效口服促胰岛素分泌药，用于饮食控制、降低体重与运动不能有效控制高血糖的 2 型糖尿病。**【药动学】** 经胃肠道快速吸收、导致血浆药物浓度迅速升高。服药后 1h 内血浆药物浓度达峰值，然后迅速下降，4～6h 内被清除，血浆 $t_{1/2}$ 约为 1h。与人血浆蛋白的结合大于 98%。几乎全部被代谢，代谢物未见任何临床意义的降血糖作用。瑞格列奈片及其代谢产物主要自胆汁排泄，很小部分代谢产物自尿排出。粪便中的原形药物少于 1%。**【用法用量】** 口服：餐前 0～30min 服用，剂量依个人血糖而定，推荐起始剂量为 0.5mg，最大推荐单次剂量为 4mg，进餐时服用。**【不良反应】** 可有恶心、呕吐、腹泻、便秘、消化不良及低血糖，偶可出现皮肤过敏反应，如瘙痒、发红、荨麻疹等，有极少数个案报道，在本药治疗开始时发生视觉异常。**【禁忌证】** 对本药过敏者、1 型糖尿病患者、糖尿病酮症酸中毒患者、严重肝肾功能不全者、12 岁以下儿童、孕妇以及哺乳期妇女禁用。**【用药须知】** ❶定期监测血糖。❷不进餐不服药，同时避免开车。❸衰弱和营养不良患者应谨慎调整剂量。【药物相互作用】❶CYP 3A4 抑制药酮康唑、伊曲康唑、氟康唑、红霉素、米比法地尔等及吉非贝齐可升高本药的血药浓度；能诱导 CYP 3A4 的药物利福平、苯妥英钠降低其血药浓度；禁止与上述药物联用。❷与单胺氧化酶抑制药、非选择性 β 肾上腺素受体阻断药、血管紧张素转换酶抑制药、非甾体类抗炎药、奥曲肽及促进合成代谢的激素合用，发生低血糖的风险增加。❸与二甲双胍合用时有协同作用，发生低血糖的风险也可增加，合用时应减少本药用量。❹乙醇可能加重本药导致的低血糖症状，或延长低血糖持续时间。【用药过量】可能为降血糖作用的增大及出现低血糖症状（头晕、出汗、震颤、头痛等）。处理：采取有效措施纠正低血糖（口服碳水化合物）。更严重的低血糖伴有癫痫、意识丧失和昏迷，应静脉输入葡萄糖。

阿卡波糖 Acarbose【常用名】拜唐平、抑葡萄糖苷酶。【常用剂型与规格】片剂：50mg/片。【作用与用途】本品为新一代的口服抗糖尿病药，能明显降低餐后血糖。临床用于经饮食控制及体育锻炼 2 个月左右疗效不满意的 2 型糖尿病患者；与胰岛素合用，治疗血糖不稳定的 1 型糖尿病以及用于糖耐量减低（IGT）患者，可降低 IGT 患者的餐后血糖。【药动学】口服很少被吸收，避免了吸收所致的不良反应，其原形生物利用度仅为 1%～2%，消除 $t_{1/2}$ 为 9.6h，血浆蛋白结合率低，主要在肠道降解或以原形方式随粪便排泄，长期服用未见积蓄。【用法用量】口服：剂量因人而异。推荐起始剂量为 50mg/次，以后逐渐增至 100mg/次，必要时可增至 200mg/次，均 3 次/d。【不良反应】常见胃胀、腹胀、腹泻、胃肠痉挛性疼痛、顽固便秘、肠鸣音亢进及排气增多等胃肠道反应。少见乏力、头痛、眩晕、低血糖以及皮肤瘙痒、红斑、荨麻疹等皮肤过敏反应。有血氨基转移酶升高，其中 15 例使用剂量较高的报道，但停药后均恢复正常。【禁忌证】对本药过敏者，有明显消化和吸收障碍的慢性胃肠功能紊乱者，Roemheld 综合征、严重的疝、肠梗阻和肠溃疡等由于肠胀气而可能恶化的疾病患者，肌酐清除率低于 25mL/min 者，糖尿病酮症酸中毒者，18 岁以下患者，孕妇以及哺乳期妇女禁用。【用药须知】❶用药监测：用药期间定期检查肝功能（前 6～12 个月注意氨基转移酶的变化）。❷如发生低血糖，应给予葡萄糖纠正，进食或口服糖水效果较差。【药物相互作用】❶与其他降糖药合用，降糖作用加强，甚至可引起低血糖。❷抗酸药、考来烯胺、肠道吸附剂和消化酶制剂可减弱本药的降糖作用。❸可影响地高辛的生物利用度。【用药过量】当服药过量，同时又进食碳水化合物时，会导致严重的胃肠胀气和腹泻，当服用本药过量时，在随后的 4～6h 内应避免进食碳水化合物。

伏格列波糖 Voglibose【常用名】安诺、倍欣。**【常用剂型与规格】**片剂：0.2mg/片。**【作用与用途】**口服降血糖药。适用于治疗 2 型糖尿病，单用或与其他降血糖药合用，以改善餐后高血糖以及经饮食控制、体育锻炼 2 个月左右，或饮食疗法、运动疗法联合其他降血糖药治疗后，血糖仍不能满意控制的患者。**【药动学】**在胃肠道不吸收，在组织中主要分布于肠黏膜及肾脏，在体内很少代谢，以原形存在于血浆中。**【用法用量】**口服：成人，0.2mg/次，3 次/d，餐前口服。疗效不明显时，经充分观察可以将用量增至 0.3mg/次。**【不良反应】**可导致低血糖，与其他降糖药物合用时，低血糖发生率为 0.1%～5%；单用时低血糖发生率低于 0.1%。另可见高钾血症、血清淀粉酶升高、高密度脂蛋白降低。可有口腔炎、恶心、胃灼热、腹胀、腹痛、食欲缺乏、肠鸣增强、排气增加、稀便、便秘、发热感、乏力、多汗、脱毛以及颜面等部位浮肿，偶有口渴、味觉异常、肠梗阻样症状、黄疸、瘙痒和皮疹，也可出现血氨基转移酶、乳酸脱氢酶、γ-谷氨酰转肽酶等升高。罕见头痛、眩晕、步履蹒跚、困倦等，尚有麻痹、朦胧眼等。**【禁忌证】**对本药过敏者、伴有严重酮症酸中毒和糖尿病昏迷（或昏迷前）的患者、伴有感染的 2 型糖尿病患者以及手术前后或严重创伤的患者禁用。**【用药须知】❶**严重肝肾功能不全者、正在服用其他抗糖尿病药的患者、勒姆理尔德（Roem-held）综合征、重度疝或结肠狭窄患者、消化性溃疡病患者、有腹部手术史及肠道梗阻史者以及其他伴有消化、吸收障碍的胃肠道疾病患者慎用。**❷**必须定期监测血糖。**❸**服用本药的指征为：对仅接受糖尿病基本治疗者（即饮食疗法和运动疗法），餐后 2h 血糖需高于 11.1mmol/L；对除饮食疗法和运动疗法外，尚合用口服降糖药或胰岛素制剂者，空腹血糖值需高于 7.8mmol/L；当餐后血糖已得到充分控制（餐后 2h 血糖值低于 8.9mmol/L），如饮食和运动疗法（或合用口服降糖药、胰岛素）能充分控制血糖时，应停用本药，并注意观察。**【药物相互作用】❶**与其他抗糖尿病药（如胰岛素、磺酰脲类药、双胍类药等）合用时，致低血糖的风险更高。**❷**β受体阻滞药、水杨酸制剂、单胺氧化酶抑制药、氯贝丁酯类血脂调节药、华法林等可增强本药的降血糖作用。**❸**肾上腺素、肾上腺皮质激素、甲状腺激素等可降低本药的降血糖作用。

二甲双胍 Metformin【常用名】格华止、甲福明、迪化糖锭。

【常用剂型与规格】片剂：0.25/片，0.5g/片。【作用与用途】本品通过促进脂肪组织摄取葡萄糖，增加葡萄糖的利用，拮抗胰岛素因子，减少葡萄糖经消化道吸收而降糖。可用于成人非胰岛素依赖型糖尿病及部分胰岛素依赖型糖尿病，对肥胖型糖尿病有效。【药动学】非缓释制剂口服由小肠吸收，生物利用度为 $50\%\sim60\%$。口服 0.5g 后 2h，其血药峰浓度约为 $2\mu g/mL$。在胃肠道壁的浓度为血药浓度的 $10\sim100$ 倍，在肾、肝和唾液内的浓度约为血药浓度的 2 倍。缓释片口服作用持续 24h。很少与血浆蛋白结合（缓释片血浆蛋白结合率低于 5%），在肝内不代谢，以原形随尿液迅速排出（肾功能不全时，可导致药物蓄积），12h 内有 90% 被清除。血浆 $t_{1/2}$ 为 $1.7\sim4.5h$。【用法用量】口服。❶非缓释制剂（片剂）：开始 0.25g/次，$2\sim3$ 次/d，以后根据疗效逐渐加量，一般总量 $1\sim1.5g/d$。❷缓释片：开始通常为 0.5g/次，1 次/d，晚餐时服用（或餐后服），根据血糖和尿糖调整用量，最大量不超过 2g/d。【不良反应】常见腹泻、恶心、呕吐、胃胀、乏力、消化不良、腹部不适及头痛，偶有口中金属味。少见大便异常、低血糖、肌痛、头昏、头晕、指甲异常、皮疹、出汗增加、味觉异常、胸部不适、寒战、流感症状、潮热、心悸、体重减轻等。有时出现疲倦。罕见乳酸性酸中毒，表现为呕吐、腹痛、过度换气、精神障碍。【禁忌证】对本药及其他双胍类药物过敏者，2 型糖尿病伴有酮症酸中毒，肝和肾功能不全（血清肌酸酐超过 1.5mg/dL），心力衰竭，急性心肌梗死，严重感染或外伤，重大手术以及临床有低血压和缺氧情况者，糖尿病合并严重的慢性并发症（如糖尿病肾病、糖尿病眼底病变）患者，静脉肾盂造影或动脉造影前，酗酒者，严重心、肺疾病患者，维生素 B_{12}、叶酸和铁缺乏者，营养不良、脱水等全身情况较差者，孕妇以及哺乳期妇女禁用。【用药须知】❶既往有乳酸性酸中毒史者慎用。❷定期检查空腹血糖、尿糖、尿酮体及肝、肾功能；对有维生素 B_{12} 摄入或吸收不足倾向的患者，应每年监测血常规，每 $2\sim3$ 年监测 1 次血清维生素 B_{12} 水平。【药物相互作用】❶可加强抗凝药的抗凝血作用，导致出血。❷与磺酰脲类并用时，可引起低血糖，应监测患者血糖浓度。❸与胰岛素合用会增强降血糖作用。❹与含醇饮料同服可发生腹痛，酸血症及体温过低。【用药过量】可发生乳酸性酸中毒，患者常伴随一些非特异性症状，如不适、肌肉酸痛、嗜睡、呼吸窘迫等。处理：立即停药，并予以支持治疗。透析可有效清除本药。

格列本脲 Glibenclamide【常用名】达安宁、格列赫素。【常用

剂型与规格】片剂：2.5mg/片；胶囊：1.75mg/粒。**【作用与用途】**本品为第二代磺酰脲类（SU）抗糖尿病药，有强大的降血糖作用，对大多数 2 型糖尿病患者有效，可降低空腹及餐后血糖。适用于单用饮食控制疗效不满意的轻、中度 2 型糖尿病。**【药动学】**口服吸收快，蛋白结合率 95%，口服后 2～5h 血药浓度达峰值，持续作用 24h。$t_{1/2}$ 为 10h。在肝内代谢，由肝和肾排出各约 50%。**【用法用量】**口服：开始 2.5mg/次，早餐前或早餐及午餐前各 1 次，轻症者 1.25mg/次，3 次/d，三餐前服，7d 后递增 2.5mg/d。一般用量为 5～10mg/d，最大用量不超过 15mg/d。**【不良反应】**可有腹泻、恶心、呕吐、头痛、胃痛或不适；较少见的有皮疹；少见而严重的有黄疸、肝功能损害、骨髓抑制、粒细胞减少以及血小板减少等。**【禁忌证】**对本药或其他磺酰脲类药物过敏者，或对磺胺类药物过敏者，已明确诊断的 1 型糖尿病患者，伴有酮症酸中毒、昏迷、严重烧伤、感染、外伤和重大手术等应激情况的患者，严重肝、肾疾病患者，白细胞减少者以及孕妇禁用。**【用药须知】**体质虚弱者或营养不良者，高热患者，有肾上腺皮质功能或腺垂体功能减退者（尤其是未经激素替代治疗者），肝肾功能不全者，甲状腺功能亢进者，恶心、呕吐患者以及老年患者慎用。**【药物相互作用】❶**与下列药物合用可增加低血糖的发生率：丙磺舒、别嘌醇；H_2 受体阻断药；抗凝药及氯霉素、咪康唑；水杨酸盐、贝特类降血脂药；胍乙啶、奎尼丁、水杨酸盐类及单胺氧化酶抑制药；β 肾上腺素受体阻断药；合用其他降血糖药物，如二甲双胍、阿卡波糖、胰岛素及胰岛素增敏药等。**❷**与乙醇合用可引起腹痛、恶心、呕吐、头痛以及面部潮红，且更易发生低血糖。**❸**与香豆素类抗凝药合用时，两者初始血药浓度皆升高，但随后血药浓度均降低。**【用药过量】**一旦过量服用会产生低血糖，对于中度低血糖患者（意识尚清楚）应及时口服葡萄糖并及时调节给药剂量和饮食方式，密切监视患者直到医生确定已经脱离危险为止。重度低血糖症时常伴有昏迷、抽搐、神经受损等，须立即送医院急救。若确诊为低血糖昏迷应立即给患者静注 50% 葡萄糖液，然后在保证患者的血糖 $\geqslant 5.5\text{mmoL/L}$ 的前提下，不断静注梯度稀释后的葡萄糖液（10%），由于患者恢复知觉后仍有复发低血糖的可能，所以患者须至少监护 24～48h。

　　格列吡嗪 Glipizide【常用名】吡磺环己脲、美吡达。**【常用剂型与规格】**片剂：2.5mg/片，5mg/片；缓释片：5mg/片；控释片：5mg/片。**【作用与用途】**本品为第二代磺酰脲类口服降血糖药，临床用于经饮食控制及体育锻炼疗效不满意的轻、中度 2 型糖尿病患者。

【药动学】胃肠吸收较快，最高药效时间与进餐后血糖达高峰的时间较一致。主要经肝脏代谢，代谢产物无药理活性。**【用法用量】**口服：❶普通片剂、分散片：单用饮食疗法失败者，起始剂量为 2.5～5mg/d，以后根据血糖和尿糖情况增减剂量，增减 2.5～5mg/次。剂量超过 15mg/d 者，应分 2～3 次餐前服用。已使用其他口服磺酰脲类降糖药者，停用其他磺酰脲类 3d，复查血糖后开始服用本药。从 5mg 起逐渐加大剂量，最大剂量不超过 30mg/d。❷缓释片：剂量应个体化，一般推荐起始剂量为 5mg/d，1 次/d，早餐前半小时服用。❸控释片：剂量应个体化，推荐初始剂量为 5mg/d，以后根据血糖、糖化血红蛋白调整剂量，多数患者 5～10mg/d 即可，最大剂量为 20mg/d。**【不良反应】**低血糖症是最常见、最严重的不良反应，此外常可出现恶心、腹痛、腹泻及便秘等胃肠道反应，停药或减量一段时间后即消失。可出现瘙痒、红斑、湿疹、荨麻疹或斑丘疹等过敏反应，在停药后数日至 2 周内，皮疹常自行消失；可发生泌尿道结石、血小板减少、白细胞减少、粒细胞缺乏、溶血性贫血、再生障碍性贫血以及全血细胞减少。曾有天冬氨酸氨基转移酶、丙氨酸氨基转移酶及碱性磷酸酶升高的报道。**【禁忌证】**对本药或磺酰脲类药过敏者，已确诊的 1 型糖尿病患者，2 型糖尿病患者伴有酮症酸中毒、昏迷、严重烧伤、感染、外伤和重大手术等应激情况，肝肾功能不全者，白细胞减少者，肾上腺功能不全者以及孕妇禁用。**【用药须知】**❶体质虚弱者，伴高热、恶心、呕吐者，有消化道狭窄、腹泻者不宜使用本药控释片。❷用药期间应定期检测血糖及尿糖、血常规及肝、肾功能，并进行眼科检查，必要时测定糖化血红蛋白。**【药物相互作用】**❶与下列药物合用可增加低血糖的发生率：丙磺舒、别嘌醇；H_2 受体阻断药；抗凝药及氯霉素、咪康唑；水杨酸盐、贝特类降血脂药、胍乙啶、奎尼丁、水杨酸盐类及单胺氧化酶抑制药；β 肾上腺素受体阻断药；合用其他降血糖药物，如二甲双胍、阿卡波糖、胰岛素及胰岛素增敏药等；磺胺类药、保泰松、乙硫异烟胺、四环素、环磷酰胺、阿扎丙宗等。❷与香豆素类抗凝药合用时，两者初始血药浓度皆升高，但随后血药浓度均降低。❸雌激素、氯丙嗪、二氮嗪、利福平、苯妥英钠、拟交感神经类药、糖皮质激素、甲状腺素、麻醉药以及髓襻利尿药或噻嗪类利尿药可能降低本药作用。❹乙醇可加强本药的降血糖作用。**【用药过量】**药物过量时尚无特殊解救药，可按一般原则处理，重点是监测血糖，及时纠正低血糖，给予对症支持治疗。透析可能无效。

格列喹酮 Gliquidone【常用名】环甲苯脲、糖适平。【常用剂型与规格】片剂：30mg/片。【作用与用途】本品为第二代口服磺酰脲类降糖药，可降低空腹及餐后血糖。用于治疗 2 型糖尿病，适用于病程短、病情较轻的患者，特别适用于 60 岁以上老年人、体质虚弱、营养不良及伴有明显心、脑血管硬化的患者，也适用于轻中度肾功能不全的 2 型糖尿病患者。【药动学】口服吸收快，2～3h 血药浓度达峰值，作用可持续 8h，$t_{1/2}$ 为 1～2h。95％经肝脏很快代谢，并由胆汁分泌入肠道随粪便排出体外。仅 5％经肾排出，是第二代 SU 降糖药中主要从肝脏代谢的唯一药物。【用法用量】口服：开始 30mg，早餐前及午餐前（或晚餐前）各 1 次，也可 15mg/次，3 次/d，三餐前服。1 周后按需调整，必要时逐步加量。一般 90～120mg/d，最大剂量不超过 180mg/d。【不良反应】低血糖是最常见的不良反应，可表现为头痛、嗜睡、震颤、大汗、心动过速、面色苍白、焦虑、感觉迟钝、疲倦、注意力不集中、饥饿感、恶心、视物模糊等。严重低血糖可导致癫痫发作、偏瘫和昏迷。当存在下列一些危险因素时，发生更频繁，如不良饮食习惯、老年患者、剧烈或持久的运动、肝肾功能不全、虚弱或饮酒等。此外可出现皮肤瘙痒、红斑、荨麻疹、麻疹样皮疹以及斑丘疹等。少见白细胞减少、粒细胞缺乏、贫血以及血小板减少。极少见肝功能异常。【禁忌证】对本药及磺胺类药物过敏者，已确诊的 1 型糖尿病患者，糖尿病酮症酸中毒以及昏迷、感染、创伤、术后等应激状况下的患者，严重肝、肾功能不全者，白细胞减少患者、卟啉病患者，孕妇以及哺乳期妇女禁用。【用药须知】❶伴有高热、恶心和呕吐者，肝功能异常者以及合并肾上腺皮质功能减退或腺垂体功能减退者（尤其未经激素替代治疗者）慎用。❷定期检查血糖及尿糖。❸本药引起持久严重低血糖的风险相对较小。发生低血糖时，一般只需进餐或饮用含糖饮料即可纠正，极少数严重者可静脉给予葡萄糖。【药物相互作用】参见"格列吡嗪"相关内容。【用药过量】药物过量可出现：低血糖表现。处理：若发生低血糖，一般只需进食糖、糖果或甜饮料即可纠正，如仍不见效，应立即就医。极少数严重者可静注葡萄糖。

格列美脲 Glimepiride【常用名】迪北、亚莫利。【常用剂型与规格】片剂：1mg/片，2mg/片，3mg/片；胶囊：2mg/粒。【作用与用途】本品为第三代口服磺酰脲（SU）类降血糖药。临床用于治疗经饮食控制、体育锻炼及减轻体重均不能满意控制的 2 型糖尿病。【药动学】口服迅速而完全吸收，空腹或进食时服用对吸收无明显影响，服后 2～3h 达血药峰值，在肝脏内经 P450 氧化代谢成无降糖活性的代谢物，60% 经尿排泄，40% 经粪便排泄。【用法用量】口服：开始用量 1mg/d，以后每隔 1～2 周按血糖测定调整剂量，用量一般为 1～4mg/d，最大剂量 6mg（仅个别患者需用至 8mg）。在达到满意疗效后，可试行减量，以采用最低有效量，避免低血糖。可于餐前即服或餐时服。【不良反应】可引起低血糖症，尤其是年老体弱患者或在治疗初期、不规则进食、饮酒及肝肾功能损害时。在治疗开始阶段，可能对视力产生暂时性影响。少见恶心呕吐、腹泻、腹痛、瘙痒、红斑、荨麻疹、头痛、乏力以及头晕等，偶见上腹压迫感或胀满感，罕见血小板减少，极个别患者出现白细胞减少、溶血性贫血、粒细胞缺乏、全血细胞减少及血清氨基转移酶升高等。【禁忌证】对本药、其他磺酰脲类或磺胺类药过敏者；已确诊的 1 型糖尿病患者；严重肝、肾功能损害者；伴有酮症酸中毒、昏迷、严重烧伤、感染、外伤和重大手术等应激情况的 2 型糖尿病患者，或曾有糖尿病酮症酸中毒或糖尿病昏迷史者；白细胞减少者；孕产妇及哺乳期妇女禁用。【用药须知】❶体质虚弱者，老年患者，肝、肾功能不全者，恶心、呕吐患者，肾上腺皮质功能或腺垂体功能减退者以及高热患者慎用。❷定期监测血常规、血糖、糖化血红蛋白（一般 3～6 个月 1 次）、尿糖、尿酮体及肝、肾功能，并进行眼科检查。❸服药时用水整片吞服，不要嚼碎。【药物相互作用】❶与下列药物合用可增加低血糖的发生：如胰岛素、其他降糖药、血管紧张素转换酶抑制药（ACEI）、别嘌醇、促蛋白合成类固醇及雄激素、氯霉素、香豆素衍生物、环磷酰胺、丙吡胺、芬氟拉明、苯吡胺醇、纤维素衍生物、氟苯氧丙胺、胍乙啶、异环磷酰胺、单胺氧化酶抑制药（MAOI）、益康唑、对氨水杨酸、乙酮可可碱保泰松、羟基保泰松、丙磺舒、喹诺酮类、水杨酸、磺吡酮、磺胺类、四环素族、氯乙环磷酰胺、奎尼丁、咪康唑以及贝特类降血脂药。❷噻嗪类利尿药、乙酰唑胺、巴比妥类、糖皮质激素、肾上腺素和其他拟交感神经药、胰高血糖素、轻泻药（长期使用时）、烟酸、雌激素和孕激素、吩噻嗪类、苯妥英钠以及甲状腺激素可能降低本药作用。❸与利福平联用时，可降低本药的血药浓度，两者合用应谨慎。【用药过量】药物过量可出现：低血糖表现。处理：对于不伴有意识丧失的轻度低血糖患者，可采用口服葡萄糖、调整本药用量及进餐等方式以纠正低血糖。对于伴有昏迷、癫痫发作的严重低血糖反应，应立即快速静注 50% 葡萄糖注射液，然后持续静滴 10% 葡萄糖注射液，以维持患者血糖水平高于 100mg/dL。

格列齐特 Gliclazide【常用名】达美康、甲磺吡脲。**【常用剂型与规格】**片剂：40mg/片，80mg/片；缓释片：30mg/片。**【作用与用途】**本品为第二代磺酰脲类（SU）抗糖尿病药，适用于单用饮食疗法、运动治疗和减轻体重不足以控制血糖水平的成人非胰岛素依赖型糖尿病（2型），尤其适合于肥胖患者及老年患者。**【药动学】**口服吸收较快，2～6h血药浓度达峰值，持续时间可达24h。主要经肝脏代谢失活。60%～70%随尿液排泄，10%～20%随粪便排出。其肾排泄率较格列本脲低，可用于轻、中度肾功能不全的患者。**【用法用量】**口服。❶片剂：80mg/次，开始时2次/d，连服2～3周，然后根据血糖和尿糖调整用量。一般剂量范围为80～240mg。❷缓释片：仅服1次/d，30～120mg/次。建议早餐时服用。根据患者的代谢反应（血糖，HbAlc）调整剂量。首次建议剂量为30mg/d，如血糖水平不佳，可逐次增至60mg/d、90mg/d或120mg/d，每次增量间隔至少1个月，治疗2周后血糖仍无下降时可增加剂量。最大剂量不得超过120mg/d。**【不良反应】**主要不良反应为低血糖，在进餐延迟、剧烈体力活动、用量过大或与可致低血糖的药物合用时更易发生。可出现皮疹，偶致剥脱性皮炎及头晕，有时可出现食欲增强，体重增加。少见黄疸、肝功能异常、贫血、血小板减少，以及白细胞减少甚至粒细胞缺乏。**【禁忌证】**对本药或磺胺类药物过敏者，已明确诊断的1型糖尿病患者，伴有酮症酸中毒、昏迷、严重烧伤、感染、外伤和重大手术等应激情况的患者，严重肝、肾功能不全者，白细胞减少者及孕妇禁用。**【用药须知】**❶体质虚弱者，伴有高热或恶心、呕吐者以及有肾上腺皮质功能或腺垂体功能减退者慎用。❷用药期间应定期测血糖、尿糖、尿酮体、尿蛋白和肝、肾功能，并定期进行眼科检查。❸使用本药的同时应控制饮食，否则疗效不理想；肥胖的糖尿病患者应限制每日摄入总热量与脂肪比例，并进行体育活动，以减轻体重，否则病情难以得到满意控制；餐前服药效果较好。为减少胃肠反应，也可于进餐时服药。**【药物相互作用】**参见"格列吡嗪"相关内容。**【用药过量】**参见"格列美脲"相关内容。

吡格列酮 Pioglitazone【常用名】艾可拓、卡司平。**【常用剂型与规格】**片剂：30mg/片。**【作用与用途】**本品为噻唑烷二酮类胰岛素增敏剂，通过提高靶组织对胰岛素的敏感性而有效地控制血糖。临床用于接受下列疗法而未得到充分疗效的2型糖尿病患者，推断为有胰岛素抵抗的患者：仅使用饮食疗法和（或）运动疗法；使用饮食疗法和（或）运动疗法加磺酰脲类药物；使用饮食疗法和（或）运动疗

法加 α-葡萄糖苷酶抑制药。【药动学】口服给药后，t_{max} 约为 2h，表观分布容积为 (0.63 ± 0.41) L/kg。进食不改变本药的吸收率，但 t_{max} 延迟 3～4h。血浆蛋白结合率＞99%。通过羟基化和氧化作用而代谢，部分代谢产物仍有活性，$t_{1/2}$ 为 3～7h，总吡格列酮（吡格列酮及其活性代谢产物）的 $t_{1/2}$ 为 16～24h。大部分药物以原形及代谢产物形式随粪便排出。【用法用量】口服。❶单药治疗：起始剂量为 15～30mg/次，1 次/d，必要时可增加至 45mg/d（一日最大剂量）。❷联合治疗：如患者对单药治疗反应不佳，应考虑联合用药。起始剂量为 15～30mg/次，1 次/d，同时继续使用胰岛素、二甲双胍或磺酰脲类降血糖药治疗，如出现血糖低于或等于 5.5mmol/L 时，胰岛素应减量 10%～25%，磺酰脲类抗糖尿病药也应减量，但二甲双胍可能不需要调整剂量。❸老年人通常生理功能减退，宜从 15mg/（d·次）开始服药。【不良反应】可出现上呼吸道感染、鼻窦炎、咽炎、头痛及感觉异常；可导致血容量增加，进而可因心脏前负荷增加而致心脏肥大，本药还可能引起或加重心力衰竭；可能出现（＜0.1%）伴随天冬氨酸氨基转移酶、丙氨酸氨基转移酶显著升高的肝功能障碍或黄疸；偶见腹部不适。【禁忌证】对本药过敏者、1 型糖尿病患者或糖尿病酮症酸中毒者、肝功能不全者、心功能Ⅲ级或Ⅳ级的患者、心力衰竭或有心力衰竭史者、严重肾功能障碍者、严重感染以及手术前后或严重创伤者禁用。【用药须知】❶心肌梗死、心绞痛、心肌病、高血压性心脏病患者、水肿患者、绝经前不排卵的女性以及脑垂体功能不全或肾上腺功能不全者慎用。❷治疗前及治疗期间定期检查肝功能，并定期测定血常规、空腹血糖、糖化血红蛋白（HbA1c）。开始使用和增加本药剂量时，应监测患者充血性心力衰竭的症状和体征。❸特别警示：包括本药在内的噻唑烷二酮类药物可引起或加重充血性心力衰竭，禁止用于心功能Ⅲ级或Ⅳ级的患者。【药物相互作用】❶与葡萄甘露聚糖合用时，可增强降血糖作用。❷与苦瓜、桉树属植物、葫芦巴、人参、胍胶、车前草、圣约翰草合用发生低血糖的风险增加。❸与阔叶灌木丛类、聚合草、石蚕属植物、金不换、卡乏椒素、薄荷、黄芩属植物、缬草合用，可导致血清氨基转移酶升高。❹同时给予另一噻唑烷二酮和口服避孕药（含炔雌醇、炔诺酮）时，两者的血浆浓度均降低约 30%，从而导致口服避孕药失效。【用药过量】当出现服药过量时，应根据患者临床症状、体征进行适当的支持治疗。

第四节　糖尿病辅助用药

α-硫辛酸 Thioctic Acid【常用名】奥力宝、奥天利。**【常用剂型与规格】**注射剂：150mg/6mL，300mg/12mL，600mg/20mL。**【作用与用途】**本品为丙酮酸脱氢酶复合物、酮戊二酸和氨基酸氢化酶复合物的辅助因子。促进葡萄糖的利用，防止高血糖造成的神经病变。临床用于糖尿病周围神经病变引起的感觉异常。**【药动学】**口服生物利用度为87%，t_{max}为2～4h，食物可减少本药吸收。在肝脏代谢，有首过效应。经肾排泄，原形药消除 $t_{1/2}$ 为10～20min。**【用法用量】❶**静滴：250～500mg，加入100～250mL生理盐水滴注。严重者可300～600mg/d，2～4周为1个疗程。老年人无须调整剂量。**❷**肌注：300～600mg/d，连用2～4周，再改为口服维持治疗。每个注射部位的最大剂量是50mg。**❸**静注：300～600mg/d，连用2～4周，再改为口服维持治疗。注射应缓慢，最大速率是2mL/min。**【不良反应】**肌注偶可引起注射部位荨麻疹、湿疹，也可出现全身反应，严重者出现过敏性休克。极少出现紫癜及由血小板功能异常引起的出血倾向、抽搐及复视等。**【禁忌证】**对本药过敏者、新生儿、孕妇和哺乳期妇女禁用。**【用药须知】❶**与抗糖尿病药合用降血糖作用加强，出现低血糖的危险增加，应定期监测血糖、低血糖症症状和体征。**❷**静注速度应慢，注射过快偶可出现头胀、紧张性头痛及呼吸困难，可自行缓解。**❸**活性成分对光敏感，应在即将使用前将安瓿从盒内取出。配好的输液用铝箔包裹避光，可保持稳定6h，输注时也应用铝箔包裹容器。**❹**如胃肠道外给药2周后未见改善，应在治疗方案中加入维生素B_1，100～300mg/d，口服，持续2周；如出现神经病变暂时性加重，可用抗抑郁药或安定类药治疗。**【药物相互作用】❶**可抑制顺铂的作用，应避免两者合用。**❷**与抗糖尿病药合用出现低血糖症的危险增加。**❸**酒精可能降低本药作用。

第五节　甲状腺激素及抗甲状腺药

甲状腺素 Thyroxine【常用剂型与规格】片剂：40mg/片。**【作用与用途】**本品为甲状腺激素药，主要成分甲状腺激素包括甲状腺素（T₄）和三碘甲状腺原氨酸（T₃）2种。有促进分解代谢和合成代谢的作用，对人体正常代谢及生长发育有重要影响，对婴幼儿中枢神经的发育甚为重要。用于各种原因引起的甲状腺功能减退症。【药动学】无可靠参考文献。【用法用量】口服：用药应高度个体化。成人，10～20mg/次，逐渐增加，维持量为40～120mg/d。少数患者需要160mg/d。婴儿及儿童完全替代量：1岁以内，8～15mg；1～2岁，20～45mg；2～7岁以上，45～60mg；7岁以上，60～120mg。开始剂量为完全替代量的1/3，逐渐加量。治疗中应根据临床症状及T₃、T₄、TSH检查调整剂量。【不良反应】如用量适当无任何不良反应。【禁忌证】心绞痛、冠心病和快速型心律失常者禁用。【用药须知】❶孕妇及哺乳期妇女，动脉硬化、心功能不全、糖尿病、高血压患者慎用。❷对病程长、病情重的甲状腺功能减退症或黏液性水肿患者使用本类药应谨慎，开始用小剂量，以后缓慢增加，直至生理替代剂量。❸伴有腺垂体功能减退症或肾上腺皮质功能不全患者应先用皮质类固醇，等肾上腺皮质功能恢复正常后再用本类药。❹糖尿病患者服用甲状腺激素应视血糖水平适当增加胰岛素或降糖药剂量。【药物相互作用】❶甲状腺激素与抗凝药如双香豆素合用时，后者的抗凝作用增强，可能引起出血；应根据凝血酶原时间调整抗凝药剂量。❷与三环类抗抑郁药合用时，两类药的作用及毒副作用均有所增强，应注意调整剂量。❸服用雌激素或避孕药者，因血液中甲状腺素结合球蛋白水平增加，合用时甲状腺激素剂量应适当调整。❹考来烯胺（cholestyramine）或考来替泊（cholestipol）可以减弱甲状腺激素的作用，两类药配伍用时，应间隔4～5h服用，并定期测定甲状腺功能。❺β肾上腺素受体阻滞药可减少外周组织T₄向T₃的转化，合用时应注意。【用药过量】长期用药过量可引起甲状腺功能亢进症，如心动过速、心悸、心绞痛、心律失常、头痛、神经质、兴奋、不安、失眠、骨骼肌痉挛、肌无力、手震颤、多汗、潮红、怕热、腹泻、呕吐、体重减轻等类似甲状腺功能亢进症的症状。老年人和心脏病者可发生心绞痛和心肌梗死。处理：减量或停用可使症状消失，并可用β受体阻断药对抗。

左甲状腺素 Levothyroxine【常用名】加衡、优甲乐。【常用剂型与规格】片剂：20μg/片，25μg/片，50μg/片。【作用与用途】本品为人工合成的四碘甲状腺原氨酸，在体内转变成三碘甲状腺原氨酸（T₃）而活性增强，具有维持人体正常生长发育、促进代谢、增加产热和提高交感-肾上腺系统感受性等作用。适用于先天性甲状腺功能减退症与儿童及成人的各种原因引起的甲状腺功能减退症的长期替代治疗，也可用于单纯性甲状腺肿，慢性淋巴性甲状腺炎，甲状腺癌手术后的抑制治疗以及诊断甲状腺功能亢进的抑制试验。【药动学】口服由胃肠道吸收，生物利用度为 40%～80%。用于甲状腺功能减退症的替代治疗时，口服 1～2 周才能达到最大疗效，停药后作用可持续 1～3 周。吸收后 99% 与血浆蛋白结合，也有报道仅 0.03% 以游离形式存在。主要以去碘化过程在肝脏部分代谢，随尿排泄，部分与葡萄糖醛酸和硫酸结合后随胆汁排泄。甲状腺功能正常时，消除 $t_{1/2}$ 6～7d，甲状腺功能减退时 $t_{1/2}$ 9～10d，甲亢时 $t_{1/2}$ 3～4d。【用法用量】口服。❶成人：一般最初用 25～50μg/d，最大量不超过 100μg/d，可每隔 2～4 周增加 25～50μg，直至维持正常代谢为止。一般维持剂量为 50～200μg/d。❷老年或有心血管疾病患者：起始量以 12.5～25μg 为宜，可每 3～4 周增加一次剂量，每次增加 12.5～25μg。❸婴儿及儿童日剂量：6 月龄以内，25～50μg；7～12 月龄，50～70μg；2～5 岁，75～100μg；6～12 岁，100～150μg；12 岁以上，150～200μg。用药后 2～4 周增加一次剂量（12.5～25μg），至临床表现及甲状腺激素水平完全正常。【不良反应】少数患者由于对剂量不耐受或用药过量，特别是治疗开始时剂量增加过快，可能出现心动过速、心悸、心绞痛、心律失常、头痛、假脑瘤、震颤、坐立不安、失眠、骨骼肌痉挛、肌无力、多汗、潮红、发热、呕吐、腹泻、体重减轻及月经紊乱，但减量或停药数日后上述症状可逐渐消失。一旦上述症状消失后，应谨慎地重新开始用药；对部分过敏患者，可能会出现超敏反应。【禁忌证】对本药过敏、肾上腺功能不全、垂体功能不全、甲状腺毒症、甲状腺自律、冠心病、心绞痛、动脉硬化、高血压、急性心肌梗死、急性心肌炎和急性全心炎、非甲状腺功能减退性心力衰竭、快速性心律失常患者以及肥胖症患者禁用。【用药须知】❶糖尿病患者、心肌缺血患者以及老年患者慎用。❷治疗期间应检测血 T_3、T_4 或血清游离三碘甲状腺素原氨酸（FT_3）、血清游离甲状腺素（FT_4）及超敏血清促甲状腺素（老年患者应每 3 个月监测 1 次）。对合并冠心病、心功能不全或者心动过速性心律失常的患者必须注意避免使用本药引起的甚至轻度的甲亢症状，应经常进行甲状腺激素水平的监测。【药物相互作用】❶与苯乙肼、抗凝药合用可使后者作用增强。❷与三环类抑抑郁药合用时，两类药的作用及不良反应均有所增强。❸与口服降糖药或胰岛素合用时，后者的需要量增加。❹与雌激素或避孕药合用时，本药剂量应适当增加。❺与洋地黄类如地高辛合用可增加后者的毒性。❻药酶诱导剂能增加甲状腺激素代谢。❼与考来烯胺或考来替泊合用可以减弱其作用。❽与考来烯胺合用使本药吸收减少。❾与氨碘酮合用时，不可接受胃肠外麻醉。【用药过量】可致强烈的β-拟交感神经效应，如心动过速、焦虑、激动和无意识运动。长期滥用的患者会出现心脏性猝死。处理：根据药物过量的程度，建议停药并进行检查。使用β受体阻滞药能够缓解β拟交感神经效应症状，极度药物过量的情况可以使用血浆置换。

甲巯咪唑 Thiamazole【常用名】佳必定、佳琪亚。【常用剂型与规格】片剂：5mg/片，10mg/片。【作用与用途】本品为咪唑类抗甲状腺药，适用于各种类型的甲状腺功能亢进症，尤其适用于病情较轻，甲状腺轻至中度肿大患者；青少年及儿童、老年患者；甲状腺手术后复发，又不适于用放射性^{131}I治疗者；手术前准备以及作为^{131}I放疗的辅助治疗。作用较丙硫氧嘧啶强，奏效快，维持时间长。【药动学】口服由胃肠道迅速吸收，吸收率为70%～80%，广泛分布于全身，但浓集于甲状腺，在血液中不和蛋白质结合，$t_{1/2}$约3h，其生物学效应能持续相当长时间。甲巯咪唑及代谢物75%～80%经尿排泄，易通过胎盘并能经乳汁分泌。【用法用量】口服 ❶成人，开始时30mg/d，可按病情轻重调节为15～40mg/d，最大量60mg/d，分次口服，维持量为5～15mg/d，疗程一般12～18个月。❷小儿，开始时剂量为按体重0.4mg/(kg·d)，分次口服。维持量约减半或按病情轻重调节。【不良反应】较多见皮疹、皮肤瘙痒及白细胞减少。可见味觉减退、恶心、呕吐、上腹不适、关节痛、头晕头痛、脉管炎及红斑狼疮样综合征。罕见肝炎、间质性肺炎、肾炎。较少见严重的粒细胞缺乏、血小板减少以及凝血因子Ⅱ或因子Ⅶ降低等。【禁忌证】对硫脲类衍生物过敏者、血细胞计数有改变的患者、有胆汁淤积的患者以及使用卡比马唑或本药治疗后发生骨髓损伤的患者禁用。【用药须知】❶对其他甲巯咪唑复合物过敏者、血白细胞计数偏低者以及肝功能不全者慎用。❷在治疗过程中，应定期检查血常规、肝功能、甲状腺功能。❸轻度白细胞减少不必停药，但应加强观察，复查血常规。出现粒细胞缺乏或肝功能损害时，应停药，并予以支持治疗。❹服用本药期间应避免摄入高碘食物或含碘药物。❺配合使用较大剂量的普萘洛尔，也可用于甲状腺危象。❻放射性碘治疗前2～4d应停用本药，治疗后3～7d可恢复用药。【药物相互作用】❶对氨水杨酸、保泰松、巴比妥类、酚妥拉明、妥拉唑林、维生素B_{12}、磺胺类、磺酰脲类等都可能抑制甲状腺功能，引起甲状腺肿大。❷本药可降低抗凝药的疗效。【用药过量】可导致甲状腺功能减退，出现代谢降低的相应症状，通过反馈效应，可以激活腺垂体，随后可出现甲状腺肿的生长。处理：一旦达到甲状腺功能正常的代谢状态即将剂量下调，则可以避免这种情况的发生，必要时，可添加左甲状腺素。

丙硫氧嘧啶 Propylthiouracil【常用名】丙基硫氧嘧啶、丙赛优。【常用剂型与规格】片剂：50mg/片，100mg/片。【作用与用途】本品为硫脲类抗甲状腺药，用于各种类型的甲状腺功能亢进症，尤其适用于：病情较轻，甲状腺轻至中度肿大患者；青少年及儿童、老年患者；甲状腺手术后复发，又不适于放射性^{131}I治疗者；手术前准备以及作为^{131}I放疗的辅助治疗。【药动学】口服易吸收，分布于全身，服后20～30min达甲状腺。60%在肝内代谢。$t_{1/2}$为2h。可通过胎盘和乳汁排出。【用法用量】❶甲亢：口服常用量，0.05～0.1g/次，0.15～0.3g/d，极量，0.2g/次，0.6g/d，维持量25～80mg/d。❷甲亢的术前准备：100mg/次，3～4次/d。术前服用本药可使甲状腺功能恢复到正常或接近正常，后加服碘剂2周再进行手术，术前1～2d停服本药。❸作为放射性碘治疗的辅助治疗：100mg/次，3次/d。❹甲状腺危象：600～1200mg/d，分次给药。❺儿童剂量：开始剂量按4mg/(kg·d)，分次口服，维持量酌减。【不良反应】常见头痛、眩晕、关节痛、唾液腺和淋巴结肿大以及味觉减退、恶心、呕吐、上腹部不适。也有皮疹、皮肤瘙痒、药物热、脉管炎、红斑狼疮样综合征及再生障碍性贫血。少见严重的粒细胞缺乏、血小板减少、凝血因子Ⅱ或因子Ⅶ降低及凝血酶原时间延长。罕见间质性肺炎、肾炎及肝功能损害。有致抗中性粒细胞胞浆抗体相关性肺小血管炎的个案报道。【禁忌证】对本药或其他硫脲类药物过敏者、严重肝功能损害者、白细胞严重缺乏者、结节性甲状腺肿伴甲状腺功能亢进者、甲状腺癌患者以及哺乳期妇女禁用。【用药须知】❶外周血白细胞计数偏低者及肝功能异常者慎用。❷在治疗过程中，应定期检查血常规及肝功能。❸用药过程中若出现甲状腺功能减退表现及血TSH水平升高，应减量或暂时停药，同时辅以甲状腺激素制剂。【药物相互作用】❶可增强抗凝血药的抗凝作用。❷与对氨水杨酸、保泰松、巴比妥类、酚妥拉明、妥拉唑林、维生素B_{12}、磺胺类、磺酰脲类等合用时须注意可能出现的甲状腺功能抑制和甲状腺肿大。【用药过量】甲状腺肿和甲状腺功能减退及其伴随症状。处理：此时应停药。过量用药尚无特殊处理方法。一般情况，停药后，甲状腺功能会自行恢复。如甲状腺功能减退程度严重或甲状腺肿明显，必须补充甲状腺素。

碘塞罗宁 Liothyronine【常用名】特初新、三碘甲状腺氨酸钠。
【常用剂型与规格】片剂：$20\mu g/$片，$25\mu g/$片，$50\mu g/$片。**【作用与用途】**本品为三碘甲状腺原氨酸（T_3）的钠盐，其与受体的亲和力较T_4高20倍，为主要的具活性的甲状腺激素。临床用于甲状腺激素抵抗综合征或外周甲状腺激素代谢障碍引起的甲状腺功能减退以及甲状腺功能试验的抑制药。**【药动学】**经胃肠道吸收完全，与T_4相比，T_3与血浆蛋白结合率较低，约0.3%以游离形式存在。在甲状腺功能正常情况下，T_3在血中的$t_{1/2}$为$1\sim2d$，在甲状腺功能减退时略延长，在甲状腺功能亢进时约为$0.6d$。极少量可透过胎盘，乳汁分泌甚微。**【用法用量】❶**甲状腺功能减退：开始剂量$10\sim25\mu g/d$，分$2\sim3$次口服，隔$1\sim2$周递增$10\sim25\mu g$，直至甲状腺功能恢复正常。维持为$25\sim50\mu g/d$。**❷**诊断甲状腺功能亢进症：$80\mu g/d$，分$3\sim4$次口服，连用$7\sim8d$。**【不良反应】**可诱发肌无力、绝经前妇女骨质疏松、出现皮肤过敏反应以及药物热等。甲状腺功能正常或有黏液水肿的患者使用本药后导致蛋白结合碘减少$25\%\sim30\%$，T_4水平降低42%以及甲状腺素结合球蛋白（TBG）减少到初始基线值的18%。显著的生长激素减少和甲状腺功能亢进亦有报道。**【禁忌证】**对甲状腺激素过敏的患者、肥胖症患者、垂体功能减退引起的肾上腺皮质功能不足以及甲状腺危象患者禁用。**【用药须知】❶**心绞痛、动脉硬化、冠心病、高血压、心肌梗死、糖尿病、尿崩症、艾迪生病、肾上腺功能不全及肾上腺功能亢进患者慎用。**❷**本药起效快、血药浓度不稳定，主要用于治疗需要迅速见效的甲状腺功能减退患者，不可用于一般甲状腺功能减退的替代疗法。**❸**年龄大、心功能不全、病程长、病情重的甲状腺功能减退或黏液性水肿患者使用本类药应谨慎小心。**❹**伴有腺垂体功能减退或肾上腺皮质功能不全患者应先用皮质类固醇，待肾上腺皮质功能恢复正常后再用本药。**❺**伴有心血管病时的甲减患者，要注意心肌缺血或心律失常的出现。**【药物相互作用】❶**与苯乙肼、抗凝药合用可使后者的作用增强。**❷**与三环类抗抑郁药合用时，两类药的作用及不良反应均有所增强。**❸**与口服降糖药或胰岛素合用时，后者的需要量增加。**❹**与雌激素或避孕药合用时，本药剂量应适当增加。**❺**与洋地黄类如地高辛合用可增加后者的毒性。**❻**药酶诱导剂能增加甲状腺激素代谢。**❼**与考来烯胺或考来替泊合用可以减弱本药的作用。**❽**与考来烯胺合用使本药吸收减少。**❾**与碘硫酮合用不可接受胃肠外麻醉。**【用药过量】**可引起心动过速、心悸、心绞痛、心律失常、头痛、神经质、兴奋、不安、失眠、骨骼肌痉挛、肌无力、震颤、出汗、潮红、怕热、发热、腹泻、呕吐、体重减轻等类似甲状腺功能亢进的症状。处理：可进行洗胃或诱导呕吐以减少胃肠道吸收，并行对症治疗和支持治疗。

复方碘口服溶液 Compound Iodine Solution【常用剂型与规格】口服液：100mL/瓶（含碘5g，碘化钾10g）。**【作用与用途】**本品为抗甲状腺药，调节甲状腺功能。用于地方性甲状腺肿的治疗和预防，甲状腺功能亢进症手术治疗前的准备以及甲状腺功能亢进症危象。**【药动学】**碘和碘化物在胃肠道中吸收迅速而完全，碘也可经皮肤进入体内。在血液中碘以无机碘离子形式存在，由肠道吸收的碘约30％被甲状腺摄取，其余主要由肾脏排出，少量由乳汁和粪便中排出，极少量由皮肤与呼吸排出。碘可以通过胎盘到达胎儿体内，影响胎儿甲状腺功能。**【用法用量】❶**甲状腺手术术前用药：抗甲状腺药物治疗甲亢症状控制后，于术前10～14d开始口服复方碘溶液，3次/d，3～5滴（0.1～0.3mL/次），涂于食物中服用。**❷**治疗地方性甲状腺肿：0.1～0.5mL/d，2周为1个疗程。**❸**预防地方性甲状腺肿，根据当地缺碘情况而定，一般0.02mL（100μg）/d。**❹**甲状腺危象：3～6mL/次，1次/6h，或初次3～5mL，以后3mL/次。**【不良反应】❶**过敏反应不常见，可在服药后立即发生，或数小时后出现血管性水肿，表现为上肢、下肢、颜面部、口唇、舌或喉部水肿，也可出现皮肤红斑或风团、发热、不适。**❷**少见关节疼痛、嗜酸细胞增多、淋巴结肿大。**❸**长期服用，可出现口腔、咽喉部烧灼感、流涎、金属味、牙齿和牙龈疼痛、胃部不适、剧烈疼痛、手足麻木刺痛、下肢沉重无力。**❹**少见腹泻、恶心、呕吐和胃痛等消化道不良反应。**❺**罕见动脉周围炎，类白血病样嗜酸性粒细胞增多。**【禁忌证】**妊娠及哺乳期妇女、婴幼儿、活动性肺结核患者、对碘化物过敏者禁用。**【用药须知】❶**有口腔疾患者慎用，浓碘液可致唾液腺肿胀、触痛、口腔、咽喉部灼烧感、金属味，牙齿和牙龈疼痛，唾液分泌增加。故应涂于淀粉类食物中服用；急性支气管炎、肺水肿、高钾血症、甲状腺功能亢进症、肾功能受损者慎用。**❷**应用能影响甲状腺功能，影响甲状腺吸碘率的测定，甲状腺核素扫描显像结果也受影响，这些检查均宜安排在应用前进行。**【药物相互作用】❶**与抗甲状腺药物合用有可能致甲状腺功能低下和甲状腺肿大。**❷**与血管紧张素转换酶抑制药合用以及与保钾利尿药合用时，易致高钾血症，应监测血钾。**❸**与锂盐合用时，可能引起甲状腺功能减退和甲状腺肿大。**❹**与^{131}I合用时，将减少甲状腺组织对^{131}I的摄取。**❺**与鞣质、生物碱及一些还原剂等易起化学变化，当配合中草药治疗时应注意配伍禁忌问题，可将两药服用时间错开。【用药过量】处理：大量饮水和增加食盐摄入，均能加速碘的排泄。过量中毒时，应立即用淀粉糊或米汤灌胃，并送医院救治。

卡比马唑 Carbimazole【常用名】甲亢平、卡比乌唑。【常用剂型与规格】片剂：5mg/片。【作用与用途】本品为咪唑类抗甲状腺药，适用于多种类型的甲状腺功能亢进症。包括格雷夫斯病、甲状腺腺瘤、结节性甲状腺肿及甲状腺癌引起的甲状腺功能亢进。在格雷夫斯病中，尤其适用于：病情较轻，甲状腺轻至中度肿大者；青少年及儿童、老年患者；甲状腺手术后复发，但又不适于放射性^{131}I治疗者；手术前准备；作为^{131}I放疗的辅助治疗。【药动学】口服吸收完全，在血循环中迅速转化为甲巯咪唑，并聚集于甲状腺组织。口服0.5～1 h后，甲巯咪唑达到血药浓度峰值，$t_{1/2}$约9 h。随尿液排泄（85%），且主要为甲巯咪唑的代谢物，经粪便排泄率不足1%，可经乳汁分泌。【用法用量】❶口服：初始剂量一般为30mg/d，每8小时1次，按病情调整为15～40mg/d。病情控制后逐渐减量，维持量为5～15mg/d，疗程一般至少为18～24个月。❷儿童剂量：初始剂量为0.4mg/(kg·d)，分次服用，按病情决定维持量。【不良反应】较多见皮疹、皮肤瘙痒以及白细胞减少，可有味觉减退、恶心、呕吐、上腹部不适、头晕、头痛、脉管炎、肾炎、关节痛及红斑狼疮样综合征。严重粒细胞缺乏、血小板减少、凝血因子Ⅱ或因子Ⅶ降低者少见。罕见肝功能损害，导致血清碱性磷酸酶、天冬氨酸氨基转移酶（AST）、丙氨酸氨基转移酶（ALT）、血乳酸脱氢酶及血胆红素升高等。有出现再生障碍性贫血的报道。【禁忌证】对本药或甲巯咪唑过敏者禁用。【用药须知】❶交叉过敏：与丙硫氧嘧啶之间可能存在交叉过敏反应。❷对丙硫氧嘧啶过敏者、肝功能不全者及血白细胞计数偏低者慎用。❸服药期间宜定期检查甲状腺激素水平、血常规及肝功能。【药物相互作用】❶与地高辛和抗凝药合用可影响后者疗效。❷夏枯草可降低血三碘甲状腺原氨酸（T_3）水平，具有抗甲状腺作用，应避免与本药合用。❸对氨水杨酸、保泰松、巴比妥类、酚妥拉明、妥拉唑林、维生素B_{12}、磺胺类、磺酰脲类等都可能抑制甲状腺功能，引起甲状腺肿大。【用药过量】甲状腺功能减退。处理：应及时减量或加用甲状腺片。

第六节 雄激素及同化激素

丙酸睾酮 Testosterone Propionate【常用名】丙酸睾丸素、丙酸睾丸酮。【常用剂型与规格】注射剂：10mg/mL，25mg/mL，50mg/mL，100mg/mL。【作用与用途】雄激素类药，能促进男性器官及副性征的发育、成熟，大剂量时有对抗雌激素作用，抑制子宫内膜增生及卵巢、垂体功能，还有促进蛋白质合成及骨质形成等作用。临床用于原发性或继发性男性性功能低减、男性青春期发育迟缓以及绝经期后女性晚期乳腺癌的姑息治疗。【药动学】肌注吸收较慢，起效时间为 2～4d。98% 与血浆蛋白结合，仅 2% 为游离状态。$t_{1/2}$ 为 10～20min。大部分在肝内代谢成活性较弱的雄酮及无活性的 5β-雄酮，代谢产物的 90% 与葡萄糖醛酸及硫酸结合后随尿排出，约 6% 非结合代谢产物由胆汁排出，其中少部分仍可再吸收，形成肠肝循环。【用法用量】肌注。❶男性性腺功能低下的激素替代治疗：25～50mg/次，2～3 次/周。❷雄激素缺乏症：10～50mg/次，2～3 次/周。❸功能性子宫出血：25～50mg/次，1 次/d，共 3～4 次。❹月经过多或子宫肌瘤：25～50mg/次，2 次/周。❺女性乳腺癌及乳癌骨转移：50～100mg/次，隔日 1 次。❻再生障碍性贫血：100mg/次，每日或隔日 1 次。❼老年性骨质疏松症：25mg/次，2～3 次/周。【不良反应】可出现肝功能损害、水钠潴留、过敏反应及头晕，注射部位可出现疼痛、硬结、感染及荨麻疹。成年男性久用，可出现性功能减退、无精子产生；妇女久用，可出现男性化表现，如多毛、痤疮、闭经、阴蒂增大、嗓音变粗等。【禁忌证】对本药过敏者、前列腺疾病及男性乳房疾病患者、孕妇和哺乳期妇女禁用。【用药须知】❶青春期前儿童，心脏病患者以及肝、肾疾病患者慎用。❷定期检查血清睾酮水平和肝功能。青春期前儿童应用时，应每隔 6 个月测一次骨龄。【药物相互作用】❶与抗凝药合用，可加强抗凝作用。❷与肾上腺皮质激素合用可加重水肿。❸与巴比妥类药物合用可使本药疗效降低。

甲睾酮 Methyltestosterone【常用名】甲基睾丸素、Android。【常用剂型与规格】片剂：5mg/片。【作用与用途】本品为合成的雄激素，能促进男性性器官的发育，维持第二性征；促进蛋白质和骨质的合成；促进红细胞刺激因子生成而使红细胞和血红蛋白增加，并刺激骨髓造血功能。儿童期服用能够加速身体的增长，但骨成熟相对提前。【药动学】经胃肠道和口腔黏膜吸收，口服 10mg 后 1～2h 血药浓度达高峰，$t_{1/2}$ 为 2.5～3.5h，在体内代谢较睾酮慢。舌下含用的疗效比口服高 2 倍。剂量可减半。其代谢产物和给药剂量的 5%～10% 以原形从尿排出。【用法用量】口服或舌下含服。❶男性性腺功能低下者激素替代治疗：5mg/次，2 次/d。❷绝经妇女晚期乳腺癌姑息性治疗：25mg/次，1～4 次/d，如果治疗有反应，2～4 周后，用量可减至 2 次/d，25mg/次。【不良反应】长期大剂量应用时易致胆汁郁积性肝炎，出现黄疸，肝功能异常；舌下给药可致口腔炎，表现为疼痛、流涎等症状；女性可能引起痤疮、多毛、声音变粗、闭经、月经紊乱；男性则可出现睾丸萎缩、精子生成减少、精液减少，可能引起水钠潴留等。【禁忌证】孕妇、前列腺癌患者及对本品过敏者禁用。【用药须知】❶心、肝、肾功能不良者，前列腺肥大及高血压患者慎用。❷女性用药需监测其可能出现的男性化征象；用药期间应定期检查肝功能。【药物相互作用】❶与抗凝药合用可增强后者的疗效。❷与环孢素合用可加重后者的不良反应。❸与肾上腺皮质激素合用可加重水肿。❹与氨苄西林、卡马西平、苯巴比妥、苯妥英钠、扑米酮、利福平等合用，本药的疗效降低。❺与胰岛素合用应减少胰岛素的用量。

苯丙酸诺龙 Nandrolone Phenylpropionate【常用名】苯丙酸南诺龙、苯丙酸去甲睾酮。【常用剂型与规格】注射剂：10mg/mL、25mg/mL、50mg/mL。【作用与用途】本品为蛋白同化激素，能促进氨基酸合成蛋白质，抑制氨基酸分解生成尿素，从而纠正负氮平衡。也可使钙、磷、钾、硫和肌酸蓄积，促进肌肉、骨骼生长和发育，体重增加，还有抑制蛋白质异生等作用。临床用于女性晚期乳腺癌的姑息治疗、伴有蛋白分解的慢性消耗性疾病、不易愈合的骨折、骨质疏松、早产儿、儿童发育不良、功能性子宫出血及子宫肌瘤等患者。【药动学】肌注 100mg 后，1～2d 血药浓度达峰值，作用可维持 1～2 周。【用法用量】肌注。❶女性转移性乳腺癌姑息治疗：25～100mg/周，一般疗程为 12 周。❷蛋白大量分解的严重消耗性疾病：25～50mg/周。❸儿童剂量：1 岁以上，10mg/次，婴儿，5mg/次。【不良反应】可出现恶心、呕吐、消化不良、腹泻、水钠潴留、皮疹、颜面潮红、转氨酶上升及黄疸。有轻微男性化作用，妇女使用后，可能会长胡须，粉刺增多，多毛症，声音变粗、阴蒂肥大、闭经或月经紊乱等反应；男性长期使用可能会有痤疮、精子减少、精液减少等。【禁忌证】高血压患者、前列腺癌患者、男性乳腺癌患者、孕妇及哺乳期妇女禁用。【用药须知】心、肝、肾功能不全者，有骨转移的癌症患者，糖尿病患者，前列腺增生患者，心肌梗死或有冠状动脉硬化病史者慎用。【药物相互作用】❶与双香豆素类或茚满二酮衍生物合用，使抗凝活性增强。❷与具肝毒性的药物合用可加重肝损害。❸与肾上腺皮质激素合用可加重水肿。❹与胰岛素合用应减少胰岛素的用量。

达那唑 Danazol【常用名】安宫唑、丹那唑。【常用剂型与规格】胶囊：100mg/粒，200mg/粒。【作用与用途】本品为合成雄激素，具有弱雄激素活性，兼有蛋白同化作用和抗雌激素作用，但无孕激素和雌激素活性。主要用于痛经症状明显，但体征较轻的子宫内膜异位症；治疗纤维囊性乳腺病及男性乳房发育等；特发性血小板减少性紫癜、遗传性血管神经性水肿、系统性红斑狼疮、青春期性早熟、不孕症与血友病等。【药动学】口服易吸收。餐后服用的血药浓度高于空腹3～4倍。在肝内代谢为炔孕酮类，经肾脏排泄，在体内无明显蓄积作用。消除 $t_{1/2}$ 为 4.5h。【用法用量】❶子宫内膜异位症：从月经周期第1～第3d开始服用，400～800mg/d，分次服用。❷纤维囊性乳腺病：于月经开始后第1d服药，50～200mg/次，2次/d。❸遗传性血管神经性水肿：开始200mg/次，2～3次/d，直到疗效出现，维持量一般是开始量的50%或更少。❹男性乳房发育：200～600mg/d。❺性早熟：200～400mg/d。❻血小板减少性紫癜：200mg/次，2～4次/d。❼血友病：600mg/d，连用14d。❽系统性红斑狼疮：400～600mg/d。【不良反应】较常见的有体重增加、痤疮、皮肤或毛发的油脂增多、下肢水肿等。女性可见闭经、月经周期改变、突破性出血或不规则阴道出血、声音改变、毛发增多及乳房缩小等。较少见的有血尿、鼻出血、牙龈出血、白内障、肝功能损害、颅内压增高、白细胞增多、急性胰腺炎及多发性神经炎等。罕见阴蒂肥大、睾丸缩小及肝功能损害所致巩膜和皮肤黄染。长期用药可出现肝紫癜症和肝腺瘤并发腹腔内大出血。有致血栓形成、血栓栓塞和血栓性静脉炎的报道。【禁忌证】严重心、肝、肾功能不全者，原因不明的阴道异常出血者，卟啉病患者，血栓性疾病患者，雄激素依赖性肿瘤患者，孕妇及哺乳期妇女禁用。【用药须知】❶有癫痫、偏头痛、糖尿病或心、肾功能不全者慎用。❷使用本药时应注意有无心、肝、肾功能损害及生殖器官出血；男性用药时，须随访睾丸大小、精液量及黏度，并进行精子计数与检测精子活动力。建议每3～4个月查1次，特别是青年患者。❸女性出现男性化症状时，应停止治疗。【药物相互作用】

❶与卡马西平合用可使后者的血药浓度升高，同时减弱本药的疗效。❷与华法林合用可使抗凝效应增强。❸与环孢素合用可增加环孢素的不良反应。❹与肾上腺皮质激素合用可加重水肿。❺与氨苄西林、苯巴比妥、苯妥英钠、扑米酮、利福平合用可减弱本药的疗效。❻与胰岛素合用容易对本药产生耐药性。【用药过量】有报道高剂量可引起血清转氨酶升高或黄疸性肝功能受损。

十一酸睾酮 Testosterone Undecanoate【常用名】安迪欧、安特尔。**【常用剂型与规格】**胶囊：40mg/粒；注射剂：250mg/2mL。**【作用与用途】**本品为治疗睾酮缺乏的雄激素类药，可增强免疫功能，促进蛋白质合成和减少分解，促进骨骼生长及促红细胞生成素的产生并增强其作用，对红系祖细胞也有直接刺激作用。此外，也有反馈性抑制促性腺激素分泌及抑制雌激素分泌的作用。用于原发性或继发性睾丸功能减退；男孩体质性青春期延迟；乳腺癌转移的姑息性治疗；再生障碍性贫血的辅助治疗；以及中老年部分性雄激素缺乏综合征。**【药动学】**口服后以乳糜微粒形式在小肠淋巴管被吸收，经胸导管进入体循环，酯键裂解后释出睾酮，这一吸收形式避免了肝脏的首过效应和肝毒性。口服后血药浓度达峰时间有明显的个体差异（平均约4h），连续服用后，血清睾酮水平逐渐升高，在2～3周后达到稳态；单剂肌注后血清睾酮达峰时间约在第7d，21d后恢复到给药前水平。主要分布于肝、肾、脂肪组织，其次为肛提肌、附睾、前列腺等。大部分药物在体内水解成睾酮，约7.2%的药物以原形从尿中排泄。**【用法用量】**❶口服：开始剂量为120～160mg/d，用药2周后，以40～120mg/d维持；分为早晚2次，餐后服用。❷肌注：一般剂量，250mg/次，1个月1次，疗程4～6个月；再生障碍性贫血，首次1000mg，以后500mg/次，1个月2次。**【不良反应】**可见恶心、呕吐、皮疹、哮喘、血管神经性水肿、肝功能异常、欣快感、情绪不稳定、暴力倾向及红细胞增多。另可见阴茎异常勃起、精子减少、精液量减少、女性男性化、男性乳房痛、水钠潴留、高密度脂蛋白胆固醇（HDL-C）降低、低密度脂蛋白胆固醇（LDL-C）升高等。**【禁忌证】**雄激素依赖性肿瘤患者、已确诊或怀疑为前列腺癌患者、孕妇及哺乳期妇女禁用。**【用药须知】**❶有水钠潴留倾向的心脏病、肾脏病患者，心力衰竭（包括无症状型）患者，前列腺增生患者，高血压患者，癫痫患者，三叉神经痛患者及肝、肾功能不全患者慎用。❷用药期间应定期进行前列腺检查；若用于治疗中老年男性PADAM，应定期监测血清前列腺特异性抗原（PSA）。**【药物相互作用】**❶与环孢素、抗糖尿病药、甲状腺素或抗凝药（如华法林）合用，本药能增强它们的活性，但同时也增强其毒性。❷与神经肌肉阻滞药合用，本药对其有拮抗作用。【用药过量】十一酸睾酮的口服急性毒性非常低，由于胶丸中溶剂（油酸）的原因，高剂量可能会引起肠胃反应。处理：可通过洗胃和支持疗法进行治疗。

替勃龙 Tibolone【常用名】7-甲基异炔诺酮、利维爱。【**常用剂型与规格**】片剂：2.5mg/片。【**作用与用途**】本品兼有雌激素、孕激素及弱雄激素活性。临床用于自然或手术绝经后雌激素降低所致的多种症状，如潮热、盗汗、情绪改变、睡眠障碍、头晕、麻刺感以及肌肉、关节和骨骼疼痛等，并可改善泌尿生殖道局部症状，如尿痛、性交痛、反复尿路感染、尿失禁等；用于预防绝经后的骨质疏松症。【**药动学**】口服吸收快速、完全，口服后 30min 血中即可测出，1.5~4 h药物浓度达峰值。在肝脏代谢，无肠肝循环，代谢产物随粪便排泄，单次给药排出 50%，持续给药排出 60%，尿中排出 30%。本药及其代谢物的消除 $t_{1/2}$ 短于 2d。【**用法用量**】应整片吞服，不可咬嚼，最好能固定每日在同一时间服用，2.5mg/d，如症状消失可改为 1.25mg/d，连续服用 3 个月或更长时间。【**不良反应**】耐受性较好，较少见以下不良反应：可见皮疹、瘙痒、皮脂分泌过多、恶心、腹痛、胃肠不适、头痛或偏头痛、眩晕、抑郁、肝功能异常、水肿、体重改变、阴道出血及体毛增多等，也可引起高密度脂蛋白（HDL）轻度降低。【**禁忌证**】确诊或怀疑有激素依赖性肿瘤的患者，血栓性静脉炎、血栓栓塞等心血管疾病或脑血管疾病患者，或有上述疾病史者，原因不明的阴道出血者，严重肝病患者，孕妇或可能妊娠的妇女以及哺乳期妇女禁用。【**用药须知**】❶糖代谢异常者，肾病、癫痫、偏头痛及三叉神经痛患者，或有上述疾病史者，以及高脂血症，尤其是低密度脂蛋白增高者慎用。❷应定期检查乳房和可能出现的男性化体征；长期用药时，用药前及用药期间应定期进行妇科及全身检查；虽然本药对子宫内膜刺激作用微弱，但仍需定期检测子宫内膜厚度，如超过 5mm 或有异常出血时，需取内膜活检；高脂血症患者，应严密观察血脂；肿瘤或代谢性骨病患者，应定期检查血电解质。❸妇女绝经前并有正常月经周期者如服用，其正常周期可能被干扰，因为具有抑制排卵的作用。❹不可作为避孕用药。【**药物相互作用**】❶与抗凝药合用可增强抗凝效果。❷与胰岛素或其他降糖药合用需增加降糖药的用量。❸与酶诱导化合物合用可加速本药的代谢而降低其活性。【**用药过量**】可能出现恶心、呕吐和阴道出血。处理：尚无特效解毒药，可给予对症治疗。

第七节　雌激素及孕激素

黄体酮 Progesterone【常用名】安琪坦、黄体素。**【常用剂型与规格】**注射剂：10mg/mL，20mg/mL；胶囊：50mg/粒；100mg/粒。**【作用与用途】**本品为孕激素类药，主要用于月经失调、黄体功能不足、先兆流产和习惯性流产、经前紧张综合征的治疗以及作为宫内节育器内的缓释孕激素药物。**【药动学】**在肝内代谢，约 12% 代谢为孕烷二醇，代谢物与葡萄糖醛酸结合随尿排出。口服 100mg 后，2～3h 达血药峰浓度，以后逐渐下降，72h 后消失，$t_{1/2}$ 约为 2.5h。肌注后迅速吸收，注射 100mg，6～8h 的血药浓度为 68ng/kg，以后逐渐下降，可持续 48～72h。　**【用法用量】**肌注：❶习惯性流产：10～20mg/次，1 次/d 或 2～3 次/周，一直用到妊娠第 4 个月。❷先兆流产：一般 20～50mg/d，待疼痛及出血停止后，减为 10～20mg/d。❸痛经：月经前 6～8d，5～10mg/d，共 4～6d。❹经血过多和血崩症：10～20mg/d，5～7d 为 1 个疗程，可重复 3～4 个疗程。❺功能性出血：5～10mg/d，共 5～10d。❻闭经：使用雌激素 2～3 周后，立即给予，3～5mg/d，6～8d 为 1 个疗程，总剂量不宜超过 300～350mg，疗程可重复 2～3 次。口服：常规剂量，200～300mg/次，1～2 次/d。**【不良反应】**可见胃肠道反应、痤疮、液体潴留和水肿、体重增加、过敏性皮炎、精神抑郁、乳房疼痛、女性性欲改变、阴道分泌物增加、月经紊乱、不规则出血或闭经；少见头痛，胸、臀、腿疼痛，手臂和脚无力、麻木或疼痛，突发的或原因不明的呼吸短促，突发语言发音不清、视力改变、复视及不同程度失明等。长期应用可引起肝功能异常、缺血性心脏病发生率上升以及子宫内膜萎缩、月经量减少，易发生阴道真菌感染。**【禁忌证】**对本药及花生油过敏者；血栓性疾病及有血栓性疾病史者，心血管疾病和高血压患者，糖尿病患者，肝功能损害或肝脏疾病患者，严重肾功能不全者，胆囊疾病患者，哮喘患者，偏头痛患者，癫痫患者，未明确诊断的阴道出血者，已知或可疑的乳房或生殖器官恶性肿瘤患者以及流产者禁用。**【用药须知】**❶有抑郁史者、水肿患者以及肾脏疾病患者慎用。❷用药前应进行乳房、盆腔等检查。长期用药需注意检查肝功能，特别注意乳房检查。**【药物相互作用】**❶酮康唑可抑制本药体内代谢。❷苯巴比妥可诱导肝脏微粒体酶，加速孕酮类化合物灭活，从而减弱其作用。**【用药过量】**一般可能引起嗜睡和头晕目眩，改变月经周期，月经中止或月经间出血。

甲羟孕酮 Medroxyprogesterone 【常用名】安宫黄体酮、倍恩。**【常用剂型与规格】**片剂：2mg/片，3mg/片，4mg/片，5mg/片，10mg/片，200mg/片，500mg/片；分散片：250mg/片；胶囊：100mg/粒，250mg/粒。**【作用与用途】**本品为作用较强的孕激素，具有抗癌及抑制卵巢排卵等作用，临床用于痛经、功能性闭经、功能性子宫出血、先兆流产或习惯性流产以及子宫内膜异位症等。**【药动学】**口服后在胃肠道吸收，经 2h 左右达血浓度峰值，在肝内降解，1～2d 内以硫酸盐和葡萄糖醛酸盐形式随尿排泄。肌注本药，肌注 4～20d 血药浓度达峰值，并储存在组织中缓慢释放，产生长效作用，可维持 2～4 周以上，剂量较大时可长达 3 个月，肌注后 7～9 个月仍可从血液中检测到本药。蛋白结合率为 90%～95%，分布容积为（20±3）L，可通过血-脑脊液屏障，也可经乳汁分泌。约 44% 的原形药物随尿液排出，肌注后的消除 $t_{1/2}$ 为 6 周。**【用法用量】**口服。❶功能性闭经：4～8mg/d，连用 5～10d。❷痛经：于月经周期第 6d 开始，2～4mg/次，1 次/d，连服 20d。❸功能性子宫出血和继发性闭经：自月经周期第 16～21d 开始，2.5～10mg/d，连服 5～10d。❹子宫内膜异位症：可从 6～8mg/d 开始，逐渐增加至 20～30mg/d，连用 6～8 周。❺乳腺癌：500mg/次，1～2 次/d，至少服用 1 个月。❻子宫内膜癌或前列腺癌：500mg/次，1～2 次/d。❼肾癌：200～400mg/d。❽对各种癌症化疗时起保护骨髓作用：0.5～1g/d，由化疗前 1 周用至 1 个疗程后 1 周。**【不良反应】**可出现乳房痛、溢乳、闭经、子宫颈糜烂或子宫颈分泌改变、男性乳房女性化、神经质、失眠、嗜睡、疲劳以及头晕。过敏反应包括瘙痒、麻疹、血管神经性水肿至全身性皮疹及无防御性反应等，少数病例有痤疮或秃头。**【禁忌证】**对本药过敏者；各种血栓栓塞性疾病，严重肝功能损害，因骨转移产生的高钙血症，肝、肾功能不全者，已知或怀疑乳腺或生殖器恶性肿瘤患者，未明确诊断的性器官或尿道出血患者，过期流产者，月经过多者，孕妇，月经初潮前的患儿禁用，不建议产后 6 周内的哺乳妇女使用。**【用药须知】**❶心脏病患者、哮喘患者、糖尿病患者、癫痫患者、抑郁患者以及偏头痛患者慎用。❷治疗前应作全面妇科体检，长期用药需注意检查乳房及监测肝功能。**【药物相互作用】**❶与氨基苯哌啶酮合用可显著降低本药的生物利用度。❷可降低促肾上腺皮质激素和氢化可的松的血药浓度。❸可显著降低氨鲁米特的生物利用度。【用药过量】尚未见报道。一旦过量，应给予对症和支持治疗。

己烯雌酚 Diethylstilbestrol【常用名】丙酸己烯雌酚、雌性素。【常用剂型与规格】片剂：0.1mg/片，0.25mg/片，0.5mg/片，1mg/片，2mg/片；注射剂：0.5mg/mL，1mg/mL，2mg/mL。【作用与用途】本品为人工合成的非甾体雌激素，具有促使女性性器官及第二性征正常发育及提高子宫对缩宫素的敏感性等多重作用。临床用于补充体内雌激素不足，如萎缩性阴道炎、女性性腺发育不良、围绝经期综合征、老年性外阴干枯症及阴道炎、卵巢切除术后、原发性卵巢缺如；不能行手术治疗的晚期乳腺癌、晚期前列腺癌的姑息治疗；产后回乳、引产以及调节下丘脑-垂体-卵巢轴内分泌失衡引起的月经紊乱等。【药动学】吸收后经血流和组织液转运到靶细胞，能与血浆蛋白中度或高度结合，并与组织内特异性受体蛋白在雌激素反应组织中结合形成活化的复合体，此种复合体具有多种功能。主要在肝脏缓慢代谢灭活，经肠肝循环可再吸收。代谢物随尿和粪便排泄。【用法用量】❶闭经：口服，不超过 0.25mg/d。❷人工月经周期：0.25mg，连服 20d，共 3 周期。❸月经周期延长及子宫发育不全：0.1～0.2mg，持续半年，经期停服。❹功能性子宫出血：每晚服 0.5～1mg，连服 20d。❺绝经期综合征：0.25mg/d。❻退乳：5mg/次，2～3 次/d，连服 3d，或肌注 1 次/d，4mg/次，连用 3～5d。❼老年性阴道炎：阴道塞药，每晚塞入 0.2～0.4mg，共用 7d。【不良反应】常见恶心、纳差、腹部绞痛或胀气、乳房胀痛和（或）肿胀、踝及足背水肿、体重增加或减少，但在持续用药后可减轻。少见或罕见，但应注意的不良反应有：乳腺出现小肿块；不规则阴道流血、点滴出血、突破性出血、长期出血不止或闭经；出现黏稠的白色凝乳状阴道分泌物（继发性假丝酵母菌感染）。困倦、严重抑郁、突发性头痛；共济失调、不自主运动（舞蹈症）、突然言语或发音不清；胸、上腹（胃）、腹股沟或腿痛；臂或腿无力或麻木。尿频或尿痛。突发的呼吸急促、血压升高。视力突然下降（眼底出血或血块）、眼结膜或皮肤黄染及皮疹。【禁忌证】已知或怀疑乳腺癌患者（治疗晚期转移性乳腺癌时除外）、已知或怀疑雌激素依赖性肿瘤患者（如子宫内膜癌）、急性血栓性静脉炎或血栓栓塞患者、有使用雌激素引起的血栓性静脉炎或血栓栓塞病史者（治疗晚期乳腺癌及前列腺癌时例外）、有胆汁淤积性黄疸史者、未明确诊断的阴道不规则出血患者、子宫内膜异位症患者、孕妇及哺乳期妇女禁用。【用药须知】❶肾功能不全者、肝功能异常者、心功能不全者、冠状动脉疾病患者、脑血管疾病患者、高血压患者、糖尿病患者、血钙过高伴有肿瘤或代谢性骨质疾病患者、甲状腺疾病患者、胆囊疾病或有胆囊病史者、哮喘患者、癫痫患者、精神抑郁患者、偏头痛患者、良性乳腺疾病患者及子宫肌瘤患者慎用。❷使用雌激素治疗前应作全面体检，包括血压、乳腺、腹腔器官、盆腔器官以及宫颈细胞学检查；长期服用雌激素者必须定期检查：盆腔、子宫内膜的厚度、乳房结节、血清雌激素水平、阴道脱落细胞、血压、肝功能；体检每6～12个月1次；宫颈防癌刮片每年1次。❸应严格按医嘱服药，中途停药可导致子宫出血。【药物相互作用】❶可减弱抗高血压药、抗凝药以及他莫昔芬的疗效。❷卡马西平、苯巴比妥、苯妥英钠、扑米酮、利福平等可减弱雌激素的药效。❸大量的雌激素可增强三环类抗抑郁药的不良反应，同时减弱其药效。❹可增加钙剂的吸收。❺在服用本药时吸烟，可增加心血管系统不良反应发生的危险性。

苯甲酸雌二醇 Estradiol Benzoate 【常用名】爱美特、爱斯妥。

【常用剂型与规格】注射剂：1mg/mL，2mg/mL。【作用与用途】本品为天然雌激素雌二醇的苯甲酸盐，能促进和调节女性性器官及副性征的正常发育。临床用于补充雌激素不足，如萎缩性阴道炎、女性性腺的功能不良、晚期前列腺癌等；与孕激素类药物合用，能抑制排卵；闭经、月经异常以及功能性子宫出血。【药动学】在血液内，部分与β-球蛋白结合，游离的雌二醇被组织利用。部分被肝脏破坏，或经胆汁排泄，再被肠道吸收，形成肠肝循环，其代谢产物多与硫酸或葡萄糖醛酸结合成酯后从尿中排出。【用法用量】肌注。❶用于围绝经期综合征：1～2mg/次，2～3次/周。❷子宫发育不良：1～2mg/次，每2～3d 1次。❸功能性子宫出血：1～2mg/d。❹退奶：2mg/d。【不良反应】可有恶心、头痛、乳房胀痛，偶有血栓症、皮疹、水钠潴留；注射部位可出现红肿、疼痛等。【禁忌证】对本药过敏者；疑有或患有乳腺肿瘤或有此病史者；疑有或患有雌激素依赖性肿瘤者；原因不明的阴道出血患者；中、重度子宫内膜异位症患者；活动性血栓性静脉炎或血栓栓塞患者；有因使用雌激素而致血栓性静脉炎或血栓栓塞史者；有胆汁淤积性黄疸史、特发性血胆红素过高（Rotor）综合征、慢性特发性黄疸或急、慢性肝脏疾病、肝脏疾病后肝功能未恢复到正常水平者；严重肾脏疾病患者；镰刀细胞性贫血患者；伴有血管病变的严重糖尿病患者；先天性脂肪代谢异常患者；卟啉病患者；确诊或怀疑妊娠者；哺乳妇女以及儿童禁用。【用药须知】❶子宫肌瘤、心脏病、癫痫、糖尿病及高血压患者慎用。❷用药前应详细询问病史，并进行内科及妇科检查，包括血压、乳腺、腹腔、盆腔检查及宫颈细胞学检查；用药期间应监测肝功能以及阴道脱落细胞；全面体检（每6~12个月1次），尤其是对子宫内膜的厚度和乳腺的检查；宫颈细胞学检查（1年1次）。【药物相互作用】❶可减弱抗高血压药、抗凝药、降糖药以及他莫昔芬的疗效。❷卡马西平、苯巴比妥、苯妥英钠、扑米酮、利福平等可减弱雌激素的药效。❸大量的雌激素可增强三环类抗抑郁药的不良反应，同时减弱其药效。❹本药可增加钙剂的吸收。

雌二醇 Estradiol【常用名】丙酸雌二醇、雌二醇半水合物。**【常用剂型与规格】**凝胶剂：24mg/支，40mg/支。**【作用与用途】**本品为由卵巢成熟滤泡分泌的一种天然雌激素，能促进和调节女性性器官及副性征的正常发育。适用于治疗雌激素缺乏引起的各种症状，尤其适用于与绝经有关的症状。**【药动学】**经皮给药吸收约为用药剂量的10%。药物在表皮角质层有短暂的储存。自给药部位经皮内毛细血管缓慢扩散进入全身血液循环。**【用法用量】**❶已绝经妇女：每日早晨或晚间沐浴后涂2.5g于手臂、肩部、头颈部、腹部或大腿部，涂后约2min即干。连用24d，自第13d开始加口服黄体酮100mg/d，连用12d，休息1周，再重复治疗。❷尚未绝经妇女：于月经周期第6d开始，2.5g/d涂于皮肤，连用25d。**【不良反应】**较常见恶心、纳差、腹部绞痛或腹胀、踝部及足背水肿、乳房胀痛或肿胀及体重增加或减少，但常在持续用药后减少。不常见或罕见的有乳腺出现小肿块、不规则阴道流血、点滴出血、突破性出血、长期出血不止或闭经、黏稠的白色凝乳状阴道分泌物；困倦、抑郁、严重的或突发的头痛、共济失调，不自主运动，以及胸、上腹、腹股沟或腿痛、臂或腿无力或麻木、突然言语或发音不清；尿频或尿痛；突发的呼吸急促、血压升高；视力突然改变、眼结膜或皮肤黄染及皮疹。长期用药可增加子宫内膜癌的发病率。**【禁忌证】**参见"苯甲酸雌二醇"相关内容。**【用药须知】**有乳腺癌家族史者；有乳腺结节、乳腺囊性纤维症及乳房X线检查异常者；轻度子宫内膜异位症及子宫良性肿瘤患者；癫痫患者；抑郁症患者；偏头痛患者；手足抽搐患者；小舞蹈病患者；垂体肿瘤患者；高血压及心功能不全者；脑血管或冠状动脉疾病患者；哮喘患者；皮肤过敏者；糖尿病患者；代谢性骨病伴高血钙患者；凝血危险性增大患者；内耳迷路骨性硬化伴有进行性听力丧失患者；轻中度肝、肾疾病患者；体液潴留患者；胆囊疾病患者；高胆固醇血症、高三酰甘油血症患者；有家族脂蛋白代谢缺陷者；痴呆患者；低钙血症患者；甲状腺功能低下患者以及肥胖症患者慎用。【药物相互作用】❶可减弱抗高血压药、抗凝药、降糖药以及他莫昔芬的疗效。❷卡马西平、苯巴比妥、苯妥英钠、扑米酮、利福平等可减弱雌激素的药效。❸大量的雌激素可增强三环类抗抑郁药的不良反应，同时减弱其药效。❹可增加钙剂的吸收。【用药过量】通常出现乳房或腹部肿胀、焦虑不安和易怒现象。处理：治疗停止或减少剂量，上述症状消失。

结合雌激素 Conjugated Estrogens

【常用名】倍美力、更润。【常用剂型与规格】片剂：0.25mg/片，0.3mg/片，0.625mg/片，0.9mg/片，1.25mg/片，2.5mg/片。【作用与用途】本品是从孕马尿中提取的一种水溶性天然妊马雌酮，具有明显的雌激素活性。临床主要用于治疗自然绝经或手术绝经而产生的雌激素缺乏症状，特别是中、重度的血管舒缩症状；治疗外阴和阴道萎缩；因性腺功能减退、去势或原发性卵巢功能衰退所致的雌激素低下症；与雌激素缺乏相关的骨质疏松的预防与治疗；治疗功能性子宫出血以及转移性乳腺癌和晚期雄激素依赖性前列腺癌（只能减轻症状）。【药动学】经胃肠吸收迅速，血药浓度达峰时间为 4～10h。经肝脏代谢，部分进入胆汁，但又在小肠中被重吸收，通过门脉系统回至肝脏。水溶性的结合雌激素呈强酸性，在体液中电离，容易经肾排出，肾小管重吸收很少。各种雌激素成分的表观终末相消除 $t_{1/2}$ 为 10～24h。【用法用量】口服。❶中重度血管舒缩症和（或）与绝经相关的外阴及阴道萎缩：血管舒缩症可 0.625mg/d；外阴和阴道萎缩可 0.3～1.25mg/d 或更多。❷因性腺功能减退、去势或原发性卵巢功能衰退所致的雌激素低下症：性腺功能减退，0.3～0.625mg/d。女性去势或原发性卵巢功能衰退，1.25mg/d。❸转移性乳腺癌：推荐剂量为 10mg/次，3 次/d。❹雌激素低下绝经妇女的雌激素替代治疗：0.3mg/d 或 0.625mg/d。❺晚期雄激素依赖性前列腺癌：1.25～2.5mg/次，3 次/d。❻雌激素缺乏引起的骨质疏松症：单独用药，0.625～1.25mg/次，1 次/d。连续序贯疗法，0.625mg/次，1 次/d，同时在周期的第 15～第 28d，每日加用 2.5～10mg 安宫黄体酮。连续联合疗法，0.625mg/次，1 次/d，同时口服 2.5mg/d 安宫黄体酮。【不良反应】服用雌激素可能出现恶心、呕吐、腹胀、腹绞痛、月经改变、闭经、突破性出血、点滴出血、原有的子宫肌瘤增大、乳房增大及疼痛、皮肤黄褐斑或黑斑、脱发、皮疹、体液潴留、眼角膜屈度变陡、体重增加或减轻及水肿等；可使血中三酰甘油水平升高；可增加发生子宫内膜癌、乳腺癌、胆囊疾病及绝经后妇女（50～79岁）脑卒中和下肢深静脉血栓形成的危险；与醋酸甲羟孕酮联用可增加绝经后妇女（50～79岁）心肌梗死、脑卒中、侵入性乳腺癌、肺动脉栓塞、下肢深静脉血栓形成的风险。【禁忌证】对本药的任何成分过敏者；已知或怀疑患有雌激素依赖性肿瘤及乳腺癌（治疗某些转移性肿瘤除外）者；原因不明的阴道不规则出血者；急性血栓性静脉炎或血栓栓塞性疾病及有与使用雌激素相关的血栓性疾病史患者；有胆汁淤积性黄疸史者；已知或怀疑妊娠者以及哺乳妇女。【用药须知】❶肝功能异常者、肾功能不全者、心功能不全者、冠状动脉疾病患者、脑血管疾病患者、高血压患者、糖尿病患者、血钙过高伴肿瘤或代谢性骨质疾病患者、甲状腺疾病患者、胆囊疾病或有胆囊病史者、哮喘患者、癫痫患者、精神抑郁患者、偏头痛患者、良性乳腺疾病患者、子宫内膜异位症患者以及子宫肌瘤患者慎用。❷开始治疗前应作全面病史询问与体检，包括乳腺检查、血压、盆腔检查及宫颈细胞学检查，以后至少每年1次；用药妇女应定期检查乳腺、子宫内膜厚度。【药物相互作用】❶可减弱抗高血压药、抗凝药、降糖药以及他莫昔芬的疗效。❷卡马西平、苯巴比妥、苯妥英钠、扑米酮、利福平等可减弱雌激素的药效。❸大量的雌激素可增强三环类抗抑郁药的不良反应，同时减弱其药效。❹可增加钙剂的吸收。❺吸烟可增加本药发生严重不良反应的危险。【用药过量】可导致恶心、呕吐，妇女可能发生撤退性出血。

结合雌激素-甲羟孕酮 Conjugated Estrogens/Medroxyprogesterone【常用名】倍美盈、倍美安。【常用剂型与规格】片剂：0.625mg/片。【作用与用途】本品是由下列两种不同的药片组成的口服片：含有结合雌激素0.625mg的紫红色片（结合雌激素片）以及含有结合雌激素0.625mg和醋酸甲羟孕酮5.0mg的淡蓝色片。临床用于治疗与雌激素缺乏相关的中、重度血管舒缩症状；治疗外阴和阴道萎缩；预防和控制雌激素缺乏相关的骨质疏松症以及用于有子宫的妇女，以减少与单用雌激素替代治疗相关的子宫内膜增生和子宫内膜癌的风险。【药动学】为改良型释放的结合雌激素配方，可缓慢释放雌激素达数小时。口服给药雌激素4～10h出现峰值，维持10～24h；醋酸甲羟孕酮2～4h出现峰值，维持时间38h。将结合雌激素与醋酸甲羟孕酮同时服用不影响两者的药动学特点。【用法用量】口服：从第1d～第14d，含0.625mg结合雌激素的紫红色结合雌激素片1片/d，从第15d～第28d，含0.625mg结合雌激素和5mg甲羟孕酮的淡蓝色复方雌孕片 1 片/d。【不良反应】以乳房疼痛最为常见。此外，亦常见突破性出血/点状出血、痛经、乳房压痛/增大、溢液、阴道炎、关节痛、小腿痉挛、抑郁、体重改变及三酰甘油升高等。可见月经量改变、宫颈外口和宫颈分泌量的改变、恶心、腹胀、腹痛、焦虑、头晕、头痛、性欲改变、情绪异常及痴呆等。罕见溢乳、子宫平滑肌瘤增大、呕吐、胰腺炎、易怒、浅表血栓性静脉炎、肺栓塞、黄褐斑/黑斑、多毛症、皮疹、心肌梗死及哮喘加重等。【禁忌证】已知或怀疑妊娠者、诊断未明的生殖道异常出血患者、已知或怀疑患乳腺癌以及雌激素依赖的新生物者、活动性或既往患有确诊的静脉血栓栓塞患者、活动性或近来患有动脉血栓栓塞疾病患者、肝功能不良或肝脏疾病患者以及对本品任何成分过敏患者禁用。【用药须知】❶糖尿病患者用雌、孕激素治疗时应细致观察。❷摄入较大剂量雌激素作替代疗法，或低剂量而长时间用药者，尤其是使用超过 10 年的妇女，会在一定程度上增加乳腺癌发生的危险性。对于使用激素疗法的妇女应定期进行自我乳房检查，并定期进行乳房 X 线检查。❸患乳腺癌和骨癌的患者服用雌激素会导致严重的高钙血症。如发现这种情况，应停药并采取相应措施来降低血钙水平。❹绝经后妇女接受雌激素，因个体对雌激素的特异性反应，偶尔发生血压升高。❺绝经后使用雌激素并不会增加脑卒中的危险性，但使用雌激素时应定期测血压。【药物相互作用】氨鲁米特可明显抑制醋酸甲羟孕酮的生物利用度。【用药过量】用药过量，以及儿童摄入大剂量含雌激素和孕激素的口服避孕药后并未发生严重中毒症状。但过量服用可引起恶心和呕吐，在女性可发生停药性出血。尚无特殊解毒药，必要时应采取对症治疗。

尼尔雌醇 Nilestriol【常用名】雌三醚、雷塞。**【常用剂型与规格】**片剂：1mg/片，2mg/片，5mg/片。**【作用与用途】**本品属长效缓释雌激素。能使阴道黏膜由干燥转为湿润，阴道脱落细胞中表层细胞增多，提高阴道上皮抗感染能力的作用，对治疗老年性阴道炎有特殊疗效。临床用于围绝经期综合征、老年性阴道炎、萎缩性尿道炎及其他因绝经妇女雌激素缺乏引起的症状；预防心血管疾病和骨质疏松症；治疗低雌激素症以及用于绝经后取宫内节育器。**【药动学】**口服吸收良好，药物可储存在脂肪组织中缓慢释放。在肝内依次转化为乙炔雌三醇与雌三醇，以雌三醇形式作用于靶器官。口服 1 次，药效可维持 20～25d。主要经肾脏排泄，尿中排出量以原药最多，其余依次为乙炔雌三醇及雌三醇。**【用法用量】**❶双侧卵巢及子宫切除妇女：

2mg/月或5mg/月。❷围绝经期雌激素缺乏者：5mg/次，1次/月；或2mg/次，每2周1次。维持量为1~2mg/次，2次/月。❸预防骨质疏松及心血管疾病：1~2mg/月。❹绝经后取宫内节育器：取器术前1周，4mg顿服。【不良反应】可出现乳房胀痛、白带增多、突破性出血、恶心、腹胀、肝功能损害、头晕、头痛及高血压等。此外，还可增加子宫内膜癌的危险。【禁忌证】有雌激素依赖性肿瘤史者；血栓栓塞疾病患者；高血压患者；子宫内膜异位症患者；原因不明的阴道出血者；严重肝、肾功能不全者；孕妇及哺乳妇女禁用。【用药须知】❶肝功能不全者慎用。❷治疗前应作全面体检，长期用药妇女至少每年体检1次，包括血压、乳腺、腹腔与盆腔器官及宫颈细胞学检查。【药物相互作用】❶可减弱抗高血压药、抗凝药以及他莫昔芬的疗效。❷卡马西平、苯巴比妥、苯妥英钠、扑米酮、利福平等可减弱雌激素的药效。❸大量的雌激素可增强三环类抗抑郁药的不良反应，同时减弱其药效。❹可增加钙剂的吸收。❺吸烟可增加本药发生心血管系统不良反应的危险。

炔雌醇 Ethinylestradiol【常用名】乙炔雌二醇。**【常用剂型与规格】**片剂：5μg/片，12.5μg/片，20μg/片，50μg/片，500μg/片。**【作用与用途】**本品为口服有效的强效雌激素，小剂量可刺激促性腺素分泌，大剂量则抑制其分泌，从而抑制卵巢的排卵，达到抗生育作用。临床用于治疗女性性腺功能不全、围绝经期综合征、月经紊乱、功能性子宫出血、阴道干燥和萎缩等；治疗晚期乳腺癌（绝经期后妇女）、晚期前列腺癌以及与孕激素类药合用于避孕。**【药动学】**口服可被胃肠道吸收，t_{max}为1~2h，$t_{1/2}$为6~14h，能与血浆蛋白中度结合，在肝内代谢，大部分以原形排出，约60%由尿排出。**【用法用量】**口服。❶性腺发育不全：0.02~0.05mg/次，每晚1次。❷围绝经期综合征：0.02~0.05mg/d，连服21d，间隔7d后再用。❸乳腺癌：1mg/次，3次/d。❹前列腺癌：0.05~0.5mg/次，3~6次/d。❺作为短效口服避孕药前半周期发生突破出血时的辅助药：0.005~0.01mg/次，1次/d。**【不良反应】**较常见恶心、纳差、腹部绞痛或胀气、踝及足水肿、乳房胀痛或肿胀、体重增加或减少，继续用药后可减轻。罕见：阴道不规则出血、点滴或突破出血、长期出血不止或闭经，黏稠的白色凝乳状阴道分泌物、乳腺小肿块；严重或突发性头痛、困倦、精神抑郁；共济失调、不自主运动、臀无力或麻木及胸、上腹、腹股沟或腿痛；血压升高、呼吸急促、胆道阻塞、尿频或尿痛；构音障碍、视力突然改变、眼结膜或皮肤黄染及皮疹等。

【禁忌证】已知或怀疑与雌激素有关的肿瘤患者；急性血栓性静脉炎或血栓栓塞患者；既往使用雌激素时曾伴有血栓性静脉炎或血栓栓塞的患者；有胆汁淤积或急性黄疸史者；未明确诊断的阴道不规则出血者；孕妇以及哺乳期妇女禁用。【用药须知】❶心、肾功能不全者；肝功能异常者；良性乳腺疾病患者；子宫内膜异位症患者；子宫肌瘤患者；脑血管疾病患者；冠状动脉疾病患者；高血压患者；胆囊疾病或有胆囊病史者（尤其是胆结石）；急性、间歇性或复杂性肝性卟啉病患者；哮喘患者；血钙过高，伴有肿瘤或代谢性骨质疾病患者；甲状腺疾病患者；糖尿病患者；偏头痛患者；癫痫患者以及精神抑郁患者慎用。❷用药前对乳腺及子宫内膜厚度、雌激素水平的生化检测尤为重要；长期服用雌激素者，必须定期体检（每6～12个月1次），主要应检查血压、肝功能、阴道脱落细胞等。【药物相互作用】参见炔雌醇相关内容。【用药过量】未见服用过量后对身体产生毒性作用的报道。服用过量后可能的症状有恶心、呕吐，在年轻妇女中有轻微阴道出血。处理：无解毒药，应进一步对症治疗。

戊酸雌二醇 Estradiol Valerate Tabletes【常用名】补佳乐。【常用剂型与规格】片剂：0.5mg/片，1mg/片。【作用与用途】本品为天然雌二醇的戊酸盐，能促进和调节女性生殖器官和副性征的正常发育。用于绝经后的更年期症状，或卵巢切除后、非癌性疾病放射性去势后的雌激素不足的症状，如潮热、阵发性出汗、睡眠障碍，情绪抑郁、易怒、头痛及头晕。【药动学】注射局部吸收缓慢，一次注射可维持数周。在血浆中与性激素结合球蛋白特异性结合，也可与血浆白蛋白非特异性结合。在血浆中以硫酸酯形式存在。雌二醇剂量的50%～80%在给药后4～6d从尿排出。【用法用量】口服：饭后，1mg（2片）/d用水吞服，遵医嘱可酌情增减，按周期序贯疗法，每经过21d的治疗后，须停药至少1周。【不良反应】少数病例可有乳房胀感、胃部不适、恶心、头痛、体重增加及子宫出血。【禁忌证】儿童、妊娠及哺乳期妇女、严重的肝功能异常、黄疸或以前妊娠有过持续瘙痒、Dubin-Johnson综合征、Rotro综合征，曾患或正患肝脏肿瘤，曾患或正患血栓栓塞性疾病、镰刀细胞性贫血症，患有或疑有子宫或乳房的激素依赖性肿瘤、子宫内膜异位症伴有血管病变的严重糖尿病、脂肪代谢的先天性异常以及耳硬化症等患者禁用。【用药须知】❶开始治疗前，应进行全面彻底的内科及妇科检查。❷出现以下情况应立即停药：第一次发生偏头痛或频繁发作少见的严重头痛、突发性感觉障碍、血栓性静脉炎或血栓栓塞的前发指征、胸部疼痛及紧缩感，发生黄疸、肝炎、全身瘙痒、癫痫发作次数增加、血压显著增高。❸长期或大量使用本药者，停药或减量时须逐步进行。【药物相互作用】❶开始服药时，应停用激素类避孕药。❷长期使用肝酶诱导药物（如几种抗惊厥药和抗微生物药）能加快性激素的清除并可能降低其临床疗效。【用药过量】急性毒性研究未提示意外服用多个日治疗剂量药物有发生急性不良反应的危险。

地屈孕酮 Dydrogesterone【常用名】达芙通、去氢黄体酮。【常用剂型与规格】片剂：10mg/片。【作用与用途】本品为一种口服孕激素，具有防止由雌激素引起的子宫内膜增生和癌变等作用，用于治疗内源性孕酮不足引起的痛经、子宫内膜异位症、继发性闭经、月经周期不规则、功能失调性子宫出血、经前期综合征、孕激素缺乏所致先兆性流产或习惯性流产及黄体不足所致不孕症等。【药动学】口服迅速吸收，在体内被完全代谢，主要代谢产物是 DHD（20α-dehydrogesterone），本药及其代谢产物 DHD 分别在 0.5h 和 2.5h 达 C_{max}，血浆中 DHD 的浓度高于原形药的浓度，两者 AUC 和 C_{max} 的比值分别为 40 和 25。本药和 DHD 的平均 $t_{1/2}$ 分别为 5～7h 和 14～17h。平均63%随尿液排出，72h 在体内完全清除。【用法用量】口服。❶痛经：从月经周期的第 5～第 25d 服用，10mg/次，2 次/d。❷子宫内膜异位症：从月经周期的第 5～第 25d 服用，10mg/次，2～3 次/d。❸功能性出血（止血或预防出血）：10mg/次，2 次/d。❹经前期综合征、月经不规则、闭经或习惯性流产：10mg/次，2 次/d。❺先兆流产：起始剂量为单次 40mg，随后每 8h 服用 10mg 至症状消失。❻内源性孕酮不足导致的不孕症：在月经周期的第 14～第 25d 服用，10mg/d。【不良反应】可见皮肤过敏、荨麻疹、瘙痒、水肿、呕吐、腹痛、头痛、偏头痛、抑郁、精神紧张、轻微阴道出血、经期血量改变、闭经、乳房疼痛及性欲改变。少见肝功能改变、黄疸等。极少数患者可出现突破出血，一般增加剂量即可防止。【禁忌证】对本药过敏者，不明原因的阴道出血者，严重肝功能障碍者，妊娠期或应用性激素时发生或加重的疾病者禁用。【用药须知】❶在用于治疗异常出血前，应确定出血的病因。❷长期采用孕激素、雌激素联合用药者，应每年定期进行全面体检，包括妇科及乳房 X 线检查。❸治疗期间偶见肝功能改变，有时伴有临床症状，因此急性肝炎或有肝病史且肝功能未恢复正常的患者慎用，一旦出现严重肝损害时应停药。【药物相互作用】尚无本药与其他药物相互作用的资料。【用药过量】可出现恶心、呕吐、嗜睡和眩晕等症状。处理：应在 2～3h 内洗胃。无特效解毒药，应采用对症治疗。

己酸羟孕酮 Hydroxyprogesterone Caproate【常用名】长效黄体酮、羟基孕酮。**【常用剂型与规格】**注射剂：125mg/mL，250mg/mL，250mg/2mL。**【作用与用途】**本品为长效孕激素类药，其孕激素活性为黄体酮的7倍。单用可用于治疗月经不调、功能性子宫出血、子宫内膜异位症以及习惯性流产等；与雌激素配伍组成复方己酸羟孕酮注射液，用作长效避孕药；大剂量可用作子宫内膜癌的辅助治疗。**【药动学】**结构中含有17位酯链，口服吸收困难，多制成油溶液供肌注。注射后体内局部形成储存库，缓慢释放吸收，可维持较长的作用时间（一般为7～17d）。**【用法用量】**肌注。❶月经不调、功能性子宫出血、子宫内膜异位症及习惯性流产等：250～500mg/次，1～2次/1周。❷避孕：使用复方己酸羟孕酮注射液深部肌注，第1次于月经来潮的第5d注射2mL，以后1次/月，于月经周期第10～第12d注射1mL（若月经周期短，宜在月经来潮的第10d注射，即药物必须在排卵前2～3d内注射，以提高避孕效果），必须按月注射。❸子宫内膜癌：250mg/次，隔日1次。**【不良反应】**可见月经改变，如经期延长或缩短、不规则阴道出血、闭经等。少见恶心、呕吐、头昏、乏力、乳房胀痛、心悸、潮红及腰酸腰痛。极少见过敏反应。**【禁忌证】**有本药过敏史者，乳腺肿瘤患者，急性和慢性肝炎、肾炎造成严重肝肾损害心血管疾病和高血压、糖尿病、哮喘病、癫痫、偏头痛、未明确诊断的阴道出血和有血栓病史患者禁用。**【用药须知】**❶高血压患者、心功能不全者、哮喘患者、糖尿病患者、精神抑郁者、癫痫患者、偏头痛者以及子宫肌瘤患者慎用。❷治疗前应全面体检；长期大量使用本药应定期体检，包括乳腺、肝功能、血压和宫颈刮片防癌检查等，发现异常者应立即停药。**【药物相互作用】**❶可抑制环孢素的代谢。❷酶诱导药物（如卡马西平、灰黄霉素、苯巴比妥、苯妥英钠和利福平）可提高本药的清除率，减弱药效。

甲地孕酮 Megestrol Acetate【常用名】去氢甲孕酮、妇宁。**【常用剂型与规格】**片剂：1mg/片，4mg/片，160mg/片；胶囊：80mg/粒，160mg/粒；软胶囊：40mg/粒；分散片：40mg/片，160mg/片。**【作用与用途】**本品为半合成孕激素衍生物，对激素依赖性肿瘤有一定抑制作用。用于治疗晚期乳腺癌和晚期子宫内膜癌，对肾癌、前列腺癌和卵巢癌也有一定疗效，并可改善晚期肿瘤患者的食欲和恶病质。**【药动学】**口服吸收迅速，血药浓度升高较快，2～3h后可达峰值，吸收$t_{1/2}$为2.5h。肌注能在局部组织中储存，吸收缓慢而起长效作用。在肝内代谢，85％以上与血浆蛋白结合。大部分以葡萄糖醛酸结合物形式经肾脏排泄，小部分随粪便排出，消除 $t_{1/2}$ 为 32.5h。【用法用量】口服。❶乳腺癌：160mg/d，一日剂量，一次或分次服用。❷子宫内膜癌：根据疾病的情况，40～320mg/d，一次或分次服用，或遵医嘱。【不良反应】主要为恶心、头晕、倦怠及体重增加。可有乳房疼痛、溢乳、阴道流血、月经失调等。偶见呕吐、水肿、突破出血等。罕见呼吸困难、心力衰竭、高血压、肿瘤复发、高血糖、轻度肾上腺功能减退、颜面潮红、库欣式面容、秃发、皮疹以及情绪改变等。有出现血栓栓塞现象的报道。【禁忌证】对本药过敏者；严重肝、肾功能不全者；高血压等心血管病患者；血栓栓塞性疾病患者；糖尿病患者；胆囊疾病患者；哮喘患者；因肿瘤骨转移而产生的高钙血症患者；癫痫患者；偏头痛患者；未明确诊断的阴道出血者；有乳房肿块患者以及孕妇禁用。【用药须知】❶卟啉病患者、精神抑郁患者、子宫肌瘤患者以及有血栓病史者慎用。❷用药前应全面查体，特别是乳腺与盆腔检查，以及宫颈细胞学检查；长期用药需注意进行肝功能和乳房检查。【药物相互作用】与利福平、苯巴比妥、氨苄西林、非那西丁及吡唑酮类镇痛药等合用，加速本药的体内代谢，导致子宫内膜突破性出血。【用药过量】研究中发现醋酸甲地孕酮的使用剂量已高达 1600mg/d，达 6 个月或更长时间，尚未发现急性毒性作用。

炔诺酮 Norethisterone【常用名】醋炔诺酮、醋酸炔诺酮。【常用剂型与规格】片剂：0.625mg/片；丸剂：3mg/丸。【作用与用途】本品为 19-去甲基睾酮类衍生物，具有较强的孕激素样作用。临床用于女性口服避孕；也用于痛经、闭经、月经不调、功能性子宫出血、妇女不育症、子宫内膜异位症及子宫内膜增生过度等。【药动学】口服易吸收，生物利用度为 64％。口服 0.5～4h 血药浓度达峰值，作用持续至少 24h。血浆蛋白结合率约 80％，经肝代谢，$t_{1/2}$ 为 5～14h，大部分药物与葡萄糖醛酸结合，随尿排出。【用法用量】口服。❶治疗子宫功能性出血：5mg/次，每 8h 1 次，连用 3d，血止后，改为每 12h 1 次，7d 后改为 2.5～3.75mg/次维持，连续用 2 周左右。❷痛经或子宫内膜增长过速：2.5mg/d。❸子宫内膜异位症：10～30mg/d。❹探亲避孕药：0.625mg/次。丸剂：3mg/次。【不良反应】主要为恶心、头晕、倦怠及突破性出血。【禁忌证】对本品过敏者；肝肾功能不全者及患有心血管病、糖尿病、哮喘病、癫痫、偏头痛、血栓性疾病、胆囊疾病及精神病患者禁用。【用药须知】❶妊娠 4 个月内的孕妇慎用。❷长期用药需注意检查肝功能，特别注意乳房检查。

【药物相互作用】与利福平、氯霉素、氨苄西林、苯巴比妥、苯妥英钠、扑米酮、甲丙氨酯、对乙酰氨基酚及吡唑酮类镇痛药等同服可加速炔诺酮在体内的代谢，导致避孕失败、突破性出血发生率增高，应予注意。**【用药过量】**未进行该项实验且无可靠参考文献。

孕三烯酮 Gestrinone【常用名】甲地炔诺酮、内美通。**【常用剂型与规格】**片剂：1.5mg/片，2.5mg/片；胶囊：2.5mg/粒。**【作用与用途】**本品为中等强度孕激素，既具有较强的抗孕激素和抗雌激素活性，又有较弱的雌激素和雄激素作用。临床用于避孕，也可用作探亲避孕药；用于抗早孕；治疗子宫内膜异位症以及子宫肌瘤。**【药动学】**口服几乎完全吸收。t_{max}为 2.8～3.1h，服药后 3d 药物血浆含量仅为最大血药浓度的 5%。首次服药 3d 后服第 2 次药，血药浓度达稳态。通过羟基作用在肝内代谢，血浆 $t_{1/2}$ 约为 24h，由肾脏排出，体内无药物蓄积。**【用法用量】**口服。❶子宫内膜异位症：一般为 2.5mg/次，2 次/周。❷探亲避孕：探亲当日服 3mg，以后每次房事时服1.5mg。❸事后避孕：从月经第 5～7d 开始服药，2 次/周，2.5mg/次。❹抗早孕：9mg/d（分 2～3 次服），连服 4d。**【不良反应】**少数人有头晕、乏力、胃部不适、痤疮、多毛及脂溢性皮炎、腿肿、体重增加、乳房缩小松弛等；也有月经周期缩短或延长、闭经、经量减少、不规则出血，但一般会自行减少。突破性出血发生率约 5%。**【禁忌证】**孕妇、哺乳期妇女、严重的心力衰竭患者、肝肾功能不全患者以及既往有代谢或血管疾病史者禁用。**【用药须知】**❶高脂血症患者及糖尿病患者慎用。❷注意监测肝、肾功能。**【药物相互作用】**与抗癫痫病或利福平合用可加速本药代谢，降低疗效。**【用药过量】**目前尚无过量用药的报道，若用药过量应洗胃。

米非司酮 Mifepristone【常用名】抗孕酮、米那司酮、含珠停。**【常用剂型与规格】**片剂：10mg/片，25mg/片，200mg/片；胶丸：5mg/粒。**【作用与用途】**本品为炔诺酮的衍生物，具有终止早孕、抗着床、诱导月经和促进宫颈成熟的作用。除用于抗早孕、催经止孕外，尚可用于中期妊娠引产（与前列腺素合用）、死胎引产及扩宫颈等。**【药动学】**口服吸收迅速，半合成及合成米非司酮血药浓度达峰时间分别为 1.5h 和 0.81h，但有明显个体差异。体内消除缓慢，消除 $t_{1/2}$ 为 20～34h。服药后 72h 血药水平仍可维持在 0.2mg/L 左右。有明显首过效应，口服 1～2h 后血中代谢产物水平可已超过母体化合物。**【用法用量】**口服。❶终止早孕：顿服 200mg 或 25～50mg/次，2 次/d，连续 2～3d。❷用于紧急避孕：在无防护性性生活或避孕失败后 72h 内服 25mg。【不良反应】部分早孕妇女服药后，有轻度恶心、呕吐、眩晕、乏力和下腹痛，肛门坠胀感和子宫出血。个别妇女可出现皮疹。使用前列腺素后可有腹痛，部分对象可发生呕吐、腹泻。少数有潮红和发麻现象。【禁忌证】对本药过敏者，心、肝、肾疾病患者，肾上腺皮质功能不全或慢性肾上腺衰竭者，凝血功能障碍或进行抗凝治疗者，遗传性卟啉病患者，确诊或怀疑为宫外孕者，带宫内节育器妊娠者，未确诊的附件包块患者，孕妇或可能怀孕的妇女以及哺乳妇女禁用。【用药须知】❶严重贫血者、胰岛素依赖型糖尿病患者以及大量吸烟者或每日吸烟超过 10 支的 35 岁以上妇女慎用。❷服药后 8～15d 应随访，确定流产效果，必要时可作 B 超或血绒毛膜促性腺激素（HCG）检查。❸使用终止早孕失败者，必须进行人工流产终止妊娠。【药物相互作用】❶酮康唑、伊曲康唑、红霉素等药物可减弱肝药酶活性，从而升高本药的血药水平。❷利福平、肾上腺皮质激素和某些抗惊厥药（如苯妥英钠、苯巴比妥、卡马西平）可诱导肝药酶活性，从而降低本药血药浓度。【用药过量】有文献报道，给予健康非妊娠妇女和男性单次口服本药 1.8g，未见严重不良反应。但本药用量过大时，应密切注意肾上腺衰竭征兆。

第八节　钙代谢调节药

鲑降钙素 Calcitonin【常用名】密钙息、斯迪诺。【常用剂型与规格】注射剂：50U/mL，100U/mL，200U/mL；鼻喷剂：50U/喷，100U/喷。【作用与用途】降钙素是由甲状腺滤泡旁细胞分泌的激素，具有能使血钙降低和镇痛等作用。临床用于乳癌、肺或肾癌、骨髓瘤和其他恶性肿瘤骨转移所致的大量的骨溶解；停经后及老年性骨质疏松症；甲状旁腺功能亢进、缺乏活动或维生素 D 中毒导致的变形性骨炎；高钙血症及各种骨代谢疾病所致的骨痛。【药动学】肌注和皮下注射生物利用度为 70%，t_{max} 约为 1h；鼻腔给药的生物利用度只有肌注的 40%，达峰时间为 3～4h。表观分布容积为 0.15～0.3L/kg，蛋白结合率为 30%～40%。口服后在胃内迅速降解灭活，主要在肝脏代谢，部分在血液和外周组织中进行生物转化，血浆消除 $t_{1/2}$ 为 70～90 min。鲑降钙素及其代谢物 95% 经肾脏排出，其中 2% 为原形。依不同给药途径生物利用度分别为：肌注为 100%；经皮下给药为 53%；经鼻给药 80U 为 8%。经鼻给药时其降血钙作用出现于给药后 30～60 min。肌注 40U 后血药浓度达峰时间为 20 min，平均峰浓度为 244pg/mL；经鼻给药 40U 或 80U 后达峰时间为 15min，平均峰浓度为 97pg/mL（40U）、193pg/mL（80U）。在体内主要分布于肾、胃、肝。给药后经尿液、粪便排泄。【用法用量】❶骨质疏松症：皮下注射或肌注，50～100U/次，1 次/d；经鼻给药，20μg/d。❷高钙血症：皮下注射或肌注，5～10U/（kg·d），分 1～2 次给药。经鼻给药，40～80μg/d。❸变形性骨炎：皮下注射或肌注，50U/次，3次/周；或 100U/d；也可 1 日或隔日 100U。经鼻给药，40μg/d。❹高钙血症危象：静滴或静注，10～40U/（kg·d）。❺神经性营养不良症：经鼻给药，单次给予 40μg/d。❻伴有骨质溶解和（或）骨质减少的骨痛：经鼻给药，40～80μg/d。【不良反应】可以出现恶心、呕吐、头晕、轻度的面部潮红伴发热感。罕见的多尿和寒战已有报告。在罕见的病例中，给予可导致过敏反应，包括注射部位的局部反应或全身性皮肤反应。据报道，个别过敏反应可导致心动过速、低血压和虚脱。【禁忌证】对本药过敏者、孕妇、哺乳妇女以及 14 岁以下儿童禁用。【用药须知】❶过敏体质者、支气管哮喘患者以及肝功能异常者慎用。❷长期治疗者应每月镜检尿沉渣；长期卧床者应每月检查血液生化和肾功能。❸一般情况下，治疗前并不需要做皮试，但怀疑对降钙素过敏的患者应考虑在治疗前进行皮试，例如有多种过敏史及对任何药物过于敏感的患者，用药前应使用稀释后的无菌鲑降钙素注射液做皮试。【药物相互作用】❶抗酸药和导泻药因常含钙或镁、铁等金属离子而影响本药吸收。❷与氨基苷类合用可诱发低钙血症。❸降钙素与锂合用可能导致血浆中锂浓度下降。【用药过量】非肠道用药可出现与剂量有关的恶心、呕吐、面部潮红和头晕等症状，已经发现非肠道过量使用后出现恶心、呕吐的报道，迄今尚无因过量引起严重不良反应的报道。如果药物过量，应对症治疗。

维生素 D₂ Vitamin D₂【常用名】钙化醇、钙化固醇。【常用剂型与规格】片剂（胶丸）：0.125mg/片（粒），0.25mg/片（粒）；注射剂：5mg/mL，10mg/mL。【作用与用途】本品为维生素类药，可促进小肠黏膜刷状缘对钙的吸收及肾小管重吸收磷，提高血钙、血磷浓度，协同甲状旁腺激素、降钙素，促进旧骨释放磷酸钙，维持及调节血浆钙、磷正常浓度；促使钙沉着于新骨形成部位，使枸橼酸盐在骨中沉积，促进骨钙化及成骨细胞功能和骨样组织成熟。用于维生素 D 缺乏症的预防与治疗；慢性低钙血症、低磷血症、佝偻病及伴有慢性肾功能不全的骨软化症、家族性低磷血症及甲状旁腺功能低下的治疗；治疗急、慢性及潜在手术后手足搐搦症及特发性手足搐搦症。

【药动学】 由小肠吸收，其吸收需胆盐与特殊 α-球蛋白结合后转运到身体其他部位，储存于肝和脂肪。代谢、活化首先通过肝脏，其次为肾脏。作用开始时间为 $12\sim24h$，治疗效应需 $10\sim14d$。$t_{1/2}$ 为 $19\sim48h$，在脂肪组织内可长期储存。作用持续时间最长达 6 个月，重复给药有累积作用。**【用法用量】** ❶肌注：$7.5\sim15mg/$次，病情严重者可于 $2\sim4$ 周后重复注射 1 次。❷口服：①维生素 D 依赖性佝偻病，$0.25\sim1.5mg/d$，最大剂量 $12.5mg/d$。②家族性低磷血症，$1.25\sim2.5mg/d$。③甲状旁腺功能低下，$1.25\sim3.75mg/d$。④肾功能不全，$1\sim2.5mg/d$。⑤肾性骨萎缩，初始剂量 $0.5mg/d$，维持剂量 $0.25\sim0.75mg/d$。⑥预防维生素 D 缺乏，$0.01\sim0.02mg/d$。⑦骨软化症：$0.025\sim0.1mg/d$。❸儿童口服剂量：①维生素 D 依赖性佝偻病：$0.075\sim0.25mg/d$，最大剂量 $1.25mg/d$。②甲状旁腺功能低下：$1.25\sim5mg/d$。③肾性骨萎缩：$0.1\sim1mg/d$。④维生素 D 缺乏：$0.025\sim0.1mg/d$，以后减至 $0.01mg/d$。⑤骨软化症：$0.025mg/d$。

【不良反应】 可见便秘、腹泻、持续性头痛、食欲减退、口内有金属味、恶心呕吐、口渴、疲乏、无力；骨痛、尿混浊、惊厥、高血压、眼对光刺激敏感度增加及心律失常。偶有精神异常、皮肤瘙痒、肌痛、严重腹痛（有时误诊为胰腺炎）、夜间多尿及体重下降等。**【禁忌证】** 高钙血症患者、高磷血症伴肾性佝偻病患者以及维生素 D 增多者禁用。**【用药须知】** ❶对维生素 D 高度敏感者；动脉硬化患者；心、肾功能不全者；高胆固醇血症患者以及高磷血症患者慎用。❷用药期间应定期监测血清碱性磷酸酶、血磷、血清尿素氮、肌酸酐及肌酐清除率、24h 尿钙、尿钙与肌酸酐的比值。使用本药治疗剂量时，应定期监测血钙，使血钙浓度维持在 $2.00\sim2.50mmol/L$。此外，应做骨 X 线检查。❸治疗低钙血症前，应先控制血清磷的浓度，并定期复查血钙等有关指标；除非遵医嘱，避免同时应用钙、磷和维生素 D 制剂。❹高钙血症孕妇可伴有对维生素 D_2 敏感，应注意剂量调整。

【药物相互作用】 ❶常用量与大剂量钙剂或利尿药合用有发生高钙血症的危险。❷与镁剂合用可引起高镁血症。❸与大量含磷药物合用可诱发高磷血症。❹与洋地黄类药合用应谨慎，因本药可引起高钙血症，从而易诱发心律失常。❺与巴比妥、苯妥英钠、抗惊厥药、扑米酮等合用，本药效应降低。❻与降钙素合用，可使后者疗效降低。

【用药过量】 维生素 D_2 中毒引起的高钙血症，可引起全身性血管钙化、肾钙质沉淀及其他软组织钙化，而致高血压及肾衰竭，上述不良反应多发生于高钙血症和伴有高磷血症时，儿童可致生长停滞。维生素 D_2 中毒可因肾、心血管功能衰竭而致死。处理：除停用外，应给予低钙饮食，大量饮水，保持尿液酸性，同时进行对症和支持治疗，如高钙血症危象时需静脉给予氯化钠注射液，增加尿钙排出，必要时应用利尿药、皮质激素或降钙素，甚至做血液透析，并应避免曝晒阳光，直至血钙浓度降至正常时才改变治疗方案。

维生素 D_3 Vitamin D_3【常用名】胆钙化醇、胆骨化醇。**【常用剂型与规格】**注射剂：3.75mg/0.5mL，7.5mg/mL，15mg/mL。胶丸：$1\mu g$/粒。**【作用与用途】**维生素类药可促进小肠黏膜细胞对钙的重吸收和肾小管对磷的重吸收，提高血钙、血磷浓度，协同甲状旁腺素（PTH）、降钙素（CT）促进旧骨释放磷酸钙，调节血钙、血磷以维持正常浓度。维生素D促使钙沉着于新骨形成部位，使枸橼酸盐在骨中沉积，增进成骨细胞功能，促进骨钙化和骨样组织成熟。临床用于防治维生素D缺乏；治疗慢性低钙血症、低磷血症、佝偻病及伴有慢性肾功能不全的骨软化症、家族性低磷血症及甲状旁腺功能低下；治疗急、慢性及潜在的手术后手足搐搦症、特发性手足搐搦症以及绝经后或老年性骨质疏松症等。**【药动学】**在胆汁的作用下经胃肠道吸收良好，脂肪吸收不良时，会降低其吸收。吸收入血后与特异的 α-球蛋白结合，经血液循环分布于全身其他组织，储存于肝脏和脂肪内。起效慢，作用维持时间长。主要在肝脏和肾脏被羟化代谢，代谢物有骨化二醇、骨化三醇及 1，24，25 -三羟衍生物，原形及其代谢物主要从粪便排出，少量随尿液排泄。$t_{1/2}$ 为19～48h。反复给药有药物体内蓄积。**【用法用量】**口服。❶预防维生素D缺乏：0.01～0.02mg/d。❷佝偻病：0.0625 ～ 0.125mg/d；活动期佝偻病，0.125～0.250mg/d。❸骨软化症：0.025～0.1mg/d。❹甲状旁腺功能减退：1.25～3.75mg/d。❺儿童口服给药：①预防维生素D缺乏，母乳喂养儿，0.01mg/d。②骨软化症，0.025mg/d。③婴儿手足搐搦症，0.05～0.125mg/d，1 个月后改为 0.01mg/d。④甲状旁腺功能减退：1.25 ～ 12.5mg/d。佝偻病不能口服及重症患者，肌注：7.5～15mg/次。**【不良反应】**可见便秘、腹泻、持续性头痛、食欲减退、口内有金属味、恶心呕吐、口渴、疲乏、无力；骨痛、尿混浊、惊厥、高血压、眼对光刺激敏感度增加、心律失常，偶有精神异常、皮肤瘙痒、肌痛、严重腹痛（有时误诊为胰腺炎）、夜间多尿以及体重下降等。**【禁忌证】**高钙血症、高钙尿症患者；维生素D增多症患者以及高磷血症伴肾性佝偻病患者禁用。**【用药须知】**❶对本药及其他维生素 D 制剂高度敏感者；心、肾功能不全者；冠心病、动脉硬化及高胆固醇血症患者慎用。❷治疗期间应监测血清钙、磷、碱性磷酸酶及血清尿素氮；24 h 尿钙、肌酸酐、尿钙与肌酸酐的比值、肌酐清除率以及骨 X 线。【药物相互作用】❶与镁剂合用可引起高镁血症。❷与大量含磷药物合用可诱发高磷血症。❸与大量钙剂或利尿药合用有发生高钙血症的危险。❹与洋地黄类药合用时，因维生素 D 引起高钙血症，容易诱发心律失常。❺与巴比妥、苯妥英钠、扑米酮等抗惊厥药合用可降低本药疗效。❻与考来烯胺、考来替泊、矿物油、硫糖铝等合用可减少本药在小肠的吸收。❼与降钙素合用可抵消后者对高钙血症的疗效。【用药过量】参见"维生素 D_2"相关内容。

阿仑膦酸钠 Alendronate Sodium【常用名】阿屈膦酸钠、福善美。【常用剂型与规格】片剂：70mg/片。【作用与用途】本品为二膦酸盐，主要作用于破骨细胞，抑制破骨细胞的骨吸收。用于治疗绝经后妇女的骨质疏松症，也可用于男性骨质疏松症；预防髋部和脊椎骨折以及治疗变形性骨炎（Paget's 病）和多种原因引起的高钙血症。【药动学】口服主要在小肠内吸收，生物利用度为 $0.5\%\sim1\%$，吸收入血后迅速被骨组织摄取，主要与骨的羟磷灰石结合，最终约 $20\%\sim60\%$ 储存于骨中，长期存留可达 10 年以上。【用法用量】口服：推荐剂量为 10mg/次，1 次/d，必须在每日首次进食、喝饮料或给予其他药物治疗前至少 30min，用白开水送服。【不良反应】可见腹痛，腹泻，恶心，便秘及消化不良，如不按规定方法服用者可有食管溃疡，偶有血钙降低，短暂白细胞升高，尿红细胞及白细胞升高。【禁忌证】对本药过敏者、明显低钙血症者、骨软化症患者、严重肾功能不全者、食管动力障碍患者以及不能站立或坐直至少 30min 者禁用。【用药须知】❶胃肠道功能紊乱、活动性上消化道疾病患者、婴幼儿、青少年及轻、中度肾功能异常患者慎用。❷开始治疗前必须纠正钙代谢和矿物质代谢紊乱、维生素 D 缺乏和低钙血症。❸与橘子汁和咖啡同时服用会影响其吸收，在服用前后 30min 内不宜饮用牛奶、奶制品和含高钙饮料。❹服药后卧床有可能引起食管刺激或溃疡性食管炎。【药物相互作用】❶抗酸药和钙剂可影响本药的吸收。❷与水杨酸类药物同服后，胃肠道不良反应发生率可能增高。❸雷尼替丁静脉制剂和本药口服制剂联用时，可使本药生物利用度增高 2 倍。【用药过量】可能导致低钙血症、低磷血症和上消化道不良反应。处理：可服用牛奶或抗酸药以结合阿仑膦酸盐。嘱患者保持直立，以免出现食管刺激症状。

利塞膦酸钠 Risedronate Sodium 【常用名】昂太年、吉威。**【常用剂型与规格】**片剂：5mg/片，35mg/片；胶囊：5mg/粒。**【作用与用途】**本品为第三代二膦酸盐，具有抑制骨吸收的作用。用于防治绝经后妇女的骨质疏松症；治疗男性骨质疏松症，以提高患者的骨密度；防治慢性疾病患者在开始或持续进行全身糖皮质激素治疗（一日剂量≥7.5mg 泼尼松）引起的骨质疏松症以及 Paget's 病。**【药动学】**口服经上消化道迅速吸收，约 1h 后达血药峰浓度，在一定剂量范围内（单剂量给药：2.5～30mg；多剂量给药：2.5～5mg），吸收呈剂量依赖性。连续用药 57d 内可达稳态血药浓度。口服的平均生物利用度为 0.63%，血浆蛋白结合率约为 24%，平均稳态分布容积为 6.3L/kg，分布 $t_{1/2}$ 为 1.5h。不被代谢，也不诱导或抑制肝细胞色素酶 P450。**【用法用量】❶**防治糖皮质激素引起的或绝经后妇女的骨质疏松症：5mg/次，1 次/d。**❷**男性骨质疏松症：35mg/次，1 次/周。**❸**Paget's 病：初始剂量 30mg/次，1 次/d，连用 2 个月。**❹**原发性甲状旁腺功能亢进：20mg/d。**【不良反应】**最常见便秘、背痛、关节痛、流感及鼻咽炎等。此外，还可出现上消化道功能紊乱、恶心、腹泻、腹痛、便秘、流感样综合征、头晕、头痛、关节痛及皮疹等。**【禁忌证】**对本药及其他二膦酸盐过敏者、低钙血症患者以及 30min 内难以坚持站立或端坐位者禁用。**【用药须知】❶**严重肾功能不全（肌酐清除率<30mL/min）者慎用。**❷**服药后 2h 内避免食用高钙食品，以及服用补钙药或含铝、镁等的抗酸药物。不宜与阿司匹林或非甾体抗炎药同服。**【药物相互作用】**与钙剂、抗酸药以及含二价阳离子的口服制剂合用可减少本药的吸收。**【用药过量】**可能会引起血钙、血磷降低，还可出现低血钙症状。处理：可饮用牛奶和使用含钙的抗酸药以减少本药的吸收；洗胃以清除未吸收的药物及静注钙剂以减轻低血钙症状。

帕米膦酸二钠 Pamidronate Disodium 【常用名】博宁、帕米膦酸。**【常用剂型与规格】**粉针：15mg/支，30mg/支，60mg/支；注射液：15mg/5mL，30mg/10mL，60mg/10mL。**【作用与用途】**本品为第二代双膦酸类药物，具有抑制破骨细胞活性以及通过成骨细胞间接抑制骨吸收的作用，通过以上作用可阻止骨钙释放入骨循环中。用于多种原因引起的高钙血症、变形性骨炎（Paget's 病）及多种原因引起的骨质疏松症、甲状旁腺功能亢进症、肿瘤骨转移所引起的过度溶解性骨破坏及其并发症以及多发性骨髓瘤的治疗。**【药动学】**经静滴给药，2～3h 可达到稳定的血药浓度。主要分布在骨骼、肝脏、脾和气管软骨中，与骨的结合率为 50%，在骨中的 $t_{1/2}$ 为 300d。蛋白结合率为 54%，在血浆中被迅速清除，$t_{1/2}$ 为 $0.8\sim2h$。在体内不被代谢，给药 72h $20\%\sim55\%$ 以原形从尿中排出。【用法用量】静脉给药。❶恶性高钙血症：中度高钙血症（血钙 $3\sim3.37mmol/L$），单次给药 $60\sim90mg$；严重高钙血症（血钙高于 $3.37mmol/L$），单次给药 90mg。❷多发性骨髓瘤所致的溶骨性骨质损害：90mg/次，每月 1 次。❸乳腺癌所致的溶骨性骨转移：90mg/次，每 $3\sim4$ 周 1 次。❹中至重度 Paget's 病：30mg/次，1 次/d。【不良反应】少数患者可出现轻度恶心、胸痛、胸闷、头晕乏力及轻微肝肾功能改变等，偶见发热反应。【禁忌证】对本药及其他双膦酸盐过敏者禁用。【用药须知】❶肾功能损害者慎用。❷用药过程中，应监测血清及尿中钙、磷、镁、钾及肌酸酐等。❸治疗高钙血症时，应同时注意补充液体，使尿量达 2L/d 以上。❹不得与其他种类双膦酸类药物合并使用。【药物相互作用】❶与抗酸药和导泻药合用，可影响本药吸收。❷与氨基苷类药合用可诱发低钙血症。【用药过量】过量或速度过快，可能引起低钙血症，出现抽搐、手指麻木症状。处理：可注射葡萄糖酸钙使其恢复正常。

唑来膦酸 Zoledronic Acid【常用名】艾可舒、艾朗。【常用剂型与规格】注射剂：4mg/5mL，1mg/mL，5mg/100mL；粉针剂：4mg/支。【作用与用途】本品为杂环咪唑二膦酸盐，主要药理作用为诱导破骨细胞凋亡、抑制骨吸收以及由肿瘤释放的多种刺激因子引起的破骨细胞活动增强和骨钙释放。用于治疗恶性肿瘤溶骨性骨转移引起的骨痛。【药动学】对骨质溶解性骨转移瘤的患者，给药后 1 周可见骨质吸收指标下降；对肿瘤引起的高钙血症患者，起效时间为 $2\sim7d$，疗效可维持 $32\sim39d$；对佩吉特病患者，单次给药后 $3\sim5d$ 即可起效，第 10d 可达最大疗效。曲线下面积与给药剂量线性相关，血浆蛋白的结合率约 22%，且与血药浓度无关。在体内不被生物转化，主要以原形经肾排泄，血浆清除率为 5.6L/h，消除相 $t_{1/2}$ 为 146 h。【用法用量】静滴：成人 4mg/次，每 $3\sim4$ 周给药 1 次或遵医嘱。【不良反应】最常见的不良反应为发热，其次可见吞咽困难、畏食、恶心、呕吐、便秘、腹泻、腹痛、失眠、焦虑、兴奋、头痛、嗜睡、乏力、腿水肿、结膜炎、低钾血症、低镁血症、低钙血症、低磷血症、体重下降、脱水、呼吸困难、咳嗽、胸腔积液、上呼吸道感染、胸痛、骨痛、关节痛、肌肉痛、低血压、血清肌酸酐升高、泌尿道感染、贫血、粒细胞减少、血小板减少以及全血细胞减少等。【禁忌证】

对本药或其他二膦酸盐过敏者、低钙血症患者、孕妇以及哺乳期妇女禁用。【用药须知】❶肾脏损害者、有甲状旁腺功能减退史者以及阿司匹林敏感性哮喘患者慎用。❷给药前应监测血清肌酸酐浓度；定期监测血钙、血磷、血镁浓度；对长期用药者，应每3～6个月检查患者是否患有白蛋白尿和氮质血症。❸伴有恶性高钙血症患者给予前应充分补水，与利尿药合用时只能在充分补水后使用，与具有肾毒性的药物合用时应慎重。❹接受治疗时，如出现肾功能恶化，应停药至肾功能恢复至基线水平。【药物相互作用】❶与氨基苷类药物合用可能延长低血钙的持续时间。❷与利尿药合用时可能会增大低血钙的危险性。❸有肾功能恶化的恶性肿瘤高钙血症患者，合用沙利度胺可增加引起肾功能不全的危险性。【用药过量】可出现明显低钙血症、低磷血症和低镁血症，应对患者仔细监测并采取对应措施。处理：如临床上出现严重的低血钙症状，输注葡萄糖酸钙可逆转。

阿法骨化醇 Alfacalcidol【常用名】阿法 D_3、法能。【常用剂型与规格】软胶囊：$0.25\mu g/$粒，$0.5\mu g/$粒；片剂：$0.25\mu g/$片，$0.5\mu g/$片；胶囊：$0.25\mu g/$粒，$0.5\mu g/$粒，$1\mu g/$粒。【作用与用途】本品为骨化三醇类似物，可促进胶原和骨基质蛋白的合成，并调节骨的无机盐代谢以及防止骨质疏松。用于慢性肾衰竭合并骨质疏松症、甲状旁腺功能低下及抗维生素D的佝偻病患者。【药动学】口服经小肠吸收，在肝脏、成骨细胞内转化为骨化三醇。健康人单次口服本药 10.73 h 血药浓度达峰值。主要以钙三醇形式经肾排出体外，$t_{1/2}$ $2\sim4\text{d}$。【用法用量】口服。❶慢性肾功能不全所致的维生素D代谢异常及骨质疏松症：$0.5\mu g/$次，1次/d。❷甲状旁腺功能低下症及其他维生素D代谢异常：$1.0\sim4.0\mu g/$次，1次/d。❸肾功能不全时血液透析患者：$1\sim4\mu g/$次，1次/d或每周3次间断口服。【不良反应】小剂量（小于$1\mu g/d$）单独给药一般无不良反应。长期、大剂量服用或与钙剂合用，可引起高钙血症、高钙尿症和骨质疏松症等。【禁忌证】高钙血症患者、对维生素D及其类似物过敏者以及有维生素D中毒征象者禁用。【用药须知】用药过程中应监测血清钙、磷浓度及血尿素氮、肌酸酐水平，同时应检测尿钙、尿肌酸酐。开始治疗期间应每周监测血钙和24h尿钙。【药物相互作用】❶与大剂量磷剂合用可诱发高磷血症。❷与噻嗪类利尿药合用有发生高钙血症的危险。❸巴比妥类抗惊厥药及胃肠吸收抑制剂与本药合用可降低本药疗效。【用药过量】可致高钙血症反应。处理：通过停药纠正，严重高血钙可能需要进一步治疗，可采用利尿药、静脉补液及皮质类固醇激素进行治疗。

骨化三醇 Calcitriol【常用名】钙三醇、罗钙全。【常用剂型与规格】胶丸：$0.25\mu g$/粒；胶囊：$0.25\mu g$/粒，$0.5\mu g$/粒。【作用与用途】本品为合成的骨化三醇，可促进小肠和肾小管吸收钙，抑制甲状旁腺增生，减少甲状旁腺素 PTH 合成与释放，纠正低血钙。用于维生素 D 依赖性佝偻病、低血磷性维生素 D 抵抗型佝偻病等；绝经妇女及老年性骨质疏松症；特发性、假性及术后甲状旁腺功能低下；慢性肾衰竭所致肾性骨营养不良以及骨软化症等的治疗。【药动学】口服由肠道迅速吸收，单剂给药 $3\sim 6h$ 达血药峰浓度，7h 后尿钙浓度增加，$t_{1/2}$ 为 $3\sim 6\,h$。服用 6d 后，累计 49% 由粪便排出，16% 由尿液中排出。慢性肝、肾功能不全者对本药清除减慢，慢性肾衰竭者 $t_{1/2}$ 可延长至 $18\sim 44\,h$。【用法用量】口服：一般用量为 $0.3\sim 0.5\mu g/d$，分 2 次口服。❶绝经后骨质疏松：$0.25\mu g$/次，2 次/d。❷肾性骨营养不良（包括透析患者）：初始阶段，$0.25\mu g/d$。血钙正常或略低者，隔日 $0.25\mu g$。多数患者最佳用量为 $0.5\sim 1\mu g/d$。❸甲状腺功能低下、佝偻病：初始剂量 $0.25\mu g/d$，晨服。如病情仍无明显改善，则每隔 $2\sim 4$ 周应增加剂量。❹血液透析患者的肾性骨营养不良（静脉给药）：初始剂量，$0.5\mu g$（$0.01\mu g/kg$）/次，3 次/周。如使用 $2\sim 4$ 周后病情仍无明显改善，可每隔 $2\sim 4$ 周，增加 $0.25\mu g$。❺儿童剂量：甲状旁腺功能低下（口服给药）：$1\sim 5$ 岁，$0.25\sim 0.75\mu g/d$；6 岁以上，$0.5\sim 2\mu g/d$，用量须个体化。【不良反应】不良反应发生率较低，如小剂量（$<0.5\mu g/d$）单独给药，尚未观察到不良反应。长期大剂量用药可引起软弱无力、嗜睡、头痛、恶心、呕吐、肌肉酸痛、骨痛及口腔金属味等。【禁忌证】对本药或同类药、维生素 D 及其类似物过敏者；有维生素 D 中毒征象者；高钙血症及与高血钙相关疾病患者；钙代谢紊乱者；因钙缺乏症而进行系统治疗的患者以及肝、肾功能不全者禁用。【用药须知】❶用药过程中应监测血钙、磷浓度及血尿素氮、肌酸酐水平，同时应监测尿钙以及尿肌酐酐。对于肾功能正常的患者，长期的高血钙可能合并可逆的血清肌酐的升高。❷肾功能正常的患者服用本药，需要预防脱水，应当保证充足的液体摄入。【药物相互作用】❶与大剂量磷剂合用可诱发高磷血症。❷与噻嗪类利尿药合用有发生高钙血症的危险。❸巴比妥类抗惊厥药及胃肠吸收抑制药与本药合用可降低本药疗效。❹对长期接受透析的患者，本药与含镁的药物合用可能导致高镁血症。【用药过量】可引起高血钙、高尿钙和高血磷。晚期可出现畏光、瘙痒、高热、烦渴、多

尿、夜尿、畏食、体重减轻、性欲减退、结膜炎（钙化性）、胰腺炎、高血压、心律失常、高胆固醇血症、肝功能异常、血尿素氮升高等，罕见严重精神失常。处理：立即停药，并洗胃或诱导呕吐，避免药物被进一步吸收；口服液状石蜡，以促进药物经肠道的排泄；密切监测血钙浓度，如仍高于正常，可使用磷酸盐和皮质类固醇治疗，同时做适当利尿处理。

第十三章 抗肿瘤药

~~~~~~~~

第一节 烷化剂

~~~~~~~~

盐酸氮芥 Chlormethine Hydrochloride【常用名】安小辛、氮芥、恩比兴、双氯乙基甲胺、恩比新、恩经兴、盐酸氮芥氮芥、甲氯乙胺、甲氯乙胺盐酸盐。**【常用剂型与规格】**盐酸氮芥注射液：5mg/1mL；10mg/2mL。盐酸氮芥搽剂：100mL/10g。500mL/50g。**【作用与用途】**具有细胞周期非特异性，对各期细胞均有杀伤作用，但对G_1和 M 期细胞作用最强。可与 DNA 交叉联结，或在 DNA 和蛋白质之间交叉联结，阻止 DNA 复制，同时对 RNA 和蛋白质合成也有抑制作用。❶主要用于霍奇金病及其他恶性淋巴瘤、肺癌，也用于恶性腔内积液、上腔静脉综合征以及头颈部癌等。❷外用可治疗皮肤蕈样真菌病。**【药动学】**静脉注射后，迅速分布于肺、小肠、脾、肾和肌肉中，脑组织中含量最少。主要在体液和组织中代谢。半衰期很短，给药 6h 及 24h 后，血及组织中药物含量很低。20%以二氧化碳形式经呼吸道排出，有多种代谢产物从尿中排泄。**【用法用量】**❶静脉注射：一次 5～10mg（0.1～0.2mg/kg），每周 1～2 次，一疗程总量30～60mg；因有蓄积毒性，故疗程间歇不宜少于 2～4 周。❷腔内注射：一次 10～20mg（0.2～0.4mg/kg），溶于 20～40mL 氯化钠注射液中，尽量抽去腔内积液后注入，注入后 5min 内应多次变换体位，以使药液在腔内分布均匀，每 5～7d 1 次，2～3 次为一疗程。❸动脉注射：一次 5～10mg（0.1～0.2mg/kg），以氯化钠注射液稀释，一日或隔日 1 次，总量可较静脉注射量稍高。❹创面冲洗每次 5～10mg稀释后冲洗手术创面。**【不良反应】**❶骨髓抑制可引起显著的白细胞及血小板减少，严重者能使全血细胞减少。白细胞下降最低值一般在注射后第 7～15d，停药后 2～4 周可恢复。❷胃肠道反应有恶心、呕吐，常出现于注射后 3～6h，可持续 24h，用前宜加用止吐药。❸对局部组织的刺激作用较强，多次注射可引起血管硬化、疼痛及血栓性静脉炎，如药物外溢可致局部组织坏死。高浓度局部灌注，可导致严重的外周静脉炎、肌肉坏死及脱皮。❹可致生殖系统功能紊乱，包括月经不调、卵巢功能衰竭、睾丸萎缩、精子减少等。❺剂量按体重超过 0.6mg/kg 可导致中枢神经系统毒性，高剂量也可引起低钙血症及心脏损伤。❻少见头晕、乏力及脱发等，局部应用常产生迟发性皮肤过敏反应。❼霍奇金淋巴瘤患者应用含有氮芥的 MOPP 方案，在 2～3 年后急性非淋巴细胞性白血病及非霍奇金淋巴瘤发病率明显增加。【禁忌证】禁用：❶对本药过敏者。❷FDA 对本药的妊娠安全性分级为 D 级孕妇禁用。❸哺乳期妇女。慎用：❶有骨髓抑制者或肿瘤已浸润至骨髓者。❷有感染者。❸曾接受过化疗或放疗者。❹本药可降低血浆胆碱酯酶浓度。❺用药前后及用药时应每周检查血常规及血小板计数 1～2 次，定期检查肝、肾功能及血尿酸。有严重呕吐者应测定血电解质。【用药须知】❶可由动脉、静脉及腔内给药，因局部刺激作用明显，易引起组织坏死，故不能口服、肌注或皮下注射。❷用氯化钠注射液稀释后应立即使用，不可用作静滴。❸注射过程中应严防外漏，如因注射不慎溢出于血管外，应立即用硫代硫酸钠注射液或 1‰普鲁卡因注射液做局部注射，并在局部应用冰袋 6～12h，以减轻局部损伤。❹用药后多数患者有胃肠道反应，可做对症处理，如给止吐剂、镇静剂以减轻反应。❺一般很少用于腹腔内，因可能引起严重疼痛、肠梗阻。❻只用于成人。【药物相互作用】烷化剂的耐药性与 DNA 受损后的修复能力有关，咖啡因、氯喹可阻止其修复，故可增效。与氯霉素及磺胺类药合用可加重骨髓抑制。使用本品前宜加用止吐剂如恩丹西酮或格拉司琼等，减轻胃肠道反应。【药物过量】盐酸氮芥注射液过量可导致中枢神经系统毒性，严重骨髓抑制及心脏毒性。

硝卡芥（消瘤芥）Nitrocaphane【常用名】邻丙氨酸硝卡芥、硝卡芒芥。【常用剂型与规格】粉针剂：20mg/支、40mg/支。【作用与用途】细胞周期非特异性抗肿瘤药，对 M 期及 G_1 期细胞的作用最强。与 DNA 发生交叉联结，干扰 DNA 及 RNA 的功能。通过形成不稳定的亚乙基亚胺而产生细胞毒作用，作用出现较慢，本药同时也是一种免疫抑制药，其免疫抑制诱导时间明显长于环磷酰胺，但较少引起严重的骨髓抑制。低剂量时选择性地抑制淋巴细胞，使淋巴组织萎缩，抑制抗体合成，较大剂量可致各类白细胞减少，造成严重骨髓抑制。❶主要用于慢性淋巴细胞白血病，也适用于恶性淋巴瘤、多发性骨髓瘤、巨球蛋白血症、卵巢癌。❷用作免疫抑制：①白塞综合征（生殖器溃疡、口疮及眼色素层炎综合征）、红斑狼疮、韦氏肉芽肿。②类风湿关节炎并发脉管炎。③皮质激素依赖性肾病综合征。④硬皮病。【药动学】口服吸收完全，生物利用度大于70%，血药浓度达峰时间为40~70min。蛋白结合率约99%，不能通过血-脑脊液屏障。半衰期为1.5h，在体内代谢完全，代谢物苯乙酸氮芥仍有一定的抗癌作用。主要由肾排泄，总量的50%在24h内随尿液排出。【用法用量】成人常规剂量：静脉注射，20~40mg，每周1~2次，总量200~400mg为一疗程。动脉注射或滴注，用量同静脉给药。胸腔内注射，40~60mg，每周1次，共2~3次。【不良反应】❶血液：最常见的不良反应为骨髓抑制，主要为淋巴细胞减少，对粒细胞和血小板的抑制较轻。停药后可恢复。白血病患者长期用药有继发其他肿瘤的风险。❷消化系统：可有轻度食欲缺乏、恶心或呕吐、腹泻及口腔溃疡。偶见黄疸和肝功能异常。❸神经系统：有震颤、肌张力增加、神志不清、易激动、共济失调等，一般停药后逐渐恢复。罕见神经毒性，大多见于肾病综合征患者。长期或高剂量应用可导致抽搐。❹呼吸系统：少见肺纤维化，长期或高剂量应用可导致间质性肺炎。❺泌尿生殖系统：少见膀胱炎。用药后可见精子减少，累积剂量达400mg时见精子活力缺乏。青春期患者长期用药可导致精子缺乏或持久不育。另可有卵巢功能失常。❻其他：少见药物热、皮肤过敏、皮疹。【禁忌证】禁用：❶对本药过敏者。❷孕妇，尤其是妊娠早期FDA对本药的妊娠安全性分级为D级。慎用：❶有骨髓抑制者。❷痛风患者或有泌尿道结石史者。❸感染患者。【用药须知】❶为防止用药期间出现尿酸性肾病或高尿酸血症，可大量补液、碱化尿液，或给予别嘌醇治疗。❷间歇给药方案的骨髓毒性，较每日小剂量维持给药方案低，且在两个疗程之间一般可恢复。❸如患者白细胞突然减少，应减量给药。❹本药需3周左右方可在临床上显效，故不应在4周内因未见明显疗效而停止治疗。❺连续服用300mg以上，易出现药物蓄积，长期连续使用应谨慎。【药物相互作用】❶与其他骨髓抑制剂同时应用可增强疗效，合用时应注意调整剂量。❷使用本药时接种活疫苗将增加活疫苗感染的风险。接受免疫抑制化疗的患者不能接种活疫苗。缓解期白血病患者，至少要停止化疗3个月，才允许接种活疫苗。【药物过量】儿童用药过量时可出现罕见的神经毒性。

环磷酰胺 Cyclophosphamide【常用名】癌得量、癌得散、癌得新、癌得星、安道生、环磷氮芥。【常用剂型与规格】环磷酰胺片：50mg/片。注射用环磷酰胺：100mg/支；200mg/支。【作用与用途】为双功能烷化剂及细胞周期非特异性药物，可干扰 DNA 及 RNA 功能，尤以对前者的影响更大，它与 DNA 发生交叉联结，抑制 DNA 合成，对 s 期作用最明显。适用于恶性淋巴瘤、多发性骨髓瘤、淋巴细胞白血病、实体瘤如神经母细胞瘤、卵巢癌、乳癌、各种肉瘤及肺癌等。【药动学】口服后吸收完全，约 1h 后血药浓度达峰值，生物利用度为 74%～97%。吸收后迅速分布到全身，在肿瘤组织中浓度较正常组织高，脏器中以肝脏浓度较高。少量药物可通过血-脑脊液屏障，脑脊液中的浓度为血浆的 20%。不与白蛋白结合，其代谢物约 50%与血浆蛋白结合。静脉注射后血浆半衰期为 4～6.5h，50%～70%于 48h 内通过肾脏排泄，大部分为代谢物，仅 10%为原形。本药及代谢产物可经透析清除。【用法用量】❶成人常用量：静脉注射，按体表面积一次 500mg/m²，一周 1 次，2～4 周期为一疗程。口服按体重 2～3mg/(kg·d)。❷小儿常用量：口服按体重 2～6mg/(kg·d)，静注，2～6mg/(kg·次)，一日或隔日 1 次。或 10～15mg/(kg·次)，一周 1 次，以氯化钠注射液 20mL 稀释后缓慢注射。【不良反应】❶骨髓抑制为最常见的毒性，白细胞在给药后 10～14d 最低，多在第 21d 恢复正常，血小板减少比其他烷化剂少见，常见不良反应还有恶心、呕吐，严重程度与剂量有关。❷环磷酰胺的代谢产物可产生严重的出血性膀胱炎，大量补充液体可避免。也可致膀胱纤维化。❸当大剂量环磷酰胺（按体重 50mg/kg）与大量液体同时给予时，可产生水中毒，同时给予呋塞米可预防。❹常规剂量的环磷酰胺不产生心脏毒性，但当高剂量时可产生心肌坏死，偶有发生肺纤维化。❺环磷酰胺可引起生殖系统毒性，如停经或精子缺乏，妊娠初期用药可致畸胎。❻长期给予环磷酰胺可产生继发性肿瘤。❼环磷酰胺可产生中等至严重的免疫抑制。❽用于白血病或淋巴瘤治疗时，易发生高尿酸血症及尿酸性肾病。❾少见有发热、过敏、皮肤及指甲色素沉着、黏膜溃疡、肝功能氨基转移酶升高、荨麻疹、口咽部感觉异常或视物模糊。【禁忌证】孕妇及对本品过敏者禁用。开始用环磷酰胺治疗时必须中止哺乳。下列情况应慎用：骨髓抑制、有痛风病史、肝功能损害、感染、肾功能损害、肿瘤细胞浸润骨髓、泌尿道结石史、以前曾接受过化疗或放疗。【用药须知】❶口服制剂应空腹服用，如发生胃部不适，可分次服用或进食时服用。❷注射剂稀释后不稳定，应于 2～3h 内使用。静脉给药时，注意勿漏出血管外。

❸为预防肾毒性，患者用药时需大量饮水，必要时静脉补液，以保证足够的液体入量和尿量，也可给予尿路保护药美司钠。为预防白血病及淋巴瘤患者出现尿酸性肾病，可大量补液、碱化尿液和给予别嘌醇。为预防水中毒，可同时给予呋塞米。❹抗痛风药与本药同用应调整抗痛风药的剂量。❺当出现有肿瘤转移或骨髓抑制时，或患者伴有肝、肾功能损害时用量应减少至治疗量的 $1/3\sim1/2$。❻如有明显的白细胞减少或血小板减少，应停用，直至白细胞及血小板恢复至正常水平。【药物相互作用】❶别嘌醇可增加本药的骨髓毒性，必须同用时，应密切观察。❷大剂量巴比妥类、皮质激素类药物可影响本药的代谢，同时应用时，可增强本药的急性毒性反应。❸与多柔比星合用时，两者所致的心脏毒性增加。❹可抑制胆碱酯酶，延缓可卡因的代谢，因此可延长可卡因的作用并增加毒性。

异环磷酰胺 Ifosfamide【常用名】和乐生、匹服平、宜佛斯酰胺、异磷酰胺。【常用剂型与规格】注射用异环磷酰胺 0.2g/支、0.5g/支、1g/支、2g/支。【作用与用途】为细胞周期非特异性药物。需经肝脏活化后才具有抗肿瘤活性。活性代谢产物与细胞内许多分子产生烷化或联结，通过与 DNA 和 RNA 交叉连接，干扰其功能，从而产生细胞毒作用。还可抑制蛋白质合成。毒性比环磷酰胺低，治疗指数比环磷酰胺高，对环磷酰胺耐药者，使用本药时加大剂量，仍有一定疗效。用于治疗睾丸癌、卵巢癌、乳腺癌、恶性淋巴瘤、肺癌、头颈部癌、黑色素瘤、骨及软组织肉瘤、子宫颈癌、食管癌、急性和慢性淋巴细胞白血病等。【药动学】口服吸收良好，生物利用度接近 100%。血浆蛋白结合率不足 20%，主要通过肝脏激活，活性代谢物仅少量通过血-脑脊液屏障，脑脊液中药物浓度为血药浓度的 20%。给药 $3.8\sim5g/m^2$ 后，血药浓度曲线呈双相，终末半衰期为 15h；给药 $1.6\sim2.4g/m^2$ 后，血药浓度曲线呈单相，半衰期为 7h。70%～86%通过肾脏清除，单次给予 $5g/m^2$ 的高剂量后，61%以原形排出；单次给予 $1.2\sim2.4g/m^2$ 后，仅 12%～18%以原形排出。连续给药 5d 清除加快，药物的毒性降低，但疗效未降低。【用法用量】成人常规剂量，静脉给药：❶单药治疗，一次 $1.2\sim2.5g/m^2$，静注或静滴，1次/d，连续 5d 为一个疗程。下一疗程至少应间隔 3～4 周。最大剂量为 $18g/m^2$。给药的同时及给药后 4h、8h，应分别给予美司钠 0.4g，溶于生理盐水 10mL 中静注。❷联合用药：一次 $1.2\sim2g/m^2$，静脉注射或滴注，1次/d，连续 5d 为一个疗程。下一疗程至少应间隔 3～4 周。最大剂量为 $18g/m^2$。美司钠用法用量同前。【不良反应】

❶血液：主要为骨髓抑制，表现为轻至中度白细胞和血小板减少。一般于给药后1～2周降至最低，大多可在2～3周恢复正常。❷泌尿生殖系统：可导致出血性膀胱炎，为本药剂量限制性毒性，表现为尿频、尿急、尿痛及血尿，可出现于给药后几小时至几周内，通常停药后几日内可消失。还可导致肾功能损害，表现为血肌酐升高等；高剂量时可致肾小管坏死。长期用药可能导致不育。❸精神神经系统：可有嗜睡、精神异常，偶有癫痫样发作。肾功能不全者或既往用过顺铂者，可出现焦虑不安、紧张、幻觉和乏力等，少见晕厥、昏迷。剂量过高时也可导致以上不良反应。❹肝：少见一过性肝功能异常。❺胃肠道：可有食欲减退、恶心和呕吐。❻其他：少见脱发。注射局部可产生静脉炎。长期用药可产生免疫抑制、垂体功能低下和继发性肿瘤。高剂量给药时可导致肺炎和心脏毒性。【禁忌证】禁用：❶对本药过敏者。❷双侧输尿管阻塞者。❸严重骨髓抑制者。❹孕妇。❺哺乳期妇女。慎用：❶低白蛋白血症者。❷肝、肾功能不全者。❸骨髓抑制者。❹育龄患者。❺出血性膀胱炎患者。❻既往使用过顺铂者。【用药须知】❶静注时，每200mg溶于注射用水5mL中，溶解后注射浓度不超过4％。静滴时，溶解于500mL溶液中滴注3～4h，可采用复方氯化钠溶液、生理盐水、5％葡萄糖注射液等溶液。❷溶液配制后应尽快使用。❸用药后可能导致创伤愈合延迟。❹可能加重放疗所致的皮肤反应。❺为防止或减轻泌尿系统毒性反应，可分次给药或补充大量液体，并在尿路保护剂配合下用药。❻与其他细胞毒药物合用时，应酌情减量。【药物相互作用】❶曾用过顺铂者使用本药后，骨髓抑制、神经毒性及肾毒性等不良反应更明显。❷与抗凝血药物合用可能引起凝血机制紊乱而导致出血。❸可增强降血糖药的作用。❹本药将增加活疫苗感染的风险。接受免疫抑制化疗的患者不能接种活疫苗。缓解期白血病患者，至少要停止化疗3个月，才允许接种活疫苗。

嘧啶亚硝脲 Nimustine【常用名】尼莫司丁、宁得明、宁得朗。【常用剂型与规格】注射用嘧啶亚硝脲：25mg/支、50mg/支。【作用与用途】抑制 DNA 合成。用于脑瘤、肺癌、慢性白血病、恶性淋巴瘤、消化道癌。【药动学】在血中浓度显示双相性衰减，肝、肾浓度高于血中浓度，肿瘤组织内浓度稍高于血中浓度。由于在体内条件下变成适度的脂溶性游离碱，因而可通过血脑屏障。脑肿瘤患者静脉注射本品100～150mg，迅速分布于全身，肿瘤组织内分布良好，于给药30min后脑脊液内浓度达高峰，约为血中浓度的30％。【用法用

【量】$2\sim3mg/(kg\cdot$次），或 $90\sim100mg/m^2$ 溶于注射用蒸馏水（5mg/mL）静脉注射，或加入氯化钠注射液、5%葡萄糖液 250mL 静滴，6 周给药 1 次。【不良反应】❶血液学毒性：主要为白细胞和血小板减少，红细胞下降少见，一般见于用药后第 4～6 周。❷过敏反应：一般表现为皮疹。❸肝肾毒性：偶见 BUN 上升、蛋白尿。❹消化道反应：有时出现食欲不振、恶心呕吐、黏膜炎、腹泻等。❺其他：乏力、发热、头痛、眩晕、脱发，罕见间质性肺炎等。【禁忌证】禁用：❶孕妇及哺乳期妇女。❷骨髓功能抑制者。❸有严重过敏史者。慎用：❶小儿用药应考虑对性腺的影响，宜慎重。❷肝肾功能损害、合并感染、水痘患者慎用。【用药须知】❶本品骨髓抑制等不良反应发生时间较迟缓，因此用药后 6 周内应注意监测。❷不得用于皮下或肌内注射。❸慎重静脉注射以免药液外漏。❹溶解后应尽快使用。【药物相互作用】与其他抗肿瘤药、放射线照射合用，有时会加重骨髓抑制等作用。

司莫司汀（甲环亚硝脲）Semustine（MeCCNU）【常用名】环己亚硝脲、环乙亚硝脲、甲基 CCNU、氯乙环己亚硝脲、罗氮芥、洛莫氮芥、洛莫司丁。【常用剂型与规格】洛莫司汀胶囊 40mg/粒、50mg/粒、100mg/粒。【作用与用途】为细胞周期非特异性药，对处于 G_1-S 边界或 S 早期的细胞最敏感，对 G_2 期亦有抑制作用。进入人体后，致使 DNA 链断裂，RNA 及蛋白质受到烃化，氨甲酰基部分变为异氰酸酯，或再转化为氨甲酸，以发挥氨甲酰化作用。❶用于治疗原发性及转移性恶性脑部肿瘤。❷与其他药物合用，可治疗霍奇金病、黑色素瘤等。也曾用于消化道癌、支气管肺癌等的联合化疗。【药动学】口服易吸收。主要分布在肝、肾、脾，其次分布在肺、心、肌肉、小肠、大肠等处，脑脊液中药物浓度为血药浓度的 15%～30%。在肝内代谢迅速，其代谢产物可经胆汁排入肠道，形成肠肝循环。代谢物血浆蛋白结合率为 50%，代谢物血浆半衰期长达 16～48h。口服后 24h 内，50%以代谢物形式从尿中排泄，但 4d 排泄量小于 75%，经粪便中排泄少于 5%，经呼吸道排出约 10%。【用法用量】成人常规剂量：口服给药，一次 100～130mg/m²，每 6～8 周 1 次，3 次为一疗程。儿童常规剂量：口服给药，一次 80～100mg/m²，每 6～8 周 1 次。【不良反应】主要为消化道反应及迟发的骨髓抑制，在用药后 4～6 周时白细胞达到最低值。此外，对肝肾功能也有影响。高剂量时可引起尺发性骨髓抑制和肾功能损伤。【禁忌证】禁用：❶肝功能不全者。❷白细胞计数低于 $4\times10^9/L$，血小板计数低于

80×10^9/L 者。❸孕妇 FDA 对本药的妊娠安全性分级为 D 级。❹哺乳期妇女。慎用：❶有骨髓抑制者。❷感染患者。❸肾功能不全者。❹已经过放疗或化疗者，或有白细胞计数低下史者。❺溃疡病或食管静脉曲张患者。❻用药前后及用药时应当检查或监测血常规、肝功能、肾功能及肺功能。【用药须知】❶应避免与可能导致严重白细胞和血小板减少的抗癌药组成联合化疗方案。❷用药前给予镇静药或甲氧氯普胺可减轻本药的胃肠道反应，空腹或睡前服药也可减轻胃肠道反应。❸为防止肺毒性及肾毒性，建议本药总累计量不宜超过 1000mg/m^2。【药物相互作用】❶与西咪替丁合用，骨髓抑制反应可能加重。❷使用本药时接种活疫苗，被活疫苗感染的风险增加。正接受免疫抑制化疗的患者不能接种活疫苗。缓解期白血病患者，至少要停止化疗 3 个月，才允许接种活疫苗。【药物过量】药物过量时尚无特效解毒药，对症支持治疗。

尼莫司汀 Nimustine【常用名】卡氮芥、氯乙亚硝脲、双氯乙基亚硝脲、双氯乙亚硝脲、亚硝基脲氮芥、亚硝脲氮芥、BCNU、Becenum。【常用剂型与规格】卡莫司汀注射液 125mg/2mL、注射用卡莫司汀 100mg/2mL。【作用与用途】为细胞周期非特异性抗癌药，对 G_1-S 边界或 S 早期的细胞最敏感，对 G_2 期也有抑制作用。进入人体后致使 DNA 链断裂，RNA 及蛋白质受到烃化，氨甲酰基变为异氰酸酯，或再转化为氨甲酸，以发挥氨甲酰化作用，主要与蛋白质，特别是与其中的赖氨酸末端氨基反应，氨甲酰化作用还可破坏一些酶蛋白，使 DNA 受烃化破坏后较难修复。❶常用于脑部原发肿瘤及继发肿瘤。❷可用于治疗实体瘤，与氟尿嘧啶合用治疗胃癌、直肠癌、肝癌。也可用于治疗黑色素瘤、恶性淋巴瘤、肺癌。❸对多发性骨髓瘤、乳腺癌、睾丸肿瘤有一定疗效。【药动学】吸收入血后迅即分解，口服 $120 \sim 290$mg/m^2，10min 后血浆中即可测到。氯乙烯部分与环己基部分血药浓度达峰时间分别为 6h、3h。以肝、肾、胃、肺、肠中分布浓度较高，脂溶性强，可透过血-脑脊液屏障，服药 30min 后，脑脊液中药物浓度为血浆浓度的 15%～30%。代谢产物浓度持续较久，口服 34h 后在血浆中仍可测得。约有 47% 24h 中随尿排泄，从粪便排泄量不到 5%，从呼吸道排出不到 10%。【用法用量】成人常规剂量：口服给药，单用，一次 $125 \sim 200$mg/m^2，每 6～8 周 1 次；也可一次 36mg/m^2，一周 1 次，6 周为一疗程。与其他药物合用，一次 $75 \sim 150$mg/m^2，每 6 周 1 次；或一次 30mg/m^2，一周 1 次，连用 6 周。儿童常规剂量：口服给药，一次 $100 \sim 120$mg/m^2，每 6～8 周

1次。【不良反应】❶血液：血小板减少、白细胞降低。血小板和白细胞最低值分别出现在服药后5～6周，持续6～10d。对骨髓的抑制具有累积性。❷消化系统：恶心、呕吐最早可在口服后45min出现，迟者在6h左右，通常在次日可消失。另可见口腔炎以及肝功能一过性异常。❸泌尿生殖系统：可抑制睾丸或卵巢功能，引起闭经或精子缺乏。也可影响肾功能。❹其他：可引起乏力、轻度脱发，偶见全身性皮疹。【禁忌证】禁用：❶对本药过敏者。❷白细胞计数低于4×10^9/L或血小板低于50×10^9/L者。❸孕妇。❹哺乳期妇女。慎用：❶有骨髓抑制者或曾有白细胞低下者。❷患有溃疡病。❸食管静脉曲张者。❹肝肾功能不全者。❺感染患者。❻用药前后及用药时应当检查或监测血常规及肝肾功能。【用药须知】❶如患者伴有感染，使用本药前应先治疗感染。❷如在服药前给予止吐药，或于睡眠前服药，均可减轻胃肠道反应。❸以本药组成联合化疗方案时，应避免与可严重降低白细胞和血小板的药合用。【药物相互作用】❶与氯霉素、氨基比林、磺胺药合用，可加重骨髓抑制。❷与皮质激素合用可加重免疫抑制。❸用药后接种疫苗，不能激发机体产生抗体，故用药后3个月内不宜接种活疫苗。【药物过量】尚无用药过量的文献报道，如发生过量应以对症治疗。

白消安（马利兰）Busulfan【常用名】白血福恩、二甲磺酸丁酯、马利兰、麦里浪。 【常用剂型与规格】白消安片0.5mg/片、2mg/片。【作用与用途】属双甲基磺酸酯类双功能烷化剂，是细胞周期非特异性药物，主要作用于G_1及G_0期细胞，对非增殖细胞也有效。❶主要用于慢性粒细胞白血病的慢性期。❷用于原发性血小板增多症、真性红细胞增多症、骨髓纤维化等慢性骨髓增殖性疾病。❸近来还用于骨髓移植和外周血干细胞移植的预处理。【药动学】口服吸收良好，吸收后很快自血浆消失。反复给药则逐渐蓄积，主要在肝内代谢，半衰期2～3h。以甲烷磺酸及其他代谢物形式从尿中排出，24h内约可排出1/3。长期用药代谢加快。【用法用量】❶成人常规剂量：口服给药。①慢性粒细胞白血病，一日总量$4\sim6$mg/m^2，直至白细胞计数低于15×10^9/L时停药。如服药3周，白细胞计数仍不见下降，可适当增加剂量。对缓解期短于3个月的患者可给予维持量：2mg/次，2次/周，以维持白细胞计数于10×10^9/L左右。②真性红细胞增多症：4～6mg/d，分次口服，以后根据血常规、病情及疗效调整剂量。③原发性血小板增多症：同"真性红细胞增多症"。❷儿童常规剂量：口服给药。慢性粒细胞白血病：诱导治疗，0.06～

0.12mg/(kg·d)。以后根据血常规、病情及疗效调整剂量，以维持白细胞计数高于 $20×10^9$/L。【不良反应】❶血液：常致血小板减少、粒细胞缺乏。剂量过大或用药过久时可引起长期骨髓抑制，还可并发药物性再生障碍性贫血，严重者需及时停药。❷消化系统：轻度食欲减退，恶心或腹泻。❸泌尿生殖系统：可有男性乳房女性化、睾丸萎缩。❹皮肤：有脱发、皮疹、皮肤色素沉着。罕见结节性多动脉炎、多型性红斑等。❺神经系统：个别患者有头昏。高剂量给药后有患者出现癫痫发作。❻心血管系统：可见心内膜纤维化。❼其他：罕见白内障，个别患者有面红。少数患者长期用药后可引起肺纤维化和肾上腺皮质功能低下。【禁忌证】禁用：妊娠早期。慎用：❶有骨髓抑制者。❷有痛风病史者。❸感染患者。❹有尿酸性肾结石病史者。❺曾接受过细胞毒药物或放射治疗者。❻哺乳期妇女用药时应停止哺乳。【用药须知】❶服药时需根据患者对药物的反应、骨髓抑制的程度、个体差异而调整剂量。❷应告诫患者增加液体摄入量，并碱化尿液，或服用别嘌醇，以防高尿酸血症及尿酸性肾病。❸如服本药的同时用过其他骨髓抑制剂，应根据病情减量或暂停给药。❹慢性粒细胞白血病出现急变时，应停药。❺发现粒细胞或血小板数有迅速大幅度下降的征象时，应立即停药或减少用药剂量，以防止骨髓的不可逆抑制。【药物相互作用】❶大剂量与凯托米酮合用两者的血药浓度都增加。❷与环磷酰胺合用，如使用间隔时间少于24h，环磷酰胺清除率会明显降低，从而增加与治疗相关的不良反应。❸与对乙酰氨基酚、伊曲康唑合用可降低本药清除率，应使用对乙酰氨基酚后72h再用本药，或用氟康唑代替伊曲康唑。❹与苯妥英或磷苯妥英同用，可使本药的血药浓度降低。❺与硫鸟嘌呤长期合用，有发生肝结节状增生、食管静脉曲张和门静脉高压，合用时应密切监测肝功能。❻使用本药时接种活疫苗将增加活疫苗感染的风险。接受免疫抑制化疗的患者不能接种活疫苗。缓解期白血病患者，至少要停止化疗3个月，才允许接种活疫苗。【药物过量】无用药过量的文献，如果发生用药过量可对症处理。

塞替派 Thiotepa【常用名】二胺硫磷、硫替哌、三胺硫磷、三乙撑硫代磷酰胺、三乙烯硫化磷酰胺、室安的宝、息安的宝。【常用剂型与规格】塞替派注射液 10mg/1mL。注射用塞替派 5mg/1mL、10mg/1mL。【作用与用途】为多功能烷化剂类抗肿瘤药，属细胞周期非特异性药物。结构上具有乙撑亚胺基，在生理条件下，可形成不稳定的亚乙基亚胺基，与 DNA 的碱基发生交叉联结，使碱基烷基化，从而干扰 DNA 和 RNA 的功能，达到抗肿瘤目的。主要用于治疗乳腺癌、卵巢癌、膀胱癌及癌性体腔积液等，也曾用于治疗原发性肝癌、子宫颈癌、黑色素瘤、胃肠道肿瘤等。【药动学】不易经消化道吸收。快速静脉注射给药后 5min 内血药浓度达峰值；膀胱灌注或腔内注射后 25min 内在血循环中可检测出本药。广泛分布于各组织，血浆蛋白结合率为 10%。可透过血-脑屏障，脑脊液中药物浓度为血浆浓度的 60%～100%。在肝脏经细胞色素 P450 氧化代谢。半衰期 α 相为 6min，β 相为 10min，注射后 1～4h 血药浓度下降 90%。大部分药物于 24～48h 内以代谢物形式经尿液排出。【用法用量】成人常规剂量：静注 10mg/次（或 0.2mg/kg），1 次/d，连用 5d 后改为一周 3 次，一个疗程总量为 300mg。1.5～2 个月后可重复下一疗程。肌注同静注。动脉注射：10～20mg/次，1 次/d，总量 200～300mg。腔内注射（胸腹腔或心包腔）：10～30mg/次，1～2 次/周。膀胱灌注 50～100mg/次，溶于生理盐水 50～100mL 中，通过导尿管将本药注入膀胱，1 次/周，4 周后改为一月 1 次，10 次为一疗程。瘤内注射 5～10mg/次，可注射一处或多处。【不良反应】❶血液：骨髓抑制为本药剂量限制性毒性，多于用药后 1～6 周出现，部分患者在疗程结束后才出现，停药后大多可恢复，部分患者骨髓抑制持续时间较长。❷胃肠道：可有食欲减退、恶心及呕吐等胃肠道反应。❸泌尿生殖系统：可见出血性膀胱炎、女性闭经和男性精子形成异常。❹皮肤：少见过敏反应，个别患者有脱发及皮疹。❺致癌性。❻其他可见头痛头晕，个别患者有发热、疲乏、注射部位疼痛，另可见血尿酸升高。【禁忌证】禁用：❶对本药过敏者。❷有严重肝、肾功能不全者。❸严重骨髓抑制者。慎用：❶有骨髓抑制或肿瘤已浸润至骨髓者。❷肝、肾功能不全者。❸感染患者。❹有泌尿系统结石史和痛风史者。❺尚不清楚本药能否分泌入人类乳汁，哺乳期妇女用药时应权衡利弊。【用药须知】❶为防止高尿酸血症，治疗时可大量补液、碱化尿液，必要时服用别嘌醇等药物。❷在放疗的同时使用本药应适当调整剂量。【药物相互作用】❶与尿激酶同时应用治疗膀胱癌时，尿激酶可增加本药在肿瘤组织中的浓度。❷可抑制假胆碱酯酶的活性，而延长琥珀胆碱的作用时间。❸使用本药时接种活疫苗将增加活疫苗感染的风险。接受免疫抑制化疗的患者不能接种活疫苗。缓解期白血病患者，至少要停止化疗 3 个月，才允许接种活疫苗。【药物过量】药物过量时尚无特效解毒药，如果发生过量应对症处理。

六甲蜜胺 Altretamine（Hexamethylmelamine，HMM）【常

用名】六甲三聚氰胺、六甲嘧胺、Hexamethylmelamine、Hexastat、Hexinawas。【常用剂型与规格】六甲蜜胺片：50mg/片、100mg/片。六甲蜜胺胶囊：50mg/粒、100mg/粒。【作用与用途】在体内通过红细胞及肝微粒体酶作用，氧化成具抗肿瘤作用的代谢产物偶氮甲基苄肼，通过其末端N-甲基的转甲基作用，将甲基移转到鸟嘌呤的7位及腺嘌呤的1位上，使之烷化，甲基亦可转移到tRNA上，除抑制DNA、RNA合成外，对蛋白质合成亦有抑制作用。适用于霍奇金病和其他恶性淋巴瘤，可透过血脑屏障，因此可用于脑肿瘤。【药动学】口服吸收完全，吸收后迅速分布至各组织，肝肾中浓度最高，并易透过血脑屏障，30～60min达血药峰值。半衰期约为10min，在肝内代谢，尿中排泄70%，仅5%为原形物。亦可自呼吸道随呼气排出。【用法用量】❶成人：100～150mg/d，分次口服，服药2周，停药2周。❷小儿：按体重3～5mg/(kg·d)或按体表面积100mg/m²，分次口服，服药1～2周停药2周。【不良反应】主要为骨髓抑制，可致白细胞及血小板减少，出现较晚，也可引起溶血，胃肠道反应有恶心、呕吐、食欲不振及口腔炎等，也有眩晕、嗜睡、精神错乱及脑电图异常等中枢神经系统毒性反应。其他有肝功能损害、皮炎、色素沉着、外周神经炎及脱发等。【禁忌证】禁用：孕妇与哺乳期妇女，特别妊娠初期3个月，因所有抗癌药均可影响细胞动力学，并引起诱变和畸形形成。下列情况应慎用：骨髓功能低下、糖尿病、肝肾功能损害、感染、经过放射治疗或抗癌药治疗的患者。有白细胞或血小板减少、出血、过敏、口腔炎，服安眠药、降压药、噻嗪类利尿药、抗组胺药、麻醉药的患者。【用药须知】❶用药期间应注意定期检查周围血象、肝肾功能及测定血尿酸。❷肝肾功能不全患者应减量。【药物相互作用】❶本品为单胺氧化酶抑制剂，在服用本品前14d内不可服其他单胺氧化酶抑制剂，7d内不宜服三环类抗抑郁药。❷由于抑制单胺氧化酶，还可影响某些依赖单胺氧化酶破坏的药物的反应。不宜与拟交感胺类药物如苯丙胺、麻黄碱合用，以防血压升高。❸若同时服用巴比妥、抗组胺药、麻醉药及降压药，应减少剂量，以免造成中枢神经过度抑制。❹本品可加强降血糖药的作用，糖尿病患者用药需调整降糖药剂量。【药物过量】药物过量时尚无特效解毒药，如果发生过量应对症处理。

盐酸丙卡巴肼（盐酸甲基苄肼）Procarbazine Hydrochloride【常用名】盐酸甲基苄肼、甲基苄肼、甲苄肼、Natulan、Matulane、PCB。【常用剂型与规格】盐酸丙卡巴肼片：50mg/片。【作用与用途】在体内通过红细胞及肝微粒体酶作用，氧化成具抗肿瘤作用的代谢产物偶氮甲基苄肼，通过其末端 N-甲基的转甲基作用，将甲基移转到鸟嘌呤的 7 位及腺嘌呤的 1 位上，使之烷化，甲基亦可转移到 tRNA 上，除抑制 DNA、RNA 合成外，对蛋白质合成亦有抑制作用。适用于霍奇金病和其他恶性淋巴瘤，可透过血脑屏障，因此可用于脑肿瘤。【药动学】口服吸收完全，吸收后迅速分布至各组织，肝肾中浓度最高，并易透过血脑屏障，30～60min 达血药峰值。半衰期约为 10min，在肝内代谢，尿中排泄 70%，仅 5% 为原形物。亦可自呼吸道随呼气排出。【用法用量】❶成人：100～150mg/d，分次口服，服药 2 周，停药 2 周。❷小儿：按体重 3～5mg/(kg·d) 或按体表面积 100mg/m²，分次口服，服药 1～2 周停药 2 周。【不良反应】骨髓抑制可致白细胞及血小板减少，出现较晚，也可引起溶血；胃肠道反应有恶心、呕吐、食欲不振及口腔炎等，也有眩晕、嗜睡、精神错乱及脑电图异常等中枢神经系统毒性反应。其他有肝功能损害、皮炎、色素沉着、外周神经炎及脱发等。【禁忌证】禁用：孕妇与哺乳期妇女，特别妊娠初期 3 个月，因所有抗癌药均可影响细胞动力学，并引起诱变和畸形。慎用：❶骨髓功能低下、糖尿病、肝肾功能损害、感染、经过放射治疗或抗癌药治疗的患者。有白细胞或血小板减少、出血、过敏、口腔炎的患者，服安眠药、降压药、噻嗪类利尿药、抗组胺药、麻醉药的患者。【用药须知】❶用药期间应注意定期检查周围血象、肝肾功能及测定血尿酸。❷肝肾功能不全患者应减量。【药物相互作用】❶本品为单胺氧化酶抑制剂，在服用本品前14d 内不可服其他单胺氧化酶抑制剂，7d 内不宜服三环类抗抑郁药。❷由于抑制单胺氧化酶，还可影响某些依赖单胺氧化酶破坏的药物的反应。不宜与拟交感胺类药物如苯丙胺、麻黄碱合用，以防血压升高。❸若同时服用巴比妥、抗组胺药、麻醉药及降压药，应减少剂量，以免造成中枢神经过度抑制。❹本品可加强降糖药的作用，糖尿病患者用药需调整降糖药剂量。【药物过量】药物过量时尚无特效解毒药，如果发生过量应对症处理。

达卡巴嗪（氮烯咪胺）Dacarbazine【常用名】达卡比嗪、氮烯咪胺、氮烯唑胺、甲氮咪胺、甲嗪咪唑胺、卡达巴抗黑瘤、抗黑瘤、三氯烯咪唑胺、三嗪咪唑胺、Dacabazine、Dacarbazinum、Dacarbazium。【常用剂型与规格】注射用达卡巴嗪 100mg/支、200mg/支。【作用与用途】为嘌呤生物合成的中间体，具有细胞周期非特异性，主要作用于 G₂ 期细胞。在体内转化为单甲基化合物后具有直接细胞毒作用，可抑制嘌呤、RNA 和蛋白质的合成，也可影响 DNA 的合成。常与多柔比星、博来霉素及长春碱联用，治疗霍奇金淋巴瘤，与环磷酰胺、长春碱及多柔比星联用，治疗软组织肉瘤。适用于黑色素瘤、软组织肿瘤、恶性淋巴瘤等。【药动学】单次静脉注射后，血药浓度达峰时间为 30min。静脉给药后，正常人清除半衰期 5h。肝、肾功能不全者 7.2h。血浆蛋白结合率为 20%～28%，仅少量可通过血-脑脊液屏障。主要在肝脏代谢，代谢物无活性。30%～45% 于 6h 内由尿液排出，50% 为代谢物，部分经胆汁排泄。【用法用量】成人常规剂量：静注，200～400mg/次，用氯化钠注射液溶解后注射，1 次/d，连用 3～5d。静滴：200～400mg/次，稀释于 5% 葡萄糖注射液 250mL 中静脉滴注，1 次/d，连用 3～5d。【不良反应】❶血液：主要为白细胞及血小板减少，部分患者可出现贫血。给药后 16～20d 出现白细胞降低，于 21～25d 降至最低值，血小板减少出现于给药后 16d。高剂量给药时骨髓抑制更为明显。❷消化系统：常见食欲缺乏、恶心、呕吐等反应，一般出现于给药后 1～12h 内，偶有黏膜炎。尚有肝功能损害，引起碱性磷酸酶、丙氨酸氨基转移酶及天门冬氨酸氨基转移酶暂时性升高。❸泌尿生殖系统：可出现闭经、精子缺乏。可导致肾功能损害，引起血尿素氮暂时性升高。❹神经系统：长期用药时可出现头昏、精神症状、外周神经病变。有面部麻木感。流感样综合征，表现为全身不适、肌肉酸痛、高热等。常出现于给药后第 7d，可持续 1～3 周。❺其他：有脱发、注射部位疼痛或不适。【禁忌证】禁用：❶对本药过敏者。❷FDA 对本药的妊娠安全性分级为 C 级，孕妇禁用。❸水痘或带状疱疹患者。慎用：❶肝、肾功能不全者。❷感染患者。❸尚不清楚是否经乳汁排泄，用药期间应停止哺乳。❹用药前后及用药时应检查或监测肝、肾功能。【用药须知】❶与氢化可的松琥珀酸钠有配伍禁忌。❷静脉注射时，如药液漏出血管外，应立即停止注射，并以 1% 普鲁卡因注射液局部封闭。❸经注射用水溶解后，在棕色瓶中只能保存 1～3d，最好现用现配。【药物相互作用】❶与其他抑制骨髓的药物合用时，应减少剂量。❷与白介素合用出现过敏反应的风险增加。❸使用本药时接种活疫苗将增加活疫苗感染的风险。接受免疫抑制化疗的患者不能接种活疫苗。缓解期白血病患者，至少要停止化疗 3 个月，才允许接种活疫苗。【药物过量】药物过量时尚无特效解毒药，如果发生过量应对症处理。

第二节　铂　类

顺铂（顺氯氨铂）Cisplatin（DDP）【常用名】氯氨铂、诺欣、施铂锭、顺-二氨二氯络铂、顺氯氨铂、顺-双氯双氨络铂、威力顺铂IA、锡铂、Briplatin、CACP、Cis Platino、Cis-Damminei Chloroplatium。**【常用剂型与规格】**注射用顺铂10mg/支、20mg/支、30mg/支。**【作用与用途】**为细胞周期非特异性抗肿瘤药，具有抗瘤谱广、对厌氧细胞有效的特点。分子中的铂原子对其抗肿瘤作用具有重要意义，只有顺式有效，反式无效。作用与双功能烷化剂相似，能与DNA产生交联，或形成DNA与蛋白质交联，从而抑制DNA复制和转录，导致DNA链断裂或误码，使细胞有丝分裂受到抑制。对RNA的影响较小。❶对睾丸癌、卵巢癌、膀胱癌、乳腺癌有良好疗效。❷对宫颈癌、子宫内膜癌、肾癌、肾上腺癌、前列腺癌、头颈部鳞癌、食管癌、胃癌、肺癌、恶性淋巴瘤、软组织肉瘤、儿童神经母细胞瘤、骨肉瘤、黑色素瘤均有一定的疗效。❸也常用于癌性胸腹水的治疗。❹与放疗合用，可增加放疗的敏感性。**【药动学】**静脉给药后迅速吸收，分布于全身各组织，其中肾、肝、卵巢、子宫、皮肤、骨等含量较多，而脾、胰、肠、心、肌肉、脑中较少。腹腔给药时，腹腔器官内的药物浓度较静脉给药时高2.5～8倍。大部分和血浆蛋白结合，其代谢呈双相性，半衰期β相为58～73h，表示结合铂的排泄率。清除缓慢，5d内从尿排泄为给药量的27%～54%，少量经胆道排泄。**【用法用量】**成人常规剂量：静滴，20mg/次，溶于0.9%氯化钠注射液200mL中滴注，并适当水化利尿，连用5d；或每次30mg/m^2，1次/d，连用3d。间隔3～4周可再重复给药。或以高剂量80～120mg/m^{2}静滴，每3～4周重复1次，需配合水化利尿，使尿量保持在2000～3000mL/d，本品亦可动脉注射或胸、腹腔内注射。**【不良反应】**❶心血管：少见心律失常、心电图改变、心动过缓或过速、心功能不全等。少见血管性病变，如脑缺血、冠状动脉缺血、外周血管病变。❷中枢神经系统：神经毒性多见于总剂量超过300mg/m^{2}的患者，周围神经损伤，表现为上下肢麻木、运动失调、肌痛等，偶见中枢神经系统毒性，出现莱尔米特征（Lhermitte's sign），为脊髓后柱病变，表现为突发麻木感，由颈髓传导至大腿和双足。也可有癫痫、球后视神经炎等。其严重程度随剂量的增加而加剧，也与年龄有关。❸代谢/内分泌系统：可出现电解质紊乱，如低镁血症、低钙血症等。可出现高尿酸血症，表现为关节肿胀、疼痛。❹泌尿生殖系统：肾毒性与给药剂量有关。单次中、大剂量用药后，偶会出现轻微可逆的肾功能损害。多次高剂量和短期内重复用药会出现严重不可逆的肾功能损害，甚至可因药物蓄积中毒而产生肾衰竭，导致死亡。原有肾功能不全者及曾使用过具有肾毒性的药物者，肾功能损害更为严重。此外，有可能出现精子卵子形成障碍、男子乳房女性化等。❺肝脏：可有低蛋白血症。偶见氨基转移酶升高，停药后可恢复。❻胃肠道：可见恶心、呕吐、食欲减退和腹泻等。通常在给药后1～6h出现，最长不超过24～48h。尚可见牙龈铂金属沉积。❼血液：白细胞和血小板减少，一般与给药剂量有关。骨髓抑制一般在3周左右达高峰，4～6周恢复。❽皮肤：可出现脱发。❾耳：对耳蜗管及前庭有毒性作用，可导致耳鸣、听力减退，甚至听力丧失及眩晕等，多为可逆性，不需特殊处理。❿过敏反应：通常在给药后数分钟内发生，表现为心率加快、血压降低、呼吸困难、面部水肿、发热等。⓫其他：动脉或静脉注射可出现局部肿胀、疼痛、红斑及皮肤溃疡、局部静脉炎等。【禁忌证】禁用：❶对本药或其他铂制剂过敏者。❷肾功能不全者。❸听力受损者。❹因本药引起的外周神经病变患者。❺水痘及带状疱疹患者，或近期有感染者。❻痛风患者或有高尿酸血症者。❼脱水患者。❽FDA对本药的妊娠安全性分级为D级，孕妇禁用。❾哺乳期妇女。❿严重骨髓抑制者。慎用：❶有肾病史者。❷造血功能不全者。❸非顺铂引起的外周神经炎患者。❹曾接受过其他化疗或放疗者。❺建议哺乳期妇女用药时应终止哺乳。【用药须知】❶可使血尿酸水平升高，必要时应调整秋水仙碱、丙磺舒或磺砒酮等药物剂量，以控制高尿酸血症及痛风。❷只能经静脉、动脉或腔内注射给药。通常采用0.9%氯化钠注射液或5%葡萄糖注射液稀释后静滴。❸为预防肾毒性，可在用药前后大量补液，给药前2～16h和给药后至少6h之内，必需进行充分的水化治疗，以降低血药浓度，增加肾脏清除率，并可加用甘露醇以加速肾脏排泄，减少药物在肾小管中聚积，但禁用呋塞米增加尿量。大量补液时需监测出入量。❹铝与本药会发生反应，产生黑色沉淀及气体，故药物不能接触含铝器具。❺出现下列任何表现者应停药：①周围白细胞低于$3.5×10^9$/L或血小板低于$80×10^9$/L。②持续性严重呕吐。③有早期肾脏毒性表现，如血清肌酐高于176.8μmol/L（2mg/dL）、尿素氮高于7.1mmol/L（20mg/dL），或高倍显微镜检有异常（一个视野白细胞多于10个、红细胞多于5个或管型多于5个)。④听力测试分析证明听力不在正常范围内。❻为减轻胃肠反应，可给予甲氧氯普胺（1~2mg/kg），并加用氯丙嗪、地塞米松或苯海拉明等。❼若发生过敏样反应，应迅速给予抗组胺药、肾上腺皮质激素或肾上腺素等对症处理。❽化疗期间与化疗后，男女患者均需严格避孕。【药物相互作用】❶本药诱发的肾功能损害可导致博来霉素毒性增加，两者合用时应谨慎。❷与各种可抑制骨髓的药物合用可增加毒性，合用时应减量。与免疫抑制剂合用可加重后者的肾毒性，若必须合用，应密切监测肾功能。❸与抗惊厥药合用可降低抗惊厥药血药浓度。❹与多柔比星合用可导致白血病，应十分谨慎。❺青霉胺或其他的螯合剂，会减弱本药的活性，故不应同时应用。❻与异环磷酰胺合用会加重蛋白尿，也可能会增加耳毒性。❼与锂剂合用可改变锂的药动学参数，应密切监测锂的血药浓度。❽可使紫杉醇的清除率降低33%。❾与硫辛酸合用可减低其疗效。❿与妥布霉素合用应密切监测患者肾功能及听力。⓫使用本药时接种活疫苗，可增加活疫苗感染的风险。使用本药时禁止接种活疫苗，处于缓解期的白血病患者，化疗结束后间隔至少3个月才能接种活疫苗。【药物过量】使用剂量过大时，可在给药后3h内采用透析，以清除本药。

卡铂 Carboplatin【常用名】铂尔定、卡波铂、顺羧酸铂、碳铂、Carboplat、Carboplatine、Carboplatino、Carboplatinum、Paraplatine。**【常用剂型与规格】**注射用卡铂：50mg/支、100mg/支、150mg/支、450mg/支。**【作用与用途】**属第二代铂类，作用机制与顺铂相同。不良反应低于顺铂，尤其是胃肠道反应。主要用于治疗小细胞肺癌、卵巢癌、睾丸癌、鼻咽癌，也可用于子宫颈癌、非小细胞肺癌、食管癌、精原细胞瘤、膀胱癌、间皮瘤、小儿脑部肿瘤及其他头颈部癌等恶性肿瘤。**【药动学】**在体内分布与顺铂相似，在肝、肾、皮肤和肿瘤组织中浓度最高。血浆蛋白结合率低，且不可逆。β相半衰期为2.6~5.9h，肌酐清除率（Ccr）低的患者药物半衰期延长。主要由肾排泄，当Ccr为60mL/min时，24h内由肾脏清除71%，其中前12h排出给药量的65%，次12h排出6%，96h后仅排出3%~5%，体内代谢量极少。不经肾小管分泌，可能是其肾毒性低于顺铂的原因。**【用法用量】**成人常规剂量：静滴，一次200~400mg/m²，每3~4周1次，2~4次为一个疗程。也可一次50mg/m²，1次/d，连用5d，间隔4周重复。**【不良反应】**❶心血管系统：有因心血管不良反应而致死的报道。❷中枢神经系统：较少见指、趾麻木或麻刺感。偶见味觉减退。❸泌尿生殖系统：肾毒性一般无剂量依赖性。约15％的患者血尿素氮或血浆肌酐浓度升高，25％的患者Ccr下降至60mL/min以下。对已有肾功能损伤者，该发生率和严重程度均提高。❹肝脏：少见肝功能异常。❺胃肠道：约15％的患者出现恶心，65％出现呕吐、恶心。呕吐通常在治疗后24h消失。少见便秘或腹泻、食欲减退、黏膜炎或口腔炎。❻血液：常见骨髓抑制，白细胞与血小板在用药21d后达最低点，通常在用药后30d左右恢复。粒细胞的最低点发生于用药后21～28d，通常在35d左右恢复。骨髓抑制为本药剂量限制毒性，有蓄积性。单次用药后脱发轻微，但用药超过3个疗程或联合化疗时脱发发生率和严重程度均增加。❼耳：较少见高频听觉丧失，偶出现耳鸣。❽眼：较少见视力模糊。❾过敏反应：约2％的患者出现皮疹、皮肤瘙痒等过敏反应，偶出现喘鸣，通常于用药几分钟内出现。❿其他：常见注射部位疼痛。【禁忌证】禁用：❶对本药或其他铂类药过敏者。❷严重骨髓抑制或出血者。❸严重肝、肾功能不全者。❹孕妇，FDA对本药的妊娠安全性分级为D级。慎用：❶水痘及带状疱疹患者或其他感染者。❷肾功能不全者。❸老年患者。❹曾使用过顺铂者。❺儿童用药的安全性和有效性尚未确定。❻哺乳期妇女不用或慎用本药。【用药须知】❶注射剂配方中含有甘露醇或右旋糖酐，故对甘露醇或右旋糖酐过敏者禁用。❷铝与本药会发生反应，产生黑色沉淀及气体，故药物不能接触含铝器具。❸注射用粉末溶解稀释方法，先用5％葡萄糖注射液制成浓度为10mg/mL的溶液，再加入5％葡萄糖注射液250～500mL中稀释后使用。❹存放及使用时应避免直接日晒，应现配现用，配制好的药液应在8h内使用。【药物相互作用】❶与环孢素合用可增加免疫抑制作用。❷氨基糖苷类抗生素与本药合用时耳毒性增加。❸与苯妥英合用可使苯妥英胃肠道吸收减少，作用降低。❹甲氧氯普胺或5-羟色胺受体拮抗药可减轻本药胃肠道反应。❺使用本药时接种活疫苗可增加活疫苗感染的风险。【药物过量】用药过量时可引起骨髓抑制及肝、肾功能损伤有关的反应。高剂量时会导致极少出现的失明。本药还没有特效解毒剂。

奥沙利铂 Oxaliplatin【常用名】艾恒、艾克博康、奥铂、奥克赛铂、奥乐铂、奥正南、草酸铂、乐沙定、Eloxatin。**【常用剂型与规格】**注射用奥沙利铂 2mg/支、4mg/支、15mg/支、50mg/支、100mg/支、200mg/支。**【作用与用途】**第三代铂类衍生物，通过产生烷化络合物作用于DNA，形成链内和链间交联，从而抑制DNA合成及复制。❶单用或联用氟尿嘧啶，用于经氟尿嘧啶治疗失败的转移性结直肠癌。❷用于治疗乳腺癌、食管癌、头颈癌、非小细胞肺癌、非霍奇金淋巴瘤、卵巢癌、胰腺癌等。【药动学】以 $130mg/m^2$ 连续静滴 2h，血浆总铂峰值达 $5.1\pm0.8\mu g/mL$，曲线下面积为 189 ± 45（$\mu g\cdot h$）$/mL$。滴注结束时，50% 的铂与红细胞结合，另 50% 存在于血浆中（其中 25% 呈游离态，75% 与蛋白质结合，蛋白结合率逐步升高，于给药第 5d 后稳定于 95%）。红细胞结合铂清除很慢，给药后 22d，红细胞结合铂为血药峰浓度的 50%。在以后的给药周期中，血浆铂无显著升高，而红细胞结合铂出现明显的累积。48h 内经尿液排出多达 50%，由粪便排出量有限，给药 11d 内仅有 5% 经粪便排出。【用法用量】成人常规剂量：静滴，推荐剂量为 $130mg/m^2$，加入 5% 葡萄糖注射液 250～500mL 中，滴注 2～6h，每 3 周 1 次。

【不良反应】❶胃肠道：可引起恶心、呕吐、腹泻。❷血液：可引起贫血、白细胞减少、血小板减少。当与氟尿嘧啶联用时，中性粒细胞减少及血小板减少等反应更明显。❸神经系统：以末梢神经炎为主要表现，有时可有口腔周围、上呼吸道和上消化道的痉挛及感觉障碍。一般可自行恢复，常因感冒而激发或加重，感觉异常可在治疗休息期减轻。当累积剂量大于 $800mg/m^2$ 时，有可能导致永久性感觉异常和功能障碍。❹其他：可见发热、皮疹和不适。临床试验中，尚未见脱发及耳、肾、肝或心脏毒性。【禁忌证】禁用：❶对本药或其他铂类衍生物过敏者。❷严重肾功能不全者。❸孕妇。慎用：❶肝、肾脏功能不全者。❷有感染者。❸严重骨髓抑制者。❹现有或既往有外周神经病变者。❺尚没有充足的资料证明儿童用药的安全性。用药期间应禁止哺乳。【用药须知】❶不能与氯化物或其他药物配伍。❷不可与碱性药物同时使用，以免导致本药降解。❸因与铝接触后会降解，故不能接触含铝器具。❹溶液的配制方法为：每 50mg 加入注射用水或 5% 葡萄糖注射液 10～20mL，配制好的溶液在原包装瓶中 2℃～8℃下可保存 4～48h。❺配制时如皮肤接触到药液，应立即用大量清水冲洗。❻不可静脉注射。❼预防或治疗胃肠道反应，建议给予止吐药。❽使用本药时因低温可致喉痉挛，故不得进食冰冷食物或用冰水漱口。❾当白细胞计数低于 $2\times10^9/L$ 或血小板低于 $50\times10^9/L$ 时，应推迟下一周期用药。❿应以神经系统不良反应的持续时间和严重程度为依据调整给药剂量。当开始出现疼痛和（或）功能障碍时，应减量 25%，如减量后没有改善，应停止治疗，当症状完全或部分消失后，仍可全量或减量给药。【药物相互作用】❶治疗白血病，与环磷酰胺和表柔比星合用，疗效增强。与甲氨蝶呤、氟尿嘧啶、硫鸟嘌吟、多柔比星、丝裂霉素或长春新碱合用，有协同作用。❷与依立替康合用发生胆碱能综合征腹痛、唾液分泌过多等危险性增高，可用阿托品预防。❸使用本药时接种活疫苗可增加活疫苗感染的风险，建议使用本药时禁止接种活疫苗。处于缓解期的白血病患者，化疗结束后间隔至少3个月才能接种活疫苗。【药物过量】尚无特效解毒剂，用药过量时，不良反应加剧，此时应进行血液学监测，给予对症治疗。

第三节　抗肿瘤抗生素类

柔红霉素 Daunorubicin（DNR）【常用名】 正定霉素、柔毛霉素、红比霉素、红保霉素、佐柔比星、红比腙。**【常用剂型与规格】** 注射用柔红霉素：10mg/支、20mg/支。**【作用与用途】** 为周期非特异性化疗药，抗瘤谱远较多柔比星窄，对实体瘤疗效不如多柔比星和表柔比星。用于各种类型的急性白血病、慢性粒细胞性白血病、恶性淋巴瘤，也可用于神经母细胞瘤、尤文肉瘤和肾母细胞瘤等。**【药动学】** 不能透过血-脑屏障。给药后在40～45min内即在肝内代谢成具有抗癌活性的柔红霉素醇，并与原型一起分布至全身，特别是肾脏、脾、肝和心脏。排泄缓慢，$t_{1/2}$ 为18.5h，而柔红霉素醇为26.7h，其他代谢物则更长，为50～55h，因此，血药浓度持续时间较长，经尿排泄约25%为具有抗癌活性的代谢物。而经肝排泄者则达40%。**【用法用量】** ❶临用前将所需用量加5～10mL氯化钠注射液振摇溶解后，再加氯化钠注射液使成2～5mg/mL，缓慢静脉注射。①成人常用量：按体表面积一次30～40mg/m²，老年人酌减。②小儿用量：按体表面积一次20mg/m²，一周1次，2岁以下幼儿及体表面积小于0.5m²者，其剂量应以体重为准，按体重一次0.5～1mg/kg，连用2～3次或一周1次，用3～4周。③联合化疗：一次剂量酌减至单用常规量的2/3。血清胆红素在1.2～3mg/100mL时用3/4量；如大于3mg/100mL时仅能用半量。总累积剂量按体表面积应控制在400～500mg/m²内，2岁以下幼儿不能超过200～250mg/m²。❷联合化疗方案最常用者CODP（环磷酰胺、长春新碱、柔红霉素、泼尼松）、EKJAP（柔红霉素、长春新碱、阿糖胞苷、泼尼松）以及DAMP（柔红霉素、阿糖胞苷、巯嘌呤或硫鸟嘌呤、泼尼松）等。**【不良反应】** ❶较常见恶心、呕吐、口腔炎和食管炎，一般口腔和唇部可在给药后3～7d发生溃疡。白细胞减少几乎不可避免，大多在一次用药后 10~14d 降至最低点，3 周内逐渐恢复。脱发虽常见，但大多在疗程结束后 5~6 周后可再生。血小板减少较罕见，大多不严重。❷其他毒副反应主要为心肌毒性，心电图变化多呈一过性和可逆性，如出现心律异常、气急和下肢水肿，则应警惕充血性心力衰竭的可能，后者常在总累积剂量达 400~500mg/m² 时发生，在 2 岁以上儿童则为 200~300mg/m² 以上；而在 2 岁以下则为按体重 10mg/kg；在 60 岁以上老人或本有心肌病变或以往接受过胸部放射治疗者更易发生。心肌损害大多在开始治疗后 1~6 个月发生，有时可发生猝死，而常规心电图无明显改变，如及早诊治多可获救。❸静脉外溢可出现疼痛、组织坏死甚或蜂窝织炎。❹偶可出现胃痛、腹泻或全胃肠炎，但其发生率较多柔比星为低。高尿酸血症和肾脏损害偶可在白血病或恶性淋巴瘤患者中发生。用药后 48h 内尿色可呈红色，但无特殊临床意义。【禁忌证】禁用：❶由于本品能透过胎盘，因此不能在妊娠初期的 3 个月应用，哺乳期妇女禁用。❷对柔红霉素、多柔比星或表柔比星过敏者禁用。慎用：❶周围血象中白细胞低于 $3.5×10^9$/L 或血小板低于 $50×10^9$/L、发热或伴明显感染、恶液质、失水、出血、电解质或酸碱平衡失调、胃肠道梗阻、明显黄疸或肝肾功能、心肺功能不全者均慎用。❷2 岁以下幼儿和大于 60 岁的老年患者慎用。【用药须知】❶肝肾功能损害，特别是伴临床黄疸者，用量应予酌减。❷心肌毒性作用在幼儿和老年人比中青年明显，所以此类患者用药剂量要相应减少。❸用药期间和周围血象白细胞减少时禁行牙科手术。❹用药期间要保证每日有足够的排尿量，在痛风患者应用时宜酌加别嘌醇等药的每日剂量。以往做过胸部放射治疗或用过大剂量环磷酰胺者，每次用量和总累积剂量均应相应减少。❺用药前应测定心脏功能。❻急性白血病伴明显血小板减少者，有时仍可用柔红霉素，在部分病例可使出血停止，周围血象血小板数反可上升，但最好同时予以输新鲜全血或血小板成分输血。❼用本品期间不能进行放射治疗，特别是胸部放疗。至少停用放疗后 3~4 周才能应用柔红霉素。❽用药期间和每次化疗前均应监测血象及心脏功能，定期做肝、肾功能检查。本品仅能用作静注，不宜静滴。如有红肿、疼痛或外溢，立即停用，并采取冷敷等措施。【药物相互作用】❶柔红霉素与肝素钠不相容，会导致药物在溶液中和或产生沉淀。❷与地塞米松磷酸钠溶液、安曲南、别嘌醇钠、氟达拉滨、哌拉西林/三唑巴坦和氨茶碱等不相容。❸可以和其他抗肿瘤药物联合使用，但不要在同一注射器中混合。柔红霉素经常与其他细胞毒药物联合用药。作为化疗方案的一部分与具有相似药理作用的药物结合，会增加毒性，而且应特别考虑骨髓抑制。❹与有心脏毒性和作用于心脏的药物合用应在治疗过程中特别监控心功能。合并使用影响肝肾功能的药物也将影响柔红霉素的毒性和（或）药效。对心脏或肝脏有毒性的药物不能与柔红霉素同用。❺与多柔比星有交叉耐药性，但与阿糖胞苷、甲氨蝶呤、环磷酰胺和亚硝脲类药物无交叉耐药。❻用药期间及停用本品后3～6个月内禁用病毒疫苗接种。

丝裂霉素 Mitomycin【常用名】丝裂霉素 C、自力霉素、Ametycine、MIT-C、MitomycinC、Mitomycinum、MMC、MTC、Mutamycin。**【常用剂型与规格】**注射用丝裂霉素 2mg/支、4mg/支、8mg/支、10mg/支。**【作用与用途】**为细胞周期非特异性抗肿瘤药，对 G_1 期最敏感，特别是晚 G_1 期及早 S 期。可与 DNA 的双螺旋形成交联，结合在 DNA 双螺旋的大沟上，抑制 DNA 的复制，并使 DNA 解聚。高浓度时对 RNA 也有抑制作用。抑制肉芽组织增殖，从而可用于防止瘢痕形成。用于治疗消化道癌，如食管癌、胃癌、肝癌、胰腺癌、结直肠癌。也用于治疗肺癌、乳腺癌、卵巢癌及癌性腔内积液。**【药动学】**静注后迅速进入细胞内，以肌肉、心、肺、肾和腹水中的药物浓度较高，不能透过血-脑脊液屏障。主要在肝脏代谢，半衰期 α 相和 β 相分别为 5～10min、50min。通过肾脏随尿排出。**【用法用量】**成人常规剂量：静注，6～8mg/次，以生理盐水溶解后注射，一周 1 次，连用 2 周，每 3～4 周重复。也可 10～20mg/次，每3～4 周重复 1 个疗程。动脉注射：同静注。胸膜腔内注射：使用前尽量抽尽积液，4～10mg/次，以生理盐水稀释后注入，每 5～7d1次，4～6 次为 1 个疗程。**【不良反应】**❶血液：骨髓抑制具有剂量限制性，为最严重的不良反应。表现为白细胞及血小板减少，白细胞减少常于用药后 28～42d 出现，一般在停药后 42～56d 恢复。部分患者有出血倾向且恢复缓慢。❷胃肠道：可出现食欲缺乏、恶心、呕吐、腹泻，一般较轻微，常发生于给药后 1～2h，呕吐可于 3～4h 停止，但恶心可持续 2～3d。❸心血管：心肌损害较少见，可引起静脉闭塞性疾病，如肝中心静脉及肝小叶静脉闭塞，导致黄疸、肝大、腹水及肝性脑病。❹泌尿生殖系统：长期应用可抑制卵巢及睾丸功能，造成闭经或精子缺乏。膀胱内灌注治疗膀胱癌时，可刺激膀胱及尿道，偶致局部损害，引起膀胱炎和血尿。此外，有报道可致肾小管坏死或溶血性尿毒症。❺呼吸系统：间质性肺炎、肺纤维化较少见。❻皮肤：个别患者有脱发，尚可见皮肤红斑、皮肤瘙痒或蚁走感，手掌及足底出现发泡性皮肤糜烂。❼局部：若药液漏出血管外，对局部组织有较强的刺激，可引起局部疼痛、坏死和溃疡。❽其他：个别患者还可出现发热、乏力、肌痛、头痛、眩晕、嗜睡等。【禁忌证】禁用：❶对本药过敏者。❷血小板减少、凝血障碍或其他原因导致有出血倾向者。❸水痘或带状疱疹患者。❹孕妇。❺哺乳期妇女。慎用：❶老年患者。❷肝、肾功能不全者。❸有骨髓抑制者。【用药须知】❶本药可与氟尿嘧啶、多柔比星组成联合方案用于胃肠道肿瘤。❷一般经静脉注射给药，也可动脉注射、腔内注射，但不可肌内注射、皮下注射。❸注射制剂溶解后需在 4～6h 内使用。❹静脉注射时应避免漏出血管外，若有外漏应立即停止注射，并以 1％普鲁卡因注射液局部封闭。❺由于有迟发性及累积性骨髓抑制，较大剂量应用时，两个疗程一般应至少间隔 6 周。【药物相互作用】❶与他莫昔芬合用，有增加溶血性尿毒症的风险。❷与长春碱、长春瑞宾合用，可致突发性肺毒性。合用时，应监测患者是否有支气管痉挛。❸与多柔比星合用，可增加心脏毒性，建议多柔比星的总量低于 450mg/m²。❹维生素C、维生素 B₆ 等与本药同时静脉给药可使疗效显著下降。❺使用本药时接种活疫苗将增加活疫苗感染的风险。接受免疫抑制化疗的患者不能接种活疫苗。缓解期白血病患者，至少要停止化疗 3 个月，才允许接种活疫苗。

博来霉素 Bleomycin【常用名】琥珀酰博来霉素、琥珀酰争光霉素、硫酸博来霉素、争光霉素、Blenoxane、Bleo、Bleocamicina。【常用剂型与规格】注射用博来霉素 10mg/支、15mg/支。【作用与用途】为抗生素类抗肿瘤药。与铁的复合物嵌入 DNA，引起 DNA 链断裂而破坏癌细胞，但不引起 RNA 链断裂。❶用于治疗头颈部、食管、皮肤、宫颈、阴道、外阴、阴茎的鳞癌以及恶性淋巴瘤、睾丸癌等。❷也用于治疗银屑病。【药动学】注射给药后，广泛分布到肝、脾、肾、肺、皮肤、腹膜及淋巴等各组织中，以皮肤和肺浓度较高，可透过血-脑脊液屏障。肌注或静注 15mg，血药峰浓度分别为 1μg/mL 及 3μg/mL；连续静滴 4～5d（30mg/d），24h 内血药浓度稳定在 146ng/mL。血浆蛋白结合率仅为 1％，组织细胞内由酰胺酶水解而失活，在血中消失较快。主要经肾排泄，24h 内排出 50％～80％，不能通过透析清除。【用法用量】成人常规剂量：肌注 15mg/次，1 次/d 或每周 2～3 次。总量不超过 400mg。静注同肌注。动脉注射同肌注。胸腔内注射在尽量抽尽胸腔积液后注入 20～40mg，嘱患者变换体位使药液分布均匀。肾功能不全时剂量：应酌减。儿童常规剂量：肌注一次 10mg/m², 1 次/d 或每周 2～3 次。静注同肌注。动脉注射同肌注。【不良反应】❶血液：骨髓抑制作用较轻微。❷皮肤毛发：可引起手指、脚趾、关节处皮肤肥厚及色素沉着，引起指甲变色脱落、脱发。❸肺：10%～23%的用药患者可出现肺毒性，表现为呼吸困难、咳嗽、胸痛、肺部啰音等，导致非特异性肺炎和肺纤维化，甚至快速死于肺纤维化。用药 400mg 的患者，肺功能失常发生率约为 10%，1%～2%患者死于肺纤维化；用药 500mg 以上的患者死亡率可达 3%～5%。❹心脏：可有心电图改变、心包炎症状，但可自然消失，无长期的心脏后遗症。❺肝：可引起肝细胞脂肪浸润伴肝大。❻胃肠道：少数患者有食欲缺乏、恶心，少见呕吐、腹泻、口腔炎及口腔溃疡。❼其他：约 1/3 患者于用药后 3～5h 可出现发热，一般 38℃左右，个别有高热，常在几小时后体温自行下降。个别患者有头痛。偶见过敏反应，甚至过敏性休克。【禁忌证】禁用：❶对本药过敏者。❷水痘患者。❸白细胞计数低于 2.5×10⁹/L 者。❹发热患者。慎用：❶70 岁以上老年患者。❷肺功能不全者。❸肝、肾功能不全者。❹接受肺部放疗者。❺哺乳期妇女谨慎使用。【用药须知】❶首次用药，应先肌注 1/3 剂量，若无反应，再注射其余剂量。❷注射本药前先服吲哚美辛 50mg 可减轻发热反应。❸静脉注射应缓慢，每次不少于 10min。❹静脉给药时需用 5mL 或 5mL 以上的稀释液如注射用生理盐水溶解；肌内或皮下给药则用 1～5mL 注射用水或生理盐水溶解。❺淋巴瘤患者给药后易引起高热、过敏，甚至休克，用药前应做好充分准备。❻骨髓抑制和免疫抑制较轻微，常与放疗或其他抗肿瘤药合用。❼用药后避免日晒。❽总剂量不可超过 400mg，因其可导致严重的与剂量相关的肺纤维化。❾一旦出现肺毒性症状，马上停药，并予右旋糖酐静滴等紧急处理，必要时给予激素治疗，以免病情恶化。【药物相互作用】❶与顺铂合用，可降低本药清除率。❷与地高辛合用时可降低地高辛的治疗作用，继发心脏代偿失调。对必须合用者，须密切监测。❸与苯妥英合用可降低苯妥英在肠内的吸收而降低其作用。治疗期间应监测苯妥英的血药浓度，必要时可增加苯妥英的剂量。❹使用本药时接种活疫苗将增加活疫苗所致感染的危险，故接受免疫抑制化疗的患者禁止注射活疫苗；处于缓解期的白血病患者，化疗结束后至少间隔 3 个月才能注射活疫苗。

多柔比星 Doxorubicin（Adriamycin）【常用名】阿霉素。**【常用剂型与规格】**注射用阿霉素：10mg/支、50mg/支。**【作用与用途】**既含有脂溶性的蒽环配基，又有水溶性的柔红糖胺；并有酸性酚羟基和碱性氨基，因此具有很强的抗癌活性。可直接作用于 DNA，插入 DNA 的双螺旋链，使后者解开，改变 DNA 的模板性质，抑制 DNA 聚合酶从而既抑制 DNA，也抑制 RNA 合成。此外，本品具形成超氧自由基的功能，并有特殊的破坏细胞膜结构和功能的作用。作为一种周期非特异性抗癌化疗药物对各期细胞均有作用，但对 S 期的早期最为敏感，M 期次之，而对 G_1 期最不敏感，对 G_1、S 和 G_2 期有延缓作用。抗瘤谱广，适用于急性白血病、恶性淋巴瘤、乳腺癌、支气管肺癌、卵巢癌、软组织肉瘤、成骨肉瘤、横纹肌肉瘤、尤文肉瘤、肾母细胞瘤、神经母细胞瘤、膀胱癌、甲状腺癌、前列腺癌、头颈部鳞癌、睾丸癌、胃癌、肝癌等。【药动学】仅可静脉给药，血浆蛋白结合率很低。进入体内迅速分布于心、肾、肝、脾、肺组织中，但不能透过血脑屏障。主要在肝内代谢，经胆汁排泄，50％以不变的原药，23％以活性阿霉素代谢物阿霉素醇排出，仅 5％～10％在 6h 内从尿液中排泄。阿霉素的清除曲线是多相的，其三相半衰期（$t_{1/2}$）分别为 0.5、3 和 40～50h。【用法用量】临用前加氯化钠注射液溶解，浓度一般为 2mg/mL。缓慢静脉或动脉注射。❶成人常用量：50～60mg/次，每 3～4 周一次或每周 20～30mg，连用 3 周，停用 2～3 周后重复。每周分次用药的心肌毒性、骨髓抑制和胃肠道反应较每 3 周用药一次为轻。❷儿童用量约为成人的一半。总剂量按体表面积不宜超过 400mg/m²。膀胱内或胸腔内可 30～40mg/次。【不良反应】❶常见脱发、骨髓抑制，贫血和血小板减少、口腔溃疡、食欲减退、恶心甚或呕吐。❷少数患者注射后原先的放射野可出现皮肤发红或色素沉着。如注射处药液外溢，可导致红肿疼痛甚或蜂窝织炎和局部坏死。❸白血病和恶性淋巴瘤患者应用，特别是初次用者，可因瘤细胞大量破坏引起高尿酸血症，而致关节疼痛或肾功能损害。❹心脏毒性，可引起迟发性严重心力衰竭，有时可在停药半年后发生。有心肌损害时可出现心率增快，心律失常，传导阻滞或喷射性心力衰竭，这些情况偶可突然发生而常规心电图无异常迹象。心肌毒性和给药累积量密切相关。总量达 450～550mg/m² 者，发生率 1％～4％，总量超过 550mg/m² 者，发生率明显增加，可达 30％。心脏毒性可因联合应用其他药物加重。【禁忌证】禁用：❶能透过胎盘，有引致流产的可能，因此严禁在妊娠初期的 3 个月内应用。对胎儿的毒性反应有时可长达数年后才出现。❷在进行纵隔或胸腔放疗期间禁用。❸下列情况应禁用：周围血象中白细胞低于 3.5×10^9/L 或血小板低于 50×10^9/L、明显感染或发热、恶液质、失水、电解质或酸碱平衡失调、胃肠道梗阻、明显黄疸或肝功能损害者，心肺功能失代偿患者、水痘或带状疱疹患者。❹过敏者。慎用：❶老年患者、2岁以下幼儿和原有心脏病患者。❷在进行纵隔或胸腔放疗期间。【用药须知】❶在人体有潜在的致突变和致癌作用。❷肾排泄虽少，但在用药后 1～2d 内可出现红色尿，一般都在 2d 后消失。肾功能不全者用后要警惕高尿酸血症，痛风患者如应用时，别嘌醇用量要相应增加。❸少数患者用药后可引起黄疸或其他肝功能损害，有肝功能不全者，用量应予酌减。❹用药期间需检查：①用药前后要测定心脏功能、监测心电图、超声心动图、血清酶学和其他心肌功能试验。②随访检查周围血象和肝功能。③经常查看有无口腔溃疡、腹泻以及黄疸等情况，应劝患者多饮水以减少高尿酸血症，必要时检查血清尿酸或肾功能。❺与大剂量的环磷酰胺合用本品的分次和总量应酌减。❻过去曾用过足量柔红霉素或本品、表柔比星者不能再用。❼可用于浆膜腔内给药和膀胱灌注，但不能用于鞘内注射。❽严防漏出血管外。一旦发生，应尽量抽出局部渗药，局部立即注射 50～100mg 氢化可的松或碳酸氢钠，还可冷敷。【药物相互作用】❶各种骨髓抑制剂特别是亚硝脲类、大剂量环磷酰胺药或甲氨蝶呤、丝裂霉素或放射治疗，如与本品同用，后者一次量与总剂量均应酌减。❷如与链佐星同用可延长本品半衰期，因此前者剂量应予酌减。❸任何可能导致肝脏损害的药物与本品同用，可增加本品的肝毒性。与肝素、头孢菌素等混合应用易产生沉淀。❹与柔红霉素呈交叉耐药性。与甲氨蝶呤、氟尿嘧啶、阿糖胞苷、氮芥、丝裂霉素、博来霉素、环磷酰胺以及亚硝脲类等则不呈交叉耐药性，且与环磷酰胺、氟尿嘧啶、甲氨蝶呤、顺铂以及亚硝脲类药物同用，有不同程度的协同作用。❺用药期间慎用活病毒疫苗接种。❻可降低肝素抗凝作用。ACD 及普卡霉素与本品同用，有可能导致致死性心脏毒性。与普萘洛尔合用，可加强抑制线粒体呼吸酶活性，增加心脏毒性。【药物过量】单次 250mg 和 500mg 的多柔比星剂量已证实是致命的。这些剂量可导致 24h 内急性心肌衰竭和严重的骨髓抑制，且用药后 10～15d 效应最大，在此期间应加强支持疗法，并采取输血、无菌隔离护理等措施。延迟性心力衰竭可于过量用药半年后出现，应密切观察，一旦出现心力衰竭征象时予以常规治疗。

盐酸表柔比星 Epirubicin Hydrochloride【常用名】表阿霉素、艾达生、法玛新、海正力新、Pharmorubicin（Epirubicin，EPB）。【常用剂型与规格】注射用表柔比星：10mg/支。【作用与用途】为多柔比星的反式异构体，既可直接嵌入 DNA，与 DNA 的双螺旋结构形成复合物，阻断 DNA 的 RNA 形成。主要用于各种急性白血病和恶性淋巴癌、乳腺癌、支气管肺癌、卵巢癌、肾母细胞瘤、软组织肉瘤、膀胱癌、睾丸癌、前列腺癌、胃癌、肝癌以及甲状腺髓样癌等多种实体瘤。【药动学】体内代谢和排泄较阿霉素快，平均血浆半衰期约40h，肝脏代谢，经胆汁排泄。48h 内，9%～10%的给药量由尿排出，4d 内，40%的给药量由胆汁排出，不通过血脑屏障。对有肝转移和肝功能受损的患者，在血浆中的浓度维持时间较长，应适当减量。肾功能对其药代动力学特性影响不大。【用法用量】临用前加氯化钠注射液溶解成 2mg/mL 浓度缓慢静脉或动脉内注射，也可加100～250mL 氯化钠注射液静滴。在进行肝动脉插管介入治疗时，可用碘化油混合以期增强疗效。成人常用量：每疗程按体表面积50～60mg/m²，3～4 周后重复。每疗程剂量可一次给予，也可等分于 1～3d 内分次给药或于每疗程第 1、第 8d 等分给药。分次给药或静脉避光滴注可明显减轻不良反应。联合化疗时一般可用单剂量的2/3。总剂量不宜超过 700～800mg/m²。儿童用量约为成人量的1/3～1/2。胸腔内或膀胱内每次可用 50～60mg，前者可与顺铂同用但胃肠道反应则明显增加，大多需于用药前静脉给予 5‐羟色胺受体抑制药和地塞米松，以避免立时可能出现的恶心、呕吐。如在腹腔内化疗时可每次用 60mg，联合应用顺铂和氟尿嘧啶或丝裂霉素，特别是大容量腹腔内联合化疗可提高疗效。动脉内给药也宜联合用药，特别是同用顺铂更佳，每 2～3 个月 1 次。联合化疗时可参阅阿霉素的联合化疗方案，以相应的较高剂量表柔比星替代阿霉素即可。【不良反应】❶常见者为脱发、骨髓抑制，白细胞可于用药后 10～14d 降至最低点，多在 3 周左右逐渐恢复，贫血和明显血小板减少罕见，食欲减退、恶心、呕吐，但在与阿霉素相当剂量比较下，其程度较多柔比星为轻。❷心肌毒性也较多柔比星为轻，其发生率和严重程度与累积量成正比。用药后虽常见心律异常、心动过速等，但多为一过性而很快恢复，迟发的严重心力衰竭大多在用药半年后或总剂量逾 700～800mg 时发生，应注意这种严重心肌损害有时可突发而无任何先兆，甚至常规心电图亦无异常发现。监测左心室射血指数（LVEF）和PEP/LVEF 最为敏感。❸如有药液外溢可导致红肿、局部疼痛、甚至蜂窝织炎或坏死。❹肝肾功能损害罕见，但有慢性肝病或肝转移时可引起血清丙氨酸氨基转移酶升高甚或黄疸。【禁忌证】禁用：❶表柔比星和柔红霉素、多柔比星一样，能透过胎盘。所以在妊娠初期的3 个月内禁用。❷患带状疱疹等病毒性疾病时不能用表柔比星。慎用：❶年逾 65 岁或 2 岁以下幼儿以及原有心肌病变者慎用。❷如出现下列情况慎用，以往用过足量柔红霉素或多柔比星或对此二药呈过敏反应者，周围血象白细胞低于 3.5×10^9/L 或血小板低于 50×10^9/L，发热或严重感染，心肺或肝肾功能失代偿者。【用药须知】❶用表柔比星后有一定量的药经肾排泄，年迈患者或肾功能显著减退时宜酌减剂量。❷偶可出现肝功能损害，特别是丙氨酸氨基转移酶（ALT）的增高甚或出现黄疸。如有上述情况宜暂时停药，黄疸消退、肝功能恢复正常后恢复用药。如实在不能停药，用量应相应减少。❸用药前需全面测定心脏功能，除监测心电图外，有条件时可加做超声心动图和血清肌酸磷酸激酶活力测定左心室射血指数和它与 PEP 之比等。每次用药前一定要随访心电图。总剂量不能超过 800mg/m^2。❹每 7～10d 检查周围血象 1 次，每 1～2 个月随访肝功能 1 次。❺用药期间应多饮水，可给予止呕药预防胃肠道反应。❻保存和用药时应避光。❼给药期间同用大量维生素 C、维生素 E 或辅酶 Q_{10} 可能减轻表柔比星心肌毒性和保护肝脏的作用。❽可经由动、静脉推注或滴注，也可浆膜腔内或膀胱内给药，但不能用作鞘内注射。【药物相互作用】❶如与其他化疗药同用，应避免相互接触和放入同一容器内给药，与严重抑制骨髓的亚硝脲类、丝裂霉素等同用应酌减用量，与大剂量环磷酰胺或胸部放疗同用应减量。❷不能与肝素溶液混合，否则可形成沉淀。也不能长期与碱性溶液接触。❸不宜与地塞米松或琥珀酸氢化可的松同时滴注。❹氨茶碱与本品接触可使溶液变成紫蓝色。❺与头孢菌素类药物可致沉淀。❻在用表柔比星期间，最好避免同时应用任何可能导致心脏或肝脏功能损害的药物，以避免增加用本品后可能发生的心肌或肝功能损害。❼可能与柔红霉素和多柔比星呈交叉耐药，与环磷酰胺、氟尿嘧啶、甲氨蝶呤、顺铂等可发生协同作用。❽用表柔比星治疗时慎行疫苗接种。

吡柔比星（吡喃阿霉素）Pirarubicin【常用剂型与规格】注射用吡柔比星：10mg/支、20mg/支。【作用与用途】以很快的速度进入细胞内，迅速分布于细胞核，抑制 DNA 聚合酶，阻碍核酸合成。嵌入 DNA 的双螺旋链，使肿瘤细胞终止在 G_2 期，不能进行到细胞分裂期，导致肿瘤细胞死亡。用于恶性淋巴瘤、急性白血病、乳腺癌、泌尿道上皮癌、卵巢癌，也可用于子宫颈癌、头颈部癌和胃癌。【药动学】静脉给药后细胞内的药物浓度高于血浆浓度，血浆 $t_{1/2\alpha}$ 为 0.78min，5min 内药物在血浆中迅速被消除，转移到组织中，在脾、肺、肾的浓度高，比心脏浓度低，一次给药和多次给药，组织中药物浓度几乎相近。8h内器官组织中药物浓度大幅度下降。在体内代谢成具有生物活性的糖苷和没有活性的苷原，经胆汁随粪便排出。【用法用量】一般用5%葡萄糖液或注射用水10mL溶解后，小壶内静脉冲入，难溶于氯化钠注射液，故不宜用氯化钠注射液溶解。根据疾病的不同，可选用以下不同的给药方法。❶静脉注射：①一次40～50mg/m²，3～4周重复。②一次20～25mg/m²，一周1次，连用2周，3周为1个周期。③20mg/m²，1次/d，连用2d，3～4周为1个周期。❷动脉注射：头颈部癌、膀胱癌，7～14mg/m²，1次/d，连日或隔日应用5次。❸膀胱癌的膀胱内注入：用导尿管导尿后，1次/d，15～30mg溶成0.5～1mg/mL的溶液，一周3次，每次膀胱内保留药液1～2h。以此为1周期，反复2～3个周期。【不良反应】常见的副作用是骨髓抑制、消化道反应和心脏毒性。偶见静脉炎、皮疹及出血。【禁忌证】禁用：❶对柔红霉素、多柔比星或表柔比星过敏者。❷孕妇和哺乳。【用药须知】❶吡柔比星难溶于氯化钠注射液。不宜以氯化钠注射液作为溶剂。❷定期检查血常规、肝功能。联合用药中总量尚无一定规定，为防止慢性心脏毒性，累积剂量应控制在900～1000mg/m²之内。【药物相互作用】为多柔比星异构体，与多柔比星存在着相互作用的药物的反应。

米托蒽醌 Mitoxantrone【常用名】 二羟基蒽醌（酮）、丝裂蒽醌、恒恩、米西宁、能减瘤、能灭瘤、诺安托、诺消林、NOVAN-TRONE、DHAD。【常用剂型与规格】注射用盐酸米托蒽醌：5mg/支、10mg/支。盐酸米托蒽醌氯化钠注射液：5mg/100mL。【作用与用途】抑制DNA及RNA合成。与DNA有两种结合形式：一是与碱基强有力结合而嵌入DNA，引起DNA链间和链内交叉连结，导致DNA单链及双链断裂；另一较弱的结合是通过与螺旋链外部阴离子的静电作用，此外对RNA聚合酶也有抑制作用。对各周期肿瘤细胞均有抑制作用，但主要作用于S期。用于恶性淋巴瘤、乳腺癌及各种急性白血病。【药动学】在体内广泛分布于各器官，与组织结合，分布容积为522L/m²，以后缓慢释放。$t_{1/2}$ 40～120h。有腹水等增加药物分布容积因素者 $t_{1/2}$ 可进一步延长，因此应减量。主要在肝脏代谢，代谢物由粪便排出。6%～11%经肾脏排泄（其中65%为原形）。【用法用量】静滴：成人常用量，按体表面积10mg/m²，溶于5%葡萄糖注射液100mL内，静滴30min，每3～4周1次。联合用药时应减少2～4mg/m²。当总剂量超过140～160mg/m²时，应警惕心脏毒性。【不良反应】❶中度骨髓抑制：主要是白细胞及血小板减少。

❷胃肠道反应：食欲减退、恶心呕吐等。❸心脏毒性：本品还原力强，不易形成氧自由基及脂质超氧化，故心脏毒性比多柔比星轻，主要表现为心肌肥大和纤维化。心脏毒性发生率与剂量有关，总剂量超过 $140\sim160mg/m^2$，心肌损害增加，在用过多柔比星、纵隔部位接受过放射治疗，或原有心脏疾病的患者，总剂量不宜超过 $100\sim120mg/m^2$。有文献报道发生心力衰竭的最低剂量为 $55\sim255mg/m^2$，发生左心室排血量减少的最低剂量为 $21\sim150mg/m^2$。在多柔比星总剂量超过 $450mg/m^2$ 的患者不宜再用，在总剂量超过 $350mg/m^2$ 的患者，也应在严密观察下使用。【禁忌证】妊娠及哺乳期妇女及有过敏史者禁用。【用药须知】❶用药过程中，应注意有无咳嗽、气急、水肿等提示心力衰竭的症状。应密切随访周围血象、肝肾功能、心电图，必要时还需测定左心室排血量、超声心动图等。❷不宜做鞘内注射，可能会引起截瘫。❸本品由尿排出，可使尿呈蓝色，不需处理。【药物相互作用】❶与多柔比星同用可加重心脏毒性。❷有骨髓抑制作用，与其他抗肿瘤药物联合应用时应注意。

第四节　影响核酸合成的药物

一、二氢叶酸还原酶抑制药

甲氨蝶呤 Methotrexate【常用名】安克生、氨甲乙酸、美素生、密都。【常用剂型与规格】甲氨蝶呤片：2.5mg/片。注射用甲氨蝶呤：5mg/支。【作用与用途】叶酸还原酶抑制剂，主要抑制二氢叶酸还原酶而使二氢叶酸不能被还原成活性的四氢叶酸，从而使嘌呤核苷酸和嘧啶核苷酸的生物合成过程中一碳基团的转移作用受阻，导致 DNA 的生物合成明显受到抑制。对胸腺核苷酸合成酶也有抑制作用，但抑制 RNA 与蛋白质合成的作用较弱。作用于 S 期，属细胞周期特异性药物。适用于各类型恶性白血病，特别是急性淋巴细胞白血病、恶性葡萄胎、绒毛膜上皮癌、乳腺癌、恶性淋巴瘤特别是非霍奇金恶性淋巴瘤和蕈样肉芽肿、头颈部癌、卵巢癌、宫颈癌、睾丸癌、支气管肺癌、多发性骨髓瘤和各种软组织肉瘤，高剂量用于骨肉瘤。鞘内注射可用于预防和治疗脑膜白血病以及恶性淋巴瘤的神经系统侵犯。对银屑病也有一定疗效。【药动学】口服吸收良好，$1\sim5h$ 血药浓度达峰，肌内注射达峰时间为 $0.5\sim1h$。血浆蛋白结合率为 50%。透过血脑屏障的量甚微，但鞘内注射后则有相当量可达全身循环。部分经肝细胞代谢转化为多谷氨酸盐，部分通过胃肠道细菌代谢。经肾排泄，大多以原形药排出体外；≤10%通过胆汁排泄。终末期为8～10h。小量甲氨蝶呤及其代谢产物可以结合型形式储存于肾脏和肝脏等组织中，有时可长达数月。在有胸腔或腹腔积液情况下，清除速度明显延迟，个体差别极大，老年患者更甚。【用法用量】❶口服：①成人10～15mg/次，一周1～2次；蕈样肉芽肿患者可口服2.5～5mg，连服数周或数月。②小儿按体重0.1～0.2mg/kg，1次/d。用于急性淋巴细胞白血病维持治疗，一般按体表面积15～20mg/m²，一周1次，连用4周。❷肌注或静注：①成人15～50mg/次，一周1～2次。②小儿按体表面积20～30mg/m²，一周1次。③甲氨蝶呤大剂量疗法：一次1～5 g/m²，溶于氯化钠注射液或葡萄糖氯化钠注射液中于4～6h滴完。自用药前1d开始至用药后1～2d每日补液3000mL，并用碳酸氢钠碱化尿液，每日尿量应不少于2000mL。开始用药后24h起每3h肌注四氢叶酸钙9～12mg，连用3～6次或直至甲氨蝶呤血药浓度降至5×10⁸ mol/L以下。❸鞘内注射：10～15mg/次，每3～7d1次，注射速度宜缓慢，注入溶液量不能超过抽出脑脊液量。❹腔内注射：30～40mg/次，一周1次，抽出胸腔积液量少于500mL时酌减。【不良反应】❶胃肠道反应包括口腔炎、口唇溃疡、咽喉炎、恶心、呕吐、腹痛、腹泻、消化道出血。食欲减退常见，偶见假膜性肠炎或出血性肠炎等。❷肝功能损害包括黄疸、丙氨酸氨基转移酶、碱性磷酸酶、γ-谷氨酰转肽酶等增高，长期口服可导致肝细胞坏死、脂肪肝、纤维化甚或肝硬化。❸大剂量应用时，由于本品和其代谢产物沉积在肾小管而致高尿酸血症性肾病，可出现血尿、蛋白尿、尿少、氮质血症甚或尿毒症。❹长期用药可引起咳嗽、气短、肺炎或肺纤维化。❺骨髓抑制主要引起白细胞和血小板减少，尤以应用大剂量或长期口服小剂量后易引起明显骨髓抑制，甚或贫血和血小板下降而致皮肤或内脏出血。❻脱发、皮肤发红、瘙痒或皮疹，后者有时为本品的过敏反应。❼在白细胞低下时可并发感染。❽鞘内注射后可能出现视物模糊、眩晕、头痛、意识障碍、甚至嗜睡或抽搐等。❾致突变、致畸和致癌性较烷化剂轻，但长期服用有潜在的导致继发性肿瘤的危险。❿对生殖功能的影响，虽较烷化剂类抗癌药小，但可导致闭经和精子减少或缺乏，尤以长期应用较大剂量后，一般不严重，有时呈不可逆性。【禁忌证】妊娠妇女禁用。用药期间应终止哺乳。可增加抗凝血作用，甚至引起肝脏凝血因子的缺少和（或）血小板减少症，因此与其他抗凝药同用时宜谨慎。【用药须知】❶有肾病史或发现肾功能异常时，禁用大剂量甲氨蝶呤疗法；未准备好解救药四氢叶酸钙（CF）、未充分进行液体补充和碱化尿液时，也不能用大剂量疗法。❷大剂量疗法易致严重不良反应，须经住院并有可能随时监测其血药浓度才能谨慎使用。滴注时不宜超过 6h，太慢易增加肾毒性。【药物相互作用】❶乙醇和其他对肝脏有损害的药物与本品同用可增加肝毒性。❷由于使用本品后可引起血尿酸水平增高，在痛风或高尿酸血症患者应相应增加别嘌醇剂量。❸与保泰松和磺胺类药物同用后，因与蛋白结合的竞争，可能会引起血清浓度增高而导致毒性。❹卡那霉素可增加本品的吸收，新霉素则可减少其吸收。❺与弱有机酸和水杨酸盐等同用，可抑制本品的肾排泄而导致血药浓度增高，因此应酌情减小用量。❻氨苯蝶啶、乙胺嘧啶等药物均有抗叶酸作用，如与本品同用可增加其毒副作用。❼与氟尿嘧啶同用，或先用氟尿嘧啶后用本品可产生拮抗作用，但如先用本品，4～6h 后再用氟尿嘧啶则可产生协同作用。同样本品如与左旋门冬酰胺酶同用也可导致减效，如用后者 10d 后或于本品用药后 24h 内给左旋门冬酰胺酶，则可增效而减少于胃肠道和骨髓的毒副作用。有报道在用本品前 24h 或 10min 后用阿糖胞苷，可增加本品的抗癌活性。

培美曲塞（Pemetrexed）【常用名】Alimta，力比泰。【常用剂型与规格】注射剂 500mg/支。【作用与用途】为多靶点抗叶酸代谢抗肿瘤药，通过干扰细胞复制过程中叶酸依赖性代谢过程而发挥作用。用于恶性胸膜间皮瘤一线治疗及晚期非小细胞肺癌二线治疗。【药动学】以原药形式从尿路排泄，给药后 24h 内，70%～90% 培美曲塞还原成原药的形式从尿中排出。总体清除率为 91.8mL/min（肌酐清除率是 90mL/min），肾功能正常患者，半衰期 3.5h；随着肾功能降低，清除率降低，随着培美曲塞剂量的增加，曲线下面积 AUC 和最高血浆浓度会成比例增加。多周期治疗并未改变培美曲塞的药代动力学参数，稳态分布容积为 16.1L。血浆蛋白结合率约为 81%，且不受肾功能影响。【用法用量】仅供静滴，与顺铂联用，推荐剂量为 500mg/m^2，第 1d，滴注超过 10min，21d 为 1 个周期。顺铂推荐剂量为 75mg/m^2 在培美曲塞滴注结束后 30min 开始滴注，时间超过 2h。接受培美曲塞治疗的患者应同时应用叶酸和维生素 B_{12} 减少治疗相关的血液学毒性和胃肠道毒性。具体用量推荐在开始用药前口服叶酸至少 400μg/d，并在整个治疗期间持续服用，至治疗结束后 20d；在第 1 次注射培美曲塞前肌注维生素 B_{12} 1000μg，以后每 3 周期给予维生素

B_{12} 1000μg/次。【不良反应】骨髓抑制，表现为中性粒细胞和血小板减少症、贫血。还有发热、感染、口腔炎/咽炎、皮疹/脱皮等。对怀孕妇女可影响胎儿。【禁忌证】年龄≥65岁的患者除上述剂量调整方案外无需特殊调整。不推荐儿童应用，儿童用药的安全性和有效性尚未确定。【用药须知】补充叶酸和维生素 B_{12} 后，治疗相关的血液学毒性和胃肠道毒性明显减少。【药物相互作用】只建议用 0.9%氯化钠注射液溶解稀释。不能溶于含有钙的稀释剂，包括林格乳酸盐注射液和林格氏注射液。

二、胸腺核苷合成酶抑制药

氟尿嘧啶 Fluorouracil【常用名】2,4-二羟基-5-氟嘧啶、5-FU、5-氟-2,4（1H，3H）-嘧啶二酮、5-Fluorouracil。【常用剂型与规格】氟尿嘧啶注射液：0.25g/10mL。氟尿嘧啶软膏：0.02g/4g、0.1g/4g。【作用与用途】在体内先转变为5-氟-2-脱氧尿嘧啶核苷酸，后者抑制胸腺嘧啶核苷酸合成酶，阻断脱氧尿嘧啶核苷酸转变为脱氧胸腺嘧啶核苷酸，从而抑制 DNA 的生物合成。此外，还能掺入 RNA，通过阻止尿嘧啶和乳清酸掺入 RNA 而达到抑制 RNA 合成。❶用于乳腺癌、消化道癌肿、卵巢癌。❷为治疗恶性葡萄胎和绒毛膜上皮癌的主要化疗药物。❸浆膜腔癌性积液和膀胱癌的腔内化疗。❹头颈部恶性肿瘤和肝癌的动脉内插管化疗。❺局部治疗，如瘤内注射，其软膏用于皮肤癌以及乳腺癌的胸壁转移等。【药动学】由肝脏代谢，大部分分解为二氧化碳经呼吸道排出体外。约15%在给药 1h 内经肾以原型排出体外。大剂量用药能透过血脑屏障，静脉注射后于半小时内到达脑脊液中，并可维持 3h。$t_{1/2\beta}$ 为 20h。【用法用量】❶成人常用量：①静滴，0.5～1g/d，每3～4周连用 5d；也可一周 1 次，0.5～0.75g/次，连用2～4周后休息 2 周作为 1 个疗程。滴注速度愈慢，疗效较好而毒副反应相应较轻。②动脉插管注射，0.75～1g/次。❷小儿常用量：静滴，一次按体重 10～12mg/kg。❸浆膜腔内注射，尽量抽尽积液后，注入 500～1000mg（溶于氯化钠注射液 50～100mL 中），也可加用丝裂霉素 10mg（置另一注射器中）和顺铂 50～60mg，然后转动体位使药物与胸、腹膜腔多方面接触，每7～10d 可重复一次，连用3～5次为 1 个疗程。动静脉给药可用氯化钠注射液或 5%葡萄糖注射液稀释，浓度不高于 50mg/mL。【不良反应】❶有食欲不振、恶心、呕吐、口腔炎、胃炎、腹痛及腹泻。严重者有血性腹泻或便血，应立即停药，对症治疗，否则可致生命危险。

❷骨髓抑制可致白细胞及血小板减少。❸注射部位可引起静脉炎或动脉内膜炎。❹有脱发、皮肤或指甲色素沉着等。❺偶见对肾及心肌功能的影响。❻能生成神经毒性代谢物——氟代柠檬酸而致脑瘫，故不作鞘内注射。❼神经系统少数可有小脑变性、共济失调。【禁忌证】禁用：❶当伴发水痘或带状疱疹时。❷妊娠初期 3 个月内。慎用：❶肝功能明显异常者慎用。❷周围血白细胞计数低于 3.5×10^9/L、血小板低于 50×10^9/L 者慎用。❸感染、出血或发热超过 38℃ 者慎用。❹明显胃肠道梗阻者慎用。❺失水和（或）酸碱、电解质平衡失调者慎用。【用药须知】❶由于潜在的致突变、致畸和致癌性和可能在婴儿中出现的毒副反应，因此在应用期间不宜哺乳。❷除有意识地单用较小剂量作放射增敏剂外，一般不宜和放射治疗同用。❸开始治疗前及疗程中应每周定期检查周围血象。❹静注或静滴处药物外溢可引起局部疼痛、坏死或蜂窝织炎，要及时处置。❺可口服、局部应用（瘤体内注射、腔内、外用）、静注或静滴，具神经毒性，不可用作鞘内注射。❻口服虽能吸收，但血药浓度达峰时间较长，而体液分布和浓度不恒定，其生物利用度不如静脉给药。❼不宜饮酒或同用阿司匹林类药物，以减少消化道出血的可能。❽老年人，肝肾功能不全，特别是有骨髓抑制者，剂量减少。【药物相互作用】与甲氨蝶呤合用，应先给后者，4～6h 后再给予氟尿嘧啶，否则会减效。先于甲酰四氢叶酸钙（CF）60～300mg 滴注，继用本药可增加本药疗效。【药物过量】中毒症状：可见高热、心电图异常、白血病减少及粒细胞缺乏。处理：本品无特效拮抗剂，发现超剂量症状时应采取对症及支持疗法。

替加氟（喃氟啶）Tegafur（FT-207）【常用名】呋喃氟尿嘧啶、呋氟尿嘧啶、Futraful、Ftorafur、FT-207。【常用剂型与规格】替加氟片：50mg/片，口服溶液 100mg/10mL。替加氟胶囊：0.1g/粒、0.2g/粒。注射用替加氟：0.2g/支。替加氟栓：0.5g/粒、0.75g/粒。替加氟尿嘧啶片：每片含替加氟 50mg 和尿嘧啶 112mg。【作用与用途】为氟尿嘧啶的衍生物，在体内经肝脏活化逐渐转变为氟尿嘧啶而起抗肿瘤作用，干扰、阻断 DNA、RNA 及蛋白质合成，是抗嘧啶类的细胞周期特异性药物，化疗指数为氟尿嘧啶的 2 倍，毒性仅为氟尿嘧啶的 1/4～1/7。主要治疗消化道肿瘤，例如胃癌、结肠癌、直肠癌和胰腺癌，也可用于治疗乳腺癌、支气管肺癌和肝癌等。【药动学】口服吸收良好，给药后 2h 作用达最高峰，血浆 $t_{1/2}$ 为 5h，以较高的浓度均匀分布于肝、肾、小肠、脾和脑，以肝、肾中的浓度最高。有较高的脂溶性，可通过血脑屏障，在脑脊液中浓度比氟尿嘧啶高。经肝脏代谢，由尿和呼吸道排出，给药后24h内由尿中以原形排出23%，呼吸道以CO_2形式排出55%。【用法用量】❶口服：①成人0.6～1.2g/d，分2～4次服用，总量20～40g为一疗程。②小儿用量按体重16～24mg/(kg·d)，分4次服用。❷静滴：按体重15～20mg/(kg·d)或按体表面积19mg/(m²·d)，总量20～40g为一疗程。❸直肠栓剂：0.5～1g/次，1次/d，总量20～40g为一疗程。【不良反应】❶轻度骨髓抑制表现为白细胞和血小板减少。❷轻度胃肠道反应以食欲减退和恶心为主，个别病人可出现呕吐、腹泻和腹痛，停药后可消失。❸其他反应有乏力、寒颤、发热、头痛、眩晕、运动失调、皮肤瘙痒、色素沉着、黏膜炎及注射部位血管疼痛等。【禁忌证】妊娠初期3个月以内禁用。有肝肾功能障碍的患者应酌情减量。【用药须知】❶用药期间定期检查白细胞、血小板计数，若出现骨髓抑制，轻者对症处理，重者需减量，必要时停药。❷轻度胃肠道反应可不必停药，给予对症处理，严重者需减量或停药，餐后服用可减轻胃肠道反应。❸注射用替加氟若遇冷析出结晶，温热可使溶解或摇匀后使用。❹可单药或与其他抗肿瘤药联合应用。【药物相互作用】注射用替加氟呈碱性且含碳酸盐，避免与含钙、镁离子及酸性较强的药物合用。【药物过量】尚不明确。

尿嘧啶替加氟 Compound Tegafu【常用名】优福定、优氟泰、UFT。【常用剂型与规格】片剂：每片含FT-207 50mg。【作用与用途】是将尿嘧啶与FT-207按适宜的分子比例混合装成的胶囊或压成的片剂。口服不同剂量的FT-207与尿嘧啶配合后，在不同时间，测定血液及肿瘤组织中5-FU浓度，表明FT-207与尿嘧啶的比例以1:4用药后4h，肿瘤组织中5-FU浓度最高，即用小剂量的FT-207与尿嘧啶配合，得到FT-207较大剂量单用相同的抑瘤效果。用小剂量FT-207与尿嘧啶配合，提高疗效的原因可能是：二者配合后，抑制了5-FU在肿瘤组织中的分解，达到了相对提高5-FU在肿瘤中浓度的结果。用于胃癌、大肠癌、乳腺癌，也用于食管癌、头颈部癌。【药动学】胃癌患者服用UFT 4～5h后手术，测定血和肿瘤组织中5-FU浓度，结果显示胃癌组织中的浓度为血中的8.2倍，为正常胃壁的3.2倍，有转移的淋巴结中也高于无转移的淋巴结。【用法用量】2～4片/次，3次/d，服6～8周为一疗程。作放射治疗增敏剂，以2片/次，3次/d口服，共4～6周。如与其他药物联合应用，2～4片/次，3次/d。【不良反应】食欲不振、恶心呕吐、腹泻、口腔炎、色素沉着、皮疹、乏力、白细胞减少、红细胞减少、血小板减少、肝功能损害等。【禁忌证】肝、肾功能损害或孕妇禁用。【用药须知】使用本品期间不宜接种活疫苗。【药物相互作用】所含的替加氟呈碱性且含碳酸盐，避免与含钙、镁离子及酸性较强的药物合用。

卡莫氟 Carmofurm【常用名】氟脲己胺、嘧福禄、己胺酰氟尿嘧啶、孕贝、Mifurol、HCFU。 【常用剂型与规格】卡莫氟片：50mg/片。【作用与用途】为氟尿嘧啶的衍生物，口服吸收迅速，在体内缓慢释放出氟尿嘧啶，干扰或阻断 DNA、RNA 及蛋白质合成而发挥抗肿瘤作用。主要用于消化道癌，乳腺癌亦有效。【药动学】口服在体内经多种途径代谢，逐渐释放出 5-氟尿嘧啶，并能较长时间维持氟尿嘧啶有效血药浓度范围内，t_{max} 2～4h。肝、肾及胃壁浓度较高，主要由尿排出。【用法用量】成人口服 200mg/次，3～4 次/d；或按体表面积 140mg/(m² · d)，分 3 次口服。联合化疗 200mg/次，3 次/d。【不良反应】偶有引起白质脑病，出现言语、步行、意识、知觉等障碍及记忆力下降，需观察。造血系抑制不明显，消化道反应有食欲不振、恶心呕吐等，有时有腹泻、口炎、腹部不适感等。偶可致肝、肾功能异常，部分病例有尿频、尿急、尿痛，少数患者可有明显热感。偶见药疹。【禁忌证】对本品过敏者禁用。高龄、骨髓功能低下、肝肾功能不全、营养不良者以及孕妇慎用。【用药须知】用药期间出现下肢乏力、步行摇晃、说话不清、头晕麻木、站立不稳和健忘等症状时宜及时停药，以免演进为白质脑病。【药物相互作用】给药后摄取乙醇性饮料可引起脑贫血样症状及意识模糊。

卡培他滨 Capecitabine【常用名】希罗达、Xeloda。【常用剂型与规格】卡培他滨片：500 mg/片。【作用与用途】是氟尿嘧啶的前体物，主要用于晚期乳腺癌和结直肠癌。【药动学】口服迅速、完全转化为最初两种代谢物 5'-DFCR 和 5'-DFUR，其后浓度呈指数下降，半衰期为 0.5～1.0h。给药后，70% 经尿排除。 【用法用量】2500mg/(m² · d)，分 2 次口服，于饭后半小时用水吞服，连用 14d，休息 7d，21d 后重复应用。根据患者情况和不良反应调整剂量。联合用药时剂量可酌减。【不良反应】不良反应较轻，大多数为轻度至中度，且易于处理和可逆。❶腹泻、恶心、呕吐、腹痛。❷半数患者发生手足综合征，表现为麻木、感觉迟钝、感觉异常、麻刺感、无痛感或疼痛感。❸皮炎，脱发，黏膜炎，发热，乏力，嗜睡，头痛，下肢水肿，中性粒细胞减少。【禁忌证】对卡培他滨及其代谢产物有过敏史者禁用。【用药须知】为预防手足综合征，可同时口服维生素 B_6，量可达 200mg/d。【药物相互作用】卡培他滨与其他药物相互作用的可能性很小，这是因为卡培他滨及其代谢产物并不与血浆蛋白广泛结合，也不诱导或抑制细胞色素 P 酶活性。【药物过量】治疗中，药物过量表现为恶心、呕吐、腹泻、胃肠激惹、肠胃出血和骨髓抑制等。处理方法：使用利尿药脱水治疗，必要时透析治疗。

巯嘌呤 Mercaptopuri【常用名】乐吉宁、巯嘌呤钠。【常用剂型与规格】巯嘌呤片：50mg/片。【作用与用途】化学结构与次黄嘌呤相似，对处于 S 增殖周期的细胞较敏感，除能抑制细胞 DNA 的合成外，对细胞 RNA 的合成亦有轻度的抑制作用。适用于绒毛膜上皮癌、恶性葡萄胎、急性淋巴细胞白血病及急性非淋巴细胞白血病、慢性粒细胞白血病的急变期。【药动学】服后可迅速经胃肠道吸收。广泛分布于体液内，仅有较小量可渗入血-脑屏障，对预防和治疗脑膜白血病无效；血浆蛋白结合率约为 20%；吸收后的活化分解代谢过程主要在肝脏内进行，在肝内经黄嘌呤氧化酶等氧化及甲基化作用后分解为硫尿酸等产物而失去活性。静脉注射半衰期约为 90min。约半量经代谢后在 24h 即迅速从肾脏排出，其中 7%～39%以原形药排出，最慢的于开始服药后 17d 才经肾脏排出。【用法用量】❶成人常用量：①绒毛膜上皮癌，按体重 6～6.5mg/(kg·d)，分 2 次口服，10d 为 1 疗程，疗程间歇为 3～4 周。②白血病：开始，按体重 2.5mg/(kg·d) 或按体表面积 80～100mg/(m² · d)，1 次/d 或分次服用，一般于用药后 2～4 周可见显效，如用药 4 周后，仍未见临床改进及白细胞数下降，则可考虑在仔细观察下，加至按体重 5mg/kg；维持，按体重 1.5～2.5mg/(kg · d) 或按体表面积 50～100mg/(m² · d)。❷小儿常用量：按体重 1.5～2.5mg/(kg · d) 或按体表面积 50mg/(m² · d)，1 次或分次口服。【不良反应】❶常见骨髓抑制，可有白细胞及血小板减少，服药后的第 5、第 6 日出现，停药后仍可持续 1 周左右。❷肝脏损害：可致胆汁郁积，出现黄疸。❸消化系统：恶心、呕吐、食欲减退，但较少发生，可见于服药量过大的患者。❹高尿酸血症：多见于白血病治疗初期，严重的可发生尿酸性肾病。❺口腔炎、腹泻、间质性肺炎及肺纤维化少见。【禁忌证】有增加胎儿死亡及先天性畸形的危险，故应避免在妊娠初期 3 个月内服用。下列情况应慎用：骨髓已有显著的抑制现象，血象表现有白细胞减少，并出现相应的严重感染或明显的出血现象者；有肝功能损害、肾功能损害、胆道疾患者；有痛风病史、尿酸盐肾结石病史者；4～6 周内已接受过细胞毒药物或放射治疗者。【用药须知】❶老年性白血病确须服用时，则需加强支持疗法，并严密观察症状、体征及周围血象等，及时调整剂量。❷对诊断的干扰：白血病时有大量白细胞破坏，在服本品时则破坏更多，血液及尿酸浓度明显增高，严重者可产生尿酸性肾结石。❸用药期间应注意定期检查周围血象及肝、肾功能。每周应随访白细胞计数及分类、血小板计数、血红蛋白量1~2次，如血细胞在短期内有急骤下降现象者，应每日观察血象并适当减量。❹无论单用或联合应用均有抑制骨髓造血及免疫功能的反应，因而必须根据具体需要给予适当支持疗法。❺服用本品时应适当增加患者液体的摄入量，并使尿液保持碱性，以阻止患者血清尿酸含量增高及尿酸性肾病的发展。加用别嘌醇则仅限于血尿酸含量显著增高的患者，如加服300~600mg/d别嘌醇时，巯嘌呤的剂量应减少至每日常用量的1/3~1/4，这样既能减慢巯嘌呤的代谢，减少该药的毒性，又能阻止或减少高尿酸血症的产生。由于巯嘌呤会出现迟缓作用，因此在疗程中首次出现显著的粒细胞减少症、粒细胞缺乏症、血小板减少症，出血或出血倾向、黄疸等征象时，即应立即停药，当白细胞不再继续下降而保持稳定2~3d或已上升时，再恢复给原来药物剂量的一半，继续服药。【药物相互作用】❶与别嘌醇同时服用明显地增加巯嘌呤的效能与毒性，因此两药同时服用应仔细观察药物不良反应，并适当地减少巯嘌呤剂量。❷与对肝细胞有毒性的药物同服有增加对肝细胞毒害的危险，因而需权衡两药合用的利弊。❸与其他对骨髓有抑制的抗肿瘤药物或放射治疗合并应用会增强巯嘌呤的效应，因而须考虑调节剂量与疗程。

三、核苷酸还原酶抑制药

羟基脲 Hydroxycarbamide（Hydroxyurea）【常用名】氨基甲酰基羟胺、羟基脲素、羟脲、Hydrea 。【常用剂型与规格】羟基脲片：0.5g/片。【作用与用途】核苷二磷酸还原酶抑制药，阻止核苷酸还原为脱氧核苷酸，因而选择性抑制DNA合成，能抑制胸腺嘧啶核苷酸掺入DNA，直接损伤DNA，但对RNA及蛋白质的合成并无抑制作用，作用于S期，故可用作使癌细胞部分同步化或放射增敏的药物。用于治疗慢性粒细胞白血病、慢粒的加速期和急变期、真性红细胞增多症，多发性骨髓瘤，对头颈部原发性鳞癌、复发性转移性卵巢癌、肾癌等亦有一定疗效，与放射治疗同时应用或作为放射增敏剂，可增加治疗头颈部肿瘤的疗效。【药动学】口服吸收快，2h血浓度达峰值，$t_{1/2}$为3~4h，可透过血-脑屏障。在肝内代谢，由尿中排泄，

4h 内能排出 60%，12h 内排出 80%。【用法用量】❶慢粒，可根据患者用药前病情及白细胞数高低而决定剂量，一般开始剂量为按体重 20～30mg/(kg·d)，1 次或分 2 次口服，当白细胞下降至 $10×10^9$/L 以下时，减量至 20mg/(kg·d)，口服维持或改间歇服用。❷头颈癌、卵巢癌，剂量按体重一次 60～80mg/kg 或按体表面积 2000～3000mg/m^2，每 3d 口服 1 次，单独服用或与放疗合用，亦可按体重 20～30mg/(m^2·d)，1 次/d 口服给药。【不良反应】❶造血系统：常见白细胞减少、贫血或红细胞形态异常。白细胞减低通常在治疗开始约 10d 后发生，少数可合并感染，巨幼红细胞改变，形态类似恶性贫血，但其发生与维生素 B_{12} 或叶酸缺乏无关。血清铁清除率迟缓、红细胞对铁利用率减少。较少有血小板减少。❷消化系统：常见胃纳减退、恶心、呕吐、较少见便秘，长期服用本品可发生口腔黏膜炎、口腔溃疡、腹泻等。❸其他：皮疹、红斑、瘙痒、皮肤色变深及脱发较为少见，偶然发生由于大量白细胞迅速崩溃而引起的血尿酸增高或尿酸性肾病。偶然可见头痛、倦睡、头晕、幻觉、惊厥等神经毒性。【禁忌证】孕妇禁用。水痘、带状疱疹及各种严重感染者禁用。下列情况应慎用：严重贫血未纠正前、骨髓抑制、肾功能不全、痛风、尿酸盐结石史。【用药须知】❶患者避免接受活病毒疫苗的免疫接种，停用本品 3 个月到 1 年后才可以考虑接种疫苗。与患者密切接触的家属成员等亦应延缓口服脊髓灰质炎疫苗。❷对诊断的干扰：服用本品可能损害患者的肾小管功能，故可使患者的血尿素氮、血尿酸及肌酐浓度暂时性增高。❸服用本品时应适量增加液体的摄入量，以增加尿量促进尿酸的排出。❹治疗前后及治疗期要严密定期随访血常规、血尿素氮、尿酸、肌酐浓度。❺用量必须根据患者对治疗的反应、耐受性而调节。❻若服用达 6 周仍未见效，应考虑停服或改换其他药物。❼服用过程中若出现显著的粒细胞或血小板减低，应暂停服药，并予相应的处理。❽与放疗合用时，应在放疗前 7d 开始给药，并严密观察血象，若出现严重不良反应亦应考虑减少或暂停服用。【药物相互作用】❶有可能提高服用者血尿酸的浓度，因此与别嘌醇、秋水仙碱、丙磺舒等合用治疗痛风时，必须调节上述抗痛风药物剂量，以控制痛风病变及血尿酸的浓度。与别嘌醇合用时能预防并逆转本品所致的高尿酸血症。❷与能引起白细胞或血小板减低的药物或放疗联合应用时应严密观察患者的血象，并根据血白细胞及血小板数适当调节用量。❸与烷化剂和放射线无交叉耐药性。【药物过量】临床上尚未见有药物过量的报告，如果发生过量应对症处理。

四、DNA 多聚酶抑制药

盐酸阿糖胞苷 Cytarabine Hydrochioride【常用名】阿糖胞嘧啶、爱立生、赛德萨、赛德威、Alexan。**【常用剂型与规格】**注射用盐酸阿糖胞苷：50mg/支、100mg/支。**【作用与用途】**作用于细胞 S 增殖时相的抗代谢药物，通过抑制细胞 DNA 合成，干扰细胞增殖，对单纯疱疹病毒、牛痘病毒的繁殖及免疫反应均有抑制作用。阿糖胞苷进入人体后经激酶磷酸化后转为阿糖胞苷三磷酸及阿糖胞苷二磷酸，前者能强力抑制 DNA 聚合酶合成，后者能抑制二磷酸胞苷转变为二磷酸脱氧胞苷，从而抑制细胞 DNA 聚合及合成。为细胞周期特异性药物。适用于急性淋巴细胞及非淋巴细胞白血病的诱导缓解期及维持巩固期，慢性粒细胞白血病的急变期。亦适用于恶性淋巴瘤。**【药动学】**口服吸收少，极易被胃肠道黏膜及肝脏胞嘧啶氨酶脱氨而失活，可经静脉、皮下、肌内或鞘内注射。静脉注射后广泛分布于体液、组织及细胞内，静滴后有中等量透入血脑屏障，其浓度为血浆浓度 40%。在肝、肾等组织内代谢，在血及组织中很容易被胞嘧啶脱氨酶迅速脱氨形成无活性的尿嘧啶阿拉伯糖甘。在脑脊液内脱氨作用较缓慢。静脉给药时，$t_{1/2\beta}$ 2～2.5h；鞘内给药时，$t_{1/2}$ 可延至 11h。在 24h 内约 10% 以阿糖胞苷、90% 以尿嘧啶阿糖胞苷为主的无活性物质形式从肾脏排泄。**【用法用量】❶** 成人常用量：①诱导，静注，按体重 2mg/(kg·d)，连用 10d，如无明显不良反应，剂量可增大至 4mg/(kg·d)，静滴按体重 0.5～1mg/(kg·d)，持续 1～24h，连用 10d，如无明显不良反应，剂量可增大至 2mg/(kg·d)。②维持：完全缓解后改用继续治疗量，方法为按体重 1mg/kg，皮下注射 1～2 次/d。**❷** 中、大剂量阿糖胞苷方案：中剂量是指阿糖胞苷的剂量为按体表面积一次 0.5～1.0g/m² 的方案，一般需静滴 1～3h，每 12h 静滴 1 次，以 2～6d 为一疗程，大剂量指阿糖胞苷的剂量按体表面积 1～3g/m² 的方案，静滴及疗程同中剂量方案。由于阿糖胞苷的不良反应随剂量增大而加重，有时反而限制了其疗效，现多偏向用中剂量方案。中或大剂量阿糖胞苷主要用于治疗难治性或复发性急性白血病，亦可用于急性白血病缓解后，以延长其缓解期。由于不良反应较多，要有充分及时的支持疗法保证方可进行。**❸** 小剂量阿糖胞苷方案：剂量为按体表面积一次 10mg/m²，皮下注射，每 12h 注射 1 次，以 14～21d 为 1 个疗程，如未缓解而患者情况允许，可于 2～3 周重复一疗程。本方案主要用于治疗原始细胞增多或转化型的骨髓增生异常综合征患者，亦可治疗低增生性急性白血病、老年性急性非淋巴细胞白血病等。❹鞘内注射：阿糖胞苷为鞘内注射防治脑膜白血病的第二线药物，剂量为 10～25mg/次，加地塞米松 5mg 鞘内注射，一周 2 次共约 5 次，如为预防性则每 4～8 周 1 次，中枢神经系统已有病变者，则应加用放射治疗。❺小儿常用量：诱导。皮下、肌内或静脉注射，按体表面积 100mg/(m² · d)，连用 5～7d。【不良反应】❶血液系统：白细胞及血小板减少，严重者可发生再生障碍性贫血。❷白血病、淋巴瘤患者治疗初期可发生高尿酸血症，严重者可发生尿酸性肾病。❸较少见口腔炎、食管炎、肝功能损害、血栓性静脉炎。❹采用中剂量或大剂量阿糖胞苷治疗时，部分患者可发生严重胃肠道及神经系统不良反应，如胃肠道溃疡、胃肠囊样积气、坏死性结肠炎、腹膜炎、周围神经病变、大脑或小脑功能障碍、性格改变、肌张力减退、癫痫、嗜睡、昏迷、定向力障碍、眼球震颤、语音失调、步态不稳，其他尚可发生出血性结合膜炎、皮疹、脱发、脱皮、严重心肌病、肺脓肿、毒血症等。如出现上述各项严重的不良反应，应立即停用，并采用各种有效措施治疗。部分患者给肾上腺皮质激素可能减轻中剂量或大剂量阿糖胞苷的不良反应。【禁忌证】妊娠初期的 3 个月内禁用。下列情况应慎用：❶哺乳期妇女。❷骨髓抑制、白细胞及血小板显著减低者、肝肾功能不全、有胆道疾患者、有痛风病史、尿酸盐肾结石病史、近期接受过细胞毒药物或放射治疗。【用药须知】❶应适当增加患者液体的摄入量，使尿液保持碱性，必要时可同用别嘌醇以防止清尿酸增高及尿酸性肾病。❷快速静脉注射虽引起的恶心、呕吐反应较严重，但对骨髓的抑制较轻，患者亦更能耐受较大剂量的阿糖胞苷。❸用药期间应定期检查血象、血细胞和血小板计数、骨髓涂片以及肝肾功能。❹老年人需减量并根据体征等及时调整药量。❺对诊断的干扰：可引起血清丙氨酸氨基转移酶、血及尿中尿酸增高。【药物相互作用】当阿糖胞苷与其他骨髓抑制性药物合用时，血液学毒性的发生率和严重程度均会加强。对既往经 L-门冬酰胺酶治疗的患者，应用阿糖胞苷应谨慎。氟胞嘧啶不能与阿糖胞苷合用。【药物过量】会出现的表现和症状有严重的骨髓抑制、消化道毒性和呕吐。应停止阿糖胞苷治疗，并采用支持治疗。

吉西他滨 Gemcitabine 【常用名】双氟脱氧胞苷、健择、GEMZAR、dFdC、泽菲。 【常用剂型与规格】注射用吉西他滨：200mg/支、1000mg/支。【作用与用途】为脱氧胞嘧啶核苷类似物，化学结构与阿糖胞苷相似，为核苷酸还原酶抑制剂。为细胞周期特异性药，作用于 S 期，可阻止 G₁ 期向 S 期转化。主要用于非小细胞肺癌和胰腺癌。也可用于膀胱癌、乳腺癌、卵巢癌、小细胞肺癌。【药动学】在体内与血浆蛋白结合极少，半衰期 32～94min，分布容积与性别有关。总清除率为 30～90L/（h·m²），受年龄和性别影响。在体内代谢为无活性的双氟脱氧尿苷，99％经尿排泄，原药排泄不足 10％。【用法用量】❶非小细胞肺癌及其他肿瘤：一次剂量为 1000mg 溶于氯化钠注射液 250mL，静滴 30 分钟，一周 1 次，连用 2 周休息 1 周（3 周方案）或连用 3 周休息 1 周（4 周方案）。❷胰腺癌：1000mg 溶于氯化钠注射液 250mL，静滴 30min，一周 1 次，连用 7 周休 1 周，后 1 周 1 次，连用 3 周休 1 周或用 4 周方案。【不良反应】❶骨髓抑制：为剂量限制性毒性，主要为血小板减少，多为Ⅰ～Ⅱ度。❷胃肠反应：多为轻度。❸肝功能损害：一过性谷氨酸氨基转移酶升高，可自行恢复，胆红素升高少见。❹肾功能：常见轻度蛋白尿及血尿，偶见类似溶血尿毒症综合征临床表现。❺皮肤毒性：躯干、四肢斑疹及斑丘疹，通常为短期，一过性，必要时可服激素或抗组胺药。❻其他：流感样综合征、呼吸困难，极少数出现成人呼吸窘迫综合征、过敏反应、周围性或面部水肿、乏力、嗜睡。【禁忌证】孕妇和哺乳期妇女禁用。肝功能失代偿或肾功能损害者慎用。【用药须知】❶用药期间应定期检查肝、肾、骨髓功能，有骨髓抑制时应暂停化疗或调整方案。用药期间禁止驾驶和操纵机器。❷高龄患者不需特别调整剂量。❸用氯化钠注射液溶解本品，1000mg 用氯化钠注射液 25mL，200mg 用氯化钠注射液 5mL 溶解。配制的最大浓度为 40mg/mL，超过该浓度时溶解不完全。❹与放疗联用可能引起严重的肺或食管病变。【药物相互作用】与其他抗肿瘤药物进行联合或序贯化疗时，应考虑对骨髓抑制作用的蓄积。【药物过量】药物过量时尚无解毒药，怀疑有过量时，应监测血液学指标，必要时对症治疗。

五、作用于核酸转录的药物

放线菌素 D Dactinomycin（Actinomycin D）【常用名】更生霉素、更新霉素、可美净、Actinomycin D。【常用剂型与规格】注射用放线菌素 D：0.2mg/支。【作用与用途】阻碍 RNA 多聚酶的功能，抑制 RNA 的合成，特别是 mRNA 的合成。为细胞周期非特异性药物，与 DNA 结合，抑制以 DNA 为模板的 RNA 多聚酶，从而抑制 RNA 的合成。❶实体瘤：与长春新碱、多柔比星合用，治疗 Wilms 瘤；与氟尿嘧啶合用，治疗绒毛膜上皮癌及恶性葡萄胎；与环磷酰胺、长春碱、博来霉素、顺铂合用，治疗睾丸癌；与多柔比星、环磷酰胺、长春新碱合用，治疗软组织肉瘤、尤文氏（Ewin 9）瘤，也可用于治疗恶性淋巴瘤的联合化疗方案中。❷与放射治疗合用，提高肿瘤对放射治疗的敏感性。浓集并滞留于有核细胞内，妨碍放射修复。【药动学】静脉注射后迅速分布至各组织，广泛与组织结合，但不易透过血脑屏障。$t_{1/2}$ 为 36h，体内代谢的量很小。缓慢自尿及粪排泄，原形药 10% 由尿排出，50% 由胆道排出，9d 后还能发现注射剂量的30%。　【用法用量】临用前加灭菌注射用水溶解，静注，成人0.2～0.4mg/次，小儿按体表面积 0.45mg/m²，组成联合化疗方案。【不良反应】❶可引起白细胞及血小板减少，厌食、恶心、呕吐等。❷静注可引起静脉炎，漏出血管可引起疼痛、局部硬结及溃破。❸脱发。❹有免疫抑制作用。❺长期应用可抑制睾丸或卵巢功能，引起闭经或精子缺乏。【禁忌证】患过水痘的患者、过敏者及孕妇禁用。哺乳期慎用。【用药须知】❶对诊断的干扰：可能使尿及血尿酸升高。❷用药期间应定期检查周围血象及肝、肾功能。注射时如漏至血管外，应立即停止注射，以氯化钠注射液稀释，或以 1% 普鲁卡因注射液局封，温湿敷或冷敷，发生皮肤破溃后按溃疡处理。【药物相互作用】❶可提高放射敏感性，与放射治疗同时应用，可能加重放射治疗的降低白细胞作用和局部组织损害作用。❷可能削弱维生素 K 的疗效。【药物过量】尚无用药过量的报道，如果发生过量可对症处理。

阿柔比星 Adarubicin【常用名】阿克拉霉素 A、阿克拉霉素、阿克拉比星、阿克拉鲁比西、阿拉霉素、Aclacin。【常用剂型与规格】注射剂（粉针剂）：20mg/支，10mg/支。【作用与用途】双功能烷化剂，是细胞周期非特异性药物，与 DNA 及 RNA 发生交叉联结及抑制蛋白质合成。对多发性骨髓瘤有明显疗效，也适用于卵巢癌。【药动学】胃肠道吸收不完全，蛋白结合率低于 30%，$t_{1/2}$ 为 90min，50% 通过肾脏排泄，20%～50% 从粪中排泄。【用法用量】成人常用量：❶多发性骨髓瘤：按体重 0.25mg/(kg·d)，连用 5d，每 5～6周重复疗程。❷卵巢癌：按体重 0.2mg/(kg·d)，连用 5d，每 4～5周重复。【不良反应】❶常见毒性为骨髓抑制，可致白细胞及血小板下降，给药后 2～3 周最低，4～8 周恢复正常。❷胃肠道反应：多数病例在服药后数小时有恶心、呕吐及食欲减退等，严重者可持续2～4d。❸长期给药患者中可能发生严重的复发性脉管炎及肺纤维化。❹偶见过敏反应，表现为皮疹。❺偶有黏膜炎。【禁忌证】孕妇和哺乳期妇女、近期患过水痘或带状疱疹者禁用。肾功能损害、有痛风史、泌尿道结石者慎用。【用药须知】❶长期应用致癌的危险性明显增加，特别是白血病或骨髓增生异常综合征。❷对性腺功能有抑制作用，造成精子缺乏及闭经，对性腺功能的影响与治疗剂量及时间有关。❸对诊断的干扰：可引起血及尿中尿酸增高。❹用药期间应定期检查白细胞、血小板以及血尿素氮、肌酐、尿酸。❺大剂量给药时，应嘱患者多喝水并碱化尿液。❻总累积量不能超过600mg，曾接受过柔红霉素或多柔比星治疗的患者，应注意酌情减量。【药物相互作用】❶本品可提高放射敏感性，与放射治疗同时应用，可能加重放射治疗的降低白细胞作用和局部组织损害作用。❷也可能削弱维生素K的疗效。

美法仑 Melphalan

【常用名】爱克兰、美法仑、左旋苯丙氨酸氮芥、米尔法兰、马尔法兰、左旋溶肉瘤素。【常用剂型与规格】美法仑片：2mg/片，冻干粉针剂：50mg/支。【作用与用途】双功能烷化剂，是细胞周期非特异性药物，细胞毒作用主要与DNA及RNA发生交叉联结及抑制蛋白质的合成。对多发性骨髓瘤有明显疗效，也适用于卵巢癌。【药动学】胃肠道吸收不完全，蛋白结合率低于30%，$t_{1/2}$为90min，50%通过肾脏排泄，20%～50%从粪中排泄。【用法用量】成人常用量：①多发性骨髓瘤：按体重0.25mg/(kg·d)，连用5d，每5～6周重复疗程。②卵巢癌：按体重0.2mg/(kg·d)，连用5d，每4～5周重复。【不良反应】❶常见毒性为骨髓抑制，可致白细胞及血小板下降，在给药后2～3周最低，4～8周恢复正常。❷胃肠道反应：多数患者服药后数小时有恶心、呕吐及食欲减退等，严重者可持续2～4d。❸长期给药的患者可发生严重复发性脉管炎及肺纤维化。❹偶见过敏反应，表现为皮疹。❺偶有黏膜炎。【禁忌证】孕妇和哺乳期妇女、近期患过水痘或带状疱疹者禁用。肾功能损害、有痛风史、泌尿道结石者慎用。【用药须知】❶长期应用致癌的危险性明显增加，特别是白血病或骨髓增生异常综合征。❷对性腺功能有抑制作用，造成精子缺乏及闭经，对性腺功能的影响与剂量及时间有关。❸对诊断的干扰：可引起血及尿中尿酸增高。❹用药期间应定期检查白细胞、血小板以及血尿素氮、肌酐、尿酸。【药物相互作用】可引起血尿酸增加，别嘌醇可防止或缓解美法仑所引起的高尿酸血症。【药物过量】服用过量可见严重胃肠道反应，包括恶心、呕吐和腹泻。静脉注射过量可见腹泻、出血、骨髓抑制。用量大于$100mg/m^2$时，可出现重度黏膜炎、胃炎、大肠炎、腹泻和胃肠道出血等。胃肠道症状及因伴发血管升压素综合征分泌失调而引起低钠血症，罕见肝酶升高、静脉闭塞性疾病、肾毒性和成人呼吸窘迫综合征。用量大于290mg/m²时，出现重度恶心和呕吐、意识减弱、惊厥、肌肉麻痹和拟胆碱作用。处理：应严密监测血常规至少4周，直到明显恢复，并采用支持疗法，包括输血、注入血小板和用抗生素防止感染，血透无法清除本药。

盐酸平阳霉素 Bleomycin A5 Hydrochioride【常用名】博来霉素 A₅、盐酸博来霉素、盐酸博莱霉素 A₅、盐酸平阳霉素、盐酸争光霉素、争光霉素 A₅、Hydrochloride、Bleomycin Hydrochloride。【**常用剂型与规格**】注射用盐酸平阳霉素：4mg/支、8mg/支、15mg/支。【**作用与用途**】与博来霉素成分相近，主要抑制胸腺嘧啶核苷渗入DNA，并与DNA结合使之破坏。也能使DNA单链断裂，破坏DNA模板，阻止DNA复制。用于治疗头颈癌鳞癌，也可用于治疗皮肤癌、乳腺癌、食管癌、肺癌、宫颈癌、外阴癌、阴茎癌及恶性淋巴瘤、坏死性肉芽肿、睾丸肿瘤等。对肝癌也有一定疗效。【**药动学**】肌注后15min血药浓度达峰值，但峰浓度较静注为低，浓度下降较慢。【**用法用量**】❶静滴：8mg/次，溶于氯化钠注射液10mL，加入氯化钠注射液或5%葡萄糖溶液250mL静滴，一周2～3次；或16mg/次，一周1次，总量200mg左右。❷肌注：8mg/次，加氯化钠注射液4mL溶解，深部肌内注射，用法同上。❸肿瘤内注射：加氯化钠注射液溶解，稀释到2mg/mL，一日或隔日1次。❹外涂：用平阳霉素软膏涂于肿瘤溃疡面，1次/d。❺胸腔内注射：32～40mg/次，每1～2周1次。【**不良反应**】❶过敏反应：偶见过敏性休克样症状，可有血压降低、喘息、呼吸困难、意识不清等。❷呼吸系统：咳嗽、咳痰、呼吸困难，胸部X片可有肺炎样变或肺纤维化表现。与博来霉素相比，较少引起非特异性肺炎或肺纤维化。❸消化系统：食欲缺乏、恶心、呕吐、腹泻、口腔炎。❹皮肤：皮炎、皮疹、色素沉着、皮肤角质增厚及脱发。❺其他：发热较常见，通常数小时可消退。少数患者有肢端麻木、疼痛等。【**禁忌证**】对博来霉素过敏者禁用。下列情况要慎用：❶老年患者。❷有慢性呼吸道疾病、有肺部放疗史或肺功能不全者。❸肝、肾功能不全者。【**用药须知**】❶可采取肌注、静注、肿瘤内注射或动脉插管注射等给药途径。❷稀释方法为：①静注，用生理盐水或葡萄糖注射液5～20mL溶解，稀释后浓度为4～15mg/mL。②肌注，用生理盐水5mL溶解，稀释后浓度为4～15mg/mL。③动脉内注射，4～8mg用生理盐水3～25mL溶解，做单次动脉内注射或持续动脉内注射。❸为防止高热反应，初用时可从小剂量开始如 1~4mg，逐渐增至常规剂量；也可用药前 1h 口服氯苯那敏、吲哚美辛或地塞米松，以预防及减轻发热反应。出现高热、寒战时，需考虑停药。❹一旦发生过敏性休克，应立即停药，并采取急救措施，使用肾上腺素、糖皮质激素、升压药及吸氧等。❺用药期间出现肺炎样病变应停药，必要时用泼尼松、抗生素治疗。【药物相互作用】尚不明确。【药物过量】尚不明确。

六、拓扑异构酶Ⅰ抑制药

盐酸拓扑替康 Topotecan Hydrochloride【常用名】爱妥、奥罗那、卜恩、和美新、喜典、欣泽。【常用剂型与规格】注射用拓扑替康：2mg/支、4mg/支。【作用与用途】是喜树碱的半合成衍生物，为拓扑异构酶Ⅰ抑制剂，主要干扰 DNA 链导致 DNA 单链断裂。作用于 S 期。用于小细胞肺癌（SCLC）和一线治疗失败的晚期转移性卵巢癌。【药动学】在体内呈二室模型，容易分布到肝、肾等血流灌注好的组织，单次 30min 静脉滴注 $1.5mg/m^2$，$t_{1/2\beta}$ 为 $4.1\sim8.1min$。内酯式拓扑替康）的 $t_{1/2}$ 为 $1.7\sim8.4h$，总 $t_{1/2}$ 为 $2.4\sim4.3h$，与血浆蛋白结合率为 $6.6\%\sim21.3\%$。在脑脊液中有蓄积。大部分经肾排泄，其中 90% 在用药后 12h 清除，肝功能不全患者对 TPT 的代谢和毒性与正常人无明显差异。【用法用量】单药一次剂量为 $1.2mg/m^2$。静滴，1 次/d，连用 5d，21d 为 1 周期，与其他抗癌药物合并使用时需减少剂量。【不良反应】❶血液系统：白细胞减少，血小板减少，贫血等。❷消化系统：恶心、呕吐、腹泻、便秘、肠梗阻、腹痛、口腔炎、厌食。❸皮肤及附件：脱发，偶见严重的皮炎及瘙痒。❹神经肌肉：头痛、关节痛、肌肉痛、全身痛、感觉异常。❺呼吸系统：呼吸困难。虽然尚不能肯定是否会因此造成死亡，但应引起医师的重视。❻肝脏：有时出现肝功能异常。❼全身：乏力、不适、发热。❽局部：静脉注射时，若药液漏在血管外局部可产生局部刺激、红肿。❾过敏反应：罕见过敏反应及血管神经性水肿。【禁忌证】禁用：❶对喜树碱类药物或其任何成分过敏者。❷严重骨髓抑制，中性粒细胞＜1500/mm³ 者。❸妊娠、哺乳期妇女。慎用：❶对轻微肾功能不全不需剂量调整。❷中度肾功能不全（CCr20～39mL/min）剂量调整为 $0.6mg/m^2$，没有足够资料可证明在严重肾功能不全者可否使用。❸必须在对癌症化疗有经验的专科医师观察下使用，对可能出现的并发症必须具有明确的诊断和适当处理的设施与条件。❹可能发生严重的骨髓抑制，出现中性粒细胞减少，可导致患者感染甚至死亡。

治疗期间要监测外周血常规，并密切观察患者有无感染、出血倾向的临床症状，如有异常应减量、停药等处理。❺肝功能不全者：血浆清除率降低。但一般不需剂量调整。❻老年人：除非肾功能不全，一般不作剂量调整。【用药须知】骨髓抑制是本品的剂量限制性毒性，治疗期间要监测外周血象，在治疗中中性粒细胞恢复至>1.5×10⁹/L，血小板恢复至 100×10⁹/L，血红蛋白恢复至 9.0g/L 方可继续使用。与其他细胞毒药物联合应用时可加重骨髓抑制。注射液配制：无菌注射用水 1mL 溶解 1mg，按 1.2mg/（m²·d）剂量抽取药液，用氯化钠注射液或 5％葡萄糖注射液稀释后静脉滴注。【药物相互作用】与烷化剂尤其是 DDP 联合应用产生协同的细胞毒作用。【药物过量】目前尚不清楚本品过量的解毒方法，过量的主要并发症是骨髓抑制，应对症处理。

盐酸伊立替康 Irinotecan Hydrochloride【常用名】艾力、开普拓、盐酸伊立替康、Campto、Camptosar。【常用剂型与规格】盐酸伊立替康注射液：40mg/2mL、100mg/5mL。【作用与用途】为喜树碱的半合成衍生物，作用于 S 期的周期特异性抗癌药。通过抑制拓扑异构酶Ⅰ诱导单链 DNA 损伤、阻断 DNA 复制，从而产生细胞毒性。单用治疗成人转移性大肠癌，可作为使用氟尿嘧啶治疗失败后的二线用药，联合化疗（与氟尿嘧啶、亚叶酸联合给药）则为一线用药。适用于治疗成人转移性大肠癌，也可用于其他肿瘤。【药动学】剂量 350mg/m² 静滴后，母药和代谢物 SN-38 的血浆峰浓度分别为7.7μg/mL、0.056μg/mL，曲线下面积分别为 34（μg·h）/mL、0.451（μg·h）/mL。血浆蛋白结合率分别为 30％～68％、95％。SN-38 与葡萄糖醛酸结合而代谢。本药和 SN-38 的 24h 平均尿排泄率分别为使用剂量的 11％～20％、0.25％。总清除率平均为15L/（h·m²）。【用法用量】成人常规剂量：静滴，应根据中性粒细胞计数调整剂量。推荐剂量为一次 350mg/m²，每 3 周 1 次，持续使用直至出现严重毒性。对于无症状的严重中性粒细胞减少（低于 0.5×10⁹/L）、中性粒细胞减少伴发热或感染（体温超过 38℃、中性粒细胞计数低于或等于 1×10⁹/L）或严重腹泻患者，下周期治疗剂量应减至 300mg/m²，如仍出现以上不良反应，下一周期剂量可进一步减至 250mg/m²。【不良反应】❶血液系统：中性粒细胞减少、贫血、嗜酸粒细胞增多和血小板减少。❷心血管系统：心律失常、心肌缺血、心功能异常。❸中枢神经系统：可有眩晕、失眠。❹胃肠道：腹泻是剂量限制性毒性，在所有听从腹泻处理措施忠告的患者中有

20％发生严重腹泻。出现第一次稀便的中位时间为滴注后第 5d。常见的还有腹部痉挛性疼痛、恶心、呕吐、畏食、黏膜炎，其中 3～4 级恶心及呕吐的发生率约为 20％，有不到 10％ 的患者出现便秘。❺泌尿生殖系统：有 7.3％ 的患者出现短暂的轻至中度血清肌酸酐升高。偶有患者发生肾衰竭，可能与腹泻引起的肾脏低灌注有关。❻肝：可出现氨基转移酶、碱性磷酸酶、胆红素水平轻至中度短暂升高，其发生率分别为 9.2％、8.1％ 和 1.8％。❼呼吸系统：呼吸困难和咳嗽，3～4 级呼吸道症状发生率为 4％～10％。尚报道有肺炎。❽皮肤：常见多汗、皮肤潮红、皮肤温暖感，少见皮疹、静滴部位疼痛。❾骨骼肌肉系统：每周治疗方案者肌无力发生率为 76％。接受每周治疗方案或 3 周治疗方案的患者 3～4 级肌无力发生率为 12％～15％。❿胆碱能综合征：有 9％ 的患者出现短暂严重的急性胆碱能综合征。主要表现为早发性腹泻以及其他征象，如腹痛、结膜炎、鼻炎、低血压、血管舒张、出汗、寒战、全身不适、头晕、视力障碍、瞳孔缩小、流泪、流涎增多，以上症状多与用药后第一个 24h 内发生，使用阿托品治疗后消失。【禁忌证】禁用：❶肝肾功能不全者或血胆红素超过正常值上限 1.5 倍的患者。❷有慢性肠炎和（或）肠梗阻的患者。❸严重过敏史者。❹严重骨髓抑制者。❺孕妇：FDA 对本药的妊娠安全性分级为 D 级。❻哺乳期妇女。慎用：❶老年患者。❷育龄妇女在接受治疗期间应避孕。❸治疗期间应停止母乳喂养。【用药须知】❶配伍禁忌尚不清楚，建议不要与其他药物混合。❷应静滴给药，不能静注。静滴时间一般为 30～90min。❸用药后 24h 内有可能出现头晕及视力障碍，禁止驾车。❹在配制时应戴眼镜、口罩、手套等，如皮肤接触药液，立即用肥皂和清水彻底冲洗。❺所有用于稀释或输液的材料均需按照细胞毒性药物的标准处理程序进行处置。❻溶液首次打开后在室温下可保存 12h，在 2℃～8℃ 下可保存 24h，但稀释后应立即使用。❼迟发性腹泻的处理：因腹泻治疗不当可能危及生命，患者用药后，一旦出现第一次稀便，需饮用大量含电解质的液体，并立即给予适当的抗腹泻治疗。当出现以下情况时，患者应住院治疗：①腹泻同时伴有发热。②严重腹泻。③已用大剂量洛哌丁胺治疗，但 48h 后仍有腹泻。❽可用昂丹司琼和苯海拉明预防胃肠道反应。为预防或减轻早期腹泻和其他胆碱能症状，可在用药前静脉或皮下注射阿托品 0.25～1mg。迟发性腹泻可给予洛哌丁胺治疗，在首次出现稀便或肠蠕动较正常频繁时给药：首次给予 4mg，以后每 2h 给予 2mg，直至腹泻停止后至少 12h；夜间可每 4h 给予

4mg。❾用本药期间避免使用具有通便作用的药物。出现严重腹泻的患者，在下一周期用药时应减量。❿中性粒细胞减少性发热应立即住院静滴广谱抗生素。只有当中性粒细胞计数高于 $1.5\times10^9/L$ 时，方可恢复本药治疗。⓫出现急性胆碱能综合征时，如没有禁忌，可使用硫酸阿托品治疗（0.25mg 皮下注射）治疗。以后使用本药时，应预防性给予硫酸阿托品。【药物相互作用】❶与具有抗胆碱酯酶活性的药物合用可能加重本药毒性。❷与地塞米松合用，可进一步抑制淋巴细胞以及加重出现高血糖的危险。❸奥沙利铂与本药合用可加重胆碱能综合征。❹使用本药时接种活疫苗可增加活疫苗感染的危险，故用药期间禁止接种活疫苗。【药物过量】目前尚无关于药物过量的报道。在Ⅰ期研究中，在严密观察下使用剂量曾高达 $750mg/m^2$，最显著的不良反应是严重中性粒细胞减少和腹泻。目前尚无本药的特效解毒剂。

羟喜树碱 Hydroxycamptothecin【常用名】10-羟基喜树碱、羟基喜树碱、拓僖、喜得欣、喜素、Hydroxycamptothecine、OPT。【常用剂型与规格】注射用羟喜树碱 2mg/支、5mg/支、8mg/支、10mg/支。【作用与用途】为喜树碱的 10 位羟基衍生物，作用与喜树碱相似，但抗瘤谱较广，毒性较小。主要作用于 S 期细胞，对 G_1、G_2、M 期细胞有轻微杀伤作用，对 G_0 期细胞无作用。通过抑制 DNA 拓扑异构酶Ⅰ而使 DNA 不能复制，造成 DNA 链不可逆破坏而导致细胞死亡。主要用于治疗原发性肝癌、胃癌、头颈部癌、膀胱癌、结肠直肠癌、白血病及肺癌。【药动学】半衰期 α 相为 4.5min，β 相为 29min。主要从粪便排出，12h 排出 29.6%，48h 排出 47.8%。【用法用量】成人常规剂量，❶静注：①胃癌，4～6mg/d，稀释于 0.9%氯化钠注射液 20mL 中，缓缓注射。❷头颈部上皮癌：同"胃癌"。❷膀胱灌注，10～20mg/次，一周 2 次，15～20 次为一疗程。膀胱灌注后加高频透热 100min。❸动脉滴注：直肠癌，6～8mg/次，稀释于 0.9%氯化钠注射液 500mL 中，经肠系膜下动脉插管动脉滴注，1次/d，15～20 次为一疗程。❹静滴：白血病，一日 6～8mg/（$m^2\cdot d$），稀释后静滴，连续给药 30d 为一疗程。【不良反应】❶血液：常见骨髓抑制，表现为白细胞下降，对红细胞及血小板无明显影响。❷胃肠道：食欲减退、恶心、呕吐及腹泻。❸泌尿系统：偶见尿道刺激症状、血尿、轻度蛋白尿等，停药 1 周后消失。❹其他：少数患者有脱发、心电图改变。【禁忌证】对本药过敏者禁用。孕妇慎用。【用药须知】❶一般经静脉注射给药，也可动脉注射及腔内注射。静脉给药时，药液切勿外溢，否则会引起局部疼痛及炎症。❷只能用0.9%氯化钠注射液稀释。不能用葡萄糖注射液或其他酸性溶液稀释，否则会出现沉淀。❸在用药期间同服碳酸氢钠及甘草绿豆汤（绿豆100g、甘草10g），可减轻对肾脏的损伤。❹可使用中草药以提高血象，如鸡血藤、虎杖、黄精等。【药物相互作用】尚不明确。【药物过量】尚缺乏文献。

依托泊苷 Etoposide（VP-16）【常用名】表鬼臼毒吡喃葡萄糖苷、泊瑞、凡毕复、凡毕士、泛必治、鬼臼乙叉苷、拉司太特、磷酸依托泊苷、威克、依托泊苷磷酸酯、依托扑沙、足叶草乙苷、足叶乙苷。　**【常用剂型与规格】**依托泊苷胶囊：25mg/粒、50mg/粒、100mg/粒；依托泊苷注射液：40mg/2mL、50mg/2mL、100mg/5mL。**【作用与用途】**为鬼臼脂的半合成衍生物，细胞周期特异性抗肿瘤药。作用于 DNA 拓扑异构酶 Ⅱ，形成"药物-酶-DNA"复合物，阻碍拓扑异构酶 Ⅱ 对 DNA 的修复，导致 DNA 复制受阻，抑制肿瘤细胞的增殖。主要作用于 S 期、G_2 期细胞，使细胞阻滞于 G_2 期。与其他抗肿瘤药物如顺铂等合用，治疗支气管肺癌及睾丸癌。也可用于恶性淋巴瘤、急性非淋巴细胞性白血病、尤文瘤和消化道恶性肿瘤的联合化疗。**【药动学】**口服生物利用为 25%～74%，血浆蛋白结合率为 97%，脑脊液中药物浓度为血药浓度的 1%～10%，半衰期 7h。给药总量的 44%～60% 由肾排泄，其中 67% 以原形排泄，由胆道随粪便排泄仅占 16%。　**【用法用量】**成人常规剂量：❶口服，70～100mg/(m^2·d)，连续 5d；或 30mg/(m^2·d)，连用 10d。每 3～4 周为 1 疗程。❷静滴：①睾丸癌，与其他药物联用，50～100mg/(m^2·d)，连续 3～5d，每 3～4 周为 1 疗程。②支气管肺癌，同"睾丸肿瘤"。③白血病，一日 60～100mg/m^2，连续 5d，根据血象情况，间隔一定时间重复给药。儿童常规剂量：静滴，100～150mg/(m^2·d)，连用 3～4d。**【不良反应】**❶过敏反应：静滴速度过快，可出现皮疹、寒战、发热、支气管痉挛、呼吸困难等过敏反应。❷血液：骨髓抑制较明显，包括贫血、白细胞及血小板减少，多发生于用药后 7～14d，停药 20d 左右可恢复。严重的中性粒细胞减少是剂量限制性毒性。❸消化系统：食欲减退、恶心、呕吐、口炎、腹泻、腹痛、便秘等。肝毒性罕见，有天门冬氨酸氨基转移酶、丙氨酸氨基转移酶、碱性磷酸酶、乳酸脱氢酶、胆红素等升高。❹泌尿生殖系统：血尿素氮升高。❺神经系统：头晕、倦怠、疲劳，偶有四肢麻木、头痛等。❻心血管系统：心悸、心电图改变、低血压等。❼呼吸系统：间质性肺炎。❽皮肤：脱发常见。❾其他：可出现头晕、倦怠、疲劳。【禁忌证】禁用：❶过敏者。❷白细胞和血小板明显低下者。❸心、肝、肾功能严重不全者。❹孕妇。❺哺乳期妇女。慎用：尚未明确儿童使用本药的安全性和有效性，但已有儿童使用本药磷酸盐出现过敏反应的报道，应谨慎。【用药须知】❶用药前后及用药时应检查或监测血常规及肝、肾功能。❷磷酸盐与磷酸化酶抑制药合用时要谨慎。❸疗效高低受给药方案影响，不宜静推，也不宜腔内给药。❹在5%葡萄糖注射液中不稳定，可形成微细沉淀。应使用生理盐水、无菌注射用水、苯甲醇抑菌注射液或苯甲醇抑菌注射用氯化钠液稀释后立即使用，稀释后依托泊苷浓度不超过25mg/dL。❺磷酸盐溶解后，在玻璃或塑料容器内，$20℃\sim25℃$的室温下或$2℃\sim8℃$的冷藏条件下均可保存24h。溶液冷藏后取至室温下应立即使用。❻静脉用药时注意不要漏出血管外。静滴时速度不能过快，一次滴注时间不宜少于30min。❼血清蛋白低下的患者，更易发生毒性反应。❽当血小板计数低于$50\times10^9/L$，或中性粒细胞绝对计数低于$0.5\times10^9/L$时，必须停用。❾过敏反应主要采取对症治疗：立即停止输注，必要时给予升压药、糖皮质激素、抗组胺药或血容量扩充剂。❿在拿取及制备本药溶液时，必须十分小心，操作时要戴手套。如果皮肤或黏膜接触应立即用肥皂彻底刷洗皮肤，用水彻底冲洗黏膜。【药物相互作用】❶有明显骨髓抑制作用，与其他抗肿瘤药物联合应用时应注意。❷可抑制机体免疫防御机制，使疫苗接种不能激发人体抗体产生，化疗结束后3个月以内，不宜接种病毒疫苗。❸与血浆蛋白结合率高，因此，与血浆蛋白结合率高的药物可影响本品的作用和排泄。【药物过量】有剧毒，现尚无用于人类的特殊解毒剂。

替尼泊苷 Teniposide（VM26）【常用名】邦莱、表鬼臼毒噻吩糖苷、鬼臼甲叉苷、鬼臼噻吩苷、尼臼噻吩苷、威猛、卫萌、足叶噻吩苷、Epidophyllotoxin、Tenipodai、Teniposidum、Vehem、Vumon。【常用剂型与规格】注射用替尼泊苷：50mg/5mL。【作用与用途】为鬼臼脂的半合成衍生物，是细胞周期特异性抗癌药。作用机制与依托泊苷相似。❶主要用于治疗小细胞肺癌、急性淋巴细胞白血病、淋巴瘤、神经母细胞瘤、卵巢癌、乳腺癌、多发性骨髓瘤、非小细胞肺癌等。❷也用于治疗原发性或继发性中枢神经系统恶性肿瘤。【药动学】口服吸收不规则，静滴后主要分布于血液中，其浓度相当于组织内均匀分布浓度的5倍，血药浓度峰值可维持2h。易透过血-脑脊液屏障，脑脊液中的浓度相当于血浆浓度的10%，在体内几乎

全部与血浆蛋白结合。在肝脏代谢，代谢产物为羟基酸、苦味酸内酯衍生物及其糖苷等。消除半衰期 β 相为 4.45±1.47h，γ 相为 20.3±4.94h。清除率 16.8±5.35mL/（min·m²），大部分以葡萄糖醛酸或硫酸盐结合物形式从胆汁排出，不足 10% 以原形从尿中排出。【用法用量】使用前用 5% 葡萄糖或氯化钠注射液配成 0.5～1.0mg/mL 溶液，静滴 30～60min。❶单药治疗：每个疗程总剂量为 300mg，在 3～5d 内给予，每 3 周待骨髓恢复后可重复一个疗程。❷联合用药：可与其他化疗药物联合使用，当与其他骨髓抑制药物联合使用时应适当降低剂量。【不良反应】❶血液：骨髓抑制是剂量限制性毒性。表现为白细胞、血小板降低，最低值出现在用药后 7～14d，通常停药 2～3 周后可恢复。大剂量用药可能导致继发性急性粒细胞白血病，尤其是用于治疗儿童非霍奇金淋巴瘤时。❷胃肠道：食欲减退、恶心、呕吐，偶见腹泻、腹痛。❸过敏反应：用药后出现过敏反应，表现为寒战、发热、心动过速、支气管痉挛、呼吸困难及低血压。过敏反应常在静脉给药过快时发生。❹局部组织：可引起局部刺激症状、静脉炎。静脉注射时药液外渗可致皮肤坏死。❺其他：可出现黏膜炎，使用 2000mg 以上的大剂量时还可出现皮肤潮红、汗多、水肿、高血压、皮疹、脱发、头痛、精神异常。【禁忌证】❶禁用：①对本药有过敏史者。②粒细胞计数低于 2×10⁹/L 和（或）血小板计数低于 75×10⁹/L 者。③孕妇。❷慎用：①明显肝、肾功能不全者。②肿瘤已侵犯至骨髓或骨髓功能明显损害者。③未得到控制的细菌感染患者。❸FDA 对本药的妊娠安全性分级为 D 级。❹药物对哺乳的影响尚不清楚哺乳期用药应谨慎。【用药须知】❶不可用 5% 葡萄糖注射液稀释，否则易产生沉淀，以生理盐水稀释。溶液配制后应立即给药，避免振荡，以免产生沉淀。有沉淀时禁止使用。❷与肝素呈配伍禁忌。❸不可静脉注射或滴注过快，以免发生低血压。❹发生严重过敏反应时应立即停止用药，并同时给予升压药、皮质激素、抗组胺药、吸氧等治疗。【药物相互作用】❶苯巴比妥和苯妥英钠可以增加本品的清除率，导致体内作用的时间缩短，故对抗惊厥治疗的患者可增加用量。❷已经观察到甲苯磺丁脲、水杨酸钠和磺胺甲噁二唑可以置换与血浆蛋白结合的鬼臼噻吩苷。对接受抗惊厥治疗的病人，可能需增加鬼臼噻吩苷的用量。【药物过量】有剧毒，现尚无用于人类的特殊解毒剂，如发生过量可对症处理。

七、作用于微管蛋白的药物

硫酸长春新碱 Vincristine Sulfate【常用名】醛基长春碱、硫酸长春醛碱、新长春碱。**【常用剂型与规格】**注射用硫酸长春新碱：1mg/支。**【作用与用途】**与硫酸长春碱相同。用于治疗急性白血病、恶性淋巴瘤，也用于乳腺癌、支气管肺癌、软组织肉瘤、神经母细胞瘤及多发性骨髓瘤等。**【药动学】**口服吸收差。静注后迅速分布至各组织，进入肝内较多，瘤组织可选择性浓集药物，由于浓集于神经细胞较血细胞多，神经毒性较严重。**【用法用量】**临用前加氯化钠注射液适量使溶解。❶成人常用量：静注，一次按体表面积 $1\sim1.4$mg/m^2，或按体重一次 $0.02\sim0.04$mg/kg，一次量不超过 2mg，一周 1 次，1 疗程总量 20mg。❷小儿常用量：静注，按体重一次 $0.05\sim0.075$mg/kg，一周 1 次。**【不良反应】**临用前加氯化钠注射液适量使溶解。❶成人常用量：静注，按体表面积一次 $1\sim1.4$mg/m^2，或按体重一次 $0.02\sim0.04$mg/kg，一次量不超过 2mg，一周 1 次，1 疗程总量 20mg。❷小儿常用量：静注，按体重一次 $0.05\sim0.075$mg/kg，一周 1 次。**【禁忌证】**❶孕妇禁用。❷慎用：①2 岁以下儿童。②下列情况应慎用：有痛风病史、肝功能损害、感染、白细胞减少、神经肌肉疾病、有尿酸盐性肾结石病史、近期用过放射治疗或抗癌药治疗的患者。❸用本品应终止哺乳。**【用药须知】**❶用药过程中，出现严重四肢麻木、膝反射消失、麻痹性肠梗阻、腹绞痛、心动过速、脑神经麻痹、白细胞过低、肝功能损害，应停药或减量。❷不能做肌内、皮下或鞘内注射。❸注射时药液漏至血管外，应立即停止注射，以氯化钠注射液稀释局部，或以 1% 普鲁卡因注射液局封，温湿敷或冷敷，发生皮肤破溃后按溃疡处理。**【药物相互作用】**❶本品可阻止甲氨蝶呤从细胞内渗出，提高后者的细胞内浓度，故常先注射本品，再用甲氨蝶呤。❷与门冬酰胺酶、异烟肼、脊髓放射治疗合用可加重神经系统毒性。❸长春新碱能抑制可溶性微管蛋白二聚物进入微管的解聚作用，影响神经微管的功能与轴索的运输，替尼泊苷可增加微管蛋白对长春新碱的亲和力或增加微管蛋白对长春新碱解聚作用的敏感性，二者合用可增强长春新碱的神经毒性。❹长春新碱与钙通道阻滞剂如维拉帕米、硝苯地平、尼莫地平等合用，能提高肿瘤细胞对长春新碱的摄取量，并阻滞其外流，使细胞内维持较高浓度，增强抗癌疗效。

硫酸长春地辛 Vindesine Sulfate【常用名】长春花碱酰胺、去乙酰长春花碱酰胺、长春地辛、癌的散、长春酰胺。**【常用剂型与规格】**注射用硫酸长春地辛：lmg/支、4mg/支。**【作用与用途】**为半合成长春碱类衍生物，其抗肿瘤作用的靶点是微管，在微管蛋白的二聚体上有共同的结合点。在较大浓度下，VDS在干扰细胞生长的同时，妨碍增殖细胞纺锤体的形成，使细胞停止在有丝分裂中期而死亡。适用于急性淋巴白血病、恶性淋巴瘤、睾丸肿瘤、支气管肺癌。**【药动学】**静脉注射广泛分布于组织中。脾、肺、肝、周围神经和淋巴结等的浓度高于血浆浓度数倍，但在脑脊液中浓度很低。药物动力学符合三室模型：$t_{1/2\alpha}$ 0.037h±0.016h，$t_{1/2\beta}$ 0.912h±0.373h，$t_{1/2\gamma}$ 24.2h±10.4h。血清中半衰期短于长春新碱。与血浆蛋白不结合。大部分以原形由胆汁分泌到肠道排出，约有10％由尿中排出。**【用法用量】**每7～10d用药1次，氯化钠注射液溶解后静注，成人按体表面积一次3mg/m²，儿童一次4mg/m²。连续用药4～6次为1个疗程。连续滴注的方法：将药物溶于等渗盐水2000mL中缓慢滴注。常用剂量为3mg/m²，每周给药1次，4～6周为1个疗程。**【不良反应】**主要为骨髓抑制及神经系统毒性。此外，有便秘、脱发、静脉炎等。**【禁忌证】**❶孕妇禁用。❷下列情况应慎用：骨髓抑制、有痛风病史、胆管阻塞、感染、经过放射治疗或抗癌药治疗的患者、尿酸盐性肾结石病史。❸应用本品应终止哺乳。**【用药须知】**❶静脉滴注时不可漏出血管外，如不慎漏出血管外，应立刻冷敷，并用0.5％普鲁卡因封闭。❷药物溶解后应在6h内使用。**【药物相互作用】**❶联合化疗若有其他降低白细胞药物时应减量。❷与脊髓放射治疗等合用可加重神经系统毒性。

紫杉醇 Paclitaxel【常用名】泰素、紫素、特素。**【常用剂型与规格】**注射用紫杉醇：30mg/支。**【作用与用途】**红豆杉属植物中的一种复杂次生代谢产物，也是目前所了解的唯一可以促进微管聚合和稳定已聚合微管的药物。细胞接触紫杉醇后会在细胞内积累大量的微管，这些微管的积累干扰了细胞的各种功能，特别是使细胞分裂停止在有丝分裂期，阻断了细胞的正常分裂。主要适用于卵巢癌和乳腺癌，对肺癌、大肠癌、黑色素瘤、头颈部癌、淋巴瘤、脑瘤也都有一定疗效。**【药动学】**滴注后血浆中药物呈双相消除，半衰期（$t_{1/2}$）为5.3～17.4h，总清除率为5.8～16.3L/（h·m²），分布容积为42～162L/m²，广泛的血管外分布和组织结合。89％～98％的药物可与血浆蛋白结合，滴注完后6～12h仍具有细胞毒活性。少量以原形从尿中排出，约占给药剂量的13％，肝脏内代谢，胆道排泄。**【用法**

**用量】❶单药静脉滴注：按体表面积一次 $135\sim175mg/m^2$，每 3 周重复 1 次；目前有方案改为一周给药 1 次，一次 $50mg/m^2$，连用 2～3 周，每 3～4 周重复 1 次。❷联合化疗：可与其他细胞毒药物如多柔比星、顺铂等联合应用，酌情减量。【不良反应】❶骨髓抑制是主要的剂量限制毒性，常见中性粒细胞减少，最低值一般在给药后第 11d，通常能很快恢复。偶见血小板减少和血红蛋白下降，后者与紫杉醇给药的次数和总量有关。❷过敏反应表现为潮红、瘙痒和皮疹。严重过敏反应以呼吸困难、低血压和胸痛为主，发生率约 2％，应立即中断治疗并用抗过敏药物。❸周围神经毒性：轻度四肢麻木，偶见肌无力，罕见癫痫样大发作。❹脱发反应可达 100％。关节、肌肉酸痛发生率约 55％。少数患者可出恶心、呕吐和黏膜炎等轻度胃肠道不良反应及一过性肝功能损害。约 30％有心电图异常。注射部位外漏可致静脉炎或蜂窝织炎。 【禁忌证】❶禁用：对本品或其赋形剂（如聚氧乙烯化蓖麻油 Cremophor EL）有过敏反应者、怀孕和哺乳妇女以及严重的骨髓抑制患者。❷育龄妇女和心脏传导功能异常患者慎用。【用药须知】❶为预防过敏反应，所有患者在紫杉醇给药前 12h 和 6h 口服地塞米松 20mg，给药前 30～60min 肌注或口服苯海拉明 50mg 和静注西咪替丁 300mg 或雷尼替丁 50mg。❷配制紫杉醇时必须戴手套操作。倘若皮肤接触立即应用肥皂彻底清洗皮肤，一旦接触黏膜应用水彻底冲洗。❸静脉注射时，一旦药液漏至血管外应立即停止注入，局部冷敷和以 1％普鲁卡因局封等相应措施。❹滴注开始后 1h 内，每 15min 测血压、心率和呼吸 1 次，注意过敏反应。❺滴注紫杉醇时应采用非聚氯乙烯材料的输液瓶和输液管，并通过所连接的过滤器，过滤器的微孔膜应＜0.22μm。❻紫杉醇浓缩注射液在静滴前必须加以稀释，可稀释于氯化钠注射液、5％葡萄糖或 5％葡萄糖氯化钠注射液中，最后稀释浓度为 0.3～1.2mg/mL。❼应在有经验的肿瘤化疗医师指导下使用，患者必须住院，注射前须备有抗过敏的药物以及相应抢救器械。【药物相互作用】❶倘若先给予顺铂再用紫杉醇时可产生严重的骨髓抑制，因为前者使后者的清除率降低约三分之一。❷接受酮康唑治疗的患者，紫杉醇的代谢有可能受到抑制。❸与其他细胞毒药物联合应用时，应酌情减量。【药物过量】尚无相应的解毒药。用药过量最主要的反应为可预测的并发症包括骨髓抑制、外周神经毒性及黏膜炎。

多西他赛 Docetaxel【常用名】多西紫杉醇、多帕菲、泰索帝、Taxotere。【常用剂型与规格】注射用多西他赛：20mg/支、80mg/

支。【作用与用途】多西紫杉醇的作用机制与紫杉醇相同，对肺癌、乳腺癌、卵巢癌、结肠癌、黑色素瘤等人体肿瘤有效。【药动学】符合三室药代动力学模型。按剂量 $100mg/m^2$ 静滴本品 $1\sim2h$，体内平均分布容积为 113L，$t_{1/2\alpha}$ 为 4min，$t_{1/2\beta}$ 为 36min，$t_{1/2\gamma}$ 为 11.2h。清除率为 20L/（h·m²），具有高蛋白结合率和低肾排泄率。在肝中代谢，经胆道从粪便排出，而经尿排泄仅占所给量 5%～7%，肝功能异常者清除率减少，但年龄对药动学无明显改变。【用法用量】静滴给药，单药剂量为 $75\sim100mg/m^2$，国内用 $75mg/m^2$，联合用药使用 $60\sim75mg/m^2$，静滴 1h，每 3 周重复 1 次。近年来，采用每周疗法，一般单药剂量为 $35\sim40mg/m^2$，一周 1 次，连用 6 周，停 2 周。推荐在使用前一日开始服地塞米松 8mg，每 12h1 次，连用 3d。本品应以所提供的溶媒溶解，然后以氯化钠注射液或 5%葡萄糖稀释，终浓度为 0.3～0.9mg/mL。【不良反应】❶血液：剂量限制性毒性为白细胞和中性粒细胞减少，最低值多见于用药后第 8d，贫血，血小板减少少见。❷过敏反应：轻度过敏反应表现为瘙痒、潮红、红斑、药物热、寒颤等，严重过敏反应表现为低血压、支气管痉挛、荨麻疹和血管神经性水肿。❸体液潴留：一般发生于累积量 $400mg/m^2$ 后，表现为下肢水肿，体重增加，少数患者可出现鞘膜腔积液。❹皮肤反应：见于手足，也可发生于臂、面及胸部，表现为红斑、皮疹有时伴瘙痒，发生率约为 36%。❺其他：乏力、脱发、恶心呕吐、腹泻、黏膜炎、肌肉关节痛、注射局部反应、神经毒性、肝酶升高、指甲改变等、心脏节律异常发生率较低。【禁忌证】❶禁用：①孕妇及哺乳期妇女。②严重骨髓抑制者。③对本品或聚山梨酯-80 有严重过敏者。④肝功能有严重损害者。❷糖尿病患者慎用。【用药须知】❶滴注多西紫杉醇时 10min 滴速宜在每分钟 20 滴以内。❷滴注多西紫杉醇时 10min 内应密切注意生命体征，测血压 4 次，此后也应注意过敏反应。❸当胆红素超过正常值上限和（或）ALT 及 AST 超过正常值上限 3.5 倍，并伴 AKP 超过正常值上限 6 倍的患者，原则上不应使用。【药物相互作用】❶与顺铂联合使用时，宜先用多西他赛后用顺铂，以免降低多西他赛的消除率；而与蒽环类药物联合使用时，给药顺序与上述相反，宜先予蒽环类药物后予多西他赛。❷其他细胞毒类药物联合应用时，应酌情减量。❸多西紫杉醇与酮康唑之间可能发生相互作用，同用时应格外小心。【药物过量】一旦发生过量，应将患者移至特殊监护病房内并严密监测重要器官功能。多西他赛过量时尚无解毒药可用。可预料到的过量主要并发症包括中性粒细胞减少、皮肤反应和感觉异常。

高三尖杉酯碱 Homoharringtonine【常用名】高粗榧碱、后哈莫林通碱、高侯林通碱。**【常用剂型与规格】**注射用高三尖杉酯碱注射液：1mg/1mL、2mg/2mL。**【作用与用途】**三尖杉属植物提取的生物酯碱，能抑制真核细胞蛋白质的合成，使多聚核糖体解聚，干扰蛋白核糖体功能。对细胞内 DNA 合成亦有抑制作用。适用于各型急性非淋巴细胞白血病的诱导缓解期及继续治疗，尤其对急性早幼粒细胞性白血病、急性单核细胞性白血病、急性粒细胞性白血病疗效更佳，对骨髓增生异常综合征、慢性粒细胞性白血病及真性红细胞增多症等亦有一定疗效。**【药动学】**肌注或口服吸收慢而不完全，主要用于静脉注射。静注后骨髓内的浓度最高，肾、肝、肺、脾、心及胃、肠次之，肌肉及脑组织最低。注射 2h 后各组织的浓度迅速下降，骨髓中的浓度下降较慢。$t_{1/2}$ 为 3～50min。在肝内代谢，但代谢物尚不明。经肾脏及胆道排泄，少量经粪便排泄，在排出物中，原形药占 1/3。给药后 24h 内排出量约占给药总量 50％，其中 42.2％经尿排出，6.3％经粪便排出。**【用法用量】**临用时加 5％葡萄糖注射液 250～500mL 使溶解。❶成人常用量：①静脉滴注，1～4mg/d，缓慢滴入，3 小时以上，或 1～4mg/d 静滴，以 4～6d 为一疗程，间歇 1～2 周重复。②肌内注射，1～2mg/d 加于苯甲醇 2mL 中注射，以 4～6 个月为一疗程，间歇 1～2 周重复。❷小儿常用量：静滴，按体重 0.08～0.1mg/（kg·d），以 40～60d 为 1 个疗程；或间歇给药，按体重 0.1～0.15mg/（kg·d），以 5～10d 为 1 个疗程，停药 1～2 周再重复。**【不良反应】**❶骨髓：对骨髓造血细胞有抑制作用。对粒细胞抑制较重，红细胞次之，对巨核细胞抑制较轻。❷心脏：常见心脏毒性有窦性心动过速、房性或室性早搏及心电图出现 ST 段变化及 T 波平坦等心肌缺血表现，少数患者可出现奔马律，程度不一的房室传导阻滞及束支传导阻滞、心房颤动等。❸血压：每次剂量＞3.0mg/m² 时，部分患者于给药后 4h 左右会出现血压降低。❹消化系统：常见厌食、恶心、呕吐，少数患者可产生肝功能损害。❺个别患者可产生脱发、皮疹。**【禁忌证】**❶禁用：①孕妇及哺乳期妇女。②严重或频发的心律失常及器质性心血管疾病患者。❷下列情况也应慎用：①骨髓功能显著抑制或血象呈严重粒细胞减少或血小板减少，肝功能或肾功能损害，有痛风或尿酸盐。肾结石病史者。②对有心律失常、器质性心血管病、肝、肾功能不全的患者。③骨髓功能显著抑制或血象呈严重粒细胞减少或血小板减少，肝功能或肾功能损害，有痛风或尿酸盐，肾结石病史患者。【用药须知】❶作为治疗急性白血病联合化疗方案组成药物时，具体剂量及疗程必须参考有关规定。❷适用于白细胞不增多而骨髓增生的急性白血病，但宜先从小剂量开始。❸静滴时滴速要慢，要求稀释为 500mL 的高三尖杉酯碱要滴注 3h 以上。❹联合化疗方案时应适当增加患者的液体摄入量，以防止血清尿酸含量的增高及尿酸性肾病。【药物相互作用】与其他可能抑制骨髓功能的抗癌药物或放射疗法合并应用时，应调节本品的剂量与疗程。用量偏大或用于老年患者时会产生急性心肌毒性，应避免对已反复采用多柔比星或柔红霉素等蒽醌类治疗的患者应用，以免增加心脏毒性。【药物过量】一旦发生过量，应将患者移至特殊监护病房内并严密监测重要器官功能。多西他赛过量时尚无解毒药可用。可预料到的过量主要并发症包括中性粒细胞减少、皮肤反应和感觉异常。

秋水仙碱 Clochicine【常用名】 阿马因、秋水仙素、秋水仙化合物- F。 **【常用剂型与规格】** 片剂：0.5mg/片，1mg/片。注射剂：1mg/支；复方秋水仙碱注射液，每支 2mL（含秋水仙碱 1mg，肌苷酸钠 150mg，蕈糖 50mg，葡萄糖酸钠 100mg，维生素 B_6 50mg，甘露醇 100mg）。**【作用与用途】** 典型的有丝分裂抑制剂，可与微管蛋白 A 结合，阻止微管蛋白聚合形成微管，从而影响纺锤体的功能，使细胞分裂停止于中期，细胞核结构不正常并出现畸形，最后导致细胞死亡。分裂旺盛的细胞最先受到影响，高浓度时可使细胞分裂几乎完全停止于分裂中期，因此，为作用于 M 期的细胞周期特异性药物。用于乳腺癌、宫颈癌、食管癌、白血病、霍奇金病。**【药动学】** 口服后在胃肠道迅速吸收，血浆蛋白结合率低，仅为 10%～34%，服药后0.5～2h 血药浓度达峰值。肝内代谢，从胆汁及肾脏排出。肝病患者从肾脏排泄增加。停药后药物排泄持续约 10d。**【用法用量】** ❶静注：每次 2mL 以 25%葡萄糖液或生理盐水 40mL 稀释后缓慢推入，一疗程 40～60mg。❷静滴：1 次/d，2～4mL（1～2mg）/次，溶于 5%葡萄糖液 500mL 中缓慢滴入 2h 以上，一疗程 40～60mg。**【不良反应】** 主要为胃肠道反应，如恶心、呕吐、食欲减退、腹胀，严重时产生肠麻痹。并可引起白细胞和血小板减少。局部刺激性大，漏出血管外可引起局部组织坏死。**【禁忌证】** ❶本品可致畸胎，孕妇及哺乳期妇女禁用。❷骨髓造血功能不全、严重心脏病、肾功能不全及胃肠道疾病患者慎用。**【用药须知】** 秋水仙碱目前已经很少在肿瘤临床中应用。但常用于治疗痛风导致的严重疼痛，一旦缓解应当停用。**【药物相互作用】** ❶可导致可逆性的维生素 B_{12} 吸收不良。❷可使中枢神经系统抑制药增效，拟交感神经药的反应性加强。【药物过量】本品是细胞有丝分裂毒素，毒性大，一旦过量缺乏解救措施，须格外注意药物过量。

八、其他细胞毒性药物

门冬酰胺酶 Asparaginase（L-Asparaginase，ASP）【常用名】左旋门冬酰胺酶、L-门冬酰胺酶。【常用剂型与规格】注射用门冬酰胺酶：10000U。【作用与用途】来自大肠埃希菌的酶制剂类抗肿瘤药。适用于治疗急性淋巴细胞性白血病、急性粒细胞性白血病、急性单核细胞性白血病、慢性淋巴细胞性白血病、霍奇金病及非霍奇金病淋巴瘤、黑色素瘤等。【药动学】肌肉或静脉途径吸收，血浆蛋白结合率仅约30%，吸收后能在淋巴液中测出，但在脑脊液中浓度很低。注射后血中门冬酰胺浓度几乎立即下降到不能测出的水平，说明进入体内后很快就开始作用。经肌注的血浆 $t_{1/2}$ 为 39～49h，静注的血浆 $t_{1/2}$ 为 8～30h。肌注后的达峰时间为 12～24h，但停用本品后的23～33d，血浆中还可以测出门冬酰胺，有微量出现于尿中。【用法用量】根据不同病种，不同的治疗方案用量有较大差异。以急淋的诱导缓解方案为例：剂量可根据体表面积计，一日剂量 500U/m²，或 1000U/m²，最高可达 2000U/m²；以 10～20d 为 1 个疗程。【不良反应】成人较儿童多见。❶过敏反应：表现为突然发生的呼吸困难、关节肿痛、皮疹、皮肤瘙痒、面部水肿，严重者可发生呼吸窘迫、休克甚至致死。在用肌注给药的晚期儿童白血病，轻度过敏反应的发生率较高，过敏一般在多次反复注射者易发生，在某些过敏体质者，即使注射做皮试剂量的门冬酰胺酶时，偶然也会产生过敏反应。❷肝脏：通常在开始治疗的 2 周内发生，可能出现肝功能异常，包括血清丙氨酸氨基转移酶、门冬氨酸氨基转移酶、胆红素等升高、血清白蛋白降低。❸胰腺炎、胃肠道反应，患者如感觉剧烈的上腹痛并伴有恶心、呕吐，应疑有急性胰腺炎，其中暴发型胰腺炎很危重，甚至可能致命。其他尚有恶心、呕吐、腹泻等。【禁忌证】❶禁用：①对本品过敏者。②有胰腺炎病史或现患胰腺炎者。③现患水痘、广泛带状疱疹等严重感染者等。④妊娠 3 个月内的孕妇。❷下列情况慎用：①糖尿病。②肾尿酸盐结石史。③肝功能不全、感染等。④以往曾用细胞毒或放射治疗的患者。【用药须知】❶患者必须住院，在对肿瘤化疗有经验的医师指导下治疗，每次注射前须备有抗过敏反应的药物及抢救器械。❷凡首次采用或已用过本品但已停药 1 周或 1 周以上的患者，在注射前须做皮试。皮试的药液可按下列方法制备：加 5mL 的灭菌注射用水或氯化钠注射液入小瓶内摇动，使小瓶内 10000IU 的门冬酰胺酶溶解，抽取 0.1mL（每 1mL 含 2000IU），注入另一含 9.9mL 稀释液的小瓶内，制成浓度约为每 1mL 含 20U 的皮试药液。用 0.1mL 皮试液做皮试，至少观察 1h，如有红斑或风团即为皮试阳性。患者必须皮试阴性才能接受治疗。❸应大量补充液体，碱化尿液，口服别嘌醇，以预防白血病或淋巴瘤患者发生高尿酸血症和尿酸性肾病。❹由于使用本品后会很快产生抗药性，故本品不宜用作急淋等患者缓解后的维持治疗方案。❺可经静滴、静注或肌注给药。①静注前必须用灭菌注射用水或氯化钠注射液加以稀释，每 10000U 的小瓶稀释液量为 5mL。静注给药时，本品应经正在输注的氯化钠或葡萄糖注射液的侧管注入，静注的时间不得短于半小时。②静滴法给药，先用等渗如氯化钠或 5％葡萄糖注射液稀释，然后加入氯化钠或 5％葡萄糖注射液中滴入。③肌注，在含本品 10000U 的小瓶内加入 2mL 氯化钠注射液加以稀释，每一个注射部位每一次的注射量不应超过 2mL。不论经静脉或肌内注射，稀释液一定要澄清才能使用，且要在稀释后 8h 内应用。【药物相互作用】❶泼尼松或促皮质素或长春新碱与本品同用时，会增强本品的致高血糖作用，并可能增多神经病变及红细胞生成紊乱的危险性。❷由于可增高血尿酸的浓度，与别嘌醇或秋水仙碱、磺吡酮等抗痛风药合用时，要调节上述抗痛风药的剂量以控制高尿酸血症及痛风。❸糖尿病患者用本品时以及治疗后，均须注意调节口服降糖药或胰岛素剂量。❹与硫唑嘌呤、苯丁酸氮芥、环磷酰胺、环孢素、巯嘌呤、单克隆抗体 CD3 或放疗法合用时，可提高疗效，因而应考虑减少化疗药物、免疫抑制剂或放射疗法的剂量。❺与甲氨蝶呤同用时可通过抑制细胞复制的作用而阻断甲氨蝶呤的抗肿瘤作用。

九、激素类抗肿瘤药

枸橼酸他莫昔芬 Tamoxifen CitrateX【常用名】他莫昔芬、三苯氧胺、NOLVADEX、TAMOFEN、TAM。**【常用剂型与规格】**枸橼酸他莫昔芬片：10mg/片。**【作用与用途】**一种非甾体拮抗雌激素作用的抗肿瘤药。通过与雌激素受体结合而抑制内源性雌激素的作用。适用于乳腺癌，对雌激素受体或孕激素受体阳性患者疗效更好。**【药动学】**口服给药后被快速吸收，于 4~7h 内达到血清峰浓度。在给药 4 周后达到稳态浓度。血清白蛋白结合率＞99％。通过羟基化、去甲基化和结合代谢而产生几个代谢产物，药理学特性与母体化合物相似，清除半衰期约为 7d，主要代谢产物，N-去甲基他莫昔芬的清除半衰期为 14d。通过粪便清除。**【用法用量】**口服，20mg/次，1 次/d，或 10mg/次，2 次/d。**【不良反应】**一般可产生面部潮红。雌激素作用引起体重增加、脂肪肝及水肿。亦可引起食欲减退、恶心呕吐、月经周期紊乱、阴道分泌物增加及出血等。大剂量（240～320mg/d）应用一年以上会导致视网膜疾患、视觉失敏。少数患者可引起血栓形成。在服用本品的乳腺癌妇女中有子宫内膜癌发病率增加的报道。**【禁忌证】**孕妇及哺乳期禁用。**【用药须知】**治疗晚期乳腺癌有效率为 30%～40%，雌激素受体或孕激素受体阳性患者较易见效。用过化疗者不影响其疗效。服本品后一般在 4～10 周内出现疗效，但骨转移病变可能出现疗效较晚。亦可作为乳腺癌中雌激素受体及孕激素受体阳性患者手术后辅助治疗。**【药物相互作用】**当他莫昔芬与华法林或任何其他香豆素类抗凝药联合应用时可发生抗凝作用显著增强。开始这样的联合用药时，应密切监测。和细胞毒药物联合应用时血栓栓塞的风险增加。骨转移的患者使用他莫昔芬治疗初期，能够降低肾脏钙排泄的药物，如噻嗪类利尿药，可能增加高钙血症的风险。**【药物过量】**药物过量预期会造成抗雌激素副作用的增加。无特效的他莫昔芬解毒剂。过量时应采取对症治疗。

枸橼酸托瑞米芬 Toremifene Citrate【常用名】Fareston、法乐通、托瑞米芬。**【常用剂型与规格】**枸橼酸托瑞米芬片：60mg/片。**【作用与用途】**选择性雌激素受体调节剂，竞争性结合雌激素受体，抑制雌激素受体阳性的乳腺癌生长，阻止雌激素诱导的癌细胞 DNA 的合成及增殖。抗乳腺癌作用主要是抗雌激素作用，绝经后乳癌患者应用本品可引起血清总胆固醇和低密度脂蛋白（LDL）中度下降。适用于治疗绝经后妇女雌激素受体阳性或不详的转移性乳腺癌。**【药动学】**生物利用度 100%，单次给药 4h 达峰浓度。在稳态时本药及其代谢产物与蛋白高度结合。在肝内由细胞色素 P450 酶代谢，经粪便清除。半衰期大约 5d，6 周达稳态。分布半衰期为 4（2～12）h，排泄半衰期 5d，血清蛋白结合＞99.5%。每日口服枸橼酸托瑞米芬 120～680mg，血清枸橼酸托瑞米芬药物动力学呈线性。肝功能受损的患者清除率降低，半衰期延长，肾功能受损的个体变化不明显。**【用法用量】**推荐量为口服 60mg/次，1 次/d。肾功能不全患者不需调整剂量。**【不良反应】**常见面部潮红、多汗、子宫出血、白带、疲劳、皮疹、瘙痒、头晕及抑郁。一般较轻微。少见有子宫肥大、体量增加、头痛、食欲不振、便秘、失眠、呼吸困难、血栓栓塞；罕见及非常罕见的有子宫息肉、眩晕、氨基转移酶异常、子宫内膜增生、子宫内膜癌、脱发、一过性角膜不透明、黄疸。【禁忌证】❶禁用：①预先患有子宫内膜增生或严重肝衰竭患者。②对本品及辅料过敏者。❷既往有血栓性疾病史的患者慎用。【用药须知】尚无系统性数据用于不稳定的糖尿病、对驾驶及操作机械者能力的影响。【药物相互作用】❶减少肾排泄钙的药物例如噻嗪类利尿药可增加高钙血症。酶诱导剂例如苯妥英钠、苯巴比妥和卡马西平可加速枸橼酸托瑞米芬的排泄，使稳态血清浓度下降。出现这种情况时可能要将每日剂量加倍。已明确抗雌激素药物与华法林类抗凝血药物有协同作用引起出血时间明显延长。所以应避免与此类药物同时服用。❷理论上托瑞米芬的主要代谢途径为 CYP3A 酶系统，对该酶系统有抑制作用的药物例如酮康唑及类似的抗真菌药、红霉素，可抑制托瑞米芬的代谢。【药物过量】没有已知过量病例的报道。健康自愿者在 680mg/d 时出现眩晕、头痛和头晕。不需用特殊解毒药，对症处理即可。如过量使用（600mg/d）出现眩晕，不需用特殊解毒药，对症处理可好转。

依西美坦 Exemestane【常用名】Aromasin、阿诺新、可怡、忧可依、疗朴立、如苏美、速莱、尤尼坦、依斯坦。【常用剂型与规格】25mg/片。【作用与用途】为类固醇芳香化酶灭活剂。对雄激素受体亦有轻度结合力。用于雌激素受体或孕激素受体阳性的晚期绝经后乳腺癌，特别是他莫昔芬治疗失败的患者。【药动学】吸收迅速，90%和血浆蛋白结合。在 1 周内通过尿和粪排出，分别占 42%。【用法用量】起始剂量 25mg，1 次/d 饭后服，一般服药到病变进展。根据患者的反应可以适当增加剂量，但一般不宜超过 200mg/d。【不良反应】少数患者可有多汗、疲乏、潮热、肌肉疼痛、感冒样综合征、下肢水肿、高血压、精神抑郁、厌食、恶心、呕吐、腹痛、便秘、气促、咳嗽等，但一般均较轻微。【禁忌证】对本品过敏者、孕妇、哺乳期妇女、绝经前妇女和儿童禁用。心脏病、高血压、肝肾功能障碍和胃肠道病者慎用。【用药须知】治疗晚期乳腺癌的疗效优于孕激素和他莫昔芬。【药物相互作用】尚不明确。因雌激素可以抵消本品的作用，所以不能和本品合用。高脂食物可促进其吸收，使血药浓度增高40%。【药物过量】健康人本品单次给药剂量达 800mg/kg 及晚期乳腺癌患者剂量高达 600mg，连续给药 12 周时，均表现出良好的耐受性。药物过量时无特殊解毒剂，应当进行一般的支持护理，如：经常检查生命体征以及密切观察患者等。

十、芳香化酶抑制药

氨鲁米特 Aminoglutethimide【常用名】氨苯哌酮、氨基导眠能、氨苯乙哌啶酮、氨格鲁米特、氨基乙哌啶酮、Aminoblastin。【常用剂型与规格】氨鲁米特片：0.125g/片、0.25g/片。【作用与用途】为肾上腺皮质激素合成抑制药和抗肿瘤药。对胆固醇转变为孕烯醇酮的裂解酶系具有抑制作用，从而阻断肾上腺皮质激素的合成。对皮质激素合成和代谢的其他转变过程也有一定抑制作用。在外周组织中，它能通过阻断芳香化酶而抑制雌激素的生成，从而减少雌激素对乳腺癌的促进作用，起到抑制肿瘤生长的效果。①用于皮质醇增多症（库欣综合征），抑制肾上腺皮质功能。②用于绝经后或卵巢切除后的晚期乳腺癌，对雌激素受体或孕激素受体阳性患者疗效较好。【药动学】胃肠道吸收良好，1.5h 后血药浓度达高峰。$t_{1/2}$ 为 12.5h，治疗 2～32 周后，降为 7h 左右。血浆蛋白结合率低（20％～25％）。经肝脏代谢，代谢产物为 N-乙酰氨鲁米特。有肝酶诱导作用，可加速其本身代谢，50％以原形随尿排泄。【用法用量】口服，250mg/次，2～3 次/d；2～3 周后，剂量逐增至 4 次/d。维持剂量相同。同时服氢化可的松 40mg（早晨及下午 5 点各 10mg，临睡前 20mg），以防止因肾上腺皮质产生氢化可的松减少而引起脑垂体对肾上腺皮质激素反馈性增加。【不良反应】可引起发热、皮疹等过敏反应。有嗜睡、眩晕、共济失调、眼球震颤等神经系统毒性。亦可有恶心、呕吐、腹泻等胃肠反应。个别患者有骨髓抑制、甲状腺功能减退、直立性低血压、皮肤发黑及女性性征男性化等。由于本品有肝酶诱导作用，可加速其自体代谢，因此连续服药 2～6 周后，不良反应的发生率及严重程度可减轻。【禁忌证】❶禁用：①合并感染。②未控制的糖尿病。③甲状腺功能严重减退者。④对本品严重过敏者及儿童。❷慎用：①老年人肾功能减退，可使药物在体内积聚，可引起神经系统毒性应慎用。②本品能透过胎盘，孕妇及哺乳期妇女慎用。【用药须知】❶患感染、带状疱疹、肝肾功能损害、甲状腺功能减退者应先予治疗。❷老年或肾功能减退患者应调节剂量。❸若出现严重药疹或药疹持续 1 周以上，应予停药并对症治疗。用药期间应定期复查血常规、血电解质、血清碱性磷酸酶、门冬氨酸氨基转移酶。【药物相互作用】❶本品影响皮质类激素或香豆素类抗凝药的体内代谢，剂量应调整。❷可诱导肝微粒体酶，洋地黄及茶碱类药物可减效。

福美坦 Formestane【常用名】Lantaron、兰他隆、福美司坦。【常

用剂型与规格】每瓶 250mg 药物干粉，另有一支 2mL 注射用生理盐水作溶媒。**【作用与用途】**与氨鲁米特同属于芳香化酶抑制剂，阻断雄激素转化为雌激素。抑制芳香化酶的强度为氨鲁米特的 60 倍。用于绝经后对激素敏感的晚期乳腺癌。**【药动学】**口服迅速吸收，血药浓度达峰时间为 1~1.5h，但个体差异很大。肌注后可以存积注射部位缓慢吸收，达峰时间为 1~2d。肌注本品 250mg 或 500mg 后，24h 内可使血浆雌二醇水平下降 40%，第 7d 达到最高效应雌二醇降低 78% 并持续 2 周。总蛋白结合率为 82%~86%。口服半衰期为 2~3h；肌注后表现为双相消除过程，初始消除半衰期为 2~4d，终末半衰期为 5~10d。主要在肝脏代谢，以糖苷酸类代谢物的形式由尿中排泄，肾脏清除率为 50%。是否经乳汁排除尚不明确。**【用法用量】**福美坦 250mg 肌注，每 2 周 1 次。**【不良反应】**恶心、皮疹、头痛、头晕、嗜睡、注射部位反应。**【禁忌证】**对胎儿有影响，妊娠期妇女不宜用。血象及肝功能异常者应慎用。**【用药须知】**由于使用不方便，而且已有更好的三代抑制芳香化酶抑制剂，因此临床使用不多。**【药物相互作用】**尚不明确。

阿那曲唑 Anastrozole

【常用名】Anastrozole、阿那舒唑、阿纳托唑、安美达锭、阿纳曲唑。**【常用剂型与规格】**阿那曲唑片：1mg/片。**【作用与用途】**为高效、高选择性非甾体类芳香化酶抑制剂，可以抑制绝经后妇女外周组织中芳香化酶复合物的作用，减少循环中的雌二醇水平，间接抑制肿瘤生长。绝经后妇女服用 1mg/d 阿那曲唑可以降低 80% 以上的雌二醇水平。用量达 10mg/d 仍不影响皮质醇和醛固酮的分泌。用于：❶绝经后受体阳性的晚期乳腺癌。❷雌激素受体阴性，但他莫昔芬治疗有效的患者也可考虑使用。❸可用于绝经后乳腺癌的辅助治疗。**【药动学】**口服吸收快，服药 2h 内达到血浆最大浓度。血浆蛋白结合率 40%，服药后 72h 内大部分经 N-去碱基、羟化和葡萄糖醛酸化代谢成三唑，只有 10% 以原形从尿中排出。清除较慢，血浆清除半衰期 40~50h，服药 7d 以后血浆浓度可达稳态浓度的 90%~95%。**【用法用量】**成人：口服 1mg，1 次/d。**【不良反应】**副作用包括皮肤潮红，阴道干涩和头发减薄以及胃肠功能紊乱，乏力，关节痛/强直，嗜睡，头痛或皮疹。偶有阴道出血，肝功能改变。**【禁忌证】**❶禁用：①绝经前，妊娠期或哺乳期及儿童。②有严重肝肾损害的患者。③已知对本药任何组成成分过敏的患者。❷慎用：①患者出现闭经时，应怀疑是激素水平生化学平衡受破坏所致。②轻度至中度肾损害患者及轻度肝损害患者不需调整剂量。中度到重度肝损害患者及重度肾损害的患者。【用药须知】对 ER 和（或）PR 阳性或受体状况不明的绝经后晚期乳腺癌一线、二线治疗均有效。多数研究者认为，阿那曲唑一线治疗的有效率似乎高于他莫昔芬，二线治疗的有效率似乎高于甲地孕酮。对于不能耐受三苯氧胺辅助治疗的早期乳腺癌患者，可用阿那曲唑代替。【药物相互作用】不影响华法林的药代动力学和抗凝血活性。阿那曲唑与 CYP450 参与介导的其他药物合用时，不会发生明显的临床抑制作用。【药物过量】临床研究发现：绝经后晚期乳腺癌患者口服 10mg/d，仍可耐受。本品过量服用时无特殊解救药，只能对症处理。患者清醒时可催吐；因本品血浆蛋白结合率低，故透析可奏效，同时应严密监控患者的生命体征。

氟他胺 Flutamide【常用名】氟硝丁酰胺、福至尔、Fugerel。【常用剂型与规格】氟他胺片：250mg/片。【作用与用途】口服非甾体类雄性激素拮抗剂。氟他胺及其代谢产物 2-羟基氟他胺可与雄性激素竞争雄激素受体。并与雄激素受体结合成复合物，进入细胞核，与核蛋白结合，抑制雄激素依赖性的前列腺癌细胞生长。同时氟他胺能抑制大鼠睾丸微粒体 $17-\alpha-$羟化酶的活性，因而抑制雄性激素生物合成。用于前列腺癌。【药动学】口服迅速全部吸收，大部分在体内进行生物转化。原药及其主要活性代谢产物 2-羟基氟他胺的血浆蛋白结合率均在 85% 以上。后者的半衰期 6h。在老年患者半衰期可延长至 8h。2-羟基氟他胺达峰时间为 2h。组织分布中原形药及 2-羟基氟他胺均以前列腺及肾上腺为最高，其他组织含量较低。氟他胺及 2-羟基氟他胺在尿、粪、胆汁中的累积排泄百分率很低。不能被透析清除。【用法用量】口服，250mg/次，3 次/d。【不良反应】少数患者有食欲减退、呕吐、腹泻等胃肠道反应。个别患者有丙氨酸氨基转移酶升高等肝功能损害。少数患者有心悸、面潮红、乳头痛、精子数减少、血清睾酮反馈性升高等内分泌紊乱现象。【禁忌证】对本品过敏者禁用。肝功能损害者慎用。【用药须知】定期检查肝功能及血压。【药物相互作用】促性腺激素释放激素类似物如醋酸亮丙瑞林等可抑制睾酮分泌与本品合用可增加疗效。【药物过量】在单一使用氟他胺的动物试验中，用药过量的征象有活动减退、立毛、呼吸缓慢、共济失调和（或）流泪、厌食、安静、呕吐和高铁血红蛋白症。导致过量症状或致命的氟他胺的单一剂量仍未确定。由于氟他胺的高度蛋白结合力，透析对过量无效。和处理任何药物过量一样，各种曾经服用过的药物的影响都应考虑，如果没有自发的呕吐，在患者清醒时应催吐，全身性支持性护理，包括频繁监查各种生命体征和密切观察患者。

醋酸戈舍瑞林 Goserelin Acetate【常用名】诺雷得。**【常用剂型与规格】**戈舍瑞林注射液：3.6mg/支。**【作用与用途】**促黄体生成素释放激素的一种类似物，可抑制脑垂体促黄体生成素的合成，从而引起男性血清睾酮和女性血清雌二醇的下降，停药后这一作用可逆，初期用药时戈舍瑞林同其他 LHRH 激动剂一样，可暂时增加男性血清睾酮和女性血清雌二醇的浓度。男性患者在第一次注射此药后 21d 左右血清睾酮浓度下降至去势水平，并在以后的治疗中维持此浓度，这可使大多数患者的前列腺肿瘤消退，症状有所改善。女性患者在初次给药后 21d 左右血清中雌二醇浓度受到抑制，并在以后每 28d 的治疗中维持在绝经后水平。这种抑制与激素依赖性的乳腺癌、子宫肌瘤和子宫内膜异位症相关。可导致子宫内膜变薄及多数患者闭经。❶前列腺癌：适用于可用激素治疗的前列腺癌。❷乳腺癌：适用于可用激素治疗的绝经前期及绝经期妇女的乳腺癌。❸子宫内膜异位症：缓解症状包括减轻疼痛并减少子宫内膜损伤的大小和数目。**【药动学】**生物利用度近 100％，每 4 周用药一次，在无组织蓄积的情况下保持有效的血药浓度，戈舍瑞林与血浆蛋白的结合能力较弱，在肾功能正常情况下血浆清除半衰期为 2～4h，对肾功能不全的患者其半衰期将会增加，此改变在每月一次的治疗中影响很小，故不需要调整剂量，在肝功能不全的患者药代动力学无明显变化。**【用法用量】**只推荐成人：腹部皮下注射，3.6mg/次，每 28d 1 次。**【不良反应】**❶皮疹，多为轻度，不需中断治疗即可恢复。偶然出现的局部反应包括在注射位置上有轻度瘀血。❷男性患者副作用包括潮红和性欲下降，少有必需中断治疗，偶见乳房肿胀和触痛，给药初期前列腺癌患者可能有骨骼疼痛暂时性加重，应对症处理，女性患者副作用有潮红，多汗及性欲下降，无需中止治疗；也曾观察到头痛，情绪变化如抑郁，阴道干燥及乳房大小的变化。❸治疗初期乳腺癌的患者会有症状的加剧。**【禁忌证】**❶禁用：①已知对 LHRH 类似物过敏的患者。②妊娠期。❷慎用：①已有骨代谢异常的妇女。②肾或肝功能不全者及老年患者。③哺乳期间不推荐使用。**【用药须知】**对于可能妊娠的妇女在使用本药前应先仔细检验以排除妊娠可能，在治疗中应使用非激素的避孕方法，直到治疗后月经恢复。**【药物相互作用】**尚无资料。**【药物过量】**人体尚无超剂量用药的试验。动物试验表明使用超剂量的诺雷得时除对性激素浓度和生殖道的预想的作用外无其他影响，如发生超量使用的情况，应对症处理。

醋酸亮丙瑞林 Leuprorelin Acetate【常用名】抑那通、Enan-
tone。**【常用剂型与规格】**缓释醋酸亮丙瑞林注射液：3.75mg/2mL。
【作用与用途】高活性的 LH-RH 衍生物，由于它对蛋白分解酶的抵
抗力和对 LH-RH 受体的亲和力都比 LH-RH 强，所以能有效地抑制
垂体-性腺系统的功能。能有效地降低卵巢和睾丸的反应，产生高度
有利的垂体-性腺系统的抑制作用。对促性腺激素的抑制作用。❶用
于子宫内膜异位症、子宫肌瘤或闭经前乳腺癌患者。❷用于前列腺癌
患者。❸用于中枢性性早熟的男孩和女孩。**【药动学】**为一种缓释制
剂，恒定的向血液中释放醋酸亮丙瑞林。**【用法用量】**皮下注射给药。
❶子宫内膜异位症/子宫肌瘤：成人每 4 周 1 次，3.75mg/次。初次
给药应从月经周期的 1～5d 开始。❷前列腺癌、闭经前乳腺癌：成人
每 4 周 1 次，3.75mg/次。❸中枢性性早熟症：每 4 周 1 次，
11.25mg/次，给药前应用附加的 2mL 混悬液将瓶内药物充分混悬，
注意勿起泡沫。**【不良反应】**❶间质性肺炎。❷过敏样症状。❸子宫
内膜异位症、子宫肌瘤、闭经前乳腺癌患者由于雌激素降低作用而出
现的更年期综合征样的精神抑郁状态。❹抑郁状态。❺有血栓形成及
肺栓塞症的报告。**【禁忌证】**❶禁用：①对本制剂成分或衍生物有过
敏史者。②孕妇或有可能怀孕的妇女或哺乳期。③有性质不明的异常
阴道出血者。❷慎用：对早产儿、新生儿和乳儿的安全性尚未确定。
【用药须知】❶给药方法：①注射针头用5/7 号或更粗者。②注射部
位应选择上臂、腹部或臀部；注射部位应每次变更，不得在同一部位
重复注射；注射针头不得扎入血管内；不得按摩注射部位。❷配制：
临用时配制，混悬后立即使用。在混悬液中发现有沉积物，轻轻振荡
使颗粒再度混悬均匀后使用，避免形成泡沫。❸只作为皮下给药，静
脉注射可能会引起血栓形成。

第五节　生物靶向治疗药

干扰素 α-2a Interferon α-2a【常用名】α-2a 干扰素，Roferon，
罗扰素，INFα-2a。**【常用剂型与规格】**注射剂：100 万 IU/支、300
万 IU/支、500 万 IU/支。**【作用与用途】**广谱抗病毒、抗肿瘤及免疫
调节功能。❶病毒性疾病：伴有 HBV-DNA、DNA 多聚酶阳性或
HBeAg 阳性等病毒复制标志的成年慢性活动性乙型肝炎患者、伴有
HCV 抗体阳性和谷氨酸氨基转移酶（ALT）增高，但不伴有肝功能

代偿失调（Child 分类 A）的成年急慢性丙型肝炎患者、尖锐湿疣、带状疱疹、小儿病毒性肺炎及上呼吸道感染、慢性宫颈炎、丁型肝炎等。❷肿瘤：毛细胞白血病、多发性骨髓瘤、非霍奇金淋巴瘤、慢性白血病以及卡波西肉瘤、肾癌、喉乳头状瘤、黑色素瘤、蕈样肉芽肿、膀胱癌、基底细胞癌等。【药动学】❶重组人干扰素 α-2a 在 300 万～198000 万 IU 的剂量范围内，药代动力学呈线性，健康志愿者和患有转移性癌症患者的血清重组人干扰素 α-2a 存在个体差异。②代谢及清除：肾脏分解代谢为重组人干扰素 α-2a 的主要清除途径，而胆汁分泌与肝脏代谢的清除是次要途径。消除半衰期为 3.7～8.5h。总体清除率为 2.14～3.62mL/（min·kg）。【用法用量】❶毛细胞白血病：①起始剂量：300 万 IU/d，皮下或肌注，16～24 周。如耐受性差，则应将剂量减少到 150 万 IU/d，或将用药次数改为每周 3 次，也可以同时减少剂量和用药次数。②维持剂量：300 万 IU/次，每周 3 次皮下或肌注。如耐受性差，则将剂量减少到 150 万 IU/d，每周 3 次。③疗程：应用该药大约 6 个月以后，再由医师决定是否对疗效良好的患者继续用药或是对疗效不佳的患者终止用药。❷多发性骨髓瘤：应用重组人干扰素 α-2a 300 万 IU，每周 3 次皮下或肌内注射。根据不同患者的耐受性，可将剂量逐周增加至最大耐受量（900 万 IU）每周 3 次。除病情迅速发展或耐受性极差外，这一剂量可持续使用。❸低度恶性非霍奇金淋巴瘤：重组人干扰素 α-2a 作为化疗的辅助治疗，可以延长低度恶性非霍奇金淋巴瘤患者的无病生存期和无进展生存期。推荐剂量：在常规化疗结束后，每周 3 次，300 万 IU/次，皮下注射重组人干扰素 α-2a，至少维持治疗 12 周。重组人干扰素 α-2a 的治疗应该在患者化放疗后 4～6 周开始，也可伴随常规的化疗方案一起进行。以 28d 为 1 周期。在第 22～26d，皮下或肌注重组人干扰素 α-2a 600 万 IU/m²。重组人干扰素 α-2a 需要联合化疗时应同时进行。❹慢性髓性白血病：重组人干扰素 α-2a 适用于慢性髓性白血病患者。慢性髓性白血病患者，不管是否接受其他治疗，接受重组人干扰素 α-2a 治疗后可达到血液学缓解。2/3 患者在接受治疗 18 个月后取得完全的血液学缓解。与细胞毒性化疗不同，重组人干扰素 α-2a 能持续维持细胞遗传学缓解达 40 个月以上。①推荐剂量：建议对年满 18 岁或以上的患者给予重组人干扰素 α-2a 皮下或肌注 8～12 周，推荐逐渐增加剂量的方案如下：第 1～3d 300 万 IU/d；第 4～6d 600 万 IU/d；第 7～8d 900 万 IU/d。②疗程：患者必须接受治疗至少 8 周，要取得更好的疗效至少需要治疗 12 周，然后再由医师决定是否对疗效良好的患者继续用药或对血液学参数未见任何改善者终止用药。疗效良好的患者应持续用药，直至取得完全的血液学缓解，或者一直用药最多到 18 个月。所有达到完全血液学缓解的患者，均应继续以 900 万 IU/d（最佳剂量）或以 900 万 IU 每周 3 次（最低剂量）进行治疗。【不良反应】❶90％以上患者出现流感样症状，包括发热、疲乏及寒战，皮下给药较肌内给药的发生率相对低并与剂量相关。但随着用药时间延长，发生率会降低。❷胃肠道反应：恶心、呕吐发生率约 40％，但按 WHO 急性毒性分级 3～4 度较少见，发生率与剂量相关，腹痛、腹泻也较常见。❸神经系统反应：主要表现为嗜睡和精神错乱，尤其年龄大于 60 岁的患者发生率为 40％，随给药时间延长，神经系统毒性会降低，对神经系统的影响是可逆的，通常停药 1～2 周后完全恢复。❹血液学毒性：主要表现为白细胞和粒细胞减少，但发生率不高，且抑制程度较轻，停药后很快恢复。【禁忌证】禁用：❶对重组人干扰素 α-2a 或该制剂的任何成分有过敏史者。❷患有严重心脏疾病或有心脏病史者。❸严重的肝、肾或骨髓功能不正常者。❹癫痫及中枢神经系统功能损伤者。❺伴有晚期失代偿性肝病或肝硬化的肝炎患者。❻正在接受或近期内接受免疫抑制剂治疗的慢性肝炎患者。❼即将接受同种异体骨髓移植的 HLA 抗体识别相关的慢性髓性白血病患者。【用药须知】干扰素 α-2a 是临床上最常用的基因工程干扰素，也是生物治疗基药之一。由于能提高非特异性免疫功能，不但适应证广泛，而且不良反应在干扰素中也比较轻。【药物相互作用】❶干扰素 α-2a 可能会通过降低肝内微粒体细胞色素酶 P450 的活性影响氧化代谢过程。（2）使用干扰素 α-2a 后茶碱清除率降低。❸在以前或近期服用过的药物所产生的神经毒性、血液毒性及心脏毒性，都会由于使用干扰素 α-2a 而增加。❹与安眠药或镇静药合用可增强对中枢神经系统的毒副作用。❺与卡托普利、依那普利等合用可导致粒细胞减少、血小板减少等，与齐多夫定合用，可增加贫血、粒细胞减少等血液学毒性。

干扰素 α-1b Interferon α-1b【常用名】Sinogen、赛诺金、运德素、INFα-1b。 【常用剂型与规格】$10\mu g$/支、$20\mu g$/支、$30\mu g$/支、$50\mu g$/支。【作用与用途】干扰素 α-1b 具有广谱的抗病毒、抗肿瘤及免疫调节功能。适用于治疗病毒性疾病和某些恶性肿瘤。可用于治疗恶性肿瘤如慢性粒细胞白血病、黑色素瘤、淋巴瘤等。【药动学】皮下注射本品后 4h 血药浓度达最高峰，吸收半衰期为 1.86h，清除半衰期 4.53h。分布于各脏器，注射局部含量最高，其次为肾、脾、肺、肝、心脏、脑及脂肪组织，然后在体内降解。尿、粪、胆汁中排泄较少。【用法用量】每支用灭菌注射用水 1mL 溶解，肌内或皮下注射。❶慢性粒细胞性白血病：30～50μg/次，1 次/d，皮下或肌内注射，连续用药 6 个月以上。可根据病情适当调整，缓解后可改为隔日注射。❷毛细胞白血病：30～50μg/次，1 次/d，皮下或肌内注射，连续用药 6 个月以上。可根据病情适当调整，缓解后可改为隔日注射。❸肿瘤：视病情可延长疗程。如患者未出现病情迅速恶化或严重不良反应，应当在适当剂量下继续用。【不良反应】❶常见发热、疲劳等反应，常在用药初期出现，多为一次性和可逆性反应，其他不良反应有头痛、肌痛、关节痛、食欲不振、恶心等，少数患者可能出现粒细胞减少、血小板减少等血象异常，停药后可恢复。如出现上述不能忍受的严重不良反应时，应减量或停药，并给予必要的对症治疗。【禁忌证】过敏体质，特别是对抗生素有过敏者禁用。孕妇及哺乳中使用经验不多，宜慎用。【用药须知】❶使用前应先做皮试（1∶100 溶液，皮内注射），阴性者方可使用。在使用过程中如发生严重过敏反应，应立即停药，并给予相应治疗。❷宜在夜间给药，不得静脉注射。❸注射剂溶解后不得分次使用。【药物相互作用】使用本药时应慎用安眠药及镇静药。

干扰素 α-2b Interferon α-2b【常用名】干扰能、重组 ct2b 干扰素、甘乐能、安达芬、安福隆、扰能、捷抚、利芬能、利能、隆化诺、万复因、辛化诺、尤靖安、远策素、重组 α-2b 干扰素、重组干扰素 α-2b、重组人干扰素 α-2b。【常用剂型与规格】注射剂：100 万 IU/支、300 万 IU/支、500 万 IU/支。【作用与用途】干扰素 α-2b 具有广谱抗病毒、抗肿瘤、抑制细胞增殖以及提高免疫功能等作用。❶用于治疗某些病毒性疾病，如急慢性病毒性肝炎、带状疱疹、尖锐湿疣。❷用于治疗某些肿瘤，如毛细胞白血病、慢性髓细胞性白血病、多发性骨髓瘤、非霍奇金淋巴瘤、恶性黑色素瘤、肾细胞癌、喉乳头状瘤、卡波西肉瘤、卵巢癌、基底细胞癌、浅表型膀胱癌等。【药动学】肌内或皮下注射，血药浓度达峰时间为 3.5～8h，消除半衰期为 4～12h。肾脏分解代谢为干扰素主要消除途径，胆汁分泌与肝脏代谢消除是重要途径。肌内注射或皮下注射的吸收超过 80%。【用法用量】肌内注射、皮下注射和病灶注射。具体用法用量见干扰素 α-2a。【不良反应】见干扰素 α-2a。【禁忌证】❶孕妇禁用。❷儿童权衡利弊后遵医嘱用药。【用药须知】本品的发热反应各个制剂差异较大，使用需要因人而异。干扰素 α-2a、干扰素 α-2b 和干扰素 p 的受体都是组织相容性抗原（MHC）-Ⅰ型受体，所以无协同作用，一般不需要同时应用。【药物相互作用】干扰素 α-2b 可能会改变某些酶的活性，尤其可减低细胞色素酶 P450 的活性，因此西咪替丁、华法林、茶碱、地西泮、普萘洛尔等药物代谢受到影响。在与具有中枢作用的药物合并使用时，会产生相互作用。

干扰素 γ Interferonγ【常用名】因得福、干扰素伽马、INFγ、伽玛、克隆伽玛、克隆加玛、丽珠因得福、上生雷泰、重组人干扰素γ。【常用剂型与规格】注射剂：50 万 IU/瓶、100 万 IU/瓶。【作用与用途】具有较强的免疫调节功能，能增强抗原递呈细胞功能，加快免疫复合物的清除和提高吞噬异物功能。对淋巴细胞具有双向调节功能，提高抗体依赖的细胞毒反应，增强某些免疫活性细胞的活化、增生和分泌细胞外基质，并能抑制胶原合成，促进胶原降解。对类风湿关节炎患者的滑膜成纤维细胞有抑制作用。对骨髓增生异常综合征、异位性皮炎和尖锐湿疣有效。FDA 批准用于治疗转移性肾癌、创伤、异位性皮炎和肉芽肿。日本批准用于治疗肾细胞癌和蕈样霉菌病。欧洲批准用于治疗类风湿关节炎。【药动学】肌内或皮下注射吸收达89％以上，皮下注射的消除半衰期为 9.35h，皮下注射后的浓度最高峰出现在 3.4h 以后。【用法用量】应在临床医师指导下使用。每瓶制品用灭菌注射用水 1mL 溶解，皮下或肌内注射。开始时注射 50 万IU/d，连续 3～4d 后，无明显不良反应，将剂量增到 100 万 IU/d，第 2 个月开始改为隔日注射 150～200 万 IU，总疗程 3 个月，如能延长疗程为 6 个月效果更好或遵医嘱。【不良反应】❶发热，常在注射后数小时出现，持续数小时自行消退，多数为低热，但也有少数发热较高，发热时患者有头痛、肌肉痛、关节痛等流感样症状。一般用药3～5d 后即不再有发热反应。❷其他有疲劳、食欲不振、恶心等。常见的化验异常有白细胞和血小板减少及 ALT 升高，一般为一过性，能自行恢复。如出现上述患者不能耐受的严重不良反应，应减量或停药，并给予必要的对症治疗。【禁忌证】❶禁用：①孕妇及哺乳期妇女。②幼龄儿童中使用应十分谨慎，并在儿科医师严密观察下应用。❷慎用：①老年患者应在医师严密观察下应用。必要时可先用小剂量，然后逐渐加大剂量。②凡有过敏体质，特别是对抗生素有过敏史者应慎用。【用药须知】本品的临床用途非常广泛，各国批准的适应证也不同。在我国主要用于肾癌、黑色素瘤和骨髓增生异常综合征，对风湿性关节炎的疗效也受到各国的重视。【药物相互作用】本药在临床应用时，应避免与抑制骨髓造血功能的药物同时使用。【药物过

量】尚无过量的报道。

重组人白介素-2 Recombinant Human Interleukin-2【常用名】T细胞生长因子、安捷素、安特鲁克、白介素-2、白细胞介素2、德路生、基因工程白细胞介素-2、金路康、赛迪恩、辛洛尔、欣吉尔、新德路生、因特康、英路因、远策欣、悦康仙、重组人白介素2、重组人白细胞介素-2。**【常用剂型与规格】**注射用重组人白介素-2：50万U/支、100万U/支、200万U/支、1800万U/支。**【作用与用途】**能促进T细胞的增殖与分化；诱导及增强天然杀伤细胞（NK）的活力，诱导及增强依赖白介素-2而获得对自身肿瘤具有细胞毒样活力的杀伤细胞，诱导及增强杀伤性T细胞、单核细胞、巨噬细胞的活力，增强淋巴细胞的增殖及抗体分泌，诱导产生干扰素，提高患者细胞免疫功能和抗感染能力。用于肾细胞癌、黑色素瘤，控制癌性胸腹水及其他晚期肿瘤。**【药动学】**白介素-2在体内主要分布于肾脏、肝脏、脾脏和肺部。肾脏是主要的代谢器官，肾细胞的组织蛋白酶D分解白介素-2。血清中分布半衰期约为13min，消除半衰期约为85min。**【用法用量】**皮下注射，20万～40万U/m² 加入无菌注射用水2mL，1次/d，每周连用4d，4周为1个疗程。腔内灌注：先抽去腔内积液，再将本品40万～50万U/m²，加入注射用生理盐水20mL注入，一周1～2次，3～4周为1个疗程。瘤内或瘤周注射，10万～30万U加入注射用生理盐水3～5mL，分多点注射到瘤内或瘤周，一周2次，连用2周为1个疗程。**【不良反应】**常见有寒战、发热、乏力、厌食、恶心、呕吐、腹泻和皮疹。大剂量可致低血压、肺水肿、肾损伤、骨髓抑制、嗜睡、谵妄等严重不良反应。不良反应与剂量、输注速度和疗程长短有关，减量可减少不良反应。**【禁忌证】**对本品过敏者禁用。孕妇、乳母、小儿、有严重心脑肾等合并症的老年人慎用。**【用药须知】❶**必须在有经验的专科医师指导下慎重使用。**❷**本品加生理盐水溶解后为透明液体，如遇有浑浊、沉淀等现象，不宜使用。药瓶开启后，应一次使用完，不得多次使用或给其他人使用。**❸**从小剂量开始，逐渐增大剂量。应严格掌握安全剂量。使用本品低剂量、长疗程可降低毒性，并且可维持抗肿瘤活性。**❹**为预防患者发热，可于给药前使用解热镇痛药，扑热息痛0.5g，1次/h，或吲哚美辛栓50mg，肛门塞入。**【药物相互作用】❶**与β受体阻滞药及其他抗高血压药合用时可能引起低血压。**❷**与吲哚美辛合用可导致更严重的体重增加、少尿和氮质血症。**❸**引起的肝、肾功能下降，会延缓合用药物清除，从而增加这些药物的不良反应。**❹**与对肾脏有危害性的药物、对骨髓有毒性的药物、对心脏有毒害的药物或肝毒性药物并行给药时，会增强对这些器官系统的毒性。❺连续高剂量结合抗肿瘤药对患者合并给药时会引发过敏反应，尤其是甲氨咪胺、顺铂以及 α-干扰素等抗肿瘤药。这些反应包括红斑、瘙痒症以及低血压，而且这些反应发生在化学治疗的数小时之内。与 α-干扰素给患者合并给药会增加心肌受损，包括心肌梗死、心肌炎、心室运动功能减退以及严重的横纹肌瘤的病症。❻会影响中枢神经系统功能，因此，与精神药物同用可能会发生相互作用。❼尽管糖皮质素显示能够减轻本药引起的不良反应，包括发热、肾功能不全、高胆红素血症、呼吸困难、皮肤瘙痒及呼吸困难，但是该类药物与本药一同给药会减弱其抗肿瘤效果，必须避免合用。❽对乙酰氨基酚可缓解本药引起的全身症状，但可能会加重患者的肾功能障碍。❾5％葡萄糖注射液与 2％的人血白蛋白合用，能降低本药的毒性并保持其活性。❿布洛芬能降低本药的毒性，缓解本药所致的发热、寒战、肌痛、恶心和呕吐。【药物过量】药物过量可引起毛细血管渗漏综合征，表现为低血压、末梢水肿、暂时性肾功能不全等，应立即停用，对症处理。

曲妥珠单抗 Trastuzumab【常用名】Herceptin、赫赛汀。**【常用剂型与规格】**注射用群司珠单抗：440mg/支。**【作用与用途】**一种重组 DNA 衍生的人源化单克隆抗体，高选择性及亲和性的结合到人表皮生长因子受体蛋白 2（HER-2 蛋白）的细胞外区域。适用于治疗 HER-2 过度表达的转移性乳腺癌：单药治疗或与紫杉类药物联合。**【药动学】**短时间静脉输入 10mg、50mg、100mg、250mg 和 500mg 曲妥珠单克隆抗体，每周 1 次的药代动力学呈剂量依赖性。随剂量的提高，平均半衰期延长，清除率下降。平均半衰期为 5.8d，在 16～32 周之间，曲妥珠单克隆抗体的血浆浓度达到稳定状态。**【用法用量】**❶标准剂量：①单药治疗，建议按下列初次负荷量和标准剂量给药。②初次负荷量：建议本品初次负荷量为 4mg/kg。90min 内静脉输入。应观察患者是否出现发热、寒战或其他与输注相关的症状。如出现上述症状应先停止输注，待症状消失后可继续输注。③标准剂量：每周用量为 2mg/kg。如初次负荷量可耐受，此剂量可于 30min 内输完。❷疗程：可一直用到疾病出现缓解。❸给药途径：静滴，请勿静推或静脉冲入。❹输液准备：根据本品初次负荷量 4mg/kg 或标准量 2mg/kg 计算所需溶液的体积。不可使用 5％的葡萄糖液。输注液配好即应马上使用。在无菌条件下稀释的，可在 2℃～8℃冰箱中保存 24h。不可与其他药混合。**【不良反应】**❶单药治疗 HER-2 不良反应发生率≥5%的包括：①全身症状，如腹痛、意外损伤、乏力、背痛、胸痛、寒战、发热、感冒样症状、头痛、感染、颈痛、疼痛。②心血管症状，如血管扩张，心功能不全在单独使用本品治疗的患者中，中至重度心功能不全的发生率为5%。③消化系统：单独使用本品治疗的患者中25%发生腹泻、厌食、便秘、消化不良、胃肠胀气、恶心、呕吐。④代谢系统：水潴留、水肿。⑤肌肉骨骼系统：关节痛、肌肉疼痛。⑥神经系统：焦虑、抑郁、眩晕、失眠、感觉异常、嗜睡。⑦呼吸系统：哮喘、咳嗽增多、呼吸困难、鼻出血、肺部疾病、胸腔积液、咽炎、鼻炎、鼻窦炎。⑧皮肤：瘙痒、皮疹。⑨输液相关症状：第一次输注本品时，约40%的患者出现轻或中度寒战和（或）发热等的症候群。⑩血液：单独本品治疗血液学毒性很少见。WHO分级Ⅲ度的白细胞减少，血小板减少和贫血的发生率＜1%。⑪肝肾毒性：单独使用本品治疗观察到有12%发生了WHO Ⅲ度或Ⅳ度肝毒性反应，但60%的患者其肝毒性与肝转移瘤进展相关。❷严重不良反应：使用本品单独治疗或与化疗药合用治疗的患者中至少发生过一次。①全身症状：过敏反应、中毒反应、腹水、肿瘤、蜂窝织炎、黏膜紊乱、脓毒血症、猝死。②心血管：房颤、心肌病、血栓性静脉炎、心衰、肺栓塞、血栓病。③消化道：吞咽困难、食管溃疡、呕血、肝炎、肝衰竭、肝大、肠梗阻、黄疸、肝损害、肝区疼痛。④血液学：急性白血病、贫血、骨髓抑制、髓系成熟停滞、全血细胞减少。⑤代谢：高钙血症、高血糖症。⑥骨骼肌肉：骨坏死、骨折。⑦神经方面：焦虑、精神错乱、惊厥、神经病变、思维异常。⑧呼吸：呼吸暂停、哮喘、肺功能紊乱、气胸、胸腔积液、肺炎。⑨泌尿生殖：急性肾衰竭、肾盂积水。⑩特殊感觉：耳聋、肾动脉闭塞。【禁忌证】❶禁用：①对本品或其他成分过敏的患者。②有心脏功能减退的症状和体征，如呼吸困难，咳嗽增加，夜间阵发性呼吸困难者。❷慎用：左室功能减退的患者。【用药须知】❶若患者出现临床显著的左室功能减退应考虑停用。❷出现超敏反应时给予适当的处理，包括停止注射，给肾上腺素、肾上腺皮质酮、苯海拉明、吸氧。❸出现肺部反应停止注射和给予支持治疗，包括氧气、静脉输注液体、β受体激动药和肾上腺皮质酮。❹对于寒战、发热等输液相关反应，一般为轻或中度，可用解热镇痛药，如对乙酰氨基酚或抗组胺药如苯海拉明对症处理。这些症状在以后的输注过程中很少出现。❺灭菌注射用水中含防腐剂苯乙醇，它对新生儿和3岁以下的儿童有毒性。每瓶仅供单次使用，其他未用的部分应丢弃。【药物相互作用】

临床试验中未观察到本品与其他药物有明显的相互作用。联合紫杉醇与本品联合蒽环类、环磷酰胺相比，本品的平均血浆谷浓度升高约1.5倍。

利妥昔单抗 Rituximab【常用名】Mabthera、美罗华、Rituxan。**【常用剂型与规格】**注射液：550mg/50mL、100mg/10mL。**【作用与用途】**一种鼠/人嵌合的单克隆抗体，能够与跨膜 CD20 抗原特异性结合。该抗原表达于 95％以上的 B 淋巴细胞型非霍奇金淋巴瘤。本品与 B 淋巴细胞上的 CD20 结合并引起 B 细胞溶解。用于治疗复发或化疗耐药的惰性 B 细胞非霍奇金淋巴瘤。　**【药动学】**静脉输注 $125mg/m^2$、$250mg/m^2$ 或 $375mg/m^2$的本品，每周 1 次，共 4 次，血浆中抗体的浓度随着剂量的升高而升高。接受 $375mg/m^2$ 治疗后，平均血浆半衰期为 68h。在病情缓解的患者体内，本品的浓度显著高于治疗无效的患者。通常，3～6 个月后仍可检测到本品。**【用法用量】**单药治疗成人患者的推荐剂量为 $375mg/m^2$，静滴，一周 1 次，共用 4 周。**【不良反应】**肿瘤负荷较大，单个病灶直径＞10cm 的患者发生严重不良反应的危险性升高。❶输注相关的不良反应：常见于第一次输注开始后的 1～2h，包括发热、寒战，其他症状包括面部潮红、血管性水肿、恶心、荨麻疹/皮疹、疲乏、头痛、瘙痒、呼吸困难、咽喉刺激、鼻炎、呕吐以及肿瘤疼痛。约 10％合并有低血压和支气管痉挛。个别发生心绞痛、充血性心衰。再次输注时相关不良反应的发生率会降低。出现严重细胞因子释放综合征的患者，可因多脏器功能衰竭、呼吸功能衰竭和肾衰竭而致死。❷血液学不良反应一般为轻度。严重的血小板减少、中性白细胞减少、贫血的发生率分别为 1.3％、1.9％和 1.0％。治疗后可发生短暂再生障碍性贫血和极偶然发生的溶血性贫血。❸肺部不良反应包括支气管痉挛和罕见的由于呼吸功能衰竭导致的死亡。❹过敏反应。❺感染。❻肝、肾损害：可以引起轻度、暂时性的肝功能异常。**【禁忌证】**禁用于已知对本品过敏的患者，以及对本品的任何组分或对鼠蛋白过敏的患者。循环中恶性肿瘤细胞数目较多（＞$25000/mm^3$）或肿瘤负荷较大的患者，其发生严重的细胞因子释放综合征的危险性较高，必须在非常谨慎并且其他治疗手段无效时才考虑应用。**【用药须知】**❶本品用无菌氯化钠注射液或 5％葡萄糖注射液稀释浓度为 1～4mg/mL。轻轻倒转输注袋以使溶液混合，同时避免出现泡沫。配制好的液体应缓慢静脉滴注，应备有完善心肺复苏设备，首次滴注时最好在经验丰富的肿瘤内科和（或）血液科医师的严密观察下使用。❷治疗前用药包括解热镇痛药和抗组胺药，应在每次滴注本品之前30～60min使用。也可考虑治疗前用肾上腺皮质激素进行预处理。应严密监视患者是否出现细胞因子释放综合征。一旦患者出现严重反应，尤其是严重的呼吸困难、支气管痉挛和缺氧应立即停止输注，并立即评价患者是否出现肿瘤溶解综合征，只有当所有症状消失后、各项实验室检查以及胸片检查恢复正常后，方可重新开始治疗。此时，本品注射液的输注速度不应超过以前速度的一半。如果第2次再出现同样的严重不良反应，考虑停止治疗。通常减慢滴注速度后，各种与治疗相关的轻度至中度不良反应会减轻。当症状改善后，滴注速度可重新提高。❸①第一次滴注：本品静注，推荐的初始滴注速度为50mg/h，自开始输注后每30min输注速度可增加50mg/h（即每30min剂量增加25mg）直至到达到最大滴注速度400mg/h。②随后的滴注：随后滴注速度为100mg/h，每30min滴注速度可增加100mg/h，直至到达到最大滴注速度400mg/h。③复发后的再治疗：如果患者初次用本品治疗有效，复发后可再次接受本品治疗，这些患者再次治疗的缓解率可与第一次治疗相当。瓶装制剂应保存于2℃～8℃，未稀释的药瓶应避光。配制好的本药液体，室温可存放12h。如配制好的液体不能立即使用，在未受室温影响其稳定性时，将其存放于冰箱中（2℃～8℃），可保存24h。【药物相互作用】目前尚未见本药与其他药物相互作用的报道。当患者存在人抗鼠抗体（HAMA）或人抗嵌合抗体（HACA）滴度时，若使用其他诊断或治疗性单克隆抗体，会产生过敏或高敏反应。【药物过量】尚无人体过量使用的临床实验经验，尚无实验单一剂量超过500mg/m² 的用法。

西妥昔单抗 Cetuximab【常用名】Erbitux、爱必妥、C225。【常用剂型与规格】100mg/50mL。【作用与用途】重组的人鼠嵌合单克隆抗体，西妥昔单抗可与人的正常细胞及肿瘤细胞的表皮生长因子受体（EG.FR）的胞外激酶特异性结合，竞争性抑制 EGFR 和其他配体的结合，从而阻断受体相关激酶的磷酸化作用，抑制细胞生长，诱导凋亡，减少金属蛋白激酶和血管内皮生长因子的产生。❶EGFR 阳性的晚期大肠癌，作为二线应用。❷复发或转移性头颈部鳞癌。❸临床研究本品和化疗合用对胰腺癌有一定疗效。【药动学】西妥昔单抗单药或与化疗、放疗联合均无线性药动学表现。曲线下面积（AUC）随给药剂量增加而增加。剂量从20mg/m²增至200mg/m²时，廓清率从 0.008L/（h·m²）降至 0.02L/（h·m²）。本品400mg/m²，2h输注，平均血清最高浓度为184μg/mL，中位清除、半衰期为97h。

250mg/m²，1h 静滴，则平均血清最高浓度为 140µg/mL。按推荐的用药方法给药（首次 400mg/m²，以后 250mg/m²，每周 1 次，直至病变进展），西妥昔单抗在第 3 周达到血清稳态浓度（168～235µg/mL），平均清除半衰期为 114h。【用法用量】首次 400mg/m²，滴速 5mL/min，以后 250mg/m²，每周 1 次，1h 以上滴注，直至病变进展或不能耐受。建议用药前给予 H₁ 受体拮抗剂。【不良反应】❶常见的不良反应有皮疹、疲倦、腹泻、恶心、呕吐、腹痛、便秘等。❷少数可发生严重不良反应，包括：①输液反应，多数为轻度或中度，调慢输液速度可缓解，少数患者在第 1 次用药时可发生严重的输液反应，此时需要停药。②文献报道约 3％可以出现肺毒性，表现为间质性肺病。患者肺部症状多在第 4～11 次注射时出现。③皮肤毒性，包括痤疮样皮疹、皮肤干燥、皲裂，以及炎症和感染性后遗症，如睑炎、唇炎、蜂窝织炎等。④其他，如发热、败血症、肾衰竭、肺栓塞、脱水等。【禁忌证】❶禁用：①对本品严重过敏者。②妊娠期和哺乳期妇女。❷慎用：①对其他鼠源性或人源性单克隆抗体过敏者。②高血压或冠心病患者，既往曾经接受过蒽环类药物、胸部照射和有肺部疾病的患者。③肝肾功能不全、老年患者应用时剂量需要调整和谨慎观察。【用药须知】西妥昔单抗与伊立替康联合治疗 EGFR 过度表达的晚期结直肠癌，至疾病进展时间（TTP）为 4.1 个月，明显优于西妥昔单抗单药治疗组的 1.5 个月。对伊立替康耐药或伊立替康和奥沙利铂治疗失败的亚组用本品联合化疗比本品单药的有效率更高（22.9％：10.8％），说明本品有逆转耐药的功效。因此，推荐本品与伊立替康联合使用，治疗 EGFR 过度表达的、伊立替康耐药的转移性结直肠癌；或本品单药治疗不能耐受伊立替康的转移性结直肠癌。【药物相互作用】目前已经证明与伊立替康和氟尿嘧啶有协同作用，可以使耐药患者恢复敏感。其他药物的相互作用尚在研究中。

贝伐单抗 Bevacizumab【常用名】阿瓦斯汀、阿瓦斯丁、Avastin。【常用剂型与规格】贝伐单抗注射剂：100mg/4mL、400mg/16mL。【作用与用途】是一种重组的人源化 IgG₁ 单克隆抗体，可与血管内皮生长因子（VEGF）结合，阻碍 VEGF 与其受体在内皮细胞表面相互作用。用于治疗大肠癌、非小细胞肺癌和乳腺癌。【药动学】由于不能区分血清中游离的贝伐单抗和已与 VEGF 配体结合的贝伐单抗，因此通过测定总的血清贝伐单抗浓度来评估它的药动学特点。对 491 例接受每周 20mg/kg 贝伐单抗治疗的患者进行测定，贝伐单抗的半衰期大约为 20d。清除随体重、性别及肿瘤负荷不同而不同。

对体重进行调整后的结果显示，男性廓清率高于女性（0.262L/d：0.207L/d），肿瘤负荷大的患者廓清率高于负荷小者（0.249L/d：0.199L/d）。尚无肝肾功能损伤患者的用药经验。【用法用量】建议贝伐单抗 5～10mg/kg，静滴，每 2～3 周 1 次。应用时先用生理盐水稀释到 1mg/mL 后摇匀，静脉缓慢滴注。首次滴注速率为 50mg/h，如无反应，滴注速率可以加快，最高 400mg/h。用药前可以给予苯海拉明预防过敏反应。【不良反应】❶高血压：半数的舒张压升高超过 110mmHg。❷出血：有两种形式，一种为少量出血，以鼻出血常见；另一种为严重的致命性的肺出血，但有关脑转移患者出现脑出血的情况尚不明确。❸胃肠道穿孔。❹充血性心衰。❺肾病综合征：表现为蛋白尿。❻其他：输液反应，衰弱，疼痛，腹泻，白细胞减少等。【禁忌证】❶禁用：能影响手术切口的愈合，术后至少 28d 才能开始贝伐单抗治疗。❷慎用：有严重高血压和心血管疾病的患者。❸为预防高血压，服用抗高血压药的患者可以在用药前 12h 适当调整抗高血压药物。【用药须知】与化疗联合作为非小细胞肺癌一线治疗时，仅适用于无脑转移的非鳞癌，且应避免与可能引起严重血小板下降的化疗联合使用。【药物相互作用】目前已完成的贝伐单抗与含氟尿嘧啶联合化疗方案，一线治疗转移性结直肠癌的随机对比，临床试验结果显示，5-FU＋CF＋CPT-11＋贝伐单抗组无论在有效率、无病生存时间，还是总生存上均优于单纯化疗组，5-FU/CF 加用贝伐单抗的中位无病生存时间明显长于不加组（9 个月：5.2 个月）。美国 FDA 推荐贝伐单抗与 5-FU 为主的化疗联合，作为转移性结直肠癌的一线治疗方案。【药物过量】贝伐单抗的最大耐受剂量还不明确。在人类的最大测试剂量为（20 mg/kg，Ⅳ），16 名患者中有 9 名出现头痛，其中 3 名为严重头痛。

血管内皮抑素 rh-Endostatin【常用名】恩度、Endostar、YH-16。【常用剂型与规格】注射液：15mg/3mL。【作用与用途】由大肠埃希菌高效表达且经修饰的基因工程产品。能浓度依赖性阻断血管生成，只能阻止肿瘤细胞的生长，因之被称为"休眠诱导"方式。配合化疗不能手术的非小细胞肺癌。【药动学】健康受试者单次 30min 内静滴 30mg/m²、60mg/m² 或 120min 内静滴 120mg/m²，平均 C_{max} 分别为 4.3mg/L、13.87mg/L、11.49mg/L，AUC0～24h 分别为 9.64（mg·h）/L、18.67（mg·h）/L、58.94（mg·h）/L。符合近似的线性动力学特征，滴注总量、滴注速度和时间均可影响血药浓度-时间曲线下面积（AUC）和达峰浓度（C_{max}）。【用法用量】血管内皮抑素注射液 7.5mg/m² 静滴，维持 3～4h，第 1～14d，每 3 周重复 1 次。虽然可以单独应用但有效率较低，提高剂量也未能提高疗效。【不良反应】连续静滴（7.5～30mg/m²）28d 对人体是比较安全的，不良反应包括发热、阵发性头晕、头痛、疲劳、胸闷、心悸、腹泻、阵发性多汗、室性心率失常，偶发室性期前收缩等，可自然恢复。个别患者有一过性心律失常、一过性轻度头痛、心慌，均不需处理。【禁忌证】治疗前应当对患者的血象、肝肾功能和心脏功能进行检查。由于个别患者可有心律改变，对严重冠心病或心力衰竭患者应当慎用。【用药须知】血管内皮抑素是我国自主开发的抗新生血管制剂，和化疗联合应用能显著提高有效率、1TrP 和患者的生存时间。和贝伐单抗相比，不良反应较低。【药物相互作用】Ⅲ期临床研究结果显示，无论是一线治疗还是二线治疗，NP（顺铂＋长春瑞滨）＋YH-16 联合治疗组的总有效率、总临床受益率和均优于 NP 对照组。本品和其他药物的相互作用尚无临床研究资料。【药物过量】尚无临床研究资料。

索拉非尼 Sorafenib【常用名】Nexevar、Bayer43-9006、多吉美。【常用剂型与规格】索拉非尼片：200mg/片。【作用与用途】新颖多靶点抗肿瘤药物，具有双重抗肿瘤作用。用于晚期肾细胞癌。【药动学】口服相对生物利用度 38%～49%，高脂饮食可使索拉非尼的吸收降低。平均终末消除半衰期 24～48h。中位达峰时间 4～8h，400mg、2 次/d 给药 7d 后达血药稳态浓度，血浆蛋白结合率达 99.5%。主要在肝脏经氧化和葡萄糖苷酸化代谢，分别由 CYP3A4 和 UGT1A9 催化。不同患者间药代动力学有显著差异，不能用年龄、性别、体重和种族来解释。肝及肾功能轻中度损害对索拉非尼的药代动力学无明显影响。主要经粪便排泄占 77%，尿液排泄占 19%，其中粪便排出物中原药占给药剂量的 50.7%。【用法用量】200mg，2 次/d，空腹或伴低脂、中脂饮食服用。出现不良反应需酌情减量或停药，减量可为 400mg/d 或隔日 1 次。【不良反应】皮疹、脱发、手足皮肤反应、瘙痒、红斑、皮肤干燥、剥脱性皮炎、痤疮等。其他不良反应常为轻度至中度，包括疲乏、疼痛、虚弱、发热等全身症状，腹泻、恶心、食欲不振、便秘、口腔炎、吞咽困难等消化道症状，出血、高血压和骨髓抑制，以及低磷血症、厌食、低钠血症等营养代谢异常。较少出现的不良反应有感觉神经病变、脂肪酶升高、胆红素升高、黄疸、耳鸣、抑郁、毛囊炎、心肌缺血、甲状腺功能减退等。【禁忌证】高血压者应监慎用并测血压。【用药须知】若出现皮肤反应，建议穿棉袜或者软垫以防足部受压，最好不要长时间站立，可用硫酸镁溶于温水中，浸泡皮肤患处；还可用含尿素的软膏或乳液涂抹。一定注意避免皮肤感染。症状很重时应酌情减量或停药。【药物相互作用】索拉非尼与紫杉醇、伊立替康、吉西他滨和顺铂联合用药耐受性良好，不影响化疗药物抗肿瘤效应，也没有增加治疗相关毒性。且与伊立替康、吉西他滨联合用药时抗肿瘤效应有相加作用。【药物过量】索拉非尼的最高剂量为0.8g，2次/d，在此剂量下所观察到的主要不良反应为腹泻和皮肤毒副反应。如怀疑服用过量，则应停药并对患者进行密切观察和相应的支持疗法。

甲磺酸伊马替尼 Imatinib Mesylate【常用名】格列卫、Glivec。【常用剂型与规格】甲磺酸伊马替尼胶囊：100mg/粒。薄膜衣片：100mg/片。【作用与用途】一种酪氨酸蛋白激酶抑制剂，用于治疗费城染色体阳性的慢性髓细胞白血病慢性期、急变期、加速期或者α-干扰素治疗无效的慢性期患者；适于治疗C>Kit（CD117）阳性不能手术切除的和（或）转移性恶性胃肠道间质肿瘤（GIST）。【药动学】口服给药后吸收良好，给药后2～4h内达到最大血药浓度。绝对生物利用度98%。口服给药后本品和它的主要的活性代谢产物N-脱甲基衍生物的清除半衰期分别为18h和40h。口服给药25～1000mg剂量范围，随剂量递增，平均AUC相应地增加。反复给药药代动力学没有明显的改变。血浆蛋白结合率约95%，主要与白蛋白和a_1-酸性糖蛋白结合。CYP3A4是本品代谢的主要酶。主要以代谢产物的形式通过粪便清除。7d内大约清除剂量的81%，68%以粪便的形式、13%通过尿液排除。通常体重为50kg，50岁男性的清除率为8L/h，体重为100kg，50岁男性本品的清除率为14L/h。个体间清除率有40%的差异，因此需要密切监测治疗相关的毒性。【用法用量】口服：1次/d，进餐时口服，同时大量饮水。在慢性髓细胞白血病患者慢性期和恶性胃肠道间质肿瘤，推荐剂量1次/d，400mg/次，加速期和急变期剂量1次/d，600mg/次，只要治疗有效就继续使用。慢性期的患者剂量递增从400～600mg开始，加速期和急变期的患者剂量递增从600～800mg开始。【不良反应】❶常见中性粒细胞减少症、血小板减少症、贫血、头痛、恶心、呕吐、腹泻、消化不良、眼眶周围水肿、皮炎/湿疹/皮疹、肌肉痉挛和抽筋、骨骼肌疼痛、关节肿胀、液体潴留和水肿。❷中性粒细胞缺乏性发热、全血细胞减少症、食欲减退、头晕、味觉异常、感觉异常、失眠、结膜炎、流泪增加、胸腔积液、鼻出血、腹部疼痛、腹胀、肠胃胀气、便秘、口唇干燥、面部水肿、眼睑水肿、瘙痒症、红斑、皮肤干燥、秃头症、盗汗、发热、疲劳、虚弱、寒战、体重增加。❸罕见败血症、肺炎、单纯疱疹、带状疱疹、上呼吸道感染、脱水、高尿酸血症、低钾血症、高钾血症、低钠血症、食欲增加、抑郁、出血性脑卒中、昏厥、外周神经病、感觉减退、嗜睡、偏头痛、眼睛刺激、视物模糊、结膜出血、眼睛干燥、眼眶水肿、眩晕、心力衰竭、肺水肿、心动过速、血肿、高血压、低血压、面色潮红、外周冰冷、呼吸困难、咳嗽、胃肠道出血、黑便、腹水、胃溃疡、胃炎、胃-食管反流、口唇溃疡、黄疸、肝脏酶学升高、高胆红素血症、瘀点、出汗增加、风疹。【禁忌证】❶对本品或其辅料成分过敏的患者禁用。❷慎用：①服药期间建议不要哺乳，育龄妇女建议避孕。②尚未确定本品对儿童患者安全性。【用药须知】应与饭和一大杯水一起口服。对于不能吞服薄膜糖衣片剂的患者，可将药片溶于一杯水或橘子汁中服用。【药物相互作用】使用本品同时服用 CYP3A4 家族抑制剂要谨慎。CYP3A4 活性的诱导剂可以促进本品代谢降低其血药浓度，降低本品的作用时间。本品可升高辛伐他汀的浓度。由于华法林的代谢受 CYP2C9 和 CYP3A4 影响，因此抗凝的患者应该使用低分子量的或标准的肝素治疗。联用本品还可提高 CYP2D6 酶的底物浓度。【药物过量】剂量超过 800mg 的经验有限。出现用药过量，应将患者留观，给予适当的支持治疗。

吉非替尼 Gifitinib【常用名】 Iressa、易瑞沙。**【常用剂型与规格】** 薄膜衣片：250mg/片。**【作用与用途】** 一种选择性表皮生长因子受体（EGFR）酪氨酸激酶抑制剂，对于 EGFR 酪氨酸激酶活性的抑制可妨碍肿瘤的生长，转移和血管生成，并增加肿瘤细胞的凋亡。可提高化疗、放疗及激素的抗肿瘤活性。适用于治疗既往接受过化学治疗或不适于化疗的局部晚期或转移性非小细胞肺癌（NSCLC）。**【药动学】** 口服后 3~7h 可达血药峰浓度。总蛋白结合率可达 90%，分布容积为 1400L。主要在肝内代谢，有 5 种代谢产物，仅去氧甲基吉非替尼具有药理活性。主要经粪便排泄，亦可经肾脏排泄，消除半衰期为 6~49h。**【用法用量】** 推荐剂量为 250mg，1 次/d，空腹或与食物同服。不需要因患者的年龄、体重、性别或肾功能状况以及对因肿瘤肝脏转移引起的中度或重度肝功能不全的患者进行剂量调整。**【不良反应】** 常见腹泻、皮疹、瘙痒、皮肤干燥和痤疮，发生率 20% 以上，一般见于服药后 1 个月内，通常是可逆性的。**【禁忌证】** ❶对本品过敏者禁用。❷慎用：①细菌或病毒感染者。②严重肾功能不全。

③肝功能不全者。④间质性肺病者。⑤有骨骼抑制者。【用药须知】❶如出现气短、咳嗽和发热等呼吸道症状，应停止治疗，及时查明病因，重新制订治疗方案。对间质性肺病的患者，不宜再使用本药治疗。❷有皮肤可逆性改变、腹泻的患者，应先控制本药的剂量（达2周），然后才按正常剂量服药（250mg/d）。出现皮疹时，应停药。❸对有新发眼部症状的患者，应停药。如果出现了睫毛位置异常，应先予以清除，再按正常剂量服药。【药物相互作用】❶可升高胃 pH 值的药物如雷尼替丁、西咪替丁等 H_2 受体拮抗药可能会降低本药的血浆浓度，合用时疗效降低。❷伊曲康唑、酮康唑等能抑制 CYP3A4 活性的药物可降低本药代谢，升高真血药浓度。❸苯妥英、利福平等能诱导 CYP3A4 活性的药物可加快其代谢，降低其血浆浓度。对于未发生严重不良反应者，可增加本药剂量至 500mg/d。❹与华法林合用，可增加出血的危险。应监测国际标准化值和凝血酶原时间。【药物过量】对于过量引起的不良反应应给予对症处理；特别是严重腹泻应给与恰当的治疗。

厄洛替尼 Erlotinib【常用名】他塞瓦、特罗凯、埃罗替尼、它赛瓦、埃罗体、Tarceva。　【常用剂型与规格】片剂：25mg/片、100mg/片、150mg/片。【作用与用途】抑制表皮生长因子（EGFR）酪氨酸激酶胞内磷酸化。用于两个或两个以上化疗方案失败的局部晚期或转移的非小细胞肺癌的三线治疗。与吉西他滨合用作为胰腺癌的一线治疗。【药动学】口服后达峰时间约为 4h，7～8d 达稳态血药浓度，生物利用度约 60%。蛋白结合率约 93%，表观分布容积为 232L。主要经细胞色素 P450 CYP3A4 代谢，给药量的 83% 随粪便排泄，8% 随尿排泄，消除半衰期为 36.2h。【用法用量】口服：非小细胞肺癌的推荐剂量为 150mg/d，胰腺癌与吉西他滨合用，100mg/d，至少在进食前 1h 或进食后 2h 服用。持续用药直到疾病进展或出现不能耐受的毒性反应。【不良反应】最常见的不良反应是皮疹和腹泻，3/4 度皮疹和腹泻的发生率分别为 9% 和 6%，皮疹的中位出现时间是 8d，腹泻中位出现时间为 12d。发生率大于 10% 的不良反应有：皮疹、腹泻、食欲减低、疲劳、呼吸困难、咳嗽、恶心、感染、呕吐、口腔炎、瘙痒、皮肤干燥、结膜炎、角膜结膜炎、腹痛。【禁忌证】禁用于对本品有严重超敏反应者。慎用于肝脏功能障碍的患者。【用药须知】❶用药期间患者出现急性发作或进行性的肺部症状，应暂停厄洛替尼治疗进行诊断评估。❷腹泻通常可用洛哌丁胺控制。严重皮肤反应、腹泻用洛哌丁胺无效或出现脱水的患者需要剂量减量和暂时停止治疗。❸老年患者不需要剂量调整。【药物相互作用】❶同时使用CYP3A4强抑制剂如阿扎那韦、克拉霉素、印地那韦、伊曲康唑、酮康唑、奈法唑酮、奈非那韦、利托那韦、沙奎那韦、泰利霉素、醋竹桃霉素（TAO）和伏立康唑等药物时，因为可以增加厄洛替尼的血药浓度，应考虑减量。❷同服华法林或其他双香豆素类抗凝药的患者应定期监测凝血酶原时间或INR。❸治疗前使用CYP3A4诱导剂（利福布汀、利福喷丁、苯妥英、卡马西平、苯巴比妥和圣约翰草）可使厄洛替尼的AUC下降2/3。【药物过量】用药过量可能出现腹泻、皮疹、肝脏氨基转移酶升高。怀疑过量时应停药并给予对症治疗。

第六节　肿瘤治疗辅助药

盐酸昂丹西酮 Ondansetron Hydrochloride【常用名】安美舒、昂丹司琼、恩丹西隆、恩丹西酮、富米汀、欧贝、时泰、枢丹、枢复宁、翁达司群。【常用剂型与规格】片剂：4mg/片、8mg/片。胶囊剂：8mg/粒。注射液：1mL：4mg，2mL：4mg，2mL：8mg。【作用与用途】为选择性5-羟色胺受体拮抗剂，新型强效止呕药。选择性较高，因而没有其他止吐药的不良反应如锥体外系反应、过度镇静等。用于放疗和化疗引起的呕吐。也可用于防治手术引起的恶心呕吐。【药动学】口服吸收迅速，单次口服8mg后，血药浓度达峰时间约1.5h，绝对生物利用度约60%，食物可提高生物利用度。口服后迅速分布到全身各组织，但在脑脊液中含量很少。血浆蛋白结合率为70%～76%，表观分布容积为140L。若注射时间超过30min，C_{max}可升高。通过结肠插管或保留灌肠给药8mg后，T_{max}为1.1～1.3h，C_{max}为26～28ng/mL，生物利用度为58%～74%。直肠给药后，生物利用度75.3%～126.6%，T_{max}为2.9～4.4h。无论口服给药或静脉注射，主要经肝脏代谢，消除半衰期约为3h。肾脏清除率为0.262～0.381L/（kg·h），代谢产物44%～60%经肾脏排泄，约25%随粪便排出。【用法用量】❶静注，由化疗和放疗引起的恶心呕吐：①对于高度催吐的化疗药引起的呕吐，在化疗前15min、化疗后4h、8h各注射8mg，停止化疗后口服给药，8mg/次，每8～12h1次，连用5d。②对于催吐程度一般的化疗药引起的呕吐，化疗前15min注射8mg，此后改为口服。❷静滴：防治手术后呕吐，于麻醉诱导的同时静脉滴注 4mg 预防呕吐；已出现呕吐时，可缓慢静滴 4mg 进行治疗。❸口服给药。由化疗和放疗引起的恶心呕吐：①对于高度催吐的化疗药引起的呕吐，参见静注。②对于催吐程度一般的化疗药引起的呕吐，参见静注。③对于放疗引起的呕吐，8mg/次，每 8h1 次，首次需于放疗前 1～2h 给药，疗程视放疗的程度而定。预防手术后呕吐：8mg/次，于麻醉前 1h 及麻醉后 8h 各服用 1 次。【不良反应】❶可有头痛、头部和上腹部温热感、口干、腹部不适、便秘、腹泻、皮疹、乏力、嗜睡等。❷偶有支气管哮喘或过敏反应、无症状的氨基转移酶短暂性升高以及运动失调、心律失常、胸痛、低血压、癫痫发作、心动过缓。❸罕见低钾血症、心电图改变及注射局部反应。【禁忌证】禁用于对本药过敏者、胃肠道梗阻患者，腹部手术后不宜使用，不宜用于心功能不全者。【用药须知】❶65 岁以上老人用药时无须调整剂量及给药途径。❷孕妇不要使用。哺乳期妇女慎用，如需服药，应停止哺乳。❸如用药过程中出现便秘，可增加食物纤维的摄入，增加运动和多饮水，或给予新斯的明治疗。【药物相互作用】❶与地塞米松或甲氧氯普胺合用可显著增强止吐效果。❷钙拮抗剂与异羟基洋地黄毒苷或西咪替丁并用时，降压作用有所增强。与其他降压药并用时，降压作用也有增强的可能，故用药时应注意。【药物过量】药物过量可引起幻视、血压升高等，此时应适当给予对症和支持治疗，不建议使用吐根治疗。

盐酸格拉司琼 Granisterone Hydrochloride【常用名】格雷西龙、康泉、Kytril。【常用剂型与规格】①片剂：1mg/片。②注射剂：3mg/支。【作用与用途】作用机制与用途同昂丹司琼，止吐效力较昂丹司琼强 5～11 倍。对于中等呕吐，两者疗效相同；对顺铂引起的高度呕吐，则较昂丹司琼更为有效。主要用于防治因化疗、放疗引起的恶心、呕吐，也用于防治手术后恶心、呕吐。【药动学】在体内分布广泛，血浆蛋白结合率约为 65%。给药后，大部分药物很快在肝脏代谢，代谢途径主要是 N-去烷基化及芳香环氧化后再被共轭化。8%～9% 的药物以原形、70% 以代谢物形式从尿中排出、15% 从粪便中排出。老年人药动学参数与年轻人无异。【用法用量】❶片剂：成人，细胞毒治疗时，1mg/次，2 次/d。第 1 剂量应于细胞毒治疗前 1h 服用。❷注射剂：将本品用生理盐水 20～50mL 稀释后，于化疗或放疗前 1d 开始 1 次/d 静滴，成人剂量每次 40μg/kg，或给予标准剂量 3mg/次，每 1 疗程可连续使用 5d。对老年患者及肾功能不全患者一般不要调整剂量。【不良反应】常见不良反应为头痛、倦怠、发热、便秘，少见过敏反应、嗜睡、腹泻、丙氨酸氨基转移酶（ALT）和天门冬氨酸氨基转移酶（AST）暂时性升高等，罕有过敏性休克。此外，尚可有血压变化。未发现有锥体外系反应。【禁忌证】禁用于对本品过敏者、胃肠道梗阻者、小儿。孕妇慎用，哺乳期妇女使用本品时应停止哺乳。【用药须知】❶反复用药时，应检查肝功能、血常规及血生化指标。❷高血压未控制者使用本药的剂量不宜超过 10mg/d，以免引起血压进一步升高。❸注射制剂可用生理盐水、5％葡萄糖注射液稀释，宜现配现用，稀释后的注射液在避光和室温条件下储存不得超过 24h。【药物相互作用】❶地塞米松可增强本药的药效。❷酮康唑可抑制本药代谢，但其临床意义尚不清楚。❸食物可延迟本药吸收，进食时服药，可导致本药 AUC 降低、C_{max} 升高。【药物过量】药物过量时，尚无特异性解毒药，可予对症治疗。

盐酸托烷司琼 Tropisetron Hydrochloride【常用名】托普西龙、呕必停、Navoban。 【常用剂型与规格】❶胶囊剂：5mg/粒。❷注射剂：5mg/1mL。【作用与用途】作用机制同昂丹司琼，对外周神经元和中枢神经系统内 5-HT$_3$ 受体均有抑制作用，对 5-HT$_3$ 受体的选择性更高，作用更强，使用剂量比昂丹司琼小。用于防治化疗和放疗引起的恶心与呕吐。【药动学】口服后自胃肠道吸收迅速且完全，绝对生物利用度与给药剂量有关，每次 5mg 时，大约为 60％；每次 45mg 时，几乎为 100％。口服 100mg 后，血药浓度达峰时间为 2～3.5h，作用可维持 24h。约 71％与血浆蛋白结合（主要为 α_1-糖蛋白）。成人表观分布容积（V_d）为 400～600L；儿童 V_d 较小，3～6 岁者约为 145L，7～15 岁者约为 265L。代谢正常者静脉给药后清除半衰期为 7.3h，口服给药后为 8.6h；代谢不良者，静脉给药后清除半衰期为 30h，口服给药后为 42h。代谢正常者，约 8％以原形从尿中排出，70％以代谢物从尿中排出，15％几乎完全以代谢物形式经粪便排出；代谢不正常者，尿中原形排出比例大于正常代谢者。代谢正常者，总体清除率为 1000mL/min，经肾清除约 10％；代谢不良者，总体清除率仅为 100～200mL/min，但肾清除率不变，这种清除率降低导致药物清除半衰期延长 4～5 倍，曲线下面积升高 5～7 倍，而 C_{max} 及 V_d 却与正常代谢者无显著差别。儿童用药后，其绝对生物利用度及终末半衰期与健康成人志愿者相似。老年人药动学参数与年轻人无异。【用法用量】静注或静滴：5mg/d，疗程 6d。于化疗前将本品 5mg 溶于 100mL 氯化钠、复方氯化钠液或 5％葡萄糖注射液中静滴或缓慢静推。口服可于静脉给药的第 2～6d，5mg/次，1 次/d，于早餐前至少 1h 服用。【不良反应】常规剂量下不良反应多为一过性。常见头痛和便秘，在代谢不良者中发生率更高。其他常见不良反应有头晕、疲劳和胃肠功能紊乱。据报道，个别患者可发生 I 型变态反应。与其他 5 - HT₃ 受体拮抗药相似，个别病例可出现虚脱、晕厥、心血管意外，有可能是由于患者正在使用的细胞毒药物或原有疾病所引起。本药不引起锥体外系反应。【禁忌证】禁用于对本药及其他 5 - HT₃ 受体拮抗药过敏者，严重肝、肾功能不全者，孕妇、哺乳期妇女不宜应用。有心血管疾病者，肝、肾功能不全者，高血压患者慎用。
【用药须知】❶可用生理盐水、林格液或 5% 葡萄糖注射液稀释。❷对司巴丁/异喹胍代谢不良者合用后本药清除半衰期延长，但使用推荐剂量时未见有药物引起毒性反应的报道，故不需减量。❸高血压未控制者使用本药的剂量不宜超过 10mg/d。❹单用本药效果不佳时，可合用地塞米松，不需要增加剂量。❺用药后患者在驾车或操纵机器时须小心。❻多次大剂量用药后，患者可出现幻视，高血压患者的血压可升高。此时应对症治疗，持续监测患者生命体征。【药物相互作用】❶与氟哌啶醇、地塞米松合用，可提高本药的疗效，降低不良反应。❷利福平或其他肝酶诱导剂（如苯巴比妥和保泰松）可使本药的代谢加速，血药浓度降低，作用减弱。合用时，代谢正常者需增加本药剂量。❸细胞色素 P450 抑制剂（如西咪替丁）对本药的血药浓度影响极微，合用时无需调整剂量。❹进食时服用本药，可能延缓本药的吸收，绝对生物利用度轻度增加（提高到 80% 左右），但无相应的临床表现。

第十四章 抗变态反应药

氯苯那敏 Chlorphenamine【常用名】扑尔敏、氯苯吡胺。【常用剂型与规格】片剂：4mg/片；胶囊：8mg/粒。【作用与用途】本品为烃胺类抗组胺药，有抗组胺、中枢抑制和抗胆碱等作用。用于各种过敏性皮肤病、荨麻疹及过敏性鼻炎，并与其他解热镇痛药配伍用于感冒。【药动学】口服吸收快且完全，生物利用度为 $25\%\sim50\%$。口服 $15\sim60min$ 起效，作用可维持 $4\sim6h$。有效血药浓度为 $5\mu g/mL$，中毒血药浓度为 $20\sim30\mu g/mL$。血浆蛋白结合率 72%。药物可透过胎盘，也可分泌入乳汁。主要经肝脏代谢，代谢物无药理活性，24h 内随尿液、粪便及汗液排泄。血浆 $t_{1/2}$ 为 $12\sim15h$。【用法用量】口服：成人，$4\sim8mg/$次，3 次/d；儿童，$0.35mg/(kg\cdot d)$，分 4 次服。【不良反应】主要不良反应为嗜睡、困倦、口渴、咽喉痛。个别患者有失眠、烦躁等中枢兴奋症状，甚至有诱发癫痫的可能。【禁忌证】对本药过敏者及新生儿、早产儿、癫痫患者禁用。【用药须知】❶交叉过敏：对其他抗组胺药、拟交感神经药（麻黄碱、肾上腺素、异丙肾上腺素、间羟异丙肾上腺素、去甲肾上腺素等）或碘过敏者，对本药也可能过敏。❷膀胱颈部、幽门十二指肠梗阻或消化性溃疡致幽门狭窄者；闭角型青光眼；心血管疾病患者；甲状腺功能亢进患者；前列腺增生明显者；婴幼儿、孕妇及哺乳期妇女慎用。❸可与食物或牛奶同服，以减少胃肠刺激。【药物相互作用】❶与中枢神经系统抑制药合用可加强本药的抗组胺和中枢抑制作用。❷可增强金刚烷胺、氟哌啶醇、抗胆碱药、三环类抗抑郁药、吩噻嗪类以及拟交感神经药等的药效。❸与普萘洛尔合用可产生拮抗作用。❹与奎尼丁合用可增强本药抗胆碱作用。❺能增加氯喹的吸收和药效，可用于对氯喹耐药的患者。❻抑制肝微粒体酶，合用时可引起苯妥英蓄积中毒。【用药过量】排尿困难或疼痛，头痛，头晕，口腔、鼻、喉部干燥，食欲减退，恶心，上腹部不适等。儿童中毒时，多呈中枢兴奋症状，可出现烦躁、焦虑、入睡困难和神经过敏；成人中毒时，一般先出现中枢抑制症状，继而出现中枢兴奋症状，然后又进入抑制状态，并危及呼吸及循环功能。处理：应及时催吐、洗胃、导泻以加速药物排出。若出现呼吸循环衰竭，应给予机械辅助呼吸等支持治疗，忌用中枢兴奋药；若出现惊厥，可使用硫喷妥钠予以控制；若出现血压过低，必要时可用去甲肾上腺素静滴以维持血压，但不宜用肾上腺素。另外，抢救中切忌注射组胺作为解毒药。

苯海拉明 Diphenhydramine【常用名】苯那君、可太敏。**【常用剂型与规格】**片剂：25mg/片；糖浆：250mg/100mL；注射剂：20mg/mL。**【作用与用途】**本品为乙醇胺的衍生物，有抗组胺、中枢抑制、镇咳、抗 M 胆碱样受体及降低毛细血管渗出等作用。用于皮肤、黏膜过敏症；急性过敏反应；晕动病的防治；辅助治疗帕金森病和锥体外系症状。**【药动学】**口服或注射给药，吸收迅速完全，在肺、脾、肾、肝、脑和肌肉中浓度最高，血浆蛋白结合率为 98%。口服生物利用度为 50%，15~60min 起效，3h 达血药峰值浓度，作用可维持 4~6h。由肝脏代谢，大部分水解生成二苯基甲醇，再与葡萄糖醛酸结合，随尿、粪便、汗液排出，亦可随乳汁分泌。**【用法用量】**❶口服：一般 25~50mg/次，2~3 次/d，餐后服用。❷肌注：20mg/次，1~2 次/d。❸局部注射：口腔手术麻醉时，可用 1% 苯海拉明溶液局部浸润注射。**【不良反应】**常见嗜睡、头晕、头痛、恶心、呕吐、食欲缺乏以及共济失调。停药后可消失。偶见粒细胞减少及药疹等。**【禁忌证】**对本药过敏者及新生儿、早产儿禁用。**【用药须知】**❶对其他乙醇胺类药物高度过敏者，对本药也可能过敏。❷闭角型青光眼患者、重症肌无力患者、胃肠道或泌尿生殖道梗阻患者、妊娠期及哺乳期妇女慎用。**【药物相互作用】**❶可增强中枢神经抑制药的作用，应避免合用。❷可能掩盖链霉素及其他氨基苷类抗生素或其他具有耳毒性药物的耳毒性症状。❸单胺氧化酶抑制药合用可增强本药的抗胆碱作用。❹可拮抗肾上腺素能神经阻滞药的作用。❺可短暂影响巴比妥类和磺胺醋酰钠的吸收。❻与对氨基水杨酸钠合用，可降低后者的肠道吸收。❼大剂量可降低肝素的抗凝作用。❽与 H_2 受体阻断药联用可增强抗过敏疗效。**【用药过量】**过量可引起昏睡、心悸、肌震颤、视物模糊、精神错乱甚至惊厥等中毒反应，以意识障碍最常见，精神行为异常和紧张性木僵是本药中毒的特异性症状。其他症状可有发热、低血压、幻觉、瞳孔散大、心动过速，较少见的有复视、呼吸功能不全和癫痫发作。婴儿与儿童用药过量可致激动、幻觉、抽搐甚至死亡。过量服用以致中毒的患者，应予洗胃、服用药用炭和硫酸钠、吸氧、静脉输液、控制惊厥等处理，必要时可进行血液透析等治疗，控制惊厥只能用短效或超短效巴比妥类药，禁用中枢兴奋药。

赛庚啶 Cyproheptadine【常用名】二苯环庚啶、普力阿克丁。**【常用剂型与规格】**片剂：2mg/片。**【作用与用途】**本品为哌啶类 H_1 受体拮抗药，有轻至中度的抗 5-羟色胺和抗胆碱作用。用于过敏性疾病，如荨麻疹、血管性水肿、过敏性鼻炎、过敏性结膜炎及其他过敏性瘙痒性皮肤病。**【药动学】**口服经胃肠吸收，30～60min 起效，2～3h 达血药峰值浓度，药效可维持 6～8h。体内分布广泛，可通过血-脑屏障。经肝脏代谢，随尿、粪及汗液、乳汁排泄。肾功能不全时药物消除减慢。**【用法用量】**口服。❶成人，2～4mg/次，2～3 次/d。❷儿童，推荐剂量为 0.25mg/(kg·d)（或 8mg/m²），2～3 次/d。**【不良反应】**用药后可出现嗜睡或困倦感、口干、口苦、痰液黏稠、便秘等。尚有出现皮疹、光敏性增加、低血压、心动过速、期外收缩、过敏性休克、溶血性贫血、白细胞减少、血小板减少、乏力、头痛、失眠、感觉异常、惊厥、幻觉、癔症等不良反应的报道。长期用药可能导致食欲及体重增加等。**【禁忌证】**对本药过敏者，闭角型青光眼患者禁用。**【用药须知】**❶消化道溃疡、幽门梗阻及尿潴留者、孕妇及哺乳期妇女慎用。❷2 岁以下儿童、机动车驾驶员、高空作业人员等不宜使用。❸用药期间应避免长时间暴露于阳光下或日光灯下。**【药物相互作用】**❶与单胺氧化酶抑制药及具有单胺氧化酶抑制作用的药物合用时，可导致本药的作用和毒性增强。❷与中枢神经系统抑制药或三环类抗抑郁药合用可增强中枢抑制作用。❸与舒托必利合用可增加室性心律失常的危险，严重者可到尖端扭转型室性心动过速。❹与抗胆碱药合用可增加阿托品样不良反应。❺与促甲状腺素释放激素合用有可能使血清淀粉酶和催乳素水平增高而影响诊断。❻可降低吗啡的镇痛作用。**【用药过量】**用药后若出现中毒症状（如中枢抑制、阿托品样症状），可对症处理，如催吐、洗胃、使用水杨酸毒扁豆碱、给予泻药等。若血压过低，可使用血管收缩药等。

异丙嗪 Promethazine【常用名】非那根、茶异丙嗪。**【常用剂型与规格】**片剂：12.5mg/片，25mg/片；注射剂：50mg/2mL。**【作用与用途】**本品为吩噻嗪类衍生物，有抗组胺、止吐、抗晕动症及镇静催眠等作用。用于荨麻疹、血管神经性水肿、过敏性鼻炎等过敏性疾病；防治晕动病、镇静、催眠，治疗恶心、呕吐及术后止痛。**【药动学】**口服吸收快而完全，经口服、肌注或直肠给药后 20min 起效，静注 3～5min 起效。抗组胺作用一般持续 6～12h，镇静作用可持续

2～8h。能通过血-脑脊液屏障而产生较为明显的中枢抑制作用，其作用时间比苯海拉明、氯苯那敏及去氯羟嗪长。在肝脏代谢，代谢产物异丙嗪亚砜和少量原药可随尿液排泄，部分可随粪便及汗液排出。【用法用量】口服或肌注。❶抗过敏：成人口服，12.5mg/次，4次/d；肌注，25mg/次。❷止吐：首次25mg，必要时可每4～6h服12.5～25mg；肌注，12.5～25mg/次。❸抗眩晕：25mg/次。口服每次0.5mg/kg（15mg/m²）。❹镇静催眠：25～50mg/次。儿童，口服或肌注每次0.25～0.5mg/kg。儿童，必要时口服或肌注，一次0.5～1mg/kg。【不良反应】主要不良反应为嗜睡、困倦、口干，偶有胃肠道刺激症状，高剂量时易发生锥体外系症状；老年人用药多发生头晕、痴呆、精神错乱和低血压；少数患者用药后出现兴奋、失眠、心悸、头痛、耳鸣、视物模糊和排尿困难等。【禁忌证】早产儿、新生儿禁用；对本药过敏者、对吩噻嗪类药过敏者禁用。【用药须知】闭角型青光眼患者、膀胱颈梗阻或前列腺增生明显者和老年人慎用。【药物相互作用】❶静脉给予多黏菌素B治疗的患者，同时应用本药可能发生严重窒息。❷碳酸氢钠等碱性药物能减少本药的排泄；氯化铵等酸性药物能加速本药的排泄。❸顺铂、水杨酸制剂、万古霉素、巴龙霉素及其他氨基苷类抗生素等耳毒性药物与本药同用时，以上药物的耳毒性症状可被掩盖。❹与抗胆碱类药物（特别是阿托品类药）同用时，本药的抗毒蕈碱样效应可增强。❺与中枢神经抑制药（特别是麻醉药、巴比妥类、单胺氧化酶抑制药或三环类抗抑郁药）同用时，可相互增强药效。❻与溴苄铵、异喹胍或胍乙啶等同用时，后者的降压效应增强。❼与肾上腺素同用时，后者的α肾上腺素能作用可被阻断，使β肾上腺素能作用占优势。【用药过量】表现为手脚动作笨拙或行为古怪，严重时出现嗜睡或面色潮红、发热、气促、呼吸困难、心跳加快（抗毒蕈碱样效应）、肌肉痉挛（尤其好发于颈部和背部的肌肉）以及坐卧不宁、步履艰难、头面部肌肉痉挛性抽动或双手震颤。处理：可对症注射地西泮和毒扁豆碱；一旦由于药物过量引起中枢抑制而昏迷不醒，应采取催吐、1%苏打水洗胃、给氧、静脉输液等对症支持治疗以维持呼吸、循环功能，必要时可做血液透析。

氯雷他定 Loratadine【常用名】开瑞坦、克敏能。【常用剂型与规格】片剂：10mg/片；胶囊：5mg/粒；糖浆：60mg/60mL，100mg/100mL。【作用与用途】本品为高效、作用持久的哌啶类抗组胺药，可选择性拮抗外周H_1受体。不能通过血-脑屏障，无中枢抑制和抗胆碱能作用。用于治疗过敏性鼻炎、慢性荨麻疹及其他过敏性瘙痒性皮肤病。【药动学】口服吸收迅速，1～3h起效，8～12h达最大效应，持续作用达24h以上，食物可使血药浓度达峰值时间延迟，吸收量增加，但峰值浓度不受食物影响。血浆 $t_{1/2}$ 约为10h，血浆蛋白结合率为98%。大部分在肝脏代谢，首过代谢为仍具有抗组胺活性的去羧甲基乙氧基氯雷他定。本药及其代谢物均不易通过血-脑脊液屏障，其代谢产物随尿液、粪便、汗液、乳汁等排出体外。【用法用量】口服。❶成人，10mg/次，1次/d。肝、肾功能不全时应减量给药，可10mg/次，隔日1次。❷2～12岁患儿，体重≤30kg者，服用氯雷他定糖浆5mL（5mg），1次/d；体重＞30kg者，服用氯雷他定糖浆10mL（10mg），1次/d；12岁以上患儿，10mg/d，1次/d。肝、肾功能不全时：2～6岁患儿，起始剂量为氯雷他定糖浆5mL（5mg），隔日1次；6岁以上患儿，起始剂量为10mg，隔日1次。【不良反应】常见不良反应有乏力、头痛、嗜睡、口干、胃肠道不适（包括恶心、胃炎）以及皮疹等。罕见不良反应有脱发、过敏反应、肝功能异常、心动过速及心悸等。【禁忌证】对本药过敏者或特异体质者禁用。【用药须知】❶孕妇、哺乳期妇女慎用。❷肝功能受损者应减量。❸2岁以下儿童用药安全性及疗效目前尚未确定。【药物相互作用】❶与中枢神经系统抑制药合用，可引起严重嗜睡反应。❷与异卡波肼、帕吉林、苯乙肼、反苯环丙胺等药物合用可增加本药的不良反应。❸与酮康唑、大环内酯类抗生素、西咪替丁、茶碱等合用可抑制本药代谢，增加本药及其代谢产物脱羧乙氧氯雷他定的血浆浓度（西咪替丁和酮康唑的血药浓度不受影响，红霉素的血药浓度约增加15%）。【用药过量】成人过量服用本药（40～180mg）后，可出现嗜睡、心动过速和头痛等症状；儿童过量服用本药（＞10mg）可出现锥体外系迹象、心悸等症状。处理：如发生以上症状，可采取催吐、洗胃、活性炭吸附等措施。也可考虑使用盐类泻药（如硫酸钠）以阻止药物在肠道吸收。严禁用组胺类药作为本药过量时的解救药。

左西替利嗪 Levocetirizine【常用名】安施达、畅然。【常用剂型与规格】片剂：5mg/片；口服溶液：5mg/10mL。【作用与用途】本品为高度选择性 H_1 受体拮抗药。用于季节性过敏性鼻炎、常年性过敏性鼻炎及慢性特发性荨麻疹的治疗。【药动学】口服吸收迅速且完全。血浆浓度水平和给药剂量呈线性关系，个体间差异小。单剂量给药5mg后达峰值时间约0.75h，血药峰值浓度为270ng/mL，再次给药5mg后稳态血药峰值浓度为308ng/mL。血浆蛋白结合率约为90%，表观分布容积为0.4L/kg。无首过效应，代谢率小于给药剂量的 14％。平均 85.4％以原形随尿排出，12.9％随粪便排出。消除 $t_{1/2}$ 为 7.9h。在吸收和清除过程中不会转换为右西替利嗪。【用法用量】口服。5mg/次，1 次/d。轻度肾功能不全者无须调整剂量；中度肾功能不全者（肌酐清除率为 30～49mL/min），5mg/次，每 2d 1 次；重度肾功能不全者（肌酐清除率＜30mL/min），5mg/次，每 3d 1 次。儿童剂量：12～18 岁，剂量同成人。6～11 岁，2.5mg/次，1 次/d。【不良反应】一般为轻至中度头痛、嗜睡、疲倦、衰弱、口干及腹痛等。【禁忌证】对本药或西替利嗪、羟嗪过敏者禁用。【用药须知】❶有肾功能不全者、驾驶或操作机械的患者慎用。❷仅有肝功能损伤患者无须调整剂量，肝功能损伤伴肾功能损伤患者剂量调整同肾功能损伤患者。❸老年患者服用时需检测肾功能，并根据肌酐清除率调整剂量。【药物相互作用】某些敏感患者服用本药和中枢神经系统抑制药时可能会对中枢神经系统产生影响。应避免与镇静药合用。【用药过量】成人为嗜睡；儿童为起初兴奋，随后嗜睡。处理：尚无特效解毒药。过量用药后，建议采取对症及支持治疗；如刚服用可考虑洗胃。血液透析对清除本药无效。

去氯羟嗪 Decloxizine【常用名】克敏嗪、克喘嗪。【常用剂型与规格】片剂：25mg/片，50mg/片。【作用与用途】本品为第一代抗组胺药羟嗪的衍生物，有较强的选择性 H_1 受体拮抗作用，对白三烯等过敏介质也有一定的抑制作用，尚有一定的中枢抑制和抗胆碱作用。用于急慢性荨麻疹、血管神经性水肿、过敏性鼻炎、过敏性结膜炎及其他过敏性瘙痒性皮肤病的治疗，还可用于哮喘的辅助治疗。【药动学】口服由胃肠道吸收，约 30min 至 1h 起效，2h 后达血药峰浓度，药效维持 6～12h。经肝脏首过代谢，随尿、粪便及汗液排出。【用法用量】❶口服：25～50mg/次，不超过 3 次/d。儿童，不超过 2mg/(kg·d)。❷直肠灌注：对于恶心、呕吐严重以致不能口服给药的患者，可将本药 25～50mg 研细溶于 50～100mL 温开水中，保留灌肠。【不良反应】有明显的中枢神经抑制作用和一定的抗胆碱作用。少数患者在用药期间可出现兴奋、易激动、失眠等反常现象。【禁忌证】对本药过敏者、对羟嗪或西替利嗪过敏者禁用。【用药须知】❶孕妇及哺乳期妇女慎用。❷长期服用本药的患者，一旦停药，少数人可出现撤药综合征，如烦躁、失眠、出汗、心悸等。必要时可给予安慰剂。【药物相互作用】❶与中枢神经抑制药合用可相互增强中枢抑制作用。❷与 β 受体激动药、麻黄碱或氨茶碱等合用能增强平喘作用。❸与乙醇合用可相互增强中枢抑制作用。

西替利嗪 Cetirizine【常用名】仙特明、疾立静。**【常用剂型与规格】**片剂（或胶囊）：10mg/片（粒）；滴剂：100mg/10mL；口服液：10mg/10mL；糖浆：120mg/120mL。**【作用与用途】**本品为第一代抗组胺药羟嗪的衍生物，能特异性地拮抗 H_1 受体，并能抑制过敏反应中嗜酸粒细胞的活化及趋化。用于季节性或常年性过敏性鼻炎、过敏性结膜炎；荨麻疹及各种过敏性瘙痒性皮肤病的治疗。**【药动学】**吸收迅速且不受进食影响，口服 5～60mg 剂量范围内，血浆浓度与给药剂量呈线性关系，稳态时分布容积为 30～40L，蛋白结合率为 93%。$t_{1/2}$ 为 7～10h，2～6 岁的儿童血浆 $t_{1/2}$ 为 5h，6～12 岁的儿童为 6h。以原形随尿液排出。**【用法用量】**口服：❶10mg/次，1 次/d。轻度肾功能不全（肌酐清除率为 50～70mL/min）者，不需减量；中度肾功能不全（肌酐清除率为 30～49mL/min）者，5mg/次，1 次/d；严重肾功能不全（肌酐清除率为 10～29mL/min）者，5mg/次，隔日 1 次。❷儿童剂量：6 岁以上儿童用法同成人；1～2 岁，2.5mg/次，2 次/d，早晚服；2～6 岁，5mg/次，1 次/d，或 2.5mg/次，2 次/d。**【不良反应】**偶可出现头痛、口干、困倦、嗜睡、眩晕、情绪不稳定、胃肠道不适等。**【禁忌证】**对本药过敏者、对羟嗪过敏者禁用。**【药物须知】**严重肾功能不全者及饮酒者慎用。**【药物相互作用】**❶与可抑制中枢神经系统的药物或二环类抗抑郁药合用时，可引起严重嗜睡。❷与茶碱合用本药清除率下降。**【用药过量】**无特效拮抗剂，严重超量患者应立即洗胃，采用支持疗法，并长期严密观察病情变化。

阿伐斯汀 Acrivastine【常用名】新敏乐、艾克维斯定。**【常用剂型与规格】**胶囊：8mg/粒。**【作用与用途】**本品为曲普利啶的衍生物，能与组胺竞争 H_1 受体，从而抑制组胺释放介导的过敏反应。用于过敏性鼻炎、急性荨麻疹及各种皮肤过敏症的治疗。**【药动学】**口服吸收迅速完全，体内分布较广，但难于通过血-脑脊液屏障。服药后约 0.5h 起效，1.5h 后血药浓度达峰值，血清 $t_{1/2}$ 为 1.5h，但抗组胺作用可维持 8h。仅少部分在肝脏代谢，代谢产物仍具有药理活性。服用 12h 后，80% 以药物原形随尿排出，代谢物和原药的 13% 随粪便排出。**【用法用量】**口服：成人及 12 岁以上儿童，8mg/次，1～3 次/d。**【不良反应】**偶见皮疹、恶心、腹泻及消化系统症状，少见嗜睡、乏力等中枢抑制症状。**【禁忌证】**对本药或曲普利啶过敏者禁用。**【药物须知】**❶交叉过敏：对其他烷基胺类抗组胺药、伪麻黄碱或其他拟交感神经药过敏者，对本药也可能过敏。❷重度高血压、严重冠状动脉疾病、肾功能损害者慎用。❸老年人肾功能正常者，亦需监测肾功能。❹12岁以下儿童、孕妇及哺乳期妇女不宜使用。【药物相互作用】❶与中枢神经系统抑制药合用可增强后者的不良反应。❷与含乙醇饮料或药物合用可增强中枢抑制作用。【用药过量】尚无用药过量的报道，必要时可采用对症支持治疗（如洗胃）。

咪唑斯汀 Mizolastine【常用名】皿治林。【常用剂型与规格】控释片剂：10mg/片。【作用与用途】本品为长效 H_1 受体拮抗药，具有抗组胺和抗过敏性炎症的双重作用。用于急慢性、季节性或常年性过敏性鼻炎、过敏性结膜炎、荨麻疹及其他皮肤过敏症的治疗。【药动学】口服生物利用度为 $65\%\sim90\%$，食物不影响其吸收。服药约 1h 后达血药浓度峰值，蛋白结合率为 98.4%，表观分布容积为 $1.01\sim1.19L/kg$，消除 $t_{1/2}$ 为 $8\sim16.7h$。主要经肝脏代谢，$84\%\sim95\%$ 经肠道随粪便排出体外。【用法用量】口服：成人及 12 岁以上儿童，10mg/次，1次/d。【不良反应】少见困倦、乏力、口干。偶见食欲增加并伴有体重增加。罕见腹泻、腹痛和消化不良。极罕见低血压、晕厥、抑郁、焦虑、白细胞减少、氨基转移酶升高、血糖及电解质轻度异常等。【禁忌证】对本药过敏者禁用。【用药须知】❶器质性心脏疾病者、心律失常或心电图异常（有或可疑 QT 间期延长）者以及电解质紊乱者慎用。❷孕妇及哺乳期妇女用药安全性尚未建立，尚无 12 岁以下儿童用药资料。❸老年患者用药同成年人，但应注意其可能引起的镇静作用和对心脏复极化作用。❹为控释片，不能掰开服用。【药物相互作用】❶与咪唑类抗真菌药或大环内酯类抗生素同时使用，可使咪唑斯汀血浆浓度升高。❷与肝药酶 CYP3A4 强效抑制剂或底物合用时，应特别引起注意。【用药过量】发生药物过量时，建议在用常规方法清除未吸收药物的同时，进行至少 24h 的包括 QT 间期和心律的心脏监测在内的全面症状监护。对肾功能不全的患者研究的结果说明，血液透析不会增加药物的清除。

依巴斯汀 Ebastine【常用名】开思亭、苏迪。【常用剂型与规格】片剂：10mg/片。【作用与用途】本品为中长效、第二代选择性 H_1 受体拮抗药，能抑制组胺释放，对中枢神经系统的 H_1 受体拮抗作用和抗胆碱作用很弱。用于过敏性鼻炎、荨麻疹及其他过敏性瘙痒性皮肤病。【药动学】经口服给药，吸收较完全，极难通过血-脑脊液屏障，用药 $4\sim6h$，其在体内代谢活性物质卡巴斯汀达峰值。食物因素对上述血药浓度几乎无影响。消除 $t_{1/2}$ 长达 $14\sim16h$，代谢产物经尿和粪便排出。【用法用量】口服：10mg/次，1次/d。【不良反应】

常见困倦。偶见头晕、头痛，口干、胃不适及肝功能异常。罕见心动过速、过敏及嗜酸性粒细胞增多。【禁忌证】对本药过敏者禁用。【用药须知】❶肝功能障碍者或障碍史者，驾驶或操纵机器期间慎用。❷儿童、孕妇及哺乳期妇女用药安全性尚未建立。❸老年人减少剂量。❹服用本药者如需做皮肤试验，应停药3～5d，避免假阳性反应出现。【药物相互作用】❶酮康唑、红霉素可抑制本药的代谢，导致其血药浓度升高，可能导致患者Q-T间期延长。❷可加重氟哌利多、左醋美沙朵的心脏毒性（Q-T间期延长、尖端扭转型室性心动过速、心脏停搏）。【用药过量】药物过量时尚无特殊的解救措施，可给予洗胃及其他对症治疗，同时应监测心电图。

非索非那定 Fexofenadine【常用名】非索那丁、阿特拉。**【常用剂型与规格】**胶囊：60mg/粒；片剂：30mg/片，60mg/片，180mg/片。**【作用与用途】**本品为第二代H_1受体拮抗药，选择性拮抗外周H_1受体活性，发挥抗组胺作用。用于过敏性鼻炎、过敏性结膜炎及慢性特发性荨麻疹的治疗。**【药动学】**口服吸收迅速，口服单剂量后1～3h血药浓度达峰值。老年人及肾功能不全患者的血药浓度峰值有所增加。作用可持续12～24h。进食可延长其达峰时间，降低血药浓度峰值及生物利用度。蛋白结合率为60%～70%，分布容积为5.4～5.8L/kg。少量在小肠壁及肝脏代谢，转化成无活性的代谢产物，85%以上原形排泄，消除$t_{1/2}$为14～18h，肾功能不全者$t_{1/2}$延长。肝功能不全者药动学无明显变化。**【用法用量】**口服。❶季节性过敏性鼻炎：推荐剂量为120mg/次，1次/d，或60mg/次，2次/d。❷慢性特发性荨麻疹：推荐剂量为180mg/次，1次/d。❸肾功能不全时首剂量为60mg/次，1次/d。❹儿童剂量：①季节性过敏性鼻炎或慢性特发性荨麻疹：6～11岁，推荐剂量为30mg/次，2次/d；12岁以上，同成人。②肾功能不全时剂量：6～11岁，首剂量为30mg/次，1次/d；12岁以上，同成人。**【不良反应】**常见头痛、头昏、消化不良、恶心、疲倦及咽喉刺激感等。**【禁忌证】**对本药过敏者及对特非那定过敏者禁用。**【用药须知】**❶孕妇及哺乳期妇女慎用。❷肾功能损伤的患者药物毒性反应发生的危险性有可能增加。而老年患者很可能有肾功能的下降，因此剂量的选择需谨慎，必要时需要进行肾功能监测。**【药物相互作用】**❶与红霉素、酮康唑合用可增加本药的血药浓度。❷与氟哌利多合用会增加心脏毒性（Q-T间期延长、尖端扭转型室性心动过速、心脏停搏）。❸与含铝和镁的抗酸药合用可使本药疗效降低。**【用药过量】**罕见药物过量的报道，有报道大剂量用药后出现头昏、眼花、嗜睡和口干。如出现过量，应给予对症支持治疗，血液透析不能有效清除非索非那定（仅能除去 1.7%）。

茶苯海明 Dimenhydrinate【常用名】乘晕宁、晕海宁。【常用剂型与规格】片剂：25mg/片，50mg/片；含片：20mg/片；咀嚼片：50mg/片；胶囊：30mg/粒，50mg/粒；缓释胶囊：75mg/粒；口服溶液：12.5mg/4mL，12.5mg/5mL。【作用与用途】本品为乙醇胺的衍生物，抗组胺效应弱，但抗晕动作用强。用于防治晕动病、放射病及术后所致呕吐、药源性恶心和呕吐，也用于梅尼埃病及其他内耳迷路疾病所致恶心、呕吐、眩晕的对症治疗。【药动学】口服吸收迅速而完全。体内分布广泛，15～60min 起效，药效可持续 3～6h。蛋白结合率高。在肝脏代谢，以代谢物形式随尿液排泄。肝功能不全者，体内可产生蓄积，应予减量。【用法用量】口服。❶预防晕动病：成人，1～2 片/次；7～12 岁儿童，0.5 片/次，于乘车、船、飞机前 0.5～1h 服，必要时可重复。❷抗过敏：成人，1～2 片/次，2～3 次/d。【不良反应】常见嗜睡、头晕，偶有药疹发生。长期使用可引起造血系统疾病。【禁忌证】对本药、苯海拉明及茶碱过敏者，新生儿及早产儿禁用。【用药须知】❶驾驶或操纵机器期间慎用；妊娠初期妇女慎用。❷不宜与其他中枢抑制药合用。❸与食物或牛奶同服，可减少药物的胃刺激。【药物相互作用】❶可增强中枢抑制药的作用。❷可短暂影响巴比妥类药和磺胺醋酰的吸收。❸与对氨基水杨酸钠合用，可使后者的血药浓度降低。【用药过量】可致呕吐、眩晕、惊厥、面部青紫、昏迷，甚至呼吸衰竭。中毒量时可出现类似阿托品中毒样的严重谵妄，并伴有锥体外系症状。处理：可用氯氮䓬和输液作对症治疗。

酮替芬 Ketotifen【常用名】甲哌噻庚酮、喘者定。【常用剂型与规格】片剂（胶囊）：0.5mg/片（粒），1mg/片（粒）；口服溶液：1mg/5mL；滴眼液：2.5mg/5mL；滴鼻液：15mg/10mL；气雾剂：24.5mg/瓶；鼻腔喷雾剂：16.7mg/15mL。【作用与用途】本品为肥大细胞膜稳定剂，兼有 H_1 受体拮抗及拮抗 5-羟色胺和白三烯的作用。用于由 IgE 介导的多种变态反应性疾病，如多种支气管哮喘、哮喘性支气管炎；过敏性鼻炎；花粉症；急性或慢性荨麻疹；异位性皮炎以及多种变态反应等的治疗。对由免疫复合物引起的血管炎性病变（如过敏性紫癜等）也有一定疗效。【药动学】口服经胃肠道可迅速完全吸收，1h 后即可在血循环中测得本药原形及其代谢物，3～4h 达血药浓度峰值。血浆蛋白结合率为 75%。$t_{1/2}$ 约 1h。【用法用量】

❶口服：成人，1mg/次，早晚各1次。对嗜睡明显者，可仅于晚上睡前服1mg。最大剂量为4mg/d。儿童4～6岁，0.4mg/次；6～9岁，0.5mg/次；9～14岁，0.6mg/次，均为1～2次/d。❷经眼给药：用于过敏性结膜炎，1～2滴/次，4次/d（早、中、晚及睡前各1次）。❸经鼻给药：滴鼻液1～2滴/次；喷雾剂，0.15～0.3mg/次，均为1～3次/d。【不良反应】可出现嗜睡、疲倦、乏力、镇静、口干、恶心、胃肠不适、头晕、头痛、鼻干及体重增加等不良反应。个别患者服药后可出现皮疹、皮肤瘙痒、局部皮肤水肿等过敏症状。经眼给药后，少数患者可出现一过性眼刺痛感，个别患者可出现眼睑炎及眼睑皮肤炎等过敏现象。偶见眼结膜充血、有刺激感，极少出现角膜糜烂等现象。【禁忌证】对本药过敏者及6月龄以下小儿禁用。【用药须知】❶孕妇及哺乳期妇女慎用。❷乙醇可加强本药中枢抑制作用。❸服用1个月后应检查嗜酸性粒细胞计数。【药物相互作用】❶与口服降血糖药合用时，少数糖尿病患者可见血小板减少，应避免合用。❷与镇静催眠药合用时，可增强困倦、乏力等症状，应避免合用。❸可增加阿托品类药物的阿托品样不良反应。❹与激素合用时，可减少激素的用量。❺与抗组胺药物合用有一定协同作用。【用药过量】可引起昏睡、恶心等反应。处理：必要时予以洗胃或催吐，严密监护患者，采用支持治疗直至症状缓解。

第十五章　免疫系统用药

雷公藤多苷 Triptergygium Glycosides【常用名】雷公藤总苷。**【常用剂型与规格】**片剂：10mg/片。**【作用与用途】**本品具有较强的抗炎和免疫抑制作用。用于肾小球肾炎、肾病综合征、类风湿关节炎、白塞综合征、自身免疫性肝炎、多种变异性疾病及皮肤病和麻风病和与皮质激素合用治疗重症系统性红斑狼疮。**【药动学】**主要从小肠吸收，未吸收的药物以原形随粪便排出，吸收部分以原形或代谢产物经肾脏排泄。**【用法用量】**口服：1～1.5mg/(kg·d)，分3次饭后服用，或遵医嘱。**【不良反应】❶**影响男性睾丸精子的发育。**❷**引起恶心、呕吐、腹痛、腹泻等症状。**❸**对骨髓产生抑制作用。**❹**肾肌酐清除率降低。**【禁忌证】**孕妇及哺乳期妇女禁用。**【用药须知】❶**首剂宜足量，病情控制后应减量、间歇治疗或停药。**❷**服用本药时宜停用其他药物。**❸**出现消化系统反应且不能耐受者宜停药。**【药物相互作用】**本药与糖皮质激素合用可增强疗效，合用时应减少激素用量，从而减少本药致白细胞降低等不良反应。**【用药过量】**可引起消化系统、生殖系统及血液系统反应。

硫唑嘌呤 Azathioprine【常用名】阿芙兰、硫唑呤、咪唑硫嘌呤。**【常用剂型与规格】**片剂：50mg/片，100mg/片。**【作用与用途】**本品在体内几乎全部转变成6-巯基嘌呤而起作用。由于其转变过程较慢，因而发挥作用缓慢。它能抑制 Friend 白血病。**❶**用于急、慢性白血病，对慢性粒细胞型白血病近期疗效较好，作用快，但缓解期短。**❷**后天性溶血性贫血、特发性血小板减少性紫癜、系统性红斑狼疮。**❸**慢性类风湿关节炎、慢性活动性肝炎（与自体免疫有关的肝炎）、原发性胆汁性肝病变。**❹**甲状腺功能亢进，重症肌无力。**❺**其他，如慢性非特异性溃疡性结肠炎、节段性肠炎、多发性神经根炎、狼疮性肾炎，增殖性肾炎，Wegener 肉芽肿等。**【药动学】**硫唑嘌呤的肠吸收较6-巯基嘌呤为佳，口服吸收良好，进入体内后很快被分解为6-巯基嘌呤，然后再分解代谢而生成多种氧化的和甲基化的衍生物，随尿排出体外，24h 尿中排泄量为 50％～60％，48h 内大便排出 12％，血中浓度低，服药后 1h 达最高浓度，3～4h 血中浓度降低一半，用药后 2～4d 方有明显疗效。【用法用量】❶口服：1.5～4mg/(kg·d)，1 次/d 或分次口服。❷异体移植，2～5mg/(kg·d)，1 次/d 或分次口服。❸白血病，1.5～3mg/(kg·d)，1 次/d 或分次口服。【不良反应】与巯嘌呤相似，但毒性稍轻，可致骨髓抑制，肝功能损害，畸胎，亦可发生皮疹，偶见肌萎缩。【禁忌证】已知对本品高度过敏的患者禁用。【用药须知】致肝功能损害，故肝功能差者忌用，亦可发生皮疹，偶致肌肉萎缩，用药期间严格检查血常规。【药物相互作用】别嘌呤醇可抑制巯基嘌呤（后者是硫唑嘌呤的活性代谢物）代谢成无活性产物，结果使巯嘌呤的毒性增加，当两者必须同时服用时，硫唑嘌呤的剂量应该大大地减低，硫唑嘌呤可降低 6-巯嘌呤的灭活率，6-巯嘌呤的灭活通过下列方式：酶的 S-甲基化，与酶无关的氧化，或是被黄嘌呤氧化酶转变成硫尿酸盐等。硫唑嘌呤能与巯基化合物如谷胱甘肽起反应，在组织中缓缓释出 6-巯嘌呤而起到前体药物的作用。【用药过量】可引起遗传与生殖系统毒性反应。

环孢素 Ciclosporin【常用名】环孢菌素 A。【常用剂型与规格】口服液：500mg/5mL；胶囊：25mg/粒；注射液：250mg/5mL。【作用与用途】本品为一新型的 T 淋巴细胞调节剂，能特异性地抑制辅助 T 淋巴细胞的活性；但并不抑制 T 淋巴细胞，反而促进其增殖。本品亦可抑制 B 淋巴细胞的活性；本品还能选择性抑制 T 淋巴细胞所分泌的白细胞介素-2、干扰素，亦能抑制单核、吞噬细胞所分泌的白细胞介素-1。在明显抑制宿主细胞免疫的同时，对体液免疫亦有抑制作用。能抑制体内抗移植物抗体的产生，因而具有抗排斥的作用。本品不影响吞噬细胞的功能，不产生明显的骨髓抑制作用。适用于预防同种异体肾、肝、心、骨髓等器官或组织移植所发生的排斥反应，也适用于预防及治疗骨髓移植时发生的移植物抗宿主反应。本品常与肾上腺皮质激素等免疫抑制剂联合应用，以提高疗效。近年来有报道试用于治疗眼色素层炎、重型再生障碍性贫血及难治性自身免疫性血小板减少性紫癜、银屑病、难治性狼疮肾炎等。【药动学】口服吸收不规则、不完全，且对不同个体的差异较大。生物利用度约为 30％，但可随治疗时间延长和药物剂量增多而增加，在肝移植后，肝病或胃肠功能混乱的患者则吸收可能减少。本品与血浆蛋白的结合率可高达约 90％，主要与脂蛋白结合。口服后达峰时间约为 3.5h，全血的浓度可为血浆的 2～9 倍，成人的血浆 $t_{1/2}$ 为 19（10～27）h，而儿童仅约为 7h。本品在血液中有 33%～47% 分布于血浆中，4%～9% 在淋巴细胞，5%～12% 在粒细胞，41%～58% 则分布在红细胞中。由肝脏代谢，经胆道排泄至粪便中排出，仅有 6% 经肾脏排泄，其中约 0.1% 仍以原形排出。【用法用量】口服：成人常用量，开始剂量按体重 12～15mg/(kg·d)，1～2 周后逐渐减量，一般每周减少开始用药量的 5%，维持量为 5～10mg/(kg·d)。对移植患者，在移植前 4～12h 给药。【不良反应】❶较常见的有厌食、恶心、呕吐等胃肠道反应，牙龈增生伴出血、疼痛，约 1/3 用药者有肾毒性，可出现血清肌酐、尿素氮增高、肾小球滤过率减低等肾功能损害、高血压等。牙龈增生一般可在停药 6 个月后消失。慢性、进行性肾中毒多于治疗后约 12 个月发生。❷不常见的有惊厥，其原因可能为本品对肾脏毒性及低镁血症有关。此外尚可引起氨基转移酶升高、胆汁郁积、高胆红素血症、高血糖、多毛症、手震颤、高尿酸血症伴血小板减少、微血管病性溶血性贫血、四肢感觉异常、下肢痛性痉挛等。此外，有报告本品可促进 ADP 诱发血小板聚集，增加血栓烷 A2 的释放和凝血酶的生成，增强因子Ⅶ的活性，减少前列环素产生，诱发血栓形成。❸罕见的有过敏反应、胰腺炎、白细胞减少、雷诺综合征、糖尿病、血尿等。过敏反应一般只发生在经静脉途径给药的患者，表现为面、颈部发红，气喘、呼吸短促等。严重不良反应多与剂量过大有关，防止反应的方法是经常监测本品的血药浓度，调节剂量，使能维持在临床能起免疫抑制作用而不致有严重不良反应的范围内。有报道认为如在下次服药前测得的全血谷浓度为 100～200ng/mL，则可达上述效应。如发生不良反应，应立即给相应的治疗，并减少用量或停用。【禁忌证】❶有病毒感染时禁用本品，如水痘、带状疱疹等。❷对本品过敏者禁用。【用药须知】❶本品经动物实验证明有增加致癌的危险性。在人类也有并发淋巴瘤、皮肤恶性肿瘤的报道，但尚无导致诱变性的证据。❷可以通过胎盘。应用 2～5 倍于人类的剂量对鼠、兔胚胎及胎儿可产生毒性，但按人类常规剂量用药，未见到该类动物的胚胎有致死或致畸的发生。❸下列情况慎用：肝功能不全、高钾血症、感染、肠道吸收不良、肾功能不全、对服本品不耐受等。

【药物相互作用】❶与雌激素、雄激素、西咪替丁、地尔硫䓬、红霉素、酮康唑等合用，可增加本品的血浆浓度。因而可能使肝、肾毒性增加。故与上述各药合用时须慎重，应监测患者的肝、肾功能及本品的血药浓度。❷与吲哚美辛等非甾体消炎镇痛药合用时，可使发生肾衰竭的危险性增加。❸用本品时如输注储存超过 10d 的库存血或与保钾利尿药、含高钾的药物等合用时，可使血钾增高。❹与肝酶诱导剂合用导致本品代谢加快，故须调节本品的剂量。❺与肾上腺皮质激素、硫唑嘌呤、苯丁酸氮芥、环磷酰胺等免疫抑制剂合用，可能会增加引起感染和淋巴增生性疾病的危险性，故应谨慎。❻与洛伐他汀合用于心脏移植患者，有可能增加横纹肌溶解和急性肾衰竭的危险性。❼与能引起肾毒性的药合用，可增加对肾脏的毒性，如发生肾功能不全，应减量或停药。【用药过量】可出现严重的不良反应，如胰腺炎、白细胞减少、雷诺综合征、糖尿病、血尿等。

西罗莫司 Sirolimus【常用名】雷帕霉素。【常用剂型与规格】片剂：1mg/片。【作用与用途】本品适用于接受肾移植的患者，预防器官排斥。与环孢素和皮质类固醇联合使用。【药动学】吸收快，单剂量口服后的平均达峰时间约为 1h；在肾移植受者中，多剂量口服后的平均达峰时间约为 2h。西罗莫司片剂与口服溶液生物不等效，但是在 2mg 水平被证明是临床等效的。【用法用量】口服：1 次/d，固定地与或不与食物同服。首次应服用负荷量，即维持量的 3 倍剂量。对肾移植患者的建议负荷量为 6mg，维持量为 2mg/d。为了使血药浓度维持在目标范围内，应监测血药浓度。【不良反应】常见的为淋巴囊肿、外周性水肿、发热、头痛、疼痛；罕见的为高血压、心动过速、静脉血栓栓塞。【禁忌证】已知对本品及其衍生物高度过敏的患者禁用。【用药须知】增加感染机会和可能引发淋巴瘤。【药物相互作用】已知西罗莫司是细胞色素 P-450（CYP3A4）和 P-糖蛋白（P-gp）的作用底物。CYP3A4 和 P-gp 的诱导剂可降低西罗莫司的血药浓度，而 CYP3A4 和 P-gp 的抑制剂可增加其血药浓度。

乌苯美司 Ubenimex【常用名】抑氨肽酶素、抑氨肽酶 B。【常用剂型与规格】片剂：10mg/片。【作用与用途】本品可增强免疫功能，用于抗癌化疗、放疗的辅助治疗，老年性免疫功能缺陷等。可配合化疗、放疗及联合应用于白血病、多发性骨髓瘤、骨髓增生异常综合征及造血干细胞移植后，以及其他实体瘤患者。【药动学】口服吸收良好，1h 后血药浓度达峰值，约有 15% 在肝中被代谢为羟基乌苯美司。80%～85% 以原形自尿排出。【用法用量】口服：成人，30mg/d，1次（早晨空腹口服）或分 3 次口服；儿童酌减。症状减轻或长期服用，也可每周服用 2～3 次，10 个月为 1 个疗程。【不良反应】剂量超过 200mg/d，可使 T 细胞减少。偶有皮疹、瘙痒、头痛、面部浮肿和一些消化道反应，如恶心、呕吐、腹泻、软便。个别可出现一过性轻度 AST 升高。一般在口服过程中或停药后消失。【禁忌证】暂无。【用药须知】孕妇及哺乳期妇女安全性尚未确定，宜慎用。【药物相互作用】尚未明确。【用药过量】与超剂量导致的不良反应相似。

匹多莫德 Pidotimod【常用剂型与规格】片剂：0.4g/片。【作用与用途】本品为免疫增强剂，可用于细胞免疫功能受抑制的患者反复发作的上、下呼吸道感染，中耳炎，泌尿系感染和妇科感染。用以减少急性发作的次数，缩短病程，减轻发作的程度；也可作为急性感染时抗生素的辅助用药。【药动学】口服生物利用度 45%。$t_{1/2}$ 约 1.66h，血浆清除率 5L/h，表现分布容积 30L，重复给药不蓄积。人静注后 95% 以原形由尿排泄。【用法用量】口服：将本品溶于水中后服用或吞服。❶成人急性期用药：开始 2 周，0.8g（2 片）/次，2 次/d，随后减为 0.8g（2 片）/次，1 次/d，或遵医嘱。儿童，开始 2 周，0.4g（1 片）/次，2 次/d，随后减为 0.4g（1 片）/次，1 次/d，连续用药 60d 或遵医嘱。❷预防期用药：成人，0.8g（2 片）/次，1 次/d，连续用药 60d 或遵医嘱。儿童，0.4g（1 片）/次，1 次/d，连续用药 60d 或遵医嘱。【不良反应】偶见有恶心、呕吐、腹泻、皮疹等。【禁忌证】对本品过敏者禁用。【用药须知】高敏体质者慎用；因食物影响本药的吸收，所以本品应在两餐间服用。【药物相互作用】尚未有本药与其他药物相互作用的资料及报道。【用药过量】尚未有使用本品药物过量的报道，如遇药物过量，则需用常规方法如催吐、导泻、输液等促进过量药物排出。

静脉注射用人免疫球蛋白（pH4）Human Immunoglobulin（pH4）for Intravenous Injection【常用名】低 pH 静注用人血丙种球蛋白。【常用剂型与规格】注射剂：1g/瓶，1.25g/瓶，2.5g/瓶，5g/瓶，10g/瓶。【作用与用途】❶用于原发性免疫球蛋白缺乏症，如 X 连锁低免疫球蛋白血症，常见变异性免疫缺陷病，免疫球蛋白 G 亚型缺陷病等。❷继发性免疫球蛋白缺陷病，如重症感染、新生儿败血症等。❸自身免疫性疾病，如原发性血小板减少性紫癜、川崎病。【药动学】尚无报道。【用法用量】静滴：以 5% 葡萄糖溶液稀释 1～2 倍做静滴，开始滴注速度为 1.0mL/min（约 20 滴/min），持续 15min 后若无不良反应，可逐渐加快速度，最快滴注速度不得超过 3.0mL/min（约 60 滴/min）。推荐剂量：❶原发性免疫球蛋白缺乏或低下症，首次剂量，400mg/kg（体重）；维持剂量，200～400mg/kg（体重），给药间隔时间视患者血清 IgG 水平和病情而定，一般每月 1 次。❷原发性血小板减少性紫癜，400mg/(kg·d)

体重，连续 5d。维持剂量每次 400mg/kg，间隔时间视血小板计数和病情而定，一般每周 1 次。❸重症感染：200～300mg/(kg·d)，连续 2～3d。❹川崎病：发病 10d 内应用，儿童治疗剂量 2.0g/kg，一次输注。【不良反应】一般无不良反应，极个别患者在输液时出现一过性头痛、心慌、恶心等不良反应，可能与输注速度过快或个体差异有关。上述反应大多轻微且常发生在输液开始 1h 内，因此建议在输注的全过程定期观察患者的一般情况和生命特征，必要时减慢或暂停输注，一般无须特殊处理即可自行恢复。个别患者可在输注结束后发生上述反应，一般在 24h 内均可自行恢复。【禁忌证】对人免疫球蛋白过敏或有其他严重过敏史者、有抗 IgA 抗体的选择性 IgA 缺乏者禁用。【用药须知】❶本品专供静脉输注用。❷如需要，可以用 5% 葡萄糖注射液稀释本品，但糖尿病患者应慎用。❸药液呈现混浊、沉淀、异物或瓶子有裂纹不得使用。❹开启后应一次输注完毕，不得分次或给第二人输用。❺有严重酸碱代谢紊乱的患者应慎用。【药物相互作用】本品应单独输注，不得与其他药物混合输用。

吗替麦考酚酯 Mycophenolate Mofetil 【常用名】霉酚酸酯、骁悉、CellCept，MMF。【常用剂型与规格】片剂：500mg/片；胶囊：250mg/粒。【作用与用途】本品为目前高效低毒的新型免疫抑制药，与 CsA、FK506、Pre 组成二联或三联用药方案，可适宜于各种器官移植术后用药，也可用于重症自身免疫病如狼疮肾炎等。【药动学】口服后迅速吸收，1h 达血浓度峰值，平均生物利用度为 94%，食物对吸收无影响，但可使峰浓度降低 40%，血浆蛋白结合率为 97%，肾功能不全者血浆总蛋白结合率降低。可通过肝肠循环再吸收，主要经葡萄糖醛酸转移酶代谢转化成结合物而排出，$t_{1/2}$ 为 16～18h，93% 经肾、6% 从粪便排泄。【用法与用量】口服。❶抗器官移植排斥反应诱导期治疗：于移植 72h 内开始服用。肾移植患者推荐剂量为 1g/次，2 次/d。口服 2g/d 比 3 g/d 安全性更高。❷治疗难治性排斥反应：推荐剂量为 1.5g/次，2 次/d。若发生中性粒细胞减少（中性粒细胞计数绝对值<$1.3×10^3$/dL），应停药或减量。严重慢性肾功能障碍患者（肾小球滤过率每分钟<25mL/1.73m²），不得超过 1 g/次，2 次/d 的剂量（移植后即刻使用除外）。移植后肾功能延期恢复的患者无须作剂量调整。❸治疗重症自身免疫病：1g/次，2 次/d。【不良反应】主要为呕吐、腹泻等胃肠道不适，白细胞减少症、败血症、尿频以及某些类型的感染的发生率增加。偶见血尿酸升高、高血钾、肌痛、嗜睡。【禁忌证】对本品过敏者、孕妇、哺乳期

妇女禁用。【用药须知】用药期间应进行全血细胞计数，若有中性粒细胞减少，应停药或减量。【药物相互作用】❶不宜与硫唑嘌呤、考来烯胺同时使用。与阿昔洛韦合用时，血浆浓度均较单独服用时高。同时服用抑酸剂，本品吸收减少。❷MMF与CsA合用作用相加，而不增加毒性。两者合用可以减少CsA的用药剂量，避免高剂量CsA所引起的肾毒性。❸MMF可抑制血管平滑肌细胞及主动脉移植内膜增生，因而对慢性排斥反应有一定的预防和治疗作用。

他克莫司 Tacrolimus【常用名】普乐可复、Prograf、FK506。**【常用剂型与规格】**胶囊：1mg/粒，5mg/粒；注射剂：5mg/mL。**【作用与用途】**本品作用机制和环孢素相同，主要是抑制白细胞介素-2的合成，作用于辅助T细胞，抑制活化T细胞核因子的产生，同时还抑制白细胞介素-2受体的表达，但不影响抑制T细胞的活化。用于肝脏、肾脏移植患者，肝脏、肾脏移植后排斥反应对传统免疫抑制方案耐药者也可选用本品。**【用法用量】**❶成人：肝脏移植0.1～0.2mg/(kg·d)，肾脏移植患者0.15～0.3mg/(kg·d)。应在肝脏移植手术后约6h以及肾脏移植手术24h内开始给药。若不能口服给药时，则应该连续24h静滴本品治疗。静滴起始剂量：肝脏移植患者0.01～0.05mg/(kg·d)，肾脏移植患者0.05～0.1mg/kg。❷儿童：通常用成人剂量的1.5～2倍，才能达到相同的治疗血药浓度。肝脏、肾脏移植0.3mg/(kg·d)。若不能口服给药时，应连续24h静滴本品治疗，肝脏移植儿童0.05mg/(kg·d)，肾脏移植儿童0.1mg/(kg·d)。**【不良反应】**主要为震颤、头痛、失眠、知觉失常、视觉失常、肾功能异常、便秘、腹泻、恶心、高血钙、高血糖、低血磷、白细胞增生等。偶见白细胞减少、贫血、过敏反应。**【禁忌证】**孕妇、对本品或其他大环内酯类药物过敏者、对聚乙烯氢化蓖麻油高度过敏者禁用。**【用药须知】**❶用药期间若出现严重神经系统、中枢神经不良反应，应调整剂量。❷用药期间不宜从事危险作业。❸2岁以下患者使用本品前应做有关艾-巴病毒（EBV）血清学方面的检查。❹用量应根据临床诊断辅以全血药物浓度相应调整，其全血药物浓度为20ng/mL均能取得较好疗效，由于其$t_{1/2}$长，调整剂量需要几天时间才能真正反映其血药浓度变化。❺本品注射剂用5%葡萄糖注射液或生理盐水稀释至0.004～0.002mg/mL后才能使用，24h总的静脉用量为20～250mL。用药一般不超过7d。❻曾有引起心室肥大、室间隔增厚、心脏病变的报道，尤其在血药浓度过高的患儿中常见，对于高危患者建议用超声心电图监测，否则应考虑减量或停药。**【药物相**

互作用】❶避免与环孢素合用，否则会延长后者 $t_{1/2}$，从环孢素切换到本品治疗时，必须监测环孢素的血药浓度。❷凡是由细胞色素 P450 代谢的药物如咪唑类抗真菌药、大环内酯类、特拉唑嗪、奥美拉唑、甲泼尼龙等与本品合用均可产生相互作用，应尽量避免。❸应避免与保钾利尿剂和补钾剂合用，也不宜与两性霉素 B 和布洛芬合用，本品可改变避孕药物的代谢，也可影响免疫接种的效果。血清蛋白结合率高的药物可以使其游离率增加，应避免合用。

草分枝杆菌 F. U. 36【常用名】乌体林斯注射液、Utilin "S" Injection。**【常用剂型与规格】**注射剂：$1.72\mu g/mL$。**【作用与用途】**❶用于治疗肺、肺外结核和化疗药物引起的免疫功能低下的疾病。❷用于治疗各种原因所致的细胞和体液免疫低下的疾病。**【药动学】**暂无。**【用法用量】**深部肌注：$1.72\mu g/次$，1 次/周，10 周 1 个疗程。**【不良反应】**注射本品后，通常能被很好吸收，少数患者可能出现疲倦或发热，局部可能出现红肿、硬结、疼痛。停药后可逐渐消散。**【禁忌证】**细胞和体液免疫功能亢进者、高热患者禁用。虚弱患者慎用。**【用药须知】**使用前充分摇匀。每次注射前，需认真观察注射部位症状，如出现红肿、硬结、疼痛应暂停注射，待红肿、硬结、疼痛消失后再注射；反之，极有可能出现注射部位无菌性坏死。**【药物相互作用】**同时使用免疫抑制药物，会降低本品药效。

卡介菌多糖核酸 BCG-PSN【常用名】斯奇康、唯尔本、卡提素。**【常用剂型与规格】**注射剂：$0.5mg/mL$。**【作用与用途】**本品为免疫调节剂，主要通过调节体内的细胞免疫、体液免疫，刺激网状内皮系统，激活单核-巨噬细胞功能来增强机体抗病能力。用于预防和治疗慢性支气管炎、感冒、哮喘、神经性皮炎及某些变态反应性疾病。**【药动学】**暂无。**【用法用量】**肌注：1mL/次，3 次/周，18 次 1 个疗程。小儿酌减或遵医嘱。**【不良反应】**在急性发作期使用本品，个别患者在使用开始 2 针时有急咳现象，第 3 针以后，可逐渐平息。个别患者使用本品有低热现象，$2\sim3d$ 即恢复正常。偶见注射部位皮下硬结。**【禁忌证】**急性传染病、急性结膜炎、急性中耳炎患者禁用。**【用药须知】**慢性支气管炎、哮喘患者在急性发作期应配合使用抗菌及平喘药物。本品为免疫调节剂，预防复发时应坚持使用 $1\sim2$ 个疗程。

白介素-2 Recombinant Interleukin-2【常用名】英路因、欧耐特、辛洛尔、欣吉尔、德路生、Inleusin、Unichem。**【常用剂型与规格】**粉针剂：10 万 IU/瓶，20 万 IU/瓶，50 万 IU/瓶，100 万 IU/瓶。**【作用与用途】**本品具有刺激 T 细胞、巨噬细胞的增殖作用，增强 T 细胞对肿瘤细胞的细胞毒作用，增强机体免疫功能和抗病毒的能力。用于辅助治疗肾癌、恶性黑色素瘤、膀胱癌、结肠癌、肺癌、非霍奇金淋巴癌、癌性胸腔积液等。【用法用量】先将本品溶解于 1mL 注射用水中，再用生理盐水稀释至所需浓度。❶静滴：肿瘤全身治疗，50 万～100 万 IU/次，溶于 100～250mL 生理盐水，2～3 次/周，4 周 1 个疗程。❷胸、腹腔内注射：50 万～100 万 IU/次，溶于 20mL 生理盐水，1～2 次/周，3～5 次 1 个疗程。❸动脉插管注射：50 万～200 万 U/次，溶于 100～250mL 生理盐水，肝动脉导管注射，2～3 次/周，4 周 1 个疗程。❹局部注射：50 万～200 万 U/次，溶于 5～10mL 生理盐水，分多点注射至瘤内或瘤体周围，1 次/(3～5) d，4 周 1 个疗程。❺皮下注射：10 万～20 万 U/次，1～2 次/d，5 次/周，6 周 1 个疗程。【不良反应】大剂量时可出现寒战、发热、乏力、血压降低、水潴留等反应，停药后可自行消失，必要时对症处理。【禁忌证】严重心脏病、严重肝肾功能障碍、骨髓功能不正常、严重造血功能障碍、严重中枢神经功能损伤患者及对本品过敏者禁用。有过敏体质、心、肺功能障碍，肝、肾功能障碍，精神、神经功能障碍患者及孕妇、儿童慎用。【用药须知】❶用药时剂量应从小到大，并根据患者的反应决定剂量和疗程。❷冰箱内 2℃～8℃条件下储存。【药物相互作用】用药期间不宜同时使用免疫抑制类药物。

α-干扰素【常用名】干扰素 a－nl、惠福仁、人体淋巴母细胞样干扰素。【常用剂型与规格】注射剂：100 万 IU/支，300 万 IU/支，500 万 IU/支。【作用与用途】❶用于治疗某些病毒性疾病，如急性和慢性病毒性肝炎、带状疱疹、尖锐湿疣。❷用于治疗某些肿瘤，如毛细胞性白血病、慢性髓细胞性白血病、多发性骨髓瘤、非霍奇金淋巴瘤、恶性黑色素瘤、肾细胞癌、喉乳头状瘤、卡波肉瘤、卵巢癌、基底细胞癌、表面膀胱癌等。【药动学】本品通过肌内或皮下注射，血液浓度达峰时间为 3.5～8h，消除 $t_{1/2}$ 为 4～12h。肾脏分解代谢为干扰素主要消除途径，而胆汁分泌与肝脏代谢的消除是重要途径。肌注或皮下注射的吸收超过 80%。【用法用量】皮下注射或肌注。❶慢性乙型肝炎：$3×10^6～6×10^6$ IU/d，连用 4 周后改为 3 次/周，连用 16 周以上。❷急性和慢性丙型肝炎：$3×10^6～6×10^6$ IU/d，连用 4 周后改为 3 次/周，连用 16 周以上。❸丁型肝炎：$4×10^6～5×10^6$ IU/d，连用 4 周后改为 3 次/周，连用 16 周以上。❹带状疱疹：肌注，$1×10^6$ IU/d，连用 6d，同时口服阿昔洛韦。❺尖锐湿疣：可单独应用，肌注，$1×10^6～3×10^6$ IU/d，连用 4 周。也可与激光或电灼等合用，一般采用疣体基底部注射，$1×10^6$ IU/次。❻毛细胞白血病：$2×10^6 \sim 8×10^6$ IU/($m^2 \cdot d$)，连用至少 3 个月。❼慢性粒细胞白血病：$3×10^6 \sim 5×10^6$ IU/($m^2 \cdot d$)，肌注。可与化疗药物羟基脲、Ara-c 等合用。【不良反应】使用本品常见有发热、头痛、寒战、乏力、肌痛、关节痛等症状，常出现在用药的第 1 周，不良反应多在注射 48h 后消失。如遇严重不良反应，须修改治疗方案或停止用药。一旦发生过敏反应，应立即停止用药。少数患者还可出现白细胞减少、血小板减少等血常规异常，停药后即可恢复正常。偶见有厌食、恶心、腹泻、呕吐、脱发、高（或低）血压、神经系统紊乱等不良反应。【禁忌证】有以下情况者禁用：❶对重组人干扰素 α2b 或该制剂的任何成分有过敏史者。❷患有严重心脏疾病患者。❸严重的肝、肾或骨髓功能不正常者。❹癫痫及中枢神经系统功能损伤者。❺有其他严重疾病不能耐受本品者。【用药须知】❶本品冻干制剂为白色疏松体，溶解后为无色透明液体，如遇有混浊、沉淀等异常现象，则不得使用。❷以注射用水溶解时应沿瓶壁注入，以免产生气泡，溶解后宜于当日用完，不得放置保存。【药物相互作用】干扰素可能会改变某些酶的活性，尤其可减低细胞色素酶 P450 的活性，因此西咪替丁、华法林、茶碱、地西泮、普萘洛尔等药物代谢受到影响。在与具有中枢作用的药物合并使用时，会产生相互作用。【用药过量】尚未有药物过量的报告，但大剂量应用时，可有严重的疲劳、衰弱表现。

胸腺肽 α Thymopetidum【常用名】胸腺素 F_5、胸腺素。【常用剂型与规格】片剂：3mg/片。【作用与用途】❶用于 18 岁以上的慢性乙型肝炎患者。因 18 岁以后胸腺开始萎缩，细胞免疫功能减退。❷各种原发性或继发性 T 细胞缺陷病。❸某些自身免疫性疾病（如类风湿关节炎、系统性红斑狼疮等）。❹各种细胞免疫功能低下的疾病。❺肿瘤的辅助治疗。【药动学】暂无。【用法用量】口服：$2 \sim 5$ 片/d，3 次/d 或遵医嘱。【不良反应】❶耐受性良好，个别可见恶心、发热、头晕、胸闷、无力等不良反应，少数患者偶有嗜睡感。❷慢性乙型肝炎患者使用时可能 ALT 水平短暂上升，如无肝衰竭预兆出现，仍可继续使用。【禁忌证】对本品有过敏反应者或器官移植者禁用。【用药须知】❶本品通过增强患者的免疫功能而发挥治疗作用，正在接受免疫抑制治疗的患者不应使用，除非治疗带来的裨益明显大于危险性。❷治疗期间应定期检查肝功能。❸18 岁以下患者慎用。【药物相互作用】❶本品与许多常用药物合并使用，其中包括干扰素、消炎药、抗生素、激素、镇痛药、降压药、利尿药、治疗心血管病的药物、中枢神经系统药物、避孕药，尚无明显相互作用。❷与干扰素合用对于改善免疫功能有协同作用。

沙利度胺 Thalidomide【常用名】反应停、酞胺哌啶。**【常用剂型与规格】**片剂：25mg/片。**【作用与用途】**用于控制瘤型麻风反应症。**【药动学】**暂无。**【用法用量】**口服：25～50mg/片，100～200mg/d，或遵医嘱。**【不良反应】**本品对胎儿有严重的致畸性，常见的不良反应有口鼻黏膜干燥、倦怠、嗜睡、眩晕、皮疹、便秘、恶心、腹痛、面部浮肿，可能会引起多发性神经炎、过敏反应等。**【禁忌证】**孕妇及哺乳期妇女禁用。儿童禁用。对本品有过敏反应的患者禁用。本品可导致倦怠和嗜睡，从事危险工作者禁用。**【用药须知】**在使用沙利度胺前应告知本品对育龄期妇女存在的风险。所以在怀孕期间不应服用本品。如果在治疗期间怀孕，必须立即停止使用沙利度胺，并咨询医生对胎儿作相应的处理。**【药物相互作用】**能增强其他中枢抑制剂，尤其是巴比妥类药的作用。

聚乙二醇干扰素 α - 2a Peginterferon alfa-2a【常用剂型与规格】注射剂：135μg/0.5mL，180μg/0.5mL。**【作用与用途】**用于慢性乙型肝炎和慢性丙型肝炎。**【药动学】**在健康受试人群中，180μg单次皮下注射后，血清浓度可在3～6h内检测到。在24h内，可达到血清浓度峰值的80%。注射后72～96h可测到血清峰浓度。绝对生物利用度61%～84%，与普通干扰素 α - 2a 相似。**【用法用量】**腹部或大腿皮下注射：用于慢性乙型肝炎患者时本品的推荐剂量为180μg/次，每周1次，共48周，其他剂量和疗程尚未进行充分的研究。**【不良反应】**不良反应的频率和严重性与普通干扰素 α - 2a 相似。**【禁忌证】**对活性成分、α-干扰素或本品的任何赋型剂过敏者、自身免疫性慢性肝炎、严重肝功能障碍或失代偿性肝硬化患者禁用。**【用药须知】**高敏体质者慎用。**【药物相互作用】**在健康男性中皮下注射本品180μg，每周1次，共4周后，未见对美芬妥英、氨苯砜、异喹胍和甲苯磺丁脲等药物的药代动力学有影响，因此本品与细胞色素P4503A4、2C9、2C19和2D6等同工酶的体内代谢活性无关。**【用药过量】**已有连续每日给药的报告，最少为连续2d，每日注射本品1次（而不是间隔1周注射），最大为连续1周每日注射、总剂量达1260μg/周。这些患者未出现特殊的或严重的不良事件而必须中断治疗。已分别进行了使用540μg/周和630μg/周治疗肾细胞癌和慢性粒细胞白血病的临床试验。与剂量相关的毒性反应包括疲劳、肝酶升高、中性粒细胞减少和血小板减少是干扰素治疗的典型反应。

第十六章 维生素、矿物质类药

第一节 维生素类

维生素 B$_1$ Vitamin B$_1$ 【常用名】单硝酸硫胺素、硫胺素、维他命 B$_1$。【常用剂型与规格】片剂：5mg/片，10mg/片；丸剂：5mg/丸，10mg/丸；注射剂：10mg/mL，50mg/mL，10mg/2mL，50mg/2mL，100mg/2mL。【作用与用途】维生素 B$_1$ 参与体内辅酶的形成，能维持正常糖代谢及神经、消化系统功能。摄入不足可致维生素 B$_1$ 缺乏，严重缺乏可致"脚气病"以及周围神经炎等。本品用途：❶防治维生素 B$_1$ 缺乏及其所致的脚气病或魏尼克脑病，也用于周围神经炎、消化不良的辅助治疗。❷用于维生素 B$_1$ 的补充。❸对遗传性酶缺陷病的治疗。【药动学】口服可在胃肠道内吸收，但不完全，正常人吸收维生素 B$_1$ 5～15mg/d，吸收不随口服剂量的增大而增加，在肝内代谢，肾脏排泄，$t_{1/2}$ 为 0.35h，无体内蓄积。【用法用量】口服。❶维生素 B$_1$ 缺乏症：5～10mg/次，3 次/d，至症状改善为止。❷轻型或重型脚气病：5～10mg/次，3 次/d。❸妊娠期由于维生素 B$_1$ 缺乏而致神经炎：5～10mg/d。❹嗜酒而致维生素 B$_1$ 缺乏：40mg/d。肌注：用于重型脚气病，50～100mg/次，3 次/d，症状改善后可以改为口服。【不良反应】推荐剂量的维生素 B$_1$ 几乎无毒性，过量使用可出现头痛、疲倦、烦躁、食欲缺乏、腹泻、浮肿。【禁忌证】尚不明确。【用药须知】❶必须按推荐剂量服用，不可超量。❷儿童用量请咨询医师或药师。❸孕妇及哺乳期妇女应在医师指导下使用。❹如服用过量或出现严重不良反应，应立即就医。❺对本品过敏者禁用，过敏体质者慎用。【药物相互作用】❶遇碱性药物如碳酸氢钠、枸橼酸钠等可发生变质。❷不宜与含鞣质的中药和食物合用。❸如与其他药物同时使用可能会发生药物相互作用。【用药过量】可出现头痛、疲倦、烦躁、食欲减退、腹泻、浮肿。

维生素 B₂ Vitamin B₂ 【常用名】核黄素、维他命 B₂、维脉宁。【常用剂型与规格】片剂：5mg/片，10mg/片。【作用与用途】维生素 B₂ 是辅酶的组成成分，参与糖、蛋白质、脂肪的代谢，维持正常的视觉功能和促进生长。用于防治维生素 B₂ 缺乏所致的口唇干裂、口角炎、舌炎、阴囊炎、结膜炎、角膜血管化及脂溢性皮炎。【药动学】口服由胃肠道吸收，分布到各组织及乳汁中。在肝脏代谢，经肾脏随尿液排泄，$t_{1/2}$ 为 66～84min，药物极少在体内储存。【用法用量】口服：5～10mg/次，10～35mg/d，数日后减为 1～4mg/d。【不良反应】大量用药可使尿液呈黄色，也可引起甲状腺功能亢进症状。偶有过敏反应。【禁忌证】对本药过敏者禁用。【用药须知】❶动脉出血、糖尿病、青光眼、痛风、高尿酸血症、肝病、消化道溃疡、低血压等患者慎用。❷不应长期服用，症状消失后应停药。❸过敏体质者慎用。【药物相互作用】❶饮酒可影响肠道对维生素 B₂ 的吸收。❷同用吩噻嗪类药、三环类抗抑郁药、丙磺舒等药时，维生素 B₂ 用量需增加。❸不宜与血管扩张剂合用。❹如与其他药物同时使用可能会发生药物相互作用，详情请咨询医师或药师。【用药过量】可使尿液呈黄色，也可引起甲状腺功能亢进症状。

维生素 B₆ Vitamin B₆ 【常用名】吡多醇、吡多辛、维他命 B₆。【常用剂型与规格】片剂：10mg/片；注射剂：25mg/mL，50mg/mL，100mg/2mL，50mg/瓶，100mg/瓶，200mg/瓶。【作用与用途】维生素 B₆ 在红细胞内转化为磷酸吡哆醛，作为辅酶对蛋白质、碳水化合物、脂类的各种代谢功能起作用。维生素 B₆ 还参与色胺酸转化成烟酸或 5-羟色胺。本品用于：❶维生素 B₆ 的补充。❷新生儿遗传性维生素 B₆ 依赖综合征。❸防治维生素 B₆ 缺乏。❹用于防治因长期或大量使用异烟肼、肼屈嗪所引起的周围神经炎。【药动学】主要在空肠吸收。维生素 B₆ 与血浆蛋白不结合，磷酸吡哆醛与血浆蛋白结合完全。$t_{1/2}$ 长达 15～20d。肝内代谢，经肾脏排泄。可经血液透析而排出。【用法用量】❶维生素 B₆ 依赖综合征：开始 30～600mg/d，维持量 50mg/d，终身服用。❷维生素 B₆ 缺乏症：10～20mg/d，共 3 周，以后 2～3mg/d，持续数周。❸先天性代谢障碍病（胱硫醚尿症、高草酸尿症、高胱氨酸尿症、黄嘌呤酸尿症）：100～500mg/d。❹药物引起的维生素 B₆ 缺少：①预防，10～50mg/d（使用青霉胺时），或 100～300mg/d（使用环丝氨酸、乙硫异烟胺或异烟肼时）。②治疗，50～200mg/d，共 3 周，然后 25～100mg/d。❺遗传性铁粒幼细胞贫血：200～600mg/d，共 1～2 个月，然后 30～50mg/d，终身应用。❻酒精中毒：50mg/d。【不良反应】维生素 B_6 在肾功能正常时几乎不产生毒性。若每日服用 200mg，持续 30d 以上，曾报道可产生维生素 B_6 依赖综合征。应用 2～6g/d，持续几个月，可引起严重神经感觉异常，进行性步态不稳至足麻木、手不灵活，停药后可缓解，但仍软弱无力。【禁忌证】对本药过敏者禁用。【用药须知】❶维生素 B_6 对下列情况未能证实确实疗效，如痤疮及其他皮肤病、酒精中毒、哮喘、肾结石、精神病、偏头痛、经前期紧张、刺激乳汁分泌、食欲不振。不宜应用大剂量维生素 B_6 治疗未经证实有效的疾病。❷维生素 B_6 影响左旋多巴治疗帕金森病的疗效，但对卡比多巴的疗效无影响。❸对诊断的干扰：尿胆原试验呈假阳性。【药物相互作用】❶氯霉素、环丝氨酸、乙硫异烟胺、烟酸肼屈嗪、免疫抑制剂包括肾上腺皮质激素、环磷酰胺、环孢素、异烟肼、青霉胺等药物可拮抗维生素 B_6 或增加维生素 B_6 经肾排泄，可引起贫血或周围神经炎。❷服用雌激素时应增加维生素 B_6 用量。❸左旋多巴与小剂量维生素 B_6（5mg/d）合用，可拮抗左旋多巴的抗震颤作用。【用药过量】孕妇大量用药，可致新生儿出现维生素 B_6 依赖综合征。

维生素 C Vitamin C【常用名】L-抗坏血酸、维他命C、维尔素。【常用剂型与规格】片剂：100mg/片；泡腾片：0.5g/片；注射液：2.5g/20mL。【作用与用途】维生素 C 参与机体内抗体及胶原形成，组织修补，苯丙氨酸、酪氨酸、叶酸的代谢，铁、碳水化合物的利用，脂肪、蛋白质的合成，以及维持免疫功能，羟化 5 -羟色胺，保持血管的完整，并促进非血红素铁的吸收。本品用途：用于预防坏血病，也可用于各种急、慢性传染疾病及紫癜等的辅助治疗。【药动学】口服由胃肠道吸收，主要吸收部位为空肠。在腺体组织、肝脏、白细胞中含量最高。血浆蛋白结合率为 25%。在肝脏代谢，极少量以原形或代谢产物经肾脏排泄。【用法用量】❶用于补充维生素 C：成人，50～100mg/d。❷用于治疗维生素 C 缺乏：成人，100～200mg/次，3 次/d；儿童，100～300mg/d。至少服 2 周。肌注或静注，成人，100～250mg/次，1～3 次/d；小儿，100～300mg/d，分次注射。治疗克山病可用大剂量，由医师决定。【不良反应】❶长期服用 2～3g/d，可引起停药后坏血病，故宜逐渐减量停药。❷长期应用大量维生素 C 可引起尿酸盐、半胱氨酸盐或草酸盐结石。❸过量服用（>10/d）可引起腹泻、皮肤红而亮、头痛、尿频（>600mg/d）、恶心呕吐、胃痉挛。【禁忌证】对本药过敏者禁用。【用药须知】

❶不宜长期过量服用，否则，突然停药有可能出现坏血病症状。❷可通过胎盘并分泌入乳汁。孕妇服用过量时，可诱发新生儿产生坏血病。❸下列情况应慎用：半胱氨酸尿症、痛风、高草酸盐尿症、草酸盐沉积症、尿酸盐性肾结石、G6PD 缺乏症、血友病、铁粒幼细胞性贫血或地中海贫血、镰形红细胞贫血、糖尿病。❹如服用过量或出现严重不良反应，应立即就医。❺对本品过敏者禁用，过敏体质者慎用。❻性状发生改变时禁止使用。❼应放在儿童不能接触的地方。【药物相互作用】❶口服大剂量维生素 C 可干扰抗凝药的抗凝效果。❷与巴比妥或扑米酮等合用，可促使维生素 C 的排泄增加。❸纤维素磷酸钠可促使维生素 C 代谢为草酸盐。❹长期或大量应用维生素 C 时，能干扰双硫仑对乙醇的作用。❺水杨酸类能增加维生素 C 的排泄。❻如与其他药物同时使用可能会发生药物相互作用，详情请咨询医师或药师。【用药过量】使用 1~4g/d，可引起头痛、恶心、呕吐、腹泻、胃酸增多、胃液反流胃部不适、皮肤亮红、皮疹；使用 5g/d 时可导致溶血，重者致命。

维生素 D₂ Vitamin D₂【常用名】骨化醇、维他命 D₂。**【常用剂型与规格】**注射剂：5mg（20 万 U）/mL，10mg（40 万 U）/mL；片剂：0.125mg（5000U）/片，0.25mg（1 万 U）/片。**【作用与用途】**本品促进小肠黏膜刷状缘对钙的吸收及肾小管重吸收磷，提高血钙、血磷浓度，协同甲状旁腺激素、降钙素，促进旧骨释放磷酸钙，维持及调节血浆钙、磷正常浓度。维生素 D₂ 促使钙沉着于新骨形成部位，使枸橼酸盐在骨中沉积，促进骨钙化及成骨细胞功能和骨样组织成熟。用于维生素 D₂ 缺乏症。**【药动学】**由小肠吸收，其吸收需胆盐与特殊 α-球蛋白结合后转运到身体其他部位，储存于肝和脂肪。代谢、活化首先通过肝脏，其次为肾脏。作用开始时间为 12~24h，治疗效应需 10~14d。$t_{1/2}$ 为 19~48h，在脂肪组织内可长期储存。作用持续时间最长达 6 个月，重复给药有累积作用。**【用法用量】**肌注：7.5~15mg/次，病情严重者可于 2~4 周后重复注射 1 次。**【不良反应】**❶便秘、腹泻、持续性头痛、食欲减退、口内有金属味、恶心呕吐、口渴、疲乏、无力。❷骨痛、尿混浊、惊厥、高血压、眼对光刺激敏感度增加、心律失常，偶有精神异常、皮肤瘙痒、肌痛、严重腹痛（有时误诊为胰腺炎）、夜间多尿、体重下降。**【禁忌证】**高钙血症、维生素 D 增多症、高磷血症伴肾性佝偻病患者禁用。**【用药须知】**❶治疗低钙血症前，应先控制血清磷的浓度，并定期复查血钙等有关指标；除非遵医嘱，避免同时应用钙、磷和维生素 D 制剂。血液透析时可用碳酸铝或氢氧化铝凝胶控制血磷浓度，维生素 D_2 疗程中磷的吸收增多，铝制剂的用量可以酌增。❷由于个体差异，维生素 D_2 用量应依据临床反应作调整。❸对诊断的干扰：维生素 D_2 可促使血清磷酸酶浓度降低，血清钙、胆固醇、磷酸盐和镁的浓度可能升高，尿液内钙和磷酸盐的浓度亦增高。❹下列情况应慎用：动脉硬化、心功能不全、高胆固醇血症、高磷血症；对维生素 D 高度敏感及肾功能不全；非肾脏病用维生素 D_2 治疗时，如患者对维生素 D_2 异常敏感，也可产生肾脏毒性。❺疗程中应注意检查血清尿素氮、肌酐和肌酐清除率、血清碱性磷酸酶、血磷、24h 尿钙、尿钙与肌酐的比值、血钙（用治疗量维生素 D_2 时应定期作监测，维持血钙浓度 $2.00\sim2.50mmol/L$），以及骨 X 线检查等。【药物相互作用】❶制酸药中的镁剂与维生素 D 同用时，特别对慢性肾衰竭患者可引起高镁血症。❷巴比妥、苯妥英钠、抗惊厥药、扑米酮等可降低维生素 D_2 的效应，长期服用抗惊厥药时应补给维生素 D 以防骨软化症。❸降钙素与维生素 D 同用可抵消前者对高钙血症的疗效。❹大剂量钙剂或利尿药与常用量维生素 D 同用，有发生高钙血症的危险。❺考来烯胺、考来替泊、矿物油、硫糖铝等均能减少小肠对维生素 D 的吸收。❻洋地黄类与维生素 D_2 同用时应谨慎，因维生素 D_2 引起高钙血症，容易诱发心律失常。❼大量的含磷药物与维生素 D 同用，可诱发高磷血症。【用药过量】❶短期内摄入大剂量或长期服用超剂量维生素 D_2，可导致严重中毒反应。❷维生素 D_2 中毒引起的高钙血症，可引起全身性血管钙化、肾钙质沉淀及其他软组织钙化，而致高血压及肾衰竭，上述不良反应多发生于高钙血症和伴有高磷血症时。❸治疗维生素 D_2 过量，除停用外，应给予低钙饮食，大量饮水，保持尿液酸性，同时进行对症和支持治疗，如高钙血症危象时需静脉给予氯化钠注射液，增加尿钙排出，必要时应用利尿药、皮质激素或降钙素，甚至做血液透析，并应避免曝晒，直至血钙浓度降至正常时才改变治疗方案。

复合维生素 B Vitamin B Complex【常用剂型与规格】片剂：每片含维生素 B_1 3mg，维生素 B_2 1.5mg，维生素 B_6 0.2mg，烟酰胺 10mg，泛酸钙 1mg。【作用与用途】维生素 B_1 是糖代谢所需辅酶的重要组成成分。维生素 B_2 为组织呼吸所需的重要辅酶组成成分，烟酰胺为辅酶 Ⅰ 及辅酶 Ⅱ 的组分，脂质代谢，组织呼吸的氧化作用所必需。维生素 B_6 为多种酶的辅基，参与氨基酸及脂肪的代谢。泛酸钙为辅酶 A 的组分，参与糖、脂肪、蛋白质的代谢。预防和治疗 B 族维生素缺乏所致的营养不良、厌食、脚气病、糙皮病等。【药动学】尚不明确。【用法用量】口服：成人，1～3片/次，儿童，1～2片/次；3次/d。【不良反应】❶大剂量服用可出现烦躁、疲倦、食欲减退等。❷偶见皮肤潮红、瘙痒。❸尿液可能呈黄色。【禁忌证】尚不明确。【用药须知】❶用于日常补充和预防时，宜用最低量；用于治疗时，应咨询医师。❷对本品过敏者禁用，过敏体质者慎用。【药物相互作用】如与其他药物同时使用可能会发生药物相互作用，详情请咨询医师或药师。【药物过量】大剂量服用可出现烦躁、疲倦、食欲减退等。

谷维素 Orayzanolum【常用名】谷维素阿魏酸酯。【常用剂型与规格】片剂：10mg/片。【作用与用途】本品具有调节自主神经功能失调及内分泌平衡障碍的作用。用于神经官能症、经前期紧张综合征、围绝经期综合征的镇静助眠。【药动学】尚不明确。【用法用量】口服：1～3片/次，3次/d。【不良反应】服后偶有胃部不适、恶心、呕吐、口干、疲乏、皮疹、乳房肿胀、油脂分泌过多、脱发、体重增加等不良反应。停药后均可消失。【禁忌证】尚不明确。【用药须知】❶如使用7d症状未缓解，请向医师或药师咨询。❷胃及十二指肠溃疡患者慎用。❸如服用过量，请及时向医务人员求助。❹对本品过敏者禁用，过敏体质者慎用。【药物相互作用】如与其他药物同时使用可能会发生药物相互作用。

维生素 AD Vitamin A and D【常用名】伊可新、贝特令。【常用剂型与规格】滴剂：为复方制剂，每克含维生素 A 9000U，维生素 D 3000U。【作用与用途】维生素 A 和 D 是人体生长发育的必需物质，尤其对胎儿、婴幼儿的发育，上皮组织的完整性、视力、生殖器官、血钙和磷的恒定、骨骼和牙的生长发育等有重要作用。用于预防和治疗维生素 A 及 D 的缺乏症。如佝偻病、夜盲症及小儿手足抽搐症。【药动学】尚不明确。【用法用量】口服：一次给予维生素 A 5000～15000U，维生素 D 500～1500U（2～7滴），2～3次（1g 约相当于22滴）/d；小儿：1日1次，1周岁以下，维生素 A 1500U，维生素 D 500U（3～4滴）。【不良反应】长期过量服用，可产生慢性中毒。早期表现为骨关节疼痛、肿胀、皮肤瘙痒、口唇干裂、发热、头痛、呕吐、便秘、腹泻、恶心等。【禁忌证】慢性肾衰竭、高钙血症、高磷血症伴肾性佝偻病患者禁用。对本品过敏者禁用。【用药须知】❶必须按推荐剂量服用，不可超量服用。❷高钙血症孕妇可伴有维生素 D 敏感，功能上又能抑制甲状旁腺活动，以致婴儿有特殊面容、智力低下及患遗传性主动脉弓缩窄。❸儿童用量请咨询医师或药师。❹婴儿对维生素 D 敏感性个体差异大，有些婴儿对小剂量维生素 D 很敏感。❺老年人长期服用，可能因视黄醛清除延迟而致维生素 A 过量。❻如服用过量或出现严重不良反应，应立即就医。❼过敏体质者慎用。【药物相互作用】❶口服避孕药可提高血浆维生素 A 的浓度。❷与维生素 E 同用可增加维生素 A 的吸收，增加其肝内储存量，加速利用和降低毒性，但大量维生素 E 可消耗维生素 A 在体内的储存。❸大量维生素 A 与抗凝药（如香豆素或茚满二酮衍生物）同服可导致凝血酶原降低。❹考来烯胺、矿物油、新霉素、硫糖铝能干扰维生素 A 的吸收。❺抗酸药可影响维生素 A 的吸收，故不应同服。❻不应与注射用钙制剂或氧化镁、硫酸镁等药物合用，以免引起高镁血症、高钙血症。【用药过量】长期过量服用，可产生慢性中毒。

维生素 D₃ Vitamin D₃ 见第十二章第八节相关内容。

维生素 E Vitamin E【常用名】α-生育酚、生育酚、来益。【常用剂型与规格】片剂：1mg/片，5mg/片，10mg/片，50mg/片。【作用与用途】本品参与体内代谢反应，能对抗自由基的过氧化作用，而延缓衰老、保护皮肤，还能增强卵巢功能，防止习惯性流产。用于心、脑血管疾病及习惯性流产、不孕症的辅助治疗。【药动学】口服 50%～80% 在肠道吸收，吸收后储存于全身组织，可与血中 β-脂蛋白结合，在肝脏代谢，大量经胆汁排泄，少量经肾脏排泄。【用法用量】口服：成人，10～100mg/次，2～3 次/d。【不良反应】长期过量服用可引起恶心、呕吐、眩晕、头痛、视物模糊、皮肤皲裂、唇炎、口角炎、腹泻、乳腺肿大、乏力。【禁忌证】尚不明确。【用药须知】❶由于维生素 K 缺乏而引起低凝血酶原血症患者慎用。❷缺铁性贫血患者慎用。【药物相互作用】❶可促进维生素 A 的吸收、利用与储存。❷降血脂药如考来烯胺、新霉素以及硫糖铝等，可干扰维生素 E 的吸收，不宜同服。❸口服避孕药可以加速维生素 E 代谢，导致维生素 E 缺乏。❹雌激素与维生素 E 并用时，如用量大、疗程长，可诱发血栓性静脉炎。❺应避免与双香豆素及其衍生物同用，以防止低凝血酶原血症发生。❻如与其他药物同时使用可能会发生药物相互作用。【用药过量】可影响内分泌功能、性功能、免疫功能，易引起血小板聚积，并有出现血栓性静脉炎或栓塞的风险，维生素 K 缺乏者可引起出血风险。

维生素 A Vitamin A【常用名】醋酸维生素 A、甲种维生素、视黄醇。**【常用剂型与规格】**维生素 A 胶丸：2500U/丸，5000U/丸，2.5 万 U/丸。**【作用与用途】**维生素 A 具有维持上皮组织如皮肤、结膜、角膜等正常功能的作用，参与体内许多氧化过程，尤其是不饱和脂肪酸的氧化。维生素 A 不足，则骨骼生长不良，生殖功能衰退，过度角化，皮肤粗糙、干燥，眼结膜表层角化、脱屑，引起眼干燥症及角膜软化。用于预防和治疗维生素 A 缺乏症，如夜盲症、眼干燥症、角膜软化、皮肤粗糙角化。**【药动学】**口服易吸收，吸收部位主要在十二指肠、空肠，主要在肝脏代谢，经尿液和粪便排出，少量由乳汁排泄。**【用法用量】**口服：成人，1 粒/d。**【不良反应】**按推荐剂量服用，无不良反应。如＞10 万 U/d 以上、连服 6 个月可引起慢性中毒，表现为食欲缺乏、呕吐、腹泻、皮肤发痒、干燥和脱屑、颅内压增高。**【禁忌证】**维生素 A 过多症患者禁用。对本品过敏者禁用。**【用药须知】❶**必须按推荐剂量服用，不得超量服用。**❷**慢性肾功能减退时慎用。**❸**儿童用量请咨询医师或药师。**❹**如服用过量或出现严重不良反应，应立即就医。**❺**过敏体质者慎用。**【药物相互作用】❶**氢氧化铝、硫糖铝能干扰维生素 A 的吸收。**❷**口服避孕药可提高血浆维生素 A 的浓度。**❸**与维生素 E 合用时，可促进维生素 A 吸收和利用。**❹**如与其他药物同时使用可能会发生药物相互作用。**【用药过量】**急性中毒可见异常激动、嗜睡、复视、颅内压增高等症状，甚至死亡。

第二节 矿物质类

葡萄糖酸钙 Calcium Gluconate【常用名】D-葡萄糖酸钙、弘泰。**【常用剂型与规格】**片剂：0.1g/片，0.5g/片。注射剂：1g/10mL。**【作用与用途】**本品参与骨骼的形成与骨折后骨组织的再建以及肌肉收缩、神经传递、凝血机制并降低毛细血管的渗透性等。用于预防和治疗钙缺乏症，如骨质疏松、手足抽搐症、骨发育不全、佝偻病以及儿童、妊娠和哺乳期妇女、围绝经期妇女、老年人钙的补充。**【药动学】**主要在肠道吸收，随年龄增长吸收减少，80％从粪便排出，20％从肾脏排出。**【用法用量】❶**口服：1～4 片/次，3 次/d。**❷**静注：1g/次。**【不良反应】**偶见便秘。**【禁忌证】**高钙血症、高钙尿症、含钙肾结石或有肾结石病史患者禁用。对本品过敏者禁用。**【用药须知】❶**心、肾功能不全者慎用。**❷**过敏体质者慎用。**【药物相互作用】**

❶不宜与洋地黄类药物合用。❷大量饮用含酒精和咖啡因的饮料以及大量吸烟，均会抑制钙剂的吸收。❸大量进食富含纤维素的食物能抑制钙的吸收，因为钙与纤维素结合成不易吸收的化合物。❹与苯妥英钠及四环素类药同用，两者吸收减少。❺维生素 D、避孕药、雌激素能增加钙的吸收。❻含铝的抗酸药与本品同服时，铝的吸收增多。❼与噻嗪类利尿药合用时，易发生高钙血症。❽与含钾药物合用时，应注意心律失常的发生。【用药过量】可引起血钙过高，早期可表现为便秘、嗜睡、持续头痛、食欲缺乏、口腔金属味。

碳酸钙 Calcium Carbonate【常用名】益森、固元、健骨钙。【常用剂型与规格】片剂：0.2g/片，0.5g/片，0.75g/片。【作用与用途】本品参与骨骼的形成与骨折后骨组织的再建以及肌肉收缩、神经传递、凝血机制并降低毛细血管的渗透性等。用于预防和治疗钙缺乏症。【药动学】口服后在胃酸的作用下迅速转化为氯化钙并被小肠吸收，约85％口服剂量变为不溶性的钙盐并随粪便排出，吸收部分则由肾脏排泄，原尿中的钙大部分经重吸收入血。【用法用量】口服：0.2～1g/d，分次服用。【不良反应】❶嗳气、便秘。❷偶可发生奶-碱综合征，表现为高血钙、碱中毒及肾功能不全。❸过量长期服用可引起胃酸分泌反跳性增高，并可发生高钙血症。【禁忌证】高钙血症、高钙尿症、含钙肾结石或有肾结石病史患者禁用。对本品过敏者禁用。【用药须知】❶心、肾功能不全者慎用。❷过敏体质者慎用。【药物相互作用】❶不宜与洋地黄类药物合用。❷大量饮用含酒精和咖啡因的饮料以及大量吸烟，均会抑制钙剂的吸收。❸大量进食富含纤维素的食物能抑制钙的吸收，因为钙与纤维素结合成不易吸收的化合物。❹与苯妥英钠及四环素类药同用二者吸收减少。❺维生素 D、避孕药、雌激素能增加钙的吸收。❻与噻嗪类利尿药合用时，易发生高钙血症。❼与含钾药物合用时，应注意心律失常的发生。【用药过量】长期大量应用此药，因胃酸被中和，壁细胞分泌胃泌素的反馈性抑制作用消失，可引起胃酸分泌反跳性增高。

第十七章　调节水、电解质及酸碱平衡药

第一节　水、电解质平衡调节药

口服补液盐 Oral Rehydration Salt【常用名】ORS。**【常用剂型与规格】**散剂：ORS Ⅰ，14.75g/包（大包中含氯化钠1.75g，葡萄糖11g；小包中含氯化钾0.75g，碳酸氢钠1.25g）；ORS Ⅱ，13.95g/包（含氯化钠1.75g，葡萄糖10g；枸橼酸钠1.45g，氯化钾0.75g）。**【作用与用途】**用于补充水、钠和钾的丢失。治疗急性腹泻。**【药动学】**作用达峰时间为8～12h。**【用法用量】**口服。每份需加水500mL溶解混匀后服用。❶预防和治疗因腹泻、呕吐、经皮肤和呼吸道等液体丢失引起的轻、中度失水，可补充水、钠和钾，重度失水需静脉补液。轻度失水：成人，开始时50mL/kg，4～6h内饮完，以后酌情调整剂量；儿童，开始时50mL/kg，4h内饮完，直至腹泻停止。中度失水：成人，开始时50mL/kg，6h内饮完，其余静脉补液；儿童静脉补液为主。❷急性腹泻：轻度腹泻，成人，50mL/(kg·d)；重度腹泻，应以静滴为主，直至腹泻停止。**【不良反应】**轻度呕吐，可分次少量服用；如出现高钠血症和水过多，应立即停药。**【禁忌证】**以下情况禁用：❶少尿或无尿、葡萄糖吸收障碍、肠梗阻、肠麻痹和肠穿孔患者。❷严重失水、有休克征象时。❸严重腹泻，粪便量超过每小时30mL/kg。**【用药须知】**❶不用于早产儿。❷监测：血压、体重、血电解质、血pH值、失水体征、粪便量。

氯化钠 Sodium Chloride【常用剂型与规格】注射剂：0.09g/10mL，0.9g/100mL，2.25g/250mL，4.5g/500mL，9g/1000mL。**【作用与用途】**用于各种原因所致低渗、等渗、高渗失水；高渗性非酮症昏迷，应用等渗或低渗氯化钠可纠正失水和高渗状态；低氯性代谢性碱中毒；外用生理盐水冲洗眼部、洗涤伤口等；用于产科的水囊

引产。【药动学】静注后直接进入血液循环，在体内广泛分布，主要存于细胞外液。钠离子、氯离子均可被肾小球滤过，并部分被肾小管重吸收，由肾脏随尿排泄，仅少部分从汗排出。【用法用量】❶高渗性失水：在治疗开始的48h内，血浆钠浓度每小时下降不超过0.5mmol/L。血浆渗透浓度＞350mOsm/L时，可给予0.6％低渗氯化钠注射液。待血浆渗透浓度＜330mOsm/L，改用0.9％氯化钠注射液。所需补液量（L）＝{[血钠浓度（mmol/L）－142]/血钠浓度（mmol/L）}×0.6×体重（kg）。一般第一日补给半量，余量在以后2～3d内补给，并根据心肺肾功能酌情调节。❷等渗性失水：原则给予等渗溶液，如0.9％氯化钠注射液或复方氯化钠注射液，但上述溶液氯浓度明显高于血浆，单独大量使用可致高氯血症，故可将0.9％氯化钠注射液和1.25％碳酸氢钠或1.86％乳酸钠以7：3的比例配制后补给。后者氯浓度为107mmol/L，并可纠正代谢性酸中毒。补给量可按体重或红细胞压积计算，作为参考。按体重计算：补液量（L）＝[体重下降值（kg）×142]/154；按红细胞压积计算：补液量（L）＝[实际红细胞压积－正常红细胞压积×体重(kg)×0.2]/正常红细胞压积。正常红细胞压积男性为48％，女性为42％。❸低渗性失水：严重低渗性失水时，脑细胞内溶质减少以维持细胞容积。若治疗使血浆、细胞外液钠浓度和渗透浓度迅速回升，可致脑细胞损伤。当血钠低于120mmol/L时，治疗使血钠上升速度在0.5mmol/(L·h)，不超过1.5mmol/(L·h)。当急性血钠低于120mmol/L或出现中枢神经系统症状时，可给予3％氯化钠注射液静滴。一般要求在6h内将血钠浓度提高至120～125mmol/L或以上。参考补钠量为3％氯化钠1mL/kg，可提高血钠1mmol/L。待血钠回升至120mmol/L以上，可改用等渗溶液。慢性缺钠补钠速度要慢，剂量要小，使血钠浓度逐日回升至130mmol/L。❹低氯性碱中毒：给予0.9％氯化钠注射液或复方氯化钠注射液（林格液）500～1000mL，以后根据碱中毒情况决定用量。❺外用：用0.9％氯化钠溶液洗涤伤口、冲洗眼部。【不良反应】不适当地给予高渗氯化钠可致高钠血症。【禁忌证】肺水肿患者禁用。【用药须知】❶脑、肾、心功能不全及血浆蛋白过低者慎用。❷生理盐水含钠、氯离子各154mmol，比血浆氯离子浓度高出50％，对已有酸中毒者如大量应用，可引起高氯性酸中毒。可采用碳酸氢钠生理盐水或乳酸钠生理盐水。【用药过量】❶输注或口服过多，可致水钠潴留，引起水肿、血压升高、心率加快、胸闷、呼吸困难，甚至急性左心衰。❷过多、过快地给予低渗氯化钠可致溶血、脑水肿等。❸过量使用氯化物盐可能导致碳酸氢盐的流失，同时出现酸化作用。

葡萄糖氯化钠 Glucose and Sodium Cloride 【**常用剂型与规格**】注射剂：100mL/瓶（葡萄糖5g与氯化钠0.9g），100mL/瓶（葡萄糖10g与氯化钠0.9g），250mL/瓶（葡萄糖12.5g与氯化钠2.25g），250mL/瓶（葡萄糖25g与氯化钠2.25g），500mL/瓶（葡萄糖25g与氯化钠4.5g），500mL/瓶（葡萄糖50g与氯化钠4.5g），1000mL/瓶（葡萄糖50g与氯化钠9g）。【**作用与用途**】补充热能和体液，用于各种原因引起的进食不足或大量体液丢失的患者。【**药动学**】葡萄糖在体内完全氧化生成二氧化碳和水，经肺和肾排出体外，同时产生能量。也可转化成糖原和脂肪储存。一般正常人体每分钟利用葡萄糖的能力为6mg/kg；氯、钠主要由肾脏排泄。【**用法用量**】静滴：成人，500～1000mL/次，滴速300～500mL/h，小儿，50～100mL/h。【**不良反应**】❶输注过多、过快，可致水钠潴留，引起水肿、血压升高、心率加快、胸闷、呼吸困难，甚至急性左心衰。❷反应性低血糖。❸高血糖非酮症昏迷：多见于糖尿病、应激状态、使用大剂量糖皮质激素及全静脉营养疗法时。❹电解质紊乱。【**禁忌证**】脑、肾、心功能不全者，血浆蛋白过低者，糖尿病及酮症酸中毒未控制患者，高渗性脱水患者，高血糖非酮症高渗状态，高钾血症患者和对本品过敏者禁用。【**用药须知**】❶下列情况慎用：水肿性疾病，如肾病综合征、肝硬化、腹水、充血性心力衰竭、急性左心衰、脑水肿及特发性水肿等；急性肾衰竭少尿期，慢性肾衰竭尿量减少而对利尿药反应不佳者；高血压；低钾血症。❷老年人和小儿补液量及速度应严格控制。❸应激状态或应用糖皮质激素时容易诱发高血糖。❹分娩时注射过多葡萄糖可刺激胎儿胰岛素分泌，发生产后婴儿低血糖。【**用药过量**】可致高钠血症和低钾血症，并能引起碳酸氢盐丢失。

复方氯化钠 Compound Sodium Chloride 【**常用名**】林格液。【**常用剂型与规格**】注射剂：500mL/瓶，1000mL/瓶。【**作用与用途**】❶各种原因所致的失水，包括低渗性、等渗性和高渗性失水。❷高渗性非酮症昏迷，应用等渗或低渗氯化钠可纠正失水和高渗状态。❸低氯性代谢性碱中毒。❹患者因某种原因不能进食或进食减少而需补每日生理需要量时。【**药动学**】静注后Cl^-、Na^+主要由肾脏排泄。【**用法用量**】治疗失水时，应根据其失水程度、类型等，决定补液量、种类、途径和速度。❶高渗性失水：高渗性失水时患者脑细胞和脑脊液渗透浓度升高，若治疗使血浆和细胞外液钠浓度及渗透浓度过快下降，可致脑水肿。在治疗开始的48h内，血浆钠浓度每小时下降＜0.5mmol/L。若患者存在休克，应先予氯化钠注射液，并酌情补充胶体，待休克纠正，血钠＞155mmol/L，血浆渗透浓度＞350mOsm/L，可予0.6％低渗氯化钠注射液。待血浆渗透浓度＜330mOsm/L，改用0.9％氯化钠注射液。补液公式同氯化钠。❷等渗性失水：原则给予等渗溶液，如0.9％氯化钠注射液或复方氯化钠注射液，但上述溶液氯浓度明显高于血浆，单独大量使用可致高氯血症，故可将0.9％氯化钠注射液和1.25％碳酸氢钠或1.86％（1/6M）乳酸钠以7∶3的比例配制后补给。后者氯浓度为107 mmol/L，并可纠正代谢性酸中毒。补液公式同氯化钠。❸低渗性失水：严重低渗性失水时，脑细胞内溶质减少以维持细胞容积。若治疗使血浆和细胞外液钠浓度及渗透浓度迅速回升，可致脑细胞损伤。当血钠低于120 mmol/L时，治疗使血钠上升速度在0.5 mmol/（L·h），不超过1.5 mmol/（L·h）。当血钠低于120 mmol/L时或出现中枢神经系统症状时，可给予3％～5％氯化钠注射液缓慢滴注。一般要求在6h内将血钠浓度提高至120 mmol/L以上。补钠量（mmol/L）＝［142－实际血钠浓度（mmol/L）］×体重（kg）×0.2。待血钠回升至120～125mmol/L或以上，可改用等渗溶液或等渗溶液中酌情加入高渗葡萄糖注射液或10％氯化钠注射液。❹低氯性碱中毒：给予0.9％氯化钠注射液或复方氯化钠注射液（林格液）500～1000mL，以后根据碱中毒情况决定用量。【不良反应】❶输注过多、过快，可致水钠潴留，引起水肿、血压升高、心率加快、胸闷、呼吸困难，甚至急性左心衰。❷不适当地给予高渗氯化钠可致高钠血症。❸过多、过快给予低渗氯化钠可致溶血、脑水肿等。【禁忌证】尚不明确。【用药须知】❶下列情况慎用：水肿性疾病，如肾病综合征、肝硬化、腹水、充血性心力衰竭、急性左心衰、脑水肿及特发性水肿等；急性肾衰竭少尿期，慢性肾衰竭尿量减少而对利尿药反应不佳者；高血压；低钾血症。❷儿童、老年人用药补液量和速度应严格控制。【用药过量】可致高钠血症，并能引起碳酸氢盐丢失。

氯化钾 Potassium Chloride【常用剂型与规格】片剂：0.25g/片，0.5g/片；缓释片：0.5g/片；颗粒：1.6g/袋（相当于钾0.524g）；注射剂：1g（10mL）/支。【作用与用途】用于低钾血症的防治，强心苷中毒引起的阵发性心动过速或频发室性期外收缩。【药动学】口服钾由胃肠道吸收，肾小球滤过液中的钾盐在近曲小管内几乎完全被重吸收。在远曲小管和集合小管通过钠泵使K^+与管腔内

Na^+交换而被排泄。钾90％由肾脏排泄，10％由肠道排泄。另有少量经唾液、汗腺、胆汁和胰液排泄。【用法用量】❶口服：0.5～1g/次，2～4次/d，饭后服；颗粒，0.5～1g/次，1～3次/d，饭后服。❷静滴：每次将10％～15％氯化钾10mL，用5％～10％葡萄糖注射液500mL稀释或依病情而定。【不良反应】恶心呕吐、咽部不适、胸痛、腹痛等，空腹、剂量较大、有胃肠道疾病者更易发生。【禁忌证】高钾血症、尿量少和尿闭症者禁用。【用药须知】❶脱水患者等排尿后再补钾。❷静滴速度宜慢，溶液不可太浓。❸口服对胃肠道有较强的刺激性。宜采用10％水溶液稀释于饮料中在餐后服用，以减少刺激性。【药物相互作用】❶与肾上腺皮质激素和促肾上腺皮质激素合用降低钾盐疗效。❷与抗胆碱药、非甾体类抗炎药合用，加重口服钾盐的胃肠道反应。❸与血管紧张素转化酶抑制剂、环孢素、含钾药、保钾利尿药合用可发生高钾血症。❹缓释型钾盐能抑制肠道对维生素B_{12}的吸收。【用药过量】过量易导致高钾血症，表现为软弱乏力、手足口唇麻木、焦虑、意识模糊、呼吸困难、心率减慢、心律失常和传导阻滞，甚至心脏停搏。

氯化钙 Calcium Chloride【常用剂型与规格】注射剂：0.3g/10mL，0.5g/10mL，0.6g/20mL，1g/20mL。【作用与用途】❶用于治疗钙缺乏，急性血钙过低、碱中毒及甲状旁腺功能低下所致的手足搐搦症，维生素D缺乏症等。❷过敏性疾患。❸镁、氟中毒的解救。❹心脏复苏时应用，如高血钾、低血钙，或钙通道阻滞剂引起的心功能异常的解救。【药动学】血浆中约45％钙与血浆蛋白结合，正常人血清钙浓度为2.25～2.50mmol/L，甲状旁腺素、降钙素、维生素D的活性代谢物维持血钙含量的稳定性。钙80％自粪便排出，20％自尿排出。【用法用量】❶治疗低钙血症，500～1000mg缓慢静注，速度小于50mg/min，根据反应和血钙浓度，必要时1～3d后重复。❷心脏复苏：静脉或心室腔内注射，200～400mg/次，应避免注入心肌内。❸治疗高钾血症：在心电图监视下用药，一般先用500～1000mg缓慢静注，以后酌情用药。❹治疗高镁血症：先静注500mg，速度小于100mg/min，以后酌情用药。【不良反应】高钙血症早期可表现为便秘、嗜睡、持续头痛、食欲不振、口中有金属味、异常口干等，晚期征象表现为精神错乱、高血压、眼和皮肤对光敏感、恶心、呕吐、心律失常等。【禁忌证】应用强心苷期间或停药后7d内，禁止静注。【用药须知】❶静注时可有全身发热感。注射宜缓慢。❷有强烈刺激性，其5％溶液不可直接静注，应在注射前以等量葡萄糖液稀释。亦不作皮下注射或肌注。❸注射液不可漏于血管之外，否则导致剧痛及组织坏死。如有外漏，应立即用0.5%普鲁卡因液作局部封闭。【药物相互作用】❶与雌激素同用，可增加对钙的吸收。❷与噻嗪类利尿药同用，增加肾脏对钙的重吸收，可致高钙血症。

枸橼酸钾 Potassium Citrate【常用剂型与规格】颗粒：1.2g/袋，含本品300mg。【作用与用途】❶治疗各种原因引起的低钾血症，如进食不足、呕吐、严重腹泻、应用排钾利尿药、低钾性家族周期性麻痹、长期应用糖皮质激素和补充高渗葡萄糖等。❷洋地黄中毒引起频发性、多源性早搏或快速心律失常。【药动学】口服约90%迅速被胃肠道吸收。主要分布于细胞外液，一部分与蛋白质结合，另一部分与糖及磷酸结合，90%由肾脏排泄，10%由粪便排出。【用法用量】口服：1~2包/次，3次/d。【不良反应】❶胃肠道刺激症状，如恶心呕吐、咽部不适、胸腹痛、腹泻、消化性溃疡及出血。在空腹、剂量较大及原有胃肠道疾病者更易发生。❷原有肾功能损害时应注意发生高钾血症。【禁忌证】高钾血症患者、心力衰竭或严重心肌损害患者、消化性溃疡患者禁用。【用药须知】❶下列情况慎用：急性脱水、急性肾功能不全、慢性肾功能不全者；慢性或严重腹泻导致低钾血症，但同时可致脱水和低钠血症，引起肾前性少尿患者；传导阻滞性心律失常；大面积烧伤、肌肉创伤、严重感染、大手术后24h和严重溶血者；肾上腺性异常综合征伴盐皮质激素分泌不足者。❷用药期间需做以下随访检查：血钾、心电图、血镁、血钠、血钙、酸碱平衡指标、肾功能和尿量。【药物相互作用】❶与肾上腺糖皮质激素、肾上腺盐皮质激素和促肾上腺皮质激素合用，降低钾盐疗效。❷与抗胆碱能药物、非甾体类抗炎镇痛药合用可加重口服钾盐胃肠道刺激。❸与库存血、含钾药物和保钾利尿药合用，发生高钾血症的机会增多，尤其肾损害者。❹与血管紧张素转化酶抑制剂、肝素、环孢素A合用，易发生高钾血症。

门冬氨酸钾镁 Potassium Magnesium Aspartate【常用剂型与规格】片剂：每片含无水门冬氨酸钾158mg（含钾36.2mg），无水门冬氨酸镁140mg（含镁11.8mg）。【作用与用途】本品用于低钾血症，洋地黄中毒引起的心律失常，病毒性肝炎，肝硬化和肝性脑病的治疗。【药动学】动物口服门冬氨酸钾镁后0.5~1h血浆浓度达峰值。1h后肝脏药物浓度最高，其次为血、肾、肌肉、心脏和小肠等。【用法用量】口服：1~2片/次，3次/d。【不良反应】可能引起高钾血症和高镁血症，还可出现恶心、呕吐、颜面潮红、胸闷、血压下降，偶见血管刺激性疼痛。极少出现心率减慢，减缓滴速或停药后可恢复。大剂量可能引致腹泻。【禁忌证】高钾血症、急性和慢性肾衰竭、Addison病、Ⅲ度房室传导阻滞、心源性休克患者禁用。【用药须知】❶老年人、孕妇及哺乳期妇女、肾功能损害患者、房室传导阻滞患者慎用。❷电解质紊乱患者应常规检查血钾、镁离子浓度。【药物相互作用】❶能够抑制四环素、铁盐、氟化钠的吸收。❷与保钾性利尿剂和（或）血管紧张素转化酶抑制剂（ACEI）配伍时，可能会发生高钾血症。【用药过量】可致高钾血症、高镁血症，可用氯化钙、葡萄糖酸钙拮抗。

门冬氨酸钾 Potassium Aspartate【常用剂型与规格】注射剂：10mL/支（门冬氨酸钾 1.712g）。【作用与用途】本品用于各种原因引起的低钾血症，低钾血症引起的周期性四肢麻痹，洋地黄中毒引起的心律失常。【药动学】分布广，在肝、肾、血液、心脏可达高浓度，90%由肾脏排泄，10%由肠道排泄。【用法用量】静滴：$1.71\sim5.14g/d$，溶于注射用水、5%葡萄糖溶液或生理盐水中，稀释成浓度为0.68%以下，滴速不超过 8mL/min，给药量不得超过 17.1g/d。【不良反应】❶滴注太快时可能出现恶心、呕吐、血管疼痛、面色潮红、血压下降等症状。极少数可出现心率减慢，减慢滴速或停药后即可恢复。❷高钾血症。【禁忌证】高血钾、高血镁、肾功能不全及房室传导阻滞者禁用。【用药须知】❶不可直接静注，未经稀释不可进行静滴。❷老年人、早产儿、新生儿、乳儿、肾功能损害患者、房室传导阻滞患者慎用。❸注意血中电解质及心电图的变化，特别长期给药时，要定期检查血中钾浓度、肾功能、心电图，表现为高钾血症时，终止给药。【药物相互作用】不宜与保钾利尿药合用。【用药过量】引起高钾血症，可用门冬氨酸钙拮抗。

第二节　酸碱平衡调节药

乳酸钠林格 Sodium Lactate Ringer's【常用剂型与规格】注射剂：250mL/瓶（氯化钠 1.5g、氯化钾 0.075g、氯化钙 0.05g、乳酸钠 0.77g），500mL/瓶（氯化钠 3.0g、氯化钾 0.15g、氯化钙 0.1g、乳酸钠 1.55g）。【作用与用途】调节体液、电解质及酸碱平衡药。用于代谢性酸中毒或有代谢性酸中毒的脱水患者。【药动学】乳酸钠的 pH 为 6.5～7.5，1～2h 经肝脏氧化，代谢转变为碳酸氢钠。【用法用量】静滴：成人，500～1000mL/次，按年龄体重及症状不同可适当增减。给药速度：成人，300～500mL/h。【不良反应】❶有低钙血症者，在纠正酸中毒后易出现手足发麻、疼痛、呼吸困难等症状。❷心率加速、胸闷、气急、血压升高、水肿、低钾血症等。【禁忌证】心力衰竭、急性肺水肿、脑水肿、重症肝功能不全、乳酸性酸中毒已显著时和严重肾衰竭少尿或无尿患者禁用。【用药须知】❶下列情况应慎用：糖尿病患者服用双胍类药物；水肿患者伴有钠潴留倾向时；高血压患者；心、肝、肾功能不全者；缺氧及休克；组织血供不足时；酗酒；水杨酸中毒；糖尿病酮症酸中毒等患者。❷用药时应做的检查：血 pH 值及二氧化碳结合力；血氢钠、钾、钙、氯浓度测定；肾功能测定；心肺功能状态。【药物相互作用】❶与大环内酯类抗生素、生物碱、磺胺类可产生配伍禁忌。❷由于含有钙离子，与含有枸橼酸钠的血液混合时会产生沉淀。【用药过量】可致水肿、体内离子失去平衡、碱中毒。

碳酸氢钠 Sodium Bicarbonate【常用名】小苏打。【常用剂型与规格】注射剂：0.5g/10mL，5g/100mL，12.5g/250mL；片剂：0.25g/片，0.3g/片，0.5g/片。【作用与用途】❶用于治疗代谢性酸中毒。❷碱化尿液。❸制酸药。❹静滴对某些药物中毒有非特异性的治疗作用，如巴比妥类、水杨酸类药物及甲醇等中毒。❺用作全静脉内营养、配制膜膜或血液透析液。【药动学】以 HCO_3^- 形式由肾脏排泄，也可由 CO_2 形式由肺排出体外。【用法用量】❶制酸：口服，0.25～2g/次，3 次/d。6 岁以下小儿尚无统一剂量。6～12 岁者，0.5g/次，半小时可重复 1 次。❷碱化尿液：口服首次 4g，以后每 4h1～2g。静滴，2～5mmol/kg，4～8h 滴注完毕。小儿，口服按体重 1～10 mmol/(kg·d)。❸代谢性酸中毒：静滴，所需剂量按下式计算：补碱量（mmol）＝（－2.3－实际测得的 BE 值）×0.25×体重（kg）。一般先给计算剂量的 1/3～1/2，4～8h 滴注完毕。❹心肺复苏抢救时，首次 1mmol/kg，以后根据血气分析结果调整用量（每 1g 碳酸氢钠相当于 12mmol 碳酸氢根）。小儿，首次静注按体重 1mmol/kg，以后根据血气分析结果调整用量。【不良反应】❶口服时引起呃逆、胃肠充气、胃痉挛、口渴等。❷剂量偏大或存在肾功能不全时，可出现水肿、精神症状、肌肉疼痛或抽搐、呼吸减慢、口内异味、异常疲倦虚弱等。❸长期应用时可引起尿频、尿急、持续性头痛、食欲减退、恶心呕吐、异常疲倦虚弱等。【禁忌证】禁用于吞食强酸中毒时的洗胃。【用药须知】❶对诊断的干扰：对胃酸分泌试验或血、尿 pH 值测定结果有明显影响。❷下列情况慎用：少尿或无尿、钠潴留并有水肿时、肝硬化、充血性心力衰竭、肾功能不全、妊娠高血压综合征、原发性高血压。❸下列情况不做静脉内用药：代谢性或呼吸性碱中毒、低钙血症。【药物相互作用】❶与肾上腺皮质激素、促肾上腺皮质激素、雄激素合用时，易发生高钠血症和水肿。❷与水杨酸盐、巴比妥类酸性药物合用，后两者经肾脏排泄增多。❸与苯丙胺、奎尼丁等碱性药物合用，后两者经肾排泄减少，易出现不良反应。❹可影响肾对麻黄碱的排泄，故合用时麻黄碱剂量应减小。❺与抗凝药如华法林和 M 受体阻滞药等合用，后者吸收减少。❻与含钙药物、乳及乳制品合用，可致乳-碱综合征。❼与西咪替丁、雷尼替丁等 H_2 受体拮抗剂合用，后者的吸收减少。❽与排钾利尿药合用，发生低氯性碱中毒的危险性增加。❾可减少口服铁剂的吸收，可增加口服左旋多巴的吸收。❿钠负荷增加使肾脏排泄锂增多。

乳酸钠 Sodium Lactate【常用剂型与规格】 注射剂：$1.12g/10mL$、$2.24g/20mL$、$5.60g/50mL$。【作用与用途】本品用于代谢性酸中毒、腹膜透析液中缓冲剂、高钾血症伴严重心律失常、QRS 波增宽者。【药动学】静注后直接进入血液循环。在肝脏氧化成二氧化碳和水，两者经碳酸酐酶催化生成碳酸，再解离成碳酸氢根离子而发挥药效。【用法用量】❶代谢性酸中毒：应根据患者碱缺失情况计算给药量，所需乳酸钠（mol/L）的体积（mL）＝碱缺失（mmol/L）×0.3×体重（kg）。❷高钾血症：首次可静滴 11.2% 注射液 40～60mL，以后酌情给药。严重高钾血症患者应于心电图监护下给药。【不良反应】❶可见心率加速、胸闷、肺水肿、心力衰竭、血压升高、体重增加、低钾血症。❷有低钙血症者，在纠正酸中毒后易出现手足发麻、疼痛、呼吸困难等症状。【禁忌证】严重肝功能不全、严重肾衰竭少尿或无尿、休克缺氧、心功能不全、脑水肿、乳酸性酸中毒已显著时的患者禁用。【用药须知】❶给药速度不宜过快，以免发生碱中毒、低钾血症和低钙血症。❷不宜用含氯化钠溶液稀释，以免成为高渗溶液。❸妊娠中毒者可加剧水肿、升高血压。❹下列情况慎用：服用双胍类药物的糖尿病、水肿伴尿潴留、高血压、酗酒、水杨酸中毒等患者。❺用药时需监测：血 pH 及二氧化碳结合力，肝、肾、心功能，血清钠、钾、氯、钙的浓度。【药物相互作用】❶与新生霉素钠、盐酸四环素、磺胺嘧啶钠呈配伍禁忌。❷与皮质激素合用，可增高血钠浓度。❸服用双胍类药物，会阻碍肝脏对乳酸的利用，引起乳酸中毒。【用药过量】可致碱中毒、钠潴留等。

复方乳酸钠葡萄糖 Compound Sodium lactate and Glucose

【常用剂型与规格】注射剂：500mL/瓶（含钠离子130mmol/L、钾离子4mmol/L、钙离子1.5mmol/L、氯离子109mmol/L、乳酸根28mmol/L、葡萄糖5%）。【作用与用途】本品用于调节体液、电解质及酸碱平衡。作为体液补充药。用于代谢性酸中毒或有代谢性酸中毒倾向并需要补充热量的脱水患者。【药动学】尚不明确。【用法用量】静滴：成人，500～1000mL/次，按年龄、体重及症状不同可适当增减。给药速度可按葡萄糖0.5g/(kg·h)计算。【不良反应】快速大量给药时，可能出现水钠潴留，引起水肿、血压升高、心率加快、胸闷、呼吸困难，甚至急性左心衰。【禁忌证】高钾血症、少尿、艾迪生病、重症烧伤、高氮质血症及糖尿病、乳酸血症患者。【用药须知】❶下列情况慎用：老年患者常有隐匿性心肾功能不全者、急性肾衰竭少尿、慢性肾衰竭尿量减少而对利尿药反应不佳者、肾病综合征、肝硬化腹水、充血性心力衰竭、急性左心衰、脑水肿及特发性水肿、高血压患者。❷给药速度不能过快。❸儿童用药按年龄、体重及病情计算用量。【药物相互作用】❶与大环内酯类抗生素、生物碱、磺胺类可产生配伍禁忌。❷与含枸橼酸钠的血液、含磷酸根离子及碳酸根离子的药物混合时可能产生沉淀。【用药过量】过量时可能形成水肿或体内离子失去平衡。

复合磷酸氢钾 Compound Potassium hydrogen Phosphate

【常用剂型与规格】注射剂：2mL/支。【作用与用途】本品用于完全胃肠外营养疗法中磷的补充剂，如中等以上手术或其他创伤需禁食5d以上患者的磷的补充剂，及某些疾病所致的低磷血症。【药动学】健康成人每日约需900mg磷，每日排泄量与之相当，肾脏是调节磷平衡的主要器官，每日由尿排出的磷约等于摄取量的90%，其余由胃肠道及皮肤排泄。【用法用量】稀释后静滴。一般在完全胃肠外营养疗法中，每1000大卡热量加入本品2.5mL，控制滴注速度。对长期不能进食的患者，根据病情、监测结果由医师决定用量。【不良反应】尚不明确。【禁忌证】高钾血症患者、肾结石患者（感染所致的含磷酸铵镁盐的结石）、严重肾功能不全者禁用。【用药须知】❶严禁直接注射，须稀释后经静脉点滴注射，并控制速度。❷仅限于不能进食的患者使用。❸肾衰竭患者不宜使用。❹与含钙注射液配伍时易析出沉淀。【药物相互作用】❶维生素D、甲状腺激素可促进磷的吸收。❷与钙盐、氢氧化铝或氧化镁同服，可减少磷的吸收。❸与杏仁酸乌洛托品或马尿酸乌洛托品合用时，可增强杏仁酸乌洛托品或马尿酸乌洛托品的抗菌活性。❹与肾上腺皮质激素（尤其是盐皮质激素）、促皮质素、雄激素等合用，可增加水钠潴留的发生率。【用药过量】过量使用可出现高磷血症、低钙血症、痉挛、胃肠道不适等，出现中毒症状，应立即停药。

醋酸钠林格 Sodium Acetate Ringer's【常用剂型与规格】注射剂：500mL/瓶（氯化钠 3.0g，醋酸钠 1.90g，氯化钾 0.15g，氯化钙 0.1g）。【作用与用途】用于补充体液，调节电解质平衡，纠正酸中毒。【药动学】根据文献，在全身用药情况下，11 例准备手术的患者给予 1mmol/mL 醋酸钠溶液 10mL，醋酸 $t_{1/2}$ 为（2.20 ± 0.74）h，分布容积为（53.4 ± 12.6）mL/kg。【用法用量】静滴：常用量 500～1000mL/次。【不良反应】输注或口服过多、过快，可致水钠潴留，引起水肿、血压升高、心率加快、胸闷、呼吸困难，甚至急性左心衰。【禁忌证】对本品中任何成分过敏者禁用。【用药须知】❶下列情况慎用：水肿性疾病患者；急性肾衰竭少尿期，慢性肾衰竭尿量减少而对利尿药反应不佳者；高渗性脱水患者；患有闭塞性泌尿系统疾病尿量减少的患者；高血压患者；低钾血症患者。❷治疗脱水时，应根据其脱水程度、类型等决定补液量、种类、途径和速度。❸孕妇及哺乳期妇女用药的安全性和有效性尚未确立。❹小儿、老年人补液量和速度应严格控制。【药物相互作用】由于其含钙，应注意：❶与含有枸橼酸血液混合可能引起凝血。❷与磷酸根离子、碳酸根离子混合会产生沉淀，故勿与含有碳酸根、磷酸根的药物合用。

第三节　其　他

葡萄糖 Glucose【常用名】右旋糖、Dextrose。【常用剂型与规格】注射剂：50g/1000mL，100g/1000mL，50g/500mL，25g/500mL，12.5g/250mL，25g/250mL，1g/20mL，5g/20mL，10g/20mL，2g/10mL，0.5g/10mL。【作用与用途】补充热能和体液，用于各种原因引起的进食不足或大量体液丢失；全静脉内营养，饥饿性酮症；不能摄食的重病患者，可注射或灌肠以补充营养；高渗溶液用作组织脱水剂；低血糖症和高钾血症。【药动学】静注葡萄糖直接进入血液循环。在体内完全氧化生成二氧化碳和水，经肺和肾排出外，同时产生能量。也可转化成糖原和脂肪储存。一般正常人体每分钟利用葡萄糖的能力为 6mg/kg。【用法用量】❶补充热能：患者进食减少或不能进食，可予 10％～25％葡萄糖注射液静滴，并同时补充体液。用量根据所需热能计算。❷全静脉营养疗法：葡萄糖是此疗法中最重要的能量供给物质。在非蛋白质热能中，葡萄糖与脂肪供给热量之比为 2∶1。用量依据临床所需热能决定。根据补液量的需要，葡萄糖可配比成 25％～50％不同浓度，必要时加胰岛素，每 5～10g葡萄糖加胰岛素 1U，选用比较深部的大静脉，如锁骨下静脉。❸低血糖症：轻者口服，重者给予 50％葡萄糖注射液 20～40mL 静注。❹饥饿性酮症：轻者口服，重者给予 5％～25％葡萄糖注射液静滴，100g/d 葡萄糖可基本控制病情。❺失水：等渗性失水给予 5％葡萄糖注射液静滴。❻高钾血症：应用 10％～25％注射液，2～4g 葡萄糖加胰岛素 1U，可降低血清钾浓度。此疗法需采取排钾措施，若不采取，仍有可能再次出现高钾血症。❼组织脱水：高渗溶液快速静注 20～50mL，注意防止高血糖。调节腹膜透析液渗透压时，50％葡萄糖注射液 20mL 即 10g 葡萄糖可使 1L 透析液渗透压提高 55mOsm/(kg·H_2O)，亦即透析液中糖浓度每升高 1％，渗透压升高 55mOsm/(kg·H_2O)。【不良反应】❶胃肠道反应。❷静脉炎。❸电解质紊乱。❹高浓度溶液注射外渗可致局部肿痛。❺高血糖非酮症昏迷：多见于糖尿病、应激状态。❻反应性低血糖：合并用胰岛素过量、低血糖倾向及全静脉营养疗法突然停止时易发生。❼心功能不全者，小儿及老年人补液过快、过多，可致心悸、心律失常，甚至急性左心衰。【禁忌证】糖尿病酮症酸中毒者、高血糖非酮症性高渗状态、葡萄糖-半乳糖吸收不良症患者禁用（避免口服）。【用药须知】❶葡萄糖有引湿性，且易发霉，配制时需注意。❷冬季注射前需加热至体温，再缓慢注入，避免痉挛。❸高渗溶液应缓慢注射。❹水肿及严重心、肾功能不全、肝硬化等应注意输液量及滴速。【用药过量】分娩时注射过多葡萄糖，可刺激胎儿胰岛素分泌，出现产后婴儿低血糖。儿童、老年患者用药补液过快、过多，可致心悸、心律失常，甚至急性左心衰。

果糖 Fructose【常用名】左旋糖。【常用剂型与规格】注射剂：12.5g/250mL，25g/250mL，25g/500mL，50g/500mL。【作用与用途】❶注射剂的稀释剂。❷用于烧伤、术后及感染等胰岛素抵抗状态或不宜使用葡萄糖时需补充水分或能源的患者的补液治疗。【药动学】果糖主要在肝脏、小肠壁、肾脏和脂肪组织通过胰岛素非依赖途径代谢，比葡萄糖更快转化为糖原。过量的果糖以原形从肾脏排出。【用

法用量】缓慢静滴，5%果糖注射液 500～1000mL/d。剂量根据患者的年龄、体重和临床症状调整。**【不良反应】** ❶循环和呼吸系统：过量输入可引起水肿，包括周围水肿和肺水肿。❷内分泌和代谢：滴速过快可引起乳酸性酸中毒、高尿酸血症以及脂代谢异常。❸电解质紊乱：稀释性低钾血症。❹胃肠道反应。❺偶有发热、荨麻疹。❻局部不良反应包括注射部位感染、血栓性静脉炎等。**【禁忌证】**遗传性果糖不耐受症、痛风和高尿酸血症患者禁用。过量使用有可能引起危及生命的乳酸性酸中毒。**【用药须知】** ❶肾功能不全者、有酸中毒倾向以及高尿酸血症患者慎用。❷过量使用可引起严重的酸中毒，故不推荐肠外营养中替代葡萄糖。**【药物相互作用】**不宜与下列药物配伍：氨基己酸、氨苄西林、呋塞米、硫酸肼屈嗪、华法林等。**【用药过量】**输注最多不超过 300g/d，过量输注以原形从尿中排出。因大量输注能引起乳酸性酸中毒和高尿酸血症，因此也有部分国家将用量限定在 25g/d 以内。

果糖二磷酸钠 Fructose Sodium Diphosphate【常用剂型与规格】注射剂：5g/50mL，10g/100mL，2.5g/50mL，7.5g/75mL。**【作用与用途】**用于低磷酸血症。低磷酸血症可在急性情况，如输血、体外循环下进行手术、胃肠外营养时出现，也与一些慢性疾病，如慢性酒精中毒、长期营养不良、慢性呼吸衰竭中碳酸的耗竭有关。**【药动学】**经静脉输注后，可分布于肝、肾、回肠、肌肉、心脏、大脑等，给健康志愿者静脉输注（250mg/kg），5min 内其血浓度可达770mg/L，$t_{1/2}$ 为 10～15min，并向血管外组织分布，水解形成无机磷及果糖从血浆中消除，极少部分从尿中排出。**【用法用量】**静注：5～10g/d，治疗低磷酸血症的剂量，应根据磷酸缺乏的程度，以免磷酸超负荷。较大剂量建议 2 次/d，儿童剂量应根据体重（70～160mg/kg）决定。用法：每 1g 粉末用灭菌注射用水 10mL 溶解，将混匀后的溶液静脉输注（大约 10mL/min）。混匀后的溶液必须单次给药。**【不良反应】**少有过敏反应。静脉输入速度超过 10mL/min 时，患者可出现脸红、心悸、手足蚁感。**【禁忌证】**遗传性果糖不耐症患者、高磷酸血症及肾衰竭者、对果糖过敏者禁用。**【用药须知】** ❶血肌酐清除率低于 50mL/min 者应监测血磷。❷宜单独使用，勿溶入其他药物，尤其忌溶于碱性溶液和钙盐中。**【药物相互作用】** ❶不能与pH 值在 3.5～5.8 不溶解的药物共用。❷不能与高钙盐碱性溶液共用。

转化糖 Invert Sugar【常用剂型与规格】注射剂：250mL/瓶，

500mL/瓶。【作用与用途】❶药物稀释剂。❷用于需要非口服途径补充水分或能源的患者补液治疗。尤其是下列情况：糖尿病患者的能量补充剂，烧伤、术后及感染等胰岛素抵抗患者、药物和酒精中毒患者的能量补充剂。【药动学】输注转化糖后，可使血液中乳酸和丙酮酸浓度在生理限制范围内暂时升高，血浆中胰岛素浓度也一过性升高，而游离脂肪酸水平降低。【用法用量】静滴：成人，250~1000mL/次，滴注速度应低于 $0.5g/(kg \cdot h)$（以果糖计）。根据具体情况调整剂量。【不良反应】可引起脸红、风疹、发热等过敏反应。大剂量、快速输注可导致乳酸中毒和高尿酸血症。长期单纯使用可引起电解质紊乱。【禁忌证】遗传性果糖不耐受、痛风和高血酸血症患者禁用。【用药须知】❶充血性心力衰竭、高钾血症、代谢性或呼吸性碱中毒、严重肾功能不全及存在钠钾潴留水肿患者、因严重肝功能不全等原因导致乳酸利用能力受损者慎用。❷静脉输注可引起体液或溶质负荷过量，从而导致血清电解质稀释、水分过多、血容量过多或肺水肿。❸含亚硫酸氢钠，哮喘患者敏感性较高。用药期间，应监测水、电解质和酸碱平衡情况。【药物相互作用】与果糖或葡萄糖有配伍禁忌的药品不可同用。【用药过量】过量可形成水、电解质和酸碱失衡，及高尿酸血症和乳酸性酸中毒。

包醛氧淀粉 Coated Aldehyde Oxystarch【常用剂型与规格】散剂：5g/袋。【作用与用途】尿素氮吸附药，适用于各种原因造成的氮质血症。【药动学】尚不明确。【用法用量】口服：餐后用温开水送服，2~3 次/d，5~10g/次，或遵医嘱。【不良反应】个别患者偶见胃肠道反应。【禁忌证】尚不明确。【用药须知】❶服用时要适当控制蛋白质摄入量，如能配合低蛋白饮食，将有助于提高疗效。❷受潮发霉后勿服用。

琥珀酰明胶 Succinylated Gelatin【常用剂型与规格】注射剂：20g/500mL。【作用与用途】用于补充低血容量性休克、手术创伤、烧伤及感染患者的血容量，稳定手术前后及手术间的血液循环，稀释体外循环血液，预防脊髓及硬膜外麻醉后的低血压。【药动学】经静脉输注，$t_{1/2}$ 为 4h，大部分在 24h 内经肾脏排出，3d 内完全从血液中清除。【用法用量】❶经静脉输注，剂量和速度取决于患者的实际情况，如脉搏、血压、外周组织灌注量、尿量等，必要时可加压输注。快速输注时应加温液体，但不超过 37℃。如果血液或血浆丢失不严重，术前或术中预防性治疗，一般 1~3h 输注 500~1000mL；❷低血容量性休克，容量补充和维持时，可在 24h 内输注 10~15L（但血细胞比容不应低于 25%，年龄大者不应低于 30%，同时避免血液稀释引起的凝血异常）。❸严重急性失血致生命垂危时，可在 5～10min 加压输注 500mL，进一步输注量可视缺乏程度而定。【不良反应】荨麻疹等过敏反应。【禁忌证】对本品过敏者及有循环超负荷、水潴留、严重肾衰竭、肺水肿的患者禁用。【用药须知】❶心力衰竭可能伴有循环超负荷者，输液时应缓慢进行。❷对水分过多、肾衰竭、有出血倾向、肺水肿、钠钾缺乏者及对输液成分过敏者慎用。❸失血量超过总量 25%时，应输全血或红细胞。❹使用不干扰交叉配血。❺含钙量、含钾量低，可用于肾功能较差的患者。❻输注期间下列化验指标可能不稳定：血糖、血沉、尿液比重、蛋白、脂肪酸、胆固醇、山梨醇脱氢酶。❼脂肪乳不可与本品经同一管道输注。【药物相互作用】与血浆或血液制品有良好的相容性。

第十八章 解毒药

第一节 氰化物中毒解毒药

硫代硫酸钠 Sodium Thiosulfate【常用名】次亚硫酸钠、大苏打、海波。【常用剂型与规格】注射剂：0.5g/10mL，1g/20mL；粉针剂：0.32g/支，0.64g/支。【作用与用途】本品为氰化物的解毒剂，它能和体内游离的或与高铁血红蛋白结合的氰离子相结合，使其变为低毒的硫氰酸盐排出体外而解毒，此外还有抗过敏作用。❶用于治疗氰化物及砷剂的中毒。❷皮肤瘙痒病、慢性荨麻疹、药疹。【药动学】不易由消化道吸收。静注迅速分布到各组织的细胞外液，在体内不被代谢，$t_{1/2}$ 为 15～20min，以原形药物从尿中排出，注射后 4h 约排出 95%。【用法用量】❶氰化物中毒：先注射亚硝酸钠或亚甲蓝后，以 2.5～5.0g/min 的速度缓慢静注 50% 的本品溶液 25～50mL。必要时 1h 后重复半量或全量。❷口服中毒者：还须用 5% 溶液洗胃，洗后留本品溶液适量于胃内。❸抗过敏：静注，5% 溶液 10～20mL/次，1 次/d，10～14d 为 1 个疗程。【不良反应】常见恶心、呕吐、头晕、乏力。【禁忌证】对本药过敏者禁用。【用药须知】❶静注速度不宜过快，以免引起血压下降。❷勿与氧化剂如硝酸盐等配伍。❸治疗氰化物中毒时，宜用高剂量，低剂量或低浓度时解毒效果不佳。【药物相互作用】与亚硝酸钠合用，可加重血压降低的不良反应。【用药过量】头晕、恶心、乏力等。处理：停药并对症处理，利尿可加速排泄。

亚硝酸钠 Sodium Nitrite【常用剂型与规格】注射剂：0.3g/10mL。【作用与用途】本品为氰化物的解毒剂，解毒作用比亚甲蓝强。它可使血红蛋白氧化成高铁血红蛋白，后者与细胞色素酶中的高铁离子竞争性地与氰离子结合，从而解除氰离子的毒性。用于氰化物及硫化氢中毒的解救。【药动学】静注立即起效，维持药效约 1h，

60%在体内代谢为氨，大部分通过尿排出。【用法用量】3%溶液仅供静脉使用，每次 10～20mL（即 6～12mg/kg），每分钟注射 2～3mL；需要时在 1h 后可重复半量或全量；出现严重不良反应时立即停药。【不良反应】可见恶心、呕吐、头昏、头痛、出冷汗、发绀、气急、昏厥、低血压、休克、抽搐。不良反应的程度除剂量过大外，还与注射速度有关。【禁忌证】对亚硝酸盐过敏者禁用。【用药须知】❶静注速度不宜过快、以免引起血压下降。❷心血管和动脉硬化的患者需要应用时，要适当减少剂量和减慢注射速度。❸对氰化物中毒仅起暂时性的延迟其毒性的作用。因此要在应用后，立即通过原静注针头注射硫代硫酸钠，使其与氰离子结合变成毒性较小的硫氰酸盐由尿排出。❹必须在中毒早期应用，中毒时间稍长即无解毒作用。【药物相互作用】尚不明确。【用药过量】形成过多的高铁血红蛋白而出现严重的发绀、呼吸困难等。处理：对症支持治疗，如发生高铁血红蛋白血症，应静注 1%亚甲蓝 5～10mL。

亚硝酸异戊酯 Isopropyl Nitrite【常用名】亚硝酸戊酯。**【常用剂型与规格】**吸入剂：0.2mL/支。**【作用与用途】**本品可释放氧化氮（NO），NO 与内皮舒张因子相同，激活鸟苷酸环化酶，使平滑肌和其他组织内的环鸟苷酸增多，导致血管扩张，并能扩张周围静脉，使周围静脉储血，左心室末压降低和舒张期对冠脉血流阻力降低，也可扩张周围小动脉而使周围阻力和血压下降，从而心肌耗氧量降低，缓解心绞痛。可使血红蛋白中的二价铁（Fe^{2+}）氧化成三价铁（Fe^{3+}），Fe^{3+} 再与氰化物结合成高铁血红蛋白，暂时延缓氰化物的毒性。❶用于治疗氰化物中毒。❷缓解心绞痛急性发作。**【药动学】**吸入后 30s 起效，持续 3～5min。用药后心率增快、血压降低，左室舒张末压降低。**【用法用量】**❶ 氰化物中毒：0.3～0.4mL/次，2～3min 可重复 1 次，总量不超过 1～1.2mL。❷心绞痛发作：0.2mL/次。**【不良反应】**常引起面红、头痛与头晕、恶心与呕吐、低血压、不安和心动过速。**【禁忌证】**青光眼、近期脑外伤或脑出血患者禁用。**【用药须知】**❶可降低血压，故老年人和有心血管疾病的患者应慎用。❷有易燃性，不可近火。❸接触可导致接触性皮炎。**【药物相互作用】**尚不明确。**【用药过量】**可致发绀、晕厥、呼吸困难和肌无力。处理：对症支持治疗，必要时可用亚甲蓝使高铁血红蛋白还原。

第二节　有机磷酸酯类中毒解毒药

氯解磷定 Pralidoxime Chloride【常用名】氯磷定、氯化派姆、PAM-Cl。 **【常用剂型与规格】**注射剂：0.25g/2mL，0.5g/2mL，0.5g/5mL。**【作用与用途】**本品为胆碱酯酶复活剂，对有机磷农药抑制的胆碱酯酶有复活作用。用于解救多种有机磷酸酯类杀虫剂的中毒。对高毒的对硫磷、内吸磷、特普等有良好疗效；但对马拉硫磷、敌百虫、敌敌畏、乐果、甲氟磷、丙胺氟磷和八甲磷等的解毒效果较差；对氨基甲酸酯杀虫剂所抑制的胆碱酯酶无复活作用。**【药动学】**肌注或静注，血中浓度很快增高，峰浓度维持 2～3h，以后逐渐下降。肌注 7.5mg/kg 或 10mg/kg，可达血浆有效治疗浓度 4μg/mL。$t_{1/2}$ 为 77min。主要以原形和其代谢产物由尿排出。**【用法用量】** ❶ 轻度中毒：肌注，0.25～0.5g/次，必要时 2h 后重复 1 次。❷中度中毒：肌注，0.5～0.75g/次，必要时 2～4h 后重复注射 0.5g。❸ 重度中毒：静注，0.75～1g/次，用注射用生理盐水 20～40mL 稀释后缓慢注射，30～60min 可重复注射 0.75～1g，以后如改用静滴，每小时不得超过 0.5g，视病情应用 4～6h 停药。**【不良反应】**可引起恶心、呕吐、心率增快、心电图出现暂时性 S-T 段压低和 Q-T 时间延长。注射速度过快引起眩晕、视物模糊、复视、动作不协调。**【禁忌证】**对本品过敏者禁用。**【用药须知】**❶水溶性好，水溶液较稳定，局部吸收完全。❷用药过程中要随时测定血胆碱酯酶浓度作为用药监测指标，要求血胆碱酯酶浓度维持在 50%，甚至 60%以上。❸用药过程中应注意将本药的不良反应与急性有机磷中毒临床征象相鉴别。❹由于本药在体内迅速被分解且维持时间短（仅 1.5～2h），故应根据病情反复给药。❺有机磷杀虫剂中毒患者越早应用越好。皮肤吸收引起中毒的患者，应用本品的同时要脱去被污染的衣服，并用肥皂清洗头发和皮肤。眼部用 2.5%碳酸氢钠溶液和生理氯化钠溶液冲洗。口服中毒患者用 2.5%碳酸氢钠溶液彻底洗胃。由于有机磷杀虫剂可在下消化道吸收，因此口服患者应用至少要维持 48～72h，以防引起延迟吸收后加重中毒，甚至致死。昏迷患者要保持呼吸道通畅，呼吸抑制应立即进行人工呼吸。❻治疗轻度急性有机磷中毒时，可单独使用阿托品或本药。当治疗中度、重度急性有机磷中毒时，本药必须与阿托品合用，但应适当减少阿托品剂量。一般可肌注或静注阿托品，一般中毒时阿托品的首次剂量为 2～4mg，每 10min 1 次；严重中毒时剂量为 4～6mg，每 5～10min 1 次，直到出现阿托品化。维持阿托品化 48h 后，可逐渐减少阿托品剂量或延长注射阿托品的时间。【药物相互作用】❶可间接减少乙酰胆碱的积聚，而阿托品可直接拮抗积聚乙酰胆碱，当两者合用时，可增强阿托品的生物效应，故合用时应减少阿托品剂量。❷维生素 B_1 能延长本药 $t_{1/2}$。【用药过量】抑制胆碱酯酶、呼吸抑制和引起癫痫发作。处理：停药并给予对症支持治疗。

碘解磷定 Pralidoxime Iodide【常用名】派姆、解磷定、PAM。**【常用剂型与规格】**注射剂：0.5g/20mL，0.4g/10mL。**【作用与用途】**本品为胆碱酯酶复活剂，对有机磷农药抑制的胆碱酯酶有复活作用。用于解救多种有机磷酸酯类杀虫剂的中毒。对高毒的对硫磷、内吸磷、特普等有良好疗效；但对马拉硫磷、敌百虫、敌敌畏、乐果、甲氟磷、丙胺氟磷和八甲磷等的解毒效果较差；对氨基甲酸酯杀虫剂及二嗪农、甲氰磷、丙胺氯磷和八甲磷等所抑制的胆碱酯酶无复活作用。**【药动学】**静注后迅速分布全身，主要分布于肝、肾、脾和心，其次是肺、骨骼肌和血液中。不与血浆蛋白结合，在肝脏迅速代谢，4h 内由肾脏排泄 83%，药物在体内无蓄积作用。**【用法用量】**静脉给药：成人常规剂量，本药用葡萄糖注射液或生理盐水 20～40mL 稀释后，于 10～15min 内缓慢注射。❶轻度中毒：首剂 0.4g，必要时 2～4h 重复 1 次。❷中度中毒：首次剂量 0.8～1.2g，以后每 2～3h 给药 0.4～0.8g，共 2～3 次，或以静滴给药维持，每小时 0.4g，共 4～6 次。❸重度中毒：首剂 1～1.2g，30min 后视病情可再给 0.8～1.2g，以后改为 0.4g/次，共 4～6 次。**【不良反应】**参见"氯解磷定"相关内容，偶可引起口苦、咽痛、腮腺肿大，这可能与所含碘离子有关。**【禁忌证】**对本品过敏者禁用。**【用药须知】**❶对碘过敏患者禁用，应改用氯解磷定。❷在碱性溶液中易水解为氰化物，故禁与碱性药物配伍。❸粉针剂较难溶解，可加温（40℃～50℃）或振摇以促溶。余参见"氯解磷定"相关内容。**【药物相互作用】**参见"氯解磷定"相关内容。**【用药过量】**参见"氯解磷定"相关内容。

阿托品 Atropine【常用名】颠茄碱。**【常用剂型与规格】**片剂：0.3mg/片；注射剂：0.5mg/mL，1mg/mL，5mg/mL，1mg/2mL。**【作用与用途】**本品为阻断 M 胆碱受体的抗胆碱药，能解除平滑肌痉挛，改善微循环，抑制腺体分泌，抑制迷走神经，使心跳加快，改善窦房及房室传导等，散大瞳孔。❶用于解救有机磷农药中毒。❷治疗氨基甲酸酯类农药、拟除虫菊酯杀虫剂、毒蕈、毛果芸香碱、毒扁豆碱、新斯的明、军用神经毒剂等中毒。❸用于锑剂中毒、洋地黄或吗啡引起的心律失常，麻醉前用药以及硫喷妥钠等麻醉药中毒所致喉痉挛、心率减慢或心搏停止。【药动学】口服单次剂量，1h后达血药峰浓度；肌注后15～20min血药浓度达峰值。吸收后广泛分布于全身组织，血浆蛋白结合率为50%。可透过血-脑积液屏障，在0.5～1h内中枢神经系统达到较高浓度。对眼的作用持续72h，其他器官的作用维持时间约4h。主要通过肝细胞酶水解代谢，有13%～50%在12h内以原形随尿排出。消除$t_{1/2}$为2～4h。【用法用量】个体差异很大，剂量需视年龄、病情等具体情况而定。成人常规剂量：❶有机磷中毒，静注或肌注，1～2mg/次（严重有机磷中毒时可加大5～10倍），每10～20min重复1次，至发绀消失，继续用药至病情稳定后维持量，有时需连用2～3d。❷锑剂引起的阿-斯综合征，静注或肌注，1～2mg/次，15～30min后再注射1mg，如患者未再发作，按需每3～4h皮下注射或肌注1mg。❸乌头中毒及钙通道阻滞药过量中毒，肌注，0.5～1mg/次，每1～4h给药1次，至中毒症状缓解。【不良反应】常见口干、视物模糊、便秘、皮肤潮红、排尿困难、胃肠动力低下、胃-食管反流、心动过速等，少见眼压升高、过敏性皮疹、疱疹。不良反应与剂量相关。【禁忌证】对本品或其他抗胆碱药过敏者、青光眼患者、前列腺增生患者、高热患者、急性五氯酚钠中毒者、重症肌无力患者禁用。【用药须知】❶一旦确诊有机磷农药中毒，应立即给予治疗，使用越早效果越好。❷用量要适当：对于中毒严重者，可短时间内连续应用，以达到"阿托品化"。❸治疗有机磷中毒时初量宜大，2～10mg静脉小壶给予，每隔10～20min用药1次，当达"阿托品化"后，即减量维持，不可突然停药，以免症状反跳。❹在治疗过程中应注意分析区别有机磷农药中毒或过量出现的心率变化等症状。❺停用不能过急。【药物相互作用】❶与碱化尿液药物包括含镁或钙的制酸药、碳酸酐酶抑制药、碳酸氢钠、枸橼酸盐等合用时，本药排泄延迟，作用时间和（或）毒性增加。❷与金刚烷胺、吩噻嗪类药、其他抗胆碱药、扑米酮、普鲁卡因胺、三环类抗抑郁药伍用，本品的毒副反应可加剧。❸与甲氧氯普胺、异烟肼、奎尼丁、地高辛、维生素B_2、含镁离子制剂等存在相互作用。【用药过量】可出现动作不协调、神志不清、抽搐、幻听幻视、谵妄、狂躁、呼吸困难、心跳异常加快、易激动、神经质、坐立不安、定向力丧失、昏迷、体温升高、肺水肿、脑水肿等。处理：除洗胃等措施外，可给予尼可刹米或注射新斯的明、毒扁豆碱等。新斯的明可皮下注射 0.5～1mg，每 15min1 次，直至瞳孔缩小，症状缓解为止。

双复磷 Obidoxime Chloride【常用名】MDO4。**【常用剂型与规格】**注射剂：0.25g/2mL。**【作用与用途】**本品为胆碱酯酶复活剂，对有机磷农药抑制的胆碱酯酶有复活作用。用于解救有机磷中毒。**【药动学】**本品能通过血-脑屏障，对中枢神经系统症状消除作用较强。**【用法用量】**静脉给药或肌注：初始为 250～500mg（4～8mg/kg），慢速静注，然后 24h 静脉输注 750mg，持续有机磷酸盐浓度低于临界水平。替代方法，可间隔 2～4h 重复给药 4～8mg/kg。**【不良反应】**注射过快可有全身发热、口干、颜面潮红，少数有头胀、心律失常、口舌发麻及癔症发作，偶可引起中毒性黄疸。**【禁忌证】**心、肝、肾功能不全者及患有精神病史者禁用。**【用药须知】**中、重度中毒时，必须与硫酸阿托品合用。余参见"氯解磷定"相关内容。**【药物相互作用】**参见"氯解磷定"相关内容。**【用药过量】**除可引起神经肌肉传导阻滞和抑制胆碱酯酶外，还可引起室性早搏、传导阻滞、甚至心室纤颤等严重心律失常。处理：停药对症支持治疗。

第三节　亚硝酸盐中毒解毒药

亚甲蓝 Methylthioninium Chloride【常用名】次甲蓝、美蓝。**【常用剂型与规格】**注射剂：20mg/2mL，50mg/5mL，100mg/10mL。**【作用与用途】**本品高浓度时直接使血红蛋白氧化为高铁血红蛋白。低浓度时在还原型辅酶 I 脱氢酶（NADPH）的作用下，还原成为还原型亚甲蓝，能将高铁还原型蛋白还原为血红蛋白。❶大剂量用于治疗氰化物中毒。❷小剂量用于治疗如硝基苯、苯胺、亚硝酸等中毒引起的高铁血红蛋白血症。**【药动学】**静注后作用迅速。在组织内迅速还原为白色亚甲蓝。6 日内 74% 由尿排出，其中 22% 为原形。少量经胆汁，由粪便排出。**【用法用量】**静注。❶治疗氰化物中毒：5～10mg/（kg·次），最大剂量为 20mg/kg，加入 25%～50% 葡萄糖注射液 20～40mL，缓慢注射。随后静注硫代硫酸钠，两者交替使用。❷高铁血红蛋白血症：1% 亚甲蓝 1～2mg/（kg·次），加入 50% 葡萄糖注射液 20～40mL，于 10～15min 内缓慢注射，如 1～2h 未好转或有反复，可于 2h 后重复 1 次全量或半量，或延长给药时间，用至发绀基本消退，病情平稳。**【不良反应】**静注过快，可引起头晕、恶心、呕吐、胸闷、腹痛。当应用防止尿路结石形成时，可发生排尿困难、尿道口刺激、腹泻和胃部不适。此外，还可引起正铁血红蛋白血症和溶血。【禁忌证】肺水肿患者、G6PD缺乏症患者、氯酸盐中毒引起的高铁血红蛋白血症患者禁用。【用药须知】❶用药后会使唾液、尿、粪便及皮肤带有蓝色，可能会妨碍发绀的诊断。❷不宜与氢氧化钠、重铬酸盐、碘化物、氯化汞、还原剂等配伍。❸治疗高铁血红蛋白血症时，要注意剂量切忌过大，否则会生成高铁血红蛋白而使症状加重。若与大剂量维生素C和葡萄糖合用时效果更好。❹不能皮下注射或肌注，以免引起组织坏死；也不能鞘内注射，以免致瘫痪。❺对化学品或药物引起的高铁血红蛋白血症，若30～60min内皮肤黏膜发绀未消退，可重复用药。❻治疗氰化物中毒时，在静注后，需再给予硫代硫酸钠静注，与游离的氰离子及已与高铁血红蛋白结合的氰离子结合成硫氰酸盐而从尿中排出。【药物相互作用】尚不明确。【用药过量】头晕、恶心、呕吐、胸闷、腹痛、胸闷等症状加剧，还可出现头痛、心前区痛、血压下降、T波低平或倒置、大汗淋漓及意识障碍等。处理：给予对症治疗并严密监护。

第四节　阿片类中毒解毒药

纳洛酮 Naloxone【常用名】丙烯吗啡酮、烯丙羟吗啡酮。【常用剂型与规格】注射剂：$400\mu g/mL$，$20\mu g/2mL$，$40\mu g/2mL$；粉针剂：$0.4mg/$瓶，$0.8mg/$瓶，$1.0mg/$瓶，$1.2mg/$瓶，$2.0mg/$瓶，$4.0mg/$瓶。【作用与用途】本品为阿片受体拮抗药，可与吗啡竞争同一受体，它对阿片受体的亲和力比吗啡大，能阻止吗啡样物质与阿片受体结合，消除吗啡的中毒症状。用于麻醉性镇痛药及酒精急性中毒的治疗。【药动学】含服吸收速度较快，口服经肝脏迅速代谢失效，多需注射给药。含服后10min即可产生作用，静注后通常2min内起效，肌注或皮下注射15min后即可起效，作用时间可达1～4h，肌注作用时间长于静注。蛋白结合率为46%，能快速透过血-脑屏障，脑内浓度达血浆中浓度的4.6倍。肝脏代谢，通过尿排泄。肠外给药后，血浆 $t_{1/2}$ 约为1h。【用法用量】静注。常规用法：$400\sim800\mu g/$次，加生理盐水或葡萄糖注射液稀释后静注，必要时可重复给药甚至连续静脉给药。❶治疗阿片类中毒：$400\mu g/$次或 $10\mu g/(kg\cdot$次$)$，需要时2～3min可重复1次。❷重度酒精中毒：$800\sim1200\mu g$，1h后重复给药 400～800μg。【不良反应】❶术后使用本药和减药时，可见呕吐、恶心、惊厥、感觉异常、癫痫大发作、激动、幻觉、呼吸抑制、低氧血症、潮红或发红、非特异性注射点反应、出汗、颤抖；偶见低血压、高血压、室性心动过速、心室颤动、心脏停搏、心力衰竭、呼吸困难、肺水肿。❷突然逆转阿片类抑制，可能引起恶心、呕吐、出汗、颤抖、癫痫发作、心悸、血压升高、室性心动过速、心室颤动、肺水肿及心脏停搏，甚至可能导致死亡。❸对阿片类药物产生躯体依赖的患者突然逆转其阿片作用可能引起急性戒断综合征。【禁忌证】对本品过敏者，对吗啡、二乙酰吗啡等依赖或正在使用阿片类镇痛药者，成瘾母亲的新生儿禁用。【用药须知】❶注射剂不应与含有硫酸氢钠、亚硫酸氢钠、长链高分子阴离子的制剂或任何碱性制剂混合。❷正接受其他有严重心血管不良反应（如低血压、室性心动过速或心室颤动、肺水肿）的药物治疗者应慎用。❸用于酒精中毒时，限于步态稳定、话多不连贯、欣快、共济失调、感知迟钝、困倦、嗜睡，但不伴有昏迷及生命体征改变的急性酒精中毒的酩酊状态。❹对阿片类药物依赖者，使用本药可迅速激发严重的戒断症状，故应注意患者的用药史。【药物相互作用】❶可减弱可乐定的降血压和降低心率的作用，从而引起血压升高。❷可拮抗卡托普利的降压效应。【用药过量】易出现溶血性贫血。处理：给予对症治疗并严密监护。

第五节　鼠药中毒解毒药

乙酰胺 Acetamide【常用名】解氟灵。【常用剂型与规格】注射剂：2.5g/5mL。【作用与用途】本品化学结构和氟乙酰胺等毒物的结构相似，乙酰胺的乙酰基与有机氟类产生的氟乙酸竞争，夺取酰胺酶，致使有机氟类不能脱氨变成氟乙酸，从而消除氟乙酸对机体三羧酸循环的毒性作用，达到解毒的效果。用于有机氟杀虫药和杀鼠药氟乙酰胺等中毒。【药动学】尚不明确。【用法用量】肌注：2.5～5g/次，2～4次/d，或按0.1～0.3g/(kg·d)，分2～4次注射，一般连续注射5～7d；危重患者可给予5～10g。【不良反应】毒性小，肌注局部可有疼痛。一次量（2.5～5g）注射时可加入盐酸普鲁卡因20～40mg混合使用，以减轻疼痛。【禁忌证】尚不明确。【用药须知】早期足量用药可延长中毒潜伏期，减轻发病症状或防止发病。所有氟乙酰胺中毒者，包括怀疑为氟乙酰胺中毒者，不管发病与否，都须早期足量用药。【药物相互作用】与解痉药、L-半胱氨酸合用可提高疗效。【用药过量】可出现血尿。处理：减量或停药，视中毒病情，可用糖皮质激素以减轻血尿，并严密监护给予对症治疗。

第六节　重金属、类金属中毒解毒药

二巯丙醇 Dimercaprol【常用名】二巯基丙醇、二巯甘油、BAL。【常用剂型与规格】注射剂：0.1g/mL，0.2g/2mL，0.3g/3mL。【作用与用途】本品为重金属螯合剂。❶用于治疗砷、金和无机汞急性中毒。❷治疗锑、铋、铊中毒。❸与依地酸钙钠合用治疗铅中毒（可用于治疗急性铅中毒脑病）。【药动学】口服不吸收。肌注后30～60min血药浓度达高峰，维持2h，体内快速代谢，代谢物及二巯丙醇-金属螯合物通过尿和胆汁排泄。4h后几乎完全代谢降解和排泄。【用法用量】肌注：按体重2～3mg/kg，1次/4h，用1～2d。第3d改为1次/6h，第4d后减少到1次/12h。疗程一般为10d。【不良反应】最常见的不良反应为高血压和心动过速。其他不良反应包括有恶心、呕吐、头痛、唇和口腔灼热感、咽和胸部紧迫感、流泪、流涕、流涎、多汗、腹痛、肢端麻木和异常感觉、肌肉和关节酸痛。【禁忌证】以下情况禁用：❶严重肝功能障碍者，但砷中毒引起的黄疸除外。❷铁、硒、镉中毒，因与这些物质形成的化合物毒性更大。❸慢性甲基汞中毒和其他有机汞化合物中毒者。❹严重高血压患者。❺心力衰竭患者。❻肾衰竭患者。❼G6PD缺乏症患者（除非危及生命）。❽对花生或花生制品过敏者。【用药须知】❶为防止或减轻不良反应，可在给药前0.5h口服苯海拉明25～50mg。❷为油剂，肌注局部可引起疼痛，并可引起无菌坏死，肌注部位要交替进行，并注意局部清洁。❸用于治疗慢性汞中毒效果较差。❹与金属结合的复合物，在酸性条件下容易离解，故应碱化尿液，保护肾脏。❺两次给药间隔时间不得少于4h。❻为竞争性解毒药，须及早（最好在接触金属后1～2h内给药，4h内有用，超过6h再给，作用减弱）并足量（应在血浆中保持本药与金属2：1的优势）使用。【药物相互作用】接受本药的患者不能给予含铁制剂，在使用最后一剂后24h或更长时间再恢复使用，因为可形成有毒的二巯丙醇-金属螯合物。【用药过量】损害毛细血管，严重时发生血压下降。处理：对症处理。

二巯丙磺钠 Sodium Dimercaptosulphonate【常用名】二巯基

丙磺酸钠、解砷灵、Na-DMPS。【常用剂型与规格】注射剂：0.125g/2mL。【作用与用途】本品为重金属螯合剂，作用机制同二巯丙醇。用于汞、砷中毒的特效解毒剂，对铜、锑、铬、铋、酒石酸锑钾中毒也有效，作用较二巯丙醇强，毒性小。【药动学】肌注后约30min血药浓度达高峰，但很快降低，血中药物经24h后即完全消失，无蓄积作用。【用法用量】❶静注：急性金属中毒，5mg/(kg·次)，每4～5h1次，第2d，2～3次，以后1～2次/d，7d为1个疗程。慢性中毒，2.5～5mg/(kg·次)，1次/d，用药3d停4d为1个疗程，一般用3～4个疗程。❷肌注：毒鼠强中毒，首剂0.125～0.25g，必要时0.5～1h后，再追加每次0.125～0.5g，至基本控制抽搐。【不良反应】可见乏力、头晕、头昏、恶心、心动过速、颜面苍白、皮疹、寒战、发热等；偶见有过敏反应如皮疹、寒战、发热，甚至过敏性休克、剥脱性皮炎等，一旦发生应立即停药，并对症治疗。轻症者可用抗组胺药，反应严重者应用肾上腺素或肾上腺皮质激素。【禁忌证】参见"二巯丙醇"相关内容。【用药须知】❶高敏体质者或对巯基化合物有过敏史的患者，应慎用或禁用，必要时脱敏治疗后密切观察下小剂量使用。❷出现过敏反应即应停药。【药物相互作用】尚未明确。

二巯丁二钠 Sodium Dimercaptosuccinate【常用名】二巯琥钠、二巯琥珀酸钠、DMS。【常用剂型与规格】粉针剂：0.5g/瓶、1g/瓶。【作用与用途】本品为重金属螯合剂，作用机制同"二巯丙醇"。用于治疗锑、汞、砷、铅、铜等金属中毒及肝豆状核变性。【药动学】静脉给药血中 $t_{1/2}$ 仅 4min，主要经肾排泄。给药后30min，尿中可排出40%的药物及金属络合物，4h约排出80%。应用本药治疗的铅中毒患者最初8h尿中含铅量占24h尿铅总量的91.2%。重复注射无蓄积作用。【用法用量】静注：临用时用氯化钠注射液或5%葡萄糖注射液配制成10%溶液，缓慢注射（10～15min注射完毕）。❶急性金属中毒（含锑剂引起的心律失常）：首剂2g，配成5%～10%的溶液，于10～15min缓慢注射。以后1g/次，1次/h，视病情用药4～5次，第2d减量。❷亚急性金属中毒：1g/次，2～3次/d，共用3～5d。❸慢性金属中毒：1g/次，1次/d，共5～7d，停药5～7d；或1g/d，连续3d，停药4d为1个疗程，按病情可用2～4个疗程。❹肝豆状核变性：1～2g/次，1次/d，5d为1个疗程，需间歇重复用药。【不良反应】可见口有大蒜味、乏力、口臭、头痛、头晕、心悸、恶心、四肢酸痛等，但可于数小时内自行消失。可致肾功能受损，出现蛋白尿、管型尿等。少见 ALT、AST 增高，停药 2 周左右，自行恢复正常。个别患者有皮疹。【禁忌证】严重肝功能障碍者、对本品过敏者禁用。【用药须知】❶水溶液不稳定，久置可降低药效并产生毒性，故水溶液必须新鲜配制，新配制的水溶液为无色或微红色，如呈土红色或混浊时不能使用。❷为防止不良反应，静注速度不能过快。❸静注时配成 5%～10% 的溶液，于 10～15min 内缓慢注入，不宜静滴。❹应用本药治疗重金属中毒过程中，尿中锌和铜的排泄量稍有增高，但无临床意义，无须补充。

二巯丁二酸 Succimer【常用名】琥巯酸、DMSA。【常用剂型与规格】胶囊：0.1g/粒，0.25g/粒。【作用与用途】本品为重金属螯合剂，作用机制同"二巯丙醇"。用于解救铅、汞、砷、镍、铜等金属中毒。对铅中毒疗效较好。可用于治疗肝豆状核变性。【药动学】口服易吸收，达峰时间 30min，在血中约 95% 与血浆蛋白结合，分布容积较小，$t_{1/2}$ 48h。主要分布在肾脏，依次为肺、肝、心、肠和脾等。铅中毒儿童服用后有肝-肠循环，迅速以原形和代谢物经肾排出，少量通过胆汁和肺排泄。经肾消除速度与血铅浓度成正相关，无蓄积性。【用法用量】口服：0.5g/次，3 次/d，连用 3d 为 1 个疗程，停药 4d 再用；或 0.5g/次，2 次/d，隔日服药，共 10d，停药 5d 再用。一般 2～3 个疗程即可。儿童剂量：起始剂量为 10mg/kg 或 350mg/m^2，1 次/8h，连用 5d，然后改为 1 次/8h，连用 2 周，共 19d 为 1 个疗程，若有必要，可重复 1 个疗程，通常间隔时间不少于 2 周。【不良反应】常见不良反应有恶心、呕吐、腹泻、食欲丧失、稀便等胃肠道反应。偶见皮疹、AST 一过性升高、中性粒细胞减少。【禁忌证】严重肝功能障碍和妊娠妇女禁用。【用药须知】❶治疗时应监测血铅浓度。治疗结束后至少每周测定 1 次血铅水平。❷疗程之间至少间隔 2 周，若使用过二巯丙醇或依地酸钙二钠者，要间隔 4 周方可继续治疗。❸有肝病史者，治疗前要监测血清 AST，治疗期间至少每周测 1 次。❹监测尿铅的排出。❺补充水分，防止因铅的尿排泄增加而产生肾刺激，肾功能损害者应加以注意。

喷替酸钙钠 Calcium Trisodium Pentate【常用名】促排灵、喷替酸钙三钠、Ca-DTPA。【常用剂型与规格】注射剂：0.25g/支，0.5g/支，1g/支。【作用与用途】本品为防治放射病药，作为重金属螯合剂，可与金属离子形成稳定的螯合物，从而提高放射性污染物的清除率。用于治疗重金属中毒，也可用于放射性金属中毒，如钚、镅及镧中毒，对体内铀和镎污染无效。【药动学】口服吸收差，吸入给药，约 20％经肺吸收。主要分布于细胞外液。药物代谢极微，99％以上经肾排泄。【用法用量】❶治疗重金属中毒：1g/d，静脉推注，疗程 3～5d，若有必要，间隔 3d 进一步治疗。❷治疗钚及类似放射性活性金属中毒：推荐首剂 1g，静脉给药 1 次，缓慢推注 3～4min，或以 5％葡萄糖注射液、乳酸林格注射液或生理盐水 100～250mL 稀释后滴注。维持给药宜改用喷替酸锌钠（Zn-DTPA），仅在无 Zn-DTPA 时，才静脉给予本药，1g/次，1 次/d。维持给药的持续时间取决于体内污染程度及患者对治疗的反应。❸吸入中毒者：可采用喷雾法给药，对因 24h 内吸入而造成体内污染的患者，可将本药用灭菌水（或生理盐水）稀释后（1∶1）吸入，吸入后不应服用祛痰药。【不良反应】有头痛、恶心和腹泻及注射部位反应。可见过敏反应、发热，吸入后有支气管痉挛发生的报道。【禁忌证】严重肝功能障碍和妊娠妇女禁用。【用药须知】❶应在已知或疑似污染后尽快使用本药治疗，在体内污染后的 24h 内最有效。❷未知体内污染途径或可能存在多种体内污染途径时，推荐采用静脉给药。❸如怀疑体内污染为除钚、镅或镉以外的物质，或未知是何种放射性污染物时，可能还需其他治疗（如普鲁士蓝、碘化钾）。❹可螯合微量金属元素，长期治疗时可能需要微量元素补充剂。在治疗过程中应监测血清电解质。❺用药期间应大量饮水并经常排尿，以促进尿液中被螯合的放射性污染物的稀释，减少对膀胱的直接放射暴露量。❻如出现腹泻应停药。

青霉胺 Penicillamine【常用名】D-盐酸青霉胺、二甲基半胱氨酸。【常用剂型与规格】片剂：0.1g/片，0.125g/片，0.25g/片；胶囊：0.125g/粒，0.25g/粒。【作用与用途】本品为含巯基的氨基酸，对重金属离子有较强的络合作用。用于肝豆状核变性病，作用比二巯丙醇强，对铅、汞中毒也有解毒作用。【药动学】口服从胃肠道快速吸收，但变异大，血药浓度达峰时间约为 2h。药物吸收后分布至全身各组织，主要入血浆和皮肤，可透过胎盘。大部分在肝脏代谢，吸收后数小时内可由尿排出（24h 可排出 50％），20％可随粪便排出。【用法用量】口服❶肝豆状核变性病：1.0～1.5g/d，长期服用，症状改善后可间歇给药。❷铅、汞中毒：1g/d，分 3～4 次服，5～7d 为 1 个疗程，一般 1～3 个疗程。【不良反应】不良反应与给药剂量相关，发生率较高且较为严重，部分患者在用药 18 个月内因无法耐受而停药。最初的不良反应多为胃肠道反应，长期大剂量服用，皮肤胶原和弹性蛋白受损，导致皮肤脆性增加，有时出现穿孔性组织瘤和皮肤松弛。大多数不良反应可在停药后自行缓解和消失。常见胃肠道反应包括胃部不适、食欲不振、味觉丧失、恶心、呕吐、腹泻等。个别患者出现过敏反应，严重者出现发热、皮疹、白细胞减少、血小板减少、蛋白尿及肾病综合征等。【禁忌证】肾功能不全、孕妇及对青霉素类药过敏的患者，粒细胞缺乏症、再生障碍性贫血患者，红斑狼疮、重症肌无力及严重皮肤病患者禁用。【用药须知】❶使用本药前应做青霉素皮肤试验。出现过敏时用小剂量药物脱敏，或用皮质激素治疗。❷应在餐后1.5h服用。❸如患者使用铁剂，则宜在服铁剂前2h服用本药，以免减弱本药疗效。如停用铁剂，必要时应适当减量。❹应每日连续服用，即使暂时停药数日，再次用药时也可能发生过敏反应。停药后再次服用时，仍应从小剂量开始。❺如出现血液系统及肾功能的损害时必须停药。❻出现轻微蛋白尿、轻微白细胞减少或皮疹等较轻的不良反应时，常常可以采用"滴定式"方法逐步调整本药的用量，当尿蛋白排出量>1g/d，白细胞计数<$3×10^9$/L或血小板计数<$100×10^9$/L时应停药。❼出现味觉异常时（肝豆状核变性患者除外），可用4%硫酸铜溶液5~10滴，加入果汁中口服，2次/d，有助于味觉恢复。❽定期检查血、尿常规及肝功能。【药物相互作用】❶可增加抗疟药、金制剂、免疫抑制药、保泰松等对血液系统和肾脏的毒性。❷吡唑类药物可增加本药血液系统不良反应发生率。❸与铁剂同服，可使本药的吸收减少2/3。❹含有氢氧化铝或氢氧化镁的抗酸药可减少本药的吸收。❺可拮抗维生素B_6的作用，长期服用本药者，维生素B_6需要量增加，可加服维生素B_6 25mg/d。❻与地高辛合用时，可明显降低地高辛的血药浓度。❼进食时服药，可使本药的吸收减少约50%。

去铁胺 Deferoxamine【常用名】除铁灵、去铁铵敏、Desferal。【常用剂型与规格】片剂：0.1g/片，0.5g/片；粉针剂：0.5g/支。【作用与用途】本品为一种络合剂，可与游离或蛋白结合的铁离子和铝离子形成稳定、无毒的水溶性铁胺和铝胺复合物而由尿排出。❶用于急性铁中毒的辅助治疗。❷慢性铁负荷过度，如含铁血色素沉着症、重症珠蛋白生成障碍性贫血、铁幼粒细胞性贫血、自身免疫溶血性贫血、铁负荷过多的皮肤性卟啉病、透析性软骨病等。❸慢性肾衰竭伴有铝负荷过度引起的脑病、骨病和贫血。【药动学】口服吸收很少，皮下注射、肌注或静脉给药吸收迅速。血浆蛋白结合率少于10%，平均分布$t_{1/2}$为0.4h。在血浆和组织中很快被代谢。健康志愿者肌注10mg/kg后，30min达血药峰浓度。6h后尿中排出注射量的22%，铁胺占1%。【用法用量】成人常规剂量。❶急性铁中毒：肌注，首次 0.5～1g，隔 4h 再给 0.5g，以后根据病情每 4～12h 1 次，24h 总量不超过 6g。静滴，0.5g/次，滴注速度不超过 15mg/(kg·h)，用药 4～6h 后可适当减慢滴速，24h 总剂量不超过 80mg/kg。❷慢性铁负荷过度，应根据患者尿铁排泄量确定个体化给药剂量和途径，以维持血清铁蛋白正常浓度。对于连续皮下输注，最方便的是使用小型便携式输注泵，尤其适用于急救患者，且比肌注效果好。皮下注射：平均剂量为 20～60mg/(kg·d)。血清铁蛋白水平低于 2μg/mL 为 25mg/kg，2～3μg/mL 为 35mg/kg，不推荐平均剂量超过 50mg/(kg·d)。可用输液泵缓慢输注 8～12h，也可 24h 缓慢输注，1 周用药 5～7 次。肌注：初始剂量为 0.5～1g，1～2 次/d，维持剂量可根据疗效确定。❸慢性肾衰竭伴铝超负荷接受持续血液透析或血液滤过患者：5mg/(kg·次)，1 周 1 次皮下注射。如血清铝水平在去铁胺试验后升至 0.3μg/mL，则应在透析的最后 60min 慢速静滴。如血清铝高于 0.3μg/mL，应在透析之前 5h 慢速滴注。在进行为期 3 个月治疗和其后为期 4 周洗脱后，应该做一次甲磺酸去铁胺滴注试验。如果间隔 1 个月的两次滴注试验血清铝水平超出基线值少于 0.05μg/mL，则不推荐进行本药治疗。【不良反应】快速静注可引起面部潮红、荨麻疹、低血压、心悸、惊厥、休克；皮下及肌注可引起局部疼痛，长期皮下注射可引起瘙痒、红斑和肿胀；口服可有消化道刺激。其不良反应与剂量大小有关，偶见肝肾功能受损和视听功能障碍。【禁忌证】对本品过敏者、无尿或严重肾功能不全者禁用。【用药须知】❶急性铁中毒者，口服后需继续注射。❷静注速度过快可产生过敏反应。❸含铁血黄素沉着症及血色病治前宜从以往输血量及血清铁蛋白测定，估计体内储存铁量，用药期间需监测尿铁排出量及血清铁蛋白。❹由于吸收迅速，肌注也可能引起虚脱，因此不应超过推荐剂量。❺皮下注射时通常浓度不超过 10%，较高浓度仅在必需时采用。皮下注射时针头不能离真皮层太近。❻铁复合物排出时，可使尿液呈红色。若给药后 2h 尿液不变色，且患者无中毒症状，提示体内铁负荷无过量，无须继续给药。对于急性铁中毒患者无中毒症状，也应至少观察 24～48h。　【药物相互作用】❶当维生素 C 用量超过 500mg/d 时，可增加本药与铁离子的结合和铁胺的排泄，同时也会增加组织的铁毒性，尤其可影响心脏的代偿功能。故两者合用时，应先用本药治疗 1～2 周后才给予维生素 C，并注意检查心脏功能，心力衰竭患者避免使用。维生素 C 总量不超过 200mg/d，并应分次服用。❷与吩噻嗪类衍生物合用可引起暂时性意识障碍、锥体功能障碍和昏迷。【用药过量】偶见心动过速、低血压和胃肠道症状。过量静注可能发生急性短暂性视觉丧失、失语、焦虑、头痛、恶心、心动过缓及急性肾衰竭。处理：无特殊解毒药，应停药并给予对症治疗。

依地酸钙钠 Calcium Disodium Edetate【常用名】解铅乐、依地钙、EDTA Na‐Ca。**【常用剂型与规格】**注射剂：0.2g/2mL，1g/5mL。**【作用与用途】**本品为金属络合剂，能与多种二价及三价重金属离子络合形成可溶性复合物并排出体外。用于：治疗铅中毒，对镉、锰、铬、镍、钴及铜以及放射性元素（如镭、铀、钍）中毒也有一定的疗效。**【药动学】**静脉给药迅速与水结合，90%分布于全身细胞外液中，脑脊液中含量甚微，仅占血浆的5%。进入血液中的药物完全分布在血浆中，不能进入红细胞内。在体内几乎不被代谢，迅速由尿排出，$t_{1/2}$为20～60min。第1h内尿中排出50%，4h内排出70%，24h内排出95%，但受酸碱代谢的影响。肌注$t_{1/2}$为90min，用药2.5h后排出50%，口服吸收不良，约有90%由粪便排出。**【用法用量】**❶静滴：1g加入5%葡萄糖注射液250～500mL，持续4～8h，1次/d，连用3d后停药4d为1个疗程，一般可连续3～5个疗程。❷肌注：用0.5g加1%盐酸普鲁卡因注射液2mL，稀释后作深部肌注，1次/d，疗程同前。**【不良反应】**❶有头昏、前额痛、食欲不振、恶心、畏寒、发热，组胺样反应有鼻黏膜充血、喷嚏、流涕和流泪等，一般及时停药后可恢复。❷少数有尿频、尿急、蛋白尿、低血压和心电图T波倒置。❸过大剂量可引起肾小管上皮细胞损害，导致急性肾衰竭。肾脏病变主要在近曲小管，亦可累及远曲小管和肾小球，一般及时停药后可恢复。❹注射给药时浓度过高可引起栓塞性静脉炎。**【禁忌证】**对本药过敏者，活动性肾脏疾病患者，重度肾功能不全者，肝炎患者禁用。**【用药须知】**❶对有机铅中毒的疗效不明显。❷正在接触铅的患者不宜口服本药，因口服后反而会增加铅在胃肠道的吸收。❸严重铅中毒患者不宜应用较大剂量，否则因大量的金属‐依地酸复合物存在于血浆中，不能及时从尿中排出，反而增加铅对人体的毒性。❹若尿中出现管型、蛋白、红细胞、白细胞，甚至少尿或肾衰竭等不良反应时，应立即停药。❺剂量不宜超过1.5g/d，每个疗程连续用药不超过5d，需要应用第2个疗程前应停药4～7d。为避免引起栓塞性静脉炎，注射液浓度不应超过0.5%。**【药物相互作用】**❶能络合锌，可干扰精蛋白锌胰岛素的作用时间。❷可防止其他物质与维生素B_1的络合作用，可作为维生素B_1溶液的稳定剂。

半胱氨酸 Cysteine【常用名】L‐半胱氨酸。**【常用剂型与规格】**

注射剂：0.1g/支。【作用与用途】本品为含有巯基的氨基酸，具有还原作用。用于缓解修复放射线对人体的损伤作用，并在人体内具有广泛的解毒作用，是丙烯腈及芳香族酸中毒的治疗用药。【药动学】注射后起效迅速。【用法用量】肌注：100～200mg/d，症状改善后可酌情减量，并根据病情决定疗程长短。【不良反应】注射过快可出现呼吸抑制，还可引起恶心、呕吐、嗜睡、面部不适、潮红、白细胞减少等。【禁忌证】支气管哮喘患者禁用。【用药须知】注射速度宜慢，且患者宜取卧位。【药物相互作用】与异丙肾上腺素合用或交替使用可提高药效，减少不良反应。

贝美格 Bemegride【常用名】美解眠。【常用剂型与规格】注射剂：50mg/10mL，50mg/20mL。【作用与用途】本品为中枢兴奋药，主要兴奋脑干，对呼吸中枢的兴奋强而迅速，但维持时间较短。用于治疗巴比妥类、格鲁米特、水合氯醛等药物的中毒，也用于加速硫喷妥钠麻醉后的苏醒，以及其他静脉全麻药的催醒药。【药动学】作用迅速，静脉给药后作用维持 10～20min。【用法用量】❶静注：50mg/次，每3～5min注射1次，至病情改善或出现中毒症状。❷静滴：50mg/次，临用前用5%葡萄糖注射液250～500mL稀释后静滴。【不良反应】❶可引起恶心、呕吐。❷还可引起卟啉病急性发作。【禁忌证】吗啡中毒者禁用。【用药须知】静注或静滴速度不宜过快，以免产生惊厥。【用药过量】可出现恶心、呕吐、肌腱反射亢进、肌肉抽动，甚至惊厥等，也可以引起精神错乱、幻视等迟发毒性反应。处理：静注戊巴比妥钠注射液，或用水合氯醛灌肠。

氟马西尼 Flumazenil【常用名】氟马尼、安易醒、FM。【常用剂型与规格】注射剂：0.5mg/5mL，1mg/10mL。【作用与用途】本品为苯二氮䓬类药，它能竞争性抑制 BZs 与受体结合以阻断其中枢作用。❶用于逆转 BZs 药物所致的中枢镇静和催眠。❷终止由 BZs 诱导和维持的全身麻醉。❸用于 BZs 类药物中毒的诊断与解毒。❹鉴别诊断 BZs 其他药物或脑损伤所致的不明原因的昏迷。【药动学】本品为亲脂性药物，口服95%以上可被吸收。血浆蛋白结合率约为50%，结合的血浆蛋白2/3为清蛋白，广泛分布于血管外。几乎完全在肝脏代谢，经肾脏排泄，平均消除 $t_{1/2}$ 为 0.85h。【用法用量】静注或静滴。❶BZs 中毒急救：初始剂量为 0.3mg，如在 60s 内未达到要求的清醒程度，可重复注射，直到患者清醒或总剂量达 2mg。如再次出现嗜睡，根据病情以 0.1～0.4mg/h 滴注，直至达到要求的清醒程度。❷终止麻醉：建议首次剂量为 15s 内静注 0.2mg，如静注后 60s

内未达到要求的清醒程度,可再注射 0.1mg,必要时可每隔 60s 重复注射 1 次,直至总剂量达 1mg。通常用量为 0.3～0.6mg。【不良反应】大多数患者对治疗剂量耐受性良好,不良反应通常不需要特殊处理。❶少数患者用药后偶见潮红、恶心、呕吐,但症状轻微短暂。❷快速注射给药偶见焦虑、心悸和恐惧感,一过性血压增高及心率加快。❸癫痫患者可出现抽搐发作。【禁忌证】以下情况禁用:❶对本药及 BZs 药物过敏者。❷正应用 BZs 药物控制癫痫持续状态或颅内压增高者。❸有严重抗抑郁剂中毒者。❹妊娠早期妇女。【用药须知】❶术后,在外周肌肉松弛药的作用消失前,不应注射本药。❷本药静注后作用迅速,但由于清除快,而所有的 BZs 的作用时间都较长,故在抢救 BZs 过量时,镇静效应常再出现,要求重复使用。【药物相互作用】❶可阻断经由 BZs 受体作用的非 BZs 药物如佐匹克隆和三唑并哒嗪的作用。❷本药可能缩短硫喷妥钠麻醉效应的持续时间。❸BZs 受体激动剂的药代动力学不受氟马西尼影响。酒精与氟马西尼无相互作用。【用药过量】可出现 BZs 的戒断症状,表现为焦虑、易激惹、多汗、恶心、食欲不振、失眠、惊恐发作、头痛、腹泻、心悸、肌痛等。处理:停药,同时注意呼吸和心血管功能,必要时进行人工呼吸,维持血容量及心脏功能,并采取措施促进药物经尿排泄。

巯乙胺 Mercaptamine【常用名】半胱胺、β-巯基乙胺、巯基乙胺。【常用剂型与规格】注射剂:0.2g/2mL;片剂:0.2g/片,0.3g/片。【作用与用途】当应用后再接受放射线照射,即可产生大量的游离羟基(-OH)而起抗氧化作用。❶预防和治疗因 X 线或其他放射能引起的放射病综合征(表现为恶心、呕吐、全身乏力、嗅觉及味觉障碍等)。❷解除急性四乙基铅中毒的症状,尤其是神经系统症状。【药动学】口服在胃肠道迅速吸收,0.5～1h 达血药峰浓度,而经直肠给药的达峰时间为 40min。总蛋白结合率为 10%～18%。仅少量经肾脏排泄。母体化合物的消除 $t_{1/2}$ 约为 1h。不能经腹膜透析清除。【用法用量】❶治疗急性金属中毒(如四乙基铅中毒):静注,10% 溶液 0.2g/次,1～2 次/d,症状改善后可逐渐减量;亦可加入 5%～10% 葡萄糖注射液中静滴。❷治疗慢性金属中毒(如四乙基铅中毒):肌注,10% 溶液 0.2g/次,1 次/d,10～20d 为 1 个疗程。❸预防放射病:首次照射 10～30min 后,静注 10% 溶液 0.1～0.2g,必要时每隔 5～7d 进行重复注射,在一个放射疗程中共注射 4～7 次。或于照射前 30～60min 口服 0.2～0.3g。❹治疗放射病:口服,0.2～0.3g/

次，3次/d，5～7d为1个疗程，必要时重复，但应用2～3d无效者应停用。【不良反应】可见恶心、呕吐、食欲减退、腹绞痛、嗜睡、颜面潮红、过敏、假性脑膜炎、白细胞减少、室性心动过速等不良反应。【禁忌证】严重肝、肾功能不全者禁用。【用药须知】❶必要时，可重复使用。治疗放射病时，如治疗2～3d未见效，则不宜继续用药。❷注射给药速度宜缓慢，应取卧位。❸本药可与金属发生化学反应，产生沉淀，故注射时忌与金属接触。【药物相互作用】乳类食品可能会降低本药的吸收率。【用药过量】引起呼吸抑制。处理：给氧及注射咖啡因、野靛碱等进行对症治疗。

烯丙吗啡 Nalorphine【常用名】纳络芬。**【常用剂型与规格】**注射剂：5mg/mL，10mg/mL。**【作用与用途】**本品属双向类药，有拮抗阿片类药的作用，以拮抗 μ 受体为主，且对 δ 受体有强烈的激动作用，也有一定的镇痛和抑制呼吸作用。❶用于阿片受体激动药急性中毒的解救。适用于吗啡、哌替啶等镇痛药逾量中毒。❷复合全麻结束时拮抗阿片受体激动药的残余作用，以恢复自主呼吸。❸激发戒断症状，用于对吗啡类药是否成瘾的诊断。**【药动学】**口服吸收很差，皮下或静注很快进入脑组织，皮下注射后90min脑内浓度为相同剂量吗啡的3～4倍。一般1min或2～3min内即起效，消除 $t_{1/2}$ 为2～3h，随着用量加大而延长。在肝内代谢，经肾排泄，用量的2%～6%在尿中呈原形排出。可通过胎盘屏障进入胎儿。**【用法用量】**皮下注射或静注。❶阿片受体激动药急性中毒的解救：5～10mg/次，必要时10～15min再注，总量不超过40mg。❷吗啡类药是否成瘾的诊断：皮下注射3mg/次，或静注0.4mg/次，阳性表现为缩小的瞳孔会放大。戒断症状出现提早，并可在尿中检测到吗啡等而得以证实。**【不良反应】**小剂量应用即可有眩晕、嗜睡、无力、出汗、感觉异常、激动、急躁、幻觉等，大剂量可产生发音困难、缩瞳等。**【禁忌证】**尚不明确。**【用药须知】**❶对巴比妥类及麻醉药所致的呼吸抑制无效。❷久用可产生耐受性和依赖性。❸可能加重乙醇或其他中枢抑制药引起的呼吸抑制。

甲硫氨酸维 B₁ Methionine and Vitamin B₁【常用名】保甲维，百扶力。**【常用剂型与规格】**粉针剂：40mg：4mg（甲硫氨酸：维生素 B₁）/瓶，100mg：10mg（甲硫氨酸：维生素 B₁）/瓶。**【作用与用途】**本品为甲硫氨酸及维生素 B₁ 的复方制剂。甲硫氨酸为人体必需8种氨基酸之一，在人体内可促进肝细胞膜磷脂甲基化，减少肝内胆汁淤积，转硫基作用加强。有利于肝细胞恢复正常生理功能，促进黄疸消退和肝功能恢复。通过供给甲基，促进胆碱的合成，促进肝脂肪代谢保肝及解毒。维生素 B_1 在体内与焦磷酸结合成辅羧酶，参与糖代谢。用于酒精、巴比妥类、磺胺类药物中毒时的辅助治疗。【药动学】肌注甲硫氨酸维 B_1 0.5mg/kg 后生物利用度为 93%，静注 0.5mg/kg 后表观分布容积为 0.22L/kg，血浆蛋白结合率低于 5%，消除 $t_{1/2}$ 为 80min，慢性肝脏疾病患者静注 400mg 后，药物的消除 $t_{1/2}$ 为 121min。【用法用量】临用前加灭菌注射用水溶解至 20mg/mL（以甲硫氨酸计）。❶肌注：40～100mg/次（以甲硫氨酸计），1～2 次/d。❷静注：100～200mg/次（以甲硫氨酸计），1 次/d，以 5%葡萄糖注射液或 0.9%氯化钠注射液 250～500mL 稀释后使用。【不良反应】静滴时偶有恶心、头痛。【禁忌证】肝性脑病患者、对维生素 B_1 过敏的患者禁用。【用药须知】对有血氨增高的肝硬化前及肝硬化患者应注意监测血氨水平。【药物相互作用】不可与碱性液体或含钙离子的液体混合。

纳美芬 Nalmefene【常用名】乐萌、舒纳。**【常用剂型与规格】**注射剂：0.1mg/mL。**【作用与用途】**本品可预防或逆转阿片效应，包括呼吸抑制、镇静及低血压。❶用于已知或疑似阿片类药物过量或中毒的急救促醒、急性颅脑与脊髓损伤、脑缺血、脑梗死等神经功能损害性疾病。❷用于昏迷、休克及手术后的麻醉催醒、酒精中毒、戒毒后的防复吸治疗等。【药动学】肌注或皮下注射与静注是生物等效的。肌注达峰时间为（2.3±1.1）h，皮下注射达峰时间为（1.5±1.2）h，紧急情况下静注 1mg 剂量在 5～15min 内就可达到治疗浓度。体内分布迅速，用药后 5min 内可阻断 80%的大脑阿片类受体。在浓度为 0.1～2μg/mL 时，其血浆蛋白结合率为 45%。主要通过肝脏代谢，与葡萄糖醛酸化合物结合形成无活性的代谢物随尿液排出，$t_{1/2}$ 为（10.8±5.2）h。【用法用量】静注、肌注或皮下注射。❶纠正术后阿片抑制：使用低浓度（100μg/mL）的制剂。初始剂量为 0.25μg/kg，以 2～5min 的间隔按 0.25μg/kg 逐渐增加剂量，至达到满意的效果即停药，累积总剂量不宜超过 1μg/kg。❷治疗阿片药物过量：使用高浓度（1mg/mL）制剂。对非阿片依赖者，初始剂量为 0.5mg/70kg，如需要，2～5min 后可再次给予 1mg/70kg，总剂量 1.5mg/70kg。对疑有阿片依赖者：先给予 0.1mg/70kg。并观察 2min，如无戒断症状发生，则可按上述剂量用药。**【不良反应】**恶心、寒战、肌痛、烦躁不安、腹部痉挛和关节痛，常为一过性的且发生率低。**【禁忌证】**对本品过敏者禁用。**【用药须知】**❶使用过程中可能出现呼吸抑制的复发，因此使用本品治疗的患者应持续观察。❷心血管高危患者或使用了可能有心脏毒性药物的患者应慎用该类药物。【药物相互作用】❶苯二氮䓬类、吸入性麻醉剂、肌肉松弛剂和肌肉松弛拮抗剂使用后会引起感觉缺失。❷与氟马西尼类药物联用可能引起癫痫发作。【用药过量】阿片类药物突发的戒断反应。处理：给氧及注射咖啡因、野罂碱等进行对症治疗。

戊乙奎醚 Penehyclidine【常用名】长托宁。**【常用剂型与规格】**注射剂：1mg/mL。**【作用与用途】**本品为新型选择性抗胆碱药。用于有机磷毒物（农药）中毒急救治疗和中毒后期或胆碱酯酶（ChE）老化后维持阿托品化。**【药动学】**肌注 1mg 后，2min 可在血中检测到，约 0.56h 血药浓度达峰值，峰浓度约为 13.20μg/L，消除 $t_{1/2}$ 约为 10.35h。主要由尿和胆汁排泄，24h 总排泄量约为给药量的94.17%。**【用法用量】**肌注。根据中毒程度选用首次用量。❶轻度中毒：1～2mg，必要时合用氯解磷定 500～750mg。❷中度中毒：2～4mg，同时合用氯解磷定 750～1500mg。❸重度中毒：4～6mg，同时伍用氯解磷定 1500～2500mg。首次用药 45min 后，如仅有恶心、呕吐、出汗、流涎等毒蕈碱样症状时只应用盐酸戊乙奎醚 1～2mg；仅有肌颤、肌无力等烟碱样症状或全血 ChE 活力低于 50%时只应用氯解磷定 1000mg，无氯解磷定时可用解磷定代替。如上述症状均有时重复应用盐酸戊乙奎醚和氯解磷定的首次半量 1～2 次。中毒后期或 ChE 老化后可用盐酸戊乙奎醚 1～2mg 维持阿托品化，每次间隔8～12h。**【不良反应】**治疗剂量时常伴有口干面红和皮肤干燥等；如用量过大可出现头晕、尿潴留、谵妄和体温升高等，一般无须特殊处理停药后可自行缓解。**【禁忌证】**青光眼患者禁用。**【用药须知】**❶用于治疗有机磷毒物（农药）中毒时，不能以心跳加快来判断是否"阿托品化"，而应以口干和出汗消失或皮肤干燥等症状判断"阿托品化"。❷因抑制呼吸道腺体分泌，对于严重的呼吸道感染伴痰少、黏稠者慎用。❸消除 $t_{1/2}$ 较长，每次用药间隔时间不宜过短，剂量不宜过大。**【药物相互作用】**与其他抗胆碱药（阿托品、东莨菪碱和山莨菪碱等）合用有协同作用，应酌情减量。**【用药过量】**可出现眩晕、口干、视物模糊、谵妄、尿潴留、体温升高、幻觉、定向障碍和昏迷等。处理：一般无须特殊处理，停药后可自行缓解，必要时，对症治疗或给予镇静药物。

第十九章 生物制品

破伤风抗毒素 Tetanus Antitoxin【常用名】TAT、精破抗、抗破伤风免疫血清。【常用剂型与规格】注射剂：预防用 1500IU/支，治疗用 10000IU/支。【作用与用途】本品含特异性抗体，具有中和破伤风毒素的作用。用于预防和治疗破伤风。已出现破伤风或其可疑症状时，应在进行外科处理及其他疗法的同时，及时使用抗毒素治疗。开放性外伤有感染破伤风的危险时，应及时进行预防。凡已接受过破伤风类毒素免疫注射者，应在受伤后再注射 1 针类毒素加强免疫，不必注射抗毒素；未接受过类毒素免疫或免疫史不清者，须注射抗毒素预防，但也应同时开始类毒素预防注射，以获得持久免疫。【药动学】目前尚无人体药代动力学资料。【用法用量】皮下注射或肌注。皮下注射应在上臂三角肌附着处。肌注应在上臂三角肌中部或臀大肌外上部。同时注射类毒素时，注射部位须分开。只有经过皮下或肌注未发生反应者方可作静注，静注应缓慢，开始不超过 1mL/min，以后不宜超过 4mL/min。一次静注不应超过 40mL，儿童每 1kg 体重不应超过 0.8mL，亦可将抗毒素加入葡萄糖注射液、氯化钠注射液等溶液中静脉点滴。静注前将安瓿在温水中加热至接近体温，注射中发生异常反应，应立即停止。❶预防：皮下注射或肌注 1500～3000IU/次，儿童与成人用量相同，伤势严重者可增加用量 1～2 倍。经 5～6d，如破伤风感染危险未消除，应重复注射。❷治疗：第 1 次肌注或静注 50000～200000IU，儿童与成人用量相同；以后视病情决定注射剂量与间隔时间，同时还可以将适量的抗毒素注射于伤口周围的组织中。初生儿破伤风，24h 内分次肌注或静注 20000～100000IU。❸过敏试验：用氯化钠注射液将抗毒素稀释 10 倍（0.1mL 抗毒素加 0.9mL 氯化钠注射液），在前掌侧皮内注射 0.05mL，观察 30min。注射部位无明显反应者，即为阴性，可在严密观察下直接注射抗毒素。如注射部位出现皮丘增大、红肿、浸润，特别是形似伪足或有痒感者，为阳性反应，必须用脱敏法进行注射。如注射局部反应特别严重或伴有全身症状，如荨麻疹、鼻咽刺痒、喷嚏等，则为强阳性反应，应避免使用抗毒素。如必须使用时，则应采用脱敏注射，并做好抢救准备，一旦发生过敏性休克，立即抢救。无过敏史者或过敏反应阴性者，也并非没有发生过敏性休克的可能。为慎重起见，可先注射小量于皮下进行试验，观察30min，无异常反应，再将全量注射于皮下或肌内。❹脱敏注射法：在一般情况下，可用氯化钠注射液将抗毒素稀释10倍，分小量数次作皮下注射，每次注射后观察30min。第1次可注射10倍稀释的抗毒素0.2mL，观察无发绀、气喘或显著呼吸短促、脉搏加速时，即可注射第2次0.4mL，如仍无反应则可注射第3次0.8mL，如仍无反应即可将安瓿中未稀释的抗毒素全量作皮下注射或肌注。有过敏史或过敏试验强阳性者，应将第1次注射量和以后的递增量适当减少，分多次注射，以免发生剧烈反应。【不良反应】❶过敏性休克：可在注射中或注射后数分钟至数十分钟内突然发生。患者突然表现沉郁或烦躁、脸色苍白或潮红、胸闷或气喘、出冷汗、恶心或腹痛、脉搏细数、血压下降、重者神志昏迷虚脱，如不及时抢救可以迅速死亡。轻者注射肾上腺素后即可缓解；重者需输液输氧，使用升压药维持血压，并使用抗过敏药物及肾上腺皮质激素等进行抢救。❷血清病：主要症状为荨麻疹、发热、淋巴结肿大、局部浮肿，偶有蛋白尿、呕吐、关节痛，注射部位可出现红斑、瘙痒及水肿。一般系在注射后7～14d发病，称为延缓型。亦有在注射后2～4d发病，称为加速型。对血清病应对症治疗，可使用钙剂或抗组胺药物。【禁忌证】过敏试验为阳性反应者慎用，详见脱敏注射法。【用药须知】❶每次注射须保存详细记录，包括姓名、性别、年龄、住址、注射次数、上次注射后的反应情况、本次过敏试验结果及注射后反应情况、所用抗毒素的生产单位名称及批号等。❷注射用具及注射部位应严格消毒。注射器宜专用，如不能专用，用后应彻底洗净处理，最好干烤或高压蒸汽灭菌。同时注射类毒素时，注射器须分开。❸使用抗毒素须特别注意防止过敏反应。注射前必须先做过敏试验并详细询问既往过敏史。凡本人及其直系亲属曾有支气管哮喘、花粉症、湿疹或血管神经性水肿等病史，或对某种物质过敏，或本人过去曾注射马血清制剂者，均须特别提防过敏反应的发生。❹门诊患者注射抗毒素后，须观察30min方可离开。【药物相互作用】尚无与其他药物相互作用的研究报道。

抗狂犬病血清 Lyophilized Rabies Antisera【常用名】精制抗狂犬病血清。【常用剂型与规格】注射剂：400IU/支。【作用与用途】

本品具有特异性中和狂犬病毒的作用。用于配合狂犬病疫苗对被疯动物严重咬伤如头、脸、颈部或多部位咬伤者进行预防注射。被疯动物咬伤后注射愈早愈好。咬后48h内注射，可减少发病率。对已有狂犬病症状的患者，注射无效。【药动学】目前尚无人体药代动力学资料。【用法用量】用法：受伤部位应先进行处理。若伤口曾用其他化学药品处理过，应冲洗干净。先在受伤部位进行浸润注射，余下的血清进行肌注。（头部咬伤可注射于颈背部肌肉。）用量：注射量均按体重计算，注射40IU/kg（特别严重可酌情增至80～100IU/kg），在1～2d内分次注射，注射完毕后开始注射狂犬病疫苗。亦可同时注射狂犬病疫苗。【不良反应】❶过敏性休克：可在注射中或注射后数分钟至数十分钟内突然发生。患者突然表现沉郁或烦躁、脸色苍白或潮红、胸闷或气喘、出冷汗、恶心或腹痛、脉搏细数、血压下降、重者神志昏迷虚脱，如不及时抢救可以迅速死亡。轻者注射肾上腺素后即可缓解；重者需输液输氧，使用升压药维持血压，并使用抗过敏药物及肾上腺皮质激素等进行抢救。❷血清病：主要症状为荨麻疹、发热、淋巴结肿大、局部浮肿，偶有蛋白尿、呕吐、关节痛，注射部位可出现红斑、瘙痒及水肿。一般系在注射后7～14d发病，称为延缓型。亦有在注射后2～4d发病，称为加速型。对血清病应对症治疗，可使用钙剂或抗组胺药物。【禁忌证】过敏试验为阳性反应者慎用。【用药须知】❶每次注射须保存详细记录，包括姓名、性别、年龄、住址、注射次数、上次注射后的反应情况、本次过敏试验结果及注射后反应情况、所用抗血清的生产单位名称及批号等。❷使用抗血清须特别注意防止过敏反应。注射前必须做过敏试验并详细询问既往过敏史。凡本人及直系亲属曾有支气管哮喘、花粉症、湿疹或血管神经性水肿等病史，或对某种物质过敏，或本人过去曾注射马血清制剂者，均须特别提防过敏反应的发生。❸过敏试验：用氯化钠注射液将抗血清稀释10倍（0.1mL抗血清加0.9mL氯化钠注射液），在前掌侧皮内注射0.05mL，观察30min。注射部位无明显反应者，即为阴性，可在严密观察下直接注射抗血清。如注射部位出现皮丘增大、红肿、浸润，特别是形似伪足或有痒感者，为阳性反应，必须用脱敏法进行注射。如注射局部反应特别严重或伴有全身症状，如荨麻疹、鼻咽刺痒、喷嚏等，为强阳性反应，则应采用脱敏注射，并做好抢救准备，一旦发生过敏性休克，立即抢救。无过敏史者或过敏反应阴性者，也并非没有发生过敏性休克的可能。为慎重起见，可先注射小量于皮下进行试验，观察30min，无异常反应，再将全量注射于皮下或肌内。❹脱敏注射法：在一般情况下，可用氯化钠注射液将抗血清稀释 10 倍，分小量数次作皮下注射，每次注射后观察 20～30min。第 1 次可注射 1mL，观察无发绀、气喘或显著呼吸短促、脉搏加速时，即可注射第 2 次 2mL，如注射量达到 4mL 仍无反应，可缓慢地将全量注入。❺浸润性注射。对于破溃部位，宜采取浸润性注射。❻门诊患者注射抗毒素后，须观察 30min 方可离开。【药物相互作用】尚无与其他药物相互作用的研究报道。

抗炭疽血清 Anthrax Antisera【常用名】精制抗炭疽血清。**【常用剂型与规格】**注射剂：5mL/支。**【作用与用途】**本品含有特异性抗体，具有中和炭疽杆菌的作用，可用于炭疽杆菌的治疗和预防。**【药动学】**目前尚无人体药代动力学资料。**【用法用量】**❶预防：皮下注射或肌注，20mL/次。❷治疗：根据病情肌注或静滴。原则应是早期给予大剂量，第 1d 注射 20～30mL。待体温恢复正常，水肿消退后，临床医师可根据病情给予维持量。❸过敏试验：用氯化钠注射液将血清稀释 10 倍（0.1mL 血清加 0.9mL 氯化钠注射液），在前掌侧皮内注射 0.05mL，观察 30min。注射部位无明显反应者，即为阴性，可在严密观察下直接注射本血清。如注射部位出现皮丘增大、红肿、浸润，特别是形似伪足或有痒感者，为阳性反应，必须用脱敏法进行注射。如注射局部反应特别严重或伴有全身症状，如荨麻疹、鼻咽刺痒、喷嚏等，则为强阳性反应，应避免使用抗血清。如必须使用时，则应采用脱敏注射。并做好一切准备，一旦发生过敏性休克，立即抢救。无过敏史或过敏反应阴性者，也并非没有发生过敏性休克的可能。为慎重起见，可先注射小量于皮下，进行试验，观察 30min，无异常反应，再将全量注射于皮下或肌内。❹脱敏注射法：在一般情况下，可用氯化钠注射液将本血清稀释 10 倍，分小量数次作皮下注射，每次注射后观察 30min。第 1 次可注射 10 倍稀释的血清 0.2mL，观察无发绀、气喘或显著呼吸短促、脉搏加速时，即可注射第 2 次 0.4mL，如仍无反应则可注射第 3 次 0.8mL，如仍无反应即可将安瓿中未稀释的血清全量作皮下注射或肌注。有过敏史或过敏试验强阳性者，应将第 1 次注射量和以后的递增量适当减少，分多次注射，以免发生剧烈反应。**【不良反应】**❶过敏性休克：可在注射中或注射后数分钟至数十分钟内突然发生。患者突然表现沉郁或烦躁、脸色苍白或潮红、胸闷或气喘、出冷汗、恶心或腹痛、脉搏细数、血压下降、重者神志昏迷虚脱，如不及时抢救可以迅速死亡。轻者注射肾上腺素后即可缓解；重者需输液输氧，使用升压药维持血压，并使用抗过敏药物及肾上腺皮质激素等进行抢救。❷血清病：主要症状为荨麻疹、发热、淋巴结肿大、局部浮肿，偶有蛋白尿、呕吐、关节痛，注射部位可出现红斑、瘙痒及水肿。一般系在注射后7～14d发病，称为延缓型。亦有在注射后2～4d发病，称为加速型。对血清病应对症治疗，可使用钙剂或抗组胺药物。【禁忌证】过敏试验为阳性反应者慎用，详见脱敏注射法。【用药须知】❶凡制品混浊、有摇不散的沉淀、异物或安瓿有裂纹、标签不清或过期失效者均不可使用。安瓿打开后应一次用完。❷每次注射须保存详细记录，包括姓名、性别、年龄、住址、注射次数、上次注射后的反应情况、本次过敏试验结果及注射后反应情况、所用血清的生产单位名称及批号等。❸使用血清前须特别注意防止过敏反应。注射前必须先做过敏试验并详细询问既往过敏史。凡本人及其直系亲属曾有支气管哮喘、花粉症、湿疹或血管神经性水肿等病史，或对某种物质过敏，或本人过去曾注射马血清制剂者，均须特别提防过敏反应的发生。❹门诊患者注射血清后，须观察30min方可离开。【药物相互作用】尚无与其他药物相互作用的研究报道。

抗蛇毒血清 Snake Antivenins【常用名】蛇毒抗毒素。**【常用剂型与规格】**注射剂：抗蝮蛇毒血清6000U/瓶，抗五步蛇毒血清2000U/瓶，抗眼镜蛇毒血清1000IU/瓶，抗银环蛇毒血清10000U/瓶。**【作用与用途】**本品含有特异性抗体，具有中和相应蛇毒的作用。用于蛇咬伤者的治疗，其中蝮蛇毒血清，对竹叶青蛇和烙铁头蛇咬伤亦有效。咬伤后，应迅速注射，愈早愈好。**【药动学】**目前尚无人体药代动力学资料。**【用法用量】**用法：通常采用静注，也可作肌注或皮下注射，一次完成。用量：❶一般蝮蛇咬伤注射抗蝮蛇毒血清6000U；五步蛇咬伤注射抗五步蛇毒血清8000U；银环蛇或眼镜蛇咬伤注射抗银环蛇毒血清10000U或抗眼镜蛇毒血清2000 IU。以上剂量约可中和一条相应蛇的排毒量。视病情可酌情增减。注射前必须做过敏试验，阴性者才可全量注射。❷过敏试验方法：取0.1mL抗血清加1.9mL生理氯化钠注射液，即20倍稀释。在前臂掌侧皮内注射0.1mL，经20～30min，注射皮丘在2cm以内，且皮丘周围无红晕及蜘蛛足者为阴性，可在严密观察下直接注射，若注射部位出现皮丘增大、红肿、浸润，特别是形似伪足或有痒感者，为阳性反应。若阳性可疑者，预先注射氯苯那敏10mg（儿童根据体重酌减），15min后再注射，若阳性者应采用脱敏注射法。❸脱敏注射法：取氯化钠注射液将抗血清稀释20倍。分数次做皮下注射，每次观察10～20min，第1

次注射 0.4mL。如无反应，可酌情增量注射。注射观察 3 次以上，无异常反应者，即可静脉、肌内或皮下注射。注射前将制品在 37℃ 水浴加温数分钟。注射时速度应慢，开始不超过 1mL/min，以后亦不宜超过 4mL/min。注射时，如有异常反应，应立即停止注射。【不良反应】❶过敏性休克：可在注射中或注射后数分钟至数十分钟内突然发生。患者突然表现沉郁或烦躁、脸色苍白或潮红、胸闷或气喘、出冷汗、恶心或腹痛、脉搏细数、血压下降、重者神志昏迷虚脱，如不及时抢救可以迅速死亡。轻者注射肾上腺素后即可缓解；重者需输液输氧，使用升压药维持血压，并使用抗过敏药物及肾上腺皮质激素等进行抢救。❷血清病：主要症状为荨麻疹、发热、淋巴结肿大、局部浮肿，偶有蛋白尿、呕吐、关节痛，注射部位可出现红斑、瘙痒及水肿。一般系在注射后 7～14d 发病，称为延缓型。亦有在注射后 2～4d 发病，称为加速型。对血清病应对症疗法，可使用钙剂或抗组胺药物，一般数日至十数日即可痊愈。【禁忌证】过敏试验为阳性反应者慎用。【用药须知】❶每次注射须保存详细记录，包括姓名、性别、年龄、住址、注射次数、上次注射后的反应情况、本次过敏试验结果及注射后反应情况、所用抗血清的生产单位名称及批号等。❷注射用具及注射部位应严格消毒。注射器宜专用，如不能专用，用后应彻底洗净处理，最好干烤或高压蒸汽灭菌。同时注射类毒素时，注射器须分开。❸使用抗血清须特别注意防止过敏反应。注射前必须先做过敏试验并详细询问既往过敏史。凡本人及其直系亲属曾有支气管哮喘、花粉症、湿疹或血管神经性水肿等病史，或对某种物质过敏，或本人过去曾注射马血清制剂者，均须特别提防过敏反应的发生。遇有血清过敏反应，用抗过敏治疗。即肌注氯苯那敏。必要时，应用地塞米松 5mg 加入 25%（或 50%）葡萄糖注射液 20mL 中静注或氢化可的松琥珀酸钠 135mg 或氢化可的松 100mg 加入 25%（或 50%）葡萄糖注射液 40mL 中静注，亦可静滴。❹对蛇咬伤者，应同时注射破伤风抗毒素 1500～3000IU。❺门诊患者注射抗血清后，需观察至少 30min 方可离开。【药物相互作用】尚无与其他药物相互作用的研究报道。

地衣芽胞杆菌活菌制剂 Bacillus Licheniformis【常用名】地衣芽胞杆菌、整肠生。【常用剂型与规格】胶囊：0.25g/粒，含活菌数 $2.5×10^8$ CFU。【作用与用途】本品为地衣芽胞杆菌活菌制剂，服用后，地衣芽胞杆菌在肠道内迅速生长繁殖，造成肠道低氧环境。对肠道内的双歧杆菌、乳酸杆菌、拟杆菌、消化链球菌等有益健康的厌氧菌的生长繁殖有促进作用，对葡萄球菌、白假丝酵母菌、酵母样菌等致病菌则有拮抗作用，通过这种双重作用可以调整肠道菌群失调，维持人体肠道微生态平衡，从而对肠道疾病达到治疗和预防的目的。用于治疗由各种原因引起的肠道菌群失调症，也可用于急、慢性腹泻。【药动学】目前尚无人体药代动力学资料。【用法用量】口服：2粒/次，3次/d。首次倍量。儿童减半或遵医嘱。婴幼儿服用时，可取药粉加入少量温开水或奶液服用。【不良反应】未见不良反应。【用药须知】服用本品时应停用其他抗生素。【药物相互作用】地衣芽胞杆菌对三代头孢菌素、庆大霉素、哌拉西林等不敏感；对环丙沙星、诺氟沙星、泰能等抗生素高度敏感。

辅酶A Coenzyme A【常用剂型与规格】注射剂：50U/支，100U/支，200U/支。【作用与用途】本品是体内乙酰化反应的辅酶。参与体内乙酰化反应，对糖、脂肪和蛋白质的代谢起着重要的作用，如三羧酸循环、肝糖原积存、乙酰胆碱合成、降低胆固醇量、调节血脂含量及合成甾体物质等均与本品有密切关系。用于白细胞减少症、原发性血小板减少性紫癜及功能性低热的辅助治疗。【药动学】目前尚无人体药代动力学资料。【用法用量】❶静滴：50～200U/次，50～400U/d，临用前用5%葡萄糖注射液500mL溶解后静滴。❷肌注：50～200U/次，50～400U/d，临用前用氯化钠注射液2mL溶解后注射。【不良反应】尚不明确。【禁忌证】急性心肌梗死患者禁用，对本品过敏者禁用。【药物相互作用】与三磷酸腺苷、细胞色素C等合用，效果更好。

糜蛋白酶 Chymotrypsin【常用剂型与规格】注射剂：4000U（5mg）/支。【作用与用途】本品属蛋白分解酶类药，能促进血凝块，脓性分泌物和坏死组织等的消化清除。❶用于眼科手术松弛睫状韧带，减轻创伤性虹膜睫状体炎。❷创口或局部炎症，以减少局部分泌或水肿。【药动学】目前尚无人体药代动力学资料。【用法用量】用前以氯化钠注射液适量溶解。❶肌注：通常4000U（5mg）/次。❷经眼给药：用于眼科作为酶性分解晶状体悬韧带，以氯化钠注射液溶解，配成1：5000溶液，从瞳孔注入后房，经2～3min，在晶体浮动后，用氯化钠注射液冲洗，即可取出晶状体。❸喷雾吸入：用于液化痰液，可制成0.05%溶液雾化吸入。❹处理软组织炎症或创伤：可用800U（1mg）溶于1mL的生理氯化钠溶液的药液局部注于创面。❺毒蛇咬伤：糜蛋白酶10～20mg，用注射用水稀释后，以蛇牙痕为中心向周围作浸润注射，并在伤口中心区域注射2针，再在肿胀上方 3cm 许作环状封闭 1～2 层，根据不同部位每针 0.3～0.7mL，至少 10 针，最多 26 针。【不良反应】❶眼科局部用药一般不会引起全身不良反应，但可引起短期眼压增高，导致眼痛，眼色素膜炎和角膜水肿，这种青光眼症状可持续 1 周后消退，还可导致角膜线状混浊、玻璃体疝、虹膜色素脱落、葡萄膜炎及创口开裂或延迟愈合等。❷可造成凝血功能障碍。❸肌注偶可致过敏性休克。❹可引起组胺释放，导致局部注射部位疼痛，肿胀。【禁忌证】❶20 岁以下患者，由于晶体囊膜及玻璃体韧带相连牢固，眼球较小，巩膜弹性强可致玻璃体脱出，玻璃体液不固定的创伤性白内障患者，可致玻璃体液丧失，故均禁用。❷眼内压高或伴有角膜变性的白内障患者，以及玻璃体有液化倾向者均禁用。❸严重肝病或凝血功能异常及正在应用抗凝药者禁用。【用药须知】❶肌注前需做过敏试验，禁止静注。❷如引起过敏反应，应立即停止使用，并用抗组胺类药物治疗。❸对视网膜有较强的毒性，由于可造成晶体损坏，应用时勿使药液透入玻璃体。❹遇血液迅速失活，因此在用药部位不得有未凝固血液。❺溶解后不稳定，宜用时新鲜配制。❻因超声雾化后糜蛋白酶效价下降明显，所以超声雾化吸入时间宜控制在 5min 内。【药物相互作用】❶不能与青霉素合用，不能与肾上腺素、过氧化氢配伍。❷对引起的青光眼症状，于术后滴入 β 受体阻滞药（如噻吗洛尔），或口服碳酸酐酶抑制剂（如乙酰唑胺），可望得到减轻。

胸腺肽 Thymopolypeptides【常用名】胸腺素（Thymosin）、胸腺五肽（Thymopentin、TP5）。【常用剂型与规格】注射剂：1.6mg/支，2mg/支，5mg/支，10mg/支和 20mg/支。【作用与用途】❶用于慢性乙型肝炎。❷作为免疫损害患者的疫苗免疫应答增强剂，免疫系统功能受到抑制者，包括接受慢性血液透析和老年病患者，可增强患者对病毒性疫苗，例如流感疫苗或乙肝疫苗的免疫应答。【药动学】健康人单次皮下注射达峰时间约为 1.67h，$t_{1/2}$ 约为 1.65h。【用法用量】用 1mL 注射用水溶解后马上皮下注射。治疗慢性乙型肝炎的推荐量是每针 1.6mg 皮下注射，每周 2 次，两次注射相隔 3～4d。治疗应连续 6 个月（52 针），其间不可中断。作为免疫损害患者的疫苗增强剂或作为病毒性疫苗增强剂使用时，推荐剂量是 1.6mg 皮下注射，每周 2 次，每次相隔 3～4d。疗程应持续 4 周（共 8 针），第一针应在接种疫苗后马上给予。【不良反应】主要是注射部位疼痛。极少情况下有红肿、短暂性肌肉萎缩，多关节痛伴有水肿和皮疹。慢性乙型肝炎患者接受治疗时，可能 ALT 水平有一过性上升到基础值的 2 倍以上，当 ALT 波动发生时通常可继续使用，除非有肝衰竭的症状和预兆出现。【禁忌证】❶对本品的成分过敏者禁用。❷正在接受免疫抑制治疗的患者如器官移植者禁用。【用药须知】❶用于治疗慢性乙型肝炎时，治疗期间定期评估肝功能，包括血清 ALT、白蛋白和胆红素。治疗完毕后应检测 HBeAg、HBsAg、HBV-DNA 和 ALT 酶，且应在治疗完毕后 2、4 和 6 个月检测，因为患者可能在治疗完毕后随访期内出现应答。❷18 岁以下、孕妇及哺乳期妇女其用药安全性尚不确定，应慎用。【药物相互作用】❶当与其他免疫调节药物同时使用时不应混合注射。❷与 α 干扰素联合使用，可提高免疫应答。

白喉抗毒素 Diptheria Antitoxin【常用名】精制白喉抗毒素。【常用剂型与规格】注射剂：预防用 1000IU/瓶，治疗用 8000IU/瓶。【作用与用途】本品含有特异性抗体，具有中和白喉毒素的作用，用于预防和治疗白喉。对已出现白喉症状者应及早注射抗毒素治疗。未经白喉类毒素免疫注射或免疫史不清者，如与白喉患者有密切接触，可注射抗毒素进行紧急预防，但也应同时进行白喉类毒素预防注射，以获得持久免疫。【药动学】目前尚无人体药代动力学资料。【用法用量】皮下注射应在上臂三角肌附着处。同时注射类毒素时，注射部位须分开。肌注应在上臂三角肌中部或臀大肌外上部。只有经过皮下注射或肌注未发生反应者方可作静注。静注应缓慢，开始不超过 1mL/min，以后不宜超过 4mL/min。静注不应超过 40mL/次，儿童每 1kg 体重不应超过 0.8mL，亦可将抗毒素加入葡萄糖注射液、氯化钠注射液等液体中静脉点滴。静注前将安瓿在温水中加热至接近体温，注射中发生异常反应，应立即停止。❶预防：皮下注射或肌注，1000～2000IU/次。❷治疗：应力争早期大量注射（详情见下页表格）。❸过敏试验：用氯化钠注射液将抗毒素稀释 10 倍（0.1mL 抗毒素加 0.9mL 氯化钠注射液），在前臂掌侧皮内注射 0.05mL，观察 30min。注射部位无明显反应者，即为阴性，可在严密观察下直接注射抗毒素。如注射部位出现皮丘增大、红肿、浸润，特别是形似伪足或有痒感者，为阳性反应，必须用脱敏法进行注射。如注射局部反应特别严重或伴有全身症状，如荨麻疹、鼻咽刺痒、喷嚏等，则为强阳性反应，应避免使用抗毒素。如必须使用时，则应采用脱敏注射，并做好抢救准备，一旦发生过敏性休克，立即抢救。无过敏史者或过敏反应阴性者，也并非没有发生过敏性休克的可能。为慎重起见，可先注射小量于皮下进行试验，观察 30min，无异常反应，再将全量注射于皮下或肌内。❹脱敏注射法：在一般情况下，可用氯化钠注射液将抗

假膜所侵范围	注射与发病相距时间（h）	应注射抗毒素剂量（IU）	假膜所侵范围	注射与发病相距时间（h）	应注射抗毒素剂量（IU）
单侧扁桃体	24 48 72	8000 16000 32000	双侧扁桃体、腭垂、鼻咽或喉部	24 48 72	24000 48000 72000
双侧扁桃体	24 48 72	16000 32000 48000	白喉病变（仅限于鼻部）		8000～16000

毒素稀释10倍，分小量数次作皮下注射，每次注射后观察30min。第1次可注射10倍稀释的抗毒素0.2mL，观察无发绀、气喘或显著呼吸短促、脉搏加速时，即可注射第2次0.4mL，如仍无反应则可注射第3次0.8mL，如仍无反应即可将安瓿中未稀释的抗毒素全量作皮下注射或肌注。有过敏史或过敏试验强阳性者，应将第1次注射量和以后的递增量适当减少，分多次注射，以免发生剧烈反应。【不良反应】❶过敏性休克：可在注射中或注射后数分钟至数十分钟内突然发生。患者突然表现沉郁或烦躁、脸色苍白或潮红、胸闷或气喘、出冷汗、恶心或腹痛、脉搏细数、血压下降、重者神志昏迷虚脱，如不及时抢救可以迅速死亡。轻者注射肾上腺素后即可缓解；重者需输液输氧，使用升压药维持血压，并使用抗过敏药物及肾上腺皮质激素等进行抢救。❷血清病：主要症状为荨麻疹、发热、淋巴结肿大、局部浮肿，偶有蛋白尿、呕吐、关节痛，注射部位可出现红斑、瘙痒及水肿。一般系在注射后7～14d发病，称为延缓型。亦有在注射后2～4d发病，称为加速型。对血清病应对症治疗，可使用钙剂或抗组胺药物，一般数日至十数日即可痊愈。【禁忌证】过敏试验为阳性反应者慎用。【用药须知】❶凡制品混浊、有摇不散的沉淀、异物或安瓿有裂纹、标签不清者均不能使用。安瓿打开后应一次用完。❷每次注射须保存详细记录，包括姓名、性别、年龄、住址、注射次数、上次注射后的反应情况、本次过敏试验结果及注射后反应情况、所用抗毒素的生产单位名称及批号等。❸注射用具及注射部位应严格消毒。注射器宜专用，如不能专用，用后应彻底洗净处理，最好干烤或高压

蒸汽灭菌。同时注射类毒素时，注射器须分开。❹使用抗毒素须特别注意防止过敏反应。注射前必须先做过敏试验并详细询问既往过敏史。凡本人及其直系亲属曾有支气管哮喘、花粉症、湿疹或血管神经性水肿等病史，或对某种物质过敏，或本人过去曾注射马血清制剂者，均须特别提防过敏反应的发生。❺门诊患者注射抗毒素后，须观察 30min 方可离开。【药物相互作用】尚无与其他药物相互作用的研究报道。

多价气性坏疽抗毒素 Polyvalent Gas-ganrene Antitoxin【常用名】气性坏疽抗毒素。【常用剂型与规格】注射剂：预防用 1500 IU/瓶，治疗用 10000 IU/瓶。【作用与用途】本品含有特异性抗体，具有中和相应气性坏疽毒素的作用。用于预防及治疗气性坏疽。当受严重外伤，认为有发生气性坏疽的危险或不能及时施行外科处置时，应及时注射预防。一旦病症出现，除及时采取其他措施外，要尽快使用大量抗毒素进行治疗。【药动学】目前尚无人体药代动力学资料。【用法用量】用法：皮下注射应在上臂三角肌附着处。同时注射类毒素时，注射部位须分开。肌注应在上臂三角肌中部或臀大肌外上部。只有经过皮下注射或肌注未发生异常反应者方可作静注。静注应缓慢，开始不超过 1mL/min，以后不宜超过 4mL/min。一次静注不应超过 40mL，儿童不应超过 0.8mL/kg，亦可将抗毒素加入葡萄糖注射液、氯化钠注射液等输液中静脉点滴。静注前将安瓿在温水中加热至接近体温，注射中发生异常反应，应立即停止。❶预防：一次皮下注射或肌注 10000IU（混合）左右。在紧急情况下，可酌增用量，亦可采用静注。伤口感染的危险未消除者，可每隔 5～6d 反复注射 1 次。❷治疗：第 1 次注射 30000～50000IU（混合）于静脉内，同时注射适量于伤口周围健康组织内，以后可根据病情，经适当的间隔时间（如 4～6h 或 12h）反复注射。病情开始好转后，可酌情减量（例如减半）或延长间隔时间（例如 24～48h），直到确认无须继续注射为止。❸过敏试验：用氯化钠注射液将抗毒素稀释 10 倍（0.1mL 抗毒素加 0.9mL 氯化钠注射液），在前掌侧皮内注射 0.05mL，观察 30min。注射部位无明显反应者，即为阴性，可在严密观察下直接注射抗毒素。如注射部位出现皮丘增大、红肿、浸润，特别是形似伪足或有痒感者，为阳性反应，必须用脱敏法进行注射。如注射局部反应特别严重或伴有全身症状，如荨麻疹、鼻咽刺痒、喷嚏等，则为强阳性反应，应避免使用抗毒素。如必须使用时，则应采用脱敏注射，并做好抢救准备，一旦发生过敏性休克，立即抢救。无过敏史者或过敏反应阴性者，也并非没有发生过敏性休克的可能。为慎重起见，可先注射小量于皮下进行试验，观察 30min，无异常反应，再将全量注射于皮下或肌内。❹脱敏注射法：在一般情况下，可用氯化钠注射液将抗毒素稀释 10 倍，分小量数次作皮下注射，每次注射后观察 30min。第 1 次可注射 10 倍稀释的抗毒素 0.2mL，观察无发绀、气喘或显著呼吸短促、脉搏加速时，即可注射第 2 次 0.4mL，如仍无反应则可注射第 3 次 0.8mL，如仍无反应即可将安瓿中未稀释的抗毒素全量作皮下注射或肌注。有过敏史或过敏试验强阳性者，应将第 1 次注射量和以后的递增量适当减少，分多次注射，以免发生剧烈反应。【不良反应】❶过敏性休克：可在注射中或注射后数分钟至数十分钟内突然发生。患者突然表现沉郁或烦躁、脸色苍白或潮红、胸闷或气喘、出冷汗、恶心或腹痛、脉搏细数、血压下降、重者神志昏迷虚脱，如不及时抢救可以迅速死亡。轻者注射肾上腺素即可缓解；重者需输液输氧，使用升压药维持血压，并使用抗过敏药物及肾上腺皮质激素等进行抢救。❷血清病：主要症状为荨麻疹、发热、淋巴结肿大、局部浮肿，偶有蛋白尿、呕吐、关节痛，注射部位可出现红斑、瘙痒及水肿。一般系在注射后 7～14d 发病，称为延缓型。亦有在注射后 2～4d 发病，称为加速型。对血清病应对症疗法，可使用钙剂或抗组胺药物，一般数日至十数日即可痊愈。【禁忌证】过敏试验为阳性反应者慎用。【用药须知】❶凡制品混浊、有摇不散的沉淀、异物或安瓿有裂纹、标签不清、过期失效者均不能使用。安瓿打开后应一次用完。❷每次注射须保存详细记录，包括姓名、性别、年龄、住址、注射次数、上次注射后的反应情况、本次过敏试验结果及注射后反应情况、所用抗毒素的生产单位名称及批号等。❸注射用具及注射部位应严格消毒。注射器宜专用，如不能专用，用后应彻底洗净处理，最好干烤或高压蒸汽灭菌。同时注射类毒素时，注射器须分开。❹使用抗毒素须特别注意防止过敏反应。注射前必须先做过敏试验并详细询问既往过敏史。凡本人及直系亲属曾有支气管哮喘、花粉症、湿疹或血管神经性水肿等病史，或对某种物质过敏，或本人过去曾注射马血清制剂者，均须特别提防过敏反应的发生。❺门诊患者注射抗毒素后，须观察 30min 方可离开。【药物相互作用】尚无与其他药物相互作用的研究报道。

A 型肉毒抗毒素 Botulinum Toxin A【常用名】A 型肉毒杆菌毒素、保妥适。**【常用剂型与规格】**注射剂：50～150U/mL。**【作用与用途】**本品能抑制周围运动神经末梢突触前膜乙酰胆碱释放，引起肌肉的松弛性麻痹。用于眼睑痉挛，面肌痉挛等成人患者及某些斜视，特别是急性麻痹性斜视、共同性斜视、内分泌肌病引起的斜视及无法手术矫正或手术效果不佳的 12 岁以上的斜视患者。【药动学】目前尚无人体药代动力学资料。【用法用量】❶眼睑及面肌痉挛：采用上睑及下睑肌肉多点注射法，即上、下眼睑的内外侧或外眦部颞侧皮下眼轮匝肌共 4 或 5 点。单侧面肌痉挛：除注射眼睑痉挛所列部位外，还需于面部中、下及颊部肌注 3 点。依病情需要，也可对眉部内、外或上唇或下颌部肌肉进行注射。每点起始量为 2.5U/0.1mL。注射 1 周后有残存痉挛者可追加注射；病情复发者可作原量或加倍量（5.0U/0.1mL）注射。但 1 次注射总剂量应不高于 55U，1 个月内使用总剂量不高于 200U。❷斜视：对垂直肌和小于 20 三棱镜度的水平斜视，每条肌肉起始量为 1.25～2.5U；对 20～40 三棱镜度的水平斜视，每条肌肉起始量为 2.5U，对 40～50 三棱镜度的水平斜视，每条肌肉的起始量为 2.5U。以后根据药物反应，酌情增至 5.0U/次；对 1 个月或以上的持久性Ⅵ神经麻痹，可向内直肌注射 1.25～2.5U。每条肌注容积应不高于 5U。对低矫者可作重复注射。对病情出现反复者可作不定期的增量或维持量注射。但每条肌肉最大用量不应超过 0.1mL。对低矫者可作注射重复。对病情出现反复者，可作不定期的增量或维持量注射，但每次每条肌肉最大用量不应超过 5U。制品稀释：根据瓶、盒签实际标示的单位量，参照下表进行稀释，按需要选用不同稀释度。加氯化钠注射液后轻轻振荡直至完全溶解。毒素稀释后立即使用，亦可置 2℃～8℃冰箱中 4h 内用完。残液、容器、注射用具等应消毒处理。稀释时氯化钠注射液加量（mL）举例见下表。【不良反应】❶在眼睑、面肌痉挛治疗中，少数患者可出现短暂的眼睑下垂、下睑后退、瞬目减少、睑裂闭合不全、面肌肌力减弱等，3～8 周内自然恢复。❷在斜视治疗过程中，部分患者可出现短暂的、不同程度的眼睑下垂、垂直斜视和极个别的瞳孔散大，此与该毒素向

0.1mL 稀释毒素含单位数	每安瓿标示量（U）			
	50	100	120	150
10	/	1	1.2	1.5
5	1	2	2.4	3
2.5	2	4	4.8	6
1.25	4	8	9.6	12

邻近肌肉弥散有关，数周内自然恢复。【禁忌证】过敏性体质者及对本品过敏者禁用。【用药须知】❶有剧毒，必须有专人保管、发放、登记造册，按规定适应证、规定剂量使用。使用者，特别是治疗斜视者应为受过专门训练人员。操作者应熟悉眼外肌的解剖位置，熟练掌握肌电放大器使用技术，并尽量做到准确、定量、慢注、减少渗漏。❷凡有发热、急性传染病者缓用；心、肝、肺疾患，活动性肺结核、血液病患者及孕妇和 12 岁以下儿童慎用。❸对大于 50 三棱镜度斜视、固定性斜视、外直肌无力的 Duane's 综合征、手术矫性斜视、慢性麻痹性斜视、慢性Ⅵ或第Ⅲ对颅神经麻痹、严重的肌肉纤维挛缩者疗效不佳或无效。❹应备有 1∶1000 肾上腺素，以备偶发过敏反应时急救用。患者在注射后应留院内短期观察。【药物相互作用】氨基苷类抗生素（如庆大霉素等）能加强肉毒毒素的作用，使用期间禁用上述抗生素。

肉毒抗毒素 Botulinum Antitoxin【常用名】精制肉毒抗毒素、BAT。【常用剂型与规格】注射剂：10000 IU/瓶（单价 A 型），5000 IU/瓶（单价 B 型），5000 IU/瓶（单价 E 型）。【作用与用途】本品含有特异性抗体，具有中和相应型肉毒毒素的作用。用于预防和治疗 A、B、E 型肉毒中毒。凡已出现肉毒中毒症状者，应尽快使用本抗毒素进行治疗。对可疑中毒者亦应尽早使用本抗毒素进行预防。在一般情况下，人的肉毒中毒多为 A 型、B 型，或 E 型，中毒的毒素型别尚未得到确定之前，可同时使用 2 个型，甚至 3 个型的抗毒素。【药动学】目前尚无人体药代动力学资料。【用法用量】用法：皮下注射应在上臂三角肌附着处。同时注射类毒素时，注射部位须分开。肌注应在上臂三角肌中部或臀大肌外上部。只有经过皮下注射或肌注未发生异常反应者方可作静注。静注应缓慢，开始不超过 1mL/min，以后不宜超过 4mL/min。一次静注不应超过 40mL，儿童不应超过 0.8mL/kg，亦可将抗毒素加入葡萄糖注射液、氯化钠注射液等溶液中静脉点滴。静注前将安瓿在温水中加热至接近体温，注射中发生异常反应，应立即停止。❶预防：皮下注射或肌注，1000～20000IU/次（指 1 个型）。若情况紧急，亦可酌情增量或采用静注。❷治疗：采用肌注或静滴。第 1 次注射 10000～20000IU（指 1 个型），以后视病情决定，可每隔约 12h 注射 1 次。只要病情开始好转或停止发展，即可酌情减量（例如减半）或延长间隔时间。❸过敏试验：用氯化钠注射液将抗毒素稀释 10 倍（0.1mL 抗毒素加 0.9mL 氯化钠注射液），在前掌侧皮内注射 0.05mL，观察 30 分钟。注射部位无明显反应者，即为阴性，可在严密观察下直接注射抗毒素。如注射部位出现皮丘增大、红肿、浸润，特别是形似伪足或有痒感者，为阳性反应，必须用脱敏法进行注射。如注射局部反应特别严重或伴有全身症状，如荨麻疹、鼻咽刺痒、喷嚏等，则为强阳性反应，应避免使用抗毒素。如必须使用时，则应采用脱敏注射，并做好抢救准备，一旦发生过敏性休克，应立即抢救。无过敏史者或过敏反应阴性者，也并非没有发生过敏性休克的可能。为慎重起见，可先注射小量于皮下进行试验，观察30min，无异常反应，再将全量注射于皮下或肌内。❹脱敏注射法：在一般情况下，可用氯化钠注射液将抗毒素稀释10倍，分小量数次作皮下注射，每次注射后观察30min。第1次可注射10倍稀释的抗毒素0.2mL，观察无发绀、气喘或显著呼吸短促、脉搏加速时，即可注射第2次0.4mL，如仍无反应则可注射第3次0.8mL，如仍无反应即可将安瓿中未稀释的抗毒素全量作皮下注射或肌注。有过敏史或过敏试验强阳性者，应将第1次注射量和以后的递增量适当减少，分多次注射，以免发生剧烈反应。【不良反应】❶过敏性休克：可在注射中或注射后数分钟至数十分钟内突然发生。患者突然表现沉郁或烦躁、脸色苍白或潮红、胸闷或气喘、出冷汗、恶心或腹痛、脉搏细数、血压下降、重者神志昏迷虚脱，如不及时抢救可以迅速死亡。轻者注射肾上腺素后即可缓解；重者需输液输氧，使用升压药维持血压，并使用抗过敏药物及肾上腺皮质激素等进行抢救。❷血清病：主要症状为荨麻疹、发热、淋巴结肿大、局部浮肿，偶有蛋白尿、呕吐、关节痛，注射部位可出现红斑、瘙痒及水肿。一般系在注射后7～14d发病，称为延缓型。亦有在注射后2～4d发病，称为加速型。对血清病应对症治疗，可使用钙剂或抗组胺药物，一般数日至十数日即可痊愈。【禁忌证】过敏试验为阳性反应者慎用，详见脱敏注射法。【用药须知】❶凡制品混浊、有摇不散的沉淀、异物或安瓿有裂纹、标签不清、过期失效者均不能使用。安瓿打开后应一次用完。❷每次注射须保存详细记录，包括姓名、性别、年龄、住址、注射次数、上次注射后的反应情况、本次过敏试验结果及注射后反应情况、所用抗毒素的生产单位名称及批号等。❸注射用具及注射部位应严格消毒。注射器宜专用，如不能专用，用后应彻底洗净处理，最好干烤或高压蒸汽灭菌。同时注射类毒素时，注射器须分开。❹使用抗毒素须特别注意防止过敏反应。注射前必须做过敏试验并详细询问既往过敏史。凡本人及其直系亲属曾有支气管哮喘、花粉症、湿疹或血管神经性水肿等病史，或对某种物质过敏，或本人过去曾注射马血清制剂者，均须特别提防过敏反应的发生。❺门诊患者注射抗毒素后，须观察 30min 方可离开。【药物相互作用】尚无与其他药物相互作用的研究报道。

人破伤风免疫球蛋白 Human Tetanus Immunoglobulin【常用剂型与规格】注射剂：100 IU/瓶，200 IU/瓶，250 IU/瓶。【作用与用途】本品含高效价的破伤风抗体，能中和破伤风毒素，从而起到预防和治疗破伤风梭菌感染的作用。用于预防和治疗破伤风，尤其适用于对破伤风抗毒素（TAT）有过敏反应者。【药动学】目前尚无人体药代动力学资料。【用法用量】供臀部肌注，不需作皮试，不得用作静注。❶预防剂量：儿童、成人用量 250IU/次。创面严重或创面污染严重者可加倍。❷参考治疗剂量：3000～6000IU，尽快用完，可多点注射。【不良反应】极少数人有红肿、疼痛感，无须特殊处理，可自行恢复。【禁忌证】对人免疫球蛋白类制品有过敏史者禁用。【用药须知】❶应用作被动免疫的同时，可使用吸附破伤风疫苗进行自动免疫，但注射部位和用具应分开。❷应为澄清或可带乳光液体，可能出现微量沉淀，但一经摇动应立即消散。若有摇不散的沉淀或异物，以及安瓿有裂纹、过期失效等情况，均不得使用。❸开瓶后应一次注射完毕，不得分次使用。【药物相互作用】尚无与其他药物相互作用的研究报道。

人狂犬病免疫球蛋白 Human Rabies Immunoglobulin【常用剂型与规格】注射剂：100 IU/瓶，200 IU/瓶，500 IU/瓶。【作用与用途】本品为高效价的狂犬病抗体，能特异地中和狂犬病病毒，起到被动免疫作用。用于被狂犬或其他疯动物咬伤、抓伤患者的被动免疫。【药动学】目前尚无人体药代动力学资料。【用法用量】及时彻底清创后，于受伤部位用总剂量的 1/2 作皮下浸润注射，余下 1/2 进行肌注（头部咬伤者可注射于背部肌肉）。注射剂量按 20IU/kg 体重计算（或遵医嘱），一次注射，如所需总剂量>10mL，可在 1～2d 内分次注射。随后即可进行狂犬病疫苗注射，但两种制品的注射部位和器具要严格分开。【不良反应】一般无不良反应，少数人有红肿、疼痛感，无须特殊处理，可自行恢复。【禁忌证】对人免疫球蛋白过敏或有其他严重过敏史者禁用。【用药须知】❶不得用作静注。❷肌注不需做过敏试验。❸如有异物或摇不散的沉淀，安瓿出现裂纹或过期失效等情况，不得使用。【药物相互作用】尚无与其他药物相互作用的研究报道。

人免疫球蛋白 Human Immunoglobulin【常用名】丙种球蛋白、静丙。【常用剂型与规格】注射剂：1g/瓶，1.25g/瓶，2.5g/瓶，

5g/瓶，10g/瓶。【作用与用途】本品含有广谱抗病毒、细菌或其他病原体的 IgG 抗体，另外免疫球蛋白的独特型和独特型抗体能形成复杂的免疫网络，所以具有免疫替代和免疫调节的双重治疗作用。经静脉输注后，能迅速提高受者血液中的 IgG 水平，增强机体的抗感染能力和免疫调节功能。❶用于原发性免疫球蛋白缺乏症，如 X 连锁低免疫球蛋白血症、常见变异性免疫缺陷病、免疫球蛋白 G 亚型缺陷病等。❷继发性免疫球蛋白缺陷病，如重症感染、新生儿败血症等。❸自身免疫性疾病，如原发性血小板减少性紫癜、川崎病。【药动学】人免疫球蛋白的生物 $t_{1/2}$ 为 16～24d，尚无其他药代动力学资料。【用法用量】静滴：以 5％葡萄糖溶液稀释 1～2 倍静滴，开始滴注速度为 1.0mL/min（约 20 滴/min），持续 15min 后若无不良反应，可逐渐加快速度，最快滴注速度不得超过 3.0mL/min（约 60 滴/min）。❶原发性免疫球蛋白缺乏或低下症：首次剂量：400mg/kg 体重；维持剂量：200～400mg/kg 体重，给药间隔时间视患者血清 IgG 水平和病情而定，一般每月 1 次。❷ 原发性血小板减少性紫癜：400mg/(kg·d)，连续 5d。维持剂量 400mg/(kg·次)，间隔时间视血小板计数和病情而定，一般每周 1 次。❸ 重症感染：200～300mg/(kg·d)，连续 2～3d。❹川崎病：发病 10d 内应用，儿童治疗剂量 2.0g/kg 体重，一次输注。【不良反应】一般无不良反应，极个别患者在输注时出现一过性头痛、心慌、恶心等不良反应，可能与输注速度过快或个体差异有关。上述反应大多轻微且常发生在输液开始 1h 内，因此建议在输注的全过程定期观察患者的一般情况和生命特征，必要时减慢或暂停输注，一般无须特殊处理即可自行恢复。个别患者可在输注结束后发生上述反应，一般在 24h 内均可自行恢复。【禁忌证】❶对人免疫球蛋白过敏或有其他严重过敏史者。❷有抗 IgA 抗体的选择性 IgA 缺乏者。【用药须知】❶专供静脉输注用。❷如需要，可以用 5％葡萄糖注射液稀释，但糖尿病患者应慎用。❸药液呈现混浊、沉淀、异物或安瓿有裂纹、过期失效不得使用。❹开启后应一次输注完毕，不得分次或给其他人输用。❺有严重酸碱代谢紊乱的患者应慎用。❻对孕妇或可能怀孕妇女的用药应慎重，如有必要应用时，应在医师指导和严密观察下使用。【药物相互作用】应单独输注，不得与其他药物混合输用。为了避免被动接受中特异性抗体的干扰，输注与接种某些减毒活疫苗，如脊髓灰质炎、麻疹、风疹、腮腺炎以及水痘病毒疫苗等，之间需间隔至少 3 个月。

人血白蛋白 Albumin Prepared from Human Plasma【常用

剂型与规格】注射剂：蛋白浓度可分为 5％、10％、20％、25％ 4 种，装量为 2g/瓶，5g/瓶，10g/瓶，12.5g/瓶。**【作用与用途】**❶增加血容量和维持血浆胶体渗透压：白蛋白占血浆胶体渗透压的 80％，主要调节组织与血管之间水分的动态平衡。由于白蛋白分子量较高，与盐类及水分相比，透过膜内速度较慢，使白蛋白的胶体渗透压与毛细管的静力压抗衡，以此维持正常与恒定的血容量；同时在血循环中，1g 白蛋白可保留 18mL 水，每 5g 白蛋白保留循环内水分的能力约相当于 100mL 血浆或 200mL 全血的功能，从而起到增加循环血容量和维持血浆胶体渗透压的作用。❷运输及解毒：白蛋白能结合阴离子也能结合阳离子，可以输送不同的物质，也可以将有毒物质输送到解毒器官。❸营养供给：组织蛋白和血浆蛋白可互相转化，在氮代谢障碍时，白蛋白可作为氮源为组织提供营养。①用于失血创伤、烧伤引起的休克。②脑水肿及损伤引起的颅压升高。③肝硬化及肾病引起的水肿或腹水。④低蛋白血症的防治。⑤新生儿高胆红素血症。⑥用于心肺分流术、烧伤的辅助治疗、血液透析的辅助治疗和成人呼吸窘迫综合征。**【药动学】**在输入体内的最初 2h 内离开血管内间隙的白蛋白量少于 10％，输入后 1～3h 内出现循环容量的增加。输入的白蛋白在血管内间隙与组织间隙的稳定分布需要 48h 方能达到。**【用法用量】**一般采用静滴或静脉推注。为防止大量注射时机体组织脱水，可采用 5％葡萄糖注射液或氯化钠注射液适当稀释后静滴（宜用备有滤网装置的输血器）。滴注速度应以不超过 2mL/min 为宜，但在开始 15min 内，应特别注意速度缓慢，逐渐加速至上述速度。使用剂量由医师酌情考虑，一般因严重烧伤或失血等所致休克，可直接注射 5～10g，隔 4～6h 重复注射 1 次。在治疗肾病及肝硬化等慢性白蛋白缺乏症时，可注射 5～10g/d，直至水肿消失，白蛋白含量恢复正常为止。**【不良反应】**偶可出现寒战、发热、颜面潮红、皮疹、恶心呕吐等症状，快速输注可引起血管超负荷导致肺水肿，偶有过敏反应，严重的危及生命的有过敏性休克，可依照反应的严重性立即缓慢静注肾上腺素，另加缓慢静注皮质类固醇，如有必要，进行血浆置换，吸氧。**【禁忌证】**以下情况禁用：❶对白蛋白有严重过敏者。❷高血压者、急性心脏病者、正常血容量及高血容量的心力衰竭患者。❸严重贫血患者。❹肾功能不全者。**【用药须知】**❶药液呈现混浊、沉淀、异物或安瓿有裂纹、瓶盖松动、过期失效等情况不可使用。❷开启后应一次输注完毕，不得分次或给其他人输用。❸输注过程中如发现患者有不适反应，应立即停止使用。❹有明显脱水者应同时补液。❺运输及储存过程中严禁冻结。❻对孕妇或可能怀孕妇女的用药应慎重，如有必要应用时，应在医师指导和严密观察下使用。【药物相互作用】不宜与血管收缩药、蛋白水解酶或含酒精溶剂的注射液混合使用。【用药过量】如果输液剂量过大，输注速度过快，可能发生循环血容量过多的现象。循环血容量过多出现的早期临床症状为头痛、呼吸困难、颈静脉充血或血压升高、肺水肿，这时必须马上终止输液。

人用狂犬病疫苗 Rabies Vaccine【常用剂型与规格】注射剂：1mL（至少含 2.5IU）/支。【作用与用途】免疫接种后，可刺激机体产生抗狂犬病病毒免疫力，用于预防狂犬病。接种对象：凡被狂犬或其他疯动物咬伤、抓伤时，不分年龄、性别均应立即处理局部伤口（用清水或肥皂水反复冲洗后再用碘酊或酒精消毒数次），并及时按暴露后免疫程序注射本疫苗；凡有接触狂犬病病毒危险的人员，按暴露前免疫程序预防接种。【药动学】目前尚无人体药代动力学资料。【用法用量】在使用前应充分摇匀，于上臂三角肌肌注，幼儿可在大腿前外侧区肌注。❶暴露后免疫程序：一般咬伤者于当日（第 1d）、第 4d、第 7d、第 14d、第 28d 各注射本疫苗 1 剂，共 5 针，儿童用量相同。❷对有下列情形之一的建议首剂狂犬病疫苗剂量加倍给予：①注射疫苗前 1 个月内注射过免疫球蛋白或抗血清者。②先天性或获得性免疫缺陷患者。③接受免疫抑制剂（包括抗疟疾药物）治疗的患者。④老年人及慢性病患者。⑤于暴露后 48h 或更长时间后才注射狂犬病疫苗的人员。❸暴露后免疫程序按下述伤及程度分级处理。Ⅰ级暴露：触摸动物，被动物舔及无破损皮肤，一般不需处理，不必注射狂犬病疫苗。Ⅱ级暴露：未出血的皮肤咬伤、抓伤，破损的皮肤被舔及，应按暴露后免疫程序接种狂犬病疫苗。Ⅲ级暴露：一处或多处皮肤出血性咬伤或被抓伤出血，可疑或确诊的疯动物唾液污染黏膜，应按暴露后程序立即接种狂犬病疫苗和抗血清或免疫球蛋白。抗狂犬病血清按 40IU/kg 给予，或狂犬病患者免疫球蛋白按 20IU/kg 给予，将尽可能多的马抗狂犬病血清或人抗狂犬病免疫球蛋白做咬伤局部浸润注射，剩余部分肌注。❹暴露前免疫程序：按第 1d、第 7d、第 28d 接种，共接种 3 针。❺对曾经接种过狂犬病疫苗的一般患者再需接种疫苗的建议：①1 年内进行过全程免疫，被可疑疯动物咬伤者，应于第 1d 和第 4d 各接种 1 剂疫苗。②1 年前进行过全程免疫，被可疑疯动物咬伤者，则应全程接种疫苗。③3 年内进行过全程免疫，并且进行过加强免疫，被可疑疯动物咬伤者，于当日和第 3d 各接种 1 剂疫苗。④进行过全程免疫，并且进行过加强免疫但超过 3 年，被可疑疯动物咬伤者，则应全程接种疫苗。【不良反应】注射后有轻微局部及全身反应，可自行缓解，偶有皮疹。若有速发型过敏反应、神经性水肿、荨麻疹等较严重不良反应者，可做对症治疗。　【禁忌证】❶由于狂犬病是致死性疾病，暴露后程序接种疫苗无任何禁忌证。❷暴露前程序接种时遇发热、急性疾病、严重慢性疾病、神经系统疾病、过敏性疾病或对抗生素、生物制品有过敏史者禁用。哺乳期、妊娠期妇女建议推迟注射本疫苗。【用药须知】❶疫苗有异物或疫苗瓶有裂纹、标签不清者均不得使用。❷忌饮酒、浓茶等刺激性食物及剧烈运动等。❸禁止臀部注射。❹严禁冻结。【药物相互作用】尚无与其他药物相互作用的研究报道。

鼠神经生长因子 Mouse Nerve Growth Factor【常用名】苏肽生、金路捷、丽康乐。【常用剂型与规格】注射剂：$20\mu g$/支。【作用与用途】本品具有促进神经损伤修复的作用，用于治疗视神经损伤，正己烷中毒性周围神经病。【药动学】目前尚无人体药代动力学资料。小鼠肌注的 $t_{1/2}$ 为 4.8h，生物利用度为 52.7%，胃、肠、肾等组织浓度最高，其次是心、肝、肺等组织。【用法用量】临用前每瓶 2mL 氯化钠注射液（或灭菌注射用水）溶解。肌注，$30\mu g$（1瓶）/d，1次/d，3~6周为1个疗程。【不良反应】有局部疼痛，停药后可自行缓解，一般不需特殊处理。偶见荨麻疹、一过性转氨酶升高，荨麻疹可自行恢复，或给予抗过敏治疗。【禁忌证】对本品过敏者禁用。【用药须知】❶使用前应仔细检查药瓶，如有裂缝或破损等异常情况时不得使用。❷加入氯化钠注射液（或灭菌注射用水）轻微振荡后即可完全溶解，如发现有不溶的沉淀、混浊或絮状物时不得使用。❸对泌乳有抑制作用，故孕妇、围产期及哺乳期妇女慎用。【药物相互作用】尚无与其他药物相互作用的研究报道。

重组牛碱性成纤维细胞生长因子 Recombinant Bovine Basic Fibroblast Growth Factor【常用名】贝复济、见林。【常用剂型与规格】外用溶液：20000AU/瓶，36000AU/瓶。【作用与用途】本品来源于中胚层和外胚层的细胞具有促进修复和再生作用。能促进毛细血管再生，改善局部血液循环，加速创面的愈合。用于促进创面愈合，如烧伤创面（包括浅Ⅱ度、深Ⅱ度、肉芽创面）、慢性创面（包括体表慢性溃疡等）和新鲜创面（包括外伤、供皮区创面、手术伤等）。【药动学】目前尚无人体药代动力学资料。【用法用量】直接喷于伤患处或在伤患处覆以适当大小的消毒纱布，充分均匀喷湿纱布（以药液不溢出为准），适当包扎即可。推荐剂量每次 150AU/

cm^2，1次/d，或遵医嘱。【不良反应】未见不良反应。【禁忌证】对本品过敏者禁用。【用药须知】❶为无菌包装，用后请立即盖上喷盖，操作过程中，尽量保持无污染。❷勿将其置于高温或冰冻环境中。【药物相互作用】高浓度碘酊、乙醇、过氧化氢、重金属等蛋白变性剂可能会影响其活性，因此，常规清创后，建议用生理盐水冲洗后再使用。

重组人表皮生长因子 Recombinant Human Epidermal Growth Factor【常用名】rhEGF、金因肽。【常用剂型与规格】外用溶液：2000IU/mL，5mL/支，15mL/支。【作用与用途】本品适用于烧伤创面（包括浅Ⅱ度或深Ⅱ度烧伤创面）、残余小创面、各类慢性溃疡创面（包括血管性、放射性、糖尿病性溃疡）以及供皮区新鲜创面等。【药学】目前尚无人体药代动力学资料。【用法用量】常规清创后，均匀喷湿创面局部，1次/d，约4000IU/100cm^2（每喷次约200IU rhEGF），再根据创面情况的需要作相应处理。【不良反应】尚未见严重不良反应。【禁忌证】对天然和重组 rhEGF、甘油、甘露醇有过敏史者禁用。【用药须知】❶操作过程中应避免污染。❷避免在高温下长期存放。❸使用化学消毒剂处理后的创面，必须用无菌氯化钠注射液冲洗后，方可喷洒，以免变性失活。❹创面感染时应加用抗生素。❺对于存在脓液及坏死组织的创面，必须彻底清创，以便使创面与药物很好接触。【药物相互作用】尚无与其他药物相互作用的研究报道。

第二十章 诊断用药

第一节 造影剂

泛影葡胺 Merlumine Diatrizoate【常用名】安其格纳芬、泛影酸葡甲胺、安之奥格兰芬。 **【常用剂型与规格】**注射剂：0.3g/mL（过敏试验用），12g/20mL，15.2g/20mL，32.5g/50mL，60g/100mL，65g/100mL，130g/200mL。**【作用与用途】**本品为水溶性离子型单体含碘造影剂。❶用于泌尿道造影。❷心血管、脑血管、其他脏器和周围血管造影。❸CT增强扫描。❹其他各种腔道、瘘管、子宫输卵管造影。**【药动学】**在胃肠道不吸收。静脉注入，可迅速分布于细胞外液内，于5～15min后使泌尿系统显影。在CT检查中，静注5～40min后可使脑实质达到增强效应。$t_{1/2}$为30～60min，肾功能严重不良者$t_{1/2}$为20～140min。几乎全部以原形由泌尿系统排出。**【用法用量】**静注。❶排泄性尿路造影：成人60%或76% 20mL；14岁以下儿童12～15mL；婴儿7～10mL。❷逆行尿路造影：30%经输尿管导管缓慢注入。成人，单侧10～ 15mL。❸脑血管造影：60%溶液20mL。❹心血管造影：76% 溶液40mL。❺周围血管造影：60%或76%溶液10～40mL。❻关节腔造影：用60%溶液适量。❼胃肠道影：可口服76%溶液 30～90mL或灌肠76%溶液 100～200mL。**【不良反应】**常见恶心、呕吐、热感、皮肤潮红、头晕、头痛、视物模糊、流泪、口内异味等症状。少见皮疹、皮肤或颜面肿胀、舌厚麻木、喘鸣、呼吸困难、胸闷、极度软弱乏力（低血压）等。偶见严重反应：惊厥、喉头水肿、支气管痉挛、肺水肿、心律失常、休克、心绞痛等。罕见有肾功能损害或急性肾衰竭。**【禁忌证】**对含碘造影剂过敏者、活动性结核、严重甲亢、多发性骨髓瘤患者禁用。严禁注入脑室、颅内、椎管内蛛网膜下腔、与蛛网膜下腔交通的囊腔和瘘管。急性胰腺炎时，禁行内镜逆行性胰胆管造影（ERCP）。妊娠或急性盆腔炎症时，禁行子宫输卵管造影。【用药须知】❶离子型造影剂的一般注意事项：①用前应做碘过敏试验并做好预防和解救措施。②检查当日患者需空腹，给予充分水分，纠正水、电解质紊乱，患者自检查前 2 日起禁易产气食物。检查前日，患者应于下午 6 时禁食，当晚宜服轻泻剂，但婴幼儿检查前不应长时间禁食和使用泻剂。③需经常用生理盐水或肝素来清洗导管以减少与技术相关可能引发血栓或栓塞的危险。④患者过度兴奋、不安和疼痛时，应使用使患者镇静的措施和给予适当药物来消除；将对比剂加热至体温，可增加其耐受性。⑤慎用：严重肝肾功能不全、心脏和循环衰竭、肺气肿、脑动脉硬化、糖尿病、脑性痉挛状态、潜在性甲状腺功能亢进、良性结节性甲状腺肿者。⑥有过敏倾向者，可预先给予抗组胺药或皮质类固醇，但不能与造影剂混合注射。⑦可通过胎盘并分布到胎儿组织中，造影时腹部多次接受 X 线曝射，对胎儿不利，孕妇使用时应权衡利弊。❷注入冠状动脉易诱发室颤，不可用作选择性冠状动脉造影。【药物相互作用】❶经肾排泄的血管内 X 线对比剂的使用可以引起一过性的肾功能损伤。可以导致服用双胍类药物的患者发生乳酸性酸中毒。因此，双胍类药物应在对比剂使用前 48h 停止使用，至对比剂使用后至少 48h，并在检查确定肾功能恢复正常后才能服用。❷接受 β 受体阻滞剂的患者，特别是有支气管哮喘的患者，过敏反应可能加重；此外，接受 β 受体阻滞剂的患者可以对用 β 受体兴奋剂治疗过敏反应的标准治疗不敏感。❸接受白介素治疗的患者，对比剂迟发反应（如发热、皮疹、流感样症状、关节疼痛和瘙痒）的发生率较高。❹肝功能异常的患者在口服胆囊造影剂后经血管注入含碘造影剂会引发肾脏中毒。因此对最近服用过胆囊造影剂的患者都应推迟血管注入造影剂。❺所有含碘质造影剂均可能妨碍甲状腺功能的检查。甲状腺组织的碘结合能力可能会受造影剂影响而降低，并且需要数日甚至两周才能完全恢复。【用药过量】输液以补充水和电解质的丢失。必须监测肾功能至少 3d。如需要，可以使用血液透析清除患者体内过量的对比剂。

泛影酸钠 Sodium Diatrigoate【常用名】二醋碘苯酸钠。**【常用剂型与规格】**注射剂：9g/20mL，13.5g/30mL，10g/20mL，15g/30mL。**【作用与用途】**本品为水溶性离子型单体含碘造影剂。❶用于泌尿系造影。❷心血管、脑血管、周围血管、胆管等造影。❸其他各种腔道、瘘管、子宫输卵管造影。**【药动学】**注入血管后迅速从肾脏排泄，只有少量经肝、胆排泄。【用法用量】❶静脉尿路造影：50％，20～30mL/次。❷心脏大血管造影：50％，40mL/次。❸周围血管造影：50％，10～40mL/次。❹脑血管造影：45％以下，10mL/次，连续使用，不能超过 4 次。❺胆管造影：25％～50％，10～15mL/次。❻子宫输卵管造影：50％，6～10mL/次。❼逆行性肾盂造影：成人单侧，20％，6～10mL/次，小儿 5 岁以下单侧，20％，1.5～3mL，5岁以上单侧，20％，4～5mL。【不良反应】参见"泛影葡胺"相关内容。【禁忌证】参见"泛影葡胺"相关内容。【用药须知】离子型造影剂的一般注意事项参见"泛影葡胺"相关内容。【药物相互作用】❶造影剂相互作用：参见"泛影葡胺"相关内容。❷泛影酸与毒毛旋花子素 K 有相互加强毒性作用。❸造影后须间隔 8～10 周或以上才能使用碘制剂，否则碘吸收结果偏低。【用药过量】参见"泛影葡胺"相关内容。

复方泛影葡胺【常用名】优路芬。【常用剂型与规格】注射剂：15.2g/20mL（76％），20g/20mL（60％），0.3g/mL（供试验用）。【作用与用途】本品为复方制剂，其组分为：泛影酸钠 1 份与泛影葡胺 6.6 份。❶用于泌尿系造影。❷心血管、脑血管、其他脏器和周围血管造影。❸CT 增强扫描。❹其他各种腔道、瘘管造影。❺也可用于冠状动脉造影。【药动学】未进行该项实验且无可靠参考文献。【用法用量】❶心血管造影或主动脉造影：经导管注入心腔，成人，40～60mL（76％）或 1mL/kg，重复注射，总量不宜超过 225mL。小儿，1.0～1.5mL/kg（76％），重复注射，总量不宜超过 4mL/kg。婴幼儿不超过 3mL/kg。❷脑血管造影：成人，经导管颈总动脉内注入，10mL/次（60％）；经导管椎动脉内注入，6～10mL/次。❸动脉造影：①冠状动脉造影，经导管注入，成人，4～10mL/次（76％），可重复注射，需在心电图监护下注射；②四肢动脉造影，经导管或经皮穿刺锁骨下动脉或股动脉注入，成人，10～40mL（60％）。③肾动脉造影，经导管注入肾动脉内，成人，5～10mL（60％）。④腹腔动脉造影，经导管注入腹腔动脉内，成人，30～50mL（76％）。❹静脉造影：静注，成人，20～100mL（30％～50％）。❺CT 增强扫描：50～150mL，静注或静滴。❻排泄性（静脉）尿路造影静注（常规法），成人，20～40mL。小儿，0.5～1mL/kg。❼静滴，成人，2.2mL/kg，加入等量 5％葡萄糖注射液，快速滴注。老年人和心脏病患者速度减慢。❽其他脏器造影：①逆行肾盂输尿管造影：经输尿管导管缓慢注入，成人，单侧 10～15mL（30％）。②子宫输卵管造影经宫颈口注入，10mL（76％）。③术中或术后T管胆管造影10mL（60％）。④经皮肝穿刺胆管造影20～40mL（60％）。【不良反应】参见"泛影葡胺"相关内容。【禁忌证】参见"泛影葡胺"相关内容。【用药须知】参见"泛影葡胺"相关内容。【药物相互作用】❶造影剂相互作用：参见"泛影葡胺"相关内容。❷在主动脉造影时应用血管加压药物虽可提高造影对比度，但由于内脏血管收缩，迫使多量造影剂进入脊髓血管而增大神经毒性，可致截瘫。【用药过量】参见"泛影葡胺"相关内容。

碘他拉葡甲胺 Meglumine Iotalamate【常用名】异泛影葡胺、碘肽葡胺、碘他拉葡胺。【常用剂型与规格】注射剂（60％）：10mL/支，20mL/支，50mL/瓶，100mL/瓶。【作用与用途】本品为离子型有机碘造影剂。❶用于脑血管造影。❷四肢血管造影，腹部脏器选择性血管造影。❸排泄性或逆行泌尿道造影。❹各种直接法胆管造影（包括术中、术后T管、经内镜逆行胰胆管或经皮肝穿刺肝胆管造影）。❺CT增强扫描。【药动学】注入血管后迅速分布到全身各组织细胞外液中，蛋白结合率低，为1％～4％。在体内几乎不参与代谢过程；主要经肾排泄，24h内可经肾排出注入血管内总量的90％以上，少部分经粪便排出；肾功能严重损害者可主要通过胆汁排泄。$t_{1/2}$为30～60min，严重肾功能损害者可达20～140h。可经腹膜透析或血液透析排出。【用法用量】❶脑血管造影：颈动脉或椎动脉内注射，6～10mL/次（60％），重复注射总量控制在50mL以内，注射速率＜5mL/s；小儿用量酌减。❷四肢动脉造影：20～40mL（60％）；小儿用量酌减。❸下肢静脉造影：足背外侧静脉穿刺后快速推入，30～100mL（30％）。❹上肢静脉造影：前臂或手浅静脉穿刺后快速推入，20～40mL（60％）。❺CT增强扫描：静推，2mL/kg（60％），总量＜150mL；静脉快速滴注，200～300mL（30％）；小儿用量酌减。❻排泄性尿路造影：①静推：20～40mL（60％），1～2min内注完；14岁以下：0.5mL/kg（60％）。②静滴：按体重4mL/kg（30％），总量在300mL以内，速率50mL/min，心脏病患者减慢速度；12岁以下小儿剂量酌减。肾功能不全者在24h内不宜重复注射。【不良反应】参见"泛影葡胺"相关内容。对神经系统毒性较泛影酸制剂轻。【禁忌证】参见"泛影葡胺"相关内容。【用药须知】参见"泛影葡胺"相关内容。【药物相互作用】参见"泛影葡胺"相关内容。【用药过量】无药物过量的表现及处理方法。

胆影葡胺 Meglumine Adipiodone【常用名】胆影酸葡甲胺、甲基葡胺碘胆胺、己乌洛康。【常用剂型与规格】注射剂：6g/20mL，10g/20mL，0.3g/mL（过敏试验用）。【作用与用途】本品为离子型二聚体含碘造影剂，通过肝吸收并由胆管排泄。❶用于胆管和胆囊造影。❷也可用于子宫输卵管造影。【药动学】静注后迅速分布到各组织的细胞外液，并与血浆蛋白广泛结合。注射后10～15min出现在胆管内，20～30min显影最强，约1h到达胆囊，约2h后显影最强。有80%～95%以原形由粪便中排出，少量以原形由尿液排出。终末 $t_{1/2}$ 约为2h。【用法用量】❶静注：胆管和胆囊造影，成人（30%）20mL，肥胖或胆囊功能较差者用（50%）20mL，缓慢推注10min以上。小儿，（30%）0.6mL/kg，不超过33mL，推荐以等量的5%葡萄糖注射液稀释后推注，可减少反应。❷静滴：成人，1mL/kg，加入5%葡萄糖注射液150mL，缓慢滴注维持30min以上。【不良反应】常见热感和皮肤潮红，少见寒战、眩晕、头痛、恶心、出汗、流涎及胸闷、不安、呕吐、血压下降、瘙痒等反应，偶有抽搐、休克，甚至死亡；下列症状少见：皮疹、荨麻疹、面部或皮肤水肿、喘鸣、胸闷和呼吸困难，但可能是严重反应的先兆，应予及时处理和严密观察。罕见惊厥、肺水肿、心律失常、喉头水肿、严重而异样的倦怠无力。【禁忌证】对碘过敏者、甲状腺功能亢进者、严重肝肾功能不全者、心血管功能不全者、黄疸患者及孕妇禁用。免疫球蛋白IgM紊乱者，如巨球蛋白血症，应用后可能在血中发生凝固状变。【用药须知】参见"泛影葡胺"相关内容。【药物相互作用】参见"泛影葡胺"相关内容。【用药过量】无药物过量的表现及处理方法。

碘苯酯 Iophendylate【常用名】碘苯十一酸酯、碘苯十一酸乙酯。【常用剂型与规格】注射剂（380mgI/mL）：2mL/支，5mL/支。【作用与用途】本品为含碘油脂类X线阳性造影剂。❶用于脊髓蛛网膜下腔造影。❷脑室造影、淋巴造影。❸瘘管造影、手术后T管胆道造影。【药动学】注入椎管内蛛网膜下腔后吸收缓慢，渗入神经根管与蛛网膜下腔内狭小间隙，改变体位可影响分布，慢慢排入血液中，排除速度与蛛网膜下腔中碘苯酯量有关（一年平均排除1mL）。实验结果表明，用量的80%～100%可用吸引术自蛛网膜下腔清除。注入腹腔内也能被缓慢吸收。造影后会残留数年。【用法用量】❶椎管内蛛网膜下腔造影（脊髓造影）：经腰椎穿刺抽得脑脊液后缓慢注入。腰段，3～12mL；胸段，9～12mL；颈段，6mL；椎管阻塞者用量酌减。❷脑池造影：经腰椎穿刺抽得脑脊液后缓慢注入，常用量，1～1.5mL，采用体位和姿势使药液上行进入颅内并充盈桥池侧突和内听道。❸脑室造影：脑室穿刺后经导管注入，2～3mL，利用变换体位和头位，先使造影剂存于前角，再使之流向前角底，经室间孔进入第三脑室、中脑导水管和第四脑室。【不良反应】常见头痛、轻中度发热和呕吐等症状，少数患者出现过敏反应。椎管蛛网膜下腔造影后出现：原有神经症状加剧（如瘫痪和腰臀部疼痛加重）、坐骨神经痛、尿潴留、性功能减退等。偶见脑散在性坏死。个别报道可导致甲状腺功能亢进和致盲，后者发生在脊髓造影后35d，并发现沿视神经分布。【禁忌证】碘过敏者、有脑脊髓疾患者、孕妇禁用。【用药须知】❶使用前应先做碘过敏试验。❷注入血管内可引起血管栓塞。❸有哮喘史或其他过敏性疾病史者慎用。❹表面张力大，易在脑脊液中分散成油珠或节段状，影响诊断。为避免药液分散，翻动患者或改变体位时应缓慢。❺对脑脊膜有慢性刺激，存留在体内可反复引起过敏反应、无菌性蛛网膜炎和粘连等，造影后要尽可能抽出药液。❻造影当日早晨禁食，但要补充足够水分，造影前1日可用缓泻剂排出肠中积气。❼造影后要取头高足低位卧床24h以上，并补充水分，可减轻术后头痛。❽下列情况禁用作蛛网膜下腔造影：禁作腰椎穿刺的各种情况、中枢神经系统炎症、蛛网膜下腔出血；两周内作过腰椎穿刺者；疑为或患有多发性硬化症者。【药物相互作用】无。【用药过量】无药物过量的表现及处理方法。

碘番酸 Iopanoic Acid【常用名】三碘氨苯乙基丙酸、碘泛酸。【常用剂型与规格】片剂：0.5g/片。【作用与用途】口服胆囊造影剂，服用后在肠道吸收，经门静脉入血循环部分由肝分泌入胆汁，被胆囊浓缩而显影。【药动学】口服4h可在胆囊内出现，14～19h胆囊显影最佳。主要经粪便和肾脏排泄，取决于血浆白蛋白结合率和肝、肾功能状况。蛋白结合率低或肝功能障碍时，生成的糖苷体少，则主要经肾排泄，增加肾脏毒性。一般24h内可排出50%，全部排出需5d以上。【用法用量】口服：3g/次，极量，24h内顿服6g。小儿常用量：体重<13kg，按体重一次口服150mg/kg；体重13～23kg，一次口服2g；体重≥23kg，口服3g/次。【不良反应】常见恶心、呕吐、胃部烧灼感、腹绞痛、腹泻以及排尿灼痛或困难等症状。少见瘙痒、皮疹、荨麻疹、皮肤水肿以及其他碘过敏反应。偶见急性肾衰竭。罕见有引起血小板减少和紫癜的报道。【禁忌证】对碘过敏者；严重肝肾疾病、肾功能严重损害者；严重甲状腺功能亢进者禁用。【用药须知】❶凡有幽门梗阻、呕吐、腹泻、急性胃肠炎者，服药后影响吸收，不宜做此检查。❷严重肝功能减退者不能显影，故不宜使用。❸于造影

前一日晚餐进低脂或无脂饮食后用温开水吞服，每隔 5min 1 片，半小时内服完 6 片，直至次日拍片前不可进食，但宜多饮水；在服前 6h，进高脂肪餐 1 份，可提高胆囊显影率。❹摄 X 线片前宜清洁灌肠排出肠道内存留的粪便和造影剂，禁用泻剂清洁肠道。【药物相互作用】在服用同时使用考来烯胺可阻碍对肠道吸收，导致胆囊显影淡，甚至不显影；服用前至少停用 12h 以上。【用药过量】恶心、呕吐、胃部烧灼感、腹绞痛、腹泻以及排尿灼痛或困难等症状，偶见急性肾衰竭。处理：洗胃、灌肠、补液、碱化尿液、口服考来烯胺、监测血压。

碘化油 Iodinated Oil【常用名】超液态碘化油。【常用剂型与规格】注射剂：10mL/支（含碘 40%）。【作用与用途】本品为植物油与碘结合的一种有机碘造影剂。❶用于支气管造影。❷子宫输卵管造影。❸鼻窦、腮腺管以及其他腔管和瘘管造影。❹肝恶性肿瘤的栓塞治疗。【药动学】注入支气管内的碘化油在 3～4h 内 60%～80% 从气管咳出，在 1～2 日内基本排泄。注入子宫输卵管内的碘化油大部分从阴道排出，小部分经输卵管进入腹腔缓慢吸收。进入腹腔内的少量碘化油主要被吞噬细胞缓慢吞噬，一般需数月到数年。【用法用量】❶支气管造影：经气管导管直接注入气管或支气管腔内。成人单侧 15～20mL，双侧 30～40mL；小儿酌减。注入宜缓慢，采用体位使各叶支气管充盈。❷子宫输卵管造影：经宫颈管直接注入子宫腔内，5～20mL。❸各种腔室和窦道、瘘管造影：依据病灶大小酌量直接注入。❹肝癌栓塞治疗：在肝肿瘤供血动脉作选择性插管，或肝总动脉插管，将与抗癌药混匀的碘化油 5～10mL 注入。【不良反应】偶见碘过敏反应，主要表现为血管神经性水肿、呼吸道黏膜刺激、肿胀和分泌物增多等症状。进入支气管可刺激黏膜引起咳嗽，析出游离碘后刺激性增大，且易发生碘中毒。进入肺泡、腹腔等组织内可引起异物反应，生成肉芽肿。子宫输卵管碘化油造影有可能引起碘化油进入血管，发生肺动脉栓塞和盆腔粘连、结核性盆腔脓肿恶化等。【禁忌证】对碘过敏者；甲状腺功能亢进、老年结节性甲状腺肿、甲状腺肿瘤者；有严重心、肝、肺疾患、急性支气管炎症和发热患者禁用。下列情况禁作支气管造影：近期大咯血、急性呼吸道感染或肺炎、高热、肺功能严重低下或体质极度衰弱；下列情况禁作子宫输卵管造影：月经期或其他子宫出血的情况、妊娠（可致流产）。【用药须知】❶用作支气管造影、子宫输卵管造影和肌注者，应先做口服碘过敏试验；瘘管、窦道造影等，碘化油不在体内潴留，可免做过敏试验。❷慎用：

活动性肺结核；过敏体质或患过敏性疾病者；子宫癌、子宫结核患者慎作子宫输卵管造影；不宜用作羊膜囊造影，因可能引起胎儿甲状腺增生。❸造影结束后利用体位引流并鼓励患者咳出造影剂，不能咽下。若有大量碘化油误入消化道宜采用机械刺激催吐或洗胃吸出，以免碘中毒。❹子宫输卵管造影时要控制注射量和压力，在透视下进行，避免挤破血窦引起肺血管油栓，对子宫结核管腔粘连者尤需注意。❺肌注要注入深部肌肉组织，并避免损伤血管引起油栓。❻碘化油注射液较黏稠，注射时需选用较粗大的针头，避免用塑料注射器。❼不宜久露于光线和空气中，析出游离碘后色泽变棕或棕褐色者不可再使用。❽对诊断的干扰：摄入体内可干扰甲状腺功能测定，对需作甲状腺功能测定者宜在应用前进行，但其他如三碘甲状腺原氨酸树脂摄取试验等则不受影响；支气管碘化油造影后碘油残留肺部可影响 X 线胸部检查，宜在造影前先作胸部 X 线观察，盆腔肿块需要观察钙化者，亦宜在子宫输卵管造影前先摄取盆腔区域 X 线平片，以免受进入腹腔的碘化油干扰。【药物相互作用】无。【用药过量】大量吞入碘化油可引起碘中毒。文献有报道成人吞入 22mL 后发生碘中毒的病例。中毒症状有：厌食、恶心呕吐、口内铜腥味、眼炎、鼻窦炎、唾液腺肿胀、流涎、喉部烧灼感、气急、胸闷、咳嗽、药物热、皮疹和皮炎等。停药后症状可逐渐消失，补充生理盐水有利碘排出。

硫酸钡 Barium Sulfate【常用名】沉淀硫酸钡、重晶石。**【常用剂型与规格】**粉剂、干混悬剂：100％（w/v）1000g。**【作用与用途】**用于食管、胃、十二指肠、小肠、结肠的单、双对比造影检查。**【药动学】**口服或灌入胃肠道后不被吸收，以原形从粪便排出。**【用法用量】**依照检查部位及检查方法，加适量水调成适当的浓度之后，将其适量口服或灌肠。❶食管检查：口服浓度 50％～150％（w/v）钡剂 10～150mL。❷胃及十二指肠双对比检查：禁食 6h 以上，口服浓度 50％～150％（w/v）钡剂 20～300mL。❸胃肠单对比随访检查：禁食 6h 以上，口服浓度 40％～120％（w/v）钡剂 240～480mL 后可立即观察胃与十二指肠的形态及蠕动情况；15～30min 后可观察小肠的形态及蠕动情况；1.5h 后可观察到所有小肠的形态及蠕动情况；2～6h 后可观察回盲区和右半结肠。❹小肠灌肠检查：禁食 8～12h，将浓度 30％～80％（w/v）的钡剂 800～2400mL 经特制导管直接导入十二指肠或近段空肠，行逐段小肠检查。如有必要，在单对比检查后直接行双对比检查。❺结肠灌肠检查：检查前 1～3d 进流质或半流质饮食，必要时用适量泻剂，并于检查前 1～2h 清洁肠道。经肛门插管入结肠，注入造影剂充盈整个结肠进行造影。注入浓度 20％～60％（w/v）钡剂后，进行透视和摄片，为单对比造影；然后排出大部分钡剂，再注入气体充盈结肠，为双对比造影。行直接结肠双对比造影时，先通过导管注入浓度 60％～80％（w/v）钡剂 150～300mL，转动体位并注入气体，使钡剂和气体充盈整个结肠，行双对比造影。为取得良好效果，往往在注入造影剂之前，肌注或静注高血糖素或山莨菪碱之类低张药。❻**儿童用药**：①食管造影，用少量调成糊状吞服。②胃肠造影，用 100～200g 加水 200～500mL 调匀服用。③钡灌肠，用 200g 加水 1000mL 调匀灌肠。【**不良反应**】口服钡剂可引起恶心、便秘、腹泻等症状；使用不当也可发生肠穿孔，继而发生腹膜炎、粘连、肉芽肿，严重者也可致死。【**禁忌证**】急性胃肠穿孔、食管气管瘘和疑先天性食管闭锁、近期内食管静脉破裂大出血、结肠梗阻、咽麻痹者禁用。【**用药须知**】❶硫酸钡必须严格按药典规定检查，不得含有可溶性钡盐。❷下列情况慎用口服胃肠道检查：急性胃、十二指肠出血，小肠梗阻，习惯性便秘。❸下列情况慎用结肠灌肠检查：结肠梗阻、习惯性便秘、巨结肠、重症溃疡性结肠炎、结肠套叠。❹做结肠活体病理检查后 1～2 周方可进行钡剂灌肠，以免发生结肠穿孔。❺为防止排便困难及便秘，检查后应充分饮水，必要时可服缓泻剂处理。【**药物相互作用**】❶检查前 3d 禁用高原子量药如铋及钙剂。❷检查前 1d 禁用对胃肠道有影响的药如阿托品、抗酸药及泻药。【**用药过量**】过量可导致肠梗阻及肠穿孔。

第二节 CT造影剂

碘比醇 Lobitridol【**常用名**】三代显。【**常用剂型与规格**】注射剂：（250mgI/mL）100mL/瓶，50mL/瓶，（300mgI/mL）100mL/瓶，75mL/瓶，50mL/瓶，（350mgI/mL）100mL/瓶，75mL/瓶，50mL/瓶。【**作用与用途**】本品为一种新型的非离子型单体含碘造影剂。❶用于（X线）尿路静脉造影。❷动脉造影。❸头颅和全身计算机断层扫描（CT）。❹静脉血管数字减影。【**药动学**】血管内注射后，药物分布在血管内和间质中。药物通过肾小球的过滤，以原形快速从尿液中排出（8h 达 98％），$t_{1/2}$ 为 1.8h。肾衰竭患者，经胆道途径排出。【**用法用量**】所使用的剂量必须与检查的方法、部位、体重及肾功能的情况相符，尤其是儿童。建议使用的平均剂量，具体用法见下表：

适应证	碘比醇注射液 250		碘比醇注射液 300		碘比醇注射液 350	
	平均剂量（mL/kg）	总量（mL）	平均剂量（mL/kg）	总量（mL）	平均剂量（mL/kg）	总量（mL）
静脉尿路造影	2.6	150～220			1	50～100
快速静注			1.2	50～100		
慢速静注			1.6	100		
计算机断层扫描						
头颅			1.4	20～100	1	40～100
胸部	2.0	95～170				
全身			1.9	20～150	1.8	90～180
静脉血管数字减影	3.1	75～360	1.7	40～270	2.1	95～250
动脉造影术						
脑部动脉造影			1.8	42～210		
外周动脉造影					2.2	105～205
下肢动脉造影			2.8	85～300	1.8	80～190
腹部动脉造影					3.6	155～330
心血管造影术			1.1	70～125		
成人					1.9	65～270
儿童					4.6	10～130

【不良反应】轻微的反应：咳嗽、恶心、呕吐、发热、头痛、皮肤瘙痒、局部或全身风疹、眼睑水肿等。偶尔发生的较严重的不良反应或即刻反应：过敏反应、心血管功能紊乱、神经功能紊乱（手足抽搐、抽搐、昏迷）。**【禁忌证】**骨髓X线造影术禁用。**【用药须知】**❶使用非离子型单体对比剂的一般注意事项：①有过敏、哮喘和对含碘造影剂有过不良反应的需特别注意。可考虑使用预防用药，如类固醇，H_1、H_2组胺受体拮抗剂等。②使用对比剂后的患者应至少观察30min以上，并预备必需的抢救药物和器械以应付可能出现的严重反应。③不建议采用预试验来预测碘过敏反应。④在整个X线检查过程中应始终保持静脉输液通路畅通。⑤在施行血管造影时，应十分小心在血管内的技术操作，不时地用肝素化的生理盐水灌洗导管以减少与操作技术相关的血栓形成和栓塞；患有同型高胱氨酸尿症的患者应避免进行血管造影，因为这可能造成血栓形成和栓塞；任何有闭塞性血管病患者慎用血管内给药。⑥造影前2h应禁食。造影前后必须保证体内有足够的水分，这一点尤其适合患有多发性骨髓瘤、糖尿病、肾功能不全的患者及婴幼儿和老年人。小于1岁的婴儿，特别是新生儿易引起电解质紊乱和血流动力学失调。对有严重心脏病和肺动脉高压的患者需特别注意，因为他们易发展为血流动力学失调和心律失常。⑦急性脑病：脑瘤或有癫痫病史的患者要预防癫痫发作并需特别的注意。酗酒和吸毒者其癫痫发作和神经系统反应危险性大为增加。少数患者在椎管造影后发生短暂性听力丧失或耳聋。⑧为预防使用对比剂后的急性肾衰竭，对已有肾功能损害和糖尿病的患者、异型球蛋白血症（多发性骨髓瘤病和Woldenstrom巨球蛋白血症）的患者需要特别的注意。⑨血透患者可能接受对比剂检查，在注射对比剂后不必立即进行血液透析。⑩严重肝肾功能不全、甲亢、重症肌无力、多发结节性甲状腺肿患者及早产儿需特别注意。⑪嗜铬细胞瘤患者在介入治疗时应给予预防高血压危象的α受体阻滞剂。⑫对于患有慢性肺气肿的患者，应衡量其心血管造影的利弊。⑬对比剂外渗时偶然会引起局部的疼痛和水肿、发生炎症甚至组织坏死。常规处理方法为抬高患肢和局部冷敷。⑭在椎管造影后，患者应休息1h，头、胸抬高20°。然后可小心下床行走但不要弯腰。如仍躺在床上，应保持头胸抬高位6h。对癫痫发作阈较低的患者在此期间应密切观察。门诊患者最初的24h内不能独处。24h内不应驾驶和操作机器。⑮药品应在使用前才被抽入针筒，每瓶仅供单次使用，丢弃未用部分。其他药物不应与造影剂混合使用。将造影剂加热至体温，可增加其耐受性。⑯造影时腹部多次接受 X 线曝射，对胎儿不利，孕妇使用时应权衡利弊。❷尿路造影或血管造影前必须进行甲状腺同位素扫描或用放射性碘检查，因为碘会短暂地滞留在甲状腺中。【药物相互作用】❶造影剂相互作用：参见"泛影葡胺"相关内容。❷利尿药：如果利尿药引起脱水，将增加急性肾衰竭的危险，特别是使用大剂量碘造影剂时。【用药过量】已经发现脱水患者超剂量服药及注射剂量较高的患者全部注射完之后发生急性肾衰竭的情况。补充水分或其他适宜的治疗对少尿或无尿无效时，必须给患者透析。

碘佛醇 Ioversol【常用名】伊奥索、安射力。【常用剂型与规格】注射剂：（350mgI/mL）30mL/瓶，50mL/瓶，75mL/瓶，100mL/瓶，150mL/瓶，200mL/瓶，（320mgI/mL）20mL/瓶，30mL/瓶，50mL/瓶，100mL/瓶，200mL/瓶，（240mgI/mL）50mL/瓶，100mL/瓶，200mL/瓶。【作用与用途】本品为一种新型的非离子型单体碘造影剂，主要用于 CT 增强扫描。❶用于成人心血管系统的血管造影，适用范围包括脑动脉、冠状动脉、外周动脉、内脏和肾脏动脉造影、静脉造影、主动脉造影和左心室造影。❷头部和体部 CT 增强扫描及静脉排泄性尿路造影。❸儿童心血管造影、头部和体部 CT 增强扫描及静脉排泄性尿路造影。【药动学】静注后主要通过肾脏排泄，$t_{1/2}$ 为 20min，1.5h 后排泄约 50%，48h 后排泄 86%。约 1.5% 保留在体内，大部分在甲状腺及肝脏。有肾脏功能障碍的患者和肾脏发育未成熟的婴儿的排泄 $t_{1/2}$ 会延长。有严重肾功能不全的患者没有排泄作用。在体内无明显地与血清或血浆蛋白结合，无明显的代谢。【用法用量】❶脑血管造影：普通颈动脉或椎动脉造影 2～12mL，如必要，可重复注射；主动脉弓注射同时显影 4 根血管需 20～50mL，总剂量通常不超过 200mL。❷动脉及左室造影见下表：

主动脉、髂动脉及以下分支	髂总动脉、股动脉	锁骨下动脉、肱动脉	主动脉、腹动脉、肠系膜上动脉	肾动脉或肠系膜下动脉	左冠状动脉	右冠状动脉	左室造影
20～90mL	10～50mL	15～30mL	10～80mL	6～15mL	2～10mL	1～10mL	30～50mL

如必要，可重复注射。通常总剂量不超过 250mL。❸静脉造影：50～100mL。❹体部扫描或头部扫描肿瘤、动静脉畸形和动脉瘤：50～150mL。儿童剂量为 1～3mL/kg，一般剂量为 2mL/kg。❺静脉数字减影血管造影：30～50mL。必要时可重复，总剂量不得超过 250mL。注入速度取决于导管放置位置和血管大小。中心注射速度通常为 10～30mL/s，外周注射常为 12～20mL/s。❻静脉排泄性尿路造影：成人 1.5～2.0mL/kg，最高剂量不得超过 150mL。儿童剂量为 1～1.5mL/kg。婴儿和儿童剂量应根据年龄和体重比例调整。给予的总剂量不应超过 3mL/kg。❼儿童心血管造影：一般单次心室注射剂量为 1.25mL/kg（1～1.5mL/kg），给予多次注射时，总剂量不超过 5mL/kg，总量不超过 250mL。【不良反应】包括头痛、恶心、呕吐、荨麻疹、胸闷、热感、疼痛等，一般较少，且多数轻微，但和其他碘造影剂一样也可能发生严重反应，如支气管痉挛甚至过敏性休克。【禁忌证】有明显的甲状腺疾病、已知或怀疑对本品有严重反应的既往史者、有超敏反应者禁用。【用药须知】❶使用非离子型单体对比剂的一般注意事项：参见"碘比醇"相关内容。❷不可椎管内使用。❸选择性冠状动脉造影应只在受选患者和那些利益高于危险的患者中进行。对于患有慢性肺气肿的患者，应衡量其心血管造影的利弊。【药物相互作用】❶造影剂的一般相互作用：参见"泛影葡胺"相关内容。❷在使用升压药后绝对不能进行大脑动脉造影、选择性脊髓动脉造影和供应脊髓血管动脉造影，因为升压药具有引发神经症状的可能。【用药过量】过量注射可危及生命，主要影响肺部和心血管系统。处理：治疗重点是支持所有生命体征，并及时进行对症治疗。必要时可透析。

碘海醇 Iohexol【常用名】碘苯六醇、三点三酰苯、欧乃派克。**【常用剂型与规格】**注射剂：（300mgI/mL）10mL/瓶，20mL/瓶，50mL/瓶，75mL/瓶，100mL/瓶，（350mgI/mL）20mL/瓶，50mL/瓶，75mL/瓶，100mL/瓶，200mL/瓶。**【作用与用途】**本品为一种新型的非离子型单体碘造影剂。❶用于动脉造影、尿路造影、CT 增强扫描。❷颈、胸和腰段椎管造影、经椎管蛛网膜下腔注射后 CT 脑池造影。❸关节腔造影、经内镜胰胆管造影（ERCP）、疝或瘘管造影、子宫输卵管造影、涎腺造影、经皮肝胆管造影、窦道造影、胃肠道造影和 T 管造影等。**【药动学】**通过静注到体内的碘海醇，于 24h 内以原形在尿液中排出近 100%，尿液中碘海醇浓度最高的情况，出现在注射后的 1h 内，没有代谢物产生。蛋白结合率少于 2% 或几乎不与蛋白结合。【用法用量】给药剂量取决于检查的项目、患者的年龄、体重、心输出量和全身情况及使用的技术。以下的剂量可作为临床指导。❶静注指南见下表。

适用范围	浓度（mgI/mL）	用量	注释
尿道造影 　成人 　儿童＞7kg 　　＜7kg	300 或 350 300 300	40～80mL 40～80mL 或按体重 3mL/kg 按体重 2mL/kg（最高 40mL）	在大剂量的尿路造影时可高于 80mL
下肢静脉造影（四肢）	300	每腿 20～100mL	
数字减影造影	300 或 350	一次注射 20～60mL	
CT 增强扫描 　成人 　儿童	300 或 350 300	100～200mL 100～150mL 或 1.5～2mL/kg	总碘量通常为 30～60g

❷动脉注射指南见下表。

适用范围	浓度（mgI/mL）	用量	注释
动脉造影 　主动脉与血管造影	300	每次注射 30～40mL	根据注射部位选择每次注射的用量
选择性大脑动脉造影	300	每次注射 5～10mL	
下肢动脉造影	350	每次注射 40～60mL	
各种动脉造影	300 或 350	取决于检查的项目	

续表

适用范围	浓度（mgI/mL）	用量	注释
心血管造影 　成人 左心室和主动脉根注射	350	每次注射 30～60mL	
选择性冠状动脉造影	350	每次注射 4～8mL	
儿童	300 或 350	取决于年龄、体重和病种（最高8mL/kg）	
数字减影 动脉内注射	300	每次注射 1～15mL	取决于造影部位

❸脊髓造影指南见下表。

适用范围	浓度（mgI/mL）	用量	注释
椎管造影	300	7～10mL	总含碘量不应超过 3g

❹体腔内使用指南见下表。

适用范围	浓度（mgI/mL）	用量	注释
关节腔造影	300 或 350	5～15mL 或5～10mL	
子宫输卵管造影	300	15～25mL	
涎管造影	300	0.5～2mL	
胃肠道检查（口服）		因人而异	可稀释最大剂量为 50mL

【不良反应】有轻度感觉异常、恶心、呕吐和腹泻、腹部不适或疼痛。

少见过敏反应、低血压、高血压和心动过缓。偶见严重的皮肤反应。碘中毒或"碘中毒性腮腺炎"是一种罕见的与使用碘对比剂有关的并发症，表现为腮腺的肿胀和触痛，可在检查后持续达10d。【禁忌证】有明显的甲状腺毒症表现的患者；对碘海醇注射液有严重反应既往史者；有癫痫病史的患者，不宜在蛛网膜下腔使用碘海醇；有严重的局部感染或全身感染，而可能形成菌血症的患者，禁忌腰椎穿刺术。【用药须知】使用非离子型单体对比剂的一般注意事项参见"碘比醇"相关内容。【药物相互作用】造影剂的一般相互作用参见"泛影葡胺"相关内容。【用药过量】一旦过量，必须马上纠正水电解质的不平衡。连续监测肾功能3d，必要时可进行血透以清除过量的对比剂，没有特殊的拮抗剂。

碘帕醇 Iopamidol【常用名】碘比乐、碘异酞醇。**【常用剂型与规格】**注射剂：（140mgI/mL）50mL/瓶，200mL/瓶；（180mgI/mL）：10mL/瓶，15mL/瓶，（240mgI/mL）10mL/瓶，20mL/瓶，50mL/瓶，200mL/瓶，（300mgI/mL）10mL/瓶，20mL/瓶，50mL/瓶，100mL/瓶，（350mgI/mL）20mL/瓶，50mL/瓶，100mL/瓶。**【作用与用途】**本品为一种新型非离子型单体碘造影剂。❶用于神经放射学的脊髓神经根造影术、脑池造影和脑室造影术。❷血管造影术的脑动脉造影术、冠状动脉造影术、胸主动脉和腹主动脉造影术、心血管造影术、选择性内脏动脉造影术、周围动脉造影术和静脉造影术。大脑动脉，周围动脉及腹部动脉的数字减影血管造影术。❸泌尿系统造影术的静脉尿路造影术。❹CT检查中增强扫描。❺关节造影术、瘘管造影术、数字减影血管造影术。**【药动学】**经注射给药后主要由肾排泄，$t_{1/2}$为2～4h，20h肾排出率为100%。鞘内注射后在90～150min内达血浆浓度峰值，并于24h内全部排出。在动物和人体内碘帕醇均无明显的代谢。**【用法用量】**根据不同的X线检查需要，选择不同的浓度与剂量，详见下表。❶由于370mgI/mL的碘帕醇引起的渗透性利尿作用较低，使其特别适用于轻或中度肾功能不全

	浓度（mgI/mL）	推荐剂量（mL）
神经放射学		
脊髓神经根造影术，脑池造影和脑室造影术	200～300	5～15

续表

	浓度 （mgI/mL）	推荐剂量 （mL）
血管造影		
脑血管造影	300	5～10 （团注）
冠状动脉造影	370	8～10 （团注）
心血管、胸主动脉、腹主动脉造影	370	1～1.2mL/kg
选择性内脏动脉造影	300～370	取决于检查需要
周围动脉造影	300～370	40～50
数字减影血管造影	150～370	取决于检查需要
静脉造影	300	30～50
尿路造影		
静脉尿路造影	300～370	30～50
其他诊断检查		
CT 增强扫描	300～370	0.5～2mL/kg
关节造影	300	取决于检查需要
瘘管造影	300	取决于检查需要

患者和新生儿。甚至对严重肾功能不全患者仍可获取有诊断价值的肾造影。❷用于 CT 增强扫描，对比剂可静脉团注或滴注，亦可两者并用。【不良反应】偶见过敏反应、皮疹、低血压、心动过速、呼吸困难、焦虑、发绀和意识丧失、注射部位肿痛，极罕见发生对比剂外溢而致局部炎症，皮肤坏死和腔隙症候群。非常罕见的皮肤黏膜综合征包括 Stevens-Johnson 综合征、毒性表皮坏死松解（LyeLL 综合征）及多形性红斑曾有报告。鞘内注射常见的不良反应有头痛、惊厥、恶心、呕吐和肢端痛。【禁忌证】无绝对禁忌证。仅在 WaLdenstrom's 巨球蛋白血症、多发性骨髓瘤和严重肝肾疾病中不适用。当怀疑或确定为妊娠时，以及在急性炎症期间，禁忌对女性生殖道进行放射学检查。严重的局部或全身感染可能伴菌血症时不能行脊髓造影检查。有癫痫史者忌用有机碘对比剂用于神经放射学检查。【用药须知】❶使用非离子型单体对比剂的一般注意事项参见"碘比醇"相关内容。

❷用于神经放射学检查注意事项：万一液体流动受阻，应尽最大可能放出注入的对比剂。有癫痫史者忌用有机碘对比剂。❸血性脑脊液者禁用碘帕醇注射液，此时医师应权衡检查的必要性，避免冒险。❹使用抗惊厥药物者，在造影检查前、后必须连续用药，检查期间若有发作，建议静注地西泮或苯巴比妥钠。❺用于血管造影注意事项：晚期动脉硬化、高血压、心力衰竭，严重的全身性疾患和近期脑栓塞或血栓形成者发生严重不良反应的机会增多。❻心血管造影时，应特别注意右心功能及肺循环状况；万一出现了心力衰竭，额外的对比剂容量可诱发心动过缓和全身性低血压的循环负荷过量。在伴肺动脉高压和心功能不全的发绀新生儿，将对比剂注入右心时应特别注意。检查主动脉弓时，建议小心放置导管头。由注射器传入头臂动脉分枝处过高的压力可引起低血压、心动过缓和中枢神经系统损伤。❼碘帕醇与皮质类固醇不能同时在鞘内注射。为避免药物过量，当发生技术操作失误时，不能立即重复进行脊髓造影检查。【药物相互作用】造影剂的一般相互作用参见"泛影葡胺"相关内容。【用药过量】可致液体和电解质失衡、肾衰竭、心血管和肺合并症。鞘内注射过量的体征：上行性反射亢进或强直阵发性痉挛，直至全身性发作，累及中枢的严重病例，可出现高热，昏迷和呼吸抑制。处理：药物过量的治疗应该着重于对生命功能的支持性治疗。必须输液以补充水和电解质的丢失。必须监测肾功能至少3d。如需要，可以使用血液透析清除患者体内过量的对比剂。

碘普罗胺 Iopromide【常用名】优维显、碘普胺、二丙醇胺己酰氨酸。**【常用剂型与规格】**注射剂：（240mgI/mL）50mL/瓶，（300mgI/mL）20mL/瓶，50mL/瓶，100mL/瓶，（370mgI/mL）50mL/瓶，100mL/瓶，200mL/瓶。**【作用与用途】**本品为一种新型非离子型单体碘造影剂。❶用于计算机X线体层扫描（CT）增强。❷心血管造影、动脉造影和静脉造影。❸动脉法/静脉法数字减影血管造影（DSA）。❹静脉尿路造影，内镜逆行胰胆管造影（ERCP），关节腔造影和其他体腔检查。**【药动学】**静注后，肾功能正常的患者，$t_{1/2}$约为2h；注射后24h内，清除约92％的剂量；只经肾小球滤过。腰椎造影后，72h内碘普罗胺注射液几乎完全经肾脏排泄。肾衰竭晚期的患者，非离子型对比剂可以通过透析清除。肝功能损伤患者的清除不受影响。**【用法用量】**静注。❶常规血管造影：主动脉弓造影，50～80mL（300）；选择性血管造影，6～15mL（300）；胸主动脉造影，50～80mL（300/370）；腹主动脉造影，40～60mL（300）。❷动脉造影：上肢，8～12mL（300）；下肢，20～30mL（300）。❸心血管造影：心室，40～60mL（370）；冠状动脉内，5～8mL（370）。❹静脉造影：上肢，15～30mL（300）；下肢，30～60mL（300）。❺静脉DSA：30～60mL（300/370）（注射速度：肘静脉为8～12mL/s，腔静脉为10～20mL/s）仅推荐用于躯干大血管的显影。然后立即推注等渗的生理盐水以减少静脉内的对比剂量并用于诊断。❻动脉DSA：可以减少常规血管造影的剂量和浓度用于动脉DSA。❼计算机X线体层扫描（CT）：强烈建议使用高压注射器。只有使用慢速扫描机时才推注总剂量的一半，然后将剩余的剂量在2～6min内注入，以确保相对连续的、尽管不是最大的血液水平。❽全身CT：头颅CT，成人，1～2mL/kg（300），1～1.5mL/kg（370）。❾静脉尿路造影：①新生儿（<1个月），4mL/kg（300）或3.2mL/kg（370）。②婴幼儿（1个月～2岁），3mL/kg（300）或2.7mL/kg（370）。③儿童（2～11岁），1.5mL/kg（300）或1.4mL/kg（370）。④青少年和成人，1mL/kg（300）或0.8mL/kg（370）。在特殊情况下，如需要，成人可以增加剂量。❿体腔使用的剂量：关节腔造影和子宫输卵管造影和ERCP过程中，应通过荧光透视监测对比剂的注射过程。单次检查的剂量应根据患者的年龄、体重和一般状况而定，也依赖于临床情况、检查技术和检查部位。正常成人的平均剂量：①关节腔造影5～15mL（300/370）。②ERCP：剂量通常依赖于临床情况和要显影结构的大小。③其他：剂量通常依赖于临床情况和要显影结构的大小。【不良反应】最常见的反应有恶心、呕吐、红斑、疼痛和湿热感。偶见的严重反应有：严重过敏反应或过敏性休克，循环紊乱伴有外周血管舒张，血压下降反射性心跳过速，呼吸困难，激动，精神错乱，发绀，以至于意识丧失，神经症状如昏迷、短暂性精神错乱和嗜睡症，一过性轻瘫，视力障碍，面肌松弛及癫痫症发作。罕见短暂的肾衰竭，延迟反应偶尔发生。【禁忌证】对含碘对比剂过敏及严重的甲状腺功能亢进者禁用；妊娠及急性盆腔炎禁做子宫输卵管造影；急性胰腺炎时，禁行ERCP（内镜逆行性胰胆管造影）。【用药须知】❶使用非离子型单体对比剂的一般注意事项参见"碘比醇"相关内容。❷不能在鞘内使用，不能用于蛛网膜下腔造影、脑室造影或脑池造影。【药物相互作用】造影剂的一般相互作用参见"泛影葡胺"相关内容。【用药过量】包括液体和电解质失衡，肾衰竭，心血管和肺合并症。处理：药物过量的治疗应该着重于对生命功能的支持性治疗。如果在人体意外发生血管内药物过量，必须输液以补充水和电解质的

丢失。必须监测肾功能至少 3d。如需要，可以使用血液透析清除患者体内过量的对比剂。

碘克沙醇 Iodixanol【常用名】威视派克。**【常用剂型与规格】**注射剂：（270mgI/mL）20mL/瓶，50mL/瓶，100mL/瓶，（320mgI/mL）20mL/瓶，50mL/瓶，100mL/瓶。**【作用与用途】**本品为非离子型二聚体六碘造影剂。与其他相应规格的非离子型单体造影剂相比，所有临床使用浓度的碘克沙醇具有较低的渗透压。通过加入电解质，和正常的体液等渗。❶用于成人的心血管造影、脑血管造影。❷外周动脉造影。❸腹部血管造影（i. a. DSA）。❹尿路造影、静脉造影以及 CT 增强检查。**【药动学】**在体内快速分布，平均分布 $t_{1/2}$ 约为 21min。主要由肾小球滤过经肾脏排泄。健康志愿者经静注后，约 80% 的注射量在 4h 内以原形从尿中排出，97% 在 24h 内排出。只有约 1.2% 的注射量在 72h 内从粪便中排泄。最大尿药浓度在注射后约 1h 内出现。在所推荐的剂量范围内未观察到有剂量依赖性的动力学特征。**【用法用量】**给药剂量取决于检查的类型、年龄、体重、心输出量和患者全身情况及所使用的技术。下表推荐的剂量可作为指导，用于动脉内注射的单次剂量，可重复使用。老年人与其他成年人剂量相同。**【不良反应】**常见的是注射部位热感、冷感或疼痛感等短暂的不适。偶见短暂不良反应如视觉紊乱、头痛、恶心、呕吐以及味觉紊乱。罕见皮疹、荨麻疹、瘙痒、嗅觉异常、血管神经性水肿和呼吸道症状。**【禁忌证】**未经控制症状的甲状腺功能亢进症患者及既往对本品有严重不良反应史的患者禁用。**【用药须知】**使用非离子型单体对比剂的一般注意事项参见"碘比醇"相关内容。**【药物相互作用】**造影剂的一般相互作用参见"泛影葡胺"相关内容。**【用药过量】**具有正常肾功能的患者不易发生药物过量。检查的持续时间很重要，因为肾脏耐受大剂量造影剂的能力有限（$t_{1/2}$ 2h）。处理：必须通过输液纠正水电解质的不平衡，并连续监测肾功能至少 3d，如需要可进行血透以清除碘克沙醇。没有特殊的拮抗剂。

适应证/检查	浓度（mgI/mL）	用量
动脉内使用		
（1）动脉造影		
选择性脑动脉造影	270、320	一次注射 5～10mL

续表

适应证/检查	浓度（mgI/mL）	用量
选择性脑 i.a.DSA	150	一次注射 5～10mL
主动脉造影	270、320	一次注射 40～60mL
外周动脉造影	270、320	一次注射 30～60mL
外周 i.a.DSA	150	一次注射 30～60mL
选择性内脏 i.a.DSA	270	一次注射 10～40mL
(2) 心血管造影		
左心室与主动脉根注射	320	一次注射 30～60mL
选择性冠状动脉造影	320	一次注射 40～80mL
儿童	270、320	用量应根据年龄、体重和病理情况，推荐最大总剂量为按体重 10mL/kg
静脉内使用		
(1) 尿路造影		
成人	270、320	40～80mL
儿童<7kg	270、320	按体重 2～4mL/kg
儿童>7kg	270、320	按体重 2～3mL/kg。所有剂量均根据年龄、体重及病理情况（最大剂量为 50mL）
(2) 静脉造影	270、320	每腿 50～150mL
CT 增强扫描		
成人	270、320	头部 CT：50～150mL；体部 CT：75～150mL
儿童	270、320	头、体部 CT：按体重 2～3mL/kg，可至 50mL（少数病例可至 150mL）

碘美普尔 Iomeprol【常用名】典迈伦。【常用剂型与规格】注射剂：（150mgI/mL）50mL/瓶，100mL/瓶，（200mgI/mL）50mL/瓶，100mL/瓶，（250mgI/mL）20mL/瓶，50mL/瓶，100mL/瓶，（300mgI/mL）50mL/瓶，70mL/瓶，100mL/瓶，（350mgI/mL）50mL/瓶，100mL/瓶，（400mgI/mL）100mL/瓶，200mL/瓶。【作用与用途】用于脊髓造影、血管造影、尿路造影和关节造影，也用于CT增强扫描、数字减影血管造影、内镜逆行胰胆管造影、排泄性膀胱尿道照相术。【药动学】血管内注射碘美普尔的药代动力学可以用二室模型描述，药物分布迅速，消除缓慢。主要通过肾小球滤过从肾脏排泄，终末消除 $t_{1/2}$ 为1.9h，与血浆蛋白无明显结合。【用法用量】根据不同的检查需要，选择不同的浓度与剂量，详见下表。【不良反应】常见恶心、呕吐、眩晕、流涎、荨麻疹等反应；偶见血管壁、细胞壁通透性及血-脑屏障损害作用和暂时性低血压；非常少见血小板减少、一过性缺血性休克、视物障碍、畏光、心电图ST段升高、关节痛、肌肉僵硬等反应。【禁忌证】无绝对禁忌证。但在Walden-strom's巨球蛋白血症、多发性骨髓瘤和严重肝肾疾病中不适用。当怀疑或确定为妊娠时，以及在急性炎症期间，禁忌对女性生殖道进行放射学检查。【用药须知】❶使用非离子型单体对比剂的一般注意事项参见"碘比醇"相关内容。❷有神经毒性，不应鞘内给药。【药物相互作用】❶造影剂的一般相互作用参见"泛影葡胺"相关内容。❷苯二氮䓬类精神抑制或抗焦虑药：由于该类药物可以降低癫痫发作的阈值，因此应在注射造影剂48h前停药，且检查结束后24h才可重新用药。【用药过量】主要通过对肺和心血管系统的作用，过量可导致危及生命的不良反应。处理：对过量的治疗应针对支持所有的生命体征，并应当进行对症治疗。碘美普尔不与血浆或血清蛋白结合，可以透析。

适应证/检查	浓度（mgI/mL）	用　　量
静脉尿路造影	250、300、350、400	成人：50～150mL，新生儿：3～4.8mL/kg（≤1岁），婴儿：2.5～4mg/kg（＞1岁）
灌注性尿路造影	150	成人：250mL

续表1

适应证/检查	浓度（mgI/mL）	用　　量
外周静脉造影	200、250、300	成人：10～100mL，必要时重复不得超过 250mL（上肢 10～50mL；下肢 50～100mL）
数字减影静脉造影	150、200	成人：10～100mL，必要时重复不得超过 250mL（上肢 10～50mL；下肢 50～100mL）
脑 CT	150、200、250、300	成人：250mL 儿童根据年龄和体重
躯体 CT	150、200、250、300	成人：100～200mL 儿童根据年龄和体重
海绵体造影	150、200、300	成人最高 100mL
静脉 DSA	250、300、350、400	成人：最高 100mL 儿童根据年龄和体重
常规血管造影		
上肢动脉造影	300、350	成人不得超过 250mL
盆腔和下肢动脉造影	300、350、400	成人不得超过 250mL
腹部动脉造影	300、350、400	成人不得超过 250mL
降主动脉造影	300、350	成人不得超过 250mL
肺血管造影	300、350、400	成人：最高 170mL
儿科动脉造影	300	儿童：最高 130mL
介入性动脉造影	300、350、400	成人不得超过 250mL 儿童根据年龄和体重
动脉 DSA		
脑血管造影	150、200、300、350	成人：用于全面观察时 30～60mL；用于选择性造影时 5～10mL 儿童根据年龄和体重

续表 2

适应证/检查	浓度（mgI/mL）	用　量
胸部	200、300	成人重复使用不得超过250mL。用于主动脉时20～25mL，必要时重复；用于支气管动脉时20mL
主动脉弓	150、200、300、350	成人不得超过 350mL
腹部	150、200、250、350	成人不得超过 350mL
主动脉造影	150、200、300、350	成人不得超过 350mL
经腹部主动脉造影	150、200、300	成人不得超过 250mL
外周动脉造影	150、200、250、350	成人：用于选择性注射时5～10mL，最高 250mL 儿童根据年龄和体重
介入性	150、200、300	成人：用于选择性注射时10～30mL，最高 250mL 儿童根据年龄和体重
心血管造影	300、350、400	成人不得超过 250mL
ERCP	150、200、300	成人：最高 100mL
子宫输卵管造影	200、300、350	成人：最高 35mL
MCU	150	成人：100～250mL
儿童 MCU	150	成人：40～210mL 儿童根据年龄和体重
进行胆管造影	200、300、350	成人：最高 60mL
进行输尿管造影	200、300	成人：20～100mL

碘曲仑 Iotrolan【常用名】伊索显、碘十醇。【常用剂型与规格】注射剂（190mgI/mL、240mgI/mL、300mgI/mL）：10mL/支。【作用与用途】本品为非离子型二聚体六碘造影剂，渗透压（290mOsm/kgH$_2$O）与血液相似。❶用于分段脊髓造影及全脊髓造影。❷脑室造影。❸CT检查脑脊液循环状况，尤其用于脑积水的检查。❹用于CT脑池造影。❺其他体腔造影，即关节腔造影、子宫输卵管造影、间接淋巴管造影。【药动学】静脉给药后几乎均匀分布于细胞外液，24h尿排出率近100%。鞘内给药后，药物缓慢扩散至血液，血浆浓度平均为给药量的6%，1～2h达高峰，$t_{1/2}$为4h，3d后90%从尿中排出，1%从粪便排出。【用法用量】脊髓造影、脑室造影、脑池造影时，造影剂的用量和浓度取决于X线设备。下列用量为较佳条件下的低限浓度。❶神经根造影：碘曲仑190，7～10mL。❷腰、骶段脊髓造影：碘曲仑190，10～15mL。❸腰、骶、胸段脊髓造影：碘曲仑240，10～15mL。❹胸段脊髓造影：碘曲仑240，10～15mL；碘曲仑300，8～12mL。❺全段脊髓造影（腰穿部滴注）：碘曲仑300，10～15mL。❻颈段脊髓造影：直接（经颈椎1～2间测穿刺），碘曲仑240，8～12mL；碘曲仑300，7～10mL；间接（经腰段滴注），碘曲仑240，15mL；碘曲仑300，8～15mL。❼脑室造影：碘曲仑240或300，3～5mL。❽CT脑池造影（经腰段滴注）：碘曲仑240，3～12mL。【不良反应】常见恶心、呕吐、头痛和水、电解质紊乱；偶见惊厥。疼痛和原有的背痛颈痛或肢体疼痛加剧；罕见休克等严重碘过敏反应。【禁忌证】明显的甲状腺功能亢进、对碘过敏者；妊娠及盆腔炎患者禁作子宫输卵管造影；脑性抽搐为蛛网膜下腔造影的相对禁忌证。【用药须知】❶过敏体质，潜在甲状腺功能亢进和结节性甲状腺肿患者慎用。❷酗酒、吸烟者及有癫痫倾向者，术后应严密观察8h。❸由于精神抑制药和抗抑郁药可降低癫痫发作阈值，故应在检查前48h停用。❹脊髓造影前应给足水分，纠正水、电解质紊乱倾向。对特殊病例，尤其是精神紧张者，肌注0.2g苯巴比妥钠。使用细穿刺针，则不必麻醉，但应选用无精神作用的止吐剂。❺检查完后，尤其是高段脊髓造影，应令患者坐起数分钟，使造影剂尽快流至腰、骶区，其后至少卧床24h，前6h保持水平位，并将床头抬高15°。

第三节 磁共振造影剂

钆双胺 Gadodiamide【常用名】欧乃影。**【常用剂型与规格】**注射剂：7.42g/20mL，5.57g/15mL，3.71g/10mL。**【作用与用途】**本品为非离子型顺磁性造影剂，能增强对比。用于头颅、脊髓和身体一般磁共振成像（MRI）造影。**【药动学】**钆双胺进入体内后很快分布到细胞外液。其分布量与细胞外液中水量相等。分布 $t_{1/2}$ 为 4min，排泄 $t_{1/2}$ 约为 70min。钆双胺通过肾小球过滤而经肾脏排泄。对肾功能正常的患者注射钆双胺 4h 后有约 85% 被排泄，静注后 24h 约 98% 被排泄。肾功能不全患者（GFR＜30mL/min）排泄 $t_{1/2}$ 的延长程度与 GFR 值成反比。注射 0.1mmol/kg 和 0.3mmol/kg 时，未见与剂量有关的药代动力学变化。无代谢物测出。未观察到与蛋白结合。**【用法用量】**静注：成人及儿童的所需剂量必须一次静注。为了保证造影剂完全注射，可以用 0.9%NaCl 注射液冲洗静注用导管。❶中枢神经系统：成人和儿童的剂量，0.2mL/kg，直至 100kg。体重 100kg 以上者，通常用 20mL。对怀疑脑中有转移性疾病的成人患者：0.6mL/kg，直至 100kg；体重 100kg 以上者，通常用 60mL。注射剂量为 0.6mL/kg 可采用静脉团注。在注射 0.2mL/kg 后进行双重扫描的患者在第一次注射后的 20min 内，进行 0.4mL/kg 的团注具有加和的诊断效果。❷全身：成人的剂量，0.2mL/kg 或 0.6mL/kg，直至 100kg。体重 100kg 以上者，通常用 20mL 或 60mL。6 个月以上儿童的剂量，0.2mL/kg。**【不良反应】**少见注射部位不适、头晕、恶心、头痛和嗅觉、味觉的减退；罕见呕吐、瞌睡、感觉异常、视觉障碍、腹泻、焦虑、呼吸困难、胸疼、心动过速、震颤、关节痛或过敏样症状如荨麻疹、皮肤瘙痒或喉部刺激。过敏反应也可能发生。同其他顺磁性 MRI 造影剂一样，注射钆双胺后曾偶见惊厥。警惕罕见但严重的肾源性系统纤维化。**【禁忌证】**已知对钆双胺或其组成成分有过敏的患者、急性或慢性的严重肾损伤〔GFR＜30mL/（min/1.73m²）〕患者、肝移植患者禁用。**【用药须知】**❶严重肾损害、癫痫、低血压、哮喘及其他变态反应性呼吸道疾病患者及有过敏倾向者慎用；孕妇及哺乳期妇女慎用。❷钆双胺必须在使用前才开瓶抽入注射器。一个聚丙烯瓶药和预灌装注射器仅供一名患者使用。一次未用完的药品应丢弃。❸必须遵守磁共振成像的常规安全规定，如禁用于心脏起搏器、铁磁性植入物携带者。【药物相互作用】不能直接与其他药物相混合，必须用单独的针头和针筒。【用药过量】目前尚无过量发生临床后果的报道。肾功能正常者似乎不可能发生急性中毒症状。如有需要当为对症处理。无拮抗剂。因肾功能不良或过量注射发生钆双胺排泄延缓时，进行血液透析治疗，理论上可以促进其排泄。

钆贝葡胺 Gadpbenate DimegLumine【常用名】莫迪司。**【常用剂型与规格】**注射剂（0.5M）：5mL/支，10mL/支，15mL/支，20mL/支。**【作用与用途】**钆贝葡胺是一种适用于肝脏和中枢神经系统的诊断性磁共振成像（MRI）的顺磁性对比剂。❶肝脏：适用于探测已知或怀疑患有原发性肝癌（例如肝细胞癌）或转移性癌患者的局灶性肝损伤。❷中枢神经系统：钆贝葡胺也适用于脑和脊柱的 MRI 增强检查，可以增强损害的检出，与未增强的磁共振影像相比，可以提供更多的诊断信息。**【药动学】**静注钆贝葡胺，分布于血浆及细胞外，$t_{1/2}$ 为 1.17～1.68h。主要从尿中排出，很少量的从胆汁中排出。在 24h 内，注射剂量 78%～94% 的钆贝酸离子以原形从尿中排出。血浆浓度和曲线下面积（AUC）呈现与给药剂量相关的线性关系，且具有统计学意义。给药剂量的 2%～4% 可从粪便中检出。钆贝酸离子不能穿过完整的血-脑屏障。因此，它不会在正常的脑组织中或具有正常血-脑屏障的损伤脑组织中累积。然而，当血-脑屏障遭到破坏或血管不正常时允许钆贝酸离子渗入到损伤的部位中。**【用法用量】**应在未经稀释的情况下以团注或缓慢注射（10mL/min）的形式静脉给药，并随之注入至少 5mL 生理盐水冲洗。❶肝脏：成人，0.2mL/kg。造影剂团注后可以立刻作对比成像（动态增强 MRI）。在肝脏，依据个体需要，可以在注射后 40～120min 进行延迟成像。❷中枢神经系统：成人，0.2mL/kg。**【不良反应】**不良反应发生率低，主要表现为头痛、恶心、呕吐、味觉异常，心动过速、心律失常、心电图异常，肝肾功能轻度改变，过敏反应。罕见个别严重事件的报道如：喉痉挛，胰腺坏死，肺水肿，颅内高压及偏瘫等。**【禁忌证】**对钆贝葡胺及制剂中其他成分（如苯甲醇）过敏者禁用。**【用药须知】**❶肾功能损伤患者、孕妇和哺乳期妇女慎用。❷不建议在 18 岁以下患者群中使用。❸为了使钆贝葡胺软组织外渗的潜在危险降至最低，保证注射针头或插管准确地插入静脉中是很重要的。❹请勿稀释，于使用前将其抽吸入无菌注射器中。❺任何未用完的剩余产品必须丢弃，而不能用于其他的 MRI 检查。❻肾功能正常的患者两次用药间隔至少 7h，以便使钆贝葡胺从体内正常清除。❼在使用钆贝葡胺前应该停止哺乳，并且建议在用药后至少 24h 内不应哺乳。❽警告：可能使肾功能不全患者发生肾源性系统纤维化。【药物相互作用】该药与某些药物合用时，可能会产生阴离子转运体的竞争作用，从而导致后者的体内消除过程受到影响。这些药物包括顺铂、蒽环类抗生素、长春碱类药、甲氨蝶呤、依托泊苷、他莫昔芬和紫杉醇等。【用药过量】无药物过量病例的报道。如出现过量，请密切监测病情并对症治疗。

钆喷酸葡胺 Dimeglumine Gadopentetate【常用名】钆喷酸葡甲胺、马根维显、二乙烯三胺五醋酸钆双葡甲胺。【常用剂型与规格】注射剂［每 1mL 含钆喷酸葡胺 469.0mg（0.5mmoL）］：10mL/支、15mL/支、20mL/支。【作用与用途】本品是一种用于磁共振成像的顺磁性造影剂，进入体内后能缩短组织中质子的 T_1 及 T_2 驰像时间，从而增强图像的清晰度和对比度。❶用于颅脑和脊髓磁共振成像（MRI）。❷全身磁共振成像：包括面部颅骨、颈部、包括心脏的胸腔和腹腔、女性乳腺、盆腔和主动性及被动性运动肢体及全身血管成像。【药动学】经静注后迅速分布于细胞外液，约 1min 血和组织浓度达高峰，注药后 10min 血浆药物浓度仅为原来的 20%。$t_{1/2}$ 为 20～100min，24h 内约 90% 以原形由尿排出。在生物体内没有发现顺磁性离子的分裂或代谢性分解。在人体观察到的药代动力学与剂量无关。在肾功能损害（肌酐清除率＞20mL/min）的情况下，钆喷酸二葡甲胺也完全经肾清除；血浆 $t_{1/2}$ 随肾功能不全的程度而延长，未见肾外清除的增加。因为肾功能重度损害（肌酐清除率＜20mL/min）时钆喷酸二葡甲胺的血清 $t_{1/2}$ 延长（达到 30h），所以可通过体外血液透析清除。【用法用量】静注：成人及 2 岁以上儿童，0.2mL/（kg·次），最大用量 0.4mL/（kg·次）。❶颅脑及脊髓磁共振成像：必要时可在 30min 内再次给药。❷全身磁共振成像：为获得充分的强化，可 0.4mL/（kg·次），最佳强化时间一般在注射后 45min 之内。为排除成人病变或肿瘤复发，可将用量增至按体重 0.6mL/（kg·次），以增加诊断的可信度。【不良反应】少见面部潮红、荨麻疹、恶心、呕吐、味觉失常、注射部位轻度热痛感、支气管痉挛、心悸、头疼、头晕、寒战、惊厥、低血压等；偶见患者有过敏、喉头水肿、休克等；罕见重症肌无力急剧恶化。警惕罕见但严重的肾源性系统纤维化。【禁忌证】对钆喷酸葡胺注射液的任何成分过敏的患者，急性或慢性的严重肾损伤［GFR＜30mL/（min·1.73m^2）］患者禁用。【用药须知】❶严重肾损害、癫痫、低血压、哮喘及其他变态反应性呼吸道疾病患者及有过敏倾向者；2 岁以下儿童、孕妇及哺乳期妇女慎用。❷肾功能损害的患者应监测肾功能。❸注射时注意避免药液外渗，防止引起组织疼痛。❹有效增强时间为 45min，静注后，应立即进行 MRI 检查。非立即检查时，勿将钆喷酸葡胺注射液抽入注射器内。橡胶瓶塞只能穿刺 1 次。一次检查未用完的任何对比剂溶液必须废弃。❺小瓶已打开供使用后，钆喷酸葡胺注射液在一个检查日内保持稳定。这个稳定时间不是指理化稳定性，而是指被微生物污染的可能性。❻仅供静脉内给药。患者在检查前 2h 必须禁食，以减少误吸的危险。❼必须遵守磁共振成像的常规安全规定，如禁用于心脏起搏器、铁磁性植入物携带者。【药物相互作用】如未做相容性实验，此药物不得与其他药物混合使用。【用药过量】在临床使用中，迄今尚未观察到或报告过继发于药物过量的中毒征象。意外过量可能会引起由钆喷酸葡胺注射液的高渗性导致的反应：肺动脉压升高，渗透性利尿，血容量过高和脱水。处理：可通过血液透析从体内清除钆喷酸葡胺注射液。

铁羧葡胺 Ferucarbotran【常用名】内二显。【常用剂型与规格】注射剂：25.2mgFe/0.9mL，39.2mgFe/1.4mL。【作用与用途】铁羧葡胺注射液是一种肝脏磁共振成像对比剂，有助于病灶的检出（如数量，大小，肝段的分布和显著性），并且能够对局灶性肝脏病变的分类和定性提供更多的诊断信息，从而提高诊断信心。【药动学】分布和代谢：单次静脉给药后，铁羧葡胺注射液在血管内分布，并且由于肝脏和脾脏的网状内皮系统选择性摄取而很快从血液/血浆中消失（双时相方式）。在临床试验中（Ⅰ期），血清中铁羧葡胺注射液中铁的 $t_{1/2}$，初始相 $t_{1/2\alpha}$ 为（0.257±0.190）h 或更短。终末相 $t_{1/2\beta}$ 为（4.36±0.75）h 或更短。$t_{1/2}$、$t_{1/2\alpha}$ 和 $t_{1/2\beta}$ 与给药剂量没有明显的相关性。动物（大鼠）研究表明铁羧葡胺注射液中羧基右旋糖酐的主要部分（＞70％）从肾脏快速清除。因为氧化铁核的存在，肝脏也持续清除羧基右旋糖酐。【用法用量】将成品铁羧葡胺注射液通过附带的过滤器进行静脉内团注，随后用无菌生理盐水（10～20mL）冲洗静脉输液管。❶体重为 35～60kg 的患者：铁羧葡胺注射液 0.9mL。❷体重为 60kg 或以上的患者：铁羧葡胺注射液 1.4mL。【不良反应】少见：疼痛、虚弱和背部疼痛、血管扩张、胸痛、恶心和呕吐、感觉异常、头痛、味觉异常、瘙痒和皮疹、注射部位反应。偶见：高血压和静脉炎、感觉减退、焦虑、头晕和惊厥、嗅觉异常、呼吸困难、咳嗽加重和鼻炎、湿疹和荨麻疹、过敏反应、部分凝血活酶时间

（PTT）一过性和轻微延长，但对 Quick 实验没有影响。罕见迟发性皮肤反应、重度的即刻反应如类过敏性休克。【禁忌证】已知对铁羧葡胺注射液的任何成分过敏者禁用。【用药须知】❶有过敏倾向的患者，包括有哮喘病史患者慎用。❷涉及对比剂使用的诊断操作过程应在经过必要培训的医师指导下进行。❸在进行检查时，检查室应该配备急救药品和设备。❹对于有铁负荷过多相关疾病（如含铁血黄素沉积症）的患者，应注意到肝脏内的高铁含量会影响肝脏的信号强度。❺为避免静脉旁注射导致局部皮肤持续色素样变色，在注射铁羧葡胺注射液前，必须先注射无菌生理盐水以确保注射针的位置正确。❻该药品不得与其他药品混合使用。❼患者在检查前 2h 必须禁食，以避免误吸。❽尚无在 18 岁以下患者中使用的临床经验。❾必须遵守磁共振成像的常规安全规定，如禁用于心脏起搏器、铁磁性植入物携带者。【药物相互作用】尚未发现。【用药过量】对于临床中因药物过量而出现症状的患者，建议观察其生命体征并对症治疗。

第四节　其他造影剂

六氟化硫微泡 SuLphur HexafLuoride MicrobubbLes【常用名】声诺维。【常用剂型与规格】粉针剂：59mg/瓶。【作用与用途】本品仅用于临床诊断。在超声影像中应用声诺维可以提高血液回波率，从而提高信噪比。声诺维只有在不使用对比剂增强，就无法得出结论的患者中使用。❶用于超声心动（检查）。❷大血管多普勒（检查）。❸小血管多普勒（检查）。【药动学】单次静注剂量为 0.03mL/kg 或 0.3mL/kg 的药品（相当于最大临床剂量的 1 和 10 倍）给予志愿者，六氟化硫气体很快就被排出。平均清除 $t_{1/2}$ 为 12min（范围为 2~33min）。注射后 2min 内，已有 80% 的六氟化硫气体排出；注射 15min 后，几乎所有的六氟化硫气体都已排出。对弥散性间质性肺纤维症患者，几乎所有的六氟化硫气体都随呼出的气体排出，其消除 $t_{1/2}$ 与健康志愿者相似。【用法用量】在使用前向小瓶内注入注射用生理盐水 5mL，然后用力振摇瓶子，直至冻干粉末完全分散。将微泡混悬液抽吸至注射器后应立即注入外周静脉。制成的混悬液应在 6h 之内使用。在使用前，应振摇瓶子使微泡重新均匀分散后，抽吸至注射器中立即注射。每次注射声诺维混悬液后，应随之使用注射用生理盐水 5mL 冲注。推荐剂量为：❶心脏 B 型超声成像（常规或负荷检查）：2mL/次。❷血管多普勒成像：2.4mL/次。在单次检查过程中，如果医师认为有必要，可以第二次注射推荐剂量的声诺维。【不良反应】常见不良反应：头痛、恶心、注射部位疼痛、注射部位反应。较少见不良反应：感觉异样、头昏、失眠、味觉异常、视物模糊、血管舒张、咽炎、腹痛、瘙痒、皮疹红斑、背痛胸痛、疼痛、虚弱、感觉运动麻痹。罕见过敏反应和过敏性休克。【禁忌证】以下情况禁用：已知对六氟化硫或其他组分有过敏史者；伴有右向左分流的心脏病患者、重度肺高压患者（肺动脉压＞90mmHg）、未控制的高血压患者和成人呼吸窘迫综合征患者；近期急性冠脉综合征或临床不稳定性缺血性心脏病患者，包括正渐变为或进行性心肌梗死；在过去 7d 内，出现典型性心绞痛；在过去 7d 内，心脏症状出现明显恶化；刚接受了冠脉介入手术或其他提示临床不稳定的因素；急性心力衰竭，心功能Ⅲ/Ⅳ级及严重心力衰竭；孕妇及哺乳期妇女。【用药须知】❶正在进行药理学负荷试验（如用多巴酚丁胺）的患者用声诺维增强超声心动图检查时，应进行心电图和血压监测。同样，对临床确认的高危患者在需要使用时亦应行心电图监测。❷慎用于有临床意义的肺部疾患的患者。❸用于缺血性心脏疾病患者时应非常小心。❹下列患者使用时应注意：急性心内膜炎、瓣膜修复、急性全身感染和（或）败血症、高凝状态和（或）近期的血栓栓塞以及肝、肾疾患的晚期。❺声诺维不适用于使用呼吸机的患者和不稳定性神经疾病患者。❻除注射用生理盐水外，声诺维不能与其他药品混合。❼在使用过程中必须备有抢救设备并对相关人员进行培训，在使用过程中及注射后 30min 内对患者进行密切医学观察。【药物相互作用】无。

第五节 其 他

结核菌素纯蛋白衍生物 Purified Protein Derivative of TubercuLin【常用剂型与规格】注射剂：50U/mL。【作用与用途】5U 用于结核病的临床诊断，卡介苗接种对象的选择及卡介苗接种后机体免疫反应的监测。2U 制品用于临床诊断及流行病学监测。【药动学】无。【用法用量】❶婴儿、儿童及成人均可用。❷吸取 0.1mL（5U），采取孟都法注射于前臂掌侧皮内，于注射后 48～72h 检查注射部位反应。测量应以硬结的横径及其垂直径（mm）记录。反应平均直径应不低于 5mm，为阳性反应。❸凡有水疱、坏死、淋巴管炎者均属强阳性反应，应详细注明。【不良反应】曾患过重度结核病者或过敏体质者，局部可出现水疱、浸润或溃疡，不同程度的发热。偶有严重者，可做局部消炎或退热处理。【禁忌证】患急性传染病（如麻疹、百日咳、流行性感冒、肺炎等）、急性结合膜炎、急性中耳炎、广泛性皮肤病者及过敏体质者禁用。【用药须知】❶注射针头应当专用，不得作其他注射用。❷安瓿开启后，应在半小时内使用。❸进行学校集体 PPD 皮试时，应加强宣传，解除精神紧张，接种前做好健康咨询与检查工作，避免发生群体性癔症。【药物相互作用】无。

旧结核菌素 Old TubercuLin【常用剂型与规格】注射剂：10 万 U/mL。【作用与用途】本品作为结核感染的诊断试剂及卡介苗使用效果的检查试剂。【药动学】无。【用法用量】❶婴儿、儿童及成人均可用。❷用生理盐水稀释成 10U、100U、1000U 3 种稀释液。以 10U 稀释液开始注射，如呈阴性，以 100U 注射，如仍呈阴性，以 1000U 注射，如仍呈阴性，方可判断。❸注射法：于一侧前臂掌侧皮内注射 0.1mL，注射后 72h 检查。❹注射局部有红肿硬块、其纵横直径平均在 5mm 以上者，即为阳性反应。【不良反应】一般轻微，注射局部有疼痛、瘙痒，偶有强反应者可出现水疱、溃疡和坏死。【禁忌证】急性传染病（如麻疹、百日咳、流行性感冒、肺炎等）、急性结膜炎、急性中耳炎、广泛性皮肤病患者暂不使用。【用药须知】❶凡患者有活动性结核病灶者，宜用低浓度皮试液开始或不做本试验，以免诱发严重的过敏反应，或致病情加重。高热患者不宜做此试验。❷注射后局部不宜触摸、搔抓。如局部有炎症或淋巴结炎时，可热敷；局部皮肤坏死时可涂 1% 甲紫或四环素可的松眼膏，无菌包扎，防止感染。❸吸取注射液前，须摇匀，但不可过度振荡；应注意有无沉淀或变色，如有，应停止使用。❹旧结核菌素稀释液宜在临用前配制，以免破坏。在冰箱内，旧结核菌素可保存 5 年，稀释的旧结核菌素可保存 6 周；单位自行稀释的菌液争取当日用完，保存时间不得超过 1 周。❺应将注射部位、方法、稀释度、剂量、时间、所用结核菌素的种类、生产单位、批号与反应情况，详细记入病程记录中。❻假阳性反应大多发生于注射后的早期 24～36h 内，其特点为有明显的发红、硬结，甚软甚薄，边缘不整，在 36h 后消失。❼曾感染结核者与下列情况结核菌素试验可呈阴性反应：感染后未满 6～8 周；应用大剂量免疫抑制剂；变态反应已有消失者；病势严重者（如粟粒性结核）；急性热性传染病如麻疹等。❽注射本品的注射器及针头，不得作其他注射用。

第二十一章　皮肤科用药

第一节　抗感染药

一、外用抗细菌药

红霉素 Erythromycin【常用名】威霉素。**【常用剂型与规格】**软膏剂：50mg/5g。**【作用与用途】**用于脓疱疮等化脓性皮肤病、小面积烧伤、溃疡面的感染和寻常性痤疮。**【药动学】**尚不明确。**【用法用量】**外用：涂于患处，2次/d。**【不良反应】**偶见局部刺激症状和过敏反应。**【禁忌证】**对大环内酯类过敏者禁用。**【用药须知】**❶避免接触眼睛及其他黏膜，如口、鼻等。❷妊娠期妇女与哺乳期妇女慎用。❸用药部位如有烧灼感、瘙痒、红肿等情况应停药，并将局部药物洗净，必要时向医师咨询。❹该药品性状发生改变时禁止使用。**【药物相互作用】**与氯霉素及林可霉素有拮抗作用，应避免合用。

莫匹罗星 Mupirocin【常用名】百多邦、假单胞菌酸。**【常用剂型与规格】**软膏剂：100mg/5g。**【作用与用途】**❶为局部外用抗菌药，适用于革兰阳性球菌引起的皮肤感染，如脓疱病、毛囊炎、疖肿等原发性感染。❷对湿疹、皮炎、糜烂、溃疡继发感染可起到抗菌及制止原发病加重作用，有利于原发病治疗。**【药动学】**皮肤外用经皮穿透和吸收极少，即使进入循环，通过去酯化作用转变为单胞菌酸的形式而失活并迅速从肾脏排泄，因而莫匹罗星只适于局部外用。**【用法用量】**外用：涂于患处，必要时可用敷料包扎或覆盖，3次/d，5d为1个疗程，必要时可重复1个疗程。**【不良反应】**局部刺激反应，包括瘙痒、烧灼感等。**【禁忌证】**对莫匹罗星或其他含聚乙二醇软膏过敏者禁用。**【用药须知】**❶软膏不适于眼内或鼻内使用，如误入眼内应用水冲洗。❷基质内含有聚乙二醇，建议肾功能受损者慎用。

❸不适用于假单胞菌属感染。❹妊娠期妇女慎用。【药物相互作用】局部用药尚无药物相互作用的相关报道。

夫西地酸 Fusidic Acid【常用名】奥络、立思丁。【常用剂型与规格】软膏剂：100mg/5g。【作用与用途】主治由葡萄球菌、链球菌、痤疮丙酸杆菌、极小棒状杆菌及其他对夫西地酸敏感的细菌引起的皮肤感染，适用于面部和头部等部位的感染而无碍外观。主要适应证包括：脓疱疮、疖、痈、甲沟炎、创伤感染、须疮、汗腺炎、红癣、毛囊炎、寻常性痤疮。【药动学】夫西地酸易于透过皮肤。在皮肤组织和皮下组织中可检测到夫西地酸。【用法用量】外用：2～3 次/d，涂于患处，疗程为 7d。【不良反应】❶主要是用药局部皮肤反应，包括接触性皮炎、红斑、丘疹、瘙痒、皮肤过敏反应等。❷罕见有黄疸、紫癜、表皮坏死、血管水肿等。【禁忌证】对乳膏中的任何一种成分过敏者不能使用。【用药须知】❶避免接触眼部。❷不宜长时间、大面积使用。❸哺乳期妇女使用时，禁用于乳房部位的皮肤感染。【药物相互作用】局部用药尚无药物相互作用的相关报道。

克林霉素 Clindamycin【常用剂型与规格】凝胶剂、软膏剂：50mg/10g。【作用与用途】治疗寻常性痤疮。【药动学】多次外敷浓度相当于 1mL 异丙醇和水溶液中含 10mg 克林霉素，血清中克林霉素浓度仅为 0～3ng/mL，小于 0.2% 给药剂量的克林霉素经尿排出。【用法用量】外用：涂于患处，2 次/d，早、晚各 1 次。【不良反应】❶可引起局部皮肤干燥、接触性皮炎、皮肤刺激反应、过敏症状、腹痛、胃肠不适、眼睛刺痛等。❷偶见胃肠不适及腹泻。【禁忌证】有肠炎或溃疡性结肠病史者禁用。【用药须知】❶应避免接触眼睛和其他黏膜。❷局部吸收后也可能引起腹泻，应立即停药。❸请勿用于其他细菌引起的皮肤感染。❹妊娠及哺乳期妇女、12 岁以下儿童慎用。❺过敏者禁用，过敏体质者慎用。【药物相互作用】❶可增强神经肌肉阻滞药的作用，两者不宜合用。❷与红霉素有拮抗作用，不宜合用。❸与游离脂肪酸合用可减少 2%～14% 的吸收。【用药过量】过量使用会引起全身反应，如消化道反应、过敏反应、假膜性结肠炎等。

环丙沙星 Ciprofloxacin【常用剂型与规格】软膏剂：30mg/10g。【作用与用途】用于治疗脓疱疮、疖疮、毛囊炎、湿疹合并感染、外伤感染、癣病合并感染以及其他化脓性皮肤感染等。【药动学】尚未见皮肤外用的药动学参数相关文献。【用法用量】外用：涂患处，2～3 次/d。【不良反应】❶偶有局部轻微刺痛感。❷偶可发生过敏反应以及皮疹、皮肤瘙痒、渗出性多形性红斑及血管神经性水肿。【禁忌证】对本品及喹诺酮类药过敏的患者禁用。【用药须知】❶使用中若出现过敏症状，应立即停用。❷不能大面积使用。❸妊娠及哺乳期妇女、儿童及老年人慎用。

新霉素 Neomycin【常用剂型与规格】软膏剂：2 万 U/4g，5 万 U/10g。【作用与用途】敏感细菌所致脓疱疮等化脓性皮肤病及烧伤、溃疡面的细菌性感染。【药动学】局部应用，完整皮肤很少吸收，但烧伤面、肉芽组织和表皮剥脱的巨大创面则很容易吸收。【用法用量】外用：2～3 次/d。【不良反应】❶可见刺激性反应，偶见皮疹、瘙痒、红肿等过敏反应。❷大面积外用吸收后可出现耳毒性及肾毒性。【禁忌证】❶对新霉素或其他氨基苷类抗生素过敏的患者禁用。❷严重肾功能不全者禁用。【用药须知】❶在烧伤面肉芽组织和表皮剥脱的创面很易吸收，因此，应避免长期大面积使用，以免吸收中毒。❷若大面积使用时需注意耳毒性及肾毒性，特别是在儿童、老人以及肾功能受损者。❸新霉素不宜用于全身性感染的治疗。❹对铜绿假单胞菌无效。【药物相互作用】避免与肾毒性或耳毒性药物合用。

磺胺嘧啶银 Sulfadiazine Silver【常用名】烧伤宁、烧烫宁。【常用剂型与规格】软膏剂：5g/500g。【作用与用途】用于预防和治疗小面积、轻度烧烫伤继发创面感染。【药动学】当本品与创面渗出液接触时缓慢代谢，部分药物可自局部吸收入血，一般吸收量低于给药量的 1/10，磺胺嘧啶血药浓度可达 10～20mg/L，当创面广泛，用药量大时，吸收增加，血药浓度可更高。一般情况下银的吸收量不超过其含量的 1%。对坏死组织的穿透性较差。【用法用量】外用：以乳膏或软膏直接涂于创面，涂药厚度约为 1.5mm，或将软膏制成油纱布敷用，每 1～2d 换药 1 次，最多外涂 30g/d。【不良反应】❶外用后有轻度刺激性，偶可有短暂性疼痛。❷药物经局部吸收后偶可发生磺胺嘧啶全身用药所致的各种不良反应，如过敏反应，出现皮疹，自觉瘙痒。❸长期使用时可有银中毒。【禁忌证】对磺胺类药物及银盐过敏者、孕妇、哺乳期妇女、肝肾功能不良者禁用。【用药须知】❶对其他磺胺药或相似结构药物如磺酰脲类、砜类药可有交叉过敏。❷缺乏 G6PD 者慎用。❸老年患者、休克患者慎用。❹用药前应做肝、肾功能检查。❺长疗程用药者应定期检查血、尿常规。【药物相互作用】可从局部部分吸收，其药物相互作用同磺胺嘧啶全身应用。【用药过量】磺胺血浓度不应超过 200μg/mL，如超过此浓度，不良反应发生率增高，毒性增强。

甲硝唑 Metronidazole【常用名】灭滴灵。【常用剂型与规格】软膏剂、凝胶剂：0.3g/10g。【作用与用途】甲硝唑乳膏治疗毛囊虫皮炎、疥疮、痤疮。其他如滴虫性阴道炎、外阴炎等可作为局部辅助治疗。【药动学】对局部使用甲硝唑乳膏患者检测血药浓度，含量甚微，比全身给药约低 100 倍，可忽略不计。【用法用量】外用：1～2次/d，薄薄涂一层于患处。【不良反应】对皮肤有轻度刺激性，如灼热、瘙痒感。【禁忌证】对甲硝唑有过敏者、孕妇、哺乳期妇女、儿童及酗酒患者禁用。【用药须知】用药后避免暴露于强烈的日光或紫外线下。

二、外用抗真菌药

克霉唑 Clotrimazole【常用名】杀癣净、克癣膏。【常用剂型与规格】软膏剂：0.3g/10g，0.1g/10g。【作用与用途】体癣、股癣、手癣、足癣、花斑癣、头癣以及假丝酵母菌性甲沟炎和假丝酵母菌性外阴阴道炎。【药动学】局部用药可穿透表皮，很少吸收至全身，阴道用药后吸收量甚微。【用法用量】外用：2～3 次/d。体股癣疗程一般需 2～4 周，手足癣需要 4～6 周。【不良反应】❶局部用药偶见局部刺激、瘙痒或烧灼感，皮肤可出现红斑、丘疹、水疱、脱屑等。❷亦有发生接触性皮炎的报道。【禁忌证】对本药过敏者禁用。【用药须知】❶避免接触眼睛和其他黏膜（如口、鼻等）。❷用药部位如有烧灼感、红肿等情况应停药，并将局部药物洗净，必要时向医师咨询。❸孕妇及哺乳期妇女应在医师指导下使用。❹性状发生改变时禁止使用。

益康唑 Econazole【常用剂型与规格】软膏剂：0.1g/10g。【作用与用途】❶由皮肤癣菌、酵母菌和真菌所致的炎症性皮肤真菌感染。❷伴有真菌感染或有真菌感染倾向的湿疹样皮炎、甲沟炎、假丝酵母菌性口角炎、尿布皮炎。【药动学】外用后大部分进入表皮，亦可达到真皮，仅 1‰吸收入血液，在尿和粪便中的重吸收量小于给药量的1‰。【用法用量】局部外用：取适量涂于患处。❶皮肤假丝酵母菌病及癣，每日早、晚各 1 次，疗程 2～4 周。❷花斑癣，1 次/d。【不良反应】偶见局部刺激、瘙痒、烧灼感、接触性皮炎，皮肤可出现红斑、丘疹、水疱、脱屑等。【禁忌证】对本品过敏者禁用。【用药须知】❶仅作外用，避免接触眼睛。❷为避免复发，皮肤假丝酵母菌病及各种癣病的疗程至少 2 周，足癣则至少 4 周。❸治疗假丝酵母菌病时避免局部紧密覆盖敷料。

咪康唑 Miconazole【常用名】达克宁。**【常用剂型与规格】**软膏剂：0.2g/10g。**【作用与用途】❶**由皮肤真菌、酵母菌及其他真菌引起的皮肤、指（趾）甲感染，如体股癣、手足癣、花斑癣、头癣、须癣、甲癣，皮肤、指（趾）甲假丝酵母菌病，口角炎、外耳炎。由于对革兰阳性菌有抗菌作用，可用于此类细菌引起的继发性感染。**❷**由酵母菌（如假丝酵母菌等）和革兰阳性细菌引起的阴道感染和继发感染。**【药动学】**尚不明确。**【用法用量】❶**皮肤感染，涂搽于洗净的患处，早、晚各1次，症状消失后（通常需2～5周）应继续用药10d，以防复发。**❷**指（趾）甲感染，尽量剪尽患甲，将硝酸咪康唑乳膏涂搽于患处，1次/d，患甲松动后（需2～3周）应继续用药至新甲开始生长。确见疗效一般需7个月左右。**❸**假丝酵母菌阴道炎，每日就寝前用涂药器将药膏（约5g）挤入阴道深处，必须连续用2周，月经期内也可用药，二次复发后再用仍然有效。**【不良反应】**偶见过敏、水疱、烧灼感、充血、瘙痒或其他皮肤刺激症状。**【禁忌证】**对本药过敏者、妊娠期妇女、1岁以下儿童慎用。**【用药须知】❶**有心律失常者慎用。**❷**避免接触眼睛和其他黏膜。**❸**治疗假丝酵母菌病，需避免密封包扎，否则可促使致病菌生长。**❹**用药部位如有烧灼感、红肿等情况应停药，并将局部药物洗净，必要时向医师咨询。**❺**用于妇科疾病时，无性生活史的女性应在医师指导下使用，用药期间注意个人卫生，防止重复感染。**❻**由于其成分可使乳胶制品如避孕隔膜、避孕套等破损，故应避免与此类产品接触。

酮康唑 Ketoconazole【常用剂型与规格】软膏剂：0.3g/15g；洗剂：0.5g/50mL。**【作用与用途】**手癣、足癣、体癣、股癣、花斑癣以及皮肤假丝酵母菌病。**【药动学】**酮康唑在健康志愿者胸、背和臀部皮肤涂抹1次，72h内血中未检出（低于5ng/mL的检测限）。**【用法用量】❶**乳膏：涂于患处，2～3次/d。**❷**洗剂：花斑糠疹，1次/d，连续5d；脂溢性皮炎，2次/周，每两次之间至少相隔3d，连续4周，然后间歇性给药以控制症状的发作。**【不良反应】❶**用药部位可能出现由刺激或过敏引起的接触性皮炎。**❷**罕见的不良反应有：用药局部皮肤烧灼感、瘙痒、刺激、油腻或干燥，用药局部头发纹理异常，干燥或油腻。**❸**有报道对头发受到化学损伤或灰发的患者，使用后可能出现褪色。**【禁忌证】**对酮康唑、咪唑类药物或亚硫酸盐过敏者、孕妇及哺乳期妇女禁用。**【用药须知】❶**使用2～4周后，症状无改善或加重，应停药并咨询医师或药师。**❷**不得用于皮肤破溃处。**❸**避免接触眼睛和其他黏膜如口、鼻等。**❹**股癣患者，勿穿紧身内裤或化纤内裤。❺足癣患者，浴后将皮肤揩干，特别趾间。宜穿棉纱袜，每日更换。鞋应透气，散布撒布剂或抗真菌粉剂于趾间、足、袜和鞋中，1～2次/d。

特比萘芬 Terbinafine【常用名】兰美抒、丁克。**【常用剂型与规格】**软膏剂：0.15g/10g，0.1g/10g，0.05g/5g。**【作用与用途】**本品为烯丙胺类抗真菌药，抑制真菌细胞麦角甾醇合成和繁殖过程中所必需的鲨烯环氧化酶，从而达到杀灭和抑制真菌的双重作用。对皮肤真菌有杀菌作用，对白假丝酵母菌则起抑菌作用。具有强亲脂性，起效快，作用持久，患者停药2周后有效率较停药时反而更高，提高了疗效，减少了复发率。用于治疗毛癣菌、犬小孢子菌、絮状表皮癣菌所致皮肤、头发及指（趾）甲的感染以及各种癣病、假丝酵母菌引起的皮肤酵母菌感染和皮霉菌引起的甲癣。**【药动学】**局部涂抹后，被吸收的药量不超过用药量的5%，故全身血药浓度极低。生物转化后的代谢物无抗真菌作用，主要随尿液和粪便排出体外，清除 $t_{1/2}$ 为17h，无体内蓄积现象。**【用法用量】**先清洁患处，然后将本药薄薄涂于患处及其周围，并加以轻揉，1～2次/d。若患处已擦烂，涂擦后，尤其是晚上须用纱布盖住。体癣、股癣，1～2周1个疗程；手足癣，2～4周1个疗程；皮肤假丝酵母菌病，1～2周1个疗程；花斑癣，2周1个疗程。**【不良反应】**主要为轻微皮肤反应，如发红、发痒、刺痛等。**【禁忌证】**对本品成分过敏者、孕妇、哺乳期妇女禁用。**【用药须知】**❶仅供外用，切忌口服，并避免接触眼睛。❷通常临床症状于用药数日后即可缓解，若要预防复发，应规律地使用一段时间，若2周后无效则要复查诊断结果。❸不得用于皮肤破溃处，避免接触眼睛和其他黏膜（如口、鼻等）。❹用药部位如有烧灼感、红肿等情况应停药，并将局部药物洗净，必要时向医师咨询。

布替萘芬 Butenafine【常用名】迈可抒、洁宁。**【常用剂型与规格】**软膏剂：0.1g/10g。**【作用与用途】**本品可通过抑制角鲨烯的环氧化而阻断真菌细胞膜的必需成分——麦角甾醇的生物合成。用于由絮状癣菌，红色癣菌，须发癣菌及斑秃癣菌等引起的足趾癣，体癣，股癣的局部治疗。**【药动学】**尚不明确。**【用法用量】**外用：均匀涂于患处。治疗趾间足癣时，每日给药1次，连续4周。治疗体癣或股癣时，应每日给药1次，连续2周。在治疗趾间足癣、体癣和股癣时，患处及周边区域皮肤应涂抹足够剂量。若治疗一个疗程后病症未见改善，应重新对疾病进行诊断。**【不良反应】**常见不良反应有局部刺激、红斑、瘙痒、灼热感、刺痛感、接触性皮炎等。**【禁忌证】**对盐酸布替萘芬过敏者禁用。【用药须知】❶应在医师指导下使用。用手涂抹该药于患处后，须洗干净，避免接触眼、鼻、口和其他黏膜。仅供外用，勿口服。❷如果在沐浴后使用，应彻底擦干患处后再使用。❸即使症状已缓解，也应按照医师要求坚持用药到疗程结束，若在疗程结束时症状仍无缓解或用药不久症状加重，请咨询医师。❹除非医师要求，应避免使用胶布等将患处密闭。

三、外用抗病毒药

阿昔洛韦 Aciclovir【常用剂型与规格】软膏剂：0.3g/10g。【作用与用途】用于治疗带状疱疹、唇疱疹、生殖器疱疹等病毒性皮肤病。【药动学】尚不明确。【用法用量】外用：涂患处，白天1次/2h，6次/d，共7d。【不良反应】❶皮肤黏膜刺激症状，局部皮肤出现红斑、干燥、瘙痒、蜇刺、烧灼感等。减量或停药后可消失。❷接触性皮炎，局部皮肤出现红肿、斑丘疹、水疱、糜烂等皮疹，可伴有瘙痒、烧灼、疼痛等刺激症状。停药及给抗过敏药后可消失。❸长期大面积大剂量使用可能引起全身性不良反应，如出现恶心、腹痛、腹泻、血常规变化、肝酶升高、肾功能损害、头痛、出汗、低血压及精神症状等。【禁忌证】对本品过敏者禁用。【用药须知】❶慎用于儿童、老人、妊娠及哺乳期妇女。❷仅用于皮肤黏膜，不能用于眼部。【药物相互作用】❶与干扰素合用可提高疗效。❷与齐多夫定合用可减少用量。

喷昔洛韦 Penciclovir【常用剂型与规格】软膏剂：20mg/2g，50mg/5g，0.1g/10g。【作用与用途】口唇及面部单纯疱疹、生殖器疱疹。【药动学】健康男性志愿者单次或多次使用1%喷昔洛韦软膏在血浆或尿中未检出喷昔洛韦。【用法用量】外用：涂于患处，4～5次/d，应尽早开始治疗。【不良反应】偶见用药局部灼热感、疼痛、瘙痒等。【禁忌证】对本品过敏者禁用。【用药须知】❶不推荐用于黏膜，因刺激作用，勿用于眼内及眼周。❷严重免疫功能缺陷患者（如艾滋病或骨髓移植患者）应在医师指导下应用。

咪喹莫特 Imiquimod【常用名】明欣利迪、丽科杰、科益。【常用剂型与规格】软膏剂：0.15g/3g，12.5mg/250mg。【作用与用途】本品属咪唑喹啉类化合物，为小分子免疫调节剂，能够在用药局部诱生多种细胞因子及相关产物，从而产生免疫调节和间接抗病毒作用。❶用于治疗水痘-带状疱疹Ⅰ型、Ⅱ型单纯疱疹的感染，包括初发和复发的生殖器疱疹。❷用于成人外生殖器和肛周尖锐湿疣。【药动学】

尚不明确。【用法用量】外用：❶每周3次（隔日），临睡前用药。每包乳剂（或250mg乳膏）可涂抹面积为20cm²。❷取适量药膏均匀涂抹一层于疣体部位，轻轻按摩直至完全吸收，并保留6～10h，用药部位不要封包。涂药膏6～10h请勿洗澡；6～10h后，用清水和中性肥皂将药物从疣体部位洗掉。❸患者应持续使用药膏，直到疣体完全清除，但用药最多不超过16周。❹用药后局部有轻微红斑者，可不必停药而持续使用；如患者感到全身不适或出现较为明显的局部皮肤反应时，应停用药物数次，待反应减轻后再继续用药。【不良反应】用药数次后，临床上可能出现的不良反应多为轻、中度局部皮肤炎症反应，如红斑、瘙痒等，以上症状停药后均能迅速消除。如反应轻微，可继续用药；若反应严重应及时停药并就医。【禁忌证】对本品过敏者禁用。【用药须知】❶尚未进行治疗尿道、阴道、宫颈、直肠内的人类乳头瘤病毒感染的评估，因而不推荐用于这些情况的治疗。❷局部常可见红斑、糜烂、表面脱落及水肿。如果出现严重的局部皮肤反应，应用中性肥皂和水将用药部位乳膏洗掉，反应减轻后可恢复用药。❸在用任何药物或手术治疗尖锐湿疣后，待局部创面恢复后方可推荐使用。局部破损处应避免使用，避免接触眼睛、口、鼻等部位，因可能加重皮肤炎症反应。❹局部治疗时不可用敷料封包。❺未行包皮环切术者，若尖锐湿疣发生在包皮内，应每日将包皮上翻后清洁，用药期间应避免性接触，包括使用避孕套。❻若出现严重不良反应，应及时就医。

重组人干扰素 α-2b Recombinant human Interferon α-2b
【常用名】安达芬、里亚美。【常用剂型与规格】软膏剂、凝胶剂：25万 U/5g，100 万 U/5g，50 万 U/10g。【作用与用途】主要用于治疗由人乳头瘤病毒引起的尖锐湿疣，也可用于治疗由单纯性疱疹病毒引起的口唇疱疹及生殖器疱疹。【药动学】尚不明确。【用法用量】外用：涂于患处。❶尖锐湿疣，4 次/d，连续 6～8 周。❷口唇疱疹或生殖器疱疹，4 次/d，连续 7d。【不良反应】一般不会引起刺激、过敏及其他全身不良反应。个别患者偶可出现轻度瘙痒，灼痛等。【禁忌证】对干扰素有过敏史者、妊娠及哺乳期妇女及儿童慎用。【用药须知】❶疱疹病毒感染治疗开始越早效果越好。❷用于尖锐湿疣时，适于初期、数目少、疣体小的损害。❸治疗宫颈糜烂，月经期间停止用药，禁止性生活及坐浴。❹在涂抹本品的患者部位禁止合用其他外用药物，以免影响疗效。

四、皮肤消毒剂

高锰酸钾 Potassium Permanganate【常用名】过锰酸钾。**【常用剂型与规格】**片剂：0.1g/片，0.3g/片；粉剂：20g/瓶。**【作用与用途】**本品为强氧化剂，对各种细菌、真菌等致病微生物有杀灭作用，可除臭、消毒，但作用短暂、表浅。❶清洗创面，坐浴，对红皮病或大面积皮损者可供浸泡用。❷用于急性皮炎或急性湿疹，特别是伴继发感染的湿敷，清洗小面积溃疡。**【药动学】**尚不明确。**【用法用量】**外用：❶用于急性皮炎和急性湿疹时，临用前配制成1：4000溶液（取1片加水400mL），用消毒药棉或纱布润湿后敷于患处，渗出液多时，可直接将患处浸入溶液中药浴。❷用于清洗小面积溃疡时，临用前配制成1：1000溶液（取1片加水100mL），用消毒药棉或棉签蘸取后清洗。**【不良反应】**❶对皮肤及器皿有一定的染色作用。❷高浓度反复多次使用可引起腐蚀性灼伤。**【禁忌证】**口服可致口腔黏膜腐蚀、水肿、胃肠道出血和肝、胃功能损伤，严禁口服。**【用药须知】**❶仅供外用，切忌口服。❷高锰酸钾外用片水溶液易变质，故应临用前用温水配制，并立即使用。❸配制时不可用手直接接触高锰酸钾外用片，以免被腐蚀或染色，切勿将高锰酸钾外用片误入眼中。❹长期使用，易使皮肤着色，停用后可逐渐消失。❺用药部位如有灼烧感、红肿等情况，应停止用药，并将局部药物洗净。❻对高锰酸钾外用片过敏者禁用，过敏体质者慎用。溶液应新鲜配制，久置或加温可迅速失效。**【药物相互作用】**不可与碘化物、有机物接触或并用，尤其是晶体，否则易发生爆炸。

乙醇 Alcohol【常用名】酒精。**【常用剂型与规格】**溶液剂：75％（V/V）。**【作用与用途】**常用作消毒防腐用，能使蛋白质变性而发挥杀菌作用，但对芽孢无效。外用消毒。**【药动学】**尚不明确。**【用法用量】**外用：用消毒棉球蘸取适量涂擦于需消毒的皮肤。**【不良反应】**❶对皮肤有轻微刺激性。❷长期外用时由于乙醇具有去脂作用，可使皮肤变得干燥。**【禁忌证】**对本品过敏者禁用。**【用药须知】**❶不得用于皮肤破溃处。❷避免接触眼睛和其他黏膜（如口、鼻等）。❸用药部位如有烧灼感、瘙痒、红肿等情况应停药，并将局部药物洗净，必要时向医师咨询。❹易燃，易挥发，用后将瓶塞塞紧，存放于阴凉处。

甲醛 Formaldehyde【常用名】福尔马林。**【常用剂型与规格】**溶液剂：5％～10％（V/V）。**【作用与用途】**本品可与蛋白质中的氨基结合，使蛋白质变性，同时也溶解类脂质，故有强大的杀菌作用，对细菌、芽孢、真菌、病毒都有效。也有硬化组织和止汗作用。临床用作消毒防腐药，还用作手足多汗症、腋臭、寻常疣、扁平疣等的治疗。【药动学】尚不明确。【用法用量】外用：用于寻常疣及扁平疣，将药液外搽于皮损上，2次/d，用于跖疣时可以药液浸泡患足，每晚1次，5～10min/次。【不良反应】尚不明确。【禁忌证】对乙醇过敏者。【用药须知】对眼及呼吸道黏膜也有刺激，使用时注意蒸气的刺激作用，勿接触眼、外阴部黏膜。

碘酊 Iodine Tincture【常用名】碘酒。【常用剂型与规格】酊剂：0.4g/20mL，10g/500mL。【作用与用途】用于一般皮肤消毒，使菌体蛋白质变性、死亡，对细菌、真菌、病毒均有杀灭作用，也用于传染性软疣及头癣等的治疗。【药动学】尚不明确。【用法用量】外用：用棉签蘸取少量碘酊，由中心向外涂搽局部，消毒后再用70%乙醇脱碘。【不良反应】偶见过敏反应和皮炎。【禁忌证】对本品过敏者禁用。【用药须知】❶碘对黏膜有刺激作用，因此不能用于黏膜部位。❷仅供外用，切忌口服，如误服中毒，应立即用淀粉糊或米汤灌胃，并送医院救治。❸用药部位如有烧灼感、瘙痒、红肿等情况应停药，并将局部药物洗净。【药物相互作用】不得与碱、生物碱、水合氯醛、苯酚、硫代硫酸钠、淀粉、鞣酸同用或接触。

聚维酮碘 Povidone Iodine【常用名】皮维碘、碘伏。【常用剂型与规格】溶液剂：1g/100mL，2.5g/100mL，5g/100mL，7.5g/100mL，10g/100mL；软膏剂：0.2g/2g。【作用与用途】本品为消毒防腐剂，对多种细菌、芽孢、病毒、真菌等有杀灭作用。其作用机制是接触创面或患处后，能解聚释放出所含碘发挥杀菌作用。特点是对组织刺激性小，适用于皮肤、黏膜感染。【药动学】尚不明确。【用法用量】外用，局部涂抹。【不良反应】❶偶见引起过敏性皮疹与皮炎等。❷面积较大的伤口和严重烧伤皮肤大面积使用可引起全身副反应，如代谢性酸中毒、高钠血症以及肾功能损伤。【禁忌证】对碘过敏者、孕妇及哺乳期妇女禁用。【用药须知】❶烧伤面积大于20%者，不宜局部应用。❷甲状腺病患者应慎用。❸妊娠妇女和新生儿大面积使用时应谨慎。【药物相互作用】不得与碱、生物碱、酚、水合氯醛、硫代硫酸钠、淀粉、鞣酸同用。

苯扎溴铵 Benzalkonium Bromide【常用剂型与规格】溶液剂：25g/500mL。【作用与用途】本品为阳离子表面活性剂，具有清洁、杀菌和消毒作用，对多种革兰阳性菌和阴性菌、芽孢、真菌和多种病毒均具有较强的杀灭作用。用于皮肤、黏膜和小面积伤的消毒。【药动学】尚不明确。【用法用量】外用：创面消毒用 0.01%溶液，皮肤及黏膜消毒用 0.1%溶液，手术前洗手用 0.05%～0.1%溶液浸泡 5min；手术器械消毒用 0.1%溶液煮沸 15min，再浸泡 30min；0.005%以下溶液作膀胱和尿道灌洗；0.0025%溶液作膀胱保留液。【不良反应】❶偶见过敏反应。❷有报道引起变态反应性结膜炎、视力减退、接触性皮炎，也有报道 3%溶液灌肠数分钟后引起恶心、冷汗终致死亡，用作阴道冲洗亦有引起死亡的病例。【禁忌证】对本品过敏者禁用。【用药须知】❶为外用消毒防腐药，切忌内服。❷不得用塑料或铝制容器储存。❸低温时可能出现混浊或沉淀，可置于温水中加温，振摇使溶后使用。❹用药部位如有烧灼感、瘙痒、红肿等情况应停药，并将局部药物洗净。【药物相互作用】❶与肥皂和其他阳离子表面活性剂、枸橼酸盐、碘化物、硝酸盐、高锰酸盐、水杨酸盐、银盐、酒石酸盐、生物碱配伍禁忌。❷与铝、荧光素钠、过氧化氢、白陶土、含水羊毛脂和有些磺胺药配伍禁忌。

第二节　角质溶解药

水杨酸 Salicylic Acid【常用剂型与规格】软膏剂：0.5g/10g；溶液剂：0.8g/20mL。【作用与用途】用于银屑病、皮肤浅部真菌病、脂溢性皮炎、痤疮、鸡眼、疣和胼胝等。【药动学】尚不明确。【用法用量】外用：不同皮肤病选用不同浓度的制剂。❶治疗脂溢性皮炎和银屑病：采用 2%～10%浓度，外涂 1～2 次/d。对于较厚的痂皮，涂药后可封包过夜。❷治疗浅部真菌病，采用 3%～6%浓度。对甲癣可用 15%浓度，外涂 1～2 次/d。❸治疗疣，采用 5%～15%浓度，用药前将病变部位清洁，并浸在热水中 5min，组织松软后用刀片削除其上较厚角层，将药涂于皮损上，周围邻近正常皮肤涂一薄层凡士林保护，1～2 次/d。❹治疗鸡眼或胼胝，采用 10%～15%浓度，用药前将病变部位清洁，并浸在热水中 15～30min，邻近正常皮肤涂凡士林保护，然后将药涂上，1 次/d，直至病变去除。但在 14d 内不能超过 5 次用药。❺25%～60%软膏具有腐蚀作用，需在医师指导下用药，避免接触周围正常皮肤。【不良反应】❶可引起接触性皮炎。❷大面积使用吸收后可出现水杨酸全身中毒症状，如头晕、神志模糊、呼吸急促、持续性耳鸣、剧烈或持续头痛。【禁忌证】对本品过敏反应者禁用。【用药须知】❶不能用于发炎或破溃的皮肤。避免接触口腔、眼睛以及黏膜。❷可经皮肤吸收，不宜长期、大面积使用，并应注意水杨酸盐的毒性表现，如胃肠道不适、头昏、耳鸣和心理障碍。尤其是哺乳期妇女、儿童和老年人。❸有糖尿病、四肢周围血管疾患使用高浓度软膏应慎重。❹多种金属离子能促使水杨酸氧化为醌式结构的有色物质，故配制及储存时，禁与金属器皿接触。【药物相互作用】❶与皮质类固醇合用可增加后者对皮肤的穿透力，从而增加疗效。❷与地蒽酚合用可增加后者的稳定性，防止地蒽酚氧化。❸与外用痤疮制剂或含有脱皮药物制剂如过氧化苯甲酰、间苯二酚或维A酸类等合用可引起或加重皮肤刺激作用。【用药过量】大面积使用吸收后可出现水杨酸全身中毒症状，中毒症状有腹泻、恶心、呕吐、胃痛、头晕、剧烈或持续头痛、疲乏过缓、呼吸急促等。

鱼石脂 Ichthammol【常用剂型与规格】软膏剂：1g/10g。【作用与用途】鱼石脂软膏为消毒防腐药，具有温和刺激性和消炎、防腐及消肿作用，用于疖肿。【药动学】尚不明确。【用法用量】外用：2次/d，涂患处。【不良反应】偶见皮肤刺激和过敏反应。【禁忌证】尚不明确。【用药须知】❶不得用于皮肤破溃处。❷避免接触眼睛和其他黏膜（如口、鼻等）。❸连续使用一般不超过7d，如症状不缓解，请咨询医师。❹用药部位如有烧灼感、红肿等情况应停药，并将局部药物洗净。

尿素 Urea【常用剂型与规格】软膏剂：1g/10g；2g/10g。【作用与用途】可使角质蛋白溶解变性，增进角质层水合作用，从而使皮肤柔软，防止干裂。用于手足皲裂，也可用于角化型手足癣所引起的皲裂。【药动学】尚不明确。【用法用量】局部外用：涂于患处并轻轻揉搓，2~3次/d。【不良反应】偶见皮肤刺激和过敏反应。【禁忌证】对有关成分过敏者禁用。【用药须知】❶避免接触眼睛和其他黏膜（如口、鼻等）。❷用药部位如有烧灼感、瘙痒、红肿等情况应停药，并将局部药物洗净。

维A酸 Tretinoin【常用名】维甲酸、维生素A酸、维生素甲酸。【常用剂型与规格】软膏剂、凝胶剂：5mg/10g，10mg/10g。【作用与用途】本品可促进表皮细胞更新，调节表皮细胞增殖和分化，使角质层细胞疏松而容易脱落，有利于去除粉刺，并抑制新的粉刺形成。用于寻常性痤疮及角化异常性疾病。【药动学】尚不明确。【用法用量】对其他角化异常性痤疮皮损局部外用0.1%软膏及对痤疮皮损局部外用0.05%软膏，每晚用温水清洁皮肤后涂药1次，或遵医嘱。

【不良反应】偶见用药部位可能发生红斑、肿胀、脱屑、结痂、色素增加或减退。【禁忌证】妊娠起初 3 个月内、哺乳期妇女、对任何成分过敏者禁用。【用药须知】❶避免接触眼睛和其他黏膜。❷用于治疗痤疮，起初数周可暂加剧，仍应继续治疗 6 周以上才能达到最大疗效。❸可能引起严重刺激或脱屑，不宜用于皮肤皱褶处，开始治疗时可隔日用药或每 3d 用 1 次。❹湿疹、晒伤、急性和亚急性皮炎、酒渣鼻患者不宜使用。【药物相互作用】❶与光敏感药合用有增加光敏性的危险。❷与肥皂等清洁剂、含脱屑药制剂（如过氧苯甲酰、间苯二酚、水杨酸、硫黄等）、含乙醇制剂、异维 A 酸等共用，可加剧皮肤刺激或干燥。

过氧化苯甲酰 Benzoyl peroxide【常用名】班赛。**【常用剂型与规格】**凝胶剂：0.75g/15g。**【作用与用途】**本品为角质溶解剂，具有杀菌作用。对痤疮丙酸杆菌有杀菌能力，使脂质、游离脂肪酸降低和轻度脱屑，同时粉刺和痤疮皮损减少。用于寻常性痤疮的局部治疗。**【药动学】**尚不明确。**【用法用量】**外用：1～2 次/d，先用温和的香皂、清水清洁患处，再涂用。**【不良反应】**主要为过敏性接触皮炎，表现为皮肤烧灼感、瘙痒、发红、肿胀、皮肤干燥、脱屑等。**【禁忌证】**孕妇、哺乳期妇女、儿童慎用。**【用药须知】**❶仅供外用，也不得用于眼睛周围或黏膜。❷如果出现严重刺激反应应立即停药并予以适当治疗。症状消退后可重新恢复治疗，注意开始时用药次数要减少。❸如果出现大量脱屑、红肿和水肿，则应立即停药，采用冷压法处理以迅速减轻不良反应。如果此症状是由过度用药而非过敏造成的，则可在症状减退后继续用药，注意减低剂量。**【药物相互作用】**与肥皂、清洁剂、痤疮制剂如含有过氧苯甲酰、间苯二酚、硫黄、维 A 酸等，或含有乙醇的制剂药用化妆品等同用，会增加刺激或干燥作用。

卡泊三醇 Calcipotriol【常用名】达力士。**【常用剂型与规格】**搽剂：1.50mg/30mL；软膏剂：0.75mg/15g。**【作用与用途】**本品能抑制皮肤细胞的过度增生，并诱导其分化，从而使银屑病皮肤细胞的增生及分化异常得以纠正。用于治疗寻常性银屑病。**【药动学】**无外用剂型的人体药代动力学文献。**【用法用量】**外用。❶搽剂：少量涂于头部患处，早、晚各 1 次，每周用量不可超过 60mL。❷软膏：少量涂于患处，早、晚各 1 次，生效后可减少用药次数，每周用药不可超过 100g。**【不良反应】**少见暂时性局部刺激，可出现红斑、烧灼感、瘙痒等症状，极少见面部皮炎。**【禁忌证】**对本品成分过敏者或钙代谢失调者禁用。孕妇慎用。**【用药须知】**❶对面部皮肤有刺激作用。

❷用药后应小心洗去手上残留之药物。❸不宜长期、大面积使用，以免增加高钙血症的风险。

第三节　外用肾上腺皮质激素类药

一、外用单方肾上腺皮质激素

地塞米松 Dexamethasone【常用剂型与规格】软膏剂：5mg/10g。**【作用与用途】**本品具有抗炎、抗过敏作用，能抑制结缔组织的增生，降低毛细血管壁和细胞膜的通透性，减少炎性渗出量，抑制组胺及其他毒性物质的形成和释放。主要用于过敏性和自身免疫性炎症性疾病。如局限性瘙痒症、神经性皮炎、接触性皮炎、脂溢性皮炎、慢性湿疹等。**【药动学】**尚不明确。**【用法用量】**外用：涂患处，2～3次/d。**【不良反应】**长期大量使用可继发细菌、真菌感染，局部可发生痤疮、酒渣样皮炎、皮肤萎缩及毛细血管扩张，并可有瘙痒、色素沉着、颜面红斑、创伤愈合障碍等反应。**【禁忌证】**真菌性或病毒性皮肤病禁用，对本药及其他皮质类固醇过敏者禁用。**【用药须知】**❶并发细菌及病毒感染时，应与抗菌药物合用。❷不能长期大面积应用。

曲安奈德 Triamcinolone【常用名】曲安缩松、去炎舒松。**【常用剂型与规格】**软膏剂：4mg/4g。**【作用与用途】**本品具有抗炎、抗过敏及止痒作用，能消除局部非感染性炎症引起的发热、发红及肿胀。用于过敏性皮炎、湿疹、神经性皮炎、脂溢性皮炎及瘙痒症。**【药动学】**尚不明确。**【用法用量】**外用：2～3次/d，涂患处，并轻揉片刻。**【不良反应】**❶长期使用可致皮肤萎缩、毛细血管扩张、色素沉着以及继发感染。❷偶见过敏反应。**【禁忌证】**❶对醋酸曲安奈德过敏者禁用。❷禁用于感染性皮肤病如脓疱病、体癣、股癣等。**【用药须知】**❶儿童、孕妇和哺乳期妇女应在医师指导下使用。❷不得用于皮肤破溃处。❸避免接触眼睛和其他黏膜（如口、鼻等）。❹用药部位如有烧灼感、红肿等情况应停药，并将局部药物洗净，必要时向医师咨询。❺不宜大面积、长期使用。❻用药1周后症状未缓解，请咨询医师。

氟轻松 Fluocinonide【常用名】肤轻松。**【常用剂型与规格】**软膏剂：2.5mg/10g，5mg/20g。**【作用与用途】**用于过敏皮炎异位性皮炎、接触性皮炎、脂溢性皮炎、湿疹、皮肤瘙痒症、银屑病、神经性皮炎等。【药动学】尚不明确。【用法用量】外用：涂于患处，2次/d。封包治疗仅适于慢性肥厚或掌跖部位的皮损。【不良反应】❶长期或大面积应用，可引起皮肤萎缩及毛细血管扩张，发生痤疮样皮炎和毛囊炎、口周皮炎，增加对感染的易感染性等。❷偶可引起变态反应性接触性皮炎。【禁忌证】真菌性或病毒性皮肤病禁用，对本药及基质成分过敏和对其他皮质类固醇过敏者禁用。【用药须知】❶用于破损皮肤，长期应用可吸收引起全身性作用。❷对并发细菌感染的皮肤病，应与相应的抗生素配用，如感染未改善应停用。❸不能长期大面积应用。

哈西奈德 Hasloinonidi【常用名】氯氟舒松、哈西缩松。【常用剂型与规格】软膏剂：10mg/10g。【作用与用途】用于接触性湿疹、异位性皮炎、神经性皮炎、面积不大的银屑病、硬化性萎缩性苔藓、扁平苔藓、盘状红斑狼疮、脂溢性皮炎、（非面部）肥厚性瘢痕。【药动学】通过正常完整的皮肤也可吸收，炎症性皮肤和（或）其他皮肤病经皮吸收增加。经皮吸收后其药代动力学的行为与系统应用相同，即不同程度地与血浆蛋白结合，主要在肝脏代谢从肾脏排泄，也有部分从胆汁排泄。【用法用量】外用：涂患处，每日早、晚各1次。【不良反应】❶少数患者涂药部位的皮肤发生烧灼感、刺痛、暂时性瘙痒，长期应用可发生皮肤毛细血管扩张、皮肤萎缩、萎缩纹皮肤萎缩后继发紫癜、瘀斑、皮肤脆弱、多毛症、毛囊炎、粟丘疹、皮肤脱色、延缓溃疡愈合，封包法在皮肤皱褶部位容易继发真菌感染。❷经皮肤吸收多时，可发生全身性不良反应。【禁忌证】❶对该药过敏者。❷由细菌、真菌、病毒和寄生虫引起的原发性皮肤病变。❸溃疡性病变。❹痤疮、酒渣鼻。❺眼睑部用药（有引起青光眼的危险）。❻渗出性皮肤病禁用。【用药须知】大面积大量用药或封包方式可使经皮吸收多，可发生全身反应，尤其是低龄儿童和婴幼儿，出现可逆性库欣综合征及生长迟缓，突然停药可出现急性肾上腺皮质功能不全。出现局部不耐受现象，应停药并寻找原因。警惕留在皮肤皱褶部位和尿布中的药物可吸收入体内。

倍氯米松 Beclometasone。【常用剂型与规格】软膏剂：2.5mg/10g。【作用与用途】适用于过敏性与炎症性皮肤病和相关疾病，如湿疹、过敏性皮炎、接触性皮炎、神经性皮炎、扁平苔藓、盘状红斑狼疮、掌跖脓疱病、瘙痒、银屑病等。【药动学】可经皮肤吸收，尤其在皮肤破损处吸收更快，大面积使用于皮肤破损或长期用封包性敷料可因吸收引起全身反应。亲脂性强，易渗透，涂于患处30min后即生效，软膏剂的 $t_{1/2}$ 约为 3h。钠潴留及糖原沉着作用很弱，也无雄性、雌性及蛋白同化激素样的作用，对体温和尿也无明显影响。【用法用量】外用：涂患处，2～3 次/d，必要时予以封包。【不良反应】❶易引起红斑、灼热、丘疹、痂皮等。❷长期用药可出现皮肤萎缩，毛细血管扩张、多毛症、毛囊炎等。【禁忌证】❶对细菌、真菌、病毒感染症，可使感染恶化。❷对本品和其他皮质激素有过敏史患者禁用。【用药须知】❶不宜长期大面积应用，亦不宜采用封包治疗，大面积使用不能超过 2 周。❷治疗顽固、斑块状银屑病。若用药面积仅占体表面积的 5％～10％ 可连续应用 4 周，每周用量均不能超过 50g。❸伴有皮肤感染，必须同时使用抗感染药物。❹不可用于眼部。

卤米松 Halomethasone【常用名】澳能。【常用剂型与规格】软膏剂：5mg/10g。【作用与用途】本品为超强效糖皮质激素制剂。用于对皮质类固醇治疗有效的非感染性炎症性皮肤病，如脂溢性皮炎、接触性皮炎、异位性皮炎、局限性神经性皮炎、钱币状皮炎和寻常性银屑病。【药动学】尚不明确。【用法用量】外用：以薄层涂于患处。依症状 1～2 次/d，并缓和地摩擦。如有需要，可用多孔绷带包扎患处，通常无需用密封的包扎。药效欠佳者或较顽固的患者，可改用短时的密封包扎以增强药效。对于慢性皮肤疾患（如银屑病或慢性湿疹），不能突然停用，应交替换用润肤剂或药效较弱的另一种皮质类固醇，逐渐减少用药剂量。【不良反应】❶偶尔发生用药部位刺激性症状，如烧灼感、痒痛。❷罕见皮肤干燥、红斑、皮肤萎缩、毛囊炎、痤疮或脓疱，如已发生严重的刺激性或过敏症状，应终止治疗。【禁忌证】❶对本品任何成分过敏者。❷细菌和病毒性皮肤病（如水痘、脓皮病、接种疫苗后、单纯疱疹、带状疱疹）、真菌性皮肤病、梅毒性皮肤病变、皮肤结核病、玫瑰痤疮、口周皮炎、寻常性痤疮患者。【用药须知】❶无论患者的年龄，均应避免长期连续使用，密封性包扎应限于短期和小面积皮肤。❷如特殊需要大剂量使用，或应用于大面积皮肤，或使用密封性包扎，或长期使用，应对患者进行定时的医疗检查。❸应慎用于面部或擦烂的部位，且只能短期使用。❹不能与眼结膜或黏膜接触。

氢化可的松 Hydrocortisone【常用名】尤卓尔。【常用剂型与规格】软膏剂：10mg/10g。【作用与用途】本品为新一代不含卤素皮质激素类药，是中、高效皮质激素类药物中治疗指数高、不良反应低、较为安全的品种，适用于面部等暴露部位。用于治疗湿疹性或非感染性皮肤病，如各种湿疹、牛皮癣、接触性皮炎、神经性皮炎及尿布疹等。【药动学】软膏剂可经皮肤吸收，尤其在皮肤破损处吸收更快。主要经肝脏代谢，转化为四氢可的松和四氢氢化可的松，大多数代谢产物结合成葡萄糖醛酸酯，极少量以原形经尿排泄。【用法用量】外用：2次/d，每次将本品均匀涂于患处，轻揉片刻。　【不良反应】❶长期使用可引起局部皮肤萎缩，毛细血管扩张、色素沉着以及继发感染。❷偶见过敏反应。【禁忌证】❶对本品过敏者禁用。❷禁用于感染性皮肤病，如脓疱病、体癣、股癣等。【用药须知】❶禁止与眼睛接触。❷不宜长期使用，并避免全身大面积使用。❸涂布部位如有烧灼感、瘙痒、红肿等，应停止用药，洗净。

莫米松 Mometasone【常用名】艾洛松。【常用剂型与规格】软膏剂：5mg/5g，10mg/10g。【作用与用途】本品为中强效外用糖皮质激素制剂，具有抗炎、抗过敏、止痒及减少渗出等作用。适用于神经性皮炎、湿疹、异位性皮炎及皮肤瘙痒症。【药动学】尚不明确。【用法用量】外用：适量涂于患处，1次/d。【不良反应】使用本品的局部不良反应极少见，如烧灼感、瘙痒刺痛和皮肤萎缩等。【禁忌证】对本品过敏者，皮肤破损者禁用。【用药须知】❶不宜长期大量使用。长期局部使用皮质激素类药物可造成的不良反应有：刺激反应、皮肤萎缩、多毛症、口周围皮炎、皮肤浸润、继发感染、皮肤条纹状色素沉着或减退等。❷如大面积、长期或采用封包方式使用，会增加药物的全身吸收，同时会增加造成肾上腺皮质抑制不良后果的危险性，必须加以注意，尤其对婴儿及儿童，由于其体表面积相对较大，使用本品时产生的肾上腺皮质抑制及库欣综合征的敏感性大于成年人，因此对于儿科患者使用本品应注意尽可能减少药物的用量。❸如伴有皮肤感染，必须同时使用抗感染药物，如联合用药不能及时改善临床症状，应停用本品直至感染得到控制。❹不可用于眼部治疗。❺使用过程中发生刺激和过敏反应时，应停止用药，而采用适当的治疗。❻婴幼儿、儿童更敏感，尤其是不良反应，故使用时应谨慎。❼皮肤萎缩的老年人对本品更敏感，尤其是不良反应，故使用时应谨慎。

二、外用复方肾上腺皮质激素

复方地塞米松乳膏 Compound Dexamethasone【常用剂型与规格】软膏剂：20g/支，含地塞米松 15mg，樟脑 0.2g，薄荷脑 0.2g；10g/支，含地塞米松 7.5mg，樟脑 0.1g，薄荷脑 0.1g。【作用与用途】本品所含地塞米松为糖皮质激素，用于神经性皮炎、接触性皮炎、脂溢性皮炎以及慢性湿疹。【药动学】尚不明确。【用法用量】外用：1～2次/d，取少量涂于患处，并轻揉片刻。【不良反应】长期使用可致皮肤萎缩、毛细血管扩张、色素沉着以及继发感染。偶见过敏反应。【禁忌证】❶对本品过敏者禁用。❷患处已破溃、化脓或有明显渗出者禁用。❸病毒感染者（如有疱疹、水痘）禁用。❹孕妇、哺乳期妇女慎用。【用药须知】❶避免接触眼睛和其他黏膜（如口、鼻等）。❷不宜大面积、长期使用；❸用药1周后症状未缓解，请咨询医师。❹用药部位如有烧灼感、瘙痒、红肿等情况应停药，并将局部药物洗净，必要时向医师咨询。❺如并发细菌或真菌感染，请咨询医师处理。❻运动员慎用。

曲安奈德-益康唑乳膏 Triamcinolone and Econazole Cream

【常用名】派瑞松、吉佰芙。【常用剂型与规格】软膏剂：15g/支，含硝酸益康唑0.15g，曲安奈德15mg。【作用与用途】硝酸益康唑为抗真菌药，对皮肤癣菌、真菌和酵母菌（如假丝酵母菌）等有抗菌活性，对某些革兰阳性菌也有效。曲安奈德为糖皮质激素，具有抗炎、止痒及抗过敏作用。适用于足癣、体癣、股癣、花斑癣和湿疹。【药动学】尚不明确。【用法用量】外用：取适量涂于患处，每日早、晚各1次。治疗皮炎、湿疹时，疗程2～4周。治疗炎症性真菌性疾病应持续至炎症反应消退，疗程不超过4周。【不良反应】❶局部偶见过敏反应，如出现皮肤烧灼感、瘙痒、针刺感等。❷长期使用时可出现皮肤萎缩、毛细血管扩张、色素沉着以及继发感染。【禁忌证】❶对本品过敏者禁用。❷皮肤结核、梅毒或病毒感染者（如疱疹、牛痘、水痘）禁用。【用药须知】❶避免接触眼睛和其他黏膜（如口、鼻等）。❷用药部位如有烧灼感、红肿等情况应停药，并将局部药物洗净，必要时向医师咨询。❸不得长期大面积使用。❹儿童、孕妇及哺乳期妇女应在医师指导下使用。❺连续使用不能超过4周，面部、腋下、腹股沟及外阴等皮肤细薄处连续使用不能超过2周，症状不缓解请咨询医师。

曲安奈德-尿素软膏 Triamcinolone Acetonide Acetate and Urea Ointment

【常用名】曲安缩松、去炎舒松。【常用剂型与规格】软膏剂：10g/支，含曲安奈德10mg与尿素1g。【作用与用途】曲安奈德为肾上腺糖皮质激素类药物。外用具有抗炎、抗过敏及止痒作用，能消除局部非感染性炎症引起的发热、发红及肿胀。尿素可溶解角蛋白，增加蛋白质的水合作用，兼有止痒、抗菌等作用，并能增加药物经皮肤的穿透性。用于神经性皮炎、接触性皮炎、脂溢性皮炎、湿疹瘙痒、牛皮癣和扁平苔癣，也可用于手足皲裂。【药动学】尚不明确。【用法用量】外用：2～3次/d，涂患处，轻揉片刻。【不良反应】长期使用可引起局部皮肤萎缩、毛细血管扩张、色素沉着以及继发感染。【禁忌证】❶对本品过敏者禁用。❷禁用于感染性皮肤病如脓疱病、体癣、股癣等。❸孕妇、特别是妊娠3个月内的禁用，哺乳期妇女禁用。【用药须知】❶不宜长期使用，并避免全身大面积使用。❷用药1周后症状未缓解，应向医师咨询。❸涂布部位如有烧灼感、瘙痒、红肿等，应停止用药，洗净。

复方酮康唑软膏 Compound Ketoconazole Cream【常用名】皮康王。【常用剂型与规格】软膏剂：10g/支，含酮康唑0.1g与丙酸氯倍他索5mg。【作用与用途】酮康唑属吡咯类抗真菌药。对皮真菌、酵母菌（假丝酵母菌属、糠秕孢子菌属、球拟酵母菌属、隐球菌属）、双相真菌和真菌纲有抑菌和杀菌作用；除虫霉目外，对曲霉、申克孢子丝菌、某些暗色孢科、毛霉属的作用较弱。酮康唑的作用机制主要为高度选择性干扰真菌的细胞色素P-450的活性，从而抑制真菌细胞膜上麦角固醇的生物合成。丙酸氯倍他索属外用的强效皮质激素。作用迅速，具有较强的毛细血管收缩作用及抗炎作用。主要用于皮肤浅表真菌感染，如手癣、足癣、体癣、股癣等并发湿疹样变的皮损。合并轻度细菌、真菌感染的皮炎、湿疹以及斑块性银屑病。【药动学】将酮康唑在健康志愿者胸、背和臀部皮肤涂抹1次，72h内血中未检出（低于5ng/mL的检测限）。丙酸氯倍他索外用后可通过完整皮肤吸收，主要在肝脏代谢，经肾脏排出。【用法用量】外用：清洗后，取适量均匀涂擦患处。2次/d。疗程一般体股癣为2周，手足癣以4周为宜。【不良反应】❶常见红斑、灼热、瘙痒、刺痛或其他刺激症状，毛囊炎、皮肤萎缩变薄、毛细血管扩张等。❷可见皮肤干燥、多毛、萎缩纹、对感染的易感性增加等。❸长期用药可能引起皮质功能亢进症，表现为多毛、痤疮、满月脸、骨质疏松等症状。❹偶可引起变态反应性接触性皮炎。【禁忌证】❶对本品组成成分过敏者禁用。❷病毒性感染如疱疹、水痘等禁用。❸孕妇及哺乳期妇女禁用。❹婴幼儿和儿童慎用。【用药须知】❶避免接触眼睛和其他黏膜（如口、鼻等）。❷用药部位如有烧灼感、红肿等情况应停药，并将局部药物洗净，必要时向医师咨询。❸不得长期大面积使用。❹连续使用不能超过4周，面部、腋下、腹股沟及外阴等皮肤细薄处连续使用不能超过2周，症状不缓解请咨询医师。

氯倍他索-咪康唑乳膏 Compound Miconazole Nitrate

Cream【常用名】肤美康。【常用剂型与规格】软膏剂：10g/支，含硝酸咪康唑 0.2g 与丙酸氯倍他索 5mg。【作用与用途】硝酸咪康唑为咪唑类抗真菌药，具有抑菌作用，浓度高时也可具杀菌作用；可抑制真菌麦角固醇等固醇的生物合成；作用于真菌细胞膜，损伤真菌胞膜和改变其通透性，致胞内重要物质漏失；也可抑制真菌的三酰甘油和磷脂的生物合成；亦可抑制氧化和过氧化酶的活性，引起过氧化物在胞内过度积聚，导致真菌亚细胞结构变性或坏死；对白假丝酵母菌则可抑制其芽孢转变为具有侵袭性的菌丝。丙酸氯倍他索为高效外用皮质激素，具有毛细血管收缩作用和抗炎作用。主要用于严重的顽固性湿疹、皮炎及银屑病等；皮炎、湿疹合并轻度细菌、真菌感染者；也适用于皮肤浅表真菌感染如手足癣、体股癣并发湿疹样变者。【药动学】硝酸咪康唑外用后可穿透表皮，进入皮肤角质层，且保持数日，仅微量吸收至全身；丙酸氯倍他索外用后可通过完整皮肤吸收，主要经肝脏代谢，自尿中排出。【用法用量】外用：1～2 次/d，均匀涂敷患处。【不良反应】❶用药部位可产生水疱、红斑、充血、灼热、瘙痒等刺激症状。❷毛囊炎、皮肤萎缩变薄、毛细血管扩张。❸还可引起皮肤干燥、多毛、萎缩纹、增加感染的易感性等，长期大面积用药可引起皮质功能亢进症，表现为多毛、痤疮、满月脸、骨质疏松等症状。❹偶可引起变态反应性接触性皮炎。【禁忌证】❶对皮质激素类药物及咪唑类药物过敏者禁用。❷面部、眼部、腋部及腹股沟等皮肤褶皱部位禁用。【用药须知】❶长期、大面积应用或采用封包治疗，由于全身性吸收作用，可造成可逆性下丘脑-垂体-肾上腺（PHA）轴的抑制，部分患者可出现库欣综合征、高血糖及尿糖等表现。❷任何全身使用皮质激素可出现的不良反应包括肾上腺皮质功能抑制，在局部使用皮质激素时均可能出现，因此，大面积使用本乳膏不能超过2 周，若用药面积仅占体表 5%～10%，连续用药 4 周。❸每周用量均不能超过 50g，不易发生全身性不良反应。❹使用时如发生刺激反应或过敏反应，应停药并进行适当的治疗。❺如伴有皮肤感染，必须同时使用抗感染药物，如感染症状没有及时改善，应停用本药直至感染得到控制。❻孕妇及哺乳期妇女应在医师指导下，权衡利弊后使用。❼儿童大面积用药或长期用药，会增加药物的全身吸收，婴儿及儿童不宜使用。

卤米松-三氯生乳膏 Halometasone and Triclosan Cream

【常用名】新适确得。【常用剂型与规格】软膏剂：10g/支，含卤米松 5mg 与三氯生 0.1g。【作用与用途】本品为含卤基的强效外用糖皮质类固醇药物。具有抗炎、抗过敏、缩血管和抗增生作用。对于很多类型和不同原因的炎症性皮肤病，能很迅速地减轻和消除例如瘙痒等症状。三氯生作为抗菌成分，是一种含多个氯的苯氧基酚，其抗菌谱很广。用于已并发有三氯生敏感细菌继发感染，而皮质类固醇又有疗效的各种类型和各个部位的炎性皮肤病，例如脂溢性皮炎、接触性皮炎、异位性皮炎、局限性神经性皮炎、钱币状湿疹、皮肤擦烂及皮肤真菌病，都是以急性炎症为主要特征者。【药动学】尚不明确。【用法用量】外用：根据病变的严重程度，应将乳膏 1～2 次/d 涂敷于患处，使呈一薄层，可以加上轻轻揉擦。无须在其外加上保护性包扎。因为已存在皮肤感染，不应施加封闭性包扎。【不良反应】❶偶发敷用部位刺激性症状、瘙痒。❷罕见皮肤干燥、红斑、皮肤萎缩，三氯生可能引致接触性过敏反应，如已发生严重的刺激性或过敏反应，应终止治疗。【禁忌证】以下情况禁用：❶对卤米松及三氯生过敏者。❷皮肤病毒感染、皮肤梅毒病变、皮肤结核病、红斑痤疮、口周炎、寻常性痤疮，敷于有溃疡部位、眼睛及眼周。【用药须知】❶避免长期连续性治疗，一般不应超过 2～3 周。❷慎用于面部或者擦烂的部位，并只限短期使用。❸妊娠和哺乳期妇女慎用。❹2 岁以下儿童的治疗不应超过 7d，敷药面积不应超过体表面积的 10%，避免封闭性包扎治疗。

复方康纳乐霜 Kenacomb Cream【常用名】复方曲安缩松霜。**【常用剂型与规格】**软膏剂：5g/支，含曲安奈德 5mg、制霉菌素 50 万 IU、硫酸新霉素 12.5mg 与短杆菌肽 1.25mg；15g/支，含曲安奈德 15mg，制霉菌素 150 万 IU，硫酸新霉素 37.5mg 与短杆菌肽 3.75mg。**【作用与用途】**本品用于过敏性皮炎、湿疹、神经性皮炎、脂溢性皮炎、接触性皮炎、中毒性皮炎、壅滞性皮炎、钱币形皮炎及异位性皮炎；也可用于假丝酵母菌感染的皮肤病及间擦疹、肛门及外阴瘙痒。**【药动学】**尚不明确。**【用法用量】**外用：2～3 次/d，涂擦患处。**【不良反应】**长期应用可引起局部皮肤萎缩、毛细血管扩张、痤疮样皮炎、毛囊炎、色素沉着及继发感染。**【禁忌证】**❶对本品所含各成分有过敏史者禁用。❷假丝酵母菌以外的其他真菌性皮肤病患者禁用。❸牛痘、水痘等病毒性皮肤病患者禁用。❹眼科及鼓膜穿孔的患者禁用。**【用药须知】**❶含有多种抗生素，长期使用会导致不敏感细菌和真菌等的过量生长，而引起二重感染。对此必须同时使用其他抗生素治疗。如发生不良反应，应立即停用。❷含有新霉素，能引起肾中毒和耳中毒，对于大面积烧伤、营养性溃疡等患者应慎用。

❸有明显循环系统疾病的患者慎用。❹避免全身大面积使用及长期使用，一般用药不宜超过4～6周。❺涂药处如有烧灼、瘙痒、红肿时，应停止用药。

倍他米松-新霉素乳膏 Betamethasone Valerate and Neomycin Sulfate Ointment 【常用名】联邦倍新。【常用剂型与规格】软膏剂：15g/支，含倍他米松15mg与新霉素5.25万IU。【作用与用途】用于治疗对肾上腺皮质激素敏感的皮炎，该症同时伴有由对新霉素敏感的细菌或怀疑是新霉素敏感的细菌引起的二重感染，包括接触性皮炎、过敏性皮炎及各型湿疹等皮肤病。【药动学】局部外用很少吸收，但应注意用于大面积溃疡面时仍可吸收相当量，尤其当患者肾功能减退或与其他肾毒性或耳毒性药物合用时，仍有引起毒性反应的可能。【用法用量】外用：涂擦于患处，2次/d，连续使用不宜超过2周。【不良反应】❶有报道和外用肾上腺皮质激素有关的局部不良反应，尤其是封闭式敷药时，包括烧灼感、痒、刺痛、干燥、多毛、突发粉刺、色素沉着、口周围皮炎、过敏性接触性皮炎、皮肤浸润、继发性感染、皮肤萎缩、痱子等。❷和外用新霉素有关的耳毒性、肾毒性、过敏反应也有报道。【禁忌证】孕妇、哺乳期妇女慎用。【用药须知】❶外用皮质激素可能发生任何系统使用皮质激素包括肾上腺抑制剂时发生的不良反应，尤其是婴儿和儿童使用时。❷大面积外用或封闭式涂敷可导致皮质激素或新霉素全身性吸收，避免将新霉素用于开放性伤口或损伤的皮肤，婴儿和儿童或长时间使用时更应注意。❸延长外用抗生素的使用可能导致非敏感细菌的过度生长，包括真菌。如果发生刺激、过敏或深度感染应停药并治疗。❹不能用于眼睛，慎用于面部、皮肤褶皱部位如腋下、腹股沟等。

第四节　其他皮肤外用药

炉甘石 Calamine 【常用剂型与规格】洗剂：100mL/瓶，含炉甘石15g、氧化锌5g与甘油5mL。【作用与用途】本品所含炉甘石和氧化锌具有收敛、保护作用，也有较弱的防腐作用。用于急性瘙痒性皮肤病，如湿疹和痱子。【药动学】尚不明确。【用法用量】外用：用时摇匀，取适量涂于患处，2～3次/d。【不良反应】寒冷季节不宜大面积涂用，否则易受凉。【禁忌证】尚不明确。【用药须知】❶避免接触眼睛和其他黏膜（如口、鼻等）。❷不宜用于有渗液的皮肤。❸用时摇匀。

氧化锌 Zinc Oxide【常用剂型与规格】软膏剂：3g/20g。**【作用与用途】**对皮肤有弱收敛、滋润和保护作用，又有吸着及干燥功能。用于急性或亚急性皮炎、湿疹、痱子及轻度、小面积的皮肤溃疡。**【药动学】**尚不明确。**【用法用量】**外用：2次/d，涂搽患处。**【不良反应】**偶见过敏反应。**【禁忌证】**对本品过敏者禁用。**【用药须知】**❶避免接触眼睛和其他黏膜。❷用药部位如有烧灼感、红肿等情况应停药，并将局部药物洗净，必要时向医师咨询。

升华硫 Sublimed Sulfur【常用剂型与规格】软膏剂：1g/10g；霜剂：0.5g/10g。**【作用与用途】**对疥虫、细菌、真菌有杀灭作用，并能除去油脂及软化表皮、溶解角质，其作用机制是硫黄与皮肤及组织分泌物接触后，生成硫化氢和连五硫酸等。用于疥疮、头癣、痤疮、脂溢性皮炎、酒渣鼻、单纯糠疹、慢性湿疹。**【药动学】**尚不明确。**【用法用量】**外用。❶治疗疥疮用10%～15%软膏，先温水浴后全身涂擦（颜面部除外）有丘疹处稍多用药，1次/d，连用5d。❷治疗脂溢性皮炎、痤疮、酒渣鼻宜用2%～5%霜剂，1～2次/d，用药前温水洗净患处。❸治疗体表真菌病用5%～10%软膏，直接涂搽患处，1～2次/d。**【不良反应】**轻度刺激症状如灼热感、瘙痒等。**【禁忌证】**对本药过敏者禁用。**【用药须知】**❶浓度较高，对儿童刺激性大，使用时应咨询医师。❷不得与其他外用药物并用。❸避免接触眼睛和其他黏膜。❹用药部位如有烧灼感、红肿等情况应停药，并将局部药物洗净，必要时向医师咨询。❺家庭成员、集体宿舍成员中密切接触者均应同时接受治疗。**【药物相互作用】**❶不可与铜制品接触，防止变质。❷与其他治疗痤疮药、脱屑药、清洁剂、维A酸以及其他含乙醇的制剂并用，可增加对皮肤的刺激，使皮肤干燥。❸不得与含汞（水银）制剂共用，否则易变质，且增加刺激性。

多塞平 Doxepin【常用名】多虑平。**【常用剂型与规格】**软膏剂：0.5g/10g。**【作用与用途】**用于慢性单纯性苔藓，局限性瘙痒症，亚急性、慢性湿疹及异位性皮炎引起的瘙痒。**【药动学】**局部外用后，可在血中检测到有意义的药物浓度。代谢迅速，在肝脏中进行去甲基反应，生成最初活性代谢物去甲基多塞平。多塞平和去甲基多塞平两者代谢途径包括羟基化反应、N-氧化反应、与葡萄糖醛酸的结合反应，主要以游离和结合方式的代谢物从尿液排泄。在体内分布广泛，并与血浆蛋白结合，血浆 $t_{1/2}$ 8～24h，可通过血-脑屏障和胎盘屏障。**【用法用量】**外用：2～3次/d。连续使用不得超过8d。**【不良反应】**❶全身的不良反应一般为嗜睡，还可有口干、头痛、眩晕、疲倦、情绪改变、味觉改变、恶心、焦虑和发热等。❷局部的不良反应有一过性刺痛感、烧灼感、瘙痒、红斑、皮肤干燥等。【禁忌证】❶因为具有抗胆碱作用，而且外用后可在血中检出，因此对于未治疗的窄角型青光眼或有尿潴留倾向者、心功能不全、严重肝肾损伤者以及有癫痫病史者禁用。❷既往有严重药物过敏史者禁用。【用药须知】❶不能用于眼结膜等黏膜部位。❷有20%的人外用后可有嗜睡，尤其是超过10%体表面积时，应提醒患者用药后不要驾车或操作危险机器。❸连续使用不得超过8d。用药时应避免饮酒，因酒能加剧此药的作用。❹使用前至少两周应停用单胺氧化酶抑制剂类药物。❺孕妇及哺乳期妇女尽量不用本药。【药物相互作用】与单胺氧化酶抑制剂、三环类抗抑郁药、西咪替丁、乙醇等均有不同程度的相互作用。

米诺地尔溶液 Minoxidil Solution【常用名】达霏欣。【常用剂型与规格】溶液剂：2g/100mL。【作用与用途】本品是一种周围血管舒张药，局部长期使用时，可刺激男性型脱发和斑秃患者的毛发生长。用于治疗男性型秃发及斑秃。【药动学】尚不明确。【用法用量】❶外用：1mL/次（含米诺地尔20mg），涂于头部患处，从患处的中心开始涂抹，并用手按摩3~5min。不管患处的大小如何，均使用该剂量。总用量不得超过2mL/d。使用后，应清洗双手。❷必须在医务人员的指导下使用，不能将其涂于身体的其他区域。❸应在头发和头皮完全干燥时使用。【不良反应】❶常见的不良反应是头皮的轻度皮炎。❷偶有报道使用后可有下列不良反应，包括刺激性皮炎（红肿、皮屑和灼痛），非特异性过敏反应、风团、过敏性鼻炎、面部肿胀、过敏、气短、头痛、神经炎、头晕、晕厥、眩晕、水肿、胸痛、血压变化、心悸和脉搏频率变化。【禁忌证】❶对米诺地尔或其他任何一种成分过敏者禁用。❷妊娠期和哺乳期妇女应慎用。【用药须知】❶患者在考虑使用米诺地尔溶液治疗前必须进行病史和身体检查。医师必须确定患者具有正常的头皮。❷使用时，应注意观察由米诺地尔引起的全身作用的一些征兆。一旦发生全身作用或严重的皮肤反应，应停止使用，并与医师联系。❸原有心脏病病史的患者使用米诺地尔溶液可能引起病情恶化。❹可能会灼伤和刺激眼部。如发生药液接触敏感表面（眼，擦伤的皮肤，黏膜）时，应当用大量的冷水冲洗该区域。【药物相互作用】目前尚不清楚使用米诺地尔溶液是否伴随药物的相互作用。虽然没有临床证明，但在同时服用外周舒血管药的患者中仍可能存在直立性低血压。

氟尿嘧啶 Fluorouracil【常用剂型与规格】软膏剂：0.1g/4g，

20mg/4g。【作用与用途】光线性角化、日光性唇炎、博温病、Queyrat红斑增殖病、博温样丘疹病、尖锐湿疣、白癜风、淀粉样变苔藓、播散性表浅性汗孔角化症、寻常疣、扁平疣、银屑病、着色性干皮病、表浅性基底细胞上皮瘤等。【药动学】尚不明确。【用法用量】外用：1~2次/d，涂患处。【不良反应】接触性皮炎、皮肤红肿、糜烂、炎症后色素沉着、刺激、疼痛、光敏、瘙痒等。白细胞减少是最常发生的血液学不良反应。【禁忌证】对本品过敏的患者、孕妇及用药期间可能怀孕的妇女禁用。【用药须知】❶面部损害涂药后可产生色素沉着。❷肝肾功能不全、感染、心脏病等慎用。❸不可用于黏膜。❹不可大面积使用。❺用药期间应定期检查血常规，出现毒性反应，立即停药。

重组人表皮生长因子 Recombinant Human Epidermal Growth Factor【常用名】金因肽。**【常用剂型与规格】**凝胶剂：50μg/5g，100μg/10g，200μg/20g；溶液剂：200μg（10万IU/20g）。**【作用与用途】**本品为外用重组人表皮生长因子。可促进皮肤创面组织修复过程的DNA、RNA和羟脯氨酸的合成，加速创面肉芽组织的生成和上皮细胞的增殖，从而缩短创面的愈合时间。适用于皮肤烧烫伤创面、残余创面、供皮区创面及慢性溃疡创面的治疗。**【药动学】**机体对rhEGF极微量吸收，并很快通过肾脏清除，对机体内EGF水平几乎无影响，无蓄积作用。**【用法用量】**常规清创后，用生理盐水清洗创面，取适量，均匀涂于患处。需要包扎者，同时将其均匀涂于适当大小的内层消毒纱布，覆盖于创面，常规包扎，1次/d，或遵医嘱。推荐剂量为每100c㎡创面使用10g。**【不良反应】**未见严重不良反应。**【禁忌证】**对本品过敏者禁用。**【用药须知】**❶为无菌包装，用后请即旋紧管口，以防污染。❷无抗菌作用，但不会增加创面感染机会。❸对感染创面，在进行创面清创的前提下，可考虑联合使用抗菌药物控制感染。❹对于各种慢性创面，如溃疡、压疮等，在应用前，应先行彻底清创去除坏死组织，有利于与创面肉芽组织的充分接触，提高疗效。**【药物相互作用】**遇乙醇、碘酊等，可能会使EGF变性，而使活性降低。因此使用乙醇、碘酊等消毒后，应再用生理盐水清洗创面，然后使用。

第五节　皮肤专科用口服药

阿维 A 酸 Acitretin【常用名】新体卡松、阿维 A。**【常用剂型与规格】**胶囊：10mg/粒。**【作用与用途】**本品为类似于维甲酸的芳香族合成物质，可使银屑病及角质化疾患表皮细胞增殖、分化及角化正常。用于治疗严重银屑病及各类皮肤角化不良病，如红皮性银屑病、局部或全身性脓疱银屑病、先天性鱼鳞病、毛发红糠疹、毛囊角化病等。**【药动学】**单剂口服达峰时间为 2～5h，清除 $t_{1/2}$ 为 33～92h，阿维 A 及其 13-顺式异构体主要通过代谢成短链的降解产物和结合物从体内清除。98％以上的阿维 A 与血浆蛋白结合，其中主要为血浆白蛋白。患者服用阿维 A 后，可在血浆中检测出阿维 A 酯。阿维 A 酯的清除期较长，当阿维 A 酯用作主要治疗药物时，在中止治疗 2.9 年后仍可在患者血中发现阿维 A 酯的存在。阿维 A 与食物同服吸收最佳。**【用法用量】**口服：❶成人，25～30mg/d，2～4 周后改用维持剂量。一般随后 6～8 周内，25～50mg/d，可获最佳疗效。角质化疾病：常需持续治疗，剂量应＜20mg/d，不得超过 50mg。❷儿童，0.5～1.0mg/kg，但不宜超过 35mg/d。**【不良反应】**主要和常见的不良反应为维生素 A 过多综合征样反应，表现为：❶皮肤瘙痒、感觉过敏、光过敏、红斑、干燥、脱屑、甲沟炎、唇炎、鼻炎、口干等。❷眼干燥、结膜炎等。❸肌痛、背痛、关节痛、骨增生等。❹头痛、步态异常、颅内压升高、耳鸣、耳痛等。❺疲劳、厌食、食欲改变、恶心、腹痛等。❻可见转氨酶、碱性磷酸酶、三酰甘油、胆红素、尿酸、网织红细胞等短暂性轻度升高；也可见高密度脂蛋白、白细胞及磷、钾等电解质减少。继续治疗或停止用药可恢复。**【禁忌证】**肝、肾功能障碍，维生素 A 过高症，高脂血症患者及孕妇、哺乳期妇女、育龄妇女禁用。糖尿病、肥胖症、酗酒、脂类代谢障碍患者慎用。**【用药须知】**❶育龄妇女在开始阿维 A 治疗前 2 周内，必须进行妊娠试验，确认妊娠试验为阴性后，在下次正常月经周期的第 2d 或第 3d 开始用阿维 A 治疗。在开始治疗前、治疗期间和停止治疗后至少 2 年内，必须采用有效的避孕方法。治疗期间，应定期进行妊娠试验，如妊娠试验为阳性，应立即与医师联系，共同讨论对胎儿的危险性及是否继续妊娠等。❷在阿维 A 治疗期间或治疗后 2 个月内，应避免饮用含乙醇的饮料，并禁酒。❸在服用阿维 A 前和治疗期间，应定期检查肝功能；若出现肝功能异常，应每周检查；若肝功能未恢复正常或进一步恶化，必须停止治疗，并继续监测肝功能至少 3 个月。❹对有脂类代谢障碍、糖尿病、肥胖症、乙醇中毒的高危患者和长期服用阿维 A 的患者，必须定期检查血清胆固醇和三酰甘油。❺对长期服用阿维 A 的患者，应定期检查有无骨异常。❻正在服用维 A 酸类药物治疗及停药后 2 年内，患者不得献血。❼治疗期间，不应使用含维生素 A 的制剂或保健食品，应避免在阳光下过多暴露。【药物相互作用】不能与四环素、甲氨蝶呤、维生素 A 及其他维 A 酸类药物并用，以避免不良反应。

异维 A 酸 Isotretinoin【常用名】罗可坦、保肤灵。【常用剂型与规格】胶囊：10mg/粒。【作用与用途】用于治疗痤疮时具有缩小皮脂腺组织，抑制皮脂腺活性，减少皮脂分泌，减轻上皮细胞角化及毛囊皮脂腺口的角质栓塞，并抑制痤疮丙酸杆菌数的生长繁殖。适用于重度痤疮，尤其适用于结节囊肿型痤疮，亦可用于毛发红糠疹等疾病。【药动学】口服迅速由胃肠道吸收，2～4h 后达血浓度高峰，$t_{1/2}$ 为 10～20h，主要在肝脏或肠壁代谢，以原形及代谢产物进入肝肠循环，口服生物利用度低，餐后服药可增加生物利用度，吸收后的血浆结合率高，未经改变的原形药从大便排出，代谢产物经尿排出。【用法用量】口服：开始剂量为 0.5mg/(kg·d)，分 2～3 次服用，4 周后改用维持量，维持量视患者耐受情况决定，但最高剂量不得超过 1mg/(kg·d)，餐间或餐后服用，一般 16 周为 1 个疗程。如需要，停药 8 周后，再进行下一个疗程。【不良反应】❶不良反应与维生素 A 过量的临床表现相似，常见的不良反应包括口唇及皮肤干燥、唇炎、脱屑、瘙痒、疼痛、皮疹、皮肤脆性增加、掌跖脱皮、瘀斑，还可出现继发感染等。❷结膜炎、角膜混浊、视力障碍、视盘水肿，头痛、头晕、精神症状、抑郁、良性脑压增高。❸毛发疏松，指甲变软。❹骨质疏松、肌肉无力、疼痛、胃肠道症状、鼻出血等。❺妊娠服药可导致自发性流产及胎儿发育畸形。❻实验室检查可引起血沉快、肝酶升高、血脂升高、血糖升高、血小板下降等。上述不良反应大多为可逆性，停药后可逐渐得到恢复。【禁忌证】对本品成分过敏者、孕妇、哺乳期妇女，以及肝肾功能不全、维生素 A 过量及高脂血症患者禁用。【用药须知】❶避免与维生素 A 及四环素等同时服用。❷用药期间及停药后 3 个月内不得献血。❸避免太阳光及紫外线过度照射。❹糖尿病、肥胖症、酗酒及高脂血症、脂质代谢紊乱者慎用。❺治疗初期痤疮症状或许有短暂性加重现象，若无其他异常情况，可在严密观察下继续用药，不宜同时服用其他角质分离剂或表皮剥脱性抗痤疮药。❻必要时可用温和的外用药作辅助性治疗。【药物相互作用】❶异维 A 酸与四环素类抗生素合用，可导致假"脑瘤"而引起良性脑压升高，临床表现为伴有头痛的高血压、眩晕和视觉障碍。❷异维 A 酸与维生素 A 同时使用，可产生与维生素 A 超剂量时相似的症状。❸异维 A 酸与卡马西平同时应用，可导致卡马西平的血药浓度下降，与华法林同时使用，可增强华法林的治疗效果，和甲氨蝶呤同时使用，可因甲氨蝶呤的血药浓度升高而增加对肝脏的损害。

第二十二章　眼科用药

第一节　抗感染药

氯霉素滴眼液 Chloramphenicol Eye Drops【常用剂型与规格】滴眼液：10mL/支。【作用与用途】用于治疗由大肠埃希菌、流感嗜血杆菌、克雷伯菌属、金黄色葡萄球菌、溶血性链球菌和其他敏感菌所致眼部感染，如沙眼、结膜炎、角膜炎、眼睑缘炎等。【药动学】尚未明确。【用法用量】滴于眼睑内，1~2滴/次，3~5次/d。【不良反应】可有眼部刺激、过敏反应等。【禁忌证】对本品过敏者禁用。【用药须知】❶大剂量、长期（超过3个月）使用可引起视神经炎、视盘炎（特别是小儿），因此长期应用者应事先做眼部检查，一旦出现视功能和视神经炎的症状，应立即停药，同时补充维生素C和维生素B。❷新生儿和早产儿禁用。❸孕妇及哺乳期妇女宜慎用。【药物相互作用】与林可霉素类或红霉素类等大环内酯类抗生素合用可发生拮抗作用，因此不宜合用。

左氧氟沙星滴眼液 Levofloxacin Hydrochloride Eye Drops【常用名】可乐必妥。【常用剂型与规格】滴眼液：15mg/5mL。【作用与用途】适用于敏感菌引起的眼部感染。【药动学】尚未明确。【用法用量】3~5次/d，1~2滴/次。推荐疗程：细菌性结膜炎7d、细菌性角膜炎10~14d。【不良反应】常见暂时性视力下降、发热、头痛、暂时性眼热、眼痛或不适、咽炎及畏光等。【禁忌证】对盐酸左氧氟沙星或其他喹诺酮类药物过敏者禁用。【用药须知】❶长期使用可能导致非敏感微生物的过度生长，包括真菌。❷细菌性结膜炎。【药物相互作用】尚缺乏药物相互作用资料。

阿昔洛韦滴眼液 Aciclovir Eye Drops【常用剂型与规格】滴眼液：8mg/8mL。【作用与用途】主要用于治疗单纯疱疹性角膜炎。【药动学】0.1%阿昔洛韦滴眼液滴眼 30min 后，角膜药物浓度 30.94μg/g，房水药物浓度 6.39μg/mL，点眼后 6h 角膜药物浓度为 12.35μg/g，房水药物浓度为 0.15μg/mL。【用法用量】滴于眼睑内，1～2 滴/次，1 次/h。【不良反应】滴眼后一般耐受性良好，可引起的不良反应有灼烧刺激感、结膜充血、浅点状角膜病变、滤泡性结膜炎、眼睑过敏和泪点阻塞等，一般发生率较低。【禁忌证】❶对本品过敏者及有严重并发症者禁用。❷孕妇及哺乳期妇女慎用。【用药须知】❶使用完毕后请将瓶塞拧紧，以防污染。❷水溶性差，在寒冷气候下易析出结晶，用时需使之溶解。❸孕妇及哺乳期妇女慎用。❹儿童患者使用的安全性尚未确立，应慎用。

利福平滴眼液 Rifampicin Eye Drops 【常用剂型与规格】滴眼液：10mL/瓶。【作用与用途】治疗沙眼及敏感菌引起的眼部感染。【药动学】无相关资料。【用法用量】滴眼：1～2 滴/次，4～6 次/d。【不良反应】泪液呈橘红色或红棕色等。【禁忌证】❶对过敏者禁用。❷严重肝功能不全患者禁用。❸胆道阻塞患者禁用。❹孕妇禁用，老年人、儿童慎用。【用药须知】利福平滴眼液不稳定，宜低温、短时间使用。

氧氟沙星滴眼液 Ofloxacin Eye Drops 【常用名】信利妥。【常用剂型与规格】滴眼液剂：15mg/5mL。【作用与用途】本品适用于治疗细菌性结膜炎、角膜炎、角膜溃疡、泪囊炎等外眼感染。【药动学】滴眼 1 滴后，1h 角膜浓度达最大值 3.22μg/g，房水浓度 30min 达峰值 0.71μg/mL，局部点眼后的眼内通透性良好。【用法用量】滴眼：3～5 次/d，1～2 滴/次，或遵医嘱。【不良反应】偶尔有辛辣似蜇样的刺激症状。【禁忌证】对氧氟沙星或喹诺酮类药物过敏者禁用。【用药须知】❶不宜长期使用；❷使用中出现过敏症状，应立即停止使用。❸只限于滴眼用。❹滴眼时瓶口勿接触眼睛；使用后应将瓶盖拧紧，以免污染药品。❺当药品性状发生改变时，禁止使用。❻儿童必须在成人监护下使用。❼请将此药品放在儿童不能接触的地方。❽眼用制剂在开启后最多可使用 4 周。

注射用糜蛋白酶 Chymotrypsin for Injection 【常用剂型与规格】注射剂：4000U（5mg）/瓶。【作用与用途】❶用于眼科手术松弛睫状韧带、减轻创伤性虹膜睫状体炎；也可用于白内障摘除，使晶体易于移去。❷用于创伤或手术后伤口愈合、抗炎及防止局部水肿、积血、扭伤血肿、乳房手术后浮肿、中耳炎、鼻炎等。【药动学】无参考文献。【用法用量】经眼给药：用于眼科作为酶性分解晶状体悬韧带，以氯化钠注射液溶解，配成1：5000溶液，从瞳孔注入后房，经2～3min，在晶体浮动后，用氯化钠注射液冲洗，即可取出晶状体。【不良反应】❶眼科局部用药一般不会引起全身不良反应，但可引起短期眼压增高，导致眼痛、眼色素膜炎和角膜水肿，这种青光眼症状可持续1周后消退，还可导致角膜线状混浊、玻璃体疝、虹膜色素脱落、葡萄膜炎及创口开裂或延迟愈合等。❷可引起组胺释放，导致局部注射部位疼痛、肿胀。【禁忌证】❶20岁以下患者，由于晶体囊膜玻璃体韧带相连牢固，眼球较小，巩膜弹性强可致玻璃体脱出，或玻璃体液不固定的创伤性白内障患者，因可导致玻璃体液丧失，均禁用。❷眼压高或伴有角膜变性的白内障患者，以及玻璃体有液化倾向者禁用。【用药须知】❶如引起过敏反应，应立即停止使用，并用抗组胺类药物治疗。❷对视网膜有较强的毒性，由于可造成晶体损坏，应用时勿使药液透入玻璃体。❸遇血液迅速失活，因此在用药部位不得有未凝固血液。❹在固体状态时比较稳定，但其溶液不稳定，室温放置9d可损失50%的活性，故应临用前配制。❺对引起的青光眼症状，于术后滴用β-受体阻滞药（如噻吗洛尔），或口服碳酸酐酶抑制剂（如乙酰唑胺），可能会缓解。【药物相互作用】不能与青霉素合用，不能与肾上腺素、过氧化氢配伍。

红霉素眼膏 Erythromycin Eye Ointment【常用剂型与规格】眼膏：2.5g/支。【作用与用途】用于沙眼、结膜炎、睑缘炎及眼外部感染。【药动学】无参考文献。【用法用量】涂于眼睑，2～3次/d，最后一次宜在睡前使用。【不良反应】偶见眼睛疼痛，视力改变，持续性发红或刺激感等过敏反应。【禁忌证】尚不明确。【用药须知】❶避免接触其他黏膜（如口、鼻等）。❷用药部位如有烧灼感、瘙痒、红肿等情况应停药，并将局部药物洗净，必要时向医师咨询。❸用前应洗净双手。❹孕妇及哺乳期妇女应在医师指导下使用。❺使用后应拧紧瓶盖，以免污染。❻过敏者禁用，过敏体质者慎用。❼性状发生改变时禁止使用。❽应放在儿童不能接触的地方。❾儿童必须在成人监护下使用。【药物相互作用】如与其他药物同时使用可能会发生药物相互作用。

盐酸金霉素眼膏 Chlortetracycline Hydrochloride Eye Ointment【常用剂型与规格】眼膏：2.5g/支。【作用与用途】用于细菌性结膜炎、睑腺炎及细菌性眼睑炎，也用于治疗沙眼。【药动学】无参考文献。【用法用量】涂于眼睑内，1～2次/d，宜在睡前使用。【不良反应】❶轻微刺激感。❷偶见过敏反应，出现充血，眼痒，水肿等症状。【禁忌证】尚不明确。【用药须知】❶仅限眼部使用。❷涂眼前，注意清洁双手，管口勿接触手和眼睛，防止损伤和污染。❸不宜长期连续使用，使用 5d 症状未缓解时，应停药就医。❹若出现充血、眼痒、水肿等症状，应停药就医。❺过敏者禁用，过敏体质者慎用。❻性状发生改变时禁用。【药物相互作用】如正在使用其他药品，使用前请咨询医师或药师。

四环素-可的松眼膏 Tetracycline Cortisone Eye Ointment

【常用剂型与规格】眼膏：2.5g/支。【作用与用途】敏感病原菌所致结膜炎、眼睑炎、角膜炎、沙眼及过敏性结膜炎等。【药动学】为局部用药，很少吸收。【用法用量】外用：涂于眼睑内，3～4 次/d。【不良反应】长期频繁使用，可引起青光眼、白内障。【禁忌证】四环素类药物过敏单纯疱疹性或溃疡性角膜炎禁用。【用药须知】❶当性状发生改变时禁止使用。❷孕妇及哺乳期妇女应慎用。

硫酸庆大霉素滴眼液 Gentamycin Sulfate Eye Drops

【常用剂型与规格】滴剂：4 万 U/8mL。【作用与用途】用于结膜炎、眼睑炎、睑板腺炎。【药动学】滴眼后极少吸收进入眼内组织或进入全身血液循环。【用法用量】滴眼：滴入眼睑内，1～2 滴/次，3～5 次/d。【不良反应】❶轻微刺激感。❷偶见过敏反应，出现充血、眼痒、水肿等症状。【禁忌证】对其或其他氨基糖苷类抗生素过敏者禁用。【用药须知】❶滴眼时请勿使管口接触手和眼睛。❷不宜长期连续使用，使用 3～4d 症状未缓解时，应停药就医。❸若出现充血、眼痒、水肿等症状，应停药就医。❹使用后请拧紧瓶盖，以防污染。【药物相互作用】❶使用时不能同时使用其他滴眼剂。❷如与其他药物同时使用可能会发生药物相互作用。

盐酸四环素-醋酸可的松眼膏 Tetracycline Hydrochloride and Cortisone Acetate Eye Ointment

【常用剂型与规格】眼膏：2g/支。【作用与用途】用于沙眼、结膜炎等眼病。【药动学】尚无相关资料。【用法用量】涂于眼睑内，3～4 次/d。【不良反应】偶见局部过敏反应，药疹。【禁忌证】单纯疱疹性或溃疡性结膜炎及青光眼患者禁用。对本品过敏者禁用。【用药须知】❶涂眼时请勿将管口接触手及眼睛，防止污染。❷性状发生改变时禁止使用。

硫酸庆大霉素-氟米龙滴眼液 Infectoflam（Sulfate Genta-micin and Fluorometholone Eye Drops）

【常用名】易妥芬。【常用剂型与规格】滴眼液：5mL/支，含硫酸庆大霉素 1.5 万 U 与氟米龙 5mg。【作用与用途】对庆大霉素易感的细菌引起的眼前段细菌性感染（如细菌性结膜炎）；眼前段炎症，有发生细菌性感染的危险（如眼科术后治疗）。【药动学】无参考文献。【用法用量】❶细菌性感染剂量依病情轻重加以调整，建议每日点用 5 次，每次 1 滴滴入结膜囊内。严重者可在 1～2d 内，每小时点用 1 滴。❷眼科术后治疗：第 1 周，4 次/d，1 滴/次滴入结膜囊内，之后酌减使用次数。【不良反应】少数患者使用后有短暂的灼热感。罕见过敏反应如发痒、发红及敏感。【禁忌证】以下情况禁用：❶对庆大霉素、氟米龙、氯苯扎铵或本品任何成分过敏者。❷角膜损伤或溃疡者。❸病毒感染（如单纯性疱疹、牛痘）或真菌病或结核患者。❹青光眼。【用药须知】❶长期使用类固醇治疗，可能会引起病理性眼内压升高，须定期监测眼内压，特别是长期使用的患者；长期大量局部应用皮质类固醇治疗，可能导致后囊下白内障产生；若眼内手术后立刻应用类固醇治疗，可能会延缓术后伤口的痊愈；长期使用类固醇或抗生素治疗，可能会增加继发性真菌或非易感细菌感染，故使用本复方制剂，请勿超过 2 周。❷持续角膜溃疡患者，应怀疑真菌感染；长期使用类固醇治疗，可能会导致角膜和巩膜变薄。因此建议定期进行角膜厚度检查；庆大霉素会延缓角膜上皮组织的愈合，但此现象只限于应用高浓度的庆大霉素。❸若使用 7～8d，病情未见改善，可考虑改用其他疗法。隐形眼镜戴用者须知务必在用药前先取下隐形眼镜，用药后 5min 再戴上。❹若发生眼部感染，则应停戴隐形眼镜数日，以防感染蔓延。【药物相互作用】❶若加用其他眼药，两者滴用时间须间隔 5min 以上，以防其活性成分被洗掉。❷庆大霉素与两性霉素 B、肝素、磺胺嘧啶、头孢噻吩及氯唑西林同时使用时，可能会产生可见沉淀。

盐酸环丙沙星滴眼液 Ciprofloxacin Hydrochloride Eye Drops【常用剂型与规格】滴眼液：15mg/5mL。【作用与用途】用于敏感菌引起的外眼部感染（如结膜炎等）。【药动学】为局部用药，只有少量吸收。【用法用量】滴于眼睑内，1～2 滴/次，3～6 次/d，疗程为 6～14d。【不良反应】❶偶有局部一过性刺激症状。可产生局部灼伤和异物感。❷此外眼睑水肿、流泪、畏光、视力减低、过敏反应等较少见。【禁忌证】对本品及喹诺酮类药过敏的患者禁用。【用药须知】❶只用于滴眼。❷使用过程中若出现皮疹等过敏症状或其他严重不良反应，应立即停药。【药物相互作用】长期大量使用经局部吸收后，可产生与全身用药相同的药物相互作用，如可使茶碱类、环孢素、丙磺舒等药物血药浓度升高，增强抗凝药华法林的抗凝作用，干扰咖啡因的代谢等。

磺胺醋酰钠滴眼液 Sulfacetamide Sodium Eye Drops【常用剂型与规格】滴剂：15％。**【作用与用途】**用于结膜炎、角膜炎、泪囊炎、沙眼及其他敏感菌引起的眼部感染。**【药动学】**无参考文献。**【用法用量】**滴于眼睑内，1~2滴/次，3~5次/d。**【不良反应】**有局部刺激性，如烧灼感、疼痛等；局部点眼后可引起眼部过敏反应，如眼睑红肿、结膜充血、流泪、接触性皮炎等。**【禁忌证】**对磺胺类药过敏者禁用。**【用药须知】❶**滴眼时瓶口勿接触眼睛。**❷**使用后应将瓶盖拧紧，以免污染药品。**❸**用药部位如有烧灼感、瘙痒、红肿等情况应停药，并将局部药物洗净，必要时向医师咨询。**❹**对磺胺醋酰钠滴眼液过敏者禁用，过敏体质者慎用。**【药物相互作用】**如与其他药物同时使用可能会发生药物相互作用，请咨询医师或药师。

诺氟沙星滴眼液 Norfloxacin Eye Drops【常用名】氟哌酸滴眼液。**【常用剂型与规格】**滴剂：24mg/8mL。**【作用与用途】**用于敏感菌所致的外眼感染，如结膜炎、角膜炎、角膜溃疡等。**【药动学】**无参考文献。**【用法用量】**滴入眼睑内，1~2滴/次，3~6次/d。**【不良反应】**轻微一过性局部刺激，如刺痛、痒、异物感等。**【禁忌证】**对本品及氟喹诺酮类过敏患者禁用。**【用药须知】**严重肾功能不全患者慎用。

妥布霉素滴眼液 Tobramycin Eye Drops【常用剂型与规格】滴眼剂：15mg/5mL；24mg/8mL。**【作用与用途】**适用于敏感细菌所致的外眼及附属器的局部感染。**【药动学】**滴眼后有少量被吸收进入全身血液循环。**【用法用量】**滴入眼睑内。轻、中度感染：1~2滴/次，1次/4h；重度感染：2滴/次，1次/h。**【不良反应】**偶见局部刺激症状，如：眼睑灼痛或肿胀、结膜红斑等；罕见过敏反应。**【禁忌证】**对本品及其他对氨基糖苷类抗生素过敏者禁用。**【用药须知】❶**肾功能不全、肝功能异常、前庭功能或听力减退者、失水、重症肌无力或帕金森病及老年患者慎用。**❷**交叉过敏：对一种氨基糖苷类抗生素如链霉素、庆大霉素过敏的患者，可能对本品过敏。若出现过敏反应，应立即停药。**❸**长期应用可能导致耐药菌过度生长，甚至引起真菌感染。**❹**若患者同时接受氨基糖苷类抗生素的全身用药，应监测本品及氨基糖苷类抗生素的血药浓度。**【药物相互作用】❶**与其他氨基糖苷类合用，可增加耳毒性、肾毒性以及神经肌肉阻滞作用。可能发生听力减退，停药后仍可能进展至耳聋；听力损害可能恢复或呈永久性。神经肌肉阻滞作用可导致骨骼肌软弱无力、呼吸抑制或呼吸麻痹，用抗胆碱酯酶药或钙盐有助于阻滞作用恢复。❷与神经肌肉阻滞药合用，可加重神经肌肉阻滞作用，导致肌肉软弱、呼吸抑制或呼吸麻痹。与代血浆类药如右旋糖酐、海藻酸钠，利尿药如依他尼酸、呋塞米及卷曲霉素、顺铂、万古霉素等合用，或先后连续局部或全身应用，可增加耳毒性与肾毒性，可能发生听力损害，且停药后仍可能发展至全聋，听力损害可能恢复或呈永久性。❸与头孢噻吩合用可能增加肾毒性。❹与多黏菌素合用，可增加肾毒性和神经肌肉阻滞作用，神经肌肉阻滞作用可导致骨骼肌软弱无力，呼吸抑制或呼吸麻痹。

妥布霉素眼膏 Tobrex（Tobramycin Eye Ointment）【常用名】托百士。**【常用剂型与规格】**膏剂：3.5g/支。**【作用与用途】**适用于外眼及附属器敏感菌株感染的局部抗感染治疗。**【药动学】**无参考文献。**【用法用量】**❶轻度及中度感染的患者，2～3次/d，每次取约1.5cm长的药膏涂入患眼，病情缓解后减量。❷妥布霉素滴眼液可与眼膏联合使用，即白天滴用滴眼液，晚上使用眼膏。**【不良反应】**常见的不良反应为眼局部的毒副作用与过敏反应，如眼睑发痒与红肿、结膜红斑，发生率低于3%；局部应用其他氨基糖苷类抗生素也会出现这些不良反应。尚无应用妥布霉素出现其他不良反应的临床报道。但是如果将眼用妥布霉素眼膏与氨基糖苷类抗生素全身联合用药，就应注意监测血清中总的药物浓度。**【禁忌证】**禁用于对本品任何成分过敏者。**【用药须知】**❶局部用氨基糖苷类抗生素可能会产生过敏反应。如果出现过敏，应停止用药。❷与其他抗生素一样，长期应用将导致非敏感性菌株的过度生长，甚至引起真菌感染。如果出现二重感染，应及时给予适当的治疗。**【药物相互作用】**无参考文献。

妥布霉素-地塞米松滴眼液 Tobramycin and Dexamethasone Ophthalmic Suspension【常用名】典舒。**【常用剂型与规格】**滴眼液：5mL/支，含妥布霉素15mg，地塞米松5mg。**【作用与用途】**用于对肾上腺皮质激素敏感的眼部疾患及外眼部细菌感染。眼用激素用于眼睑、球结膜、角膜、眼球前膜及确诊的传染性结膜炎等炎症性疾病，可以减轻水肿和炎症。同时也适用于慢性前葡萄膜炎，化学性、放射性、灼伤性及异物穿透性角膜损伤及白内障等眼科手术后的炎症。眼用抗生素用于治疗、预防可能的外眼部细菌感染。**【药动学】**无参考文献。**【用法用量】**滴眼：3～5次/d，1～2滴/次，严重者可增至1次/2h。用前摇匀。**【不良反应】**❶偶有眼部发痒、红肿、结膜红斑现象发生。❷长期应用可引起眼压升高及白内障。**【禁忌证】**以下情况禁用：❶树枝状角膜炎、眼部分枝杆菌及真菌感染。❷牛痘、水痘及其他因疱疹性病毒引起的角膜炎、结膜炎。❸对本品任何成分过敏者和角膜上异物未完全去除者。【用药须知】❶仅可眼部滴用。❷使用肾上腺皮质激素与抗生素混合剂有可能发生二重感染，尤其是长期使用肾上腺皮质激素，角膜可能发生真菌感染，产生抗药性菌种，假如二重感染发生时，应给予适当的治疗。❸对眼用氨基糖苷类有过敏史者应小心使用，发生过敏反应应停药。❹孕妇、哺乳者、儿童应慎用。❺青光眼患者慎用。❻如长期应用须定期监测眼压。

第二节　青光眼用药

硝酸毛果芸香碱滴眼液 Pilocarpine Nitrate Eye Drops【常用名】真瑞。【常用剂型与规格】滴眼液：25mg/5mL。【作用与用途】用于青光眼的治疗。【药动学】角膜透性良好。【用法用量】滴入眼睑内：❶慢性青光眼，1滴/次，4次/d。❷急性闭角型青光眼急性发作期，1滴/次，每5~10min点眼1次，3~6次后每1~3h点一次，直至眼压下降（注意：对侧眼每6~8h点眼1次，以防对侧眼闭角型青光眼的发作）。【不良反应】药物吸收后可引起的全身反应有：肌肉震颤、恶心、呕吐和腹痛、腹泻、呼吸困难、哮喘多汗、流涎、抽搐；眼局部反应有视物模糊，视物发暗，或近、远视力改变，结膜充血、眼痛、眉间痛、头痛和眼刺激症状。【禁忌证】虹膜睫状体炎、急性虹膜炎患者禁用。【用药须知】❶下列疾病应慎用：支气管哮喘、急性结膜炎、角膜炎或其他不应缩瞳的眼病。❷要定期眼科检查，如出现视物模糊或近、远视力改变就应引起注意，应详查视力、视野、眼压描记、前房角镜检查等。根据病情变化改变治疗方案。❸为避免全身吸收过多，点药后用手指压迫泪囊部1~2min，一般情况应避免1~2h或频繁的滴眼。❹如出现意外的过量吸收，应给予催吐或洗胃，如出现毛果芸香碱毒性反应，如流涎、发汗、恶心、呕吐、腹泻，应给予阿托品类抗胆碱药物。【药物相互作用】与阿托品、环戊醇胺酯（cyclopentolate）同时应用，可干扰毛果芸香碱的抗青光眼作用。

硝酸毛果芸香碱注射液 Pilocarpine Nitrate Injection【常用剂型与规格】注射剂：2mg/mL。【作用与用途】❶用于开角型青光眼和急、慢性闭角型青光眼以及继发性闭角型青光眼。❷白内障人工晶体植入手术中缩瞳。❸阿托品类药物的中毒对症治疗。【药动学】尚不明确。【用法用量】皮下注射：2～10mg/次，术中稀释后注入前房或遵医嘱。【不良反应】尚未发现有关不良反应的报道。【禁忌证】❶虹膜睫状体炎，瞳孔阻滞性青光眼患者禁用。❷对本品过敏者禁用。【用药须知】❶瞳孔缩小常引起暗适应困难，应告知须在夜间开车或从事照明不好的危险职业的患者特别小心。❷定期检查眼压，如出现视力改变，应查视力、视野、眼压描记及房角等，根据病情变化改变用药及治疗方案。❸为避免吸收过多引起全身不良反应，滴眼后要用手指压迫泪囊部1～2min。【药物相互作用】❶与β受体阻滞药、碳酸酐酶抑制剂、α和β肾上腺能受体激动药或高渗脱水剂联合使用有协同作用。❷与拉坦前列素合用可降低葡萄膜巩膜途径房水流出的量，减低降眼压作用。❸与局部抗胆碱药合用将干扰降眼压作用。与适量的全身抗胆碱药物合用，因全身用药到达眼部的浓度很低，通常不影响降眼压作用。【用药过量】能引起肌颤、恶心、呕吐、腹痛、腹泻、流涎、发汗、哮喘、多汗、瞳孔缩小、呼吸困难、抽搐等。对心脏的抑制作用及肺水肿是致死的原因。阿托品有对抗解毒作用。

马来酸噻吗洛尔滴眼液 Timolol Maleate Eye Drops【常用名】诚瑞、噻吗心安、迪立见。【常用剂型与规格】滴眼液：25mg/5mL。【作用与用途】用于原发性开角型青光眼、高眼压症、闭角型青光眼的辅助剂，手术后引起的高眼压反应。【药动学】外用滴眼的降眼压作用起效快，滴眼后20～30min眼压即开始下降，经1～2h达最大效应，降眼压作用时间可持续24h。【用法用量】滴入眼睑内，1滴/次，1～2次/d。如眼压已得到控制，则可改为1次/d作为维持量。如原用其他药物再改用本品治疗时，原药物不宜突然停用，应自滴用本品的第2d起逐渐停用。对病情较重者，更应谨慎或遵医嘱。【不良反应】❶少数患者有眼部刺激症状，如结膜炎、角膜炎、眼干和眼疼痛等。偶有角膜知感减退及浅层点状病变、视网膜脱离、黄斑出血等。❷个别患者在全身吸收后可有心动过缓、心律失常、低血压、支气管痉挛等。偶见头痛、乏力和皮肤过敏反应；其他可能发生的有抑郁、焦虑、精神错乱、幻觉、晕厥、恶心、腹泻等。【禁忌证】❶孕妇、哺乳期妇女、小儿禁用。❷对本品过敏者禁用。❸明显心力衰竭、心源性休克、二度～三度房室传导阻滞、窦性心动过缓者禁用。【用药须知】❶下列情况慎用：支气管哮喘、肺气肿或非过敏性支气管炎、先天性心力衰竭、冠状动脉疾患、糖尿病、甲状腺功能亢进、重症肌无力。❷应用本品滴眼需遵医嘱。定期复查观察眼压，根据眼压变动情况调整药量。【**药物相互作用**】❶与一些抗青光眼药物有协同作用。❷与口服降糖药或胰岛素同用，会增加高血糖或低血糖的危险，可能掩盖低血糖症状（如脉搏增快和血压增高）。通过抑制糖原异生而延长低血糖时间。❸与抗高血压药、利尿药、术中前驱麻醉剂及麻醉剂同时应用可能增加抗高血压作用。❹与其他β肾上腺素阻滞药同时应用，可能加强降眼压和β受体阻滞药的全身效应。❺与洋地黄苷类同用可能导致心动过缓、心肌传导阻滞，若同时使用应在心电监护下。❻与利舍平同用，可能增强β肾上腺素受体的阻滞作用，造成心动过缓和低血压，应密切观察。

乙酰唑胺 Acetazolamide Tablets【**常用剂型与规格**】片剂：0.25g/片。【**作用与用途**】❶适用于治疗各种类型的青光眼，对各种类型青光眼急性发作时的短期控制是一种有效地降低眼压的辅助药物。❷开角型青光眼，如用药物不能控制眼压，并用治疗可使其中大部分病例的眼压得到控制，作为术前短期辅助药物。❸闭角型青光眼急性期应用降压后，原则上应根据房角及眼压描记情况选择适宜的抗青光眼手术。❹也用于抗青光眼及某些内眼手术前降低眼压。抗青光眼术后眼压控制不满意者，仍可应用控制眼压。继发性青光眼，也可用于降低眼压。【**药动学**】口服容易吸收。与蛋白结合率高。口服乙酰唑胺 500mg 后 1～1.5h 降低眼压作用开始；2～4h 血药浓度达峰值；可维持 4～6h，血清最高浓度为 12～27μg/mL，$t_{1/2}$ 为 2.4～5.8h。乙酰唑胺口服，在 24h 内给药量的 90%～100% 以原形由肾脏排泄。【**用法用量**】❶开角型青光眼，口服首量 250mg（1 片），1～3 次/d，维持量应根据患者对药物的反应决定，尽量使用较小的剂量使眼压得到控制；2 次/d，250mg（1 片）/次就可使眼压控制在正常范围。❷继发性青光眼和手术前降眼压，口服 250mg（1 片），1 次/（4～8）h，一般 2～3 次/d。❸急性病例，首次药量加倍给 500mg（2 片），以后用 125～250mg（0.5～1 片）维持量，2～3 次/d。【**不良反应**】用药后常见的不良反应有：❶四肢麻木及刺痛感。❷全身不适症候群，如疲劳、体重减轻、困倦抑郁、嗜睡、性欲减低等。❸胃肠道反应：金属样味觉、恶心、食欲不振、消化不良、腹泻。❹肾脏反应：多尿、夜尿、肾及泌尿道结石等。❺可出现暂时性近视，也可发生磺胺样皮疹，剥脱性皮炎。❻少见的不良反应：①电解质紊乱，代谢性酸中毒、低钾血症，补充碳酸氢钠及钾盐有可能减轻症状。②听力减退。③最严重的不良反应是造血系统障碍：急性溶血性贫血、粒细胞减少症、血小板减少症、嗜伊红细胞增多症、再生障碍性贫血和肾衰竭。④长期用药可加重低钾血症、低钠血症、电解质紊乱及代谢性酸中毒等症状。由于血钾下降可减弱降眼压作用。对肾结石患者，可诱发或加重病情，如出现肾绞痛和血尿应立即停药。

【禁忌证】肝、肾功能不全致低钠血症、低钾血症、高氯性酸中毒，肾上腺衰竭及肾上腺皮质功能减退（艾迪森病）、肝性脑病患者禁用。

【用药须知】❶询问患者有无磺胺过敏史，不能耐受磺胺类药物或其他磺胺衍生物利尿药的患者，也不能耐受。❷与食物同服可减少胃肠道反应。❸慎用于糖尿病患者和酸中毒及肝、肾功能不全者。❹对诊断的干扰：①尿17-羟类固醇测定，因干扰Glenn-Nelson法的吸收，可产生假阳性结果。②尿蛋白测定，由于尿碱化，可造成如溴酚蓝试验等一些假阳性结果。③血氨浓度、血清胆红素、尿胆素原浓度都可以增高。④血糖浓度、尿糖浓度均可增高，非糖尿病者不受影响。⑤血浆氯化物的浓度可以增高，血清钾的浓度可以降低。❺随访检查：急性青光眼及青光眼急性发作时，每日应测眼压，慢性型应定期测量眼压，并定期检查视力、视野。眼压控制后应根据青光眼类型、前房角改变及眼压描记情况，调整用药剂量及选择适宜的抗青光眼手术。需延期施行抗青光眼手术的患者，较长期使用，除应加服钾盐外，在治疗前还需有24h眼压、视力、视野、血压、血常规及尿常规等记录，以便在治疗过程中评价疗效及发现可能产生的不良反应，根据病情调整药量。❻某些不能耐受乙酰唑胺不良反应或久服无效者，可改用其他碳酸酐酶抑制剂，如双氯非那胺。**【药物相互作用】**❶与促肾上腺皮质激素、糖皮质激素尤其与盐皮质激素联合使用，可以导致严重的低血钾，在联合用药时应注意监护血清钾的浓度及心脏功能。亦应估计长期同时使用有增加低血钙的危险，可以造成骨质疏松，因为这些药都能增加钙的排泄。❷与苯丙胺、抗M胆碱药，尤其是和阿托品、奎尼丁联合应用时，由于形成碱性尿，排泄减少，会使不良反应加重或延长。❸与抗糖尿病药（如胰岛素）联合应用时，可以减少低血糖反应，因为可以造成高血糖和尿糖，故应调整剂量。❹与苯巴比妥、卡马西平或苯妥英等联合应用，可引起骨软化发病率上升。❺与洋地黄苷类合用可提高洋地黄的毒性，并可发生低钾血症。❻与甘露醇或尿素联合应用在增强降低眼内压作用的同时，可增加尿量。

第三节 其他

硫酸阿托品眼用凝胶 Atropine Sulfate Eye Gel 【常用名】迪善。【常用剂型与规格】凝胶剂：2.5g/支。【作用与用途】虹膜睫状体炎、检查眼底前的散瞳、验光配镜屈光度检查前的散瞳。【药动学】经眼结膜吸收后，约 30% 以原形经肾排出，其余为水解和与葡萄糖醛酸结合为代谢物。一般 1% 凝胶点眼，扩瞳作用持续 7～10d，调节麻痹持续 7～12d。【用法用量】滴眼：1 滴/次，滴于结膜囊内，3 次/d。或遵医嘱。【不良反应】❶眼部用药后可能产生皮肤、黏膜干燥、发热、面部潮红、心动过速等现象。❷少数患者眼睑出现发痒、红肿、结膜充血等过敏现象，应立即停药。【禁忌证】青光眼及前列腺肥大者禁用。【用药须知】❶阿托品类扩瞳药对正常眼压无明显影响，但对眼压异常或窄角、浅前房眼病患者，应用后可使眼压明显升高而有激发青光眼急性发作的危险。故对这类病例和 40 岁以上的患者不应用阿托品滴眼。❷用药时管口切勿接触眼部。❸当药品性状发生改变时禁止使用。❹开启后最多可使用 4 周。【药物相互作用】三环类抗抑郁药、H₁ 受体阻断药、抗胆碱类的抗帕金森病、吩噻嗪类抗精神病药等均有抗胆碱作用，合用后可加重尿潴留、便秘、口干等阿托品样不良反应。

醋酸氢化可的松滴眼液 Cortisone Acetate Eye Drops 【常用剂型与规格】滴眼剂：0.5%。【作用与用途】用于过敏性结膜炎。【药动学】无参考文献。【用法用量】将醋酸可的松滴眼液滴入结膜囊内，1～2 滴/次，3～4 次/d，用前摇匀。【不良反应】❶长期或大量使用可致眼压升高或青光眼、视神经损害、视野缺损以及白内障；过量使用可引起全身性不良反应。❷长期使用可导致继发性眼部感染。【禁忌证】单纯性或溃疡性角膜炎患者禁用。【用药须知】❶滴眼时请勿将管口接触手及眼睛。❷孕妇及哺乳期妇女不宜频繁、长期应用。❸青光眼患者应在医师指导下使用。❹醋酸可的松滴眼液不宜长期使用，连用不得超过 2 周，若症状未缓解应停药就医。❺眼部有感染时不宜单独使用醋酸可的松滴眼液，应在医师或药师指导下与抗菌药物合用。❻对醋酸可的松滴眼液过敏者禁用，过敏体质者慎用。【药物相互作用】❶使用醋酸可的松滴眼液时，不能同时使用其他滴眼剂。❷如与其他药物同时使用可能会发生药物相互作用。

利巴韦林滴眼液 Ribavirin Eye Drops 【常用剂型与规格】滴眼剂：8mg/8mL。【作用与用途】适用于单纯疱疹病毒性角膜炎。【药动学】无参考文献。【用法用量】滴入眼睑内，1～2滴/次，1次/h，好转后1次/2h。【不良反应】偶见局部轻微刺激症状。【禁忌证】对本品过敏者、孕妇禁用。【用药须知】❶不宜用于其他病毒性眼病。❷若长期大量使用可能会产生与全身用药相同的不良反应如肝功能、血常规的不良反应。❸有严重贫血、肝功能异常者慎用。【药物相互作用】大量使用可能会产生与全身用药相似的药物相互作用，如与齐多夫定同用时有拮抗作用，因可抑制齐多夫定转变成活性型的磷酸齐多夫定。

更昔洛韦眼用凝胶 Ganciclovir Ophthalmic Gel 【常用名】丽科明。【常用剂型与规格】凝胶剂：7.5mg/5g。【作用与用途】单纯疱疹病毒性角膜炎。【药动学】志愿者每日点药5次，连用7d。第7d时测血中药物浓度。结果表明，血浆最低药物浓度为（11.5±3.7）µg/mL。【用法用量】滴入结膜囊中。1滴/次，4次/d，疗程3周。【不良反应】治疗中可能发生短暂的眼痒、灼热感、针刺感及轻微视物模糊，但很快消失，不影响治疗。偶见白细胞下降。【禁忌证】对更昔洛韦过敏者禁用。严重中性粒细胞减少（少于$0.5×10^9$/L）或严重血小板减少（小于$25×10^9$/L）的患者禁用。【用药须知】不要入口，不过量用药。孕妇应权衡利弊后再决定是否用药。哺乳期妇女慎用，在使用之前，应咨询医师。尚缺乏儿童使用的资料，建议儿童慎用。【药物相互作用】与其他眼药的相互作用尚不明确。

氟康唑滴眼液 Fluconazole Eye Drops 【常用名】静达、普芬。【常用剂型与规格】滴眼剂：25mg/5mL。【作用与用途】本品为抗真菌药。适用于治疗白假丝酵母菌、烟曲霉、隐球菌及球孢子菌属等引起的真菌性角膜炎。【药动学】点眼5min达角膜峰值浓度，15min达房水峰值浓度，消除$t_{1/2}$15～30min。【用法用量】滴入眼睑内，1～2滴/次，1次/（2～4）h，或遵医嘱。【不良反应】❶偶见轻微眼一过性刺激。❷如药物局部吸收过多，可能会出现胃肠道的某些不良反应，如恶心、呕吐、腹痛或腹泻等。❸可能会出现过敏反应，如皮疹，偶可发生严重的剥脱性皮炎、渗出性多形红斑。【禁忌证】❶妊娠、哺乳期妇女不宜使用。❷对氟康唑或其他三唑类药物过敏者禁用。❸对任何一种吡咯类药物过敏者禁用。【用药须知】❶重度真菌性角膜炎应以全身抗真菌药治疗为主，局部治疗为辅。❷使用过程中发现异常，应立即停药。【药物相互作用】尚无滴液相互作用的文献资料。

盐酸地匹福林滴眼液 Dipivefrin Hydrochloride Eye Drops

【常用剂型与规格】滴眼剂：5mg/5mL。【作用与用途】治疗开角型青光眼、高眼压症、色素性青光眼、新生血管性青光眼和手术时止血，以及与麻醉剂合用以延长麻醉时间。也可用于散瞳和患者瞳孔散大的鉴别诊断。对闭角型青光眼虹膜切除后的残余性青光眼有效。对其他类型的继发性开角型青光眼和青光眼睫状体炎综合征也有效。【药动学】滴药后 30min 开始降低眼压，1～5h 达峰值，眼压降低 5.9mmHg，眼压下降率为 20%～27%，降眼压作用持续 12h。【用法用量】滴眼：1～2 滴/次，1～2 次/d，滴于结膜囊内，滴后用手指压迫内眦角泪囊部 3～5min。【不良反应】❶ 地匹福林浓度仅为肾上腺素的 1/10～1/20，因此不良反应的发生率要比肾上腺素低得多。溶液滴眼对血压和心率影响较小。但能引起散瞳（未经手术的闭角型青光眼禁用）和无晶体性黄斑病变。局部滴眼后有轻度烧灼和刺痛感，其他有滤泡性结膜炎、结膜血管收缩后反跳性充血、视物模糊、额痛及畏光和角结膜色素沉着等，停药后消失。❷全身不良反应一般不发生，偶有枕部疼痛、心律失常、心率增快、血压增高、脸色苍白、发抖和出汗等。【禁忌证】未经手术的闭角型青光眼禁用。甲状腺功能亢进、高血压、冠状动脉供血不全、心律失常、糖尿病等患者禁用。对本品过敏者禁用。【用药须知】无晶体的患者应用肾上腺素 30% 出现黄斑水肿。【药物相互作用】与毛果芸香碱或 β-肾上腺素受体阻滞剂联合应用有相加作用。

酒石酸溴莫尼定滴眼液 Brimonidine Tartrate Eye Drops

【常用名】阿法根、沐欣。【常用剂型与规格】滴眼剂：10mg/5mL。【作用与用途】适用于降低开角型青光眼及高眼压症患者的眼内压。部分患者长期使用时，其降低眼内压的作用逐渐减弱。作用减弱出现的时间因人而异，因此应予以密切监视。【药动学】眼部给予 0.2% 溶液后，血浆浓度于 1～4h 内达到峰值，然后下降，全身的 $t_{1/2}$ 约为 3h。【用法用量】滴入眼内。常规剂量滴患眼 2 次/d，1 滴/次。眼内压在下午达高峰的患者或眼内压需额外控制的患者，下午可增加一滴。【不良反应】有 10%～30% 的受试者曾出现以下不良反应，包括口干，眼部充血，烧灼感及刺痛感，头痛，视物模糊，异物感，疲劳或倦怠，结膜滤泡，眼部过敏反应以及眼部瘙痒。有 3%～9% 的受试者曾出现以下不良反应，包括角膜染色或糜烂，畏光，眼睑红斑，眼部酸痛或疼痛，眼部干燥，流泪，上呼吸道症状，眼睑水肿，结膜水肿，头晕，睑炎，眼部刺激，胃肠道症状，虚弱无力，结膜变白，视物异常以及肌肉痛。有不足3%的患者曾出现以下不良反应，包括眼睑痉，结膜出血，味觉异常，失眠，结膜分泌物增多，精神抑郁，高血压，焦虑，心悸，鼻干以及晕厥。【禁忌证】禁用于对酒石酸溴莫尼定或本品中任何成分过敏者，亦禁用于使用单胺氧化酶抑制剂治疗的患者。【用药须知】❶尽管临床研究中对患者的血压影响甚小，但有严重心血管疾患的患者使用时仍应谨慎。❷由于未进行肝或肾功能受损患者使用的研究，故在治疗此类患者时，应谨慎。❸精神抑郁，大脑或冠状动脉功能不全，雷诺现象，直立性低血压，血栓闭塞性脉管炎的患者，使用时应谨慎。❹使用酒石酸溴莫尼定滴眼液治疗时，在第1个月观察到降眼压作用未必都能反映长期降眼压的水平，对2次/d用药尚不能很好控制眼内压的患者下午应再增加1滴。❺应按常规定期监测眼内压。❻保存剂为苯扎氯铵，而苯扎氯铵有可能被软性接触镜吸收。因此应向配戴软性接触镜的患者说明，在滴眼后至少等待15min再配戴。❼与各种肾上腺素能受体激动剂一样，亦可使某些患者产生疲劳和（或）倦怠，因此应提醒从事危险作业的患者使用有出现精神集中下降的可能性。【药物相互作用】虽然尚未对本品的药物间相互作用做过专门的研究，但与中枢神经系统抑制药（乙醇、巴比妥类、鸦片制剂、镇静剂或麻醉剂）产生叠加作用的可能性应予以考虑。

盐酸左布诺洛尔滴眼液 Levobunolol Hydrochloride Eye Drops

【常用名】贝他根。【常用剂型与规格】滴眼剂：（0.5%）5mL/瓶。【作用与用途】对原发性开角型青光眼具有良好的降低眼内压疗效。对于某些继发性青光眼，高眼压症，手术后未完全控制的闭角型青光眼以及其他药物及手术无效的青光眼，加用滴眼可进一步增强降眼压效果。【药动学】无参考文献。【用法用量】滴眼：1滴/次，1～2次/d。滴于结膜囊内，滴后用手指压迫内眦角泪囊部3～5min。【不良反应】❶1/3的患者出现暂时性眼烧灼及眼刺痛。5%的患者出现结膜炎。一些患者出现心率减慢及血压下降。❷其他少见眼部不良反应有心律变化、呼吸困难、虹膜睫状体炎、头痛、头晕、一过性共济失调、嗜睡、瘙痒及荨麻疹。❸还有以下非常罕见不良反应：①全身症状，如无力，胸痛。②心血管系统，如心动过缓，心律失常，低血压，晕厥，心传导阻滞，脑血管意外，脑缺血，心力衰竭，心绞痛，心悸，心搏停止。③消化系统，如恶心，腹泻。④神经系统，如抑郁，精神错乱，加重重症肌无力的症状，感觉异常。⑤皮肤过敏反应，包括局部和全身皮疹，脱发，Steven-Johnson 综合征。⑥呼吸系统，如支气管痉挛，呼吸衰竭，呼吸困难，鼻腔充血。⑦内分泌系统，掩盖糖尿病患者应用胰岛素或降糖药后的低血糖症状。⑧泌尿生殖系统，如阳痿。【禁忌证】以下情况禁用：❶支气管哮喘者或有支气管哮喘史者，严重慢性阻塞性肺部疾病。❷窦性心动过缓，二度或三度房室传导阻滞，明显心力衰竭，心源性休克。❸对本品过敏者。【用药须知】❶慎用于已知是全身 β-肾上腺能受体阻断剂禁忌证的患者，包括异常心动过缓，一度以上房室传导阻滞。先天性心力衰竭应适当控制后，才能使用。❷对有明显心脏疾病患者应用应监测脉搏。【药物相互作用】❶与肾上腺素合用可引起瞳孔扩大。❷正在服用儿茶酚胺耗竭药者，使用时应严密观察，因可引起低血压和明显的心动过缓，后者可引起头晕，晕厥或直立性低血压。❸不主张两种局部 β 受体阻断剂同时应用。❹与钙通道拮抗剂合用应慎重，因可引起房室传导阻滞，左心室衰竭及低血压。对心功能受损的患者，应避免两种药合并使用。❺与洋地黄类和钙通道拮抗剂合用可进一步延长房室传导时间。❻酚噻嗪类药物可增加 β 受体阻断剂的降血压作用。

拉坦前列素滴眼液 【常用名】适利达。【常用剂型与规格】滴眼剂：0.125mg/2.5mL。【作用与用途】适用于患有开角型青光眼和高眼压症患者降低眼内压，以及对其他降眼内压药物不能耐受或者疗效差的患者。【药动学】在角膜中水解为游离酸，这种游离酸从角膜扩散出来并进入房水中，约 2h 可达到血药峰值。3～4h 后眼压开始下降，8～12h 达到最大下降幅度，维持 24h 眼压不升高。该药在房水流出时被排出，$t_{1/2}$ 约为 2h。通过结膜或黏膜产生全身吸收，被吸收的药物在血液循环系统，经肝代谢后主要随尿排泄。【用法用量】滴眼：1 次/d，1 滴/次，最好于晚间滴于患眼。【不良反应】耐受良好，偶见视物模糊、烧灼痛、刺痛、结膜充血、短暂点状角膜糜烂和异物感。某些患者还会出现睫毛（长度、疏密度、色泽、方向）变化、眼睑肤色加深及虹膜的棕色色素沉着。色素增加在有绿棕色、蓝灰棕色或黄棕色虹膜的人种较多见，在纯蓝色、蓝灰色或绿色虹膜的人种中则较罕见。这是由于黑色素形成的刺激引起的，停药后即可停止进展，但色素沉着不能逆转。【禁忌证】对拉坦前列素、苯扎氯铵及制剂处方中其他成分高度敏感者禁用。妊娠期、哺乳期，严重哮喘或眼睛发炎充血期间等患者禁用。【用药须知】❶能引起色素组织改变，最常报道的改变是增加虹膜和眼睑的色素，增加眼睫毛的色素和生长，这些改变是永久的。❷妊娠期、哺乳期，严重哮喘或眼睛发炎充血期间等患者禁用，儿童不推荐使用。❸不适用于治疗闭角型或先天性青光眼，色素沉着性青光眼以及假晶状体症的开角型青光眼。❹与其他抗青光眼药物联合使用具有协同作用，所用其他滴眼药，应至少间隔5min滴用。❺配戴角膜接触镜者应先摘掉镜片，滴入药物15min后才能戴上镜片。❻如忘记用药，应在想起来时马上补用，以后仍按常规用药，不要下次点双倍剂量的药物。【药物相互作用】与其他抗青光眼药物联合使用具有协同作用，所用其他滴眼药，应至少间隔5min滴用。

倍他洛尔滴眼液 Betaxolol Eye Drops【常用名】诺美欣。【常用剂型与规格】滴眼剂：12.5mg/5mL。【作用与用途】慢性开角型青光眼、高眼压症；对闭角型青光眼引起的高眼压时需与缩瞳剂合用。【药动学】降眼压的作用始于用药后30min内，2h可达最大降压效果。每次点药后可使降压效果持续12h之久。【用法用量】滴眼：1~2滴/次，2次/d。如尚不足以控制患者眼内压时，可并用毛果芸香碱、肾上腺素或服用碳酸酐酶抑制剂（如乙酰唑胺）等。【不良反应】偶有暂时性的不适感、视物模糊、异物状、畏光、流泪、痒、干燥、分泌物增多、过敏反应。【禁忌证】对本品过敏者、窦性心动过缓、一度以上房室传导阻滞、有明显心力衰竭患者忌用。【用药须知】可能会有暂时性的不适感。偶有视物模糊、点状角膜炎、异物感、畏光、流泪、眼痒、干燥、红斑、发炎、分泌物增多、视力敏锐度降低、过敏反应、水肿、角膜敏感性降低及瞳孔大小不一；心动过缓、心脏传导阻滞及充血性心力衰竭；可能会有因呼吸困难、支气管痉挛、气管分泌物浓稠、气喘或呼吸衰竭而产生肺压迫感、失眠、眩晕、头昏、头痛、忧郁、嗜睡、荨麻疹、中毒性表皮坏死、脱毛、舌炎等。糖尿病、甲亢、肌无力、肺功能不全患者慎用。【药物相互作用】与林可霉素类或红霉素类等大环内酯类抗生素合用可发生拮抗作用，因此不宜联合应用。

地塞米松磷酸钠滴眼液 Dexamethasone Sodium Phosphate Eye Drops【常用剂型与规格】滴眼剂：1.25mg/5mL。【作用与用途】用于虹膜睫状体炎、虹膜炎、角膜炎、过敏性结膜炎、眼睑炎、泪囊炎等。【药动学】无参考文献。【用法用量】滴眼：3~4次/d，用前摇匀。【不良反应】长期频繁用药可引起青光眼、白内障，诱发真菌性眼睑炎。【禁忌证】单纯疱疹性或溃疡性角膜炎禁用。【用药须知】眼部细菌性或病毒性感染时应与抗生素药物合用。青光眼慎用，长期使用应定期检查眼压和有无真菌、病毒感染早期症状。

氟米龙滴眼液 Fluorometholone Eye Drops 【常用名】氟美童、艾氟龙。【常用剂型与规格】滴眼液：5mg/5mL，10mg/10mL。【作用与用途】对皮质类固醇敏感的睑结膜、球结膜、角膜及其他眼前段组织的炎症。【药动学】眼局部滴氟标记的，30min 后在房水中放射活性水平达峰值。在房水和角膜吸取物中发现高浓度快速产生的代谢物，表明氟米龙穿过角膜和房水，并在此进行代谢。【用法用量】滴眼：1～2 滴/次，2～4 次/d，用前摇匀，滴于结膜囊内。治疗开始的 24～48h，可酌情增加至 2 滴/h。注意勿过早停药。【不良反应】该药可能引起眼压升高，甚至青光眼，可致视神经损害，后囊膜下白内障、继发性眼部感染、眼球穿孔及延缓伤口愈合。【禁忌证】禁用于急性单纯疱疹病毒性角膜炎、眼组织的真菌感染、牛痘、水痘及大多数其他病毒性角膜、结膜感染、眼结核以及对该药成分过敏者。【用药须知】❶有单纯疱疹病毒感染病史者慎用。❷长期使用时，个别敏感患者可能导致眼压升高，甚至诱发青光眼而损害视神经，影响视力和视野，也可能致后囊下白内障形成以及继发眼组织真菌和病毒感染。❸已知多种眼部疾病及局部长期使用可能致角膜和巩膜变薄，因此，在角膜和巩膜组织较薄的患者中用药可能引起眼球穿孔。❹未行抗菌治疗的眼部急性化脓性感染，用药后可能掩盖病情或使病情恶化。

醋酸泼尼松龙滴眼液 Prednisolone Acetate Ophthalmic Suspension 【常用名】百力特。【常用剂型与规格】滴眼剂：50mg/5mL；100mg/10mL。【作用与用途】适用于短期治疗对类固醇敏感的眼部炎症（排除病毒、真菌和细菌病原体感染）。【药动学】眼局部滴用混悬液后，醋酸泼尼松龙可快速穿透角膜。滴眼后 30～45min 达房水。醋酸泼尼松龙入房水中的 $t_{1/2}$ 约为 30min。【用法用量】滴入结膜囊内。1～2 滴/次，2～4 次/d。治疗开始的 24～48h，剂量可酌情加大至 2 滴/h。注意不宜过早停药。【不良反应】可能引起局部刺激。长期使用还可能引起眼内压升高，导致视神经损害、视野缺损。也可能导致后囊膜下白内障形成，继发眼部真菌或病毒感染；角膜或巩膜变薄的患者，使用后可能引起眼球穿孔；另外可能引起伤口愈合延缓。含皮质类固醇的制剂也可能引起眼前段葡萄膜炎或眼球穿孔。偶有报道眼部应用皮质类固醇引起瞳孔散大、眼睛调节能力降低和上睑下垂。【禁忌证】禁用于未行抗感染治疗的急性化脓性眼部感染，急性单纯疱疹病毒性角膜炎（树枝状角膜炎）、牛痘、水痘及其他大多数的角结膜病毒感染，以及对该药任何成分过敏者。【用药须知】

❶有报道在致角膜变薄的疾病中，眼局部应用皮质类固醇可导致角膜穿孔。已认为多种不同的疾病及长期应用皮质类固醇可引起角膜或巩膜变薄。在角膜或巩膜已变薄时，眼局部应用皮质类固醇有可能导致眼球穿孔。❷无抗菌作用，故存在感染时，需针对致病菌进行适当的抗菌治疗。❸急性眼部化脓性感染时局部应用类固醇，可掩盖病情或使病情恶化。长期应用可抑制眼部的免疫反应，从而增加眼部继发感染的可能性。❹有单纯疱疹病毒性角膜炎病及病史者，须慎用类固醇类药物，并需经常在裂隙灯下观察病灶变化。❺有报道长期使用类固醇时并发角膜真菌感染，因此使用类固醇后或正在使用时，出现任何难愈的角膜溃疡，应疑及真菌感染的可能。❻眼部使用皮质类固醇，在某些病例可引起眼内压升高，而眼压升高可能导致青光眼，而致视神经损害和视野缺损。因此建议使用该药期间常测眼压，尤其是对正患青光眼的患者或曾患青光眼的患者。【药物相互作用】无文献。

普罗碘胺 Prolonium Iodide【常用名】安妥碘针。【常用剂型与规格】注射剂：0.4g/2mL。【作用与用途】用于晚期肉芽肿或非肉芽肿性虹膜睫状体炎、视网膜脉络膜炎、眼底出血、玻璃体混浊、半陈旧性角膜白斑、斑翳，亦可作为视神经炎的辅助治疗。【药动学】注射后吸收缓慢，大部分存在于脂肪组织与神经组织中，在体内逐渐分解成为游离碘，分布于全身。【用法用量】❶结膜下注射：0.1～0.2g/次，2～3次/d，5～7次为1个疗程。❷肌注：0.4g/次，每日或隔日1次，10次为1个疗程，每疗程间隔7～14d，一般用2～3个疗程。【不良反应】久用可偶见轻度碘中毒症状，如恶心、发痒、皮肤红疹等。出现症状时可暂停使用或少用。【禁忌证】❶对碘过敏者禁用。❷严重肝、肾功能减退者、活动性肺结核、消化道溃疡隐性出血者禁用。❸甲状腺肿大及有甲状腺功能亢进家族史者慎用。【用药须知】因能刺激组织水肿，一般不用于病变早期。【药物相互作用】不得与含汞制剂合并使用，以防止生成碘化高汞毒性物。

羟苯磺酸钙 Calcium Dobesilate Capsules【常用名】可元、利倍思、多贝斯。【常用剂型与规格】胶囊：0.5g/粒。【作用与用途】❶微血管病的治疗：糖尿病性微血管病变所致视网膜病变、肾小球病变。非糖尿病性微血管病变所致慢性器质性疾病如高血压、动脉硬化和肝硬化等微循环障碍。❷静脉曲张综合征的治疗：原发性静脉曲张所致手足发绀，紫癜性皮炎，肌肉痛性痉挛、疼痛、下肢沉重感。❸静脉曲张状态所致血栓综合征，静脉炎及表浅性血栓性静脉炎，静脉曲张性溃疡，妊娠性静脉曲张，慢性静脉功能不全。❹微循环障碍伴发静脉功能不全的治疗：痔疮综合征、静脉曲张。❺静脉剥离和静脉硬化法的辅助治疗：预防术后综合征、水肿及组织浸润。【药动学】尚不明确。【用法用量】口服：进餐时吞服，勿嚼。1粒/次，2～3次/d。【不良反应】常见的不良反应有胃部不适、恶心、胃灼热、食欲下降。这些病例应减量或必要时中止给药。【禁忌证】对本品过敏者禁用。【用药须知】❶羟苯磺酸钙在试验研究中并无致畸作用，也不能通过胎盘。为谨慎起见，不要使用于妊娠头3个月及哺乳期。❷置于儿童不能拿到的地方。

色甘酸钠滴眼液 Sodium Cromoglicate Eye Drops【常用名】双朗、润博、宁敏。【常用剂型与规格】滴眼剂：0.16g/mL。【作用与用途】用于预防春季过敏性结膜炎。【药动学】无参考文献。【用法用量】滴眼：1～2滴/次，4次/d，重症可适当增加到6次/d。在好发季节提前2～3周使用。【不良反应】偶有刺痛感和过敏反应。【禁忌证】对本品过敏者禁用。【用药须知】❶使用后应将药瓶盖拧紧，以免瓶口污染。❷对本品过敏者禁用，过敏体质慎用。❸用前应洗净双手。❹当药品性状发生改变时禁止使用。❺儿童必须在成人监护下使用。❻请将此药品放在儿童接触不到的地方。❼如正在使用其他药品，使用前请咨询医师或药师。【药物相互作用】如与其他药物同时使用可能会发生药物相互作用。

双氯芬酸钠滴眼液 Diclofenac Sodium Eye Drops【常用名】辰景、晶奇。【常用剂型与规格】滴眼剂：0.4mg/0.4mL。【作用与用途】用于治疗葡萄膜炎、角膜炎、巩膜炎，抑制角膜新生血管的形成，治疗眼内手术后、激光滤帘切开术后或各种眼部损伤的炎症反应，抑制白内障手术中缩瞳反应；用于准分子激光角膜切削术后止痛及消炎；春季结膜炎、季节过敏性结膜炎等过敏性眼病，预防和治疗白内障及人工晶体术后炎症及黄斑囊样水肿，以及青光眼滤过术后促进滤泡形成等。【药动学】给予0.1%双氯芬酸钠滴眼后，10min在房水中即可检测到药物，2.4h达到高峰值，持续时间超过4h，房水平均药物滞留时间为7.4h。如果一次滴眼多滴，房水药物水平将增加，达峰值时间可提前至1h左右。给人两眼同时滴0.1%双氯芬酸钠各2滴后，4h内未检测到血浆内药物表明药物滴眼后的全身吸收非常有限。【用法用量】滴眼：4～6次/d，1滴/次；眼科手术用药：术前3h、2h、1h和0.5h各滴眼1次，1滴/次。白内障术后24h开始用药，4次/d，持续用药2周；角膜屈光术后15min即可用药，4次/d，持续用药3d。【不良反应】滴眼有短暂烧灼、刺痛、流泪等，极少数可有结膜充血、视物模糊。不足 3％患者可出现乏力、困倦、恶心等全身反应。【禁忌证】对本品过敏者禁用。【用药须知】❶仅限于滴眼用。❷可妨碍血小板凝聚，有增加眼组织术中或术后出血的倾向。❸戴接触镜者禁用，但角膜屈光术后暂时配戴治疗性亲水软镜者除外。❹不含防腐剂，仅限单次使用。【药物相互作用】无参考文献。

玻璃酸钠滴眼液 Sodium Hyaluronate Eye Drops【常用名】爱丽。【常用剂型与规格】滴眼剂：5mg（0.1％）/5mL。【作用与用途】用于干燥综合征（Sjogren's syndrome）、斯-约综合征（Stevens-Johnsonsyndrome）、眼干燥症（dry eye）等内因性疾患及各种外因性疾患（如手术、药物性、外伤、配戴隐形眼镜等）所致的角结膜上皮损伤。尤其适用于干燥综合征和斯-约综合征需长期用药的患者。【药动学】以 ^{14}C 标记的 0.1％玻璃酸钠滴眼液给家兔滴眼后，0.5h 即可在结膜、外眼肌、巩膜检测到较强的放射性，在结膜的放射性最强，在角膜、视网膜、脉络膜可检测到微弱的放射性，而房水、虹膜、睫状体、晶体及玻璃体中则检不出放射性。结膜的放射性在 24h 后降至阈值以下。健康人单眼第 1d 给予 0.1％玻璃酸钠滴眼液滴眼，第 2d 改用 0.5％玻璃酸钠滴眼液滴眼，1 滴/次，5 次/d，第 3～9d 继续用玻璃酸钠滴眼液滴眼，13 次/d，连续 7d 滴眼，于开始滴眼前、第 3d、第 9d 及第 10d 分别测定了血清中的玻璃酸钠浓度，均在检出限（10μg/mL）以下，与滴眼前无异。【用法用量】滴眼：一般 1 滴/次，5～6 次/d，可根据症状适当增减。一般用 0.1％的制剂，在病症严重等效果不好的情况下，使用 0.3％的制剂。【不良反应】❶ 有时可出现瘙痒感、刺激感、充血、弥漫性表层角膜炎等角膜障碍，如出现上述症状，应立即停止用药。❷过敏症：偶有发生眼睑炎、眼睑皮肤炎等过敏症状，如过敏，应立即停止用药。【禁忌证】尚不明确。【用药须知】仅用于滴眼。滴眼时注意不要将滴眼瓶瓶口部与眼接触，用后请盖紧瓶盖。不要在未取下软性隐形眼镜的情况下使用。

玻璃酸钠 Sodium Hyaluronate【常用剂型与规格】注射剂：25mg/2.5mL。【作用与用途】眼科手术辅助用药，用于白内障囊内、囊外摘除术，青光眼手术，角膜移植手术等。【药动学】为眼科手术局部辅助用药，用量仅为 0.2mL 左右，而且术后大部分仍被冲出或抽出，残余少量药液很快从房角随房水排出。【用法用量】为眼科手术辅助用药，根据手术方式选择剂量，眼前房手术常用量为 0.2mL/次左右。前房内注射，术毕根据手术需要清除残留药液。【不良反应】个别患者可出现一过性眼压升高，对症治疗，即可很快恢复。【禁忌证】❶对本品过敏者。❷腿部静脉和淋巴回流障碍的患者，膝关节感染或炎症的患者。【用药须知】❶使用前必须先和室温平衡。❷不要向眼内注入过量的玻璃酸钠。❸对无晶状体的糖尿病患者，施行手术时，禁止使用大量玻璃酸钠。❹手术结束时，可采用注洗法或抽吸法清除残留玻璃酸钠。❺勿与含苯扎氯铵药物接触以免产生混浊。【药物相互作用】本品遇杀菌消毒剂苯扎氯铵等季铵盐及氯己定会生成沉淀，故应充分注意。

妥拉唑林 Tolazoline Injection【常用名】苄唑啉、妥拉苏林、苯甲唑啉。【常用剂型与规格】注射剂：25mg/支。【作用与用途】用于视网膜色素变性、黄斑变性、视网膜中央动脉栓塞、视神经萎缩、玻璃体混浊等，也用于慢性单纯性青光眼早期诊断的激发试验。【药动学】无参考文献。【用法用量】球后注射：12.5～25mg/次，每日或隔日 1 次，多用于治疗视网膜中央动脉栓塞。皮下注射或肌注：25mg/次，1～2 次/d。静注：25～50mg/次，用以治疗视网膜中央动脉栓塞、视神经萎缩等。结膜下注射：10mg/次，1 次/(1～2) d，做青光眼激发试验时，应于注射后 5min，15min，30min，60min，90min 各测眼压 1 次，眼压升高 9mmHg 以上者为阳性。【不良反应】有潮红、寒冷感、心动过速、恶心、腹上区疼痛、直立性低血压等。【禁忌证】胃溃疡、心脏病、肾功能不全、已确诊的青光眼患者禁用。

荧光素钠 Fluorescein Sodium【常用名】历设得。【常用剂型与规格】注射剂：0.5g/5mL。【作用与用途】适用于诊断性眼底和虹膜血管的荧光素血管造影检查。【药动学】尚无人体药代动力学资料。【用法用量】在使用前检查有无颗粒物和变色。不要在注射器内将本品与其他药液混合或稀释。在注射药液以前和以后要冲洗静注套管，避免与注射针头不配套。在小心避免药液外渗的情况下，将安瓿内或事先装在注射器内的药液快速地注入肘前静脉内。将装好荧光素钠的注射器连接于透明导管和 25 号头皮静脉针。将针头扎入静脉，回抽血液进入注射器内，此时套管内有一小空气泡将患者的血液与荧光素钠分开。在室内灯光下，缓慢地将血液注回静脉内，同时观察针尖上的皮肤，如果针尖不在静脉内，就会看到患者的血将皮肤隆起，应在荧光素注入前停止继续注射。如果肯定针尖在静脉内，关掉室灯，将荧光素钠完全注入。在注射后 9～14s，用标准的设备观察，可发现视网膜和脉络膜血管呈现荧光。如果怀疑会发生过敏反应，应在静注前进行荧光素钠皮试，即将 0.05mL 的荧光素钠注入皮内，30～60min 后观察结果。【不良反应】❶ 应用后可发生恶心、头痛、胃肠道不适、晕厥、呕吐、低血压以及过敏反应的症状和体征。而且已有使用后出现心搏停止、基底动脉缺血、严重休克。❷抽搐、注射部位发生血栓性静脉炎以及极个别死亡病例的报告。注射部位的药液外渗可引起局部剧烈疼痛和注射侧手臂的钝痛。也有发生全身荨麻疹、瘙痒、支气管痉挛和过敏反应的报告。注射荧光素钠后可发生强烈的味觉改变。【禁忌证】对本品任何成分过敏者禁用。【用药须知】❶一般事项：有过敏或支气管哮喘史的患者使用时应特别注意。使用时应备有急救用品，包括静脉或肌注用的0.1%肾上腺素、抗组胺药、皮质类固醇注射液、静注用的氨茶碱以及供氧设施，以备注射荧光素钠后发生反应时用。患者须知：使用后皮肤会暂时发黄，尿液也呈鲜黄色。皮肤发黄可在6~12h后消退，尿液中荧光素在24~36h后恢复正常。❷切勿鞘内注射，仅供眼科使用。静注时应避免药液外渗，防止因荧光素溶液碱性高造成局部组织的严重损伤。荧光素溶液外渗可发生如下并发症：皮肤坏死脱落、浅层静脉炎、皮下肉芽肿、肘前区域的中毒性神经炎。因荧光素溶液外渗所致的并发症会引起手臂长达数小时的剧烈疼痛。如果出现明显的药液外渗情况，应及时停止注射，采取措施治疗损伤组织，解除疼痛。不要在注射器内与其他溶液或药物混合或稀释。已有极少数患者因过敏反应致死的报告。

重组牛碱性成纤维细胞生长因子滴眼液 Recombinant Bovine Basic Fibroblast Growth Factor in Eye Drop Form 【常用名】贝复舒。【常用剂型与规格】滴眼剂：12000AU/5mL。【作用与用途】用于各种原因引起的角膜上皮缺损和点状角膜病变、复发性浅层点状角膜病变、轻中度干眼症、大疱性角膜炎、角膜擦伤、轻中度化学烧伤、角膜手术及术后愈合不良、地图状（或营养性）单疱性角膜溃疡等。【药动学】人体药代动力学研究结果显示，健康志愿者单次或多次给药，在房水和血清样本中均未检测到bEGF，表明bEGF局部滴眼给药没有房水吸收和系统吸收。【用法用量】滴眼：1~2滴/次，4~6次/d，或遵医嘱。【不良反应】未见不良反应。【禁忌证】尚不明确。【用药须知】❶为保证生物活性及治疗效果，应避免将其置于高温环境，建议在4℃~8℃存放。❷对感染性或急性炎症期角膜病患者，须同时局部或全身使用抗生素和抗炎药，以控制感染和炎症。❸对某些角膜病，应针对病因进行治疗。如联合应用维生素及激素类等药物。❹开启后用药时间不宜超过2周。

重组人表皮生长因子衍生物滴眼液 Recombinant Human

Epidermal Growth Factor Derivative Eye Drops【常用名】金因舒。**【常用剂型与规格】**滴眼剂：15000IU/3mL。**【作用与用途】**各种原因引起的角膜上皮缺损，包括角膜机械性损伤、各种角膜手术后、轻度干眼症伴浅层点状角膜病变、轻度化学烧伤等。 **【药动学】**rhEGF 注射入活兔眼前房，测得其在角膜中的 $t_{1/2}$ 为 (1.3 ± 0.6) h；在组织中的分布量由大到小依次为：晶状体＞角膜＞虹膜＞眼房水。**【用法用量】**将直接滴入眼内，1～2 滴/次，4 次/d，或遵医嘱。**【不良反应】**未观察到局部刺激现象及全身性不良反应。**【禁忌证】**对天然和重组 hEGF、甘油、甘露醇有过敏史者禁用。**【用药须知】**❶需根据病情，合并应用抗生素或抗病毒药物，针对病因进行治疗。❷使用过程中应避免污染。❸应在开启后 1 周内用完。

酮咯酸氨丁三醇滴眼液 Ketorolac Tromethamine Eye Drops

【常用剂型与规格】滴眼剂：25mg/5mL。**【作用与用途】**适用于暂时缓解因季节性过敏性结膜炎引起的眼部瘙痒，也可用于治疗内眼手术后（如白内障摘除术）的炎症反应。**【药动学】**尚不明确。**【用法用量】**❶过敏性结膜炎：1 滴/次，3 次/d 滴眼。❷各种眼科术后炎症：手术前 24h 开始滴用，1～2 滴/ 次，3～4 次/d 滴眼，术后继续用3～4 周。**【不良反应】**❶临床治疗过程中可能会发生的并发症有胃肠道溃疡、出血、穿孔，手术后出血、肾衰竭、过敏等。❷不良反应有恶心、呕吐、消化不良、腹泻、便秘、胃气胀、胃肠胀痛等胃肠道反应；风疹、瘙痒等过敏反应；头痛、头晕、出汗、震颤、抑郁、失眠、口干、注意力不集中、麻痹等神经系统反应；水肿、血尿、蛋白尿、多尿、尿频等泌尿系统反应等。❸用药不当或剂量增加会增加不良反应发生率。**【禁忌证】**❶患有活动性消化性溃疡、近期出现过胃肠道出血或穿孔的患者或有消化性溃疡或胃肠道出血病史的患者禁用。❷肾功能不全或因血容量不足，有肾衰竭危险的患者禁用。❸临产、分娩及产妇禁用。❹对酮咯酸氨丁三醇有过敏史或对阿司匹林或其他非甾体抗炎药过敏者禁用。**【用药须知】**有出血倾向的患者或因接受其他药物可致出血时间延长的患者慎用。配戴软性接触镜的患者禁用。**【药物相互作用】**❶与其他非甾体类抗炎药合用，不良反应增加，应避免合用。❷合用利尿药可使本药不良反应增加。❸与吗啡或盐酸哌替啶合用治疗术后疼痛，无明显不良相互作用。❹与某些抗感染药如 β-内酰胺类的青霉素、头孢菌素及氨基糖苷类抗生素、止吐药、泻药、支气管扩张药等合用，无药物相互作用。药物与食物相互作用：食物可降低本药的吸收速度，但不影响吸收率。

下篇　基本中成药

第一章　内儿科用药

第一节　解表剂

一、辛温解表剂

感冒清热颗粒（胶囊、口服液）【组成】荆芥穗、薄荷、防风、柴胡、紫苏叶、葛根、桔梗、杏仁、白芷、紫花地丁。【剂型规格与用法用量】含糖颗粒：10g/袋，12g/袋，14g/袋，15g/袋；无糖颗粒：3g/袋，6g/袋。均为1袋/次，2次/d，开水冲服。胶囊：100粒/瓶，或12粒/板。1～2粒/次，3次/d。口服液：10mL/支。10mL/次，2次/d。【功用】疏风散寒，解表清热。用于风寒感冒或内有郁热所致的头痛发热、恶寒身痛、鼻流清涕、咳嗽咽干等症。流行性感冒、上呼吸道感染见上述证候者可用之。【不良反应】偶见多形性红斑型药疹。【病证禁忌与特殊人群用药】❶风热感冒及内有伏热的感冒患者不宜用。❷孕妇、儿童及高血压、心脏病、肝病、肾病、糖尿病等严重慢性病患者应慎用。【使用注意】❶本品与环孢素A同用，可引起环孢素血药浓度升高。❷服药期间忌生冷、油腻食物。

九味羌活丸（片、颗粒、口服液）【组成】羌活、防风、苍术、细辛、川芎、白芷、黄芩、地黄、甘草。【剂型规格与用法用量】水丸剂：每500粒重30g。3～6g/次；大蜜丸，6g/丸，6～9g/次。均为2～3次/d，用姜葱汤或温开水送服。片剂：0.5g/片，含原药材

0.5g。4～5片/次，2～3次/d，用姜葱汤或温开水送服。颗粒：5g/袋，15g/袋。15g/次，2～3次/d，用姜葱汤或温开水冲服。口服液：10mL/支。20mL/次，2～3次/d。【功用】疏风解表，散寒除湿。用于外感风寒夹湿所致的感冒，见恶寒发热、无汗、头重而痛、肢体酸痛等症者。感冒、流行性感冒、上呼吸道感染、风湿性关节炎等见上述证候者可用之。【不良反应】个别患者服药后有胃部不适感。【病证禁忌与特殊人群用药】❶风热感冒患者忌用。❷湿热证患者慎用。❸阴虚气弱者慎用。❹孕妇忌用。❺儿童慎用。【使用注意】❶九味羌活喷雾剂，名"痛感宁"，主要用于牙龈肿痛。❷服药期间忌食生冷、油腻食物。

表实感冒颗粒【组成】麻黄、桂枝、防风、白芷、紫苏叶、葛根、生姜、陈皮、桔梗、苦杏仁、甘草。【剂型规格与用法用量】颗粒：10g/袋。10～20g/次，2～3次/d。小儿用量酌减。【病证禁忌与特殊人群用药】❶风热感冒及寒郁化热明显者慎用。❷孕妇慎用。❸高血压、心脏病患者慎用。【功用】发汗解表，祛风散寒。用于感冒风寒表实证，见恶寒重、发热轻、无汗、头项强痛、鼻流清涕、咳嗽、痰白清稀者。上呼吸道感染见上述证候者可用之。【使用注意】❶可食热粥以助汗出。❷忌辛辣、油腻食物。

正柴胡饮颗粒【组成】柴胡、防风、生姜、赤芍、陈皮、甘草。【剂型规格与用法用量】无糖颗粒：3g/袋。1袋/次。含糖颗粒：5g/袋或10g/袋。10g/次。以上剂型均为3次/d，开水冲服。【功用】发散风寒，解热止痛。用于外感风寒初起见发热恶寒、无汗、头痛、鼻塞、喷嚏、四肢酸痛者。流行性感冒初起、轻度上呼吸道感染见上述证候者可用之。【不良反应】个别患者服药后有胃部不适感，一般在停药后可消失。【病证禁忌与特殊人群用药】❶风热感冒、风寒化热型感冒患者不宜用。❷孕妇、儿童慎用。【使用注意】应避风寒，忌生冷、油腻食物。

葛根汤颗粒（片、合剂）【组成】葛根、麻黄、白芍、桂枝、生姜、大枣、甘草。【剂型规格与用法用量】颗粒：4g/袋，9袋/盒或12袋/盒。1袋/次，3次/d，开水冲服。片剂：每片0.4g。4～5片/次，3次/d。合剂：60mL/瓶。20mL/次，3次/d。【功用】发汗解表，生津舒筋。用于风寒感冒，见发热恶寒、鼻塞流涕、咳嗽咽痒、咳痰稀白、汗出、头身疼痛、项背强急不舒、苔薄白或薄润、脉浮或浮紧等症者。【不良反应】偶见恶心、腹泻、皮疹等反应。【病证禁忌与特殊人群用药】❶风热感冒患者忌用。❷孕妇、儿童慎用。

【使用注意】服药期间忌食生冷、油腻食物。

桂枝颗粒（合剂）　【组成】桂枝、白芍、生姜、大枣、甘草。**【剂型规格与用法用量】**颗粒：5g/袋。1袋/次，开水冲服。合剂：10mL/支或100mL/瓶。10～15mL/次。以上剂型均为3次/d。服药后多饮热开水或热粥，覆被保暖，取微汗，不可发大汗，慎防重感。**【功用】**解肌发表，调和营卫。用于外感风寒表虚证，见头痛发热、汗出恶风、鼻鸣、干呕者。上呼吸道感染见上述证候者可用之。**【病证禁忌与特殊人群用药】**❶表实无汗或温病内热口渴者忌用。❷嗜酒或湿热壅盛者不宜用。❸孕妇慎用。**【使用注意】**服药期间忌生冷、油腻食物。

荆防合剂（颗粒）【组成】荆芥、防风、羌活、川芎、柴胡、前胡、桔梗、茯苓、枳壳、甘草。　**【剂型规格与用法用量】**合剂，10mL/支或10mL/瓶。10～20mL/次，3次/d，摇匀后服。颗粒，15g/袋。1袋/次，3次/d，开水冲服。**【功用】**解表散寒，祛风除湿。用于外感风寒夹湿所致感冒，症见头身疼痛、恶寒无汗、鼻塞流涕、咳嗽者。**【病证禁忌与特殊人群用药】**❶风热感冒、湿热证患者忌用。❷孕妇、儿童及高血压、心脏病、肝病、肾病等慢性病严重者慎用。**【使用注意】**❶含糖颗粒，糖尿病患者不宜用。❷服药期间忌辛辣、生冷、油腻食物。

小儿感冒片（散）【组成】羌活、荆芥、防风、苍术、白芷、葛根、川芎、苦杏仁、地黄、黄芩、甘草、人工牛黄。**【剂型规格与用法用量】**片剂：基片重0.18g。1岁以内1～2片/次，1～3岁2～3片/次，3岁以上3～5片/次。散剂：5g/包。1岁以内0.25～0.5g/次，2～3岁0.5～0.75g/次，3岁以上1～1.5g/次。以上剂型均为2次/d。**【功用】**发汗解肌，清热透表。用于脏腑积热所致的发热怕冷、肌表无汗、头痛、口渴、鼻塞、咳嗽等症。**【病证禁忌与特殊人群用药】**❶脾胃虚弱、泄泻者应慎用。❷对本品过敏者禁用。过敏体质者慎用。**【使用注意】**❶本品主要用于小儿外感风寒之轻症，重症高热者应采用其他治疗措施。❷婴幼儿应在医师指导下用。❸小儿感冒散，亦名宝宝感冒散。❹忌辛辣、生冷、油腻食物。

小儿至宝丸【组成】紫苏叶、制白附子、胆南星、冰片、天麻、僵蚕、全蝎、琥珀、广藿香、薄荷、羌活、陈皮、白芥子、川贝母、槟榔、山楂、茯苓、六神曲、麦芽、钩藤、蝉蜕、滑石、人工牛黄、雄黄、朱砂。**【剂型规格与用法用量】**蜡壳蜜丸：1.5g/丸。1丸/次，

2～3次/d，1岁以内幼儿1/3～1/2丸/次。【功用】疏风镇惊，化痰导滞。用于小儿风寒感冒、恶寒发热、停食停乳、鼻塞、咳嗽痰多、呕吐泄泻、惊惕抽搐等症。【病证禁忌与特殊人群用药】❶脾胃虚寒者忌用。❷肝肾功能不全者慎用。【使用注意】❶方中含朱砂、雄黄等有毒药物，不宜过量、久服。❷服用前应除去蜡片及塑料球壳，可嚼服，亦可分份吞服。幼儿可用冷开水溶融后服。

风寒感冒颗粒【组成】麻黄、苦杏仁、紫苏叶、白芷、桂枝、葛根、陈皮、干姜、桔梗、防风、甘草。【剂型规格与用法用量】颗粒：8g/袋。8g/次，开水冲服，3次/d。【功用】发汗解表，疏风散寒。用于外感风寒表证，见恶寒发热、鼻流清涕、头痛、咳嗽等症者。上呼吸道感染见上述证候者可用之。【病证禁忌与特殊人群用药】❶风热感冒及寒郁化热明显者慎用。❷孕妇慎用。❸方中含麻黄，高血压、心脏病患者慎用。【使用注意】忌辛辣、油腻食物。

伤风停胶囊【组成】麻黄、荆芥、白芷、苍术、陈皮、甘草。【剂型规格与用法用量】胶囊：0.35g/粒。3粒/次，3次/d。【功用】发散风寒。用于外感风寒、恶寒发热、头痛、鼻塞、鼻流清涕、肢体酸重、喉痒咳嗽、咳痰清稀等症。上呼吸道感染、鼻炎等见上述证候者可用之。【病证禁忌与特殊人群用药】❶风热感冒患者不宜用。❷运动员慎用。❸高血压、心脏病及肝病、肾病、糖尿病严重者慎用。❹小儿、年老体弱者及孕妇慎用。【使用注意】忌烟、酒及辛辣、生冷、油腻食物。

二、辛凉解表剂

柴胡注射液（滴丸、口服液）【组成】柴胡。【剂型规格与用法用量】注射剂：2mL/支或5mL/支，1mL相当于原药材1g。肌注，2～4mL/次，1～2次/d。1岁以内幼儿1～1.5mL/次。滴丸：0.525g/袋或0.551g/袋。含服，1袋/次，3次/d。口服液：10mL/支，相当于原药材10g。10～20mL/次，3次/d。【功用】解表退热。用于外感发热，见身热面赤、头痛酸楚、口干而渴等症者。注射液的止痛、退热作用较强，多用于流行性感冒及疟疾等的退热。其余剂型多用于上呼吸道感染见上述证候者。【不良反应】注射剂可引起过敏反应，如过敏性哮喘、过敏性休克、痉挛性喉梗阻、荨麻疹、固定性药疹、大疱性表皮松懈型药疹等，尚可引起心率减慢、细胞毒性、抽搐、眩晕或晕厥、急性肾衰竭、急性肺水肿，甚至死亡。【病证禁忌与特殊人群用药】❶风寒感冒和暑湿表证患者忌用。❷脾胃虚寒及过敏体质与肺结核患者慎用。❸孕妇、儿童慎用注射剂。【使用注意】注射剂应单独使用。

感冒清胶囊（片）【组成】南板蓝根、大青叶、金盏银盘、岗梅、山芝麻、穿心莲叶、盐酸吗啉胍、马来酸氯苯那敏、对乙酰氨基酚。【剂型规格与用法用量】胶囊，0.5g/粒，含对乙酰氨基酚24mg。1～2粒/次，3次/d。片剂：0.22g/片（素片），含对乙酰氨基酚12mg。3～4片/次，3次/d。【功用】疏风解表，清热解毒。用于风热感冒，见发热头痛、鼻塞流涕、喷嚏、咽喉肿痛、全身酸痛等症者。伤风发热、流行性感冒、上呼吸道感染见上述证候者可用之。【不良反应】可见急性粒细胞减少、再生障碍性贫血、血小板减少、血尿。少数患者可出现过敏性紫癜，皮肤出现大小不等、形状不一的瘀斑，呈散在性分布，并伴周身不适、皮肤瘙痒、烦躁不安、恶心呕吐、不欲饮食等过敏症状。【病证禁忌与特殊人群用药】❶风寒感冒患者不宜用。❷孕妇及幼儿忌用或慎用。❸肝、肾功能不全者不宜用。【使用注意】❶方中含对乙酰氨基酚等3种西药，这3种药品均存在不同程度的毒副作用，特别是对乙酰氨基酚尚存在对肝、肾的损害，应用中应特别注意。❷服药期间忌辛辣、油腻食物。

双黄连合剂（颗粒、胶囊、片、口服液、滴眼剂、注射液、冻干粉针）【组成】金银花、黄芩、黄连。【剂型规格与用法用量】合剂：无糖浓缩型，100mL/瓶。10mL/次，3次/d。胶囊：0.4g/粒。4粒/次，3次/d。片剂：0.53g/片。4片/次，3次/d。颗粒：5g/袋。10g/次，3次/d，直接口服或开水冲服。6个月以下婴幼儿2～3g/次，6个月至1岁3～4g/次，1～3岁4～5g/次，3～5岁5～6g/次，3次/d。口服液：10mL/支或20mL/支。20mL/次，3次/d。滴眼剂：5mL/支或60mg/支。滴入眼睑内，临用前将1支药粉与1支溶剂配制成溶液，使充分溶解后使用。1～2滴/次，4次/d，4周为1个疗程。注射剂：20mL/支。静注，10～20mL/次，1～2次/d。静滴，按每千克体重1mL计量，加入0.9%氯化钠注射液或5%、10%葡萄糖注射液中滴入。肌注，2～4mL/次，2次/d。滴注剂：300mL/瓶，含黄芩苷450mg；或500mL/瓶，含黄芩苷750mg。静滴。按体重10mg/kg计量，1次/d。粉针剂：0.6g/支，相当于原药材10g。冻干粉针，0.6g/支。临用前先以灭菌注射用水充分溶解，再用0.9%氯化钠注射液或5%葡萄糖注射液500mL稀释。肌注，2～4mL/次，2次/d。【功用】辛凉解表，清热解毒。用于外感风热感冒，见发热、咳嗽、咽痛。但该品种剂型规格较多，不同剂型品种所表述的功用略有不同。❶合剂、口服液、片剂、胶囊、颗粒等，多用于因病毒或细菌感染引起的轻型肺炎、上呼吸道感染、急性支气管炎、咽炎、扁桃体炎。❷粉针及冻干粉针，多用于风温邪在肺卫或风热闭肺证，症见发热、微恶风寒或不恶寒、咳嗽气促、咳痰色黄、咽红肿痛。急性上呼吸道感染、急性支气管炎、急性扁桃体炎、轻型肺炎常用之。❸滴注液、注射液，较多用于病毒及细菌感染引起的上呼吸道感染、肺炎、扁桃体炎及咽炎等。❹滴眼剂，功在祛风清热、解毒退翳，用于风邪热毒型单纯疱疹、病毒性树枝状角膜炎。【不良反应】口服制剂应用后一般不会发生不良反应，静滴或静注的不良反应报道较多，以过敏反应和输液反应多见：❶过敏反应：可见过敏性休克、过敏性休克并急性肝损害、过敏性哮喘、唇肿、全身皮肤充血、眼睑水肿、全身剥脱性皮炎、荨麻疹等皮疹及药物热。❷消化系统：可见恶心、呕吐、肠痉挛、腹泻、黄疸等。❸呼吸系统：可见呼吸困难、哮喘、咳嗽、过敏性肺炎、喉头水肿，甚至呼吸衰竭。❹循环系统：可见胸闷、心悸、气短、血压升高、房颤、短阵心房过速、急性再生障碍性贫血、静脉炎、血管神经性水肿、血管疼痛，甚者呼吸、心搏骤停。❺神经系统：可见神志不清、头晕头痛等。❻其他：可见血尿、一过性尿闭、牙齿黄染、白细胞下降等。❼滴眼剂：偶有眼部疼痛、流泪等轻度刺激症状。【病证禁忌与特殊人群用药】❶风寒感冒者忌用。❷脾胃虚寒及过敏体质者慎用。❸对本品过敏者禁用。❹孕妇忌用或慎用。❺儿童是不良反应的高发人群，应用注射剂时应特别慎重。【使用注意】❶对有过敏史或高敏体质患者，如必须使用时应先做过敏试验。❷鉴于溶媒对不良反应的影响，建议使用 PVC 袋装的 0.9%氯化钠注射液作溶媒，并将药物浓度稀释成 3.6mg/mL，滴速调至 3mL/min 或 30 滴/min 左右。因不良反应多发生在用药 30min 内，滴速不宜过快，剂量不宜过大，稀释溶媒不宜过少，特别是儿童及年老体弱者和高敏体质者。❸本品注射剂和乳酸环丙沙星注射液、氧氟沙星注射液、洛美沙星注射液、氟罗沙星注射液、培氟沙星注射液等喹诺酮类药物配伍即产生混浊，故不能与此类药物同用。❹本品注射剂与氨基糖苷类（庆大霉素、卡那霉素、链霉素等）、大环内酯类（红霉素、吉他霉素等）配伍易产生混浊或沉淀，故不宜配伍使用。❺本品注射剂与青霉素、氨苄西林、头孢拉定、地塞米松、硫酸庆大霉素、硫酸阿米卡星、丁胺卡那霉素、妥布霉素、诺氟沙星葡萄糖注射液配伍后产生沉淀或颜色变化，吸收值降低，不宜装入同一瓶中静滴，故在应用中将本品注射液及上述药物分别放入 2

个输液瓶内分别输入，以免发生不良反应。❻本品滴注剂、注射液，在使用中应严格观察溶解后有无细粒沉淀，并注意澄清度，如发生异样变化则不得使用。❼配制好的滴眼液，应连续用完，不宜存放后使用，在使用中如药液发生混浊，应停止使用。❽用药中如发生皮疹、瘙痒、头晕、药物热应停止用药，并给予对症处理；如发生过敏性休克，应及时进行抢救。

银翘解毒丸（颗粒、胶囊、软胶囊、合剂、口服液、片）

【组成】金银花、连翘、荆芥、桔梗、牛蒡子、淡竹叶、芦根、板蓝根、白茅根、淡豆豉。**【剂型规格与用法用量】**大蜜丸：3g/丸或9g/丸。6～9g/次，2～3次/d，用芦根汤或温开水送服。3～7岁小儿服成人量的1/3，7岁以上服成人量的1/2。浓缩水丸：每10丸重1.5g，或1.5g/丸，4.5g/丸。0.7～0.8g/次，3次/d。浓缩蜜丸：3g/丸。3丸/次，2～3次/d。水丸：每20粒重1g。2g/次，2～3次/d。颗粒：10g/袋，相当于原药材7.5g；15g/袋，相当于原药材15g。10～15g/次，3次/d。胶囊：0.4g/粒，相当于原药材4g。2粒/次，2～3次/d。软胶囊：0.45g/粒。2粒/次，3次/d。合剂：10mL/支或100mL/瓶。10mL/次，3次/d，用时摇匀。口服液：10mL/支。20mL/次，2～3次/d。片剂：0.52g/片。4片/次，2～3次/d。**【功用】**辛凉解表，清热解毒。用于外感风热或温病初起，见发热恶寒、头痛、咽痛、咳嗽、口干等症者。流行性感冒、麻疹、腮腺炎、急性咽炎等见上述证候者可用之。**【不良反应】**据报道，服用丸剂后偶有心慌、胸闷、憋气、呼吸困难、大汗淋漓、面色苍白、眼前发黑、右上腹痛、恶心呕吐、血压下降等过敏反应及过敏性休克。有的表现为药物性皮炎。**【病证禁忌与特殊人群用药】**❶风寒感冒者不宜用。❷孕妇、儿童慎用。❸过敏体质及对本品过敏者应慎用或忌用。**【使用注意】**处方时应询问过敏史，用药中发现过敏应立即停药。

柴黄胶囊（颗粒、口服液、片）

【组成】柴胡提取物、黄芩提取物。**【剂型规格与用法用量】**胶囊：0.5g/粒，12粒/盒。4粒/次，3次/d。颗粒：5g/袋。5g/次，2次/d，开水冲服。口服液：10mL/支。10mL/次，3次/d。片剂：每片相当于原药材2g。3～5片/次，2次/d。儿童用量均应酌减。**【功用】**清热解表。用于风热感冒，见发热、周身不适、头痛、目眩、咽喉肿痛、咳嗽、苔薄微黄、脉浮数等症者。病毒性感冒、上呼吸道感染见上述证候可用之。**【不良反应】**偶见腹泻反应。**【病证禁忌与特殊人群用药】**❶风寒感冒患者不宜用。❷脾胃虚寒者忌用。❸孕妇慎用。**【使用注意】**服药期间忌辛辣、油腻食物。

复方感冒灵颗粒（胶囊、片）【组成】金银花、五指柑、野菊花、三枝苦、南板蓝根、岗梅、对乙酰氨基酚、马来酸氯苯那敏、咖啡因。【剂型规格与用法用量】颗粒：14g/袋（含原药材25g，含对乙酰氨基酚168mg）。14g/次，3次/d，开水冲服。胶囊：0.5g/粒。4片/次，3次/d。片剂：每片含原药材6.25g，含对乙酰氨基酚42mg。4片/次，3次/d。【功用】辛凉解表，清热解毒。用于风热感冒及温病发热、微恶风寒、头身痛、口干而渴、鼻塞涕浊、咽喉红肿疼痛、咳嗽、痰黄黏稠等症。流行性感冒、上呼吸道感染、急性扁桃体炎、流行性脑膜炎等见上述证候者可用之。【不良反应】有引起胃黏膜变态反应，造成充血、水肿，以致胃出血的报道，尚可见药物性皮炎、全身皮肤发痒、潮红、起红斑及血疹、眼睑水肿等过敏反应，以及困倦、嗜睡、口渴、虚弱感、药物热、粒细胞减少，长期大量用药会导致肝、肾功能异常。【病证禁忌与特殊人群用药】❶风寒感冒患者忌用。❷孕妇及儿童忌用。【使用注意】❶方中含对乙酰氨基酚等3种西药，应注意上述药物的毒副作用。❷服药期间不宜驾驶车辆或从事高空作业。

感咳双清胶囊【组成】黄芩苷、穿心莲内酯。【剂型规格与用法用量】胶囊：0.3g/粒，每粒含黄芩苷150mg，穿心莲内酯37.5mg。2粒/次，3次/d。【功用】清热解毒，止咳。用于急性上呼吸道感染、急性支气管炎，见发热、咳嗽、咽痛、头痛、鼻塞、喷嚏、舌边尖红、苔薄黄等。【不良反应】偶见便秘。【病证禁忌与特殊人群用药】❶风寒感冒、咳嗽患者不宜用。❷孕妇、儿童慎用。【使用注意】服药期间忌辛辣、油腻食物。

桑菊感冒丸（片、颗粒）【组成】桑叶、菊花、薄荷、苦杏仁、桔梗、连翘、芦根、甘草。【剂型规格与用法用量】丸剂：28丸/袋，9袋/包。28丸/次。片剂：0.3g/片或0.5g/片；薄膜衣片：0.62g/片。4～8片/次。颗粒：11g/袋。1～2袋/次，开水冲服。以上剂型均为2～3次/d。【功用】疏风清热，宣肺止咳。用于风热感冒初起，见头痛、咳嗽、口干、咽喉肿痛等症者。上呼吸道感染见上述证候者可用之。【不良反应】偶见皮肤瘙痒、药疹等过敏反应。【病证禁忌与特殊人群用药】❶风寒感冒患者不宜用。❷孕妇慎用。【使用注意】服药期间忌辛辣、油腻食物。

维C银翘颗粒（胶囊、片）【组成】金银花、连翘、薄荷素油、牛蒡子、淡豆豉、荆芥、桔梗、芦根、甘草、淡竹叶、马来酸氯苯那敏、对乙酰氨基酚、维生素C。【剂型规格与用法用量】颗粒：10g/袋。1袋/次。胶囊：0.5g/粒。2粒/次。片剂：每片含维生素C 49.5mg，对乙酰氨基酚105mg。2片/次。以上剂型均为3次/d。【功用】疏风解表，清热解毒。用于外感风热所致的感冒，症见发热、头痛、咳嗽、口干、咽喉疼痛者。流行性感冒见上述证候者可用之。【不良反应】可见困倦、嗜睡、口渴、虚弱感及皮疹、荨麻疹、药物热等过敏反应，并有过敏性休克死亡的报道。长期大量应用可导致肝肾功能异常。【病证禁忌与特殊人群用药】❶风寒感冒患者不宜用。❷孕妇、儿童慎用。【使用注意】❶本品系中西药复方制剂，方中含马来酸氯苯那敏等3种西药，不宜超量、久服；不宜与含类似成分的成西药同用。❷服药期间忌烟、酒及辛辣、生冷、油腻食物。

五粒回春丸【组成】羌活、麻黄、西河柳、桑叶、薄荷、蝉蜕、防风、牛蒡子、金银花、连翘、赤芍、甘草、苦杏仁、川贝母、麝香、冰片、橘红、茯苓、淡竹叶、僵蚕、胆南星、牛黄、羚羊角。【剂型规格与用法用量】糊丸：每100粒重12g。口服，1岁1粒/次，2岁2粒/次，3岁以上5粒/次，2次/d。【功用】清热解毒，解表透疹。用于小儿瘟毒内热，见麻疹外出不畅，或刚出骤收、身热无汗、咳嗽气促、痰涎壅盛、烦躁口渴，甚至出现急热惊风、四肢抽搐等症。【病证禁忌与特殊人群用药】❶风寒外感发热患者不宜用。❷发疹见便泻者忌服。【使用注意】服药期间应避风，忌油腻、酸涩食物。

小儿宝泰康颗粒【组成】连翘、桑叶、淡竹叶、柴胡、生地黄、玄参、浙贝母、马蓝、桔梗、滇紫草、莱菔子、甘草、蒲公英。【剂型规格与用法用量】颗粒：2.6g/袋、4g/袋或8g/袋。3～12岁8g/次，1～3岁4g/次，1岁以下2.6g/次，3次/d，温开水冲服。【功用】解表，清热，止咳，化痰。用于小儿风热感冒，症见发热、流涕、咳嗽等。呼吸道感染、扁桃体肿大等可用之。【病证禁忌与特殊人群用药】风热感冒、高热、恶寒、咳喘者不宜用。【使用注意】忌香燥、油腻食物。

小儿热速清颗粒（口服液）【组成】柴胡、黄芩、板蓝根、葛根、金银花、水牛角、连翘、大黄。【剂型规格与用法用量】颗粒：2g/袋。1岁以内0.25袋或0.5袋；1～3岁0.5袋或1袋；3～7岁1袋或1.5袋；7～12岁1.5或2袋，3～4次/d。口服液：10mL/支。1岁以内2.5～5mL/次；1～3岁5～10mL/次；3～7岁10～15mL/次；7～12岁15～20mL/次；3～4次/d，病情较重者，可适当增加剂量。【功用】清热解毒，泻火利咽。用于小儿外感风热所致的感冒，见高热、头痛、咽喉肿痛、鼻塞、咳嗽、流涕、便秘等症。小儿急性上呼吸道感染见上述证候者可用之。【不良反应】可出现过敏性皮疹。【病证禁忌与特殊人群用药】❶风寒感冒患者不宜用。❷体温不高、脾胃虚弱、腹泻者不宜用。❸过敏体质者慎用。【使用注意】❶如病情较重或服用本品24h后疗效不明显者，可酌情增加剂量。❷如高热持续不退者应配合采用其他治疗措施。❸口服液出现沉淀可摇匀服用。❹服药期间忌生冷、油腻、辛辣食物。

芎菊上清丸（颗粒、片） 【组成】菊花、川芎、连翘、薄荷、蔓荆子、黄芩、栀子、黄连、羌活、藁本、防风、白芷、荆芥穗、甘草。【剂型规格与用法用量】水丸：每100粒重6g。6g/次，2次/d。颗粒：10g/袋。10g/次，3次/d，开水冲服。片剂：0.3g/片。4片/次，2次/d。【功用】清热解表，散风止痛。用于外感风邪引起的恶风、发热、偏正头痛、鼻流清涕、牙痛、咽喉痛、苔薄黄、脉浮数等症。上呼吸道感染见上述证候者可用之。【病证禁忌与特殊人群用药】❶肝火上炎、风阳上扰的头痛患者慎用。❷孕妇、儿童慎用。【使用注意】服药期间忌辛辣、油腻食物。

重感灵胶囊（片） 【组成】葛根、青蒿、羌活、毛冬青、板蓝根、石膏、马鞭草、马来酸氯苯那敏、安乃近。【剂型规格与用法用量】胶囊：0.25g/粒（含安乃近31.25mg，马来酸氯苯那敏0.375mg），3～4粒/次，3～4次/d。片剂：素片重0.25g，含安乃近31.25mg，马来酸氯苯那敏0.37mg。6～8片/次，3～4次/d。【功用】解表清热，疏风止痛。用于外感表邪未解，入里化热所致的恶寒高热、头痛、四肢酸痛、咽痛、鼻塞、咳嗽等症。上呼吸道感染见上述证候者可用之。【不良反应】少数患者服药后可出现过敏反应，见皮疹、荨麻疹、药物热、粒细胞减少、口渴、嗜睡、乏力等症状。长期大量用药可导致肝肾功能异常。【病证禁忌与特殊人群用药】❶风寒感冒者忌用。❷孕妇、儿童忌用。❸过敏体质者慎用。【使用注意】❶方中含西药安乃近、马来酸氯苯那敏，不可超量、久服，不能发汗太过。❷服药期间不宜驾驶车辆、管理机器及高空作业。❸忌烟、酒及辛辣、生冷、油腻食物。

小儿感冒口服液（颗粒、茶剂） 【组成】广藿香、菊花、连翘、大青叶、板蓝根、生地黄、地骨皮、白薇、薄荷、石膏。【剂型规格与用法用量】口服液：10mL/支。1岁以内2.5～5mL/次，1～3岁5～10mL/次；3～7岁10～15mL/次；7～12岁15～20mL/次，

3～4 次/d。颗粒：4g/袋，6g/袋，15g/袋。1 岁以内 6g/次；1～3 岁 6～12g/次；4～7 岁 12～18g/次；8～12 岁 24g/次，2 次/d，开水冲服。茶剂：6g/块。1 岁以内 6g/次，1～3 岁 6～12g/次，4～7 岁 12～18g/次，8～12 岁 24g/次，2 次/d。**【功用】**清热解表。用于小儿外感风热所致的发热重、微恶风寒、头痛、有汗或无汗、咽红肿痛、口渴、舌尖红、苔薄黄而干、脉浮数等症。小儿感冒、上呼吸道感染、流行性感冒、急性扁桃体炎、急性咽喉炎见上述证候者可用之。**【病证禁忌与特殊人群用药】**❶感冒初起、恶寒低热、大便稀且次数多，证属风寒束表者慎用。❷过敏体质者慎用。❸体虚而无实火热毒者忌用。❹里热炽盛者不宜用。**【使用注意】**❶1 岁以下婴幼儿，1 次用颗粒 6g 量偏大，应分多次服用。❷忌生冷、油腻食物。

三、表里双解剂

防风通圣丸（颗粒）【组成】防风、荆芥穗、薄荷、麻黄、大黄、芒硝、栀子、滑石、桔梗、石膏、川芎、当归、白芍、白术、黄芩、连翘、甘草。**【剂型规格与用法用量】**水丸：每 20 粒重 1g。6g/次。大蜜丸：每丸 9g。1 丸/次。浓缩丸：每 8 丸相当于原药材 3g。8 丸/次。颗粒：每袋 3g。3～6g/次，开水冲服。以上剂型均为 2 次/d。**【功用】**解表通里，清热解毒。用于外寒内热、表里俱实、恶寒发热、头痛咽干、小便短赤、大便秘结、瘰疬初起、风疹湿疮等症。上呼吸道感染、荨麻疹、湿疹、淋巴结结核早期及扁平疣、三叉神经痛、肥胖症、急性细菌性痢疾、副鼻窦炎等见上述证候者可用之。**【不良反应】**偶见腹泻及过敏性皮疹。**【病证禁忌与特殊人群用药】**❶本品为表里双解的代表药，无论风寒、风热感冒未见里实者均不宜用。❷虚寒证不宜用。❸脾虚便溏者忌用。❹孕妇、哺乳期妇女忌用。❺儿童慎用。**【使用注意】**处方前应询问有无用药过敏史。

小柴胡丸（颗粒、胶囊、片）【组成】柴胡、黄芩、党参、姜半夏、大枣、生姜、甘草。**【剂型规格与用法用量】**浓缩丸：每 8 丸相当于原药材 3g。8 丸/次。颗粒：2.5g/袋、2g/袋或 10g/袋（含糖颗粒）。5g/次或 10～20g/次（含糖颗粒），开水冲服。胶囊：400mg/粒。4 粒/次。片剂：每片 0.4g，相当于原药材 2.5g。4～6 片/次。以上剂型均为 3 次/d。**【功用】**解表散热，疏肝和胃。用于外感病邪犯少阳证，见寒热往来、胸胁苦痛、心烦喜呕、口苦咽干、食欲减退等症者，肝胆及消化系统疾病和发热、感染或炎症性疾病，见上述证候者可用之。**【不良反应】**偶有头晕目眩、齿龈出血等反应。**【病证禁**

忌与特殊人群用药】❶本品主要用于外感病邪犯少阳证，其他外感患者不宜用。❷阴虚吐血或肝阳上亢之高血压患者忌用。❸真阴亏损之虚热患者不能用。❹过敏体质者慎用。❺孕妇慎用。【使用注意】❶服药期间忌服滋补性中药，饮食宜清淡。❷如出现不良反应应停药。

小儿柴桂退热颗粒（口服液）【组成】柴胡、桂枝、葛根、浮萍、黄芩、白芍、蝉蜕。【剂型规格与用法用量】颗粒：5g/袋。1岁以内2.5g/次，1～3岁5g/次，4～6岁7.5g/次，7～14岁10g/次。口服液：10mL/支，含原药材10g。1岁以内5mL/次；1～3岁10mL/次；4～6岁15mL/次；7～14岁20mL/次。以上剂型均为4次/d，3日为1个疗程。【功用】发汗解表，清里退热。用于外感发热、头身痛、流涕、口渴、咽红、小便黄、大便干等症。【不良反应】偶见胃肠道反应。【病证禁忌与特殊人群用药】脾胃虚寒者慎用。【使用注意】忌香燥、油腻食物。

小儿双清颗粒【组成】人工牛黄、羚羊角、水牛角浓缩粉、厚朴、板蓝根、连翘、拳参、石膏、莱菔子、荆芥穗、薄荷脑、冰片。【剂型规格与用法用量】颗粒：2g/袋。1岁以内0.5～1g/次；1～3岁1～1.5g/次；4～6岁1.5～2g/次，3次/d。重症患者服药2h后再加服1次。【功用】清热解毒，表里双解。用于小儿外感属表里俱热证，症见发热、流泪、咽红、口干、舌苔黄者。【病证禁忌与特殊人群用药】风寒感冒患者不宜用。【使用注意】忌辛辣及不易消化食物。

小儿豉翘清热颗粒【组成】淡豆豉、连翘、薄荷、荆芥、栀子、大黄、厚朴、槟榔、黄芩、柴胡、半夏、青蒿、赤芍、甘草。【剂型规格与用法用量】颗粒：2g/袋或4g/袋。6个月至1岁1～2g/次；1～3岁2～3g/次；4～6岁3～4g/次；7～9岁4～5g/次；10岁以上6g/次。3次/d，开水冲服。【功用】疏风解表，清热导滞。用于小儿风热感冒夹滞证，症见发热咳嗽、鼻塞、流涕、咽喉肿痛、纳呆口渴、脘腹胀满、便秘或大便酸臭、尿黄等。【病证禁忌与特殊人群用药】风寒感冒及无积滞者不宜用。【使用注意】❶不宜与含乌头、附子的药物同用。❷忌鱼腥、海鲜类食物。

四、扶正解表剂

玉屏风颗粒（胶囊）【组成】黄芪、白术、防风。【剂型规格与用法用量】颗粒：5g/袋或6g/袋。5～10g/次，2～3次/d，开水冲服。胶囊：0.5g/粒。2粒/次，3次/d。【功用】益气，固表，止汗。用于表虚不固、自汗恶风、面色苍白，或体虚易感风邪者。反复呼吸道感染、慢性荨麻疹、喘息性气管炎、慢性支气管炎、小儿变应性鼻炎、小儿肾病综合征、复发性口腔溃疡等见上述证候者可用之。【不良反应】偶见轻度口干和小儿大便失禁，但停药后可逐渐消失。【病证禁忌与特殊人群用药】❶外感风寒表实、表虚及风热感冒患者不宜用。❷热证汗出者忌用。阴虚盗汗患者应慎用。❸外感表证未解者不宜早用，以免留邪。【使用注意】服药期间应避风寒，忌食生冷、油腻、刺激性食物。

表虚感冒颗粒（胶囊）【组成】桂枝、葛根、白芍、苦杏仁、生姜、大枣。**【剂型规格与用法用量】**颗粒：10g/袋。10～20g/次，2～3次/d，开水冲服。胶囊：0.5g/粒。4粒/次，3次/d。**【功用】**疏风解肌，和营退热。用于外感风寒表虚证，症见发热恶风、有汗、头痛项强、咳嗽痰白、鼻鸣干呕、苔薄白、脉缓者。上呼吸道感染、支气管炎见上述证候者可用之。**【病证禁忌与特殊人群用药】**❶风寒表实证、风热感冒及寒郁化热明显者忌用。❷孕妇慎用。❸方中含麻黄，高血压、心脏病患者慎用。**【使用注意】**❶服药后应多饮热开水或热粥，覆被保暖，取微汗，不可发大汗，慎防重复感冒。❷服药期间忌生冷、油腻食物。

参苏丸（胶囊、颗粒、片、口服液）【组成】党参、紫苏叶、葛根、前胡、茯苓、制半夏、陈皮、枳壳、桔梗、甘草、木香、生姜、大枣。**【剂型规格与用法用量】**水丸：每500粒重30g，9g/袋。6～9g/次，2～3次/d，温开水送服。胶囊：0.3g/粒或0.45g/粒。2～4粒/次，2～3次/d，温开水送服。颗粒：20g/袋。20g/次，2次/d，开水冲服。片剂：0.5g/片。3～5片/次，2～3次/d。口服液：10mL/支。10mL/次，3次/d。**【功用】**益气解表，疏风散寒，祛痰止咳。用于身体虚弱、感受风寒所致的感冒，症见恶寒发热、头痛、鼻塞、咳嗽痰多、胸闷、呕逆、乏力气短等症者。反复上呼吸道感染见上述证候者可用之。**【不良反应】**偶见腹泻反应。**【病证禁忌与特殊人群用药】**❶体质强健者、风热感冒患者忌用。❷单纯痰热型咳嗽、气喘患者不宜用。❸孕妇慎用。**【使用注意】**忌烟、酒及辛辣、生冷、油腻食物。

第二节　祛暑剂

一、解表祛暑与清热祛暑剂

保济丸（口服液）【组成】广藿香、苍术、白芷、化橘红、厚朴、菊花、蒺藜、钩藤、薄荷、茯苓、薏苡仁、神曲茶、稻芽、木香、葛根、天花粉。【剂型规格与用法用量】水丸：1.85g/瓶或3.7g/瓶。1.85～3.7g/次，温开水或清茶送服，每隔4h 1次。3岁以下小儿用量减半，研烂冲服。口服液：10mL/支。10～20mL/次，3次/d。3岁以上儿童5～10mL/次。【功用】解表，祛湿，和中。用于暑湿感冒，症见发热头痛、腹痛腹泻、恶心呕吐、肠胃不适、消化不良者。晕车晕船、胃肠型感冒、急性胃肠炎见上述证候者可用之。【不良反应】服药后偶见畏寒、四肢酸麻。过量服用可致中毒，出现抽搐等反应。【病证禁忌与特殊人群用药】❶本品主要用于暑湿感冒，外感燥热者不宜用。❷孕妇忌用。❸儿童慎用。【使用注意】忌辛辣、油腻食物。

藿香正气丸（酊剂、滴丸、胶囊、软胶囊、片、口服液）【组成】广藿香油、紫苏叶油、苍术、陈皮、厚朴、白芷、茯苓、大腹皮、半夏（丸剂、片剂用制半夏，胶囊用法半夏，颗粒、合剂用姜半夏）、桔梗、生姜、大枣、甘草浸膏。【剂型规格与用法用量】水丸：18g/袋或18g/支。6g/次，2次/d，温开水或姜汤送服。大蜜丸：3g/丸，6g/袋或9g/袋。6～9g/次，2～3次/d。浓缩丸：每8丸相当于原药材3g。8丸/次，3次/d。酊剂（藿香正气水）：10mL/支（相当于原药材约9g），15mL/支，20mL/支或100mL/瓶。成人5～10mL/次，2次/d，急性患者频服加量，重症加倍，凉开水冲服。滴丸：2.5g/袋。2.5g～5g/次，2次/d。胶囊：0.25g/粒，0.3g/粒，0.45g/粒。4粒/次，2次/d。软胶囊：0.45g/粒。2～4粒/次，2次/d。片剂：0.3g/片，含原药材1.29g。4～8片/次，2次/d。口服液：10mL/支。5～10mL/次，2次/d。儿童用量均需酌减。【功用】解表化湿，理气和中。用于外感风寒、内伤湿滞或夏伤暑湿所致的感冒，症见头痛昏重、胸膈痞闷、脘腹胀痛、呕吐泄泻等者。胃肠型感冒见上述证候者可用之。【不良反应】❶藿香正气水：为40%～50%的乙醇液体制剂，对小儿、妇女、老人及不善饮酒者，服后可引起醉酒样反应，出现颜面、颈部灼热感，头晕、眼红、视物模糊。❷极少数患者口服用药后出现过敏性药疹、过敏性紫癜、荨麻疹、过敏性休克等反应。❸有报道称可致肠梗阻、上消化道出血、小儿低血糖症、产后低血压。【病证禁忌与特殊人群用药】❶湿热霍乱、暑热感冒、风热感冒及阴虚火旺者忌用。❷高血压、心脏病、肝病、糖尿病等慢性病严重者，以及年老体弱者慎用。❸孕妇忌用。酊剂儿童不宜用，其他剂型制剂可酌情使用。【使用注意】❶对乙醇过敏者忌用含乙醇的藿香正气水。❷忌生冷、油腻食物。

甘露消毒丸（丹）【组成】滑石、茵陈、黄芩、石菖蒲、豆蔻、藿香、薄荷、射干、川贝母、木通、连翘。【剂型规格与用法用量】水丸：每55粒重3g。成人6～9g/次；儿童3～7岁2～3g/次；7岁以上3～5g/次，2次/d，餐前用开水送服或布包煎。【功用】芳香化湿，清热解毒。用于湿温初起，邪在气分，湿热并重所致的身热肢酸、胸闷腹胀、咽痛、尿赤或身目发黄、舌苔黄腻或厚腻等症。急性黄疸型肝炎见上述证候者可用之。【病证禁忌与特殊人群用药】❶寒湿内阻者不宜用。❷湿热兼有阴虚津亏者应慎用。❸孕妇、儿童慎用。【使用注意】忌辛辣、油腻食物。

二、健胃祛暑剂

十滴水（酊剂、软胶囊、胶丸）【组成】樟脑、大黄、干姜、小茴香、桂皮、辣椒、桉叶油或薄荷油、乙醇。【剂型规格与用法用量】酊剂：5mL/瓶、10mL/瓶或20mL/瓶。2.5～5mL/次，温开水冲服。软胶囊：0.3g/粒、0.38g/粒或0.425g/粒。1～2粒/次，或4粒/次（0.3g者）。胶丸：0.25g/粒。4粒/次。一般均为一次性使用。【功用】健胃、祛风、祛暑。用于中暑所致的头晕、头重如裹、恶心、脘腹胀痛、胃肠不适或泄泻、身热不畅等症。【不良反应】❶偶见接触性皮炎、猩红样药疹、眼损伤、休克等反应。❷有新生儿用本品时，引起血小板减少性紫癜的报道。【病证禁忌与特殊人群用药】❶年老体弱者不宜用。❷孕妇禁用。❸婴幼儿、小儿不宜用。❹高血压、心脏病、糖尿病、肾病等慢性病严重者应慎用。【使用注意】在服用本品期间不宜同时服用滋补性中成药。

避瘟散（胶囊）【组成】朱砂、香樟草、檀香、冰片、丁香、麝香、薄荷脑、姜黄、白芷、零陵香、甘松、木香、玫瑰花。【剂型规格与用法用量】散剂：0.84g/盒。口服，0.6g/次，2次/d。外用，适量，涂入或吸入鼻窍内。胶囊：250mg/粒。2粒/次，2次/d。【功用】祛暑避秽，开窍止痛。用于夏季暑邪所致的头目眩晕、头痛鼻塞、恶心、呕吐、胸脘满闷及晕车、晕船等。【病证禁忌与特殊人群用药】❶孕妇禁用。❷婴幼儿及小儿忌用，儿童慎用。❸方中含朱砂，肝、肾功能不全者禁用。【使用注意】❶不宜超量、久服。❷忌辛辣、油腻食物。

六合定中丸（片）【组成】广藿香、香薷、陈皮、厚朴、枳壳、木香、檀香、山楂、六神曲、麦芽、稻芽、茯苓、木瓜、白扁豆、紫苏叶、桔梗、甘草。【剂型规格与用法用量】水丸：每100粒重6g或10g，18g/瓶。3～6g/次。片剂：0.5g/片或1g/片。2～4片/次。以上剂型均为2～3次/d。【功用】祛暑除湿，和中消食。用于夏伤暑热、宿食停滞、寒热头痛、胸闷恶心、吐泻腹痛者。胃肠型感冒、消化不良、急性胃炎见上述证候者可用之。【病证禁忌与特殊人群用药】❶湿热泄泻、实热积滞胃痛者慎用。❷孕妇忌用。❸儿童慎用。❹高血压、心脏病、肝病、肾病、糖尿病等慢性病严重者慎用。❺年老体弱者应酌情使用。【使用注意】服药期间忌生冷、油腻食物。

紫金锭（散、外用锭）【组成】麝香、山慈姑、雄黄、红大戟、千金子霜、五倍子、朱砂。外用紫金锭，在紫金锭组方基础上，增加了三七、穿山莲、冰片、丁香及罗勒油。【剂型规格与用法用量】锭剂：0.3g/锭或3g/锭。口服，0.6～1.5g/次，2次/d；外用，醋磨调敷患处。散剂：3g/瓶。口服，1.5g/次，2次/d；外用，醋调敷患处。外用锭剂：外用，先洗净患处，将药锭研碎，用温开水或白醋调敷。【功用】辟瘟解毒，消肿止痛。用于中暑，症见脘腹胀痛、恶心呕吐、痢疾泄泻、小儿痰厥。外治疔疮疖肿、痄腮、丹毒、喉风者。皮肤化脓性炎症、流行性腮腺炎、急性咽喉炎及儿童癫痫、带状疱疹等亦可用之。外用紫金锭，功能解毒、消炎，主要用于痈疽疮毒、虫咬损伤、无名肿毒等症。【不良反应】内服偶见恶心、腹泻；外用可见局部皮肤红肿、血疹及破溃，并引起过敏反应。【病证禁忌与特殊人群用药】❶方中含朱砂、雄黄、千金子霜等有毒药物，药性较峻猛，气血虚弱者忌用。❷孕妇禁用。❸儿童禁用或慎用。❹肝肾功能不全者慎用。【使用注意】应按规定用量使用，不应超量和持续使用。

第三节 泻下剂

麻仁润肠丸（软胶囊）【组成】白芍、陈皮、大黄、火麻仁、苦杏仁、木香。【剂型规格与用法用量】大蜜丸：6g/丸。1～2丸/次，2次/d。软胶囊：0.5g/粒。8粒/次，2次/d。年老、体弱者酌情减量使用。【功用】润肠通便。用于肠胃积热所致的大便秘结、胸腹胀满、口苦、尿黄、舌红苔黄或黄燥、脉滑数者。习惯性便秘见上述证候者多用之。【不良反应】少数可见腹痛、大便次数增多或稀溏。【病证禁忌与特殊人群用药】❶虚寒性便秘不宜用。❷孕妇禁用。❸儿童不宜用。【使用注意】忌辛辣、香燥、刺激性食物。

三黄胶囊（丸、片、膏）【组成】大黄、盐酸小檗碱、黄芩总苷。三黄膏中用黄柏、黄连、黄芩、栀子。【剂型规格与用法用量】胶囊：0.4g/粒。2粒/次，2次/d。小儿用量酌减。丸剂：1g/丸。6～9g/次，3次/d。片剂：0.3g/片。4片/次，3次/d。软膏：20g/支。外用，摊于纱布上贴于患处或直接涂患处，每隔1～2日换药1次。【功用】清热解毒，泻火通便。用于三焦热盛所致的目赤肿痛、口鼻生疮、咽喉肿痛、牙龈肿痛、心烦口渴、尿黄、便秘等症。急性胃肠炎、功能性便秘、细菌性痢疾、口腔溃疡、牙周炎、急性咽喉炎等见上述证候者可用之。三黄膏的功能为清热解毒、消肿止痛，主要用于痈疡肿毒、烧烫伤及毛囊炎、表浅部脓肿等。【不良反应】长期内服三黄片可引起肠易激综合征。【病证禁忌与特殊人群用药】❶冷积便秘、寒湿泻痢、虚火口疮、喉痹者忌用。❷孕妇忌用。儿童慎用。❸三黄膏不宜用于重度烧伤、皮肤破溃者。【使用注意】服药期间忌烟、酒及荤腥、油腻与刺激性食物。

通便胶囊（片）【组成】白术、肉苁蓉、当归、桑椹、枳实、芦荟等。【剂型规格与用法用量】胶囊：0.35g/粒。3粒/次，2次/d。片剂：0.46g/片。3片/次，2次/d。【功用】健脾益肾，润肠通便。用于脾肾不足、肠胃气滞所致的虚秘，症见大便秘结或排便乏力、神疲气短、头晕目眩、腰膝酸软。原发性习惯性便秘、肛周疾患所引起的便秘见上述证候者可用之。【不良反应】偶见轻度腹痛、腹泻及皮疹。【病证禁忌与特殊人群用药】❶实热便秘者忌用。❷孕妇忌用。❸儿童不宜用。❹心脏病、肝病、糖尿病、肾病等慢性病严重者慎用。【使用注意】❶不宜在服药期间同时服用温补性中成药。❷忌辛辣、刺激性食物。

苁蓉通便口服液（胶囊）【组成】肉苁蓉、何首乌、枳实、蜂蜜。**【剂型规格与用法用量】**口服液：10mL/支。10～20mL/次，1次/d，睡前或者清晨服用。胶囊：0.5g/粒。2粒/次，1次/d。**【功用】**滋阴补肾，润肠通便。用于中、老年人及病后、产后等虚性便秘、习惯性便秘。**【不良反应】**有个案报道口服本品后出现全身抽搐。**【病证禁忌与特殊人群用药】❶**实热积滞、大便燥结者不宜用。**❷**孕妇慎用。**❸**儿童不宜用。**【使用注意】**忌辛辣、油腻食物。

大黄通便颗粒（胶囊、片）【组成】大黄流浸膏。**【剂型规格与用法用量】**颗粒：5g/袋（相当于大黄流浸膏2mL）。1袋/次。2次/d，晚睡前用，开水冲服。胶囊：0.45g/粒（相当于大黄流浸膏1mL）。2粒/次，1次/d，晚睡前冲服。片剂：0.5g/片。2片/次，1次/d。**【功用】**清热通便。用于实热、食滞所致的便秘及湿热蕴结所致的食欲减退。本品属接触性泻药、苦味健胃药，既可用于便秘，也可用于B超、X线等功能性检查前之清肠通便。**【病证禁忌与特殊人群用药】❶**虚寒性便秘者不宜用。**❷**孕妇禁用。儿童不宜用。**❸**高血压、心脏病、肝病、糖尿病、肾病等慢性病严重者慎用。**【使用注意】❶**不宜在服药期间同时服用滋补性中药。**❷**忌烟、酒及辛辣、生冷、油腻食物。

厚朴排气合剂【组成】姜厚朴、大黄、木香、炒枳实。**【剂型规格与用法用量】**合剂：50mL/瓶或100mL/瓶。于术后6h、10h各服1次，50mL/次。服用时摇匀，稍加热后温服。**【功用】**行气消胀，宽中除满。用于腹部非胃肠吻合术后早期肠麻痹，见腹部胀痛不适、腹部膨隆、无排气、排便，舌质淡红、舌苔薄白或薄腻者。**【不良反应】**个别患者服用后，可见恶心呕吐等反应，一般停药后可消失。**【病证禁忌与特殊人群用药】**孕妇、恶性肿瘤患者、血管供血不足引起的肠麻痹患者忌用。**【使用注意】**服用时应将药瓶置温水中加温5～10min后服用。

麻仁丸（胶囊、软胶囊）【组成】火麻仁、苦杏仁、熟大黄、枳实、厚朴、白芍。**【剂型规格与用法用量】**大蜜丸：9g/丸。1丸/次。水蜜丸：18g/支。6g/次。小蜜丸：60g/瓶。9g/次。以上剂型均为1～2次/d。胶囊：0.35g/粒。2～4粒/次，早、晚各1次，或睡前服用。软胶囊：0.6g/粒。3～4粒/次，早、晚各1次，搅拌溶解在开水中，加适量蜂蜜后服用。**【功用】**润肠通便。用于肠热津亏所致的便秘，症见大便干结难下、腹部胀满不舒、小便短赤、身热、心烦、口咽干燥等。习惯性便秘、老年人便秘、痔疮便秘见上述证候者可用之。【病证禁忌与特殊人群用药】❶虚寒性便秘不宜用。❷孕妇慎用。儿童不宜用。【使用注意】忌辛辣、香燥、刺激性食物。

麻仁滋脾丸【组成】火麻仁、大黄、枳实、厚朴、苦杏仁、郁李仁、当归、白芍。【剂型规格与用法用量】大蜜丸：9g/丸。1 丸/次，2 次/d。【功用】润肠通便，消食导滞。用于胃肠积热所致的大便秘结、胸腹胀满、饮食无味、烦躁不安、口苦、尿黄等症。习惯性便秘、老年人便秘见上述证候者可用之。【病证禁忌与特殊人群用药】❶虚寒性便秘慎用。❷孕妇忌用。儿童慎用。【使用注意】忌辛辣、香燥、刺激性食物。

芪蓉润肠口服液【组成】黄芪、肉苁蓉、白术、太子参等。【剂型规格与用法用量】口服液：20mL/支。20mL/次，3 次/d，或遵医嘱。【功用】益气养阴，健脾滋肾，润肠通便。用于气阴两虚、脾肾不足、大肠失于濡润所致的便秘。【病证禁忌与特殊人群用药】❶实热证患者禁用。❷孕妇慎用。儿童不宜用。【使用注意】感冒发热时应停服。

第四节　清热剂

一、清热泻火剂

黄连上清丸（颗粒、胶囊、片）【组成】黄连、栀子、连翘、蔓荆子、防风、荆芥穗、白芷、黄芩、菊花、薄荷、大黄、黄柏、桔梗、川芎、石膏、旋覆花、甘草。【剂型规格与用法用量】水丸：6g/袋，10 袋/盒。3～6g/次。水蜜丸：每 40 粒重 3g。6～9g/次。大蜜丸：6g/丸。1 丸/次。胶囊：0.3g/粒。2 粒/次。片剂：0.25g/片，24 片/盒。6 片/次。颗粒：3g/袋。1 袋/次，开水冲服。以上剂型均为 2 次/d。【功用】散风清热，泻火止痛。用于风热上攻、肺胃热盛所致的头昏脑涨、牙龈肿痛、口舌生疮、咽喉红肿、耳痛耳鸣、暴发火眼、大便干燥、小便黄赤等症。急性口炎、复发性口疮、急性扁桃体炎、急性齿龈炎、急性智齿冠周炎、急性结膜炎、急性中耳炎未成脓者、急性胃肠炎、细菌性痢疾初起见上述证候者可用之。【不良反应】❶偶见轻度腹痛、腹泻，停药后可缓解。❷个案报道服用本品后出现急性肝损害。

牛黄解毒丸（胶囊、软胶囊、片）【组成】牛黄、雄黄、石膏、大黄、黄芩、桔梗、冰片、甘草。【剂型规格与用法用量】大蜜丸：3g/丸。1丸/次。胶囊：0.5g/粒，10粒/板。2粒/次。软胶囊：0.4g/粒，12粒/盒。4粒/次。片剂：0.25g/片（小片），0.35g/片（大片）。小片，3片/次，大片，2片/次。以上剂型均为2～3次/d。【功用】清热解毒，泻火。用于上焦实热引起的咽喉肿痛、头晕目赤、牙龈肿痛、口舌生疮、大便不通等症。口腔炎、口腔溃疡、急性牙周炎、牙龈炎、急性咽炎见上述证候者可用之。【不良反应】已报道的不良反应有：❶过敏反应：出现皮肤剧痒、潮红、粟粒样血疹等，或过敏性休克。❷出血倾向：表现为血小板减少、鼻出血、尿血、齿龈出血、四肢皮肤呈出血点、出血性膀胱炎、上消化道出血等。❸新生儿滥用引起中毒，过量可致嗜睡、便次增加、便稀、呕吐、面色灰白、气急，并伴有脱水、酸中毒等。❹其他反应，偶致支气管哮喘、喉头水肿、固定性药疹、黑皮病、肝功能损害，以及成瘾、精神失常等。引起不良反应的原因，可能是方中所含雄黄引起，由于雄黄在体内可部分吸收而蓄积，故在服用此类制剂时，应严格按照规定剂量，不能过量，更不可长期连续服用，也不要滥用，以减少砷在体内的蓄积，防止中毒现象的发生。【病证禁忌与特殊人群用药】❶脾胃虚寒及体弱便溏者应慎用。❷阴虚热盛所致的口疮、牙痛、喉痹者忌用。❸孕妇禁用。❹儿童不宜用。【使用注意】❶本品不宜与四环素磷酸盐、硫酸盐类药物合用，因方中石膏所含钙离子能与四环素结合，影响疗效。❷"京制牛黄解毒片"，与牛黄解毒丸方药组成、功效有不同，其方药为黄连、黄柏、石膏、金银花、薄荷、桔梗、连翘、大黄、黄芩、栀子、菊花、荆芥穗、防风、旋覆花、白芷、川芎、蔓荆子、蚕沙、甘草、牛黄、冰片。功能清热解毒、散风止痛，主要用于肺胃蕴热引起的头目眩晕、口鼻生疮、风火牙痛、暴发火眼、咽喉肿痛、大便秘结等症。口服，2片/次，2次/d。

牛黄上清丸（胶囊、软胶囊、片）【组成】人工牛黄、薄荷、菊花、荆芥穗、白芷、川芎、栀子、黄连、黄柏、黄芩、连翘、大黄、当归、赤芍、生地黄、桔梗、甘草、生石膏、冰片。【剂型规格与用法用量】大蜜丸：4.5g/丸，6g/丸，9g/丸。4.5g～9g/次。水丸：6g/袋。6g/次。胶囊：0.3g/粒。3粒/次。软胶囊：0.6g/粒。3粒/次。片剂：0.25g/片，含原药材0.62g。4片/次。以上剂型均为2次/d，温开水送服。【功用】清热泻火，散风止痛。用于热毒内盛、风火上攻所致的头痛眩晕、目赤耳鸣、咽喉肿痛、口舌生疮、牙龈肿痛、大便秘结等症。原发性高血压、血管神经性头痛、急性结膜炎、急性咽炎、急性口炎、复发性口疮、急性牙龈炎、急性智齿冠周炎见上述证候者可用之。【不良反应】个别患者用药后可见药疹及过敏性休克。【病证禁忌与特殊人群用药】❶阴虚火旺所致头目眩晕、牙痛、咽痛等患者忌用。❷年老体弱、脾胃虚寒者慎用。❸孕妇禁用。儿童慎用。【使用注意】❶以本品治疗喉痹、口疮、牙宣、牙痛时，可配合使用外用药物，以增强疗效。❷忌辛辣、油腻食物。

当归龙荟丸（胶囊、片）【组成】大黄、当归、黄柏、黄连、黄芩、龙胆、芦荟、木香、青黛、麝香、栀子。【剂型规格与用法用量】水丸：每100粒重6g。6g/次。胶囊：0.4g/粒。3粒/次。片剂：0.5g/片。4片/次。以上剂型均为2次/d。【功用】泻火通便。用于肝胆火旺、心烦不宁、头晕目眩、耳鸣耳聋、胁肋疼痛、脘腹胀痛、大便秘结等症。习惯性便秘、原发性高血压见上述证候者可用之。【病证禁忌与特殊人群用药】❶冷积便秘、阴虚阳亢之眩晕者慎用。❷脾胃虚弱、年迈体弱者慎用。❸孕妇禁用。❹儿童忌用。【使用注意】忌辛辣、油腻食物，以免动火助邪。

牛黄清胃丸【组成】牛黄、石膏、黄芩、栀子、连翘、知母、麦冬、菊花、薄荷、大黄、枳实、冰片、牵牛子、番泻叶、黄柏、玄参、桔梗、甘草。【剂型规格与用法用量】大蜜丸：每丸重6g。2丸/次，2次/d。【功用】清胃泻火，解毒消肿。用于肺胃火盛所致的口舌生疮、齿龈及咽喉肿痛，如口腔黏膜充血发红、水肿破溃、口热口干、口黏口臭、大便秘结、小便短赤、舌苔黄、脉弦实数，或咽干咽痛、咽腭弓黏膜充血、牙龈充血肿胀等。复发性口疮、急性口炎、急性咽炎、急性扁桃体炎、急性牙龈炎等见上述证候者可用之。【病证禁忌与特殊人群用药】❶阴虚火旺者慎用。❷脾胃虚寒者慎用。❸孕妇忌用。❹儿童慎用。【使用注意】忌辛辣、油腻食物。

牛黄至宝丸【组成】人工牛黄、大黄、芒硝、冰片、石膏、栀子、连翘、青蒿、木香、广藿香、陈皮、雄黄。【剂型规格与用法用量】大蜜丸：6g/丸。1～2丸/次，2次/d。【功用】清热解毒，泻火通便。用于胃肠积热所致的头痛眩晕、目赤耳鸣、口燥咽干、大便燥结等症。功能性便秘见上述证候者可用之。【病证禁忌与特殊人群用药】❶脾胃虚寒者慎用。❷孕妇禁用。❸儿童忌用。【使用注意】❶不宜久服。❷忌辛辣、香燥、刺激性食物。

清宁丸【组成】大黄、白术、半夏、麦芽、牛乳、香附、厚朴、陈皮、车前草、黑豆、绿豆、桑叶、侧柏叶、桃枝。**【剂型规格与用法用量】**水蜜丸：6g/袋。6g/次。大蜜丸：9g/丸。1丸/次。以上剂型均为1~2次/d。**【功用】**清热泻火，消肿通便。用于火毒内蕴所致的咽喉肿痛、口舌生疮、头晕耳鸣、目赤牙痛、腹中胀满、大便秘结等症。急性咽炎、急性口炎、口疮、急性牙龈炎、急性眼结膜炎等见上述证候者可用之。**【病证禁忌与特殊人群用药】❶**阴虚火旺、脾胃虚寒者慎用。**❷**孕妇忌用。**❸**老人、儿童慎用。**【使用注意】❶**忌辛辣、油腻食物。**❷**注意保持口腔清洁。**❸**用治喉痹、口疮、口糜、牙宣牙痛时，可配合使用外用药物，以增强疗效。

上清丸（片）【组成】大黄、连翘、菊花、薄荷、荆芥、黄芩、栀子、黄柏、白芷、防风、川芎、桔梗。**【剂型规格与用法用量】**水丸：每50粒重3g。6g/次，2~3次/d。7岁以上儿童3g/次，2次/d。大蜜丸：9g/丸。1丸/次，1~2次/d。片剂：基片重0.5g。2片/次，2次/d。**【功用】**清热散风，解毒，通便。用于风热火盛所致的头晕耳鸣、目赤肿痛、口舌生疮、牙龈肿痛、烦躁易怒、便秘尿黄等症。急性结膜炎、急性鼻窦炎、急性口炎、急性牙龈炎见上述证候者可用之。**【不良反应】**少数患者用药后大便次数增多；偶有恶心、胃肠不适反应。**【病证禁忌与特殊人群用药】❶**脾虚便溏者慎用。**❷**虚火上炎者慎用。**❸**孕妇及哺乳期妇女忌用。**❹**老人、儿童慎用。**【使用注意】**忌辛辣、油腻食物。

小儿导赤片【组成】大黄、滑石、生地黄、栀子、甘草、木通、茯苓。**【剂型规格与用法用量】**片剂：0.3g/片。4片/次，2次/d，1岁以内幼儿减量用。**【功用】**清热利便。用于胃肠积热、口舌生疮、咽喉肿痛、牙龈出血、腮颊肿痛、暴发火眼、大便不利、小便黄赤等症。口腔炎、咽喉炎、腮腺炎、结膜炎等见上述证候者可用之。**【病证禁忌与特殊人群用药】**非湿热证患者忌用。**【使用注意】**忌辛辣、油腻、刺激性食物。

一清颗粒（胶囊、软胶囊、片、口服液）【组成】黄连、大黄、黄芩。**【剂型规格与用法用量】**颗粒：7.5g/袋。7.5g/次，3~4次/d，开水冲服。胶囊：0.5g/粒。2粒/次，3次/d。软胶囊：0.65g/粒。4粒/次，3次/d。片剂：0.5g/片。4片/次，3次/d。口服液：20mL/支。20mL/次，3~4次/d。**【功用】**清热燥湿，泻火解毒，化瘀凉血止血。用于火毒血热所致的身热烦躁、目赤口疮、咽喉及牙龈肿痛、大便秘结、吐血、咯血、衄血、痔血等症。急性结膜炎、急性口炎、口疮、急性咽炎、急性扁桃体炎、牙龈炎、胃及十二指肠溃疡出血、食管炎出血、支气管扩张、牙周炎、干燥性鼻炎、萎缩性鼻炎、痔疮及肛裂出血见上述证候者可用之。【不良反应】偶见皮疹、恶心、腹痛、腹泻等。【病证禁忌与特殊人群用药】❶脾胃虚寒、阴虚火旺者慎用。❷孕妇，特别是有流产史者忌用。❸年老体弱者、儿童慎用。❹出血量大且出血速度快，伴有全身症状者不宜用。【使用注意】服药后大便次数每日 2～3 次者应减量，每日 3 次以上者应停用。

二、清热解毒剂

板蓝根颗粒（茶、片、口服液）【组成】板蓝根。【剂型规格与用法用量】颗粒：5g/袋（相当于饮片 7g），10g/袋（相当于饮片 14g），3g/袋（无蔗糖，相当于饮片 7g）。5～10g/次或 3～6g/次（无蔗糖），3～4 次/d，开水冲服。茶剂：每块重 10g 或 15g。1 块/次，3 次/d，开水冲服。片剂：0.5g/片。含服，4～5 片/次，4 次/d。口服液：10mL/支。10mL/次，4 次/d。【功用】清热解毒，凉血利咽。用于肺胃热盛所致的咽喉肿痛、口咽干燥、腮部肿胀、发热、舌红、苔黄等症。急性咽炎、急性扁桃体炎、急性腮腺炎见上述证候者可用之。【病证禁忌与特殊人群用药】❶脾胃虚寒者慎用。❷阴虚火旺者忌用。❸孕妇慎用。❹老人、小儿慎用。【使用注意】忌辛辣、油腻食物。

穿心莲胶囊（软胶囊、丸、片、注射液）【组成】穿心莲。【剂型规格与用法用量】胶囊：0.105g/粒，20 粒/盒。2～3 粒/次，3～4 次/d。软胶囊：0.4g/粒（含穿心莲干浸膏 0.105g），12 粒/板，2～3 粒/次，3～4 次/d。丸剂：每 100 粒重 6g。50 粒/次，2 次/d。片剂：0.105g/片（小片），0.21g/片（大片）。小片，2～3 片/次，3～4 次/d。大片，1～2 片/次，3 次/d。注射液：2mL/支。肌注，1～4mL/次，2 次/d。【功用】清热解毒，凉血消肿。用于邪毒内盛、感冒发热、咽喉肿痛、口舌生疮、顿咳劳嗽、泄泻痢疾、热淋涩痛、痈肿疮疡、毒蛇咬伤等症。上呼吸道感染、急性咽炎、急性支气管炎、急性肠炎、急性细菌性痢疾、急性泌尿系感染、中耳炎等见上述证候者可用之。【不良反应】偶见便秘、血尿、头晕、视物不清、欲睡、手足麻木，以及口唇黏膜疱疹、局部刺痒、荨麻疹、药疹等过敏反应。【病证禁忌与特殊人群用药】❶风寒外感、肺脾气虚及肾虚者不宜用。❷虚寒证及阴虚火旺证患者慎用。❸老人、儿童及孕妇慎用。【使用注意】❶忌烟、酒及辛辣、油腻食物。❷声哑、咽喉痛同时伴有其他症状，如心悸、胸闷、咳嗽气喘、痰中带血等，应进一步检查诊断，采用其他治疗措施。

清开灵颗粒（胶囊、软胶囊、片、泡腾片、滴丸、口服液、注射液）【组成】 牛胆酸、珍珠母粉、猪去氧胆酸、栀子、水牛角粉、板蓝根、黄芩苷、金银花提取物。**【剂型规格与用法用量】** 颗粒：3g/袋或10g/袋。3～6g/次，2～3次/d，开水冲服。胶囊：0.25/粒，0.3g/粒或0.5g/粒。0.5～2g/次，3次/d。软胶囊：0.4g/粒。2粒/次，3次/d。片剂：0.5g/片，含黄芩苷20mg。1～2片/次，3次/d。泡腾片：1g/片，含黄芩苷10mg。2～4片/次，3次/d，在温开水中泡腾溶解后服。滴丸：100粒/瓶或120粒/瓶。口服或舌下含服，10～20粒/次，2～3次/d。口服液：10mL/支，含黄芩苷20mg。20mL/次，2～3次/d。注射液：2mL/支，含黄芩苷10mg，总氮5mg；5mL/支，含黄芩苷25mg，总氮12.5mg；10mL/支，含黄芩苷50mg，总氮25mg；每支20mL，含黄芩苷100mg，总氮50mg。静滴：20～40mL/d，以10%葡萄糖注射液200mL或0.9%氯化钠注射液100mL稀释后用；治疗中风病，40～60mL/d，稀释于10%葡萄糖注射液500mL中用。肌注：2～4mL/次，1～2次/d。以上各种剂型的制剂，儿童均应折算减量。**【功用】** 剂型不同，其表述各有不同：❶颗粒、胶囊、片、泡腾片：清热解毒，镇静安神。用于温热病引起的高热不退、烦躁不安、咽喉肿痛、舌红或绛、苔黄、脉数等症。❷软胶囊、滴丸：清热解毒，泻火安神。用于热病高热不退、烦躁不安、咽喉肿痛、舌红或绛、苔黄、脉数者。❸口服液：清热解毒，镇静安神。多用于外感风热时毒、火毒内盛所致的高热不退、烦躁不安、咽喉肿痛、舌质红绛、脉数者。上呼吸道感染、病毒性感冒、急性化脓性扁桃体炎、急性咽炎、急性支气管炎等见上述证候者可用之。❹注射液：清热解毒，化痰通络，醒脑开窍。用于热病神昏、中风偏瘫、神志不清等。急性和慢性肝炎、乙型肝炎、上呼吸道感染、肺炎、高热，以及脑血栓形成、脑出血等见上述证候者可用之。**【不良反应】** 清开灵注射液在应用中出现的不良反应较多：❶过敏反应，其表现类似于青霉素过敏的症状，急性快速出现；尚可见皮肤瘙痒、黏膜水肿和各种皮疹，如喉头水肿、结膜炎、荨麻疹、过敏性紫癜、大疱性表皮松解型药疹、剥脱性皮炎，以及过敏性哮喘、急性喉阻塞、呼吸困难、鼻炎、过敏性休克等。❷可诱发洋地黄样毒性反应、急性左心衰、窦性心动过缓、血管神经性水肿、脑干脑炎、脱髓鞘脑病、语言障碍、烦躁、头痛、肌肉痛、膈肌痉挛、四肢软瘫、脑梗死加重等。❸恶心呕吐、呕血、腹胀腹痛、腹泻、食欲减退、便秘及肝功能异常等消化系统反应。❹寒战发热、静脉炎、急性肾衰竭或多器官功能衰竭。已有多例死亡病例报道，用时应注意。【病证禁忌与特殊人群用药】❶久病体虚见腹泻者、辨证属虚寒证者或表证见恶寒发热者应慎用。❷孕妇禁用。❸儿童慎用。❹年老体弱、肝肾功能严重减退者慎用或不用。【使用注意】❶方中苦寒药多，即使高热患者亦应中病即止，或根据辨证选用其他中药制剂。❷注射液产生沉淀或混浊时不得使用。❸清开灵注射液稀释后，必须在4h以内使用。❹当清开灵注射液与其他药伍用时，如无伍用经验，应先试验，将两种药物混合后，物理性状无改变者方可伍用。❺尽量不要将清开灵注射液与禁忌药物同时用于同一患者，如必须使用时，应避免将两种药物直接接触，且应尽量不与其他药物在同一容器内混合使用，或在两瓶液体中加用其他液体。如需将禁忌药物静注或在莫菲壶中滴入时，应避免在本流路中加入。到目前为止，已确认清开灵注射液不能与硫酸庆大霉素、青霉素G钾、肾上腺素、间羟胺、乳糖酸红霉素、多巴胺、洛贝林、硫酸镁、芬丁胺等药物配伍。与小诺新霉素注射液、诺氟沙星、川芎嗪、氨甲苯酸、氨茶碱、肌苷等亦存在配伍禁忌。❻有报道清开灵注射液与5%葡萄糖注射液配伍发生沉淀；与高糖维持输液、复方乳酸钠葡萄糖注射液、乳酸环丙沙星注射液、氧氟沙星注射液、洛美沙星注射液、氟罗沙星注射液、培氟沙星注射液等喹诺酮类药物配伍产生混浊，不能直接伍用。❼与青霉素联合静滴，属"拮抗性"组合，可引起急性左心衰，诱发洋地黄性反应、过敏反应、血管神经水肿、荨麻疹、大疱性表皮松解型药疹。❽与庆大霉素、维生素B_6、垂体后叶素、葡萄糖酸钙、硫酸镁注射液、间羟胺、去甲肾上腺素、氨甲苯酸、异丙肾上腺素、洛贝林等混合后颜色明显变浅，呈乳白色，且有混浊、沉淀现象，应予注意。❾清开灵注射液静滴时，应先缓慢滴入，经严密观察，证明无反应后再根据病情调节滴速。❿对精神过度紧张的患者，不要过分强调用药后出现的不适，但须仔细注意观察，以防意外。用药中一旦出现过敏反应，应立即停药并做好脱敏处理。

清热解毒颗粒（胶囊、软胶囊、片、口服液、注射液）

【组成】生石膏、金银花、玄参、生地黄、甜地丁、黄芩、栀子、连翘、龙胆、板蓝根、知母、麦冬。【剂型规格与用法用量】颗粒：5g/

袋，9g/袋，12g/袋或15g/袋。5～15g/次，开水冲服。胶囊：0.3g/粒。2～4粒/次。软胶囊：1.2g/粒。2～4粒/次。片剂：0.5g/片或0.7g/片。4片/次（每片0.5g者），或2片/次（每片0.7g者）。口服液：10mL/支。10～20mL/次。以上剂型均为3次/d。注射液：2mL/支。肌注，2～4mL/次，3次/d。【功用】清热解毒。用于热毒壅盛所致的发热面赤、烦躁口渴、咽喉肿痛等症。流行性感冒、上呼吸道感染见上述证候者可用之。【不良反应】注射剂使用中已有过敏反应报道。【病证禁忌与特殊人群用药】❶风寒感冒、脾胃虚寒及虚热证患者忌用。❷阳虚便溏者不宜用。❸孕妇、儿童慎用。【使用注意】❶尚有江西生产的"清热解毒颗粒"名虽同，但组方有异，其方为黄连、水牛角、玄参、金银花、生地黄、大青叶、连翘、知母、生石膏。功用为清热解毒、养阴生津，主要用于风热感冒、腮腺炎及轻中型乙型脑炎。规格为15g/袋或18g/袋。1袋/次，3次/d，开水冲服。不应混用。❷忌烟、酒及辛辣食物。

复方双花颗粒（片、口服液）【组成】金银花、连翘、穿心莲、板蓝根。【剂型规格与用法用量】颗粒：6g/袋，6袋/盒。成人6g/次，4次/d。儿童3岁以上1次3g，3次/d。3～7岁3g/次，4次/d；7岁以上6g/次，3次/d。3日为1个疗程。片剂：0.6g/片，12片/板，24片/盒。成人4片/次，4次/d。儿童3岁以下2片/次，3次/d；3～7岁2片/次，4次/d；7岁以上4片/次，3次/d。3日为1个疗程。口服液：10mL/支，8支/盒。成人20mL/次，4次/d。儿童3岁以下10mL/次，3次/d；3～7岁10mL/次，4次/d；7岁以上20mL/次，3次/d。3日为1个疗程。【功用】清热解毒，利咽消肿。用于风热外感、风热乳蛾，症见发热、微恶风、头痛、鼻塞流涕、咽红而痛，或咽喉干燥灼痛、吞咽加剧、咽及扁桃体红肿、舌边尖红、苔薄黄或舌红苔黄者。急性扁桃体炎见上述证候者可用之。【不良反应】偶见恶心、纳差、腹泻等反应。【病证禁忌与特殊人群用药】❶虚火乳蛾、脾胃虚寒者不宜用。❷风寒感冒患者不宜用。❸对本品过敏者禁用。过敏体质者慎用。❹孕妇慎用。儿童酌情用之。【使用注意】❶忌烟、酒及辛辣、油腻、鱼腥食物。❷扁桃体有化脓或发热，体温超过38.5℃的患者应结合采用其他治疗措施。

健儿清解液【组成】金银花、菊花、连翘、山楂、苦杏仁、陈皮。【剂型规格与用法用量】口服液：10mL/支。10～15mL/次，婴儿4mL/次，5岁以内8mL/次，6岁以上用量酌增，3次/d。【功用】清热解表，祛痰止咳，消滞和胃。用于小儿外感风热夹食滞所致的发热、口腔糜烂、咳嗽咽痛、食欲减退、脘腹胀满等症。【病证禁忌与特殊人群用药】脾胃虚弱、大便次数多者慎用。【使用注意】❶忌生冷、辛辣食物。❷服用本品时不宜同时服用滋补性中成药。❸按规定用法用量服用。服药期间症状加重，或兼见其他症状，应及时采用其他治疗措施。

金莲花颗粒（胶囊、软胶囊、片、口服液）【组成】金莲花。【剂型规格与用法用量】颗粒：8g/袋。开水冲服，1袋/次，2～3次/d。胶囊：0.35g/粒，28粒/盒。4粒/次，2～3次/d。软胶囊：0.55g/粒，12粒/盒或24粒/盒，2粒/次，2～3次/d。片剂：每片含总黄酮不得小于0.042g，相当于原药材1.5g，24片/盒。3～4片/次，3次/d。口服液：10mL/支。1支/次，3次/d，用时摇匀。小儿用量酌减。【功用】清热解毒，消肿止痛，利咽爽口。用于热毒内盛所致的发热恶风、咽喉肿痛、牙龈肿胀、口舌生疮等症。上呼吸道感染、急性咽炎、急性扁桃体炎见上述证候者可用之。【不良反应】偶见食欲减退。【病证禁忌与特殊人群用药】❶风寒表证、虚火喉痹、乳蛾者慎用。❷老人及脾胃虚弱者慎用。❸对本品过敏者禁用。过敏体质者慎用。【使用注意】❶金莲花制剂，除胶囊、软胶囊外，其余剂型均含蔗糖，故糖尿病患者可选用胶囊。❷如怀疑咽部有肿块所致疼痛应进一步检查确诊。❸忌烟、酒及辛辣、油腻食物。

金莲清热颗粒（胶囊）【组成】金莲花、大青叶、生石膏、生地黄、玄参、知母、苦杏仁。【剂型规格与用法用量】颗粒：5g/袋或10g/袋。成人5g/次，4次/d。1岁以下幼儿2.5g/次，3次/d。1～15岁2.5～5g/次，4次/d。高热时每4h1次。胶囊：0.4g/粒。4粒/次，3次/d，儿童用量酌减。【功用】清热解毒，生津利咽，止咳化痰。用于感冒热毒壅盛证，症见高热口渴、咽干、咽痛、咳嗽、痰稠等症。流行性感冒、上呼吸道感染见上述证候者可用之。【病证禁忌与特殊人群用药】❶风寒感冒患者忌用。❷脾胃虚寒、泄泻者不宜用。【使用注意】忌辛辣、油腻食物。

冬凌草胶囊（片、糖浆）【组成】冬凌草。【剂型规格与用法用量】胶囊：0.25g/粒。2～5粒/次，3次/d。片剂：0.25g/片或0.26g/片，每瓶100片。2～5片/次，3次/d。糖浆：10mL/支，每盒10支。10～20mL/次，2次/d。【功用】清热解毒，散结消肿，利咽止痛，抗癌。用于热毒所致的喉痹、喉痛、咽喉肿痛及口舌生疮等症。急性和慢性扁桃体炎、咽炎、喉炎、口腔炎等见上述证候者可用之，亦可用作食管癌、胰腺癌等的辅助治疗。【不良反应】少数见轻度腹胀、肠鸣、大便次数增加。【病证禁忌与特殊人群用药】❶虚火乳蛾、喉痹、口疮者慎用。❷孕妇、儿童慎用。【使用注意】忌烟、酒及辛辣、油腻、鱼腥食物。

抗病毒丸（颗粒、胶囊、片、口服液）【组成】板蓝根、石膏、芦根、生地黄、郁金、知母、石菖蒲、广藿香、连翘。【剂型规格与用法用量】丸剂：3g/丸。2丸/次，3次/d。颗粒：4g/袋或10g/袋。4g/次，3次/d。胶囊：0.3g/粒。成人4～6粒/次。小儿3～7岁2粒/次，2岁以下1粒/次。3次/d。片剂：0.58g/片。4片/次，3次/d。口服液：10mL/支。10mL/次，2～3次/d。【功用】清热除湿，凉血解毒。用于风热感冒、温病发热之证。上呼吸道感染、流行性感冒、腮腺炎、扁桃体炎、流行性出血结膜炎（红眼病）等病毒感染疾患，属上述证候者可用之。【不良反应】偶见轻度恶心、腹泻等反应。【病证禁忌与特殊人群用药】❶风寒感冒患者不宜用。❷脾胃虚寒者慎用。❸孕妇、小儿慎用。【使用注意】药市上尚有同名"抗病毒颗粒"等制剂，但名同方异，应区别使用。如抗病毒颗粒由板蓝根、忍冬藤、山豆根、鱼腥草、重楼、贯众、白芷、青蒿、射干组成，重在清热解毒，用于病毒性感冒；抗病毒口服液，由板蓝根、生石膏、生地黄、玄参、知母、藿香、连翘、龙胆、金银花、栀子、黄芩组成，方中苦寒药更多，偏用于风热感冒、温病发热等热性病；抗病毒注射液，则由金银花、板蓝根、佩兰、柴胡、射干组成，主要用于抗病毒和抗菌消炎。

蓝芩口服液【组成】板蓝根、黄芩、栀子、胖大海、黄柏。【剂型规格与用法用量】口服液：10mL/支，每盒12支。20mL/次，3次/d。【功用】清热解毒，利咽消肿。用于肺胃实热所致的咽痛、咽干、咽部灼热等症。急性咽炎、急性上呼吸道感染见上述证候者可用之。【不良反应】偶见轻度腹泻，一般可自行缓解。【病证禁忌与特殊人群用药】❶虚火喉痹及风寒感冒咽痛者慎用。❷老人、脾虚便溏者及胃痛者慎用。❸孕妇、儿童慎用。❹对本品过敏者禁用。过敏体质者慎用。【使用注意】忌烟、酒及辛辣、厚味、油腻、鱼腥食物。

莲必治注射液【组成】亚硫酸钠穿心莲内酯。【剂型规格与用法用量】注射液：2mL（0.1g）/支，5mL（0.25g）/支，10mL（0.5g）/支。❶肌注：0.1～0.2g/次，2次/d。❷静滴：0.4～0.75g/d，加入5%葡萄糖注射液或0.9%氯化钠注射液中滴注。【功用】清热解毒、抗菌消炎。用于细菌性痢疾、肺炎、急性扁桃体炎。【不良反应】有报道可引起皮疹、肾衰竭、头晕及胃肠道反应等不良反应。【病证禁忌与特殊人群用药】❶肾脏疾病患者及肾功能不全者禁用。❷孕妇禁用。❸儿童及年老体弱者慎用。❹对本品过敏者禁用。过敏体质者慎用。【使用注意】❶用药前应询问有无药物过敏史。❷不宜与氨基糖苷类抗生素及其他可能造成肾损害的药物合用。❸注射本品可见局部刺激、肿胀、疼痛。❹不得与其他药物混合注射使用。❺静滴时浓度不宜过高，用量要适量。静滴速度不宜过快，应控制在每分钟不超过 40 滴。❻应严格按适应证和规定的用法用量使用。用药期间，应监测肾功能，如患者出现腰痛、腰酸等症状，应立即停药，并作相应处理。❼用药过程中应尽量多饮水。❽发现药液混浊、沉淀、变色或瓶身漏气、裂纹者，均不能使用。

清瘟解毒丸（片）【组成】大青叶、黄芩、葛根、连翘、羌活、防风、白芷、柴胡、川芎、玄参、天花粉、牛蒡子、赤芍、桔梗、淡竹叶、甘草。**【剂型规格与用法用量】**大蜜丸：9g/丸。2 丸/次，2 次/d。片剂：0.3g/片。6 片/次，2～3 次/d。儿童按成人量的 1/4～1/2 量折算使用。**【功用】**清瘟解毒。用于外感时疫、憎寒壮热、头痛无汗、口渴咽干、疟腮、大头瘟等病症。流行性感冒、传染性腮腺炎、头面丹毒等见上述证候者可用之。**【病证禁忌与特殊人群用药】**❶外感风寒者不宜用。❷孕妇忌用。❸儿童慎用。**【使用注意】**忌烟、酒及辛辣、油腻食物。

热毒宁注射液【组成】青蒿、金银花、栀子。**【剂型规格与用法用量】**注射液：10mL/支。静滴，成人剂量20mL/次（2 支），以 5%葡萄糖注射液或 0.9%氯化钠注射液 250mL 稀释后静滴，滴速为 30～60 滴/min，1 次/d，3 日为 1 个疗程。急性支气管炎 5 日为 1 个疗程，或遵医嘱。儿童剂量，3～5 岁最高剂量不超过 10mL，以 5%葡萄糖注射液或 0.9%氯化钠注射液 50～100mL 稀释后静滴，滴速为 30～40 滴/min，1 次/d。6～10 岁 10mL/次，以 5%葡萄糖注射液或 0.9%氯化钠注射液 100～200mL 稀释后静滴，滴速为 30～60 滴/min，1 次/d。10～13 岁 15mL/次，以 5%葡萄糖注射液或 0.9%氯化钠注射液 200～250mL 稀释后静滴，滴速为 30～60 滴/min，1 次/d。14～17 岁 20mL/次，以 5%葡萄糖注射液或 0.9%氯化钠注射液 250mL 稀释后静滴，1 次/d。**【功用】**清热解毒，疏风解表。用于外感风热所致的高热、微恶风寒、头身痛、咳嗽、痰黄等症。上呼吸道感染、流行性感冒、急性支气管炎、肺炎等见上述证候者可用之。**【不良反应】**个别患者可见头痛、胸闷、口干、腹泻、恶心、呕吐；偶见全身发红、瘙痒、皮疹等过敏反应。**【病证禁忌与特殊人群用药】**

❶风寒感冒患者不宜用。❷孕妇忌用。❸儿童慎用。❹有药物过敏史者慎用。❺既往有溶血（血胆红素轻度增高或尿胆原阳性者）现象发生者慎用。【使用注意】❶本品不宜与其他药物在同一容器内混合使用。与青霉素、氨基糖苷类和大环内酯类等药物配伍使用可产生混浊或沉淀，如需配伍使用，应分别点滴。❷溶液配制浓度不低于1∶4（药液∶溶媒）。❸临床试验曾有给药后实验检查血 TBIL、DBIL 增高，与药物可能相关，给药后应定期检查血 TBIL、DBIL。❹使用前应认真检查，如发现药液混浊、沉淀、变色、漏气或瓶身细微破裂者，均不能使用。如经 5% 葡萄糖注射液或 0.9% 氯化钠注射液 250mL 稀释后，出现混浊亦不得使用。❺本品静滴时滴速不宜过快，滴速过快可致流涎、呕吐、头昏、胸闷和局部皮疹。

喜炎平注射液【组成】穿心莲内酯磺化物。【剂型规格与用法用量】注射液：2mL（50mg）/支，5mL（125mg）/支，10mL（250mg）/支。❶肌注：50～100mg/次，2～3 次/d。❷静滴：250～500mg/d，加入 5% 葡萄糖注射液或 0.9% 氯化钠注射液中滴注。【功用】清热解毒，止咳，止痢。用于支气管炎、扁桃体炎、细菌性痢疾等。【不良反应】❶可见过敏反应，甚至过敏性休克，可见突然出现胸闷、心慌、气短、面色苍白、大汗淋漓、四肢发凉、意识模糊、血压测不到、呼吸急促、脉搏细弱。❷有的见肠痉挛，小儿可有阵发性哭啼不安、烦躁，或见腹痛、肠鸣音亢进等。【病证禁忌与特殊人群用药】❶年老体弱者及孕妇慎用。❷过敏体质者慎用。❸对本品过敏者禁用。【使用注意】❶本品宜用 0.9% 氯化钠注射液作稀释剂。❷静滴时速度应慢，并应注意观察。

夏枯草膏（颗粒、胶囊、片、口服液）【组成】夏枯草。【剂型规格与用法用量】蜜膏：30g/瓶，60g/瓶，100g/瓶，120g/瓶，125g/瓶，240g/瓶，250g/瓶。10～20g/次，2～3 次/d。7 岁以上服成人量的 1/2，3～7 岁服成人量的 1/3。温开水冲服。颗粒：9g/袋。1 袋/次，2 次/d。胶囊：0.35g/粒。2 粒/次，2 次/d。片剂：0.5g/片。6 片/次，2 次/d。口服液：10mL/支。10mL/次，2 次/d，1 个月为 1 个疗程。【功用】清火，散结，消肿。用于火热内蕴所致的头痛、眩晕、瘰疬、瘿瘤、乳痈肿痛等症。单纯性甲状腺肿大、淋巴结结核、乳腺增生症、原发性高血压病等见上述证候者可用之。【不良反应】偶见周身出现粟粒样血疹、刺痒等反应。【病证禁忌与特殊人群用药】❶气血亏虚所致的眩晕头痛患者忌用。❷体虚者慎用。❸感冒时不宜用。❹孕妇不宜用。小儿慎用。❺对本品过敏者禁用。【使用注意】❶感冒时应停用。❷不宜与含钾量高的药物或保钾利尿药合用，以免引起血钾过高。❸忌辛辣、油腻及刺激性食物。❹不宜长期和大量使用。

小儿化毒散（胶囊）【组成】牛黄、珍珠、雄黄、大黄、黄连、甘草、天花粉、川贝母、赤芍、乳香、没药、冰片。**【剂型规格与用法用量】**散剂：6g/包。0.6g/次，1～2次/d。亦可外用敷患处。胶囊：0.3g/粒。2粒/次，1～2次/d。3岁以内小儿用量酌减。**【功用】**清热解毒，活血消肿。用于小儿热毒蕴积、毒邪未尽所致的口疮肿痛、头痛、身热、烦躁、口渴、大便干燥、小便短赤、疖腮红肿，以及痈肿溃烂等症。扁桃体炎、流行性腮腺炎、各种化脓性溃烂等症、小儿疹后余毒未尽的发热、烦躁及便秘等症可用之。**【病证禁忌与特殊人群用药】**❶肺胃阴虚火旺所致的喉痹和口疮患者不宜用。❷脾胃虚弱、体质虚弱者慎用。**【使用注意】**❶方中含有毒药雄黄，不可过量、久服。❷忌辛辣、油腻食物。

新雪丸（颗粒、胶囊、片）【组成】磁石、石膏、滑石、寒水石、硝石、芒硝、栀子、竹叶卷心、升麻、穿心莲、珍珠层粉、沉香、人工牛黄、冰片。**【剂型规格与用法用量】**丸剂：1.7g/袋。1袋/次，2次/d。颗粒：1.5g/袋，薄膜衣颗粒1.7g/袋。均为1袋/次，2次/d。儿童5岁以上1/2瓶/次，5岁以下1/3瓶/次，3次/d。胶囊：0.5g/粒。3粒/次，2次/d。片剂：0.27g/片（小片）或0.54g/片（大片）。小片4片/次，大片2片/次，3次/d，小儿酌减。本品无论哪种剂型均宜餐后服。**【功用】**清热解毒，凉血镇惊。用于外感热病、热毒壅盛证，见高热烦躁、神昏、头痛、咽喉肿痛或咳嗽胸闷等症者。扁桃体炎、上呼吸道感染、支气管炎、感冒见上述证候者可用之。**【不良反应】**偶见胃脘不适反应。**【病证禁忌与特殊人群用药】**❶外感风寒者忌用。❷出血性患者禁用。❸孕妇及妇女经期内禁用。❹儿童慎用。**【使用注意】**忌辛辣、油腻食物。

三金片（颗粒）【组成】金樱根、菝葜、羊开口、积雪草、金沙藤。**【剂型规格与用法用量】**片剂：分小片、大片两种。小片1.8g/片（相当于原药材2.1g），大片2.9g/片（相当于原药材3.5g）。小片5片/次，大片3片/次，3～4次/d。颗粒：每袋（块）重14g，相当于原药材10.5g。1袋（块）/次，3～4次/d。**【功用】**清热解毒，利湿通淋，益肾。用于下焦湿热所致的热淋、小便短赤、淋沥涩痛、尿急频数等症。急性与慢性肾炎、膀胱炎、尿路感染见上述证候者可用之。**【不良反应】**有服三金片过敏的报道。**【病证禁忌与特殊人群用**

药】❶肝郁气滞或脾肾两虚、膀胱气化不行者不宜用。❷孕妇忌用。❸儿童不宜用。【使用注意】❶忌烟、酒及辛辣、油腻、刺激性食物。❷应多饮水，避免过度劳累。

竹叶椒片【组成】竹叶椒。【剂型规格与用法用量】片剂：0.37g/片。首次 4 片，以后 2 片/次，4 次/d，餐前温开水送服。【功用】清热解毒，活血止痛。用于瘀滞型胃脘痛、腹痛、痛有定处、痛处拒按、脉弦紧或涩细等症。早期急性单纯性阑尾炎所致的右下腹有固定而明显的压痛或反跳痛者可用之。【病证禁忌与特殊人群用药】❶虚寒腹痛者慎用。❷孕妇禁用。❸儿童忌用。【使用注意】忌生冷、油腻及不易消化食物。

玉叶解毒颗粒【组成】玉叶金花、金银花、菊花、岗梅、积雪草、野菊花、山芝麻。【剂型规格与用法用量】颗粒：12g/袋。1 袋/次，3 次/d，开水冲服。【功用】清热解毒，辛凉解表，生津利咽，清暑利湿。用于外感风热所致的发热头痛、微恶寒、咳嗽、口干、咽喉疼痛、小便短赤等症。上呼吸道感染、急性扁桃体炎、咽喉炎、泌尿道感染等见上述证候者可用之。【病证禁忌与特殊人群用药】❶风寒感冒患者不宜用。❷脾胃虚寒者慎用。❸孕妇慎用。【使用注意】❶含糖颗粒糖尿病患者不宜用。❷忌辛辣、油腻食物。

肿节风颗粒（胶囊、片、注射液）【组成】肿节风或其提取液。【剂型规格与用法用量】颗粒：5g/袋。5g/次，开水冲服。胶囊：0.35g/粒。3 粒/次。片剂：0.4g/片。4 片/次，均为 3 次/d。注射液：2mL/支，每盒 10 支。肌注，抗菌消炎 2～4mL/次，1～2 次/d。抗肿瘤 3～4mL/次，2 次/d；静滴，12～16mL/次，1 次/d，15 日为 1 个疗程。【功用】清热解毒，消肿散结。用于热毒壅盛所致的肺炎、阑尾炎、蜂窝织炎、细菌性痢疾、脓肿，并可用于肝癌、胰腺癌等癌症的辅助治疗。【不良反应】可见心悸、胸闷憋气、面红或苍白、唇绀、手足发冷、脉数、寒战等过敏反应。过量可致中毒，出现头昏、乏力、呕吐，继而出现呼吸急促、躁动不安、血压升高，最后可因呼吸麻痹而死亡。【病证禁忌与特殊人群用药】❶阴血亏虚火旺者忌用。❷孕妇禁用。❸儿童忌用或慎用。过敏体质及对本品过敏者忌用。【使用注意】❶忌酸、辣食物及萝卜等食物。❷不可过量使用。

三、清脏腑热剂

银黄颗粒（胶囊、滴丸、片、含片、口服液、注射液）

【组成】金银花提取物、黄芩提取物。【剂型规格与用法用量】颗粒：2g/袋（无蔗糖）、4g/袋或10g/袋。4～10g/次，2次/d，开水冲服。胶囊：0.3g/粒。2～4粒/次，4次/d。滴丸：2.5g/袋。1～2袋/次，4次/d。片剂：0.3g/片，含黄芩苷50mg、绿原酸40mg。2～4片/次，3～4次/d。含片：0.65g/片。1～2片/次，6～8次/d，5日为1个疗程。口服液：10mL/支。10～20mL/次，3次/d。注射液：2mL/支。含黄芩苷40mL、绿原酸25mg。肌注，2～4mL/次，1～2次/d。小儿用量酌减。【功用】清热疏风，利咽解毒。用于外感风热、肺胃热盛所致的发热、咳嗽、咽干咽痛、喉核肿大、口渴等症。急性扁桃体炎、急性或慢性咽炎、上呼吸道感染见上述证候者可用之。【不良反应】❶个别患者服用口服液后出现药疹。❷注射液应用中有少数病例出现过敏或过敏性休克，见频繁咳嗽气喘、皮肤瘙痒、眼睑及面部、嘴唇苍白、水肿、腹痛、恶心、呕吐、皮肤潮红、散在性皮肤血疹、呼吸、心率增快。【病证禁忌与特殊人群用药】❶风寒感冒、阴虚火旺或脾胃虚寒者慎用。❷本品注射剂，孕妇、儿童均慎用。【使用注意】❶治疗急性或慢性扁桃体炎、急性或慢性咽炎时，可配合使用外用药物。❷忌辛辣、油腻、厚味食物。

连花清瘟颗粒（胶囊、片）

【组成】连翘、金银花、炙麻黄、苦杏仁、石膏、板蓝根、绵马贯众、鱼腥草、广藿香、大黄、红景天、甘草、薄荷脑。【剂型规格与用法用量】颗粒：6g/袋。1袋/次，3次/d。胶囊：0.35g/粒。4粒/次，3次/d。片剂：0.3g/片。4～5片/次，3次/d。【功用】清瘟解毒，宣肺泄热。用于流行性感冒热毒袭肺证。症见发热或高热恶寒、肌肉酸痛、鼻塞流涕、咳嗽、头痛、咽干咽痛、舌偏红、苔黄或黄腻等者。【不良反应】偶见胃肠不适、腹胀、腹泻。【病证禁忌与特殊人群用药】❶风寒感冒者不宜用。❷对本品过敏者禁用。过敏体质者慎用。❸运动员慎用。❹高血压、心脏病患者慎用。❺肝病、肾病、糖尿病等慢性病严重者，年老体弱及脾虚便溏者慎用。❻孕妇、哺乳期妇女及儿童慎用。【使用注意】❶应严格按用法用量服用，不宜长期服用。❷药品性状发生改变时禁止使用。❸本品与其他药物同时使用时可发生药物相互作用。❹忌烟、酒及辛辣、油腻食物。

痰热清注射液

【组成】熊胆粉、山羊角、金银花、黄芩、连翘。【剂型规格与用法用量】注射液：10mL/支。静滴，20mL/次，加入5%葡萄糖注射液500mL中静滴，2次/d。滴速应控制在60滴/min以内。【功用】清热解毒，化痰镇惊。用于风温肺热病属痰热阻肺证，症见发热、咳嗽、咳痰不爽、烦渴、舌质红、苔黄、脉数者。【不良反应】可见寒战、高热及过敏反应。【病证禁忌与特殊人群用药】❶寒痰咳喘者忌用。❷脾胃虚弱者及年老体弱者慎用。❸孕妇、儿童慎用。【使用注意】❶使用中应密切注意和观察不良反应。❷不得与含酸性成分的注射液混合使用（本品 pH 为 7.0～8.0）。❸如出现混浊、沉淀不得使用。

小儿清热利肺口服液【组成】麻黄、生石膏、金银花、连翘、牛蒡子、射干、瓜蒌皮、浮海石、苦杏仁、葶苈子、车前子。【剂型规格与用法用量】口服液：10mL/支。1～2 岁 3～5mL/次；3～5 岁 5～10mL/次；6～14 岁 10～15mL/次。以上剂型均 3 次/d，7 日为 1 个疗程。【功用】清热宣肺，止咳平喘。用于小儿咳嗽属风热犯肺证，症见发热、咳嗽、流涕或鼻塞、咽痛、口渴、舌红或苔黄者。小儿急性支气管炎见上述证候者可用之。【不良反应】个别患者可见恶心、呕吐、腹泻、头晕等反应。【病证禁忌与特殊人群用药】❶风寒咳嗽患者不宜用。❷肺虚咳嗽患者慎用。❸脾胃虚弱者慎用。❹对本品过敏者禁用。【使用注意】忌辛辣、生冷、油腻食物。

鱼腥草注射液【组成】鲜鱼腥草。【剂型规格与用法用量】注射液：2mL/支、10mL/支，或 50mL/瓶、100mL/瓶。❶肌注：2～4mL/次，4～8mL/d。❷静滴：20～100mL/次，用 5% 或 10% 葡萄糖注射液稀释后应用。【功用】清热解毒，消痈排脓，利湿通淋。用于痰热壅肺所致的肺脓肿；湿热下注所致的尿路感染；热毒壅盛所致的痈疖等症。肺脓肿、肺部感染、皮肤化脓性感染、尿路感染、带状疱疹、流行性腮腺炎见上述证候者可用之。【不良反应】本品的不良反应报道较多，可累及呼吸、心血管、消化系统，以过敏反应和输液反应为主，其中严重不良反应有大疱性表皮松懈萎缩型皮炎、肺水肿、喉水肿、剥脱性皮炎、过敏性紫癜、过敏性休克、呼吸困难、重症多形红斑、过敏性哮喘、肉眼血尿、呼吸骤停，并有死亡病例报道。【病证禁忌与特殊人群用药】❶寒痰咳嗽患者忌用。❷孕妇、儿童禁用。❸对本品过敏者禁用。过敏体质者慎用。❹老人、心脏病者慎用。【使用注意】❶禁用静滴。❷用药中必须加强用药监护，严格按规定的适应证范围使用。❸本品不应与其他药品混合使用，且不能快速滴注。一旦出现早期不良反应，须立即停药，并进行恰当的对症处理。❹发现药液混浊、沉淀、药瓶漏气或瓶身细微破裂时，均不能使用。❺忌辛辣、刺激、油腻食物。

护肝颗粒（片、胶囊）【组成】柴胡、茵陈、板蓝根、绿豆、五味子、猪胆粉。【剂型规格与用法用量】颗粒：1.4g/袋。1袋/次，3次/d。片剂（薄膜衣片）：0.36g/片或0.38g/片。4片/次。胶囊：0.35g/粒，40粒/盒。4粒/次。以上剂型均为3次/d。30日为1个疗程。【功用】疏肝理气，清热利湿，健脾消食，降低转氨酶。用于慢性肝炎及早期肝硬化等。病毒性肝炎、药物性肝损伤亦可用之。【病证禁忌与特殊人群用药】❶脾胃虚寒者慎用。❷寒湿阴黄者忌用。❸瘀血停滞、肝阳不足所致胁痛患者忌用。❹孕妇、儿童慎用。【使用注意】❶用于降低血清丙氨酸氨基转移酶（ALT）时，一般以1个月为1个疗程，最多用3个月。在ALT指标正常或下降的同时有全身症状好转，但易反跳，停药时应少量递减，不宜骤停。❷ALT下降并不代表肝细胞损伤的全面好转，应同时测定天冬氨酸氨基转移酶（AST）的活力，并观察全身症状是否好转，必要时还应检查黄疸及肝硬化指标，以免延误病情。❸忌烟、酒及辛辣、油腻食物。

复方益肝灵胶囊（片）【组成】为复方制剂，主含水飞蓟素、五仁醇浸膏等。【剂型规格与用法用量】胶囊：0.37g/粒。2粒/次。薄膜衣片：0.46g/片，含水飞蓟素以水飞蓟素计为21mg。4片/次。以上剂型均为3次/d，餐后服用。【功用】解毒祛湿，益肝滋肾。用于湿毒未清、肝肾阴虚引起的胁痛、纳差、腹胀、腰酸乏力、尿黄等症。慢性肝炎转氨酶增高者可用之。【病证禁忌与特殊人群用药】❶肝郁脾虚所致胁痛不宜用。❷孕妇忌用。儿童慎用。【使用注意】❶忌烟、酒及辛辣、油腻食物。❷忌恼怒、忧郁、过劳。用药期间应随时进行肝功能检查。❸不得与含Al^{3+}的物质同时服用。❹宜餐后服用。

澳泰乐颗粒（胶囊、片）【组成】返魂草、郁金、白芍、黄精、麦芽。【剂型规格与用法用量】颗粒：5g/袋（减糖型）或15g/袋。开水冲服，1袋/次。胶囊：0.35g/粒。4粒/次。片剂：0.4g/片。4片/次。以上剂型均为3次/d，30日为1个疗程。【功用】疏肝理气，清热解毒。用于肝郁毒蕴所致的胁肋胀痛、口苦纳呆、乏力等症。慢性肝炎见上述证候者可用之。【病证禁忌与特殊人群用药】❶脾胃虚寒者慎用。❷瘀血停滞、肝阴不足所致胁痛者不宜用。❸寒湿阴黄者忌用。❹急性肝病属湿热毒邪壅盛且无肝郁者忌用。肝郁气滞而无湿热蕴结者慎用。❺孕妇、儿童慎用。【使用注意】❶本品对郁久化热、体质偏弱者较适宜，如抑郁或焦虑病程较久，或本品治疗无效时应转科治疗。❷忌辛辣、油炸食物。

肝苏丸（颗粒、胶囊、软胶囊、片）【组成】扯根菜（又名赶黄草）。【剂型规格与用法用量】胶囊：0.42g/粒。3粒/次。丸剂：2.5g/袋。1袋/次。颗粒：9g/袋。1袋/次。软胶囊：0.5g/粒。4粒/次。片剂：0.3g/片。5片/次。以上剂型均为3次/d。急性病毒性肝炎1个月为1个疗程，慢性活动性肝炎、乙型肝炎3个月为1个疗程。【功用】降酶，保肝，退黄，健脾。用于慢性活动性肝炎、乙型肝炎。也可用于急性病毒性肝炎。【病证禁忌与特殊人群用药】❶对本品过敏者禁用。❷孕妇、儿童慎用。【使用注意】忌烟、酒及辛辣、油腻食物。

护肝宁丸（胶囊、片）【组成】垂盆草、虎杖、丹参、灵芝。【剂型规格与用法用量】丸剂：每10丸重2.2g（相当于原药材9g）。10丸/次。胶囊：0.35g/粒。4～5粒/次。薄膜衣片：0.42g/片，相当于原药材1.8g；糖衣片，0.4g/片，相当于原药材1.8g。4～5片/次。以上剂型均为3次/d。【功用】清热利湿，益肝化瘀，疏肝止痛，退黄，降低丙氨酸氨基转移酶（ALT）。用于急性肝炎及慢性肝炎。【不良反应】主要有皮肤色素沉着，停药后可逐渐消退。其他可见头晕、上腹部痛、皮疹等。【病证禁忌与特殊人群用药】❶孕妇、儿童慎用。❷有遗传性卟啉症家族史者忌用。【使用注意】夏季用药时应避免阳光直接照射，并加服维生素 B_2，防止或减轻色素沉着。

利肝隆颗粒（胶囊、片）【组成】板蓝根、茵陈、郁金、五味子、甘草、当归、黄芪、刺五加浸膏。【剂型规格与用法用量】颗粒：10g/袋。10g/次。胶囊：0.3g/粒。2～4粒/次。片剂：0.37g/片。5片/次。以上剂型均为3次/d。【功用】疏肝解郁，清热解毒，益气养血。用于肝郁、湿热、气血两虚所致的两胁胀痛或隐痛、乏力、尿黄等症。急性及慢性肝炎见上述证候者可用之。【病证禁忌与特殊人群用药】❶寒湿型黄疸患者忌用。❷肝阴不足所致的胁痛患者不宜用。❸孕妇、儿童慎用。【使用注意】忌烟、酒及辛辣、油腻食物。

五脂丸（颗粒、胶囊、软胶囊、片）【组成】华中五味子果实中提取的木脂素衍生物。【剂型规格与用法用量】滴丸：每丸含木脂素以五味子甲素计为2.5mg。9丸/次。颗粒：每袋含总木质素（以五味子甲素计）22.5mg，每袋装量2g。1袋/次。胶囊：每粒含五味子甲素11.25mg，每盒24粒。2粒/次。软胶囊：每粒0.5g（含五味子酯甲4mg）。1粒/次。片剂：每片0.31g。3片/次。以上剂型均为3次/d。【功用】具有显著的肝细胞损伤拮抗作用，可阻断多种毒物对肝细胞膜的损伤，抑制毒性产物的生成，降低血清氨基转移酶；诱导肝微粒体细胞色素P450的活性，增强肝脏的解毒功能；对活性氧自由基有拮抗作用，抑制肝细胞膜的脂质过氧化；并能促进肝糖原生成和蛋白质的合成代谢，有利于肝细胞恢复，降低血清谷丙转氨酶。可用于慢性、迁延性肝炎等肝细胞损伤所致转氨酶升高患者。【不良反应】个别患者用药后可见恶心等胃肠不适症状。【病证禁忌与特殊人群用药】❶孕妇、儿童慎用。❷有药物过敏史者慎用。【使用注意】忌烟、酒及生冷、辛辣食物。

乙肝健胶囊（片）【组成】花锚草、黄芪、甘草。【剂型规格与用法用量】胶囊：0.3g/粒。4粒/次，3次/d。片剂：分A、B两种，0.25g/片。口服A、B片各2～3片/次，3次/d。【功用】利胆退黄，改善肝功能、调节免疫功能。用于急性、慢性乙型肝炎和其他肝炎。【不良反应】偶见轻度胃肠道不适，餐后服用可减轻。【病证禁忌与特殊人群用药】孕妇忌用。【使用注意】忌辛辣、油腻食物。

乙肝清热解毒颗粒（胶囊、片）【组成】虎杖、茵陈、北豆根、白花蛇舌草、甘草、拳参、白茅根、土茯苓、蚕沙、野菊花、茜草、橘红、淫羊藿。【剂型规格与用法用量】颗粒：6g/袋或10g/袋。2袋/次，开水冲服。胶囊：0.4g/粒。6粒/次。片剂：0.3g/片，每盒72片。4～8片/次。以上剂型均为3次/d。【功用】清肝利胆，利湿解毒。用于肝胆湿热引起的黄疸（或无黄疸）、发热（或低热）、口苦或口黏臭、厌油、胃肠不适、舌质红、舌苔厚腻、脉弦滑数等症。急性及慢性病毒性乙肝初期或活动期与乙肝病毒携带者见上述证候者可用之。【不良反应】可引起大便次数增多或便溏。【病证禁忌与特殊人群用药】❶寒湿阴黄者忌用。脾胃虚寒者慎用。❷肝郁气滞、瘀血停着、肝阴不足所致胁痛者不宜用。❸慢性肝炎非活动期，小便不黄、大便不干者不宜用。❹孕妇禁用、儿童慎用。【使用注意】❶体质虚弱者不可过量、久服。❷忌烟、酒及辛辣、油腻食物。

金酸萍颗粒（片、糖浆）【组成】阴行草、酸模、四叶萍。【剂型规格与用法用量】颗粒：15g/袋，6袋/盒。15g/次，开水冲服。片剂：0.46g/片。3片/次，2次/d。糖浆：120mL/瓶、150mL/瓶或200mL/瓶。20mL/次。以上剂型均为2次/d。小儿用量酌减。【功用】清热解毒，利湿退黄，有恢复肝功能，降低转氨酶的作用。用于急性黄疸型肝炎、慢性肝炎、重症肝炎。【病证禁忌与特殊人群用药】❶非湿热所致的肝炎患者不宜用。❷孕妇、儿童慎用。【使用注意】忌烟、酒及辛辣、油腻食物。

龙胆泻肝丸（颗粒、胶囊、软胶囊、片、口服液）【组成】

龙胆、柴胡、黄芩、栀子、泽泻、木通、车前子、当归、生地黄、炙甘草。**【剂型规格与用法用量】**水丸：60g/瓶。3～6g/次，2次/d。大蜜丸：6g/丸。1～2丸/次，2次/d。颗粒：6g/袋。1袋/次，2次/d，开水冲服。胶囊：0.25g/粒。3～4粒/次，2次/d。软胶囊：0.45g/粒。4粒/次，3次/d。片剂：0.3g/片，12片/袋，4～6片/次，2～3次/d。口服液：10mL/支。10mL/次，3次/d。**【功用】**清肝胆，利湿热。用于肝胆湿热证，症见头晕目赤、耳鸣耳聋、耳肿疼痛、胁痛口苦、尿赤涩痛、湿热带下、脉弦或洪数及舌质红、苔黄者。对肝胆湿热下注所致的外阴瘙痒肿痛、小便淋浊、妇女带下等而津液外伤者亦多用之。原发性高血压、神经性头痛、顽固性偏头痛、急性结膜炎、神经性耳聋、化脓性中耳炎、外耳道疖肿、急性黄疸型肝炎、急性胆囊炎、带状疱疹、外阴炎、阴道炎、急性盆腔炎等见上述证候者可用之。**【不良反应】**久服或过量可见恶心、腹痛、腹泻等消化道症状，偶见皮肤过敏反应。**【病证禁忌与特殊人群用药】**❶脾胃虚寒者忌用。❷年老体弱者慎用。❸原发性高血压患者不宜用。❹孕妇、儿童慎用。**【使用注意】**治疗急性结膜炎时，可配合使用滴眼液；治疗化脓性中耳炎时，应配合清洗耳道；治疗阴道炎时，用清洗剂冲洗阴道，以增强疗效。

茵栀黄颗粒（片、胶囊、口服液、注射液）【组成】黄芩提取物、金银花提取物、茵陈提取物、栀子提取物。**【剂型规格与用法用量】**颗粒：3g/袋。2袋/次，开水冲服。片剂：0.4g/片（含黄芩苷0.2g）。2片/次。胶囊：0.33g/粒（含黄芩苷0.18g）。2粒/次。口服液：10mL/支，含黄芩苷0.4g。10mL/次。均为3次/d。1个月为1个疗程。注射液：2mL/支。静滴，10～20mL/次，用10%葡萄糖注射液250～500mL稀释后滴注。症状缓解后可改用肌注，2～4mL/d。**【功用】**清热解毒，利湿退黄。有退黄疸和降低丙氨酸氨基转移酶的作用。用于湿热毒邪内蕴所致的黄疸、胸胁胀痛、恶心、呕吐、小便黄赤等症及急性、迁延性、慢性肝炎和重症肝炎（1型或其他型）的综合治疗。**【不良反应】**本品注射液引起的不良反应多为首用即发型，以皮肤及附件损害较多，如过敏性皮疹、瘙痒、眼睑水肿等，胃肠道反应等。其次为过敏性休克，见心慌、心悸、胸闷、呼吸困难、血压下降、发绀、意识模糊、呼吸、心搏骤停，如不及时抢救，可致死亡。其他可见喉头水肿、胸骨后疼痛；新生儿发绀、气促、四肢发凉等。**【病证禁忌与特殊人群用药】**❶黄疸属寒湿阴黄者不宜用。❷孕妇、儿童慎用。**【使用注意】**❶注射剂不宜与其他药物同时滴注，以免发生不良反应。❷忌烟、酒及辛辣、油腻食物。

八宝丹（胶囊）【组成】牛黄、蛇胆、羚羊角、珍珠、三七、麝香等。【剂型规格与用法用量】蜜丸：3g/丸。1～8岁0.3～0.5g/次，8岁以上0.6g/次。胶囊：0.3g/粒。1～8岁0.5～1粒/次，8岁以上2粒/次。均为2～3次/d，餐后用温开水送服。【功用】清利湿热，活血解毒，去黄止痛。用于湿热蕴结所致发热、黄疸、小便黄赤、恶心呕吐、纳呆、胁痛腹胀、舌苔黄腻或厚腻干白，或湿热下注所致尿道灼热刺痛、小腹胀痛等症。传染性病毒性肝炎、急性胆囊炎、急性泌尿系感染等见上述证候者可用之。【病证禁忌与特殊人群用药】❶辨证属寒湿阴黄者不宜用。❷孕妇忌用。儿童慎用。【使用注意】忌烟、酒及辛辣、油腻食物。

参芪肝康胶囊（片）【组成】当归、党参、水飞蓟、五味子、茵陈、黄芪、刺五加。【剂型规格与用法用量】胶囊：0.4g/粒，40粒/盒。5粒/次。片剂：0.42g/片。5片/次。均为3次/d。【功用】祛湿清热，调和肝脾。用于湿热内蕴、肝脾不和所致的急性和慢性肝炎。【病证禁忌与特殊人群用药】❶对本品过敏者禁用。❷孕妇、儿童慎用。【使用注意】忌烟、酒及辛辣、油腻食物。

垂盆草颗粒【组成】垂盆草清膏、矮地茶清膏。【剂型规格与用法用量】颗粒：10g/袋，12袋/盒。10g/次，2～3次/d。【功用】清热解毒，活血利湿，能降低丙氨酸氨基转移酶。用于急性肝炎、迁延性肝炎及慢性肝炎活动期。【病证禁忌与特殊人群用药】❶脾虚泄泻者慎用。❷孕妇慎用。❸对本品过敏者禁用。【使用注意】忌辛辣、油腻食物。

苦黄颗粒（注射液）【组成】苦参、大黄、大青叶、茵陈、柴胡。【剂型规格与用法用量】颗粒：6g/袋。1袋/次，3次/d。注射液：10mL/支。静滴，用5%或10%葡萄糖注射液500mL稀释后使用，10～60mL/次，1次/d，15日为1个疗程。【功用】疏肝清热，利湿退黄。用于肝胆湿热所致的黄疸，症见面目俱黄、胸胁胀满、乏力、纳差、便干尿黄者。急、慢性肝炎及急、慢性胆囊炎见上述证候者可用之。【不良反应】❶颗粒：偶见轻微腹泻、呕吐及红细胞、血红蛋白、白细胞减少，血清肌酐异常。❷注射液：偶见一过性潮红及轻度消化道症状；并可致过敏性休克，或见头昏、心慌、心悸、胸闷恶心、寒战、头痛、耳鸣及全身广泛性荨麻疹等反应。但减慢滴速症状可消失。【病证禁忌与特殊人群用药】❶寒湿蕴结所致的阴黄患者不宜用。❷严重心、肾功能不全者慎用。❸孕妇、儿童忌用。❹年老体弱者慎用。【使用注意】❶忌烟、酒及辛辣、油腻食物。❷本品注射剂不宜与其他药物同时滴注。❸剂量宜逐日增加，第 1 日 10mL，第 2 日 20mL，第 3 日 30～60mL，滴速不宜过快，每分钟应控制在30 滴左右。

利胆片【组成】柴胡、大黄、黄芩、木香、茵陈、金钱草、金银花、大青叶、知母、白芍、芒硝。**【剂型规格与用法用量】**片剂：0.25g/片。3～4 片/次，3 次/d。**【功用】**疏肝止痛，清热利湿。用于肝胆湿热所致的胁痛，症见胁肋及胃腹部疼痛，按之痛剧，大便不通、小便短赤、身热头痛、呕吐不食等。急性或慢性胆囊炎、胆管结石、胆囊结石见上述证候者可用之。**【病证禁忌与特殊人群用药】**❶肝郁血虚、寒湿蕴结者忌用。❷脾胃虚寒者忌用。❸孕妇禁用。❹儿童不宜用。**【使用注意】**❶脾虚便溏、年老体弱者不可过量、久服。❷服药后胁肋疼痛缓解不明显，或反而加重，痛剧不减者，应转外科紧急处理。❸本品主要适于泥沙样或较小的结石，若结石较大，或出现梗阻以致药物排石无效时，应采用碎石或手术等相应治疗措施。❹忌辛辣、油腻食物，并应戒烟、酒。

舒胆胶囊（片）【组成】大黄、金钱草、柴胡、黄芩、延胡索、木香、茵陈、郁金、硝石、丹参、栀子、枳实、薄荷脑。**【剂型规格与用法用量】**胶囊：0.3g/粒。4 粒/次，4 次/d。片剂：每片相当于原药材 1.15g。5～6 片/次，3 次/d。**【功用】**疏肝解郁，清热化湿，利胆溶石，行气止痛。用于肝胆湿热所致的黄疸、胁痛、发热、口苦、尿赤便秘等症。胆囊炎、胆道感染、胆结石见上述证候者可用之。**【病证禁忌与特殊人群用药】**❶脾胃虚弱者慎用。❷孕妇忌用。儿童慎用。**【使用注意】**忌烟、酒及辛辣、油腻食物。

小儿肠胃康颗粒（贴剂）【组成】鸡眼草、地胆草、谷精草、夜明沙、蚕沙、蝉蜕、谷芽、盐酸小檗碱、木香、麦冬、玉竹、赤芍、甘草。**【剂型规格与用法用量】**颗粒：5g/袋。5～10g/次，3 次/d，开水冲服。贴剂：2 贴/盒。外用，贴于小儿肚脐。每日 1 次，1贴/次，每贴可敷 1～2 日，连用 4 日。**【功用】**清热平肝，调理脾胃。用于肝经郁热兼脾虚引起的食欲减退、面色无华、精神烦忧、夜寐哭啼、腹泻腹胀、发育迟缓等症。小儿厌食症、营养不良、小儿夜惊见上述证候者可用之。**【不良反应】**偶见恶心、呕吐、皮疹和药热，停药后即消失。**【病证禁忌与特殊人群用药】**本品为肝郁脾虚所致厌食及心肝郁热所致夜啼所设，脏腑虚寒者忌用。**【使用注意】**不宜过食生冷、肥甘食物。

小儿泻速停颗粒【组成】地锦草、儿茶、乌梅、山楂、茯苓、白芍、甘草。**【剂型规格与用法用量】**颗粒：3g/袋或5g/袋。1岁以内1.5～3g/次；1～3岁3～6g/次；4～7岁6～9g/次；开水冲服。均为3～4次/d。**【功用】**清热利湿，健脾止泻，缓急止痛。用于小儿湿热壅遏大肠所致的泄泻，症见大便稀薄如水样、腹痛、纳差者。小儿秋季腹泻、迁延性及慢性腹泻见上述证候可用之。**【病证禁忌与特殊人群用药】**脾胃虚寒泄泻者不宜用。**【使用注意】❶**病情较重或服用1～2日后，疗效不佳者可酌情增加剂量，或采用其他治疗措施。**❷**有脱水者，可口服或静脉补液。**❸**忌生冷、辛辣、油腻食物。

乙肝宁颗粒（片）【组成】黄芪、丹参、绵茵陈、党参、白术、金钱草、制何首乌、白芍、茯苓、牡丹皮、川楝子、蒲公英、白花蛇舌草。**【剂型规格与用法用量】**颗粒：17g/袋，或3g（无蔗糖）。1袋/次，开水冲服。片剂：0.55g/片。4片/次。以上剂型均为3次/d。治疗慢性肝炎均以3个月为1个疗程。**【功用】**补气健脾，活血化瘀，清热解毒。用于慢性肝炎属脾气虚弱、血瘀阻络、湿热毒蕴证，症见胁痛、腹胀、乏力、尿黄者。对急性肝炎属上述证候者有一定疗效。**【病证禁忌与特殊人群用药】❶**肝郁脾虚所致胁痛患者不宜用。**❷**孕妇、儿童慎用。**【使用注意】❶**急性或慢性肝炎治疗1个月左右，应及时复查肝功能指标。**❷**忌烟、酒及辛辣、油腻食物。

茵陈五苓丸【组成】茵陈蒿、茯苓、白术、泽泻、猪苓、肉桂。**【剂型规格与用法用量】**水丸剂：每20粒重1g。6g/次，2次/d。**【功用】**清湿热，利小便。用于肝胆湿热、脾肺郁结所致的黄疸，见身目发黄、脘腹胀痛、小便不利、口苦咽干、不思饮食等症者。急性肝炎见上述证候者可用之。**【病证禁忌与特殊人群用药】❶**黄疸属寒湿阴黄者忌用。**❷**孕妇、儿童不宜用。**【使用注意】❶**忌烟、酒及辛辣、油腻食物。**❷**忌喜怒忧郁、劳碌。

降酶灵胶囊（片）【组成】五味子提取物，含五味子甲素、五味子乙素等多种有效成分。**【剂型规格与用法用量】**胶囊：每粒含五味子果仁的乙醇浸出物0.15g。2～3粒/次。片剂：每片0.35g。2～3粒/次。以上剂型均为3次/d。肝功能恢复后仍继续服用1～2个月，但用量应酌减。**【功用】**抗肝炎药，具有降低丙氨酸氨基转移酶的作用。用于急性迁延性、慢性肝炎。**【病证禁忌与特殊人群用药】❶**对本品过敏者禁用。**❷**孕妇、儿童慎用。**【使用注意】**忌烟、酒及辛辣、油腻食物。

复方黄连素片 【组成】盐酸小檗碱、木香、白芍、吴茱萸。【剂型规格与用法用量】片剂：每片含盐酸小檗碱 17mg。3～4 片/次，2～3 次/d。【功用】清热燥湿，行气止痛，止痢止泻。用于大肠湿热、赤白下痢、里急后重或暴注下泻、肛门灼热等症。细菌性痢疾、肠炎见上述证候者可用之。【不良反应】偶见恶心、呕吐等胃肠不适症状。【病证禁忌与特殊人群用药】❶寒湿性及虚寒性泄泻、痢疾患者不宜用。❷孕妇、儿童慎用。【使用注意】忌辛辣、油腻食物。

香连丸（片、胶囊、颗粒）【组成】黄连、木香。【剂型规格与用法用量】水丸：每 50 粒重 3g，3g/袋、6g/袋、9g/袋、10g/袋、15g/袋或 18g/袋。3～6g/次，2～3 次/d。浓缩丸：每 6 丸相当于原药材 3g。6～12 丸/次，2～3 次/d。片剂：小片 48mg/片。6～8 片/次，小儿 2～3 片/次；大片 62mg/片。5 片/次。均为 3 次/d。胶囊：0.5g/粒。2～3 粒/次，2 次/d。颗粒：4g/袋。4～8g/次，2～3 次/d，开水冲服。【功用】清热燥湿，行气止痛。用于大肠湿热所致的泄泻、痢疾，见大便脓血、里急后重、发热腹痛者。急性肠炎、细菌性痢疾见上述证候者可用之。【不良反应】偶见恶心、胃肠不适，或皮肤发痒、荨麻疹。【病证禁忌与特殊人群用药】❶寒湿及虚寒性下痢患者慎用。❷孕妇、儿童慎用。【使用注意】❶不宜与活菌制剂乳酶生、丽珠肠乐等同用。❷不宜与次碳酸铋合用。❸忌生冷、油腻及辛辣、刺激性食物。

苍苓止泻口服液 【组成】苍术、茯苓、金银花、柴胡、葛根、黄芩。【剂型规格与用法用量】口服液：10mL/支。6 个月以下婴幼儿 5mL/次；6 个月至 1 岁 5～8mL/次；1～4 岁 8～10mL/次；4 岁以上 10～20mL/次。3 次/d，餐前服用，3 日为 1 个疗程。【功用】祛湿清热，运脾止泻。用于湿热所致的小儿泄泻，症见水样或蛋花样粪便或夹有黏液，不发热或发热、腹胀、舌红、苔黄者。小儿轮状病毒性肠炎属上述证候者可用之。【不良反应】偶见呕吐。【病证禁忌与特殊人群用药】寒湿困脾泄泻者忌用。【使用注意】久泻伤津者应采用其他救治措施。

儿泻停颗粒 【组成】茜草藤、乌梅、甘草。【剂型规格与用法用量】颗粒：5g/袋。1 岁以内 1.5～3g/次；1～3 岁 3～6g/次；4～7 岁 6～9g/次；开水冲服。均为 3～4 次/d。【功用】清热燥湿，固肠止泻。用于湿热内蕴所致的小儿腹泻，症见大便呈水样或蛋花汤样、或伴有发热、腹痛、恶心、呕吐等。小儿腹泻见上述证候者可用之。【病证禁忌与特殊人群用药】❶脾气虚或脾肾阳虚所致泄泻者不宜用。❷重度营养不良、痢疾及便脓血者慎用。【使用注意】❶忌生冷、油腻及不易消化食物。❷用药1～2日症状无改善或加重者，应采用其他治疗措施。❸重度营养不良、感染性肠炎及大便脓血者，亦应配合其他治疗措施。

枫蓼肠胃康颗粒（胶囊、片、分散片、口服液）【组成】牛耳枫、辣蓼。【剂型规格与用法用量】颗粒：8g/袋或3g/袋（无糖型）。1袋/次，开水冲服。胶囊：0.37g/粒。2粒/次。片剂：0.2g/片。4～6片/次。分散片：0.6g/片。口服或分散于水中服，4～6片/次。口服液：10mL/支。1支/次。以上剂型均为3次/d。【功用】理气健胃，除湿化滞。用于脾胃不和、气滞湿困所致的泄泻，症见腹胀、腹痛、腹泻者。急性胃肠炎见上述证候者可用之。【不良反应】少数患者服药后可见头晕反应。【病证禁忌与特殊人群用药】❶脾胃虚寒泄泻者忌用。❷孕妇禁用。【使用注意】❶严重脱水者应采用相应的治疗措施。❷忌辛辣、油腻食物。

葛根芩连丸（颗粒、胶囊、片、口服液）【组成】葛根、黄芩、黄连、炙甘草。【剂型规格与用法用量】微丸：1g/袋或3g/袋。3g/次。小儿1g/次。颗粒：6g/袋。1袋/次，开水冲服。胶囊：0.4g/粒。3～4粒/次。片剂：0.3g/片。3～4片/次。口服液：10mL/支。10mL/次。以上剂型均为3次/d。【功用】解肌透表，清热解毒，利湿止泻。用于湿热蕴结所致的泄泻、痢疾，症见身热烦渴、下痢臭秽、便黄而黏、肛门灼热，以及风热感冒所致的发热恶心、头痛身痛等症。急性痢疾、急性或慢性肠炎、溃疡性结肠炎见上述证候者可用之。【病证禁忌与特殊人群用药】虚寒性下痢者忌用。孕妇慎用。【使用注意】❶不宜过量、久服。❷忌辛辣、油腻食物。

双苓止泻口服液【组成】黄芩、白术、茯苓、猪苓、贯众、陈皮、法半夏、肉桂、地榆、聚山梨酯-80。【剂型规格与用法用量】口服液：10mL/支。1岁以下3～5mL/次；1～3岁5～7mL/次；3岁以上10mL/次。3次/d，3日为1个疗程。【功用】清热化湿，健脾止泻。用于湿热内蕴、脾虚失健所致的小儿腹泻，或伴发热、腹痛、口渴、尿少者。小儿秋季腹泻见上述证候者可用之。【不良反应】偶见呕吐等反应。【病证禁忌与特殊人群用药】对本品过敏者禁用。过敏体质者慎用。【使用注意】❶按规定用法用量，用药3日后症状无改善或反加重者，应采用其他治疗措施。❷药品性状发生改变时禁止使用。❸忌生冷、油腻及不易消化的食物。

香连化滞丸（片）【组成】黄连、黄芩、木香、枳实、陈皮、青皮、厚朴、槟榔、滑石、当归、白芍、甘草。**【剂型规格与用法用量】**丸剂：每100粒重10g。8g/次。片剂：0.6g/片。4片/次。以上剂型均为2次/d。**【功用】**清热利湿，行血化滞。用于大肠湿热所致的痢疾，症见大便脓血、里急后重、发热腹痛者。**【病证禁忌与特殊人群用药】**❶寒湿及虚寒下痢者慎用。❷孕妇禁用。**【使用注意】**忌生冷、油腻及辛辣刺激性食物。

泻停胶囊【组成】地瓜藤、苦参。**【剂型规格与用法用量】**胶囊：0.4g/粒。2～4粒/次，2～3次/d，或遵医嘱。**【功用】**清热燥湿、止泻。用于大肠湿热所致的腹痛、泄泻。**【病证禁忌与特殊人群用药】**❶孕妇禁用。❷儿童、年老体弱及高血压、心脏病、糖尿病、肝病、肾病等慢性病严重患者慎用。**【使用注意】**❶服用本品期间不宜同时服用滋补性中药。❷服用本品3日后症状未缓解时，应采用其他治疗方法。

肠康片（胶囊）【组成】盐酸小檗碱、木香、吴茱萸。**【剂型规格与用法用量】**薄膜衣片：每片含盐酸小檗碱0.05g。2～4片/次。胶囊：0.23g/粒，含盐酸小檗碱0.05g。4粒/次。以上剂型均为2次/d。**【功用】**清热燥湿，理气止痛。用于湿热泄泻、痢疾、腹痛、里急后重等症。**【不良反应】**偶有恶心、呕吐、皮疹，停药后可消失。**【病证禁忌与特殊人群用药】**❶虚寒泻痢者忌用。❷慢性结肠炎、溃疡性结肠炎便脓血者应慎用。❸孕妇及哺乳期妇女、儿童慎用。**【使用注意】**❶本品易伤胃气，不宜过量、久服。❷忌生冷、油腻及辛辣食物。

结肠宁灌肠剂【组成】蒲黄、丁香蓼等。**【剂型规格与用法用量】**灌肠剂：5g/支，每盒10支。灌肠用。取药膏5g，挤入杯内，溶于50～80mL温开水中，放冷至37℃左右时，吸入注射器内，左侧卧，缓缓注入肛门中，保留灌肠。使药液进入结肠后充分与病灶部位相接触，身体可适当向左侧卧片刻，或向右侧卧片刻，前后15min即可，每日大便后1次。4周为1个疗程。**【功用】**活血化瘀，清热止泻。用于慢性结肠炎、溃疡性结肠炎见腹痛、腹泻、纳差、乏力者。**【不良反应】**如药液过热或过凉，都可引起不适感，或产生便意，使药液保留不住而排出。**【病证禁忌与特殊人群用药】**❶本品主要用于结肠病变所致的腹痛、泄泻，其他类型的肠道病变不宜用。❷孕妇忌用。

❸儿童不宜用。

～～～～～～
第五节　温里剂
～～～～～～

一、温中散寒与回阳救逆剂

附子理中丸（片）【组成】附子、干姜、党参、白术、甘草。【剂型规格与用法用量】大蜜丸：9g/丸。1丸/次。水蜜丸：36g/瓶。6g/次。片剂：60片/盒。6～8片/次。以上剂型均为2～3次/d。【功用】温中健脾。用于脾胃虚寒、脘腹冷痛、呕吐泄泻、手足不温等症。急性或慢性胃肠炎、肠道功能紊乱、胃及十二指肠溃疡、胃下垂、慢性结肠炎见上述证候者可用之。【不良反应】有个案报道称：可致舌头卷缩、失去味觉、甲状腺微肿、呼吸紧迫，或心律失常；尚可见过敏反应及中毒反应。【病证禁忌与特殊人群用药】❶大肠湿热泄泻者忌用。❷孕妇忌用。儿童慎用。❸伤风感冒、阴虚阳盛及热证疼痛者忌用。

海桂胶囊【组成】肉桂、高良姜、海螵蛸、白及、黄连、三七、苍术、木香、半枝莲。【剂型规格与用法用量】胶囊：0.42g/粒。6粒/次，3次/d，4周为1个疗程。【功用】温中和胃、清热止痛。用于寒热错杂所致的胃脘疼痛、喜温喜按、口苦口干、吞酸嘈杂、嗳气、胃脘痞满等症。十二指肠球部溃疡见上述证候者可用之。【病证禁忌与特殊人群用药】孕妇及哺乳期妇女慎用。【使用注意】❶Hp感染阳性者需行Hp根除治疗。❷应注意检测血红细胞、血红蛋白。

理中丸（片）【组成】炮姜、党参、白术、炙甘草。【剂型规格与用法用量】大蜜丸：9g/丸。1丸/次，2次/d。浓缩丸：每8丸相当原药材3g。8丸/次，3次/d。片剂：基片重0.3g。5～6片/次，2次/d。【功用】温中散寒，健胃。用于脾胃虚寒、呕吐泄泻、胸满腹痛、消化不良。胃及十二指肠溃疡、慢性胃炎、胃肠功能紊乱、慢性腹泻见上述证候者可用之。【病证禁忌与特殊人群用药】❶湿热中阻所致胃痛、呕吐、泄泻患者不宜使用。❷阴虚内热、感冒发热患者忌用。❸孕妇慎用。【使用注意】忌生冷、油腻、酸性及不易消化的食物。

附桂理中丸【组成】肉桂、附片、党参、炮姜、白术、炙甘草。【剂型规格与用法用量】大蜜丸：9g/丸。1丸/次，2次/d。【功用】

补肾助阳，温中健脾。用于肾阳衰弱、脾胃虚寒、脘腹冷痛、呕吐泄泻、四肢厥冷等症。慢性胃炎、胃及十二指肠溃疡、急性或慢性肠炎见上述证候者可用之。【病证禁忌与特殊人群用药】❶肝胃郁热胃脘痛者忌用。❷孕妇忌用。❸儿童不宜用。❹高血压、心脏病、肾病、咳喘、浮肿患者慎用。【使用注意】忌烟、酒及生冷、油腻、不易消化的食物。

黄芪建中丸【组成】黄芪、桂枝、白芍、甘草、大枣、饴糖。【剂型规格与用法用量】大蜜丸：9g/丸。1丸/次，2次/d。【功用】补气温中，健脾止痛。用于脾胃虚寒、中气不足、胃脘疼痛、心中悸动、虚烦不宁、面色无华、内伤发热、自汗、气促、身体虚弱等症。慢性胃炎、胃及十二指肠溃疡、胃肠功能紊乱、再生障碍性贫血、神经衰弱、功能性发热见上述证候者可用之。【病证禁忌与特殊人群用药】❶脾胃湿热及阴虚火旺证患者忌用。❷孕妇慎用。【使用注意】忌生冷、油腻及不易消化食物。

良附丸【组成】高良姜、香附。【剂型规格与用法用量】水丸：每50粒重3g。3～6g/次。滴丸：1.5g/瓶。1.5g/次。以上剂型均为2次/d。【功用】温胃理气。用于寒凝气滞、脘痛、吐酸、胸腹胀痛、喜温喜按、口淡纳呆、嗳气吞酸等症。胃及十二指肠溃疡、急性或慢性胃炎见上述证候者可用之。【病证禁忌与特殊人群用药】❶胃部灼痛、口苦便秘之胃热者忌用。❷湿热中阻、胃痛、呕吐者不宜用。❸孕妇忌用。儿童不宜用。【使用注意】忌生冷、油腻、酸性及不易消化的食物。

温胃舒颗粒（胶囊、片）【组成】党参、附子、炙黄芪、白术、山药、肉苁蓉、肉桂、补骨脂、砂仁、乌梅、山楂、陈皮。【剂型规格与用法用量】颗粒：10g/袋。10～20g/次，开水冲服，2次/d。胶囊：0.4g/粒。3粒/次，2次/d。泡腾片：1.8g/片。1片/次，3次/d。【功用】温中养胃，行气止痛。用于中焦虚寒所致的胃痛，见胃脘冷痛、腹胀嗳气、纳差食少、畏寒无力等症者。萎缩性胃炎、浅表性胃炎见上述证候者可用之。【不良反应】少数患者用药后可见腹痛、腹泻。【病证禁忌与特殊人群用药】❶湿热中阻所致胃痛者忌用。❷胃大出血时忌用。❸孕妇忌用。❹胃脘灼热疼痛、重度胃痛，以及糖尿病患者、年老体虚者慎用。❺儿童不宜用。【使用注意】❶药品性状改变时禁止服用。❷忌生冷、油腻及不易消化食物。❸温胃舒泡腾片处方与颗粒、胶囊的组方有差异，其方为：木香、砂仁、白术、陈皮、茯苓、半夏、香附、枳实、豆蔻、厚朴、广藿香、甘草。功效表述有差异，须分别选用。

小建中颗粒（胶囊、口服液、片）【组成】饴糖、桂枝、白芍、炙甘草、生姜、大枣。**【剂型规格与用法用量】**颗粒：15g/袋。15g/次。胶囊：0.4g/粒。2～3粒/次。口服液：10mL/支。10mL/次。片剂：0.6g/片。2～3片/次。以上剂型均为3次/d。**【功用】**温中补虚，缓急止痛。用于脾胃虚寒所致的脘腹疼痛、喜温喜按、嘈杂吞酸、食少、心悸，以及腹泻与便秘交替出现者。胃及十二指肠溃疡、慢性结肠炎见上述证候者可用之。**【不良反应】**少数患者可见皮疹、恶心、纳差等反应。**【病证禁忌与特殊人群用药】❶**阴虚内热胃痛者忌用。**❷**实热证及阴虚火旺证患者忌用。**❸**外感风热表证未清者不宜用。**❹**因脾不统血而吐血、便血者慎用。**❺**脾胃湿热或有明显胃肠道出血症状者不宜用。**【使用注意】**忌生冷、油腻、不易消化与刺激性食物。

虚寒胃痛颗粒（胶囊）【组成】炙黄芪、炙甘草、桂枝、党参、白芍、干姜、高良姜、大枣。**【剂型规格与用法用量】**颗粒：5g/袋或3g/袋。1袋/次，开水冲服。胶囊：0.4g/粒。4粒/次。以上剂型均为3次/d。**【功用】**健脾益气，温胃止痛。用于脾胃虚弱所致的胃脘隐痛、喜温喜按、遇冷或空腹痛重者。十二指肠球部溃疡、慢性萎缩性胃炎见上述证候者可用之。**【病证禁忌与特殊人群用药】❶**阴虚火旺、湿热中阻所致胃痛者忌用。**❷**孕妇、儿童慎用。**【使用注意】**忌烟、酒及生冷、油腻、有刺激性与不易消化食物。

四逆汤（散）【组成】附子、干姜、炙甘草。**【剂型规格与用法用量】**口服液：10mL/支。10～20mL/次。散剂：9g/袋。9g/次，用开水泡或用水煎，取汁服。以上剂型均为2次/d，或遵医嘱。**【功用】**温中祛寒，回阳救逆。用于阳虚欲脱、面色苍白、四肢厥冷、大汗淋漓、口唇发绀、下利清谷、脉微欲绝等症。各种原因引起的休克、冠心病心绞痛见上述证候者可用之。**【病证禁忌与特殊人群用药】❶**湿热证、实热证、阴虚证患者忌用。**❷**凡热邪所致呕吐、腹痛、泄泻者均不宜用。**❸**孕妇禁用。**【使用注意】❶**本品不宜单独用于休克，应结合采用其他救治措施。**❷**冠心病心绞痛病情严重时应配合抢救措施。**❸**本品含附子，不宜过量、久服。**❹**忌生冷、油腻食物。

参附注射液【组成】红参、附片提取物，主含人参皂苷、水溶性生物碱。**【剂型规格与用法用量】**注射剂：10mL/支、20mL/支，或50mL/瓶、100mL/瓶。**❶**肌注：2～4mL/次，1～2次/d。**❷**静注：

5～20mL/次，用5％或10％葡萄糖注射液20mL稀释后用，速度宜慢（5min以上），1～2次/d，7～14日为1个疗程。❸小儿用量，按体重1～2mL/（kg·d）计算，用5％或10％葡萄糖注射液适量稀释后，静脉缓慢滴注。❹麻醉前或麻醉期间，静注，按体重0.5mL/（kg·d）计算用量，速度宜慢（5min以上）。静滴，按体重1mL/（kg·d）计算用量，用5％或10％葡萄糖注射液适量稀释后使用（伴有糖尿病等特殊情况时改用0.9％氯化钠注射液），滴速控制在30～50滴/min，麻醉后苏醒及术后恢复期使用方法同上。【功用】回阳救逆，益气固脱。用于阳气暴脱的厥脱症（感染性、失血性、失液性休克）；也可用于阳虚（气虚）所致的惊悸、怔忡、喘咳、胃痛、泄泻、脑缺血损伤等。冠心病、充血性心力衰竭、病态窦房结综合征、心肌炎、心律失常、脑缺血损伤，以及慢性阻塞性肺心病、哮喘、心源性休克、失液性休克等均可辨证用之。【不良反应】主要为过敏反应，包括过敏性休克、皮疹、过敏性胃肠炎等，并可见头痛、面色潮红、恶心、轻度口干、胸闷、憋气、皮肤瘙痒、局部疼痛、便结、血压升高等反应。【病证禁忌与特殊人群用药】❶神昏闭证者不宜用。❷脑出血急性期患者慎用。❸过敏体质者慎用。❹孕妇忌用。儿童慎用。【使用注意】❶本品不宜与其他药物同时滴注，以免发生不良反应。❷方中含附子，有小毒，过量易致心血管毒性，不宜长时间使用。❸治疗期间，如心绞痛持续发作，宜加服硝酸酯类药物。❹本品应避免直接与辅酶A、维生素K、氨茶碱等配合或配伍使用，也不宜与中药半夏、瓜蒌、贝母、白蔹、白及及藜芦等同时使用。❺药液出现混浊、沉淀、变色、漏气等现象时不能使用。药液经稀释后出现混浊或沉淀不得使用。

乌梅丸【组成】乌梅肉、花椒、细辛、黄连、黄柏、附子、干姜、桂枝、人参、当归。**【剂型规格与用法用量】**大蜜丸：9g/丸。成人1丸/次，3次/d。空腹时温开水服。7岁以上小孩服成人量的1/2；3～7岁服成人的1/3量。**【功用】**缓肝调中，清上温下。用于蛔厥、久痢、厥阴头痛，症见腹痛下痢、巅顶头痛时发时止、心烦呕吐、手足厥冷等。胆道蛔虫、慢性细菌性痢疾见上述证候者可用之。**【病证禁忌与特殊人群用药】**❶蛔厥寒证或热证明显者不宜用。❷脾肾虚寒久痢者不宜用。❸孕妇忌用。**【使用注意】**❶蛔厥腹痛缓解后，应配伍使用驱虫剂，以标本兼顾。❷避免食入不洁食物。

儿泻康贴膜【组成】丁香、白胡椒、吴茱萸、肉桂。**【剂型规格与用法用量】**贴剂：0.23g/贴。外用，将膜剂表面护膜除去后，贴于脐部，1贴/次，1次/d，5日为1个疗程。【功用】温中散寒，止泻。用于小儿非感染性腹泻属脾胃虚寒者，症见泄泻、腹痛、肠鸣者。【不良反应】个别患儿贴后可见脐部红痒。【病证禁忌与特殊人群用药】脐部疾患禁用。【使用注意】❶忌辛辣、生冷、油腻及不易消化的食物。❷贴后如出现脐部瘙痒、红肿有皮疹者即应停用。❸用药2~3日症状无缓解，应采用其他治疗措施。

小儿腹泻贴【组成】丁香、肉桂、荜茇等。【剂型规格与用法用量】贴剂：1.2g/贴。外用，贴于脐部，1贴/次，48h换药1次。【功用】温中健脾，散寒止泻。用于小儿脾胃虚寒性腹泻轻症，见腹痛、便溏、纳差、神疲者。【不良反应】皮肤粘贴处可见过敏反应，如发红、发痒、皮疹等。【病证禁忌与特殊人群用药】❶脐部皮肤破损及有炎症者忌用。❷皮肤过敏者不宜用。【使用注意】❶忌生冷、油腻及不易消化的食物。❷用药期间腹泻次数增加，病情加重者，应采用其他治疗措施。

二、温中除湿剂

香砂养胃丸（颗粒、胶囊、软胶囊、片、口服液）【组成】木香、砂仁、白术、陈皮、茯苓、半夏、香附、枳实、豆蔻、厚朴、广藿香、炙甘草、大枣、生姜等。【剂型规格与用法用量】浓缩丸：每8丸相当于原药材3g。8丸/次，3次/d。颗粒：5g/袋。1袋/次，2次/d。胶囊：0.35g/粒。3粒/次，3次/d。软胶囊：0.45g/粒。3粒/次，3次/d。片剂：0.6g/片。4~8片/次，2次/d。口服液：10mL/支。1支/次，2次/d。【功用】健脾除湿，和胃畅中，芳香化浊，消胀散满。用于胃阳不足、湿阻气滞所致的胃痛隐隐、脘闷不舒、呕吐酸水、嘈杂不适、不思饮食、四肢倦怠、面色萎黄等症。功能性消化不良、胃炎、溃疡病见上述证候者可用之。【不良反应】有香砂养胃丸致急性过敏性荨麻疹的报道。【病证禁忌与特殊人群用药】❶胃阴不足或湿热中阻所致的痞满、胃痛、呕吐者应慎用。❷对本品过敏者禁用。过敏体质者慎用。❸孕妇慎用。哺乳期妇女及儿童慎用。❹高血压、心脏病、肝病、糖尿病、肾病等慢性病严重者及年老体弱者慎用。【使用注意】❶忌饮酒及辛辣、生冷、油腻食物。❷服药3日症状无缓解，且胃痛加重者应进一步检查确诊，采取其他治疗措施。

香砂理中丸【组成】干姜、党参、白术、木香、砂仁、炙甘草。【剂型规格与用法用量】蜜丸：9g/丸。1丸/次，2次/d。温开水送服。【功用】健脾和胃，温中理气。用于脾胃虚寒所致的胃痛，见胃脘冷痛、喜温喜按、不思饮食、便溏等症。慢性胃炎、慢性肠炎见上述证候者可用之。【病证禁忌与特殊人群用药】❶胃阴不足、内热壅盛者忌用。❷孕妇慎用。【使用注意】❶忌辛辣、油腻及不易消化的食物。❷不宜同时服用藜芦及其制剂。

香砂平胃丸（散、颗粒）【组成】苍术、陈皮、甘草、厚朴、香附、砂仁。【剂型规格与用法用量】丸剂：6g/瓶。6g/次，1～2次/d。散剂：15g/袋。3g/次，2次/d。颗粒：10g/袋。1袋/次，2次/d，开水冲服。【功用】理气化湿，和胃止痛。用于湿浊中阻、脾胃不和所致的胃脘疼痛、胸膈满闷、恶心呕吐、纳呆食少等症。慢性胃炎、慢性肠炎、胃神经官能症、消化不良见上述证候者可用之。【病证禁忌与特殊人群用药】❶脾胃阴虚者不宜用。❷孕妇、儿童慎用。❸重度胃痛者、糖尿病患者、年老体虚者慎用。【使用注意】忌生冷、油腻、煎炸和海腥发物。

第六节　化痰止咳、平喘剂

一、温化寒痰剂

通宣理肺丸（胶囊、煎膏、口服液、片）【组成】紫苏叶、麻黄、前胡、苦杏仁、桔梗、陈皮、半夏、茯苓、黄芩、枳实、甘草。【剂型规格与用法用量】大蜜丸：6g/丸。2丸/次。浓缩丸：每8丸相当于原药材3g。8丸/次。水丸：每10丸重0.5g。1袋/次。胶囊：0.36g/粒。2粒/次。煎膏：100g/瓶或60g/瓶。15g/次。口服液：10mL/支。20mL/次。片剂：0.3g/片。4片/次。以上剂型均为2～3次/d。【功用】解表散寒，宣肺止咳。用于风寒束表、肺气不宣所致的咳嗽、发热恶寒、鼻塞流涕、头痛无汗、肢体酸痛等症者。感冒、急性支气管炎见上述证候者可用之。【病证禁忌与特殊人群用药】❶风痰、痰热咳嗽及阴虚干咳者忌用。❷高血压、心脏病患者慎用。❸孕妇、儿童慎用。【使用注意】忌烟、酒及辛辣、生冷、油腻食物。

二陈丸（合剂）【组成】半夏、陈皮、茯苓、甘草。【剂型规格与用法用量】水丸：每50粒重3g。6～9g/次。浓缩丸：每8丸相当于原药材3g。12～16丸/次，空腹时温开水送服。合剂：150mL/瓶。10～15mL/次，用时摇匀。以上剂型均为2～3次/d。【功用】燥湿化痰，理气和中。用于痰湿停滞导致的咳嗽、痰多、胸脘胀闷、恶心呕吐、肢体困倦、头眩心悸、舌苔白滑或腻等症。慢性支气管炎见上述证候者可用之。【病证禁忌与特殊人群用药】❶肺阴虚所致的燥咳咯血者忌用。❷孕妇慎用。【使用注意】❶本品可致伤阴，不宜长时间应用。❷忌辛辣、生冷、油腻食物。

橘红痰咳颗粒（煎膏、口服液）【组成】化橘红、苦杏仁、半夏、炙百部、白前、五味子、茯苓、甘草。【剂型规格与用法用量】颗粒：10g/袋。10～20g/次，开水冲服。煎膏：100g/瓶，180g/瓶，200g/瓶，250g/瓶。10～20g/次。口服液：10mL/支。10～20mL/次。以上剂型均为3次/d。【功用】理气化痰，润肺止咳。用于痰浊阻肺所致的咳嗽、气喘、痰多、胸脘痞闷、食少纳差，或伴头痛、鼻塞、流涕、咽喉不利等症。感冒、支气管炎、咽喉炎、喘息型支气管炎见上述证候者可用之。【病证禁忌与特殊人群用药】❶风热咳嗽及阴虚燥咳者不宜用。❷孕妇慎用。【使用注意】忌烟、酒及辛辣、油腻食物。

小青龙颗粒（胶囊、合剂、口服液、糖浆）【组成】麻黄、白芍、细辛、干姜、桂枝、法半夏、五味子、炙甘草。【剂型规格与用法用量】无糖颗粒：5g/袋；含糖颗粒，9g/袋或13g/袋。1袋/次，开水冲服。胶囊：0.3g/粒。2～4粒/次。合剂：10mL/支或100mL/瓶。10mL/次。糖浆：150mL/瓶。15～20mL/次。口服液：10mL/支。10mL/次。以上剂型均为3次/d。【功用】解表化饮，止咳平喘。用于感受风寒引起的恶寒发热、头身疼痛、鼻塞流涕、无汗喘咳、水饮内停、咳痰清稀、舌淡苔白、脉浮紧等症。急性和慢性支气管炎、肺气肿、肺心病见上述证候者可用之。【不良反应】可见胃部不适、嗳气、腹泻等消化道反应；偶见皮肤瘙痒感，但停药后可消失；个别病例出现头痛如劈、心悸、出汗不止、气冲头面、衄血不止等反应。【病证禁忌与特殊人群用药】❶风热表证、内热咳喘及阴虚肺热之燥咳、正气不足的虚喘患者不宜用。❷阴虚干咳无痰者禁用。❸孕妇忌用。❹儿童慎用。❺高血压、青光眼患者慎用。【使用注意】忌辛辣、生冷、油腻食物。

杏苏止咳糖浆（颗粒、口服液）【组成】苦杏仁、紫苏叶、前胡、桔梗、陈皮、甘草。【剂型规格与用法用量】糖浆（露）剂：100mL/瓶或300mL/瓶。10～15mL/次。颗粒：12g/袋。12g/次，开水冲服。口服液：10mL/支。10mL/次。以上剂型均为3次/d。7岁以上儿童服成人量的1/2，3～7岁服成人量的1/3。【功用】宣肺散寒，止咳祛痰。用于风寒感冒咳嗽、发热恶寒、鼻塞流涕、头痛无汗、肢体酸痛等症。上呼吸道感染、急性支气管炎见上述证候者可用之。【不良反应】个别患者服药后可出现恶心。【病证禁忌与特殊人群用药】❶风热、燥热咳嗽及阴虚干咳者忌用。❷孕妇、儿童慎用。【使用注意】❶方中苦杏仁在酸性介质中可加速氰化物的形成，增加中毒危险，故不宜与酸性药物（如维生素C等）、酸性水果、酸性调料、酸性饮料同用。❷忌辛辣、油腻食物。

镇咳宁糖浆（颗粒、胶囊、口服液、滴丸、含片）【组成】盐酸麻黄碱、桔梗酊、桑白皮酊、甘草流浸膏。【剂型规格与用法用量】糖浆：100mL/瓶。5～10mL/次。颗粒：2g/袋。2～4g/次。胶囊：0.35g/粒。1～2粒/次。口服液：10mL/支。5～10mL/次。滴丸：0.65g/丸。12～24丸/次。含片：0.8g/片。2片/次。以上剂型均为3次/d。【功用】止咳，平喘，祛痰。用于风寒束肺所致的咳嗽、气喘、咳痰色白量多等症。支气管炎、支气管哮喘见上述证候者可用之。【病证禁忌与特殊人群用药】❶风热、痰热咳嗽患者忌用。❷高血压、冠心病、甲状腺功能亢进及前列腺肥大者慎用。❸孕妇、儿童慎用。【使用注意】忌烟、酒及生冷、油腻、辛辣食物。

二、理肺止咳剂

祛痰止咳颗粒（胶囊）【组成】党参、芫花、甘遂、水半夏、紫花杜鹃、白矾。【剂型规格与用法用量】颗粒：6g/袋，或3g/袋（无糖型）。2袋/次，2次/d，温开水冲服。胶囊：0.35g/粒。3～6粒/次，2次/d。小儿用量酌减。【功用】健脾燥湿，祛痰止咳。用于脾胃虚弱、水湿内停所致的咳嗽、痰多而稀、色白、胸脘痞闷、食少纳差，或伴气促喘息者。慢性支气管炎、阻塞性肺气肿、肺心病等见上述证候者可用之。【不良反应】可见恶心、呕吐等反应，并可致支气管哮喘急性发作。【病证禁忌与特殊人群用药】❶外感咳嗽、阴虚久咳者忌用。❷肾虚作喘者慎用。❸年老体弱者不宜用。❹孕妇、哺乳期妇女、儿童忌用。【使用注意】❶方中含有毒药芫花、甘遂，易伤正气，应中病即止，不宜超量、久服。❷忌烟、酒及生冷、辛辣、燥热食物。

蛇胆陈皮散（胶囊、片、口服液）【组成】蛇胆汁、陈皮。【剂型规格与用法用量】散剂：0.3g/瓶或0.6g/瓶。0.3～0.6g/次，2～3次/d。胶囊：0.3g/粒。1～2粒/次，2～3次/d。片剂：素片，0.32g/片，含药材1.8g；薄膜衣片，0.5g/片。2～4片/次，或1～2

片（薄膜衣片），3次/d。口服液：10mL/支。10mL/次，2～3次/d。小儿用量酌减。【功用】理气化痰，祛风和胃。用于痰浊阻肺、胃失和降、咳嗽、呕逆，见痰多黏稠色黄易咳、胸闷、脘痞、呕恶，或呃逆连声、饮食不下、头目眩晕者。支气管炎见上述证候者可用之。【不良反应】个别病例应用蛇胆陈皮散后，出现全身多处黏膜溃烂。【病证禁忌与特殊人群用药】❶风热咳嗽、燥热咳嗽、肝火犯肺及阴虚咳嗽者不宜用。❷孕妇禁用。❸儿童慎用。【使用注意】❶忌烟、酒及辛辣、厚味食物。❷有与本品同名异方的"蛇胆陈皮末"和"蛇胆陈皮散"，其方除蛇胆、陈皮外，尚有朱砂、僵蚕、琥珀、地龙，功用与本品有较大差异，<u>应区别使用</u>。

蛇胆川贝液（散、胶囊、软胶囊）【组成】蛇胆汁、川贝母。

【剂型规格与用法用量】口服液：5mL/支。1支/次，3次/d。散剂：0.3g/瓶或0.6g/瓶，0.65g/瓶。0.3～0.6g/次，2～3次/d。胶囊：0.3g/粒或0.34g/粒。1～2粒/次，2～3次/d。软胶囊：0.3g/粒。1～2粒/次，2～3次/d。【功用】清肺，<u>止咳</u>，祛痰。用于肺热咳嗽、痰多气粗、咳吐不爽、发热、咽喉疼痛等症。支气管炎见上述证候者可用之。【不良反应】可见全身荨麻疹样药疹、弥漫性红斑型药疹、水肿性紫癜型药疹、急性喉水肿、胸腹皮肤灼痛等过敏反应。【病证禁忌与特殊人群用药】❶风寒咳嗽、痰湿犯肺、久咳不止者不宜用。❷脾胃虚弱、便溏泄泻者慎用。❸孕妇慎用。【使用注意】忌烟、酒及辛辣、油腻食物。

消咳喘颗粒（胶囊、片、糖浆）【组成】满山红。【剂型规格与用法用量】颗粒：2g/袋。1袋/次。胶囊：0.35g/粒。2粒/次。片剂：0.32g/片。4～5片/次。糖浆：50mL/瓶或100mL/瓶。10mL/次。以上剂型均为3次/d。小儿用量酌减。【功用】止咳，祛痰，平喘。用于寒痰阻肺所致的咳嗽气喘、咳痰色白等症。慢性支气管炎、喘息型支气管炎见上述证候可用之。【不良反应】❶胃肠道反应，可见口干、胃部不适、胃痛、恶心、呕吐、食欲减退等。❷过敏反应，可见头晕、心悸、恶心、面色苍白、大汗、四肢冷、心音弱、血压降低；或见皮肤瘙痒、皮疹、烦躁不安、心悸、颜面潮红、呼吸困难、眼睑水肿、体温上升、哮喘、鼻喉作痒、喷嚏、喉中痰鸣、胸中痞闷等。尚可见室上性心动过速、肾病综合征。❸有报道可导致中毒和肝功能损害。解救：早期可催吐、洗胃；血压下降，出现休克，可静滴葡萄糖盐水加间羟胺或多巴胺升压，加氢化可的松抗过敏；呼吸抑制时输氧，应用呼吸兴奋剂；肝功能异常可用ATP、辅酶A等。【病证

禁忌与特殊人群用药】❶肺热咳嗽者慎用。**❷**孕妇忌用。**❸**儿童慎用。**【使用注意】❶**本品不宜超量、久服，也不得增加用药次数，否则易致中毒和不良反应。**❷**忌烟、酒及辛辣、油腻食物。**❸**糖尿病患者不宜使用糖浆剂。

金荞麦胶囊（片）【组成】金荞麦。**【剂型规格与用法用量】**胶囊：0.4g/粒。4粒/次。片剂：0.33g/片。4～5片/次，以上剂型均为3次/d。**【功用】**清热解毒，排脓祛瘀，祛痰止咳平喘。用于咳吐腥臭脓血痰液或咳嗽痰多，喘息痰鸣及大便泻下赤白脓血等症。急性肺脓肿、急性和慢性支气管炎、喘息型慢性支气管炎、支气管哮喘及细菌性痢疾见上述证候者可用之。**【不良反应】**偶有胃肠不适感，一般不影响治疗。**【病证禁忌与特殊人群用药】❶**寒痰咳喘者不宜用。**❷**孕妇、儿童慎用。**【使用注意】**忌辛辣、油腻食物。

克咳胶囊（片）【组成】罂粟壳、苦杏仁、甘草、麻黄、莱菔子、桔梗、石膏。**【剂型规格与用法用量】**胶囊：0.3g/粒。3粒/次。片剂：0.54g/片。2片/次。以上剂型均为2次/d。**【功用】**清热祛痰，止咳，定喘。用于痰热蕴肺所致的咳嗽、喘息气短及各型咳嗽。支气管炎、顽固性久咳、喘息气短等可用之。**【不良反应】**偶见全身猩红热皮疹，伴全身皮肤血管性水肿、双眼睑及口周红皮病样改变的过敏反应。**【病证禁忌与特殊人群用药】❶**心脏病、高血压患者慎用。**❷**孕妇忌用。**❸**婴幼儿忌用。**❹**风寒袭肺者慎用。**【使用注意】**本品含罂粟壳，不宜长时间持续使用。

牛黄蛇胆川贝散（胶囊、片、滴丸、口服液）【组成】牛黄（或人工牛黄）、川贝母、蛇胆汁、薄荷脑（亦有用蜂蜜、蔗糖者）。**【剂型规格与用法用量】**散剂：0.5g/支。0.5～1g/次，2～3次/d。胶囊：有小粒、大粒之分，小粒，0.25g/粒。2～4粒/次，大粒，0.5g/粒。1～2粒/次，3次/d。片剂：0.3g/片。4片/次，3次/d。滴丸：每10丸0.35g。口服或舌下含服，1～2丸/次或2～4丸/次，3次/d。口服液：10mL/支。10mL/次，3次/d。小儿用量酌减。**【功用】**清热，化痰，止咳。用于外感所致的热痰、燥痰咳嗽。急性和慢性支气管炎、上呼吸道感染等见上述证候者可用之。**【不良反应】**偶见全身皮肤瘙痒、头晕、胸闷等过敏反应。经停药或对症治疗后可消失。**【病证禁忌与特殊人群用药】❶**风寒咳嗽及寒饮阳虚咳喘者忌用。**❷**脾胃虚弱及大便溏泻者慎用。**❸**孕妇忌用。**❹**儿童慎用。**【使用注意】**不宜超量，久服。

祛痰灵口服液【组成】鲜竹沥、鱼腥草。【剂型规格与用法用量】口服液：30mL/支。成人 30mL/次，3 次/d；2 岁以下小儿 15mL/次，2 次/d；2～6 岁 20mL/次，2 次/d；6 岁以上 30mL/次，2～3 次/d。【功用】清肺化痰，止咳。用于痰热壅肺所致的咳嗽、痰多、喘促。急性和慢性支气管炎见上述证候者可用之。【病证禁忌与特殊人群用药】❶风寒咳嗽、痰湿阻肺者不宜用。❷脾虚便溏者忌用。❸孕妇忌用。❹儿童慎用。【使用注意】忌辛辣、生冷、油腻食物。

痰咳净散（片）【组成】桔梗、远志、苦杏仁、冰片、五倍子、炙甘草、咖啡因。【剂型规格和用法用量】散剂：6g/盒，每 1g 含咖啡因 100mg。0.2g/次（1 小药匙）。片剂：0.2g/片，含咖啡因 20mg。含服，1 片/次。以上剂型均为 3～6 次/d。儿童用量酌减。【功用】通窍顺气，镇咳祛痰。用于痰浊阻肺所致的咳嗽、痰多、胸闷、气促、喘息等症。急性和慢性支气管炎、咽喉炎、肺气肿、喘息型支气管炎见上述证候者可用之。【不良反应】偶见毒性反应，过量服用可致昏迷、不省人事、面色苍白、心慌、胸闷、恶心、呼吸急促、出冷汗、脉搏微弱、心率加快、四肢厥冷、瞳孔散大、深浅反射消失、双肺湿啰音、窦性心动过速、心肌缺血。【病证禁忌与特殊人群用药】❶阴虚燥咳者不宜用。❷胃溃疡患者忌用。❸孕妇禁用。❹婴幼儿不宜用。儿童慎用。❺年老体弱者慎用。❻高血压、心脏病、肝病、肾病、糖尿病等慢性病患者慎用。【使用注意】❶本品宜含服，不宜冲服和吞服。❷方中含冰片、咖啡因等药，不宜过量、久服。❸忌食生冷、辛辣、燥热食物。

止咳丸（片、胶囊）【组成】川贝母、南沙参、桔梗、白前、麻黄、法半夏、葶苈子、防风、前胡、黄芩、厚朴、茯苓、罂粟壳、紫苏子、紫苏叶、白果、桑叶、硼砂、薄荷、陈皮、枳壳、甘草等。【剂型规格与用法用量】浓缩丸：每 18 丸重 3g。6 丸/次。薄膜衣片：0.31g/片。3～4 片/次。胶囊：0.5g/粒。4 粒/次。以上剂型均为 2 次/d。【功用】降气化痰，止咳定喘。用于风寒入肺、肺气不宣引起的咳嗽痰多、喘促胸闷、周身酸痛，或久咳不止。老年急性或慢性支气管炎见上述证候者可用之。【病证禁忌与特殊人群用药】❶风热感冒患者禁用。阴虚久咳者忌用。❷孕妇忌用。儿童慎用。【使用注意】❶本品含罂粟壳、硼砂，不宜超量、久服。❷忌烟、酒及辛辣食物。❸另有同名"止咳片"，其方组为百部、前胡、苦杏仁。功效为润肺定喘，祛痰止咳，应注意分别使用。

治咳川贝枇杷露（滴丸）【组成】枇杷叶、平贝母流浸膏、水半夏、桔梗、薄荷脑。**【剂型规格与用法用量】**糖浆：150mL/瓶或180mL/瓶。10～20mL/次，3 次/d。滴丸：30mg/丸。口服或含服，3～6 丸/次，3 次/d。**【功用】**清热化痰止咳。用于感冒、支气管炎属痰热阻肺证，见咳嗽、痰黏或黄、咽喉肿痛、胸满气逆、脉滑数者。上呼吸道感染、支气管炎见上述证候者可用之。**【病证禁忌与特殊人群用药】**❶寒痰咳嗽不宜用。❷孕妇慎用。**【使用注意】**忌辛辣食物及羊肉、鱼腥等发物。

五积丸（颗粒）【组成】苍术、桔梗、枳壳、陈皮、桂枝、麻黄、厚朴、干姜、半夏、茯苓、川芎、白芷、当归、白芍、甘草。**【剂型规格与用法用量】**水丸：每 20 粒重 1g，9g/袋。6～9g/次，3 次/d，温开水送服。7 岁以上儿童服成人量的 1/2，3～7 岁服成人量的 1/3。颗粒：6g/袋。1 袋/次，2 次/d，空腹时服。**【功用】**散寒解表，祛风除湿，温中消积，理气和中，止咳。传统用药经验认为，本品主要用于外感、内伤多种原因所致的气、血、痰、湿、食诸证。现多用于外感、寒湿引起的恶寒发热、无汗、头痛身痛、胸满、厌食、腹痛、呕吐等症。**【不良反应】**偶见胃部不适等反应。**【病证禁忌与特殊人群用药】**❶热证及温热病口渴者不宜用。❷孕妇忌用。❸儿童慎用。❹高血压、心脏病患者不宜用。**【使用注意】**忌生冷、油腻食物。

三、清热化痰剂

急支颗粒（糖浆）【组成】鱼腥草、金荞麦、四季青、麻黄、紫菀、前胡、枳壳、甘草。**【剂型规格与用法用量】**颗粒：4g/袋。4g/次，开水冲服。糖浆：100mL/瓶或 200mL/瓶。20～30mL/次。以上剂型均为 3～4 次/d。**【功用】**清热化痰，宣肺止咳。用于外感风热所致的咳嗽，见发热恶寒、胸膈满闷、咳嗽咽痛、小便短赤等症者。急性支气管炎、慢性支气管炎急性发作见上述证候者可用之。**【不良反应】**有过敏性荨麻疹、粟粒样红色丘疹及痉挛性咳嗽、呼吸困难的报道。**【病证禁忌与特殊人群用药】**❶咳嗽属寒证者忌用。❷孕妇、儿童慎用。❸过敏体质者慎用或不用。❹心脏病、高血压患者慎用。**【使用注意】**❶糖尿病患者忌服糖浆剂。❷忌辛辣、刺激、油腻食物。

橘红丸（颗粒、胶囊、片）【组成】化橘红、陈皮、半夏、茯苓、甘草、桔梗、苦杏仁、紫苏子、紫菀、款冬花、瓜蒌皮、浙贝母、地黄、麦冬、石膏。**【剂型规格与用法用量】**水蜜丸：每 100 丸重 10g。7.2g/次。大蜜丸：3g/丸或 6g/丸。9～12g/次。颗粒：11g/袋，相当于原药材 7g。11g/次，开水冲服。胶囊：0.5g/粒。5 粒/次。片剂：0.3g/片，相当于原药材 0.95g。6 片/次。【功用】清肺，化痰，止咳。用于痰热咳嗽、痰多、色黄黏稠、不易咳出、胸闷、口干等症。急性和慢性支气管炎、肺炎及其恢复期、哮喘见上述证候者可用之。【病证禁忌与特殊人群用药】❶寒痰咳喘、气虚咳喘及阴虚久咳者忌用。❷过敏体质者慎用。❸孕妇、儿童慎用。【使用注意】❶本方源于《古今医鉴》清金降火汤加减。❷忌辛辣、油腻食物。

肺力咳合剂（胶囊）【组成】黄芩、前胡、百部、红花、龙胆、梧桐根、白花蛇舌草、红管药。 【剂型规格与用法用量】合剂：100mL/瓶。成人 20mL/次，1 岁以内幼儿 5mL/次；1～3 岁 7mL/次；4～7 岁 10mL/次；8～14 岁 15mL/次。胶囊：0.3g/粒。4 粒/次。以上剂型均为 3 次/d。【功用】清热解毒，镇咳祛痰。用于痰热犯肺所致的咳嗽痰黄等症。支气管哮喘、支气管炎见上述证候者可用之。【病证禁忌与特殊人群用药】❶风寒咳喘者不宜用。❷孕妇、儿童慎用。【使用注意】忌辛辣、油腻食物。

强力枇杷露（膏、颗粒、胶囊）【组成】枇杷叶、罂粟壳、百部、桑白皮、白前、桔梗、薄荷脑。【剂型规格与用法用量】露剂：10mL/支，或 60mL/瓶，100mL/瓶，120mL/瓶。10mL/次。炼蜜膏：180g/瓶。15g/次。颗粒：3g/袋。1 袋/次，开水冲服。胶囊：0.25g/粒或 0.3g/粒。3～4 粒/次。以上剂型均为 3 次/d。【功用】清热化痰、敛肺止咳。用于痰热伤肺所致的咳嗽经久不愈，痰少而黄或干咳无痰等症。急性或慢性支气管炎属上述证候者可用之。【病证禁忌与特殊人群用药】❶外感咳嗽及痰浊壅盛者忌用。❷孕妇、儿童忌用。【使用注意】❶本方含罂粟壳，不宜超量、久服。❷忌辛辣、油腻食物。

清气化痰丸【组成】胆南星、黄芩、瓜蒌仁霜、苦杏仁、陈皮、枳实、茯苓、半夏。【剂型规格与用法用量】水丸：18g/袋。6g/次，2 次/d。浓缩丸：每 8 丸相当于原药材 3g。6 丸/次，3 次/d。【功用】清肺化痰，降气止咳。用于痰热阻肺所致的咳嗽痰多、痰黄黏稠、气促胸满、口渴咽干等症。支气管炎见上述证候者可用之。【病证禁忌与特殊人群用药】❶风寒咳嗽、痰湿阻肺者不宜用。❷孕妇忌用。❸儿童慎用。【使用注意】忌烟、酒及生冷、辛辣、燥热食物。

止咳橘红丸（颗粒、胶囊、口服液）【组成】化橘红、陈皮、法半夏、瓜蒌皮、茯苓、石膏、知母、紫苏子、苦杏仁、紫菀、款冬花、桔梗、地黄、麦冬、甘草。【剂型规格与用法用量】大蜜丸：6g/丸或9g/丸。6g丸，2丸/次；9g丸，1～1.5丸/次，2次/d。颗粒：3g/袋。1袋/次，2～3次/d，开水冲服。胶囊：0.4g/粒。3粒/次，2～3次/d。口服液：10mL/支。10mL/次，2～3次/d。儿童用量酌减。【功用】清肺，止咳，化痰。用于痰热阻肺所致的咳嗽痰多、胸闷气短、咽干喉痒等症。急性或慢性支气管炎见上述证候者可用之。【病证禁忌与特殊人群用药】❶风寒咳嗽及干咳无痰者不宜用。❷孕妇、儿童慎用。【使用注意】忌烟、酒及辛辣、油腻食物。

麻杏宣肺颗粒【组成】麻黄、苦杏仁、桔梗、浙贝母、鱼腥草、金银花、陈皮、甘草。【剂型规格与用法用量】颗粒：8g/袋。8g/次，3次/d，开水冲服。【功用】宣肺止咳，清热化痰。用于痰热咳嗽、咳痰、发热、口渴、舌红、苔黄或黄腻者。慢性支气管炎见上述证候者可用之。【病证禁忌与特殊人群用药】❶寒痰咳喘者不宜用。❷孕妇、儿童慎用。【使用注意】忌辛辣、油腻食物。

矽肺宁片【组成】虎杖、岩白菜、连钱草等。【剂型规格与用法用量】片剂：0.33g/片。4片/次，3次/d，餐后服。1年为1个疗程。【功用】活血散结，清热化痰，止咳平喘。用于矽肺、煤矽肺等引起的咳嗽、胸闷、气短、乏力等症。【不良反应】可见皮疹、恶心、食欲减退等反应，但一般可自行消除。【病证禁忌与特殊人群用药】❶本品用于矽肺及煤矽肺患者，其他咳嗽、胸闷者忌用。❷孕妇、儿童忌用。

小儿咳喘灵颗粒（口服液、泡腾片）【组成】麻黄、石膏、苦杏仁、瓜蒌、板蓝根、金银花、甘草。【剂型规格与用法用量】颗粒：2g/袋或10g/袋。2岁以内1g/次；3～4岁1.5g/次；5～7岁2g/次。开水冲服。口服液：10mL/支。2岁以内5mL/次；3～4岁7.5mL/次；5～7岁10mL/次。泡腾片：1.5g/片。2岁以内1g/次；3～4岁1.5g/次；5～7岁2g/次，加温开水泡腾溶解后口服。以上剂型均为3～4次/d。【功用】宣肺止咳，清热祛痰。用于小儿外感风热所致的感冒、咳喘，症见发热、恶风、微有汗出、咳嗽咳痰、咳喘气促者。上呼吸道感染、支气管炎、肺炎见上述证候者可用之。【病证禁忌与特殊人群用药】❶高血压、心脏病患儿慎用。❷对本品过敏者禁用。过敏体质者慎用。❸婴儿及糖尿病患儿和脾虚易腹泻者慎用。【使用注意】❶忌辛辣、生冷、油腻食物。❷不宜在服药期间同时服用滋补性中药。❸本品多用于小儿发热初起、咳嗽不重的情况下，若见高热痰多、气促鼻扇者或咳嗽久治不愈、频咳伴吐、发热体温超过38.5℃的患儿，应及时采用其他治疗措施。❹本品性状发生改变时禁止使用。

小儿消积止咳口服液 【组成】山楂、槟榔、枳实、瓜蒌、炙枇杷叶、莱菔子、葶苈子、桔梗、连翘、蝉蜕。【剂型规格与用法用量】口服液：10mL/支。1岁以内5mL/次；1～2岁10mL/次；3～4岁15mL/次；5岁以上20mL/次。以上均为3次/d，5日为1个疗程。【功用】清热肃肺、消积止咳。用于小儿饮食积滞、痰热蕴肺所致的咳嗽，症见咳嗽夜间加重、喉间痰鸣、腹胀、口臭等。小儿上呼吸道感染、急性支气管炎兼食积郁热者可辨证用之。【不良反应】可见腹泻等反应。【病证禁忌与特殊人群用药】❶体质虚弱、肺气不足、肺虚久咳、大便溏薄者慎用。❷3个月以内婴儿不宜用。【使用注意】忌辛辣、生冷、油腻食物。

小儿金丹片（丸） 【组成】朱砂、橘红、川贝母、胆南星、前胡、玄参、清半夏、大青叶、木通、桔梗、荆芥穗、羌活、西河柳、地黄、枳壳、赤芍、钩藤、葛根、牛蒡子、天麻、甘草、防风、冰片、水牛角浓缩粉、羚羊角粉、薄荷脑。【剂型规格与用法用量】片剂：0.2g/片或0.3g/片。3片/次，3次/d，1岁以下用量酌减。蜜丸：1.5g/丸。1丸/次，2次/d。1岁以下用量酌减。【功用】祛风化痰、清热解毒。用于外感风热、痰火内蕴所致的感冒，症见发热、头痛、咳嗽气喘、咽喉肿痛、呕吐、高热惊风等。小儿急性上呼吸道感染、急性咽炎、支气管炎、麻疹、肺炎、猩红热、腮腺炎等见上述证候者可用之。【病证禁忌与特殊人群用药】❶体质虚寒及慢惊风者忌用。❷肺肾阴虚喉痹患者不宜用。【使用注意】❶忌辛辣、生冷、油腻食物。❷方中含朱砂，不宜过量、久服。

金振口服液 【组成】羚羊角、平贝母、大黄、人工牛黄、生石膏、黄芩、青礞石、甘草。【剂型规格与用法用量】口服液：10mL/支。6个月至1岁婴幼儿5mL/次，3次/d；2～3岁10mL/次，2次/d；4～7岁10mL/次，3次/d；8～14岁15mL/次，3次/d。5～7日为1个疗程。【功用】清热解毒、祛痰止咳。用于小儿痰热蕴肺所致的发热、咳嗽、咳吐黄痰、咳吐不爽、舌质红、苔黄腻等症。上呼吸道感染、小儿急性支气管炎属痰热者可用之。【不良反应】偶见便溏，一般停药后可恢复。【病证禁忌与特殊人群用药】❶风寒咳嗽及体虚久咳者忌用。❷大便溏泻者慎用。【使用注意】忌辛辣、油腻食物。

四、养阴清肺剂

养阴清肺丸（膏、糖浆、颗粒、口服液）【组成】生地黄、玄参、麦冬、白芍、牡丹皮、川贝母、甘草、薄荷脑。【剂型规格与用法用量】水蜜丸：每100粒重10g。6g/次，2次/d。大蜜丸：9g/丸。1丸/次，2次/d。煎膏：100mL/瓶或150mL/瓶。10～20mL/次，2～3次/d。糖浆：120mL/瓶、60mL/瓶或10mL/支。20mL/次，2次/d。颗粒：15g/袋。15g/次，2次/d，开水冲服。口服液：10mL/支。10mL/次，2～3次/d。【功用】养阴润燥，清肺利咽。用于阴虚肺燥、咽喉干痛、干咳少痰或痰中带血等症。慢性支气管炎、咽喉炎见上述证候者用之。【病证禁忌与特殊人群用药】❶湿盛痰多的咳嗽患者不宜用。❷脾虚便溏者应慎用。❸孕妇忌用。❹儿童慎用。【使用注意】忌辛辣、油腻食物。

二母宁嗽丸（颗粒、片）【组成】川贝母、石膏、栀子、知母、黄芩、瓜蒌子、桑白皮、茯苓、陈皮、枳实、五味子、甘草。【剂型规格与用法用量】水蜜丸：每100丸重10g。6g/次，2次/d。大蜜丸：6g/丸或9g/丸。6～9g/次，2次/d。颗粒：10g/袋。10g/次，2次/d，开水冲服。片剂：0.55g/片。4片/次，2次/d。【功用】清肺润燥，化痰止咳。用于燥热蕴肺所致的咳嗽、痰黄而黏、不易咳出、胸闷气促、久咳不止、声哑喉痛等症。急性和慢性支气管炎、咽喉炎见上述证候者可之。【病证禁忌与特殊人群用药】❶外感咳嗽、气喘及表证未解者忌用。❷孕妇忌用。❸儿童慎用。【使用注意】忌辛辣及牛肉、羊肉、鱼等食物。

蜜炼川贝枇杷膏【组成】川贝母、枇杷叶、桔梗、水半夏、苦杏仁、款冬花、北沙参、陈皮、五味子、远志、生姜、甘草、阿胶、蜂蜜、薄荷脑。【剂型规格与用法用量】煎膏：138g/瓶或345g/瓶，66g/瓶，110g/瓶。15g/次。蜜膏：75mL/瓶、100mL/瓶或150mL/瓶。15mL/次。以上剂型均为2次/d。【功用】清热润肺，化痰止咳。用于肺燥咳嗽、痰黄而黏、胸闷、咽喉疼痛或痒、声音嘶哑等症。急性和慢性支气管炎、咽喉炎见上述证候者可用之。【病证禁忌与特殊人群用药】❶外感风寒咳嗽患者不宜用。❷孕妇慎用。【使用注意】忌辛辣、油腻食物。

小儿清热止咳口服液（糖浆、颗粒）【组成】麻黄、苦杏仁、石膏、甘草、黄芩、板蓝根、北豆根。【剂型规格与用法用量】口服液：10mL/支。1～2岁3～5mL/次；3～5岁5～10mL/次；6～14岁10～15mL/次。用时摇匀。糖浆：100mL/瓶。1～2岁3～5mL/次；3～5岁5～10mL/次；6～14岁10～15mL/次。用时摇匀。颗粒：6g/袋。1～2岁2～3g/次；3～5岁3～6g/次；6～14岁6～9g/次，开水冲服。以上剂型均为3次/d。【功用】清热宣肺，平喘，利咽。用于小儿外感风热所致的发热恶寒、咳嗽痰黄、气促喘息、口干音哑、咽喉肿痛等症。小儿感冒、上呼吸道感染见上述证候者可用之。【病证禁忌与特殊人群用药】❶风寒感冒患者慎用。❷高血压、心脏病患儿慎用。❸脾虚腹泻、糖尿病患者慎用。【使用注意】❶不宜同时服用滋补性中药。❷发热体温超过38.5℃的患者，或咳喘加重时应及时采用其他治疗措施。❸另有"小儿清热止咳丸"，其方药组成为麻黄、苦杏仁、石膏、甘草、紫苏子、葶苈子、莱菔子、白前、胆南星、黄芩、大枣。为蜜丸剂，功偏清热、下气、化痰，应区别使用。❹忌辛辣、生冷、油腻食物。

五、平喘剂

蛤蚧定喘丸（胶囊）【组成】蛤蚧、瓜蒌子、紫菀、麻黄、鳖甲、黄芩、甘草、麦冬、黄连、百合、紫苏子、石膏、煅石膏、苦杏仁。【剂型规格与用法用量】小蜜丸：每60粒重9g。5～6g/次。大蜜丸：9g/丸。9g/次。胶囊：0.45g/粒或0.5g/粒。3粒/次。以上剂型均为2次/d。【功用】滋阴清肺，止咳定喘。用于肺肾两虚、阴虚肺热所致的虚劳咳喘、气短发热、胸满郁闷、自汗盗汗、不思饮食等症。慢性支气管炎、喘息型支气管炎及慢性阻塞性肺部疾患见上述证候者可用之。【不良反应】偶见消化道出血反应。【病证禁忌与特殊人群用药】❶外感风寒及咳嗽初起者忌用。❷孕妇、儿童慎用。❸方中含麻黄，高血压、心脏病、青光眼患者慎用。【使用注意】忌辛辣、生冷、油腻食物。

桂龙咳喘宁胶囊（颗粒、片）【组成】桂枝、龙骨、白芍、生姜、大枣、炙甘草、牡蛎、法半夏、黄连、瓜蒌皮、苦杏仁。【剂型规格与用法用量】胶囊：0.3g/粒，相当于原药材1g。5粒/次。颗粒：6g/袋。6g/次。片剂：0.41g/片。4片/次。以上剂型均为3次/d。【功用】止咳化痰，降气平喘。用于外感风寒、痰湿阻肺引起的咳嗽、气喘、痰涎壅盛等症。急性和慢性支气管炎、喘息型支气管炎见上述证候者可用之。【不良反应】可见过敏性休克，表现为心慌、胸闷、憋气、呼吸困难、大汗、面色苍白、眼前发黑、恶心、呕吐等。

【病证禁忌与特殊人群用药】❶痰热咳喘、燥热咳嗽、阴虚肺燥咳嗽者忌用。❷风热感冒患者忌用。❸孕妇、儿童慎用。【使用注意】忌烟、酒及生冷、辛辣、油腻食物。

海珠喘息定片【组成】胡颓子叶、蝉蜕、防风、天花粉、珍珠层粉、冰片、甘草、盐酸去氯羟嗪。【剂型规格与用法用量】片剂：50片/瓶。2～4片/次，3次/d。【功用】宣肺平喘。止咳化痰。用于痰浊阻肺、肺气不降所致的咳嗽、喘促气粗等症。慢性支气管炎、支气管哮喘见上述证候者可用之。【不良反应】偶见心悸、手颤、嗜睡、口干、失眠等反应。【病证禁忌与特殊人群用药】❶外感咳嗽患者不宜用。❷甲状腺功能亢进、高血压、心律失常及年老体弱者慎用。❸孕妇禁用。❹儿童忌用。【使用注意】❶服用本品时不得同时服用中枢神经抑制药，不得驾驶车船及飞机等高空作业。❷忌生冷、辛辣、油腻、海腥及刺激性食物。

喘可治注射液【组成】巴戟天、淫羊藿。【剂型规格与用法用量】注射液：2mL/支。肌注。❶发作期，4mL/次，2次/d，14日为1个疗程。❷缓解期，4mL/次，隔日1次，90日为1个疗程。儿童，7岁以上2mL/次，7岁以下1mL/次，2次/d。【功用】温阳补肾，平喘止咳。用于哮证属肾虚挟痰者，症见喘促日久、反复发作、发作时喘促气短、动则加重、喉中痰鸣、咳嗽、痰白清稀不畅、畏寒、汗多、腰膝酸软、面色苍白者。成人急性或慢性支气管哮喘、儿童支气管哮喘急性发作期见上述证候者可用之。【病证禁忌与特殊人群用药】❶外感、痰热咳喘者不宜用。❷阴虚火旺者慎用。❸孕妇慎用。【使用注意】忌辛辣、刺激性食物。

定喘膏【组成】干姜、附子、生川乌、天南星、血余炭、洋葱头。【剂型规格与用法用量】膏药剂：每张药重10g或20g。温热软化后，外贴肺俞穴。【功用】温阳祛痰，止咳定喘。用于阳虚痰阻所致的咳嗽痰多、气急喘促、冬季加重者。喘息型支气管炎、阻塞性肺气肿见上述证候者可用之。【不良反应】偶见皮肤过敏反应。【病证禁忌与特殊人群用药】❶阴虚喘嗽者禁用。❷孕妇忌用。❸皮肤过敏者及皮肤破损处禁用。【使用注意】忌辛辣、油腻食物。

复方川贝精胶囊（片、颗粒）【组成】川贝母、麻黄浸膏、桔梗、陈皮、法半夏、远志、五味子、甘草浸膏。【剂型规格与用法用量】胶囊：0.4g/粒。2～3粒/次。片剂：片芯重0.25g。3～6片/次。颗粒：0.6g/袋。1～2袋/次，开水冲服，以上剂型均为3次/d。

小儿用量酌减。【功用】宣肺化痰、止咳平喘。用于风寒咳嗽、痰喘所致的咳嗽气喘、胸闷、痰多。急性或慢性支气管炎、喘息型支气管炎见上述证候者可用之。【病证禁忌与特殊人群用药】❶孕妇慎用。❷心脏病、原发性高血压患者慎用。【使用注意】忌辛辣食物及牛肉、羊肉、鱼等发物。

固本咳喘胶囊（片）【组成】党参、白术、茯苓、补骨脂、麦冬、五味子、炙甘草。【剂型规格与用法用量】胶囊：0.35g/粒。3粒/次，3次/d。片剂：0.4g/片。3片/次，3次/d。【功用】益气固表，健脾补肾。用于脾虚痰盛、肾气不固所致的咳嗽、痰多、喘息气促、动则喘盛者。慢性支气管炎、阻塞性肺气肿、支气管哮喘见上述证候者可用之。【病证禁忌与特殊人群用药】❶哮喘急性发作期患者慎用。❷外感咳嗽患者忌用。❸孕妇、儿童慎用。【使用注意】忌辛辣食物。

固肾定喘丸【组成】补骨脂、附子、肉桂、益智仁、金樱子、熟地黄、山药、茯苓、牡丹皮、泽泻、车前子、牛膝、砂仁。【剂型规格与用法用量】蜜丸：35g/瓶。1.5～2g/次，2～3次/d，可在发病预兆前服用，也可预防久喘复发，一般15日为1个疗程。【功用】温肾纳气，健脾化痰。用于脾肾气虚、肾不纳气所致的咳嗽、气喘、动则尤甚、咳吐清稀痰沫、恶寒肢冷、面白微肿、肢体水肿、心悸汗出、形神疲惫，或爪甲口唇青紫、哮喘有声等症。慢性支气管炎、肺气肿、支气管哮喘见上述证候者可用之。【病证禁忌与特殊人群用药】❶肺热壅盛及痰浊阻肺所致的哮喘患者忌用。❷孕妇禁用。❸儿童慎用。【使用注意】忌辛辣、生冷、油腻食物。

黑锡丹【组成】黑锡、硫黄、川楝子、胡芦巴、木香、制附子、肉豆蔻、补骨脂、沉香、小茴香、阳起石、肉桂。【剂型规格与用法用量】水丸剂：每100粒重3.75g。1.5g/次，1～2次/d，用姜汤或淡盐汤送服。【功用】温壮下元，镇纳浮阳。用于真阳不足、肾不纳气、浊阴上浮、上盛下虚、痰壅胸中、上气喘促、四肢厥逆、冷汗不止、胸胁脘腹胀痛、寒疝腹痛、肠鸣滑泄，男子阳痿精冷、女子血海不调、带下清稀、不孕等症。【病证禁忌与特殊人群用药】❶外感表证未解者不宜用。❷湿热证、痰湿与痰热壅盛证、阴虚火旺证患者不宜用。❸孕妇禁用。❹儿童忌用。【使用注意】忌生冷、油腻食物。

咳喘宁合剂（颗粒、胶囊、片、口服液）【组成】桔梗、石膏、罂粟壳、甘草、麻黄、百部、苦杏仁。但颗粒组方略有不同，为麻黄、紫菀、百部、苦杏仁、甘草5味药，无石膏、罂粟壳2药。【剂型规格与用法用量】合剂：100mL/瓶。10mL/次，2次/d。颗粒：15g/袋，相当于原药材8.58g。15g/次，3次/d，开水冲服。胶囊：0.4g/粒。4粒/次，2次/d。片剂：0.6g/片。2～4片/次，2次/d。口服液：10mL/支。10mL/次，2次/d。【功用】宣通肺气，止咳平喘，用于久咳、痰喘属痰热证者，症见咳嗽频作、咳痰色黄、喘促胸闷、口干、舌红等。支气管炎、喘息型支气管炎见上述证候者可用之。咳喘宁颗粒，其功为化痰止咳，主要用于伤风咳嗽。【病证禁忌与特殊人群用药】❶寒痰咳喘及正虚邪恋者忌用。❷孕妇忌用。❸儿童慎用。❹高血压、心脏病患者慎用。【使用注意】❶咳喘宁颗粒的组方、功用有差异，应用时应注意。❷本品的合剂、口服液等剂型中含罂粟壳，不可超量、久服。

咳喘顺丸【组成】鱼腥草、瓜蒌子、桑白皮、紫苏子、前胡、款冬花、紫菀、苦杏仁、制半夏、陈皮、茯苓、甘草。【剂型规格与用法用量】丸剂：每1g相当于原药材1.5g。5g/次，3次/d。7日为1个疗程。【功用】宣肺化痰，止咳平喘。用于痰热壅肺、肺气失宣所致的咳嗽、气喘痰多、胸闷烦热等症。慢性支气管炎、支气管哮喘、肺气肿合并肺部感染见上述证候者可用之。【病证禁忌与特殊人群用药】❶气虚久嗽者慎用。❷孕妇、儿童慎用。【使用注意】忌辛辣、油腻食物。

三拗片【组成】苦杏仁、甘草、生姜。【剂型规格与用法用量】片剂：0.5g/片。2片/次，3次/d。7日为1个疗程。【功用】宣肺解表，止咳平喘。用于咳嗽声重、痰多咳喘、痰白清稀等症。急性支气管炎见上述证候者可用之。【病症禁忌与特殊人群用药】❶风热及痰热咳喘者慎用。❷运动员慎用。【使用注意】忌辛辣、油腻食物。

苏子降气丸【组成】紫苏子、姜半夏、厚朴、前胡、陈皮、沉香、当归、甘草。【剂型规格与用法用量】水丸：每13粒重1g。6g/次，1～2次/d。【功用】降气化痰，温肾纳气。用于气逆痰涎壅盛、咳嗽、喘息、胸膈痞塞，或呼吸困难、张口抬肩、喉中痰鸣、不能平卧者。慢性支气管炎、喘息型支气管炎见上述证候者可用之。【病证禁忌与特殊人群用药】❶外感痰热咳喘者忌用。❷孕妇及小儿慎用。【使用注意】忌烟、酒及生冷、油腻食物。

平喘抗炎胶囊【组成】桃儿七、桔梗、苦杏仁、氨茶碱、氯化铵。【剂型规格与用法用量】胶囊：0.35g/粒。2粒/次，3次/d。【功用】降气化痰，止咳平喘。用于痰浊阻肺证，症见咽喉肿痛、咳嗽气喘、胸满痰多、脘腹胀痛者。呼吸道感染、哮喘及支气管炎见上述证候者可用之。【不良反应】方中含氨茶碱，服后可引起恶心、呕吐及腹部不适等反应。【病证禁忌与特殊人群用药】❶本品长期服用易致高氯酸血症，代谢性酸中毒患者忌用。❷急性心肌梗死伴有血压显著降低者忌用。❸肝肾功能不全者慎用。❹孕妇忌用。❺儿童慎用。【使用注意】方中含氯化铵，能使尿液酸化，减少水杨酸盐的排泄，在大剂量应用水杨酸时，可增加水杨酸盐中毒的危险。

咳特灵胶囊（片） 【组成】小榕叶干浸膏、马来酸氯苯那敏。【剂型规格与用法用量】胶囊：每粒含小榕叶干浸膏 360mg、马来酸氯苯那敏 1.4mg。1 粒/次，3 次/d。片剂：每片含小叶榕干浸膏 360mg、马来酸氯苯那敏 0.7mg。3 片/次，2 次/d。儿童用量酌减。【功用】镇咳，祛痰，平喘，消炎。用于急性和慢性支气管炎，以及支气管哮喘、感冒咳嗽、百日咳及各种咳嗽病症。【不良反应】本品含马来酸氯苯那敏，个别患者服后有嗜睡、疲劳、口干、咽痛、困倦虚弱感等反应，停药后可缓解。【病证禁忌与特殊人群用药】❶痰热阻肺证患者慎用。❷孕妇、儿童慎用。【使用注意】服药期间不宜驾驶车辆、管理机器及高空作业。

麻杏止咳糖浆（片、颗粒） 【组成】麻黄、生石膏、苦杏仁、薄荷脑。【剂型规格与用法用量】糖浆：100mL/瓶。15mL/次。片剂：0.26g/片。3 片/次。颗粒：5g/袋。1 袋/次，以上剂型均为 3 次/d。【功用】清泄肺热，宣肺平喘。用于风寒入里、郁热所致的发热重恶寒轻、身热头痛、心烦口渴、咳嗽、喘急，痰黏稠而黄，舌质红、苔白或微黄，脉弦数或浮数。流行性感冒咳嗽、支气管炎、病毒性肺炎、小儿麻疹并发肺炎等见上述证候者可用之。【病证禁忌与特殊人群用药】❶阴虚咳嗽患者忌用。❷孕妇慎用。【使用注意】忌辛辣、油腻食物。

麻杏止咳胶囊 【组成】麻黄、苦杏仁、生石膏、甘草。【剂型规格与用法用量】胶囊：0.36g/粒。2 粒/次，3 次/d。【功用】镇咳，祛痰，平喘。用于急、慢性支气管炎及喘息等病症。【病证禁忌与特殊人群用药】❶感冒初起或咳嗽初起未见伏热之象者不宜用。❷孕妇慎用。❸高血压、心脏病患者慎用。【使用注意】❶本品组方与麻杏止咳糖浆有差异，实为《伤寒论》中所载的麻黄杏仁石膏甘草汤，其功为辛凉宣泄，清肺平喘，主要用于表邪化热，壅遏于肺所致的咳喘。❷忌生冷、油腻食物。

止喘灵口服液（注射液、气雾剂）【组成】麻黄、苦杏仁、连翘、洋金花。气雾剂的组成为：洋金花总生物碱、盐酸克伦特罗。**【剂型规格与用法用量】**口服液：10mL/支。10mL/次，3次/d。气雾剂：每瓶净重14g，内含药液5mL，每毫升药液含洋金花总生物碱1.3mg、盐酸克伦特罗0.4mg。哮喘发作时或有发作预兆感时喷雾吸入，从口腔1次喷雾两下，不可过量。注射液：2mL/支，每毫升含麻黄碱0.5~0.8mg，东莨菪碱40~100μg。肌注，10mL/次，2~3次/d，7~10日为1个疗程。3~7岁小儿用量均应酌减。**【功用】**❶口服液、注射液：宣肺平喘，祛痰止咳，用于痰浊阻肺、肺失宣降所致的哮喘、咳嗽、胸闷痰多。支气管哮喘、喘息型支气管炎常用之。❷气雾剂：舒张支气管，用于支气管哮喘及喘息型支气管炎。**【不良反应】**少数患者在应用口服液、注射液后，可出现口干、头晕、面红、皮肤潮红、心率增快等。**【病证禁忌与特殊人群用药】**❶热痰咳喘、热哮，且痰质黏稠及咳痰不爽者不宜用。❷方中含麻黄、洋金花，青光眼患者禁用；高血压、心脏病、前列腺肥大及尿潴留患者慎用。❸表证未解者忌用。❹肝、肾功能严重损害及高热患者禁用。❺孕妇及3岁以下小儿忌用。**【使用注意】**❶喷雾剂使用时应严格控制剂量。❷如用注射剂穴位注射治疗慢性支气管炎急性发作，可选定喘穴和肺俞穴。

小儿肺咳颗粒【组成】人参、沙参、茯苓、鸡内金、白术、黄芪、甘草、桂皮、胆南星、鳖甲、附子、陈皮、地骨皮、麦冬、枸杞子、甘草等22味中药。**【剂型规格与用法用量】**颗粒：3g/袋，12袋/盒。1岁以下2g/次；1~4岁3g/次；5~8岁6g/次。3次/d。开水冲服。**【功用】**健脾益肺，止咳平喘。用于肺脾不足，痰湿内蕴所致的咳嗽，见痰多黄稠、咳吐不爽、喘促、气短、动则汗出、食少纳呆、周身乏力、舌红苔厚者。小儿支气管炎见以上证候者可用之。**【病证禁忌与特殊人群用药】**咳嗽伴高热者慎用。**【使用注意】**与其他药物同用可能产生相互作用。

第七节　开窍剂

一、清热开窍剂

安宫牛黄丸（片、散、胶囊、栓剂）【组成】人工牛黄、水牛角浓缩粉、珍珠、朱砂、雄黄、黄连、黄芩、栀子、郁金、冰片、麝香等。【剂型规格与用法用量】水蜜丸：2g/瓶。2g/次；小儿3岁以内0.5g/次；4～6岁1g/次。大蜜丸：3g/丸。1丸/次，小儿3岁以内1/4丸/次；4～6岁1/2丸/次。小蜜丸：1.5g/丸。2丸/次，小儿3岁以内1/2丸/次；4～6岁1丸/次。片剂：0.3g/片。5～6片/次；小儿3岁以内1～2片/次；4～6岁3片/次。散剂：1.6g/瓶。1.6g/次，小儿3岁以内0.4g/次；4～6岁0.8g/次。胶囊：0.4g/粒。4粒/次，3岁以内小儿1粒/次；4～6岁2粒/次。以上剂型均为1次/d。一般为口服给药，高热昏迷时可鼻饲或灌肠。栓剂：1.5g/粒。直肠给药，1次1粒，小儿3岁以内0.75g/次；4～6岁1.5g，1次/d。【功用】清热解毒，镇惊开窍。用于热病邪入心包、高热惊厥、神昏谵语、中风昏迷、小儿惊厥属痰热内闭者。流行性乙型脑炎、流行性脑膜炎、颅脑损伤、意识障碍、幼儿重症肺炎、中毒性痢疾、脑出血等见上述证候者可用之。【不良反应】口服给药，偶见汞中毒性肾病，症见腰痛、少尿、血尿、蛋白尿等。尚可见皮肤发红、皮疹、发痒、起水疱、颜面水肿、心跳加速、呼吸急迫等。亦有使用不当导致体温过低的报道。【病证禁忌与特殊人群用药】❶寒闭证、痰湿阻窍证患者忌用。❷中风脱证神昏患者不宜用。❸肝、肾功能不全者慎用。❹孕妇忌用。❺儿童慎用。【使用注意】❶方中有朱砂、雄黄等药物，即含汞、砷等成分，不宜过量、久服。❷硝酸盐及硝酸盐类药物可使雄黄中所含硫化砷氧化而增加毒性，故不可同用。

紫雪散（颗粒、胶囊）【组成】水牛角浓缩粉、羚羊角、麝香、石膏、寒水石、滑石、玄参、升麻、朱砂、磁石、木香、沉香、丁香、芒硝、硝石、甘草。【剂型规格与用法用量】散剂：1.5g/瓶。口服，1.5～3g/次，2次/d。1岁幼儿0.3g/次；5岁以内小儿每增1岁递增0.3g，1次/d；5岁以上小儿酌情服用。小儿不能内服时可外用敷脐，即取本品0.75g填于脐内，外用胶布固定，只填1次，体温可在1日内降至正常。颗粒：1.5g/瓶。1.5～3g/次，2次/d。胶囊：500mg/粒。1.5～3g/次，2次/d，1岁小儿0.3g/次，5岁以内小儿每增1岁，递增0.3g，5岁以上小儿酌情服用。【功用】清热开窍，止痉安神。用于热病热入心包及热动肝风证，症见高热烦躁、神昏谵语、惊风抽搐、斑疹吐衄、尿赤便秘者。乙型脑炎、流行性脑膜炎、麻疹热毒内陷等见上述证候者可用之。【不良反应】偶见大汗、呕吐、肢体发冷、气促、心悸、眩晕等。【病证禁忌与特殊人群用药】❶本品主要用于外感热病、热闭心包、热盛动风之证，虚风内动证忌用。

❷方中含芒硝、磁石、麝香及朱砂、硝石等，孕妇忌用。儿童慎用。【使用注意】❶方中含朱砂、硝石等有毒药物，不宜超量、久服。❷不宜与溴化钾、溴化钠、碘化钾（钠）等西药同用。❸不宜与海藻、大戟、甘遂同用。❹用于高热神昏时，如难以口服，可鼻饲给药，并采用综合疗法。

安脑丸（片）【组成】人工牛黄、水牛角浓缩粉、黄连、栀子、黄芩、冰片、猪胆汁粉、雄黄、郁金、石膏、赭石、珍珠母、薄荷脑。**【剂型规格与用法用量】**大蜜丸：3g/丸，6 丸/盒。1～2 丸/次。片剂：0.42g/片。4 片/次。以上剂型均为 2～3 次/月，发热高峰时可每隔 2h 服 1 次。小儿用量酌减。**【功用】**清热解毒，醒脑安神，豁痰开窍，镇惊熄风。用于高热神昏、头痛头晕、中风窍闭、抽搐惊厥、烦躁谵语等。高血压、动脉硬化症、脑血管意外、流行性脑膜炎、乙型脑炎、精神分裂症属高热痰火者可用之。**【不良反应】**个别患者用药后可见大便稀溏，停药后一般可消失。**【病证禁忌与特殊人群用药】**❶脾胃虚弱、大便溏泻者不宜用。❷孕妇忌用。❸儿童慎用。**【使用注意】**方中含雄黄，不可超量、久服。

瓜霜退热灵胶囊【组成】西瓜霜、北寒水石、石膏、滑石、羚羊角、水牛角浓缩粉、麝香、冰片、玄参、升麻、丁香、沉香、磁石、朱砂、甘草。**【剂型规格与用法用量】**胶囊：0.3g/粒。成人4～6 粒/次；1 岁以内幼儿 0.15～0.3g/次；1～3 岁 0.3～0.6g/次；3～6 岁 0.6～0.75g/次；6～9 岁 0.75～0.9g/次；9 岁以上 0.9～1.2g/次。以上均为 2～4 次/d。**【功用】**清热解毒，开窍镇惊。用于热病热入心包、肝风内动证，症见高热、惊厥、抽搐、咽喉肿痛、舌疗等。上呼吸道感染、扁桃体炎、肠炎、细菌性痢疾等见上述证候者可用之。**【病证禁忌与特殊人群用药】**❶脾胃虚弱者慎用。❷孕妇禁用。❸儿童慎用。**【使用注意】**❶方中含朱砂，不宜超量、久服。❷忌辛辣、油腻食物。

局方至宝丸（散）【组成】牛黄、麝香、水牛角浓缩粉、玳瑁、冰片、安息香、朱砂、琥珀、雄黄。**【剂型规格与用法用量】**大蜜丸：3g/丸。1 丸/次，1 次/d。小儿用量酌减。散剂：2g/瓶。3 岁以内小儿 0.5g/次；4～6 岁 1g/次，1 次/d。用于高热神昏、小儿急惊风时，如口服困难，可鼻饲给药。**【功用】**清热解毒，开窍镇惊。用于中暑、中恶（感受秽浊之气，忽然昏倒，气机闭塞）、中风；热病由于痰热内闭引起的高热烦躁、神昏谵语、惊厥，以及小儿急热惊风等病症。**【病证禁忌与特殊人群用药】**❶本品为热闭神昏所设，寒闭神昏者不宜用。❷肝、肾功能不全者慎用。❸方中含麝香、安息香及有毒药物，孕妇忌用。儿童慎用。【使用注意】❶方中含朱砂、雄黄，不宜超量、久服。❷用药中如出现肢寒畏冷、面色苍白、冷汗不止、脉微欲绝，由闭证变为脱证时，应立即停药。❸忌辛辣、油腻食物，以免助火生痰，加重病情。❹本品与安宫牛黄丸、紫雪（丹）合称"三宝"，均用于热闭心包、神昏谵语之证。紫雪清热解毒之效虽不及安宫牛黄丸，开窍之力不及本品，但长于熄风解痉，对热陷厥阴、神昏而有惊厥者较适宜，且有泄热通便之效。本品则以开窍醒神为主，可用于一切热闭晕厥之证。

万氏牛黄清心丸（片）【组成】牛黄、朱砂、黄芩、黄连、栀子、郁金。【剂型规格及用法用量】大蜜丸：1.5g/丸或 3g/丸。3g/次。浓缩丸：每 4 丸相当于原药材 1.5g。4 丸/次。片剂：有大、小两种规格。大片，0.54g/片，3 片/次；小片，0.3g/片，4～5 片/次。以上剂型均为 2～3 次/d。【病证禁忌与特殊人群用药】❶虚风内动证、脱证神昏患者忌用。❷外感热病表证未解者慎用。❸孕妇忌用。❹儿童慎用。❺脾胃虚寒及阳虚者慎用。【使用注意】❶方中含朱砂，不宜超量、久服。❷属高热急症者应采用综合治疗措施。

珍黄安宫片【组成】水牛角片、牛黄、大黄、黄芩提取物、朱砂、珍珠、珍珠层粉、竹沥、天竺黄、胆南星、青黛、郁金、冰片、石菖蒲。【剂型规格与用法用量】片剂：0.3g/片。4～6 片/次，3 次/d，儿童用量酌减。【功用】镇静安神，清热解毒。用于痰热内闭所致的高热烦躁、神昏谵语、惊风抽搐、癫狂不安、失眠多梦、头痛眩晕等症。【病证禁忌与特殊人群用药】❶虚寒证及脾胃虚弱者慎用。❷孕妇忌用。❸儿童慎用。【使用注意】❶方中含有毒药朱砂，且寒凉性药多，不宜超量、久服。❷高热不退、神志不清者，应视情况采用综合治疗措施。❸忌辛辣、油腻食物。

醒脑静注射液【组成】麝香、郁金、栀子、冰片。【剂型规格与用法用量】注射液：2mL/支，每盒 10 支；5mL/支，每盒 5 支；或 10mL/支，每盒 2 支。肌注：2～4mL/次，1～2 次/d。静滴：10～20mL/次，以 5% 或 10% 葡萄糖注射液，或 0.9% 氯化钠注射液 200～250mL 稀释后滴注。【功用】清热解毒，凉血活血，开窍醒脑。用于气血逆乱、脑脉瘀阻所致中风昏迷、偏瘫口㖞；外伤头痛、神志不清、酒毒攻心、头痛、呕恶、抽搐等症。脑栓塞、脑出血急性期、颅脑外伤、急性酒精中毒见上述证候者可用之。【不良反应】可见咽喉部发痒、胸闷、憋气、呼吸困难、有窒息感、面色潮红、心率加快、出汗，或合并皮疹等过敏反应。【病证禁忌与特殊人群用药】❶外感发热、寒凝神昏者忌用。❷慢性乙醇中毒和颅脑外伤中、后期慎用。❸孕妇忌用。❹儿童慎用。【使用注意】❶本品为芳香性药物，开启后应立即使用，防止挥发。❷静滴时，不宜与其他药物同时滴注，以免发生不良反应。❸忌生冷、辛辣、油腻、过咸食物。

复方麝香注射液【组成】麝香、郁金、冰片、薄荷脑、石菖蒲、藿香等。【剂型规格与用法用量】注射液：10mL/支，每盒2支。肌注：2～4mL/次，1～2次/d。静滴：10～20mL/次，用5％或10％葡萄糖注射液或0.9％氯化钠注射液250～500mL稀释后用。小儿静脉给药推荐剂量为0.4～0.6mL/(kg·d)。【功用】豁痰开窍、醒脑安神。用于痰热内闭所致的中风昏迷、脑血管意外（脑出血、脑梗死、脑创伤）、中枢神经系统感染所致的意识障碍、抽搐、新生儿脑瘫、乙型脑炎、病毒性脑炎、流行性脑膜炎及其后遗症、肺热脑病、肺源性心脏病亦可辨证用之。【病证禁忌与特殊人群用药】❶对本品过敏者禁用。过敏体质者慎用。❷孕妇禁用。❸儿童慎用。【使用注意】❶本品产生混浊或沉淀不得使用。❷本品为芳香性药物，开启后应立即使用，防止挥发。

二、芳香、化痰开窍剂

苏合香丸【组成】苏合香、安息香、冰片、麝香、檀香、沉香、丁香、木香、香附、乳香、荜茇、白术、朱砂、水牛角浓缩粉、诃子肉。【剂型规格与用法用量】蜜丸：3g/丸。1丸/次。水蜜丸：2.4g/丸。1丸/次。以上剂型均为1～2次/d。【功用】芳香开窍，行气止痛。用于痰迷心窍所致的痰厥昏迷、中风偏瘫、肢体不利，以及中暑、心胃气痛等症。急性脑血管病、冠心病、心绞痛、癫痫见上述证候者可用之。【不良反应】有过敏性皮疹、过敏性休克和过量使用中毒的报道。【病证禁忌与特殊人群用药】❶热病、阳闭、脱证患者不宜用。❷中风病正气不足者慎用。❸孕妇禁用。❹儿童慎用。【使用注意】❶方中香燥药物较多，易耗散正气，不宜久用。❷急性脑血管病服用本品，应结合其他抢救措施；对中风昏迷者，应鼻饲给药。❸忌辛辣、油腻食物。

十香返生丸【组成】苏合香、麝香、安息香、冰片、檀香、土木香、沉香、丁香、乳香、降香、郁金、香附、牛黄、金礞石、天麻、僵蚕、瓜蒌子、莲子心、朱砂、琥珀、诃子肉、广藿香、甘草。【剂型规格与用法用量】蜜丸：6g/丸。1丸/次，2次/d，或遵医嘱。【功用】开窍化痰，镇静安神。用于中风痰迷心窍所致的言语不清、神志昏迷、痰涎壅盛、牙关紧闭等证。脑出血及脑梗死见上述证候者可用之。【病证禁忌与特殊人群用药】❶中风脱证患者不宜用。❷孕妇忌用。【使用注意】❶方中含朱砂，不宜过量、久服。❷脑出血及脑梗死均属重危疾病，应采用综合措施救治。

礞石滚痰丸（片）【组成】金礞石、黄芩、熟大黄、沉香。【剂型规格与用法用量】水丸：3g/瓶或6g/瓶。6～9g/次，3次/d。片剂：0.32g/片。8片/次，1次/d。均应在空腹时用温开水送服。【功用】逐痰降火。用于痰火扰心所致的癫狂惊悸，或喘咳痰稠、大便秘结等症。精神分裂症、急性支气管炎、喘息型支气管炎见上述证候者可用之。【不良反应】少数患者用药后有胃部不适症。【病证禁忌与特殊人群用药】❶本品主要用于痰热实证，非痰热实证者、体质虚弱者忌用。❷肝、肾功能不全者慎用。❸孕妇禁用。❹儿童忌用。【使用注意】❶癫狂重症患者须配合采用其他治疗措施。❷本品药性峻猛，易致气血耗损，须中病即止，切勿超量、久服。

痫愈胶囊【组成】天麻、僵蚕、酸枣仁、黄芪、党参、丹参、远志、石菖蒲、钩藤、当归、郁金、白附子等16种药。【剂型规格与用法用量】胶囊：0.4g/粒，每板13粒，每盒3板。5粒/次，3次/d。【功用】豁痰开窍，安神定惊，熄风解痉。用于风痰闭阻所致的癫痫抽搐、小儿惊风、面肌痉挛等症。【病证禁忌与特殊人群用药】孕妇忌用。【使用注意】患者难以吞服时，可将胶囊中的药粉倒入杯中，用温开水调溶后灌服。

脑栓康复胶囊【组成】三七、葛根、赤芍、红花、豨莶草、血竭、川芎、地龙、水蛭、牛膝。【剂型规格与用法用量】胶囊：0.3g/粒。3～4粒/次，3次/d。【功用】活血化瘀，通经活络。用于瘀血阻络所致的中风、中经络，见舌謇语涩、口眼㖞斜、半身不遂等症者。【病证禁忌与特殊人群用药】孕妇及有出血倾向者忌用。【使用注意】忌生冷、油腻食物。

第八节　固涩剂

金锁固精丸【组成】沙苑子、芡实、莲须、莲子、龙骨、牡蛎。【剂型规格与用法用量】大蜜丸：9g/丸。1丸/次。水蜜丸：每100

丸重 10g。6g/次。浓缩丸：每 8 丸相当于原药材 3g。8 丸/次。以上剂型均为 2 次/d，淡盐汤送服。【功用】固精涩精。用于肾虚不固、遗精滑泄、神疲乏力、四肢酸软、腰痛、耳鸣等症。【病证禁忌与特殊人群用药】湿热下注，扰动精室所致遗精、早泄不宜用。【使用注意】❶忌烟、酒及辛辣、油腻食物。❷服药期间忌房事。

固本益肠胶囊（片）【组成】党参、补骨脂、山药、黄芪、炮姜、当归、赤石脂、地榆、延胡索、白芍、木香、儿茶、炙甘草。**【剂型规格与用法用量】**胶囊：0.45g/粒，36 粒/瓶。4～6 粒/次。片剂：素片，0.32g/片（小片）；大片，0.16g/片。薄膜衣片 0.629g/片（大片）。小片，8 片/次，大片，4 片/次。以上剂型均为 3 次/d，30 日为 1 个疗程。**【功用】**健脾温肾，涩肠止泻。用于脾肾阳虚所致的泄泻，症见腹痛绵绵、大便清稀，或有黏液血便、食少腹胀、腰酸乏力、形寒肢冷者。慢性肠炎见上述证候者可用之。**【病证禁忌与特殊人群用药】**❶本品主要用于脾肾阳虚泄泻，阴虚患者忌用。❷急性肠炎与痢疾患者忌用。❸孕妇慎用。**【使用注意】**忌生冷、辛辣、油腻食物。

肠泰合剂【组成】人参、茯苓等。**【剂型规格与用法用量】**合剂：10mL/支或 100mL/瓶。10～20mL/次，3～4 次/d。**【功用】**益气健脾，消食和胃。用于抗生素、放疗、化疗、免疫抑制药所致的肠道菌群失调；急性与慢性肠炎；胃炎和饮食不节或其他原因所致的腹胀、腹泻、便秘等症。对急性和慢性肝炎、肝硬化及肿瘤有辅助治疗作用，并有促进病后和术后康复作用。**【病证禁忌与特殊人群用药】**孕妇、儿童慎用。**【使用注意】**方中含人参，不宜与藜芦同用。

痛泻宁颗粒【组成】白芍、青皮、薤白、白术。**【剂型规格与用法用量】**颗粒：5g/袋。1 袋/次，3 次/d。**【功用】**柔肝缓急，疏肝下气，理脾运湿。用于肝气犯脾所致的腹痛、腹泻、腹部不适等症。肠易激综合征（腹泻型）见上述证候者可用之。**【不良反应】**偶见轻度恶心、皮肤过敏。**【病证禁忌与特殊人群用药】**孕妇忌用。儿童慎用。**【使用注意】**忌酒及辛辣、生冷、油腻食物。

缩泉丸（胶囊）【组成】益智仁、乌药、山药。**【剂型规格与用法用量】**水丸：每 20 粒重 1g。3～6g/次，3 次/d。胶囊：0.3g/粒，每瓶 60 粒。成人 6 粒/次，5 岁以上儿童 3 粒/次，3 次/d。餐前用淡盐汤或温开水送服。**【功用】**补肾缩尿。用于肾虚所致的小便频数、夜间遗尿等症。神经性尿频、功能性遗尿见上述证候者可用之。**【病证**

禁忌与特殊人群用药】 ❶肝经湿热所致遗尿者不宜用。❷孕妇慎用。**【使用注意】** 忌烟、酒及辛辣刺激性食物。

幼泻宁颗粒【组成】 焦白术、炮姜、车前草。**【剂型规格与用法用量】** 颗粒：6g/袋。1～6个月婴儿3～6g/次；6个月至1岁6g/次；1～6岁12g/次；3次/d。**【功用】** 健脾利湿，温中止泻。用于小儿脾胃虚弱、感受寒湿、脾失健运所致的腹泻、消化不良。**【病证禁忌与特殊人群用药】** ❶本品为脾胃虚弱、寒湿困脾泄泻所致，湿热蕴结、积滞胃肠或久泻伤阴者忌用。❷急性肠胃炎患者应慎用。**【使用注意】** ❶久泻不止、亡津脱水者应采用其他救治措施。❷忌生冷、辛辣、油腻食物。

第九节　扶正剂

一、补气剂

补中益气丸（片、颗粒、合剂、口服液、膏滋）【组成】 炙黄芪、党参、白术、陈皮、当归、升麻、柴胡、炙甘草。**【剂型规格与用法用量】** 水丸：6g/袋或18g/袋，每1g含炙黄芪以黄芪甲苷计，不得少于0.2mg。6g/次，2～3次/d。大蜜丸：9g/丸，每丸含炙黄芪以黄芪甲苷计，不得少于1.8mg。1丸/次，2～3次/d。水蜜丸：每100粒重6g，每1g含炙黄芪以黄芪甲苷计不得少于0.2mg。9g/次，2～3次/d。浓缩丸：每8丸相当于原药材3g。8～10丸/次，3次/d。以上各种丸剂，均应于空腹时用姜枣汤、淡盐水或温开水送服。片剂：0.46g/片或0.55g/片。4～5片/次，3次/d，温开水送服。颗粒：3g/袋。1袋/次，3次/d，开水冲服。合剂：20mL/瓶。10～15mL/次，3次/d。口服液：10mL/支。10mL/次，2～3次/d。膏滋：100g/瓶。10g/次，2次/d，温开水冲服。**【功用】** 补中益气，升阳举陷。用于脾胃虚弱、中气下陷之证，症见体倦乏力、食少腹胀、便溏久泻、肛门下坠或脱肛、子宫下垂者。慢性肠炎、慢性结肠炎、术后胃肠功能紊乱、子宫脱垂、阴道脱垂见上述证候者可用之。**【不良反应】** 个别患者用药后出现头痛、头晕、复视等症；血压在原有基础上有上升趋势；亦有皮疹、面红等过敏反应。**【病证禁忌与特殊人群用药】** ❶实证、热证、阴虚火旺、肝阳上亢或阳虚于下者忌用。❷假虚真实证患者不宜用。❸表虚邪盛、气滞湿阻、食积内停、痈疽初起或溃后热毒尚盛者不宜用。❹阴虚发热，或水亏火旺所致的吐血、衄血，或真阳虚衰、阳虚欲脱者不宜用。❺高血压患者慎用。❻过敏体质者慎用。【使用注意】❶应严格按用量服用。12岁以下儿童用成人的1/2量，学龄前儿童用成人的1/4～1/3量。❷服药期间，如出现头痛、头晕、复视、血压上升或其他过敏反应，应立即停止服用。❸方中含党参，不宜与藜芦及含藜芦的制剂同用。❹忌生冷食物。❺以空腹或餐前服为宜。

参苓白术散（丸、片、颗粒、胶囊）【组成】人参、白术、茯苓、山药、莲子、薏苡仁、白扁豆、砂仁、桔梗、甘草。【剂型规格与用法用量】散剂：9g/包或12g/包。6～9g/次，2～3次/d，用枣汤调服或开水泡服。水丸：18g/袋。6g/次，2～3次/d。片剂：0.3g/片。6～12片/次，2次/d。颗粒：6g/袋。1袋/次，2次/d，开水冲服。胶囊：0.5g/粒。3粒/次，3次/d。【功用】健脾益气，和胃，渗湿。用于脾胃虚弱、脾虚生湿所致的食欲减退、脘腹胀满、大便溏泻、身体消瘦、四肢乏力、气短咳嗽、精神疲倦等症。肠易激综合征、胃肠功能紊乱、慢性结肠炎、消化不良、小儿厌食症和缺锌症、放射性直肠炎、老年慢性呼吸道感染见上述证候者可用之。【不良反应】糖尿病患者服用本品后，偶见汗出、头晕目眩、乏力、心悸气短、饥饿等低血糖症状。【病证禁忌与特殊人群用药】❶湿热内蕴所致泄泻、厌食、水肿及痰热咳嗽者忌用。❷实热证患者不宜用。❸泄泻兼有大便不通畅、肛门有下坠感者忌用。❹方中含薏苡仁，孕妇不宜用。❺高血压、心脏病、肾病、糖尿病患者慎用。【使用注意】❶服用本制剂时不宜同时服用藜芦、五灵脂、皂荚及其制剂。不宜和感冒类药同时服用。❷忌荤腥、油腻、不易消化及生冷食物。

参芪十一味颗粒（胶囊、片）【组成】人参、黄芪、当归、天麻、熟地黄、泽泻、决明子、鹿角、菟丝子、细辛、枸杞子。【剂型规格与用法用量】颗粒：2g/袋，每盒12袋。1袋/次，开水冲服。胶囊：0.33g/粒。5粒/次。片剂：0.3g/片。4片/次。以上剂型均为3次/d。【功用】补气养血，健脾益肾。用于癌症放疗和化疗后所致的白细胞减少及因放疗和化疗引起的头痛头晕、倦怠乏力、消瘦、恶心呕吐等症。【病证禁忌与特殊人群用药】❶实证、热证患者忌用。❷孕妇慎用。❸儿童不宜用。【使用注意】忌辛辣、油腻食物。

刺五加颗粒（胶囊、片、注射液）【组成】刺五加提取物。【剂型规格与用法用量】颗粒：8g/袋。8g/次，2次/d。胶囊：0.3g/粒。2～3粒/次，2～3次/d。片剂：0.2g/片。2～3片/次，2次/d。

注射液：20mL/支（含总黄酮 100mg），或 100mL/瓶（约含总黄酮 300mg）、250mL/瓶（约含总黄酮 500mg），300mg～500mg/次，1～2 次/d。可按体重 7mg/(kg·次) 计算用量，加入 5%或 10%葡萄糖注射液 250～500mL 中静滴，滴速应控制在 40～50 滴/min。【功用】益气健脾，补肾安神。用于脾肾阳虚、心神不安、失眠多梦、体虚乏力、食欲不振、腰膝酸痛、阳痿遗精等症；素体虚弱、年老、病后出现的脾肾两虚证。短暂性脑缺血发作、脑动脉硬化、脑血栓形成、脑栓塞、冠心病心绞痛、神经衰弱和围绝经期综合征见上述证候者可用之。注射液的功效表述为：活血通络，益气健脾，补肾安神，扶正固本，与其口服制剂略有差异。【不良反应】本品口服制剂的不良反应暂未见报道，但注射液的不良反应较多见，有文献报道过敏反应占 89.58%，心血管系统反应占 6.25%，其他占 4.17%。过敏反应包括过敏性休克、类过敏性休克反应、皮肤过敏反应、哮喘等。其中过敏性休克除具有典型的过敏性休克表现外，部分患者伴有皮疹、恶心、呕吐、发热等表现，也有并发急性肺水肿、视盲者，休克多发生于首次用药 2～20min 内；类过敏性休克反应多见突发心慌、胸闷、呼吸困难、烦躁不安，或伴有咽部不适、梗阻感、呼吸困难、烦躁不安、恶心、呕吐、皮疹、发热等；皮肤过敏反应多发生于首次用药 5min 以后，多以头面部、颈部及胸前部位为甚，见皮肤瘙痒、烦躁、呼吸困难、口唇发麻，或见荨麻疹、丘疹、斑丘疹、血管神经性水肿等；心血管系统反应见血压骤升、心慌、胸闷、头痛、头晕、视物模糊、手足抽动、心力衰竭；另有致育龄妇女泌乳、剧烈头痛伴眼部胀痛难忍及严重腹痛、腹泻、子宫增大致阴道流血等报道；尚有数例死亡病例报道。解救：出现过敏性休克时，可用盐酸肾上腺素注射液进行解救。【病证禁忌与特殊人群用药】❶对本品过敏及其他严重不良反应者禁用。❷过敏体质者慎用。❸支气管哮喘或有支气管哮喘史者慎用。❹阴虚火旺者不宜用。❺孕妇忌用。妇女哺乳期、月经期慎用。❻儿童忌用。【使用注意】❶本品与 0.9%氯化钠注射液配伍后微粒增加，应考虑与葡萄糖注射液配伍使用。❷对首次使用本品的患者，在用药前 30min 内应特别注意观察有无不良反应征兆。❸静滴速度不能过快，以每分钟 30 滴为宜，过快易造成药物刺激血管而产生头痛、头晕，甚至恶心、呕吐。

黄芪颗粒（口服液、注射液）【组成】黄芪提取物。【剂型规格与用法用量】颗粒：15g/袋。1 袋/次，开水冲服。口服液：10mL/支，每盒 10 支。1 支/次。以上剂型均为 2 次/d。注射液：2mL/

支（相当于原药材 4g），或 10mL/支（相当于原药材 20g）。肌注，2～4mL/次，1～2 次/d。静滴，10～20mL/次，加入 5% 或 10% 葡萄糖注射液 250～500mL 中稀释后缓慢滴注，1 次/d。【功用】益气养元，扶正祛邪，养心通脉，健脾利湿。用于心气虚损所致的神疲乏力、心悸气短、自汗等症。病毒性心肌炎、心功能不全、慢性肝炎及萎缩性胃炎、脑梗死、糖尿病肾病合并慢性肾衰竭、白细胞减少、慢性阻塞性肺病见上述证候者可用之。【不良反应】有皮肤瘙痒、恶心呕吐及过敏性休克、发热、药物疹、致热源反应等报道。尚有肝、肾功能损害、胃肠道反应、溶血性贫血、黄疸、低毒性感染等个案报道。【病证禁忌与特殊人群用药】❶心、肝热盛及脾胃湿热证患者禁用。❷过敏体质患者慎用。❸表证未解时不宜用。❹气阴虚者不宜单用本品。❺孕妇忌用。儿童慎用。【使用注意】❶所见不良反应多为本品注射液所致，口服制剂的不良反应较少见。❷使用本品注射液静滴时滴速不能过快，不能与其他药物在同一容器内混合使用。❸出现过敏反应时应立即停用。❹注射液出现混浊、沉淀、变色或瓶身细微破裂时均不能使用。❺忌烟、酒、浓茶及生冷食物。❻黄芪口服液与黄芪精虽然名称有差异，但均为黄芪的不同制品，功用表述略有差异，请注意选用。

四君子丸（颗粒、合剂）【组成】党参、白术、茯苓、炙甘草、生姜、大枣。【剂型规格与用法用量】水丸：6g/袋，每 1g 含甘草以甘草酸计，不得少于 1.5mg。3～6g/次。颗粒：15g/袋。1 袋/次，开水冲服。合剂：100mL/瓶或 150mL/瓶。15～20mL/次。以上剂型均为 3 次/d。【功用】健脾益气。用于脾胃气虚所致的胃纳不佳、神疲乏力、少气懒言、大便稀溏、脘腹胀闷、面色萎黄等症。慢性胃炎、慢性疲劳综合征、慢性腹泻等见上述证候者可用之。【病证禁忌与特殊人群用药】阴虚证、实热证患者忌用。【使用注意】忌生冷、辛辣、油腻食物。

香砂六君丸（片）【组成】党参、白术、茯苓、陈皮、木香、制半夏、砂仁、炙甘草。【剂型规格与用法用量】水丸：每 50 粒约重 3g。6～9g/次，2～3 次/d。浓缩丸：每 8 丸相当于原生药 3g。12 丸/次，3 次/d。空腹时用温开水送服。7 岁以上儿童服成人量的 1/2。片剂：0.46g/片。4～6 片/次，2～3 次/d。【功用】益气健脾，和胃。用于脾胃气虚、湿阻痰聚、气滞胃逆所致的胃脘痛、呕吐、消化不良、嗳气食少、头晕、肢体疲乏、面色萎黄、口淡多痰、时吐清水，或大便溏泻等症。慢性胃炎、胃及十二指肠溃疡、慢性消化不良、功能性腹胀见上述证候者可用之。【病证禁忌与特殊人群用药】❶阴虚内热胃痛、湿热痞满、泄泻者慎用。❷急性胃肠炎不宜用。❸孕妇慎用。【使用注意】忌生冷、油腻食物。

安胃疡胶囊【组成】甘草提取物。主要为甘草黄酮类化合物，含黄酮化合物不少于80%。【剂型规格与用法用量】胶囊：每粒含0.2g黄酮类化合物。2粒/次，4次/d，餐后或睡前温开水送服。【功用】补中益气，解毒生肌，抑制胃酸分泌，修复和保护胃黏膜。用于胃及十二指肠球部溃疡，对虚寒型和气滞型患者疗效较好，亦可用于溃疡愈合后的维持治疗。【病证禁忌与特殊人群用药】❶脾胃阴虚证及湿浊中阻者不宜用。❷孕妇、儿童慎用。【使用注意】忌生冷、油腻、刺激性食物。

补脾益肠丸【组成】黄芪、党参、砂仁、白芍、白术、肉桂、延胡索、炮姜、防风、木香、补骨脂、赤石脂、炙甘草、当归、荔枝核。【剂型规格与用法用量】水蜜丸：90g/瓶，72g/瓶或130g/瓶，或6g/袋。6g/次，3次/d。【功用】补中益气，健脾和胃，涩肠止泻。用于脾虚气滞所致的泄泻，症见腹胀疼痛、肠鸣泄泻、黏液血便等。慢性结肠炎、溃疡性结肠炎、过敏性结肠炎见上述证候者可用之。【病证禁忌与特殊人群用药】❶大肠湿热泄泻者忌用。❷感冒发热者慎用。❸孕妇忌用。❹儿童慎用。【使用注意】忌生冷、辛辣、油腻食物。

健脾生血颗粒（片）【组成】党参、茯苓、白术、甘草、黄芪、山药、鸡内金、龟甲、麦冬、南五味子、龙骨、牡蛎、大枣、硫酸亚铁。【剂型规格与用法用量】颗粒：7g/袋。1岁以内3.5g/次；1～3岁7g/次；4～5岁10.5g/次；6～12岁14g/次；成人21g/次。片剂：每片含硫酸亚铁100mg。1岁以内1/2片/次；1～3岁1片/次；3～5岁1.5片/次；6～12岁2片/次；成人3片/次。以上剂型均为3次/d，或遵医嘱。餐后服。4周为1个疗程。【功用】健脾和胃，养血安神。用于小儿脾胃虚弱及心脾两虚所致的血虚证，见面色萎黄或㿠白、食少纳呆、腹胀脘闷、大便不畅、烦躁、多汗、倦怠无力、舌胖色淡、苔薄白、脉细弱者。成人、小儿、孕妇缺铁性贫血见上述证候者可用之。【不良反应】部分患儿可出现牙龈颜色变黑，停药后逐渐消失；少数患儿服药后，可见短暂性食欲下降、恶心、呕吐、轻度腹泻，多可自行缓解。【病证禁忌与特殊人群用药】❶外感表证未解者忌用。❷湿热、积滞证患者忌用。【使用注意】❶忌茶，勿与含鞣酸类药物合用。❷方中含硫酸亚铁，对胃有刺激性，故宜在餐后服用。

❸忌油腻、辛辣食物。❹用药期间，应同时加强饮食营养，合理添加蛋黄、瘦肉、肝、肾、豆类、绿色蔬菜及水果等。❺以本品治疗小儿缺铁性贫血应结合病因治疗。

健脾丸（糖浆、颗粒）【组成】党参、白术、陈皮、枳实、山楂、麦芽。【剂型规格与用法用量】大蜜丸：9g/丸。1丸/次。小蜜丸：60g/瓶。9g/次。浓缩丸：每8丸相当于原药材3g。8丸/次。糖浆：150mL/瓶。15～20mL/次。颗粒：14g/袋，相当于原药材4g。1袋/次，开水冲服。以上剂型均为2次/d。【功用】健脾开胃。用于脾胃虚弱、脘腹胀满、食少便溏等症。功能性消化不良、慢性胃炎、胃及十二指肠溃疡、慢性结肠炎见上述证候者可用之。【病证禁忌与特殊人群用药】❶湿热内蕴所致胃痛、痞满、泄泻者慎用。❷外感表证未解者慎用。【使用注意】忌油腻、生冷及不易消化食物。

六君子丸【组成】党参、白术、茯苓、制半夏、陈皮、炙甘草。【剂型规格与用法用量】水丸：9g/包。9g/次，2次/d。【功用】补脾益气，燥湿化痰。用于脾胃虚弱、食量减少、神疲倦怠、咳嗽痰多、胸腹胀满或疼痛、大便稀溏等症。胃及十二指肠溃疡、慢性胃炎、溃疡性结肠炎、肠易激综合征、放疗和化疗所致胃肠反应、慢性功能性腹泻、胃神经官能症、萎缩性胃炎、小儿泄泻、妊娠呕吐、慢性支气管炎见上述证候者可用之。【不良反应】偶见干咳、劳力性呼吸困难等药物性肺炎症状。【病证禁忌与特殊人群用药】❶阴虚胃痛、痞满者不宜用。❷湿热泄泻者不宜用。❸表证未解及痰热咳嗽者不宜用。【使用注意】忌生冷及不易消化的食物。

启脾丸（口服液）【组成】人参、白术、茯苓、山药、莲子、陈皮、山楂、六神曲、麦芽、泽泻、甘草。【剂型规格与用法用量】蜜丸：3g/丸。1丸/次。口服液：10mL/支或100mL/瓶。10mL/次。1岁以下小儿1.5mL/次；1～4岁2～2.5mL/次；5～9岁3～5mL/次；10～14岁5～6.5mL/次。以上剂型均为2～3次/d。3岁以内小儿用量酌减。【功用】健脾和胃。用于脾胃虚弱、消化不良、腹胀便溏，或形体干瘦、面色萎黄、毛发焦枯、精神委靡等症。小儿厌食症、慢性消化不良、慢性胃炎、慢性肠炎、寄生虫病等见上述证候者可用之。【病证禁忌与特殊人群用药】湿热泄泻、虚寒冷泻者不宜用。【使用注意】忌生冷、油腻等不易消化的食物。

人参健脾丸（片）【组成】人参、薏苡仁、黄芪、山药、莲子、白术、白扁豆、砂仁、陈皮、酸枣仁、远志、当归、茯苓、木香。【剂型规格与用法用量】水蜜丸：每100粒重10g，125g/瓶。8g/次。大蜜丸：6g/丸。2丸/次。浓缩丸：每8丸相当于原药材3g。8～10丸/次。片剂：0.25g/片。4片/次。以上剂型均为2～3次/d。【功用】健脾益气，和胃止泻。用于脾胃虚弱所致的饮食不化、脘闷嘈杂、恶心呕吐、精神倦怠、面色萎黄、不思饮食、腹痛便溏等症。消化不良、慢性胃肠炎、胃肠功能紊乱、结肠炎、婴幼儿腹泻、厌食症、慢性肝炎见上述证候者可用之。【病证禁忌与特殊人群用药】❶湿热积滞泄泻、痞满纳呆、口疮者不宜用。❷方中含薏苡仁，孕妇慎用。【使用注意】忌荤腥、油腻、黏滑、不易消化食物。

养胃舒颗粒（胶囊）【组成】黄精、党参、白术、山药、菟丝子、北沙参、玄参、乌梅、陈皮、山楂、干姜。【剂型规格与用法用量】颗粒：10g/袋。10～20g/次，开水冲服。胶囊：0.4g/粒。3粒/次。以上剂型均为2次/d。【功用】益气养阴，健脾和胃，行气导滞。用于脾胃气阴两虚所致的胃痛，症见胃脘灼热疼痛、痞胀不适、口干口苦、纳少消瘦、手足心热等。慢性萎缩性胃炎、慢性胃炎见上述证候者可用之。【病证禁忌与特殊人群用药】❶脾胃火盛、吞酸嗳腐者慎用。❷孕妇慎用。【使用注意】忌烟、酒及辛辣刺激性食物。

胃复春胶囊（片）【组成】人参、香茶菜、枳壳。【剂型规格与用法用量】胶囊：0.35g/粒。4～5粒/次，3次/d。片剂：0.36g/片。4片/次，3次/d，温开水送服。【功用】健脾益气，活血解毒。用于慢性萎缩性胃炎、晚期胃癌或其他消化系统肿瘤的辅助治疗。【病证禁忌与特殊人群用药】❶对本品过敏者禁用。过敏体质者慎用。❷孕妇慎用。❸儿童不宜用。【使用注意】忌生冷、油腻、不易消化及刺激性食物。

健儿消食口服液【组成】黄芪、白术、陈皮、莱菔子、山楂、黄芩、麦冬。【剂型规格与用法用量】口服液：10mL/支。3岁以内5～10mL/次，3岁以上10～20mL/次，2次/d。用时摇匀。【功用】健脾益胃，理气消食。用于小儿饮食不节、损伤脾胃引起的纳呆食少、脘胀腹满、手足心热、自汗乏力、大便不调，以至厌食、恶食等症。小儿厌食症见上述证候者可用之。【病证禁忌与特殊人群用药】证属胃阴不足者慎用。【使用注意】服药期间应调节饮食，纠正不良饮食习惯。

健脾止泻宁颗粒【组成】党参、莲子、白扁豆、黄连、黄芩、金银花、神曲、山楂、车前子、干姜。【剂型规格与用法用量】颗粒：10g/袋。1岁5g/次，6次/d；2岁10g/次，5次/d；3~4岁15g/次，4次/d。【功用】清热除湿，健脾止泻。用于小儿脾虚兼有湿热所致的腹泻。【病证禁忌与特殊人群用药】❶糖尿病患儿禁服。❷对本品过敏者禁用。过敏体质者慎用。【使用注意】❶感染性腹泻，如肠炎、痢疾等应采用其他治疗措施。❷本品性状发生改变时禁用。❸忌辛辣、生冷、油腻及不易消化的食物。

醒脾养儿颗粒（胶囊）【组成】大丁草、一点红、蜘蛛香等。【剂型规格与用法用量】颗粒：2g/袋，每盒12袋。1岁以内婴幼儿2g/次，2次/d；1~3岁4g/次，2次/d；3~6岁4g/次，3次/d；7~14岁6~8g/次，2次/d。温开水冲服。胶囊：0.3g/粒。5粒/次，2次/d。【功用】醒脾开胃，清热解毒，实肠止泻。用于儿童厌食、拒食、偏食所致腹胀、消瘦、多汗等症。【病证禁忌与特殊人群用药】虚寒性积滞患者不宜用。【使用注意】忌肥甘、油腻食物。

二、养血剂

归脾丸（片、颗粒、胶囊、糖浆、膏滋、合剂）【组成】党参、白术、炙黄芪、炙甘草、茯苓、远志、酸枣仁、龙眼肉、当归、木香、大枣、生姜。【剂型规格与用法用量】大蜜丸：6g/丸或9g/丸。1丸/次，3次/d。小蜜丸：60g/瓶或100g/瓶。9g/次，3次/d。水蜜丸：60g/瓶。6g/次，3次/d。浓缩丸：200丸/瓶，每8丸相当于原药材3g。8~10丸/次，3次/d。片剂：0.3g/片。4~6片/次，3次/d。颗粒：3g/袋。1袋/次，3次/d。胶囊：0.4g/粒。3~4粒/次，3次/d。糖浆：150mL/瓶。20mL/次，2次/d。膏滋：150g/瓶。10~15g/次，2次/d，温开水冲服。合剂：100mL/瓶。10mL/次，2~3次/d。【功用】益气健脾，养血安神。用于心脾两虚所致的气短心悸、失眠多梦、头晕、血虚萎黄、体倦乏力、食欲减退、紫斑、肌衄、齿衄、鼻衄、崩漏、便血等症。血小板减少性紫癜、慢性疲劳综合征、贫血、神经衰弱、功能性子宫出血、胃及十二指肠溃疡出血见上述证候者可用之。【不良反应】偶见口干、鼻燥、便秘、一过性消化道反应，或皮肤干燥、肝功能异常反应，一般在停药后可恢复。【病证禁忌与特殊人群用药】❶有痰湿、瘀血、外邪者不宜用。❷阴虚火旺者忌用。❸孕妇与儿童气血不虚者不宜用。【使用注意】忌生冷、油腻食物。

八珍丸（颗粒、胶囊、膏滋、口服液、合剂、片）【组成】

党参、茯苓、白术、炙甘草、当归、白芍、熟地黄、川芎。【剂型规格与用法用量】水蜜丸：18g/袋。6～9g/次。大蜜丸：9g/丸。1丸/次。浓缩丸：每8丸相当于原药材3g。8丸/次。颗粒：含糖颗粒，8g/袋，无糖颗粒，3.5g/袋。1袋/次，开水冲服。胶囊：0.4g/粒。3粒/次。膏滋：250g/瓶。15g/次。口服液：10mL/支，或100mL/瓶，500mL/瓶。10mL/次。合剂：10mL/支，或100mL/瓶，500mL/瓶。10mL/次。片剂：0.4g/片。3片/次。以上剂型均为2～3次/d。7岁以下小儿服成人量的1/4～1/3，7～12岁服成人量的1/2。【功用】补气益血。用于气血两虚所致的面色萎黄、食欲缺乏、四肢乏力、月经不调、赤白带下等症。贫血、神经衰弱、习惯性流产、慢性萎缩性胃炎、席汉综合征见上述证候者可用之。【不良反应】少数患者用药后可出现食欲缺乏、恶心呕吐或腹胀便溏等症状。【病证禁忌与特殊人群用药】❶咳嗽痰多、脘腹胀痛、纳食不消化、大便溏泻者忌用。❷体实有热者忌用。❸外感表证未解者忌用。❹孕妇、儿童慎用。【使用注意】❶服用本品不宜同时服用藜芦及其制剂。❷本品宜在餐前服用或在进餐时同时服。

当归补血丸（颗粒、胶囊、口服液、膏滋）【组成】当归、黄芪。【剂型规格与用法用量】水蜜丸：每10粒重1g。6g/次。小蜜丸：每10粒重1g。9g/次。大蜜丸：9g/丸。9g/次。颗粒：10g/袋。10g/次。胶囊：0.4g/粒。4粒/次。口服液：10mL/支。1支/次。膏滋：200g/瓶。15g/次。以上剂型均为2次/d。空腹、餐前或进食时服用。【功用】补气养血。用于气血两虚所致的头晕目眩、面色无华、气短乏力、四肢倦怠、心悸、失眠、血虚发热等症。贫血、神经衰弱、功能性发热见上述证候者可用之。【病证禁忌与特殊人群用药】❶阴虚火旺者忌用。❷外感表证未解者忌用。❸高血压患者慎用。❹孕妇慎用。【使用注意】忌饮茶和咖啡及辛辣、油腻、生冷食物。

复方阿胶浆（颗粒、胶囊）【组成】阿胶、熟地黄、人参、党参、山楂、蔗糖。【剂型规格与用法用量】糖浆：20mL/支，或200mL/瓶，250mL/瓶。20mL/次。颗粒：4g/袋。4g/次，开水冲服。胶囊：0.45g/粒。6粒/次。以上剂型均为3次/d。【功用】补血滋阴，益气养荣，填精生髓。用于气血两亏所致的面色萎黄或㿠白、唇甲色淡、头发干枯无光泽、头晕耳鸣、心悸气短、失眠健忘、食欲缺乏、月经量少、崩漏等症。贫血、白细胞减少、神经衰弱等见上述证候者可用之。【不良反应】少数患者用药后有泛酸、恶心、纳差及上腹烧灼感等不适，但无毒性反应。【病证禁忌与特殊人群用药】

❶外感表证未解者不宜用。❷糖尿病及温病发热者不宜用。❸孕妇、儿童慎用。【使用注意】忌生冷、油腻食物。

升血小板胶囊【组成】青黛、连翘、仙鹤草、牡丹皮、甘草。【剂型规格与用法用量】胶囊：0.45g/粒，每盒 24 粒。4 粒/次，3 次/d。【功用】清热解毒，凉血止血，散瘀消斑。用于原发性血小板减少性紫癜，症见全身瘀点或瘀斑、发热烦渴、小便短赤、大便秘结，或见鼻衄、齿衄者。【病证禁忌与特殊人群用药】❶骨髓巨核细胞减少型的血小板减少症及白细胞减少者慎用。❷孕妇忌用。妇女月经期慎用。❸儿童慎用。【使用注意】应定期检查血常规。

生血宁片【组成】蚕沙提取物。【剂型规格与用法用量】片剂：0.25g/片。2 片/次，3 次/d。儿童用量减半。30 日为 1 个疗程。【功用】益气补血。用于轻、中度缺铁性贫血属气血两虚者，见面部、肌肤萎黄或苍白、神疲乏力、眩晕耳鸣、心悸气短、舌淡或胖、脉弱者。【不良反应】少数患者用药后可见上腹不适、恶心反应。个别患者可见大便次数增多。【病证禁忌与特殊人群用药】❶实证、热证患者不宜用。❷孕妇不宜用。❸儿童慎用。【使用注意】用药期间应注意复查血常规、血红蛋白、血清铁等相关生化指标，以指导治疗。

四物合剂（膏滋、颗粒、丸、胶囊、片）【组成】熟地黄、当归、白芍、川芎。【剂型规格与用法用量】合剂：10mL/支或100mL/瓶，150mL/瓶，200mL/瓶，以 1mL 中含白芍以芍药苷计，不得少于 1.6mg。10～15mL/次。膏滋：125g/瓶或 250g/瓶，400g/瓶。15～20g/次，按药瓶上标示的刻度量取或取两茶匙。颗粒：5g/袋。1 袋/次，开水冲服。大蜜丸：9g/丸。1 丸/次。小蜜丸：60g/瓶或100g/瓶。6～9g/次。胶囊：0.5g/粒。5～7 粒/次。片剂：0.5g/片。4～6 片/次。以上剂型均为 3 次/d。【功用】补血，活血，调经。用于营卫虚滞所致的月经不调、痛经、闭经、崩漏、头晕眼花、心悸、面色无华等症；亦可用于头痛、胸痹、瘾疹刺痛等症。【不良反应】个别患者用药后可有胃部不适感。【病证禁忌与特殊人群用药】❶脾胃阳虚、食少便溏，以及阴虚有火者不宜用。❷糖尿病患者忌用。❸孕妇忌用。❹儿童慎用。【使用注意】平素月经正常，突然出现月经过少，或月经错后，或阴道不规则出血，应进一步检查诊治。

维血宁颗粒（糖浆）【组成】虎杖、白芍、仙鹤草、地黄、鸡血藤、熟地黄、墨旱莲、太子参。【剂型规格与用法用量】颗粒：20g/袋或 8g/袋（无蔗糖），1 袋/次，开水冲服。糖浆：150mL/瓶。

25～30mL/次。以上剂型均为 3 次/d。【功用】滋阴养血，清热凉血。用于血小板减少症属血热引起的出血。胃肠道出血、肺结核咳血、功能性子宫出血、各种贫血、白细胞减少症、血小板减少性紫癜见上述证候者可用之。【病证禁忌与特殊人群用药】❶因气不摄血所致的出血证患者不宜用。❷实热证患者慎用。❸外感表证未解患者不宜用。【使用注意】忌辛辣、油腻食物。

养血饮口服液【组成】黄芪、当归、鹿角胶、阿胶、大枣。【剂型规格与用法用量】口服液：10mL/支。1 支/次。颗粒：5g/袋。1 袋/次。以上剂型均为 2 次/d。【功用】补气养血，益肾扶脾。用于气血两亏所致的体虚羸弱、崩漏下血、血小板减少、缺铁性贫血。对放射治疗、化学药物治疗引起的白细胞减少症有一定治疗作用。【病证禁忌与特殊人群用药】❶感冒患者忌用。❷孕妇、儿童慎用。【使用注意】忌生冷、油腻及辛辣食物。

益气维血颗粒（胶囊、片）【组成】黄芪、大枣、猪血提取物。【剂型规格与用法用量】颗粒：10g/袋。成人 1 袋/次，3 次/d。3 岁以上小儿 1 袋/次，2 次/d。3 岁以下 1/2 袋/次，2 次/d。胶囊：0.45g/粒。4 粒/次，3 次/d。3 岁以上儿童 4 粒/次，2 次/d。3 岁以下 2 粒/次，2 次/d。片剂：0.3g/片。3～4 片/次，3 次/d。【功用】补血益气。用于气血两虚所致的面色萎黄或苍白、头晕目眩、神疲乏力、少气懒言、自汗、唇舌色淡、脉细弱等症。缺铁性贫血见上述证候者可用之。【不良反应】偶见恶心、呕吐、腹泻、便秘，一般停药后可消失。【病证禁忌与特殊人群用药】❶实证、热证患者忌用。❷感冒患者不宜用。❸孕妇、儿童非气血亏虚者慎用。【使用注意】用于缺铁性贫血，可合用铁剂以增强疗效。

再造生血胶囊（片）【组成】菟丝子、女贞子、墨旱莲、枸杞子、黄精、补骨脂、鹿茸、淫羊藿、黄芪、红参、党参、白术、当归、熟地黄、白芍、制何首乌、阿胶、鸡血藤、麦冬、仙鹤草、益母草。【剂型规格与用法用量】胶囊：0.32g/粒。5 粒/次。片剂：0.38g/片。5 片/次。以上剂型均为 3 次/d。【功用】补肝益肾，补气养血。用于肝肾不足、气血两虚所致的虚劳，症见心悸气短、头晕目眩、倦怠乏力、腰膝酸软、面色㿠白、唇甲色淡伴出血者。再生障碍性贫血、缺铁性贫血见上述证候者可用之。【病证禁忌与特殊人群用药】❶表证未解者不宜用。❷孕妇慎用。【使用注意】再生障碍性贫血和缺铁性贫血必要时尚需采用综合性治疗措施。

强骨生血口服液【组成】党参、黄芪、灵芝、黑木耳、活性强化钙蛋白等。【剂型规格与用法用量】口服液：10mL/支，每盒10支。10mL/次，3次/d。1个月为1个疗程。【功用】补气生血，益髓壮骨。研究证实：本品能综合补充钙、磷、铁、锌、碘及氨基酸，促进骨骼生长，增进食欲及智力发育，改善睡眠，增强体力。小儿佝偻病、骨质疏松症、骨折、贫血等可用之。【病证禁忌与特殊人群用药】❶外感表证未解者不宜用。❷孕妇、儿童慎用。【使用注意】忌辛辣、油腻及生冷食物。

驴胶补血颗粒（口服液、膏滋）【组成】阿胶、炙黄芪、当归、党参、白术、熟地黄、枸杞子。【剂型规格与用法用量】颗粒：20g/包或8g/包（无蔗糖）。1包/次，开水冲服。口服液：20mL/支。20mL/次。膏滋：200g/瓶。20g/次。以上剂型均为2次/d，早、晚各服1次。【功用】滋阴补血，健脾益气，调经活血。用于久病体虚、血亏气虚、头晕目眩、面色萎黄、虚劳咳嗽、月经过少或闭经等症。贫血、血小板减少可用之。【不良反应】部分患者用药后可出现食欲减退、恶心呕吐、腹胀便溏等。【病证禁忌与特殊人群用药】❶体实有热，或内有瘀滞者忌用。❷表证未解者忌用。❸孕妇、儿童非阴血亏虚者不宜用。【使用注意】❶驴胶补血颗粒，又有阿胶补血颗粒之称，不同厂家生产的驴胶补血制剂，方药组成略有差异，除阿胶、熟地黄、党参、炙黄芪、白术5种药外，有的仅加了当归1味，有的只加了枸杞子1种，而本书所载则加了当归、枸杞子2味。❷忌辛辣、油腻及生冷食物。

归芪三七口服液【组成】红芪、当归、麦冬、三七。【剂型规格与用法用量】口服液：10mL/支。20mL/次，2次/d。【功用】益气、养血、活血。用于气血虚弱及肿瘤患者放疗、化疗的辅助治疗。可减轻气血两虚症状，减轻放、化疗引起的血细胞数减少及免疫功能低下。【病证禁忌与特殊人群用药】外感表证未解者不宜用。【使用注意】忌生冷、辛辣食物。

小儿生血糖浆【组成】熟地黄、山药、大枣、硫酸亚铁。【剂型规格与用法用量】糖浆：10mL/支。1～3岁小儿10mL/次，3～5岁15mL/次，2次/d。【功用】健脾养胃，补血生津。用于小儿缺铁性贫血和营养不良性贫血。【病证禁忌与特殊人群用药】表证未解者不宜用。【使用注意】忌饮茶和食用含鞣酸的食物与药物。

三、滋阴剂

六味地黄丸（片、颗粒、胶囊、软胶囊、膏滋、口服液）
【组成】熟地黄、山药、山茱萸、茯苓、牡丹皮、泽泻。【剂型规格与用法用量】大蜜丸：9g/丸。1 丸/次。小蜜丸：6g/袋或 30g/袋，或 60g/瓶。9g/次。水蜜丸：5g/袋。5g/次。浓缩丸：0.1g/丸，每 8 丸相当于原药材 3g。8～10 丸/次。片剂：0.3g/片，相当于原药材 0.55g。4～8 片/次。颗粒：5g/袋。5g/次。胶囊：0.3g/粒。8 粒/次。软胶囊：0.38g/粒。3 粒/次。膏滋：250g/瓶。15g/次。口服液：10mL/支。10mL/次。以上制剂除浓缩丸外，其余均为 2 次/d。【功用】滋阴补肾，兼益肝阴。用于肾阴亏损所致的头晕目眩、耳鸣耳聋、腰膝酸软、骨蒸潮热、盗汗遗精、消渴、虚火牙痛等症。本品为通补开合、滋阴补肾的名方，临床应用广泛。高血压、神经性耳聋、性功能障碍、2 型糖尿病、围绝经期综合征等见上述证候者可用之。【不良反应】个别患者用药后可见反胃、口淡、唾清液、胃纳欠佳等反应；有的可出现食欲减退、胃脘不适、便溏、腹痛等症状；有个案报道可引起下肢严重转筋。出现不良反应应立即停药。【病证禁忌与特殊人群用药】❶体实及阳虚者忌用。❷感冒患者忌用。❸脾虚、气滞、食少纳呆、便溏者慎用。❹孕妇、儿童慎用。【使用注意】忌辛辣、油腻食物。

知柏地黄丸（片、颗粒、胶囊、口服液）【组成】知母、黄柏、熟地黄、山药、山茱萸、茯苓、牡丹皮、泽泻。【剂型规格与用法用量】大蜜丸：3g/丸或 6g/丸。3～6g/次。小蜜丸：54g/瓶，64g/瓶或 120g/瓶。3～6g/次。水蜜丸：54g/瓶或 60g/瓶。3～6g/次。片剂：0.3g/片。4～5 片/次。颗粒：8g/袋。1 袋/次，开水冲服。胶囊：0.3g/粒。4 粒/次。口服液：10mL/支。10mL/次。以上剂型均为 2 次/d。【功用】滋阴降火。用于肝肾阴虚、虚火上炎所致腰膝酸软、头晕目眩、耳鸣耳聋、耳痛及口干咽痛、遗精、盗汗、小便短赤，或骨蒸潮热等症。神经衰弱、肺结核、糖尿病、慢性咽炎、神经性耳聋、性功能障碍等见上述证候者可用之。【不良反应】有口服本品出现肛门周围瘙痒、刺痛、痔疮发作、大便带血、鼻腔黏膜渗血的个案报道。【病证禁忌与特殊人群用药】❶气虚发热及实热证患者忌用。❷感冒患者不宜用。❸脾虚便溏、气滞中满、消化不良者忌用。❹畏寒怕冷、喜热饮等虚寒性患者忌用。❺孕妇、儿童慎用。【使用注意】忌辛辣、油腻食物。

补肾固齿丸【组成】熟地黄、紫河车、骨碎补、生地黄、鸡血藤、山药、枸杞子、炙黄芪、丹参、郁金、五味子、茯苓、泽泻、牛膝、漏芦、牡丹皮、野菊花、肉桂。**【剂型规格与用法用量】**丸剂：每30丸重1g，每瓶80g。4g/次，2次/d，温开水送服。**【功用】**滋阴潜阳，补肾固齿，活血解毒。用于肾虚火旺所致的牙齿酸痛、咀嚼无力、松动移位、龈肿齿衄、舌质淡红、脉沉细等症。慢性牙周炎、牙龈炎、牙龈萎缩见上述证候者可用之。**【不良反应】**个别患者可见恶心、呕吐、头晕等反应。**【病证禁忌与特殊人群用药】❶**本品主要用于阴虚火旺所致的牙病，证属实热者忌用。**❷**孕妇、儿童均不宜用。**【使用注意】❶**使用本品时，应配以口腔局部用药，促进炎症消退。**❷**如牙齿松动，则不要吃过硬食物。

大补阴丸【组成】熟地黄、龟甲、知母、黄柏、猪脊髓。**【剂型规格与用法用量】**大蜜丸：9g/丸。1丸/次，2次/d。水蜜丸：60g/瓶。6g/次，2~3次/d，温开水或淡盐汤送服。**【功用】**滋阴降火。用于阴虚火旺引起的潮热盗汗、咳嗽、咯血、耳鸣耳聋、遗精、头晕、五心烦热、失眠多梦、口干咽燥、腰膝酸软等症。甲状腺功能亢进、肺结核、糖尿病等见上述证候者可用之。**【不良反应】**个别患者可有胃肠不适反应。**【病证禁忌与特殊人群用药】❶**气虚发热及火热实证患者忌用。**❷**感冒者不宜用。**❸**脾胃虚弱、痰湿内阻、脘腹胀满、食少便溏者慎用。**【使用注意】**忌烟、酒及辛辣、生冷、油腻食物。

麦味地黄丸（片、胶囊、口服液）【组成】麦冬、五味子、熟地黄、山茱萸、牡丹皮、茯苓、泽泻、山药。**【剂型规格与用法用量】**大蜜丸：9g/丸。1丸/次。小蜜丸：60g/瓶。9g/次。水蜜丸：60g/瓶。6g/次。浓缩丸：每8g相当于原药材3g。8丸/次。片剂：0.42g/片。3~4片/次。胶囊：0.35g/粒。3~4粒/次。口服液：10mL/支，每盒10支。10mL/次。以上剂型均为2次/d。**【功用】**滋肾补肝，养肺生津。用于肺肾阴虚之肺痨、喘促、消渴、遗精、潮热盗汗、咽干咯血、眩晕耳鸣、腰膝酸软、小便频数等症。慢性支气管炎、肺结核、糖尿病见上述证候者可用之。**【病证禁忌与特殊人群用药】❶**脾虚便溏、消化不良者忌用。**❷**感冒咳嗽、表证未解者忌用。**❸**孕妇、儿童慎用。**【使用注意】**忌辛辣、油腻、生冷食物。

杞菊地黄丸（胶囊、片、口服液）【组成】枸杞子、菊花、熟地黄、山茱萸、牡丹皮、茯苓、泽泻。**【剂型规格与用法用量】**大蜜丸：9g/丸。1 丸/次。水蜜丸：60g/袋。6g/次。小蜜丸：9g/袋。9g/次。胶囊：0.3g/粒。5～6 粒/次。片剂：0.3g/片。3～4 片/次。口服液：10mL/支，或 100mL/瓶。10mL/次。以上剂型均为 2～3 次/d。【功用】滋阴养肝，清头明目。用于肝肾阴虚所致的头晕目眩、耳鸣、羞明畏光、迎风流泪、视物昏花、两眼干涩等症。原发性高血压、老年白内障、视神经萎缩、干眼症、2 型糖尿病见上述证候者可用之。【不良反应】个别患者用药后可出现四肢及全身疱疹、瘙痒或轻度蚁行感，或伴有轻度发热等过敏反应。停药并使用抗过敏药可使症状消失。【病证禁忌与特殊人群用药】❶实火亢盛所致的头晕、耳鸣患者不宜用。❷脾虚便溏者慎用。❸孕妇慎用。【使用注意】忌酸冷食物。

二至丸【组成】女贞子、墨旱莲。【剂型规格与用法用量】小蜜丸：60g/瓶。9g/次。水蜜丸：每 10 粒重 1.7g。20 粒/次。以上均为 2～3 次/d。【功用】补益肝肾，滋阴止血。用于肝肾阴虚、眩晕耳鸣、咽干鼻燥、腰膝酸痛、月经量多、尿血等症。围绝经期综合征、功能性子宫出血、月经不调见上述证候者可用之。【病证禁忌与特殊人群用药】❶肝火上炎所致的头晕、耳鸣者不宜用。❷脾胃虚寒腹泻者慎用。❸实热内盛所致的月经过多、色泽鲜红者慎用。【使用注意】忌辛辣、油腻食物。

滋肾健脑液【组成】龟甲、鹿角、楮实子、枸杞子、人参、茯苓。【剂型规格与用法用量】口服液：10mL/支。10mL/次，2 次/d。【功用】滋补肝肾，健脑安神。用于肝肾亏虚所致的头晕、健忘、失眠、腰膝酸软、夜尿频多等症。【病证禁忌与特殊人群用药】❶阳亢火旺者禁用。❷高血压患者禁用。❸儿童、孕妇禁用。❹对本品过敏者禁用。过敏体质者慎用。❺表证未解者不宜用。【使用注意】❶药品性状发生改变时禁止使用。❷忌辛辣、生冷、油腻食物。

古汉养生精口服液（片、颗粒）【组成】人参、炙黄芪、黄精、淫羊藿、枸杞子、女贞子、菟丝子、金樱子、白芍、麦芽、炙甘草、蜂蜜。【剂型规格与用法用量】口服液：10mL/支或 20mL/支。10～20mL/次，2～3 次/d。片剂：0.4g/片。4 片/次，3 次/d。颗粒：10g/袋或 15g/袋。10～20g/次，2 次/d。【功用】补气，滋肾，益精。用于气阴亏虚、肾精不足所致的头晕、心悸、目眩、耳鸣、健忘、失眠、阳痿遗精、夜尿频数、食欲减退、腰膝酸软乏力等症。脑动脉硬化、冠心病、低血压、前列腺增生、围绝经期综合征、神经衰弱、性神经衰弱、病后体虚见上述证候者可用之。【病证禁忌与特殊

人群用药】❶阳证、热证、实证患者不宜用。**❷**外感表证未解者忌用。**❸**孕妇、儿童慎用。**【使用注意】❶**忌辛辣、油腻食物。**❷**古汉养生精口服液，亦名古汉养生精。

眩晕宁颗粒（片）【组成】泽泻、菊花、陈皮、白术、茯苓、制半夏、女贞子、牛膝、墨旱莲、甘草。**【剂型规格与用法用量】**颗粒：8g/袋，相当于原药材15g。8g/次，开水冲服。片剂：0.38g/片，相当于原药材3g。4～6片/次。以上剂型均为3～4次/d。**【功用】**利湿化痰，补益肝肾。用于痰湿中阻、肝肾不足所致的头晕目眩、视物旋转、头重如裹、胸闷作呕，或头痛、脘痞、腰膝酸软、耳鸣、目涩、心烦、口干等症。原发性高血压、梅尼埃病见上述证候者可用之。**【病证禁忌与特殊人群用药】❶**肝火上炎所致的眩晕、大便燥结者慎用。**❷**孕妇慎用。**❸**儿童不宜用。**【使用注意】**忌辛辣及寒凉性食物。

壮腰健肾丸（口服液）【组成】狗脊、桑寄生、黑老虎、牛大力、菟丝子、千斤拔、女贞子、金樱子、鸡血藤。**【剂型规格与用法用量】**大蜜丸：9g/丸。1丸/次，2～3次/d。口服液：10mL/支。10mL/次，3次/d。4周为1个疗程或遵医嘱。**【功用】**壮腰健肾，祛风活络。用于肝肾精血亏虚、风寒湿邪侵袭腰部所致的腰部疼痛、屈伸不利、膝软无力、小便频数等症。腰肌劳损、腰椎肥大、腰椎间盘突出、风湿性与类风湿关节炎、骨性关节炎等见上述证候者可用之。**【不良反应】**有报道可引起过敏反应。**【病证禁忌与特殊人群用药】❶**感冒发热者忌用。**❷**风湿热痹、关节红肿热痛者慎用。**❸**孕妇忌用。**❹**儿童不宜用。**【使用注意】**忌生冷、油腻食物。

杜仲补腰合剂【组成】杜仲、熟地黄、枸杞子、牛膝、菟丝子、补骨脂、党参、当归、香菇、猪腰子。**【剂型规格与用法用量】**合剂：70mL/瓶或250mL/瓶。30～40mL/次，2次/d。**【功用】**补肝肾，益气血，强腰膝。用于气血两亏、肝肾不足所致的腰腿疼痛、疲乏无力，遇劳尤甚，以及精神不振、小便频数等症。慢性腰肌劳损见上述证候者可用之。**【病证禁忌与特殊人群用药】❶**湿热外邪所致的腰痛患者忌用。**❷**瘀血腰痛或其他实邪所致腰痛患者不宜用。**❸**高尿酸或高脂血症患者忌用。**❹**孕妇慎用。**❺**儿童不宜用。**【使用注意】**忌生冷、油腻食物。

杜仲降压片【组成】复方杜仲流浸膏（杜仲、益母草、夏枯草、黄芩、钩藤）。**【剂型规格与用法用量】**片剂：0.3g/片。5片/次，3次/d。**【功用】**补肾，平肝，清热。用于肾虚肝阳上亢引起的眩晕、耳鸣、头胀痛、面潮红、少寐多梦、心烦口苦、舌红苔黄、脉弦等症。高血压属肾虚肝旺型者可用之。【病证禁忌与特殊人群用药】❶本品主要用于肾虚肝阳上亢所致的眩晕，其他类型的眩晕症患者不宜用。❷孕妇忌用。❸儿童不宜用。【使用注意】❶忌烟、酒及辛辣油腻食物。❷本品亦名复方杜仲片。

慢肝养阴胶囊（片）【组成】生地黄、麦冬、北沙参、枸杞子、当归、人参、五味子、桂枝、川楝子、党参。【剂型规格与用法用量】胶囊：0.25g/粒。4粒/次。片剂：0.4g/片。3片/次。以上剂型均为3次/d。【功用】滋补肝肾，养阴清热。用于肝肾阴虚所致的胁痛、癥积、乏力、腰酸、目涩等症。慢性肝炎、早期肝硬化见上述证候者可用之。【病证禁忌与特殊人群用药】❶急性活动期肝炎或湿热毒盛者忌用。❷气滞血瘀所致的胁痛患者不宜用。❸孕妇忌用。❹儿童慎用。【使用注意】❶用药1个疗程后应复查肝功能，若无好转见舌苔黄厚腻及脉弦、滑、数时应停药。❷忌饮酒及食辛辣等刺激性食物。

天麻首乌片【组成】天麻、制何首乌、熟地黄、墨旱莲、女贞子、黄精、当归、白芍、桑叶、蒺藜、丹参、川芎、白芷、甘草。【剂型规格与用法用量】糖衣片：0.25g/片，100片/瓶，6片/次。薄膜衣片：120片/瓶，或40片/盒、60片/盒。6片/次。以上剂型均为3次/d。宜餐前或进食时同时服用。糖尿病和肥胖症患者宜服用本品的薄膜衣片。儿童必须在成人监护下使用。【功用】滋阴补肾，养血熄风，定眩止痛。用于肝肾阴虚、肝阳上亢所致的头痛、眩晕、耳鸣、心烦易怒、目赤、口苦、腰膝酸软、神疲乏力、脱发、白发等症。轻度原发性早期高血压、偏头痛、脑动脉硬化、血管神经性头痛、脂溢性脱发及高脂血症、颅脑损伤后综合征、缺血性中风见上述证候者可用之。【不良反应】少数患者可见食欲不振、恶心呕吐、腹胀便溏等反应。【病证禁忌与特殊人群用药】❶低血压引起的头晕、目眩应慎用。❷湿热内蕴、痰火壅盛者慎用。❸孕妇慎用。【使用注意】❶药品性状发生改变时应禁止使用。❷忌烟、酒、浓茶及生冷、辛辣、油腻食物。

百合固金丸（颗粒、片、口服液）【组成】百合、生地黄、熟地黄、玄参、麦冬、川贝母、当归、白芍、桔梗、甘草。【剂型规格与用法用量】水蜜丸：每10丸重2g，30g/袋。2g/次，2次/d。小蜜丸：40g/瓶。6g/次，2次/d。大蜜丸：9g/丸。1丸/次，2次/d。浓缩丸：每8丸相当于原药材3g。8丸/次，3次/d。颗粒：9g/袋。1

袋/次，3次/d。片剂：0.4g/片。5片/次，3次/d。口服液：10mL/支、20mL/支，或100mL/瓶。10~20mL/次，3次/d。【功用】养阴润肺，化痰止咳。用于肺肾阴虚、燥咳少痰、痰中带血、咳声嘶哑、午后潮热、口燥咽干、舌红少苔等症。慢性支气管炎、肺结核、支气管扩张、肺手术后咳嗽见上述证候者可用之。【病证禁忌与特殊人群用药】❶外感咳嗽、寒湿痰喘者忌用。❷脾虚便溏、食欲减退者忌用。❸肺脓肿、肺心病患者应慎用。❹孕妇慎用。【使用注意】忌生冷、油腻、辛辣、燥热食物。

滋心阴颗粒（胶囊、口服液）【组成】麦冬、北沙参、赤芍、三七。【剂型规格与用法用量】颗粒：6g/袋。6g/次。胶囊：0.3g/粒。2粒/次。口服液：10mL/支，每盒6支。10mL/次，以上剂型均为3次/d。【功用】滋养心阴，活血止痛。用于心阴不足并见血瘀型胸痹，症见胸闷胸痛、心悸怔忡、失眠、五心烦热、舌红少苔、脉细数者。冠心病心绞痛见上述证候者可用之。【病证禁忌与特殊人群用药】❶心气虚损型胸痹、湿热痰瘀证患者不宜用。❷孕妇忌用。妇女月经期慎用。❸儿童不宜用。【使用注意】忌烟、酒及辛辣、油腻食物。

结核丸【组成】龟甲、牡蛎、鳖甲、生地黄、熟地黄、天冬、百部、阿胶、北沙参、龙骨、紫石英、麦冬、熟大黄、白及、川贝母。【剂型规格与用法用量】大蜜丸：9g/丸。1丸/次，2次/d。骨结核患者每次用生鹿角15g煎汤服药。【功用】滋阴降火，补肺止嗽。用于阴虚火旺引起的潮热盗汗、咳痰咯血、胸胁闷痛、骨蒸痨嗽等症。肺结核、骨结核患者可辨证用之。【病证禁忌与特殊人群用药】❶外感引起的发热恶寒、咳吐黄痰忌用。❷孕妇、儿童慎用。【使用注意】忌烟、酒及辛辣、生冷食物。

阴虚胃痛颗粒（胶囊、片）【组成】北沙参、麦冬、石斛、玉竹、川楝子、白芍、炙甘草。【剂型规格与用法用量】颗粒：10g/袋。10g/次。胶囊：0.3g/粒。4粒/次。片剂：0.25g/片。6片/次。以上剂型均为3次/d。【功用】养阴益胃，缓急止痛。用于胃阴不足所致的胃脘隐隐灼痛、口干舌燥、纳呆、干呕。慢性胃炎、消化性溃疡见上述证候者可用之。【病证禁忌与特殊人群用药】❶虚寒胃痛者忌用。❷孕妇慎用。❸儿童不宜用。【使用注意】忌烟、酒及生冷、辛辣、油腻食物。

四、温阳剂

右归丸（胶囊）【组成】肉桂、附子、鹿角胶、杜仲、山茱萸、菟丝子、熟地黄、枸杞子、当归、山药。**【剂型规格与用法用量】**大蜜丸：9g/丸。1丸/次。小蜜丸：60g/瓶。9g/次。水蜜丸：40g/瓶。6g/次。胶囊：0.45g/粒。3～4粒/次。以上剂型均为3次/d。儿童7岁以上用成人量的1/2。用淡盐汤或温开水送服。**【功用】**温补肾阳，填精止遗。用于肾阳不足、命门火衰兼阴寒内盛之证，症见腰膝酸冷、面色灰白、精神不振、惧寒畏冷、阳痿遗精、大便溏薄、尿频而清，或水泛浮肿，按之皮肤凹陷不起等。性功能障碍、慢性腰肌劳损、慢性结肠炎等见上述证候者可用之。**【不良反应】**偶见轻度便秘。**【病证禁忌与特殊人群用药】❶**阴虚火旺、心肾不交、湿热下注而扰动精室，或思虑忧郁、劳伤心脾、恐惧伤肾所致的气不摄精、阳痿患者忌用。**❷**外感寒湿或外感暑湿、湿热，以及食滞伤胃、肝气乘脾所致的泄泻患者忌用。**❸**孕妇忌用。**❹**儿童慎用。**【使用注意】❶**服药期间忌行房事。**❷**忌生冷饮食。**❸**不宜过量服用。

桂附地黄丸（颗粒、胶囊、片、口服液）【组成】肉桂、附子、熟地黄、山茱萸、牡丹皮、山药、茯苓、泽泻。**【剂型规格与用法用量】**大蜜丸：9g/丸。1丸/次，2次/d。小蜜丸：80g/瓶。9g/次，2次/d。水蜜丸：60g/瓶。6g/次，2次/d。浓缩丸：60丸/瓶，每8丸相当于原药材3g。8丸/次，3次/d。颗粒：5g/袋。1袋/次，2次/d。胶囊：0.34g/粒或0.46g/粒。5～7粒/次，2次/d。片剂：0.4g/片。4～6片/次，2次/d。口服液：10mL/支。10mL/次，2次/d。**【功用】**温补肾阳。用于肾阳不足所致的腰膝酸冷、肢体浮肿、小便不利或反多、痰饮喘咳，或少腹拘急、下半身常有冷感等症，以及消渴病。腰肌劳损、慢性支气管炎、2型糖尿病及糖尿病肾病性水肿见上述证候者可用之。**【不良反应】**可见皮疹、恶心、腹痛腹泻、水肿、食欲减退、头痛、出汗、血压升高、心跳加快等反应。**【病证禁忌与特殊人群用药】❶**肺热伤津、胃热炽盛、阴虚内热消渴者忌用。**❷**表证未解者不宜用。**❸**过敏体质者慎用。**❹**孕妇忌用。**❺**儿童慎用。**【使用注意】**本方药味多温热，应中病即止，不宜超量、久服。

金匮肾气丸（片）【组成】干地黄、山药、山茱萸、茯苓、牡丹皮、桂枝、附子、牛膝、车前子。**【剂型规格与用法用量】**大蜜丸：6g/丸。1丸/次。片剂：0.27g/片。4片/次，以上剂型均为2次/d。**【功用】**温补肾阳，化气行水。用于肾虚水肿、腰膝酸软、小便不利、畏寒肢冷等症。【病证禁忌与特殊人群用药】❶肺热伤津、胃热炽盛者忌用。❷表证未解者不宜用。❸孕妇忌用。❹儿童慎用。【使用注意】❶服药期间忌行房事。❷忌气恼及生冷食物。❸不可整丸吞服。❹古方"金匮肾气丸"，方用干地黄、山茱萸、山药、泽泻、茯苓、牡丹皮、桂枝、附子，而今方则加有牛膝、车前子。

济生肾气丸（片）【组成】肉桂、附子、牛膝、熟地黄、山茱萸、山药、茯苓、泽泻、车前子、牡丹皮。【剂型规格与用法用量】大蜜丸：9g/丸。1丸/次。小蜜丸：40g/瓶或60g/瓶。9g/次。水蜜丸：40g/瓶。6g/次。片剂：0.3g/片。4片/次。以上剂型均为2～3次/d。【功用】温阳化气，利水消肿。用于肾阳不足、水湿内停所致的肾虚水肿、腰膝酸重、小便不利、痰饮咳喘等症。慢性肾炎、慢性肾盂肾炎、肾功能不全、前列腺肥大、腰肌劳损、慢性气管炎见上述证候者可用之。【不良反应】约5.7%的患者可见恶心等消化道反应，减量使用症状可消失。【病证禁忌与特殊人群用药】❶湿热壅盛、风水泛溢水肿者不宜用。❷阴虚火旺或实火燥热、伤津，或表证未解者忌用。❸孕妇忌用。❹儿童慎用。【使用注意】❶方中含附子，不可过量、久服。❷本品含钾量高，与保钾利尿药螺内酯、氨苯蝶啶合用时，应防止高钾血症；应避免与磺胺类药物同用。❸本方见《中国药典》2005年版，与古方济生肾气丸比较，在药味炮制及剂量上差异较大。

参桂鹿茸丸（口服液）【组成】人参、肉桂、鹿茸、枸杞子、黄芪、党参、熟地黄、当归、白术、茯苓、肉苁蓉、芡实、补骨脂、山药、杜仲、远志、附片、麦冬、五味子、甘草。【剂型规格与用法用量】小蜜丸：60g/瓶或100g/瓶。6～9g/次，2～3次/d。大蜜丸：9g/丸。1丸/次，2次/d。口服液：10mL/支。10mL/次，1～2次/d。【功用】温肾壮阳，填精补髓，健脾益气，补血养血。用于脾肾阳虚所致的虚劳、阳痿、泄泻、水肿、妇女经闭不孕、小儿五迟五软、外科的阴疽或疮疡久溃不敛等症。其运用指征是：面色苍白、形寒畏冷、腰膝酸软、阳痿、早泄、精冷清稀、便溏腹痛、夜尿频数、面浮肢肿、妇女宫寒不孕、白带淋漓不尽等。各种消化性疾病、性功能障碍、性冷淡、慢性肠炎、慢性肾炎、肾病综合征等见上述证候者可用之。【病证禁忌与特殊人群用药】❶非气血两虚的病证忌用。❷外感表证未解者不宜用。❸孕妇忌用。❹儿童慎用。【使用注意】❶用药期间忌行房事。❷忌生冷、油腻食物。❸本品方药组成及功用表述，与《卫生部药品标准·中药成方制剂分册》所载有差异，应区别选用。

强肾片（颗粒）【组成】鹿茸、人参茎叶总皂苷、补骨脂、杜仲、枸杞子、桑椹、熟地黄、山茱萸、山药、茯苓、泽泻、牡丹皮、益母草、丹参。**【剂型规格与用法用量】**片剂：糖衣片片芯重 0.3g；薄膜衣片，0.31g/片或 0.63g/片。糖衣片及薄膜衣，0.31g/片，4～6 片/次，薄膜衣片 0.63g，2～3 片/次，用淡盐汤或温开水送服。颗粒：3g/袋，1 袋/次，开水冲服。以上剂型均为 3 次/d。小儿用量酌减。30 日为 1 个疗程。**【功用】**补肾填精，益气壮阳，扶正固本。用于阴阳两虚所致的肾虚水肿、腰膝酸软疼痛、阳痿遗精、早泄、夜尿频数等症。慢性肾炎、慢性肾盂肾炎、性功能障碍见上述证候者可用之。**【病证禁忌与特殊人群用药】❶**湿热壅遏、膀胱气化不行所致的水肿患者不宜用。**❷**风湿痹阻、外伤所致的腰痛患者忌用。**❸**湿热下注、惊恐伤肾所致的阳痿患者不宜用。**❹**阴虚火旺见舌红咽干者慎用。**❺**高血压、肝肾功能不全者禁用。**❻**感冒发热者不宜用。**❼**孕妇忌用。**❽**哺乳期妇女慎用。**❾**儿童慎用。**【使用注意】❶**服药期间忌行房事。**❷**忌生冷食物。

四神丸（片）【组成】肉豆蔻、补骨脂、五味子、吴茱萸、大枣。**【剂型规格与用法用量】**水丸：9g/袋。9g/次，1～2 次/d。片剂：0.35g/片。4 片/次，2 次/d。**【功用】**温肾暖脾，涩肠止泻。用于命门火衰、脾肾阳虚所致的泄泻，症见肠鸣腹胀、五更溏泻、食少不化、久泻不止、面黄肢冷。慢性结肠炎、过敏性结肠炎见上述证候者可用之。**【病证禁忌与特殊人群用药】❶**湿热泄泻与痢疾患者忌用。**❷**孕妇、儿童慎用。**【使用注意】**忌生冷、油腻食物。

五、阴阳、气血双补剂

复方苁蓉益智胶囊【组成】制何首乌、荷叶、肉苁蓉、地龙、漏芦。**【剂型规格与用法用量】**胶囊：0.3g/粒。4 粒/次，3 次/d。**【功用】**益智养肝，活血化浊，健脑增智。用于肝肾亏虚、痰瘀阻络所致的智力减退、思维迟钝、神情呆滞、健忘，或喜怒不定、腰膝酸软、头晕耳鸣、失眠多梦等症。轻、中度血管性痴呆见上述证候者可用之。**【不良反应】**偶见心慌、恶心、呕吐、腹痛、便溏、腹泻、脘腹胀痛、食欲下降、皮肤瘙痒，以及尿频、头晕、乏力、失眠等反应。**【病证禁忌与特殊人群用药】**非肝肾亏虚及痰浊瘀阻者不宜用。**【使用注意】**忌辛辣、油腻、生冷食物。

心脑欣丸（胶囊） 【组成】红景天、枸杞子、沙棘鲜浆、淀粉。【剂型规格与用法用量】浓缩水丸：3g/袋。1袋/次，2次/d，餐后服。胶囊：0.5g/粒。2粒/次，2次/d，餐后服。【功用】益气养阴，活血化瘀。用于气阴不足、瘀血阻滞所致的头晕、头痛、心悸、气短、乏力等症。因缺氧引起的红细胞增多症见上述证候者可用之。【病证禁忌与特殊人群用药】❶湿热证患者忌用。❷感冒未愈者不宜用。❸孕妇慎用。【使用注意】忌辛辣、生冷、油腻食物。

补肾益脑丸（胶囊、片） 【组成】鹿茸、红参、熟地黄、当归、茯苓、山药、枸杞子、补骨脂、麦冬、酸枣仁、炙远志、牛膝、玄参、五味子、川芎、朱砂。【剂型规格与用法用量】丸剂：每10丸重2g。8～10粒/次，2次/d。胶囊：0.3g/粒。3～4粒/次，3次/d。片剂：0.4g/片。4～6片/次，2次/d。【功用】补肾填精，益气养血。用于肾虚精亏、气血两虚所致的心悸、气短、失眠、健忘、遗精、盗汗、腰膝酸软、耳鸣耳聋等症。神经衰弱、功能性心律失常、性功能障碍、神经性耳聋见上述证候者可用之。【病证禁忌与特殊人群用药】❶体实邪盛及阴虚火旺者忌用。❷表证未解者忌用。❸孕妇忌用。❹儿童慎用。【使用注意】❶方中含朱砂，不可超量、久服。❷忌烟、酒、茶、咖啡及辛辣、油腻、生冷食物。

芪胶升白胶囊 【组成】阿胶、大枣、黄芪、当归、血人参、淫羊藿、苦参等。【剂型规格与用法用量】胶囊：0.5g/粒。4粒/次，3次/d，或遵医嘱。【功用】补血益气。用于气血亏损所致的头昏眼花、气短乏力、自汗盗汗等症。白细胞减少见上述证候者可用之。【病证禁忌与特殊人群用药】❶感冒发热患者不宜用。❷孕妇慎用。【使用注意】❶本品宜餐前服用。❷用药期间忌辛辣、生冷、油腻食物。

人参归脾丸（片） 【组成】人参、炙黄芪、当归、龙眼肉、白术、茯苓、远志、酸枣仁、木香、炙甘草。【剂型规格与用法用量】大蜜丸：9g/丸。1丸/次。片剂，0.3g/片，相当于原药材0.98g。4片/次。以上剂型均为2次/d。【功用】益气补血，健脾养心。用于心脾两虚、气血不足所致的心悸、怔忡、失眠、健忘、食少、体倦及脾不统血所致的便血、崩漏、带下等症。贫血、神经衰弱、心律失常、围绝经期综合征、心肌炎、疲劳综合征、血小板减少性紫癜、功能性子宫出血、胃及十二指肠溃疡见上述证候者可用之。【不良反应】个别患者服药后可见口鼻干燥、便秘等反应。【病证禁忌与特殊人群用药】❶热邪内伏、阴虚火旺及痰湿壅盛者禁用。❷外感表证未解者忌用。❸孕妇、儿童慎用。【使用注意】忌烟、酒及生冷、油腻食物。

人参养荣丸（膏滋）【组成】人参、熟地黄、白术、茯苓、炙黄芪、五味子、当归、白芍、肉桂、制远志、陈皮、炙甘草。【剂型规格与用法用量】大蜜丸：6g/丸或9g/丸。6～9g/次。水蜜丸：60g/瓶。6g/次。膏滋：100g/瓶。10g/次，温开水冲服。以上剂型均为2次/d。【功用】温补气血。用于心脾不足、气血两虚之形瘦神疲、面色无华、食少便溏、病后虚弱、头晕目眩、毛发脱落等症。贫血、神经衰弱及老年性痴呆、恶性肿瘤化疗后粒细胞减少见上述证候者可用之。【病证禁忌与特殊人群用药】❶阴虚火旺、实热内盛者忌用。❷糖尿病患者慎用。❸孕妇、儿童慎用。【使用注意】忌生冷、油腻食物。

养心定悸颗粒（胶囊、膏滋、口服液）【组成】生地黄、麦冬、红参、大枣、阿胶、黑芝麻、桂枝、生姜、炙甘草。【剂型规格与用法用量】颗粒：12g/袋。1袋/次，开水冲服。胶囊：0.5g/粒。4g/次。膏滋：20g/支或250g/瓶。15～20g/次。口服液：10mL/支，10mL/次。以上剂型均为2次/d。【功用】养血益气，复脉定悸。用于气虚血少、心悸气短、脉结代、盗汗、失眠、咽干舌燥、大便干结等症。心律失常见上述证候者可用之。【病证禁忌与特殊人群用药】❶儿童脾胃湿滞、腹胀、便溏、纳呆食少、舌苔厚腻者禁用。❷阴虚内热、痰热内盛者忌用。❸感冒患者慎用。❹孕妇慎用。【使用注意】❶不宜与感冒药同用。❷忌烟、酒及生冷食物。❸避免过度思虑和恼怒。

六、益气养阴剂

消渴丸【组成】葛根、南五味子、山药、黄芪、生地黄、天花粉、玉米须、格列本脲（即优降糖，每10丸含量为2.5mg）。【剂型规格与用法用量】丸剂：每10丸2.5g。1.25～2.5g/次（5～10丸），3次/d，餐后温开水送服。【功用】滋肾养阴，益气生津。用于气阴两虚所致的消渴病，症见多饮、多尿、多食、消瘦、体倦无力、失眠、腰痛等。对糖尿病及血糖升高之气阴两虚型消渴症（2型糖尿病）有较好疗效。【不良反应】个别患者偶见格列本脲所致不良反应，如胃肠道不适、发热、皮肤过敏、严重脱发、低血糖昏迷等。【病证禁忌与特殊人群用药】❶阴阳两虚型消渴者慎用。❷肝炎患者慎用。❸严重肾功能不全、酮体糖脲、糖尿病性昏迷等症患者不宜用。❹方中含天花粉、格列本脲，孕妇禁用。❺哺乳期妇女忌用。❻儿童不宜用。

【使用注意】❶方中含格列本脲，服用本品时严禁加服降血糖化学药品。❷服用时可根据病情，从每次 1.25g（约 5 丸）递增至 2.5g（约 10 丸），直至出现疗效，再逐渐减少为 2 次/d 的维持剂量。

玉泉丸（颗粒、胶囊、片）【组成】葛根、天花粉、生地黄、麦冬、五味子、甘草。**【剂型规格与用法用量】**丸剂：每 10 丸重 1.5g。6g/次，4 次/d；7 岁以上 3g/次，3～7 岁 2g/次。颗粒：5g/袋。5g/次，4 次/d。胶囊：0.5g/粒。5 粒/次，4 次/d。片剂：0.3g/片。8 片/次，4 次/d。**【功用】**清热养阴，生津止渴。用于阴虚内热所致的消渴，症见多饮、多食、多尿、咽干口燥、心烦、便秘者。2 型糖尿病见上述证候者可用之。**【病证禁忌与特殊人群用药】**❶阴阳两虚型消渴者慎用。❷孕妇忌用。**【使用注意】**❶对重症病例，应使用其他降糖药物，以防病情加重。❷应早期防治糖尿病脑病、糖尿病心病、糖尿病肾病等并发症，防止病情恶化。❸忌烟、酒及肥甘、辛辣食物。

参芪降糖颗粒（胶囊、片）【组成】人参茎叶皂苷、五味子、山药、生地黄、麦冬、黄芪、覆盆子、茯苓、天花粉、泽泻、枸杞子。**【剂型规格与用法用量】**颗粒：3g/袋。1g/，病情较重者可用至 3g/次，开水冲服。胶囊：0.35g/粒。3 粒/次，病情较重者可用至 8 粒/次。片剂：0.35g/片（相当于原药材 1g）。3 片/次，以上剂型均为 3 次/d。1 个月为 1 个疗程。**【功用】**益气养阴，健脾补肾。用于气阴两虚所致的消渴病，症见咽干口燥、倦怠无力、口渴多饮、多食、多尿、消瘦。2 型糖尿病患者可用之。**【病证禁忌与特殊人群用药】**❶阴阳两虚型消渴者慎用。❷实热邪盛证患者禁用。❸孕妇忌用。❹儿童不宜用。**【使用注意】**忌烟、酒及肥甘、辛辣食物。

固本丸【组成】熟地黄、党参、生地黄、天冬、麦冬。**【剂型规格与用法用量】**浓缩丸：每 12 丸相当于原药材 3g。10～12 丸/次，3 次/d。餐前 1h 服。**【功用】**滋阴补气，清肺降火。用于气阴两虚证，症见潮热、咳嗽、形体瘦弱、自汗盗汗、乏力、津伤口渴者。**【病证禁忌与特殊人群用药】**❶表证未解者不宜用。❷脾胃虚弱、呕吐泄泻、腹胀便溏、咳嗽痰多者慎用。❸小儿、孕妇及糖尿病患者慎用。**【使用注意】**忌生冷、油腻食物。

金芪降糖丸（颗粒、胶囊、片）【组成】黄芪、金银花、黄连。**【剂型规格与用法用量】**丸剂：60g/瓶。3g/次。颗粒：5g/袋。1 袋/次，开水冲服。胶囊：0.4g/粒。6～8 粒/次。片剂：0.42g/片。

7~10 片/次。以上剂型均为 3 次/d，餐前半小时服用。【功用】清热泻火，补益中气。用于气虚内热所致的消渴病，症见口渴喜饮、易饥多食、气短乏力等症。2 型糖尿病轻、中度见上述证候者可用之。【不良反应】偶见腹胀，继续服药后可自行缓解。【病证禁忌与特殊人群用药】❶非气虚内热证患者慎用。❷重度 2 型糖尿病患者不宜用。❸孕妇、儿童不宜用。【使用注意】❶应结合选用西药降糖药，并及时监测血糖。❷忌烟、酒及肥甘、辛辣食物。

芪冬颐心口服液【组成】人参、黄芪、麦冬、生晒参、茯苓、生地黄、龟甲、丹参、郁金、桂枝、紫石英、淫羊藿、金银花、枳壳。【剂型规格与用法用量】口服液：10mL/支。20mL/次，3 次/d，餐后服。28 日为 1 个疗程。【功用】益气养心，安神止悸。用于气阴两虚所致的心悸、胸闷、胸痛、气短乏力、失眠多梦、自汗盗汗、心烦等症。病毒性心肌炎、冠心病心绞痛见上述证候者可用之。【不良反应】偶见胃部不适症状。【病证禁忌与特殊人群用药】❶痰热内盛者不宜用。❷有出血倾向者禁用。❸孕妇忌用。妇女月经期禁用。❹儿童不宜用。【使用注意】❶治疗期间，心绞痛持续发作者，可加用硝酸酯类药物。若出现剧烈心绞痛、心肌梗死，或见气促、汗出、面色苍白者，应及时急救。❷心肌炎危重者，应结合采用其他治疗方法。❸忌烟、酒、浓茶及生冷、辛辣、油腻食物。

糖脉康颗粒（胶囊、片）【组成】黄芪、生地黄、赤芍、丹参、牛膝、麦冬、黄精。【剂型规格与用法用量】颗粒：5g/袋。1 袋/次，开水冲服。胶囊：0.5g/粒。4 粒/次。片剂：0.4g/片。5 片/次。以上剂型均为 3 次/d。【功用】养阴清热，活血化瘀，益气固肾。用于气阴两虚兼血瘀所致的倦怠乏力、气短懒言、阴虚盗汗、五心烦热、口渴喜饮、胸中闷痛、肢体麻木或刺痛、便秘、舌质红少津、舌体胖大、苔薄或花剥、舌黯有瘀斑等症。2 型糖尿病见上述证候者可辨证用之。【病证禁忌与特殊人群用药】❶孕妇禁用。经期妇女慎用。❷儿童不宜用。【使用注意】忌辛辣、油腻食物。

天芪降糖胶囊【组成】黄芪、天花粉、女贞子、石斛、生晒参、地骨皮、黄连、山茱萸、墨旱莲、五倍子。【剂型规格与用法用量】胶囊：0.32g/粒。5 粒/次，3 次/d，8 周为 1 个疗程。【功用】益气养阴，清热生津。用于 2 型糖尿病气阴两虚证，症见倦怠无力、口渴喜饮、五心烦热、自汗、盗汗、气短懒言、心悸失眠等，有一定降血糖作用。【不良反应】偶见胃脘不适。【病证禁忌与特殊人群用药】❶非气阴两虚证患者不宜用。❷孕妇忌用。❸儿童不宜用。【使用注意】❶应定期复查血糖。❷忌烟、酒及生冷、油腻食物。

心通颗粒（口服液）【组成】黄芪、党参、葛根、麦冬、丹参、当归、何首乌、淫羊藿、海藻、昆布、牡蛎、皂角刺、枳实。**【剂型规格与用法用量】**颗粒：5.3g/袋。1袋/次，开水冲服。口服液：10mL/支。10～25mL/次。以上剂型均为2～3次/d。**【功用】**益气活血，化痰通络。用于气阴两虚、痰瘀痹阻所致的胸痹，症见心痛、胸闷、气短、呕恶、纳呆、心烦乏力、头晕、少寐、口干、脉沉细或脉滑、结代者。冠心病心绞痛、心律失常见上述证候者可用之。**【不良反应】**偶见过敏性皮疹。**【病证禁忌与特殊人群用药】**❶寒凝血瘀胸痹患者不宜用。❷过敏体质患者应慎用。❸孕妇忌用。❹儿童不宜用。**【使用注意】**❶服用后泛酸者应餐后服。❷忌油腻、高脂、高糖食物。

虚汗停颗粒（胶囊）【组成】黄芪、大枣、浮小麦、糯稻根、煅牡蛎。**【剂型规格与用法用量】**颗粒：10g/袋。10g/次，3次/d。4岁以下小儿5g/次，2次/d；4岁以上儿童5g/次，3次/d。开水冲服。胶囊：0.45g/粒。成人4粒/次。4岁以上儿童2粒/次。3次/d。**【功用】**益气养阴，固表敛汗。用于气阴不足的自汗、盗汗及小儿多汗症。**【病证禁忌与特殊人群用药】**❶实热汗出者忌用。❷孕妇慎用。**【使用注意】**忌辛辣、油腻、生冷食物。

益脑胶囊（片）【组成】人参、灵芝、龟甲胶、五味子、党参、茯苓、麦冬、龙骨、石菖蒲、远志。**【剂型规格与用法用量】**胶囊：0.3g/粒。3粒/次。片剂：0.3g/片。3片/次，以上剂型均为3次/d。**【功用】**益气养阴，滋肾健脑，益智安神。用于气阴两虚、肝肾不足所致的失眠多梦、健忘、头晕耳鸣、腰膝酸软、气短乏力、纳减体弱、遗精滑泄等症。神经衰弱、脑动脉硬化、心律失常见上述证候者可用之。**【病证禁忌与特殊人群用药】**❶外感表证未解者不宜用。❷孕妇慎用。**【使用注意】**忌辛辣食物及饮咖啡、浓茶。

振源胶囊（片）【组成】人参果实中提取的总皂苷。**【剂型规格与用法用量】**胶囊：0.25g/粒。1～2粒/次，3次/d。片剂：0.34g/片。2～4片/次，2次/d。**【功用】**滋补强壮，安神益智。能增强免疫功能，调节内分泌和自主神经功能，增强心肌收缩力和心脏功能，具有保护肝脏和抗肿瘤作用。主要用于冠心病、围绝经期综合征、久病体弱、神经衰弱、隐性糖尿病，亦可用于慢性肝炎和肿瘤的辅助治疗。**【病证禁忌与特殊人群用药】**❶实热、痰瘀及气血瘀滞证患者不宜用。❷高血压患者忌用。【使用注意】本品忌与五灵脂、藜芦同用。

珍芪降糖胶囊【组成】珍珠、黄芪、黄精、黄芩、生地黄、天花粉、麦冬、石斛、蝉蜕、鸡内金、山药、沙苑子、青皮、葛根。【剂型规格与用法用量】胶囊：0.5g/粒，60粒/瓶。4粒/次，3次/d，餐后服。【功用】益气养阴，清热生津。用于气阴两虚、肺胃有热之消渴症。2型糖尿病属上述证候者可用之。【病证禁忌与特殊人群用药】❶有严重心、肝、肾（包括糖尿病肾病）并发症，或合并其他严重疾病者慎用。❷近1个月内有糖尿病酮症、酮症酸中毒以及感染者慎用。❸孕妇忌用。❹儿童不宜用。【使用注意】忌烟、酒及生冷、油腻、肥甘食物。

七、益气复脉剂

参麦注射液【组成】红参、麦冬。主要成分为人参皂苷、麦冬皂苷。【剂型规格与用法用量】注射液：其规格有多种，常见的有2mL/支、5mL/支、10mL/支，或20mL/瓶、50mL/瓶、100mL/瓶。肌注，2～4mL/次，1次/d；静滴，10～60mL/次，用5%葡萄糖注射液250～500mL稀释后用。❶治疗休克：用本品20mL加入50%葡萄糖注射液20mL中静注；然后用本品40mL放入5%葡萄糖注射液500mL中，静滴维持。❷治疗心血管疾病：用本品10～40mL，加入5%或10%葡萄糖注射液250～500mL中，静滴，1次/d，10～15日为1个疗程。❸治疗癌症：用本品40～60mL，加入5%或10%葡萄糖注射液500mL中，静滴，1次/d。10～15日为1个疗程。【功用】益气固脱，养阴生津，生脉。用于气阴两虚型休克、冠心病、病毒性心肌炎、慢性肺心病、粒细胞减少症。能提高肿瘤患者的免疫功能，与化疗药物合用时，有一定增效作用，并能减少化疗药物所引起的毒副反应。【不良反应】以过敏反应和输液反应为主，并出现过多例严重不良反应，包括过敏性休克、呼吸困难和死亡病例。一般过敏反应，可见面部潮红、药疹、荨麻疹、胸闷、气促、咳嗽、心律失常；严重过敏反应，则见四肢麻木、头昏、胸闷、汗出、心悸、全身不适、呼吸困难、濒死感、口唇及肢端发绀、四肢厥冷、面色苍白、腹痛，甚至心脏性猝死。个别患者表现为口渴、舌燥、口角及嘴唇疱疹。长期使用偶见丙氨酸氨基转移酶轻度升高。【病证禁忌与特殊人群用药】❶阴盛阳衰者不宜用。❷对本品过敏者禁用。过敏体质者慎用。❸孕妇慎用。❹儿童慎用。【使用注意】❶本品含皂苷，不应与其他药物在同一容器内混合使用。❷用量不宜过大，但抢救危急重症时每日用量不宜低于 200mL。❸静注时不能过快，每次时间应在 5min 以上。❹使用前应对光检查，发现药液出现混浊、沉淀、变色、漏气等现象时，须禁止使用。

生脉散（片、颗粒、胶囊、口服液、注射液）【组成】红参、麦冬、五味子。**【剂型规格与用法用量】**散剂：18g/袋。6g/次，温开水分次送服。片剂（党参方）：0.42g/片。8 片/次。颗粒：2g/袋或 10g/袋（多为党参方）。2g/次或 10g/次（党参方），开水冲服。胶囊：0.3g/粒或 0.35g/粒。3 粒/次。口服液：10mL/支。10mL/次。以上口服制剂均为 3 次/d。注射液：5mL/支，10mL/支，20mL/支或 50mL/瓶。肌注，2～4mL/次，1～2 次/d；静滴，20～60mL/次，可用 5%葡萄糖注射液 250～500mL 稀释后用。**【功用】**益气复脉，养阴生津。用于气阴两虚、心悸气短、四肢厥冷、脉微自汗、头晕乏力、夜寐不安等症。冠心病、心绞痛、病毒性心肌炎、感染性休克见上述证候者可用之。**【不良反应】**本品为口服制剂，个别或少数患者使用后可见口干、腹胀、腰背刺痛等反应。但本品注射剂引起不良反应的报道有增多趋势，如肌注可见注射部位疼痛、红肿或硬结；静脉给药，一次用量过大，可引起静脉炎；并可引起皮肤过敏、药物疹、低热及过敏性休克、溶血、多发性室性心动过速、窦性停搏、心律失常、低血压、腰背痛、严重腹胀、角膜水肿、急性肝损害等。过敏反应以速发型为主。不良反应以 60 岁以上老人多发。**【病证禁忌与特殊人群用药】**❶实证及暑热等，邪热尚盛者、咳嗽而表证未解者禁用。❷腹胀、便溏、食少、苔腻者忌用。❸寒凝血瘀、胸痹心痛者不宜用。❹过敏体质者慎用。❺孕妇忌用。❻儿童慎用。**【使用注意】**❶药物性状发生改变时禁用。❷静滴时不得与其他注射液混合使用。❸忌辛辣、油腻食物。

稳心颗粒【组成】党参、黄精、三七、琥珀、甘松。**【剂型规格与用法用量】**颗粒：含糖者，9g/袋，无糖者，5g/袋。1 袋/次，3 次/d，温开水冲服。**【功用】**益气养阴，活血化瘀。用于气阴两虚、心脉瘀阻所致的心悸不宁、脉虚或结代、气短乏力、头晕目眩、心烦失眠、胸闷不舒、胸痛发作、口渴少津、咽干、便结等症。室性早搏、房性早搏、心律失常见上述证候者可用之。**【不良反应】**偶见轻度头晕、恶心等反应。**【病证禁忌与特殊人群用药】**❶痰热内盛者禁用。❷孕妇及月经期妇女忌用。❸儿童不宜用。**【使用注意】**忌烟、酒、浓茶及生冷食物。

益气复脉颗粒（胶囊、口服液）【组成】人参皂苷、麦冬、北五味素醇甲。【剂型规格与用法用量】颗粒：0.37g/袋。1 袋/次。胶囊：0.4g/粒，含五味子素醇甲不少于 0.15mg，含人参皂苷以 Re 计大于或等于 5mg，每盒 24 粒。3 粒/次。以上剂型均为 2 次/d。宜餐后服。口服液：10mL/支。10mL/次，3 次/d。【功用】益气复脉，养阴生津。用于气阴两虚、心悸气短、脉微自汗等症。药理研究证实：本品能改善冠状动脉循环，降低心肌耗氧量，可用于冠心病、心绞痛、心律失常、急性心肌梗死并发房室传导阻滞等病症与年老体虚者。【病证禁忌与特殊人群用药】❶非气阴两虚证不宜用。❷外感表证未解者不宜用。❸孕妇、儿童慎用。【使用注意】❶忌辛辣、油腻食物。❷心绞痛加剧时应加服硝酸酯类药物。

第十节　安神剂

柏子养心丸（胶囊、片）【组成】柏子仁、党参、炙黄芪、川芎、当归、茯苓、制远志、酸枣仁、肉桂、五味子、半夏曲、朱砂、甘草。【剂型规格与用法用量】大蜜丸：9g/丸。1 丸/次，2 次/d。小蜜丸：60g/瓶。9g/次，2 次/d。水蜜丸：40g/瓶。6g/次，2 次/d。胶囊：0.3g/粒。3～4 粒/次，2 次/d。片剂：每片片芯 0.3g，每瓶 50 片或 100 片。3～4 片/次，3 次/d。以上剂型均为餐后服用。【功用】补气，养血，安神。用于心气虚寒所致的心神不安、心悸易惊、失眠多梦、精神困倦、健忘、气短、自汗等症。心律失常、神经衰弱见上述证候者可用之。【不良反应】少数患者用药后可见便溏、泄泻，亦有长期用药出现中毒反应的报道。【病证禁忌与特殊人群用药】❶阴虚火旺或肝阳上亢者禁用。❷大便溏泻者慎用。❸孕妇、儿童忌用。❹肝肾功能不全者禁用。【使用注意】❶方中含朱砂，不可过量、久服。❷不可与溴化物、碘化物、亚铁类药物同用。❸忌饮浓茶、咖啡等兴奋性饮料。

天王补心丸（片）【组成】柏子仁、酸枣仁、天冬、麦冬、生地黄、当归、党参、五味子、茯苓、远志、石菖蒲、玄参、丹参、朱砂、桔梗、甘草。【剂型规格与用法用量】大蜜丸：9g/丸。1 丸/次，2 次/d。小蜜丸：60g/瓶。9g/次，2 次/d。水蜜丸：40g/瓶。6g/次，2 次/d。浓缩丸：每 8 丸相当于原药材 3g。8 丸/次，3 次/d。片剂：0.3g/片。4～5 片/次，2 次/d。【功用】滋阴养血，补心安神。用于阴血虚少、心神失养所致的心悸、失眠多梦、健忘、气短、舌红少苔、脉细数或结代者。病毒性心肌炎、冠心病、原发性高血压室性早搏、甲状腺功能亢进、神经官能症、围绝经期综合征、老年记忆力减退见上述证候者可用之。【不良反应】偶见皮肤过敏反应，表现为荨麻疹型药疹、皮肤潮红、剧烈瘙痒，伴有发热恶寒、皮肤划痕试验阳性、血管水肿。个别患者用药后可出现消化不良、心下痞满、轻度腹泻等症状。【病证禁忌与特殊人群用药】❶脾胃虚寒、阳虚内寒、胃纳欠佳及痰湿留滞见大便溏泻、咳嗽声重者均不宜用。❷孕妇、儿童忌用。❸肝肾功能不全者禁用。【使用注意】❶不宜与溴化物、碘化物、亚铁类西药合用。❷与青霉素、去甲肾上腺素、碳酸锂、吩噻嗪类、磺胺类药物合用，可增加对心血管系统的毒性作用和不良反应。❸忌饮酒及浓茶、咖啡等刺激性饮料；忌食胡荽、大蒜、萝卜、鱼腥等食物。❹方中含朱砂，不宜长期服用。❺传统以"丸"为丹，故亦名"天王补心丹"。

安神补心丸（颗粒、胶囊、片）【组成】丹参、五味子、石菖蒲、首乌藤、生地黄、墨旱莲、女贞子、菟丝子、合欢皮、珍珠母。【剂型规格与用法用量】浓缩丸：每15丸重2g。15g/次。颗粒：1.5g/袋，1袋/次，开水冲服。胶囊：0.5g/粒。4粒/次。片剂：0.32g/片。5片/次。以上剂型均为3次/d，宜餐后服。【功用】养心安神。用于心血不足、虚火内扰所致的心悸失眠、烦躁、头晕、耳鸣、健忘等症。神经衰弱、心律失常、心肌炎、围绝经期综合征、贫血等见上述证候者可用之。【不良反应】偶见头晕、心慌气短、欲吐、全身瘙痒、皮肤潮红、玫瑰色片状斑疹、脉搏加快等不适症状。偶有胃痛、食欲减退等反应。【病证禁忌与特殊人群用药】❶脾胃虚寒、素有痰湿者禁用。❷痰火扰心之失眠、心悸者不宜用。❸孕妇、儿童慎用。【使用注意】❶不宜与四环素、洋地黄类西药同用。❷失眠患者睡前不宜饮浓茶、咖啡等兴奋性饮料。

清脑复神液【组成】人参、黄芪、当归、鹿茸、菊花、柴胡、决明子、荆芥、丹参、远志、五味子、酸枣仁、莲子心、麦冬、百合、竹茹、黄芩、桔梗、陈皮、茯苓、甘草、制半夏、枳壳、干姜、石膏、冰片、大黄、木通、黄柏、柏子仁、莲子肉、知母、石菖蒲、川芎、赤芍、桃仁、红花、羌活、钩藤、地黄。【剂型规格与用法用量】口服液：10mL/支。轻症10mL/次，重症20mL/次，2次/d。【功用】清心安神，化痰醒脑，活血通络。用于神经衰弱之失眠、健忘、眩晕及顽固性头痛、脑震荡后遗症。【病证禁忌与特殊人群用药】❶脾胃虚弱者慎用。❷孕妇禁用。❸婴幼儿及儿童忌用。【使用注意】不宜与四环素类、洋地黄类西药合用。

枣仁安神颗粒（胶囊、口服液）【组成】酸枣仁、丹参、五味子。【剂型规格与用法用量】颗粒：5g/袋。5g/次，开水冲服。胶囊：0.4g/粒。4～6粒/次。口服液：10mL/支。10mL/次。以上剂型均为2次/d，睡前服。【功用】补心养肝，安神益智。用于心肝血虚引起的失眠、健忘、头晕头痛等症。神经衰弱见上述证候者可用之。【病证禁忌与特殊人群用药】❶痰火扰心、心火炽盛、痰浊壅滞所致的失眠、心悸患者忌用。❷胃酸过多者慎用。❸孕妇、儿童慎用。【使用注意】忌烟、酒、浓茶、咖啡及辛辣、刺激食物。

脑乐静口服液（糖浆、颗粒）【组成】甘草浸膏、小麦、大枣。【剂型规格与用法用量】口服液：10mL/支。10mL/次。糖浆：200mL/瓶，250mL/瓶，270mL/瓶，500mL/瓶。30mL/次。颗粒：14g/袋。1～2袋/次。以上剂型均为3次/d。【功用】养心安神。用于心神失养所致的精神忧郁、易惊失眠、健忘、烦躁、面色少华，或精神恍惚、心神不宁、悲忧善哭等症。癔症、神经衰弱、围绝经期综合征见上述证候者可用之。【病证禁忌与特殊人群用药】❶肝郁化火、痰火扰心及痰涎壅盛者忌用。❷糖尿病患者禁用。❸孕妇、儿童慎用。【使用注意】忌烟、酒及辛辣、刺激食物。

灵芝片（口服液、糖浆、颗粒、胶囊）【组成】灵芝。【剂型规格与用法用量】片剂：55mg/片。3片/次。口服液：10mL/支。10mL/次。糖浆：100mL/瓶。20mL/次。颗粒：13g/袋或10g/块（相当于灵芝3g）。1袋/次或1块/次。开水冲服。胶囊：0.27g/粒，每粒相当于原药材1.5g。2粒/次。以上剂型均为3次/d。【功用】宁心安神，健脾和胃。用于心脾两虚所致的失眠、健忘、精神不振、倦怠乏力、食欲减退等症。神经衰弱见上述证候者可用之。【不良反应】少数患者服药后可出现轻度嗜睡。【病证禁忌与特殊人群用药】❶阴虚火旺、痰热内扰者禁用。❷孕妇、儿童慎用。【使用注意】忌烟、酒及辛辣、刺激性食物。

安乐眠胶囊【组成】柴胡、当归、川芎、茯苓、钩藤、首乌藤、白术、甘草。【剂型规格与用法用量】胶囊：0.36g/粒。4～6粒/次，3次/d。餐后服。【功用】疏肝解郁，安神。用于精神抑郁、失眠、胸闷不适、纳少神疲等症。围绝经期综合征可用之。【病证禁忌与特殊人群用药】❶外感表证未解者忌用。❷孕妇及哺乳期妇女慎用。❸儿童与年老体弱者慎用。❹对本品过敏者禁用，过敏体质者慎用。

【使用注意】忌烟、酒及辛辣、油腻食物。

参芪五味子颗粒（胶囊、片、糖浆）【组成】党参、黄芪、南五味子、酸枣仁。【剂型规格与用法用量】颗粒：3g/袋。1袋/次，3次/d。胶囊：0.2g/粒。3～5粒/次，3次/d。片剂：0.25g/片，每瓶50片，或每板12片，每盒2板。3～5片/次，3次/d。糖浆：100mL/瓶。5～10mL/次，3～4次/d。【功用】健脾益气，宁心安神。用于心脾两虚、气血不足所致倦怠乏力、心悸气短、失眠多梦、健忘或动则气喘汗出等症。神经衰弱、冠心病心力衰竭、原发性肾病综合征见上述证候者可用之。【不良反应】偶见恶心，但不影响继续用药。【病证禁忌与特殊人群用药】❶非心脾两虚所致失眠者不宜用。❷孕妇、儿童慎用。【使用注意】不宜饮用浓茶、咖啡等兴奋性饮料。

活力苏口服液【组成】制何首乌、淫羊藿、黄精、枸杞子、黄芪、丹参。【剂型规格与用法用量】口服液：10mL/支。1支/次，1次/d，睡前服。3个月为1个疗程。【功用】益气补血，滋养肝肾。用于年老体弱、精神委靡、失眠健忘、眼花耳聋、脱发或头发早白属气血不足、肝肾亏虚者。【不良反应】有服用本品后出现腹胀、尿黄、全身乏力、厌食油腻、食欲减退、巩膜黄染等反应的个案报道。【病证禁忌与特殊人群用药】❶实证、热证、痰湿壅盛者忌用。❷外感表证未解者忌用。❸孕妇、儿童慎用。【使用注意】忌辛辣、油腻、生冷食物。

七叶神安片【组成】三七总皂苷。【剂型规格与用法用量】片剂：每片含三七总皂苷50mg或100mg。50～100mg/次，3次/d，餐后服。【功用】益气安神，活血止痛。用于心气不足、瘀血阻滞所致的心悸、失眠、多梦易醒、胸痹胸痛、气短乏力、倦怠懒言、舌质淡或淡黯，或有瘀斑、瘀点等症。神经衰弱、冠心病见上述证候者可用之。【不良反应】偶见过敏反应。【病证禁忌与特殊人群用药】❶阴虚火旺、痰热内盛所致的失眠患者不宜用。❷寒凝血瘀、痰瘀互阻所致的失眠患者不宜用。❸孕妇忌用。❹儿童慎用。【使用注意】❶治疗期间若心绞痛持续发作，宜加用硝酸酯类药物。❷忌饮咖啡、浓茶，忌生冷、辛辣、油腻食物。

养血安神丸（糖浆、颗粒、片）【组成】熟地黄、首乌藤、墨旱莲、合欢皮、仙鹤草、生地黄、鸡血藤。【剂型规格与用法用量】浓缩丸：每100粒重12g。6g/次。糖浆：100mL/瓶。18mL/次。颗粒：3g/袋（无蔗糖）。1袋/次。片剂：每素片重约0.25g（相当于原药材 1.1g）。5 片/次。以上剂型均为 3 次/d。【功用】滋阴养血，宁心安神。用于阴虚血少所致的头眩心悸、失眠健忘等症。神经衰弱、贫血见上述证候者可用之。【病证禁忌与特殊人群用药】❶痰火扰心、瘀血阻滞所致的心悸失眠患者不宜用。❷脾胃虚寒、便溏者禁用。❸孕妇、儿童慎用。【使用注意】❶糖尿病患者不宜用糖浆剂。❷忌饮浓茶、咖啡等兴奋性饮料。

百乐眠胶囊【组成】百合、刺五加、首乌藤、合欢皮、珍珠母、石膏、酸枣仁、茯苓、远志、玄参、生地黄、麦冬、五味子。【剂型规格与用法用量】胶囊：0.27g/粒。4 粒/次，2 次/d，14 日为 1 个疗程。【功用】滋阴清热，养心安神。用于肝郁阴虚型失眠证，症见入睡困难、多梦易醒、醒后不眠、头晕乏力、烦躁易怒、心悸不安等。【病证禁忌与特殊人群用药】❶痰火扰心之失眠者不宜用。❷孕妇及哺乳期妇女忌用。❸儿童慎用。【使用注意】忌辛辣、生冷、海腥、刺激性食物。

舒眠胶囊（片）【组成】酸枣仁、柴胡、白芍、合欢花、合欢皮、僵蚕、蝉蜕、灯心草。【剂型规格与用法用量】胶囊：0.4g/粒。3 粒/次。片剂：0.48g/片。3 片/次。以上剂型均为 2 次/d，晚餐后及临睡前各服 1 次，1 个月为 1 个疗程。【功用】疏肝解郁，宁心安神。用于肝郁伤神所致的失眠多梦、精神抑郁或急躁易怒、胸胁苦满，或胸膈不畅、口苦、目眩、舌边尖略红、苔白或微黄、脉弦等症。【不良反应】个别患者可出现轻度胃部不适，一般可自行缓解。【病证禁忌与特殊人群用药】❶高空作业者及其他从事危险工作者应慎用。❷孕妇、儿童慎用。【使用注意】忌过度思虑和恼怒。

安神补脑液（胶囊、片、糖浆）【组成】鹿茸、制何首乌、淫羊藿、干姜、甘草、大枣、维生素 B_1。【剂型规格与用法用量】口服液：10mL/支。10mL/次。胶囊：0.3g/粒。3 ～ 4 粒/次。片剂：0.31g/片。3 片/次。糖浆：100mL/瓶。10mL/次。以上剂型均为 2 次/d。【功用】生精补髓，益气养血，健脑安神。用于肾精不足、气血两虚所致的头晕、乏力、健忘、失眠、多梦易醒、纳呆、腰膝酸软或遗精滑泄等症。神经衰弱见上述证候者可用之。【不良反应】偶见荨麻疹、血疹样红斑、玫瑰色片状皮疹等过敏反应。【病证禁忌与特殊人群用药】❶心火亢盛、痰热互结、湿热及阴虚阳亢之失眠、健忘者忌用。❷孕妇、儿童及青少年忌用。【使用注意】忌饮浓茶、咖啡等兴奋性饮料。

精乌胶囊（颗粒）【组成】黄精、制何首乌、女贞子、墨旱莲。**【剂型规格与用法用量】**胶囊：0.45g/粒。6粒/次，3次/d。小儿用量酌减。2周为1个疗程，每疗程间隔3～5日，可用1～4个疗程。颗粒：10g/袋。10g/次，2～3次/d，开水冲服。其余同胶囊。**【功用】**补肝肾，益精血。用于肝肾阴虚所致的失眠多梦、耳鸣健忘、头晕目眩、腰膝酸软、精神倦怠、须发早白、脱发、久病体虚、早衰、年迈体弱者。神经衰弱、贫血、疲劳综合征见上述证候者可用之。**【病证禁忌与特殊人群用药】**❶痰火扰心，瘀血阻络证患者不宜用。❷痰湿内盛，脘闷、便溏者不宜用。❸血热脱发者不宜用。❹孕妇慎用。❺感冒、咳嗽痰多者不宜用。**【使用注意】**忌生冷、油腻食物。

甜梦口服液（胶囊）【组成】刺五加、党参、枸杞子、砂仁、泽泻、法半夏、黄精、蚕蛾、桑椹、黄芪、山楂、熟地黄、淫羊藿、陈皮、茯苓、马钱子、山药。**【剂型规格与用法用量】**口服液：10mL/支，相当于原药材6.53g。10～20mL/次，2次/d。胶囊：0.4g/粒，每瓶60粒。3～4粒/次，2次/d。宜临睡前服。**【功用】**益气补肾，健脾和胃，养心安神。用于头晕耳鸣、视力和听力减退、腰膝酸软、心悸气促、中风后遗症等。以失眠为主症的心脑功能障碍等属肾阴肾阳两亏者可用之。**【病证禁忌与特殊人群用药】**❶阴虚火旺、痰火扰心之失眠者不宜用。❷肝病、肾病等慢性病患者慎用。❸高血压、心脏病、糖尿病患者慎用。**【使用注意】**方中含马钱子，不宜超量服用。

乌灵胶囊【组成】发酵乌灵菌粉（腺苷、多糖等）。**【剂型规格与用法用量】**胶囊：0.33g/粒。3粒/次，3次/d。**【功用】**补肾健脑，养心安神。用于心肾不交所致的失眠、健忘、心悸、心烦、神疲乏力、腰膝酸软、头晕耳鸣、少气懒言、脉细或沉无力。神经衰弱及疲劳综合征见上述证候者可用之。**【不良反应】**个别患者用药后可见大便次数增多、口干、四肢出现少量皮疹、晨起后头晕等，一般可自行缓解。**【病证禁忌与特殊人群用药】**❶脾胃虚寒者慎用。❷孕妇忌用。❸儿童慎用。**【使用注意】**忌生冷、油腻食物。

龟鹿益肾胶囊【组成】淫羊藿、鹿角胶、巴戟天、补骨脂、肉桂、胡芦巴、龟甲胶、红参、黄芪、茯苓、白术、木香、炮姜、大枣、远志、酸枣仁、龙眼肉、当归、甘草。**【剂型规格与用法用量】**胶囊：0.36g/粒，每板12粒，每盒2板。4粒/次，3次/d。**【功用】**补肾健脾，养心安神。用于脾肾两虚所致的头晕耳鸣、神疲乏力、失眠健忘、形寒肢冷、头晕、自汗、腹胀、纳差、大便溏薄等症。**【病**

证禁忌与特殊人群用药】❶阴虚火旺者忌用。❷器质性、药物性阳痿者不宜用。❸肝阳上亢者慎用。❹孕妇慎用。❺儿童不宜用。【使用注意】忌生冷、油腻食物。

朱砂安神丸（片）【组成】朱砂、黄连、当归、生地黄、甘草。**【剂型规格与用法用量】**水蜜丸：40g/瓶或60g/瓶。6g/次。大蜜丸：9g/丸。9g/次。片剂：0.46g/片。4～5片/次。以上剂型均为2次/d，用温开水或灯心草煎汤送服。**【功用】**清心养血，镇惊安神。用于心阴不足、心火亢盛所致的心神不宁、胸中烦热、心悸易惊、失眠多梦、记忆力减退等症。神经衰弱、精神分裂症见上述证候者可用之。**【不良反应】**长期持续服用可引起慢性汞中毒，表现为疲乏无力、头晕、头痛、手足麻木、食欲减退、消化不良、腹泻、颜面水肿，有的还可发生严重药源性肠炎及蛋白尿等。**【病证禁忌与特殊人群用药】**❶因消化不良、胃中嘈杂不舒的怔忡、惊悸不安、失眠症患者忌用。❷心气不足所致的心神不安者慎用。❸孕妇及哺乳期妇女忌用。❹儿童不宜用。**【使用注意】**❶方中含朱砂，不宜超量、久服。❷不宜与碘化物、溴化物及亚铁类西药合用。❸与青霉素、去甲肾上腺素、碳酸锂、吩噻类、磺胺类西药合用，可增加对心血管系统的毒性作用和不良反应，故不宜同用。❹忌烟、酒及辛辣、油腻与刺激性食物。

第十一节　止血剂

槐角丸【组成】槐角、地榆、防风、黄芩、当归、枳壳。**【剂型规格与用法用量】**水蜜丸：40g/瓶。6g/次。小蜜丸：60g/瓶。9g/次。大蜜丸：9g/丸。1丸/次。以上剂型均为2次/d。**【功用】**清肠疏风，凉血止血。用于血热所致的肠风便血、痔疮肿痛等症。消化性溃疡出血见上述证候者可用之。**【病证禁忌与特殊人群用药】**❶虚寒性便血者慎用。❷年老体弱者慎用。❸孕妇慎用。**【使用注意】**❶忌辛辣、油腻食物。❷如痔疮便血、发炎肿痛严重和便血呈喷射状者，应立即采用综合急救措施。

槐角地榆丸【组成】槐角、白芍、枳壳、荆芥、地榆、椿皮、栀子、黄芩、生地黄。**【剂型规格与用法用量】**大蜜丸：9g/丸。1丸/次，2次/d。**【功用】**清热，止血，消肿止痛。用于大肠积热之大便下血、痔疮肿痛等症。**【不良反应】**偶见过敏反应，停药可消失。**【病证禁忌与特殊人群用药】**❶脾胃虚寒者忌用。❷痔疮便血呈喷射状，全身虚弱的患者；未明确原因的便血、黏液血便患者应慎用。❸孕妇忌用。【使用注意】❶肛漏患者在控制症状后仍应给予手术治疗。❷忌辛辣、油腻食物。

三七胶囊（片、颗粒、散）【组成】三七。【剂型规格与用法用量】胶囊：0.3g/粒。6～8粒/次，2次/d。片剂：0.6g/片。2～6片/次，3次/d。颗粒：3g/袋（无蔗糖）。1.5～3g/次，1～2次/d。开水冲服。散剂：即三七粉，3g/瓶。1～4.5g/次。2次/d。【功用】活血化瘀，消肿定痛，生血止血，升高血小板。用于咯血、吐血、衄血、便血、崩漏、外伤出血、胸腹刺痛、跌打肿痛等症。原发性血小板减少性紫癜、胃及十二指肠溃疡出血、牙周炎、干燥性鼻炎、功能性子宫出血、软组织损伤可辨证用之。【不良反应】偶见皮肤过敏，眼球、结膜溢血等。【病证禁忌与特殊人群用药】❶肝、肾功能异常者禁用。❷孕妇忌用。❸儿童慎用。【使用注意】❶出血量大者应采用综合治疗措施。❷忌辛辣、生冷食物。

断血流颗粒（胶囊、片、口服液）【组成】断血流浸膏。【剂型规格与用法用量】颗粒：10g/袋，含生药 12g。10g/次，开水冲服。胶囊：0.35g/粒。3～6粒/次，温开水送服。片剂：0.42g/片。3～5片/次。口服液：10mL/支。1支/次。以上剂型均为 2次/d。【功用】凉血止血。用于血热妄行所致的月经过多、崩漏、吐血、衄血、咯血、尿血、便血、血色鲜红或紫红。功能性子宫出血、子宫肿瘤出血、单纯性紫癜、原发性血小板减少性紫癜、上消化道出血、肾结石尿血、痔疮出血等见上述证候者可用之。【不良反应】少数患者服药后可出现胃部不适感，但减量或停药可自行消失。【病证禁忌与特殊人群用药】❶血瘀证患者忌用。❷孕妇忌用。❸糖尿病患者慎用糖衣片。【使用注意】❶忌肥甘厚味、辛辣食物。❷崩漏下血患者、出血量多者应采用其他救治措施。

荷叶丸【组成】荷叶、藕节、大蓟炭、小蓟炭、白茅根炭、棕榈炭、焦栀子、知母、黄芩炭、生地黄炭、玄参、当归、白芍、香墨。【剂型规格与用法用量】大蜜丸：9g/丸。1丸/次，2～3次/d。【功用】凉血止血。用于血热所致的咯血、衄血、尿血、便血、崩漏等症。肺结核咯血、干燥性鼻炎、萎缩性鼻炎、牙周炎、急性泌尿系感染、急性肾盂肾炎、胃及十二指肠溃疡出血、功能性子宫出血见上述证候者可用之。【病证禁忌与特殊人群用药】❶虚寒性出血者忌用。❷体虚年迈者慎用。【使用注意】❶忌辛辣、燥热性食物。❷出血量大者，应立即采用综合急救措施。

裸花紫珠颗粒（胶囊、片、栓剂）【组成】裸花紫珠浸膏。**【剂型规格与用法用量】**颗粒：3g/袋。1袋/次，3～4次/d。胶囊：0.3g/粒。2～3粒/次，3～4次/d。片剂：每片含干浸膏0.5g。3～5片/次，3～4次/d。栓剂：1.4g/粒。阴道给药，先洗净擦干外阴，每晚插入1粒。8日为1个疗程。**【功用】**清热解毒，收敛止血。用于血热毒盛所致的鼻衄、咯血、吐血、崩漏下血。呼吸道及消化道出血、功能性子宫出血、人流后出血、胃及十二指肠出血见上述证候者可用之。**【病证禁忌与特殊人群用药】❶**脾胃虚寒者慎用。**❷**非血热毒盛所致的出血患者慎用。**【使用注意】❶**用本品治疗细菌感染引起的炎症时，可配合使用抗生素，以增强疗效。**❷**出血量多者，应采取综合急救措施。**❸**忌食辛辣、油腻食物。

三七伤药胶囊（片、颗粒）【组成】三七、骨碎补、制草乌、雪上一枝蒿、赤芍、红花、接骨木、冰片。**【剂型规格与用法用量】**胶囊：0.25g/粒，每板12粒，每盒2板。3粒/次。片剂：5mg/片或10mg/片，每瓶50片。3片/次。颗粒：1g/袋。1g/次。以上剂型均为3次/d。**【功用】**舒筋活血，散瘀止痛。用于急性和慢性挫伤、扭伤、跌打损伤及风湿瘀阻、关节痹痛、神经痛。**【不良反应】**偶见皮肤红疹、胸闷、气短、眼花、周身不适、心慌，甚至出现心动过缓或室上性心动过缓、呼吸困难，严重者甚至死亡。**【病证禁忌与特殊人群用药】❶**心血管病患者慎用。**❷**孕妇、儿童慎用。**【使用注意】❶**本品药性强烈，应按规定量服用。**❷**若出现中毒现象（乌头碱中毒），应立即停药，并立即送医院抢救，一般可用阿托品解救。

十灰丸（散）【组成】大蓟炭、小蓟炭、荷叶炭、侧柏叶炭、白茅根炭、茜草炭、栀子炭、大黄炭、牡丹皮炭、棕榈炭。**【剂型规格与用法用量】**水丸：每30丸重1g。3～9g/次，1～2次/d，温开水送服。散剂：3g/瓶。3～9g/次，2次/d，餐后服用。亦可用于外治，如吹鼻止衄、刀伤止血。**【功用】**凉血止血，清热降火。用于血热妄行所致的呕血、吐血、咯血、衄血、便血、崩漏等症。但以咯血、衄血更为适宜。对于消化道出血、呼吸道出血来势暴急属血热者，可作为应急之用。泌尿系统的出血及外伤出血患者亦可应用。**【病证禁忌与特殊人群用药】❶**出血属虚寒者忌用。**❷**孕妇忌用。**❸**儿童慎用。**❹**年老体弱者慎用。**【使用注意】❶**本品主要用于血热出血，对于来势急暴之上部出血可作应急之用。以上部出血、血色鲜红、舌红脉数为证治要点。**❷**若气火上逆、血热较盛者，可以本方改作汤剂使用，此时当以大黄、栀子为主药，亦可加牛膝、赭石等镇降之品，引血热下行。❸忌烟、酒及辛辣等食物。

致康胶囊 【组成】大黄、黄连、三七、白芷、阿胶、龙骨、白及、没药、海螵蛸、茜草、龙血竭、珍珠、冰片、甘草。**【剂型规格与用法用量】**胶囊：0.3g/粒。2～4粒/次，3次/d，或遵医嘱。**【功用】**清热凉血，化瘀止血。用于崩漏、呕血及便血等症。**【病证禁忌与特殊人群用药】**❶孕妇禁用。❷过敏体质者慎用。**【使用注意】**忌辛辣、油腻食物。

紫地宁血散 【组成】大叶紫珠、地菍。**【剂型规格与用法用量】**散剂：4g/瓶。8g/次，3～4次/d，用凉开水或温开水调服。**【功用】**清热凉血，收敛止血。用于胃中积热所致的吐血、便血等症。胃及十二指肠溃疡或胃炎引起的吐血属上述证候者可用之。**【病证禁忌与特殊人群用药】**❶阴虚火旺所致出血慎用。❷孕妇慎用。❸儿童不宜用。**【使用注意】**❶出血量多者，应采用综合急救措施。❷忌烟、酒及辛辣、刺激性食物。

三七丹参片 【组成】三七、丹参。**【剂型规格与用法用量】**片剂：0.45g/片。4片/次，3～5次/d。**【功用】**活血化瘀，理气止痛。长期服用可预防和治疗冠心病、心绞痛。**【病证禁忌与特殊人群用药】**❶孕妇忌用。❷儿童不宜用。**【使用注意】**忌烟、酒及生冷、油腻食物。

第十二节　祛瘀剂

一、益气活血剂

参松养心胶囊 【组成】人参、甘松、麦冬、酸枣仁、桑寄生、黄连、南五味子、山茱萸、丹参、赤芍、土鳖虫、龙骨。**【剂型规格与用法用量】**胶囊：0.4g/粒，每盒24粒。4粒/次，3次/d。**【功用】**益气养阴，活血通络，清心安神。用于气阴两虚、心络瘀阻所致的心悸、气短乏力、动则加剧、失眠多梦、盗汗、神倦、懒言等症。冠心病室性早搏、心律失常见上述证候者可用之。**【不良反应】**偶可出现腹胀，但一般不影响继续治疗。**【病证禁忌与特殊人群用药】**❶寒凝血瘀、痰瘀证患者不宜用。❷孕妇禁用。❸儿童慎用。**【使用注意】**忌烟、酒、浓茶及辛辣、油腻食物。

麝香保心丸【组成】麝香、苏合香酯、蟾酥、冰片、牛黄、肉桂、人参提取物。【剂型规格与用法用量】微丸：22.5mg/粒，每盒24粒。1～2丸/次，3次/d，或在症状发作时服用。【功用】芳香温通，益气强心。用于气滞血瘀所致的胸痹，见心前区疼痛、固定不移。心肌缺血引起的冠心病心绞痛、心肌梗死等见上述证候者可用之。【不良反应】偶可出现口干、头胀、中上腹部不适及轻度唇舌麻木感。【病证禁忌与特殊人群用药】❶过敏体质或服药后出现荨麻疹者慎用。❷孕妇禁用。妇女月经期、哺乳期忌用。儿童不宜用。【使用注意】❶方中含毒性中药蟾酥，不宜超量和久服。❷不宜与洋地黄类药物同用。❸忌烟、酒及生冷、辛辣、油腻食物。

通心络胶囊（片）【组成】人参、水蛭、土鳖虫、赤芍、乳香、降香、全蝎、蜈蚣、檀香、冰片、蝉蜕、酸枣仁。【剂型规格与用法用量】胶囊：0.26g/粒或0.38g/粒。4粒/次，3次/d，餐后服。4周为1个疗程。片剂：0.45g/片。2～4片/次，3次/d。【功用】益气活血，通络止痛。用于冠心病心绞痛属心气虚乏、血瘀络阻证，见胸部憋闷、刺痛、绞痛、固定不移、心悸自汗、气短乏力、舌质紫暗或有瘀斑等症者。气虚血瘀络阻型中风病患者亦可用之。【不良反应】个别患者用药后可出现胃部不适或胃痛、腹泻。【病证禁忌与特殊人群用药】❶出血性疾病患者禁用。❷阴虚火旺型中风者禁用。❸孕妇及妇女月经期、哺乳期禁用。❹儿童不宜用。【使用注意】方中活血破瘀、通窍行气之药较多，易伤脾胃，故宜餐后服用。

血栓心脉宁胶囊（片）【组成】川芎、丹参、水蛭、毛冬青、牛黄、麝香、槐花、人参茎叶总皂苷、冰片、蟾酥。【剂型规格与用法用量】胶囊：0.5g/粒。4粒/次。片剂：0.41g/片。2片/次。以上剂型均为3次/d，以餐后服用为宜。【功用】益气活血，开窍止痛。用于气虚血瘀所致的中风、胸痹，见头晕目眩、半身不遂、胸闷心痛、心悸气短等症者。缺血性中风恢复期、冠心病、心绞痛见上述证候者可用之。【不良反应】偶见红色皮疹、丘疹、瘙痒等皮肤过敏反应。【病证禁忌与特殊人群用药】❶寒凝、阴虚血瘀所致胸痹心痛患者不宜单用。❷脾胃虚弱者不宜用。❸孕妇禁用。妇女月经期及哺乳期忌用。❹儿童不宜用。【使用注意】❶方中所含毒性中药蟾酥有强心作用，不宜与洋地黄类药物同用。❷久服易伤脾胃，故以餐后服为宜，且不应久服。❸忌烟、酒、浓茶及生冷、辛辣、油腻食物。

补心气口服液【组成】黄芪、人参、石菖蒲、薤白。【剂型规格

与用法用量】口服液：10mL/支，每盒 6 支。10mL/次，3 次/d。需开封即服。4 周为 1 个疗程。**【功用】**补益心气，理气止痛。用于心气虚损型胸痹，见心痛、心悸、气促、乏力、头晕等症者。冠心病心绞痛见上述证候者可用之。**【病证禁忌与特殊人群用药】❶**心阴虚及痰瘀交阻、气滞血瘀型胸痹患者不宜用。**❷**孕妇及月经期妇女慎用。**❸**儿童慎用。**【使用注意】**忌烟、酒及辛辣、油腻食物。

参芍胶囊（片）【组成】人参茎叶皂苷、白芍。**【剂型规格与用法用量】**胶囊：0.25g/粒。4 粒/次。片剂：0.3g/片。4 片/次。以上剂型均为 2 次/d。**【功用】**益气活血，宣痹止痛。用于气虚血瘀所致的胸闷、胸痛、心悸气短等症。冠心病、心绞痛见上述证候者可用之。**【不良反应】**服药后偶见大便稀溏。**【病证禁忌与特殊人群用药】❶**胸痹属痰热证者不宜用。**❷**孕妇及月经期妇女慎用。**❸**儿童不宜用。**【使用注意】**忌生冷、辛辣、油腻食物。

复方地龙胶囊（片）【组成】地龙、川芎、黄芪、牛膝。**【剂型规格与用法用量】**胶囊：200mg/粒，每板 12 粒。2 粒/次，3 次/d。4 周为 1 个疗程。片剂：0.53g/片。2 片/次，3 次/d。餐后服用。**【功用】**化瘀通络，益气活血。用于气虚血瘀所致的中风，见半身不遂、口眼㖞斜、语言謇涩或不语、偏身麻木、心悸气短、乏力、流涎、自汗等症。血栓类疾病、脑中风后遗症、脉管炎、冠心病、心绞痛等见上述证候者可用之。**【不良反应】**个别患者用药 2～3 日后出现恶心、胃部不适感。**【病证禁忌与特殊人群用药】❶**痰热证、火郁证、瘀热证等有热象者不宜用。**❷**活动性出血及血液凝固功能低下者禁用。**❸**有出血倾向者慎用。**❹**孕妇忌用。妇女月经期慎用。**❺**儿童不宜用。**【使用注意】**忌辛辣、肥甘、油腻食物。

脉络通颗粒【组成】党参、当归、丹参、红花、川芎、槐米、山楂、地龙、木贼、葛根、维生素 C、枸橼酸、碳酸氢钠。**【剂型规格与用法用量】**颗粒：6g/袋。6g/次，3 次/d，开水冲服。**【功用】**益气活血，化瘀止痛。用于气虚血瘀所致的胸痹，见心胸疼痛、胸闷气短、头痛眩晕，或肢体麻木、半身不遂等症。冠心病、心绞痛及中风见上述证候者可用之。**【病证禁忌与特殊人群用药】❶**非气虚血瘀证患者不宜用。**❷**痰火内盛者忌服。**❸**孕妇忌用。妇女月经期慎用。**❹**儿童不宜用。**【使用注意】**忌烟、酒、浓茶及生冷、辛辣、油腻食物。

脑安颗粒（胶囊、片、滴丸）【组成】川芎、当归、人参、红花、冰片。【剂型规格与用法用量】颗粒：1.2g/袋。1袋/次，开水冲服。胶囊：0.4g/粒。2粒/次。片剂：0.5g/片。2片/次。滴丸：50mg/粒。20粒/次。以上剂型均为2次/d。4周为1个疗程。【功用】活血化瘀，益气通络。用于气虚血瘀引起的半身不遂、口眼㖞斜、肢体麻木、口角流涎、舌强语謇、手足肿胀、舌暗或有瘀斑等症。脑血栓形成急性期和恢复期见有上述证候者可用之。【不良反应】少数患者服药后可出现恶心、胃胀。【病证禁忌与特殊人群用药】❶出血性脑中风患者忌用。❷中风病痰热证、风火上扰证患者忌用。❸孕妇禁用。月经期、哺乳期妇女忌用。❹儿童不宜用。【使用注意】本品虽可用于中风病的各个阶段，但以恢复期、后遗症期用之较多。

脑脉泰胶囊【组成】红参、三七、当归、丹参、鸡血藤、红花、银杏叶、葛根、制何首乌、山楂、菊花、石决明、石菖蒲。【剂型规格与用法用量】胶囊：0.45g/粒。2粒/次，3次/d。【功用】益气活血，熄风豁痰。用于中风气虚血瘀、风痰瘀血闭阻脉络证，症见半身不遂、口眼㖞斜、言语謇涩、头晕目眩、偏身麻木、气短乏力、自汗、手足肿胀、口角流涎、舌质淡暗等。缺血性中风恢复期及急性期轻症见上述证候者可用之。【病证禁忌与特殊人群用药】❶中风病痰热证、风火上扰证患者不宜用。❷夹有感冒发热、目赤、咽痛等火热证者慎用。❸孕妇禁用。妇女月经期、哺乳期慎用。❹儿童不宜用。【使用注意】忌辛辣、厚腻、肥甘食物。

脑心通丸（胶囊、片）【组成】黄芪、赤芍、丹参、当归、川芎、桃仁、红花、乳香（制）、没药（制）、鸡血藤、牛膝、桂枝、桑枝、地龙、全蝎、水蛭。【剂型规格与用法用量】丸剂：0.8g/袋。1袋/次。胶囊：0.4g/粒。2~4粒/次。片剂：0.58g/片。2~4片/次。以上剂型均为3次/d。【功用】益气活血，化瘀通络。用于气虚血滞、脉络瘀阻所致中风中经络，症见半身不遂、肢体麻木、口眼㖞斜、舌强语謇及胸痹心痛、胸闷、心悸、气短。脑梗死、冠心病心绞痛属上述证候者可用之。【不良反应】少数患者有轻度胃肠道反应，如胃痛、恶心、食欲减退等。个别患者出现皮肤瘙痒、脱皮、丘疹、嗜睡、心烦、头闷等症状，停药后即可消失。【病证禁忌与特殊人群用药】❶对茶碱类药物及曲克芦丁过敏者禁用。❷酒精中毒、心律失常、严重心脏病、肝肾功能不全、活动性消化道溃疡、急性心肌损害等患者慎用。❸孕妇禁用。哺乳期妇女慎用。【使用注意】❶本品对诊断的干扰可使血清尿酸及尿儿茶酚胺的测定值增高。❷服药期间避免阳光直射、高温及过久站立。❸与克林霉素、红霉素、林可霉素合用时，可降低二羟丙茶碱在肝脏的清除率，使血药浓度升高，甚至出现毒性反应，故应调整本品用量。❹本品与锂盐合用时，可加速肾脏对锂的排泄，使锂的疗效降低。❺本品与其他茶碱类药合用时，不良反应可增多。❻本品大剂量与维生素A同服，可导致凝血酶原降低。

诺迪康口服液（胶囊）【组成】 圣地红景天。**【剂型规格与用法用量】** 口服液：10mL/支。10mL/次。胶囊：0.28g/粒。1～2粒/次。以上剂型均为3次/d，餐前服用。**【功用】** 益气活血，通脉止痛。用于气虚血瘀型胸痹，见胸闷、刺痛或隐痛、心悸气短、神疲乏力、少气懒言、头晕目眩者。冠心病心绞痛及脑血管病、偏头痛、血脂异常见上述证候者可用之。**【不良反应】** 偶见过敏反应。**【病证禁忌与特殊人群用药】** ❶非气虚血瘀型胸痹不宜用。❷感冒发热患者不宜用。❸孕妇禁用。妇女月经期慎用。❹儿童不宜用。**【使用注意】** ❶忌烟、酒及辛辣、油腻食物。❷高血压、心脏病、肝病、糖尿病、肾病等慢性病患者应在医师指导下服用。

肾衰宁颗粒（胶囊、片）【组成】 太子参、大黄、茯苓、半夏（制）、陈皮、黄连、丹参、红花、牛膝、甘草。**【剂型规格与用法用量】** 颗粒：5g/袋。1袋/次，开水冲服。胶囊：0.3g/粒。4～6粒/次。片剂：0.43g/片。4～6片/次。以上剂型均为3～4次/d，45日为1个疗程，小儿酌减。**【功用】** 益气健脾，活血化瘀，通腑泄浊。用于脾胃气虚、浊瘀内阻、升降失调所致的面色萎黄、腰痛倦怠、恶心呕吐、食欲不振、小便不利、大便黏滞。慢性肾衰竭见上述证候者可用之。**【不良反应】** 服药期间，大便次数略有增加。**【病证禁忌与特殊人群用药】** ❶有出血倾向者禁用。❷肝肾阴虚、脾肾阳虚、阴阳两虚所致水肿、肾劳者慎用。❸孕妇禁用。**【使用注意】** ❶服药期间宜低盐饮食，忌烟酒及辛辣、油腻食物；宜配合优质低蛋白饮食，若出现营养不良时，可适当制定合理营养方案，并注意补充水溶性维生素、矿物质及微量元素。❷本品服用后每日大便次数在2～3次为宜，超过4次以上者慎用。

舒心口服液【组成】 黄芪、党参、红花、当归、川芎、三棱、蒲黄。**【剂型规格与用法用量】** 口服液：20mL/支。20mL/次，2次/d。3个月为1个疗程。**【功用】** 补益心气，活血化瘀。用于心气不足、瘀血内阻所致的胸痹，症见胸闷憋气、心前区刺痛、气短乏力。冠心病、心绞痛见上述证候者可用之。**【不良反应】** 个别患者服用后，有口干、便秘、皮疹等不良反应。**【病证禁忌与特殊人群用药】** ❶凡阴虚血瘀、痰瘀互阻、胸痹心痛者均不宜单独使用。❷孕妇及月经期妇女忌用。❸儿童不宜用。❹本品含蔗糖，糖尿病患者不宜用。【使用注意】❶治疗期间，如心绞痛持续发作，宜加用硝酸酯类药物。若出现剧烈心绞痛、心肌梗死，或见有气促、汗出、面色苍白者，应及时急诊救治。如出现心烦不安、乏力、头昏等不适者应停用。❷忌烟、酒、浓茶及生冷、辛辣、肥甘油腻食物。

消栓颗粒（肠溶胶囊）【组成】黄芪、当归、川芎、赤芍、地龙、桃仁、红花。**【剂型规格与用法用量】**颗粒：4g/瓶或5.6g/袋。1袋（瓶）/次。肠溶胶囊：0.2g/粒。2粒/次。以上剂型均为3次/d，餐前半小时服。**【功用】**补气活血，通络。用于中风气虚血瘀证，症见半身不遂、口眼喎斜、言语謇涩、气短乏力、面色㿠白，或动则汗出、肢体发凉、手足肿胀者。缺血性中风见上述证候者可用之。**【不良反应】**个别病例用药后可出现虚脱，表现为头痛头晕、呕吐、面色苍白、出冷汗、血压下降，应立即停药并给予对症处理。**【病证禁忌与特殊人群用药】**❶阴虚阳亢证及有出血倾向者忌用。❷中风急性期痰热证、风火上扰证患者忌用。❸孕妇忌用。妇女月经期忌用，哺乳期慎用。❹儿童不宜用。❺肝阳上亢证患者慎用。**【使用注意】**❶中风恢复期如出现肝阳上亢症状应停用。❷病情危重者应结合采用相应的救治措施。❸忌辛辣、油腻食物。

心悦胶囊【组成】西洋参茎叶总皂苷。**【剂型规格与用法用量】**胶囊：0.3g/粒，相当于西洋参总皂苷50mg。2粒/次，3次/d。**【功用】**益气养心，和血。用于冠心病、心绞痛属气阴两虚者。**【不良反应】**个别患者用药后可出现胃部胀闷不适感，但餐后服药可避免或减轻症状。**【病证禁忌与特殊人群用药】**❶痰瘀、血瘀或寒凝者不宜用。❷孕妇、儿童慎用。**【使用注意】**忌烟、酒及辛辣、油腻食物。

养心氏片【组成】黄芪、丹参、党参、人参、当归、山楂、葛根、延胡索、灵芝、生地黄、淫羊藿、黄连、炙甘草。**【剂型规格与用法用量】**糖衣片：片芯重0.3g或0.6g，每瓶60片。4～6片/次。薄膜衣片：0.3g/片或0.6g/片，每瓶40片。2～3片/次。以上均为3次/d。**【功用】**益气活血，化瘀止痛。用于气虚血瘀所致的胸痹，症见心悸气短、胸闷、心前区刺痛、自汗、乏力、脉细涩、舌紫暗者。冠心病、心绞痛及心律失常、病毒性心肌炎见上述证候者可用之。**【不良反应】**可出现恶心、腹胀、口微干症状，但一般不影响继续治疗。**【病证禁忌与特殊人群用药】**❶痰瘀互阻者不宜用。❷孕妇慎用。❸儿童不宜用。**【使用注意】**治疗期间，心绞痛持续发作者，应结合采用其他救治措施。

益心丸 【组成】红参、牛角尖粉、蟾酥、冰片、红花、牛黄、附子、麝香、三七、安息香、珍珠。【剂型规格与用法用量】浓缩丸：每10丸重0.22g；每瓶10丸或20丸。舌下含服或吞服，1～2丸/次，1～2次/d。【功用】益气温阳，活血止痛。用于心气不足、心阳不振、瘀血闭阻所致的胸痹，见胸闷心痛、心悸气短、畏寒肢冷、乏力、自汗者。冠心病心绞痛见上述证候者可用之。【不良反应】服后可出现唇舌麻木感、口苦等，一般不影响继续治疗。【病证禁忌与特殊人群用药】❶胸痹属阴虚证者不宜用。❷孕妇禁用。妇女月经期忌用。❸儿童不宜用。【使用注意】❶方中蟾酥有强心作用，正在服用洋地黄类药物的患者不宜用。❷本品长期服用影响脾胃运化，故以餐后服用为宜。❸治疗期间，心绞痛持续发作，应及时就诊。❹不宜超量、久服。❺另有与本品同名的"益心口服液"、"益心颗粒"、"益心胶囊"，但方药组成不同，其方为：麦冬、当归、五味子、人参、知母、石菖蒲，功在益气、养阴、通络，主要用于心气虚或气阴两虚型胸痹，务必区别使用。

益心舒丸（颗粒、胶囊、片） 【组成】人参、麦冬、五味子、黄芪、丹参、川芎、山楂。【剂型规格与用法用量】浓缩丸：2g/袋。1袋/次。颗粒：4g/袋。1袋/次。胶囊：0.3g/粒，每盒24粒。4粒/次。片剂：0.4g/片。3片/次。以上剂型均为3次/d。【功用】益气复脉，活血化瘀，养阴生津，宁心安神，调补五脏。用于气阴两虚、心脉瘀阻所致的心悸、脉结代、胸闷不舒、胸痛、眩晕耳鸣、倦怠、腰膝酸软等症。冠心病、心绞痛、心肌缺血、心律失常、心力衰竭见上述证候者可用之。【病证禁忌与特殊人群用药】❶气滞血瘀、寒凝血瘀或痰热胸痹患者不宜用。❷有出血倾向者慎用。❸过敏体质者慎用。❹孕妇及月经期妇女禁用。【使用注意】❶忌烟、酒、浓茶及辛辣、油腻食物。❷不宜与含藜芦的药物同用。

愈心痛胶囊 【组成】延胡索、红参、三七。【剂型规格与用法用量】胶囊：0.33g/粒。4粒/次，3次/d。4周为1个疗程。【功用】益气活血，通脉止痛。用于气虚血瘀所致的胸痹心痛，见胸部刺痛或绞痛，痛有定处，伴胸闷气短、倦怠乏力等症者。劳累性冠心病心绞痛见上述证候者可用之。【不良反应】极少数患者服用后可出现恶心、呕吐、皮疹等症状。【病证禁忌与特殊人群用药】❶辨证属血热痰瘀者忌用。❷有出血倾向者忌用。❸孕妇及妇女月经期忌用。❹儿童不宜用。【使用注意】忌烟、酒及辛辣、油腻食物。

康尔心胶囊【组成】人参、麦冬、三七、丹参、山楂、枸杞子、何首乌。**【剂型规格与用法用量】**胶囊：0.4g/粒。4粒/次。以上剂型均为3次/d。**【功用】**益气养阴，活血止痛。用于气阴两虚、瘀血阻络所致的胸痹，见胸闷心痛、心悸气短、腰膝酸软、耳鸣眩晕、脉细无力者。冠心病、心绞痛见上述证候者可用之。**【不良反应】**个别患者服药后可有胃部不适感。**【病证禁忌与特殊人群用药】**❶实邪痰热、阴虚阳亢者忌用。❷孕妇及妇女月经期忌用。❸儿童不宜用。**【使用注意】**❶治疗期间，心绞痛持续发作者，应配合采用其他措施。❷忌烟、酒、浓茶及生冷、辛辣、油腻食物。

二、行气活血剂

地奥心血康胶囊（颗粒、片）【组成】为薯蓣科植物黄山药或穿龙薯蓣的根茎提取物（黄山药总皂苷）。**【剂型规格与用法用量】**胶囊：每粒含甾体总皂苷100mg，相当于甾体总皂苷元35mg，每盒20粒。0.1～0.2g/次（1～2粒）。颗粒：2g/袋。2～4g/次。片剂：每片含甾体总皂苷100mg，相当于甾体总皂苷元35mg。1～2片/次。以上剂型均为3次/d。**【功用】**活血化瘀，行气止痛，扩张血管，改善心肌缺血。用于瘀血内阻之胸痹、眩晕、气短、心悸、胸闷胸痛等症。对冠心病心绞痛、功能性心律失常属上述证型者有预防和治疗作用。**【不良反应】**❶过敏反应，可见皮肤瘙痒、麻疹样或荨麻疹样皮疹，伴有困倦、嗜睡、口渴、失眠，一般在停药或减量后症状可缓解。❷少数病例可见恶心、纳差、胃肠道不适、腹胀、便秘或腹泻、头晕头痛、面红、育龄妇女月经失调等症状，一般可自行缓解。❸尚有肝损害的报道。**【病证禁忌与特殊人群用药】**❶有出血倾向者禁用。❷过敏体质者慎用。❸孕妇忌用。妇女月经期禁用。❹儿童不宜用。**【使用注意】**❶服用本品初期（15～39日）按2粒/次，3次/d，待病情好转后，再按1粒/次，3次/d连续服用。❷用药后应密切观察其不良反应，防止事故发生。❸在医保目录中将本品列入薯蓣皂苷口服制剂，市售品薯蓣皂苷片亦列入此类，每片0.2g。1片/次，3次/d。其余皆同。

复方丹参颗粒（丸、胶囊、片、滴丸）【组成】丹参干浸膏、三七、冰片。**【剂型规格与用法用量】**颗粒：1g/袋或1.6g/袋。1袋/次，温开水冲服。丸剂：0.2g/丸，含原药材0.2g。5丸/次。胶囊：0.3g/粒。3粒/次。片剂：0.32g/片。3片/次。滴丸：25mg/丸，含原药材0.2g。10丸/次，口服或舌下含服。以上剂型均为3次/d，4

周为 1 个疗程。【功用】活血化瘀，理气止痛。用于气滞血瘀所致的胸痹，症见胸闷、心前区刺痛，甚则胸痛彻背、背痛彻胸、舌紫暗或有瘀斑等。冠心病、心绞痛见上述证候者可用之。【不良反应】服药后偶有上腹不适、恶心、头晕现象，一般在 20～30min 内可消失。【病证禁忌与特殊人群用药】❶寒凝血瘀、胸痹心痛者不宜用。❷脾胃虚寒者慎用。❸孕妇禁用。妇女月经期、哺乳期忌用。❹儿童不宜用。【使用注意】❶剂型不同，起效时间有差异，急性发作者宜选用滴丸。❷如服药后胃脘不适，宜餐后服用。❸忌烟、酒、浓茶及生冷、辛辣、油腻食物。

速效救心丸【组成】川芎、冰片。【剂型规格与用法用量】滴丸：40 粒/瓶，每盒 2 瓶。含服，4～6 粒/次，3 次/d。急性发作时，10～15 粒/次。【功用】行气活血，祛瘀止痛。具有增加冠脉血流量的药理作用。用于气滞血瘀型冠心病、胸闷、憋气、心前区疼痛，可缓解心绞痛。【不良反应】偶见面部浮肿、口唇肿胀、口腔溃疡、大片风团样皮疹、全身性皮疹、瘙痒等过敏反应，罕见一过性失明。【病证禁忌与特殊人群用药】❶阴虚血瘀胸痹、心痛患者不宜单用本品。❷伴有重、中度心力衰竭的心肌缺血者慎用。❸有药物过敏史者忌用。❹孕妇忌用。妇女月经期慎用。❺儿童不宜用。【使用注意】忌烟、酒及生冷、辛辣、油腻食物。

香丹注射液【组成】丹参、降香。【剂型规格与用法用量】注射剂：2mL/支，10mL/支。肌注：2mL/次，1～2 次/d，2～4 周为 1个疗程。静滴：10～20mL/次，加入 5% 或 10% 的葡萄糖注射液250～500mL 中稀释后使用。【功用】活血化瘀，理气开窍。能扩张血管，增进冠状动脉血流量。用于心绞痛、心肌梗死等。【不良反应】❶全身性损害：过敏样反应、过敏性休克、发绀、发热、寒战、晕厥等。❷呼吸系统损害：呼吸困难、胸闷、咳嗽、喘憋、喉头水肿等。❸心血管系统损害：心悸。❹中枢及外周神经系统损害：头晕、头痛。❺皮肤及其附件损害：皮疹、瘙痒。❻胃肠系统损害：恶心、呕吐。【病证禁忌与特殊人群用药】❶对本品或含有丹参、降香制剂有过敏或严重不良反应病史者禁用。❷对聚山梨酯-80 过敏者禁用。❸有出血倾向者禁用。❹孕妇及哺乳期妇女禁用。妇女月经期忌用。儿童不宜用。【使用注意】❶本品不宜与抗癌药物环磷酰胺等合用；不宜与细胞色素 C、止血药、抗酸药、普萘洛尔（心得安）等配伍使用。❷不宜与其他药同瓶滴注。❸严格按照药品说明书规定的功能主治使用，禁止超功能主治用药。❹用药前应认真检查药品以及配制后的滴注液，发现药液出现混浊、沉淀、变色、结晶等药物性状改变以及瓶身细微破裂者，均不得使用。❺加强用药监护。用药过程中应缓慢滴注，同时密切观察用药反应，特别是开始30min。如发现异常，应立即停药，采取积极措施救治患者。❻对老人、儿童、肝肾功能异常患者等特殊人群和初次使用中药注射剂的患者应慎重使用，加强监测。❼长期用药者在每个疗程间要有一定的时间间隔。❽药品稀释应严格按照说明书的要求配制，不得随意改变稀释液的种类、稀释浓度和稀释溶液用量。配药后应坚持即配即用，不宜长时间放置。

血府逐瘀丸（胶囊、颗粒、片、口服液）【组成】 柴胡、当归、川芎、地黄、赤芍、红花、桃仁、枳壳、甘草、牛膝、桔梗。**【剂型规格与用法用量】** 大蜜丸：9g/丸。1～2丸/次，2次/d，空腹时用温开水、红糖水或姜糖水送服。胶囊：0.4g/粒，每板12粒，每盒2板。4～6粒/次，2次/d。颗粒：10g/袋。1袋/次，3次/d，开水冲服。片剂：0.42g/片。6片/次，2次/d。口服液：10mL/支。3次/d，餐后服用。**【功用】** 活血化瘀，行气止痛。用于气滞血瘀所致的胸痹、头痛日久、痛如针刺而有定处、内热烦闷、心悸失眠、急躁易怒等症。冠心病心绞痛、闭塞性脑血管病等见上述证候者可用之。**【不良反应】** 偶见恶心、胃肠道不适、头晕等症状，但一般可自行缓解。**【病证禁忌与特殊人群用药】** ❶气虚血瘀者慎用。❷体弱无瘀血者慎用。❸孕妇忌用。妇女月经期慎用。❹儿童不宜用。**【使用注意】** ❶本品的引申应用很广，如脑震荡后遗症、偏头痛、神经官能症、三叉神经痛、梅尼埃病、高血压、脑萎缩、术后肠粘连性腹痛、原发性痛经、下肢静脉曲张等，但总应以辨证属瘀血内阻、气滞血瘀者为宜。❷忌辛辣、油腻食物。

丹七片（胶囊、软胶囊）【组成】 丹参、三七。**【剂型规格与用法用量】** 片剂：0.3g/片。3～5片/次，3次/d。胶囊：0.36g/粒。2～4粒/次，3次/d。软胶囊：0.45g/粒。4～6粒/次，3次/d。**【功用】** 活血化瘀，通脉止痛。用于瘀血闭阻所致的胸痹，见胸部刺痛、痛处固定、眩晕头痛、经期腹痛等症。冠心病、心绞痛等见上述证候者可用之。**【不良反应】** 偶见胃肠不适。**【病证禁忌与特殊人群用药】** ❶有出血倾向者应慎用或不用。❷孕妇忌用。妇女月经期慎用或不用。❸儿童不宜用。**【使用注意】** 忌烟、酒及辛辣、油腻食物。

冠脉宁胶囊（片）【组成】 丹参、葛根、延胡索、郁金、乳香、没药、桃仁、红花、当归、鸡血藤、制何首乌、黄精、冰片。**【剂型规格与用法用量】** 胶囊：0.4g/粒。4粒/次，3次/d，20日为1个疗程。片剂：0.5g/片，每板 12 片，每盒 3 板。3～5 片/次，3 次/d。【功用】活血化瘀，行气止痛。用于气滞血瘀所致的胸痹，见胸闷、心前区刺痛、心悸、舌质紫暗等。冠心病、心绞痛见上述证候者可用之。【不良反应】部分患者用药后出现口干、便秘、面红、身热反应，偶有胃部不适感、味觉异常反应。【病证禁忌与特殊人群用药】❶脾胃虚弱及年老体弱者不宜用。❷有出血倾向或出血性疾病者应慎用。❸方中活血化瘀药多，孕妇禁用。妇女月经期忌用，哺乳期慎用。❹儿童不宜用。【使用注意】忌烟、酒及辛辣、油腻食物。

盾叶冠心宁片【组成】天然野生盾叶薯蓣之根茎提取物。【剂型规格与用法用量】片剂：0.16g/片。2 片/次，3 次/d。3 个月为 1 个疗程。【功用】活血化瘀，行气止痛，养血安神。用于胸痹、心痛属气滞血瘀者。高血脂、冠心病、心绞痛见上述证候者可用之。对胸闷、心悸、头晕、失眠等症状有改善作用。【病证禁忌与特殊人群用药】❶非气滞血瘀证不宜用。❷孕妇忌用。妇女月经期慎用。❸儿童不宜用。【使用注意】急性发作时，可加服硝酸甘油片。

冠心丹参颗粒（胶囊、片、滴丸）【组成】丹参、三七、降香油。【剂型规格与用法用量】颗粒：1.5g/瓶，每盒 6 瓶。1.5g/次，开水冲服。胶囊：0.3g/粒。1 粒/次。片剂：0.25g/片，相当于原药材 0.5g。3 片/次。滴丸：0.04g/粒。舌下含服，10 粒/次。以上剂型均为 3 次/d。【功用】活血化瘀，理气止痛。用于气滞血瘀所致的胸痹胸痛、胸闷、心悸、气短等症。冠心病心绞痛、心律失常、心前区痛及脑血管疾病见上述证候者可用之。【不良反应】少数病例可出现口干、胃部不适等反应。【病证禁忌与特殊人群用药】❶虚证患者不宜用。❷出血性疾病患者慎用。❸孕妇忌用。妇女月经期慎用。❹儿童不宜用。【使用注意】忌饮酒及油腻食物。

黄杨宁片【组成】环维黄杨星 D。【剂型规格与用法用量】片剂：每片含黄杨星 D 碱 0.5mg，每瓶 50 片或 100 片。吞服、含服、嚼服均可，4～6 片/次（即 2～3mg/次），3 次/d。预防及维持剂量，2～4 片/次，3 次/d。【功用】行气活血，通络止痛。用于气滞血瘀所致的胸痹、心痛、头晕、心悸、脉结代及四肢麻木、肢体抽动等症。有抗心肌出血，降低心肌耗氧量，缩小梗死范围，增强外周血流量，调节血压，改善心脑供血等药理作用。冠心病、心绞痛、末梢血管疾病、高血脂、高血压、脑梗死、脑萎缩、脑出血、脑外伤后遗症、老年性痴呆、颈椎病可酌情用之。【不良反应】服药初期可出现轻度四肢麻木感、头昏及恶心呕吐、胃肠道不适。一般无须停药，可在短期内自行消失。【病证禁忌与特殊人群用药】❶对本品过敏者禁用。❷肝、肾功能不全者慎用。❸孕妇禁用。妇女月经期慎用。❹儿童不宜用。【使用注意】用药期间，心绞痛持续发作者，宜加用硝酸酯类药物。如出现剧烈心绞痛、心肌梗死，应及时救治。

乐脉颗粒（丸、片、胶囊）【组成】丹参、赤芍、川芎、红花、木香、山楂、香附。【剂型规格与用法用量】颗粒：3g/袋，每盒15袋。1～2袋/次，3次/d，温开水冲服。6～8周为1个疗程。微丸：1.2g/袋。1～2袋/次，3次/d。片剂：0.45g/片。3～6片/次，3次/d。胶囊：0.4g/粒。3～6粒/次，3次/d。【功用】行气活血，化瘀通脉。用于气滞血瘀所致的头痛、眩晕、胸痛、心悸、气短、肢麻、脉涩等症。原发性高血压、冠心病、脑血管疾病（包括脑血栓、脑出血、脑动脉供血不足等）、多发性梗死性痴呆、高脂血症等见上述证候者可用之。【不良反应】个别患者用药后可出现恶心、头晕、腹泻、月经量多等反应。【病证禁忌与特殊人群用药】❶气虚血瘀、痰瘀互阻之胸痹、中风、眩晕者不宜用。❷有出血倾向或出血性疾病者慎用。❸孕妇忌用。妇女月经期、哺乳期慎用。❹儿童不宜用。【使用注意】治疗期间，如心绞痛持续发作，应加用硝酸酯类药物。如出现剧烈心绞痛、心肌梗死，应及时采用其他急救措施。

利脑心胶囊（片）【组成】丹参、川芎、葛根、郁金、泽泻、枸杞子、酸枣仁、远志、九节菖蒲、牛膝、甘草、地龙、赤芍、红花、何首乌。【剂型规格与用法用量】胶囊：0.25g/粒，每盒36粒。4粒/次。薄膜衣片：0.4g/片。3片/次。以上剂型均为3次/d，餐后服。【功用】活血化瘀，行气化痰，通窍止痛。用于气滞血瘀、痰浊阻络所致的胸痹刺痛、绞痛，固定不移，入夜更甚，或心悸不宁、头晕头痛等症。冠心病、心肌梗死、脑动脉硬化、脑血栓见上述证候者可用之。【病证禁忌与特殊人群用药】❶有出血倾向或出血性疾病者忌用。❷孕妇禁用。妇女月经期慎用。❸儿童不宜用。【使用注意】忌烟、酒及辛辣、油腻食物。

脑得生丸（颗粒、胶囊、片）【组成】三七、川芎、山楂、葛根、红花。【剂型规格与用法用量】蜜丸：9g/丸。1丸/次。颗粒：6g/袋。6g/次，开水冲服。胶囊：0.3g/粒、0.45g/粒。4粒/次。片剂：0.3g/片、0.31g/片、0.318g/片。6片/次。以上剂型均为3次/d。【功用】活血化瘀，通经活络。用于瘀血阻络所致的眩晕、中风，症见肢体不用、言语不利、头晕目眩者。脑动脉硬化、缺血性中风及脑出血后遗症见上述证候者可用之。**【病证禁忌与特殊人群用药】**

❶脑出血急性期不可用。❷体质虚弱者忌用。❸孕妇禁用。月经期、哺乳期妇女慎用。❹儿童不宜用。【使用注意】忌辛辣、油腻食物。

心可舒丸（颗粒、胶囊、片）【组成】丹参、葛根、三七、山楂、木香。【剂型规格与用法用量】丸剂：每10丸重1.9g。8丸/次。颗粒：3g/袋。3g/次。胶囊：0.3g/粒，每盒48粒。4粒/次。片剂：0.25g/片。4片/次。以上剂型均为3次/d。【功用】活血化瘀，行气止痛。用于气滞血瘀引起的胸闷、心悸、头晕、头痛、颈项疼痛。冠心病心绞痛、高血压、高血脂、心律失常见上述证候者可用之。【不良反应】有引起尿潴留及皮肤过敏的临床报道。【病证禁忌与特殊人群用药】❶心阳虚者不宜用。❷出血性疾病及有出血倾向者慎用。❸孕妇禁用。妇女月经期慎用。❹儿童不宜用。【使用注意】❶治疗期间，如心绞痛持续发作，宜加用硝酸酯类药物。如出现剧烈心绞痛、心肌梗死等，应及时救治。❷气虚血瘀、痰瘀互阻之胸痹、心悸不宜单用本品。❸忌烟、酒、浓茶及生冷、辛辣、肥甘油腻食物。

心脑宁胶囊【组成】银杏叶、小叶黄杨、丹参、大果木姜子、薤白。【剂型规格与用法用量】胶囊：0.45g/粒。2～3粒/次，3次/d。【功用】活血行气，通络止痛。用于气滞血瘀所致的胸痹、头痛、眩晕，症见胸闷刺痛、心悸不宁、头晕目眩等。冠心病、脑动脉硬化见上述证候者可用之。【不良反应】可出现皮疹、瘙痒、头晕、头痛等症状。【病证禁忌与特殊人群用药】❶寒凝血瘀证患者慎用。❷孕妇忌服。❸儿童不宜用。【使用注意】忌烟、酒及辛辣、油腻食物。

银丹心脑通软胶囊【组成】银杏叶、丹参、灯盏细辛、绞股蓝、山楂、大蒜、三七、天然冰片。【剂型规格与用法用量】软胶囊：0.4g/粒。2～4粒/次，3次/d。【功用】活血化瘀，行气止痛，消食化滞。用于气滞血瘀引起的胸痹，见胸痛、胸闷、气短、心悸等症者。冠心病心绞痛、高脂血症、脑动脉硬化、脑中风及其后遗症见上述证候者可用之。【不良反应】偶见胃部不适，改为餐后服用可避免。【病证禁忌与特殊人群用药】❶非气滞血瘀证患者不宜用。❷孕妇忌用。妇女月经期、哺乳期慎用。❸儿童不宜用。【使用注意】忌烟、酒及辛辣、油腻食物。

三、养血活血剂

丹参片（颗粒、胶囊、合剂、口服液）【组成】丹参。【剂型规格与用法用量】片剂：0.2g/片，每片含原药材1g。3～4片/次，3

次/d。颗粒：10g/袋，相当于原药材10g。1袋/次，3次/d，温开水冲服。胶囊：0.28g/粒。2～4粒/次，3次/d。合剂：10mL/瓶或100mL/瓶。10mL/次，2次/d。口服液：10mL/支。20mL/次，3次/d。【功用】活血化瘀。用于血瘀闭阻的胸痹，见胸部疼痛、痛处固定、舌质紫暗等症。冠心病心绞痛，属瘀血闭阻者可用之。【不良反应】本品口服制剂不良反应较少见，但注射剂的不良反应已多见。【病证禁忌与特殊人群用药】❶无瘀血症状者不宜用。❷孕妇、产妇及妇女月经期慎用。❸儿童不宜用。【使用注意】忌烟、酒及辛辣、油腻食物。

丹参注射液（粉针）【组成】丹参提取物，含丹参酮Ⅰ、ⅡA、ⅡB、隐丹参酮、二氢丹参酮Ⅰ、原儿茶醛、丹参素等。【剂型规格与用法用量】注射液：2mL/支，10mL/支，20mL/支，250mL/瓶。肌注：2～4mL/次，1～2次/d。静推：4mL/次，用50%葡萄糖注射20mL稀释后使用，1～2次/d。静滴：10～20mL/次，用5%葡萄糖注射液100～500mL，稀释后使用，1次/d。粉针：亦名注射用丹参，400mg/支。静滴，临用前先以注射用水10mL稀释，充分溶解，再用0.9%氯化钠注射液或5%葡萄糖注射液500mL稀释后用，400mg/次，1次/d，7日为1个疗程。【功用】活血化瘀，通脉养心，止痛。用于血脉瘀阻所致的胸痹、心痛、肝肾疾病、筋骨劳损等。本品有扩张冠状动脉，降低全血黏度，改善血液循环，保护肝细胞等药理作用。弥散性血管内凝血、冠心病心绞痛、心肌梗死、病毒性心肌炎、高血压心脏病、缺血性脑卒中、脑梗死、痴呆、脑动脉硬化、慢性支气管炎、慢性阻塞性肺气肿、肺心病、慢性胃炎、消化性溃疡、慢性肝炎及肝硬化、慢性肾炎及肾衰竭、眼底黄斑变性、原发性与继发性视网膜炎等可辨证用之。并可用于骨折愈合、股骨无菌性坏死、创口愈合、外科术后预防小静脉栓塞、血栓闭塞性脉管炎等。【不良反应】❶注射液可引起过敏反应，主要为过敏性休克、药疹、皮肤瘙痒、头痛、气急、心慌、发热、恶心、呕吐、腹痛、腹泻、咳嗽、哮喘、低血钾、低血压、心律失常、腓肠肌痉挛、精神异常、局限性水肿、口唇疱疹、荨麻疹、局部疼痛及红肿。❷粉针剂使用后偶见皮疹，一般停药后可自行消失。【病证禁忌与特殊人群用药】❶肝硬化及肝炎合并凝血障碍者禁用。❷无瘀血症状者忌用。❸有过敏史者禁用或慎用。❹孕妇禁用。妇女月经期忌用。儿童不宜用。【使用注意】❶粉针使用时应严格观察溶解后有无沉淀，是否溶解充分，药液是否澄明，达不到规定要求，则不要使用。❷注射剂使用前要检查标签，注意有效期、给药途径和澄明度。超过有效期者不得使用。标明供静注用的，静脉、肌注均可应用，若标明供肌注的，则不能供静脉给药。药液有沉淀、混浊、变质者严禁使用。❸注射本品后应密切观察胸闷、胸痛、心悸、气短等症状的缓解及舌、脉的变化情况，如无好转，应及时调整、处理。❹肌注应注意观察肌注局部有无红肿、硬结产生；静注则应观察局部静脉有无红肿等不良反应。❺用药一般不宜超过1个疗程，如欲增加疗程，须注意安全性检查。❻应密切注意过敏性休克和精神异常的发生和防范。❼冠心病心绞痛，见唇青肢厥等重危病症时，不能单用本品，应配合采用其他救治措施。❽不宜与普萘洛尔（心得安）、维生素C等注射剂混合配伍使用。亦不宜与抗癌药、止血药、抗酸药、维生素 B_6、麻黄碱、右旋糖酐 40 等药物联合使用。❾与其他化学药品配伍使用时，如出现混浊、沉淀，须禁止使用。❿与环磷酰胺合用有协同抑制效应。

丹红注射液 【组成】 丹参、红花、注射用水。**【剂型规格与用法用量】** 注射剂：2mL/支，10mL/支，20mL/支，100mL/瓶，200mL/瓶。肌注：2～4mL/次，1～2 次/d。静推：4mL/次，加入 5％葡萄糖注射液 20mL 稀释后缓慢注射，1～2 次/d。静滴：20～40mL/次，加入 5％葡萄糖注射液 100～500mL 中稀释后缓慢滴注，1～2 次/d。伴有糖尿病等特殊情况时，改用 0.9％氯化钠注射液稀释后使用。**【功用】** 活血化瘀，通脉舒络。用于瘀血闭阻所致的胸痹及中风，见胸痛、胸闷、心悸、口眼㖞斜、言语謇涩、肢体麻木、活动不利等症者。冠心病、心绞痛、心肌梗死、瘀血型肺心病、缺血性脑病、脑血栓见上述证候者可用之。**【不良反应】** 偶见头晕、头痛、心悸、发热、皮疹，停药后可恢复正常。罕见过敏性休克。**【病证禁忌与特殊人群用药】** ❶有出血倾向者禁用。❷孕妇禁用。妇女月经期忌用。儿童不宜用。**【使用注意】** ❶本品不宜与其他药物混合在同一容器中使用。❷本品为纯中药制剂，保存不当可影响质量。发现药液混浊、沉淀、变色、漏气等现象时不能使用。

复方川芎胶囊（片）【组成】 当归、川芎。**【剂型规格与用法用量】** 胶囊：0.3g/粒。4 粒/次。片剂：0.4g/片。4 片/次。以上剂型均为 3 次/d，餐后服用。**【功用】** 活血化瘀，通脉止痛。用于心血瘀阻型冠心病心绞痛。**【病证禁忌与特殊人群用药】** ❶非心血瘀阻型胸痹患者慎用。❷孕妇及哺乳期妇女慎用。❸儿童不宜用。**【使用注意】** 忌烟、酒及生冷、油腻食物。

双丹颗粒（胶囊、片）【组成】 丹参、牡丹皮。**【剂型规格与用**

法用量】颗粒：5g/袋。1 袋/次，2 次/d，开水冲服。胶囊：0.42g/粒。2～4 粒/次，2～3 次/d。片剂：0.32g/片。4 片/次，3 次/d。【功用】活血化瘀，通脉止痛。用于瘀血闭阻所致的胸痹，症见胸闷、心痛者。冠心病心绞痛属上述证候者可用之。【病证禁忌与特殊人群用药】❶寒凝血瘀所致胸痹心痛者慎用。❷孕妇及妇女月经过多者禁用。❸儿童不宜用。【使用注意】忌肥甘、油腻食物。

银丹心泰滴丸【组成】银杏叶、丹参、绞股蓝、冰片、聚乙二醇6000。【剂型规格与用法用量】滴丸：每 10 丸重 0.35g，每瓶 200 丸。口服或舌下含服，10 丸/次，3 次/d。4 周为 1 个疗程。【功用】活血化瘀，通脉止痛。用于瘀血闭阻所致的胸痹，见胸闷、胸痛、心悸等症者。冠心病、心绞痛见上述证候者可用之。【病证禁忌与特殊人群用药】❶非瘀血闭阻所致的胸痹慎用。❷孕妇忌用。妇女月经期、哺乳期慎用。❸儿童不宜用。【使用注意】❶多服易伤脾胃，宜餐后服。❷忌辛辣、肥甘、油腻食物。

川参通注射液【组成】丹参、川芎等。【剂型规格与用法用量】注射剂：4mL/支。患者取胸膝卧位或屈膝侧卧位，肛门周围严密消毒，用特制 6 号细长针头，左手戴无菌手套，示指探入肛门作内引导，在会阴部肛门与后尿道之间的侧方进针，深 4～5cm，穿入前列腺即可注药，阻力大时可稍退少许，略有阻力后即将药物注入前列腺两侧叶中，每侧 2mL，共 4mL，间隔 3～4 日。【功用】活血化瘀，清肺利水，清热解毒，抗炎消肿。用于良性前列腺增生症和慢性前列腺炎所致的小便不畅、排尿费力、淋漓不尽等症。【不良反应】个别患者注射后偶有会阴部胀感，治疗结束后逐渐消失。【病证禁忌与特殊人群用药】❶前列腺癌、前列腺结核、严重尿潴留、严重前列腺纤维化、后尿道炎患者等不适宜使用。❷妇女、儿童均不宜用。【使用注意】忌饮酒及辛辣、油腻、刺激性食物。

四、温阳、滋阴及补肾活血剂

参桂胶囊【组成】红参、桂枝、川芎。【剂型规格与用法用量】胶囊：0.3g/粒。4 粒/次，3 次/d。【功用】益气通阳，活血化瘀。用于心阳不振、气虚血瘀所致的胸痹，见胸部刺痛、固定不移、入夜更甚、遇冷加重，或畏寒喜暖、面色少华、脉沉细者。劳累性冠心病心绞痛见上述证候者可用之。【不良反应】少数患者用药后可出现口干症状。【病证禁忌与特殊人群用药】❶冠心病合并中度以上高血压者禁用。❷阴虚内热者禁用。❸孕妇不宜用。❹儿童不宜用。【使用注意】忌烟、酒及辛辣、油腻食物。

芪苈强心胶囊【组成】黄芪、人参、附子、丹参、葶苈子、泽泻、玉竹、桂枝、红花、香加皮、陈皮。【剂型规格与用法用量】胶囊：0.3g/粒。4粒/次，3次/d。【功用】益气温阳，活血通络，利水消肿。用于阳气虚乏、络瘀水停所致的心慌气短、动则加剧，夜间不能平卧，伴下肢浮肿、倦怠乏力、小便短少、口唇青紫、畏寒肢冷、咳吐稀白痰等症。冠心病、高血压病所致轻、中度充血性心力衰竭见上述证候者可用之。【不良反应】可出现头晕、轻度恶心。【病证禁忌与特殊人群用药】❶非阳虚证不宜用。❷孕妇忌用。❸儿童慎用。【使用注意】临床应用时，如果正在服用其他治疗心力衰竭的药物，不宜突然停用。

脉络宁注射液（颗粒、口服液）【组成】玄参、石斛、川牛膝、金银花、党参、红花、炮山甲。【剂型规格与用法用量】注射液：10mL/支（相当于原药材100g）。静滴：成人10～20mL/次，加入5％葡萄糖注射液或0.9％氯化钠注射液250～500mL内稀释后使用，1次/d，10～14日为1个疗程，每个疗程之间可间隔5～7日，重症患者可连续使用2个疗程。颗粒：10g/袋。10g/次，3次/d。口服液：10mL/支。20mL/次，3次/d。【功用】养阴清热，活血祛瘀。用于阴虚内热、血脉瘀阻所致的脱疽，见患肢红肿热痛、破溃，兼见腰膝酸软、口干欲饮。血栓闭塞性脉管炎、静脉血栓形成及血栓性静脉炎、动脉硬化闭塞症、脑血栓形成及后遗症、多发性大动脉炎、四肢急性动脉栓塞症、糖尿病坏疽等见上述证候者可用之。【不良反应】❶过敏反应：以速发型为主，可累及神经系统、呼吸系统、心血管系统、泌尿系统、消化系统，严重者可出现过敏性休克甚至死亡。皮肤过敏反应表现为双手、双下肢瘙痒，四肢远端肿胀及皮疹，点状充血性皮疹，伴奇痒，皮肤潮红、面部皮肤和结膜充血，血管神经性水肿。过敏性休克见胸闷、心悸、呼吸困难、烦躁不安、面色及口唇发绀、脉搏微弱、血压下降、神志不清、恶心、头晕、面色苍白、肢端发凉、剧烈头痛，伴寒战、高热。呼吸道过敏：见呼吸困难、哮喘和喉头水肿等。❷微循环障碍：头部出现轻微蚁行感，全身发冷，口唇、指（趾）端发绀，心绞痛，心前区憋闷、绞痛，末梢神经炎，上下肢震颤等。❸泌尿系统反应：可出现肾衰竭，表现为剧烈腰痛、胸闷气短、四肢冰凉、寒战高热、无尿等。❹消化系统反应：可出现腹胀、腹痛、腹泻。【病证禁忌与特殊人群用药】❶体质虚寒者应慎用。❷出血性疾病及有出血倾向的患者忌用。❸过敏体质者禁用。❹肝、肾功能不全者慎用。❺孕妇禁用。儿童不宜用。【使用注意】❶不应随意与他药同用。❷本品方药组成有两种，原方仅用牛膝、玄参、金银花、石斛 4 味药，此方在原方基础上加了党参、红花、炮山甲，活血化瘀作用更强。❸用药中如出现不良反应，应立即停药，并给予对症处理。

通塞脉颗粒（片）【组成】黄芪、当归、党参、玄参、金银花、石斛、牛膝、甘草。**【剂型规格与用法用量】**颗粒：7g/袋。开水冲服，1 袋/次，3 次/d。片剂：每素片重 0.35g。5 片/次，3 次/d。**【功用】**培补气血，养阴清热，活血化瘀，通经活络。用于气血两虚、瘀毒阻络所致的脱疽，症见趾节肿痛、皮色发暗等症。血栓闭塞性脉管炎及冠心病、血栓性静脉炎等见上述证候者可用之。**【病证禁忌与特殊人群用药】**血栓性脉管炎属于阴寒证者慎用。**【使用注意】**糖尿病患者应用时应注意监测血糖的变化情况；脂肪肝患者注意监测ALT 情况。

黄根片【组成】黄根提取物。**【剂型规格与用法用量】**片剂：每片含干浸膏 0.2g，相当于原药材 6g。3～4 片/次，3 次/d。**【功用】**活络散结，祛瘀生新，强壮筋骨，有抗氧化硅细胞毒作用。用于硅沉着病（亦称矽肺）。**【病证禁忌与特殊人群用药】**❶本品专用于硅沉着病，其他咳嗽、胸痛病症患者忌用。❷孕妇禁用。❸儿童忌用。**【使用注意】**忌生冷、辛辣食物。

培元通脑胶囊【组成】制何首乌、熟地黄、天冬、龟甲、鹿茸、肉苁蓉、肉桂、赤芍、全蝎、水蛭、地龙、山楂、茯苓、甘草。**【剂型规格与用法用量】**胶囊：0.6g/粒。3 粒/次，3 次/d。**【功用】**益肾填精，熄风通络。用于肾元亏虚、瘀血阻络所致半身不遂、口眼㖞斜、语言不清、偏身麻木、眩晕耳鸣、腰膝酸软、脉沉细等症。缺血性中风中经络恢复期见上述证候者可用之。**【不良反应】**个别患者用药后可见恶心，或出现嗜睡、乏力，一般不影响继续用药。**【病证禁忌与特殊人群用药】**❶有出血倾向者忌用。❷孕妇禁用。产妇忌用。妇女月经期、哺乳期慎用。❸儿童禁用。**【使用注意】**应禁烟、酒，忌辛辣、油腻食物。

心宝丸【组成】洋金花、人参、肉桂、附子、鹿茸、冰片、麝香、三七、蟾酥。**【剂型规格与用法用量】**丸剂：60mg/丸。口服，慢性心功能不全按心功能一级、二级、三级分别服用 120mg/次、240mg/次、360mg/次，3 次/d，2 个月为 1 个疗程。在心功能正常后改维持量 60～140mg/d。病态窦房结综合征病情严重者，300～600mg/次，3 次/d，3～6 个月为 1 个疗程。其他心律失常（期外收缩）及心房颤动、心肌缺血或心绞痛，120～240mg/次，3 次/d，1～2 个月为 1 个疗程。【功用】温补心肾，益气助阳，活血通脉。用于心肾阳虚、心脉瘀阻引起的心悸、脉结代、胸闷心痛、畏寒肢冷、动则喘促、下肢肿胀等症。慢性心功能不全、窦房结功能不全引起的心动过缓、病态窦房结综合征，以及缺血性心脏病引起的心绞痛属上述证候者可用之。【不良反应】❶可引起口干、皮肤潮红及发热感、口苦等反应。❷服药过量可出现瞳孔散大，一过性视蒙。【病证禁忌与特殊人群用药】❶阴虚内热、肝阳上亢、痰火内盛者忌用。❷青光眼患者禁用。❸孕妇、妇女月经期、哺乳期禁用。❹儿童忌用。【使用注意】方中含蟾酥，不宜与洋地黄类药物同用。

心可宁胶囊【组成】丹参、三七、红花、水牛角浓缩粉、牛黄、冰片、蟾酥、人参须。【剂型规格与用法用量】胶囊：0.4g/粒。2 粒/次，3 次/d。【功用】益气活血，通脉止痛。用于气虚血瘀、痹阻心脉所致的胸痹，见胸闷心痛、心悸气短、痛处固定、日久不愈、舌暗或有瘀斑者。冠心病、心绞痛见上述证候者可用之。【不良反应】可致变态反应。【病证禁忌与特殊人群用药】❶出血性疾病患者禁用。❷孕妇、妇女月经期禁用。❸儿童不宜用。【使用注意】❶方中含毒性中药蟾酥，不宜超量、久服。不宜与洋地黄类药物同用。❷忌烟、酒及油腻食物。

心元胶囊【组成】制何首乌、丹参、灵芝、生地黄、麦冬。【剂型规格与用法用量】胶囊：0.3g/粒，每盒 10 粒或 20 粒。3～4 粒/次，3 次/d。28 日为 1 个疗程。可连用 3 个疗程。【功用】滋肾养心，活血化瘀。用于心肾阴虚、心血瘀阻型胸痹，见胸闷不适、胸部刺痛，或胸痛彻背，固定不移，入夜更甚，或心悸盗汗、心烦不寐、腰膝酸软、头晕耳鸣等症者。冠心病、心绞痛、高脂血症等见上述证候者可用之。【病证禁忌与特殊人群用药】❶心气虚弱之胸痹不宜用。❷证属寒凝血瘀、气滞血瘀及痰瘀者不宜用。❸孕妇慎用。❹儿童不宜用。【使用注意】忌烟、酒及辛辣、油腻食物。

正心泰颗粒（胶囊、片）【组成】黄芪、丹参、川芎、槲寄生、山楂、葛根。【剂型规格与用法用量】颗粒：10g/袋。1 袋/次，开水冲服。胶囊：0.46g/粒。4 粒/次。片剂：0.36g/片。4 片/次。以上剂型均为 3 次/d。【功用】补气活血，化瘀通络。用于气虚血瘀所致的胸痹，见胸痛、胸闷、心悸、气短、乏力、眩晕、腰膝酸软等症者。冠心病、心绞痛见上述证候者可用之。【病证禁忌与特殊人群用药】❶脾胃虚寒者慎用。❷孕妇忌用。妇女月经期慎用。❸儿童不宜用。【使用注意】心绞痛急性发作较重时，应配合硝酸酯类等药物救治。

五、化瘀宽胸剂

冠心苏合丸（胶囊、软胶囊）【组成】麝香、朱砂、白术、诃子、荜茇、沉香、生香附、丁香、安息香、乳香、冰片、苏合香、水牛角、檀香。【剂型规格与用法用量】大蜜丸：9g/丸。嚼碎口服，1丸/次，1～3次/d。胶囊：0.175g/粒或0.35g/粒。含服或吞服，1～2粒/次，1～3次/d，临睡前或发病时服用。软胶囊：0.31g/粒或0.5g/粒。口服，急重症时嚼服，2粒/次，3次/d。本品各类剂型制剂连续服用不应超过2周。【功用】理气宽胸，止痛。用于寒凝气滞、心脉不通所致的胸痹，见胸闷、心前区疼痛、形寒肢冷，甚则胸痛彻背、背痛彻胸等症者。冠心病、心绞痛急性发作期见上述证候者可用之。【不良反应】个别患者用药后可出现恶心、上腹部不适、胃痛、胃部烧灼感或出现咽痛、胸闷、舌下脉管堵塞；或出现面部皮炎、荨麻疹样皮炎、过敏性皮疹、上肢及手腕部肿胀麻木；个别妇女用药后出现月经过多。【病证禁忌与特殊人群用药】❶本品属温开剂，阴虚血热、痰瘀互阻所致胸痹者禁用。❷热郁神昏、气虚津伤者忌用。❸肾病患者禁用。❹苏合香、冰片及乳香等对胃黏膜有一定刺激作用，脾胃虚弱者及胃炎、胃溃疡、食管炎患者应慎用。❺老年人慎用。❻对本品过敏者忌用。❼方中含活血化瘀药，孕妇禁用，妇女月经期、哺乳期忌用。❽儿童不宜用。【使用注意】❶本品为芳香开窍药，易伤正气，不宜长时间服用。❷忌烟、酒、浓茶及生冷、辛辣、油腻食物。

保利尔胶囊【组成】广枣、丹参、肉豆蔻、栀子、川楝子、茜草、红花、麦冬、三七、土木香、木香、檀香、人工牛黄、木通等21味药。【剂型规格与用法用量】胶囊：0.3g/粒。5粒/次，3次/d。【功用】行气活血，化瘀降浊。用于气滞血瘀、痰浊内阻所致的胸闷、气短、心胸刺痛、眩晕头痛等症。高脂血症见上述证候者可用之。【不良反应】个别患者服药后，出现GPT、BUN、Cr增高，但是否为本品所致尚难确定。【病证禁忌与特殊人群用药】❶有出血倾向者不宜用。❷本品含活血药三七、红花，可致流产；川楝子有小毒；檀香可致孕妇反胃。故孕妇禁用，妇女月经期忌用。【使用注意】忌烟、酒及生冷、油腻、辛辣等食物。

红花注射液【组成】为红花经加工提取制成。【剂型规格与用法用量】注射剂：5mL/支，10mL/支，20mL/支。治疗闭塞性脑血管疾病，静滴，15mL/次。用10％葡萄糖注射液250～500mL稀释后应用，1次/d，15日为1个疗程。治疗冠心病，静滴，5～20mL/次，用5％或10％葡萄糖注射液250～500mL稀释后应用，1次/d。10～14日为1个疗程，疗程间隔7～10日。治疗脉管炎，肌注，2.5～5mL/次，1～2次/d。【功用】活血化瘀。用于闭塞性脑血管疾病、冠心病、脉管炎。【不良反应】可致过敏性休克、过敏样反应、剧烈头痛、急性肾病综合征、发热、房室传导阻滞等。【病证禁忌与特殊人群用药】❶有出血倾向者忌用。❷对本品过敏及有严重不良反应者禁用。❸孕妇及月经过多者禁用，月经期忌用。【使用注意】首次用药应选用小剂量，慢速滴注，静滴速度应≤2mL/min。

苦碟子注射液【组成】为菊科植物苦碟子（抱茎苦荬菜）制成，主含腺苷类及黄酮类。【剂型规格与用法用量】注射剂：10mL/支，含总黄酮0.25mg，每盒5支，亦有每支20mL者。静滴：成人10～40mL/次，用5％葡萄糖注射液或0.9％氯化钠注射液250～500mL稀释后用，1次/d。14日为1个疗程，疗程间可停药2～3日。【功用】活血止痛，清热祛瘀，扩张冠状血管，改善心肌血氧供应，增加纤维蛋白溶解酶活性，抑制血栓形成，降低血管阻力，增加脑血流量。用于瘀血闭阻的胸痹，见胸闷、心痛、口苦、舌暗红或有瘀斑等症。冠心病、心绞痛、脑血栓、心肌梗死、心律失常、眼底病等可用之。【不良反应】个别病例用药后出现四肢不宁、痛苦难忍、乏力或见咽部发紧、头晕、心慌、神志丧失、呼吸困难、谵语、过敏性休克、泌乳等症状。【病证禁忌与特殊人群用药】❶过敏体质患者慎用。❷孕妇忌用。妇女月经期慎用。❸儿童不宜用。【使用注意】❶用药期间应密切注意病情变化。❷本品保存不当可影响产品质量，故使用前必须对光检查，发现药液出现混浊、沉淀、变色、漏气现象时不能使用。

宽胸气雾剂【组成】细辛油、檀香油、高良姜油、荜茇油、冰片。【剂型规格与用法用量】气雾剂：20mL/瓶，内含挥发油2mL。心绞痛发作时，将瓶倒置，喷口对准口腔，喷2～3次。【功用】辛温通阳，理气止痛。用于阴寒阻滞、气机郁痹所致的胸痹，见胸闷、心痛、形寒肢冷者。冠心病心绞痛见上述证候者可用之。【病证禁忌与特殊人群用药】孕妇及儿童慎用。【使用注意】❶本品含细辛油，有一定毒副作用，切勿过量使用。❷治疗期间，心绞痛持续发作，应采用其他措施救治。❸切勿受热，避免撞击。❹忌寒凉、气恼。

脉平片【组成】银杏叶提取物、芦丁、何首乌、当归、维生素C。**【剂型规格与用法用量】**片剂：0.28g/片，每板12片，每盒2板，或每瓶48片。4片/次，3次/d。**【功用】**活血化瘀。用于瘀血闭阻的胸痹，见胸闷、胸痛、心悸、舌暗有瘀斑等症者。冠心病、高血脂见上述证候者可用之。**【不良反应】**偶见食欲减退、大便稀溏、腹胀等反应。**【病证禁忌与特殊人群用药】**❶寒凝血瘀、气滞血瘀及痰瘀证不宜用。❷孕妇忌用。妇女月经期慎用。❸儿童不宜用。**【使用注意】**忌烟、酒及辛辣、油腻食物。

脑心清胶囊（片）【组成】柿叶干浸膏。**【剂型规格与用法用量】**胶囊：0.3g/粒。2～4粒/次，3次/d。片剂：0.41g/片，每盒24片或36片。2～4片/次，3次/d。**【功用】**活血化瘀，通络。用于脉络瘀阻所致的眩晕头痛、肢体麻木、胸痹心痛、胸中憋闷、心悸气短。冠心病、脑动脉硬化症见上述证候者可用之。**【不良反应】**少数病例可出现上腹部不适、饱胀、恶心、呕吐症状，经对症处理后可缓解。**【病证禁忌与特殊人群用药】**❶痰热瘀阻证患者不宜用。❷孕妇忌用。妇女月经期慎用。❸儿童不宜用。**【使用注意】**忌烟、酒及辛辣、油腻食物。

速效心痛滴丸【组成】牡丹皮、川芎、冰片。**【剂型规格与用法用量】**滴丸：35mg/丸。舌下含化服，3～9丸/次，3次/d，或痛时服用。急性发作时可用12～18丸/次。**【功用】**清热凉血，活血止痛。用于血热血瘀所致的胸痹心痛、烦热、苔黄等症。心血瘀阻所致冠心病心绞痛急性发作时可用之。**【不良反应】**部分患者用药后有口腔麻苦感。**【病证禁忌与特殊人群用药】**❶寒凝血瘀、痰热互阻型胸痹心痛患者忌用。❷有出血倾向者禁用。❸孕妇及哺乳期妇女禁用。妇女月经期禁用。❹儿童不宜用。**【使用注意】**❶本品多用于偏热型轻、中度胸痹心痛，重症应配合采用其他措施救治。❷本品气雾剂名"速效心痛气雾剂"，又名"心痛舒喷雾剂"，应予注意。❸忌烟、酒、浓茶及辛辣、油腻食物。

心脉通胶囊（片）【组成】当归、丹参、毛冬青、牛膝、三七、决明子、钩藤、夏枯草、槐花、葛根。**【剂型规格与用法用量】**胶囊：0.25g/粒。4粒/次，3次/d。片剂：0.37g/片。4片/次，3次/d，餐后服。**【功用】**活血化瘀，平肝通脉。用于瘀血阻滞、肝阳上亢所致的眩晕、头痛、项强、胸闷等症。轻中度原发性高血压、高血脂见上述证候者可用之。【不良反应】偶见口干、腹胀、胃纳差等反应。【病证禁忌与特殊人群用药】❶有出血倾向者禁用。❷脾胃虚寒、便溏者慎用。❸孕妇及妇女月经期禁用。❹儿童忌用。【使用注意】忌烟、酒、浓茶及生冷、辛辣、油腻食物。

心血宁胶囊（片）【组成】葛根提取物、山楂提取物。【剂型规格与用法用量】胶囊：0.4g/粒。2 粒/次，3 次/d。片剂（素片）：0.2g/片。4 片/次，3 次/d。【功用】活血化瘀，通络止痛。用于心脉瘀阻、瘀阻脑络引起的胸痹心痛、胸闷、眩晕等症。冠心病、高血压、心绞痛、高脂血症见上述证候者可用之。【不良反应】偶见皮疹。【病证禁忌与特殊人群用药】❶非血脉瘀阻证患者慎用。❷孕妇忌用。❸儿童不宜用。【使用注意】忌烟、酒及辛辣、油腻食物。

银杏叶片（胶囊、软胶囊、颗粒、滴丸、口服液）【组成】银杏叶提取物。【剂型规格与用法用量】片剂：规格 1，每片含银杏叶提取物 50mg，含总黄酮醇苷 9.6mg，萜类内酯 2.4mg，每板 12 片，每盒 2 板。2 片/次，3 次/d。规格 2，每片含银杏叶提取物 80mg，相当于银杏总黄酮 19.2mg。1 片/次，3 次/d。规格 3，每片含银杏叶浸膏 40mg，内含黄酮醇苷 9.6mg。1 片/次，3 次/d。规格 4，每片含黄酮糖苷 24%、银杏苦内酯和白果内酯 6%。1 片/次，3 次/d。胶囊：规格 1，每粒 0.25g，含总黄酮醇苷 40mg、萜类内酯 10mg。1 粒/次，3 次/d。规格 2，每粒 0.2g，含银杏叶提取物 169mg。1 粒/次，3 次/d。软胶囊：规格 1，每粒含总黄酮醇苷 19.2mg、萜类内酯 4.8mg。1 粒/次，3 次/d。规格 2，每粒 0.45g，含总黄酮醇苷 9.6mg、萜类内酯 2.4mg。1 粒/次，3 次/d。颗粒：每包 1g，含银杏酮酯（银杏总黄酮 17.6mg、内酯 2.4mg、银杏酸 $<5 \times 10^{-6}$）。1g/次，3 次/d，冲服或直接口服。滴丸：每丸重 60mg 或 63mg，相当于银杏叶提取物 16mg。5 丸/次，3 次/d。口服液：规格 1，每支 10mL。10～20mL/次，3 次/d。规格 2，每瓶 30mL。1mL/次，3 次/d。用附带刻度的吸管，每次吸取 1mL，用半杯温开水稀释后服用。规格 3，每支 10mL，每盒 10 支。10mL/次，3 次/d。【功用】活血化瘀通络。用于瘀血阻络引起的胸痹、脑中风，见胸闷、心悸、舌强语涩、半身不遂等症者。冠心病稳定型心绞痛、脑梗死见上述证候者可用之。【不良反应】有服用本品后出现胃脘不适、大便次数增多、过敏性皮炎、剥脱性皮炎、粒细胞减少、头痛的报道。【病证禁忌与特殊人群用药】❶寒凝血瘀、气虚血瘀、阴虚血瘀、痰瘀互

阻所致胸痹及风痰阻窍之中风偏瘫均不宜单用本类制剂。❷有出血倾向者禁用。❸心力衰竭者慎用。❹孕妇、产妇、妇女月经期不宜用。❺儿童不宜用。【使用注意】❶本类制剂不是抗高血压药，不能代替或停服抗高血压特效药。❷忌烟、酒、浓茶及生冷、辛辣、油腻、过咸食物。❸在治疗期间，心绞痛持续发作，宜加用硝酸酯类药。若出现剧烈心绞痛，心肌梗死，见气促、汗出、面色苍白者，应及时救治。❹值得注意的是本类制剂剂型多，不同商品名称多，各类制剂品种成分含量有差异，如银杏叶片即有天宝宁、络欣通、舒血宁、银可络、达邦康、金纳多、银杏天宝、斯泰隆等名称；银杏叶胶囊则有华宝通、百林心康等称谓。需要在弄清名称、含量规格的基础上，准确计算，合理选用。

银杏叶注射液（舒血宁注射液、金纳多注射液、杏丁注射液）【组成】银杏叶提取物。**【剂型规格与用法用量】**注射剂：舒血宁注射液，亦名银杏叶注射液，2mL/支（含总黄酮醇苷1.68mg、银杏内酯A 0.12mg），或5mL/支（含总黄酮醇苷4.2mg、银杏内酯A 0.30mg）。肌注，2~4mL/次，1~2次/d。静滴，5mL/d，用5%葡萄糖注射液250~500mL稀释后使用。金纳多注射液，亦名银杏叶提取物注射液，5mL/支（含银杏叶提取物17.5mg，其中银杏黄酮苷4.2mg）。注射治疗，每日或隔日深部肌注或缓慢静推（患者平卧）5mL。静滴，根据病情，通常1~2次/d，2~4支/次。必要时可调整剂量至5支/次，2次/d。给药时可将本品溶于0.9%氯化钠注射液、5%或10%的葡萄糖注射液或右旋糖酐40或羟乙基淀粉中，混合比例为1：10。若输液为500mL，则静滴速度应控制在2~3h。后续治疗可以口服银杏提取物片剂或滴剂。杏丁注射液，亦名银杏达莫注射液、杏丁银杏达莫注射液，5mL/支（含银杏总黄酮4.5~5.5mg、双嘧达莫1.8~2.2mg），或10mL/支（含银杏总黄酮9.0~11.0mg、双嘧达莫3.6~4.4mg）。静滴，成人10~25mL/次，加入0.9%氯化钠注射液或5%、10%葡萄糖注射液500mL中滴注，2次/d。**【功用】**活血化瘀，通脉舒络。研究证实本类制剂能扩张动脉血管，改善和促进心脑血管循环及脑细胞代谢；清除自由基；特异性拮抗血小板活化因子（PAF）；降低血液黏度，改变血流动力学；降低过氧化脂质的形成，提高红细胞SOD的活性。可用于冠心病、心肌梗死、动脉硬化、高血压、脑血栓、脑血管痉挛、急慢性脑功能不全及其后遗症，并可用于糖尿病引起的视网膜病变、视物模糊、慢性青光眼、神经性耳聋、眩晕、听力减退，以及各种动脉闭塞症、间歇性跛行、手脚麻痹冰冷、四肢酸痛等末梢循环障碍疾病，流行性脑炎、中毒性痢疾、中毒性肝炎、肝性脑病、脑血管意外可酌情选用。【不良反应】偶有胃中不适、恶心、呕吐、头晕、皮肤过敏反应发生，或大便次数增加，罕见心绞痛加重，但停药后可消失。【病证禁忌与特殊人群用药】❶有出血倾向者慎用。❷对乙醇过敏者慎用。❸心力衰竭患者慎用。❹孕妇、哺乳期妇女及妇女月经期慎用。❺儿童不宜用。【使用注意】本类制剂与肝素、双香豆素等抗凝药同用时，易引起出血倾向。

愈风宁心丸（颗粒、胶囊、片、滴丸）【组成】葛根提取物。【剂型规格与用法用量】丸剂：每 10 丸重 1.5g。10 丸/次。颗粒：4g/袋。1 袋/次，开水冲服。胶囊：0.4g/粒。4 粒/次。片剂：每片含葛根素 13mg、总黄酮 60mg。5 片/次。滴丸：33mg/丸。15 丸/次。以上剂型均为 3 次/d。【功用】解痉止痛，活血通脉，增强脑及冠脉血流量。用于头晕头痛、颈项强痛或胀痛、肢体麻木、耳聋耳鸣、心悸、胸闷或胸痛等症。原发性高血压、冠心病、神经性头痛、早期突发性耳聋见上述证候者可用之。【不良反应】少数患者服药后有头胀感；个别溃疡患者服药第 1 周内有轻度腹胀及上腹部不适感；过量服用，可出现头晕、心慌等症。【病证禁忌与特殊人群用药】❶寒凝血瘀、气虚血瘀、阴虚血瘀、痰瘀互阻之胸痹心痛者慎用。❷脾胃虚寒者慎用。❸有出血倾向者忌用。❹孕妇慎用。月经期忌用。❺儿童不宜用。【使用注意】❶不宜过量服用。❷治疗期间，心绞痛持续发作，宜加用硝酸酯类药物，如出现剧烈心绞痛、心肌梗死，见气促、汗出、面色苍白者，应及时急诊救治。❸忌烟、酒、浓茶及生冷、辛辣、油腻食物。

注射用丹参多酚酸盐【组成】丹参乙酸镁。【剂型规格与用法用量】粉针剂：50mg/支，100mg/支，200mg/支。静滴，200mg/次，用 5％葡萄糖注射液 250～500mL 溶解后使用，1 次/d。2 周为 1 个疗程。【功用】活血化瘀，通脉。用于心血瘀阻所致的冠心病心绞痛。【不良反应】少数患者可出现头晕、头胀痛；偶见丙氨酸氨基转移酶升高，停药后可恢复。【病证禁忌与特殊人群用药】❶有出血倾向者慎用。❷孕妇忌用。月经期慎用。❸儿童不宜用。【使用注意】忌烟、酒及辛辣、油腻食物。

六、化瘀通脉剂

灯盏花素片（注射液、粉针）【组成】灯盏花素。【剂型规格与

用法用量】片剂：每片含灯盏花素 20mg，每盒 24 片或 40 片。2 片/次，3 次/d。注射液：2mL/支（含 10mg）或 5mL（含 20mg）。肌注，5mg/次，2 次/d。静滴，10～20mg/次，用 10％葡萄糖注射液 500mL 稀释后使用，1 次/d。粉针剂：10mg/瓶，含总黄酮 50mg。肌注：5～10mg/次，2 次/d。静滴：20～50mg/次，1 次/d，用 0.9％氯化钠注射液 250mL，或 5％、10％葡萄糖注射液 500mL 溶解后使用。**【功用】**活血化瘀，通经活络。用于脑络瘀阻、中风偏瘫、心脉痹阻、胸痹心痛。中风后遗症及冠心病心绞痛见上述证候者可用之。**【不良反应】**个别患者在静滴灯盏花素后出现全身发痒（皮疹）、寒战、高热、胸闷、乏力、气短等症状。尚见严重胃肠道反应、严重心血管反应、过敏性休克等。**【病证禁忌与特殊人群用药】**❶脑出血期或有出血倾向的患者忌用。❷孕妇禁用。妇女月经期、哺乳期应慎用。❸儿童不宜用。**【使用注意】**❶心痛剧烈及持续时间长者，应做心电图及心肌酶学检查，并采用相应的治疗措施。❷与其他药物配伍使用时，注意配伍禁忌。❸注射剂若发现混浊、沉淀、变色、漏气或瓶身细微破裂，均不得使用。

灯盏细辛注射液 【组成】为灯盏细辛单味草药经提取制成的灭菌水溶液，有效成分为黄酮类等多种化合物。**【剂型规格与用法用量】**注射液：2mL/支（含总黄酮 9mg），10mL/支（含总黄酮 45mg）。肌注：4mL/次，2～3 次/d。穴位注射：0.5～1mL/次，多穴注射总量 6～10mL。静滴：20～40mL/次，加入 0.9％氯化钠注射液 250～500mL 中稀释后缓慢滴入，1 次/d。稀释后的本品应尽早使用，如出现沉淀则不能使用。**【功用】**活血化瘀，通经活络。用于瘀血阻滞所致中风偏瘫、肢体麻木、口眼㖞斜、言语謇涩及胸痹心痛。中风病、冠心病心绞痛见上述证候者可用之。**【不良反应】**少数患者用药后可出现皮肤瘙痒、潮红、皮疹、头晕、头痛、胸闷、心悸、房性早搏、发热、四肢关节疼痛、口干、乏力、恶心、呕吐、肝功能异常、血小板异常、过敏性哮喘。严重者可出现急性肾衰竭、血压下降、休克、多器官功能损害等。**【病证禁忌与特殊人群用药】**❶脑出血急性期或有出血倾向者禁用。❷过敏体质者慎用。❸孕妇禁用。月经期、哺乳期妇女慎用。❹儿童不宜用。**【使用注意】**❶若发现混浊、沉淀、变色、漏气或瓶身细微破裂，均不得使用。❷不宜与 pH 值低于 4.2 的药物配伍。

血塞通片（胶囊、软胶囊、颗粒、分散片）【组成】三七总皂苷。**【剂型规格与用法用量】**片剂：每片含三七总皂苷 100mg 或

50mg、25mg。50～100mg/次。3 次/d。胶囊：每粒含三七总皂苷50mg 或 100mg。100mg/次，3 次/d。软胶囊：亦名理血王、络泰，每粒含三七总皂苷 60mg、50mg 或 100mg。2 粒/次，2 次/d。颗粒：3g/袋，含三七总皂苷 50mg。1～2 袋/次，3 次/d，开水冲服。分散片：50mg/片。50～100mg/次，3 次/d。【功用】活血祛瘀，通脉活络。用于瘀血阻络所致的中风偏瘫、肢体活动不利、口眼㖞斜、胸痹心痛、胸闷憋气等症。中风后遗症及冠心病心绞痛、颈椎病、脑动脉硬化性眩晕见上述证候者可用之。【不良反应】个别患者用药后可产生局部或全身皮疹，严重者可产生胸闷、心慌、哮喘、血尿、急性肾衰竭，甚至过敏性休克；长期应用，偶见食欲减退和体重下降，肝、肾功能改变或病理损伤。【病证禁忌与特殊人群用药】❶有出血倾向者不宜用。❷肝、肾功能不全者慎用。❸孕妇禁用。妇女月经期、哺乳期忌用。❹儿童不宜用。【使用注意】❶心痛剧烈及持续时间长者，应做心电图及心肌酶学检查，并采取相应的综合治疗措施。❷连续用药不宜超过 15 日。❸阴虚阳亢或肝阳化风者，不宜单独使用本品。

血塞通注射液（粉针）【组成】三七总皂苷。**【剂型规格与用法用量】**注射液：为三七总皂苷制成的灭菌水溶液，100mg/支，200mg/支，250mg/支。肌注：100mg/次，2～3 次/d。静滴：200～400mg/次，以 5% 或 10% 葡萄糖注射液 250～500mL 稀释后缓慢滴注，1 次/d。无菌粉针剂：含三七总皂苷，其中人参皂苷 Rg_1 和 Rb_1 均占 5% 以上，200mg/支或 400mg/支，每小盒有 1 支粉针剂，并配有 1 支专用熔媒，每中盒有 6 个小盒，每大件有 60 个中盒。临用前加专用溶剂使溶解（对乙醇过敏者，不用专用溶剂而改用注射用水，或以 5%、10% 葡萄糖注射液溶解后使用）。静滴：1 次/d，200～400mg/次，以 5% 或 10% 葡萄糖注射液 250～500mL 稀释后缓慢滴入。静推：1 次/d，200mg/次，以 25% 或 50% 葡萄糖注射液 40～60mL 稀释后缓慢注入。糖尿病患者可用 0.9% 氯化钠注射液稀释后使用。连续给药不得超过 15 日，即 15 日为 1 个疗程，停药 1～3 日后可进行第 2 个疗程。**【功用】**活血祛瘀，通脉活络。用于瘀血阻络所致的中风偏瘫、口眼㖞斜、胸痹心痛等症。中风病、冠心病心绞痛、视网膜中央静脉阻塞见上述证候者可用之。**【不良反应】**以过敏反应为主，主要表现为皮疹、皮肤瘙痒、局部红肿、皮肤潮红、水疱，严重者可致过敏性休克；其次为心血管系统反应，表现为胸闷、心悸、窦性心动过速、室性早搏、低血压等；还可致神经系统反应、消化系统反应及泌尿系统反应等。**【病证禁忌与特殊人群用药】**❶脑出血急性期患者禁用。❷对人参、三七和乙醇过敏者禁用。❸驾驶员及高空等危险作业人员禁用。❹过敏体质者禁用。❺孕妇禁用。妇女月经期慎用。❻儿童不宜用。【使用注意】❶处方时应告知患者，用药期间勿从事驾驶及高空等危险作业。❷连续给药不得超过15日。❸不宜与其他药物在同一容器内混合使用。❹发现较严重不良反应，应立即停药，并进行相应处理。❺阴虚阳亢或肝阳化风者，不宜单独使用本品。❻不宜与异丙肾上腺素同用。❼若发现混浊、沉淀、变色、漏气或瓶身细微破裂，均不得使用。

血栓通胶囊【组成】三七总皂苷。**【剂型规格与用法用量】**胶囊：0.18g/粒（含三七总皂苷100mg），每板10粒，每盒2板。1粒/次，3次/d。**【功用】**活血祛瘀，通脉活络。用于脑络瘀阻引起的中风偏瘫；心脉瘀阻引起的胸痹心痛。脑梗死、冠心病、心绞痛见上述证候者可用。**【不良反应】**与血塞通口服制剂相同。**【病证禁忌与特殊人群用药】**❶阴虚阳亢或肝阳化风者不宜单独使用本品。❷有出血倾向者不宜用。❸孕妇禁用。妇女月经期、哺乳期忌用。❹儿童不宜用。**【使用注意】**本品与血塞通片和胶囊等制剂组成成分相同，仅规格含量有差异，处方时不可重复使用。

血栓通注射液（冻干粉针）【组成】三七总皂苷。**【剂型规格与用法用量】**注射液：2mL/支（含三七总皂苷70mg），每盒10支，或5mL/支（含三七总皂苷175mg），每盒5支。肌注：2～5mL/次，加注射用水3mL，1～2次/d。静滴，2～5mL/次，1～2次/d，加入10%葡萄糖注射液250～500mL中用之。静推，2～5mL/次，1～2次/d，用0.9%氯化钠注射液20～40mL稀释后注入。理疗：2mL/次，加注射用水3mL，从负极导入。本品遇冷后析出结晶，可置50℃～80℃热水中溶解，放冷至室温时用。冻干粉针剂：100mg/瓶，150mg/瓶或250mg/瓶。临用前用注射用水或0.9%氯化钠注射液适量使其溶解。静注，150mg/次，用注射用水30～40mL稀释后注入，1～2次/d。静滴：250～500mg/次，用10%葡萄糖注射液250～500mL稀释后用，1次/d。肌注：150mg/次，用注射用水稀释至1mL含40mg注入，1～2次/d。理疗：100mg/次，加注射用水3mL，以负极导入。**【功用】**活血祛瘀，通脉活络。用于瘀血阻络所致的中风偏瘫、胸痹心痛等。视网膜中央静脉阻塞见上述证候者可用之。**【不良反应】**偶见皮疹、荨麻疹、斑丘疹、皮肤瘙痒、皮肤溃疡、溃疡性口炎等过敏反应；个别患者可见发热、寒战、畏寒、多汗、呼吸困难、胸闷、心悸、面色发青、面色潮红、血压升高、过敏样反应、过敏性休克、头晕、头痛、嗜睡、恶心、呕吐、口苦、口干、静脉炎、关节痛、局部疼痛等。【病证禁忌与特殊人群用药】❶脑出血急性期患者禁用。❷对人参、三七和乙醇过敏者禁用。❸驾驶员及高空等危险作业人员禁用。❹过敏体质患者禁用。❺孕妇禁用。妇女月经期慎用。❻儿童不宜用。【使用注意】❶处方时应告知患者，用药期间勿从事驾驶及高空等危险作业。❷连续给药不得超过 15 日。❸不宜与其他药物在同一容器内混合使用。❹发现较严重不良反应，应立即停药，并进行相应处理。❺注射液遇冷可析出结晶，可置 50℃～80℃热水中溶解，放冷至室温即可使用。

丹灯通脑胶囊（片）【组成】丹参、灯盏细辛、川芎、葛根等。【剂型规格与用法用量】胶囊：0.55g/粒，每盒 36 粒。2 粒/次，2～3 次/d。片剂：0.41g/片。4 片/次，3 次/d。1 个月为 1 个疗程。【功用】活血化瘀，祛风通络。用于瘀血阻络所致的脑卒中经络证。【病证禁忌与特殊人群用药】❶急性期的脑出血患者忌用。❷孕妇忌用。妇女月经期、哺乳期慎用。❸儿童不宜用。【使用注意】忌辛辣、腥味食物。

冠心宁注射液【组成】丹参、川芎。【剂型规格与用法用量】注射剂：2mL/支。肌注：2mL/次。静滴：10～20mL/次，用 5% 葡萄糖注射液 500mL 稀释后使用，1 次/d。【功用】活血化瘀，通脉养心。用于冠心病心绞痛。【不良反应】❶偶见荨麻疹、风团、血管神经性水肿、过敏性哮喘。❷有严重过敏反应的个案报道。【病证禁忌与特殊人群用药】❶对本品过敏者或严重不良反应病史者禁用。❷孕妇忌用。妇女月经期慎用。❸儿童不宜用。【使用注意】❶本品不宜与其他药物在同一容器内混合使用。❷发现药液混浊、沉淀、变色、漏气等现象时不能使用。

脉血康胶囊【组成】水蛭。【剂型规格与用法用量】胶囊：0.25g/粒。2～4 粒/次，3 次/d。【功用】破血逐瘀，通脉止痛。用于中风、半身不遂、癥瘕痞块、血瘀经闭、跌打损伤。【不良反应】少数病例可出现肝功能异常、多汗、乏力，停药后恢复正常。【病证禁忌与特殊人群用药】❶有出血倾向者忌用。❷孕妇禁用。月经量过多者忌用。❸儿童慎用。【使用注意】忌辛辣、油腻食物。

疏血通注射液【组成】水蛭、地龙。【剂型规格与用法用量】注射剂：2mL/支。静滴：6mL/d，加入 5% 葡萄糖注射液或 0.9% 氯化钠注射液 250～500mL 内，缓慢滴入。【功用】活血化瘀，通经活络。

用于瘀血阻络所致的中风中经络，见半身不遂、口眼㖞斜、语言謇涩等症者。急性期脑梗死见上述证候者可用之。【不良反应】个别病例用药后可见皮疹、瘙痒等过敏反应。【病证禁忌与特殊人群用药】❶有过敏史及过敏性疾病或过敏试验皮试阳性者禁用。❷无瘀血者及有出血倾向者禁用。❸孕妇禁用。妇女月经期、哺乳期忌用。❹儿童不宜用。【使用注意】为避免发生过敏反应，使用前应做皮试。皮试方法为：取本品加 0.9% 氯化钠注射液稀释至 1% 浓度，取稀释液 0.1mL 做过敏试验，20min 后观察，风团直径 < 1.5cm，红晕轻微者，为皮试阴性；风团直径在 1.5cm 以上，有红肿和水疱者，为皮试阳性。皮试阳性者禁用。

天丹通络胶囊（片）【组成】川芎、豨莶草、丹参、水蛭、天麻、槐花、石菖蒲、人工牛黄、黄芪、牛膝。【剂型规格与用法用量】胶囊：0.4g/粒。5粒/次，3次/d。【功用】活血通络，熄风化痰。用于中风中经络，风痰瘀血痹阻脉络证，症见半身不遂、偏身麻木、口眼㖞斜、语言謇涩。脑梗死急性期、恢复早期见上述证候者可用之。【病证禁忌与特殊人群用药】❶脑出血患者急性期禁用。❷孕妇禁用。【使用注意】忌生冷、辛辣、油腻食物。

消栓通络颗粒（胶囊、片）【组成】三七、黄芪、郁金、桂枝、冰片、川芎、丹参、泽泻、槐花、桔梗、木香、山楂。【剂型规格与用法用量】颗粒：6g/袋或12g/袋。6g/次，开水冲服，3次/d。胶囊：0.35g/粒，0.37g/粒。3～6粒/次，2～3次/d。片剂：0.37g/片或0.38g/片，0.4g/片。8片/次，3次/d。【功用】活血化瘀，温经通络。用于瘀血阻络所致的中风，见神情呆滞、言语謇涩、手足发凉、肢体疼痛或肿胀等症者。缺血性中风、高脂血症见上述证候者可用之。【不良反应】少数病例可出现轻度胃肠不适。【病证禁忌与特殊人群用药】❶阴虚内热者慎用。风火、痰热证患者忌用。❷出血性中风患者忌用。❸孕妇忌用。妇女月经期、哺乳期慎用。❹儿童不宜用。【使用注意】忌生冷、辛辣、油腻食物。

消栓再造丸【组成】血竭、赤芍、没药（醋炙）、当归、牛膝、丹参、川芎、桂枝、三七、豆蔻、郁金、枳壳（麸炒）、白术（麸炒）、人参、沉香、金钱白花蛇、僵蚕（麸炒）、白附子、天麻、防己、木瓜、全蝎、铁丝威灵仙、黄芪、泽泻、茯苓、杜仲（炭）、槐米、麦冬、五味子（醋炙）、骨碎补、松香、山楂、肉桂、冰片、苏合香、安息香、朱砂。【剂型规格与用法用量】丸剂：9g/丸，每盒10丸。1～2丸/次，2次/d，温开水或温黄酒送服。【功用】活血化瘀，熄风通络，补气养血，消血栓。用于气虚血滞、风痰阻络引起的中风后遗症，症见肢体偏瘫、半身不遂、口眼㖞斜、言语障碍、胸中郁闷等。【病证禁忌与特殊人群用药】❶肝肾功能不全者慎用。❷孕妇禁用。【使用注意】❶方中含朱砂、白附子等毒性中药，不宜过量、久服。❷服用前应除去蜡皮、塑料球壳，本品可嚼服，也可分份吞服。❸本品需坚持服用1个月以上疗效始佳。

心达康胶囊（片）【组成】沙棘提取物，主要成分为沙棘黄酮。**【剂型规格与用法用量】**胶囊：0.2g/粒，含醋柳黄酮以异鼠李素计为5mg。1粒/次。片剂：5mg/片或10mg/片。10mg/次。以上剂型均为3次/d。3个月为1个疗程。**【功用】**补益心气，化瘀通络，消痰运脾。用于心气虚弱、心脉瘀阻、痰湿困脾所致的心慌、心悸、胸闷、心痛、气促、血脉不畅等症。冠心病心绞痛、慢性心功能不全等见上述证候者可用之。**【不良反应】**个别患者服药后出现轻微恶心、上腹不适等消化道症状。**【病证禁忌与特殊人群用药】**❶有出血倾向者禁用。❷孕妇忌用。妇女月经期禁用。**【使用注意】**忌油腻食物。

心脑舒通胶囊（片）【组成】蒺藜。主含呋甾皂苷。**【剂型规格与用法用量】**胶囊：1.5g/粒。2～3粒/次。片剂：0.26g/片，含呋甾皂苷15mg。2片/次。以上剂型均为3次/d，餐后服。28日为1个疗程。**【功用】**活血化瘀，舒利血脉。用于瘀血阻络所致的胸痹心痛；中风半身不遂、语言障碍等症。冠心病、心绞痛、中风恢复期及动脉硬化、血液高黏症见上述证候者可用之。**【不良反应】**偶见口干、头晕、腹泻、上腹部不适及面部潮红、过敏性紫癜等反应。**【病证禁忌与特殊人群用药】**❶活动性出血患者禁用。❷颅内出血尚未完全止血者忌用。❸有出血史或血液黏度低者慎用。❹寒凝血瘀、阴虚血瘀、痰瘀互阻之胸痹心痛及风痰阻窍之中风偏瘫者不宜单用本品。❺孕妇禁用。妇女月经期慎用。❻儿童不宜用。**【使用注意】**忌烟、酒、浓茶及生冷、辛辣、油腻食物。

银盏心脉滴丸【组成】银杏叶、灯盏细辛、丹参、天然冰片。**【剂型规格与用法用量】**滴丸：25mg/丸，每瓶120丸，口服或舌下含服，10丸/次，3次/d。**【功用】**活血化瘀，通脉止痛。用于瘀血闭阻引起的冠心病心绞痛，症见胸闷、胸痛、心悸、气短等。动脉粥样硬化、脑血管痉挛、脑梗死及后遗症、高脂血症等亦可用之。**【病证禁忌与特殊人群用药】**❶非瘀血痹阻证不宜用。❷孕妇忌用。妇女月经期、哺乳期慎用。❸儿童不宜用。**【使用注意】**忌辛辣、肥甘、油腻食物。

逐瘀通脉胶囊【组成】水蛭、桃仁、大黄、虻虫。【剂型规格与用法用量】胶囊：0.2g/粒。2粒/次，3次/d。4周为1个疗程。【功用】破血逐瘀，通经活络。用于血瘀型眩晕证，症见眩晕、头痛、耳鸣、舌质暗红、脉沉涩者。【不良反应】少数病例用药后可有轻微恶心、上腹部不适感，一般可自行缓解。【病证禁忌与特殊人群用药】❶有出血倾向者忌用。❷素体虚弱及便溏泄泻者慎用。❸孕妇、哺乳期及月经期妇女忌用。❹儿童不宜用。【使用注意】本品药性较峻猛，须在医师指导下用。

葛酮通络胶囊【组成】葛根总黄酮。【剂型规格与用法用量】胶囊：0.25g/粒。每板12粒，每盒1板。2粒/次，2次/d。【功用】活血化瘀。用于缺血性中风中经络恢复期瘀血痹阻脉络证，症见半身不遂、口眼㖞斜、偏身麻木、语言不利、头晕目眩、颈项强痛等。动脉粥样硬化性血栓脑梗死和腔隙性脑梗死见上述证候者可用之。【不良反应】个别患者用药后出现肝功能（ALT）异常。【病证禁忌与特殊人群用药】❶肝功能不全者慎用。❷孕妇忌用。妇女月经期慎用。❸儿童不宜用。【使用注意】忌烟、酒及辛辣、油腻食物。

心脑静片【组成】莲子心、珍珠母、槐米、黄柏、木香、黄芩、夏枯草、钩藤、龙胆、淡竹叶、铁丝威灵仙、制天南星、甘草、人工牛黄、朱砂、冰片。【剂型规格与用法用量】薄膜衣片：0.4g/片；糖衣片，0.4g/片。4片/次，1~3次/d。【功用】平肝潜阳，清心安神。用于肝阳上亢所致的眩晕及中风，症见头晕目眩、烦躁不宁、言语不清、手足不遂。高血压肝阳上亢证、脑梗死恢复期可用之。【病证禁忌与特殊人群用药】❶气血不足眩晕证患者慎用。❷肝肾功能不全者慎用。❸孕妇忌用。哺乳期妇女慎用。❹儿童不宜用。【使用注意】忌辛辣、肥甘、油腻食物。

血络通胶囊【组成】银杏叶提取物、人参。【剂型规格与用法用量】胶囊：0.18g/粒，每板12粒，每盒3板。3粒/次，2次/d。30日为1个疗程。【功用】益气，活血，通络。用于轻度脑动脉硬化初期属气虚血滞所致头痛、眩晕、健忘、肢体麻木、神疲乏力、舌质紫暗等症。【病证禁忌与特殊人群用药】❶心力衰竭者忌用。❷孕妇忌用。❸儿童忌用。【使用注意】❶如出现不良反应应立即停药并及时救治。❷如药物性状发生改变，应禁止使用。

注射用红花黄色素【组成】红花黄色素。【剂型规格与用法用量】粉针剂：150mg/支，含红花黄色素80mg。1~2支/次，1次/d，加入0.9%氯化钠注射液或5%葡萄糖注射液250mL中溶解后，缓慢静滴，14日为1个疗程。【功用】活血，化瘀，通脉。用于心脉瘀阻引起的Ⅰ、Ⅱ、Ⅲ级劳累型心绞痛，见胸痛、胸闷、心慌、气短等。冠心病、心绞痛、动脉粥样硬化、高脂血症、缺血性脑血管病等属上述证候者可用之。【不良反应】少数患者有头晕、头昏、头胀痛、周身瘙痒、皮疹、牙龈出血等症状。【病证禁忌与特殊人群用药】❶对本品过敏者禁用。❷合并高血压（收缩压≥180mmHg，舒张压≥110mmHg）、重度心肺功能不全、重度心律失常（快速房颤、房扑、阵发性室速等）患者慎用。❸冠心病患者，经冠脉搭桥、介入治疗后血管完全重建者慎用。❹过敏体质者慎用。❺孕妇禁用。❻儿童不宜用。【使用注意】忌烟、酒及辛辣、油腻食物。

七、活血消癥与祛瘀化痰剂

鳖甲煎丸【组成】鳖甲胶、阿胶、蜂房、鼠妇虫、土鳖虫、蜣螂、硝石、柴胡、黄芩、半夏、党参、干姜、厚朴、桂枝、白芍、射干、桃仁、牡丹皮、大黄、凌霄花、葶苈子、石韦、瞿麦。【剂型规格与用法用量】水蜜丸：50g/瓶。3g/次，2～3次/d，温开水送服。【功用】活血化瘀，软坚散结。用于肝脾肿大、肝硬化、肝炎、妇女卵巢囊肿等。【病证禁忌与特殊人群用药】❶对本品成分过敏者禁用。❷孕妇禁用。【使用注意】忌生冷、油腻食物。

大黄䗪虫丸【组成】熟大黄、土鳖虫（炒）、水蛭（制）、虻虫（去翅足，炒）、蛴螬（炒）、干漆（煅）、桃仁、苦杏仁（炒）、黄芩、地黄、白芍、甘草。【剂型规格与用法用量】水蜜丸：3g/袋。3g/次。小蜜丸：3～6丸/次。大蜜丸：3g/丸。1～2丸/次。以上剂型均为1～2次/d。【功用】活血破瘀，通经消癥。用于瘀血内停所致的癥瘕、闭经，症见腹部肿块、肌肤甲错、面色黯黑、潮热羸瘦、经闭不行。子宫肌瘤等见上述证候者可用之。【不良反应】可见皮肤过敏反应。【病证禁忌与特殊人群用药】❶气虚血瘀者慎用。❷孕妇禁用。❸体弱年迈者慎用。【使用注意】❶服药后出现皮肤过敏者停用。❷体质壮实者当中病即止，不可过量、久服。❸忌寒凉食物。

活血通脉胶囊（片）【组成】鸡血藤、红花、丹参、三七、郁金、桃仁、枸杞子、人参、黄精、赤芍、降香、川芎、陈皮、木香、石菖蒲、麦冬、冰片。【剂型规格与用法用量】胶囊：0.25g/粒，每瓶50粒。2～4粒/次，3次/d。片剂：0.24g/片，8片/次，3～4次/d。【功用】活血通脉，强心镇痛。用于心气不足所致胸闷气短、心悸、瘀血疼痛。冠状动脉粥样硬化引起的心绞痛及心律失常见上述证候者可用之。【不良反应】偶见呕吐、腹泻等不良症状。【病证禁忌与特殊人群用药】❶有出血倾向者忌用。❷过敏体质者慎用。❸孕妇忌用。妇女月经期慎用。❹儿童不宜用。【使用注意】市售品中有与本品同名的"活血通脉胶囊"，其组成仅"水蛭"一味药，应区别使用。

脑栓通胶囊【组成】蒲黄、赤芍、郁金、天麻、漏芦。【剂型规格与用法用量】胶囊：0.4g/粒。3粒/次，3次/d，4周为1个疗程。【功用】活血通络，祛风化痰。用于风痰瘀血、痹阻脉络引起的缺血性中风病中经络急性期和恢复期，症见半身不遂、口眼㖞斜、语言不利或失语、偏身麻木、气短乏力或眩晕耳鸣、舌质暗淡或暗红、苔薄白或白腻、脉沉细或弦细、弦滑。脑梗死见上述证候者亦可用之。【不良反应】少数患者服药后可出现胃脘部嘈杂不适感、便秘等。【病证禁忌与特殊人群用药】孕妇禁用，产妇慎用。【使用注意】忌寒凉、油腻食物。

脑血康丸（颗粒、胶囊、片、滴丸、口服液）【组成】水蛭提取物。【剂型规格与用法用量】丸剂：1.5g/袋。1袋/次。颗粒：2g/袋。2g/次。胶囊：0.1g/粒、0.15g/粒或0.25g/粒。2粒（指0.25g者)/次或4粒（指0.1g、0.15g者)/次。片剂：基片，0.12g/片，素片，0.15g/片。1～3片/次。滴丸：35mg/丸。10～20丸/次，口服或舌下含服。口服液：10mL/支，含原药材3g。10mL/次。以上剂型均为3次/d。4～6周为1个疗程。【功用】活血化瘀，破血散结。用于血瘀中风，见半身不遂、口眼㖞斜、舌强语謇、舌紫暗或有瘀斑者。高血压脑出血、脑血肿、脑血栓见上述证候者可用之。【不良反应】少数患者用药2～3日后，可出现大便稀溏现象。尚有致脑梗死、脑出血及肺结核咯血死亡的报道。【病证禁忌与特殊人群用药】❶出血证或有出血倾向者禁用。❷孕妇及妇女月经期禁用。哺乳期妇女慎用。❸儿童不宜用。【使用注意】如患者意识障碍较深，可用甘露醇静滴或用50%甘油盐水口服，以降低颅内压，其用量依颅内压情况确定。

丹蒌片【组成】丹参、瓜蒌皮、薤白、葛根、川芎、赤芍、泽泻、黄芪、骨碎补、郁金。【剂型规格与用法用量】片剂：0.3g/片。5片/次，3次/d，餐后服用。【功用】宽胸通阳，化痰散结，活血化瘀。用于痰瘀互结所致的胸痹心痛，见胸闷、胸痛、憋气、舌紫暗、苔白腻、脉弦滑等症者。劳累型冠心病心绞痛见上述证候者可用之。【不良反应】部分患者用药后可出现大便稀溏；少数患者服药期间可出现口干。【病证禁忌与特殊人群用药】❶脾胃虚弱、便溏泄泻者慎用。❷孕妇禁用。妇女月经期及产妇慎用。❸儿童不宜用。【使用注意】忌烟、酒及生冷、油腻食物。

醒脑再造丸（胶囊）【组成】胆南星、僵蚕、白附子、冰片、石菖蒲、细辛、猪牙皂、天麻、地龙、全蝎、珍珠、石决明、决明子、三七、当归、川芎、红花、赤芍、桃仁、葛根、黄芪、红参、白术、枸杞子、槐花、沉香、木香。**【剂型规格与用法用量】**大蜜丸：9g/丸。1丸/次，2～3次/d。小蜜丸：60g/瓶。9g/次，2～3次/d。胶囊：0.35g/粒，每盒24粒。4粒/次，2次/d。以上剂型均以1个月为1个疗程。**【功用】**化痰醒脑，祛风活络。用于风痰闭阻所致的神志不清、言语謇涩、口角流涎、筋骨酸痛、手足拘挛、半身不遂等症。脑血栓恢复期及后遗症见上述证候者可用之。**【病证禁忌与特殊人群用药】**❶孕妇禁用。妇女月经期、哺乳期忌用。❷儿童不宜用。**【使用注意】**❶神志不清的危重证候应配合采用相应急救措施，不宜单独使用本品。❷方中含白附子、细辛，不可过量、久服。

滇白珠糖浆【组成】透骨香。**【剂型规格与用法用量】**糖浆：100mL/瓶。20mL/次，3次/d。**【功用】**祛湿化痰，活血化瘀。用于眩晕痰瘀交阻，症见头晕、胸闷、腹胀、舌暗苔腻、脉弦滑等。**【不良反应】**个别患者服药后可出现口干、面色潮红、肝肾功能异常等。**【病证禁忌与特殊人群用药】**❶肝肾功能异常者慎用。❷孕妇、哺乳期妇女禁用。**【使用注意】**服用本药的同时应根据引起眩晕的病因进行治疗，如眩晕明显者应加用其他的对症治疗措施。

第十三节　理气剂

一、疏肝解郁剂

逍遥丸（片、颗粒、胶囊）【组成】柴胡、当归、白术、茯苓、炙甘草、薄荷、生姜、白芍。**【剂型规格与用法用量】**丸剂：120g/瓶。6～9g/次，1～2次/d。片剂：0.35g/片。2～3片/次，2～3次/d。颗粒：15g/袋。15g/次，2次/d，开水冲服。胶囊：0.34g/粒。2～4粒/次，3次/d。**【功用】**疏肝健脾，养血调经。用于肝郁、脾虚所致的郁闷不舒、胸胁胀痛、头晕目眩、食欲减退、月经不调等症。慢性肝炎、乳腺增生、妇女围绝经期综合征、神经官能症、功能性低热等见上述证候者可用之。【不良反应】有连续服用丸剂出现头昏、身倦、嗜睡、恶心、呕吐、心慌、大汗淋漓、血压升高，以及肝损害的报道。【病证禁忌与特殊人群用药】❶肝肾阴虚所致胁肋胀痛、咽干口燥者不宜用。❷感冒患者不宜用。❸月经量过多者不宜用。❹孕妇、儿童均应慎用。【使用注意】❶忌寒凉、生冷食物。❷平素月经正常，突然出现月经量少，或月经错后，或阴道不规则出血应进一步检查确诊。

加味逍遥丸（颗粒、胶囊、片）【组成】柴胡、当归、白芍、白术（麸炒）、茯苓、牡丹皮、栀子（姜炙）、薄荷、甘草。【剂型规格与用法用量】水丸：每100丸重6g。6～9g/次。大蜜丸：9g/丸。1丸/次。颗粒：2g/袋。1袋/次。胶囊：0.3g/粒。3粒/次。片剂：0.3g/片。3片/次。以上剂型均为2次/d。【功用】疏肝健脾，解郁清热，养血调经。用于肝郁血虚、肝脾不和所致的精神抑郁、时欲太息、两胁胀满、食欲不振、头晕目眩、乳房胀痛、月经先期或行经不畅等症。神经官能症、围绝经期综合征、功能性低热见上述证候者可用之。【病证禁忌与特殊人群用药】❶脾胃虚寒、脘腹冷痛、大便溏薄者禁用。❷孕妇、儿童均应慎用。【使用注意】❶忌生冷、油腻食物，以免伤脾生湿。❷一般服药1个月经周期，其症状无改善，或月经量过多，或经水淋漓不净超过半个月，或出现其他症状者，应进一步检查确诊。

丹栀逍遥丸（片、胶囊）【组成】牡丹皮、栀子（炒焦）、柴胡（酒制）、白芍（酒炒）、当归、茯苓、白术（土炒）、薄荷、甘草（蜜炙）。【剂型规格与用法用量】丸剂：6g/袋。6～9g/次。片剂：0.35g/片。6～8片/次。胶囊：0.45g/粒。3～4粒/次。以上剂型均为2次/d。【功用】疏肝解郁，清热调经。用于肝郁化火，胸胁胀痛，烦闷急躁，颊赤口干，食欲不振或有潮热，以及妇女月经先期，经行不畅，乳房与少腹胀痛。消化不良、慢性胃炎见上述证候者可用之。【病证禁忌与特殊人群用药】❶脾胃虚寒、脘腹冷痛、大便溏薄者不宜用。❷孕妇、月经期妇女慎用。【使用注意】❶忌生冷、辛辣及油腻食物。❷服药期间保持心情舒畅。

柴胡舒肝丸【组成】茯苓、白芍（酒炒）、陈皮、枳壳（炒）、甘草、桔梗、豆蔻、香附（醋制）、厚朴（姜制）、山楂（炒）、柴胡、紫苏梗、三棱（醋制）、莪术（炒）、当归、防风、黄芩、木香、大黄（酒炒）、半夏、六神曲（炒）、薄荷、槟榔（炒）、青皮（炒）、乌药。【剂型规格与用法用量】丸剂：10g/丸。1丸/次，2次/d。【功用】疏肝理气，消胀止痛。用于肝气不舒、胸胁痞闷、食滞不消、呕吐酸水等症。慢性肝炎、急性或慢性胃炎、胃及十二指肠溃疡、慢性胆囊炎见上述证候者可用之。【病证禁忌与特殊人群用药】❶肝胆湿热、脾胃虚弱证者慎用。❷孕妇禁用。【使用注意】切忌郁闷、恼怒，应保持心情舒畅。

朝阳丸（胶囊）【组成】黄芪、鹿茸粉、硫黄、鹿角霜、干姜、核桃仁、生石膏、铜绿、大黄、青皮、大枣、绿矾、川楝子、黄芩、甘草、薄荷、冰片、玄参、木香等。【剂型规格与用法用量】丸剂：3g/丸。1丸/次。胶囊：0.42g/粒。4粒/次。以上剂型均为1次/d。【功用】温肾健脾，疏肝散郁，化湿解毒。用于慢性肝炎属于脾肾不足、肝郁血滞、痰湿内阻者。见面色晦暗或㿠白、神疲乏力、纳呆腹胀、胁肋隐痛、胁下痞块、小便清或淡黄、便溏或不爽、腰酸腿软、面颈血痣或见肝掌、舌体胖大、舌色暗淡、舌苔白或腻、脉弦而濡或沉弦，或弦细等。【不良反应】个别患者服药后可发生衄血，偶见消化道轻度不适。【病证禁忌与特殊人群用药】❶有黄疸者忌用。❷肝肾阴虚及湿热甚者应慎用。❸孕妇、儿童均应忌用。【使用注意】忌饮酒及生冷、辛辣、油腻食物。

平肝舒络丸【组成】胆南星、香附（醋炙）、佛手、柴胡、陈皮、沉香、威灵仙、桑寄生、木瓜、延胡索、乳香、没药、川芎、熟地黄、龟甲、何首乌、人参、白术、茯苓、丁香、肉桂、冰片、牛膝、木香、枳壳、檀香、乌药、青皮（醋炙）、厚朴（姜炙）、砂仁、豆蔻、藿香、钩藤、僵蚕（麸炒）、黄连、天竺黄、白及、朱砂、羚羊角粉、羌活、防风、白芷、细辛。【剂型规格与用法用量】大蜜丸：6g/丸。1丸/次，2次/d，温黄酒或温开水送服。【功用】平肝舒络，活血祛风。用于肝气郁结、经络不舒引起的胸胁胀痛、肩背窜痛、手足麻木、筋脉拘挛。慢性胆囊炎、慢性肝炎、缺血性中风恢复期见上述证候者可用之。【病证禁忌与特殊人群用药】❶阴虚风动、热病神昏者不宜用。❷方中含有冰片等芳香药，孕妇禁用。❸肝肾功能不全者慎用。❹儿童不宜用。【使用注意】❶方中含朱砂，不宜过量、久服。❷忌辛辣、油腻食物。

舒肝解郁胶囊【组成】贯叶金丝桃、刺五加。【剂型规格与用法用量】胶囊：0.36g/粒。2粒/次，2次/d。6周为1个疗程。【功用】疏肝解郁，健脾安神。用于肝郁脾虚所致轻、中度单相抑郁症，见情绪低落、兴趣下降、迟滞、入睡困难、早醒、多梦、紧张不安、急躁易怒、食少纳呆、胸闷、疲乏无力、多汗、疼痛、舌苔白或腻，脉弦或细。【不良反应】偶见恶心呕吐、口干、头痛、头昏或晕厥、失眠、食欲减退或厌食、腹泻、便秘、视物模糊、皮疹、心慌、丙氨酸氨基转移酶轻度升高等。【病证禁忌与特殊人群用药】❶肝功能不全者慎用。❷孕妇慎用。【使用注意】忌辛辣、油腻食物。

舒肝丸（散、颗粒、片）【组成】川楝子、延胡索（醋炙）、白芍（酒炙）、片姜黄、木香、沉香、豆蔻仁、砂仁、厚朴（姜炙）、陈皮、枳壳（麸炒）、茯苓、朱砂。【剂型规格与用法用量】水蜜丸：每100丸重20g。4g/次，2～3次/d。大蜜丸：6g/丸。1丸/次，2～3次/d。水丸：每20丸重2.3g。20丸/次，2～3次/d。散剂：10g/袋。10g/次，2次/d。颗粒：3g/袋（低糖型），相当于原药材10g。1袋/次，2次/d，温开水或姜汤送服。片剂：0.6g/片。4片/次，2次/d。【功用】疏肝和胃，理气止痛。用于肝郁气滞、胸胁胀满、胃脘疼痛、嘈杂呕吐、嗳气泛酸。【病证禁忌与特殊人群用药】❶脾胃阴虚者不宜用。❷肝肾功能不全者慎用。❸孕妇禁用。❹小儿及年老体弱者慎用。【使用注意】❶本品含朱砂，不宜过量、久服。❷忌生冷及油腻难消化的食物。❸不宜与含有人参类药同服。

乙肝益气解郁颗粒【组成】柴胡（醋炙）、枳壳、白芍、橘叶、丹参、黄芪、党参、桂枝、茯苓、刺五加、瓜蒌、法半夏、黄连、决明子、山楂、北五味子等。【剂型规格与用法用量】颗粒：10g/袋。20g/次，3次/d。开水冲服。【功用】益气化湿，疏肝解郁。用于慢性肝炎属肝郁脾虚者，见胁痛腹胀、痞满纳呆、身倦乏力、大便溏薄、舌质淡暗、舌体胖或有齿痕、舌苔薄白或白腻、脉沉弦或沉缓等。【病证禁忌与特殊人群用药】❶肝胆湿热，邪实证者忌用。❷孕妇忌用。❸儿童慎用。【使用注意】忌烟、酒及油腻、刺激性食物。

越鞠丸【组成】苍术（炒）、川芎、六神曲、香附（醋制）、栀子（炒）。【剂型规格与用法用量】丸剂：6g/袋。6～9g/次，2次/d。【功用】理气解郁，宽中除满。用于胸脘痞闷、腹中胀满、饮食停滞、嗳气吞酸等症。肝炎、胆囊炎、胆石症、肋间神经痛、月经不调、痛经、围绝经期综合征、胃神经官能症、慢性胃炎、胃及十二指肠溃疡见上述证候者可用之。【病证禁忌与特殊人群用药】❶阴虚火旺者慎用。❷孕妇、儿童均应慎用。【使用注意】❶久服易伤正气，故不宜久用。❷忌生冷食物。

二、疏肝和胃剂

舒肝和胃丸【组成】白芍、炒白术、焦槟榔、柴胡、陈皮、佛手、甘草、广藿香、莱菔子、木香、乌药、香附、郁金。【剂型规格与用法用量】水蜜丸：每100丸重20g。9g/次。大蜜丸：6g/丸。2丸/次。以上剂型均为2次/d。【功用】疏肝解郁，和胃止痛。用于肝胃不和所致的两胁胀满、食欲不振、呃逆呕吐、胃脘疼痛、大便失调。胃炎、消化性溃疡、胆囊炎、肋间神经痛见上述证候者可用之。【病证禁忌与特殊人群用药】❶肝胃火郁所致胃痛、胁痛者慎用。❷年老体弱者忌用。❸孕妇及月经期、哺乳期妇女慎用。❹儿童忌用。【使用注意】❶忌生冷、油腻、不易消化食物。❷忌愤怒、忧郁，保持心情舒畅。

气滞胃痛颗粒（胶囊、片）【组成】柴胡、延胡索（炙）、枳壳、香附（炙）、白芍、炙甘草等。【剂型规格与用法用量】颗粒：5g/袋或2.5g/袋（无糖型）。1袋/次，开水冲服。胶囊：0.32g/粒。6粒/次。片剂：0.25g/片。6片/次。以上剂型均为3次/d。【功用】疏肝理气，和胃止痛。用于肝郁气滞、胸痞胀满、胃脘疼痛。胃炎、功能性消化不良、胃切除术后综合征见上述证候者可用之。【不良反应】初服药时可有口干、大便干结现象，继续用药后症状可消失。【病证禁忌与特殊人群用药】❶肝胃郁火、胃阴不足所致胃痛不宜用。❷方中含活血行气之品，孕妇慎用。❸儿童慎用。❹重度胃痛、糖尿病及年老体虚患者慎用。【使用注意】❶忌气恼，忌辛辣、油炸食物。❷药品性状发生改变时禁用。

三九胃泰颗粒（胶囊）【组成】三权苦、九里香、两面针、木香、黄芩、茯苓、地黄、白芍。【剂型规格与用法用量】颗粒：20g/袋或2.5g/袋（无糖型）。1袋/次，开水冲服。胶囊：0.5g/粒。2～4粒/次。以上剂型均为2次/d。【功用】清热燥湿，行气活血，柔肝止痛。用于湿热内蕴、气滞血瘀所致的胃痛，见脘腹隐痛、饱胀反酸、恶心呕吐、嘈杂纳减。浅表性胃炎、糜烂性胃炎、萎缩性胃炎见上述证候者可用之。【不良反应】偶见鼻塞流涕、面部潮红、皮肤瘙痒，或全身皮肤潮红，躯干、面部、四肢顺序出现针尖大小密集红丘疹，瘙痒剧烈，或阴茎龟头出现暗紫色斑，有水痘、瘙痒等不良反应。服用氯苯那敏等药症状可消失。【病证禁忌与特殊人群用药】❶虚寒性胃痛及寒凝血瘀胃痛者忌用。❷孕妇、儿童均应慎用。❸年老体弱者、糖尿病患者（有糖型）慎用。【使用注意】❶忌生冷、油腻、辛辣刺激性食物。❷药品性状发生改变时禁用。

胃苏颗粒【组成】紫苏梗、香附、陈皮、香橼、佛手、枳壳、槟榔、鸡内金（制）等。【剂型规格与用法用量】颗粒：15g/袋（有糖型），5g/袋（无糖型）。1袋/次，3次/d。15日为1个疗程。【功用】疏肝理气，和胃止痛。用于肝胃气滞型胃脘痛，见胃脘胀痛，窜及两胁，得嗳气或矢气则舒，情绪郁怒则加重，胸闷食少，排便不畅。慢性胃炎及消化性溃疡见上述证候者可用之。【不良反应】偶见口干、嘈杂等反应，一般不影响继续用药。【病证禁忌与特殊人群用药】❶脾胃阴虚及肝胃郁火所致胃痛不宜用。❷孕妇慎用。❸儿童不宜用。【使用注意】应戒烟、酒，忌辛辣、油腻及刺激性食物。

元胡止痛颗粒（胶囊、片、滴丸、口服液）【组成】延胡索（醋制）、白芷。【剂型规格与用法用量】颗粒：5g/袋。5g/次，3次/d。胶囊：0.25g/粒。4～6粒/次，3次/d。片剂：0.25g/片或0.3g/片。4～6片/次，3次/d。滴丸：50mg/丸。20～30丸/次，3次/d。口服液：10mL/支。10mL/次，3次/d。【功用】理气，活血，止痛。用于气滞血瘀所致的胃痛、胁痛、头痛及月经痛等。胃炎、消化性溃疡、肝病、血管神经性头痛、外伤头痛属气滞血瘀证者可用之。【不良反应】少数患者服用后可出现上腹不适、恶心；偶见皮疹、胸闷、憋气等过敏症状。【病证禁忌与特殊人群用药】❶脾胃虚寒及胃阴不足所致胃痛者忌用。❷气血亏虚的月经痛应慎用。❸方中含活血、行气之品，孕妇慎用。❹儿童慎用。【使用注意】❶出现皮疹、胸闷、憋气等过敏症状者应停用。❷重度痛经或服药后痛经不减轻或伴有其他妇科疾病者应进一步确诊、治疗。❸药品性状发生改变时禁止服用。

荜铃胃痛颗粒【组成】荜澄茄、川楝子、延胡索（醋制）、大黄（酒）、黄连、吴茱萸、香附（醋制）、香橼、佛手、海螵蛸、瓦楞子（煅）等。【剂型规格与用法用量】颗粒：5g/袋。5g/次，3次/d，开水冲服。【功用】行气活血，和胃止痛。用于气滞血瘀所致的胃脘痛。慢性浅表性胃炎及十二指肠溃疡见上述证候者可用之。【不良反应】偶见面部及颈部潮红、瘙痒等过敏反应。【病证禁忌与特殊人群用药】❶胃阴不足及脾胃虚寒所致胃痛不宜用。❷对本品过敏者禁用，过敏体质者慎用。❸方中含有活血、行气之品，有碍胎气，孕妇慎用。❹儿童不宜用。【使用注意】❶忌生冷、油腻、不易消化及酸辣等刺激性食物。❷高血压、心脏病、糖尿病、肝病、肾病等慢性病严重者及年老体弱者慎用。

颠茄片【组成】颠茄浸膏。【剂型规格与用法用量】片剂：每片含颠茄浸膏10mg。成人1片/次，疼痛时服。必要时4h后可重复1次。【功用】解除平滑肌痉挛，抑制腺体分泌。用于胃及十二指肠溃疡，胃肠、肾、胆绞痛等。【不良反应】较常见的有口干、便秘、出汗减少、口鼻咽喉及皮肤干燥、视物模糊、老人排尿困难；少见的有眼睛痛、眼压升高、过敏性皮疹及疱疹。【病证禁忌与特殊人群用药】❶前列腺肥大、青光眼患者禁用。❷哺乳期妇女禁用。❸孕妇及高血压、心脏病、反流性食管炎、胃肠道阻塞性疾患、甲状腺功能亢进、溃疡性结肠炎患者慎用。❹儿童、老人应慎用。【使用注意】❶如服用过量或发生严重不良反应，应及时救治。❷本品性状发生改变时禁止使用。❸本品与尿碱性药（碳酸氢钠），碳酸酐酶抑制药（乙酰唑胺）同用时，其排泄延迟，疗效和毒性都可因此而加强。❹本品与金刚烷胺、美克洛嗪、吩噻嗪类药（氯丙嗪、奋乃静）、阿托品类药、普鲁卡因胺、三环类抗抑郁药等同用，其不良反应可加剧。❺本品与抗酸药、吸附性止泻药等同用，其吸收减少，疗效减弱。必须同用时可间隔 1h 以上。❻本品可减弱甲氧氯普胺、多潘立酮的作用。

复方陈香胃片【组成】陈皮、木香、石菖蒲、大黄、碳酸氢钠、重质碳酸镁、氢氧化铝。【剂型规格与用法用量】片剂：0.28g/片（小片）或 0.56g/片（大片）。小片，4 片/次，大片，2 片/次，3 次/d。【功用】行气和胃，制酸止痛。用于肝胃气滞所致胃脘疼痛、脘腹痞满、嗳气吞酸等症。胃及十二指肠溃疡、慢性胃炎、功能性消化不良见上述证候者可用之。【不良反应】少数患者服药后有腹部隐痛、便溏现象。【病证禁忌与特殊人群用药】❶肝胃火郁所致胃痛、痞满者不宜用。❷胃酸缺乏者不宜用。❸方中含理气消导之品，孕妇忌用。❹儿童忌用。【使用注意】忌辛辣、油腻及酸性食物。

复方田七胃痛胶囊（片）【组成】白及、白芍、川楝子、颠茄流浸膏、甘草、枯矾、三七、碳酸氢钠、瓦楞子、吴茱萸、香附、延胡索、氧化镁。【剂型规格与用法用量】胶囊：0.5g/粒。3～4 粒/次，3 次/d。维持量：症状消失后，继续用药 15 日，2 粒/次，2 次/d。片剂：0.5g/片。3～4 粒/次，3 次/d。【功用】温中理气，制酸止痛，化瘀止血。用于阳虚胃寒、气滞血瘀所致的胃脘冷痛、痛处不移、喜温喜按、嘈杂泛酸，或有黑便等症。胃及十二指肠球部溃疡、慢性胃炎见上述证候者可用之。【不良反应】可出现口干、便秘、出汗减少、口鼻咽喉及皮肤干燥、视物模糊、老人排尿困难等反应。【病证禁忌与特殊人群用药】❶胃热痛者不宜用。❷前列腺肥大、青光眼患者禁用。❸高血压、心脏病、反流性食管炎、胃肠道阻塞性疾患、甲状腺功能亢进、溃疡性结肠炎患者慎用。❹肝病、糖尿病、肾病等慢性病严重者慎用。❺孕妇及月经过多者禁用。哺乳期妇女禁用。❻儿童不宜用。【使用注意】❶忌辛辣、生冷、油腻食物。❷与金刚烷胺、阿托品类药等同用时，不良反应可增加。

肝达康颗粒（胶囊、片）【组成】柴胡（醋炙）、白芍（醋炙）、当归（酒炙）、茜草、白术（麸炒）、茯苓、鳖甲（醋炙）、湘曲、党参、白茅根、枳实（麸炒）、青皮（麸炒）、砂仁、地龙（炒）、甘草。【剂型规格与用法用量】颗粒：4g/袋。1袋/次，开水冲服。胶囊：0.3g/粒。4粒/次。片剂：0.3g/片（每片含生药1.04g）。8～10片/次。以上剂型均为3次/d，1个月为1个疗程，可连续服用3个疗程。【功用】疏肝健脾，化瘀通络。用于肝郁脾虚兼血瘀所致的疲乏纳差、胁肋腹胀、大便溏薄、胁下痞块、舌色淡或色暗有瘀点、脉弦缓或涩等症。【不良反应】服药后偶见腹胀、恶心，停药后症状可消失。【病证禁忌与特殊人群用药】❶肝阴不足所致胁痛者不宜用。❷方中含破气药，孕妇慎用。❸儿童慎用。【使用注意】忌生冷及辛辣、油腻食物，并应戒酒。

加味左金丸【组成】白芍、柴胡、陈皮、当归、甘草、黄连（姜炙）、黄芩、木香、青皮（醋炙）、吴茱萸、香附（醋炙）、延胡索（醋炙）、郁金、枳壳。【剂型规格与用法用量】丸剂：每100粒重6g。6g/次，2次/d。【功用】平肝降逆，疏郁止痛。用于肝胃不和引起的胸脘痞闷、急躁易怒、嗳气吞酸、胃痛少食。慢性胃炎、胃及十二指肠溃疡、浅表性胃炎、胃窦炎、胃神经官能症、胆囊炎、幽门不全梗阻、反流性食管炎见上述证候者可用之。【病证禁忌与特殊人群用药】❶肝寒犯胃及体虚无热者不宜用。❷孕妇忌用。❸儿童慎用。【使用注意】忌生冷、辛辣、油腻食物。

健胃愈疡颗粒（胶囊、片）【组成】柴胡、党参、白芍、延胡索、白及、珍珠层粉、青黛、甘草等。【剂型规格与用法用量】颗粒：3g/袋。1袋/次，3次/d，温开水冲服。胶囊：0.4g/粒。4粒/次，3次/d。片剂：0.3g/片或0.5g/片。4～6片/次，3～4次/d。【功用】疏肝健脾，解痉止痛，生肌止血。用于肝郁脾虚、肝胃不和所致的胃脘胀痛、嗳气吐酸、烦躁不适、腹胀便溏等症。消化性溃疡、慢性胃炎、肠易激综合征见上述证候者可用之。【病证禁忌与特殊人群用药】❶湿热蕴结所致胃痛、泄泻者忌用。❷孕妇慎用。❸儿童不宜用。【使用注意】❶忌辛辣、酸性及刺激性食物。❷溃疡病出血较多者应采取综合治疗措施。

荆花胃康胶丸【组成】土荆芥、水团花等。【剂型规格与用法用量】胶丸：80mg/丸。2粒/次，4次/d。4周为1个疗程。【功用】理气散寒，清热化瘀。用于寒热错杂，或兼气滞血瘀所致的胃脘胀闷疼痛、嗳气泛酸、嘈杂、口苦等症。胃及十二指肠溃疡见上述证候者可用之。【不良反应】少数患者用药中可出现头晕、头痛、恶心、呕吐、腹痛、腹泻、胃脘不适、皮疹等不良反应。【病证禁忌与特殊人群用药】❶胃阴虚者不宜用。❷对本品过敏者禁用，过敏体质者慎用。❸孕妇慎用。❹儿童慎用。【使用注意】应戒烟、酒。忌生冷、油腻、不易消化及刺激性食物。

快胃片【组成】海螵蛸、煅白矾、延胡索、白及、甘草等。【剂型规格与用法用量】片剂：0.35g/片（小片）或0.7g/片（大片）。小片，6片/次，11～15岁4片/次；大片，3片/次，11～15岁2片/次。以上剂型均为3次/d，餐前1～2h服。【功用】制酸止痛，消炎生肌。用于胃溃疡、十二指肠溃疡、浅表性胃炎、肥厚性胃炎、胃窦炎、胃神经症。【不良反应】偶有过敏反应。【病证禁忌与特殊人群用药】❶本方有制酸作用，低酸性胃痛、胃阴不足者慎用。❷对本品过敏者禁用，过敏体质者慎用。❸孕妇、儿童均不宜用。【使用注意】❶忌辛辣、生冷、油腻食物。❷方中含有白矾，不宜多服久服。❸不宜同时服用滋补性中药。

摩罗丹【组成】百合、麦冬、石斛、茯苓、白术（麸炒）、乌药、白芍、三七、延胡索（醋炙）、鸡内金（炒香）、玄参、当归等。【剂型规格与用法用量】小蜜丸：每55粒9g。55～110粒/次。大蜜丸：9g/丸。1～2丸/次。以上剂型均为3次/d，餐前用米汤或温开水送下。【功用】和胃降逆，健脾消胀，通络止痛。用于胃痛、胀满、痞闷、纳呆、嗳气、胃灼热。【病证禁忌与特殊人群用药】❶对本品过敏者禁用，过敏体质者慎用。❷脾胃阳虚证不宜用。❸孕妇忌用。哺乳期妇女慎用。❹儿童慎用。【使用注意】忌酒及辛辣、生冷、油腻食物。

木香顺气丸（颗粒）【组成】木香、槟榔、香附（醋制）、厚朴（制）、枳壳（炒）、苍术（炒）、砂仁、陈皮、青皮（炒）、甘草。【剂型规格与用法用量】水丸：每50粒重3g或每10粒重0.5g，6g/袋，9g/袋或18g/袋。6～9g/次，2～3次/d。大蜜丸：9g/丸。1丸/次，2次/d。颗粒：15g/袋。15g/次，2次/d。开水冲服，3日为1个疗程。【功用】行气化湿，健脾和胃。用于湿浊中阻、脾胃不和所致的胸膈痞满、脘腹及胁肋胀痛、呕恶食少、大便不爽等症。功能性消化不良、胃炎见上述证候者可用之。【不良反应】有服用本品后出现面色潮红、口干、视物模糊、心悸、烦躁不安的报道。停药后消失。【病证禁忌与特殊人群用药】❶方中药物多为香燥之品，肝胃火郁、胃痛痞满者慎用。❷阴液亏损者慎用。❸本品为气机郁滞、肝气犯胃的胃痛证而设，其他证型的胃痛不宜用。❹肝、肾功能不全者禁用。❺孕妇忌用。❻儿童慎用。【使用注意】❶忌油腻、厚味食物。❷本品宜空腹用。

舒肝健胃丸【组成】厚朴（姜制）、柴胡（醋炙）、陈皮、枳壳、延胡索（醋炙）、香附（醋炙）、青皮（醋炙）、檀香、鸡内金（炒）、五灵脂（醋炙）、白芍（麸炒）、香橼、豆蔻、槟榔、牵牛子（炒）。【剂型规格与用法用量】水蜜丸：每 100 丸重 20g。3～6g/次，3 次/d。大蜜丸：6g/丸。3～6g/次，3 次/d。【功用】疏肝开郁，导滞和中。用于肝胃不和引起的胃脘胀痛、胸胁满闷、呕吐吞酸、腹胀便秘。慢性胃炎、胆囊炎、消化不良、反流性食管炎、消化性溃疡见上述证候者可用之。【病证禁忌与特殊人群用药】❶肝胃火郁所致胃痛、痞满者慎用。❷老年人及平素身体虚弱者、脾胃虚寒者不宜用。❸孕妇禁用。❹儿童慎用。【使用注意】❶不宜久服。❷勿与含有人参的药物同服。❸忌生冷、油腻、不易消化食物。

胃肠安丸【组成】木香、沉香、枳壳、檀香、大黄、厚朴、朱砂、麝香、巴豆霜、大枣、川芎。【剂型规格与用法用量】水丸：小丸每 50 粒重 0.2g。20 丸/次，3 次/d；小儿 1 岁内 4～6 丸/次，2～3 次/d；1～3 岁 6～12 丸/次，3 次/d；3 岁以上用量酌加。大丸每 10 粒重 0.2g。4 丸/次，3 次/d，小儿用量酌减。【功用】芳香化浊，理气止痛，健胃导滞。用于湿浊中阻、食积不化所致的腹痛腹泻、恶心呕吐、脘腹胀满、不思饮食等症。小儿消化不良、肠炎、急性细菌性痢疾见上述证候者可用之。【不良反应】偶有恶心、头昏、腹泻、月经量多等。【病证禁忌与特殊人群用药】❶脾胃虚弱，大便溏薄者不宜用。❷湿热或虚寒所致泄泻、痢疾者不宜用。❸孕妇忌用。❹儿童慎用。【使用注意】❶方中含大黄、巴豆霜峻下药，以及有毒药朱砂，不可过量、久服。❷忌辛辣、油腻食物。

胃康灵胶囊（颗粒）【组成】白芍、白及、甘草、茯苓、延胡索（醋）、海螵蛸、三七、颠茄浸膏。【剂型规格与用法用量】胶囊：0.4g/粒。4 粒/次。颗粒：6g/袋。1 袋/次，开水冲服。以上剂型均为 3 次/d，餐后服用。【功用】柔肝和胃，散瘀止血，缓急止痛，去腐生新。用于肝胃不和、瘀血阻络所致的胃脘疼痛、连及两胁、嗳气、泛酸等症。急性和慢性胃炎、糜烂性胃炎、胃及十二指肠溃疡、胃出血等见上述证候者可用之。【不良反应】常见口干、便秘、出汗减少、口鼻咽喉及皮肤干燥、视物模糊、排尿困难（老人）。【病证禁忌与特殊人群用药】❶青光眼患者慎用。❷孕妇禁用。❸儿童忌用。【使用注意】❶忌辛辣、生冷、油腻食物。❷不宜在服药期间同时服用滋补性中药。❸高血压、心脏病、糖尿病、肝病、肾病等慢性病严重者慎用。

胃力康颗粒 【组成】北柴胡、枳壳、木香、大黄、莪术、川黄连、赤芍、丹参、延胡索、吴茱萸、党参、甘草。【剂型规格与用法用量】颗粒：10g/袋。10g/次，3次/d，6周为1个疗程。【功用】行气活血，泄热和胃。用于气滞血瘀兼肝胃郁热所致的胃脘疼痛、胀闷、灼热、嗳气泛酸、烦躁易怒、口干口苦。慢性浅表性胃炎及消化性溃疡见上述证候者可用之。【不良反应】服药后偶见便溏，一般不影响继续治疗。【病证禁忌与特殊人群用药】❶对本品过敏者禁用，过敏体质者慎用。❷方中含破血行气药，孕妇忌用。❸高血压、心脏病、肝病、肾病等慢性病严重者及儿童、年老体弱者慎用。【使用注意】❶市面上尚有与本品同名的"胃力康颗粒"，其方药组成为：广藿香、麦芽、茯苓、六神曲、苍术、厚朴、白术、木香、泽泻、猪苓、陈皮、清半夏、淡豆豉、甘草、人参、吴茱萸。功能健脾和中、理气化滞，主要用于消化不良、肠鸣泄泻。10g/袋，3次/d。应注意区别选用。❷忌烟、酒及辛辣、生冷、油腻食物。

胃痛宁片 【组成】蒲公英、龙胆、甘草干浸膏、小茴香油、天仙子浸膏、氢氧化铝。【剂型规格与用法用量】片剂：0.26g/片。3片/次，2～3次/d。【功用】清热燥湿，理气和胃，制酸止痛。用于湿热互结所致胃脘疼痛、胃酸过多、脘闷嗳气、泛酸嘈杂、食欲不振、大便秘结、小便短赤。【不良反应】肾功能不全患者长期应用可能会有铝蓄积中毒，出现精神症状。【病证禁忌与特殊人群用药】❶胃寒痛者不宜用。❷阑尾炎或急腹症患者禁用。❸肝肾功能不全者禁服。❹骨折患者不宜服用。❺长期便秘者应慎用。❻儿童、孕妇、哺乳期妇女禁用。❼年老体弱及高血压、心脏病、糖尿病等慢性病严重者须斟酌使用。【使用注意】❶服药后1h内应避免服用其他药物，因氢氧化铝可与其他药物结合而降低吸收，影响疗效。❷忌辛辣、生冷、油腻食物。

香砂枳术丸 【组成】木香、枳实（麸炒）、砂仁、白术（麸炒）。【剂型规格与用法用量】水丸：10g/袋。10g/次，2次/d。【功用】健脾开胃，行气消痞。用于脾虚气滞、脘腹痞闷、食欲不振、大便溏软。慢性浅表性胃炎、功能性消化不良、胃炎见上述证候者可用之。【病证禁忌与特殊人群用药】❶胃脘灼热，便秘口苦者不宜用。❷孕妇、儿童不宜用。【使用注意】❶忌酒及辛辣、生冷、油腻食物。❷高血压、心脏病、肝病、肾病等慢性病严重者须斟酌使用。

小儿香橘丸【组成】白术、茯苓、木香、陈皮、苍术、厚朴、枳实、香附、砂仁、制半夏、泽泻、山药、白扁豆、莲子、六神曲、山楂、麦芽、甘草、薏苡仁。【剂型规格与用法用量】大蜜丸：1.5g/丸。1.5g/次，温开水送服，3次/d，周岁以下婴幼儿用量酌减。【功用】健脾和胃，消食止泻。用于小儿脾胃虚弱兼有积滞，或饮食不节所致的呕吐、腹泻、脾胃不和、身热腹胀、面黄肌瘦、不思饮食等症。小儿缺锌、营养不良、消化不良等见有上述证候者可用之。【病证禁忌与特殊人群用药】❶感寒所致泄泻、暑湿泄泻以及胃阴不足所致的厌食患者忌用。❷脾气虚弱无积滞者不宜用。【使用注意】忌生冷、油腻食物。

枳术丸（颗粒）【组成】枳实（炒）、白术（炒）、荷叶。【剂型规格与用法用量】丸剂：6g/瓶。6g/次。2次/d。颗粒：6g/袋。6g/次，3次/d，开水冲服。1周为1个疗程。【功用】健脾消食，行气化湿。用于脾胃虚弱、食少不化、脘腹痞满等症。胃炎、功能性消化不良见上述证候者可用之。【病证禁忌与特殊人群用药】❶湿热中阻痞满者不宜用。❷对本品过敏者禁用，过敏体质者慎用。❸孕妇、儿童慎用。【使用注意】❶忌生冷、油腻、不易消化及酸辣等刺激性食物。❷年老体弱者及高血压、心脏病、肝病、糖尿病、肾病等慢性病严重者须斟酌使用。

中满分消丸【组成】茯苓、猪苓、黄芩、姜黄、党参、白术（麸炒）、半夏（制）、陈皮、知母、枳实。【剂型规格与用法用量】水丸：每100粒重6g。6g/次，2次/d。【功用】健脾行气，利湿清热。用于脾虚气滞、湿热郁结所致的宿食蓄水、脘腹胀痛、烦热口苦、倒饱嘈杂、二便不利。胃肠功能紊乱、幽门梗阻见上述证候者可用之。【病证禁忌与特殊人群用药】❶寒湿困脾所致膨胀不宜用。❷孕妇慎用。【使用注意】忌食辛辣、肥腻之物。

左金丸（胶囊、片）【组成】黄连、吴茱萸。【剂型规格与用法用量】水丸：3g/袋，6g/袋，18g/袋。3～6g/次。胶囊：0.35g/粒。3粒/次。片剂：0.5g/片。8片/次。以上剂型均为2次/d，餐后服。【功用】泻火，疏肝，和胃，止痛。用于肝火犯胃所致的脘胁疼痛、口苦嘈杂、呕吐酸水、不喜热饮。急、慢性胃炎，胃及十二指肠溃疡或慢性肝炎见上述证候者可用之。【不良反应】偶见恶心、呕吐。【病证禁忌与特殊人群用药】❶虚寒胃痛及肝胃阴虚血燥者忌用。❷体虚无热者忌用。❸孕妇忌用。❹儿童慎用。【使用注意】服药期间应戒烟、酒，忌辛辣油腻食物。

舒肝调气丸【组成】香附（醋炙）、厚朴（姜制）、枳实（麸炒）、龙胆、青皮（醋炙）、豆蔻、木香、郁金、白芍、延胡索（醋炙）、五灵脂（醋炙）、牵牛子（炒）、陈皮、石菖蒲、莪术（醋炙）、牡丹皮、片姜黄、厚朴花、郁李仁、沉香、莱菔子（炒）。【剂型规格与用法用量】丸剂：6g/袋。1袋/次，1～2次/d。【功用】舒气开郁，健胃消食。用于两胁胀满、胸中烦闷、呕吐恶心、气逆不顺、倒饱嘈杂、消化不良、大便燥结。【病证禁忌与特殊人群用药】❶病后气虚及年老体弱者不宜用。❷孕妇忌用。【使用注意】❶忌生冷、油腻、不易消化食物。❷不宜同时服用含人参的药物。

陈香露白露片【组成】甘草、陈皮、川木香、大黄、石菖蒲、次硝酸铋、碳酸镁、碳酸氢钠、氧化镁。【剂型规格与用法用量】片剂：0.5g/片（含次硝酸铋0.110g）或0.3g/片（含次硝酸铋0.066g）。3～5片（0.5g）/次或5～8片（0.3g）/次，3次/d。【功用】健胃和中，理气止痛。用于胃酸过多以及慢性胃炎引起的胃脘痛。【病证禁忌与特殊人群用药】❶胃阴虚者不宜用。❷孕妇、哺乳期妇女禁用。❸儿童不宜用。【使用注意】❶忌辛辣、生冷、油腻食物。❷不宜在服药期间同时服用滋补性中药。❸本品含次硝酸铋、碳酸镁、氧化镁、碳酸氢钠。服用本品期间不得服用其他铋制剂，且不宜长期大量服用。❹高血压、心脏病、肝病、肾病、糖尿病等慢性病严重者慎用。❺严格按用法用量服用。

猴头健胃灵胶囊（片）【组成】猴头菌培养物浸膏、海螵蛸、延胡索（制）、白芍（制）、香附（制）、甘草（制）。【剂型规格与用法用量】胶囊：0.34g/粒。4粒/次。片剂：0.38g/片。4片/次。以上剂型均为3次/d。【功用】疏肝和胃，理气止痛。用于肝胃不和，胃脘胁肋胀痛，呕吐吞酸等症。慢性胃炎、胃及十二指肠溃疡见上述证候者可用之。【不良反应】偶有过敏反应。【病证禁忌与特殊人群用药】❶脾胃阴虚者不宜用。❷方中含有活血、行气之品，故孕妇慎用。❸儿童不宜用。【使用注意】忌生冷、油腻、不易消化及辛辣刺激性食物。

胃肠复元膏【组成】黄芪、太子参、大黄、桃仁、赤芍、枳壳、紫苏梗、木香、莱菔子、蒲公英等。**【剂型规格与用法用量】**煎膏：100g/瓶。术前给药：腹部手术前1～3日，口服15～30g/次，2次/d或遵医嘱。术中给药：胃肠吻合完成前，经导管注入远端肠管40～60g（用水稀释2～3倍）或遵医嘱。术后给药：术后6～8h，口服，20～30g/次，2次/d。老年性便秘：口服，10～20g/次，2次/d。**【功用】**益气活血，理气通下。用于胃肠手术后腹胀、胃肠活动减弱，症见体乏气短、脘腹胀满、大便不下，亦可用于虚性便秘、气虚腹胀等症。**【病证禁忌与特殊人群用药】❶**湿热积滞便秘者忌用。**❷**孕妇禁用。**❸**儿童不宜用。**【使用注意】**忌生冷、油腻、不易消化、刺激性食物。

小儿扶脾颗粒【组成】白术、陈皮、山楂、党参、莲子、茯苓。**【剂型规格与用法用量】**颗粒：10g/袋。开水冲服，5～10g/次，2～3次/d。**【功用】**健脾胃，助消化。用于小儿脾胃气虚、消化不良、体质消瘦。**【病证禁忌与特殊人群用药】❶**糖尿病患儿禁服。**❷**对本品过敏者禁用，过敏体质者慎用。**❸**感冒患者不宜服用。**【使用注意】❶**忌生冷、油腻及不易消化食物。**❷**长期厌食、体弱消瘦者及腹胀重、腹泻次数增多者应进一步检查确诊。

第十四节 消导剂

保和丸（颗粒、片）【组成】山楂（焦）、六神曲（炒）、半夏（制）、茯苓、陈皮、连翘、莱菔子（炒）、麦芽（炒）。**【剂型规格与用法用量】**水丸：每100粒重6g，6g/袋、12g/袋或18g/袋，每瓶60g。6～9g/次。大蜜丸：9g/丸。1～2丸/次。浓缩丸：每8丸相当于原药材3g。8丸/次。颗粒：4g/袋或4.5g/袋。4～4.5g/次。片剂：0.3g/片。4片/次，3次/d。以上剂型均为2～3次/d。**【功用】**消食，导滞，和胃。用于食积停滞所致的脘腹胀满、嗳腐吞酸、不欲饮食等症。消化不良、婴幼儿腹泻、慢性胃炎、肠炎、慢性胆囊炎见上述证候者可用之。**【病证禁忌与特殊人群用药】❶**体虚无积滞者忌用。**❷**孕妇及哺乳期妇女慎用。**❸**肝病或心肾功能不全者慎用。**【使用注意】❶**忌油腻食物。**❷**身体虚弱者或老年人不宜长期服用。

沉香化滞丸【组成】沉香、牵牛子（炒）、枳实（炒）、五灵脂（制）、山楂（炒）、枳壳（炒）、陈皮、香附（制）、厚朴（制）、莪术（制）、砂仁、三棱（制）、木香、青皮、大黄。【剂型规格与用法用量】水丸：每100粒重6g，18g/袋。成人6g/次，7岁以上儿童3g/次，3～6岁儿童2g/次。均为2次/d，温开水送服。【功用】理气化滞。用于食积气滞所致的胃痛，见脘腹胀闷不舒、恶心、嗳气、饮食不下者。急性胃炎、消化不良见上述证候者可用之。【病证禁忌与特殊人群用药】❶脾胃虚寒所致的胃痛、腹痛者慎用。❷孕妇忌用。❸儿童慎用。【使用注意】忌辛辣、厚味食物。

化积口服液

【组成】茯苓、鸡内金、红花、海螵蛸、莪术、三棱、槟榔、使君子、雷丸、鹤虱。【剂型规格与用法用量】口服液：10mL/支。1岁以内婴幼儿5mL/次，2次/d；2～5岁10mL/次，2次/d；5岁以上10mL/次，3次/d。【功用】健脾导滞，化积除疳。用于脾胃虚弱所致的疳积，见面黄肌瘦、腹胀腹痛、厌食或食欲不振、大便失调。小儿营养不良、老年性消化不良可辨证用之。【病证禁忌与特殊人群用药】❶气液耗伤、脾胃虚弱所致疳积重证不宜用。❷感冒发热者慎用。❸蛔厥证、脾胃虚弱、大便溏薄、腹痛畏寒者禁用。【使用注意】❶忌生冷、油腻食物。❷本品消导克伐之力较强，应中病即止，不宜久服，以免损伤正气。

开胸顺气丸

【组成】槟榔、陈皮、莪术、厚朴、木香、牵牛子、三棱、猪牙皂。【剂型规格与用法用量】丸剂：6g/瓶。3～9g/次，1～2次/d。【功用】消积化滞，行气止痛。用于饮食内停、气郁不舒导致的胸胁胀满、胃脘疼痛、嗳气呕吐、食少纳呆等症。胃炎、消化不良、急性胃肠炎见上述证候者可用之。【病证禁忌与特殊人群用药】❶脾胃虚弱者慎用。❷孕妇禁用。❸年老体弱者慎用。❹儿童慎用。【使用注意】忌生冷、油腻、难消化食物。

木香槟榔丸

【组成】木香、槟榔、枳壳（炒）、陈皮、青皮（醋炒）、香附（醋炙）、三棱（醋炙）、黄连、黄柏（酒炒）、大黄等。【剂型规格与用法用量】水丸：30g/瓶。3～6g/次，2～3次/d。【功用】行气导滞，泄热通便。用于湿热壅滞所致的赤白痢疾、里急后重、胃肠积滞、脘腹胀痛、大便不通等症。习惯性便秘、消化不良、急性胃肠炎、胃炎、细菌性痢疾见上述证候者可用之。【不良反应】少数患者用药后可出现腹泻症状。【病证禁忌与特殊人群用药】❶寒湿内蕴胃痛、痢疾及冷积便秘者慎用。❷年老体弱及脾胃虚弱者慎用。❸孕妇禁用。❹儿童慎用。【使用注意】忌辛辣、油腻、酸性及不易消化食物。

健胃消食片【组成】太子参、陈皮、山药、麦芽（炒）、山楂。**【剂型规格与用法用量】**片剂：0.5g/片或0.8g/片。吞服或嚼服，每片0.5g者，成人4～6片/次，儿童2～4岁2片/次，5～8岁3片/次，9～14岁4片/次。每片0.8g者，成人3片/次，以上均为3次/d，小儿用量酌减。**【功用】**健胃消食。用于脾胃虚弱所致的食积，见不思饮食、嗳腐酸臭、脘腹胀满等症。功能性消化不良、营养不良、慢性消化不良见上述证候者可用之。**【病证禁忌与特殊人群用药】**❶对本品过敏者禁用，过敏体质者慎用。❷孕妇慎用。❸儿童及高血压、心脏病、肝病、糖尿病、肾病等慢性病严重者应在医师指导下用。**【使用注意】**忌酒及辛辣、生冷、油腻食物。

四磨汤口服液【组成】木香、枳壳、乌药、槟榔。**【剂型规格与用法用量】**口服液：10mL/支。成人20mL/次，3次/d，疗程1周；新生儿3～5mL/次，3次/d，疗程2日；幼儿10mL/次，3次/d，疗程3～5日。**【功用】**顺气降逆，消积止痛。用于婴幼儿乳食内滞证，症见腹胀、腹痛、啼哭不安、厌食纳差、腹泻或便秘；中老年气滞、食积证，症见脘腹胀满、腹痛、便秘；以及腹部手术后促进肠胃功能的恢复。**【病证禁忌与特殊人群用药】**❶孕妇、肠梗阻、肠道肿瘤、消化道术后禁用。❷高血压、心脏病、肝病、糖尿病、肾病等慢性病严重者须斟酌使用。**【使用注意】**❶忌烟、酒及辛辣、生冷、油腻食物。❷冬天服用时，可将药瓶放置温水中加温5～8min后服用。

王氏保赤丸【组成】大黄、黄连、巴豆霜、川贝母、姜淀粉、荸荠粉、天南星、朱砂。**【剂型规格与用法用量】**微丸：每60粒重0.15g。乳儿可在哺乳时将微丸附着于乳头上，与乳汁一同呷下。若哺乳期已过，可将丸药嵌在小块柔软易消化的食物中一齐服下，6个月以内婴幼儿5粒/次，6个月至2岁每超过1个月加1粒，2～7岁每超过半岁加5粒，7～14岁0.15g/次，轻症1次/d，重症2次/d。**【功用】**消滞，健脾，祛痰。用于小儿乳滞疳积、痰厥惊风、喘咳痰鸣、乳食减少、吐泻发热、大便秘结、四时感冒以及脾胃虚弱、发育不良等症。**【病证禁忌与特殊人群用药】**肝肾功能不全者禁用。**【使用注意】**方中含有毒中药朱砂、天南星、巴豆霜，不可过量、久服。

小儿化食丸（口服液）【组成】焦六神曲、焦山楂、焦麦芽、焦槟榔、莪术（醋炙）、三棱（醋炙）、焦牵牛子、大黄。**【剂型规格与用法用量】**蜜丸：1.5g/丸。1岁以内1.5g/次，1岁以上3g/次，2次/d。口服液：10mL/支。3岁以上小儿10mL/次，2次/d。**【功用】**

消食化滞，泻火通便。用于食滞化热所致的积滞，见厌食、脘腹胀满、恶心呕吐、烦躁口渴、大便干燥。小儿胃肠功能紊乱、单纯性消化不良、便秘等见上述证候者可用之。【病证禁忌与特殊人群用药】脾虚腹胀泄泻者忌用。【使用注意】❶忌生冷、辛辣、油腻食物。❷本品消导克伐之力较强，应中病即止，不宜久服。

小儿七星茶口服液【组成】钩藤、蝉蜕、山楂、谷芽、薏苡仁、淡竹叶、甘草。【剂型规格与用法用量】口服液：10mL/支。儿童1~2支/次。2次/d。婴儿酌减。【功用】定惊消滞。用于小儿消化不良、不思饮食、二便不畅、夜寐不安。【病证禁忌与特殊人群用药】婴幼儿及糖尿病患儿慎用。【使用注意】忌生冷、油腻及不易消化食物。

小儿消食颗粒（片）【组成】鸡内金、山楂、六神曲、麦芽、槟榔、陈皮。【剂型规格与用法用量】颗粒：1.2g/袋。开水冲服，0.5~1袋/次，3次/d。片剂：0.25g/片。1~3岁2~4片/次，3~7岁4~6片/次，3次/d。【功用】消食化滞，健脾和胃。用于脾胃不和、乳食内积、气机郁结所致的积滞，症见食欲不振、呕吐酸馊、腹部胀满、疼痛、小便短黄如米泔，或大便秘结、面黄肌瘦、夜卧不安、舌红、苔腻、脉滑数。小儿消化功能紊乱见上述证候者可用之。【不良反应】过量服用本品可出现腹部剧痛、面红耳赤等不良反应。【病证禁忌与特殊人群用药】❶脾胃虚弱，内无积滞者不宜用。❷湿热积滞者不宜用。【使用注意】不宜过食生冷、肥甘之物。

一捻金（胶囊）【组成】大黄、牵牛子（炒）、槟榔、人参、朱砂。【剂型规格与用法用量】散剂：1.2g/袋。1岁以内0.3g/次，1~3岁0.6g/次，4~6岁1g/次，1~2次/d。胶囊：0.3g/粒。1岁以内1粒/次，1~3岁2粒/次，4~6岁3粒/次，1~2次/d，6岁以上儿童用量可酌情增加。【功用】消食导滞，祛痰通便。用于脾胃不和、痰食阻滞所致的积滞，见停乳停食、腹胀便秘、痰盛喘咳、烦躁多啼、惊惕不安等症。小儿消化功能紊乱见上述证候者可用之。【病证禁忌与特殊人群用药】❶脾胃虚弱，内无实热及痰食积滞者忌用。❷脾肺两虚及患慢脾风者不宜用。❸肝肾功能不全者慎用。【使用注意】❶本品攻下作用较强，且含朱砂，不可过量、久服。❷忌食生冷、肥腻之物。

越鞠保和丸【组成】栀子（姜制）、六神曲（麸炒）、香附（醋制）、川芎、苍术、木香、槟榔。【剂型规格与用法用量】水丸：6g/

袋。6g/次，1~2次/d。【功用】疏肝解郁，开胃消食。用于气食郁滞所致的胃痛，见倒饱嘈杂、脘腹胀痛、纳呆食少、大便不调。急性胃炎、胃排空障碍、功能性消化不良见上述证候者可用之。【病证禁忌与特殊人群用药】❶湿热中阻、肝胃火郁胃痛、痞满者慎用。❷年老体弱者慎用。❸脾胃阴虚者不宜用。❹孕妇、儿童慎用。【使用注意】❶因神曲及其制剂可干扰磺胺类药物与细菌的竞争，使磺胺类药物失去疗效，故不宜与磺胺类制剂同用。❷忌生冷、硬结难消化食物。

枳实导滞丸【组成】白术（炒）、大黄、茯苓、黄连（姜汁炒）、黄芩、六神曲（炒）、泽泻、枳实（炒）。【剂型规格与用法用量】水丸：18g/瓶。6~9g/次，2次/d。【功用】消积导滞，清利湿热。用于脘腹胀痛、不思饮食、大便秘结、痢疾里急后重等症。功能性消化不良、细菌性痢疾、肠麻痹见上述证候者可用之。【病证禁忌与特殊人群用药】❶虚寒性痢疾不宜用。❷本品清热攻下力猛，易伤正气，久病正虚、年老体弱者均忌用。❸孕妇及产妇忌用。❹儿童慎用。【使用注意】忌辛辣、刺激性食物。

第十五节　治风剂

一、疏散外风剂

川芎茶调丸（散、片、颗粒、口服液）【组成】川芎、羌活、白芷、荆芥、薄荷、防风、细辛、甘草。【剂型规格与用法用量】水丸：每20粒重1g。3~6g/次，2次/d，餐后清茶送服。浓缩丸：每8丸相当于原药材3g。8丸/次，3次/d，餐后用清茶送服。散剂：6g/袋，10g/袋，14g/袋，30g/袋。3~6g/次，2次/d，餐后用清茶冲服。片剂：0.48g/片，相当于原药材2g。4~6片/次，3次/d，餐后清茶送服。颗粒：7.8g/袋。1袋/次，2次/d，餐后用温开水或浓茶冲服。口服液：5mL/支、10mL/支、20mL/支。10mL/次，3次/d。儿童用量酌减。【功用】疏风止痛。用于外感风寒、经络不和所致的偏、正头痛，遇风加重，伴有发热、恶寒、鼻塞者。神经性头痛、血管性头痛、感冒、鼻炎见上述证候者可用之。【不良反应】偶见荨麻疹、猩红热样药疹等皮肤过敏反应；长期服用偶见嘴唇变厚和肿胀等不良反应。【病证禁忌与特殊人群用药】❶久病气虚、血虚，或因肝肾不足、肝阳上亢所致的头痛患者不宜用。❷方中含辛香走窜之药较多，有碍胎气，孕妇不宜用。❸儿童慎用。【使用注意】❶方中含细辛及较多辛散药物，不宜过量、久服。❷忌辛辣、油腻食物。

都梁软胶囊（滴丸）【组成】白芷、川芎。【剂型规格与用法用量】软胶囊：0.54g/粒。3 粒/次，3 次/d。滴丸：30mg/粒。6 粒/次，4 次/d，口服或舌下吞服。【功用】祛风散寒，活血通络。用于风寒瘀血阻滞脉络所致鼻塞不通、偏正头痛、痛有定处、反复发作，遇风寒诱发加重，或伴有恶寒发热者。急性和慢性鼻炎、过敏性鼻炎、神经性头痛、偏头痛、肋间神经痛见上述证候者可用之。【不良反应】个别患者服药后可见上腹部轻微不适、恶心呕吐；含化时偶有口内麻木感，停药后可消失。【病证禁忌与特殊人群用药】❶阴虚阳亢、高血压引起的头晕、头痛患者不宜用。❷孕妇及哺乳期妇女忌用。❸儿童慎用。【使用注意】忌辛辣食物。

活络丸【组成】安息香、白术、白芷、冰片、草豆蔻、沉香、赤芍、川芎、当归、地龙、丁香、豆蔻、防风、茯苓、附子、甘草、葛根、骨碎补、广藿香、龟板、何首乌、豹骨、黄连、黄芩、僵蚕、麻黄、没药、木香、蕲蛇、羌活、青皮、全蝎、人参、人工牛黄、肉桂、乳香、麝香、熟大黄、熟地黄、水牛角浓缩粉、松香、天麻、天竺黄、铁丝威灵仙、乌梢蛇、乌药、细辛、香附、玄参、血竭、朱砂、竹节香附。【剂型规格与用法用量】蜜丸：3g/丸。温黄酒或温开水送服，1 丸/次，2 次/d。【功用】祛风除湿，舒筋活络。用于风寒湿痹引起的肢体疼痛、手足麻木、筋脉拘挛、脑中风瘫痪、口眼㖞斜、半身不遂、言语不清等症。中风恢复期、风湿性关节炎、类风湿关节炎、骨关节炎见上述证候者可用之。【病证禁忌与特殊人群用药】❶肝肾阴虚证患者慎用。❷肝、肾功能不全者慎用。❸孕妇禁用。❹儿童慎用。❺高血压、心脏病患者慎用。【使用注意】❶忌辛辣食物。❷方中含有毒中药细辛、朱砂、附子，不宜过量、久服。

秦归活络口服液【组成】秦艽、当归、党参、赤芍、川芎、茯苓、生地黄、黄连、黄芩、石膏、九节菖蒲、郁金、川牛膝、羌活、桑枝。【剂型规格与用法用量】口服液：20mL/支。20mL/次，3 次/d。【功用】祛风清热，活血化瘀。用于风热、瘀血痹阻脉络所致的半身不遂、口眼㖞斜、言语謇涩、舌质暗红或有瘀斑等症。急性缺血性中风见上述证候者可用之。【不良反应】个别患者用药后出现轻度腹泻，但一般可自行缓解。【病证禁忌与特殊人群用药】❶出血性中风患者忌用。❷孕妇忌用。妇女月经期、哺乳期慎用。❸儿童不宜用。

【使用注意】忌辛辣、油腻食物。

祛风止痛丸（胶囊、片）【组成】独活、红花、槲寄生、老鹳草、威灵仙、续断、制草乌。【剂型规格与用法用量】丸剂：每10丸重1.1g。2丸/次。胶囊：0.3g/粒。6粒/次。片剂：0.33g/片。6片/次。以上剂型均为2次/d。【功用】祛风止痛，散寒除湿，强壮筋骨。用于风寒湿邪闭阻、肝肾亏虚所致的痹病，见关节疼痛、四肢麻木、腰膝酸软等症。类风湿关节炎、骨关节炎见上述证候者可用之。【病证禁忌与特殊人群用药】❶风湿热痹、关节红肿者慎用。❷方中红花活血祛瘀，能兴奋子宫使其收缩，易引发流产；又含毒性中药草乌，孕妇禁用。经期、哺乳期妇女慎用。❸儿童不宜用。【使用注意】❶服药期间忌与半夏、瓜蒌、贝母、白及、白蔹同用。❷方中含毒性中药草乌，不可超量、久服。

疏风活络丸（片）【组成】马钱子、麻黄、虎杖、木瓜、桂枝、秦艽、防风、桑寄生、甘草、菝葜。【剂型规格与用法用量】丸剂：3g/丸。0.5丸/次，2次/d，或于睡前服1丸。片剂：0.3g/片。2~3片/次，2次/d。【功用】疏风活络，散寒祛湿，止痛。用于风寒湿邪闭阻所致的痹病，见关节疼痛、局部畏恶风寒、四肢麻木、腰背酸痛等症。风湿性关节炎、类风湿关节炎、骨关节炎、强直性脊柱炎、痛风、肩周炎、滑囊炎、坐骨神经痛等见上述证候者可用之。【病证禁忌与特殊人群用药】❶高血压患者慎用。❷运动员慎用。❸孕妇禁用。哺乳期妇女忌用。❹儿童不宜用。【使用注意】方中含毒性中药马钱子，不得超量、长期服用。

通天口服液【组成】川芎、天麻、羌活、白芷、赤芍、菊花、薄荷、防风、细辛、茶叶、甘草。【剂型规格与用法用量】口服液：10mL/支。第1日服7次，分即刻服、服药1h后、2h后、4h后各服10mL，以后每小时服10mL；第2~3日，10mL/次，3次/d，3日为1个疗程。【功用】活血化瘀，祛风止痛。用于瘀血阻滞、风邪上扰所致的偏头痛发作期，症见头部胀痛或刺痛、痛有定处、反复发作、头晕目眩，或恶心呕吐、恶风或遇风加重。紧张性头痛、血管神经性头痛、原发性高血压、椎-基底动脉供血不足见上述证候者可用之。【不良反应】个别患者首服20mL时，有口干、胃部灼热感，减量后症状可消失。【病证禁忌与特殊人群用药】❶出血性脑血管病、阴虚阳亢者禁用。❷肝火上炎的头痛患者慎用。❸孕妇忌用。❹儿童慎用。【使用注意】忌辛辣、油腻食物。

头风痛丸（胶囊）【组成】白芷、川芎、绿茶。【剂型规格与用法用量】水丸：18g/袋。6～9g/次，2次/d。胶囊：0.5g/粒。2～3粒/次，2次/d。【功用】祛风止痛。用于风寒头痛、鼻渊头痛、神经性头痛及胸痹、鼻塞等。尤适于头痛偏于两侧或连巅顶、舌淡苔白、脉细紧者。急性和慢性鼻炎及变态反应性鼻炎、神经性头痛、偏头痛等见上述证候者可用之。【不良反应】个别患者可出现轻度腹胀、食欲不振，轻微皮疹、瘙痒。【病证禁忌与特殊人群用药】❶气血虚弱、肝阳上扰之头晕头痛患者忌用。❷孕妇及月经量过多者慎用。❸儿童慎用。【使用注意】忌生冷、油腻食物。

镇脑宁胶囊【组成】水牛角浓缩粉、天麻、川芎、丹参、细辛、白芷、葛根、藁本、猪脑粉。【剂型规格与用法用量】胶囊：0.3g/粒。4～5粒/次，3次/d。10日为1个疗程，可连服3～4个疗程。【功用】熄风通络。用于风邪上扰、脑络不通所致的头痛，或内伤头痛，伴有恶心呕吐、视物不清、肢体麻木、头昏耳鸣等症者。血管神经性头痛、原发性高血压、动脉硬化见上述证候者可用之。【不良反应】个别患者用药后，出现全身不适、恶心、烦躁、胸闷、心慌、面部、颈背部、大腿内侧出现大片隆起风团样皮疹、瘙痒难忍；亦有患者出现牙龈红肿和疼痛，面部、四肢甚至全身水肿；严重者出现中毒性表皮坏死松解症；颜面大片红斑、眼睑肿胀、结膜充血、糜烂，颜面、双手及双下肢肿胀；全身有许多暗红色斑片，呈水肿样，其上有散在如鸡蛋或手掌大小的松解性水疱，易破，尼氏征阳性，背部、臀部有大片糜烂、渗出，似Ⅱ度烫伤样外观，外阴水肿、糜烂。【病证禁忌与特殊人群用药】❶肝阳上炎所致的头痛患者忌用。❷痰湿中阻所致的眩晕患者忌用。❸孕妇、儿童慎用。【使用注意】❶方中含细辛，不宜超量、久服。❷忌辛辣、油腻食物。

二、平肝潜阳与熄风剂

安宫降压丸【组成】郁金、黄连、栀子、黄芩、天麻、珍珠母、黄芪、白芍、党参、麦冬、五味子、川芎、牛黄、水牛角浓缩粉、冰片。【剂型规格与用法用量】丸剂：3g/丸。1～2丸/次，2次/d。【功用】清热镇惊，平肝降压。用于胸中郁热、肝阳上亢所致的眩晕，症见头晕、目眩、项强脑胀、心悸多梦、目赤、口苦、耳鸣耳聋、烦躁等症。高血压病、偏头痛见上述证候者可用之。【不良反应】少数患者服用后出现消化道症状，如胃部不适、腹胀、腹泻、恶心等。【病证禁忌与特殊人群用药】❶痰湿中阻、清阳不升之眩晕、头痛者慎用。❷非实热之证者不宜服用。❸孕妇禁用。【使用注意】❶忌辛辣香燥、肥甘油腻食物。❷降压效果不明显时，宜配合其他降压药物。❸方中含白芍、党参，不宜与藜芦同用。

复方罗布麻颗粒（片）【组成】罗布麻叶、菊花、山楂。【**剂型规格与用法用量】**颗粒：15g/袋。开水冲服，1～2袋/次，2次/d。片剂：0.3g/片，每瓶100片。2片/次，3次/d。维持量2片/d。【**功用】**清热，平肝，安神。用于肝火上炎所致的头晕胀痛、烦躁易怒、面赤、耳鸣、口干口苦、心悸、少寐多梦、舌红苔黄、脉弦数等症。原发性高血压、神经衰弱见上述证候者可用之。【**不良反应】**可见肠鸣、腹泻、胃痛、口干口苦等不良反应，个别患者可出现气喘、肝痛；心脏毒性主要是心动过缓和早搏。过量使用可引起镇静、嗜睡、乏力等，也可引起血尿酸增加。【**病证禁忌与特殊人群用药】**❶脾胃虚寒、便溏泄泻者忌用。❷运动员慎用。❸孕妇忌用。❹儿童不宜用。【**使用注意】**❶忌辛辣、油腻食物。❷复方罗布麻片尚有一方系中西药复合组方，其方为：罗布麻叶煎剂干粉、防己煎剂干粉、野菊花煎剂干粉、硫酸胍生、三硅酸镁、氢氯噻嗪、硫酸双肼肽嗪、维生素 B_1、维生素 B_6 等。为糖衣片，0.12g/片，每瓶100片。用法用量亦相同，应注意识别选用。

脑立清丸（胶囊、片）【组成】磁石、赭石、珍珠母、清半夏、酒曲、熟酒曲、牛膝、薄荷脑、冰片、猪胆粉。【**剂型规格与用法用量】**丸剂：每10丸重1.1g。10丸/次，2次/d。胶囊：0.33g/粒。3粒/次，2次/d。片剂：0.5g/片。5片/次，2次/d。【**功用】**平肝潜阳，醒脑安神。用于肝阳上亢所致头晕目眩、耳鸣口苦、心烦难寐。原发性高血压病、神经衰弱、血管神经性头痛见上述证候者可用之。【**不良反应】**可致慢性皮肤过敏。【**病证禁忌与特殊人群用药】**❶肾精亏虚所致头晕、耳鸣者慎用。❷体弱、虚寒者慎用。❸孕妇禁用。【**使用注意】**忌寒凉、油腻食物。

石龙清血颗粒【组成】石决明、赭石、天麻、莪术、仙鹤草、龙骨、泽泻、牡蛎、地黄、牛膝、钩藤、山茱萸、槐花、夏枯草。【**剂型规格与用法用量】**颗粒：10g/袋。1袋/次，3次/d，温开水冲服。【**功用】**滋阴潜阳，活血熄风。用于肝火上扰和肝阳暴亢、风火上扰清窍证，症见半身不遂、口眼㖞斜、语言不清、偏身麻木、眩晕、头痛、面红、口苦、舌红、脉弦者。轻、中度出血性中风见上述证候者可用之。【**病证禁忌与特殊人群用药】**❶重度出血性中风患者不宜用。❷孕妇禁用。妇女月经期及哺乳期忌用。❸儿童不宜用。【**使用注意】**

本品多在其他常规治疗下配合使用，并应在颅内高压及其症状缓解、意识清醒后再用。出血量大于 40mL 或有脑疝表现者，应考虑手术或其他抢救措施。

甲亢灵片 【组成】 墨旱莲、丹参、夏枯草、山药、龙骨（煅）、牡蛎（煅）。**【剂型规格与用法用量】** 片剂：0.26g/片。6～7 片/次，3 次/d。**【功用】** 平肝潜阳，软坚散结。用于阴虚阳亢所致的心悸、汗多、烦躁易怒、咽干、脉数等症。甲状腺功能亢进常用之。**【病证禁忌与特殊人群用药】** ❶肝火旺盛、气郁痰阻所致瘿瘤患者不宜用。❷腹胀食少者慎用。❸孕妇、儿童不宜用。**【使用注意】** ❶不宜与含钾量高的药物或保钾利尿药合用，以免引起血钾过高。❷忌辛辣、油腻食物。

牛黄降压丸（胶囊、片）【组成】 人工牛黄、羚羊角、黄芩苷、珍珠、决明子、川芎、冰片、白芍、党参、黄芪、郁金、甘松、水牛角浓缩粉、薄荷。**【剂型规格与用法用量】** 小蜜丸：每 20 丸重 1.3g。20～40 丸/次，2 次/d。大蜜丸：1.6g/丸。1～2 丸/次，1 次/d。胶囊：0.4g/粒。2～4 粒/次，1 次/d。片剂：0.5g/片。2～4 片/次，1 次/d。**【功用】** 清心化痰、平肝安神。用于心肝火旺、痰热壅盛所致的头晕目眩、头痛、失眠、烦躁不安、面红、耳赤、口苦等症。原发性高血压、血管神经性头痛见上述证候者可用之。**【不良反应】** 偶见便溏、腹泻。**【病证禁忌与特殊人群用药】** ❶气血亏虚所致的头晕目眩、失眠者忌用。❷非实热证患者不宜用。❸脾胃虚弱，大便溏泻者忌用。❹孕妇、哺乳期妇女、儿童均忌用。**【使用注意】** 忌辛辣、油腻食物。

松龄血脉康胶囊 【组成】 鲜松叶、葛根、珍珠层粉。**【剂型规格与用法用量】** 胶囊：0.5g/粒，每瓶 20 粒、30 粒或 60 粒。3 粒/次，病情较重者可至 4 粒/次，3 次/d。病情稳定后，2 次/d 维持。**【功用】** 平肝潜阳，镇静安神，活血化瘀。用于肝阳上亢或阴虚阳亢、气滞血瘀所致的头痛、眩晕、颈项强痛、烦躁易怒、口苦口干、耳鸣、健忘、中风等症。原发性高血压、高脂血症见上述证候者可用之。**【病证禁忌与特殊人群用药】** ❶气血亏虚所致的眩晕患者不宜用。❷孕妇、儿童不宜用。**【使用注意】** 忌烟、酒及辛辣、厚味食物。

脉君安片 【组成】 钩藤、葛根、氢氯噻嗪。**【剂型规格与用法用量】** 片剂：0.125g/片。4～5 片/次，3～4 次/d。**【功用】** 平肝熄风，解肌止痛。用于头痛、眩晕、颈项强痛、失眠、心悸等症。高血压、冠心病见上述证候者可用之。【不良反应】方中氢氯噻嗪可引起胃肠道反应及皮肤丘疹等症状。【病证禁忌与特殊人群用药】❶风寒头痛患者不宜用。❷孕妇忌用。❸儿童不宜用。【使用注意】本品为中西药复方制剂，应注意其配药禁忌、不良反应和相互作用。

牛黄抱龙丸【组成】人工牛黄、胆南星、天竺黄、茯苓、琥珀、麝香、僵蚕、全蝎、雄黄、朱砂。【剂型规格与用法用量】蜜丸：1.5g/丸。1丸/次，1～2次/d，周岁以内小儿用量酌减。【功用】清热镇惊，祛风化痰。用于小儿风痰壅盛所致的惊风，见高热神昏、惊风抽搐等症。高热惊厥见上述证候者可用之。【不良反应】少数患儿用药后可出现腹泻。【病证禁忌与特殊人群用药】脾胃虚寒所致慢惊风，或虚风内动者慎用。【使用注意】❶方中含朱砂、雄黄等有毒中药，不宜过量、久服。❷忌辛辣、油腻食物。❸小儿高热惊厥抽搐不止，应配合采用其他措施治疗。

清脑降压颗粒（胶囊、片）【组成】黄芩、夏枯草、决明子、槐米、钩藤、煅磁石、珍珠母、牛膝、生地黄、当归、丹参、地龙、水蛭。【剂型规格与用法用量】颗粒：2g/袋。2～3g/次，开水冲服。胶囊：0.55g/粒。3～5粒/次。片剂：0.3g/片或0.33g/片。4～6片/次。以上剂型均为3次/d。【功用】平肝潜阳。用于肝阳上亢、肝火上炎所致的头晕、目眩、颈背强痛、目赤、耳鸣耳聋、面部潮红、心烦易怒、四肢发麻、大便干燥等症。原发性高血压见上述证候者可用之。【不良反应】偶有鼻塞、嗜睡、腹泻等反应。【病证禁忌与特殊人群用药】❶气血不足的头晕头痛患者不宜用。❷有出血倾向者不宜用。❸孕妇及妇女月经期忌用。哺乳期妇女及儿童不宜用。【使用注意】❶血压明显升高，或服用本品血压不降时，应配合使用其他降压药。❷忌烟、酒及过咸、油腻食物。

全天麻胶囊（片）【组成】天麻。【剂型规格与用法用量】胶囊：0.5g/粒。2～6粒/次，3次/d。片剂：0.52g/片。2～6片/次，3次/d。【功用】平肝熄风，止痉。用于肝风上扰所致的眩晕、头痛、肢体麻木、小儿惊风、癫痫抽搐、破伤风等。高血压、高脂血症等见上述证候者可用之。【病证禁忌与特殊人群用药】❶外感头痛、眩晕者忌用。❷低血压患者不宜用。❸孕妇及儿童慎用。【使用注意】❶气血亏虚的眩晕患者不宜单独使用本品。❷本品平肝熄风、止痉以治标为主，用于痫病、中风时应配合其他药物治疗。

天麻钩藤颗粒【组成】天麻、钩藤、石决明、栀子、黄芩、牛膝、杜仲、益母草、桑寄生、首乌藤、茯苓。【剂型规格与用法用量】颗粒：5g/袋（无糖）或 10g/袋（含糖）。1 袋/次，3 次/d，开水冲服。【功用】平肝熄风，清热安神。用于肝阳上亢引起的头痛、眩晕、耳鸣、眼花、震颤、失眠等症。原发性高血压见上述证候者可用之。【病证禁忌与特殊人群用药】❶舌绛无苔的阴虚动风证患者不宜用。❷孕妇忌用。❸儿童不宜用。【使用注意】忌烟、酒及辛辣、刺激性食物。

消眩止晕片【组成】火炭母、鸡矢藤、姜半夏、白术、天麻、丹参。【剂型规格与用法用量】片剂：0.35g/片，相当于原药材 1g。5 片/次，3 次/d。4 周为 1 个疗程。【功用】祛痰，化瘀，平肝。用于肝阳挟痰瘀上扰所致的眩晕证。脑动脉硬化属此证型者可用之。【不良反应】个别患者用药后可见胃部不适。【病证禁忌与特殊人群用药】❶气血亏虚所致眩晕患者不宜用。❷孕妇、儿童慎用。【使用注意】忌烟、酒及辛辣、油腻食物。

珍菊降压片【组成】珍珠层粉、野菊花膏粉、芦丁、氢氯噻嗪、盐酸可乐定。【剂型规格与用法用量】片剂：0.226g/片。1 片/次，3 次/d。【功用】降压。用于高血压。【不良反应】大多数不良反应与剂量和疗程有关。❶水、电解质紊乱：表现为口干、烦渴、肌肉痉挛、恶心、呕吐和极度疲乏无力等。❷可干扰肾小管排泄尿酸，引起高尿酸血症；少数可诱发痛风发作。❸可使糖耐量降低，血糖升高。❹可致过敏反应，如荨麻疹，但较为少见。❺少见白细胞减少或缺乏，血小板减少性紫癜等。❻亦可致胆囊炎、胰腺炎、性功能减退、光敏感、色觉障碍等，但较罕见。【病证禁忌与特殊人群用药】❶对氢氯噻嗪、可乐定、磺胺类药物过敏者禁用。❷哺乳期妇女禁用。❸严重肝、肾功能损害者慎用。❹高尿酸血症或有痛风病史者慎用。❺高钙血症、低钠血症、胰腺炎、糖尿病患者以及运动员应慎用。❻脑血管病、冠状动脉供血不足、精神抑郁史、近期心肌梗死、雷诺病、慢性肾功能障碍、窦房结或房室功能低下、血栓闭塞性脉管炎患者慎用。【使用注意】❶应从最小有效剂量开始用药，以减少毒副作用的发生，减少反射性肾素和醛固酮分泌。❷有低钾血症倾向的患者，应酌情补钾或与保钾利尿药合用。

复方天麻颗粒【组成】天麻、五味子、麦冬。【剂型规格与用法用量】颗粒：15g/袋。15g/次，2 次/d，早、晚分服。【功用】健脑安神。用于失眠健忘、神经衰弱及高血压引起的头昏头痛。【病证禁忌与特殊人群用药】❶外感头痛患者忌用。❷孕妇、儿童不宜用。

【使用注意】忌辛辣、刺激及油腻食物。

天麻醒脑胶囊【组成】天麻、地龙、石菖蒲、远志、熟地黄、肉苁蓉。**【剂型规格与用法用量】**胶囊：0.4g/粒。2粒/次，3次/d。**【功用】**滋补肝肾，通络止痛。用于肝肾不足所致头痛头晕、记忆力减退、失眠、反应迟钝、耳鸣、腰酸。**【病证禁忌与特殊人群用药】**❶心脏病、糖尿病、肝病、肾病等慢性病患者应慎用。❷儿童、孕妇、哺乳期妇女禁用。**【使用注意】**忌烟、酒及辛辣食物。

三、化痰熄风与化瘀祛风剂

半夏天麻丸【组成】法半夏、天麻、黄芪（蜜炙）、人参、苍术（米泔炙）、白术（麸炒）、茯苓、陈皮、泽泻、六神曲（麸炒）、麦芽（炒）、黄柏。**【剂型规格与用法用量】**水丸：每100粒重6g。6g（1袋）/次，2～3次/d。**【功用】**健脾祛湿，化痰熄风。用于脾虚湿盛，痰浊内阻所致的眩晕、头痛如蒙如裹、胸脘满闷等症。梅尼埃病、偏头痛、神经性头痛见上述证候者可用之。**【病证禁忌与特殊人群用药】**❶肝肾阴虚、肝阳上亢所致的头痛、眩晕患者忌用。❷平素大便干燥者慎服。❸孕妇忌用。**【使用注意】**忌生冷、油腻及海鲜类食物。

癫痫康胶囊【组成】天麻、石菖蒲、僵蚕、胆南星、川贝母、丹参、远志、全蝎、麦冬、淡竹叶、生姜、琥珀、人参、冰片、人工牛黄。**【剂型规格与用法用量】**胶囊：0.3g/粒。3粒/次，3次/d。**【功用】**镇惊熄风，化痰开窍。用于癫痫风痰闭阻，痰火扰心所致神昏抽搐、口吐涎沫者。**【病证禁忌与特殊人群用药】**孕妇禁用。**【使用注意】**❶忌烟、酒、浓茶、咖啡、可口可乐等含有兴奋作用的食物及饮品。❷如原服用西药，改用癫痫康胶囊治疗时，应注意平稳过渡用药。❸服用癫痫康胶囊完全控制癫痫发作后，应逐渐减少用量，以巩固疗效。

癫痫平片【组成】石菖蒲、僵蚕、全蝎、蜈蚣、生石膏、白芍、磁石、牡蛎、猪牙皂、柴胡等。**【剂型规格与用法用量】**片剂：基片重0.3g。5～7片/次，2次/d。儿童用量酌减。**【功用】**豁痰开窍，平肝清热，熄风定痫。用于风痰闭阻所致的癫痫，见突然昏倒、不省人事、四肢抽搐、喉中痰鸣、口吐涎沫或眼目上视、少顷清醒等症。**【病证禁忌与特殊人群用药】**❶虚寒证患者慎用。❷孕妇忌用。❸儿童慎用。**【使用注意】**应在癫痫发作前或苏醒后服用。

正天丸（胶囊）【组成】钩藤、川芎、麻黄、细辛、附子、白芍、羌活、独活、防风、鸡血藤、当归、地黄、白芷、桃仁、红花。【剂型规格与用法用量】水丸：6g/袋。6g/次，2～3次/d。胶囊：0.45g/粒。2粒/次，3次/d。以上剂型均宜餐后服。2周为1个疗程，可连用2个疗程。【功用】疏风活血，通络止痛。用于外感风寒、瘀血阻络、血虚失养、肝阳上亢引起的多种头痛。神经性头痛、颈椎病型头痛、经前头痛见上述证候者可用之。【不良反应】偶有口干、口苦、腹痛、腹泻；少数患者可见皮肤瘙痒、灼热、肿胀、固定性药疹、大疱性表皮坏死松解型药疹、荨麻疹，或伴有恶寒、发热、心慌、嗜睡、冷汗、腹泻、胃黏膜出血，个别病例可见丙氨酸氨基转移酶轻度升高。【病证禁忌与特殊人群用药】❶实热头痛患者忌用。❷对本品过敏者忌用。❸肝、肾功能不全者慎用。❹孕妇禁用。❺儿童不宜用。【使用注意】❶不宜与含氨基比林、咖啡因、非那西丁、苯巴比妥类成分的西药同用。❷空腹时服用可出现胃部不适，故宜餐后服用。❸服药期间应注意监测血压，有心脏病者应注意监测心律。

复方夏天无片【组成】夏天无、夏天无总碱、制草乌、豨莶草、安痛藤、鸡血藤、鸡矢藤、威灵仙、广防己、五加皮、羌活、独活、秦艽、蕲蛇、麻黄、防风、全蝎、僵蚕、马钱子（制）、苍术、乳香（制）、没药（制）、木香、川芎、丹参、当归、三七、骨碎补、赤芍、山楂叶、麝香、冰片、牛膝。【剂型规格与用法用量】片剂：0.32g/片。2片/次，3次/d，小儿用量酌减。【功用】祛风逐湿，舒筋活络，行血止痛。用于风湿性关节肿痛，坐骨神经痛，脑血栓形成所致肢体麻木、屈伸不利、步履艰难及小儿麻痹后遗症等。【不良反应】过量服用可引起肢体颤抖、惊厥、呼吸困难，甚至昏迷。【病证禁忌与特殊人群用药】❶严重肝肾功能不全患者慎用。❷运动员慎用。❸孕妇禁用。经期、哺乳期妇女忌用。❹儿童不宜用。【使用注意】❶本品含草乌、马钱子等毒性中药，不可超量、久服。❷服药期间忌用半夏、瓜蒌、贝母、白蔹、白及。

强力天麻杜仲丸（胶囊）【组成】天麻、杜仲、川牛膝、槲寄生、玄参、地黄、当归、附子、制草乌、羌活、独活、藁本。【剂型规格与用法用量】丸剂：每丸重0.25g。3～5丸/次，2～3次/d。胶囊：0.2g/粒或0.4g/粒。0.8～1.2g/次，2次/d。【功用】平肝熄风，活血散寒，舒筋止痛。用于肝阳化风、寒湿阻络所致的中风，症见筋脉挛痛、肢体麻木、行走不便、腰腿酸痛、头昏头痛等。中风后遗症、风湿性关节炎、类风湿关节炎、颈源性头痛见上述证候者可用之。【不良反应】个别患者餐前服药可出现恶心、口干等症。【病证禁忌与特殊人群用药】❶内热炽盛中风及风湿热痹者不宜用。❷高血压患者慎用。❸孕妇禁用。儿童不宜用。【使用注意】方中含草乌、附子，不宜超量、久服。

天麻素注射液【组成】天麻素。【剂型规格与用法用量】注射剂：2mL/支（0.2g）。肌注，0.2g（1支）/次，1～2次/d。器质性疾病可适当增加剂量。静滴，0.6g（3支）/次，1次/d，用5%葡萄糖注射液或0.9%氯化钠注射液250～500mL稀释后使用。【功用】用于神经衰弱、神经衰弱综合征及血管神经性头痛等症（如偏头痛、三叉神经痛、枕骨大神经痛等）。亦可用于脑外伤性综合征、眩晕症如梅尼埃病、药性眩晕、外伤性眩晕、突发性耳聋、前庭神经元炎、椎-基底动脉供血不足等。【不良反应】有少数患者出现口鼻干燥、头昏、胃不适等症状，但不影响患者继续用药，无需特殊处理。【病证禁忌与特殊人群用药】❶对本品成分过敏者禁用。❷过敏体质者慎用。【使用注意】❶本品性状发生改变时禁止使用。❷不得与其他注射液同瓶滴注。

天舒胶囊【组成】川芎、天麻。【剂型规格与用法用量】胶囊：每粒0.34g。餐后口服，4粒/次，3次/d。【功用】活血平肝，通络止痛。用于血瘀阻络或肝阳上亢所致的头痛日久、痛有定处，或头晕胁痛、失眠烦躁，舌质暗或有瘀斑。血管神经性头痛、紧张性头痛见上述证候者可用之。【不良反应】偶见胃部不适、头胀、月经量过多。【病证禁忌与特殊人群用药】孕妇及月经量过多者禁用。【使用注意】一般不得超过推荐剂量使用。

头痛宁胶囊【组成】土茯苓、天麻、制何首乌、当归、防风、全蝎。【剂型规格与用法用量】胶囊：0.4g/粒。3粒/次，3次/d，餐后服用。【功用】熄风涤痰，逐瘀止痛。用于痰瘀阻络所致的紧张性头痛，症见痛势甚剧，或攻冲作痛，或痛如锥刺，或连及目齿，伴目眩畏光、胸闷脘胀、恶心呕吐、急躁易怒、反复发作。【病证禁忌与特殊人群用药】❶糖尿病患者慎用。❷孕妇忌用。【使用注意】忌辛辣、油腻食物。

四、养血祛风通络剂

养血清脑丸（颗粒）【组成】熟地黄、当归、钩藤、珍珠母、决明子、夏枯草、白芍、川芎、鸡血藤、延胡索、细辛。【剂型规格与用法用量】丸剂：2.5g/袋。1袋/次，3次/d。颗粒：4g/袋。4g/次，3次/d，开水冲服。【功用】养血平肝，活血通络。用于血虚肝旺所致头痛、眩晕眼花、心烦易怒、失眠多梦等症。原发性高血压、血管性神经头痛、神经衰弱见上述证候者可用之。【不良反应】用药后偶见恶心、呕吐，罕见皮疹。停药后可消失。【病证禁忌与特殊人群用药】❶肝火上炎、肝阳上亢所致头痛、眩晕患者不宜用。❷本品有轻度降压作用，低血压者应慎用。❸孕妇忌用。❹儿童不宜用。【使用注意】❶方中含细辛，不宜超量、久服。❷忌饮酒及辛辣、油腻食物。

养血荣筋丸【组成】当归、赤芍、铁丝威灵仙（酒炙）、油松节、赤小豆、鸡血藤、白术（麸炒）、续断、伸筋草、陈皮、补骨脂（盐炒）、桑寄生、透骨草、党参、何首乌（黑豆酒炙）、木香。【剂型规格与用法用量】大蜜丸：9g/丸。1～2丸/次，2次/d。【功用】养血荣筋，祛风通络。用于跌打损伤日久引起的陈旧性疾患，症见筋骨疼痛、肢体麻木、肌肉萎缩、关节不利、肿胀等。网球肘、桡骨茎突狭窄性腱鞘炎、扳机指、膝关节外侧副韧带损伤、髌下脂肪垫损伤、跟腱周围炎、跟痛症、骨性关节炎见上述证候者可用之。【病证禁忌与特殊人群用药】❶孕妇禁用。❷6岁以下儿童慎用。【使用注意】忌辛辣食物。

华佗再造丸【组成】当归、川芎、冰片、白芍、红参、五味子、马钱子、红花、制天南星、吴茱萸。【剂型规格与用法用量】浓缩水蜜丸：8g/瓶或80g/瓶。8g/次，2～3次/d，连服10日，停药1日。30日为1个疗程。预防量和维持量2次/d，1次4g。【功用】活血化瘀，化痰通络，行气止痛。用于瘀血或痰湿闭阻经络之中风瘫痪、拘挛麻木、口眼㖞斜、言语不清、头痛、眩晕、胸闷憋气、心前区痛，或寒湿痹证。中风恢复期和后遗症期、缺血性脑血管病、冠心病见上述证候者可用之。【不良反应】少数患者用药后可出现口干、舌燥、恶心、食欲减退、胃脘不适及皮肤瘙痒等反应。偶见头痛、头昏、牙龈红肿、口腔溃烂、心烦、疲乏、大便干燥、小便赤涩。过量服用可致手麻、下肢无力、麻痹性肠梗阻、急性肾衰竭、中毒性肝炎。【病证禁忌与特殊人群用药】❶肝阳上亢、痰热壅盛者不宜用。❷孕妇禁用。产后及哺乳期、月经期妇女忌用。❸儿童不宜用。【使用注意】方中含马钱子，不宜超量、久服。

人参再造丸【组成】人参、蕲蛇（酒炙）、广藿香、檀香、母丁香、玄参、细辛、香附（醋炙）、地龙、熟地黄、三七、乳香（醋炙）、青皮、豆蔻、防风、制何首乌、川芎、片姜黄、黄芪、甘草、黄连、茯苓、赤芍、大黄、桑寄生、葛根、麻黄、骨碎补（炒）、全蝎、僵蚕（炒）、附子（制）、琥珀、龟甲（醋炙）、粉萆薢、白术（麸炒）、沉香、天麻、肉桂、白芷、没药（醋炙）、当归、草豆蔻、威灵仙、乌药、羌活、橘红、六神曲（麸炒）、朱砂、血竭、人工麝香、冰片、体外培育牛黄、天竺黄、胆南星、水牛角浓缩粉。**【剂型规格与用法用量】**大蜜丸：3g/丸。1丸/次，2次/d。**【功用】**益气养血，祛风化痰，活血通络。用于气虚血瘀、风痰阻络所致的中风，症见口眼㖞斜、半身不遂、手足麻木、疼痛、拘挛、言语不清等症。脑出血及脑梗死恢复期、风湿性关节炎、类风湿关节炎见上述证候者可用之。**【不良反应】**个别患者服后可出现口唇疱疹及口腔黏膜溃疡，恶心、口干、胃部不适，或便秘、皮肤瘙痒。**【病证禁忌与特殊人群用药】❶**肝阳上亢、肝风内动所致中风及风湿热痹者慎用。**❷**脑出血急性期、高血压危象者禁用。**❸**孕妇禁用。**❹**肝肾功能不全者慎用。**❺**运动员慎用。**【使用注意】❶**本品含朱砂，不宜过量、长期服用。**❷**服用前应除去蜡皮、塑料球壳。**❸**不可整丸吞服。**❹**本品含人参、玄参、赤芍、细辛、母丁香，忌与含藜芦、五灵脂、郁金的药物同用。

大活络丸（胶囊）【组成】生产厂家不同，制剂组成有所不同。**❶**同仁堂的组方为：蕲蛇、乌梢蛇、铁丝威灵仙、全蝎、僵蚕、制附子、两头尖、制草乌、天麻、麻黄、制何首乌、羌活、细辛、防风、水牛角浓缩粉、白术、没药、骨碎补、茯苓、玄参、青皮、人参、官桂、丁香、赤芍、血竭、甘草、香附、地龙、龟板、当归、熟地黄、绵马贯众、广藿香、乳香、沉香、黄连、乌药、木香、牛黄、安息香、麝香、冰片。**❷**普通组方为：乌梢蛇、蕲蛇、威灵仙、香附、麻黄、贯众、甘草、羌活、僵蚕、肉桂、广藿香、乌药、黄连、熟地黄、没药、大黄、木香、沉香、细辛、天南星、赤芍、松香、丁香、乳香、青皮、白术、豆蔻、安息香、黄芩、玄参、制何首乌、防风、龟板、葛根、血竭、当归、地龙、麝香、牛黄、冰片、人参、制草乌、天麻、全蝎、两头尖、骨碎补。**【剂型规格与用法用量】**丸剂（丹）：3g/丸或3.5g/丸。1丸/次，1～2次/d。胶囊：0.25g/粒。6粒/次，2次/d。大蜜丸：3.6g/丸。1～2丸/次，2次/d。水蜜丸：2g/丸。2～4g/次，2次/d。以上剂型均用温黄酒或温开水送服。**【功用】❶**同仁堂的大活络丸：祛风，舒筋，活络，除湿。用于风寒湿痹引起的肢体疼痛、手足麻木、筋脉拘挛、口眼㖞斜、半身不遂、言语不清。❷普通组方的大活络丸：舒筋活络，祛风定痛，散寒除湿。用于半身不遂、口眼㖞斜、腰腿疼痛、周身麻木、筋肉拘挛、两足痿软。缺血性中风、面神经麻痹、风湿性关节炎、骨关节炎、坐骨神经痛、冠心病心绞痛、急性软组织挫伤可辨证用之。【不良反应】少数患者用药后可出现口干舌燥、大便偏干、胃部短暂不适；有的可见口唇疱疹、过敏反应、消化道出血等。罕见过敏反应。【病证禁忌与特殊人群用药】❶中风纯属肝肾阴虚者不宜用。❷出血性中风初期，神志不清者忌用。❸中风晚期患者禁用。❹严重肝肾疾患者忌用。❺大便秘结者慎用。对本品过敏者忌用。❻孕妇及哺乳期、月经期妇女忌用。❼儿童不宜用。【使用注意】大活络丸（丹）名同而组方不尽相同者甚多，出处也很复杂，各地生产的大活络丸（丹）名称也有差异，应用时应注意选择，以免延误治疗。

麝香海马追风膏【组成】生马钱子、荆芥、当归、红花、牛膝、木瓜、防己、赤芍、防风、甘草、川芎、天麻、杜仲、没药、肉桂、乳香、海马、樟脑、人工麝香、冰片。【剂型规格与用法用量】橡胶膏：每片为 7cm×10cm。贴患处，每日用量不超过 4 片。【功用】祛风散寒，活血止痛。用于风寒麻木，腰腿疼痛，四肢不仁。【病证禁忌与特殊人群用药】❶孕妇禁用。经期及哺乳期妇女慎用。❷皮肤破溃处禁用。❸对橡胶膏过敏者禁用。【使用注意】❶忌食生冷、油腻食物。❷不宜长期或大面积使用。❸用药后若出现皮肤发红、瘙痒或其他不适等过敏反应时应停用，症状严重者应及时救治。

骨龙胶囊【组成】狗腿骨、穿山龙。【剂型规格与用法用量】胶囊：0.5g/粒。4～6 粒/次，3 次/d。【功用】散寒止痛，活血祛风，强筋壮骨。用于肝肾两虚，寒湿瘀阻所致的痹病，症见筋骨痿软无力、肢体腰膝冷痛。风湿性关节炎、类风湿关节炎见上述证候者可用之。【病证禁忌与特殊人群用药】❶湿热痹病慎用。❷孕妇慎用。【使用注意】忌生冷、油腻食物。

天和追风膏【组成】生草乌、麻黄、细辛、羌活、乌药、白芷、高良姜、独活、威灵仙、生川乌、肉桂、红花、桃仁、苏木、赤芍、乳香、没药、当归、蜈蚣、蛇蜕、海风藤、牛膝、续断、香加皮、红大戟、麝香酮、龙血竭、肉桂油、冰片、薄荷脑、辣椒流浸膏、丁香罗勒油、月桂氮酮、樟脑、水杨酸甲酯。【剂型规格与用法用量】橡胶膏：每张 7cm×10cm。外用，贴患处。【功用】温经散寒，祛风除湿，活血止痛。用于风寒湿闭阻、瘀血阻络所致的痹病，症见关节疼痛、局部畏恶风寒、腰背痛、屈伸不利、四肢麻木。【不良反应】可致皮肤刺痛、瘙痒、发红。【病证禁忌与特殊人群用药】❶风湿热痹者忌用。❷皮肤破损处禁用。❸孕妇禁用。【使用注意】用药后若出现过敏反应应停用，并进行对症处理。

天麻丸（胶囊、片）【组成】天麻、羌活、独活、粉萆薢、盐杜仲、牛膝、附子（制）、地黄、玄参、当归。【剂型规格与用法用量】大蜜丸：9g/丸。1丸/次。水蜜丸：每30粒重6g。6g/次。胶囊：0.25g/粒。6粒/次。片剂：0.31g/片。6片/次。以上剂型均为2～3次/d。【功用】祛风除湿，通络止痛，补益肝肾。用于风湿瘀阻、肝肾不足所致的痹病，症见肢体拘挛、手足麻木、腰腿酸痛。风湿性关节炎、类风湿关节炎、中风后遗症见上述证候者可用之。【不良反应】服用后可出现红色丘疹，伴瘙痒、眼睑浮肿等过敏反应。还有报道单独服用天麻丸或与艾司唑仑合用出现过敏性紫癜。【病证禁忌与特殊人群用药】❶湿热痹者慎用。❷儿童、孕妇忌用。【使用注意】忌生冷、油腻食物。

通络开痹片【组成】马钱子粉、川牛膝、当归、红花、木瓜、荆芥、防风、全蝎。【剂型规格与用法用量】片剂：0.3g/片。3片/次，3次/d，餐后服用。【功用】祛风通络，活血散结，消肿止痛。用于寒热错杂、瘀血阻络所致的关节肿胀疼痛。类风湿关节炎、风湿性关节炎、产后风湿痛、强直性脊柱炎等属上述证型者可用之。【不良反应】偶见口干和胃部不适，或口唇发麻、便秘、皮疹、全身发紧、手足轻微抽搐。【病证禁忌与特殊人群用药】❶阴虚内热证患者禁用。❷肝肾功能损害、消化道溃疡患者慎用。❸运动员慎用。❹孕妇禁用。经期、哺乳期妇女忌用。❺儿童不宜用。【使用注意】❶服用中如出现口唇发麻、手足抽搐现象，需立即停药并采取相应治疗措施。❷方中含马钱子粉等毒性中药，不得超量，连续使用不得超过60日。

小活络丸（片）【组成】胆南星、制川乌、制草乌、地龙、乳香、没药。【剂型规格与用法用量】丸剂：3g/丸。黄酒或温开水送服，1丸/次。片剂：0.3g/片。4片/次。以上剂型均为2次/d。【功用】祛风除湿，活络通痹。用于中风及痹病，症见一侧偏瘫、手足麻木不仁或疼痛，或四肢关节疼痛、屈伸不利等。脑血管意外及脑中风后遗的半身不遂，以及风湿性关节炎、类风湿关节炎、肩关节周围炎等可辨证用之。【不良反应】偶见胸闷、呼吸困难、全身皮肤瘙痒等。【病证禁忌与特殊人群用药】❶阴虚有热者禁用。❷孕妇禁用。哺乳期妇女忌用。❸儿童不宜用。【使用注意】❶本品药力峻猛，只宜于体实者。❷忌辛辣、刺激性食物。❸服药期间忌用半夏、瓜蒌、贝母、白蔹、白及。

再造丸【组成】人参、黄芪、白术、制何首乌、熟地黄、当归、玄参、龟甲、骨碎补、桑寄生、冰片、麝香、人工牛黄、黄连、朱砂、水牛角浓缩粉、威灵仙、豹骨、白芷、羌活、防风、麻黄、细辛、粉萆薢、蕲蛇肉、葛根、两头尖、天竺黄、广藿香、豆蔻、草豆蔻、茯苓、母丁香、沉香、檀香、乌药、香附、青皮、化橘红、附子、肉桂、天麻、全蝎、僵蚕、地龙、三七、血竭、大黄、赤芍、炮穿山甲、乳香、没药、片姜黄、油松节、建曲、红曲、甘草。**【剂型规格与用法用量】**大蜜丸:9g/丸。1丸/次,2次/d,温黄酒或温开水、菊花茶送服。**【功用】**祛风化痰,活血通络。用于风痰阻络所致的中风,见半身不遂、口眼㖞斜、手足麻木、疼痛拘挛、言语謇涩者。中风恢复期、后遗症期、风湿性关节炎、骨性关节炎等见上述证候者可用之。**【病证禁忌与特殊人群用药】❶**感冒时不宜用。**❷**肝肾功能不全者忌用。**❸**糖尿病、高血压与心脏病、年老体弱者慎用。**❹**孕妇及哺乳期妇女禁用。**❺**儿童不宜用。**【使用注意】❶**不可超量、长期服用。**❷**不宜与碘化钾、硫酸亚铁类药物同用。

中风回春丸(颗粒、胶囊、片)【组成】川芎、丹参、当归、川牛膝、桃仁、红花、茺蔚子、鸡血藤、土鳖虫、全蝎、蜈蚣、地龙、僵蚕、木瓜、金钱白花蛇、威灵仙、忍冬藤、络石藤、伸筋草。**【剂型规格与用法用量】**丸剂:1.8g/袋或16g/瓶。1.2~1.8g/次。颗粒:2g/袋。2g/次。胶囊:0.5g/粒。2~3粒/次。片剂:0.3g/片。4~6片/次。以上剂型均为3次/d,温开水送服。**【功用】**活血化瘀,舒筋通络。用于痰瘀阻络所致的中风,症见肢体活动不利、重则瘫痪不起、肢体麻木、疼痛或发凉、手足肿胀、手指拘挛、关节疼痛、屈伸不利、口眼㖞斜、言语不利等。缺血性中风及出血性中风的恢复期、后遗症期见上述证候者可用之。**【不良反应】**有报道称:脑血管病患者,特别是脑血栓伴血压偏低者,服用中风回春丸后出现不同程度的头晕目眩症状,但减量后可自行恢复。**【病证禁忌与特殊人群用药】❶**脑出血急性期患者忌用。**❷**风火痰热上攻者忌用。**❸**孕妇禁用。妇女月经期、哺乳期忌用。**❹**儿童不宜用。**【使用注意】**中风但血压偏低者,开始应用小剂量,然后酌情适当加量。

祖师麻膏药(片、注射液)【组成】❶贴膏剂:由祖师麻、当归、赤芍、香附、羌活、细辛、白术、防风、白芷、独活、桃仁、牛膝、肉桂、桂枝、南星、麻黄、地龙、川乌、草乌、红花、乳香、没药、冰片、丁香制成的黑膏药或由祖师麻、樟脑、冰片、薄荷脑、水杨酸甲酯、苯海拉明、二甲苯、麝香制成的橡胶膏剂。❷片剂：祖师麻浸膏。❸注射剂：为黄瑞香的根皮和茎皮的提取物。【剂型规格与用法用量】黑膏药：每张 10g、7g 或 2.5g。加温软化，贴于患处。24～48h 更换 1 次。橡胶膏剂：每张 7cm×10cm。贴于患处，12～24h 更换 1 次。片剂：0.29g/片。3 片/次，3 次/d。注射剂：2mL/支。肌注，1～2mL/次，1～2 次/d。【功用】❶黑膏药：追风散寒，舒筋活血。用于筋骨疼痛、四肢麻木、腰膝疼痛、风湿关节肿痛及筋骨劳损，跌打后痛、麻、胀诸症。❷橡胶膏剂：祛风除湿，活血止痛。用于风寒湿痹、瘀血痹阻筋脉所致的痹病。症见肢体关节肿痛、畏寒肢冷、局部肿胀有硬结或瘀斑等。风湿性关节炎、类风湿关节炎、坐骨神经痛等见上述证候者可用之。❸片剂：祛风除湿，活血止痛。用于风湿痹症。关节炎、类风湿关节炎亦常用。❹注射剂：祛风除湿，活血止痛。用于肢体关节肿胀、冷痛或刺痛、活动屈伸不利、阴雨天加重、舌有瘀斑、脉沉弦者。风湿性关节炎、类风湿关节炎见上述证候者可用之。【不良反应】使用橡胶膏剂时偶见发痒、斑疹等过敏反应。【病证禁忌与特殊人群用药】❶肾病患者禁用黑膏药。❷黄瑞香（别名祖师麻）为有毒植物，注射剂、片剂均以其为唯一原料制得；黑膏药除祖师麻外，还含有乌头类、南星等有毒中药以及牛膝、红花、桃仁等多味活血祛瘀类中药；橡胶膏剂既含祖师麻，又含能催产下胎的麝香，故孕妇均应禁用。哺乳期妇女慎用注射剂、片剂；经期妇女慎用黑膏药。❸儿童均不宜用。【使用注意】❶贴膏剂忌用于创伤或皮肤破溃处。❷服用片剂期间忌服激素、环磷酰胺、氮芥等药物；忌公鸡、牛肉等食物。❸胃病患者服用片剂时可餐后服用，并配合健胃药使用。

芪蛭通络胶囊 【组成】水蛭、地龙、全蝎、土鳖虫、僵蚕、冰片、黄芪、丹参、红花、泽兰、郁金、当归、鸡血藤、人参、胆南星、赤芍、天麻、姜黄、川芎、毛冬青、麦冬、五味子、猪牙皂、羌活、肉桂、何首乌。【剂型规格与用法用量】胶囊：0.5g/粒。4 粒/次，2 次/d，早餐前晚餐后各服 1 次。【功用】益气，活血，通络。用于脑梗死、脑出血后遗症及中风恢复期后遗症，症见半身不遂、肢体麻木、口眼㖞斜、语言不利、身体倦怠。【病证禁忌与特殊人群用药】❶孕妇禁用。❷有出血倾向者慎用。【使用注意】忌油腻食物。

第十六节　祛湿剂

一、散寒除湿剂

追风透骨丸（胶囊、片）【组成】白术、白芷、赤芍、赤小豆、川芎、当归、地龙、防风、茯苓、甘草、甘松、桂枝、麻黄、没药、羌活、秦艽、乳香、天麻、天南星、细辛、香附、制草乌、制川乌、朱砂。**【剂型规格与用法用量】**丸剂：每 10 丸 1g。6g/次。胶囊：0.26g/粒。4 粒/次。片剂：0.29g/片。4 片/次。以上剂型均为 2 次/d。**【功用】**祛风除湿，通经活络，散寒止痛。用于风寒湿痹之四肢疼痛、神经麻痹、手足麻木或痿弱、行走艰难、关节拘挛、屈伸不利等症。风湿性关节炎、类风湿关节炎、骨性关节炎、腰肌劳损、坐骨神经痛等见上述证候者可用之。**【不良反应】**可出现颜面、四肢潮红、皮疹、瘙痒，或伴颜面、下肢浮肿，并可见胃肠道反应。**【病证禁忌与特殊人群用药】**❶热痹证患者忌服。❷脾胃湿热、脾胃虚弱者慎用。❸严重心脏病，高血压，肝、肾疾病患者忌服。❹孕妇禁用。哺乳期妇女忌用。❺儿童不宜用。**【使用注意】**❶含乌头类毒性中药和天南星、朱砂等有毒中药，不可超量、长期服用。❷服药期间忌用半夏、瓜蒌、贝母、白蔹、白及。

风湿骨痛颗粒（胶囊、片）【组成】制川乌、制草乌、红花、木瓜、乌梅、麻黄、甘草。**【剂型规格与用法用量】**颗粒：2g/袋。1～2 袋/次。胶囊：0.3g/粒。4～6 粒/次。餐后服，3 个月为 1 个疗程。片剂：0.36g/片。4～6 片/次。以上剂型均为 2 次/d，温开水送服。**【功用】**温阳散寒，通络止痛。用于寒湿闭阻经络所致的痹病，见腰脊疼痛、四肢关节冷痛、屈伸不利、麻木或肿胀、遇热则减等。风湿性关节炎见上述证候者可用之。**【不良反应】**服药后少数可见胃脘不适。**【病证禁忌与特殊人群用药】**❶有出血倾向者、阴虚内热者禁用。❷严重心脏病、高血压、肝病及肾病者忌服。❸严重消化道疾病者慎用。❹运动员慎用。❺孕妇及哺乳期妇女忌服。**【使用注意】**❶服药期间注意血压变化。❷本品含乌头碱，不得任意增加服用量和服用时间。❸服药后如果出现唇舌发麻、头痛头昏、腹痛腹泻、心烦欲呕、呼吸困难等情况，应立即停药给予对症处理。

附桂骨痛颗粒（胶囊、片）【组成】附子（制）、川乌（制）、肉桂、淫羊藿、白芍（炒）、当归、党参、乳香（制）。【剂型规格与用法用量】颗粒：5g/袋。5g/次。胶囊：0.33g/粒，每盒 36 粒。4～6 粒/次。片剂：0.33g/片。6 片/次。以上剂型均 2～3 次/d。餐后服，3 个月为 1 个疗程。如需继续治疗，必须停药 1 个月后遵医嘱服用。【功用】温阳散寒，益气活血，消肿止痛。用于阳虚、寒湿所致关节疼痛、屈伸不利、麻木或肿胀、遇热则减、畏寒肢冷等症。颈椎及膝部骨性关节炎见上述证候者可用之。【不良反应】少数患者服药后可见胃脘不适，停药后可自行缓解。【病证禁忌与特殊人群用药】❶高血压、严重消化道疾病患者慎用。❷关节红肿热痛者慎用。❸有出血倾向者、阴虚内热者禁用。❹孕妇禁用。❺儿童慎用。【使用注意】❶方中含有毒药附子、川乌，不可过量、久服。❷服药期间，应注意血压变化。

复方雪莲胶囊【组成】雪莲、延胡索、羌活、制川乌、独活、制草乌、木瓜、香加皮。【剂型规格与用法用量】胶囊：0.3g/粒。2 粒/次，2 次/d。早、晚餐后服用。【功用】温经散寒，祛风逐湿，舒筋活络。用于风寒湿邪痹阻经络所致的痹病，见关节冷痛、屈伸不利、局部畏恶风寒者。类风湿关节炎、风湿性关节炎、骨关节炎、强直性脊柱炎和多种退行性骨关节病可辨证用之。【不良反应】有报道称可致急性重症肝损害。【病证禁忌与特殊人群用药】❶风湿热痹证患者忌用。❷缺血性心脏病者慎用。❸孕妇禁用。哺乳期妇女忌用。❹儿童不宜用。【使用注意】❶方中含制川乌、制草乌等毒性中药，不可超量、久服。❷服药期间忌用半夏、瓜蒌、贝母、白蔹、白及。

关节止痛膏【组成】辣椒流浸膏、颠茄流浸膏、薄荷油、水杨酸甲酯、樟脑、盐酸苯海拉明。【剂型规格与用法用量】橡胶膏：每张 7cm×10cm。贴于患处。【功用】活血散瘀，温经镇痛。用于寒湿瘀阻经络所致的关节痛、不肿或肿胀而不红不热、遇寒加重、遇热则减等症。风湿性关节炎、类风湿关节炎及关节扭伤可用之。【不良反应】偶见皮肤过敏反应。【病证禁忌与特殊人群用药】❶皮肤病患者、运动员慎用。❷孕妇禁用。哺乳期妇女慎用。❸儿童不宜用。【使用注意】❶本品含有刺激性药物，禁贴于创伤处。❷出现皮肤过敏反应时应停止使用。

寒湿痹颗粒（片）【组成】附子、制川乌、黄芪、桂枝、麻黄、白术、当归、白芍、威灵仙、木瓜、细辛、炙甘草。【剂型规格与用法用量】颗粒：3g/袋（无糖型）或 5g/袋（含糖型）。开水冲服，1 袋/次，3 次/d。片剂：0.25g/片。4 片/次，3 次/d。【功用】祛寒除湿，温经通络。用于风寒湿闭阻所致的痹病，见肢体关节冷痛沉重或肿胀、局部畏寒、皮色不红、触之不热、遇寒痛增、得热痛减、脉弦紧或沉迟。风湿性关节炎、类风湿关节炎、骨关节病、慢性腰腿痛等见上述证候者可用之。【病证禁忌与特殊人群用药】❶发热患者禁用。❷风湿热痹患者不宜用。❸孕妇禁用。哺乳期妇女忌用。❹儿童不宜用。【使用注意】❶方中含制川乌等毒性中药，不可超量或长时间服用。❷忌辛辣、刺激性食物。❸服药期间忌用半夏、瓜蒌、贝母、白蔹、白及。

木瓜丸【组成】木瓜、当归、川芎、白芷、威灵仙、狗脊、牛膝、鸡血藤、海风藤、人参、制川乌、制草乌。【剂型规格与用法用量】丸剂：每10丸重1.8g。30丸/次，2次/d。【功用】祛风散寒，除湿通络，通痹止痛，强壮筋骨。用于风寒湿闭阻所致的痹病，见关节疼痛、肿胀、屈伸不利、局部畏恶风寒、肢体麻木、腰膝酸软者。老年肩臀、腰腿、足跟痛及痹症日久，伤及正气，足膝无力，行走艰难者常用之。【不良反应】个别患者服药后可见过敏反应，主要表现为全身瘙痒，皮肤有红色斑块，伴见呼吸急促、烦躁不安等；尚有致心律失常及胃炎的报道。【病证禁忌与特殊人群用药】❶风湿热痹者忌用。❷孕妇禁用。哺乳期妇女慎用。❸儿童不宜用。【使用注意】❶方中含制川乌、制草乌，不宜过量、久服。❷发生过敏反应时，应立即停药并进行抗过敏治疗。❸服药期间忌用半夏、瓜蒌、贝母、白蔹、白及。

万通筋骨片【组成】制川乌、制草乌、马钱子（制）、淫羊藿、牛膝、羌活、贯众、黄柏、乌梢蛇、鹿茸、续断、乌梅、细辛、麻黄、桂枝、红花、刺五加、金银花、地龙、桑寄生、甘草、骨碎补（烫）、地枫皮、没药（制）、红参。【剂型规格与用法用量】片剂：0.28g/片。2片/次，2~3次/d。【功用】祛风散寒，通络止痛。用于痹症、腰腿痛、肌肉关节疼痛、屈伸不利。肩周炎、颈椎病、风湿性关节炎、类风湿关节炎见以上证候者可用之。【不良反应】有致皮疹及血压升高的报道。【病证禁忌与特殊人群用药】❶高血压、心脏病患者慎用。❷孕妇禁用。❸运动员慎用。【使用注意】❶本品含制川乌、制草乌、马钱子等多种有毒中药，不宜超量、久服。❷治疗期间定期复查肾功能。

武力拔寒散【组成】白花菜籽、花椒（青椒去目）。【剂型规格与用法用量】散剂：17g/袋。外用。取药粉适量，用鸡蛋清略加温开水调成糊状，分摊于蜡纸上，贴于穴位或患处。【功用】祛风散寒，活血通络。用于感受风寒、筋骨麻木、肩背酸痛、腰痛寒腿、饮食失调、胃寒作痛、肾寒精冷、子宫寒冷、行经腹痛、寒湿带下。【**不良反应**】部分患者用后，皮肤会产生黄色水疱。【**病证禁忌与特殊人群用药**】❶15岁以下儿童忌用。❷孕妇忌用。【**使用注意**】❶忌食生冷。❷肚脐及脚心部位不可贴用。❸周身感受风寒者，先贴较重处，每次贴2～3h后揭去。如贴之痛甚者，可提前揭下（感到疼痛时立即揭下）。

二、清热除湿与祛风除湿剂

二妙丸【**组成**】苍术、黄柏。【**剂型规格与用法用量**】丸剂：每100粒6g。6～9g/次，2次/d。【**功用**】燥湿清热。用于湿热下注、足膝红肿热痛、下肢丹毒、白带、阴囊湿痒。类风湿关节炎、急性痛风性关节炎、骨性关节炎、慢性盆腔炎、外阴阴囊湿疹可用之。【**不良反应**】个别患者服用后出现皮疹、瘙痒等过敏症状。【**病证禁忌与特殊人群用药**】❶过敏体质者慎用。❷高血压、心脏病、肝病、糖尿病、肾病等慢性病严重者慎用。❸孕妇、儿童均慎用。【**使用注意**】❶出现过敏反应时应停药并向专科医师咨询。❷忌烟酒、辛辣、油腻及腥发食物。

湿热痹颗粒【**组成**】苍术、忍冬藤、地龙、连翘、黄柏、薏苡仁、防风、川牛膝、威灵仙、桑枝、草薢、防己。【**剂型规格与用法用量**】颗粒：5g/袋（减糖型）。5g/次，3次/d，开水冲服。【**功用**】祛风除湿，清热消肿，通络定痛。用于湿热阻络所致的痹病，见肌肉或关节红肿热痛、有沉重感、步履艰难、发热、口渴不欲饮、小便色黄等。风湿性关节炎、类风湿关节炎、强直性脊柱炎、痛风、骨关节炎等见有上述证候者可用之。【**病证禁忌与特殊人群用药**】❶风寒湿痹及脾胃虚寒者忌用。❷孕妇禁用。经期妇女慎用。❸儿童不宜用。【**使用注意**】忌辛辣、油腻食物。

四妙丸【**组成**】盐黄柏、苍术、薏苡仁、牛膝。【**剂型规格与用法用量**】丸剂：每15粒重1g。6g/次，2次/d。【**功用**】清热利湿。用于湿热下注所致的痹病，症见足膝红肿、筋骨疼痛。类风湿关节炎、风湿热、痛风性关节炎、重症肌无力见上述证候者可用之。【**病证禁忌与特殊人群用药**】❶风寒湿痹、带下、虚寒痿证患者忌用。❷阴虚证患者忌用。❸孕妇禁用。【**使用注意**】饮食宜清淡，忌饮酒，忌鱼腥、辛辣食物。

痛风定胶囊（片）【组成】秦艽、黄柏、延胡索、赤芍、川牛膝、泽泻、车前子、土茯苓。【剂型规格与用法用量】胶囊：0.4g/粒。4粒/次。片剂：0.4g/片。4片/次。以上剂型均为3次/d。【功用】清热除湿，活血通络止痛。用于痛风病属湿热瘀阻证者，症见关节红肿热痛、伴发热、汗出不解、口渴喜饮、心烦不安、小便黄、舌质红、苔黄腻、脉滑数等。能降低尿酸，对控制痛风病及急性关节炎有较好作用。【不良反应】可致胃痛、纳差等胃肠道反应。【病证禁忌与特殊人群用药】❶风寒湿痹证者禁用。❷孕妇禁用。经期妇女忌用。❸儿童不宜用。【使用注意】❶服药后不宜立即饮茶。❷忌肉类、鱼虾、豆类、油腻、辛辣食物。

雷公藤片（颗粒、糖浆、贴膏）【组成】雷公藤提取物。【剂型规格与用法用量】片剂：0.3g/片（每片含雷公藤甲素33μg）。1~2片/次，2~3次/d。双层片：50mg/片（含雷公藤甲素50μg/片）。2片/次，2次/d，早餐及晚餐后即刻服用。并在医师观察下服用。每人每日用药总量一般不超过6片，10日为1个疗程，必要时可治疗2~3个疗程。多苷片：每片含雷公藤多苷10mg。1~1.5mg/(kg·d)，最大用量1日不超过90mg，分3次餐后服用，疗程2~3个月。多层片：每片含雷公藤多苷10mg。按1~1.5mg/kg（体重），分3次餐后服。颗粒：每袋含雷公藤浸膏2.5g。1包/d，餐后开水冲服。糖浆：每100mL糖浆含生药10g。10~30mL/次，3次/d。贴膏：每张6.5cm×5cm。外用，贴患处关节，1次/d，1次贴10~12h。【功用】祛风除湿，活血通络，消肿止痛，具有抗炎及免疫抑制作用。用于寒热错杂型、瘀血阻络型痹证。见关节肿痛、屈伸不利、晨僵、关节变形、活动受限等。类风湿关节炎见上述证候者可用之。其中，多苷片尚可用于肾病综合征、白塞三联征、麻风反应、自身免疫性肝炎等的治疗；贴膏剂则多用于改善类风湿关节炎所致的关节肿胀、疼痛、压痛、晨僵等局部症状。【不良反应】❶服药后可见厌食、恶心、呕吐、腹胀、腹泻等症状，有时可出现消化道出血。餐后服药，或同时服用保护胃黏膜的药物，可减轻症状。❷女性服药者常会发生闭经、月经周期紊乱以及经血增多或减少等。对男性可能有抗生育的作用，使精子密度下降，数目减少，活动能力减弱，部分患者性功能减退。❸服药后可发生口唇及口腔黏膜糜烂、溃疡、皮肤色素加深及脱发等。❹可引起肝脏损害，或红细胞、白细胞、血小板减少。❺少数患者可发生心律失常，或心电图改变。❻雷公藤的安全范围比较小，容易发生中毒，中毒时可见急性胃肠炎、消化道出血、肠麻痹、肠梗阻、急性中毒型肝炎、急性肾功能不全、弥散性血管内凝血等。超大剂量服用可中毒致死。【病证禁忌与特殊人群用药】❶严重心血管病、肝肾功能不全者，白细胞、血小板低下者，过敏体质者和老年患者慎用。❷处于生育年龄有孕育要求者禁用。孕妇禁用。哺乳期妇女禁用。儿童不宜用。【使用注意】❶本品应在专科医师指导下用。从偏小剂量开始，服用3～5日后逐渐加至常用量。为减少对胃的刺激，以餐后服用为宜。❷连续用药不宜超过3个月。如继续用药，应由医师根据病情及治疗需要决定。必要时应及时停药，给予必要处理。❸疗程长短视病情而定，最佳疗效在连续服药2～3个月后，病情稳定者一般在服药半年以上，疗程越长，复发越少，病情基本稳定后，逐步减量维持一段时间。对于个别副反应较大又必须使用的患者，可采用间歇用药方式，间歇期停用雷公藤而以其他药物代替，或减少用量、合并使用其他药物。❹患处敷贴的贴膏不要弄湿，敷贴部位尽可能保持温暖。❺为观察可能出现的不良反应，用药期间应注意定期随诊及检查血、尿常规及心电图、精液和肝肾功能。❻急性中毒可采用一般急性中毒解救措施，并给予低盐饮食。

风湿马钱片【组成】马钱子、僵蚕、乳香、没药、全蝎、牛膝、苍术、麻黄、甘草。【剂型规格与用法用量】片剂：0.17g/片，含士的宁应为0.90～1.1mg。常用量2～3片/次；极量4片/次，1次/d。【功用】祛风除湿，活血祛瘀，通络止痛。用于风湿痹阻、瘀血阻络所致的痹病，症见关节疼痛、刺痛较甚、得热痛减、遇寒加重、关节不可屈伸、局部皮色不红、触之不热者。风湿性关节炎、类风湿关节炎、坐骨神经痛见上述证候者可用之。【不良反应】过量服用可引起肢体颤抖、手指麻木、惊厥、呼吸困难，甚至昏迷。应立即停药，或用甘草、绿豆煎水服。【病证禁忌与特殊人群用药】❶风湿热痹证者忌用。❷高血压、心脏病、肝肾功能不全、癫痫、破伤风、甲亢患者忌用。❸脾胃虚弱者及年老体弱者慎用。❹运动员慎用。❺孕妇禁用。经期、哺乳期妇女慎用。儿童不宜用。【使用注意】❶方中含有毒中药马钱子，不可超量、长期服用。❷忌辛辣、油腻食物。

复方风湿宁颗粒（胶囊、片）【组成】两面针、七叶莲、过岗龙、威灵仙、鸡骨香、宽筋藤。【剂型规格与用法用量】颗粒：4g/袋。温开水冲服，1袋/次。胶囊：0.3g/粒。5粒/次。片剂：0.48g/片。2片/次，餐后服用。以上剂型均为3～4次/d。【功用】祛风除湿，活血散瘀，舒筋止痛。用于风湿痹痛。风湿性关节炎、类风湿关节炎、痛风、软组织损伤引起的疼痛等可用之。【病证禁忌与特殊人群用药】❶热痹证者忌用。❷高血压、心脏病、糖尿病、肝病、肾病严重者慎用。❸孕妇禁用。经期、哺乳期妇女慎用。❹儿童不宜用。【使用注意】❶忌寒凉、油腻及酸味食物。❷不宜在服药期间同时服用其他泻火及滋补性中药。

黑骨藤追风活络胶囊【组成】青风藤、黑骨藤、追风伞。【剂型规格与用法用量】胶囊：0.3g/粒。3粒/次，3次/d。2周为1个疗程。餐后服用。【功用】祛风除湿，通络止痛。用于风寒湿痹，肩臂腰腿疼痛等。对关节不利，伴有恶寒、发热、出汗等症有一定缓解作用。【病证禁忌与特殊人群用药】❶热痹证患者忌用。❷消化道溃疡患者禁用。❸高血压、心脏病、肝病、糖尿病、肾病等慢性病患者慎用。❹过敏体质者慎用。❺孕妇禁用。哺乳期妇女慎用。❻年老体弱者、儿童不宜用。【使用注意】❶服药期间不宜同时服用泻火药及滋补性中药。❷方中黑骨藤有毒，应严格按照用法用量服用，1日量不宜超过9粒。❸忌寒凉及油腻食物。

虎力散（胶囊、片）【组成】制草乌、白云参、三七、断节参。【剂型规格与用法用量】散剂：0.9g/瓶。口服，0.3g/次，1～2次/d，开水或温酒送服。外用，撒于伤口处。胶囊：0.3g/粒。1粒/次，1～2次/d，开水或温酒送服。外用，将内容物撒于伤口处。片剂：0.38g/片。1片/次，1～2次/d，开水或温酒送服。外用，研细，撒于伤口处。【功用】祛风散寒，活血通络，消肿定痛。用于风寒湿闭阻、瘀血阻络所致的痹病，见关节冷痛、刺痛或疼痛夜甚、屈伸不利、局部微恶风寒、肢体麻木者。亦可用于跌打损伤所致的瘀肿疼痛。类风湿关节炎、骨关节炎可用之。【病证禁忌与特殊人群用药】❶孕妇禁用。经期、哺乳期妇女慎用。❷儿童不宜用。【使用注意】❶方中含毒性中药制草乌，不可超量、久服。❷服药期间忌用半夏、瓜蒌、贝母、白蔹、白及。

金骨莲胶囊（片）【组成】透骨香、汉桃叶、大血藤、八角枫、金铁锁。【剂型规格与用法用量】胶囊：0.25g/粒。2粒/次。片剂：0.24g/片。2片/次。以上剂型均为3次/d，餐后服用。【功用】苗医：抬奥，抬蒙，僵见风。中医：祛风除湿，消肿止痛。用于风湿痹阻所致的关节肿痛、屈伸不利等。【不良反应】个别患者服药后会有食管梗阻，或胃肠不适感。【病证禁忌与特殊人群用药】❶热痹证患者不宜用。❷高血压、心脏病、肝病、糖尿病、肾病等慢性病严重者慎用。❸孕妇、儿童禁用。【使用注意】❶忌寒凉、辛辣及油腻食物。❷不宜在服药期间同时服用其他泻火及滋补性中药。

麝香追风膏【组成】麝香、独活、香加皮、海风藤、苏木、海桐皮、延胡索、生川乌、生草乌、威灵仙、血竭、木香、乳香、没药、乌药、红花、当归、熟地黄、生地黄、麻黄、牛膝、薄荷脑、冰片、樟脑、桉油、肉桂油、丁香罗勒油、水杨酸甲酯。**【剂型规格与用法用量】**橡胶膏：每张 7cm×10cm 或每张 9.5cm×11.6cm。外用，贴于患处。**【功用】**祛风散寒，活血止痛。用于风寒湿邪侵袭人体，气血运行不畅、阻滞经络筋骨肌肤引起的四肢关节疼痛较剧，痛有定处、局部皮色不红、得热痛减，或见关节肿胀、晨僵、关节麻木、腰臀部酸痛或刺痛、转侧不利，大、小腿后侧及足部出现针刺样疼痛，常因行走、咳嗽、弯腰等加剧者。风湿性关节炎、坐骨神经痛及扭、挫伤等患者可用之。**【不良反应】**偶见皮肤过敏反应。**【病证禁忌与特殊人群用药】❶**对橡胶膏过敏者慎用。**❷**皮肤破溃处禁用。**❸**孕妇禁用。经期及哺乳期妇女慎用。**❹**儿童慎用。**【使用注意】**方中含乌头类毒性中药，不可长期或大面积使用。

疏风定痛丸【组成】马钱子粉、麻黄、乳香（醋炙）、没药（醋炙）、千年健、自然铜（煅）、地枫皮、桂枝、牛膝、木瓜、甘草、杜仲（盐炙）、防风、羌活、独活。**【剂型规格与用法用量】**大蜜丸：6g/丸。1 丸/次，2 次/d。小蜜丸：每 100 丸重 20g。6g（30 丸）/次，2 次/d。**【功用】**祛风散寒，活血止痛。用于风寒湿闭阻、瘀血阻络所致的痹病，症见关节疼痛、冷痛、刺痛或疼痛较甚，屈伸不利、局部恶寒、腰腿疼痛、四肢麻木及跌打损伤所致的局部肿痛。类风湿关节炎、骨关节炎、软组织挫伤见上述证候者可用之。**【不良反应】**可出现周身发紧、头颈不适、肢体颤动、呼吸困难等。需立即停药，并立即进行救治。**【病证禁忌与特殊人群用药】❶**心、肝、肾功能损害严重者禁用。**❷**孕妇忌服。**❸**体弱者慎服。**❹**运动员慎用。**❺**心动过速者慎用。**【使用注意】❶**大蜜丸服用前应除去蜡皮、塑料球壳；可嚼服，也可分份吞服。**❷**本品含士的宁，不宜过量、久服。

正清风痛宁胶囊（片、缓释片、注射液）【组成】盐酸青藤碱。**【剂型规格与用法用量】**胶囊：0.15g/粒。1～2 粒/次，3 次/d。片剂：20mg/片。用于风寒湿痹证时，1～4 片/次，3～12 片/d，餐前服或遵医嘱；用于慢性肾炎（普通型为主），3 片/次，3 次/d，3 个月为 1 个疗程。缓释片：每片含盐酸青藤碱 60mg。用于风寒痹证时，1～2 片/次，2 次/d，2 个月为 1 个疗程；用于慢性肾炎（普通型为主），2 片/次，2 次/d，3 个月为 1 个疗程。注射剂：2mL/支（含盐酸青藤碱 50mg）。肌注，1～2mL/次，2 次/d。**【功用】**祛风除湿，活血通络，消肿止痛。用于风寒湿痹病，症见肌肉酸痛、关节肿胀疼痛、屈伸不利、麻木僵硬等。急性风湿性关节炎及类风湿关节炎见上述证候者可用之。片剂、胶囊还常用于湿邪瘀阻型慢性肾炎（普通型为主），见反复浮肿、腰部酸痛、肢体困重、尿少、舌质紫暗或有瘀斑、苔腻者。【不良反应】片剂（缓释片）、胶囊：口服后可见皮肤潮红、灼热、瘙痒、皮疹等不良反应，或见胃肠不适，恶心、食欲减退、头昏、头痛、多汗，少数患者发生白细胞减少和血小板减少。注射剂：❶具有强烈的释放组胺作用，部分患者在注射后1～10min出现瘙痒、潮红、出汗、痛肿加重现象，一般无需特殊处理，在0.5～1h内上述现象可自行消失，反应严重者，可适当减少剂量或停药。必要时，可用异丙嗪25～50mg对抗。❷注射过程中，患者若出现手、足或口唇发麻、胸闷、胸痛等症，应立即停药，必要时对症处理。❸个别患者可出现过敏性休克，见胸闷、心悸、血压下降、面色苍白、四肢欠温、神志不清等，处理方法同一般过敏性休克的防治，用肾上腺素可对抗。【病证禁忌与特殊人群用药】❶本品具有强烈的释放组胺作用，有哮喘病史及对青藤碱过敏者禁用。❷有药物过敏史者、低血压患者慎用。❸孕妇禁用。经期、哺乳期妇女忌用。❹儿童不宜用。【使用注意】❶注射剂首次剂量为25mg（1mL），且务必要在医院使用；注射后应嘱患者静坐10min，无特殊不适后方可离去。❷应定期复查血常规，并注意观察血糖和胆固醇。

三、化瘀祛湿剂

肾炎四味胶囊（丸、片、颗粒）【组成】细梗胡枝子、黄芩、石韦、黄芪。【剂型规格与用法用量】胶囊：0.3g/粒。8粒/次。丸剂：5g/袋。5g/次。片剂：0.36g/片。8片/次。颗粒：5g/袋。5g/次，开水冲服。以上剂型均为3次/d。【功用】清热利尿，补气健脾。用于湿热内蕴兼气虚所致的水肿，见浮肿、腰痛、乏力、小便不利者。慢性肾炎及慢性肾功能不全属上述证型者可用之。对浮肿、高血压、蛋白尿、尿红细胞及管型均有不同程度的改善，对慢性肾功能不全和降低非蛋白氮、酚红排泄率有较明显的改善。【不良反应】个别患者可出现恶心、纳差、腹胀、口干、口苦。【病证禁忌与特殊人群用药】❶肝肾阴虚、脾肾阳虚所致水肿及风水肿患者忌用。❷孕妇禁用。❸儿童慎用。【使用注意】❶服用本品期间忌服激素、环磷酰胺、氮芥等药物。❷饮食应低盐、低脂，忌辛辣、油腻食物。

迈之灵片【组成】马栗提取物。【剂型规格与用法用量】片剂：

每片含马栗提取物 150mg。餐后口服，成人 2 次/d，早、晚各 1 次，1～2 片/次。病情较重或治疗初期，2 次/d，2 片/次。20 日为 1 个疗程。【功用】❶用于各种原因所致的慢性静脉功能不全、静脉曲张、深静脉血栓形成及血栓性静脉炎后综合征。症见下肢肿胀、痉挛、瘙痒、灼热、麻木、疼痛、疲劳沉重感、皮肤色素沉着、瘀血性皮炎、溃疡及精索静脉曲张引起的肿痛等。❷各类外伤、创伤、烧烫伤、各种手术后以及肿瘤等所致的肢体水肿和组织肿胀。❸痔静脉曲张引起的内、外痔急性发作症状，症见肛门潮湿、瘙痒、便血、疼痛等。【不良反应】可见轻微胃肠道不适。不需中断治疗，建议在用餐时服。【病证禁忌与特殊人群用药】胃溃疡患者慎用。【使用注意】药片应完整服下。

脉络舒通丸（颗粒）【组成】黄芪、金银花、黄柏、苍术、薏苡仁、玄参、当归、白芍、甘草、水蛭、蜈蚣、全蝎。【剂型规格与用法用量】丸剂：12g/袋（每丸重约 56mg）。温开水送服，12g/次。颗粒：20g/袋。20g/次，温开水冲服。以上剂型均为 3 次/d。【功用】清热解毒，化瘀通络，祛湿消肿。用于湿热瘀阻脉络所致的血栓性浅静脉炎，非急性期深静脉血栓形成所致的下肢肢体肿胀、疼痛、肤色暗红或伴有条索状物。【不良反应】部分患者服药后可出现轻度恶心、呕吐、食欲减退、胃部不适等反应。【病证禁忌与特殊人群用药】❶肝肾功能不全者，或出血性疾病、凝血机制障碍者慎用。❷深静脉血栓形成初发期忌用。❸孕妇禁用。❹儿童不宜用。【使用注意】忌辛辣及刺激性食物。

盘龙七片【组成】盘龙七、制川乌、制草乌、当归、杜仲、秦艽、铁棒锤、红花、五加皮、牛膝、过山龙、丹参、青蛙七、木香、缬草、重楼、壮筋丹、祖师麻、白毛七、老鼠七、没药、伸筋草、羊角七、乳香、珠子参、络石藤、支柱蓼、竹根七、扣子七、八里麻。【剂型规格与用法用量】片剂：0.3g/片。3～4 片/次，3 次/d。【功用】活血化瘀，疏通筋络，祛风除湿，强筋壮骨，消肿止痛。用于风湿瘀阻所致的痹病，见关节疼痛、刺痛或疼痛夜甚、屈伸不利，或腰痛、跌打伤痛等症。风湿性关节炎、类风湿关节炎、腰肌劳损、骨折、软组织损伤、偏瘫等可辨证用之。【不良反应】不良反应轻微，以胃肠道反应为主，表现为恶心、呕吐、腹泻。【病证禁忌与特殊人群用药】❶高血压患者慎用。❷孕妇禁用。哺乳期妇女禁用。经期妇女慎用。❸儿童不宜用。【使用注意】❶方中含制川乌、制草乌、铁棒锤、祖师麻等毒性中药，不可超量、长期服用。❷服药期间忌用半夏、瓜蒌、贝母、白蔹、白及。

肾康注射液 【组成】大黄、黄芪、红花、丹参。【剂型规格与用法用量】注射剂：20mL/支。静滴，100mL（5支）/次，1次/d，使用时用10%葡萄糖注射液300mL稀释。20～30滴/min。疗程4周。【功用】降逆泄浊，益气活血，通腑利湿。用于慢性肾衰竭属湿浊血瘀证。症见恶心呕吐、口中黏腻、面色晦暗、身重困倦、腰痛、纳呆、腹胀、肌肤甲错、肢体麻木、舌质紫暗或有瘀点、舌苔厚腻、脉涩或细涩。【不良反应】在静滴过程中偶见发红、疼痛、瘙痒、皮疹等局部刺激症状。【病证禁忌与特殊人群用药】❶急性心力衰竭者慎用。❷高血钾危象者慎用。❸孕妇禁用。经期妇女忌用。哺乳期妇女慎用。❹儿童不宜用。【使用注意】❶产生沉淀或混浊时不得使用。❷本品不宜与其他药物在同一容器混合后使用。❸宜低蛋白、低磷、高热量饮食。

瘀血痹颗粒（胶囊、片） 【组成】乳香、威灵仙、红花、丹参、没药、川牛膝、川芎、当归、姜黄、香附、黄芪。【剂型规格与用法用量】颗粒：10g/袋。10g/次，开水冲服。胶囊：0.4g/粒。4粒/次。片剂：0.5g/片。3～4片/次。以上剂型均为3次/d。【功用】活血化瘀，通络定痛。用于瘀血阻络所致的肌肉关节疼痛剧烈、部位固定不移、痛处拒按，或有硬节和瘀斑等症。风湿性关节炎、类风湿关节炎、痛风等可辨证用之。【不良反应】可致月经量多、胃肠道不适。【病证禁忌与特殊人群用药】❶风寒湿痹及热痹证不宜用。❷有出血倾向者慎用。❸孕妇禁用。经期妇女禁用。❹儿童不宜用。【使用注意】忌酸冷、油腻食物。

四、消肿利水与清热通淋剂

五苓散（胶囊、片） 【组成】茯苓、泽泻、猪苓、桂枝、白术。【剂型规格与用法用量】散剂：3g/袋，9g/袋，12g/袋。6～9g/次。胶囊：0.45g/粒。3粒/次。片剂：0.35g/片。4～5片/次。以上剂型均为2次/d。【功用】温阳化气，利湿行水。用于阳不化气、水湿内停所致的水肿，见小便不利、水肿腹胀、呕吐泄泻、渴不思饮者。慢性肾炎、尿潴留、慢性支气管炎、慢性肠炎见上述证候者可用之。【不良反应】个别患者服药后可致头晕、目眩、口淡、食欲减退等。【病证禁忌与特殊人群用药】❶湿热下注、气滞水停、风水泛溢所致水肿患者不宜用。❷脾肾亏虚、小便已利者不宜用。❸高热伤津及阴虚、热证水肿患者不宜用。❹孕妇、儿童均慎用。【使用注意】忌生冷、辛辣、油腻食物。

黄葵胶囊【组成】黄蜀葵花。**【剂型规格与用法用量】**胶囊：0.5g/粒。5粒/次，3次/d，餐后服用。8周为1个疗程。**【功用】**清利湿热，解毒消肿。用于慢性肾炎之湿热证，见浮肿、腰痛、蛋白尿、血尿、舌苔黄腻等。**【不良反应】**个别患者用药后出现上腹部不适。**【病证禁忌与特殊人群用药】❶**胃溃疡患者慎用。**❷**黄蜀葵花为甘寒滑利之品，孕妇禁用。**❸**儿童慎用。**【使用注意】**忌辛辣、刺激性食物。

尿毒清颗粒【组成】大黄、黄芪、桑白皮、苦参、党参、白术、茯苓、何首乌、白芍、丹参、川芎、菊花、半夏、车前草、柴胡、甘草。**【剂型规格与用法用量】**颗粒：5g/袋。温开水冲服，4次/d，6时、12时、18时各服5g（1小包），22时服10g（2小包）。1日最大量40g（8小包），也可另定服药时间，但两次服药间隔应超过6h。**【功用】**通腑降浊，健脾利湿，活血化瘀。用于脾肾亏虚、湿浊内停、瘀血阻滞所致的少气乏力、腰膝酸软、恶心呕吐、肢体浮肿、面色萎黄者。本品可降低肌酐、尿素氮，稳定肾功能，延缓透析时间；对改善肾性贫血，提高血钙、降低血磷有一定作用。慢性肾衰竭氮质血症期和尿毒症早期可用之。**【不良反应】**个别患者服药后出现腹泻。**【病证禁忌与特殊人群用药】❶**慢性肾衰竭，尿毒症晚期患者忌用。**❷**肝肾阴虚证患者慎用。**❸**孕妇、儿童慎用。**【使用注意】❶**根据肾衰竭程度，采用相应的肾衰饮食，忌豆类食品。**❷**服药后大便呈半糊状为正常现象，如呈水样需减量使用。**❸**本品可与对肾功能无损害的抗生素、降压、利尿、抗酸降尿酸药并用。**❹**忌与氧化淀粉等化学吸附剂合用。**❺**本品为含糖制剂，糖尿病肾病所致肾衰竭者不宜使用。

肾炎舒颗粒（胶囊、片）【组成】苍术、茯苓、白茅根、汉防己、生晒参、黄精、菟丝子、枸杞子、金银花、蒲公英。**【剂型规格与用法用量】**颗粒：5g/袋或10g/袋。5g/次，开水冲服。胶囊：0.35g/粒。4粒/次。片剂：0.25g/片。6片/次。以上剂型均为3次/d，小儿用量酌减。1个月为1个疗程，可连续用2个疗程。**【功用】**益肾健脾，利水消肿。用于脾肾阳虚、水湿内停所致的水肿，见浮肿、腰痛、头晕、乏力、怕冷、夜尿多者。慢性肾炎见上述证候者可用之。**【病证禁忌与特殊人群用药】❶**症见恶寒发热、咽喉肿痛明显、肿势增剧、小便短少者忌用。**❷**有脱水症状时慎用。**❸**孕妇、儿童慎用。**【使用注意】❶**服药期间应以低盐饮食为宜，水肿甚者或血压过高者应禁盐。**❷**忌烟、酒及辛辣、刺激性食物。

肾炎安胶囊【组成】山牡荆。 **【剂型规格与用法用量】**胶囊：0.3g/粒（相当于原药材20g）。1～2粒/次，3～4次/d。急性肾小球肾炎2～3周为1个疗程，慢性肾炎2个月为1个疗程，肾病综合征以2个月为1个疗程。**【功用】**清热解毒，利湿消肿。用于湿热蕴结之水肿、淋证。符合本证候之急性肾炎、急性肾盂肾炎、尿路感染、慢性肾炎、肾病综合征等可用之。**【病证禁忌与特殊人群用药】**孕妇、儿童慎用。**【使用注意】**忌辛辣、油腻食物。

三金胶囊（片、颗粒）【组成】金樱根、菝葜、海金沙、雷公藤根、肖野牡丹。**【剂型规格与用法用量】**胶囊：0.35g/粒。2粒/次，3～4次/d。片剂：0.25g/片。4片/次，3次/d。颗粒：14g/袋（块）。14g/次，3次/d，开水冲服。 **【功用】**清热解毒，利湿通淋，益肾。用于湿热结聚膀胱所致的热淋、小便短赤、淋沥涩痛，或小便拘急、痛引腰腹，苔黄腻，脉濡数等症。急性和慢性肾盂肾炎、膀胱炎、尿道感染属肾虚湿热下注者可用之。**【不良反应】**有三金片与癃闭舒胶囊联合用药后出现肝损害的报道。**【病证禁忌与特殊人群用药】**❶肝郁气滞或脾胃两虚、膀胱气化不利所致淋证患者不宜用。❷本品为糖衣片，糖尿病患者慎用。❸孕妇禁用。哺乳期妇女忌用。❹儿童不宜用。**【使用注意】**❶忌烟、酒及辛辣食物。❷不宜同时服用滋补性中药。❸另有三金制剂组方略有差异，为金樱根、菝葜、羊开口、积雪草、金沙藤。其功用主治与三金片类似。

八正颗粒（胶囊、片、合剂）【组成】瞿麦、车前子、萹蓄、大黄、滑石、川木通、栀子、甘草、灯心草。**【剂型规格与用法用量】**颗粒：8g/袋。6～8g/次。胶囊：0.39g/粒。4粒/次。片剂：0.6g/片。3～4片/次。合剂：100mL/瓶或120mL/瓶。10～20mL/次。以上剂型均为3次/d。**【功用】**清热泻火，利尿通淋，除烦。用于湿热下注所致的热淋、血淋、石淋、膏淋，症见小便短赤、尿频、尿急、尿痛、尿血、心烦口渴、腰痛或少腹胀痛、发热恶寒等。膀胱炎、肾盂肾炎、尿道炎、急性和慢性肾炎、前列腺炎、尿道结石及阴道炎等见有上述证候者可用之。**【病证禁忌与特殊人群用药】**❶双肾结石或结石直径≥1.5cm或结石嵌顿时间长的患者不宜用。❷肝郁气滞或脾肾两虚、膀胱气化不利者不宜用。❸绞窄性肠梗阻患者及结、直肠黑变病患者禁用。❹腹泻患者慎用。❺孕妇禁用。哺乳期妇女慎用。**【使用注意】**❶不宜同时服用温补性中成药。❷不宜长时间持续服用。❸忌烟、酒及油腻食物。

导赤丸【组成】黄连、栀子（姜炒）、黄芩、连翘、木通、大黄、玄参、赤芍、滑石、天花粉。【剂型规格与用法用量】丸剂：每丸重3g。1丸/次，2次/d。周岁以内小儿酌减。【功用】清热泻火，利尿通便。用于火热内盛所致的口舌生疮、咽喉疼痛、心胸烦热、小便短赤、大便秘结。口腔炎、口腔溃疡、复发性口疮、小儿鹅口疮、舌炎、急性咽炎、尿路感染见上述证候者可用之。【病证禁忌与特殊人群用药】❶脾虚便溏者慎用。❷体弱年迈者慎用。❸孕妇禁用。【使用注意】❶忌辛辣、油腻食物。❷用治口腔炎、口腔溃疡时，可配合使用外用药。

复方金钱草颗粒【组成】车前草、广金钱草、石韦、玉米须。【剂型规格与用法用量】颗粒：3g/袋（无糖型）或10g/袋（含糖型），相当于总药材4.9g。开水冲服，1～2袋/次，3次/d。【功用】清热利湿，通淋排石。用于湿热下注所致的热淋、石淋，症见尿频、尿急、尿痛、腰痛等。泌尿系结石、尿路感染见上述证候者可用之。【病证禁忌与特殊人群用药】❶肝郁气滞、脾肾阳虚之淋证者慎用。❷双肾结石或结石直径≥1.5cm或结石嵌顿时间长的患者不宜用。【使用注意】❶忌辛辣、油腻及煎炸食物。❷治疗期间多饮水，适当运动。

复方石淋通胶囊（片）【组成】广金钱草、石韦、海金沙、滑石、忍冬藤。【剂型规格与用法用量】胶囊：0.25g/粒。6粒/次。片剂：0.45g/片。6片/次。以上剂型均为3次/d。【功用】清热利湿，通淋排石。用于下焦湿热所致的热淋、石淋，症见肾区绞痛、尿频、尿涩痛。尿路结石、泌尿系感染见上述证候者可用之。【不良反应】个别患者用药后出现胃脘嘈杂。【病证禁忌与特殊人群用药】❶双肾结石或结石直径≥1.5cm或结石嵌顿时间长的病例不宜用。❷淋证属肝郁气滞或脾肾两虚者慎用。❸肾阴虚或脾胃虚寒者慎用。❹孕妇禁用。❺儿童不宜用。【使用注意】❶忌辛辣、油腻食物。❷服药期间多饮水，适当运动。

癃清片（胶囊）【组成】白花蛇舌草、败酱草、车前子、赤芍、黄柏、黄连、金银花、牡丹皮、仙鹤草、泽泻。【剂型规格与用法用量】片剂：0.6g/片。8片/次，3次/d。胶囊：0.4g/粒。6粒/次，2次/d；重症8粒/次，3次/d。【功用】清热解毒，凉血通淋。用于热淋所致的尿频、尿急、尿痛、尿短、腰痛、小腹坠胀等症。膀胱炎、慢性肾盂肾炎急性发作、糖尿病合并泌尿系感染、前列腺炎合并泌尿系感染、泌尿系结石等病症可辨证用之。【不良反应】少数患者服药后可见恶心、呕吐等不良反应。【病证禁忌与特殊人群用药】❶脾胃虚寒者忌服。❷孕妇禁用。经期妇女慎用。❸儿童慎用。【使用注意】忌辛辣、油腻食物。

尿感宁颗粒【组成】海金沙藤、连钱草、凤尾草、葎草、紫花地丁。【剂型规格与用法用量】颗粒：5g/袋（无蔗糖）。5g/次，3～4次/d。开水冲服。【功用】清热解毒，通淋利尿，抗菌消炎。用于膀胱湿热所致的淋证，见小便频急、淋漓涩痛、小腹拘急、痛引腰腹、舌红苔黄、脉数等症。急性尿路感染或慢性尿路感染急性发作者可辨证用之。【不良反应】极少数患者服药后可出现胃部不适和食欲减退等不良反应。【病证禁忌与特殊人群用药】❶肝郁气滞、脾肾两虚、膀胱气化不利所致的淋证患者不宜用。❷脾胃虚寒者慎用。❸孕妇、儿童慎用。【使用注意】忌烟、酒及油腻、辛辣刺激性食物。

宁泌泰胶囊【组成】四季红蓉叶、仙鹤草、大风藤、白茅根、连翘、三颗针。【剂型规格与用法用量】胶囊：0.38g/粒。3～4粒/次，3次/d。7日为1个疗程。【功用】清热解毒，利湿通淋，凉血止血，养阴。用于急性泌尿系感染（肾盂肾炎、膀胱炎、尿道炎）、淋病，证属下焦湿热型及阴虚湿热型者。【不良反应】少数患者服药后出现恶心症状，停用1～3日上述症状可消失。【病证禁忌与特殊人群用药】孕妇、儿童慎用。【使用注意】忌辛辣、油腻食物。

前列安栓【组成】黄柏、虎杖、大黄、栀子等。【剂型规格与用法用量】栓剂：2g/粒。将药栓置入肛门3～4cm，1粒/次，1次/d。1个月为1个疗程。【功用】清热利湿通淋，化瘀散结止痛。用于湿热壅阻所致的精浊、白浊、劳淋，见少腹痛、会阴痛、睾丸疼痛、排尿不利、尿频、尿痛、尿道口滴白、尿道不适等证。慢性前列腺炎见以上症状者可用之。【不良反应】少数患者用药后可出现腹痛、腹泻等症状。【病证禁忌与特殊人群用药】❶脾肾亏虚所致的精浊患者慎用。❷孕妇、儿童均不宜用。经期、哺乳期妇女慎用。【使用注意】❶栓剂塞入肛门后，如有便意感，腹痛、腹泻等不适症状，可改进使用方法，如将栓剂外涂植物油或将栓剂略为深置，待适应后自觉症状可减轻或消失。❷忌辛辣、刺激性食物，禁饮酒。应多饮水，忌憋尿。

前列安通片（胶囊）【组成】黄柏、赤芍、丹参、桃仁、泽兰、乌药、王不留行、白芷。【剂型规格与用法用量】薄膜衣片：0.38g/

片。4～6片/次。胶囊：0.3g/粒。4～6粒/次。以上剂型均为3次/d。【功用】清热利湿，活血化瘀。用于湿热瘀阻证，症见尿频、尿急、排尿不畅、小腹胀痛等。前列腺炎、前列腺增生，淋菌、非淋菌性、尖锐湿疣、病毒性疱疹等引起的急、慢性尿道炎见上述证候者可用之。【病证禁忌与特殊人群用药】孕妇禁用。【使用注意】忌饮浓茶、酒，忌绿豆、白萝卜、螃蟹虾类海鲜、牛羊肉及辛辣、生冷食物。

前列倍喜胶囊【组成】猪鬃草、蝼蛄、王不留行、皂角刺、刺猬皮。【剂型规格与用法用量】胶囊：0.4g/粒。餐前6粒/次，3次/d，20日为1个疗程。【功用】苗医：旭嘎帜洼内，维象样丢象；久溜阿洼，休洼凯纳。中医：清利湿热，活血化瘀，利尿通淋。用于湿热瘀阻所致的小便不利、淋漓涩痛等症。前列腺炎、前列腺增生、附睾炎、精囊炎、泌尿生殖系感染等见有上述证候者可用之。【不良反应】极少数患者在服药期间偶有尿道灼热感。【病证禁忌与特殊人群用药】孕妇禁用。经期妇女忌用。儿童不宜用。【使用注意】忌酒及辛辣刺激食物。

前列舒通胶囊【组成】黄柏、赤芍、当归、川芎、土茯苓、三棱、泽泻、马齿苋、马鞭草、虎耳草、柴胡、川牛膝、甘草。【剂型规格与用法用量】胶囊：0.4g/粒。3粒/次，3次/d。【功用】清热利湿，化瘀散结。用于湿热瘀阻所致的慢性前列腺炎、前列腺增生，症见尿频、尿急、尿淋漓，会阴、下腹或腰骶部坠胀或疼痛，阴囊潮湿等。【病证禁忌与特殊人群用药】孕妇、儿童不宜用。【使用注意】忌酒及辛辣刺激食物。

前列泰丸（颗粒、胶囊、片）【组成】益母草、萹蓄、红花、油菜花花粉、知母、黄柏。【剂型规格与用法用量】浓缩丸：每12丸重2.2g。12丸/次。颗粒：5g/袋。1袋/次。胶囊：0.4g/粒。5粒/次。片剂：0.44g/片。5片/次。以上剂型均为3次/d，餐后服。【功用】清热利湿，活血散结。用于湿热夹瘀所致的淋证，见尿频、尿急、尿痛、尿后余沥，或尿液混浊如米泔、小腹胀满疼痛等症。慢性前列腺炎见上述证候者可用之。【不良反应】❶少数可见轻度恶心、上腹饱胀不适等胃肠道反应。可改为餐后服。❷个别过敏体质患者可引起过敏反应。【病证禁忌与特殊人群用药】❶过敏体质（尤其是花粉过敏者）禁用。❷妇女、儿童均不宜用。【使用注意】浅表性胃炎或脾胃虚寒者宜餐后服用。

热淋清颗粒【组成】头花蓼。**【剂型规格与用法用量】**颗粒：4g/袋，8g/袋。1～2袋/次，开水冲服，3次/d，餐后服用。7日为1个疗程，儿童用量酌减。慢性患者可连服2～3个疗程。**【功用】**清热泻火，利尿通淋。用于下焦湿热所致的热淋，见尿频、尿急、尿痛、小便黄赤、淋漓涩痛等。尿路感染、肾盂肾炎等见上述证候者可用之。**【病证禁忌与特殊人群用药】**❶肝郁气滞、膀胱气化不利所致淋证患者不宜用。❷双肾结石或结石直径≥1.5cm或结石嵌顿时间长的患者忌用。❸孕妇、儿童慎用。**【使用注意】**忌烟、酒及辛辣、油腻、刺激性食物。

肾复康胶囊（片）【组成】土茯苓、槐花、白茅根、益母草、藿香。**【剂型规格与用法用量】**胶囊：0.3g/粒。4～6粒/次。片剂：0.32g/片。4～6片/次。以上剂型均为3次/d。**【功用】**清热利尿，益肾化浊。用于热淋涩痛等症。急性肾炎水肿、慢性肾炎急性发作可辨证用之。**【病证禁忌与特殊人群用药】**❶孕妇禁用。经期妇女慎用。❷儿童慎用。**【使用注意】**服药期间忌服补肾壮阳药，忌饮酒。

肾舒颗粒【组成】白花蛇舌草、瞿麦、海金沙藤、大青叶、黄柏、淡竹叶、萹蓄、茯苓、地黄、甘草。**【剂型规格与用法用量】**颗粒：15g/袋。开水冲服，30g/次，3次/d。**【功用】**清热解毒，利尿通淋。用于下焦湿热所致的热淋，症见尿频、尿急、尿痛。尿道炎、膀胱炎，急、慢性肾盂肾炎见上述证候者可用之。**【病证禁忌与特殊人群用药】**❶肝郁气滞、脾肾亏虚所致淋证患者慎用。❷孕妇禁用。**【使用注意】**❶不可过量、久用。❷服药期间宜多饮水，适度运动。❸忌辛辣、油腻和煎炸食物。

翁沥通颗粒（胶囊、片）【组成】薏苡仁、浙贝母、川木通、栀子、金银花、旋覆花、泽兰、大黄、铜绿、甘草、黄芪。**【剂型规格与用法用量】**颗粒：5g/袋。1袋/次。胶囊：0.4g/粒。3粒/次。片剂：0.4g/片。3片/次。以上剂型均为2次/d，餐后服用。**【功用】**清热利湿，散结祛瘀。用于湿热蕴结、痰瘀交阻所致的尿频、尿急，或尿细、排尿困难者。前列腺增生见上述证候者可用之。**【不良反应】**偶见恶心、呃逆、腹痛、腹泻、胃脘胀痛、嘈杂、便秘、头晕、烦躁、皮疹、瘙痒等。**【病证禁忌与特殊人群用药】**❶绞窄性肠梗阻及结、直肠黑变病患者禁用。❷腹泻患者慎用。❸妇女、儿童不宜用。**【使用注意】**❶方中含铜绿、大黄等，不宜大量或长期服用。❷忌饮酒及辛辣、刺激性食物。

血尿安胶囊（片）【组成】白茅根、小蓟、肾茶、黄柏。**【剂型规格与用法用量】**胶囊：0.35g/粒。4 粒/次。片剂：0.6g/片。2 片/次。以上剂型均为 3 次/d。重症者可酌情增加剂量。**【功用】**傣医：退埋通喃罕勒，兵拢牛贺占波，拢泵。中医：清热利湿，凉血止血。用于湿热蕴结所致的尿血、尿频、尿急、尿痛。泌尿系感染见上述证候者可用之。**【病证禁忌与特殊人群用药】**❶脾胃虚寒者不宜用。❷孕妇慎服。**【使用注意】**忌辛辣、香燥食物。

野菊花栓【组成】野菊花。**【剂型规格与用法用量】**栓剂：2.4g/粒。肛门给药。1 粒/次，1～2 次/d。**【功用】**抗菌消炎。用于前列腺炎及慢性盆腔炎等疾病。**【病证禁忌与特殊人群用药】**❶肝郁气滞、肾阴不足、脾肾两虚所致的淋证患者慎用。❷脾肾两虚、寒湿带下患者慎用。**【使用注意】**❶饮食宜清淡，忌饮酒及辛辣食物。❷宜多饮水，适度运动。

银花泌炎灵片【组成】金银花、半枝莲、瞿麦、萹蓄、石韦、车前子、淡竹叶、灯心草、桑寄生。**【剂型规格与用法用量】**片剂：0.25g/片。4 片/次，3 次/d。2 周为 1 个疗程，可连服 3 个疗程。**【功用】**清热解毒，利湿通淋。用于下焦湿热所致的发热恶寒、尿频、尿急、尿道刺痛，或尿血、腰痛等症。急性肾盂肾炎、急性膀胱炎可辨证用之。**【病证禁忌与特殊人群用药】**❶非湿热证患者不宜用。❷孕妇禁用，哺乳期妇女慎用。**【使用注意】**忌生冷、辛辣、油腻食物。

五、化瘀通淋剂

癃闭舒胶囊（片）【组成】补骨脂、益母草、金钱草、海金沙、琥珀、山慈菇。**【剂型规格与用法用量】**胶囊：0.3g/粒。3 粒/次。片剂：0.31g/片。3 片/次。以上剂型均为 2 次/d。**【功用】**温肾活血，清热通淋。用于肾气不足、湿热瘀阻所致之癃闭，症见尿频、尿急、尿赤、尿痛、尿细如线，小腹拘急疼痛，腰膝酸软等症。前列腺增生见以上证候者可用之。**【不良反应】**个别患者服药后有轻微的口渴感、胃部不适、轻度腹泻，或见转氨酶异常升高，或见不射精等症。**【病证禁忌与特殊人群用药】**❶孕妇禁用。经期妇女慎用。❷儿童不宜用。**【使用注意】**忌辛辣、油腻食物。

尿塞通胶囊（片）【组成】丹参、泽兰、桃仁、红花、赤芍、白芷、陈皮、泽泻、王不留行、败酱草、川楝子、小茴香、黄柏。**【剂型规格与用法用量】胶囊：0.35g/粒。4～6粒/次。片剂：0.35g/片。4～6片/次。以上剂型均为3次/d。【功用】理气活血，通淋散结。用于气滞血瘀、下焦湿热所致的轻、中度癃闭，见排尿不适、急迫疼痛、点滴而下，或尿如细线、小腹胀满难忍，甚或欲尿不出等。慢性前列腺炎、前列腺增生肥大等可辨证用之。【病证禁忌与特殊人群用药】❶肺热气壅、肺失宣降，或肝郁气滞、脾气不升、肾元亏虚所致的癃闭忌用。❷对小便闭塞、点滴全无，已成尿闭者，或前列腺增生导致尿路梗阻严重者，非本品所宜，应当选择手术疗法。❸脾胃虚寒者忌服。❹孕妇禁用，经期、哺乳期妇女忌用。儿童不宜用。【使用注意】忌饮酒及辛辣、酸涩食物。

前列癃闭通颗粒（胶囊、片）

【组成】黄芪、土鳖虫、冬葵果、桃仁、桂枝、淫羊藿、柴胡、茯苓、虎杖、枳壳、川牛膝。【剂型规格与用法用量】颗粒：5g/袋。开水冲服，1袋/次。胶囊：0.43g/粒。4粒/次。片剂：0.52g/片。4片/次。以上剂型均为3次/d。【功用】益气温阳，活血利水。用于肾虚血瘀所致癃闭，症见尿频，排尿延缓、费力，尿后余沥，腰膝酸软。前列腺增生见上述证候者可用之。【病证禁忌与特殊人群用药】❶膀胱湿热、肝郁气滞所致的淋证患者不宜用。❷孕妇禁用。经期妇女慎用。儿童不宜用。【使用注意】忌生冷、油腻、辛辣食物。

前列舒乐颗粒（胶囊、片）

【组成】淫羊藿、黄芪、蒲黄、车前草、川牛膝。【剂型规格与用法用量】颗粒：6g/袋。开水冲服，1袋/次，3次/d。胶囊：0.5g/粒。5粒/次，3次/d。片剂：0.45g/片。2片/次，3次/d。【功用】补肾益气，化瘀通淋。用于脾肾亏虚、血瘀湿阻所致的淋证，见面色㿠白、神疲乏力、腰膝酸软无力、小腹坠胀、小便不爽、点滴不出，或尿频、尿急、尿道涩痛等症。前列腺增生、慢性前列腺炎见有上述证候者多用之。【病证禁忌与特殊人群用药】❶膀胱湿热、肝郁气滞所致的淋证患者不宜用。❷肝郁气滞、脾虚气陷所致的癃闭患者不宜用。❸孕妇禁用，经期妇女慎用。儿童不宜用。【使用注意】忌生冷、油腻、辛辣食物。

泽桂癃爽胶囊（片）

【组成】泽兰、肉桂、皂角刺。【剂型规格与用法用量】胶囊：0.44g/粒。2粒/次。片剂：0.5g/片。2片/次。以上剂型均为3次/d，餐后服。30日为1个疗程。【功用】行瘀散结，化气利水。用于膀胱瘀阻所致的癃闭，见夜尿频多、排尿困难、小腹胀满等。前列腺增生见上述证候者可用之。【不良反应】个别患者服药后可见恶心、胃部不适、腹泻等不良反应。【病证禁忌与特殊

人群用药】❶湿热下注者忌用。**❷**阴虚、体弱者慎用。**❸**孕妇、妇女经期禁用。**❹**儿童不宜用。**【使用注意】**忌饮酒及辛辣、油腻、刺激性食物。

六、扶正祛湿剂

风湿液【组成】羌活、独活、防风、当归、白芍、白术、川芎、秦艽、鹿角胶、鳖甲胶、牛膝、木瓜、桑寄生、红花、甘草、红曲米。**【剂型规格与用法用量】**酒剂：10mL/瓶，100mL/瓶，250mL/瓶或500mL/瓶。10～15mL/次，2～3次/d。**【功用】**补益肝肾，养血通络，祛风除湿。用于肝肾亏虚、风寒湿痹引起的骨节疼痛、四肢麻木等症。风湿性关节炎、类风湿关节炎见有上述证候者可用之。**【不良反应】**可致胸闷、呼吸困难、面部出汗，或皮肤潮红、丘疹、瘙痒等过敏反应。**【病证禁忌与特殊人群用药】❶**对乙醇过敏者禁用。**❷**热痹证患者忌用。**❸**严重心、肝、肾功能损害者慎用。**❹**孕妇和经期妇女禁用。哺乳期妇女慎用。**❺**儿童不宜用。**【使用注意】❶**不宜同时服用泻火及滋补性中药，不宜与硝酸甘油及洋地黄类西药合用。**❷**高血压、心脏病、肝病、糖尿病、肾病等慢性病患者须斟酌使用。**❸**忌寒凉及油腻食物。

普乐安胶囊（片）【组成】油菜花花粉、多种维生素、微量元素、氨基酸、酶。**【剂型规格与用法用量】**胶囊：0.375g/粒。4～6粒/次。片剂：0.5g/片。3～4片/次。以上剂型均为3次/d。**【功用】**补肾固本。用于肾气不固、腰膝酸软、尿后余沥或失禁。慢性前列腺炎、前列腺增生见上述证候者可用之。**【不良反应】**少数可见轻度大便溏薄，并有肝损害的报道。**【病证禁忌与特殊人群用药】❶**感冒发热患者不宜用。**❷**对花粉过敏者慎用。**❸**孕妇、儿童慎用。**【使用注意】**忌饮酒及辛辣、刺激性食物。

尪痹颗粒（胶囊、片）【组成】生地黄、熟地黄、续断、附子、独活、骨碎补、桂枝、淫羊藿、防风、威灵仙、皂角刺、羊骨、白芍、狗脊、知母、伸筋草、红花。**【剂型规格与用法用量】**颗粒：3g/袋或6g/袋（无糖型）。6g/次，开水冲服。胶囊：0.55g/粒。5粒/次。片剂：0.5g/片。4片/次。以上剂型均为3次/d。**【功用】**补肝肾，强筋骨，祛风湿，通经络。用于久痹体虚、关节疼痛、局部肿大、僵硬畸形、屈伸不利等。类风湿关节炎、强直性脊椎炎、骨性关节炎、大骨节病、结核性关节炎、氟骨病等见上述证候者可用之。**【病证禁忌与特殊人群用药】**孕妇禁用，经期妇女慎用。儿童不宜用。

【使用注意】❶忌辛辣、油腻食物。❷忌与半夏、瓜蒌、贝母、白蔹、白及同用。

萆薢分清丸【组成】粉萆薢、石菖蒲、甘草、乌药、茯苓、益智仁。**【剂型规格与用法用量】**丸剂：每20粒重1g。6～9g/次，2次/d。7岁以上儿童服成人的1/2量；3～7岁服成人的1/3量。**【功用】**分清化浊，温肾利湿。用于肾阳虚不能化气所致的湿浊内蕴、清浊不分，致小便频数、时下白浊、淋漓涩痛等症。肾炎、乳糜尿、肾结核合并血尿、慢性前列腺炎、慢性附件炎、风湿性关节炎等属下焦虚寒、湿浊下注者可用之。**【病证禁忌与特殊人群用药】**❶膀胱湿热壅盛所致小便白浊及尿频、淋沥涩痛者慎用。❷过敏体质者慎用。❸孕妇、儿童慎用。**【使用注意】**忌寒凉、油腻食物。忌饮茶和醋。

痹祺胶囊【组成】马钱子、地龙、党参、茯苓、白术、甘草、川芎、丹参、三七、牛膝。**【剂型规格与用法用量】**胶囊：0.3g/粒。4粒/次，2～3次/d。**【功用】**益气养血，祛风除湿，活血止痛。用于气血不足、风湿瘀阻所致的肌肉关节酸痛、关节肿大、僵硬变形或肌肉萎缩、气短乏力。风湿性关节炎、类风湿关节炎、腰肌劳损、软组织损伤属上述证候者可用之。**【病证禁忌与特殊人群用药】**❶高血压、冠心病、肝肾功能不全、癫痫、破伤风、甲亢患者禁用。❷风湿热痹患者慎用。❸孕妇禁用。**【使用注意】**❶含有毒中药马钱子，不可过量、久服。❷如出现中毒症状，应立即停药并采取相应急救措施。

独活寄生丸（合剂、颗粒）【组成】独活、寄生、杜仲、牛膝、秦艽、茯苓、肉桂、防风、党参、当归、川芎、甘草、白芍、熟地黄、细辛。**【剂型规格与用法用量】**丸剂：蜜丸，9g/丸。1丸/次，2次/d，7岁以上儿童服成人的1/2量；浓缩丸，0.25g/丸。9粒/次，2次/d；超浓缩丸，0.25g/丸。5粒/次，2次/d。合剂：100mL/瓶或200mL/瓶。15～20mL/次，3次/d。用时摇匀。颗粒：5g/袋。1袋/次，3次/d，开水冲服。**【功用】**养血舒筋，祛风除湿，补益肝肾。用于肝肾两亏、气血不足之风湿痹症、腰膝冷痛、关节不利等症。风湿性关节炎、类风湿关节炎、坐骨神经痛、腰椎骨质增生、骨性关节炎、腰椎间盘突出、腰肌劳损等可辨证用之。**【不良反应】**可出现面部潮热、头晕、恶心呕吐、咽喉部水肿、心跳加快、呼吸抑制，伴四肢麻木、两腿发软等反应。**【病证禁忌与特殊人群用药】**❶热痹证患者慎用。❷孕妇禁用。❸儿童慎用。**【使用注意】**发生过敏反应时停用。

杜仲颗粒【组成】杜仲、杜仲叶。**【剂型规格与用法用量】**颗粒：5g/袋。开水冲服，5g/次，2次/d。**【功用】**补肝肾，强筋骨。用于肾气亏虚所致的腰痛、腰膝无力。慢性腰肌劳损可用之。**【病证禁忌与特殊人群用药】**湿热痹阻、外伤瘀血所致腰痛不宜用。**【使用注意】**杜仲有降压作用，低血压患者或与其他降压药同期使用时应监测血压。

金天格胶囊【组成】人工虎骨粉。**【剂型规格与用法用量】**胶囊：0.4g/粒。3粒/次，3次/d。3个月为1个疗程。**【功用】**改善骨质疏松患者的临床症状，促进骨形成，增加骨密度，降低骨折发生率。**【不良反应】**个别患者偶见口干。**【病证禁忌与特殊人群用药】**孕妇、儿童慎用。**【使用注意】**❶忌酸、冷食物。❷服药期间多饮水。

肾康宁颗粒（胶囊、片）【组成】黄芪、淡附片、益母草、锁阳、丹参、茯苓、泽泻、山药。**【剂型规格与用法用量】**颗粒：5g/袋。1袋/次。胶囊：0.32g/粒。5粒/次。片剂：0.3g/片。5片/次。以上剂型均为3次/d，餐后服用。**【功用】**温肾，益气。用于肾气亏损引起的腰酸、疲乏、畏寒及夜尿增多。慢性肾炎及慢性肾衰竭见上述证候者可用之。**【不良反应】**❶个别患者可有口干现象，停药后即消失。❷偶见一过性心律失常，但不影响继续治疗。**【病证禁忌与特殊人群用药】**❶感冒发热患者不宜用。❷高血压、心脏病、肝病、糖尿病、肾病等慢性病患者慎用。❸孕妇禁用。经期、哺乳期妇女慎用。❹儿童慎用。**【使用注意】**忌辛辣、生冷、油腻食物，宜低蛋白饮食，避免剧烈运动。

肾炎康复片【组成】西洋参、人参、生地黄、杜仲、山药、土茯苓、白花蛇舌草、丹参、泽泻、益母草、黑豆、白茅根、桔梗。**【剂型规格与用法用量】**糖衣片：0.3g/片。8片/次。薄膜衣片：0.48g/片。5片/次。以上剂型均为3次/d。小儿用量酌减。**【功用】**益气养阴，健脾补肾，清解余毒。用于气阴两虚、脾肾不足、毒热未清所致的神疲乏力、腰酸腿软、面浮肢肿、头晕耳鸣等症。蛋白尿、血尿、慢性肾小球肾炎患者可用之。**【病证禁忌与特殊人群用药】**孕妇禁用。经期妇女慎用。儿童慎用。**【使用注意】**忌辛辣、肥甘等食物。禁房事。

天麻壮骨丸【组成】天麻、独活、豹骨、人参、细辛、鹿茸、杜仲（盐炙）、五加皮、秦艽、豨莶草、防风、当归、川芎、防己、桑枝、白芷、藁本、羌活、老鹳草、常春藤。**【剂型规格与用法用量】**

浓缩丸：每 10 丸重 1.7g。4 丸/次，3 次/d。【功用】祛风除湿，活血通络，补肝肾，强腰膝。用于风湿阻络所致偏正头痛、头晕、风湿痹痛、腰膝酸软、四肢麻木。【病证禁忌与特殊人群用药】孕妇忌用。【使用注意】方中含细辛，应定期复查肾功能。

通痹胶囊（片）【组成】马钱子（制）、白花蛇、蜈蚣、全蝎、地龙、僵蚕、乌梢蛇、天麻、人参、黄芪、当归、羌活、独活、防风、麻黄、桂枝、附子（制）、制川乌、薏苡仁、苍术、白术（炒）、桃仁、红花、没药（制）、穿山甲（制）、延胡索（制）、牡丹皮、阴行草、王不留行、鸡血藤、香附（酒炙）、木香、枳壳、砂仁、路路通、木瓜、川牛膝、续断、伸筋草、大黄、朱砂。【剂型规格与用法用量】胶囊：0.31g/片，每盒 24 粒。1 粒/次。片剂：片芯重 0.3g（相当于原药材 0.156g）。2 片/次。以上剂型均为 2～3 次/d，餐后服。【功用】祛风胜湿，活血通络，散寒止痛，调补气血。用于寒湿闭阻、瘀血阻络、气血两虚所致痹病，见关节冷痛或肿痛、屈伸不利、腰膝酸痛、得热痛减等症。风湿性关节炎、类风湿关节炎、骨性关节炎见上述证候者可用之。【不良反应】可引起心悸，伴唇舌麻木。【病证禁忌与特殊人群用药】❶肝肾功能损害与高血压患者慎用。❷运动员慎用。❸孕妇禁用。妇女月经期、哺乳期忌用。❹儿童不宜用。【使用注意】❶忌生冷、油腻食物。❷本品含有毒中药，不可超量、久服。

益肾蠲痹丸【组成】生地黄、熟地黄、当归、鸡血藤、淫羊藿、鹿衔草、肉苁蓉、乌梢蛇、全蝎、蜈蚣、露蜂房、僵蚕、蜣螂虫、地龙、土鳖虫、老鹳草、徐长卿、寻骨风、虎杖、甘草。【剂型规格与用法用量】丸剂：8g/袋。8g/次，疼痛剧烈时可加至 12g，3 次/d，餐后温开水送服。【功用】温补肾阳，益肾壮督，搜风剔邪，蠲痹通络。用于顽痹，见发热、关节红肿热痛、屈伸不利、肌肉瘦削或关节僵硬畸形等。类风湿关节炎、慢性风湿性关节炎、骨性关节炎、腰脊椎骨质增生、肩周炎等可辨证用之。【不良反应】偶有皮肤瘙痒、口干、便秘、胃脘不适等不良反应发生，停药后可消失。【病证禁忌与特殊人群用药】❶肾功能不全者禁用。❷过敏体质和湿热偏盛者慎用。❸年老体弱患者慎用。❹孕妇禁用。经期、哺乳期妇女忌用。儿童不宜用。【使用注意】❶本品为标本兼治之剂，起效较慢，一般 30 日为 1 个疗程。❷对曾经多种药物治疗的患者，使用本品时应在疼痛减轻后才可逐渐递减原服用药物，不可骤停。

壮骨伸筋胶囊【组成】淫羊藿、熟地黄、鹿衔草、骨碎补、肉苁蓉、鸡血藤、红参、狗骨、茯苓、威灵仙、豨莶草、葛根、延胡索、山楂、洋金花。【剂型规格与用法用量】胶囊：0.3g/粒。6粒/次，3次/d。4周为1个疗程。【功用】补益肝肾，强筋健骨，活络止痛。用于肝肾两虚、寒湿阻络所致的风湿骨痛、四肢麻木、屈伸不利等症。颈椎及腰椎骨质增生、肩周炎、风湿性关节炎等见有上述证候者可用之。【不良反应】有致视力损害、急性尿潴留及过敏反应的报道。【病证禁忌与特殊人群用药】❶青光眼患者禁用。❷高血压、心脏病患者慎用。❸孕妇禁用。哺乳期妇女慎用。儿童不宜用。【使用注意】方中含洋金花，不宜超量、久服。

壮腰健肾丸【组成】狗脊、黑老虎、千斤拔、桑寄生（蒸）、女贞子（蒸）、鸡血藤、金樱子、牛大力、菟丝子（盐炙）。【剂型规格与用法用量】大蜜丸：9g/丸。1丸/次，2～3次/d。餐前服用。【功用】壮腰健肾，祛风活络。用于肾虚所致腰痛、筋骨疼痛、膝软无力、失眠、小便频数。腰肌劳损、腰椎肥大、腰椎间盘突出、风湿性及类风湿关节炎、骨性关节炎见上述证候者可用之。【不良反应】有服用本品出现过敏反应的报道。【病证禁忌与特殊人群用药】❶感冒发热者忌服。❷儿童、孕妇禁用。❸糖尿病患者禁服。❹高血压、心脏病、肝病、肾病等慢性病患者慎用。【使用注意】忌辛辣、生冷、油腻食物。

慢肾宁合剂【组成】黄芪、桂枝、淫羊藿、地黄、阿胶、茯苓、泽泻（盐炒）、黄芩（酒炒）、败酱草、牡丹皮、益母草。【剂型规格与用法用量】合剂：120mL/瓶。25～35mL/次（小儿酌减），3次/d。2～3个月为1个疗程。【功用】益气温阳，利湿化瘀。用于脾肺气虚、脾肾阳虚所致的水肿、头晕、乏力、纳差。慢性肾炎见上述证候者可用之。【不良反应】个别患者可出现大便次数增加。【病证禁忌与特殊人群用药】孕妇不宜用。【使用注意】❶服用时可加开水稀释。❷个别患者使用初期，大便增加2～3次/d，约1周后，可自行缓解。

第十七节　化浊降脂剂

血脂康胶囊（片）【组成】红曲（含洛伐他汀）。【剂型规格与用法用量】胶囊：0.3g/粒，含洛伐他汀不得少于2.5mg。2粒/次，2次/d，早晚餐后服用。轻中度高脂血症剂量为2粒/d，晚餐后服。4周为1个疗程。薄膜衣片：0.4g/片。2片/次，2次/d，早晚餐后服用；轻、中度患者2片/d，晚餐后服用。【功用】化浊降脂，活血化瘀，健脾消食。用于痰阻血瘀所致的高脂血症，见气短、乏力、头晕、头痛、胸闷、腹胀、食少纳呆等。高血脂以及动脉粥样硬化引起的心脑血管疾病可辨证用之。【不良反应】❶服药后偶见胃肠道不适，如恶心、胃痛、胃胀、胃部灼热等，或见乏力、肌痛。❷偶见血清氨基转移酶和肌酸磷酸激酶可逆性升高。❸罕见乏力、口干、头晕、头痛、肌痛、皮疹、胆囊疼痛、浮肿、结膜充血和泌尿道刺激症状。【病证禁忌与特殊人群用药】❶有出血倾向或对本品过敏者禁用。❷活动性肝炎或无法解释的血清氨基转移酶升高者禁用。❸孕妇禁用。哺乳期妇女慎用。儿童不宜用。【使用注意】❶用药期间应定期检查血脂、血清氨基转移酶和肌酸磷酸激酶；有肝病史者尤要注意肝功能的监测。治疗过程中，如发生血清氨基转移酶高出正常值3倍，或血清肌酸磷酸激酶显著增高时，应停止用药。❷本品含洛伐他汀类成分，不宜同时使用他汀类降脂药，如需使用，也应减少剂量。❸本品呈弱酸性，餐后服用可减少胃肠道反应。❹忌烟、酒及油腻食物。

脂必泰胶囊【组成】山楂、白术、红曲等。【剂型规格与用法用量】胶囊：0.24g/粒。1粒/次，2次/d。【功用】消痰化瘀、健脾和胃。用于痰瘀互结、气血不利所致的高脂血症。症见头昏、胸闷、腹胀、食欲减退、神疲乏力等。【病证禁忌与特殊人群用药】❶湿热壅滞者不宜用。❷孕妇忌用。哺乳期妇女慎用。儿童不宜用。【使用注意】❶服药期间及停药后应尽量避免高脂饮食，如肥肉、动物内脏、蛋黄等。❷方中红曲含洛伐他汀类成分，应尽量避免再用他汀类降脂药，如需使用，也应减少剂量。

脂必妥片【组成】山楂、白术、红曲、泽泻等。【剂型规格与用法用量】片剂：0.35g/片。3片/次，2次/d。早晚餐后服用。【功用】健脾消食，除湿祛痰，活血化瘀。用于痰瘀互结、气血不利所致气短、乏力、头晕、头痛、胸闷、腹胀、食少纳呆等。高脂血症、动脉粥样硬化见上述证候者可用之。【不良反应】❶可引起男性性功能障碍，但停药后可恢复。❷可致迟发型过敏反应，表现为皮肤瘙痒、面部或双上肢呈散在少量皮疹、面部呈轻微浮肿、全身乏力。❸可引起横纹肌溶解并致急性肾衰竭。【病证禁忌与特殊人群用药】❶活动性肝炎或无法解释的血清氨基转移酶升高者禁用。❷孕妇忌用及哺乳期妇女慎用。儿童不宜用。【使用注意】❶用药期间应定期检查血脂、血清氨基转移酶和肌酸磷酸激酶；有肝病史者尤要注意肝功能的监测。❷治疗期间及停药后应尽量避免高脂饮食，如肥肉、动物内脏、蛋黄等。忌烟、酒及油腻食物。❸方中红曲含洛伐他汀类成分，应尽量避免再同用他汀类降脂药，如需使用，也应减少剂量。

丹田降脂丸【组成】丹参、川芎、肉桂、三七、泽泻、淫羊藿、何首乌、当归、五加皮、人参、黄精。【剂型规格与用法用量】水蜜丸：10g/瓶。1～2g/次，2次/d。【功用】益气活血，健脾补肾。用于脾肾两虚、气虚血瘀所致的头目眩晕、胸膈满闷、气短、乏力、腰膝酸软。高脂血症、脑动脉硬化、冠心病见上述证候者可用之。【不良反应】❶服药后偶见口干、腹胀、上腹痛、腹泻等症，减量或短期停药后可消失。❷少见皮疹、一过性血清蛋白减少、丙氨酸氨基转移酶增高等反应。【病证禁忌与特殊人群用药】❶有出血倾向者禁用。❷外感发热，阴虚火旺者忌服。❸孕妇忌用。月经期妇女忌用。❹儿童不宜用。【使用注意】❶饮食宜低糖、低盐、低脂，食勿过饱。❷忌烟、酒、浓茶及辛辣、油腻食物。❸不宜与含有藜芦的药物同用。

荷丹胶囊（片）【组成】荷叶、丹参、山楂、番泻叶、补骨脂。【剂型规格与用法用量】胶囊：0.33g/粒。4粒/次。薄膜衣片：0.73g/片。2片/次。以上剂型均为3次/d，餐前服用。8周为1个疗程。【功用】化痰降浊，活血化瘀。用于痰浊夹瘀所致的形体肥胖、面有油光、头晕头重、心悸气促、胸闷肢麻、乏力懒动、口苦口腻、苔滑腻、脉弦滑等症。高脂血症、肥胖症、动脉粥样硬化见上述证候者可用之。【不良反应】偶见严重腹泻、恶心、口干、呕吐、全身无力、尿常规异常。【病证禁忌与特殊人群用药】❶脾胃虚寒、便溏者忌服。❷有出血倾向者忌用。❸孕妇忌用。妇女月经期慎用。❹儿童不宜用。【使用注意】❶饮食宜低糖、低盐、低脂，食勿过饱。❷忌烟、酒、浓茶及辛辣、油腻食物。

降脂灵颗粒（片、胶囊）【组成】剂型不同，药味组成不同。颗粒、片剂：制何首乌、枸杞子、黄精、山楂、决明子。胶囊：山楂（去核）、制何首乌、决明子、大黄、三七、槐花、桑寄生、刺五加、莱菔子、葛根、黄芪、普洱茶等17味药。【剂型规格与用法用量】颗粒：10g/包。10g/次。片剂：0.3g/片。5片/次。胶囊：0.37g/粒。5粒/次。以上剂型均为3次/d。【功用】颗粒、片剂：补肝益肾，养血明目。用于肝肾不足型高脂血症，见头晕、目眩、须发早白。胶囊：消食，降血脂，通血脉，益气血，滋肾平肝。用于动脉硬化症、高血压、高脂血症、冠心病等，见头晕眼花、耳鸣如蝉、失眠、健忘、多梦、心烦、腰膝酸软无力，或胸闷、胸痛、气短等。【病证禁忌与特殊人群用药】❶气虚便溏者慎用。❷孕妇忌用。儿童不宜用。【使用注意】❶饮食宜低糖、低盐、低脂，食勿过饱。❷忌辛辣、油腻食物。❸本制剂多同名异方，应注意区别使用。

降脂通脉胶囊【组成】决明子、姜黄、三七、泽泻、铁线草。【剂型规格与用法用量】胶囊：0.5g/粒。2～4粒/次，3次/d。【功用】化痰祛湿，活血通脉。用于痰瘀阻滞所致的高脂血症。防治动脉粥样硬化。【病证禁忌与特殊人群用药】孕妇忌用。【使用注意】❶饮食宜低糖、低盐、低脂，食勿过饱。❷忌辛辣、油腻食物。

绞股蓝总苷颗粒（胶囊、片）【组成】绞股蓝总苷。【剂型规格与用法用量】颗粒：3g/袋，含绞股蓝总苷40mg。开水冲服，1袋/次。胶囊：每粒含绞股蓝总苷20mg。2～3粒/次。软胶囊：每粒含绞股蓝总苷0.3g。1粒/次。片剂：每片含绞股蓝总苷20mg。2～3片/次。分散片：每片含绞股蓝总苷60mg。1片/次。以上剂型均为3次/d。【功用】养心健脾，益气和血，祛痰化瘀，降血脂。用于心脾亏虚、痰阻血瘀所致的心悸气短、胸闷肢麻、眩晕头痛、健忘耳鸣、自汗乏力，或脘腹胀满等症。高脂血症见上述证候者可用之。【不良反应】大剂量服用后可出现胃部不适。【病证禁忌与特殊人群用药】❶过敏体质者慎用。❷孕妇慎用。儿童不宜用。【使用注意】❶用于高脂蛋白血症时，需连用3个月，血脂降至正常后，再用2个月。❷不宜大剂量服用。

壳脂胶囊【组成】甲壳、制何首乌、茵陈、丹参、牛膝。【剂型规格与用法用量】胶囊：0.25g/粒，每板30粒，每盒1板，或每板35粒，每盒3板。5粒/次，3次/d。3～6个月为1个疗程。【功用】清化湿浊，活血散结，补益肝肾。用于非酒精性脂肪肝湿浊内蕴、气滞血瘀或兼有肝肾不足郁热证，症见肝区闷胀不适或闷痛、耳鸣、胸闷气短、肢麻体重、腰膝酸软、口苦口黏、尿黄、舌质暗红、苔黄腻、脉或弦数或弦滑等。【不良反应】偶见大便次数增多。【病证禁忌与特殊人群用药】❶对本药过敏者禁用。❷孕妇及哺乳期妇女禁服。❸儿童忌用。【使用注意】忌饮酒及辛辣、油腻食物。

泰脂安胶囊【组成】女贞叶乙醇提取物。【剂型规格与用法用量】胶囊：0.3g/粒，含女贞叶提取物78mg。3粒/次，3次/d。温开水送服。【功用】滋养肝肾。用于肝肾阴虚、阴虚阳亢所致的头晕胀痛、口干、烦躁易怒、肢麻、腰酸、舌红少苔、脉细弦等症。原发性高脂血症见上述证候者可用之。【不良反应】❶少数患者可见胃部胀满、嘈杂不适、食欲减退，餐后服有助于减轻胃部不适症状。❷个别患者服药后见肾功能轻度异常改变。❸少数患者服药后，可使头晕、乏力加重。【病证禁忌与特殊人群用药】❶肾功能异常者慎用。❷有前庭功能病变者慎用。❸孕妇及哺乳期妇女不宜用。❹儿童不宜用。【使用注意】忌油腻、肥甘食物。

血滞通胶囊【组成】薤白提取物。【剂型规格与用法用量】胶囊：0.45g/粒。2粒/次，3次/d，餐前服用。4周为1个疗程。【功用】通阳散结，行气导滞。用于血瘀痰阻所致的胸闷、乏力、腹胀。高脂血症可用之。【病证禁忌与特殊人群用药】❶瘀热互结者不宜用。❷孕妇忌用。儿童不宜用。【使用注意】市售"维斯胶囊"，与本品组成、功效主治相同，属于同一品种的不同商品名，应予注意。

脂康颗粒【组成】决明子、枸杞子、桑椹、红花、山楂。【剂型规格与用法用量】颗粒：8g/袋。1袋/次，2次/d，开水冲服。8周为1个疗程。【功用】滋阴清肝，活血通络。用于肝肾阴虚夹血瘀的高脂血症，见头晕或胀或痛、耳鸣眼花、腰膝酸软、手足心热、胸闷、口干、大便干结。【不良反应】偶见上腹部不适或腹泻。【病证禁忌与特殊人群用药】❶脾虚便溏者慎用。❷糖尿病患者不宜用。❸孕妇及月经过多者忌用。❹儿童不宜用。【使用注意】禁烟、酒及高脂饮食。

桑葛降脂丸【组成】桑寄生、葛根、山药、大黄、山楂、丹参、红花、泽泻、茵陈、蒲公英。【剂型规格与用法用量】浓缩水丸：每30粒重1g。4g/次，3次/d。30日为1个疗程。【功用】补肾健脾，通下化瘀，清热利湿。用于脾肾两虚、痰浊血瘀型高脂血症，见乏力、纳呆、腰膝酸软、眩晕耳鸣、头重体倦、胸闷肢麻、心悸、气短、大便干燥、舌暗淡或有瘀斑齿痕者。【不良反应】偶见上腹部不适及腹泻等。【病证禁忌与特殊人群用药】❶脾虚便溏者慎服。❷有出血倾向者忌用。❸孕妇禁用。妇女哺乳期及月经期忌用。❹儿童不宜用。【使用注意】❶饮食宜低糖、低盐、低脂，食勿过饱。❷忌辛辣、油腻食物。

第二章　外科用药

第一节　清热剂

一、清利肝胆剂

消炎利胆颗粒（胶囊、片）【组成】穿心莲、苦木、溪黄草。【剂型规格与用法用量】颗粒：2.5g/袋。2.5g/次，用温开水送服。胶囊：0.45g/粒。4粒/次。片剂：0.3g/片。6片/次。以上剂型均为3次/d。【功用】清热，祛湿，利胆。用于肝胆湿热所致的口苦、胁痛。急性胆囊炎、胆管炎及慢性肝炎属上述证候者可用之。【不良反应】偶见过敏性休克、全身抽搐、剧烈咳嗽、药疹等反应。【病证禁忌与特殊人群用药】❶脾胃虚寒者慎用。❷孕妇、儿童慎用。【使用注意】❶忌辛辣、油腻食物，并应戒酒。❷治疗期间，若发热、黄疸、上腹痛等症加重时，应及时请外科处理。❸组方中的苦木有一定毒性，不宜过量、久服。

大柴胡颗粒【组成】柴胡、大黄、枳实（炒）、黄芩、半夏（姜）、芍药、大枣、生姜。【剂型规格与用法用量】颗粒：6g/袋。1袋/次，3次/d。开水冲服。【功用】和解少阳，内泻热结。用于因少阳不和、肝胆湿热所致的右上腹隐痛或胀满不适、口苦、恶心呕吐、大便秘结、舌红苔黄腻、脉弦数或弦滑等症，胆囊炎见上述证候者可用之。【不良反应】个别患者出现腹泻。【病证禁忌与特殊人群用药】发热在38.5℃（口温）以上或血白细胞在10×10^9/L以上者不宜单用本品治疗。【使用注意】若出现腹痛加重、发热或血白细胞升高明显等严重病情者，需结合采用其他治疗措施。

胆康胶囊（片）【组成】茵陈、蒲公英、柴胡、郁金、人工牛黄、栀子、大黄、薄荷素油。【剂型规格与用法用量】胶囊：0.38g/粒。4

粒/次。片剂：0.5g/片。4～5片/次。以上剂型均为3次/d。30日为1个疗程。【功用】疏肝利胆，清热解毒，消炎止痛。用于急性或慢性胆囊炎、胆道结石等胆道疾患。【不良反应】可见恶心、呕吐、胃腹不适、皮肤瘙痒等反应。【病证禁忌与特殊人群用药】❶孕妇禁用。❷月经期、哺乳期妇女慎用。❸年老体弱、大便稀溏者慎用。【使用注意】忌食生冷、辛辣食物，忌饮酒。

胆宁片【组成】青皮、陈皮、郁金、虎杖、山楂、白茅根。【剂型规格与用法用量】片剂：0.36g/片。5片/次，3次/d。【功用】疏肝利胆，清热通下。用于肝郁气滞、湿热未清所致的右上腹隐隐作痛、食入作胀、胃纳不香、嗳气、便秘等症。慢性胆囊炎、胆管炎、胆囊结石、脂肪肝等见上述证候者可用之。【不良反应】可见腹泻、口苦、腹痛等胃肠道反应。【病证禁忌与特殊人群用药】❶肝肾阴虚、肝血不足所致胁痛者慎用。❷孕妇禁用。儿童慎用。【使用注意】❶忌饮酒及辛辣、油腻食物。❷在急性胆囊炎、胆道感染治疗中，可见腹泻、口苦、腹痛等胃肠道反应，如发热、胁痛、黄疸等症状无明显好转时，应转外科紧急处理。❸本方主要用于泥沙样或较小的结石，若结石较大或出现梗阻排石无效时，应采取碎石或手术等治疗措施。❹忌恼怒忧郁、情志刺激，且勿过于劳碌。

胆石利通胶囊（片）【组成】硝石、白矾、郁金、三棱、金钱草、大黄、猪胆膏、陈皮、乳香、没药、甘草。【剂型规格与用法用量】胶囊：0.45g/粒。5粒/次。片剂：0.4g/片。6片/次。以上剂型均为3次/d。【功用】理气解郁，化瘀散结，利胆排石。用于湿热、瘀血阻滞所致的右上腹胀满疼痛、痛引肩背、胃脘痞满、厌食油腻等症。胆石症、慢性胆囊炎属气滞型者可用之。【不良反应】少数患者可有呕吐、腹痛、腹泻、胃脘及周身不适、皮肤潮红、皮疹、瘙痒、烦躁不安等反应。孕妇服用可致流产。【病证禁忌与特殊人群用药】❶孕妇、儿童均应忌用。❷胆道狭窄、急性胆道感染者忌用。【使用注意】忌食生冷、辛辣食物，忌饮酒。

胆舒胶囊（片）【组成】薄荷素油。【剂型规格与用法用量】胶囊：0.3g/粒，每盒12粒或18粒。1～2粒/次。薄膜衣片：0.4g/片。1～2片/次。以上剂型均为3次/d，或遵医嘱。【功用】疏肝理气，利胆。用于肝胆郁结、湿热滞胃所致的慢性结石性胆囊炎、慢性胆囊炎及胆结石。【病证禁忌与特殊人群用药】❶对本品过敏者禁用。❷孕妇、儿童均应慎用。【使用注意】忌饮酒及辛辣、油腻食物。

复方胆通胶囊（片）【组成】茵陈、溪黄草、穿心莲、大黄、羟甲香豆素。**【剂型规格与用法用量】**胶囊：0.3g/粒。2粒/次。片剂：0.1g/片。2片/次。以上剂型均为3次/d。**【功用】**清热利胆，解痉止痛。用于肝胆湿热所致的胁腹疼痛、便秘尿黄等症。急性或慢性胆囊炎、胆管炎、胆囊及胆道结石合并感染、胆囊术后综合征、胆道功能性疾患等见上述证候者可用之。**【病证禁忌与特殊人群用药】**❶肝郁血虚证者忌用。❷孕妇、儿童、年老体弱者慎用。**【使用注意】**结石较大，或出现梗阻、排石无效时，应采用碎石手术等治疗措施。

金胆片【组成】虎杖、金钱草、龙胆、猪胆膏。**【剂型规格与用法用量】**片剂：0.32g/片。5片/次，2～3次/d。**【功用】**清利肝胆湿热。用于肝胆湿热所致的胁肋胀痛、口苦、便干、尿黄。胆囊炎、胆结石、急性或慢性肝炎见上述证候者可用之。**【病证禁忌与特殊人群用药】**❶脾胃虚寒者忌用。❷孕妇忌用。❸寒湿阴黄、肝阴不足所致胁痛者不宜用。❹儿童慎用。**【使用注意】**❶服药期间，如发热、黄疸或上腹痛加剧者，应及时转外科处理。❷忌食辛辣、油腻食物，并应戒酒。

利胆排石散（片、胶囊、颗粒）【组成】茵陈、柴胡（醋炙）、金钱草、郁金、大黄、槟榔、黄芩、木香、枳实、厚朴、芒硝。**【剂型规格与用法用量】**散剂：0.76g/袋；排石，3～5袋/次；消炎，2～3袋/次，2次/d。片剂：排石6～10片/次，消炎4～6片/次。胶囊：0.35g/粒。排石，6～10粒/次；消炎，4～6粒/次。颗粒：3g/袋。排石2袋/次，炎症1袋/次，开水冲服。以上剂型均为2次/d。**【功用】**清热利湿，利胆排石。用于湿热蕴毒、腑气不通所致的胁肋胀痛、发热、尿黄、大便不通。胆囊炎、胆石症、急性或慢性肝炎见上述证候者常用之。**【病证禁忌与特殊人群用药】**❶脾虚便溏及寒湿型黄疸患者忌用。❷单纯瘀血停着、肝阴不足所致胁痛患者不宜用。❸孕妇、儿童禁用。**【使用注意】**❶服药后若发热加重，腹痛加剧或黄疸加深者应及时请外科治疗。❷忌食辛辣、油腻食物，并应戒酒。

二、清热解毒剂

地榆槐角丸【组成】地榆炭、槐角、槐花、大黄、黄芩、生地黄、当归、赤芍、红花、防风、荆芥穗、枳壳。**【剂型规格与用法用量】**大蜜丸：9g/丸。1丸/次。水丸：18g/袋。6g/次。水蜜丸：每100粒重10g。5g/次。以上均为2次/d。**【功用】**疏风凉血，泄热润燥。用于脏腑实热、大肠火盛所致的肠风便血、痔疮肛瘘、实热便秘、肛门肿痛等症。内痔Ⅰ、Ⅱ、Ⅲ期，血栓外痔，肛瘘见上述证候者可用之。**【不良反应】**已见过敏反应报道。**【病证禁忌与特殊人群用药】❶**脾胃虚寒者慎用。**❷**失血过多、身体虚弱者禁用。**❸**孕妇、儿童忌用。**【使用注意】❶**痔疮便血、发炎肿痛严重或便血呈喷射状者，应采取急救治疗措施。血栓外痔较大及Ⅲ期内痔应考虑手术治疗。**❷**忌食辛辣、油腻食物。

季德胜蛇药片【组成】蜈蚣、半边莲、半枝莲、七叶一枝花、蟾蜍皮、地锦草等。**【剂型规格与用法用量】**片剂：0.4g/片，每瓶60片，另附解毒片。毒蛇咬伤，首次20片，研碎后用烧酒30mL（儿童或不饮酒者减少酒量），加等量开水送服。以后每6h服10片。服用本品时要配合服用"解毒片"，2～4片/次，3次/d，至症状明显消失为止。外用，以本品水调外擦伤口周围。被毒蛇咬伤后在服药的同时，应立即将伤口挑破，以引流排毒。若患者出现神志不清、牙关紧闭、颈项强直、呼吸困难及心力衰竭等危重症状，内服剂量可增加10～20片，并适当缩短服药间隔时间。不能口服者可用鼻饲法给药。如伤口因感染而溃烂，应配合外科治疗。被毒虫咬伤，一般不需内服，以本品与水调和外搽即可消肿止痛。**【功用】**清热解毒，消肿止痛。专治毒蛇、毒虫咬伤。现代药理研究证实：本品有舒张和收缩血管，改善微循环，促进中毒肝、肾功能的恢复，增强机体解毒、排毒作用。治疗毒蛇咬伤的总有效率可达90%以上。**【不良反应】**外用涂抹可致皮温升高、瘙痒、红色丘疹等反应。**【病证禁忌与特殊人群用药】❶**脾胃虚寒者慎用。**❷**肝肾功能不全者慎用。**❸**孕妇禁用。**【使用注意】❶**出现皮肤过敏时应停用。**❷**不可过量、久用。**❸**忌辛辣、油腻食物。

京万红【组成】黄芩、黄连、黄柏、大黄、地榆、桃仁、木鳖子、罂粟壳、血余炭、槐米、半边莲、金银花、紫草、苦参、当归、川芎、生地黄、红花、血竭、赤芍、棕榈、土鳖虫、穿山甲、冰片、乳香、没药、胡黄连、栀子、白蔹、木瓜、五倍子、苍术。**【剂型规格与用法用量】**软膏：10g/支。外用，生理盐水清理创面，涂敷本品或将本品涂于消毒纱布上，敷盖创面，消毒纱布包扎，1日换药1次。**【功用】**清热解毒，凉血化瘀，消肿止痛，去腐生肌。用于水、火、电灼烫伤，疮疡肿痛，皮肤损伤，创面溃烂等症。久病卧床所致压疮、皮肤暗红、糜烂、流黄水者亦可用之。**【不良反应】**可出现药疹，表现为局部灼热、瘙痒、皮肤发硬、起猩红热样红斑。**【病证禁忌与

特殊人群用药】❶本品对Ⅰ、Ⅱ度烧、烫伤效果较好，Ⅲ度烧伤应慎用。❷孕妇忌用。❸烧烫伤感染者禁用。**【使用注意】❶**忌食辛辣、油腻食物。❷用药后如出现皮肤过敏者应及时停用。❸方中木鳖子等有毒，不可久用。

连翘败毒丸（膏、片）【组成】金银花、连翘、大黄、紫花地丁、蒲公英、栀子、白芷、黄芩、赤芍、黄连、黄柏、苦参、荆芥穗、羌活、麻黄、薄荷、柴胡、当归、浙贝母、桔梗、玄参、木通、防风、白鲜皮、甘草、蝉蜕、天花粉。**【剂型规格与用法用量】**丸剂：每100丸重6g。9g/次，1次/d。煎膏剂：每瓶30g。15g/次，2次/d。片剂：4片/次，2次/d。**【功用】**清热解毒，消肿止痛。用于热毒蕴结肌肤所致的疮疡，见局部红肿热痛、灼热未破溃者。体表急性感染性疾病见上述证候者可用之。**【不良反应】❶**常见恶心、呕吐、腹痛或腹泻等消化道反应。❷可见皮疹，偶见严重剥脱性皮炎（常伴随肝功能损害）、渗出性多形红斑。❸可见轻度一过性血清氨基转移酶升高，偶见肝毒性症状，尤易发生于艾滋病和癌症等患者。❹可见头晕、头痛及肾功能异常。❺偶见一过性中性粒细胞减少和血小板减少等血液学检查指标改变，尤易发生于艾滋病和癌症等患者。**【病证禁忌与特殊人群用药】❶**孕妇忌用。哺乳期妇女慎用。❷高血压、心脏病患者慎用。❸疮疡阴证慎用。**【使用注意】**忌烟、酒及辛辣、海鲜食物。

拔毒膏【组成】黄芩、白芷、木鳖子、穿山甲、赤芍、栀子、大黄、蓖麻子、金银花、地黄、桔梗、当归、川芎、玄参、黄柏、黄连、白蔹、苍术、连翘、乳香、没药、血竭、儿茶、轻粉、红粉、樟脑、蜈蚣。**【剂型规格与用法用量】**黑膏药：每贴0.5g；加热软化，贴于患处，隔日换药1次，溃脓时1日换药1次。**【功用】**清热解毒，活血消肿。用于热毒蕴结肌肤所致的疮疡，症见皮肤红肿热痛，或已成脓、全身发热。体表急性化脓性疾病、慢性化脓性骨髓炎、小儿肛瘘、甲沟炎、外伤及感染皮肤病可用之。**【不良反应】**用药后可见局部皮肤丘疹、水疱、瘙痒剧烈等反应。**【病证禁忌与特殊人群用药】❶**孕妇忌用。儿童慎用。❷患处红肿及溃烂时不宜用。**【使用注意】**如见过敏，应立即停止贴敷，并进行抗过敏治疗。

拔毒生肌散【组成】冰片、炉甘石（煅）、煅龙骨、虫白蜡、煅石膏、轻粉、红粉、黄丹。**【剂型规格与用法用量】**散剂：每瓶3g。外用，用药前洗净患处，视疮处大小酌量薄撒，或以膏药护之，1次/d。**【功用】**拔毒生肌。用于热毒内蕴所致的溃疡，见疮面脓液稠厚、腐肉未脱、久不生肌者。疖、体表浅部脓肿、急性化脓性淋巴结炎、急性蜂窝织炎、痈、多发性转移性肌肉深部脓肿、化脓性骨髓炎、化脓性骶关节炎溃疡后期可辨证用之。【病证禁忌与特殊人群用药】❶孕妇、肿疡未溃者禁用。❷皮肤过敏者慎用。【使用注意】❶溃疡脓毒未清、腐肉未尽时不可早用。❷方中含毒性中药黄丹、红粉、轻粉，不可内服，不宜久用。❸疮面过大、过深者不可久用。❹忌食辛辣、油腻、海鲜食物，以免加重病情。

虎黄烧伤搽剂【组成】虎杖、黄连、黄柏、红花、大黄、地榆、五倍子、诃子、黄芩、紫草、白及、金银花。【剂型规格与用法用量】搽剂：50mL/瓶，100mL/瓶或250mL/瓶。外用，用无菌生理盐水清创后，将药液涂于创面，每1%烧伤面积用量为0.5mL。1次一般不超过10mL，1次/d，至愈合为止。创面可采用暴露或半暴露疗法。用前摇匀。【功用】泻火解毒，凉血活血，消肿止痛，燥湿敛疮。用于面积不超过5%的Ⅰ度或Ⅱ度烧烫伤。【病证禁忌与特殊人群用药】对本品过敏者禁用。孕妇慎用。【使用注意】❶外用药，用前摇匀，切勿内服。❷病情严重时应采用综合治疗措施。

解毒生肌膏【组成】紫草、当归、白芷、甘草、乳香（醋制）、轻粉。【剂型规格与用法用量】软膏剂：20g/支。外用，摊于纱布上敷患处。【功用】活血散瘀，消肿止痛，解毒拔脓，去腐生肌。用于各类创面感染及Ⅱ度烧伤。【病证禁忌与特殊人群用药】❶肿疡未溃或溃疡腐肉未尽者禁用。❷孕妇慎用。【使用注意】❶敷用本品时，如创面脓性分泌物增多，只需轻轻沾去分泌物即可，不宜重擦。❷治疗过程中，宜勤换敷料。❸忌辛辣、油腻及海鲜等食物。

九一散【组成】石膏（煅）、红粉。【剂型规格与用法用量】散剂：1.5g/瓶。外用，取本品适量均匀地撒于患处，对深部疮口及瘘管，可将散剂制成药捻插入，疮口表面均用油膏或敷料盖贴，1日换药1次。【功用】提脓拔毒，去腐生肌。用于热毒壅盛所致的溃疡，见疮面鲜活、脓腐将尽者。体表急性化脓性疾病、压疮、肛瘘等见上述证候者可用之。【病证禁忌与特殊人群用药】❶孕妇、肿疡未溃者禁用。❷溃疡无脓腐，或脓已净者，或仅有稠水者不宜再用。❸对汞制剂过敏者勿用。【使用注意】❶含有毒中药红粉，不可久用。❷忌食辛辣、油腻、海鲜等食品。❸本品仅供外用，不可内服。

康复新液【组成】美洲大蠊干燥虫体的乙醇提取物。【剂型规格与用法用量】溶液剂：10mL/瓶，50mL/瓶，100mL/瓶。10mL/次，

3次/d，或遵医嘱。外用，用医用纱布浸透药液后敷于患处，感染创面先清创后再用本品冲洗，并用浸透本品的纱布填塞或敷用。【功用】通利血脉，养阴生肌。内服：用于瘀血阻滞、胃痛出血、胃及十二指肠溃疡的治疗，以及肺结核的辅助治疗。外用：用于金疮、外伤、溃疡、瘘管、烧伤、烫伤及压疮创面。【不良反应】有过敏反应报道。【病证禁忌与特殊人群用药】对本品过敏者禁用。【使用注意】❶用纱布覆盖或浸渗药液时，所用纱布应为灭菌医用纱布。无灭菌医用纱布时，应用经高压消毒灭菌的纱布。❷使用前，应将创面用生理盐水或过氧化氢或抗生素类药液清创消毒后再用。❸如创面较大，应结合选用抗生素治疗。❹可直接向创面滴用，再用医用纱布覆盖；也可将药液浸湿纱布敷用。❺大面积烧伤或烫伤以浸透药液的纱布覆盖为宜。

连柏烧伤膏【组成】黄连、黄柏、藤黄（制）、冰片。【剂型规格与用法用量】软膏剂：20g/支或40g/支。外用，用生理盐水清洁创面后，直接涂抹药膏，厚度1～2mm，或涂于消毒敷料上，再覆盖于创面。根据病情需要可用纱布适度包扎。1日换药1次。【功用】清热解毒，生肌止痛。用于浅Ⅱ度或深Ⅱ度烧伤创面的治疗。【不良反应】少数患者可出现肝功能异常。【病证禁忌与特殊人群用药】❶肝肾功能不全者禁用。❷孕妇、儿童不宜用。【使用注意】❶用药面积不宜超出体表面积的3％。❷病情较重者可配合其他治疗。❸用药中应注意检查肝功能。❹药品性状发生改变时禁止使用。❺本品仅作外用，且应避免接触眼睛。

六神软膏【组成】麝香、牛黄、蟾蜍、冰片等。【剂型规格与用法用量】软膏剂：10g/支。外用，涂患处（或加适量温水溶化后洗涤患处），3～4次/d，数分钟后用温水洗净。亦可用于洗澡、洗头。【功用】清凉解毒，消炎止痛。用于痈疡疔疮、乳痈发背、小儿热疖、无名肿毒。【病证禁忌与特殊人群用药】孕妇、儿童不宜用。【使用注意】仅作外用，且应避免接触眼睛。

六应丸【组成】丁香、蟾酥、雄黄、牛黄、珍珠、冰片。【剂型规格与用法用量】丸剂：每5丸重19mg。餐后服，10丸/次，儿童5丸/次，婴儿2丸/次，3次/d。外用，以冷开水或醋调敷患处。【功用】解毒，消肿，止痛。用于火毒内盛所致的乳蛾、喉痹、疔痈疮疡、咽喉肿痛、口苦咽干、喉核红肿等症。白喉、扁桃体炎、咽喉炎以及虫咬等可用之。【不良反应】个别患者可见过敏性皮炎、消化道出血等反应。【病证禁忌与特殊人群用药】❶孕妇禁用。❷阴虚火旺者慎用。❸老人、儿童及脾胃虚弱者慎用。【使用注意】本品含蟾酥、雄黄等毒性中药，服量不可过大。

牛黄醒消丸 【组成】牛黄、麝香、乳香（制）、没药（制）、雄黄。【剂型规格与用法用量】水丸：3g/瓶。3g/次，1～2次/d，用黄酒或温开水送服。患在上部，临睡前服；患在下部，空腹时服。【功用】清热解毒，活血祛瘀，消肿止痛。用于热毒壅滞、痰瘀互结所致的痈疽发背、瘰疬流注、乳痈乳癌、无名肿毒，见皮肤肿胀、表面掀红、灼热疼痛、发热恶寒、头痛，或颈项部结核如豆、数目不定、皮色不变、按之坚实、逐渐增大，并互相融合、皮核相连、推之不动，或乳房肿胀疼痛、掀红、排乳困难，或乳中结核、坚硬如石、推之不移、表面不光滑，伴舌红苔黄、脉数者。蜂窝织炎、颈淋巴结结核、乳腺炎、乳腺癌等见上述证候者可用之。【不良反应】偶见畏寒。【病证禁忌与特殊人群用药】❶孕妇禁用。❷儿童慎用。❸疮疡阴证禁用。❹脾胃虚弱者慎用。【使用注意】❶方中含有毒中药雄黄，不可过量、久服。❷忌食辛辣、油腻、海鲜食物。

麝香痔疮栓 【组成】珍珠、麝香、牛黄、冰片、琥珀、炉甘石、硼砂。【剂型规格与用法用量】栓剂：1.6g/粒。直肠用药，1粒/次，1次/d，使用前应用温开水坐浴。【功用】清热解毒，活血化瘀，消肿止痛，去腐生肌。用于内痔、外痔、混合痔、肛裂、肛周湿疹及疮口难以愈合之症。【病证禁忌与特殊人群用药】❶孕妇、儿童不宜用。❷疮疖病变范围较大，伴有恶寒发热或其他严重症状者不宜用。❸内痔喷射状出血或出血过多，以及未明确诊断的便血不宜用。【使用注意】❶排便时不要久蹲不起或用力过度。❷忌烟、酒及辛辣食物，防止便秘。❸本品应存放在阴凉干燥处，防止受热变形，如遇高温软化，可浸入冷水或冰箱中，数分钟取出再用，不影响药效。

生肌玉红膏 【组成】白芷、甘草、当归、血竭、紫草、轻粉、虫白蜡。【剂型规格与用法用量】软膏剂：12g/盒或20g/盒。外用，清创后摊于纱布上贴敷，每次适量，1次/d。【功用】解毒，去腐，生肌。用于热毒壅盛所致的疮疡，见疮面色鲜、脓腐将尽，或久不收口。体表急性化脓性疾病，包括蜂窝织炎、痈、急性化脓性乳腺炎、脓疱疮等溃后见上述证候者可用之。【不良反应】❶用于溃疡伤口时有灼热感。❷极少数患者可引起皮肤过敏反应。【病证禁忌与特殊人群用药】❶疮疡未溃者禁用。❷溃疡脓毒未清，腐肉未尽时，不可早用。❸孕妇慎用。【使用注意】❶本品含毒性中药轻粉，不可久用。❷忌辛辣、油腻、海鲜等食品。

湿润烧伤膏【组成】黄芩、黄柏、黄连、地龙、罂粟壳。**【剂型规格与用法用量】**软膏剂：40g/支。外用，涂于创面（厚度薄于1mm），4～6h换药1次。换药前，须将创面用过氧化氢、碘伏等冲洗后再用生理盐水清洁创面，使创面暴露后再用。用于食管烧伤昏迷期，从胃管注入湿润烧伤膏，4次/d；清醒后，口服湿润烧伤膏4次/d，每次20g，直至痊愈。**【功用】**清热解毒，止痛生肌。用于各种烧、烫、灼伤。**【不良反应】**有报道可致铜绿假单胞菌败血症、坏死性筋膜炎、角膜溃疡、接触性皮炎、气性坏疽、破伤风、睾丸坏死、脓毒症、严重感染等。**【病证禁忌与特殊人群用药】**孕妇及对本品过敏者慎用。**【使用注意】❶**对由烧伤创面引起的全身性疾病者须综合采用其他治疗措施。**❷**高温、挤压、碰撞会使药膏变稀，但不影响药效。可拧紧软管盖置于开水中热浸数分钟，取出后倒置，自然冷却至室温，即可恢复原状。

五福化毒丸（片）【组成】水牛角浓缩粉、连翘、青黛、黄连、牛蒡子（炒）、玄参、地黄、桔梗、芒硝、赤芍、甘草。**【剂型规格与用法用量】**大蜜丸：3g/丸。1丸/次，2～3次/d。片剂：0.1g/片。3～6岁5片/次，7～14岁7片/次，3次/d。7日为1个疗程。**【功用】**清热解毒，凉血消肿。用于血热毒盛、小儿疮疖、痱毒、咽喉肿痛、口舌生疮、牙龈出血、痄腮等。各种病毒、细菌感染所致的丹毒、急性扁桃体炎、咽炎、口炎、儿童毛囊丘疹、流行性腮腺炎等属热毒蕴结者可用之。**【不良反应】**服药后可出现胃肠不适、腹泻等症状。严重者停药2～3日，轻微者可继续服药。**【病证禁忌与特殊人群用药】❶**孕妇禁用。**❷**疮疡阴证患者忌用。**❸**小儿体质虚弱者慎用。**【使用注意】**忌食辛辣及肥甘油腻厚味食物。

小败毒膏【组成】蒲公英、金银花、天花粉、黄柏、大黄、白芷、陈皮、乳香（醋制）、当归、赤芍、木鳖子、甘草。**【剂型规格与用法用量】**煎膏剂：30g/瓶或60g/瓶。10～20g/次，2次/d。**【功用】**清热解毒，消肿止痛。用于湿热蕴结、热毒壅盛之疮疡初起、红肿硬痛、风湿疙瘩、周身刺痒、乳痈胀痛、大便燥结等症。毛囊炎、毛囊周围炎、体表浅部脓肿、急性淋巴结炎、急性蜂窝织炎、痈等病的初期阶段可用之。**【病证禁忌与特殊人群用药】❶**孕妇禁用。**❷**儿童、体质虚弱、脾胃虚寒、大便溏泻者慎用。**【使用注意】❶**忌食辛辣食物。**❷**不宜长期服用。

湛江蛇药【组成】巴豆叶、威灵仙、鸡骨香（根皮）、侧柏叶、田基黄、七星剑（叶）、细辛、两面针（皮）、半边莲、朱砂根（皮）、柚叶、山芝麻（叶）、了哥王（叶）、重楼、龙胆、薄荷、独脚莲、半边莲、黑面神（叶）、老鸦胆叶、枫香叶、东风桔（根、茎皮）。【剂型规格与用法用量】散剂：4.5g/瓶。首次服9g，以后每隔3h服4.5g，严重者隔1h服4.5g。【功用】解蛇毒，止痛，消肿。用于银环蛇、金环蛇、眼镜蛇、青竹蛇及壁虎、蜈蚣咬伤。【病证禁忌与特殊人群用药】对本品过敏者禁用。【使用注意】服药后若有腹痛，可饮少量糖水；若有胸痛现象，多饮开水。

三、清热利湿剂

马应龙麝香痔疮膏【组成】麝香、人工牛黄、珍珠、琥珀、硼砂、冰片、炉甘石（煅）。【剂型规格与用法用量】软膏：10g/支。外用，每日早晚或大便后敷用或注入肛门内。【功用】清热燥湿，活血消肿，去腐生肌。用于湿热瘀阻所致的各类痔疮、肛裂，见大便出血、或疼痛、有下坠感，亦可用于肛周湿疹。Ⅰ、Ⅱ、Ⅲ期内痔属上述证型者可用之。【不良反应】可见皮肤过敏反应，表现为皮肤溃烂、皮疹、肛周皮肤瘙痒、肛门灼热；或出现月经周期紊乱、经期延长、月经量增多。【病证禁忌与特殊人群用药】孕妇、儿童及对本品过敏者禁用。【使用注意】❶应保持大便通畅。排便时不要久蹲不起或用力过度。❷忌烟、酒及辛辣、油腻、海鲜食物。

如意金黄散【组成】姜黄、大黄、黄柏、苍术、厚朴、陈皮、甘草、生天南星、白芷、天花粉。【剂型规格与用法用量】散剂：12g/袋。外用，红肿、烦热、疼痛，用清茶调敷；漫肿无头，用醋或葱、酒调敷，亦可用植物油或蜂蜜调敷，1日数次。【功用】清热解毒，消肿止痛。用于热毒瘀滞肌肤所致的疮疡肿痛、丹毒流注，见肌肤红、肿、热、痛者，亦可用于跌打损伤。急性蜂窝织炎、急性化脓性淋巴结炎、肛周脓肿、体表多发性脓肿见上述证候者可用之。【不良反应】可见皮疹、皮肤红肿等过敏反应。【病证禁忌与特殊人群用药】❶疮疡阴证患者禁用。❷孕妇、皮肤过敏者慎用。❸痈疽疮疡已溃者忌用。【使用注意】❶忌辛辣、油腻、海鲜食品。❷方中含生天南星，不宜久用。❸外敷面积应超过肿胀范围且中间留孔，以利透气。❹外用散剂，切勿入口。

消痔灵注射液【组成】白矾、鞣酸、右旋糖酐40、枸橼酸钠、亚硫酸氢钠、甘油。【剂型规格与用法用量】注射剂：10mL/支。肛门镜下内痔局部注射。❶早期内痔：用本品原液注射至黏膜下层，用量相当于内痔的体积为宜。❷中晚期内痔和静脉曲张性混合痔：按四步注射法进行。第一步注射到内痔上方黏膜下层动脉区；第二步注射到内痔黏膜下层；第三步注射到黏膜固有层；第四步注射到齿线上方痔底部黏膜下层。第一步和第四步用1%普鲁卡因注射液稀释本品原液使成1∶1，第二步和第三步用1%普鲁卡因注射液稀释本品原液，使成2∶1。根据痔的大小，每个内痔注入6～13mL，总量20～40mL。【功用】收敛止血，使内痔萎缩消失。用于各期内痔，尤其是晚期内痔及由晚期内痔发展而成的静脉曲张性混合痔。【不良反应】❶感染出血：痔周组织坏死破溃、创口渗血不止，若合并肠壁感染，炎症可使黏膜溃烂累及直肠下血管，导致严重出血，多见于注射后2～3日，发生率约2%。❷疼痛与水肿：两者可同时发生，肛门轻度肿胀可在注射后6～12h自行消失。❸继发手术后肛门狭窄：在内痔注射术后20日，由于消痔灵的硬化萎缩作用而导致直肠黏膜收缩失去弹性，肠腔缩小导致狭窄，可见排便困难。❹过敏反应：个别特异性体质患者可见速发型过敏反应，应立即停药，并给予抗过敏药救治。另可出现风团样皮疹、瘙痒等反应。❺用药后可出现频繁干咳、眩晕不适。【病证禁忌与特殊人群用药】孕妇、内痔嵌顿发炎、皮赘性外痔禁用。儿童不宜用。【使用注意】❶急性肠炎及内痔发炎时须消炎后使用。❷严格遵守无菌操作，术后卧床休息2～3日，剂量不宜过大。

创灼膏【组成】炉甘石（煅）、白及、石膏（煅）、冰片、甘石膏粉。**【剂型规格与用法用量】**膏剂：外用，涂敷患处，如分泌物较多，1日换药1次，分泌物较少，2～3日换药1次。**【功用】**拔毒生肌。用于轻度水火烫伤，慢性湿疹及疮疖。**【不良反应】**用药后局部可见皮疹等过敏反应。**【病证禁忌与特殊人群用药】**孕妇慎用。**【使用注意】❶**本品为外用药，禁止内服。❷切勿接触眼睛、口腔等黏膜处。❸本膏夏天软，冬天硬，因寒冷变硬后应温软后使用。

肛泰软膏（栓）【组成】人工麝香、冰片、地榆炭、盐酸小檗碱等。**【剂型规格与用法用量】**软膏：10g/支。1～2次/d，早、晚或便后使用，使用时先将患部用温水洗净、擦干，然后将药管上盖打开，用盖上的尖端刺破管口，套上保洁头，插入肛门内适量给药。栓剂：1.6g/粒。肛门用药，将栓剂插入肛内约2cm处，卧床休息片刻，1粒/次，1次/d，使用前应用温水坐浴。**【功用】**凉血止血，清热解毒，燥湿敛疮，消肿止痛。用于内痔、外痔、混合痔出现的便血、肿胀、疼痛。**【不良反应】**少数患者用药后可出现轻度刺激反应，如周围皮肤微红、瘙痒等，停药后可消失。【病证禁忌与特殊人群用药】❶孕妇、儿童不宜用。❷过敏体质者慎用。【使用注意】药片表面变白色或软化变形，一般不影响使用。

九华膏【组成】滑石粉、硼砂、川贝母、银朱、龙骨、冰片。【剂型规格与用法用量】软膏剂：10g/支。外用，将患处用淡盐水洗净，然后敷之。每次便后须更换。【功用】清热消肿，止痛生肌。用于湿热瘀阻大肠所致的外痔、内痔嵌顿、直肠炎、肛窦炎及内痔术后。【不良反应】少数患者用药后可出现轻度刺激反应，如周围皮肤微红、瘙痒等。【病证禁忌与特殊人群用药】孕妇、儿童不宜用。【使用注意】忌食辛辣食物。

九华痔疮栓【组成】大黄、浙贝母、紫草、侧柏叶、厚朴、白及、冰片。【剂型规格与用法用量】栓剂：2.1g/粒。外用，大便后或临睡前用温水洗净肛门，在示指或中指上套上指套，将栓剂尽量深地塞入肛门，然后卧床休息几分钟。1粒/次，1次/d，痔疮严重或出血较多者，早、晚各用1粒。5日为1个疗程，一般用3个疗程即可。【功用】清热凉血，化瘀止血，消肿止痛。用于血热毒盛所致的痔疮、肛裂、肛瘘等肛门疾患和术后出血疼痛。【不良反应】用药后可见腹泻的个案报道，并有颜面红痒、发麻、口唇肿胀外翻、神志淡漠、意识模糊、呼吸急促等过敏性休克表现。【病证禁忌与特殊人群用药】❶孕妇禁用。儿童不宜用。❷对本品过敏者禁用。【使用注意】❶须将栓剂完全塞入肛门内，1次使用后指套应取下扔掉。❷用药后应休息几分钟再起立行走，以利药物能较好地融化、吸收。❸忌食辛辣等刺激性食品，愈后亦应适当忌口。❹用药后可有欲解大便之感，或大便次数增加，为用药的正常反应。❺轻度患者可能用药未已，自感痊愈，不可中断医嘱疗程，以免复发。❻内痔喷射状出血或出血过多，以及未明确诊断的便血须及时救治。❼本品宜存放在阴凉干燥处，防止受热变形。如遇高温软化，可浸入冷水或冰箱中，数分钟取出再用。

普济痔疮栓【组成】熊胆粉、冰片、猪胆粉。【剂型规格与用法用量】栓剂：3g/粒。1粒/次，2次/d，直肠给药，或遵医嘱。【功用】清热解毒，凉血止血。用于热证便血，对各期内痔便血及混合痔肿胀等有较好疗效。【不良反应】偶见腹泻，肛门周围瘙痒，对症治疗后症状消失。【病证禁忌与特殊人群用药】孕妇、儿童及对本品过敏者禁用。【使用注意】治疗期间忌食辛辣、刺激食物。

消痔软膏（丸、栓）【组成】煅龙骨、冰片、轻粉、珍珠。**【剂型规格与用法用量】**栓剂：2g/枚。肛门用药，洗净肛门，将药塞入，1枚/次。**【功用】**收敛止血，消肿止痛。用于Ⅰ、Ⅱ、Ⅲ期内痔、各种外痔及混合痔。其应用指征为便血、肛门肿痛。**【病证禁忌与特殊人群用药】❶**年老体弱者慎用。**❷**对本品过敏者禁用。**【使用注意】**服药期间保持大便通畅，忌食辛辣、炙烤、油炸之品。

消痔软膏【组成】熊胆粉、地榆、冰片等。**【剂型规格与用法用量】**软膏：5g/支。外用，将药膏均匀涂敷患处，2～3g/次，2次/d，外用清洁纱布覆盖。**【功用】**凉血止血，消肿止痛。用于炎性、血栓性外痔，或内痔属风热瘀阻、湿热壅滞证。**【病证禁忌与特殊人群用药】❶**孕妇、儿童禁用。**❷**对本品过敏者禁用。**【使用注意】**服药期间保持大便通畅，忌食辛辣、炙烤、油炸之品。

消痔丸【组成】地榆炭、牡丹皮、三颗针炭、大黄、黄芪、白及、炙槐角、防己、白术、当归、火麻仁、动物大肠等。**【剂型规格与用法用量】**丸剂：9g/丸。1丸/次，3次/d。**【功用】**消肿生肌，清热润肠，补气固脱，止血止痛。用于痔疾肿痛，便秘出血，脱肛不收及肠风下血，积滞不化等症。**【病证禁忌与特殊人群用药】**孕妇、儿童、对本品过敏者禁用。**【使用注意】**服药期间保持大便通畅，忌食辛辣、炙烤、油炸之品。

痔疮胶囊（片）【组成】大黄、蒺藜、功劳木、白芷、冰片、猪胆汁。**【剂型规格与用法用量】**胶囊：0.5g/粒。4～5粒/次。片剂：0.3g/片。4～5片/次。以上剂型均为3次/d。**【功用】**清热解毒，凉血止痛，祛风消肿。用于各种痔疮、肛门感染、肛裂、肛周脓肿、大便热结，见便时有物脱出肛边、滴血或血流如喷射、大便燥结数日一行、形如羊粪、排出艰难，或肛周生痛、红肿热痛、切开后流脓稠厚、色呈黄绿、夹有血液，或便时肛门剧痛，便后稍有减轻，继则持续疼痛，鲜血随粪便点滴而下。**【病证禁忌与特殊人群用药】**孕妇、儿童、脾胃虚寒者不宜用。**【使用注意】**治疗期间忌食辛辣、刺激食物。

痔疮栓【组成】大黄、浙贝母、冰片、橄榄核（炒炭）、田螺壳（炒）、柿蒂。**【剂型规格与用法用量】**栓剂：2g/粒（含芒硝46mg）。直肠给药，1粒/次，2～3次/d，使用前可用花椒水或温开水坐浴，7日为1个疗程，或遵医嘱。**【功用】**清热通便，止血，消肿止痛，收敛固脱。用于内痔及混合痔内痔部分轻度脱垂等。**【病证**

禁忌与特殊人群用药】❶对本品过敏者及肛裂患者不宜用。**❷**儿童、孕妇、年老体弱及脾虚便溏者慎用。**【使用注意】❶**忌烟酒及辛辣、油腻、刺激性食物。保持大便通畅。**❷**内痔出血过多或原因不明的便血，或内痔脱出不能自行还纳，应及时救治。

痔宁片【组成】地榆炭、侧柏炭、地黄、槐米、酒白芍、荆芥炭、当归、黄芩、枳壳、刺猬皮、乌梅、甘草。**【剂型规格与用法用量】**片剂：0.48g/片。3～4片/次，3次/d。**【功用】**清热凉血，润燥疏风。用于实热内结或湿热瘀滞所致的肛门红肿、痔疮出血、肿痛、肛裂、肛门湿痒等。**【不良反应】**偶见胃部不适、便溏等不良反应。**【病证禁忌与特殊人群用药】❶**肠胃虚寒者慎用。**❷**孕妇、儿童不宜用。**【使用注意】❶**忌食辛辣、油腻食品。**❷**血栓外痔较大者，以及Ⅲ期内痔，应考虑手术治疗。

四、通淋消石剂

结石通胶囊（片）【组成】广金钱草、海金沙、石韦、车前草、鸡骨草、茯苓、玉米须、白茅根。**【剂型规格与用法用量】**胶囊：0.35g/粒；餐后服，4粒/次。片剂：每片含干浸膏0.25g（相当于原药材2g）；5片/次。以上剂型均为3次/d。**【功用】**清热利湿，通淋排石，止痛止血。用于下焦湿热所致的淋证，见小便淋漓混浊、尿道灼痛等症。泌尿系感染、泌尿系结石或肝胆结石等可用之。**【病证禁忌与特殊人群用药】❶**孕妇禁用。**❷**肾阴虚者忌服。**❸**结石直径≥1.5cm或结石嵌顿时间长者不宜用。**【使用注意】**忌食辛燥、酸辣及油腻、煎炸类食物。

排石颗粒【组成】车前子、甘草、木通、滑石、瞿麦、连钱草、茼麻子、忍冬藤、石韦、徐长卿。**【剂型规格与用法用量】**颗粒：20g/袋，5g/袋（无糖型）。1袋/次，3次/d，开水冲服。**【功用】**清热利水，通淋排石。用于下焦湿热所致的石淋，见腰腹疼痛、排尿不畅或伴有血尿者。肾结石、输尿管结石、膀胱结石属下焦湿热者可用之。**【病证禁忌与特殊人群用药】❶**孕妇禁用。**❷**结石直径≥1.5cm或结石嵌顿时间长者忌用。**❸**过敏体质者慎用。**【使用注意】**对久病伤正，兼肾阴不足或脾气亏虚，虚实夹杂者不宜单用本品，应配伍滋阴或健脾药用。

金钱草颗粒（胶囊、片）【组成】广金钱草。**【剂型规格与用法用量】**颗粒：10g/袋；开水冲服，1～2袋/次。胶囊：0.4g/粒。

3～6粒/次。片剂：0.3g/片。4～8片/次。以上剂型均为 3 次/d。
【功用】清热解毒，利尿排石。用于膀胱湿热之热淋、石淋、淋沥涩痛之证。尿路感染、尿路结石及肾绞痛等可用之。【病证禁忌与特殊人群用药】❶肝郁气滞、脾胃两虚所致淋证患者慎用。❷脾胃虚寒者慎用。❸孕妇忌用。【使用注意】忌食辛燥、酸辣及油腻、煎炸类食物。

尿石通丸【组成】广金钱草、海金沙、茯苓、苘麻子、车前草、川木通、鸡内金、枳实、丝瓜络、牛膝。【剂型规格与用法用量】丸剂：4g/袋。4g/次，2 次/d，以多量开水送服。45 日为 1 个疗程。【功用】清热祛湿，行气逐瘀，通淋排石。用于气滞血瘀或湿热下注引起的肾结石、输尿管结石、膀胱结石、尿道结石以及震波碎石后的治疗与预防。【不良反应】个别患者用药后可见恶心、纳呆、口淡等反应。【病证禁忌与特殊人群用药】孕妇禁用。【使用注意】❶本品须在医师指导下使用，尤其是尿路狭窄、结石合并感染或鹿角状结石者。❷服药期间可适当饮水，以利排石。

肾石通丸（颗粒、片）【组成】金钱草、王不留行、萹蓄、延胡索、鸡内金、丹参、木香、瞿麦、牛膝、海金沙。【剂型规格与用法用量】丸剂：2g/袋。1 袋/次。颗粒：15g/袋。1 袋/次。温开水冲服。片剂：0.52g/片。3 片/次。以上剂型均为 2 次/d。【功用】清热通淋，化瘀排石。用于湿热下注、瘀血内阻所致的石淋，见腰腹疼痛、尿血、尿频、尿急、尿痛等症。肾结石、肾盂结石、膀胱结石、输尿管结石者可用之。【病证禁忌与特殊人群用药】❶孕妇禁用。哺乳期妇女禁用。❷经期妇女慎用。【使用注意】忌食辛辣、油腻食物。

第二节　温经理气、活血散结剂

内消瘰疬丸（片）【组成】夏枯草、白蔹、天花粉、薄荷脑、大青盐、蛤壳、海藻、玄参、玄明粉、熟大黄、浙贝母、枳壳、当归、生地黄、桔梗、甘草。【剂型规格与用法用量】水丸：9g/瓶。9g/次。片剂：0.6g/片。4～8片/次。以上剂型均为 1～2 次/d。【功用】化痰，软坚，散结。用于痰湿凝滞所致的瘰疬痰核，见颈项及耳前耳后一侧或两侧，或颌下、锁骨上窝、腋部结块肿大，一个或数个，皮色不变，推之能动，不热不痛，并逐渐增大窜生者。淋巴结结核见上述证候者可用之。【病证禁忌与特殊人群用药】❶孕妇禁用。❷疮疡阳证、大便稀溏者慎用。【使用注意】❶不宜与含钾量高的药物或保钾利尿药合用，以免引起血钾过高。❷忌食辛辣、油腻、海鲜等食品。

代温灸膏【组成】辣椒、肉桂、生姜、肉桂油。【剂型规格与用法用量】橡胶膏：外用，根据病证，按穴位贴1张。【功用】温通经脉，散寒镇痛。用于风寒阻络所致腰背、四肢关节冷痛及风寒内停引起的脘腹冷痛、虚寒泄泻。慢性胃肠炎、慢性风湿性关节炎见上述证候者可用之。【不良反应】个别患者使用后出现瘙痒、红肿、皮疹等皮肤过敏反应。【病证禁忌与特殊人群用药】❶皮肤破溃处禁用。❷孕妇、经期妇女慎用。❸儿童不宜用。【使用注意】贴敷部位如有明显灼烧感或瘙痒、局部红肿等情况，应停止使用，并采用其他治疗措施。

复方夏枯草膏【组成】夏枯草、香附、昆布、甘草、僵蚕、玄参、白芍、当归、浙贝母、陈皮、桔梗、乌药、川芎、红花。【剂型规格与用法用量】煎膏剂：125g/瓶。9～15g/次，2次/d，开水兑服。【功用】理气化痰，散结。用于气滞痰凝所致之瘿瘤、瘰疬、痰核。淋巴结结核、单纯性甲状腺肿、结节性甲状腺肿、脂肪瘤、皮脂腺囊肿、慢性淋巴结炎见上述证候者可用之。【病证禁忌与特殊人群用药】❶孕妇不宜用。❷脾胃虚寒者慎用。【使用注意】❶不宜与含钾量高的药物或保钾利尿药合用，以免引起血钾过高。❷忌食辛辣、刺激之品。

五海瘿瘤丸【组成】海带、海藻、海螵蛸、蛤壳、昆布、白芷、木香、海螺（煅）、夏枯草、川芎。【剂型规格与用法用量】大蜜丸：9g/丸。1丸/次，餐前温开水送服，或煎1丸当茶饮，2次/d。小儿用量酌减。外用，醋磨敷于患处。【功用】软坚散结，破瘀，化痰，消肿。用于气滞痰热凝于经络引起的瘿瘤、瘰疬痰核、乳核胀痛等症。甲状腺肿大、淋巴结结核、乳腺增生等见上述证候者可用之。【病证禁忌与特殊人群用药】孕妇及脾胃虚寒者忌用。【使用注意】❶不宜与含钾量高的药物或保钾利尿药合用，以免引起血钾过高。❷忌饮茶。

西黄丸（胶囊）【组成】牛黄、麝香、乳香（制）、没药（制）、黄米粉。【剂型规格与用法用量】胶囊：0.25g/粒。4～8粒/次。糊丸：3g/瓶。3g/次，温开水或黄酒送服。以上剂型均为2次/d。【功用】清热解毒，消肿散结。用于热毒血瘀互结所致的痈疽、疔毒、瘰疬、流注、癌肿等。多发性脓肿、淋巴结炎、淋巴结结核、乳腺炎、乳腺癌见上述证候者可用之。【不良反应】可见皮疹、瘙痒、粟粒样丘疹等过敏性皮炎。【病证禁忌与特殊人群用药】❶孕妇禁用。❷脾胃虚弱或虚寒者、气血虚者均应慎用。【使用注意】忌食辛辣、刺激食物。

小金丸（胶囊、片）【组成】麝香、木鳖子（去壳去油）、制草乌、枫香脂、乳香（制）、没药（制）、五灵脂（醋制）、当归（酒炒）、地龙、香墨。【剂型规格与用法用量】糊丸：0.6g/丸或0.06g/丸。成人0.6g/次，2次/d，温黄酒或温开水送下。7岁以上小儿0.3g/次，7岁以下小儿0.15～0.2g/次。如流注破溃及久溃者，以6g分5日服完。水丸：每10丸6g，每100丸3g或6g。1.5g/次，餐前温黄酒或温开水送服。胶囊：0.35g/粒。3～7粒/次，2次/d。片剂：0.3g/片。0.6g/次，病重者1.2g/次，2次/d。如流注破溃者及久溃者，以6g作为5日量分服。7岁以上小儿0.3g/次，7岁以下小儿0.15～0.2g/次，用温黄酒或温开水送服。【功用】散结消肿，化瘀止痛。用于阴疽初起、皮色不变、肿硬作痛、多发性脓肿、瘿瘤、瘰疬、痰核流注、乳癌、乳癖等。淋巴结结核、甲状腺瘤、结节性甲状腺肿、乳腺增生等见上述证候者可用之。【不良反应】偶有胃部不适、胃纳欠佳等不良反应。【病证禁忌与特殊人群用药】❶孕妇禁用。❷疮疡阳证患者禁用。❸脾胃虚弱者慎用。【使用注意】❶方中含五灵脂，不宜与人参、党参、刺五加等同服。❷忌饮酒及生冷、油腻、辛辣、海鲜等食物。❸方中含制草乌，不宜过量、久服。

阳和解凝膏【组成】肉桂、生川乌、生草乌、生附子、牛蒡草、凤仙透骨草、桂枝、地龙、荆芥、防风、白芷、大黄、当归、赤芍、川芎、续断、木香、香橼、陈皮、白蔹、白及、五灵脂、麝香、僵蚕、乳香、没药、苏合香。【剂型规格与用法用量】黑膏药：每张净重1.5g、3g、6g或9g。外用，加温软化，贴于患处。【功用】温阳化湿，消肿散结。用于脾肾阳虚、痰瘀互结所致的阴疽、瘰疬未溃、寒湿痹痛。深部多发性脓肿、骨与关节结核性脓肿、颈淋巴结结核及胸壁结核硬结期、体表非急性感染、风湿性关节炎等见上述证候者可用之。【不良反应】偶见局部皮肤发红、作痒。【病证禁忌与特殊人群用药】❶孕妇禁用。❷患处红肿热痛或溃脓均忌用。❸疮疡阳证者慎用。【使用注意】❶方中含有毒性中药生川乌、生草乌、生附子等，不可久用。❷贴后局部皮肤发红作痒者应停用。

第三章　肿瘤用药

一、抗肿瘤药

华蟾素注射液（片、胶囊）【组成】 干蟾皮。**【剂型规格与用法用量】** 注射剂：2mL/支，5mL/支，10mL/支。肌注，2～4mL/次，2次/d；静滴，1次/d，10～20mL/次，用5%葡萄糖注射液500mL稀释后缓缓滴注，用药7日，休息1～2日，4周为1个疗程。片剂：0.3g/片。3～4片/次，3～4次/d。胶囊：0.25g/粒。2粒/次，3～4次/d。**【功用】** 解毒，消肿，止痛。用于热毒内蕴所致的中、晚期肿瘤，慢性乙型肝炎及慢性乙型肝炎病毒携带者。对流行性出血热、寻常型银屑病（牛皮癣）、顽固性呃逆、慢性单纯性咽炎亦有效。**【不良反应】** ❶过敏反应，如药物热、哮喘、喉头水肿、皮肤过敏，或过敏性休克，甚至死亡，另有血管刺激反应、血液系统反应（以粒细胞缺乏最常见，其次是溶血性贫血和血小板减少）、循环系统反应（如血压下降、胸闷、心悸等）。❷个别患者如用量过大或两次用药间隔不足6～8h，用药后30min左右会出现畏寒发热现象。❸少数患者长期静滴后有局部刺激感或静脉炎。**【病证禁忌与特殊人群用药】** ❶心脏病患者慎用。❷孕妇忌用。儿童不宜用。**【使用注意】** ❶本品有一定毒性，不可过量。❷大剂量使用时应注意患者心脏功能。尽量避免与剧烈兴奋心脏的药物配伍。❸出现不良反应时，应停止用药，并予对症治疗。❹不宜与其他药物同瓶滴注。

平消胶囊（片）【组成】 郁金、白矾、硝石、五灵脂、干漆、枳壳（麸炒）、马钱子粉、仙鹤草。**【剂型规格与用法用量】** 胶囊：0.21g/粒。4～8粒/次，3次/d。片剂：0.4g/片。4～8片/次，3次/d。本品可与放疗、化疗同时使用。**【功用】** 活血化瘀，散结消肿，解毒止痛。对毒瘀内结所致的肺癌、肝癌、胃癌、食管癌、乳腺癌及骨癌等，有一定缓解作用，可缩小瘤体，延长患者生存时间。亦可用于乳腺增生症。**【不良反应】** 少数患者服用后有恶心、胃脘不适等反应。

【病证禁忌与特殊人群用药】❶本品药性峻猛，虚证不宜用。❷孕妇忌用。❸儿童不宜用。【使用注意】❶本品含硝石、马钱子粉及干漆，不可过量、久服。❷忌生冷、辛辣刺激性食物。

艾迪注射液【组成】斑蝥、人参、黄芪、刺五加。【剂型规格与用法用量】注射剂：10mL/支。静滴，成人50～100mL/次，加入0.9%氯化钠注射液或5%和10%葡萄糖注射液400～500mL中静滴，1次/d；与放、化疗合用时，疗程与放、化疗同步；于手术前后使用，10日为1个疗程；介入治疗10日为1个疗程；单独使用15日为1周期，间隔3日，2周期为1个疗程；晚期恶病质患者连用30日为1个疗程，或视病情而定。【功用】消瘀散结，益气解毒。用于瘀毒内结所致的原发性肝癌、肺癌、直肠癌、恶性淋巴瘤、妇科恶性肿瘤。能调整或增强机体免疫功能，抑制肿瘤细胞生长，提高造血系统功能，改善症状，提高化疗疗效，降低化疗毒性。用于肿瘤术后的巩固治疗和配合用药。【不良反应】少数可见面红、荨麻疹、发热或心悸、胸闷、恶心等反应。【病证禁忌与特殊人群用药】❶阴虚火旺者慎用。❷孕妇禁用。哺乳期妇女忌用。❸儿童不宜用。【使用注意】❶斑蝥有大毒，有损肝肾功能。不宜超量、久服。❷忌辛辣、燥热之品。❸不宜与其他药物同瓶滴注。

安替可胶囊【组成】蟾皮、当归。【剂型规格与用法用量】胶囊：0.22g/粒。2粒/次，3次/d，餐后服用。6周为1个疗程。【功用】软坚散结，解毒止痛，养血活血。用于瘀毒内结所致的食管癌，与放疗合用可提高疗效。【不良反应】❶可见恶心、血常规异常。❷过量、久服可致心慌。【病证禁忌与特殊人群用药】❶心脏病患者慎用。❷孕妇禁用。❸儿童不宜用。【使用注意】❶所含蟾皮，有一定毒性，不可过量、久服。❷注意观察血常规，掌握服用剂量。❸忌辛辣、刺激性食物。

参莲胶囊【组成】苦参、山豆根、半枝莲、莪术、防己、乌梅、三棱、丹参、补骨脂、苦杏仁、白扁豆。【剂型规格与用法用量】胶囊：0.5g/粒。6粒/次，3次/d。【功用】清热解毒，活血化瘀，软坚散结。用于气血瘀滞、热毒内阻所致的中晚期肺癌、胃癌患者的辅助治疗。【不良反应】少数患者服药后可出现恶心，一般不影响继续用药。【病证禁忌与特殊人群用药】❶有出血倾向者不宜用。❷孕妇忌用。妇女月经过多者不宜用。儿童不宜用。【使用注意】须在医师指导下使用。

慈丹胶囊 【组成】莪术、山慈菇、鸦胆子、马钱子粉、蜂房、人工牛黄、僵蚕、丹参、黄芪、当归、冰片。【剂型规格与用法用量】胶囊：0.27g/粒。5粒/次，4次/d。1个月为1个疗程。【功用】化瘀解毒，消肿散结，益气养血。为原发性肝癌的辅助治疗药。用于瘀毒蕴结所致的原发性肝癌，合并介入化疗，可改善临床症状，提高机体免疫力。【不良反应】服药后偶见恶心。【病证禁忌与特殊人群用药】❶本品用于瘀毒蕴结所致的肝癌，肝肾阴虚者不宜用。❷孕妇禁用。❸儿童不宜用。【使用注意】本品含毒性中药，不可超量服用。

得力生注射液 【组成】红参、黄芪、生蟾酥、生斑蝥等。【剂型规格与用法用量】注射剂：10mL/支。静滴，成人按 40～60mL/次稀释于 5%葡萄糖注射液或 0.9%氯化钠注射液 500mL 中，1 次/d。每疗程首次用量减半，并将药液稀释至不低于 1：20，每分钟不超过 15 滴，如无不良反应，半小时后可逐渐增加滴速，但以不超过 40 滴/min 为宜。如患者出现尿路刺激，可按 1：20 稀释使用。45 日为 1 个疗程，停药 1 周后，可进行下个疗程。【功用】益气扶正，消癥散结。用于中晚期原发性肝癌属气虚瘀滞证者，症见右胁腹积块、疼痛不移、腹胀食少、倦怠乏力等。【不良反应】❶少数患者可出现尿频、尿急等泌尿系统刺激症状，或血尿、蛋白尿。❷有的可见肝肾损害，或恶心、呕吐、腹胀。【病证禁忌与特殊人群用药】❶心肾功能不良及急性泌尿系统感染者禁用。❷孕妇禁用。❸儿童不宜用。【使用注意】❶出现不良反应时应停药，如再应用时应稀释药液至 1：20，或减慢滴速，不超过 40 滴/min，或多饮水。❷切忌直接静注。❸本品含斑蝥素和脂蟾毒配基，对外周静脉有一定的刺激性，应适当稀释后使用，稀释浓度一般不应低于 1：10。不可加入滴壶滴入。如需避免进液量过大，最高稀释浓度不能低于 1：5，并应在 1：10 以上浓度使用 2 日后，无任何不良反应，才能使用 1：5 浓度滴入，此浓度滴速不宜超过 50 滴/min。❹不宜与其他药品混合静滴。❺用药期间注意检测肝、肾功能。❻如出现胸闷、心悸、气短等反应，需立即停药并作常规处置。

复方斑蝥胶囊 【组成】斑蝥、三棱、莪术、人参、黄芪、刺五加、山茱萸、女贞子、半枝莲、熊胆粉、甘草。【剂型规格与用法用量】胶囊：0.25g/粒。3粒/次，2次/d。【功用】破血消癥，攻毒蚀疮，益气养阴。用于瘀毒内结所致的原发性肝癌、肺癌、直肠癌、恶性淋巴瘤、妇科恶性肿瘤等及肿瘤术后的巩固治疗。也可与化疗、放疗配合使用，增效减毒。【不良反应】少数患者偶见恶心、呕吐等症。

【病证禁忌与特殊人群用药】❶有出血倾向者慎用。❷糖尿病患者及糖代谢紊乱者慎用。❸孕妇禁用。月经过多者慎用。儿童不宜用。【使用注意】❶方中含斑蝥，有大毒，可损害肝肾功能，不可过量、久服。❷忌辛辣、刺激食物。

复方红豆杉胶囊【组成】红豆杉、红参、甘草。【剂型规格与用法用量】胶囊：0.3g/粒。2粒/次，3次/d。21日为1个疗程。【功用】祛邪扶正，通络散结。用于气虚痰湿、气阴两虚、气滞血瘀而致的中晚期肺癌等肿瘤的治疗。尤其是难以承受放、化疗的患者，可成为首选治疗药。【不良反应】近10%的患者可出现轻度胃肠道反应，表现为恶心欲吐。也可见轻度的白细胞降低、溶血性贫血。偶见肌肉酸痛，加服维生素 B_6 可消除神经肌肉症状，不影响继续治疗。【病证禁忌与特殊人群用药】❶对本品过敏者禁用。❷孕妇、儿童不宜用。【使用注意】❶白细胞低于 2000/μL 时，不宜服用。❷服药后如有口干现象，宜多饮水。

复方苦参注射液【组成】苦参、白土茯苓。【剂型规格与用法用量】注射液：2mL/支，5mL/支。肌注，2～4mL/次，2次/d；或静滴，12mL/次，用0.9%氯化钠注射液 200mL 稀释后应用，1次/d，儿童用量酌减，全身用药总量 200mL 为1个疗程，一般可连续使用2～3个疗程。【功用】清热利湿，解毒消肿，散结止痛。用于缓解湿热瘀毒内结所致的肺癌、胃癌、肝癌等癌性疼痛及出血。尚可用于放疗、化疗的减毒增效。【不良反应】❶部分患者有头晕、便秘、恶心、过敏等反应，有速发型和缓发型两类。❷本品局部使用有轻度刺激，但吸收良好。【病证禁忌与特殊人群用药】❶严重心、肾功能不全者慎用。❷阴虚火旺、脾胃虚寒者慎用。❸过敏体质者慎用。❹孕妇不宜用。❺儿童慎用。【使用注意】❶发现药液混浊、沉淀、安瓿破裂等现象时不可用。❷忌辛辣、油腻食物，以免助热生湿。❸不宜与其他药物同瓶滴注。

肝复乐胶囊（片）【组成】党参、鳖甲（醋制）、重楼、白术（炒）、黄芪、陈皮、土鳖虫、大黄、桃仁、半枝莲、败酱草、茯苓、薏苡仁、郁金、苏木、牡蛎、茵陈、木通、香附（制）、沉香、柴胡。【剂型规格与用法用量】胶囊：0.5g/粒，60粒/盒。6粒/次。薄膜衣片：素片重0.5g。6片/次。以上剂型均为3次/d。Ⅱ期原发性肝癌疗程2个月，Ⅲ期原发性肝癌疗程1个月。【功用】健脾理气，化瘀软坚，清热解毒。用于肝瘀脾虚为主证的原发性肝癌，症见上腹肿块、胁肋疼痛、神疲乏力、食少纳呆、脘腹胀满、心烦易怒、口苦咽干等。【不良反应】少数患者服药出现腹泻，但可自行缓解。【病证禁忌与特殊人群用药】❶有明显出血倾向者慎服。❷孕妇、儿童忌用。【使用注意】忌饮酒及辛辣、油腻食物。

金龙胶囊【组成】鲜守宫、鲜金钱白花蛇、鲜蕲蛇等。【剂型规格与用法用量】胶囊：0.25g/粒。4 粒/次，3 次/d。【功用】破瘀散结，解郁通络。用于血瘀郁结所致原发性肝癌，症见右胁下积块、胸胁疼痛、神疲乏力、腹胀、纳差等。肺癌、乳腺癌、肠癌等常见恶性肿瘤，以及系统性红斑狼疮、天疱疮等多种自身免疫性疾病亦可用之。【不良反应】少数患者可出现过敏反应。【病证禁忌与特殊人群用药】❶阴虚内热者忌用。❷孕妇及哺乳期妇女忌用。❸儿童不宜用。【使用注意】服药期间如出现敏者应停药，并采用抗过敏措施。

康莱特软胶囊（注射液）【组成】薏苡仁油。【剂型规格与用法用量】软胶囊：0.45g/粒。6 粒/次，4 次/d，宜联合放、化疗使用。注射剂：100mL∶10g。单独或联合放疗、化疗应用，缓慢静滴200mL，1 次/d，20 日为 1 个疗程，间隔 3～5 日，可进行下一疗程。联合放疗、化疗时可酌减剂量，首次使用，滴注速度应缓慢，开始10min 滴速应为 20 滴/min，20min 后可持续增加，30min 后可控制在40～60 滴/min。【功用】益气养阴，消癥散结。用于不宜手术治疗的脾虚痰湿或气阴两虚型原发性非小细胞肺癌、原发性肝癌及结肠癌、胃癌、食管癌等病症。配合放疗、化疗有一定的增效作用。对中、晚期肿瘤患者具有一定的抗恶病质和止痛作用。【不良反应】❶偶见过敏现象，如寒战、发热、轻度恶心，使用 3～5 日后此症状大多可自然消失而适应。❷偶见轻度静脉炎。❸尚有致全身性皮疹、皮肤肿胀、剥脱性皮炎、疼痛性休克的报道。【病证禁忌与特殊人群用药】❶脂肪代谢严重失调者，如急性休克、急性胰腺炎、病理性高脂血症、脂性肾病变、严重肝硬化等患者禁用。❷本品可能引起血脂增高，高脂血症患者应慎用，并应密切观察血脂变化。❸孕妇禁用。❹儿童不宜用。【使用注意】❶注射液对周围血管有刺激作用，首次使用时滴注速度应缓慢。❷如有患者出现严重过敏现象可对症处理，如注射地塞米松等抗过敏药，并停止使用。❸注射液不宜加入其他药物混合使用。❹静滴时应小心，防止渗漏血管外引起刺激疼痛，冬季可用 30℃温水预热，以免除物理刺激。❺如发现注射液出现油、水分层（乳析）现象，严禁静脉使用。❻静滴时如有轻度静脉炎出现，可在注射本品前和后适量（50～100mL）输注 0.9％氯化钠注射液或5％葡萄糖注射液。

威麦宁胶囊【组成】威麦宁（金荞麦）等。**【剂型规格与用法用量】**胶囊：0.4g/粒。餐后口服，6～8粒/次，3次/d。2个月为1个疗程。**【功用】**祛邪扶正，清热解毒，活血化瘀。用于肺癌的辅助治疗。配合放疗、化疗治疗肿瘤有增效、减毒作用。**【不良反应】**偶有恶心等消化道症状，一般不影响继续治疗。**【病证禁忌与特殊人群用药】❶**非热毒瘀阻证患者慎用。**❷**孕妇忌用。妇女月经期不宜用。**❸**儿童不宜用。**【使用注意】**忌辛辣、油腻食物。

鸦胆子油软胶囊（口服乳液、注射液）【组成】鸦胆子油、精制豆磷脂、甘油。**【剂型规格与用法用量】**软胶囊：0.53g/粒。4粒/次，2～3次/d，30日为1个疗程。乳剂：20mL/支。口服，20mL/次，2～3次/d，30日为1个疗程。注射剂：10mL/支。静注，10～30mL/次，1次/d，用0.9%氯化钠注射液250～500mL稀释后静滴。**【功用】**清热解毒，消癥散结。用于热毒瘀阻所致的消化道肿瘤、肺癌、脑转移癌。**【不良反应】**少数患者有油腻感、恶心、厌食等消化道反应。**【病证禁忌与特殊人群用药】❶**脾胃虚寒者慎用。**❷**过敏体质者慎用。**❸**孕妇禁用。儿童不宜用。**【使用注意】❶**本品有毒，可损害肝、肾功能，不可过量。**❷**注射剂不宜与其他药物同时滴注，以免发生不良反应。**❸**注射剂应密闭冷藏，但不得冻结，稀释后应立即使用，如有分层不可再用。**❹**出现过敏，应及时停药，并给予相应的治疗措施。

消癌平丸（胶囊、片、注射液）【组成】乌骨藤。**【剂型规格与用法用量】**浓缩丸：每10丸重2.2g。10丸/次，3次/d。胶囊：0.35g/粒。5～6粒/次，3次/d。片剂：0.3g/片。8～10片/次，3次/d。注射剂：2mL/支。肌注，2～4mL/次，1～2次/d。**【功用】**扶正固本，活血止痛，清热解毒，软坚散结。用于食管癌、胃癌、肺癌，对大肠癌、宫颈癌等多种恶性肿瘤，亦有一定疗效，可配合放疗、化疗及手术后治疗，并用于白血病、慢性气管炎及支气管哮喘。**【不良反应】**个别患者可有食欲减退、白细胞下降、转氨酶升高、药物疹、低热、多汗、游走性肌肉关节疼痛等不适，但一般可自行消除。**【病证禁忌与特殊人群用药】❶**严重心、肾功能不全者慎用。**❷**孕妇忌用。**❸**儿童不宜用。**【使用注意】**乌骨藤有一定毒性，不宜过量、久服。

紫金龙片【组成】黄芪、当归、白英、龙葵、郁金、丹参、半枝莲、蛇莓。**【剂型规格与用法用量】**片剂：0.65g/片。4片/次，3次/d。

与化疗同时使用。每4周为1个周期，2个周期为1个疗程。【功用】益气养血，清热解毒，理气化瘀。用于肺癌属气血两虚兼瘀热证患者的辅助用药，有改善症状，增强体力的作用，对免疫指标NK细胞、CD4细胞等有改善作用，可减轻化疗引起的肝、肾功能损害及恶心、呕吐、脱发等不良反应。【病证禁忌与特殊人群用药】❶有出血倾向者不宜用。❷孕妇不宜用。❸儿童慎用。【使用注意】忌辛辣、刺激性食物。

二、肿瘤辅助用药

安多霖胶囊【组成】黄芪、绿萍等。【剂型规格与用法用量】胶囊：0.32g/粒。4粒/次，3次/d。【功用】益气补血，扶正解毒。用于气血两虚证。对肿瘤放疗、化疗引起的白细胞减少、免疫功能下降、食欲不振、神疲乏力、头晕气短等症有辅助治疗作用。对肿瘤放射治疗辐射损伤造成的淋巴细胞微核率增高等有改善作用。故亦可用于辐射损伤。【病证禁忌与特殊人群用药】❶肺胃痰热壅实证患者不宜用。❷孕妇、儿童慎用。【使用注意】忌辛辣、燥热食物。

参芪扶正注射液【组成】党参、黄芪。【剂型规格与用法用量】注射剂：250mL/瓶。静滴，1次/d，42日为1个疗程。【功用】益气扶正。用于脾肺气虚引起的神疲乏力、少气懒言、自汗、眩晕等症。可作为肺癌、胃癌放疗、化疗后的辅助治疗。【不良反应】❶非气虚证患者用药后可发生轻度出血。❷少见低热、口腔炎、嗜睡及皮疹、瘙痒、寒战、恶心呕吐、口唇发绀等过敏反应。【病证禁忌与特殊人群用药】❶本品适于气血亏虚证，其他证型不宜用。❷有出血倾向者慎用。❸内热证忌用。❹孕妇、儿童慎用。【使用注意】不得与化疗药混合使用。

百令胶囊（片）【组成】发酵冬虫夏草菌粉。【剂型规格与用法用量】胶囊：每粒含发酵虫草菌干粉0.2g或0.5g。口服，每粒0.2g者，5～15粒/次，0.5g者，2～6粒/次。均3次/d。片剂：0.45g/片。2片/次，3次/d。【功用】补肺肾，益精气。用于肺肾两虚、精气不足引起的久咳虚喘、腰背酸痛、不寐健忘、自汗盗汗、神疲乏力、月经不调等症。慢性支气管炎、喘息型支气管炎见上述证候者可用之。【不良反应】个别患者用药后可见恶心、胃部轻度不适感。【病证禁忌与特殊人群用药】❶感冒发热者不宜服用。❷外感实证咳喘患者忌用。❸孕妇、儿童慎用。【使用注意】❶忌辛辣食物。❷本品以餐前服用为宜。

金水宝胶囊（片）【组成】发酵虫草菌粉。**【剂型规格与用法用量】**胶囊：每粒含发酵虫草菌粉0.33g。3粒/次，餐前服用。用于慢性肾功能不全者6粒/次。片剂：0.25g/片，0.5g/片或0.75g/片，含发酵虫草菌粉0.2g。2片/次，餐前服用。用于慢性肾功能不全者4片/次。**【功用】**补益肺肾，秘精益气。用于肺肾两虚、精气不足之久咳虚喘、神疲乏力、失眠健忘、腰膝酸软、月经不调、阳痿早泄等症。慢性支气管炎、喘息型支气管炎、性功能低下见上述证候者可用之。**【不良反应】**偶见过敏反应；餐前服用可见恶心、呕吐、便溏及胃部不适，但一般不影响继续用药。**【病证禁忌与特殊人群用药】**❶感冒发热者不宜用。❷外感实证咳喘患者忌用。❸脾虚便溏者忌用。❹孕妇、儿童慎用。**【使用注意】**忌不易消化食物。

至灵胶囊【组成】冬虫夏草幼虫分离的孢霉属真菌，经人工培养发酵的菌丝体加工制成的胶囊。**【剂型规格与用法用量】**胶囊：0.25g/粒。2～3粒/次，2～3次/d。**【功用】**补肺益肾。用于肺肾两虚所致咳喘、浮肿等症，亦可用于各类肾病、慢性支气管哮喘、慢性肝炎及肿瘤的辅助治疗。**【病证禁忌与特殊人群用药】**❶感冒发热者不宜服用。❷外感实证咳喘患者忌用。❸孕妇、儿童慎用。**【使用注意】**忌辛辣、生冷、油腻食物。

宁心宝胶囊【组成】虫草头孢菌粉。**【剂型规格与用法用量】**胶囊：0.25g/粒。2粒/次，3次/d。**【功用】**可提高窦性心律，改善窦房结、房室传导功能，改善心脏功能。用于多种心律失常、房室传导阻滞、难治性缓慢型心律失常、传导阻滞。**【病证禁忌与特殊人群用药】**❶气滞、血瘀、痰浊证患者慎用。❷孕妇、儿童慎用。**【使用注意】**❶心肾阳虚兼气滞、血瘀、痰浊者，应配合其他药物治疗。❷忌烟、酒、浓茶等刺激性物品。

复方皂矾丸【组成】海马、西洋参、皂矾、肉桂、核桃仁、大枣。**【剂型规格与用法用量】**丸剂：0.2g/丸。7～9丸/次，3次/d，餐后服用。**【功用】**温肾健髓，益气养阴，生血止血。用于再生障碍性贫血、白细胞减少症、血小板减少症、骨髓异常综合征，以及放疗和化疗所致的骨髓损伤等属肾阳不足、气血两虚者。**【不良反应】**偶见食欲不振、恶心、呕吐、腹痛等反应。**【病证禁忌与特殊人群用药】**❶脾胃虚弱者慎用。❷孕妇忌用。❸儿童慎用。**【使用注意】**❶禁用茶水服药。❷忌辛辣、油腻、生冷食物。

槐耳颗粒【组成】槐耳真菌。**【剂型规格与用法用量】**颗粒：

20g/袋。20g/次，3 次/d。1 个月为 1 个疗程。【功用】扶正固本，活血消癥。用于正气虚弱、瘀血阻滞所致原发性肝癌不宜手术和化疗者的辅助治疗，有改善肝区疼痛、腹胀、乏力等症状的作用。【不良反应】偶见恶心、呕吐和白细胞下降等反应。【病证禁忌与特殊人群用药】❶脾胃虚弱者慎用。❷孕妇忌服。❸儿童不宜用。【使用注意】出现不良反应时应停药，并予对症治疗。

健脾益肾颗粒【组成】党参、枸杞子、女贞子、菟丝子、白术、补骨脂（盐炙）。【剂型规格与用法用量】颗粒：10g/袋。开水冲服，10g/次，2 次/d。【功用】健脾益肾。用于脾肾两虚所致的脘腹胀满、纳呆、面色苍白、体倦乏力、腰膝酸软等症。能减轻肿瘤患者术后放、化疗的不良反应，提高机体免疫功能，用于脾肾虚弱所引起的疾病。【病证禁忌与特殊人群用药】外感表证及内有湿热者慎用。【使用注意】忌辛辣、油腻、生冷食物。

金复康口服液【组成】黄芪、北沙参、天冬、麦冬、女贞子（酒制）、山茱萸、淫羊藿、胡芦巴（盐水炒）、绞股蓝、石上柏、石见穿、重楼。【剂型规格与用法用量】口服液：10mL/支。30mL/次，3 次/d。30 日为 1 个疗程，可连续使用 2 个疗程。【功用】益气养阴，补肾培本，清热解毒。用于不宜于手术、放疗、化疗的原发性非小细胞肺癌属气阴两虚、热毒瘀阻证。与化疗并用，有助于提高化疗疗效，改善免疫功能，减轻化疗引起的白细胞下降等毒副作用。【不良反应】个别患者服药后可出现轻度恶心、呕吐或便秘。【病证禁忌与特殊人群用药】❶脾胃阳虚、寒凝血瘀者慎用。❷孕妇、儿童慎用。【使用注意】有少量轻摇易散的沉淀，一般不影响使用。

康艾注射液【组成】黄芪、人参、苦参素。【剂型规格与用法用量】注射液：10mL/支。缓慢静注或滴注，1～2 次/d，40～60mL/d，用 5%葡萄糖注射液或 0.9%氯化钠注射液 250～500mL 稀释后使用。30 日为 1 个疗程。【功用】益气扶正，增强机体免疫功能。用于原发性肝癌、肺癌、直肠癌、恶性淋巴瘤、妇科恶性肿瘤及各种原因引起的白细胞低下及减少症，亦可用于慢性乙型肝炎的治疗。【不良反应】有过敏性休克、药疹、发热等不良反应报道。【病证禁忌与特殊人群用药】❶对本品过敏者禁用。过敏体质者慎用。❷孕妇、儿童慎用。【使用注意】不宜与其他药物同瓶滴注。

康力欣胶囊【组成】阿魏、九香虫、大黄、姜黄、诃子、木香、丁香、冬虫夏草。【剂型规格与用法用量】胶囊：0.5g/粒。3 次/d，

2～3粒/次。【功用】扶正祛邪，软坚散结。用于消化道恶性肿瘤、乳腺恶性肿瘤、肺恶性肿瘤见于气血瘀阻证者。【病证禁忌与特殊人群用药】孕妇、儿童禁用。【使用注意】忌辛辣、油腻、生冷食物。

螺旋藻胶囊（片）【组成】螺旋藻粉。【剂型规格与用法用量】胶囊：0.35g/粒。2～4粒/次，3次/d。片剂：0.35g/片。3～5片/次，3次/d。【功用】益气养血，化痰降浊。用于气血亏虚、痰浊内蕴所致的面色萎黄、头晕头昏、四肢倦怠、食欲不振等。病后体虚、贫血、营养不良见上述证候者可用之。也可用于放疗、化疗、手术后白细胞减少、免疫功能低下、高脂血症、动脉硬化等的治疗。【病证禁忌与特殊人群用药】❶气滞血瘀者不宜用。❷孕妇、儿童慎用。【使用注意】❶忌油腻食物。❷宜餐前服用。

生血宝合剂（颗粒）【组成】制何首乌、黄芪、女贞子、桑椹、墨旱莲、白芍、狗脊。【剂型规格与用法用量】合剂：100mL/瓶。15mL/次，3次/d。颗粒：8g/袋或4g/袋。8g/次，2～3次/d，开水冲服。【功用】补肝肾，益气血。用于肝肾不足、气血两虚所致的神疲乏力、腰膝酸软、头晕耳鸣、心悸、气短、失眠、咽干、纳差食少等症。恶性肿瘤放疗、化疗所致的白细胞减少、缺铁性贫血、高血压、神经性耳聋、功能性心律失常、神经衰弱见上述证候者可用之。【病证禁忌与特殊人群用药】❶体实及阳虚者忌用。❷外感表证未解时不宜用。❸脘腹痞满、痰湿盛者慎用。❹孕妇、儿童慎用。【使用注意】忌辛辣、油腻及生冷食物。

益血生胶囊【组成】阿胶、龟甲胶、鹿角胶、鹿茸、鹿血、牛髓、紫河车、炙黄芪、党参、茯苓、白术、大枣、熟地黄、制何首乌、白芍、当归、麦芽、鸡内金、山楂、大黄、花生衣、知母。【剂型规格与用法用量】胶囊：0.25g/粒。4粒/次，2次/d。儿童用量酌减。【功用】健脾补肾，生血填精。用于脾肾两虚、精血不足所致的面色无华、头目眩晕、心悸怔忡、疲倦乏力、唇甲色淡、腰膝酸软等症。缺铁性贫血、慢性再生障碍性贫血、血小板减少见上述证候者可用之。【不良反应】有引起过敏性哮喘的个案报道。【病证禁忌与特殊人群用药】❶阴虚火旺者慎用。❷外感表证未解者忌用。❸孕妇、儿童慎用。【使用注意】❶用于缺铁性贫血，可合用铁剂以增强疗效。❷再生障碍性贫血，必要时采取综合治疗措施。❸方中含鹿茸、制何首乌，不宜与西药降糖药合用。❹忌辛辣、油腻食物。

贞芪扶正颗粒（胶囊、片）【组成】黄芪、女贞子。【剂型规格

与用法用量颗粒：15g/袋。1袋/次，3次/d，开水冲服。胶囊：每6粒相当于原生药12.5g。成人3~4粒/次，3次/d。片剂：0.44g/片。6片/次，2次/d。**【功用】**补气养阴。用于各种原因所致的虚损病症。临床多用作癌症患者放疗、化疗及手术患者恢复期的辅助治疗，以及虚弱患者或老年患者的保健用药。慢性萎缩性胃炎亦可用之。**【不良反应】**❶非气虚证患者用药后可发生轻度出血。❷少见低热、口腔炎、嗜睡及口干、口苦等反应。**【病证禁忌与特殊人群用药】**❶无明显虚证患者不宜用。❷孕妇、儿童慎用。**【使用注意】**忌辛辣、刺激性食物。

茯苓多糖口服液 【组成】茯苓多糖。**【剂型规格与用法用量】**口服液：10mL/支。10mL/次，3次/d。**【功用】**健脾益气。用于肿瘤患者放疗、化疗后属脾肺气虚证者。**【病证禁忌与特殊人群用药】**孕妇、儿童、老年人慎用。**【使用注意】**忌油腻、辛辣、生冷食物。

香菇多糖胶囊（注射液）【组成】香菇多糖。**【剂型规格与用法用量】**胶囊：0.185g/粒。3~5粒/次，2次/d。注射剂：2mL/支（内含香菇多糖4mg）。每周2次，2mL/次（1mg），加入250mL0.9%氯化钠注射液或5%葡萄糖注射液中滴注，或用5%葡萄糖注射液20mL稀释后静注。注射用粉针：1瓶（1mg）/次，1周2次。用2mL注射用水振摇溶解，加入250mL0.9%氯化钠注射液或5%葡萄糖注射液中静滴，或用5%葡萄糖注射溶液5~10mL完全溶解后静注。**【功用】**胶囊：益气健脾，补虚扶正。用于慢性乙型迁延性肝炎及消化道肿瘤的放、化疗辅助治疗。注射剂：免疫调节，用于恶性肿瘤的辅助治疗。**【不良反应】**使用注射剂可见食欲不振、恶心、呕吐、胸闷、气短、头痛、头晕、皮疹、出汗、发热、肌注部位轻微疼痛。偶见白细胞和血红蛋白减少症，少见过敏性休克。要特别注意用药后出现寒战、脉搏不规则、血压下降、口内异常感、呼吸困难等。发生过敏性休克者应立即停药，并给予急救处理。**【病证禁忌与特殊人群用药】**❶有抗血小板凝聚作用，出血证者慎用。❷对本品过敏患者禁用。❸孕妇、儿童忌用。❹老年人慎用。**【使用注意】**❶注射剂应避免与维生素A制剂混用。❷本品加入溶剂后要用力振摇使完全溶解即刻使用。❸忌烟、酒及肥甘、厚味食物。

化癥回生口服液 【组成】益母草、红花、花椒（炭）、水蛭（制）、当归、苏木、三棱（醋炙）、两头尖、川芎、降香、香附（醋炙）、人参、高良姜、姜黄、没药（醋炙）、苦杏仁（炒）、大黄、麝香、小茴香（盐制）、桃仁、虻虫、鳖甲胶、延胡索（醋炙）、丁香、白芍、蒲黄（炭）、五灵脂（醋制）、艾叶（炙）、阿魏、肉桂、干漆（煅）、乳香（醋炙）、熟地黄、紫苏子、吴茱萸（甘草水制）等。【剂型规格与用法用量】口服液：10mL/支。10mL/次，2次/d，餐前服。【功用】消癥化瘀。用于瘀血内阻所致的癥积、妇女干血痨、产后瘀血、少腹疼痛拒按等症。腹腔肿瘤、肝脾肿大常可用之，并可配合放疗、化疗用于属血瘀气滞型的原发性肺癌与原发性肝癌。【不良反应】个别患者用药后可出现恶心、呕吐、腹泻、腹痛。【病证禁忌与特殊人群用药】❶对漆过敏者忌用。❷体质虚弱或有出血倾向者慎用。❸阴虚火旺者慎用。❹孕妇禁用。月经期妇女慎用。❺儿童不宜用。【使用注意】❶本品药性峻猛，不可过量、久服。❷方中人参、五灵脂属十九畏，使用中应注意毒副作用。❸忌辛辣、燥热食物。

第四章 妇科用药

第一节 理血剂

一、理气养血剂

妇科十味片【组成】香附、当归、大枣、熟地黄、赤芍、延胡索、白术、川芎、白芍、甘草、碳酸钙。**【剂型规格与用法用量】**片剂：0.3g/片，每瓶100片。4片/次，3次/d。**【功用】**疏肝理气，养血，调经。用于肝郁血虚、月经不调、痛经、闭经，见少腹胀痛、痛牵两胁、行经不畅，或月经前后不定期，量少色黯，少腹胀痛，胀甚于痛，夹有血块，舌淡有瘀点，脉沉涩等症状者。**【病证禁忌与特殊人群用药】**❶感冒患者不宜用。❷孕妇忌服。❸月经过多者不宜用。❹平素月经正常，突然出现月经量少，或月经错后，或阴道不规则出血应慎用。**【使用注意】**治疗期间忌寒凉、生冷食物。

补血益母丸【组成】当归、黄芪、阿胶、益母草、陈皮。**【剂型规格与用法用量】**浓缩丸：12g/袋（每200丸重12g）。1袋/次，2次/d。**【功用】**补益气血，祛瘀生新。用于妇女腹部手术及计划生育手术后、产后证属气血虚弱、瘀血阻络患者。异位妊娠手术、子宫及附件手术、人工流产、中期妊娠引产、清宫及诊刮、取环上环、药物流产或计划生育手术后可酌情用之。**【病证禁忌与特殊人群用药】**❶孕妇禁用。❷对本品过敏者禁用。❸过敏体质者慎用。**【使用注意】**忌辛辣、油腻及生冷食物。

妇科调经片（颗粒、胶囊）【组成】熟地黄、当归、白芍、川芎、延胡索（醋炙）、赤芍、香附（醋炙）、白术（麸炒）、大枣、甘草。**【剂型规格与用法用量】**片剂：0.32g/片。4片/次，4次/d。颗粒：14g/袋，每盒10袋；14g/次，3次/d，开水冲服。胶囊：

0.45g/粒。3 粒/次，4 次/d。【功用】养血柔肝，理气调经。用于肝郁血虚所致的月经不调、经期前后不定、经行腹痛等症。功能紊乱性月经失调等见上述证候者可用之。【病证禁忌与特殊人群用药】❶糖尿病或感冒未愈者禁用。❷对本品过敏者禁用，过敏体质者慎用。【使用注意】❶忌生冷、油腻食物。❷平素月经正常，突然出现月经过少，或经期错后，应进一步检查确诊。❸治疗痛经，宜在经前3～5 日开始服药，连用 1 周。❹服药后痛经不减轻，或重度痛经者，应采用其他治疗措施。

妇女痛经丸【组成】延胡索（醋制）、五灵脂（醋炙）、丹参、蒲黄（炭）。【剂型规格与用法用量】丸剂：每 10 粒重 1.8g。50 粒/次，2 次/d。【功用】活血调经，止痛。用于气血凝滞所致的痛经、月经不调，见经行不畅、有血块，或经量较多、经期腹痛、经水畅行后痛缓。【病证禁忌与特殊人群用药】❶孕妇及感冒未愈者不宜用。❷糖尿病及气虚体弱者慎用。【使用注意】❶本品为活血通经剂，气血亏虚、肝肾不足者不宜单用。❷忌与人参、藜芦及其制剂同用。❸忌生冷食物。

五加生化胶囊【组成】刺五加、当归、川芎、桃仁、干姜（炮）、甘草。【剂型规格与用法用量】胶囊：0.4g/粒，每盒 12 粒。6 粒/次，2 次/d。温开水送服。3 日为 1 个疗程，或遵医嘱。【功用】益气养血，活血祛瘀。用于经期、流产、产后气虚血瘀所致的阴道流血、血色紫暗或有血块、小腹疼痛按之不减、腰背酸痛、自汗、心悸气短、舌淡，或见瘀点、脉沉弱等。人流术后出血、产后子宫复旧不全见上述证候者可用之。【病证禁忌与特殊人群用药】孕妇、人流术后发热、子宫出血过多者、感冒未愈、产后血热而有瘀滞者不宜用。【使用注意】忌辛辣、油腻及生冷食物。

妇科白凤口服液【组成】乌鸡、艾叶、牛膝（盐制）、柴胡、干姜、白芍（酒炒）、牡丹皮、香附、延胡索（醋制）、知母、茯苓、黄连（酒制）、秦艽、当归、黄芪（炙）、青蒿、生地黄、熟地黄、川贝母、地骨皮。【剂型规格与用法用量】口服液：10mL/瓶。10mL/次，2 次/d。【功用】补气养血，止带调经，调节内分泌。用于妇女体弱血虚、月经不调、经期腹痛、崩漏带下、腰酸腿软、体弱乏力、产后虚弱、阴虚盗汗、心情烦躁、睡眠不适、精神欠佳等症。【病证禁忌与特殊人群用药】❶孕妇忌用。❷感冒发热及月经过多者忌服。【使用注意】❶忌寒凉、生冷食物。❷平素月经正常，突然出现月经量少，或月经错后，或阴道不规则出血应进一步检查确诊。

妇科再造胶囊（丸）【组成】当归（酒炙）、香附（醋炙）、白芍、熟地黄、阿胶、茯苓、党参、黄芪、山药、白术、女贞子（酒炙）、龟板（醋炙）、山茱萸、续断、杜仲（盐炙）、肉苁蓉、覆盆子、鹿角霜、川芎、丹参、牛膝、益母草、延胡索、三七（油酥）、艾叶（醋炙）、小茴香、藁本、海螵蛸、地榆（酒炙）、益智、泽泻、荷叶、秦艽、地骨皮、白薇、椿皮、琥珀、黄芩（酒炙）、酸枣仁、远志（制）、陈皮、甘草。**【剂型规格与用法用量】**胶囊：0.41g/粒。6粒/次。丸剂：100丸/瓶，120丸/瓶，160丸/瓶。10丸/次。以上剂型均为2次/d，1个月经周期为1个疗程，经前一周开始服用。**【功用】**养血调经，补益肝肾，暖宫止痛。用于月经先后不定期、带下日久、痛经。**【病证禁忌与特殊人群用药】❶**孕妇禁用。**❷**感冒患者不宜用。**【使用注意】❶**忌辛辣、生冷、油腻食物。**❷**平素月经正常，突然出现月经过多或过少，或经期错后，或阴道不规则出血，或带下伴阴痒，或赤带者应进一步检查确诊。

二、活血化瘀剂与止血剂

益母草膏（颗粒、胶囊、片）【组成】益母草。**【剂型规格与用法用量】**滋膏剂：100g/瓶。10g/次，1～2次/d。颗粒：15g/袋。1袋/次，2次/d，开水冲服。胶囊：0.6g/袋。3～6粒/次，3次/d。片剂：每片含盐酸水苏碱15mg。3～4片/次，2～3次/d。**【功用】**活血化瘀，养血调经。用于月经不畅、行经腹痛、经血量少甚至经闭以及产后恶露、瘀血腹痛等症。功能性月经不调及产后子宫复旧不全见上述证候者可用之。**【病证禁忌与特殊人群用药】❶**气血两虚引起的月经量少，色淡质稀，伴头晕心悸，疲乏无力等患者不宜用。**❷**青春期少女及围绝经期妇女慎用。**❸**孕妇禁用。**【使用注意】**忌生冷食物。

丹莪妇康煎膏（颗粒）【组成】紫丹参、莪术、竹叶柴胡、三七、赤芍、当归、三棱、香附、延胡索、甘草。**【剂型规格与用法用量】**煎膏剂：100g/瓶，150g/瓶。10～15g/次，单纯痛经，月经不调者，用量和服药时间可酌减。颗粒：5g/袋。1袋/次。以上剂型均为2次/d，自月经前第10日开始，连服10～15日为1个疗程，经期可不停药。**【功用】**活血化瘀，疏肝理气，调经止痛，软坚化积。用于妇女瘀血阻滞所致月经不调、痛经、经期不适、癥瘕积聚等症。子宫内膜炎见上述证候者可用之。**【病证禁忌与特殊人群用药】❶**孕妇禁用。**❷**糖尿病患者忌用。**【使用注意】❶**合并胃炎者宜餐后服用。**❷**加适量蜂蜜调服可改善口感。

丹黄祛瘀胶囊（片）【组成】黄芪、丹参、党参、山药、土茯苓、当归、鸡血藤、芡实、鱼腥草、三棱、莪术、全蝎、败酱草、肉桂、白术、炮姜、土鳖虫、延胡索、川楝子、苦参。**【剂型规格与用法用量】**胶囊：0.4g/粒。2～4粒/次。片剂：0.4g/片。2～4片/次。以上剂型均为2～3次/d。**【功用】**活血止痛，软坚散结。用于气虚血瘀、痰湿凝滞所致白带增多等症。慢性盆腔炎属上述证候者可用之。**【病证禁忌与特殊人群用药】❶**孕妇忌用。**❷**对本品过敏者禁用，过敏体质者慎用。**【使用注意】**忌生冷、油腻食物。

得生丸【组成】益母草、当归、白芍、柴胡、木香、川芎。**【剂型规格与用法用量】**大蜜丸：9克/丸。1丸/次，2次/d。**【功用】**养血化瘀，疏肝调经。用于气滞血瘀所致的月经不调、痛经，症见月经量少有血块、经行后期或前后不定、经行小腹胀痛或癥瘕痞块。**【病证禁忌与特殊人群用药】❶**孕妇或感冒发热患者禁用。**❷**气血不足、虚寒引起的月经不调、痛经者慎用。**【使用注意】❶**忌辛辣、生冷食物。**❷**避免情志刺激，以免加重病情。

调经活血胶囊（片）【组成】当归、香附（制）、川芎、赤芍、泽兰、红花、丹参、乌药、木香、吴茱萸（甘草水制）、延胡索（醋制）、鸡血藤、熟地黄、菟丝子、白术。**【剂型规格与用法用量】**胶囊：0.38g/粒。5粒/次。片剂：0.35g/片。5片/次。以上剂型均为3次/d。温开水送服。小腹不温有寒者，姜汤送下。**【功用】**养血活血，行气止痛。用于气滞血瘀兼血虚所致月经不调、痛经，见经行错后、经水量少、行经腹痛者。功能性月经不调、原发性痛经见上述证候者可用之。**【病证禁忌与特殊人群用药】❶**孕妇禁用。**❷**气血不足导致的月经不调、痛经、感冒患者和月经过多者不宜。**【使用注意】**忌寒凉、生冷食物。

复方益母颗粒（胶囊、片）【组成】益母草、当归、川芎、白芍、地黄、木香。**【剂型规格与用法用量】**颗粒：10g/袋；1袋/次，温开水冲服。胶囊：0.42g/粒。5粒/次。片剂：0.51g/片。4片/次。以上剂型均为2次/d，月经来潮前2日开始服用，7日为1个疗程。**【功用】**活血行气，化瘀止痛。用于气滞血瘀所致的月经不调、痛经、经闭、产后恶露不尽、瘀血腹痛、乳房胀痛、腰部酸痛等。功能性月经不调、产后子宫复旧不良等见上述证候者可用之。**【病证禁忌与特殊人群用药】❶**孕妇、月经过多者忌用。**❷**气血亏虚所致的痛经不宜用。**❸**感冒患者禁用。**【使用注意】❶**忌辛辣、油腻食物。**❷**不宜洗冷水澡。

桂枝茯苓丸（胶囊、片）【组成】桂枝、茯苓、桃仁、牡丹皮、白芍。**【剂型规格与用法用量】**浓缩丸：0.22g/粒。6 粒/次，2 次/d。大蜜丸：6g/粒。1 粒/次，1～2 次/d。胶囊：0.31g/粒，每盒 60 粒。3 粒/次，3 次/d。餐后服，经期停服。3 个月为 1 个疗程。片剂：0.35g/片。3 片/次，3 次/d。**【功用】**活血，化瘀，消癥。用于妇女瘀血阻络所致的癥块、经闭、痛经、产后恶露不尽。子宫肌瘤、慢性盆腔炎包块、子宫内膜异位症、卵巢囊肿、原发性痛经、继发性闭经、产后子宫复旧不全见上述证候者可用之。**【不良反应】**服药后偶见胃脘不适、隐痛。**【病证禁忌与特殊人群用药】❶**身体虚弱、出血量多者忌用。**❷**月经期及月经后 3 日内停服。**【使用注意】**忌生冷、油腻、辛辣食物。

少腹逐瘀丸（颗粒、胶囊）【组成】小茴香（盐炒）、炮姜、延胡索（醋制）、没药（炒）、当归、川芎、肉桂、赤芍、蒲黄、五灵脂（醋炒）。**【剂型规格与用法用量】**大蜜丸：6g/丸。1 丸/次，2 次/d，温黄酒送服。颗粒：5g/袋，每盒 12 袋。1 袋/次，2 次/d。温开水冲服。胶囊：0.45g/粒，每瓶 36 粒。3 粒/次，3 次/d，温开水送服。**【功用】**温经活血，散寒止痛。用于寒凝血瘀所致月经后期痛经、产后腹痛，见经期后错、行经时小腹冷痛、经血紫暗、有血块、产后小腹疼痛喜暖或拒按。功能紊乱性月经失调、药流后子宫出血等见上述证候者可用之。**【不良反应】**偶见胃肠道不适及轻度皮肤过敏。**【病证禁忌与特殊人群用药】❶**湿热证及阴虚有热者、表证未解时忌用。**❷**孕妇及月经过多者慎服。**【使用注意】❶**忌寒凉食物。**❷**治疗产后腹痛，应排除胚胎或胎盘组织残留。服药后腹痛不减轻时应采用其他诊疗措施。**❸**方中含没药，宜餐后服用。

生化丸【组成】当归、川芎、桃仁、干姜（炒炭）、甘草。**【剂型规格与用法用量】**大蜜丸：9g/丸。1 丸/次，3 次/d。**【功用】**养血祛瘀。用于产后受寒、寒凝血瘀所致的产后恶露不行或行而不畅、夹有血块、小腹冷痛等症。产后子宫复旧不全、流产后阴道出血见上述证候者可用之。**【病证禁忌与特殊人群用药】❶**血热证患者忌用。**❷**产后出血量多者慎用。**【使用注意】**忌辛辣、生冷、油腻食物。

舒尔经颗粒（胶囊、片）　【组成】当归、白芍、赤芍、香附（醋制）、延胡索（醋制）、陈皮、柴胡、牡丹皮、桃仁、牛膝、益母草。**【剂型规格与用法用量】**颗粒：10g/袋。10g/次，3 次/d。开水冲服。月经前 3 日开始至经后 2 日止。胶囊：0.5g/粒。2 粒/次，2 次/d，重症加倍。片剂：0.5g/片。2 片/次，2 次/d。【功用】活血疏肝，止痛调经。用于痛经，见月经将至前便觉性情急躁、乳房胀痛或有块、小腹两侧或一侧胀痛、经行不畅、色暗或有血块。【病证禁忌与特殊人群用药】❶小腹冷痛者、感冒发热患者不宜用。❷孕妇慎用。【使用注意】❶忌辛辣、生冷食物，不宜洗冷水澡。❷有高血压、心脏病、肝病、糖尿病、肾病等慢性病严重者应在医师指导下服用。

痛经宝颗粒【组成】红花、当归、肉桂、三棱、莪术、丹参、五灵脂、木香、延胡索（醋制）。【剂型规格与用法用量】颗粒：10g/袋，4g/袋（无糖型）。1 袋/次，2 次/d，温开水冲服。于月经前 1 周开始，持续至月经来 3 日后停服，连续服用 3 个月经周期。【功用】温经化瘀，理气止痛。用于寒凝气滞血瘀所致痛经、少腹冷痛、月经不调、经色暗淡。【病证禁忌与特殊人群用药】感冒发热者不宜用。【使用注意】❶忌生冷食物、不宜洗冷水澡。❷服药期间不宜同时服用人参及其制剂。

新生化颗粒【组成】当归、川芎、桃仁、红花、益母草、干姜炭、甘草。【剂型规格与用法用量】颗粒：6g/袋（相当于原药材9g），每盒 12 袋。2～3 次/d，2 袋/次，开水冲服。【功用】活血祛瘀，生新止痛。用于寒凝血瘀所致产后恶露不行、少腹疼痛、有块拒按、形寒肢冷等症。放置节育环、人工流产术及药物流产后引起的阴道流血、月经过多等可用之。【病证禁忌与特殊人群用药】糖尿病患者慎用。【使用注意】忌生冷食物。

妇可靖胶囊【组成】北败酱、车前子、蒲公英、马齿苋、柴胡、香附（醋制）、赤芍、红花、丹参、延胡索、三七、鳖甲等 20 味。【剂型规格与用法用量】胶囊：0.36g/粒。3 粒/次，3 次/d。【功用】清热利湿，化瘀散结，行气止痛，调补气血。用于由瘀毒内结、气滞血瘀所致的慢性盆腔炎，症见白带增多、小腹坠痛、腰骶酸痛、下腹结块或有发热等症。慢性盆腔炎见上述证候者可用。【不良反应】个别患者可见恶心、呕吐等消化道症状。【病证禁忌与特殊人群用药】孕妇慎用。【使用注意】忌生冷食物。

宫环养血颗粒【组成】阿胶、黄芪、党参、白芍、当归、茜草、仙鹤草、佛手、续断。【剂型规格与用法用量】颗粒：8g/袋。1 袋/次，2 次/d。温开水冲服。【功用】益气，养血，止血。用于气血亏虚所致的月经淋漓不尽、经期延长、神疲乏力、面色无华、唇舌色淡等症；上环、皮埋、产后见上述证候者可用之。【病证禁忌与特殊人群用药】子宫出血过多者禁用。【使用注意】忌生冷、辛辣食物。

归芍调经片【组成】柴胡、白芍、白术、茯苓、当归、川芎、泽泻。【剂型规格与用法用量】片剂：0.22g/片。4片/次，2次/d。【功用】疏肝理脾，调经止带。用于肝郁脾虚所致的月经量少、后错、小腹疼痛、带下色黄量多。【病证禁忌与特殊人群用药】❶孕妇忌用。❷对本品过敏者禁用，过敏体质者慎用。❸感冒患者不宜用。【使用注意】❶忌辛辣、生冷及油腻食物。❷平素月经正常，突然出现月经过少，或经期错后，或阴道不规则出血，或带下伴阴痒，或赤带者应进一步检查确诊。

抗妇炎胶囊【组成】黄柏、杠板归、苦参、连翘、当归等。【剂型规格与用法用量】胶囊：0.35g/粒，每盒24粒。4粒/次，3次/d。【功用】活血化瘀，清热燥湿。用于湿热下注所致的白带量多、阴痒、痛经等症。【病证禁忌与特殊人群用药】❶孕妇禁用。❷带下清稀者、外阴白色病变、糖尿病所致的瘙痒不宜用。【使用注意】忌辛辣、生冷、油腻食物。

安宫止血颗粒【组成】益母草、马齿苋等。【剂型规格与用法用量】颗粒：4g/袋。1袋/次，3次/d，开水冲服。【功用】活血化瘀，清热止血。用于瘀热内蕴所致的恶露不净、小腹疼痛、口燥咽干等症；人工流产及产后子宫复旧不全见上述证候者可用之。【不良反应】偶见全身发痒。【病证禁忌与特殊人群用药】有咯血史者和高血压患者忌用。【使用注意】用药期间，注意观察阴道出血量的变化。

葆宫止血颗粒【组成】牡蛎（煅）、白芍、侧柏叶（炒炭）、地黄、金樱子、柴胡（醋炙）、三七、仙鹤草、椿皮、大青叶。【剂型规格与用法用量】颗粒：15g/袋。1袋/次，2次/d，开水冲服。行经后即开始服药，14日为1个疗程，连续服2个月经周期。【功用】固经止血，滋阴清热。用于冲任不固、阴虚血热所致月经过多、经期延长，见经色深红、质稠，或有血块、腰膝酸软、咽干口燥、潮热心烦、舌红少津、苔少或无苔、脉细数。功能性子宫出血及上环后子宫出血见上述证候者可用之。【病证禁忌与特殊人群用药】外感表证未解者慎用。【使用注意】忌辛辣、油腻食物。

第二节 清热剂

一、内服药

妇科千金片（胶囊）【组成】千斤拔、单面针、金樱根、穿心莲、功劳木、党参、鸡血藤、当归。【剂型规格与用法用量】片剂：0.6g/片。6片/次。胶囊：0.4g/粒。2粒/次。以上剂型均为3次/d，温开水送服。【功用】清热除湿，益气化瘀。用于湿热瘀阻所致的带下病、腹痛，见带下量多、色黄质稠、臭秽、小腹疼痛、腰骶酸痛、神疲乏力等症。慢性盆腔炎、子宫内膜炎、慢性宫颈炎见上述证候者可用之。【不良反应】有引起药疹的报道。【病证禁忌与特殊人群用药】❶气滞血瘀证、寒凝血瘀证患者忌用。❷孕妇忌用。❸糖尿病患者慎用糖衣片。【使用注意】忌辛辣、厚味食物。

宫血宁胶囊【组成】重楼等。【剂型规格与用法用量】胶囊：0.13g/粒，每板18粒。月经过多或子宫出血期，1～2粒/次，3次/d，血止停服。慢性盆腔炎，2粒/次，3次/d，4周为1个疗程。【功用】凉血止血，清热除湿，化瘀止痛。用于崩漏下血、月经过多、少腹或腰骶疼痛、带下量多等症；产后或流产后宫缩不良出血、子宫功能性出血、慢性盆腔炎等见上述证候者可用之。【病证禁忌与特殊人群用药】❶孕妇或脾肾亏虚者、血瘀证患者忌用。❷脾胃虚寒者慎用或减量使用。【使用注意】忌辛辣、厚味食物。

白带丸【组成】黄柏（酒炒）、椿皮、白芍、当归、香附（醋制）。【剂型规格与用法用量】丸剂：6g/袋。1袋/次，2次/d。【功用】清湿热，止带下。用于湿热下注所致带下量多、色黄、有异味等症；慢性盆腔炎见上述证候者可用之。【病证禁忌与特殊人群用药】❶肝肾阴虚带下患者不宜用。❷对本药过敏者禁用，过敏体质者慎用。【使用注意】❶忌生冷、油腻食物。❷伴有赤带者，应进一步检查确诊。

妇乐颗粒（胶囊、片）【组成】大血藤、忍冬藤、川楝子、醋延胡索、熟大黄、甘草、大青叶、蒲公英、牡丹皮、赤芍。【剂型规格与用法用量】颗粒：6g/袋（相当于原药材27.7g）。12g/次，2次/d，开水冲服。胶囊：0.5g/粒。6粒/次，2次/d，1个月为1个疗程。片剂：0.5g/片。5片/次，2次/d。【功用】清热凉血，化瘀止痛。用于瘀热蕴结所致带下量多、色黄，少腹疼痛。慢性盆腔炎见上述证候者可用之。【不良反应】偶见恶心、呃逆、腹痛。【病证禁忌与特殊人群用药】❶孕妇忌用。❷气血虚弱所致腹痛、带下者慎用。【使用注意】忌生冷、厚味及辛辣食物。

妇炎平胶囊【组成】苦参、蛇床子、苦木、冰片、薄荷、硼酸、珍珠层粉、盐酸小檗碱、枯矾。【剂型规格与用法用量】胶囊：0.28g/粒，每板 12 粒。阴道用药，纳入阴道内，1～2 粒/次。外阴炎可将药粉撒涂患处，1 次/d，于睡前用药，连续用药 7～9 日为 1 个疗程。【功用】清热解毒，燥湿止带，杀虫止痒。用于湿热下注所致的带下、阴痒，见带下量多味臭、阴部瘙痒者。滴虫、真菌、细菌引起的阴道炎、外阴炎见上述证候者可用之。【病证禁忌与特殊人群用药】❶孕妇忌用。❷脾肾阳虚所致带下患者慎用。❸月经期前至经净 3 日内停用。【使用注意】❶本品为外用药，切忌内服。❷忌辛辣、厚味食物。

宫炎平片（胶囊）【组成】地稔、两面针、当归、穿破石、五指毛桃。【剂型规格与用法用量】片剂：0.26g/片，每盒 36 片。3～4 片/次，3 次/d。胶囊：0.25g/粒。3～4 粒/次，3 次/d。【功用】清热利湿，祛瘀止痛，收敛止带。用于急性或慢性盆腔炎见下腹胀痛、腰痛、带下增多、月经不调等属湿热下注、瘀阻胞宫所致者。【使用注意】本品不能过量服用，忌与酸味食物同服。

固经丸【组成】黄芩、白芍、龟板、椿皮、黄柏、香附。【剂型规格与用法用量】蜜丸：每丸 6g。6g/次，2 次/d。【功用】滋阴清热，固经止带。用于阴虚血热、月经先期、经血量多、色紫黑、白带量多。【病证禁忌与特殊人群用药】❶感冒发热患者不宜用。❷脾胃虚寒者慎用。❸血瘀证患者不宜用。❹孕妇慎用。【使用注意】忌辛辣、生冷食物。

花红颗粒（胶囊、片）【组成】一点红、白花蛇舌草、地桃花、白背桐、桃金娘根、鸡血藤。【剂型规格与用法用量】颗粒：10g/袋（相当于原药材 28g）。2 袋（12g）/次，2～3 次/d，温开水冲服。胶囊：0.28g/粒。4～5 粒/次，3 次/d，7 日为 1 个疗程，必要时可连服 2～3 个疗程，每个疗程之间休息 3 日。片剂：12 片/板，每盒 4 板；4～5 片/次，3 次/d，7 日为 1 个疗程，必要时可连续服 2～3 个疗程，每个疗程间隔 3 日。【功用】清热利湿，祛瘀止痛。用于湿热夹瘀所致的带下、月经不调、痛经等症。子宫内膜炎、附件炎、盆腔炎等见上述证候者可用之。【不良反应】有引起药疹的报道。【病证禁忌与特殊人群用药】❶孕妇及妇女经期、哺乳期慎用。❷对本品过敏者禁用，过敏体质者慎用。【使用注意】忌辛辣、生冷、油腻食物。

金刚藤丸（糖浆、颗粒、胶囊、片）【组成】金刚藤。【剂型规格与用法用量】丸剂：4g/袋，每盒 9 袋。1 袋/次。糖浆剂：100mL/瓶。20mL/次。颗粒：每盒 6 袋。1 袋/次，温开水冲服。胶囊：0.5g/粒。4 粒/次。片剂：0.52g/片。4 片/次。以上剂型均为 3 次/d，1 个月为 1 个疗程。【功用】清热解毒，消肿散结。用于湿热瘀阻所致的癥瘕、腹痛，见腹痛包块、带下黄稠等。慢性盆腔炎见上述证候者可用之。【不良反应】偶见恶心、呕吐。【病证禁忌与特殊人群用药】❶孕妇忌用。❷血虚腹痛及寒湿带下者慎用。【使用注意】❶忌生冷及辛辣食物。❷糖尿病患者不宜用糖浆及含糖颗粒。

金鸡颗粒（胶囊、片）【组成】金樱根、鸡血藤、功劳木、千斤拔、穿心莲、两面针。【剂型规格与用法用量】颗粒：10g/包。1 包/次。胶囊：0.35g/粒，每盒 36 粒。4 粒/次，10 日为 1 个疗程，必要时可连续服 2~3 个疗程。片剂：每片含干浸膏粉 0.247g。6 片/次。以上剂型均为 3 次/d。【功用】清热化浊，活血通络。用于湿热瘀阻所致的带下病，见带下量多色黄、少腹疼痛拒按等症者。急性和慢性附件炎、子宫内膜炎、慢性盆腔炎等见上述证候者可用之。对预防人工流产和放置节育环感染有较好疗效，对湿热夹瘀型的痔疮、慢性肠炎、慢性肝炎也有一定疗效。【病证禁忌与特殊人群用药】孕妇慎用。【使用注意】忌生冷及辛辣食物。

抗宫炎颗粒（胶囊、片）【组成】广东紫珠干浸膏、益母草干浸膏、乌药干浸膏。【剂型规格与用法用量】颗粒：10g/袋；3 次/d，开水冲服。胶囊：0.5g/粒。3 粒/次。片剂：0.3g/片。6 片/次。以上剂型均为 3 次/d。【功用】清热，祛湿，化瘀，止带。用于湿热下注所致的带下病，见赤白带下、量多味臭者。宫颈炎、宫颈糜烂、子宫内膜炎、阴道炎、盆腔炎、附件炎、白带异常及子宫出血等可用之。【不良反应】偶见头晕及轻度消化道反应，可引起药疹。【病证禁忌与特殊人群用药】❶孕妇、哺乳期妇女禁用。❷寒湿带下者、脾胃虚寒者慎用。❸月经量多者不宜用。【使用注意】忌辛辣、生冷、油腻食物。

盆炎净颗粒（胶囊、片）【组成】忍冬藤、蒲公英、鸡血藤、益母草、狗脊、车前草、赤芍、川芎。【剂型规格与用法用量】颗粒：

10g/袋。12g/次，开水冲服。胶囊：0.5g/粒。5 粒/次。片剂：0.5g/片。4 片/次。以上剂型均为 3 次/d。【功用】清热利湿，和血通络，调经止带。用于湿热下注所致带下病，见带下量多、色黄、小腹隐隐作痛。慢性盆腔炎见上述证候者可用之。【病证禁忌与特殊人群用药】❶孕妇忌用。❷糖尿病患者慎用。【使用注意】❶忌辛辣、油腻食物。❷服药 1 周症状无改善，或服药后症状加重者，应采用其他治疗措施。

妇炎净胶囊【组成】苦玄参、地胆草、当归、鸡血藤、两面针、薜荔、五指毛桃、横经席、柿叶。【剂型规格与用法用量】胶囊：0.4g/粒，含生药 3.25g。3 粒/次，3 次/d，温开水送服。7 日为 1 个疗程，必要时连服 2～3 个疗程。【功用】清热祛湿，调经止带。用于湿热蕴结所致的带下、月经不调、痛经等病症。附件炎、慢性盆腔炎、功能性子宫出血、子宫内膜炎等妇科炎症可辨证用之。【病证禁忌与特殊人群用药】❶孕妇慎用。❷经期腹痛喜按、经色淡，或经期腹痛拒按伴畏寒肢凉者不宜选用。【使用注意】忌辛辣、生冷、油腻食物。

二、外用药

保妇康栓【组成】莪术油、冰片。【剂型规格与用法用量】鸭舌型栓剂：3.5g/粒（含莪术油 80mg）。洗净外阴部，将栓剂塞入阴道深部，每晚 1 粒。【功用】行气破瘀，生肌止痛。用于湿热瘀滞所致的带下病，见带下量多、色黄、阴部瘙痒者。真菌性阴道炎、老年性阴道炎、宫颈糜烂见上述证候者可用之。【病证禁忌与特殊人群用药】❶孕妇忌用。❷脾肾阳虚带下慎用。【使用注意】❶月经期至经净 3 日内停用。❷外用药，切忌内服。❸忌辛辣、厚味食物。❹忌用肥皂清洗患处。❺用药期间忌房事。

复方沙棘籽油栓【组成】沙棘籽油、蛇床子、乳香、没药、苦参、炉甘石、冰片。【剂型规格与用法用量】栓剂：每枚 2.7g 或 7.5g。阴道用药。月经干净后开始用药，洗净外阴部，将栓剂塞入阴道深处，每晚 1 枚，5～7 次为 1 个疗程。【功用】清热燥湿，消肿止痛，杀虫止痒，活血生肌。用于湿热下注所致的宫颈糜烂，见带下量多、色黄或黄白、血性白带或性交后出血、外阴瘙痒、肿痛、腰腹坠胀等。【不良反应】偶见阴道皮肤瘙痒，伴有丘疹或局部发红，停药后可自行消失。【病证禁忌与特殊人群用药】❶月经期应停用。❷孕妇慎用。【使用注意】❶本品贮藏不当，易导致软化或融化，可放入冰箱或冷水中使其冷却成形后用。❷用药期间忌房事。

宫颈炎康栓【组成】苦参、枯矾、苦杏仁、冰片。【剂型规格与用法用量】栓剂：1.2g/枚。阴道给药。于月经干净2～3日后开始用药，1粒/次，隔日用药1次。于晚上睡觉前取本品1粒，戴上指套，平躺，弯曲双膝，药栓尖端向内，用手指将药栓置于阴道穹后部。【功用】清热燥湿，去腐生肌。用于宫颈糜烂、白带过多、腰腹坠胀、阴痒等症。宫颈炎可用之。【不良反应】少数病例见局部疼痛、红肿、脱皮、瘙痒、腹痛等症状，应对症治疗或停药。【病证禁忌与特殊人群用药】孕妇及妇女月经期禁用。【使用注意】如发现药栓变软，可置冷水或冰箱中冷却后使用。

康妇消炎栓【组成】苦参、地丁、紫草、穿心莲、败酱草、蒲公英、芦荟、猪胆粉。【剂型规格与用法用量】栓剂：2.8g/枚。直肠给药，每日1～2枚，便后洗净肛门，用中指套上胶质套送入直肠7～15cm处，7日为1个疗程。对阴道炎、子宫内膜炎患者可阴道给药。【功用】清热解毒，杀虫利湿，软坚散结，化瘀止痛。对盆腔炎、炎性包块、子宫内膜炎、附件炎、尿路感染等急性和慢性炎症疗效显著。对肾炎、阑尾炎、痔疮也有一定疗效。【病证禁忌与特殊人群用药】孕妇及对本品过敏者禁用。【使用注意】❶本品为直肠或阴道用药，禁止内服。❷带下病伴有血性分泌物，或伴尿频、尿急、尿痛者，应进一步检查确诊。❸排便后使用本品效果更佳。

苦参软膏【组成】苦参总碱。【剂型规格与用法用量】软膏剂：3g/支。阴道用药。每晚1支，将软膏轻轻抹入阴道深处，连用7日为1个疗程，或遵医嘱。【功用】清热燥湿，杀虫止痒。用于真菌性阴道炎和滴虫性阴道炎属湿热下注者，症见带下量多、质稠如豆腐渣样或黄色泡沫样，其气腥臭、阴道潮红、肿胀、外阴瘙痒，甚则痒痛、尿频急涩痛、口苦苔腻、大便秘结或溏而不爽、小便黄赤等。【病证禁忌与特殊人群用药】❶孕妇禁用。❷月经期不宜用。【使用注意】使用次日如有淡黄色分泌物自阴道排出，为正常现象。

治糜灵栓【组成】黄柏、苦参、儿茶、枯矾、冰片。【剂型规格与用法用量】栓剂：3g/粒。1枚/次，隔日上药1次，睡前用1：5000高锰酸钾溶液清洗外阴部，然后用手将栓剂放入阴道顶端，10日为1个疗程。【功用】清热解毒，燥湿收敛。用于湿热下注所致的带下病，见带下量多、色黄质稠、有臭味，或有大便干燥。细菌性阴道炎、滴虫性阴道炎、宫颈糜烂见上述证候者可用之。【不良反应】

初用时偶有轻微灼热感。【病证禁忌与特殊人群用药】❶孕妇忌用。❷寒湿带下者慎用。❸月经期至经净 3 日内停用。【使用注意】❶忌生冷、辛辣、厚味食物。❷阴道用药，切忌内服。

百艾洗液 【组成】苦参、百部、黄柏、艾叶、地肤子、蛇床子、枯矾、冰片、薄荷油。【剂型规格与用法用量】洗剂：200mL/瓶。外用，取药液 20mL 加温开水稀释至 200mL，用冲洗器冲洗。2 次/d，7 日为 1 个疗程。【功用】清热解毒，燥湿杀虫，祛风止痒。用于湿热下注所致的阴痒、带下量多、尿频、尿急、尿痛、小便黄赤等症。真菌性阴道炎、非特异性阴道炎、瘙痒等见上述证候者可用之。【病证禁忌与特殊人群用药】❶孕妇、幼儿忌用。❷阴道出血禁用。❸对本品过敏者禁用，过敏体质者慎用。【使用注意】❶本品为外用药，禁内服。❷忌辛辣食物。❸使用前应充分摇匀，并加温开水稀释 10 倍后使用。

洁尔阴洗液（泡腾片） 【组成】蛇床子、艾叶、独活、石菖蒲、苍术、薄荷、黄柏、苦参、地肤子、茵陈、土荆皮、栀子、山银花。【剂型规格与用法用量】洗剂：60mL/瓶 或 120mL/瓶。外用。阴道炎，用 10％浓度洗液（即取本品 10mL 加温开水至 100mL 混匀），擦洗外阴，并用冲洗器将 10％的洁尔阴洗液送至阴道深部冲洗阴道、1 次/d，7 日为 1 个疗程。接触性皮炎、急性湿疹，用 3％浓度洗液（即取本品 3mL 加冷开水至 100mL 混匀）湿敷患处，皮损轻者 2～3 次/d，30～60min/次，严重渗出者，可作持续性湿敷，于 8、14、18、22 时各更换敷料 1 次，如发现皮损处皮肤发白呈浸渍状，即撤去敷料，30～60min 后再湿敷；无溃破者，可直接用原液涂擦，3～4 次/d；7 日为 1 个疗程。体股癣，用 50％浓度洗液（即取本品 50mL 加冷开水至 100mL 混匀）涂擦患处，3 次/d，21 日为 1 个疗程。泡腾片：0.3g/片。外用，置阴道深部，每晚 1 片，或早晚各 1 片，或遵医嘱。7 日为 1 个疗程。【功用】清热燥湿，杀虫止痒。用于湿热带下，见阴部瘙痒红肿、带下量多、色黄或如豆渣状、口苦口干、尿黄便结者。淋菌性、细菌性、霉菌性、滴虫性、老年性阴道炎及瘙痒症、湿疹、体癣、神经性皮炎、脚气可用之。【不良反应】❶可见药疹、周身瘙痒、紫癜、接触性皮炎、局限性血管神经性水肿、眼睑水肿、口唇肿胀麻木、面目灼痛、视物困难等反应。❷尚可见咽干口渴、烦躁、夜不能寐、小便困难等症状。【病证禁忌与特殊人群用药】❶孕妇忌用。❷寒湿带下者慎用。【使用注意】❶忌辛辣、厚味食物。❷若使用中出现刺痛、皮肤潮红加重时应停用。❸严格按说明书使用，不可随意提高浓度。❹月经期前至经净 3 日内停用。❺外阴、肛门等处勿直接用原液涂擦。❻长期使用，会破坏阴道的正常酸度，使阴道内正常分泌物减少，不能滋润和保护阴道，从而产生阴道内干燥灼痛。

第三节　扶正剂

艾附暖宫丸【组成】香附（醋炙）、艾叶炭、当归、吴茱萸（炙）、川芎、炒白芍、炙黄芪、续断、熟地黄、肉桂。**【剂型规格与用法用量】**大蜜丸：9g/丸。9g/次，2～3 次/d，温开水送服。**【功用】**理气养血，暖宫调经。为调经种子之常用药，用于血虚气滞、下焦虚寒所致的月经不调、经来腹痛、腰酸带下及宫寒不孕等症。功能紊乱性月经失调见上述证候者可用之。**【病证禁忌与特殊人群用药】**❶孕妇禁用。❷实证、热证者慎用。❸痛经伴有其他妇科疾病者慎用。❹对本品过敏者禁用，过敏体质者慎用。❺糖尿病患者忌服。❻月经先期量多、色鲜红或紫、经行腹痛、得热痛不减或更甚者不宜用。**【使用注意】**❶忌生冷食物，注意保暖避寒。❷不宜和感冒药同时服用。

八珍益母丸（胶囊、片）【组成】益母草、熟地黄、当归、白芍（酒炒）、川芎、党参、白术（炒）、茯苓、甘草。**【剂型规格与用法用量】**大蜜丸：9g/丸。9g/次，3 次/d。小蜜丸：每 100 粒重 10g。9g/次，3 次/d。胶囊：0.28g/粒。3 粒/次，3 次/d。片剂：0.3g/片。2～3 片/次，2 次/d。**【功用】**益气养血，活血调经。用于气血两虚兼血瘀所致的月经不调，见月经周期错后、行经量少、淋漓不净、精神不振、肢体乏力等症。功能性月经不调、人流后出血见上述证候者可用之。**【不良反应】**偶见大小不一的紫红色皮疹，服用抗过敏药物可消失。**【病证禁忌与特殊人群用药】**❶孕妇及月经频且量多者忌用。❷血热、气滞所致月经不调者不宜用。❸过敏体质者慎用。**【使用注意】**❶忌恼怒及生冷和寒凉食物。❷服药期间出现月经量过多或合并其他妇科疾病时，应进一步诊治。

更年安片（丸、胶囊）【组成】熟地黄、生地黄、泽泻、麦冬、首乌藤、钩藤、茯苓、五味子、珍珠母、玄参、浮小麦、牡丹皮、仙茅、磁石、制何首乌。**【剂型规格与用法用量】**片剂：0.3g/片。成人，6 片/次，2～3 次/d。丸剂：1g/袋。1 袋/次，2～3 次/d。胶囊：

0.3g/粒。3 粒/次，3 次/d。【功用】滋阴潜阳，除烦安神。用于围绝经期出现的潮热汗出、眩晕、耳鸣、失眠、烦躁不安、血压不稳等症。咽炎、骨质疏松、皮质角化及肾虚大小便异常等亦可服用。【病证禁忌与特殊人群用药】感冒患者不宜用。【使用注意】忌辛辣、油腻食物。

乌鸡白凤丸（胶囊、片、颗粒、口服液）【组成】乌鸡（去毛、爪、肠）、鹿角胶、鳖甲（制）、煅牡蛎、熟地黄、桑螵蛸、人参、黄芪、当归、白芍、生地黄、香附（醋炙）、天冬、甘草、川芎、银柴胡、丹参、山药、益母草、龟甲胶、茯苓、阿胶、砂仁、续断、黄芩、白薇、白术、枸杞子、芡实（炒）、鹿角霜。**【剂型规格与用法用量】**大蜜丸：9g/丸；1 丸/次。水蜜丸：每 100 粒重 12g。6g/次。小蜜丸：60g/瓶。9g/次，温开水或黄酒送服，未成年女子用量可减半。胶囊：0.3g/粒。2～3 粒/次，3 次/d。片剂：0.5g/片。2 片/次。颗粒：2g/袋。1 袋/次，开水冲服。口服液：10mL/支，每盒 10支；10mL/次。除胶囊外，以上剂型均为 2 次/d。**【功用】**补气养血，调经止带。用于气血两虚引起的身体瘦弱、月经不调、行经腹痛、崩漏带下、少腹冷痛、腰酸腿软、产后虚弱、阴虚盗汗等症。妇女围绝经期综合征、少女青春期经期紊乱、功能性子宫出血、卵巢功能低下、慢性盆腔炎、附件炎、女子不孕、假丝酵母菌阴道炎等可辨证用之，亦可用于男子性功能衰退。**【不良反应】**可见皮肤潮红、灼热、全身瘙痒等过敏反应。**【病证禁忌与特殊人群用药】**❶月经不调或崩漏属气滞血瘀或血热实证者不宜用。❷感冒时不宜用。**【使用注意】**❶服药期间应少食辛辣、刺激食物。❷服药后出血不减，或带下量仍多或平素月经正常，突然出现月经过少，或经期错后，或阴道不规则出血，或带下伴阴痒，或赤带者应进一步检查确诊。

安坤颗粒【组成】牡丹皮、栀子、当归、白术、白芍、茯苓、女贞子、墨旱莲、益母草。**【剂型规格与用法用量】**颗粒：10g/袋。1袋/次，2 次/d，开水冲服。**【功用】**滋阴清热，健脾养血。用于阴虚血热所致的月经提前、量多、经期延长、腰骶酸痛、下腹坠痛、心烦易怒、手足心热等症。带节育环出血者、功能性子宫出血见上述证候者可用之。**【病证禁忌与特殊人群用药】**❶孕妇和糖尿病、感冒患者禁服。❷对本品过敏者禁用，过敏体质者慎用。**【使用注意】**忌辛辣食物。

当归丸【组成】当归、黄芪（蜜炙）、甘草等。**【剂型规格与用法用量】**大蜜丸：9g/丸。1 丸/次。浓缩丸：10 粒相当于原药材 2.5g。

15～20 粒/次。水丸：200g/瓶。25～30 粒/次。以上剂型均为 2 次/d。【功用】养血补气，调经止痛。用于气血两虚所致的月经先期、月经量多、经来腹痛、赤白带下、四肢乏力等症。功能性子宫出血、原发性痛经见上述证候者可用之。【病证禁忌与特殊人群用药】孕妇、阴虚阳亢及阴虚内热者慎用。【使用注意】忌寒凉、生冷食物。

安坤赞育丸【组成】香附（醋炙）、鹿茸、阿胶、紫河车、白芍、当归、牛膝、川牛膝、北沙参、没药（醋炙）、天冬、补骨脂（盐制）、龙眼肉、茯苓、黄柏、龟板、锁阳、杜仲（盐制）、秦艽、鳖甲（醋制）、艾叶（炭）、血余炭、白薇、延胡索（醋炙）、山茱萸（酒制）、鹿角胶、枸杞子、鸡冠花、黄芪、乳香（醋炙）、红花、柴胡、木香、丹参。【剂型规格与用法用量】丸剂：9g/丸。1 丸/次，2 次/d。空腹温开水送服。【功用】补气养血，调补肝肾。用于气血两亏和肝肾不足所致的形瘦虚羸、神倦体疲、面黄浮肿、心悸失眠、腰酸腿软、午后低热、骨蒸潮热、月经不调、崩漏带下、产后虚弱、瘀血腹痛、大便溏泻等症。功能性子宫出血、慢性盆腔炎、原发性血小板减少性紫癜、再生障碍性贫血、性神经衰弱、高血压、冠心病等见上述证候者可用之。【病证禁忌与特殊人群用药】❶体质虚弱的患者、实热证、孕妇忌用。❷血热引起的月经不调不宜用。【使用注意】初服时可引起上火、口干等反应，但一般不影响用药。

产复康颗粒【组成】益母草、当归、人参、黄芪、何首乌、桃仁、蒲黄、熟地黄、香附（醋炙）、昆布、白术、黑木耳丝。【剂型规格与用法用量】颗粒：10g/袋；2 袋/次，3 次/d，开水冲服，5～7 日为 1 个疗程。【功用】补气养血，祛瘀生新。用于气虚血瘀所致的产后恶露不绝，见产后出血过多、淋漓不断、神疲乏力、腰腿疲软等症。产后子宫复旧不全见上述证候者可用之。【不良反应】有致严重腹泻的个案报道。【病证禁忌与特殊人群用药】❶血热证患者忌用。❷外感表证未解者忌用。❸感染性疾病及高血压患者忌用。【使用注意】❶如阴道出血时间长或量多，或产后大出血，应进一步查明出血原因，采用其他止血方法。❷忌辛辣、黏腻及生冷食物。❸产褥期可长期服用。

定坤丹【组成】红参、白术、熟地黄、当归、白芍、川芎、西红花、黄芩、阿胶、鹿茸（去毛）、鹿角霜、三七、茺蔚子、延胡索、香附（醋炙）。【剂型规格与用法用量】小蜜丸：每 100 丸 30g。40 丸/次。大蜜丸：12g/丸。1 丸/次。以上剂型均为 2 次/d。【功用】滋补气血，调经解郁，止痛。用于气血两虚，气滞血瘀所致的月经不调、行经腹痛、崩漏下血、赤白带下、贫血衰弱、血晕血脱、产后诸虚、骨蒸潮热及不孕症。为益气养血、寒热并用的调经剂，功能性子宫出血、青春期或围绝经期子宫出血见上述证候者可用之。【病证禁忌与特殊人群用药】❶孕妇忌用。❷非气血不足或夹痰滞者忌服。❸伤风感冒时不宜用。【使用注意】忌生冷、油腻、刺激性食物。

女金丸（片、胶囊）【组成】当归、白芍、川芎、熟地黄、党参、白术（炒）、茯苓、甘草、肉桂、益母草、牡丹皮、没药（制）、延胡索（醋炙）、藁本、白芷、黄芩、白薇、香附、砂仁、陈皮、赤石脂（煅）、鹿角霜、阿胶珠、朱砂等37味。【剂型规格与用法用量】大蜜丸：9g/丸。1丸/次。片剂：0.6g/片。4片/次。胶囊：0.38g/粒。3粒/次。以上剂型均为2次/d，1个月为1个疗程。【功用】益气养血，理气活血，止痛。用于气血两虚、气滞血瘀所致的月经不调，见月经提前或错后、月经量多、神疲乏力、经水淋漓不净、行经腹痛者。子宫颈炎、阴道炎、子宫发育不全、功能性月经不调、不孕症、围绝经期综合征可辨证使用。【病证禁忌与特殊人群用药】❶湿热蕴结、阴虚火旺所致月经不调不宜用。❷感冒患者不宜用。❸肝肾功能不全、造血系统疾病、哺乳期妇女禁用。【使用注意】❶忌寒凉、生冷食物。❷方中含有朱砂，不宜长期服用。❸服用本品超过1周者，应检查血与尿中汞离子浓度及肝、肾功能，超过规定限度时应立即停用。

千金止带丸【组成】鸡冠花、椿皮（炒）、香附（醋炙）、当归、川芎、党参、白术（炒）、白芍、木香、砂仁、小茴香（盐炙）、延胡索（醋炙）、杜仲（盐炙）、续断、补骨脂（盐炙）、煅牡蛎、青黛。【剂型规格与用法用量】大蜜丸：9g/丸。1丸/次。水蜜丸：每50粒重3g。6～9g/次。以上均为2～3次/d，餐后温开水送服。【功用】健脾补肾，调经止带。用于脾肾两虚所致的月经不调、带下病，见月经先后不定期、量多或淋漓不净、色淡无块，或带下量多、色白清稀、神疲乏力、腰膝疲软。功能性月经不调、慢性盆腔炎见上述证候者可用之。【病证禁忌与特殊人群用药】❶肝郁与血瘀证、湿热证及热毒证忌用。❷孕妇慎用。【使用注意】忌生冷、油腻食物。

孕康颗粒【组成】阿胶、黄芪、杜仲、党参、补骨脂、益智仁、苎麻根、乌梅、枸杞子、白术、生地黄、菟丝子、黄芩、续断、砂仁、桑寄生等。【剂型规格与用法用量】颗粒：8g/袋。1袋/次，3次/d，早、中、晚空腹时用开水冲服。【功用】健脾固肾，养血安胎。用于肝肾亏虚与气血亏虚所致先兆流产和习惯性流产。【病证禁忌与

特殊人群用药】难产、流产、异位妊娠、葡萄胎等患者不宜用。**【使用注意】❶**忌辛辣、刺激性食物。❷避免剧烈运动及重体力劳动。

滋肾育胎丸 【组成】菟丝子、砂仁、熟地黄、人参、桑寄生、阿胶（炒）、首乌、艾叶、巴戟天、白术、党参、鹿角霜、枸杞子、续断、杜仲。**【剂型规格与用法用量】**丸剂：每瓶 60g。5g/次，3 次/d，淡盐水或蜂蜜水送服。**【功用】**补肾健脾，益气培元，养血安胎，强壮身体。用于脾肾两虚、冲任不固所致的胎动不安、小腹坠痛或屡次流产、神疲乏力、腰膝酸软等症。习惯性流产和先兆性流产见上述证候者可用之。**【病证禁忌与特殊人群用药】**感冒发热患者忌用。**【使用注意】❶**服药时忌萝卜、薏苡仁、绿豆芽。❷肝肾阴虚患者，服药后觉口干口苦者，可改用盐水或蜂蜜水送服。❸若发现胚胎已停止发育，则尽快下胎，不宜继续服药。❹对于尿失禁或子宫脱垂患者，可以与补中益气丸同时使用，以加强疗效。❺妊娠期应禁房事。

妇康宁片 【组成】当归、白芍、党参、麦冬、三七、益母草、香附、艾叶。**【剂型规格与用法用量】**片剂：每盒 36 片。3 片/次，2～3 次/d 或经前 4～5 日服用。**【功用】**养血理气，活血调经。用于血虚气滞所致的月经不调，见月经周期后错、小腹疼痛、月经量少、或有血块、色淡质稀、神疲乏力、面色无华、舌淡、脉细弱者。功能性月经不调、子宫发育不良等见有上述证候者可用之。**【病证禁忌与特殊人群用药】**孕妇忌服。**【使用注意】❶**不宜与感冒药同时服用。❷服药时间宜在月经来潮前 3～7 日开始，服至疼痛缓解。如有生育要求（未避孕）宜经行当日开始服药。

第四节　消肿散结剂

乳癖消颗粒（胶囊、片）【组成】鹿角、蒲公英、昆布、天花粉、鸡血藤、三七、赤芍、海藻、漏芦、木香、玄参、牡丹皮、夏枯草、连翘、红花。**【剂型规格与用法用量】**颗粒：8g/袋。8g/次，开水冲服。胶囊：0.32g/粒。5～6 粒/次。薄膜衣片：小片 0.34g，大片 0.67g。小片，5～6 片/次，大片 3 片/次。以上剂型均为 3 次/d。**【功用】**软坚散结，活血消痈，清热解毒。用于痰热互结所致的乳癖、乳痈，见乳房结节、数目不等、大小形态不一、质地柔软，或产后乳房结块、红肿疼痛。乳腺增生、乳腺炎早期见上述证候者可用之。**【不良反应】❶**可见颜面、双眼睑水肿，上下肢凹陷性水肿，伴全身

不适感和胸闷。❷个别患者用药后有皮肤过敏反应。❸与小金丸合用后见肝功能异常、黄疸及胆汁瘀积型肝炎。❹与参连胶囊合用后出现肝损害。【病证禁忌与特殊人群用药】❶孕妇及月经期妇女忌用。儿童不宜用。❷乳痈化脓者慎用。【使用注意】❶忌辛辣、油腻、海鲜等食物。❷出现过敏反应须停药，重者可加用抗过敏药。❸服药期间应定期检查肝功能。

宫瘤宁颗粒（胶囊、片）【组成】海藻、三棱、蛇莓、石见穿、党参、山药等。【剂型规格与用法用量】颗粒：4g/袋。1袋/次。胶囊：0.45g/粒，每瓶100粒。3粒/次。片剂：0.3g/片，每盒72片。6片/次。以上剂型均为3次/d，3个月经周期为1个疗程。【功用】软坚散结，活血化瘀，扶正固本。用于气滞血瘀引起的经期延长、经量过多、经色紫黯有块、小腹或乳房胀痛等。【不良反应】服药初期偶见胃脘不适。【病证禁忌与特殊人群用药】孕妇忌用。【使用注意】❶忌生冷、肥腻、辛辣食物。❷经期停用。

宫瘤消胶囊【组成】牡蛎、香附（制）、三棱、莪术、土鳖虫、仙鹤草、党参、白术、白花蛇舌草、牡丹皮、吴茱萸。【剂型规格与用法用量】胶囊：0.5g/粒。3～4粒/次，3次/d。1个月经周期为1个疗程，连续服用3个疗程。【功用】活血化瘀，软坚散结。用于子宫肌瘤属气滞血瘀证，见月经量多、夹有血块、经期延长，或有腹痛、舌暗红、或边有紫点、瘀斑，脉细弦或细涩。子宫肌瘤、卵巢囊肿、痛经、慢性盆腔炎及其包块、子宫内膜异位症、子宫内膜不规则剥脱之出血可辨证用之。【病证禁忌与特殊人群用药】孕妇忌用。【使用注意】❶忌生冷、肥腻、辛辣食物。❷经期停服。

乳核散结胶囊（片）【组成】当归、黄芪、山慈菇、漏芦、柴胡、郁金、昆布、海藻、淫羊藿、鹿衔草。【剂型规格与用法用量】胶囊：0.43g/粒。4粒/次。片剂：0.36g/片。4片/次。以上剂型均为3次/d。【功用】疏肝解郁，软坚散结，理气活血。用于乳腺囊性增生、乳痛症、乳腺纤维瘤和男性乳房发育等。【病证禁忌与特殊人群用药】甲亢患者慎服。【使用注意】服用期间宜调节情志。

乳康丸（颗粒、胶囊、片）【组成】黄芪、丹参、乳香、没药、浙贝母、鸡内金、牡蛎、瓜蒌、海藻、天冬、夏枯草、三棱、玄参、白术、莪术。【剂型规格与用法用量】丸剂：每100丸重5g。0.5～0.75g/次，2次/d。颗粒：3g/袋。2～3袋/次，2～3次/d，开水冲服。胶囊：0.3g/粒。2～3粒/次，2～3次/d。片剂：0.3g/片。

2～3片/次，3次/d。均餐后服用，20日为1个疗程，间隔5～7日，继续第2个疗程，亦可连续用药。【功用】疏肝活血，祛瘀软坚。用于肝郁气滞、痰瘀互结所致的乳癖，见乳房肿块或结节、大小形态不一、质地软或硬，或经前胀痛等。乳腺增生病见上述证候者可用之。【不良反应】极少数患者可有轻度恶心、腹泻、月经期提前、量多及轻微药疹。【病证禁忌与特殊人群用药】孕期禁用。【使用注意】女性患者宜于月经前10～15日开始服用。

乳块消丸（颗粒、胶囊、片）【组成】橘叶、丹参、皂角刺、王不留行、川楝子、广地龙。【剂型规格与用法用量】片剂：0.35g/片。4～6片/次，3次/d，3个月为1个疗程。颗粒：10g/袋。1袋/次，3次/d，开水冲服。胶囊：0.3g/粒。4～6粒/次，3次/d。片剂：0.35g/片。4～6片/次，3次/d。【功用】疏肝理气，活血化瘀，消散乳块。用于肝气郁结、气滞血瘀所致的乳腺增生、乳房胀痛。【不良反应】❶个别患者用药后月经提前。❷部分患者用贴膏后出现局部皮肤瘙痒、发红或见皮疹。❸片剂服用后见头晕、恶心、血压升高。【病证禁忌与特殊人群用药】孕妇、儿童及肝功能不全者禁用。【使用注意】❶服药期间应定期到医院检查。❷对橡胶膏过敏者、皮肤破损者不宜用贴膏。

乳宁丸（颗粒）【组成】当归、柴胡、香附、丹参、王不留行、赤芍、青皮、陈皮、白芍、白术、茯苓、薄荷。【剂型规格与用法用量】丸剂：0.25g/丸。6～9丸/次，3～4次/d，2～3个月为1个疗程。颗粒：15g/袋。15g/次，3次/d，开水冲服。20日为1个疗程，或遵医嘱。【功用】疏肝养血，理气解郁。用于肝郁气滞所致的乳癖，见经前乳房及两胁胀痛、乳房中有硬结或囊性块状结节、月经不调、经前疼痛加重者。乳腺增生病见上述证候者可用之。【病证禁忌与特殊人群用药】孕妇、儿童及气虚者不宜用。【使用注意】另有与本品同名的乳宁片，但组成不同，方用石上柏等，功能温肺祛痰，活血化瘀，用于痰瘀互结、乳腺结块、肿胀疼痛等症。应区别选用。

乳癖散结颗粒（胶囊、片）【组成】夏枯草、川芎、僵蚕、鳖甲、柴胡、赤芍、莪术、当归、玫瑰花、延胡索、牡蛎。【剂型规格与用法用量】颗粒：9g/袋；1袋/次，开水冲服。胶囊：0.53g/粒。4粒/次。片剂：0.56g/片。4片/次。以上剂型均为3次/d，45日为1个疗程。【功用】行气活血，软坚散结。用于气滞血瘀所致的乳房肿块或肿痛、烦躁易怒、胸胁胀满等症。乳腺增生属上述证候者可用之。【不良反应】可见口干、恶心、便秘等反应。【病证禁忌与特殊人群用药】❶孕妇及月经期妇女忌用。❷儿童忌用。❸气虚者慎用。
【使用注意】忌辛辣、油腻、海鲜等食物。

乳增宁胶囊（片） 【组成】艾叶、淫羊藿、柴胡、川楝子、天冬、土贝母。【剂型规格与用法用量】胶囊：0.5g/粒。4～6粒/次。片剂：每片含干浸膏0.3g。4～6片/次。以上剂型均为3次/d，1个月为1个疗程。【功用】疏肝解郁，调理冲任。用于肝郁气滞、冲任失调所致的乳癖，见乳房结节一个或多个、大小形状不一、质柔软，或经前胀痛、腰酸乏力、经少色淡者。乳腺增生病见上述证候者可用之。【病证禁忌与特殊人群用药】❶肝功能不全者禁用。❷儿童不宜用。❸孕妇慎用。【使用注意】❶服药期间应定期到医院检查。❷不宜长期服用。

止痛化癥颗粒（胶囊、片） 【组成】丹参、当归、延胡索、党参、炙黄芪、白术、鸡血藤、三棱、莪术、芡实、山药、川楝子、败酱草、蜈蚣、全蝎、土鳖虫、炮姜、肉桂、鱼腥草。【剂型规格与用法用量】胶囊：0.3g/粒。2～4粒/次，2～3次/d，2周为1个疗程。【功用】活血调经，化癥止痛，软坚散结。用于癥瘕积聚、经闭、痛经、赤白带下等症。慢性盆腔炎、阴道炎、月经不调、白带增多等见上述证候者可用之。【不良反应】个别患者可出现头昏、无力症状。【病证禁忌与特殊人群用药】孕妇忌服。【使用注意】忌辛辣、油腻食物。

第五章　眼科用药

一、清热与祛瘀剂

明目上清丸（片）【组成】蝉蜕、菊花、荆芥、薄荷、枳壳、陈皮、车前子、连翘、栀子、刺蒺藜、石膏、天花粉、甘草、当归、麦冬、玄参、赤芍、黄芩、黄连、大黄、桔梗。**【剂型规格与用法用量】**大蜜丸：9g/丸。1丸/次，2～3次/d。水丸：30g/瓶。6～9g/次，2次/d。片剂：每盒24片。4片/次，2次/d；3～7岁儿童服成人量的1/3，7岁以上儿童服成人量的1/2。**【功用】**清热散风，明目止痛。用于外感风热所致的暴发性火眼、红肿作痛、头晕目眩、眼边刺痒、大便燥结、小便黄赤等症。急性细菌性结膜炎、溃疡性睑缘炎见上述证候者可用之。**【病证禁忌与特殊人群用药】**❶孕妇忌用。❷脾胃虚寒者忌用。❸年老体弱者、白内障患者忌用。❹过敏体质者慎用。**【使用注意】**❶忌辛辣、厚味食物。❷用药过程中如头痛眼肿，视力下降明显，或伴发呕吐、恶心，应进一步确诊救治。❸应用本品时，应配合外用眼药。

熊胆眼药水【组成】熊胆粉。**【剂型规格与用法用量】**滴眼剂：10mL/支或3mL/支。滴入眼睑内，1～3滴/次，3～5次/d。急性患者前3日每2h滴1次。**【功用】**清热解毒，去翳明目，消肿止痒。用于目赤肿痛、视力疲劳等症。病毒性结膜炎、变应性结膜炎、滤泡性结膜炎可辨证用之。**【不良反应】**偶有轻微刺激性，可在几秒钟内自行消失。**【病证禁忌与特殊人群用药】**眼外伤患者忌用。**【使用注意】**忌烟、酒及辛辣刺激性食物。

八宝眼药【组成】珍珠、麝香、熊胆、海螵蛸（去壳）、硼砂（炒）、朱砂、冰片、炉甘石（三黄汤飞）、地栗粉。**【剂型规格与用法用量】**散剂：0.3g/瓶，0.6g/瓶，0.9g/瓶。外用，1次用少许点于眼角，2～3次/d。或用眼玻璃棒蘸温开水，再蘸药粉少许，点入眼大眦角部，3次/d。**【功用】**消肿止痛，明目退翳。用于肝胃火盛所致的目赤肿痛、眼缘溃烂、畏光怕风、眼角涩痒等症。急性出血性结膜炎、流行性角膜炎早期、溃疡性睑缘炎、眦部睑缘炎等可辨证使用。【病证禁忌与特殊人群用药】孕妇及对本品过敏者禁用。【使用注意】❶点眼后应闭眼5min，以便更好发挥药效。❷眼睑如有赤烂溃疡者，需先用生理盐水或温开水将脓痂洗净，暴露鲜红疮面，然后再用药涂敷。❸不可用药太多，否则会使眼睛干涩刺痛。❹方中所含朱砂易沉降，如用水调滴眼部，应摇匀后再滴用。❺用药后，将瓶口塞紧，以防麝香、冰片气味外泄。❻上述眼疾有传染性，应严格防止交叉感染。

板蓝根滴眼液【组成】板蓝根。【剂型规格与用法用量】滴眼液：8mL/支。滴入眼睑内，1~2滴/次，6次/d，7日1个疗程。【功用】清热解毒，抗菌，抗病毒。用于热毒之邪所致的白睛红赤、胞睑红肿、眵多胶黏、灼热畏光等症。急性细菌性结膜炎、单疱病毒性角膜炎见上述证候者可用之。【不良反应】偶见一过性眼痒、轻微刺痛等反应，但闭目片刻多可缓解。【病证禁忌与特殊人群用药】过敏体质及对本品过敏者禁用。【使用注意】❶忌辛辣食物。❷如有混浊，请勿使用。

拨云退翳丸【组成】密蒙花、蒺藜（盐炒）、菊花、木贼、蝉蜕、蛇蜕、地骨皮、楮实子、荆芥穗、蔓荆子、薄荷、当归、川芎、黄连、天花粉、花椒、甘草。【剂型规格与用法用量】大蜜丸：9g/丸。1丸/次。小蜜丸：1.5g/丸。6丸/次。以上均为2次/d。【功用】散风清热，退翳明目。用于风热上扰所致的目翳外障、视物不清、隐痛流泪和角膜云翳、翼状胬肉等病症。【病证禁忌与特殊人群用药】❶孕妇、阴虚火旺者忌用。❷对本品过敏者禁用，过敏体质者慎用。【使用注意】❶忌饮酒及辛辣食物，以防助热化火，加重病情。❷用本品治疗时，可配合相应外用滴眼液，以助疗效。❸对胬肉攀睛，仅适合于早、中期阶段使用。若胬肉发展接近瞳神时，应尽早手术。

黄连羊肝丸【组成】黄连、胡黄连、黄芩、黄柏、龙胆、柴胡、木贼、密蒙花、茺蔚子、夜明砂、决明子、石决明、青皮、鲜羊肝。【剂型规格与用法用量】大蜜丸：9g/丸。1丸/次。小蜜丸：60g/瓶。6g/次。以上剂型均为1~2次/d。【功用】清肝，泻火，明目。用于肝火旺盛、目赤肿痛、视物昏暗、羞明流泪、胬肉攀睛等。急性卡他性结膜炎、流行性角膜结膜炎、翼状胬肉、球后视神经萎缩早期见上述证候者可用之。【病证禁忌与特殊人群用药】❶孕妇忌用。❷阴虚火旺者及脾胃虚寒、大便溏薄者慎用。【使用注意】❶方中苦寒药较多，过量或久服，易损脾胃阳气，应中病即止。❷老年人、小儿及体虚者应酌情减量。❸用药中，若视力减退者，应进一步检查确诊，采取其他治疗措施。❹忌生冷、辛辣、肥甘、鱼、虾等食物。

马应龙八宝眼膏【组成】炉甘石、琥珀、麝香、牛黄、珍珠、冰片、硼砂、硇砂。**【剂型规格与用法用量】**眼膏剂：2.5g/支；点于眼睑内，2~3次/d。**【功用】**清热退赤，止痒去翳。用于风火上扰所致的眼睛红肿痛痒、流泪，眼睑红烂等症。沙眼、化脓性睑缘炎、眼睑湿疹、急性细菌性结膜炎见上述证候者可用之。**【病证禁忌与特殊人群用药】**孕妇及对本品过敏者均禁用。**【使用注意】**❶不可用药太多，否则易溢出睑缘外部，或产生干涩刺痛等不适。❷眼膏剂白天使用不便，可配其他眼液交替使用。❸用于睑缘赤烂时，应以温水洗净痂皮，暴露疮面后涂敷。

明目蒺藜丸【组成】黄连、川芎、白芷、蒺藜、地黄、荆芥、旋覆花、菊花、薄荷、蔓荆子、黄柏、连翘、密蒙花、防风、赤芍、栀子、当归、甘草、决明子、黄芩、蝉蜕、石决明、木贼。**【剂型规格与用法用量】**水丸：每20丸重1g，每袋9g。9g/次，2次/d。**【功用】**清热散风，明目退翳。用于上焦火盛引起的暴发火眼、云蒙障翳、羞明多眵、眼边赤烂、红肿痛痒、迎风流泪等症。急性卡他性结膜炎、单纯性角膜溃疡、匐行性角膜溃疡、化脓性睑缘炎、眼睑湿疹等见上述证候者可用之。**【病证禁忌与特殊人群用药】**❶孕妇忌用。❷阴虚火旺证、年老体弱者慎用。**【使用注意】**❶忌烟、酒及辛辣、肥甘厚味食物。❷服用本品的同时，可合用外用眼药。

麝珠明目滴眼液【组成】珍珠（水飞）、麝香、冬虫夏草、石决明（煅）、黄连、黄柏、大黄、冰片、蛇胆汁、猪胆膏、炉甘石（煅）、紫苏叶、荆芥。**【剂型规格与用法用量】**滴眼剂：0.3g/瓶，溶液每瓶5mL。滴眼，取本品1支倒入装有5mL生理盐水的滴眼瓶中，摇匀，即可滴眼。滴后闭眼5min。白内障患者，3滴/次，2次/d。视疲劳者，1~2滴/次，3次/d。4周为1个疗程。**【功用】**清热，消翳，明目。用于肝虚内热所致的视物不清、干涩不舒、不能久视等症。老年性早、中期白内障及视疲劳等可用之。**【不良反应】**偶见球结膜充血、轻度水肿。**【病证禁忌与特殊人群用药】**孕妇及对本品过敏者禁用。**【使用注意】**❶如出现眼痒、结膜水肿或炎症反应，应立即停药，并对症处理。❷滴药时，将药液滴入内眦部或下睑结膜囊内轻闭眼睑，休息不少于5min。❸滴药期间，定期检查，以观察效果，如不能控制其发展，应及时手术治疗。❹本品配制成滴眼液后，须在

15 日内使用完毕，并应防止污染。滴眼时应充分振摇，滴后旋紧瓶盖。❺忌烟、酒及辛辣刺激食物。

双黄连滴眼剂 【组成】连翘、金银花、黄芩。【剂型规格与用法用量】滴眼剂：每支含金银花以绿原酸计应为 1.0～1.4mg。滴入眼睑内（临用前将 1 支药粉与 1 支溶剂配制成溶液，使充分溶解后使用）。1～2 滴/次，4 次/d。疗程为 4 周。【功用】祛风清热，解毒退翳。用于风邪热毒型单纯疱疹病毒性树枝状角膜炎。【不良反应】偶有眼部疼痛、流泪等轻度刺激症状。【使用注意】❶如药液发生混浊，应停止使用。配制好的滴眼液，应连续用完，不宜存放后使用。❷药粉与溶剂混匀后，残留于玻璃瓶内的药液量在计量范围之外，请勿刻意取净。❸取塞、扣接、混合过程中避免瓶口污染。

消朦眼膏 【组成】珍珠粉、冰片、硼砂。【剂型规格与用法用量】眼膏剂：2.5g/支或 5g/支。外用，取适量（如绿豆大小）涂入结膜囊内，涂后最好作温热敷 30min，2～4 次/d。【功用】明目退翳。用于角膜炎及角膜溃疡所致的角膜瘢痕、角膜混浊。对石灰烧伤、麻疹、水痘、天花、高热、腹泻等疾病或创伤形成的陈旧性角膜瘢痕均有效。【病证禁忌与特殊人群用药】孕妇慎用。【使用注意】❶眼压高者忌热敷。❷本品分消朦眼膏Ⅰ号和Ⅱ号。Ⅰ号用于角膜炎、角膜溃疡所致的角膜瘢痕和角膜混浊；Ⅱ号用于角膜外伤、角膜营养不良所致的角膜瘢痕和角膜混浊。

鱼腥草滴眼液 【组成】鲜鱼腥草。【剂型规格与用法用量】滴眼剂：8mL/瓶。滴入眼睑内，1 滴/次，6 次/d。急性卡他性结膜炎 7 日为 1 个疗程，流行性角结膜炎 10 日为 1 个疗程。【功用】清热，解毒，利湿。用于风热疫毒、暴风客热、天行赤眼暴翳等症。急性卡他性结膜炎、流行性角膜结膜炎属上述证候者可用之。【不良反应】偶见皮肤瘙痒等过敏反应。【病证禁忌与特殊人群用药】❶对鱼腥草过敏者禁用。❷孕妇慎用。【使用注意】忌辛辣、刺激、油腻食物。

复方血栓通胶囊（颗粒、片） 【组成】三七、黄芪、丹参、玄参。【剂型规格与用法用量】胶囊：0.5g/粒。3 粒/次。颗粒：5g/袋。1 袋/次，开水冲服。片剂：0.4g/片。3 片/次。以上剂型均为 3 次/d。【功用】活血化瘀，益气养阴。用于血瘀兼气阴两虚所致的视网膜静脉阻塞，见视力下降或视觉异常、眼底瘀血、神疲乏力、口干咽燥、胸闷、胸痛、心悸、心慌、气短等症。视网膜静脉阻塞及稳定性劳累型心绞痛见上述证候者可用之。【不良反应】个别用药前转氨酶异常的患者服药过程中出现转氨酶增高。【病证禁忌与特殊人群用药】❶孕妇、儿童均忌用。❷妇女月经期慎用。❸非血瘀及气阴两虚证患者慎用。【使用注意】忌烟、酒及辛辣、油腻食物。

丹红化瘀口服液【组成】丹参、当归、川芎、桃仁、红花、柴胡、枳壳。【剂型规格与用法用量】口服液：10mL/支。1～2支/次，3次/d，用时摇匀。【功用】活血化瘀，行气通络。用于气滞血瘀所致的视物不清或突发失明症。视网膜中央静脉阻塞症的吸收期见上述证候者可用之。【不良反应】个别患者出现口干舌燥现象。【病证禁忌与特殊人群用药】❶孕妇、有出血倾向者及视网膜中央阻塞出血期患者禁用。❷阴虚阳亢、气虚体弱者慎用。【使用注意】❶用药期间应定期检查凝血时间及相关指标。❷本品所治病证，常由高血压、高脂血症、糖尿病等全身疾病伴发，应结合治疗原发性疾病。❸忌烟、酒及辛辣、肥甘食物。

夏天无眼药水【组成】夏天无提取物。【剂型规格与用法用量】滴眼液：5mL/支或10mL/支。滴眼睑内，1～2滴/次，3～5次/d。【功用】活血明目舒筋。用于血瘀筋脉阻滞所致的青少年远视力下降、不能久视。青少年假性近视见上述证候者可用之。【不良反应】有诱发青光眼发作的报道。【病证禁忌与特殊人群用药】❶孕妇忌用。❷青光眼患者或疑似青光眼患者不宜用。【使用注意】滴眼药量不宜过多，次数不宜过频。

二、扶正剂

明目地黄丸【组成】熟地黄、山茱萸（制）、牡丹皮、山药、茯苓、泽泻、枸杞子、菊花、当归、白芍、蒺藜、石决明（煅）。【剂型规格与用法用量】浓缩丸：每瓶200丸。8～10丸/次，3次/d。水蜜丸：6g/袋。1袋/次，2次/d。大蜜丸：9g/丸。1丸/次，2次/d。【功用】滋肾，养肝，明目。用于肝肾阴虚所致的目涩畏光、视物模糊、迎风流泪，以及头晕耳鸣、咽干、口燥、目眩等症。视力减退、夜盲、中心性浆液性脉络膜视网膜病变、视神经炎、玻璃体混浊、营养不良性老年弱视和内眼疾患见有肝肾阴虚之象者可用之。【病证禁忌与特殊人群用药】❶肝经风热、肝火上扰、感冒时不宜用。❷孕妇、脾胃虚弱、运化失调者，肝胆湿热内蕴者慎用。❸头痛、眼胀、虹视，或青光眼患者及炎症或眼底病者慎用。【使用注意】忌烟、酒及辛辣刺激性食物。

石斛夜光丸（颗粒）【组成】石斛、人参、熟地黄、山药、枸杞子、菟丝子、茯苓、肉苁蓉、生地黄、牛膝、菊花、蒺藜（盐炒）、青葙子、五味子、天冬、麦冬、苦杏仁、防风、川芎、枳壳、黄连、决明子、水牛角浓缩粉、羚羊角、甘草。**【剂型规格与用法用量】**大蜜丸：9g/丸。1丸/次。小蜜丸：1.5g/丸。9g/次。水蜜丸：6g/袋。6g/次。颗粒：2.5g/袋。1袋/次。以上均为2次/d。**【功用】**滋阴补肾，清肝明目。用于肝肾两亏、阴虚火旺所致的圆翳内障、视物昏花、青盲等病症。老年性白内障早、中期，视神经萎缩之轻症或重症属肝肾亏虚者可用之。**【病证禁忌与特殊人群用药】❶**孕妇、儿童不宜用。**❷**肝经风热、肝火上炎的实证患者均不宜用。**❸**脾胃虚弱、运化失调者慎用。**【使用注意】**白内障导致视力下降严重者，应及早手术治疗。

珍珠明目滴眼液【组成】珍珠液、冰片。**【剂型规格与用法用量】**滴眼剂：10mL/瓶或8mL/瓶。滴入眼睑内，1～2滴/次。3～5次/d。**【功用】**清肝，明目，止痛。用于肝虚火旺所致的视力疲劳症，见眼胀、眼痛、眼痒、眼干、眼涩不能持久阅读等。早期老年性白内障、慢性结膜炎见上述证候者可用之。**【不良反应】**偶见过敏反应。**【病证禁忌与特殊人群用药】❶**孕妇慎用。**❷**对本品过敏者禁用。**【使用注意】❶**药水滴入眼内应闭目片刻。**❷**使用本品时，要排除物理或化学方面的刺激。**❸**应检查是否有糖尿病等全身性慢性疾病的存在。

复明颗粒（胶囊、片）【组成】菊花、决明子、石斛、人参、枸杞子、菟丝子、女贞子、木贼、车前子、山药、山茱萸（制）、熟地黄、生地黄、黄连。**【剂型规格与用法用量】**颗粒：2g/袋。1袋/次。胶囊：0.3g/粒。5粒/次。片剂：0.3g/片。5片/次。以上剂型均为3次/d，30日为1个疗程。**【功用】**滋补肝肾，养阴生津，清肝明目。用于肝肾阴虚所致的羞明畏光、视物模糊、额角偏痛等症。青光眼、早、中期白内障见上述证候者可用之。**【不良反应】**有致过敏性紫癜的报道。**【病证禁忌与特殊人群用药】❶**孕妇不宜用。**❷**脾胃虚寒者慎用。**【使用注意】❶**忌辛辣、刺激食物。**❷**用于青光眼治疗时，应定期测量眼压，或配合外用降眼压药将眼压降至正常范围内。**❸**本品仅用于白内障的早、中期治疗，晚期白内障宜手术治疗。

金花明目丸【组成】熟地黄、菟丝子、枸杞子、五味子、白芍、黄精、黄芪、党参、川芎、菊花、决明子、车前子、密蒙花、鸡内金、金荞麦、山楂、升麻。**【剂型规格与用法用量】**浓缩水丸：4g/瓶或 4g/袋。4g/次，3 次/d，餐后服。1 个月为 1 个疗程，连续服用 3 个疗程。【功用】补肝，益肾，明目。用于老年性白内障早、中期属肝肾不足、阴血亏虚者，见视物模糊、头晕、耳鸣、腰膝酸软等症。【病证禁忌与特殊人群用药】❶肝经风热、肝火上扰者不宜用。❷孕妇慎用。【使用注意】忌辛辣、刺激或辛热、燥烈等对视力有影响的药食物。

石斛明目丸【组成】石斛、青葙子、决明子、蒺藜、生地黄、熟地黄、枸杞子、菟丝子、肉苁蓉、人参、山药、茯苓、天冬、麦冬、五味子、甘草、枳壳、菊花、防风、黄连、牛膝、川芎、苦杏仁、石膏、磁石、水牛角浓缩粉。【剂型规格与用法用量】水丸：每 100 粒重 12g。6g/次，2 次/d。【功用】滋阴补肾，清肝明目。用于肝肾两亏、阴虚火旺所致的视物昏花、内障目暗、精神疲倦等症。老年性白内障早、中期，视神经萎缩轻症见上述证候者可用之。【病证禁忌与特殊人群用药】❶孕妇不宜用。❷肝经风热、肝火上攻的实证患者不宜用。❸脾胃虚弱、运化失调者慎用。【使用注意】❶忌辛辣食物。❷白内障患者，视力下降到一定程度，宜及早手术治疗。

障眼明胶囊（片）【组成】肉苁蓉、枸杞子、熟地黄、山茱萸、蕤仁、党参、升麻、葛根、白芍、蔓荆子、石菖蒲、车前子、黄柏、密蒙花、菊花、决明子、青葙子、川芎、黄芪、黄精、甘草。【剂型规格与用法用量】胶囊：0.25g/粒。4 粒/次。片剂：0.21g/片。4 片/次。以上剂型均为 3 次/d。【功用】补益肝肾，退翳明目。用于肝肾不足所致的干涩不舒、单眼复视、腰膝酸软、轻度视力下降等症。初期及中期老年性白内障者可用之。【病证禁忌与特殊人群用药】❶孕妇不宜用。❷脾胃虚寒、消化不良者慎用。❸外感发热时不宜用。【使用注意】忌辛辣、油腻食物，忌烟、酒。

止血祛瘀明目片【组成】丹参、三七、赤芍、地黄、墨旱莲、茺蔚子、牡丹皮、女贞子、夏枯草、毛冬青、大黄、黄芩（酒炙）。【剂型规格与用法用量】薄膜衣片：每片 0.3g。5 片/次，3 次/d。【功用】化瘀止血，滋阴清肝，明目。用于阴虚肝旺、热伤络脉所致的眼底出血。【病证禁忌与特殊人群用药】❶孕妇不宜用。❷脾胃虚弱者慎用。【使用注意】忌烟、酒及辛辣刺激、鱼腥等食物。

第六章　耳鼻咽喉科用药

一、耳病与鼻病用药

耳聋左慈丸【组成】磁石（煅）、熟地黄、山茱萸（制）、牡丹皮、山药、茯苓、泽泻、竹叶柴胡。**【剂型规格与用法用量】**大蜜丸：9g/丸，每板 10 丸。1 丸/次。水蜜丸：60g/瓶。6 粒/次。小蜜丸：60g/瓶。9g/次。以上均为 2 次/d。**【功用】**滋肾养阴，平肝清热。用于肝肾阴虚、虚火上炎所致的耳鸣耳聋、头晕目眩、目暗昏花、视物不清等症。神经性耳鸣见上述证候者可用之。**【病证禁忌与特殊人群用药】❶**孕妇、哺乳期妇女慎用。**❷**儿童慎用。**❸**肝火上炎、痰瘀阻滞的实证患者慎用。**❹**高血压、心脏病、肝病、糖尿病、肾病等慢性病严重者慎用。**❺**感冒患者不宜用。**【使用注意】❶**伴头痛头晕、血压偏高者应同时配合服用降压药物。**❷**不能与四环素类药物合用。**❸**忌烟、酒及辛辣刺激性食物。

耳聋丸（胶囊）【组成】龙胆、黄芩、栀子、地黄、九节菖蒲、当归、羚羊角、泽泻、甘草、木通。**【剂型规格与用法用量】**大蜜丸：7g/丸，每板 10 丸。1 丸/次。胶囊：0.42g/粒。3 粒/次。以上均为 2 次/d，7 日为 1 个疗程。**【功用】**清肝泻火，利湿通窍。用于肝胆湿热所致的头晕头痛、耳聋耳鸣、耳胀耳闭、耳疖、耳内流脓等症。神经性耳聋、化脓性中耳炎见上述证候者可用之。**【病证禁忌与特殊人群用药】❶**阴虚火旺者忌用。**❷**孕妇慎用。**❸**年老体弱及脾胃虚寒者慎用。**【使用注意】❶**耳内疖肿，可配合局部外用药。**❷**忌辛辣、油腻食物。

通窍耳聋丸【组成】柴胡、龙胆、芦荟、熟大黄、黄芩、青黛、栀子、天南星、陈皮、当归、木香、青皮。**【剂型规格与用法用量】**丸剂：每 100 粒重 6g。6g/次，2 次/d。**【功用】**清肝泻火，通窍润便。用于肝经热盛所致的头目眩晕、耳鸣耳聋、听力下降、耳底肿痛、目赤口苦、胸膈满闷、大便秘结等症。神经性耳聋、外耳道疖见上述证候者可用之。【病证禁忌与特殊人群用药】❶阴虚火旺、脾胃虚寒者忌用。❷孕妇、年老体弱者慎用。【使用注意】忌辛辣、油腻及鱼腥刺激性食物。

鼻炎康片 【组成】广藿香、苍耳子、鹅不食草、野菊花、黄芩提取物、猪胆汁、薄荷油、麻黄、当归干浸膏、马来酸氯苯那敏。【剂型规格与用法用量】片剂：0.37g/片（含马来酸氯苯那敏1mg），每瓶50片。4片/次，3次/d。【功用】清热解毒，宣肺通窍，消肿止痛。用于感受外邪、肺经有热，或中焦蕴热，或肝胆郁热所致鼻窍不利、头痛发热、鼻塞流涕、不闻香臭等症。急性或慢性鼻炎、过敏性鼻炎、急性或慢性鼻窦炎等见上述证候者可用之。【不良反应】个别患者服药后出现轻度嗜睡等反应。【病证禁忌与特殊人群用药】❶肺脾气虚及气滞血瘀者不宜用。❷外感风寒未化热，或虚证鼻病勿用。❸孕妇慎用。【使用注意】❶方中含马来酸氯苯那敏，易引起嗜睡，用药期间不宜驾驶车辆、管理机器及高空作业等。❷忌烟、酒及辛辣、鱼腥食物。❸方中含苍耳子，不宜超量、久服。

藿胆丸（片、滴丸） 【组成】广藿香叶、猪胆粉。【剂型规格与用法用量】水丸剂：36g/瓶。3～6g（即外盖的半盖至一盖）/次，2次/d。片剂：0.3g/片，每盒24片。3～5片/次，2～3次/d，餐后服用。滴丸，50mg/丸。4～6粒/次，2次/d。【不良反应】有致剥脱性皮炎的报道。【病证禁忌与特殊人群用药】❶鼻涕清稀等属脾气虚证者不宜用。❷孕妇慎用。【使用注意】忌辛辣、鱼腥食物。

辛芩颗粒（片） 【组成】细辛、黄芩、荆芥、白芷、桂枝、苍耳子、石菖蒲、黄芪、白术、防风。【剂型规格与用法用量】❶颗粒：20g/袋，每盒9袋。1袋/次，餐后开水冲服。❷片剂：0.8g/片。3片/次。以上剂型均为3次/d，20日为1个疗程。【功用】益气固表，祛风通窍。用于肺气不足、风邪外袭所致的鼻痒、喷嚏、流清涕、鼻窍不通、头昏脑涨等症。亦用于外感风寒、恶寒发热、头痛鼻塞等症。过敏性鼻炎、慢性鼻旁窦炎等见上述证候者可用之。【不良反应】有轻微胃肠道不适或胃痛反应。【病证禁忌与特殊人群用药】❶儿童及老年人慎用。❷孕妇、婴幼儿及肾功能不全者禁用。❸外感风热或风寒化热者不宜用。❹脾胃虚弱、胃痛不适者慎用。【使用注意】❶方中含细辛、苍耳子，不宜超量、久服。❷忌烟、酒及辛辣食物。❸肾阳虚衰、正气不足者，应配伍补肾药同用。

鼻窦炎口服液 【组成】辛夷、荆芥、薄荷、桔梗、柴胡、苍耳子、白芷、川芎、黄芩、栀子、茯苓、川木通、黄芪、龙胆。【剂型规格与用法用量】口服液：10mL/支。10mL/次，3次/d，20日为1个疗程。【功用】疏散风热，清热利湿，宣通鼻窍。用于风热犯肺、湿热内蕴所致的鼻塞不通、流黄稠涕、眉棱骨疼痛、头眩等症。急性或慢性鼻炎及副鼻窦炎见上述证候者可用之。【病证禁忌与特殊人群用药】❶外感风寒、脾肺气虚及气滞血瘀者不宜用。❷孕妇慎用。【使用注意】❶忌烟、酒及辛辣、鱼腥食物。❷用药后如感觉嘴唇麻木者应停服。❸方中含苍耳子，不宜超量、久服。

鼻咽清毒颗粒【组成】野菊花、苍耳子、重楼、蛇泡簕、两面针、夏枯草、龙胆、党参。【剂型规格与用法用量】颗粒：10g/袋。2袋/次，2次/d，30日为1个疗程。5岁以上小儿用成人的1/2量，5岁以下小儿用成人的1/3量。【功用】清热解毒，化痰散结。用于痰热毒瘀蕴结所致的鼻咽部慢性炎症、鼻咽癌放射治疗后分泌物增多等症。【病证禁忌与特殊人群用药】❶外感风寒、脾肺气虚及气滞血瘀者不宜用。❷孕妇及脾胃虚寒者应慎用。【使用注意】❶忌烟、酒及辛辣、鱼腥食物。❷方中含苍耳子，不宜超量、久服。

千柏鼻炎片【组成】千里光、卷柏、决明子、麻黄、羌活、白芷、川芎。【剂型规格与用法用量】片剂：0.25g/片，每瓶100片。3～4片/次，3次/d。【功用】清热解毒，活血祛风，宣肺通窍。用于风热犯肺、内郁化火、气血凝滞所致的鼻塞、时轻时重、鼻痒气热、流涕黄稠，或持续鼻塞、嗅觉迟钝等症。急性或慢性鼻炎及过敏性鼻炎、鼻窦炎见上述证候者可用之。【不良反应】❶偶见恶心、呕吐，罕见皮疹和支气管痉挛等过敏反应。❷个别病例可见胸痛、肩颈部疼痛、额部出汗、咽部发干或口干等反应。❸有报道可引起肝损害。【病证禁忌与特殊人群用药】❶孕妇慎用。❷外感风寒表证及肺脾气虚者慎用。【使用注意】❶方中含千里光，不宜过量、久服，以免中毒。❷忌烟、酒及辛辣、鱼腥食物。

鼻炎滴剂（片）【组成】盐酸麻黄碱、黄芩苷、金银花提取液、辛夷油、冰片。【剂型规格与用法用量】滴鼻液：5mL/瓶（每1mL含黄芩苷20mg）。喷入鼻腔内，1～2揿/次，2～4次/d。片剂：0.5g/片。2片/次，3次/d。【功用】散风清热，宣肺通窍。用于风热蕴肺所致的鼻塞，时轻时重，或双侧交替堵塞、反复发作、经久不愈、鼻内黏膜肿胀色淡、鼻流清涕或浊涕、发热、头痛者。急性或慢性鼻炎见上述证候者可用之。【病证禁忌与特殊人群用药】❶外感风寒、肺脾气虚及气滞血瘀者不宜用。❷孕妇慎用。❸高血压、青光眼患者慎用。【使用注意】忌辛辣、油腻食物。

鼻渊舒胶囊（口服液）【组成】辛夷、苍耳子、栀子、黄芩、黄芪、白芷、柴胡、细辛、薄荷、川芎、川木通、茯苓、桔梗。【剂型规格与用法用量】胶囊：0.3g/粒。3 粒/次，3 次/d。口服液：10mL/支。1 支/次，2～3 次/d。【功用】清热解毒，疏风排脓，通利鼻窍。用于急性或慢性鼻窦炎、急性或慢性鼻炎、感冒鼻塞属肺经风热及胆腑郁热证。【不良反应】可见面部皮疹等过敏反应。【病证禁忌与特殊人群用药】❶肺脾气虚或气滞血瘀者不宜用。❷孕妇慎用。【使用注意】❶应及时清洁鼻腔积留鼻涕，多做低头、侧头运动，以利窦内涕液流出。❷忌烟、酒及辛辣、油腻食物。❸方中含细辛、苍耳子，不宜过量、久服。

通窍鼻炎颗粒（胶囊、片）【组成】辛夷、苍耳子（炒）、麻黄、白芷、薄荷、藁本、黄芩、连翘、野菊花、天花粉、地黄、丹参等 14 味。【剂型规格与用法用量】颗粒：15g/袋。1 袋/次，开水冲服。胶囊：0.4g/粒。4～5 粒/次。片剂：0.3g/片。5～7 片/次。以上剂型均为 3 次/d。【功用】疏风清热，宣肺通窍。用于急性鼻窦炎属外邪犯肺证，见前额或颧骨部压痛，鼻塞时作，流涕或黄或白，或头痛、发热，苔薄黄或薄白，脉浮者。【不良反应】偶见腹泻。【病证禁忌与特殊人群用药】❶本品主要用于风热蕴肺证，肺脾气虚或气滞血瘀者不宜用。❷孕妇慎用。【使用注意】❶忌烟、酒及辛辣、油腻食物。❷方中含苍耳子，不宜超量、久服。❸药典方仅苍耳子、黄芪、白术、防风、白芷、辛夷、薄荷等 7 味药，功用表述略有不同，应区别使用。

香菊胶囊（片）【组成】化香树果序、夏枯草、野菊花、辛夷、防风、川芎、黄芪、白芷、甘草。【剂型规格与用法用量】胶囊：0.3g/粒，每盒 24 粒。2～4 粒/次。片剂：0.3g/片。2～4 片/次。以上剂型均为 3 次/d。【功用】祛风通窍，解毒固表。用于风热袭肺、表虚不固所致的急性或慢性鼻窦炎、慢性鼻炎。【病证禁忌与特殊人群用药】❶孕妇慎用。❷虚寒证患者应慎用。❸胆腑郁热所致的鼻渊患者不宜用。【使用注意】忌烟、酒及辛辣、鱼腥食物。

苍辛气雾剂【组成】苍耳子、辛夷、白芷、细辛、黄连、瓜蒂。【剂型规格与用法用量】气雾剂：6g/瓶（不少于 28 揿）。每侧鼻孔喷 3 揿，重症者可重复使用。【功用】疏风散寒，通窍。用于风邪上扰所致的鼻塞、鼻痒、喷嚏。过敏性鼻炎、急性或慢性鼻炎见上述证候者可用之。【病证禁忌与特殊人群用药】❶肾脏病患者忌用。❷孕妇、新生儿禁用。【使用注意】❶喷后鼻涕暂时增多为正常现象。❷方中含细辛，长期用药时应定期复查肾功能。

滴通鼻炎水喷雾剂【组成】蒲公英、黄芩、麻黄、苍耳子、辛夷、白芷、细辛、石菖蒲。【剂型规格与用法用量】喷雾剂：10mL/瓶。外用喷鼻，1～2揿/次，3～4次/d。【功用】祛风清热，宣肺通窍。用于伤风鼻塞、鼻窒（慢性鼻炎）、鼻鼽（过敏性鼻炎）、鼻渊（鼻窦炎）。【不良反应】可见轻度疼痛、灼痛、刺痛、瘙痒及皮疹等。【病证禁忌与特殊人群用药】❶儿童、孕妇及哺乳期妇女、肝肾功能不全者禁用。❷鼻黏膜损伤、高血压、心脏病患者慎用。【使用注意】❶本品仅供喷鼻用，禁止内服。❷忌烟、酒及辛辣、鱼腥食物。❸切勿接触眼睛。❹用药期间不宜同时服用温补性中药。

二、咽喉病用药

冰硼散【组成】冰片、朱砂、硼砂（煅）、玄明粉。【剂型规格与用法用量】散剂：3g/瓶，3.6g/瓶，2.5g/瓶，1.2g/瓶，0.6g/瓶。外用，取少量吹入患处，或外涂患处，1日数次。【功用】清热解毒，消肿止痛，去腐生肌。用于热毒蕴结所致的咽喉疼痛、吞咽困难、牙龈肿痛、口舌生疮、口渴、口臭、大便秘结等症。急性咽炎、牙周炎、口腔炎、口腔溃疡等见上述证候者可用之。【不良反应】❶外用偶致新生儿中毒死亡。❷外用偶致腹部剧痛，停药后症状可消失。【病证禁忌与特殊人群用药】❶虚火上炎者慎用。❷孕妇及哺乳期妇女禁用。❸虚寒性溃疡者禁用。【使用注意】❶方中含朱砂，不宜长期大量使用，以免引起蓄积中毒。❷忌烟、酒及辛辣、厚味、油腻食物。

黄氏响声丸【组成】胖大海、蝉衣、浙贝母、大黄、川芎、诃子肉、桔梗、甘草、薄荷、薄荷脑、儿茶、连翘。【剂型规格与用法用量】浓缩丸：0.133g/粒，每板36粒。6粒/次，3次/d。糖衣丸：每瓶400粒。20粒/次，3次/d，餐后服用，儿童用量减半。【功用】疏风清热，化痰散结，利咽开音。用于风热外束、痰热内盛所致的急性或慢性喉喑，见声音嘶哑、咽喉肿痛、咽干灼热、咽中有痰，或寒热头痛、便秘尿赤。急性或慢性喉炎及声带小结、声带息肉初起见上述证候者可用之。【不良反应】有引起急性喉水肿的个案报道。【病证禁忌与特殊人群用药】❶阴虚火旺者慎用。❷孕妇、老人、儿童慎用。❸脾胃虚弱者慎用。【使用注意】忌烟、酒及辛辣、鱼腥食物。

六神丸（胶囊）【组成】牛黄、珍珠粉、蟾酥、雄黄、麝香、冰片，以百草霜为衣。**【剂型规格与用法用量】**微丸剂：每1000粒重3.125g，每瓶30粒；口服或外用，成人10粒/次，2次/d；小儿1岁服1粒，2岁2粒，3岁3～4粒，4～8岁5粒，9～15岁8粒，1～2次/d，温开水送服。外用，取数粒用温开水或米醋少许溶成糊状，局部涂搽，1日数次，常保湿润，直至肿退为止。如红肿将要成脓或已溃烂，切勿再敷。胶囊：0.19g/粒。1粒/次，3次/d。**【功用】**清热解毒，消肿利咽，化腐止痛。用于肺胃热盛、郁火热毒内结咽喉口腔、外蹈肌肤所致病证。如咽喉肿痛、喉风喉痈、单双乳蛾、烂喉丹痧、小儿热疖、痈疽疮疖、乳痈发背、无名肿毒、吞咽不利，或卒然失音、发热、口渴引饮、尿黄便秘、舌红苔黄等。扁桃体炎、咽喉炎、白喉、牙痛、痈疽、丹毒、蜂窝织炎、流行性腮腺炎及咽癌、喉癌见上述证候者可用之。**【不良反应】**过量服用本品可引起喉头水肿等过敏反应和过敏性休克；同时可引起中毒，出现中毒反应、药物性肝炎。**【病证禁忌与特殊人群用药】❶**孕妇忌用。**❷**阴虚火旺者忌用。**❸**老人或素体脾胃虚弱者慎用。**【使用注意】❶**方中含多种毒性药物，不可超量、久服。**❷**忌烟、酒及辛辣食物。**❸**疮疖创面溃烂者不可外敷。**❹**胶囊仅供成人用。

青黛散【组成】青黛、甘草、硼砂（煅）、冰片、薄荷、黄连、儿茶、人中白（煅）。**【剂型规格与用法用量】**散剂：10g/包。外用，先用凉开水或淡盐水洗净口腔，然后将药粉少许吹撒患处，2～3次/d。如药流入喉内，可以咽下。乳头皲裂或糜烂时，用麻油少许调敷，敷药前用吸奶器吸净乳汁，再以温水洗净乳头，然后把药敷于患处，以隔纸纱布和橡皮膏固定，3次/d。**【功用】**清热解毒，消肿止痛。用于口疮、咽喉肿痛、牙疳出血、乳头皲裂或糜烂等症。扁桃体切除术后创面愈合、剥脱性唇炎、湿疹、慢性肠炎、淋巴结炎、癫痫等病症可辨证用之。**【不良反应】**有用本品灌肠，引起肠麻痹的报道。**【病证禁忌与特殊人群用药】❶**孕妇慎用。**❷**阴虚火旺引起的咽喉肿痛、声哑患者不宜用。**【使用注意】❶**病情较重者宜配合内服药治疗。**❷**忌辛辣饮食。**❸**不宜在服药期间同时服用温补性中成药。**❹**注意喷药时不要吸气，以防药粉进入呼吸道而引起呛咳。

复方珍珠口疮颗粒【组成】珍珠、五倍子、苍术、甘草。**【剂型规格与用法用量】**颗粒：10g/袋。1袋/次，用开水100mL溶解，分次含于口中，1次含1～2min后缓缓咽下；10min内服完，2次/d，餐后半小时服用。5日为1个疗程。**【功用】**燥湿，生肌止痛。用于心脾湿热所致口疮，见口疮周围红肿、中间凹陷、表面黄白、灼热疼痛、口干口臭、舌红者。复发性口腔溃疡见上述证候者可用之。【不良反应】少数患者服药后出现轻度恶心、上腹部不适。【病证禁忌与特殊人群用药】❶孕妇、儿童忌用。❷脾胃虚寒者、肝肾功能不全及贫血者慎用。【使用注意】❶方中含珍珠、五倍子，不宜长期连续服用。❷忌烟、酒及辛辣、油腻食物。

甘桔冰梅片【组成】桔梗、薄荷、射干、蝉蜕、乌梅（去核）、冰片、甘草、青果。【剂型规格与用法用量】片剂：0.2g/片。2片/次，3~4次/d。【功用】清热开音。用于风热犯肺引起的失音声哑。【病证禁忌与特殊人群用药】❶孕妇忌用。❷恶寒发热、无汗、鼻流清涕者慎用。【使用注意】❶忌烟、酒及辛辣、鱼腥食物。❷不宜在服药期间同时服用温补性中药。

桂林西瓜霜（含片）【组成】西瓜霜、硼砂（煅）、黄柏、黄连、山豆根、射干、浙贝母、青黛、冰片、罗汉果（炭）、大黄、黄芩、薄荷脑、甘草。【剂型规格与用法用量】散剂：1g/瓶，2g/瓶或2.5g/瓶。外用，喷、吹或敷于患处。1次适量，1日数次；治牙痛，可将本品用药棉蘸药粉外擦牙龈肿痛处，1日数次。止血，则将伤处瘀血拭净，再将本品喷敷患处，用纱布包扎。含片：0.6g/片。含服，2片/次，5次/d。5~7日为1个疗程。【功用】清热解毒，消肿止痛。用于肺胃热盛或风热、痰热互结所致的咽喉肿痛、口舌生疮、牙龈肿痛或出血、口疮等症。急性或慢性咽喉炎、扁桃体炎、口腔溃疡、牙周炎、小儿鹅口疮及轻度烫火伤与创伤出血见上述证候者可用之。【病证禁忌与特殊人群用药】❶孕妇忌用。❷阴虚火旺者忌用。❸儿童、老人及脾胃虚弱者慎用。【使用注意】❶感染严重，见发热等全身症状时应配合使用抗菌药物。❷忌烟、酒及辛辣、鱼腥食物。❸方中含山豆根，不宜过量、久服。

金喉健喷雾剂【组成】艾纳香油、大果木姜子油、薄荷脑。【剂型规格与用法用量】喷雾剂：10mL/瓶或20mL/瓶。喷患处，1次适量，1日数次。【功用】祛风解毒，消肿止痛，清咽利喉。用于风热所致咽痛、咽干、咽喉红肿、牙龈肿痛、口腔溃疡。【病证禁忌与特殊人群用药】❶风寒感冒咽痛者慎用。❷对本品及酒精过敏者禁用，过敏体质者慎用。❸孕妇、儿童慎用。【使用注意】❶忌烟、酒及辛辣、鱼腥食物。❷使用时应避免接触眼睛。❸切勿置本品于近火或高温处，并严禁剧烈碰撞，使用时勿近明火。

复方草珊瑚含片【组成】肿节风浸膏、薄荷脑、薄荷素油。【剂型规格与用法用量】片剂：小片，0.44g/片，大片，1.0g/片。含服，小片，2片/次，大片，1片/次，每隔2h1次，5～6次/d。【功用】疏风清热，消肿止痛，清利咽喉。用于外感风热所致的喉痹，见发热、微恶风、头痛、咽喉肿痛或干燥灼痛、吞咽困难、声哑失音、舌边微红、苔薄白或微黄、脉浮数等症。急性咽喉炎见上述证候者可用之。【不良反应】❶长期使用可致口腔铜腥味、喉部烧灼感、鼻炎等。❷有引起药物疹、喉梗阻、过敏性食管炎、严重荨麻疹、急性腹痛的个案报道。【病证禁忌与特殊人群用药】❶孕妇、儿童慎用。❷阴虚火旺者慎用。【使用注意】❶急性咽喉炎，可配合使用外用药物。❷忌辛辣、油腻、鱼腥食物。

金嗓开音丸（颗粒、胶囊、片）【组成】金银花、连翘、黄芩、板蓝根、赤芍、玄参、菊花、牛蒡子、木蝴蝶、胖大海、僵蚕（麸炒）、蝉蜕、桑叶、苦杏仁、前胡、泽泻。【剂型规格与用法用量】水蜜丸：每10粒重1g，每瓶360粒。60～90粒/次。颗粒：4.5g/袋。1袋/次。胶囊：0.4g/粒，每盒24粒。3粒/次。片剂：0.4g/片。3片/次。以上剂型均为2次/d。【功用】清热解毒，疏风利咽。用于风热邪毒引起的肺热燥咳、痰多黄稠、咽喉肿痛、声音嘶哑等症。急性和亚急性咽炎、喉炎、突发性失声等见上述证候者可用之。【不良反应】少数患者用药后见恶心。【病证禁忌与特殊人群用药】❶虚火喉痹、风寒喉痹者禁用。❷孕妇慎用。【使用注意】忌烟、酒及辛辣、鱼腥食物。

金嗓散结丸（颗粒）【组成】金银花、马勃、玄参、莪术（醋炒）、桃仁、三棱（醋炙）、丹参、麦冬、泽泻、蝉蜕、蒲公英。【剂型规格与用法用量】丸剂：36g/瓶。6g/次。颗粒：3g/袋。1～2袋/次。以上均为2次/d。【功用】清热解毒，活血化瘀，利湿化痰。用于热毒蕴结、气滞血瘀所致的慢性喉喑（声带小结、声带息肉、声带黏膜增厚）及由此而引起的声音嘶哑等症。【不良反应】偶见皮肤过敏。【病证禁忌与特殊人群用药】❶孕妇及妇女月经期不宜用。❷儿童慎用。❸属虚火喉喑者慎用。【使用注意】忌烟、酒及辛辣、鱼腥食物。

开喉剑喷雾剂【组成】八爪金龙、山豆根、蝉蜕、薄荷脑。【剂型规格与用法用量】喷雾剂：10mL/瓶，20mL/瓶，30mL/瓶。喷患处，1次适量，1日数次。【功用】清热解毒，消肿止痛。用于肺胃蕴热所致的咽喉肿痛、口干口苦、牙龈肿痛、口腔溃疡、复发性口疮等病症。金黄色葡萄球菌、白假丝酵母菌、铜绿假单胞菌、枯草杆菌、变形杆菌引起的急性或慢性咽炎、扁桃体炎、咽部干燥有灼热感、疼痛、充血、水肿、口干、吞咽困难、咳痰不爽、咽喉红肿、咳嗽、发热、小便黄赤、颈淋巴结肿大、口腔溃疡、牙咽炎、牙龈炎、牙龈肿痛等常用之。【病证禁忌与特殊人群用药】孕妇禁用。【使用注意】忌烟、酒及辛辣、鱼腥食物。

梅花点舌丸（胶囊、片）【组成】牛黄、珍珠、麝香、蟾酥（制）、熊胆、雄黄、朱砂、硼砂、葶苈子、沉香、乳香（制）、没药（制）、血竭、冰片。【剂型规格与用法用量】水丸：每10丸重1g。3丸/次，1～2次/d，先饮温开水一口，将药放在舌上，用温黄酒送下。外用，以醋化开，敷于患处。胶囊：0.35g/粒，每盒3粒或6粒。3丸/次，1～2次/d。片剂：0.1g/片。3片/次，1～2次/d；外用，用醋化开，敷于患处。【功用】清热解毒，活血消肿，生肌定痛。用于疔疮痈肿初起、咽喉与牙龈肿痛、口舌生疮等症。疖肿、急性咽炎、口腔炎、扁桃体炎、牙周炎、化脓性皮肤病等见上述证候者可用之。【病证禁忌与特殊人群用药】❶儿童忌用。❷阴虚火旺者忌用。❸肝肾功能不全、造血系统疾病患者禁用。❹孕妇及哺乳期妇女禁用。❺正虚体弱者慎用。【使用注意】❶方中含多种毒性药物，不可超量、久服；外用不可入目。❷方中含乳香、没药，宜餐后服。❸如用于口腔、咽喉处，应先漱口，清除口腔食物残渣，用药后应禁食30～60min，以免影响药效。❹忌辛辣、厚味、油腻食物。❺服药超过1周者，应检查血、尿中汞、砷离子浓度及肝、肾功能，超过规定限度者立即停用。❻疮肿已清者，切勿再敷用。

清咽滴丸【组成】青黛、甘草、诃子、冰片。【剂型规格与用法用量】滴丸：50mg/粒，每盒50粒。含服，4～6粒/次，3次/d。【功用】疏风清热，解毒利咽。用于风热喉痹，见咽痛、咽干、口渴，或微恶风、发热、咽部红肿、舌边尖红、苔薄白或薄黄、脉浮数或滑数。【不良反应】偶有口麻感。【病证禁忌与特殊人群用药】孕妇慎服。【使用注意】忌烟、酒及辛辣、鱼腥食物。

清音丸【组成】天花粉、川贝母、百药煎、葛根、诃子肉、甘草、乌梅肉、茯苓。【剂型规格与用法用量】大蜜丸：3g/丸。1丸/次。水蜜丸：每100粒重10g。2g/次。以上剂型均为2次/d，温开水送服或嚼化。【功用】清热利咽，生津润燥。用于肺胃津亏所致的咽喉不利、声音不扬，或见嘶哑、口舌干燥、咳嗽、痰黏。慢性咽炎、慢性喉炎见上述证候者可用之。【病证禁忌与特殊人群用药】❶孕妇忌用。❷邪毒火旺的急喉痹、风寒音哑者忌用。【使用注意】用药期间忌烟、酒及辛辣、油腻食物。

双料喉风散【组成】珍珠、人工牛黄、冰片、黄连、山豆根、青黛、人中白（煅）、寒水石、甘草。【剂型规格与用法用量】散剂：1g/瓶，1.25g/瓶或2.2g/瓶。外用，1次少许喷敷患处，1～5次/d。【功用】清热解毒，消肿利咽。用于肺胃热毒炽盛所致咽喉肿痛、口腔糜烂、齿龈肿痛、鼻窦脓肿、脓耳及皮肤溃烂等症。急性咽炎、急性扁桃体炎、阿弗他口炎、病毒性口腔疱疹、急性化脓性中耳炎、牙龈炎等见上述证候者可用之。【不良反应】有引起过敏反应的报道。【病证禁忌与特殊人群用药】❶本品主要用于肺胃热毒所致的咽喉、口齿疾病，其他证型不宜用。❷孕妇忌用。❸脾虚大便溏者慎用。【使用注意】❶用药时，应清洁患处。用于口腔、咽喉处时，30～60min后才可进食。❷咽喉肿痛者，喷药时不要吸气，防止药粉呛入气管。❸忌烟、酒及辛辣、油腻、鱼腥、刺激食物。

玄麦甘桔颗粒（胶囊）【组成】玄参、麦冬、甘草、桔梗。【剂型规格与用法用量】颗粒：10g/袋。1袋/次，3～4次/d，开水冲服。胶囊：0.35g/粒，每板12粒。3～4粒/次，3次/d。【功用】清热滋阴，祛痰利咽。用于阴虚火旺、虚火上浮、口鼻干燥、咽喉肿痛等症。急性或慢性咽炎及喉炎、扁桃体炎见上述证候者可用之。【病证禁忌与特殊人群用药】❶外感表证未解者忌用。❷痰湿内盛者忌用。❸风热喉痹、乳蛾者慎用。【使用注意】❶治疗慢性咽炎，可配合使用漱口液、含片，以减轻咽部不适。❷忌烟、酒及辛辣、鱼腥食物。

咽立爽口含滴丸【组成】冰片、艾纳香油。【剂型规格与用法用量】滴丸：25mg/丸。含服，1～2丸/次，4次/d。【功用】疏风散热，消肿止痛，清利咽喉。用于咽痛、咽干及烟酒过度引起的咽喉不适等症。急性咽炎和慢性咽炎急性发作等见上述证候者可用之。【不良反应】空腹服用时偶有恶心感。【病证禁忌与特殊人群用药】❶孕妇忌用。❷儿童或阴虚火旺者慎用。【使用注意】❶勿空腹服用或超量服用。❷忌烟、酒及辛辣、鱼腥食物。

珠黄散【组成】珍珠、牛黄。【剂型规格与用法用量】散剂：1g/瓶。取药少许吹患处，2～3次/d。【功用】清热解毒，去腐生肌。用于热毒内蕴所致的急喉痹和口疮，见咽喉肿痛糜烂、吞咽困难、乳蛾红肿疼痛、口腔溃疡久不收敛，以及湿毒斑疹、痰热咳喘等症。急性咽炎、急性扁桃体炎、复发性口腔溃疡、牙龈炎见上述证候者可用之。【病证禁忌与特殊人群用药】❶孕妇、儿童慎用。❷虚火喉痹、口疮慎用。❸老人及脾胃虚弱者慎用。【使用注意】❶急性咽炎应配合使用漱口液含漱，或用药吹敷。❷忌辛辣、油腻、鱼腥食物。

蒲地蓝消炎口服液【组成】蒲公英、板蓝根、苦地丁、黄芩。【剂型规格与用法用量】口服液：10mL/支。10mL/次，3次/d。小儿用量酌减。【功用】清热解毒，抗炎消肿。用于疖肿及腮腺炎、咽炎、扁桃体炎等。【病证禁忌与特殊人群用药】风寒感冒及脾胃虚弱者不宜用。【使用注意】忌辛辣、油腻食物。

三、牙病与口腔病用药

齿痛冰硼散【组成】硼砂、硝石、冰片。【剂型规格与用法用量】散剂：5g/瓶。吹敷患处，1次少量，1日数次。【功用】散郁火，止牙痛。用于火热内闭引起的牙龈肿痛，口舌生疮。【病证禁忌与特殊人群用药】❶孕妇忌用。❷对本品过敏者禁用。【使用注意】不可内服，忌辛辣食物。

丁细牙痛胶囊【组成】紫丁香叶、细辛叶。【剂型规格与用法用量】胶囊：0.3g/粒，每板12粒。4～6粒/次，3次/d，餐后温开水送服。【功用】清热解毒，疏风止痛。用于急性智齿冠周炎、局部牙槽脓肿、牙龈炎、牙周炎、口炎等。【不良反应】偶有轻度胃部不适感。【病证禁忌与特殊人群用药】❶孕妇、儿童忌用。❷虚火牙痛者慎用。【使用注意】忌辛辣、鱼腥等食物。

复方牙痛酊【组成】宽叶缬草、凤仙花、红花、樟木。【剂型规格与用法用量】酊剂：10mL/瓶。口腔用药，3次/d，5日为1个疗程，用小棉球浸适量药液涂擦或置于患处，适时取出。【功用】活血散瘀，消肿止痛。用于牙龈炎、龋齿引起的牙痛或牙龈肿痛。【病证禁忌与特殊人群用药】❶孕妇、儿童禁用。❷对本品及酒精过敏者禁用。❸过敏体质者慎用。【使用注意】❶用药时应配合牙科治疗。❷忌烟、酒及辛辣、油腻食物。

速效牙痛宁酊【组成】芫花根、地骨皮。【剂型规格与用法用量】酊剂：30mL/瓶，50mL/瓶。外用适量，涂擦患牙处，或用药棉蘸取药液1～2滴塞入龋齿洞内。重症可反复使用。【功用】活血化瘀，止痛。用于风虫牙痛、龋齿性急性或慢性牙髓炎、牙本质过敏、楔状缺损。【病证禁忌与特殊人群用药】孕妇、儿童忌用。【使用注意】忌辛辣、油腻食物。

口腔溃疡散【组成】青黛、白矾、冰片。【剂型规格与用法用量】散剂：3g/瓶。用消毒棉球蘸药擦患处，2～3次/d。【功用】清热，消肿，止痛。用于火热内蕴所致的口舌生疮、黏膜破损、红肿灼痛等症。复发性口疮、急性口炎见上述证候者可用之。【病证禁忌与特殊人群用药】❶阴虚火旺证患者慎用。❷孕妇忌用。❸老人、儿童慎用。❹脾胃虚弱者慎用。【使用注意】❶本品不可内服。❷此药只需覆盖患处，切忌大面积涂抹或粘到未损黏膜上，否则会造成大面积损伤，导致疼痛。

口腔炎喷雾剂【组成】蒲公英、忍冬藤、皂角刺、蜂房。【剂型规格与用法用量】喷雾剂：20mL/瓶。口腔喷雾用，将药瓶直立，对准口腔患处，1次向口腔挤喷药液适量，3～4次/d，小儿用量酌减。【功用】清热解毒，消肿止痛，去腐生肌。用于口腔炎、疱疹性口炎、阿弗他口炎、损伤性口炎、口腔溃疡、牙龈肿痛、口舌生疮等。感冒发热、咽喉炎、咽峡炎、滤泡性咽峡炎、急性扁桃体炎等亦可用之。【病证禁忌与特殊人群用药】❶孕妇、儿童慎用。❷阴虚火旺证患者不宜用。【使用注意】忌烟、酒及辛辣、油腻、鱼腥食物。

口炎清颗粒【组成】天冬、麦冬、玄参、金银花、甘草。【剂型规格与用法用量】颗粒：10g/袋。20g/次，1～2次/d，开水冲服。【功用】滋阴清热，解毒消肿。用于阴虚火旺所致的口腔炎症，见黏膜破溃、反复发作、口渴口干、失眠、乏力、手足心热者。口腔黏膜扁平苔癣、复发性口疮、疱疹性口炎、慢性唇炎等见上述证候者可用之。【不良反应】偶见恶心、轻度腹泻。【病证禁忌与特殊人群用药】❶肺胃积热、胃火炽盛者不宜用。❷孕妇、儿童、老人慎用。❸脾胃虚寒者慎用。【使用注意】忌烟、酒及辛辣、油腻食物。

第七章 骨伤科用药

一、活血化瘀剂

跌打丸（片）【组成】三七、当归、白芍、赤芍、桃仁、红花、血竭、刘寄奴、骨碎补、续断、苏木、牡丹皮、乳香、没药、姜黄、三棱、甜瓜子、防风、枳实、桔梗、甘草、木通、自然铜、土鳖虫。【剂型规格与用法用量】丸剂：3g/丸。1丸/次，2次/d。片剂：0.34g/片。4～8片/次，2～3次/d。外用，将药片研碎加白酒调敷患处，用绷带包扎。【功用】活血化瘀，消肿止痛。用于软组织损伤、挫伤、脱臼、骨折、瘀血肿痛、闪腰岔气以及风湿性关节炎和类风湿关节炎。【不良反应】个别患者可出现全身乏力、恶心、头晕目眩或变应性肾炎等反应。【病证禁忌与特殊人群用药】❶孕妇禁用。❷肝、肾功能异常者禁用。❸儿童慎用。【使用注意】本品对胃肠道有刺激性，宜餐后服用。

接骨七厘散（胶囊、丸、片）【组成】乳香（炒）、没药（炒）、骨碎补（制）、大黄（酒炒）、当归、土鳖虫、血竭、自然铜（煅、醋淬）、硼砂。【剂型规格与用法用量】散剂：15g/袋。1袋/次。胶囊：0.26g/粒。2粒/次。丸剂：15g/袋（50粒）。1袋/次。片剂：0.3g/片或0.36g/片。5片/次。以上剂型均为2次/d，温开水或黄酒送服，小儿用量酌减。【功用】活血化瘀，续筋，接骨，止痛。用于跌打损伤、闪腰岔气、筋伤骨折、血瘀肿痛等症。软组织挫伤、骨折、脱臼、韧带损伤、急性腰扭伤、胸肋损伤等见上述证候者可用之。【不良反应】可引起过敏性休克。【病证禁忌与特殊人群用药】❶孕妇忌用。❷月经期、哺乳期妇女慎用。❸儿童及脾胃虚弱者慎用。【使用注意】❶骨折、脱臼应先行复位后，再用药。❷方中含乳香、没药，宜餐后服用。

三七伤药颗粒（胶囊、片）【组成】三七、骨碎补、草乌（蒸）、雪上一枝蒿、赤芍、红花、接骨木、冰片。【剂型规格与用法用量】颗粒：1g/袋。1袋/次。胶囊：0.33g/粒，每盒24粒。3粒/次。片剂：0.33g/片，每瓶50片。3片/次。以上剂型均为3次/d。

【功用】 舒筋活血，散瘀止痛。用于急性和慢性挫伤、扭伤、跌打损伤及风湿瘀阻、关节痹痛、神经痛。**【不良反应】** 偶见皮肤红疹、胸闷、气短、眼花、周身不适、心慌，甚至出现心动过缓或室上性心动过缓、呼吸困难，严重者甚至死亡。**【病证禁忌与特殊人群用药】** ❶孕妇、儿童忌用。❷心血管病患者慎用。**【使用注意】** ❶方中含毒性中药，应按规定量服用。❷若出现中毒现象（乌头碱中毒），应立即停药，并送医院抢救。

伤科接骨片

【组成】 红花、土鳖虫、朱砂、马钱子粉、没药、三七、海星（炙）、鸡骨（炙）、冰片、自然铜（煅）、乳香、甜瓜子。**【剂型规格与用法用量】** 片剂：0.55g/片。成人4片/次，10～14岁儿童3片/次，3次/d，以温开水或黄酒送服。**【功用】** 活血化瘀，消肿止痛，舒筋壮骨。用于跌打损伤、闪腰岔气、伤筋动骨、瘀血肿痛等症。对骨折患者需经复位后配合使用。**【不良反应】** 有引起药疹的报道。**【病证禁忌与特殊人群用药】** ❶孕妇及10岁以下儿童禁服。❷脾胃虚弱者慎服。**【使用注意】** ❶方中含毒性中药马钱子粉等，不宜超量、久服。❷骨折、脱白应先行复位后，再用药。❸方中含乳香、没药，宜餐后服用。

云南白药（胶囊、片、膏、酊、气雾剂）

【组成】 三七、麝香、草乌等。**【剂型规格与用法用量】** 散剂：4g/瓶。内有保险子1粒。对刀伤、枪伤、跌打损伤，无论轻重，出血者用温开水送服；瘀血肿痛与未流血者用酒送服。妇科各症，可用酒送服，但月经过多及崩漏下血者则用温开水送服。内服用量，成人0.25～0.5g/次，4次/d，1次剂量不得超过0.5g；2～5岁小儿按成人剂量的1/4；5～12岁儿童按成人剂量的1/2；重症跌打损伤、枪伤，可先用酒服保险子1粒，轻伤及其他病症不必服；外用：出血性创口，清创后伤口敷以散剂并加以包扎。用量，0.1g/次，消肿止痛0.3～0.4g/次，内服外敷并用：外伤肿胀，口服散剂或胶囊，并以散剂用酒调敷。毒疮初起，可1次内服0.25g，另取药粉用酒调匀敷患处；如已化脓者只需内服。胶囊：0.25g/粒。成人1～2粒/次，4次/d；2～5岁小儿用成人量的1/4，5～12岁儿童用成人量的1/2。片剂：刀、枪、跌打诸伤，无论轻重，出血者用温开水送服，瘀血肿痛与未流血者用酒送服，妇科各症，用酒送服；但月经过多、红崩，用温水送服。毒疮初起，服1片，另取数片碾细用酒调匀，敷患处，如已化脓，只需内服，其他内出血证均可内服。口服1~2片/次，4次/d（2~5岁服成人量的1/4；6~12岁服成人量的1/2）。贴膏剂：每贴6.5cm×10cm或6.5cm×4cm。外用，贴患处。酊剂：30mL/瓶或50mL/瓶、100mL/瓶。常用量3~5mL/次，3次/d，极量10mL/次。外用，取适量擦揉患处，3min/次左右，3~5次/d，可止血消炎。风湿筋骨疼痛、蚊虫叮咬、Ⅰ度与Ⅱ度冻伤可擦揉患处数分钟，3~5次/d。气雾剂：50g/瓶。保险液每瓶60g。外用，喷于伤处，3~5次/d。凡遇较重闭合性跌打损伤者，先喷保险液，若剧烈疼痛仍不缓解，可间隔1~2min重复给药，一日使用不得超过3次。喷保险液间隔3min后，再喷气雾剂。凡遇较重之跌打损伤可先服保险子1粒，轻伤及其他病症不必服。【功用】化瘀止血，活血止痛，解毒消肿。用于跌打损伤、刀伤、枪伤及创伤出血、瘀血肿痛、呕血、咯血、鼻衄、便血、痔血、多种妇科血症，如痛经、经闭、月经不调、经血过多、崩漏带下、产后瘀血等；尚可用于咽喉肿痛及红肿毒疮。急性上消化道出血、消化性溃疡、胃切除后吻合口出血、挫伤性眼前房出血、新生儿头皮下血肿、脑出血可用之。【不良反应】❶过敏反应：如过敏性休克（外用、内服均可发生）、过敏性药疹、荨麻疹样药疹。❷毒性反应：可见消化道出血、腹痛、急性肾衰竭、血尿、尿失禁，或见溶血反应、血小板减少、头晕、头痛、乏力、烦躁等。尚见窦性心动过缓、Ⅰ度房室传导阻滞，以及急性咽炎。外用可引起创面炎症反应。【病证禁忌与特殊人群用药】❶孕妇、妇女月经期忌用。❷儿童慎用。❸过敏体质者慎用。❹伴有严重心律失常或跌打损伤见破损出血者禁用。【使用注意】❶服用本品1日之内忌蚕豆、鱼类及酸冷食物。❷服药后感觉上腹部不适、恶心者，应减量或停服。

跌打七厘散（片）【组成】当归（酒制）、红花、乳香（醋制）、没药（醋制）、血竭、三七、麝香、冰片、朱砂、儿茶。**【剂型规格与用法用量】**散剂：1.5g/瓶。0.5~1g/次，2~3次/d，餐后用黄酒或温开水送服。外用，调敷患处。片剂：0.3g/片。1~3片/次，3次/d，亦可用酒送服。**【功用】**活血散瘀，消肿止痛。用于跌打损伤、外伤出血。软组织损伤、挫伤见上述证候者可用之。**【病证禁忌与特殊人群用药】**❶孕妇、儿童忌用。❷肝、肾功能不全者及造血系统疾病者禁用。❸脾胃虚弱者慎用。**【使用注意】**❶方中含朱砂，不宜长期服用。❷对高热急惊患者要严格控制疗程。❸服用本品超过1周者，应检查血、尿中汞、砷、铅离子浓度及肝、肾功能，超过规定限度者应立即停用。❹方中含乳香、没药，宜餐后服用。

骨折挫伤胶囊【组成】自然铜（煅）、红花、大黄、猪骨（制）、黄瓜子（制）、当归、乳香（炒）、没药（制）、血竭、土鳖虫。【剂型规格与用法用量】胶囊：0.29g/粒。10粒/次，3次/d，用温开水或黄酒送服。【功用】舒筋活络，消肿散瘀，接骨止痛。用于跌打损伤、瘀血肿痛、闪腰岔气及骨损劳伤等症。【病证禁忌与特殊人群用药】❶孕妇忌用。❷儿童慎用。❸脾胃虚弱者慎服。【使用注意】❶骨折、脱臼应先行复位后，再用药。❷方中含乳香、没药，宜餐后服用。

红药胶囊（片、贴膏、气雾剂）【组成】三七、川芎、白芷、土鳖虫、当归、红花、冰片、樟脑、冬青油、水杨酸甲酯、薄荷脑、颠茄流浸膏、硫酸软骨素、盐酸苯海拉明。【剂型规格与用法用量】片剂：0.375g/片。2片/次，2次/d。胶囊：0.25g/粒。2粒/次，2次/d，儿童用量减量。贴膏：每贴5cm×7cm或7cm×10cm。外用，洗净患处，贴敷，1～2日更换1次。气雾剂：30g/瓶，50g/瓶，60g/瓶，100g/瓶。喷于患处，4～6次/d。【功用】祛瘀生新，活血止痛。用于跌打损伤、筋骨疼痛、瘀血青紫，以及风湿痹痛或肢体麻木等症。软组织损伤、挫伤、风湿性关节炎等见上述证候者可用之。【不良反应】偶见皮肤瘙痒等过敏反应。【病证禁忌与特殊人群用药】❶孕妇忌用。❷妇女月经期忌用。❸儿童慎用。❹皮肤过敏、有出血倾向者或皮肤破损出血者不宜用。【使用注意】❶皮肤破损处慎用气雾剂。❷出现皮肤过敏反应，应停用。

龙血竭散（胶囊、片）【组成】龙血竭树脂。【剂型规格与用法用量】散剂：1.2g/瓶。用酒或温开水送服，1瓶/次，4～5次/d；水煎服，4～5瓶/次，1次/d；外用适量，敷患处或用酒调敷患处。胶囊：0.3g/粒。4～6粒/次，3次/d。片剂：0.4g/片。4～6片/次，3次/d。【功效主治】活血散瘀，止血定痛，敛疮生肌。用于跌打损伤、瘀血作痛及外伤出血、脓疮久不收口。【病证禁忌与特殊人群用药】孕妇忌服。【使用注意】❶餐前服用。❷忌酸、碱性食物。

七厘散（胶囊）【组成】血竭、乳香（醋炙）、没药（醋炙）、红花、儿茶、冰片、麝香、朱砂。【剂型规格与用法用量】散剂：3g/瓶。成人0.3～0.9g/次，1～3次/d，温开水或温黄酒送下，外用以白酒调敷患处，或干撒于创口。胶囊：0.5g/粒。2～3粒/次，1～3次/d。【功用】化瘀消肿，止血止痛。用于跌打损伤、刀伤枪伤、瘀血疼痛及外伤出血、无名肿毒、水火烫伤等。软组织损伤、脱臼、骨折及疖、痈、丹毒等可用之。【不良反应】❶偶见大便干结。❷外用时可引起接触性皮炎，见患处瘙痒、红斑、水疱、大疱等过敏反应，或见红色粟粒疹和细小水疱。**【病证禁忌与特殊人群用药】❶**孕妇禁用。**❷**过敏体质者慎用或忌用。**❸**儿童慎用。**【使用注意】❶**忌辛辣、刺激性食物。**❷**不宜超量和持续内服用。**❸**方中含朱砂，与溴化钠、碘化钾、硫酸亚铁、亚硝酸盐等同用，可发生化学反应，生成有毒性的溴化汞、碘化汞等，或使汞盐还原为金属汞，引起汞中毒或药物性肠炎，故不宜同用。**❹**方中含乳香、没药等，对胃刺激性较大，宜餐后服用。

沈阳红药（胶囊、片）【组成】三七、川芎、白芷、当归、土鳖虫、红花、延胡索。**【剂型规格与用法用量】**气雾剂：30g/瓶，50g/瓶，100g/瓶。外用喷患处，4～6次/d。胶囊：0.25g/粒。2粒/次，2次/d，儿童应减量。片剂：0.25g/片。4～6片/次，2次/d，空腹温开水或黄酒送服。**【功用】**活血祛瘀，消肿止痛。用于跌打扭伤、局部瘀血肿胀、筋骨疼痛等症。急性扭伤和软组织损伤可用之。**【不良反应】**有过敏反应报道。**【病证禁忌与特殊人群用药】❶**孕妇、妇女月经期忌用。**❷**儿童慎用。**❸**风湿热痹、关节红肿热痛者、创面破溃者慎用。**❹**对本品过敏者禁用，过敏体质者慎用。**【使用注意】❶**出现过敏反应时，应停用。**❷**忌生冷、油腻食物。

愈伤灵胶囊【组成】三七、红花、土鳖虫、自然铜（煅）、续断、落新妇提取物、当归、冰片、黄瓜子（炒）。**【剂型规格与用法用量】**胶囊：0.3g/粒，每瓶60粒。4～5粒/次，3次/d。儿童用量酌减。**【功用】**活血散瘀，消肿止痛。用于跌打损伤、瘀血阻络所致的筋骨肿痛及骨折的辅助治疗。**【不良反应】**有过敏反应报道。**【病证禁忌与特殊人群用药】❶**孕妇、经期及哺乳期妇女禁用。**❷**风寒外感，湿热有痰者禁用。**❸**对本品过敏者禁用，过敏体质者慎用。**【使用注意】❶**骨折、脱臼应先行复位后，再用药。**❷**忌生冷、油腻食物。

活络消痛胶囊【组成】刺五加浸膏、威灵仙、当归、制川乌、制草乌、竹节香附、丹参、乳香（制）、没药（制）、麻黄。**【剂型规格与用法用量】**胶囊：0.35g/粒。4粒/次，3次/d。30日为1个疗程。**【功用】**通经活络，舒筋止痛。用于风寒湿痹、经络闭塞、筋骨疼痛、四肢麻木等症。**【病证禁忌与特殊人群用药】❶**对本品过敏者禁用。**❷**脾胃虚寒者慎用。**【使用注意】❶**忌生冷、油腻食物。**❷**方中含乳香、没药，宜餐后服用。

伤科七味片【组成】马钱子粉、红花、延胡索干浸膏、丁香、大黄、血竭、三七。【剂型规格与用法用量】片剂：0.4g/片。2片/次，3次/d。极量，4片/次，3次/d。【功用】祛瘀消肿，活血止痛。用于跌打损伤、骨折血瘀。【病证禁忌与特殊人群用药】❶严重心脏病，高血压，肝、肾疾病者忌用。❷孕妇忌用。【使用注意】方中含马钱子（士的宁），应严格按规定量服用，且不宜长期服用。运动员慎用。

中华跌打丸【组成】金不换、地耳草、鬼画符、过岗龙、岗梅、栀子、大半边莲、牛尾菜、刘寄奴、丁茄根、急性子、牛膝、鹅不食草、山桔叶、毛老虎、穿破石、毛两面针、丢了棒、独活、制川乌、红杜仲、鸡血藤、乌药、香附、丁香、桂枝、木鳖子、苍术、樟脑等。【剂型规格与用法用量】水蜜丸：每66丸重3g。3g/次。大蜜丸：6g/丸。1丸/次，2次/d。儿童及体虚者减量。【功用】消肿止痛，舒筋活络，止血生肌，活血祛瘀。用于筋骨损伤、新旧瘀痛、创伤出血、风湿痹痛等症。骨折、软组织损伤、风湿性关节炎、类风湿关节炎、血栓性浅静脉炎见上述证候者可用之。【不良反应】可致过敏性肾炎。【病证禁忌与特殊人群用药】❶孕妇忌用。❷妇女月经期忌用。❸儿童、体质虚弱者慎用。【使用注意】❶方中含毒性药，不可过量、久服。❷外伤患者见大出血倾向时，应采取综合急救措施。

神农镇痛膏【组成】三七、胆南星、白芷、狗脊、羌活、石菖蒲、防风、升麻、红花、土鳖虫、川芎、当归、血竭、马钱子、没药、樟脑、重楼、薄荷脑、乳香、水杨酸甲酯、冰片、丁香罗勒油、人工麝香、颠茄流浸膏、熊胆粉。【剂型规格与用法用量】黑膏剂：每贴9.5cm×11.6cm。外用，贴患处。【功用】活血散瘀，消肿止痛。用于跌打损伤、风湿关节痛、腰背酸痛。【不良反应】偶见皮肤瘙痒、皮疹等过敏反应。【病证禁忌与特殊人群用药】❶孕妇禁用。❷皮肤破溃或感染处禁用。❸有出血倾向者慎用。【使用注意】忌生冷、油腻食物。

消肿止痛酊【组成】大罗伞、小罗伞、黄藤、栀子、三棱、莪术、赤芍、木香、沉香、五加皮、牛膝、红杜仲、防风、荆芥、白芷、薄荷脑、细辛、桂枝、徐长卿、两面针、樟脑。【剂型规格与用法用量】酊剂：每瓶36mL。外用，擦患处。必要时可于餐前内服，5~10mL/次，1~2次/d。【功用】舒筋活络，消肿止痛。用于跌打、扭伤、风湿骨痛、无名肿毒及腮腺炎肿痛。【不良反应】个别患者可见皮肤瘙痒等过敏反应。【病证禁忌与特殊人群用药】❶孕妇及妇女月经期、哺乳期禁用。❷儿童忌用。❸皮肤破溃处禁用。❹对酒精过敏者禁用。❺肝肾功能不全者禁用。【使用注意】❶忌生冷、油腻食物。❷外用时不宜擦腹部。❸切勿接触眼睛。

筋伤宁湿敷剂【组成】当归、延胡索（醋制）、赤芍、牡丹皮、栀子、大黄、苏木、三七、乳香（制）、伸筋草、威灵仙、冰片。**【剂型规格与用法用量】**湿敷剂：根据伤痛部位大小，分别选用45mm×60mm或60mm×90mm规格的制剂，将含药液的无纺布贴敷患处，然后用弹性胶布将无纺布覆盖、固定，1次贴敷10h，1次/d，贴敷处1次不超过2贴。**【功用】**活血化瘀，凉血消肿，通络止痛。用于瘀血所致的肿胀、瘀斑疼痛或肢体活动障碍。急性软组织损伤见上述证候者可用之。**【不良反应】**个别患者可出现红、痒、丘疹、水疱或局部皮肤增厚改变。**【病证禁忌与特殊人群用药】**孕妇、幼儿禁用。**【使用注意】**忌生冷、油腻食物。

田七镇痛膏【组成】三七、肉桂、大黄、草乌（制）、麻黄、辣椒、苏木、红花、乳香（制）、没药（制）、冰片、樟脑等28味。**【剂型规格与用法用量】**贴膏剂：每片7cm×10cm。外用，贴于患处，24～48h更换1次。**【功用】**活血化瘀，祛风除湿，温经通络。用于跌打损伤、风湿关节痛、肩臂及腰腿痛。**【不良反应】**偶见局部皮肤瘙痒或发红。**【病证禁忌与特殊人群用药】**❶急性皮肤炎症、开放性伤口不宜用。❷孕妇慎用。**【使用注意】**忌生冷、油腻食物。

铁棒锤止痛膏【组成】铁棒锤浸膏、樟脑、冰片等。**【剂型规格与用法用量】**贴膏剂：每贴5cm×7cm，6cm×4cm，7cm×10cm，9cm×6cm。贴患处。**【功用】**祛风除湿，活血止痛。用于风寒湿痹、关节肿痛、跌打扭伤及神经痛。**【不良反应】**少数患者出现痒感、丘疹或红斑。**【病证禁忌与特殊人群用药】**❶对橡皮膏过敏者慎用；皮肤破损处忌用。❷孕妇忌用。**【使用注意】**忌生冷、油腻食物。

二、活血通络与补肾壮骨剂

活血止痛散（胶囊、片、贴膏）【组成】当归、三七、乳香（制）、冰片、土鳖虫、自然铜（煅）。**【剂型规格与用法用量】**散剂：1.5g/袋。1袋/次。胶囊：0.25g/粒，或0.37g/粒。4粒/次，或遵医嘱。片剂：0.31g/片（含生药0.5g）。3片/次。以上剂型均为2次/d，用温黄酒或温开水送服。贴膏剂：每贴7cm×10cm。贴患处。**【功用】**活血散瘀，消肿止痛。用于跌打损伤或瘀血内阻所致的肿痛、创伤骨折所致的软组织损伤早期，以及扭挫伤见有皮青肉肿、瘀血疼痛、伤筋动骨者可用之。亦可用于冠心病。**【不良反应】**贴膏剂用后，偶见局部皮肤潮红、瘙痒或丘疹。**【病证禁忌与特殊人群用药】**❶孕妇禁用。❷经期及哺乳期妇女忌用。❸慢性胃肠病者慎用或忌用。❹皮肤破溃或感染处禁用贴膏剂。**【使用注意】**本品只宜短期内服用，久服易影响胃肠消化功能。

颈舒颗粒【组成】三七、当归、川芎、红花、天麻、肉桂、人工牛黄。**【剂型规格与用法用量】**颗粒：6g/袋。1袋/次，3次/d，温开水冲服。1个月为1个疗程。**【功用】**活血化瘀，温经通窍，止痛，用于神经根型颈椎病瘀血阻络证，见颈肩部僵硬、疼痛、患侧上肢窜痛等。**【不良反应】**偶见轻度恶心。**【病证禁忌与特殊人群用药】**❶孕妇禁用。妇女经期忌用。❷对本品过敏者禁用。❸儿童不宜用。❹过敏体质者慎用。**【使用注意】**忌生冷、油腻食物。

舒筋活血丸（胶囊、片）【组成】土鳖虫、桃仁、骨碎补、熟地黄、栀子、桂枝、乳香、自然铜、儿茶、当归、红花、牛膝、续断、白芷、赤芍、三七、苏木、大黄、制马钱子、冰片。**【剂型规格与用法用量】**蜜丸剂：6g/丸；成人1丸/次，2次/d。空腹时温开水送服。胶囊：0.35g/粒。5粒/次，3次/d。片剂：0.44g/片。4片/次，3次/d。**【功用】**舒筋活络，活血止痛。用于跌打损伤、伤筋动骨、瘀血痹痛等症。软组织挫伤、挫伤、脱臼、骨折、风湿性关节炎、类风湿关节炎见上述证候者可用之。**【不良反应】**可见胃部不适，脐周和左下腹部呈阵发性绞痛或里急后重等反应。个别患者有全身皮肤弥漫性潮红、片状斑丘疹、瘙痒等反应。**【病证禁忌与特殊人群用药】**❶孕妇、儿童忌用。❷运动员慎用。**【使用注意】**❶方中含制马钱子，不宜过量、久服。❷方中含乳香，对胃刺激性较大，宜餐后服用。

骨刺宁胶囊（片）【组成】三七、土鳖虫。**【剂型规格与用法用量】**胶囊：0.3g/粒。4粒/次。片剂：0.3g/片。4片/次。以上剂型均为3次/d，餐后服。**【功用】**活血化瘀，通络止痛。用于瘀血阻络所致的骨性关节炎，见关节疼痛、肿胀、麻木、活动受限者。颈椎病、腰椎骨质增生等可辨证用之。**【病证禁忌与特殊人群用药】**❶孕妇忌用。❷关节局部红肿热痛者不宜用。❸儿童慎用。**【使用注意】**忌辛辣、生冷、油腻食物。

颈复康颗粒【组成】黄芪、党参、白芍、威灵仙、秦艽、羌活、丹参、花蕊石（煅）、王不留行（炒）、川芎、桃仁（去皮）、红花、乳香（制）、没药（制）、土鳖虫（酒炙）、苍术、石决明、葛根、地龙（酒炙）、生地黄、黄柏。【剂型规格与用法用量】颗粒：5g/袋。1～2袋/次，2次/d。餐后开水冲服。【功用】活血通络，散风止痛。用于风湿瘀阻所致的颈椎病，见头晕、颈项僵硬、肩背酸痛、手臂麻木等症。【病证禁忌与特殊人群用药】❶孕妇忌用。❷感冒未愈者不宜用。❸儿童及脾胃虚弱者、肾性高血压患者慎用。【使用注意】❶方中含乳香、没药，宜餐后服用。❷忌生冷、油腻食物。

颈痛颗粒【组成】三七、川芎、延胡索、白芍、威灵仙、葛根、羌活。【剂型规格与用法用量】颗粒：4g/袋。1袋/次，3次/d，餐后开水冲服。2周为1个疗程。【功用】活血化瘀，行气止痛。用于神经根型颈椎病属血瘀气滞、脉络闭阻者，见颈、肩及上肢疼痛，发僵或窜麻、窜痛。【不良反应】用药期间可见皮疹、瘙痒等反应。【病证禁忌与特殊人群用药】❶孕妇、妇女经期禁用。❷儿童不宜用。❸消化道溃疡及肝肾功能减退者慎用。【使用注意】❶长期服用时应监测肝肾功能。❷忌烟、酒及辛辣、生冷、油腻食物，忌与茶同饮。

痛血康胶囊【组成】重楼、草血竭、金铁锁、化血丹、金龟莲、七叶一枝花、附片、金地锁莲、山药、天南星等。【剂型规格与用法用量】胶囊：0.1g/粒或0.2g/粒。0.2g/次，3次/d。儿童用量酌减。外用治跌打损伤，取内容物适量，用75%乙醇调敷患处，1次/d。治创伤出血，取药粉适量，直接撒患处。一般应先清洗创面后再用。凡跌打损伤疼痛难忍时，可先服保险子1粒。【功用】止血镇痛，活血化瘀，清热解毒，祛风除湿。用于术后疼痛、癌症引起的疼痛，以及跌打损伤、外伤出血、胃和十二指肠溃疡出血、咽喉肿痛、无名肿毒等。【病证禁忌与特殊人群用药】❶孕妇忌用。❷心、肝、肾功能严重损伤者不可内服。【使用注意】忌蚕豆、鱼类及酸冷食物。

腰痛宁胶囊【组成】马钱子粉、土鳖虫、麻黄、没药、川牛膝、全蝎、僵蚕、苍术、乳香、甘草。【剂型规格与用法用量】胶囊：0.3g/粒。4～6粒/次，1次/d，餐后服，黄酒兑少量温开水送服。【功用】疏散寒邪，温经通络，散瘀止痛。用于风寒湿痹和血瘀气滞引起的腰痛、腰椎间盘突出及骨质增生、坐骨神经痛、腰肌劳损、腰肌纤维炎、慢性风湿性关节炎等可辨证用之。【不良反应】❶少数患者服药1h后可觉腿部肌肉微微颤动或发僵。❷个别患者用药头几日可见皮肤药疹，但一般不须停药，1周后可自行消退。❸少数腰椎间盘突出患者用药后的前几日见疼痛加重，继续用药可好转。❹有大疱表皮松解坏死型药疹及其严重过敏反应的报道。【病证禁忌与特殊人群用药】❶热痹证及严重心、肝、肾病患者和癫痫患者禁用。❷孕妇、经期、哺乳期妇女及儿童不宜用。❸运动员慎用。【使用注意】服药后宜卧床休息，当晚不宜喝水。

狗皮膏【组成】生川乌、生草乌、羌活、独活、青风藤、香加皮、防风、铁丝威灵仙、苍术、蛇床子、麻黄、高良姜、小茴香、官桂、当归、赤芍、木瓜、苏木、大黄、油松节、续断、川芎、白芷、乳香、没药、冰片、樟脑、丁香、肉桂。【剂型规格与用法用量】黑膏剂：12g/张，15g/张，24g/张，30g/张。外用，用生姜擦净患处皮肤，将膏药加温软化，贴于患处或穴位。【功用】祛风散寒，活血止痛。用于风寒湿邪、气滞血瘀引起的四肢麻木、腰腿疼痛、筋脉拘挛、跌打损伤、闪腰岔气、脘腹冷痛、行经腹痛、寒湿带下、积聚痞块等症。【不良反应】可致皮肤发红、瘙痒、皮疹等过敏反应。【病证禁忌与特殊人群用药】❶儿童、孕妇禁用。❷皮肤破溃处禁用。❸妇女经期、哺乳期慎用。【使用注意】方中含生乌头类毒性中药，不可长期或大面积使用。

跌打万花油【组成】野菊花、乌药、水翁花、徐长卿、大蒜、马齿苋、葱、金银花叶、黑老虎、威灵仙、木棉皮、土细辛、葛花、声色草、伸筋草、蛇床子、铁包金、倒扣草、苏木、大黄、山白芷、朱砂根、过塘蛇、九节茶、地耳草、一点红、两面针、泽兰、红花、谷精草、土田七、木棉花、鸭脚艾、防风、侧柏叶、马钱子、大风艾、腊梅花、墨旱莲、九层塔等。【剂型规格与用法用量】油剂：10mL/瓶。外用，跌打损伤，用药棉蘸油擦患处，2～3次/d。刀伤用药棉浸润药油涂敷患处，1日更换1次。【功用】止血止痛，消炎生肌，消肿散瘀，舒筋活络。用于跌打损伤、撞击扭伤、刀枪伤、烫伤等症，尤适于伴有瘀血肿痛的闭合性损伤、腱鞘炎、腰肌劳损、坐骨神经痛及手术疮口愈合。【不良反应】可致过敏性皮炎。【病证禁忌与特殊人群用药】❶开放性损伤不宜用。❷孕妇慎用。【使用注意】本品为外用药，禁止内服。

复方南星止痛膏【组成】生天南星、生川乌、丁香、肉桂、白芷、细辛、川芎、乳香（制）、没药（制）、徐长卿、樟脑、冰片。【剂型规格与用法用量】贴膏剂：每贴10cm×13cm。外贴，选最痛部位，最多贴3个部位，贴24h，隔日1次，共贴3次。【功用】散寒除湿，活血止痛。用于骨性关节炎属寒湿瘀阻者，见关节疼痛、肿胀、功能障碍、遇寒加重、舌质暗淡或瘀斑。【不良反应】个别患者可见局部发红发痒、起小水疱，或全身发热、面部潮红、呼吸困难、声音嘶哑等反应。【病证禁忌与特殊人群用药】❶孕妇、皮肤破损及皮肤病者禁用。❷儿童、风湿热痹证患者慎用。【使用注意】出现不良反应，应停用。

骨通贴膏【组成】金不换、丁公藤、麻黄、乳香、辣椒等。**【剂型规格与用法用量】**橡皮膏剂：每贴7cm×10cm，每盒10贴。外用，贴于患处。贴用前，将患处皮肤洗净，贴用时，使膏布的弹力方向与关节活动方向一致；7日为1个疗程。1次贴用时间不宜超过12h。**【功用】**祛风散寒，活血通络，消肿止痛。用于骨痹属寒湿阻络兼血瘀者，见局部关节疼痛、肿胀、麻木重着、屈伸不利或活动受限者。退行性骨性关节炎见上述证候者可用之。**【不良反应】**少数患者用药后见皮疹、瘙痒，极个别患者贴药处出现小水疱。**【病证禁忌与特殊人群用药】**❶对本品过敏者、患处皮肤溃破者禁用。❷孕妇、儿童及过敏体质者慎用。**【使用注意】**出现皮肤发红、瘙痒等轻微反应时，可减少粘贴时间。

骨痛灵酊【组成】雪上一枝蒿、干姜、血竭、乳香、没药、冰片。**【剂型规格与用法用量】**酊剂：100mL/瓶。1次取本品约15mL左右，均匀浸于纱布上，贴患处，用热水袋（60℃左右）热敷30~40min，1次/d，20日为1个疗程。**【功用】**温经散寒，祛风活血，通络止痛。用于腰椎、颈椎骨质增生；骨性关节炎、肩周炎、风湿性关节炎、类风湿关节炎等。**【不良反应】**本品热敷时会产生灼热感。连续多次使用时，在用药部位见疹子或局部痒感，停止用药后一般可消失。**【病证禁忌与特殊人群用药】**❶孕妇忌用。❷高血压患者慎用。**【使用注意】**❶忌用于黏膜部位。❷本品只供外用，不可内服。用药后3h内不得吹风、接触冷水。❸热敷时间和温度可根据自己的耐受力灵活掌握。❹皮肤娇嫩患者初期用药时，用量不宜超过10mL，时间不宜过长。

骨友灵擦剂【组成】红花、鸡血藤、续断、延胡索、川乌。**【剂型规格与用法用量】**酊剂：50mL/瓶，100mL/瓶。外用，涂于患处，热敷20~30min，2~5mL/次，2~3次/d，14日为1个疗程，间隔1周，一般用药为2个疗程。**【功用】**活血化瘀，消肿止痛。用于骨质增生所引起的功能性障碍、软组织损伤及大关节病引起的肿胀、疼痛，颈椎病、肩周炎、关节扭挫伤等可用之。**【不良反应】**个别患者可见皮肤发痒、发热及潮红等现象。有的尚见接触性皮炎。**【病证禁忌与特殊人群用药】**❶孕妇禁用。❷皮肤破溃或感染处禁用。❸有出血倾向者慎用。**【使用注意】**❶本品为外用药，禁止内服。❷忌生冷、油腻食物。❸切勿接触眼睛、口腔等黏膜处。

展筋活血散 【组成】人参、琥珀、没药（制）、乳香（制）、血竭、珍珠粉、当归、三七、麝香、牛黄。**【剂型规格与用法用量】**散剂：300mg/瓶。用拇指指腹粘药，在痛点处顺时针方向旋转，1次研摩30圈，每个痛点研药3次，1次粘药约5mg，1日研摩1～2次。**【功用】**活血化瘀，通络展筋，消肿止痛。用于跌打损伤所致的关节肌肉肿痛、急性软组织及其他慢性组织损伤、腰肌劳损、关节挫伤、肩周炎、颈椎病、腰椎间盘突出等。**【病证禁忌与特殊人群用药】**❶孕妇禁用。❷皮肤破溃或感染处禁用。**【使用注意】**忌生冷、油腻食物。

正骨水 【组成】九龙川、木香、海风藤、土鳖虫、白木香、皂荚、五加皮、莪术、双铁线、过江龙、鸡骨草、徐长卿、降香、两面针、碎骨木、羊耳菊、虎杖、五味藤、千斤拔、朱砂根、横经席、穿壁风、鹰不扑、草乌、薄荷脑、樟脑。**【剂型规格与用法用量】**酊剂：12mL/瓶，30mL/瓶，45mL/瓶，88mL/瓶。外用，以药棉蘸药液搽患处，重症患者用药液湿透药棉敷患处1h。2～3次/d。**【功用】**舒筋活络，消肿止痛。用于跌打扭伤、闭合性骨折、软组织损伤及脱臼等。运动前后擦用能消除疲劳。**【不良反应】**用药过程中见瘙痒、起疹，或严重过敏性皮疹。**【病证禁忌与特殊人群用药】**❶孕妇禁用。❷开放性骨折不宜用。**【使用注意】**❶骨折、脱臼者宜手法复位后再用药。❷本品为外用药，忌内服。外用时不能搽于伤口。❸出现过敏反应，应停用。

正红花油 【组成】松节油、冬青油、丁香油、薄荷油、乳香、没药、樟脑、丹皮酚、血竭等。**【剂型规格与用法用量】**搽剂：20mL/瓶。一般取适量涂擦皮肤不适处，可按揉2～3min，或配合穴位使用，2～4次/d。**【功用】**消炎消肿，止血止痛。用于心腹诸痛、四肢麻木、风湿骨痛、腰酸背痛、跌打损伤、扭伤、刀伤、烫伤、烧伤、蚊虫叮咬等。对晕车晕船者有一定疗效。**【不良反应】**可见皮肤过敏、红肿等现象。**【病证禁忌与特殊人群用药】**孕妇慎用。**【使用注意】**❶不得直接涂擦在伤口处及眼部，如有误用，应立即用水冲洗。❷出现皮肤过敏、红肿现象应停用。❸本品为外用药，切不可内服。

麝香壮骨膏 【组成】八角茴香、山柰、生川乌、生草乌、麻黄、白芷、苍术、当归、干姜、人工麝香、薄荷脑、水杨酸甲酯、冰片、硫酸软骨素、盐酸苯海拉明、樟脑。**【剂型规格与用法用量】**橡胶膏剂：每张7cm×10cm或每张9cm×2.8cm。外用，贴患处。将患处皮肤表面洗净，擦干，撕去覆盖在膏布上的隔离层，将膏面贴于患处的皮肤上。天冷时，可辅以按摩与热敷。【功用】祛风除湿，消肿止痛。用于风湿阻络、外伤瘀血所致的风湿痛、关节痛、腰痛、神经痛、肌肉病及扭挫伤。风湿性关节炎、类风湿关节炎、软组织损伤、挫伤见上述证候者可用之。【不良反应】偶见皮肤瘙痒、皮疹、红痒等。【病证禁忌与特殊人群用药】❶孕妇忌用。❷开放性伤口忌用。❸皮肤破溃及感染患者禁用。❹经期及哺乳期妇女慎用。【使用注意】出现瘙痒、皮疹等现象时，应停止使用。

骨刺丸【组成】白芷、穿山龙、当归、甘草、红花、绵萆薢、秦艽、天南星、徐长卿、薏苡仁、制草乌、制川乌。【剂型规格与用法用量】蜜丸：9g/丸。1丸/次，2次/d。【功用】疏风胜湿，散寒通痹，活血通络，消肿止痛。用于骨质增生、风寒湿痹引起的关节疼痛、身体沉重、肌肉窜痛或遍身麻木、肩背上肢酸痛麻木、关节活动不利、腰痛、下肢酸麻疼痛或足跟疼痛、走路加重等症。骨质增生症常用之。【不良反应】有报道，用药后出现大疱性多形红斑型药疹伴糜烂。【病证禁忌与特殊人群用药】❶孕妇忌用。❷热痹关节红肿、骨刺属肝肾阴虚、精血不足者忌用。❸儿童慎用。【使用注意】忌辛辣、生冷、油腻食物。

骨刺片（胶囊）【组成】昆布、骨碎补、党参、桂枝、威灵仙、煅牡蛎、杜仲叶、鸡血藤、附片、制川乌、制延胡索、白芍、三七、马钱子粉。【剂型规格与用法用量】片剂：0.3g/片；3片/次，3次/d，餐后服用，或遵医嘱。胶囊：0.36g/粒。3粒/次，3次/d，或遵医嘱。【功用】散风邪，祛寒湿，舒筋活血，通络止痛。用于颈椎、胸椎、腰椎、跟骨等骨关节增生性疾病，对风湿性关节炎、类风湿关节炎有一定的疗效。【病证禁忌与特殊人群用药】❶严重心脏病、高血压、肝肾疾病患者忌用。❷孕妇忌用。❸运动员慎用。【使用注意】方中含士的宁、乌头碱，不得任意增加用量，不宜长期连续服用。

仙灵骨葆胶囊（片、颗粒）【组成】淫羊藿、黄精、牡蛎、生地黄、知母等。【剂型规格与用法用量】胶囊：0.5g/粒。预防量，1～2粒/次，1～2次/d；治疗量，3粒/次。片剂：0.3g/片。3片/次。颗粒：3g/袋；开水冲服，1袋/次。以上剂型治疗量均为2次/d，4～6周为1个疗程，或遵医嘱。【功用】温阳补肾，接骨续筋，强身健骨，增益情志。用于肾虚骨痿所致的腰膝酸痛、四肢乏力、畏寒发冷、头晕眼花、耳鸣等症。多用于预防和治疗中老年因肾虚骨痿引起的骨质疏松和退行性骨关节炎；因骨质疏松引起的脊柱压缩性骨折、髋骨骨折、桡骨骨折及其他骨关节损伤；因骨质缺血引起的骨无菌坏死；围绝经期综合征和围绝经期后骨关节病变、骨质增生等。【不良反应】有引起肝功能损伤的报道。【病证禁忌与特殊人群用药】❶孕妇忌用。❷感冒患者不宜用。❸儿童慎用。【使用注意】忌生冷、油腻食物。

骨疏康胶囊（颗粒）【组成】淫羊藿、熟地黄、骨碎补、黄芪、丹参、木耳、黄瓜籽。【剂型规格与用法用量】胶囊：0.32g/粒。4粒/次，6个月为1个疗程。颗粒：10g/袋。1袋/次，餐后开水冲服。以上剂型均为2次/d。【功用】补肾益气，活血壮骨。用于肾虚、气血不足所致的中老年骨质疏松症，伴有腰脊酸痛、足膝酸软、神疲乏力者。【不良反应】偶有轻度胃肠反应。【病证禁忌与特殊人群用药】❶孕妇忌用。❷外感发热时不宜用。【使用注意】忌辛辣、生冷、油腻食物。

骨松宝颗粒（胶囊）【组成】淫羊藿、续断、赤芍、川芎、三棱、莪术、知母、熟地黄、生地黄、牡蛎（煅）。【剂型规格与用法用量】颗粒：5g/袋（无蔗糖）或10g/袋（含糖）。1袋/次，治疗骨折及骨关节炎，3次/d；预防骨质疏松，2次/d；30日为1个疗程。胶囊：0.5g/粒。2粒/次，3次/d。【功用】补肾壮骨，活血强筋。用于肝肾不足所致的骨痿，见背痛、腰痛膝软、骨脆易折。骨性关节炎、骨质疏松见上述证候者可用之。【病证禁忌与特殊人群用药】❶孕妇忌用。❷儿童慎用。【使用注意】❶饮食宜清淡，适量补充牛乳、豆制品等，以促进钙质吸收。❷骨质疏松引起的骨折，应配合采用其他治疗措施。

骨仙片【组成】熟地黄、枸杞子、女贞子、黑豆、菟丝子、骨碎补、仙茅、牛膝、汉防己。【剂型规格与用法用量】片剂：每片含干浸膏0.28g。4～6片/次，3次/d。【功用】补益肝肾，强壮筋骨，通络止痛。用于肝肾不足所致的痹病，症见腰膝关节疼痛、屈伸不利、手足麻木等症。骨质增生见上述证候者可用之。【病证禁忌与特殊人群用药】❶风寒湿及湿热痹证、感冒发热者不宜用。❷肝胆湿热和气滞血瘀者忌用。❸孕妇慎用。【使用注意】忌生冷、油腻食物。

抗骨质增生丸（颗粒、胶囊、片）【组成】熟地黄、肉苁蓉（酒蒸）、女贞子（盐炙）、骨碎补、淫羊藿、鸡血藤、莱菔子（炒）、狗脊（盐炙）、牛膝。【剂型规格与用法用量】大蜜丸：3g/丸。1丸/次。水蜜丸：2.2g/瓶。1瓶/次。小蜜丸：3g/瓶。1瓶/

次。颗粒：2.5g/袋。1袋/次。胶囊：0.35g/粒。5粒/次。以上剂型均为3次/d。片剂：0.25g/片。4片/次，2次/d。【功用】补腰肾，强筋骨，活血止痛。用于肝肾不足、瘀血阻络所致的关节肿胀、麻木、疼痛、活动受限等症。骨性关节炎见上述证候者可用之。【病证禁忌与特殊人群用药】❶风热湿邪所致痹证、感冒发热或其他原因引起的高热患者不宜用。❷孕妇慎用。❸脾胃虚寒泄泻者慎服。【使用注意】❶忌烟、酒及辛辣、生冷、油腻食物。❷不宜在服药期间同时服用滋补性中药。

壮骨关节丸（胶囊）【组成】狗脊、淫羊藿、独活、骨碎补、续断、补骨脂、桑寄生、鸡血藤、熟地黄、木香、乳香、没药。【剂型规格与用法用量】水丸：60g/瓶。6g/次。浓缩丸：每瓶60粒或150粒。10丸/次。早晚餐后服用。胶囊：0.45g/粒。4粒/次。以上剂型均为2次/d，餐后服用。【功用】补益肝肾，养血活血，舒筋活络，理气止痛。用于肝肾不足、气滞血瘀、络脉痹阻所致的骨性关节病、腰肌劳损，见关节肿胀、疼痛、麻木、活动受阻者。【不良反应】❶主要可见肝损害、高血压和过敏性疾病。❷尚可引起血尿。❸个别患者服药后见乏力、食欲减退、尿黄、皮肤瘙痒、巩膜黄染等急性黄疸肝炎的症状。有的出现荨麻疹。【病证禁忌与特殊人群用药】❶孕妇、儿童忌用。❷关节红肿热痛者忌用。❸肝功能不良或过敏体质者慎用。❹经期妇女及脾胃虚弱者应慎用。【使用注意】❶使用中应监测肝功能，发现异常，应及时停药。❷应严格按照规定的适应证和用法用量使用。避免大剂量和长疗程使用。

尪痹颗粒【组成】生地黄、熟地黄、续断、附子（制）、独活、骨碎补、桂枝、淫羊藿、防风、威灵仙、皂角刺、羊骨、白芍、狗脊（制）、知母、伸筋草、红花。【剂型规格与用法用量】颗粒：9g/袋。2袋/次，3次/d，开水冲服。1个月为1个疗程。【功用】补肝肾，强筋骨，祛风湿，通经络。用于肝肾不足、风湿阻络所致的尪痹，症见肌肉关节疼痛、局部肿大、僵硬畸形、屈伸不利、腰膝酸软、畏寒乏力者。类风湿关节炎、强直性脊柱炎、脊骨节病见上述证候者可用之。【不良反应】偶见口干、大便干结。【病证禁忌与特殊人群用药】❶孕妇及哺乳期妇女禁用。❷儿童忌用。❸类风湿关节炎见口渴、舌苔黄、口疮、大便干结、痛处有热感者和糖尿病患者禁用。❹心脏病患者、肝功能不良者应慎用。【使用注意】不可超量或久服。

第八章 皮肤科用药

白灵胶囊（片）【组成】当归、三七、红花、牡丹皮、桃仁、防风、苍术、白芷、马齿苋、赤芍、黄芪。【剂型规格与用法用量】胶囊：0.45g/粒。4粒/次，3次/d。同时外搽白灵酊于患处，3次/d，3个月为1个疗程。片剂：0.33g/片。4片/次，3次/d。同时外搽白灵酊于患处，3次/d，3个月为1个疗程。【功用】活血化瘀，祛风通络。用于经络阻塞、气血不和所致的白癜风。【病证禁忌与特殊人群用药】❶孕妇禁用。❷妇女经期忌用。【使用注意】忌烟、酒及辛辣、生冷、油腻食物。

斑秃丸【组成】生地黄、熟地黄、何首乌、当归、丹参、白芍、五味子、羌活、木瓜。【剂型规格与用法用量】大蜜丸：6g/丸。1丸/次。水蜜丸：100g/瓶。5g/次。以上均为3次/d。【功用】滋补肝肾，养血生发。用于肝肾不足、血虚风燥所致"油风"，症见毛发成片或全部脱落，并伴头晕失眠、目眩耳鸣、腰膝酸软。斑秃、全秃、普秃见上述证候者可用之。【病证禁忌与特殊人群用药】❶脾虚湿盛、腹满便溏者慎用。❷脂溢性脱发者不宜用。❸孕妇禁用。【使用注意】避免情志刺激，保证充足的睡眠，必要时可同时服用养心安神药物。

当归苦参丸【组成】当归、苦参。【剂型规格与用法用量】大蜜丸：9g/丸。1丸/次。水蜜丸：6g/瓶。1瓶/次。以上剂型均为2次/d。【功用】活血化瘀，清热燥湿。用于湿热瘀阻所致的粉刺、酒渣鼻，见头面生疮、胸背粉刺疙瘩、皮肤红赤发热，或伴脓头硬结、鼻赤等症。痤疮见上述证候者可用之。【病证禁忌与特殊人群用药】严重肝肾功能不良者、胃溃疡、十二指肠溃疡、急性胃炎、胃出血患者及孕妇均忌用。【使用注意】❶忌烟、酒及辛辣食物。❷切忌用手挤压患处。❸如有多量脓肿、囊肿、脓疱等严重者应采用其他治疗措施。

肤痒颗粒【组成】苍耳子（炒、去刺）、地肤子、川芎、红花、白英。【剂型规格与用法用量】颗粒：9g/袋。1～2袋/次，3次/d，开水冲服。【功用】祛风活血，除湿止痒。用于皮肤瘙痒及荨麻疹。【不良反应】偶见口唇发麻、皮肤红斑、丘疹、水疱等反应。【病证禁忌与特殊人群用药】❶孕妇忌用。❷消化道溃疡者、肝肾功能不全者慎用。【使用注意】❶因肾病、糖尿病、黄疸、肿瘤等疾病引起的瘙痒患者不宜用。❷出现不良反应，立即停药，并采用其他治疗措施。❸不宜长期服用。

复方青黛丸（胶囊、片）【组成】青黛、乌梅、蒲公英、紫草、白芷、丹参、白鲜皮、建曲、绵马贯众、土茯苓、马齿苋、萆薢、山楂、南五味子。【剂型规格与用法用量】水丸：6g/袋。1袋/次。胶囊：0.5g/粒。4粒/次。片剂：0.48g/片。4片/次。以上剂型均为3次/d。【功用】清热凉血，解毒消斑。用于血瘀所致的白疕、血风疮，症见皮疹色鲜红、筛状出血明显、鳞屑多、瘙痒明显，或皮疹为圆形、椭圆形红斑，上附糠状鳞屑、有母斑等。银屑病进行期、玫瑰糠疹见上述证候者可用之。【不良反应】❶可见皮肤过敏反应，如皮肤红斑、大丘疱疹伴发热、猩红热样药疹、皮肤瘙痒、弥漫性斑丘疹、固定型红斑。❷可见恶心、上腹部烧灼感、腹胀、腹痛、腹泻、胃出血、结肠炎、便血、肝功能损害、中毒性肝炎等。❸急性早幼粒细胞白血病患者服用本品后曾出现胸骨剧烈疼痛、高热、口腔黏膜糜烂、呼吸困难并导致死亡。❹有月经紊乱、甚至停经及用药后指甲变黑的报道。【病证禁忌与特殊人群用药】❶孕妇忌用。❷脾胃虚寒者不宜用。❸哺乳期妇女慎用。❹儿童、年老体弱者及肝功能不正常者慎用。【使用注意】❶方中含青黛，连续服用4周以上者应定期检查血常规、肝功能。❷忌饮酒，忌辛辣厚味、刺激及羊肉等腥膻性食物。

复方土槿皮酊【组成】土槿皮、水杨酸、苯甲酸。【剂型规格与用法用量】搽剂：15mL/支。外用，在塑料瓶内塞顶部用针插1小孔，将药液涂于患处，1～2次/d，用药持续1～2周。【功用】杀菌止痒。用于趾痒、皮肤瘙痒、一般癣疾。真菌感染性皮肤病常可用之。【不良反应】可见皮肤黏膜刺激反应。药液触及眼内可致眼睛剧痛、流泪、不能视物、眼睑结膜充血、球结膜轻度水肿、混合性充血、角膜上皮大面积灼伤剥脱。【病证禁忌与特殊人群用药】❶孕妇、儿童忌用。❷皮肤有继发性感染破裂或溃烂者忌用。【使用注意】药液不可触及眼睛。

荆肤止痒颗粒【组成】荆芥、地肤子、防风、野菊花、鱼腥草、茯苓、山楂（炒焦）。【剂型规格与用法用量】颗粒：3g/袋。6～14岁小儿1袋/次，3次/d；3～5岁1袋/次，2次/d；1～2岁0.5袋/

次，3 次/d；1 岁以下 0.5 袋/次，2 次/d。开水冲服，3～6 日为 1 个疗程。【功用】祛风，除湿，清热解毒，止痒。用于儿童风热型或湿热丘疹性荨麻疹。【不良反应】个别患儿用药后可见恶心、呕吐，停药后症状可消失。【病证禁忌与特殊人群用药】血虚风燥型瘙痒症不宜用。【使用注意】忌鱼、虾、海鲜食物。

皮肤康洗液【组成】金银花、蒲公英、马齿苋、蛇床子、土茯苓、白鲜皮、赤芍、地榆、大黄、甘草。【**剂型规格与用法用量**】洗液：50mL/瓶。外用，视皮肤面积大小，取适量药液直接涂于患处，15min 后可用清水洗净，有糜烂面者，可稀释 5 倍后湿敷，2 次/d；妇女阴道炎，先用清水冲洗阴道，取适量药液用温开水稀释 5 倍，用阴道冲洗器将药液注入阴道内保留几分钟，2 次/d；预防皮肤病及性病的传播，药液按 1：50～1：100 的比例稀释后洗局部或全身。【**功用**】清热解毒，除湿止痒。用于湿热蕴结肌肤所致的湿疮，或湿热下注所致的阴痒，见皮肤红斑、丘疹、水疱、糜烂、瘙痒，或白带量多、阴部瘙痒。急性或亚急性湿疹、阴道炎见上述证候者可用之。【不良反应】用药部位可有烧灼感、瘙痒、红肿等皮肤过敏反应。【**病证禁忌与特殊人群用药**】❶孕妇及妇女月经期、重度宫颈糜烂者禁用。❷儿童禁用。❸阴性疮疡、湿疹兼见静脉曲张者禁用。❹皮肤干燥、肥厚伴有裂口者不宜用。❺对乙醇过敏者慎用。【**使用注意**】❶用药部位出现烧灼感、瘙痒、红肿时应立即停用，并用清水洗净。❷治疗阴痒期间，每日均应清洁外阴，并忌房事。从月经干净 5 日后开始用药。❸用药期间，忌辛辣食物。

润燥止痒胶囊【组成】生地黄、何首乌、制何首乌、桑叶、苦参、红活麻。【**剂型规格与用法用量**】胶囊：0.5g/粒。4 粒/次，3 次/d，2 周为 1 个疗程。【**功用**】养血滋阴，祛风止痒，润肠通便。用于血虚风燥所致的皮肤瘙痒、痤疮、便秘。【**病证禁忌与特殊人群用药**】❶糖尿病、肾病、肝病、肿瘤等疾病引起的皮肤瘙痒不宜用。❷孕妇、儿童慎用。【**使用注意**】❶忌烟酒、辛辣、油腻、腥发食物。❷不宜同时服用温热性药物。❸患处不宜用热水洗烫。❹切忌用手挤压患处，如有多量结节、囊肿、脓疱等应采用其他治疗措施。❺不宜同时使用化妆品及外涂药物。

湿毒清胶囊（片）【组成】地黄、当归、丹参、蝉蜕、苦参、白鲜皮、甘草、黄芩、土茯苓。【**剂型规格与用法用量**】胶囊：0.5g/粒。3～4 粒/次。片剂：0.5g/片。3～4 片/次。以上剂型均为 3 次/d。【**功用**】养血润肤，祛风止痒。用于血虚风燥所致的皮肤瘙痒，见皮肤干燥、脱屑、瘙痒，伴有抓痕、血痂、色素沉着等。【病证禁忌与特殊人群用药】❶孕妇忌用。❷湿热俱盛或火热炽盛者、过敏体质者慎用。【使用注意】忌辛辣、海鲜食物。

乌蛇止痒丸【组成】乌梢蛇、蛇床子、人工牛黄、当归、黄柏、人参须、蛇胆汁、牡丹皮、苦参、防风、苍术。【剂型规格与用法用量】水丸：每10丸重1.25g，每瓶30g。20丸/次，3次/d。【功用】养血祛风，燥湿止痒。用于风湿热邪蕴于肌肤所致的瘾疹、风疹瘙痒，见皮肤风团色红、时隐时现、瘙痒难忍，或皮肤瘙痒不止、皮肤干燥等。慢性荨麻疹、皮肤瘙痒症等可辨证用之。【病证禁忌与特殊人群用药】❶孕妇忌用。❷哺乳期妇女及小儿应慎用。【使用注意】❶用于药疹，应与他药配合使用。❷不宜与感冒药同时服用。❸患处不宜用热水洗烫，不宜滥用护肤、止痒的化妆品及外用药物。❹忌酒及鱼腥、辛辣食物。❺糖尿病、肾病、肝病、肿瘤等引起的皮肤瘙痒，不属本品适用范围。

消风止痒颗粒【组成】防风、蝉蜕、地骨皮、苍术、亚麻子、当归、地黄、木通、荆芥、石膏、甘草。【剂型规格与用法用量】颗粒：15g/袋。小儿1岁以内1袋/d，1～4岁2袋/d，5～9岁3袋/d，10～14岁4袋/d，15岁以上6袋/d。以上均分2～3次服用。【功用】清热除湿，消风止痒。用于风湿热邪蕴阻肌肤所致的湿疮、风疹瘙痒、小儿瘾疹，见皮肤丘疹、水疱、抓痕、血痂，或见梭形、纺锤形水肿性风团，中央出现小水疱、瘙痒剧烈者。湿疹、皮肤瘙痒症、丘疹性荨麻疹常可用之。【不良反应】偶见胃痛、腹泻报道；过量可致急性肾衰竭。【病证禁忌与特殊人群用药】❶孕妇忌用。❷阴血亏虚者忌用。【使用注意】❶忌油腻、鱼腥、辛辣等食物。❷服药期间如出现胃痛或腹泻应及时停服。

消银颗粒（胶囊、片）【组成】地黄、牡丹皮、赤芍、当归、苦参、金银花、玄参、牛蒡子、蝉蜕、白鲜皮、防风、大青叶、红花。【剂型规格与用法用量】颗粒：3.5g/袋。1袋/次，开水冲服。胶囊：0.3g/粒。5～7粒/次。片剂：0.5g/片。5～7片/次。以上剂型均为3次/d，1个月为1个疗程。【功用】清热凉血，养血润燥，祛风止痒。用于血热风燥型或血虚风燥型银屑病，见点滴状皮疹、基底鲜红色、表面覆有银白色鳞屑，或皮疹表面覆有较厚的银白色鳞屑、较干燥、基底淡红色、瘙痒较甚等。【不良反应】❶偶见服药后诱发白血病和男性性功能障碍。❷长期服用可引起光敏性皮炎，或丙氨酸氨基转移酶增高，或出现乏力、食欲不振、恶心、厌油、黄疸、肝功能异常等消化道症状。【病证禁忌与特殊人群用药】❶孕妇、儿童不宜用。❷脾胃虚寒者、肝功能不全者慎用。【使用注意】❶不宜久服，使用中应监测肝功能。❷忌辛辣、油腻、海鲜食物。

癣湿药水【组成】土荆皮、蛇床子、大风子仁、百部、防风、当归、凤仙透骨草、侧柏叶、吴茱萸、花椒、蝉蜕、斑蝥。【剂型规格与用法用量】酊剂：20mL/瓶。外用，擦于洗净患处，3～4 次/d；涂治灰指甲时应先除去其空松部分，使药液渗入。【功用】祛风除湿，杀虫止痒。用于湿盛虫毒所致的鹅掌风、灰指甲、湿癣、脚癣，见皮肤丘疹、水疱、脱屑、瘙痒较盛者。【不良反应】可见过敏反应。【病证禁忌与特殊人群用药】❶孕妇、儿童不宜用。❷糜烂型湿脚气不宜用。【使用注意】❶切忌入口，严防触及眼、鼻、口腔等黏膜处。❷方中含毒性中药斑蝥，不可久用。❸出现过敏时应停用。❹忌辛辣、海鲜食物。

补骨脂注射液【组成】补骨脂。【剂型规格与用法用量】注射剂：2mL/支。肌注，2mL/次，1～2 次/d，10 日为 1 个疗程。【功用】温肾扶正。用于白癜风、银屑病（牛皮癣）。【不良反应】用药后偶见头晕、血压升高。【病证禁忌与特殊人群用药】❶孕妇、儿童不宜用。❷高血压患者慎用。【使用注意】❶治疗白癜风时，注射后 1h 左右，患部配合照射人工紫外线 1～10min 或日晒 5～20min。❷局部如出现红肿、水疱，应暂停用药。

第九章 民族药

六味能消丸（胶囊）【组成】藏木香、干姜、诃子（去核）、大黄、寒水石、碱花等。【剂型规格与用法用量】丸剂：每10丸6g。2～2.5g/次，2次/d。胶囊：0.3g/粒或0.45g/粒。用胶囊治便秘、胃脘胀痛2粒/次，高脂血症1粒/次，3次/d，老人及儿童用量酌减。【功用】制剂剂型不同，功效主治不同。胶囊：宽中理气，润肠通便，调节血脂。用于胃脘胀痛、厌食、纳差及大便秘结，亦可用于高脂血症及肥胖症。丸剂：助消化，消肿，理气和胃。用于食物中毒、积食不化、胃痛、胸腹肿胀、大便干燥及难产、胞衣难下。【病证禁忌与特殊人群用药】❶孕妇、儿童不宜用。❷脾胃阳虚证及年老体弱者不宜用。❸对本品过敏者禁用，过敏体质者慎用。【使用注意】❶忌生冷、油腻、不易消化及酸辣等刺激性食物。❷不宜久服。

暖宫七味丸（散）【组成】白豆蔻、天冬、手掌参、沉香、肉豆蔻、黄精、丁香等。【剂型规格与用法用量】丸剂：每10丸2g。10～15丸/次，1～2次/d。散剂：15g/袋。1.5～3g/次，1～2次/d。【功用】调经养血，暖宫止痛，消炎止带。用于气滞腰痛、小腹冷痛、月经不调、白带过多、头晕耳鸣、疲乏无力、宫冷不孕及围绝经期综合征。【病证禁忌与特殊人群用药】月经期不宜用。孕妇慎用。【使用注意】忌恼怒及生冷、寒凉食物。

七味红花殊胜丸【组成】红花、天竺黄、獐牙菜、诃子（去核）、麻黄、木香、绿绒蒿。【剂型规格与用法用量】丸剂：0.3g/丸。4～6丸/次，2次/d，嚼碎药丸，用温开水送服，早晚服用或遵医嘱。【功用】清热解毒，保肝退黄。用于新旧肝病、劳伤引起的肝大、巩膜黄染、食欲不振等症。【病证禁忌与特殊人群用药】孕妇慎用。【使用注意】忌恼怒及生冷食物和寒凉食物。

仁青芒觉（胶囊）【组成】毛诃子、蒲桃、西红花、牛黄、麝香、朱砂等。【剂型规格与用法用量】丸剂：1～1.5g/丸。1丸/次，每隔7日1丸。胶囊：0.35g/粒。3～4粒/次，每隔7日服1次。均需在黎明时温开水冲服，服药前一夜服少量花椒水。【功用】清热解毒，益肝养胃，愈疮明目，醒神，滋补强身。用于自然毒、配制毒等各种中毒症；急性和慢性胃溃疡、腹水、麻风病等。【病证禁忌与特殊人群用药】孕妇及儿童忌用。【使用注意】❶服药期禁用酸腐、生冷及油腻食物。❷防止受凉。

肉蔻五味丸【组成】青木香、木香、广枣、肉豆蔻、荜茇。【剂型规格与用法用量】丸剂：每 10 粒 2g。9～15 粒/次，1～3 次/d。【功用】熄风镇静，养心安神。用于心悸气短、怔忡健忘、虚热、风燥、失眠。【病证禁忌与特殊人群用药】孕妇慎用。【使用注意】❶忌酸腐、生冷及油腻食物。❷防止受凉。

如意珍宝丸【组成】珍珠母、沉香、石灰华、金礞石、红花、螃蟹、丁香、毛诃子（去核）、肉豆蔻、豆蔻、余甘子、草果、香旱芹、檀香、黑种草子、降香、荜茇、诃子、高良姜、甘草膏、肉桂、乳香、木香、决明子、水牛角、黄葵子、短穗兔耳草、藏木香、人工麝香、牛黄。【剂型规格与用法用量】丸剂：0.5g/丸。4～5 丸/次，2 次/d。【功用】清热解毒，醒脑开窍，舒筋通络。用于瘟热、陈旧热症、"白脉病"、四肢麻木、瘫痪、口眼㖞斜、神志不清、痹症、痛风、肢体强直、关节不利。三叉神经痛、坐骨神经痛、多发性神经炎、小儿麻痹症、关节炎、腰扭闪挫等神经经络病症可用之。【病证禁忌与特殊人群用药】孕妇忌用。儿童慎用。【使用注意】忌酸、冷食物及饮酒。

十味蒂达胶囊【组成】蒂达、洪连、榜嘎、木香、波棱瓜子、角茴香、苦荬菜、金腰草、小檗皮、熊胆粉。【剂型规格与用法用量】胶囊：0.45g/粒。2 粒/次，3 次/d。【功用】疏肝理气，清热解毒，利胆溶石。用于热源性赤巴及慢性胆囊炎、胆石症。【病证禁忌与特殊人群用药】孕妇慎用。【使用注意】忌生冷及油腻食物。

十味龙胆花颗粒（胶囊）【组成】龙胆花、烈香杜鹃、甘草、矮紫堇、川贝母、小檗皮、鸡蛋参、螃蟹甲、藏木香、马尿泡。【剂型规格与用法用量】颗粒：3g/袋。1 袋/次，开水冲服。胶囊：0.45g/粒。3 粒/次。以上剂型均为 3 次/d。儿童及年老体弱者首服 1/4 量。7 日为 1 个疗程。【功用】清热化痰，止咳平喘。用于痰热壅肺所致的咳嗽、喘息、痰黄，或见发热、流涕、咽痛、口渴、尿黄、便干等症。急性支气管炎、慢性支气管炎急性发作见上述证候者可用之。【不良反应】偶见轻度恶心、腹泻等反应。【病证禁忌与特殊人群

用药】❶寒痰、湿痰咳嗽不宜用。**❷**孕妇慎用。**【使用注意】**忌生冷及油腻食物。

石榴健胃丸（散、胶囊、片）【组成】石榴、红花、桂皮、荜茇、豆蔻。**【剂型规格与用法用量】**丸剂：每10丸重6g。2～3丸/次，2～3次/d。散剂：1.2g/袋。1袋/次，2～3次/d。胶囊：0.3g/粒。3粒/次，2～3次/d。片剂：0.6g/片。2片/次，2～3次/d。**【功用】**温胃益火。用于消化不良、食欲不振、寒性腹泻。**【病证禁忌与特殊人群用药】❶**孕妇忌服。**❷**过敏体质者及感冒、肺炎等热性病患者慎用。**❸**胃阴虚证及高血压、心脏病、肝病、糖尿病、肾病等慢性病严重者慎用。**❹**儿童、年老体弱者慎用。**【使用注意】**忌生冷、油腻、不易消化食物。

五味麝香丸【组成】麝香、诃子（去核）、豆蔻、肉桂、荜茇。**【剂型规格与用法用量】**丸剂：每10丸重0.3g；睡前服或含化，2～3丸/次，1次/d，极量5丸/d。**【功用】**开郁消食，暖胃。用于食欲不振、消化不良、胃脘冷痛、满闷嗳气、腹胀泄泻。**【病证禁忌与特殊人群用药】❶**孕妇忌服。**❷**运动员慎用。**【使用注意】❶**本品不宜久用。**❷**忌生冷、油腻、不易消化食物。

萨热十三味鹏鸟丸【组成】麝香、木香、藏菖蒲、铁棒锤、诃子、珊瑚、珍珠、丁香、肉豆蔻、沉香、磁石、甘草膏、禹粮石。**【剂型规格与用法用量】**丸剂：1g/丸。5～6丸/次，3次/d。**【功用】**消炎止痛，通经活络，醒脑开窍。用于中风及"白脉病"引起的口眼㖞斜、麻木瘫痪、四肢关节不利、脉管炎、腱鞘炎、麻风。**【病证禁忌与特殊人群用药】**孕妇禁用。**【使用注意】**忌酸、冷、辛辣刺激食物。禁饮酒。

十八味诃子利尿丸【组成】诃子、红花、豆蔻、渣驯膏、山矾叶、紫草茸、藏茜草、余甘子、姜黄、小檗皮、蒺藜、金礞石、刺柏膏、小伞虎耳草、巴夏嘎、刀豆、熊胆、人工牛黄。**【剂型规格与用法用量】**丸剂：0.5g/丸。4丸/次，2次/d。**【功用】**益肾固精，利尿。用于肾病、腰肾疼痛、尿频、小便混浊、糖尿病、遗精。**【病证禁忌与特殊人群用药】**孕妇忌用。**【使用注意】**忌生冷、油腻、不易消化食物。

雪山金罗汉止痛涂膜剂【组成】铁棒锤、延胡索、五灵脂、雪莲花、川芎、红景天、秦艽、桃仁、西红花、冰片、麝香。**【剂型规格与用法用量】**涂膜剂：45mL/瓶。涂在患处，3次/d。将瓶身倒置，使走珠接触患处，轻轻挤压瓶体将药液涂抹均匀，形成药膜；如将皮肤按摩或热敷后再用药，效果更佳。【功用】活血，消肿，止痛。用于急性或慢性扭挫伤、风湿性关节炎、类风湿关节炎、痛风、肩周炎、骨质增生所致的肢体关节疼痛肿胀，以及神经性头痛。【病证禁忌与特殊人群用药】❶孕妇禁用。❷皮肤破损处禁用。❸儿童慎用。【使用注意】❶本品为外用药，禁止内服。且不宜长期或大面积使用。❷切勿接触眼睛、口腔等黏膜处。❸本品性状发生改变时禁止使用。

十三味红花丸【组成】红花、水牛角、降香、大托叶云实、唐古特乌头、木香、诃子（去核）、毛诃子（去核）、余甘子（去核）、麝香、牛黄等13味。【剂型规格与用法用量】丸剂：0.5g/丸。2～3丸/次，2～3次/d，将药丸碾碎或嚼碎后用温开水冲服。【功用】补肝益肾，解毒通淋。用于前列腺炎、前列腺增生、梅毒、疱疹、尖锐湿疣、支原体和衣原体感染、非淋菌性尿道炎、淋菌尿道炎、盆腔炎、子宫内膜炎等。【病证禁忌与特殊人群用药】孕妇忌用。【使用注意】不宜多服、久服。

珍宝丸【组成】珍珠（制）、石膏、丁香、川楝子、栀子、红花、肉豆蔻、白豆蔻、决明子、草果仁、茼麻子、枫香脂、土木香、木香、甘草、檀香、降香、地锦草、白巨胜、黑种草子、方海、海金沙、沉香、荜茇、肉桂、人工麝香、人工牛黄、诃子、水牛角浓缩粉。【剂型规格与用法用量】丸剂：每10粒重2g。13～15粒/次，1～2次/d。【功用】清热，安神，舒筋活络。用于"白脉病"、半身不遂、风湿性关节炎、类风湿关节炎、肌筋萎缩、神经麻痹、肾损脉伤、瘟疫热病、久治不愈等症。【不良反应】偶见便溏、腹泻现象。【病证禁忌与特殊人群用药】❶孕妇忌用。❷运动员慎用。【使用注意】忌生冷、油腻食物。

洁白丸（胶囊）【组成】诃子（煨）、肉豆蔻（煨）、草果、草蔻、沉香、丁香、五灵脂、红花、石榴子、木瓜、土木香、寒水石等。【剂型规格与用法用量】丸剂：0.8g/丸。嚼碎吞服，1丸/次。胶囊：0.4g/粒。3粒/次。以上剂型均为3次/d。【功用】健胃和胃，止痛止吐，分清泌浊。用于胸腹胀满、胃脘疼痛、消化不良、呕逆泄泻、小便不利等症。【病证禁忌与特殊人群用药】❶孕妇及妇女月经量多者忌用。❷肝肾阴虚型高血压者不宜用。❸脾胃阴虚、消化道溃疡出血者及小儿、老人均不宜用。【使用注意】❶服药期间饮食宜清淡，忌辛辣、生冷、油腻、不易消化食物。❷不宜与含人参成分的药物同用。

坐珠达西【组成】寒水石、石灰华、天竺黄、船形乌头、西红花、肉豆蔻、草果等。【剂型规格与用法用量】丸剂：0.25g/粒。1丸/次，每2~3日1丸，清晨开水泡服。【功用】疏肝健胃，清热消肿。用于肝热痛、消化不良、呃逆、吐泻胆汁、食物中毒、急腹痛等，以及陈旧内科疾病、浮肿、水肿等。【病证禁忌与特殊人群用药】孕妇忌用。【使用注意】忌酸、腐、生冷、油腻食物。

十味豆蔻丸【组成】豆蔻、山奈、光明盐、荜茇、螃蟹、冬葵子、芒果核、蒲桃、大托叶云实、人工麝香。【剂型规格与用法用量】丸剂：0.25g/丸。4~5丸/次，2次/d，研碎后服用。【功用】补肾，排石。用于肾寒症、膀胱结石、腰部疼痛、尿频、尿闭。【病证禁忌与特殊人群用药】❶孕妇忌用。❷运动员慎用。【使用注意】忌酸、腐、生冷、油腻食物。

十味黑冰丸【组成】黑冰片、石榴子、肉桂、豆蔻、荜茇、诃子、光明盐、波棱瓜子、止泻木子、熊胆。【剂型规格与用法用量】丸剂：1g/丸。2~3丸/次，2次/d。【功用】温胃消食，破积利胆。用于癖病、食积不化、恶心、痞瘤、胆囊炎、胆结石、寒性胆病及黄疸。【病证禁忌与特殊人群用药】孕妇慎用。【使用注意】忌酸、腐、生冷、油腻食物。

十五味萝蒂明目丸【组成】萝蒂、寒水石（奶制）、藏茴香、石灰华、甘草、红花、渣驯膏、丁香、金钱白花蛇、绿绒蒿、铁屑（诃子制）、诃子、余甘子（去核）、代赭石、毛诃子。【剂型规格与用法用量】丸剂：1g/丸。2~3丸/次，1次/d，早晨服。【功用】清肝，明目。用于早期白内障、结膜炎。【病证禁忌与特殊人群用药】孕妇忌用。【使用注意】❶不要过度疲劳。❷多食维生素和蛋白类物质。少食辛辣之物。

十五味乳鹏丸【组成】乳香、宽筋藤、决明子、渣驯膏、黄葵子、藏菖蒲、巴夏嘎、诃子（去核）、川木香、余甘子、麝香、铁棒锤（制）、毛诃子、儿茶等15味。【剂型规格与用法用量】丸剂：每10丸3g。2~4丸/次，2次/d。将药丸碾碎或用水泡开后服用。【功用】消炎止痛，干黄水。用于关节红肿疼痛、发痒、痛风。【不良反应】部分患者可出现心悸、胸闷、四肢麻木、口唇发麻、恶心等症状者。【病证禁忌与特殊人群用药】孕妇忌用。【使用注意】忌酸、腐、生冷、油腻食物。

消痛贴膏【组成】独一味、棘豆、姜黄、花椒、水牛角、水柏枝。**【剂型规格与用法用量】** 贴膏剂：每贴 90mm×120mm。外用，清洁患部皮肤，将药贴的塑料膜揭除，将小袋内润湿剂均匀涂在中间药垫表面，敷于患处或穴位，轻压周边使胶布贴实，每贴敷 24h。急性期 1 贴为 1 个疗程，慢性期 5 贴为 1 个疗程。**【功用】** 活血化瘀，消肿止痛。用于急性和慢性扭挫伤、跌打瘀痛、骨质增生、风湿及类风湿疼痛。亦用于落枕、肩周炎、腰肌劳损和陈旧性伤痛等。**【不良反应】** 偶有接触性瘙痒反应，甚至出现红肿、水疱等。**【病证禁忌与特殊人群用药】** ❶孕妇忌用。❷开放性创伤患者忌用。**【使用注意】** ❶如出现过敏反应，应立即停药。❷有瘙痒反应者，可用凉开水代替润湿剂使用，可使反应程度减弱。

索　引

图书在版编目（CIP）数据

临床基本药物手册 第二版 / 李焕德，刘绍贵，彭文兴主编. -- 2 版. -- 长沙 ： 湖南科学技术出版社，2018.1 （2019.5 重印）

ISBN 978-7-5357-9404-8

Ⅰ. ①临⋯　Ⅱ. ①李⋯　②刘⋯　②彭⋯
Ⅲ. ①药物－手册　Ⅳ.①R97-62

中国版本图书馆 CIP 数据核字(2017)第 177371 号

LINCHUANG JIBEN YAOWU SHOUCE DIERBAN

临床基本药物手册　第二版

主　　编：李焕德　刘绍贵　彭文兴
责任编辑：曹　鹬
文字编辑：唐艳辉
出版发行：湖南科学技术出版社
社　　址：长沙市湘雅路 276 号
网　　址：http://www.hnstp.com
湖南科学技术出版社天猫旗舰店网址：
　　　　　http://hnkjcbs.tmall.com
邮购联系：本社直销科 0731-84375808
印　　刷：长沙鸿和印务有限公司
　　　　　（印装质量问题请直接与本厂联系）
厂　　址：长沙市望城区金山桥街道
邮　　编：410200
版　　次：2018 年 1 月第 1 版
印　　次：2019 年 5 月第 2 次印刷
开　　本：787mm×1092mm　1/32
印　　张：36.25
字　　数：1180000
书　　号：ISBN 978-7-5357-9404-8
定　　价：78.00 元